Terapia Intensiva Pediátrica e Neonatal

4ª edição

Volume 1

Terapia Intensiva Pediátrica e Neonatal

4ª edição

Mário Roberto Hirschheimer

Médico Pediatra com título de especialista em Medicina Intensiva e certificado nas áreas de atuação de Endocrinologia e Terapia Intensiva Pediátricas. Membro da Diretoria Executiva da SPSP (Presidente no triênio 2013-2016). Presidente do Departamento de Segurança da Criança e do Adolescente da SBP. Membro dos Departamentos de Bioética e do Núcleo de Estudos da Violência contra Crianças e Adolescentes da SPSP. Delegado e Membro da Câmara Técnica de Pediatria do CREMESP

Werther Brunow de Carvalho

Professor Titular de Terapia Intensiva/Neonatologia do ICr-HC-FMUSP. Coordenador da Pediatria do Hospital Santa Catarina em São Paulo

Toshio Matsumoto

Médico Preceptor da UTI Pediátrica do HMIMJ. Vice-Presidente do Departamento de Terapia Intensiva da SPSP

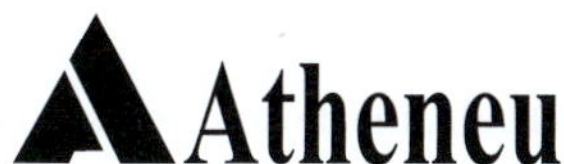

EDITORA ATHENEU

São Paulo — Rua Jesuíno Pascoal, 30
Tel.: (11) 2858-8750
Fax: (11) 2858-8766
E-mail: atheneu@atheneu.com.br

Rio de Janeiro — Rua Bambina, 74
Tel.: (21) 3094-1295
Fax: (21) 3094-1284
E-mail: atheneu@atheneu.com.br

Belo Horizonte — Rua Domingos Vieira, 319 – conj. 1.104

Produção Editorial: Et Cetera Editora/Kleber Kohn
Capa: Equipe Atheneu

CIP-BRASIL. CATALOGAÇÃO NA PUBLICAÇÃO
SINDICATO NACIONAL DOS EDITORES DE LIVROS, RJ

T493

Terapia intensiva pediátrica e neonatal / editores Mário Roberto Hirschheimer, Werter Brunow de Carvalho, Toshio Matsumoto. - 4. ed. - Rio de Janeiro : Atheneu, 2018.
: il.

Inclui bibliografia
ISBN 978-85-388-0862-6

1. tratamento intensivo pediátrica e neonatal. I. Título.

17-47567 CDD: 610.7561
CDU: 616-083.98

20/10/2017 23/10/2017

HIRSCHHEIMER, M. R.; CARVALHO, W. B.; MATSUMOTO, T.
Terapia Intensiva Pediátrica e Neonatal – 4ª edição

Colaboradores

Alexandre T. Rotta

Division Chief, Pediatric Critical Care Medicine, UH Rainbow Babies & Children's Hospital Medical Director, Cardiothoracic Surgery Intensive Care, UH Rainbow Babies and Children's Hospital Interim Division Chief, Pediatric Emergency Medicine, UH Rainbow Babies and Children's Hospital Professor, Pediatrics, CWRU School of Medicine, United States

Alfredo Elias Gilio

Mestre e Doutor em Medicina (Pediatria) pela FMUSP. Docente do Departamento de Pediatria da FMUSP. Diretor de Divisão da Clínica Pediátrica do HU-USP. Coordenador do Centro de Imunizações do HIAE

Amélia Gorette Reis

Doutora em Medicina (Pediatria) pela FMUSP. Médica do Setor de Emergência do ICr-HC-FMUSP

Ana Carolina Gouvêa Bermudes

Médica da UTI Pediátrica do ICr-HC-FMUSP

Ana Cristina Aoun Tannuri

Professora Associada da Disciplina de Técnica Cirúrgica e Cirurgia Experimental da FMUSP. Médica do Serviço de Cirurgia Pediátrica e Transplante Hepático do ICr-HC-FMUSP. Pesquisadora do Laboratório de Cirurgia Pediátrica do HC-FMUSP (LIM-30)

Ana Cristina Ribeiro Zöllner

Mestre em Saúde Materno Infantil pela UNISA. Especialista em Administração Hospitalar pela Universidade Nove de Julho. Especialista em Bioética pela USP. Professora e Coordenadora Adjunta do Curso de Medicina da UNISA. Membro da Diretoria da SPSP. Membro da Diretoria da SBP. Delegada do CREMESP. Membro da Câmara Técnica de Pediatria do CREMESP

Ana Paula de Carvalho Panzeri Carlotti

Professora Associada do Departamento de Puericultura e Pediatria da FMRP-USP. Responsável pelo Centro de Terapia Intensiva Pediátrico do HC-FMRP-USP

André Luis Albiero
Médico da Hematologia Pediátrica do ICr-HC-FMUSP

Andréa Hiromi Imamura
Médica da UTI Pediátrica do ICr-HC-FMUSP

Andrea Watanabe
Chefe do Setor de Nefrologia – Disciplina de Pediatria Clínica do ICr-HC-FMUSP

Andréia Cascaes Cruz
Enfermeira. Doutora em Ciências pela Escola de Enfermagem da USP. Professora Adjunta Substituta da Disciplina de Enfermagem em Pediatria Clínica e Cirúrgica do Departamento de Enfermagem Pediátrica da EPE-UNIFESP

Antonio Carlos Camargo Carvalho
Professor Livre-Docente Titular e Chefe da Disciplina de Cardiologia da UNIFESP

Arnaldo Prata Barbosa
Mestre em Pediatria. Doutor em Clínica Médica – Saúde da Criança e do Adolescente pela Faculdade de Medicina da UFRJ. MBA em Gestão pela COPPEAD-UFRJ. Professor Colaborador Voluntário do Departamento de Pediatria da Faculdade de Medicina da UFRJ. Coordenador de Pesquisa em Pediatria e Diretor de Ensino do Instituto D'Or de Pesquisa e Ensino (IDOR). Coordenador Geral dos Serviços de Pediatria dos hospitais da Rede D'Or São Luiz no Rio de Janeiro

Artur Figueiredo Delgado
Mestre, Doutor e Livre-Docente pela FMUSP. Médico do Hospital Israelita Albert Einstein. Membro da Comissão de Terapia Nutricional da Diretoria Clínica do HC-FMUSP

Barbara Amorim Hackbart
Mestranda em Neurologia pela EPM-UNIFESP. Neuropediatra do Hospital Estadual Nossa Senhora da Glória em Vitória/ES

Benita Galassi Soares Schvartsman
Doutora em Medicina (Pediatria) pela USP. Médica da Unidade de Nefrologia Pediátrica do ICr-HC-FMUSP

Cacilda Rosa Barbosa Dias
Mestre em Ciências da Saúde pela UNIFESP. Médica da UTI Pediátrica do HSP-UNIFESP.

Camila Lucia Dedivitis Tiossi Wild
Chefe do Serviço de Cardiopediatria do Hospital Infantil Darcy Vargas da Secretaria Estadual da Saúde de São Paulo. Médica do serviço de Cardiopediatria do ICr-HC-FMUSP

Carolina Vieira de Campos
Médica Pediatra do ICr-HC-FMUSP. Cardiologista Pediátrica pelo Instituto do Coração do HC-FMUSP. Complementação Especializada em Insuficiência Cardíaca e Transplante Cardíaco infantil pelo Instituto do Coração do HC-FMUSP

Ceila Maria Sant'Ana Málaque

Mestre em Doenças Infecciosas e Parasitárias e Doutora pelo Programa de Fisiopatologia Experimental pela FMUSP. Médica do Hospital Vital Brazil do Instituto Butantã. Médica na Unidade de Terapia Intensiva do Instituto de Infectologia Emílio Ribas

Célia Maria Camelo Silva

Fellowship em Cardiologia Pediátrica pelo Hospital for Sick Children. Especialização em *Fellowship* em Cardiologia Pediátrica pela Royal Brompton National Heart & Lung Hospital. Doutora em Medicina (Cardiologia) pela UNIFESP

Chiu Seing Tsok Paulo

Médico Pediatra com certificação na área de atuação de Medicina Intensiva Pediátrica e com título de especialista em Nutrição Parenteral e Enteral. Médico Coordenador do *Home Care* da PRONEP – Medicina Domiciliar

Cintia Johnston

Fisioterapeuta. Doutora em Saúde da Criança, PUC-RS. Coordenadora do Serviço de Fisioterapia-Pediatria/Neonatologia do HSP-UNIFESP. Coordenadora da Residência Multiprofissional em Saúde da Criança/Adolescente – COREMU da UNIFESP

Cintia Kotomi Tanaka

Fonoaudióloga do Hospital Municipal e Maternidade Escola Vila Nova Cachoeirinha e do Hospital Regional Sul – São Paulo-SP. Mestranda Profissional em Ensino em Ciências da Saúde-CEDESS UNIFESP

Claudio Flauzino Oliveira

Doutor em Pediatria pela FMUSP. Médico no Centro de Terapia Intensiva Pediátrica do HIAE

Clovis Artur Almeida da Silva

Professor Associado do Departamento de Pediatria da FMUSP. Chefe da Unidade de Reumatologia Pediátrica do ICr-HC-FMUSP

Cristiane Freitas Pizarro

Mestre em Ciências (Pediatria) pela FMUSP. Médica Diarista da UTI Pediátrica do ITACI (Instituto de Tratamento do Câncer Infantil) – HC-FMUSP. Médica do Centro de Terapia Intensiva Pediátrica do HIAE

Cristiane Kochi

Doutora pela FCMSCSP. Professora Adjunta da FCMSCSP. Médica na Endocrinopediatria do Departamento de Pediatria da ISCMSP

Cristina Erico Yoshimoto

Mestre em Ciências da Saúde pela FMUSP. Médica do Centro de Tratamento Intensivo Neonatal 2 do ICr-HC-FMUSP

Cristina Malzoni Ferreira Mangia

Doutora em Ciências da Saúde pela UNIFESP. Médica da Unidade de Cuidados Intensivos Pediátricos do HSP-UNIFESP. Professora Afiliada do Departamento de Pediatria da UNIFESP

Cristina Ryoka Miyao Yoshioka

Mestre em Pediatria pela FMUSP. Médica da Enfermaria de Pediatria do HU-USP

Dafne Cardoso Bourguignon da Silva

Mestre e Doutora em Ciências (Pediatria) pela FMUSP. Coordenadora Médica da UTI Pediátrica Oncológica do Instituto de Oncologia Pediátrica da UNIFESP/GRAACC – Grupo de Apoio ao Adolescente e à Criança com Câncer

David Szpilman

Médico Especialista em Clínica Médica e Terapia Intensiva com foco em afogamento. Chefe da Unidade de Terapia Intensiva do Hospital Municipal Miguel Couto. Tenente Coronel Médico da Reserva do Corpo de Bombeiros do Estado do Rio de Janeiro. Membro do Conselho Médico da Federação Internacional de Salvamento Aquático (ILS). Sócio Fundador, Ex-presidente e atual Diretor Médico da Sociedade Brasileira de Salvamento Aquático. Membro da Câmara Técnica de Medicina Desportiva do CREMERJ. Guarda-vidas formado pelo Serviço de San Diego, Califórnia. Revisor Médico das revistas *Resuscitation* e *New England Journal of Medicine*

Denise Varella Katz

Médica do Centro de Terapia Intensiva Pediátrica do HIAE

Edna Maria de Albuquerque Diniz

Professora Livre-docente e Professora Associada em Neonatologia do Departamento de Pediatria da FMUSP

Eduardo Juan Troster

Professor Livre-docente do Departamento de Pediatria da FMUSP. Coordenador Médico do CTI-Pediátrico do HIAE. Médico do ITACI (Instituto de Tratamento do Câncer Infantil) do HC-FMUSP

Eduardo Mekitarian Filho

Mestre, Doutor e Pós-doutor em Pediatria pela FMUSP. Professor Colaborador da FMUSP e Professor da Graduação em Medicina da UNICID e da UNISA. Pediatra Intensivista da UTIP do Hospital Santa Catarina de São Paulo

Eliana Regina Marques Zlochevsky

Pediatra com certificado nas áreas de atuação de Terapia Intensiva. Ex-médica da UTI Pediátrica do HMIMJ

Erika Arai Furusawa

Doutora em Medicina (Pediatria) pela USP. Médica do Setor de Nefrologia Pediátrica do ICr-HC-FMUSP

Estela Azeka

Professora Livre-docente pela FMUSP. Médica e Responsável Clínica do Programa de Transplante Cardíaco Pediátrico do Instituto do Coração do HC-FMUSP

Ester Emerick Eller
Farmacêutica Clínica do Hospital Santa Catarina de São Paulo

Fabio Marioni
Coordenador Médico do Serviço de Endoscopia da ISCMSP. Médico Endoscopista do Hospital da Beneficência Portuguesa de São Paulo/SP. Especialista em Endoscopia Digestiva e Respiratória pela AMIB

Fernando Manuel Freitas de Oliveira
Coordenador da Residência Médica do HMIM. Preceptor de Pediatria da UNICID

Flavia Krepel Foronda
Doutora em Pediatria pela FMUSP. Médica do Hospital Sírio-Libanês e do ICr-HC-FMUSP

Flávio Roberto Nogueira de Sá
Médico da UTI Pediátrica do HIAE. Coordenador da Pediatria e UTI Pediátrica do Hospital Estadual de Vila Alpina em São Paulo

Giselle Sogayar Bechara
Psicóloga do HMIMJ. Especializada em Medicina Psicossomática e Psicanálise da Criança pelo Instituto Sedes Sapientiae

Graziela de Araujo Costa Zanatta
Médica Pediatra com certificado na área de atuação em Medicina Intensiva Pediátrica. Preceptoria na UTI Pediátrica do ICr-HC-FMUSP

Gustavo Foronda
Coordenador da Unidade de Cuidados Intensivos Pediátricos do Instituto do Coração do HC-FMUSP

Heitor Corrêa Barbin
Médico Primeiro Assistente do Setor de Endoscopia da ISCMSP. Mestre em Gastrenterologia pela UNIFESP. Especialista em Endoscopia Digestiva e Respiratória pela AMIB. Médico Endoscopista do HMIMJ, do Hospital São Luiz em São Paulo e do Hospital Beneficência Portuguesa em São Paulo

Heitor Pons Leite
Mestre em Pediatria e Ciências Aplicadas à Pediatria e Doutor em Medicina pela EPM-UNIFESP. Professor Afiliado da Disciplina de Nutrologia do Departamento de Pediatria e Orientador do Curso de Pós-Graduação em Pediatria da EPM-UNIFESP. Responsável pela Equipe Multidisciplinar de Suporte Nutricional da UCI Pediátrica do HSP-UNIFESP e pelo Ambulatório de Nutrição em Cardiopatias da Disciplina de Nutrologia do Departamento de Pediatria da EPM-UNIFESP. Membro da Society of Critical Care Medicine e da American Society for Parenteral and Enteral Nutrition

Heloisa Amaral Gaspar Gonçalves
Doutora em Pediatria pela FMUSP. Médica Pediatra Intensivista no HIAE

Heloisa Helena de Souza Marques
Doutora em Pediatria pela FMUSP. Chefe da Unidade de Infectologia do ICR-HC-FMUSP

Iracema C. O. F. Fernandes
Mestre em Pediatria pela FMUSP. Médica da UTI Pediátrica do Hospital da Criança – São Luiz-Rede – Morumbi em São Paulo. Médica Coordenadora da UTI Pediátrica do Hospital e Maternidade SinoBrasileiro em Osasco-SP. Médica da UTI Pediátrica do Hospital Infantil Sabará

Irene Kazue Miura
Doutora em Pediatria pelo Departamento de Pediatria da FMUSP. Médica do Grupo de Hepatologia e Transplante Hepático do A.C.Camargo Cancer Center e do HMIMJ

Irene Walter de Freitas
Médica da UTI Pediátrica do HSPM e do Instituto de Infectologia Emílio Ribas

Ivan Polastrini Pistelli
Professor Doutor da FCMSCSP. Chefe da Emergência Pediátrica da ISCMSP. Chefe da UTI Pediátrica do Hospital São Luiz – Morumbi em São Paulo. Coordenador da Disciplina de Emergência Pediátrica da FCMSCSP. Presidente do Departamento de Terapia Intensiva da SPSP

Janete Honda Imamura
Médica Pediatra com certificado na área de atuação de Medicina Intensiva Pediátrica. Mestre em Ciências no Programa de Medicina pela FMUSP. Médica Plantonista da UTI Pediátrica do Hospital Santa Catarina de São Paulo

Jaqueline Tonelotto
Pediatra com certificado de habilitação em Medicina Intensiva Pediátrica e em Neonatologia. Coordenadora do Núcleo de Segurança do Paciente do HMUSBC/FUABC. Membro da Health Technology Assessment International (HTAi)

Jaqueline Wagenfuhr
Médica Cardiologista Pediátrica do ICr-HC-FMUSP. Médica Cardiologista Pediátrica e Ecocardiografista do Hospital e Maternidade Santa Joana e da Maternidade Pro Matre Paulista em São Paulo

João Aléssio Juliano Perfeito
Professor Adjunto da Disciplina de Cirurgia Torácica do Departamento de Cirurgia da EPM-UNIFESP

João Domingos Montoni da Silva
Médico da Unidade de Nefrologia Pediátrica do ICr-HC-FMUSP

João Fernando Lourenço de Almeida
Médico Pediatra com certificação na área de atuação de Terapia Intensiva Pediátrica. Médico do Centro de Terapia Intensiva Pediátrica do HIAE. Coordenador da Unidade de Terapia Intensiva Pediátrica do Hospital Estadual Vila Alpina em São Paulo

João Gilberto Maksoud (*in memoriam*)

Membro fundador e ex-presidente da Associação Brasileira de Cirurgia Pediátrica. Professor da FMUSP e membro do Colégio Brasileiro de Cirurgiões

João Gilberto Maksoud Filho

Doutor em Clínica Cirúrgica pela USP. Chefe da Cirurgia Pediátrica do HMIMJ

João Paulo Becker Lotufo

Doutor em Pediatria pela USP. Representante do assunto Drogas na SBP e na SPSP. Médico do HU-USP. Responsável pelo Ambulatório Antitabágico do HU-USP. Criador do projeto Dr. Bartô – prevenção de drogas no ensino fundamental e médio

João Seda Neto

Médico do Núcleo Avançado de Fígado do Hospital Sírio-Libanês. *Fellowship* em Transplante de Órgãos (University of Pittsburgh Medical Center, Pittsburgh, USA)

Joaquim Carlos Rodrigues

Mestre e Doutor em Medicina (Pediatria) pela USP. Livre-docente em Pediatria pela FMUSP. Professor Livre-docente do Departamento de Pediatria da FMUSP. Coordenador da Unidade de Pneumologia Pediátrica do ICr-HC-FMUSP. Presidente do Centro de Apoio ao Ensino e à Pesquisa em Pediatria associado ao ICr-HC-FMUSP

José Colléti Junior

Médico Diarista da UTI Pediátrica do Hospital Santa Catarina, São Paulo. Médico coordenador da UTI Pediátrica do Hospital Assunção-Rede D'Or São Luiz, São Bernardo do Campo/SP

José Oliva Proença Filho

Médico Pediatra com certificado na área de atuação em Medicina Intensiva Pediátrica. Coordenador da UTI Pediátrica e Neonatal do Hospital e Maternidade Brasil em Santo André/SP. Coordenador da Residência em Terapia Intensiva Pediátrica do Hospital Municipal Arthur Ribeiro de Saboya, em São Paulo/SP

José Ricardo Dias Bertagnon

Médico Pediatra com habilitação nas áreas de atuação de Neonatologia e Medicina Intensiva Pediátrica. Chefe da Disciplina de Neonatologia na UNISA. Médico Neonatologista do Hospital Geral do Grajaú. Mestre em Ciências da Saúde pela Faculdade de Saúde Pública da USP. Doutor em Perinatologia pelo IAMSPE

José Roberto Fioretto

Professor Titular de Medicina Intensiva Pediátrica pela FMB-UNESP. Responsável pela Disciplina de Medicina Intensiva e Emergências Pediátricas e Chefe Acadêmico da UTI Pediátrica da FMB-UNESP. Coordenador do Curso EcoPed da AMIB

José Yamin Risk

Médico da Enfermaria Clínica do HMIMJ e do Hospital Vital Brazil do Instituto Butantã, em São Paulo.

Josefina Aparecida Pellegrini Braga
Professora Adjunto do Departamento de Pediatria da EPM-UNIFESP

Juang Horng Jyh
Médico Pediatra com certificado na área de atuação de Medicina Intensiva Pediátrica, Nutrição Enteral e Parenteral. Mestre em Ciências Biológicas – Farmacologia pelo Instituto de IBC-UNESP. Doutor em Pediatria pela FMB-UNESP. Coordenador da Gerência de Risco Hospitalar do HMCC. Membro do Grupo de Trabalho em Tecnovigilância da ANVISA. Membro do Núcleo de Avaliação de Tecnologias em Saúde da Secretaria Estadual da Saúde de São Paulo. Delegado e Coordenador da Câmara Técnica de Medicina Intensiva do CREMESP

Juliana Ferreira Ferranti
Médica Pediatra com certificação na área de atuação de Terapia Intensiva Pediátrica. Preceptora da Residência da Unidade de Terapia Intensiva do ICr-HC-FMUSP e da Unidade de Terapia Intensiva Pediátrica do HIAE

Karina Nascimento Costa
Professora Adjunta da Área da Medicina da Criança e do Adolescente da Faculdade de Medicina da Universidade de Brasília. Doutora em Ciências Médicas pela Universidade de Brasília. Médica da UTI Pediátrica do Hospital de Base do Distrito Federal

Kelly Cristina Sbampato Calado
Enfermeira Especialista em Emergência. Mestre em Ciências da Saúde pela EPE-UNIFESP. Professora da Disciplina de Enfermagem em Pediatria Clínica e Cirúrgica do Departamento de Enfermagem Pediátrica da EPE-UNIFESP

Laura Emília Monteiro Bigelli Cardoso
Mestre em Ciências da Saúde pela FMUSP. Médica Neonatologista do Centro Neonatal 1 do ICr-HC-FMUSP

Laura Fonseca Darmaros
Médica da UTI Pediátrica do ICr-HC-FMUSP. Coordenadora da Pediatria e UTI Pediátrica do Hospital Estadual de Vila Alpina em São Paulo

Laura Naspitz
Médica Intensivista da Unidade de Internação de Cirurgia em Pediatria do HSP-UNIFESP

Letícia de Faria Bandeira
Médica Cardiologista Pediátrica e Clínica Pediátrica Geral do HC-FMB-UNESP

Ligia Sakai
Médica da UTI Pediátrica do ICr-HC-FMUSP

Lilian dos Santos Rodrigues Sadeck
Doutora em Medicina pela FMUSP. Pediatra Neonatologista de Centro Neonatal do ICr-HC-FMUSP. Diretora de Cursos e Eventos da SBP. Presidente do Departamento de Neonatologia da SPSP. Vice-presidente da SPSP

Loraine Martins Diamente

Enfermeira da Gerência de Risco Hospitalar e do Núcleo de Segurança do Paciente do HMCC. Mestre em Enfermagem pela Universidade de Guarulhos. Doutora em Bases Gerais da Cirurgia – Área de Administração Hospitalar pela FMB-UNESP. Membro do Núcleo de Avaliação de Tecnologias em Saúde da Secretaria Estadual da Saúde de São Paulo. Coordenadora da Comissão de Bioética e do Grupo de Estudos e Apoio em Cuidados Paliativos do HMCC

Lúcio Flávio Peixoto Lima

Médico da UTI Pediátrica do HSP-UNIFESP. Coordenador da UTI Pediátrica do Hospital SEPACO em São Paulo

Luis Antonio Belli

Médico da UTI Pediátrica do HSP-UNIFESP, da UTI Pediátrica do Hospital Santa Catarina em São Paulo e da UTI Pediátrica do HMIMJ

Luis Antonio Stuginski

Médico da UTI Pediátrica do HMIMJ

Luiz Figueiredo Mello

Médico Urologista Pediátrico da Disciplina de Urologia da UNIFESP e do Serviço de Urologia do HMIMJ

Luiza do Nascimento Ghizoni Pereira

Médica Pediatra com certificado na área de atuação de Nefrologia Pediátrica. Médica do Serviço de Nefrologia Pediátrica da ISCMSP. Especializanda em Transplante Renal Pediátrico pela EPM-UNIFESP

Marcello Creado Pedreira

Médico Pediatra do Serviço de Emergências do Hospital Sírio-Libanês e do Instituto Israelita de Responsabilidade Social Albert Einstein

Marcelo Barciela Brandão

Médico Pediatra com título de especialista em Terapia Intensiva e certificado na área de atuação de Terapia Intensiva Pediátrica. Mestre e Doutor em Saúde da Criança e do Adolescente na área de Pediatria pela FCM-UNICAMP. Médico da Unidade de Terapia Intensiva Pediátrica e do Pronto-socorro de Pediatria do HC-UNICAMP. Coordenador da Unidade de Terapia Intensiva Pediátrica do Hospital Estadual Sumaré – UNICAMP. Vice-presidente do Departamento de Terapia Intensiva da SPSP

Marcelo Biscegli Jatene

Doutor em Medicina (Cirurgia Torácica e Cardiovascular) e Professor Livre-docente pela FMUSP. Diretor da Unidade de Cirurgia Cardíaca Pediátrica e Orientador do Instituto do Coração da FMUSP. Médico responsável pelo Setor de Cirurgia Cardiopediátrica do Hospital do Coração da Associação do Sanatório Sírio. Vice-presidente da Sociedade de Cardiologia do Estado de São Paulo (Biênio 2010-2011). Membro do Conselho Deliberativo da Sociedade de Cirurgia Cardiovascular do Estado de São Paulo (Biênios 2008-2009 e 2010-2011)

Marcelo Cunio Machado Fonseca
Médico Pediatra com certificado na área de atuação de Terapia Intensiva Pediátrica. Professor na Faculdade de Tecnologias em Saúde da UNIFESP. Gerente Geral do Núcleo de Avaliação de Tecnologias em Saúde da UNIFESP

Marcia Elluiza Ellovitch
Médica Pediatra com certificado na área de atuação de Medicina Intensiva Pediátrica. Médica da UTI Neonatal do HC-FMRP-USP, da UTI Neonatal e Pediátrica do Hospital São Luiz de Araras/SP e da UTI Pediátrica do HMIMJ

Marco César Rodrigues Roque
Médico Neurologista Pediátrico. Preceptor do Serviço de Residência Médica do HMIMJ. Neurologista Pediátrico do Hospital e Maternidade Santa Joana e Pro Matre Paulista. Membro da Sociedade Brasileira de Neurologia Infantil

Marcos Alvo
Pediatra com certificado na área de atuação de Terapia Intensiva Pediátrica. Médico Responsável pela UTI Pediátrica do Hospital Estadual Infantil Cândido Fontoura em São Paulo

Marcos Brotto
Médico da Ultrassonografia do Hospital Santa Catarina e Radiologista do Hospital Beneficência Portuguesa de São Paulo

Maria Esther Jurfest Rivero Ceccon
Professora Livre-docente em Neonatologia pela FMUSP. Coordenadora de Ensino de Neonatologia do ICr-HC-FMUSP

Maria Helena Müller Dittrich
Mestre em Ciências da Saúde pela FMUSP

Maria Teresa de Sande e Lemos Ramos Ascensão Terreri
Mestre e Doutora em Pediatria e Ciências Aplicadas à Pediatria pela UNIFESP. Doutora em Pediatria pela Albert-Ludwigs-Universität Freiburg. Professora Adjunta da Disciplina de Alergia, Imunologia Clínica e Reumatologia do Departamento de Pediatria da UNIFESP

Mario Cicero Falcão
Médico Pediatra. Doutor em Medicina (Pediatria) pela USP. Médico da Unidade de Cuidados Intensivos Neonatal do ICr-HC-FMUSP. Membro do Departamento de Nutrologia da SPSP. Membro dos Departamentos de Suporte Nutricional da SBP e de Neurodesenvolvimento da SBP. Coordenador da Equipe Multidisciplinar de Terapia Nutricional Pediátrica e do Centro de Educação e Desempenho Profissional do Hospital Santa Catarina em São Paulo

Mário Roberto Hirschheimer

Médico Pediatra com título de especialista em Medicina Intensiva e certificado nas áreas de atuação de Endocrinologia e Terapia Intensiva Pediátricas. Membro da Diretoria Executiva da SPSP (Presidente no triênio 2013-2016). Presidente do Departamento de Segurança da Criança e do Adolescente da SBP. Membro dos Departamentos de Bioética e do Núcleo de Estudos da Violência contra Crianças e Adolescentes da SPSP. Delegado e Membro da Câmara Técnica de Pediatria do CREMESP

Marta Avena

Doutora em Enfermagem pela EPE-UNIFESP. Professora da EPE-UNIFESP

Marta Maria Galli Bozzo Mataloun

Doutora e Mestre em Ciências da Saúde pela FMUSP

Massami Hayashi

Médica diarista da UTI Pediátrica do HMIMJ

Mavilde Pedreira

Doutora em Enfermagem e Professora-associada Livre-docente da EPE-UNIFESP. Pesquisadora do Conselho Nacional de Desenvolvimento Científico e Tecnológico – CNPq

Milton Harumi Miyoshi

Professor Assistente da Disciplina de Pediatria Neonatal do Departamento de Pediatria da EPM-UNIFESP. Consultor Médico da UTI Neonatal do Hospital e Maternidade Santa Joana e Pro Matre Paulista em São Paulo

Nadia Litvinov

Médica Infectologista Pediátrica do ICr-HC-FMUSP

Nelson Hamerschlak

Professor Livre-docente no Departamento de Pediatria (Disciplina de Pediatria Clínica) da FMUSP. Coordenador da Unidade de Transplante de Medula Óssea do HIAE

Nilton Ferraro Oliveira

Doutor em Ciências da Saúde pela UNIFESP. Chefe da Unidade de Cuidados Intensivos Pediátricos do HSP-UNIFESP. Supervisor do Programa de Residência Médica de Medicina Intensiva Pediátrica da EPM-UNIFESP

Nilzete Bresolin

Pediatra com certificado nas áreas de atuação de Nefrologia e Terapia Intensiva Pediátricas. Professora Assistente de Nefrologia Pediátrica na Universidade Federal de Santa Catarina. Presidente do Departamento de Nefrologia Pediátrica da Sociedade Catarinense de Pediatria. Coordenadora do Programa de Residência em Terapia Intensiva Pediátrica do Hospital Infantil Joana de Gusmão em Florianópolis/SC

Nivaldo de Souza

Médico da UTI Pediátrica do HSP-UNIFESP

Norberto Antonio Freddi
Doutor em Ciências pelo Departamento de Pediatria da FMUSP.
Presidente da Comissão de Título da AMIB

Olberes Vitor Braga de Andrade
Doutor em Medicina (Pediatria) pela FCMSCSP. Professor-assistente da FCMSCSP.
Médico da UTI Pediátrica do HIAE

Patrícia Leão Tuma
Médica da UTI Pediátrica do ICr-HC-FMUSP

Paula Alves
Médica do Centro Neonatal-2 do HC-FMUSP

Paulo Chapchap
Doutor em Medicina (Clínica Cirúrgica) pela FMUSP. *Research Fellow* e
Visiting Assistant Professor in Liver Transplantation pela Universidade de Pittisburgh.
Presidente do Hospital Sírio-Libanês

Paulo Ramos David João
Professor Assistente de Pediatria da Universidade Positivo de Curitiba.
Chefe das UTIs Cirúrgica e Pediátrica do Hospital Pequeno Príncipe de Curitiba.
Presidente dos Departamentos Científicos de Terapia Intensiva da SBP
e da Sociedade Paranaense de Pediatria

Paulo Roberto Antonacci Carvalho
Professor Titular do Departamento de Pediatria, Programa de Pós-Graduação em Saúde
da Criança e do Adolescente da Faculdade de Medicina da UFRGS. Médico da UTI Pediátrica –
Serviço de Emergência e Terapia Intensiva Pediátrica do Hospital de Clínicas de Porto Alegre

Paulo Sergio Lucas da Silva
Mestre em Ciências da Saúde pela UNIFESP. Médico da Unidade de Cuidados Intensivos
Pediátricos do HSPM, da Unidade de Cuidados Intensivos Pediátricos do Hospital de
Transplantes do Estado de São Paulo Euryclides de Jesus Zerbini e da Unidade de Cuidados
Intensivos Pediátricos do Hospital Estadual de Diadema

Pedro Takanori Sakane
Ex-médico-chefe da Unidade de Terapia Intensiva e da Unidade de Infectologia
do ICr-HC-FMUSP. Diretor Técnico da Divisão Clínica do ICr-HC-FMUSP.

Priscilla Costa
Enfermeira. Mestre e Doutora em Ciências da Saúde pela Escola de Enfermagem da USP.
Professora Adjunta da Disciplina de Puericultura e Pediatria Social do Departamento de
Enfermagem Pediátrica da EPE-UNIFESP

Regina Gricolli Cesar
Coordenadora da UTI Pediátrica da ISCMSP. Professora da FCMSCSP. Médica
da UTI Pediátrica do Hospital Infantil Sabará em São Paulo-SP.

Renata Dejtiar Waksman

Doutora em Pediatria pela FMUSP. Médica do Departamento Materno Infantil do HIAE. Membro do Departamento de Segurança da Criança e do Adolescente da SBP. Coordenadora dos Núcleos de Estudos da Violência Doméstica contra Crianças e Adolescentes e de Diretos da Criança e do Adolescente da SPSP. Membro da Câmara Técnica de Pediatria do CREMESP

Renata de Araújo Monteiro Yoshida

Médica do Centro Neonatal-1 do HC-FMUSP

Renato de Souza Gonçalves

Médico Cardiologista da FMB-UNESP

Renato Lopes de Souza

Mestre e Doutor em Pediatria pelo Departamento de Pediatria da EPM-UNIFESP. Médico da Unidade de Terapia Intensiva Pediátrica e Coordenador da Unidade Internação de Cirurgia em Pediatria do HSP-UNIFESP

Ricardo Othon Sidou

Médico Pediatra com certificado na área de atuação de Terapia Intensiva Pediátrica. Professor-assistente do Departamento de Saúde Materno-Infantil da Universidade Federal do Ceará

Ricardo Silveira Yamaguchi

Médico da UTI Pediátrica do ICr-HC-FMUSP

Roberto Guarniero

Mestre, Doutor, Professor-associado e Livre-docente no Departamento de Ortopedia e Traumatologia da FMUSP. Responsável pelo Laboratório LIM-41 do Instituto de Ortopedia e Traumatologia e Membro da Comissão de Acreditação e Avaliação do Corpo Clínico do HC-FMUSP. Chefe do Grupo de Ortopedia Pediátrica do HMIMJ

Rodrigo Genaro Arduini

Médico Pediatra com certificado na área de atuação de Medicina Intensiva Pediátrica. Mestre em Ciências (Pediatria) pela UNIFESP. Médico da UTI Pediátrica do Instituto de Oncologia Pediátrica da UNIFESP/GRAACC e Coordenador da UTI Pediátrica do Hospital Vera Cruz em Campinas

Romy Schmidt Brock Zacharias

Doutora em Ciências Médicas pela FMUSP. Médica Encarregada do Centro Neonatal-1 do ICr-HC-FMUSP

Roseli Giudici

Professora Adjunta da Disciplina de Cirurgia Torácica do Departamento de Cirurgia da EPM-UNIFESP

Rosely Miller Bossolan

Médica da UTI Pediátrica do HMIMJ e do Instituto de Infectologia Emílio Ribas

Rossano César Bonatto

Professor-assistente Doutor e Chefe da Disciplina de Cardiologia Pediátrica do Departamento de Pediatria da FMB-UNESP

Rubens Feferbaum

Doutor em Pediatria pela FMUSP. Médico do Centro Neonatal-2 do ICr-HC-FMUSP

Rui Maciel Godoy Júnior

Médico da Disciplina de Ortopedia Pediátrica do Departamento de Ortopedia e Traumatologia da FMUSP. Mestre e Doutor em Ortopedia e Traumatologia pela FMUSP. Presidente da Sociedade Brasileira de Ortopedia Pediátrica (biênio 2011-12). Vice-presidente do Departamento Científico de Ortopedia da SPSP (triênio 2010-12)

Samuel Saiovici

Médico Urologista Pediátrico, Chefe do Setor de Urologia Pediátrica da Disciplina de Urologia da UNIFESP. Ex-responsável pelo Serviço de Urologia do HMIMJ

Sandra Elisabete Vieira

Mestre, Doutora e Professora Livre-docente pelo Departamento de Pediatria da FMUSP

Sergio Daré Junior

Médico Pediatra com habilitação na área de Neonatologia. Doutor em Ciências pela FMUSP. Professor do Curso de Medicina da UNICID. Médico e Coordenador do Estágio em Neonatologia para Residentes em Pediatria do Serviço de Neonatologia do Hospital Maternidade Leonor Mendes de Barros da Secretaria Estadual da Saúde de São Paulo

Sergio Emmanuele Graff

Médico Pediatria com especialização em Medicina de Urgência. Mestre em Toxicologia pela Faculdade de Ciências Farmacêuticas da USP

Sergio Massaru Horita

Médico Pediatra com certificado na área de atuação de Medicina Intensiva Pediátrica. Mestre em Medicina pelo Departamento de Pediatria da FMUSP. Médico do Pronto-atendimento e da Unidade de Terapia Intensiva Pediátrica do HU-USP

Silvia Fukukava

Médica da UTI Pediátrica do HMIMJ e da UTI Pediátrica do Hospital Santa Marcelina em São Paulo

Silvia M. de Macedo Barbosa

Doutora em Medicina (Patologia) pela FMUSP. Diretora Técnica de Serviço de Saúde da Diretoria Executiva do ICr-HC-FMUSP. Presidente do Departamento Científico de Cuidados Paliativos da SPSP. Membro do Departamento Científico de Dor e Medicina Paliativa da SBP

Silvia Maria Luporini

Doutora em Hematologia pelo HC-FMUSP. Professora-assistente da Disciplina de Onco-Hematologia Pediátrica da FCMSCSP. Médica Responsável pelo Serviço de Hematologia do HMIMJ. Especialista em Hematologia e Hemoterapia pela Associação Brasileira de Hematologia e Hemoterapia, Especialista em Oncologia Pediátrica pela Sociedade Brasileira de Cancerologia. Membro do Comitê de Hematologia e Oncologia da SPSP

Simone Brasil de Oliveira Iglesias

Médica Pediatra com Certificado na Área de Atuação de Medicina Intensiva Pediátrica e em Terapia Nutricional Enteral e Parenteral. Especialização em Bioética pela FMUSP. Mestre e Doutora em Pediatria pela UNIFESP. Médica da Unidade de Cuidados Intensivos Pediátricos do HSP-UNIFESP. Coordenadora da Disciplina de Bioética do Programa de Pós-graduação e do Projeto de Educação Permanente em Bioética do Departamento de Pediatria da UNIFESP. Membro do Comitê de Ética em Pesquisa e da Comissão de Ética Médica da UNIFESP. Corresponsável pela Equipe Multidisciplinar de Suporte Nutricional da UCI Pediátrica e Coordenadora do Grupo de Bioética e Cuidados Paliativos do Departamento de Pediatria da UNIFESP. Presidente do Departamento Científico de Dor e Medicina Paliativa da SBP

Sonia Regina Testa da Silva Ramos

Professora Livre-docente do Departamento de Pediatria da FMUSP. Responsável Técnica pelo Serviço de Controle de Infecção Hospitalar do HMIMJ

Suzi Laine Longo dos Santos Bacci

Fisioterapeuta. Coordenadora de Fisioterapia da UTI Pediátrica do HC da Universidade Federal de Uberlândia (HC/UFU). Mestranda em Ciências da Saúde na UFU. Especialista em Terapia Intensiva Pediátrica e Neonatal pela Associação Brasileira de Fisioterapia Cardiorrespiratória e Fisioterapia em Terapia Intensiva/Conselho Federal de Fisioterapia e Terapia Ocupacional. Preceptora do Programa de Residência Multiprofissional em Saúde da Criança do HC/UFU

Taís Sica da Rocha

Professora Adjunta do Departamento de Pediatria e Coordenadora do Núcleo de Treinamento em Reanimação Cardiorrespiratória da Faculdade de Medicina da UFRGS. Chefe da UTI Pediátrica do Serviço de Emergência e Terapia Intensiva Pediátrica e Supervisora da Residência Médica em Terapia Intensiva Pediátrica do Hospital de Clínicas de Porto Alegre

Thiago Caldi de Carvalho

Médico Pediatra com certificado nas áreas de atuação de Pediatria e Pneumologia Pediátrica. Médico na Clínica de Pediatria e Pneumologia no Hospital Israelita Albert Einstein. Membro da ATS (American Thoracic Society). Membro da ERS (European Respiratory Society). Médico pneumopediatra da UTI pediátrica da Associação de Assistência à Criança Deficiente em São Paulo

Toshio Matsumoto

Médico Preceptor da UTI Pediátrica do HMIMJ. Vice-presidente do Departamento de Terapia Intensiva da SPSP

Uenis Tannuri

Professor Titular da Disciplina de Cirurgia Pediátrica do Departamento de Pediatria da FMUSP. Chefe do Serviço de Cirurgia Pediátrica e Transplante Hepático do ICr-HC-FMUSP. Chefe do Laboratório de Cirurgia Pediátrica do HC-FMUSP (LIM 30)

Vanessa Lemos

Fisioterapeuta. Mestre em Fisioterapia pela Universidade do Triangulo Mineiro. Pós-graduada em Fisioterapia Cardiorrespiratória e Terapia Intensiva pela Faculdade de Ciências Médicas de Minas Gerais

Vera Herminia Koch

Doutora e Professora Livre-docente do Departamento de Pediatria da FMUSP. Responsável pela Unidade de Nefrologia Pediátrica do ICr-HC-FMUSP

Vicente Odone Filho

Professor Titular do Departamento de Pediatria da FMUSP. Responsável pelo Serviço de Onco-Hematologia Pediátrica do ICr-HC-FMUSP. Diretor-presidente da Fundação Pró-Sangue – Hemocentro de São Paulo. Ex-*fellow* em Oncologia e Hematologia Pediátrica do Hospital St. Jude em Memphis, Tennessee.

Vinicius Scaramuzzi

Neurologista Pediátrico do Hospital e Maternidade Escola Vila Nova Cachoeirinha, São Paulo/SP

Vívian Mara Gonçalves de Oliveira Azevedo

Fisioterapeuta. Professora Adjunta da Faculdade de Educação Física e Fisioterapia da Universidade Federal de Uberlândia. Doutora em Ciências da Saúde/Saúde da Criança e do Adolescente pela Universidade Federal de Minas Gerais

Walter Koga

Médico Diarista da UTI Pediátrica do Hospital Santa Catarina em São Paulo

Werther Brunow de Carvalho

Professor Titular em Terapia Intensiva/Neonatologia do ICr-HC-FMUSP. Coordenador da Pediatria do Hospital Santa Catarina em São Paulo

Woady Jorge Kalil Filho

Doutor em Pediatria pela FMUSP. Ex-médico da UTI Pediátrica do ICr-HC-FMUSP. Diretor Médico da Inter Partner Assistance do Brasil – Grupo AXA, transporte e regulação médica operacional de doentes brasileiros no exterior e estrangeiros no Brasil

Abreviaturas utilizadas

AMB	Associação Médica Brasileira
AMIB	Associação de Medicina Intensiva Brasileira
CREMESP	Conselho Regional de Medicina do Estado de São Paulo
EPE-UNIFESP	Escola Paulista de Enfermagem da Universidade Federal de São Paulo
EPM-UNIFESP	Escola Paulista de Medicina da Universidade Federal de São Paulo
FCMSCSP	Faculdade de Ciências Médicas da Santa Casa de São Paulo
FCM-UNICAMP	Faculdade de Ciências Médicas da Universidade Estadual de Campinas
FMB-UNESP	Faculdade de Medicina de Botucatu da Universidade Estadual Paulista Júlio de Mesquita Filho
FMRP-USP	Faculdade de Medicina de Ribeirão Preto da Universidade de São Paulo
FMUFRJ	Faculdade de Medicina da Universidade Federal do Rio de Janeiro
FMUSP	Faculdade de Medicina da Universidade de São Paulo
HC	Hospital das Clínicas
HIAE	Hospital Israelita Albert Einstein
HMCC	Hospital Municipal Doutor Carmino Caricchio da Prefeitura de São Paulo (Tatuapé)
HMIMJ	Hospital Municipal Infantil Menino Jesus da Prefeitura de São Paulo
HSP-UNIFESP	Hospital São Paulo – Hospital Universitário da Universidade Federal de São Paulo
HSPM	Hospital do Servidor Público Municipal de São Paulo
HUSBC/FuABC	Hospital Municipal Universitário de São Bernardo do Campo/Fundação do ABC
HU-USP	Hospital Universitário da Universidade de São Paulo
IAMSPE	Instituto de Assistência Médica ao Servidor Público do Estado de São Paulo
ICr-HC-FMUSP	Instituto da Criança do Hospital das Clínicas da Faculdade de Medicina da Universidade de São Paulo
ISCMSP	Irmandade da Santa Casa de Misericórdia de São Paulo
ITACI	Instituto de Tratamento do Câncer Infantil
PUC-RS	Pontifícia Universidade Católica do Rio Grande do Sul
SBP	Sociedade Brasileira de Pediatria
SPSP	Sociedade de Pediatria de São Paulo
UFRGS	Universidade Federal do Rio Grande do Sul
UNESP	Universidade Estadual Paulista Júlio de Mesquita Filho
UNICID	Universidade Cidade de São Paulo
UNIFESP	Universidade Federal de São Paulo
UNISA	Universidade de Santo Amaro
UFRJ	Universidade Federal do Rio de Janeiro
USP	Universidade de São Paulo

Introdução

Após 28 anos da publicação de sua primeira edição, em 1989, uma das pioneiras em reunir conhecimentos em terapia intensiva pediátrica no mundo, temos a satisfação de juntos lançarmos a quarta edição deste livro. Ela tem a pretensão de continuar sua tradição de excelência e permanecer como padrão na área da medicina intensiva pediátrica e neonatal.

Esta quarta edição tem 117 capítulos, distribuídos em 13 seções, que foram escritos por 160 colaboradores com a ambição de oferecer explicações claras dos princípios fisiopatológicos dos agravos que requerem cuidados intensivos neonatais e pediátricos, bem como a forma como esses princípios são aplicados na prática clínica.

Apesar de manter a mesma estrutura das edições anteriores (2ª edição, em 1997, e 3ª edição, em 2010), todos os textos foram totalmente atualizados no que diz respeito a entendimento, tratamentos, tecnologias e resultados de hoje em relação às enfermidades críticas em neonatos, crianças e adolescentes. Os autores de cada capítulo enfrentaram o desafio de integrar os conhecimentos médico-científicos, baseados nas melhores evidências disponíveis na atualidade, à sensibilidade ética e humanitária numa única abordagem que permite oferecer a melhor assistência possível às nossas crianças e adolescentes gravemente enfermos.

Nossos agradecimentos aos que colaboraram para tornar este livro possível, particularmente aos que nos acompanham desde sua primeira edição – vem sendo uma bela jornada!

Mário Roberto Hirschheimer

Werther Brunow de Carvalho

Toshio Matsumoto

Sumário

VOLUME 1

SEÇÃO I A UTI PEDIÁTRICA

1 Histórico 3
Mário Roberto Hirschheimer

2 Critérios de Admissão, Alta e Readmissão Não Planejada em Cuidados Intensivos 13
Werther Brunow de Carvalho
Mário Roberto Hirschheimer
Toshio Matsumoto

3 Equipamentos, Área Física e Pessoal........ 21
Marcos Alvo
Mário Roberto Hirschheimer

4 Escores Prognósticos........ 59
Graziela de Araujo Costa Zanatta
Romy Schmidt Brock Zacharias

5 Transporte do Paciente de Alto Risco 73
Karina Nascimento Costa
Woady Jorge Kalil Filho

6 Telemedicina: Ferramenta para o Ensino, a Educação Continuada e a Assistência 117
Sergio Daré Junior
Sandra Elisabete Vieira
Mário Roberto Hirschheimer

7 Bioética e Como Dar Más Notícias 115
Mário Roberto Hirschheimer
Simone Brasil de Oliveira Iglesias

8 Cuidados Paliativos 135
Silvia M. de Macedo Barbosa
Lilian dos Santos Rodrigues Sadeck

9 Gerenciamento de Riscos e Segurança em Medicina Intensiva 151
Juang Horng Jyh
Jaqueline Tonelotto
Loraine Martins Diamente

10 Formação do Intensivista.. 167
Fernando Manoel Freitas de Oliveira
Ana Cristina Ribeiro Zöllner

SEÇÃO II DISTÚRBIOS CARDIOCIRCULATÓRIOS

11 Interações Cardiorrespiratórias.. 183
Werther Brunow de Carvalho

12 Transporte e Consumo de Oxigênio.. 193
Lúcio Flávio Peixoto Lima

13 Monitorização Hemodinâmica Não Invasiva 207
Ricardo Silveira Yamaguchi

14 Monitorização Hemodinâmica Invasiva 215
Patrícia Leão Tuma
Ana Carolina Gouvêa Bermudes
Ricardo Silveira Yamaguchi

15 Ressuscitação Cardiopulmonar 233
Toshio Matsumoto
Amélia Gorette Reis

16 Atendimento ao Recém-nascido na Sala de Parto 253
Renata de Araújo Monteiro Yoshida

17 Choque Séptico 265
Cristiane Freitas Pizarro
Denise Varella Katz
Claudio Flauzino Oliveira
Maria Esther Jurfest Rivero Ceccon

18 Disfunção de Múltiplos Órgãos e Sistemas. 281
Taís Sica da Rocha
Paulo Roberto Antonacci Carvalho

19 Choque Cardiogênico 289
Werther Brunow de Carvalho

20 Arritmias Cardíacas. 305
Rossano César Bonatto
Renato de Souza Gonçalves
Letícia de Faria Bandeira

21 Crises Hipoxêmicas 325
Luis Antonio Belli
Antonio Carlos Camargo Carvalho
Célia Maria Camelo Silva

22 Emergências Hipertensivas. 347
Benita Galassi Soares Schvartsman
Erika Arai Furusawa

23 Cardiopatias Congênitas. 367
Ricardo Othon Sidou

24 Cardiomiopatias em Pediatria 397
Camila Lucia Dedivitis Tiossi Wild
Jaqueline Wagenfuhr

25 Anafilaxia. 419
José Colléti Junior
Walter Koga

SEÇÃO III DISTÚRBIOS RESPIRATÓRIOS

26 Insuficiência Respiratória Aguda. 443
Marcia Elluiza Ellovith
Silvia Fukugava
Toshio Matsumoto

27 Síndrome do Desconforto Respiratório Agudo 487
Werther Brunow de Carvalho
Alexandre T. Rotta

28 Síndrome do Desconforto Respiratório do Recém-nascido 507
Edna Maria Albuquerque Diniz

29 Síndrome da Aspiração de Mecônio, Hemorragia Pulmonar e Hipertensão Pulmonar Persistente do Recém-nascido 519
Marta Galli Bozzo Mataloun
Laura Emília Monteiro Bigelli Cardoso

30 Pneumonia Grave 535
Cristina Ryoka Miyao Yoshioka
Alfredo Elias Giglio
João Paulo Becker Lotufo

31 Estado de Mal Asmático 549
José Oliva Proença Filho
Norberto Antonio Freddi

32 Bronquiolite Viral Aguda 569
Werther Brunow de Carvalho
Nilton Ferraro Oliveira

33 Via Aérea Difícil 587
Regina Grigolli Cesar
Cacilda Rosa Barbosa Dias

34 Doença Pulmonar Crônica 613
Joaquim Carlos Rodrigues
Thiago Caldi de Carvalho

35 Obstrução das Vias Aéreas Superiores 631
Werther Brunow de Carvalho

36 Ventilação Pulmonar Mecânica Não Invasiva 645
Werther Brunow de Carvalho
Cintia Johnston
Arnaldo Prata Barbosa

37 Ventilação Pulmonar Mecânica Convencional em Neonatologia 671
Milton Harumi Myoshi

38 Ventilação Pulmonar Mecânica Convencional em Pediatria 693
Toshio Matsumoto
Werther Brunow de Carvalho

39 Ventilação de Alta Frequência 721
Paulo Sergio Lucas da Silva
Marcelo Cunio Machado Fonseca

40 Suporte Vital Extracorpóreo 743
Flavia Krepel Foronda
Paula Alves

41 Monitoração da Mecânica Respiratória na Ventilação Pulmonar Mecânica..... 753
Werther Brunow de Carvalho
José Roberto Fioretto

42 Desmame da Ventilação Pulmonar Mecânica.............................. 769
Cintia Johnston
Werther Brunow de Carvalho
Suzi Laine Longo dos Santos Bacci
Vanessa Lemos
Vívian Mara Gonçalves de Oliveira Azevedo

43 Complicações da Ventilação Pulmonar Mecânica 783
Toshio Matsumoto
Paulo Ramos David João

SEÇÃO IV DISTÚRBIOS NEUROLÓGICOS

44 Estado de Mal Epiléptico 807
Vinicius Scaramuzzi
Barbara Amorim Hackbart

45 Coma em Pediatria.. 819
Cristina Malzoni Ferreira Mangia

46 Tumores Cerebrais.. 857
Janete Honda Imamura

47 Hipertensão Intracraniana 897
Sergio Daré Junior
Nilton Ferraro Oliveira

48 Monitorização Cerebral 911
Werther Brunow de Carvalho

49 Acidente Vascular Encefálico em Crianças 929
Werther Brunow de Carvalho
Eduardo Mekitarian Filho

50 Doenças Neuromusculares 945
Marco César Rodrigues Roque

51 Morte Encefálica e Doação de Órgãos e Tecidos........................... 967
Mário Roberto Hirschheimer
Marco César Rodrigues Roque

SEÇÃO V DISTÚRBIOS METABÓLICOS

52 Necessidades Hidroeletrolíticas 1007

José Ricardo Dias Bertagnon
Marcello Creado Pedreira

53 Distúrbios do Metabolismo do Sódio e do Potássio 1019

Ana Paula de Carvalho Panzeri Carlotti
Mário Roberto Hirschheimer
Paulo Ramos David João

54 Distúrbios do Metabolismo do Cálcio, do Fósforo e do Magnésio 1055

Paulo Ramos David João
Mário Roberto Hirschheimer
Ana Paula de Carvalho Panzeri Carlotti

55 Distúrbios do Equilíbrio Acidobásicos 1083

Toshio Matsumoto
Luis Antonio Stuginski

56 Diabetes *Mellitus* 1101

Mário Roberto Hirschheimer
Cristiane Kochi

57 Hipoglicemias 1127

Mário Roberto Hirschheimer
Cristiane Kochi

58 Erros Inatos do Metabolismo 1159

Cristina Erico Yoshimoto

VOLUME 2

SEÇÃO VI MOLÉSTIAS INFECCIOSAS

59 Imunoparalisia 1169

Werther Brunow de Carvalho

60 Infecções na Criança Imunodeprimida e Síndrome da Imunodeficiência Adquirida 1181

Heloisa Helena de Souza Marques
Nadia Litvinov

61 Uso Racional de Antibióticos 1201
Sonia Regina Testa da Silva Ramos

62 Sepse 1217
Sergio Massaru Horita
Renata de Araújo Monteiro Yoshida

63 Síndrome do Choque Tóxico 1235
Sergio Massaru Horita

64 Infecções do Sistema Nervoso Central 1239
Irene Walter de Freitas
Rosely Miller Bossolan

65 Infecções Intra-hospitalares 1257
Sonia Regina Testa da Silva Ramos

SEÇÃO VII DISTÚRBIOS DE OUTROS SISTEMAS

66 Fisiologia Renal 1281
Luiza do Nascimento Ghizoni Pereira
Olberes Vitor Braga de Andrade

67 Disfunção Renal Aguda e sua Farmacologia 1315
Nilzete Bresolin

68 Microangiopatia Trombótica 1329
Vera Hermina Koch

69 Insuficiência Hepática Aguda 1339
Irene Kazue Miura
Massami Hayashi
João Seda Neto

70 Enterocolite Necrosante 1351
Maria Esther Jusfet Rivero Ceccon

71 Doença de Kawasaki 1361
Pedro Takanori Sakane
Heloisa Helena de Souza Marques

72 Síndromes Hemorrágicas 1379
Ivan Polastrini Pistelli
Chiu Seing Tsok Paulo
Paulo Sergio Lucas da Silva

73 Síndrome Hematofagocítica Linfo-histiocitose. 1399
Silvia Maria Luporini

74 Anemias 1407
Silvia Maria Luporini
Josefina Aparecida Pellegrini Braga

75 Tromboses Profundas e Embolia Pulmonar 1425
Uenis Tannuri

76 Urgências Oncológicas 1433
Eduardo Juan Troster
Dafne Cardoso Bourguignon da Silva
Rodrigo Genaro Arduini
Cristiane Freitas Pizarro

77 Emergências Reumatológicas 1443
Clovis Artur Almeida da Silva
Maria Teresa de Sande e Lemos Ramos Ascensão Terreri

78 Uso de Hemocomponentes e Hemoderivados. 1455
André Luis Albiero

79 Farmacodermias 1469
Marcelo Barciela Brandão

SEÇÃO VIII ACIDENTES

80 Queimaduras e Choque Elétrico. 1489
Maria Helena Müller Dittrich

81 Intoxicações Agudas 1509
Sergio Emannuele Graff

82 Acidentes por Animais Peçonhentos. 1517
José Yamin Risk
Ceila Maria Sant'Ana Málaque

83 Afogamento. 1541
David Szpilman

84 Politrauma. 1559
Laura Naspitz
Renato Lopes de Souza

85 Traumatismo Cranioencefálico e Raquimedular na Infância 1569
Andréa Hiromi Imamura
João Fernando Lourenço de Almeida
Juliana Ferreira Ferranti

86 Traumatismo Torácico 1593
Uenis Tannuri
Ana Cristina Aoun Tannur

87 Traumatismo Abdominal 1597
João Gilberto Maksoud (in memoriam)
João Gilberto Maksoud Filho

88 Traumatismo Ortopédico 1605
Roberto Guarnieiro
Rui Maciel Godoy Júnior

89 Traumatismo Genitourinário 1613
Luiz Figueiredo Mello
Samuel Saiovici

90 Trauma Intencional – Maus-tratos 1621
Mário Roberto Hirschheimer
Renata Dejtiar Waksman

SEÇÃO IX ASPECTOS CIRÚRGICOS E ANESTÉSICOS

91 Pré, Trans e Pós-operatórios 1649
Eliana Regina Marques Zlochevsky
João Gilberto Maksoud Filho

92 Analgesia e Sedação 1677
Werther Brunow de Carvalho
Janete Honda Imamura

93 Abstinência, Tolerância e Delírio 1721
Nivaldo de Souza

94 Bloqueio Neuromuscular 1733
Paulo Sergio Lucas da Silva
Werther Brunow de Carvalho

95 Hipertermia Maligna 1751
Werther Brunow de Carvalho

96 Transplante Renal 1759
Andrea Watanabe

97 Transplante Hepático 1769
Paulo Chapchap
João Seda Neto

98 Transplante Cardíaco 1789
Marcelo Biscegli Jatene
Gustavo Foronda
Carolina Vieira de Campos
Estela Azeka

99 Transplante de Células-tronco Hematopoéticas.............................. 1807
Nelson Hamerschlak
Vicente Odone Filho

100 Síndrome Compartimental Abdominal 1813
Uenis Tannuri
Ana Cristina Aoun Tannuri

SEÇÃO X SUPORTE NUTRICIONAL

101 Suporte Nutricional e Metabólico em Pediatria e Cirurgia Pediátrica 1825
Heitor Pons Leite
Artur Figueiredo Delgado

102 Particularidades do Suporte Nutricional e Metabólico em Neonatologia 1845
Mario Cicero Falcão
Rubens Feferbaum

103 Particularidades do Suporte Nutricional e Metabólico na Sepse,
na Disfunção Renal e na Hepática 1857
Heitor Pons Leite
Simone Brasil de Oliveira Iglesias

104 Particularidades do Suporte Nutricional e Metabólico
na Insuficiência Respiratória e Cardíaca 1875
Heitor Pons Leite

SEÇÃO XI PROCEDIMENTOS

105 Vias de Acesso Vascular 1889
Uenis Tannuri
Ana Cristina Aoun Tannuri

106 Acessos para as Vias Aéreas.. 1901
Iracema C. O. F. Fernandes
Toshio Matsumoto

107 Punção e Drenagem Pleural e Pericárdica.................................. 1911
João Aléssio Juliano Perfeito
Roseli Giudici

108 Terapia Renal Substitutiva.. 1921
João Domingos Montoni da Silva

109 Endoscopia do Aparelho Respiratório e Digestivo.......................... 1935
Heitor Corrêa Barbin
Fabio Marioni

110 Ultrassonografia de Tórax 1951
Janete Honda Imamura
Werther Brunow de Carvalho
Marcos Brotto

111 Ecocardiografia.. 1969
Heloisa Amaral Gaspar Gonçalves
Ligia Sakai

SEÇÃO XII ATENDIMENTO MULTIPROFISSIONAL

112 A Enfermagem na Unidade de Terapia Intensiva Pediátrica 1985
Marta Avena
Mavilde Pedreira
Kelly Cristina Sbampato Calado
Priscilla Costa
Andréia Cascaes Cruz

113 Cuidados de Fisioterapia e Reabilitação.................................... 2015
Cintia Johnston
Werther Brunow de Carvalho

114 Fonoaudiologia.. 2031
Cintia Kotomi Tanaka

115 Psicologia 2045
Giselle Sogayar Bechara

116 Farmácia Clínica.................... 2059
Ester Emerick Eller

SEÇÃO XIII APÊNDICES

117 Tabelas e Bulário.................... 2073
João Fernando Lourenço de Almeida
Flávio Roberto Nogueira de Sá
Laura Fonseca Darmaros

Índice Remissivo i-1

Seção I

A UTI PEDIÁTRICA

1 Histórico

Mário Roberto Hirschheimer

PRÓLOGO

A ventilação como ato essencial para a manutenção da vida data dos primórdios da civilização, com referências no Antigo Testamento (Gênesis 2:7: "Então o Senhor Deus formou o homem do pó da terra e soprou em suas narinas o fôlego de vida, e o homem se tornou um ser vivente.". Reis II 4:32 a Reis 4:35: "32. Quando Eliseu chegou à casa, lá estava o menino, morto, estendido na cama. 33. Ele entrou, fechou a porta e orou ao Senhor. 34. Depois deitou-se sobre o menino, boca a boca, olhos com olhos, mãos com mãos. Enquanto se debruçava sobre ele, o corpo do menino ia se aquecendo. 35. Eliseu levantou-se e começou a andar pelo quarto; depois subiu na cama e debruçou-se mais uma vez sobre ele. O menino espirrou sete vezes e abriu os olhos.")[1].

No contexto histórico e cultural, nenhuma outra função orgânica tem sido tão intimamente ligada à vida, à doença e à morte como respirar. Portanto, não é de se estranhar que, tão logo o homem começou a estudá-la, começaram as primeiras tentativas de preservar a vida realizando uma ventilação artificial.

HISTÓRIA DA VENTILAÇÃO PULMONAR MECÂNICA E DA INTUBAÇÃO TRAQUEAL NO MUNDO

As primeiras referências ao estudo da ventilação pulmonar e à intubação traqueal para uma respiração artificial são atribuídas aos gregos Hipócrates (460-377 a.C.) e Claudius Galenus (129-200), mas foi do médico persa Avicena (Abu Ali al-Hussein ibn Abd-Allah ibn Sina [980-1037]) a primeira descrição de uma intubação traqueal como manobra para facilitar a respiração, em 1020, em sua obra *Cânon de Medicina*. Os relatos de Avicena foram traduzidos para o latim no final do século XII e estudados nas universidades europeias até o século XVII[2,3].

A primeira tentativa bem documentada de uma ventilação mecânica foi realizada pelo médico suíço Paracelsus (Phillipus Aureolus Theofrastus Bombast von Hohenheim [1493-1541]), que, em 1530, utilizou um tubo colocado na boca de um paciente falecido recentemente para insuflar seu tórax com ar usando um fole; foi publicado em 1536 em sua obra *Die Grosse Wundartzney* ("O grande livro de cirurgia")[2,3].

O relato de uma intubação intratraqueal seguida de ventilação artificial bem-sucedida em animais mantidos vivos por várias horas foi publicado em Pádua, no livro VI do tratado *De Humani Corporis Fabrica*, em 1543, pelo médico holandês Andreas Vesalius (Andries van Wesel [1514-1564]), que ponderava que tal procedimento poderia salvar vidas humanas. Essa observação, entretanto, ficou no esquecimento por muitos anos, pois só em 1772 John Fothtergill, médico inglês conhecido por seus estudos sobre difteria, substituiu a técnica de soprar ar com o próprio fôlego, usada na época, por empregar novamente um fole aplicado à boca do paciente, como Paracelsus. A traqueostomia só foi desenvolvida no século XIX, como proposta à obstrução das vias aéreas produzida justamente pela difteria, graças a Napoleão Bonaparte, que ofereceu uma recompensa monetária para quem descobrisse uma maneira de combater essa doença que havia matado seu sobrinho[4,5].

Em 1775, John Hunter, cirurgião inglês, desenvolveu, em modelos animais, um sistema de dupla via de ventilação que permitia a entrada de ar por uma das via e a saída do ar expirado pela outra. Em 1782, esse sistema foi adaptado para uso em humanos e, quatro anos mais tarde, outro Inglês, Charles Kite, adaptou um sistema de válvulas ao fole que permitia a insuflação de ar em quantidade próxima à do volume corrente de um adulto normal. O próximo grande passo tecnológico foi dado por Hans Courtois, em 1790, que substituiu o fole por um sistema de pistão e cilindro[6].

Apesar dos avanços na ventilação pulmonar mecânica com pressão positiva, Leroy d'Etiolles, da Academia de Ciências de Paris, em 1828, advertiu sobre os problemas inerentes a ela e dela decorrentes, como o pneumotórax, o manejo das secreções das vias aéreas e as infecções pulmonares – associados à má compreensão das alterações fisiológicas devido ao uso desses aparelhos –, que limitavam seu uso e desviaram a atenção para o desenvolvimento de aparelhos geradores de pressão negativa (barorrespiradores), que, a partir da década de 1860 até o primeiro terço do século XX, tornaram-se os aparelhos de ventilação pulmonar mecânica mais utilizados. O funcionamento de todos eles era semelhante: o corpo do paciente era mantido numa câmara hermética mais ou menos apertada (com a cabeça para fora), dentro da qual se aplicava uma pressão negativa que permitia a expansão do tronco e, ao retornar novamente a pressão atmosférica, ocorria a expiração[7].

Alfred F. Jones, médico norte-americano, patenteou o primeiro barorrespirador em 1864, imbuído de grande espírito comercial, pois recomendava sua utilização para portadores de asma, bronquite, reumatismo, nevralgias, dispepsia e surdez, entre muitos outros males. Doze anos após, em Paris, Woilez inventou a "espiroesfera" (Figura 1.1), um barorrespirador útil como dispositivo de ventilação assistida, mas esse aparelho nunca chegou a ser implementado por ser considerado, na época, demasiado oneroso para essa finalidade[1].

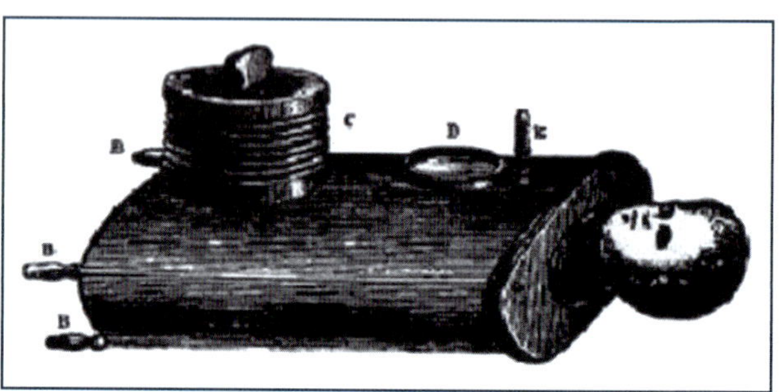

FIGURA 1.1 ***Espirosfera.***
Fonte: adaptado de Zapata[22].

Em 1869, o cirurgião alemão Friedrich Adolf Trendelenburg (1844-1924) relatou a realização de uma intubação traqueal em humanos, por meio de traqueostomia, para fins de anestesia. Em 1878, o cirurgião britânico William McEwen relatou a primeira intubação orotraqueal. Essa técnica foi mais bem desenvolvida durante a Primeira Guerra Mundial, quando Ivan Magill inventou as cânulas específicas para esse fim e a pinga/fórceps para introduzi-la (que levam seu nome) e Robert Macintosh inventou o laringoscópio específico para realizar tal procedimento (daí o nome da lamina de laringoscópio)[4,5].

Em 1887, O'Dwyer publicou a utilização de ventilação com pressão positiva por período prolongado, mas que só em 1892 passou a ser usada devido ao desenvolvimento dos primeiros aparelhos de ventilação pulmonar mecânica disponibilizados em larga escala comercial, o de Fell-O'Dwyer[8].

Em 1928, a New York Consolidated Gas Company encomendou aos médicos Philip Drinker e Louis

Agussiz Shaw, da Escola de Saúde Pública de Harvard, o desenvolvimento de aparelhos de ventilação à pressão negativa para uso prolongado[9].

Em 1931, a Companhia J.H. Emerson, de Massachusetts, introduziu no mercado barorrespiradores comercialmente mais viáveis, não só por serem mais baratos e silenciosos, mas também por permitirem tempos inspiratórios e expiratórios variáveis, terem peças intercambiáveis de reposição e poderem ser operados manualmente em caso de falha do fornecimento de energia elétrica. Esse aparelho, conhecido por "pulmão de aço", tornou-se o arquétipo do aparelho à pressão negativa, uma vez que foi amplamente usado durante décadas nas vítimas das epidemias de poliomielite, em todo o mundo[8].

No entanto, duas décadas antes, em 1911, Dräger tinha desenvolvido um aparelho de ventilação com pressão positiva que dependia da pressão dos gases de um cilindro de oxigênio e de um cilindro de ar comprimido para seu funcionamento. Ele insuflava a mistura desses gases para o paciente através de uma máscara facial que cobria o nariz e a boca. Apesar de praticamente automático, o Pulmotor, como ele ficou conhecido, dependia criticamente da pressão nos cilindros para funcionar e ficou sendo usado para fins de estudos de fisiologia e cirurgia experimental. Em 1933, Paul Frenckner inventou o Spiropulsator e constituiu o primeiro equipamento de pressão positiva intermitente automático, mas que só foi comercializado a partir de 1940, quando passou a ser desenvolvido pela companhia AGA. Mesmo assim, a técnica anestésica usando ventilação mecânica com pressão positiva não prosperou na época, pois os anestesistas preferiam fazer a ventilação manualmente[10].

Foi só na década de 1950 que os aparelhos de pressão positiva voltaram à cena, dessa vez impulsionados pela investigação promovida pela indústria da aviação militar. V Ray Bennett, um engenheiro que trabalhava para a Força Aérea dos Estados Unidos, desenvolveu uma válvula de demanda capaz de elevar a pressão de gases durante a inspiração e permitir sua queda para zero durante a expiração. Tais válvulas e os sistemas de ventilação aos quais estavam conectadas foram muito úteis para as aeronaves militares destinadas a voos em grandes altitudes. Esses dispositivos, atualizados e adaptados para uso em terra e fins mais pacíficos, se tornaram o que conhecemos como aparelhos de ventilação com pressão positiva intermitente (IPPB)[9].

O sucesso do uso do IPPB resultou na mudança da ventilação manual para a mecânica, conceito que rapidamente se espalhou pela Escandinávia, Reino Unido e outros países da Europa. Essa mudança foi acompanhada pelo rápido desenvolvimento e produção de uma série de aparelhos para ventilação artificial para uso por longos períodos (Engstrom, Bang, Blease Pulmoflator e Mørch-1). Dentre eles, destacou-se o idealizado por Carl-Gunter Engström, em 1950, que podia ser controlado a volume, utilizado ainda na epidemia de poliomielite na Dinamarca, em 1952 e 1953, quando foram sendo adaptados aos aparelhos umidificadores e válvulas não reinalantes. Esses avanços não prosperaram nas Américas e Oceania, onde os "pulmões de aço" ainda predominaram pelo resto da década de 1950[11].

Foi durante a epidemia de poliomielite na Dinamarca, em 1952, que o anestesiologista Bjorn Ibsen relatou que a aplicação do IPPB em pacientes com poliomielite bulbar reduziu a mortalidade de 84%, no início da epidemia, para 44%, após dois meses, e deu início ao conceito de unidades de terapia intensiva, inicialmente para atendimento das vítimas da epidemia, e conduziu a transição dos "pulmões de aço" para os aparelhos de ventilação pulmonar modernos[8,11].

Em 1956, a companhia de V. Ray Bennett foi adquirida pela Companhia de Gás Comprimido Puritan, que deu o impulso comercial necessário para restabelecer com sucesso a IPPB na prática médica das Américas e Oceania[9].

A indústria aeronáutica dos Estados Unidos realizou outra contribuição importante ao desenvolvimento da ventilação mecânica, em paralelo às invenções de Bennett. Forest Bird – oficial e piloto da força aérea norte-americana na Segunda Guerra Mundial, que posteriormente formou-se em medicina e que já havia desenvolvido um sistema para evitar a formação de gelo nas asas de aviões – inventou um dispositivo unidirecional de pressão cuja aplicação permitiu produzir um aparelho de ventilação pulmonar mecânica, que recebeu seu nome – Bird. Para esse aparelho, ele criou circuitos adaptáveis para recém-nascidos e crianças, que deram origem, em 1970, ao primeiro aparelho de ventilação pulmonar mecânica neonatal e pediátrico – o Babybird[12-14].

Na década de 1960, surgiram os primeiros aparelhos de ventilação pulmonar mecânica produzidos em série para aplicação em pacientes adultos. Eram aparelhos pneumáticos, com sistemas mais precisos de liberação de gás, com facilidade de uso e já se definiam alguns modos de ventilação utilizados até hoje[15]. O conceito de aparelhos de ventilação ciclado a volume começou a ser desenvolvido, sendo criado o aparelho Emerson cujo motor possuía um pistão movido pelo volume dos gases, cujo fluxo podia controlar a frequência[6].

No final de 1960, a síndrome do desconforto respiratório agudo (SDRA) foi caracterizada e descrita, criando a necessidade de modificações nas técnicas de ventilação desses pacientes, pois quase todos morriam. Em 1967, Petty *et al.* relataram o uso da pressão expiratória positiva em crianças com insuficiência respiratória aguda, obtendo uma sobrevida de 45%. Utilizando um aparelho Engstrom 200, introduziram o conceito de pressão expiratória final positiva (PEEP), que havia sido relatada por Barach, em 1938, porém sem o uso de um aparelho de ventilação, uma vez que a pressão positiva era mantida por um fluxo gerador acoplado a uma máscara facial[15].

A história da ventilação pulmonar mecânica em pediatria seguiu um curso paralelo. Nos anos 1960, faltava um aparelho de ventilação pulmonar mecânica específico para uso neonatal e pediátrico. A adaptação dos primeiros aparelhos para uso pediátrico foi malsucedida e desencorajadora. Os aparelhos forneciam um volume corrente mínimo ao redor de 100 mL, o que era excessivo para crianças pequenas. Até então os aparelhos de ventilação pulmonar mecânica ofereciam basicamente os modos de ventilação controlada ou assisto/controlada[15].

A frequência respiratória mais alta da criança, aliada ao seu pequeno volume corrente, tornava os sistemas de demanda de fluxo inapropriados para o uso pediátrico, sendo necessária sedação profunda ou paralisia muscular. Os sistemas de disparo e liberação de fluxo eram precários e demorados, requerendo um esforço excessivo para uma respiração espontânea. Quando a criança tentava respirar espontaneamente, o disparo do aparelho não ocorria no momento adequado e o fluxo demorava a ser liberado. O resultado era "briga com o aparelho de ventilação pulmonar mecânica", aumento do trabalho respiratório, fadiga e barotrauma. Pode-se dizer que o grande estímulo da ventilação pulmonar mecânica pediátrica veio de um presidente dos Estados Unidos, John F. Kennedy. A perda de um filho prematuro, devido à doença de membrana hialina, tornou-se um desafio a ser vencido. Gregory desenvolveu um sistema conhecido como *Continuous Positive Airways Pressure* (pressão contínua nas vias aéreas – CPAP), que mantinha uma pressão aumentada nas vias aéreas, permitindo maior estabilidade alveolar e melhora nas trocas gasosas. Não era, no entanto, um aparelho de ventilação pulmonar mecânica, mas apenas um dispositivo[15].

Nas duas décadas seguintes, houve uma grande evolução no desenvolvimento dos aparelhos de ventilação pulmonar mecânica com pressão positiva, com o surgimento de novas modalidades ou variações da forma de aplicá-los. Essas novas técnicas continuam a evoluir e a se adaptar a pacientes com diferentes tipos de doenças, de acordo com suas características, mas seu princípio permanece o mesmo: introduzir oxigênio, ou uma combinação com outro gás, por meio de um sistema que supera as resistências das vias aéreas do paciente e permite sua chegada aos alvéolos pulmonares para promover hematose e remover o dióxido de carbono[15].

Em 1971, Gregory *et al.* iniciaram o uso de pressão positiva nas vias aéreas para o tratamento da síndrome do desconforto respiratório agudo (SDRA), pois reconheceram que o maior problema fisiológico era o colapso pulmonar durante a expiração. Esse foi um progresso importante no tratamento desses pacientes. O mesmo não ocorreu, porém, com crianças que pesavam menos de 1.500 gramas. No mesmo ano, um novo protótipo de aparelho de ventilação pulmonar mecânica neonatal foi desenvolvido usando fluxo contínuo. Até então os aparelhos de ventilação utilizados para crianças eram os mesmos de adultos, modificados. Foi implantado o tubo "T" de Ayres (largamente usado em anestesia) na válvula expiratória, cuja oclusão total promove uma ventilação com pressão positiva, dita mandatória, e cuja oclusão distal parcial permite gerar uma pressão expiratória final positiva (PEEP), enquanto o fluxo de gás se mantém constante, permitindo ao paciente respirar espontaneamente. Essa combinação de ventilação mandatória e espontânea associada a um fluxo de gás contínuo foi chamada de "ventilação mandatória intermitente" (IMV)[15].

Aquilo que os anestesistas faziam manualmente foi incorporado aos aparelhos de ventilação pulmonar mecânica pediátricos, sendo primeiramente publicado por Kirby *et al.* em 1972. Foi um marco na história da ventilação mecânica pediátrica, tendo sido incorporado a todos os novos aparelhos de ventilação. Esse tipo de circuito é utilizado, com modificações, até os dias de hoje. Esses aparelhos de ventilação pulmonar mecânica rapidamente ganharam campo, tornando-se o protótipo dos aparelhos de ventilação pulmonar mecânica neonatais, estendendo o seu uso aos pacientes pediátricos.

Na década de 1970, os aparelhos ganharam a possibilidade de maior interface com o paciente, quando foi introduzida, além da IMV, a ventilação mandatória intermitente sincronizada (SIMV)[6,9,15]. Foram sendo desenvolvidas outras técnicas ventilatórias com capacidade de oferecer altos picos de pressão, fluxos elevados de gases, ventilação com volume constante, e de liberar um volume adicional (suspiro), fornecer PEEP e ciciar com tempos inspiratórios e expiratórios rápidos, necessários para certas enfermidades com alta impedância no sistema respiratório.

Lunkenheimer *et al.*, em 1972, observaram que a tensão de oxigênio do sangue que circundava o pericárdio era maior que a da periferia do pulmão. Atribuíram esse fato aos batimentos cardíacos, que, ao ejetarem o sangue contra o pericárdio, aceleravam o fluxo de gás e aumentavam a sua difusão pela serosa. Como resultado desses estudos, foi desenvolvida a ventilação com oscilação de alta frequência ou ventilação com vibrador de alta frequência[1,6,15].

Na década de 80 surgiram os aparelhos de ventilação pulmonar mecânica microprocessados, incorporando a eletrônica para controle preciso da liberação de gases[1,6,15].

Na década de 1990, ampliou-se a interação máquina-paciente: válvulas sofisticadas de liberação de fluxo, controladas por sistemas de retroalimentação, possibilitaram uma flexibilidade e grande variabilidade de padrão de fluxo, que possibilitaram a introdução do conceito de ventilação com pressão de suporte[1,6,15].

HISTÓRIA DA TERAPIA INTENSIVA E DA VENTILAÇÃO PULMONAR MECÂNICA NO BRASIL

Até 1950 não se praticava a respiração controlada mecânica no nosso meio e o assunto era específico da área da cirurgia, à qual a anestesia estava vinculada. Administrava-se anestesia gasosa em pacientes com respiração espontânea ou anestesia gasosa sob respiração assistida, conforme técnica preconizada por Beecher. Em 1950, chegou ao Brasil o anestesista sueco Oile Friberg para ensinar como usar aparelhos de ventilação pulmonar mecânica, inclusive em cirurgia de tórax, pondo em destaque a importância da respiração controlada, que tanto podia ser controlada manual como mecanicamente pelo Spiropulsator[16].

Buscando aprimorar a técnica, o Dr. Cabral de Almeida idealizou um novo tipo de respirador, construído por Carlos Cerqueira em 1951, com uma mecânica funcional simples. O *pulmo ventilador* realizava ventilação controlada com baroinversão da ventilação pulmonar. Em 1952, um controle automático foi introduzido no *pulmo ventilador*, pela adaptação à válvula de um dispositivo automático criado por Alílio Carlos. Novos aperfeiçoamentos foram introduzidos e o *pulmo ventilador* foi um dos primeiros aparelhos no mundo (e o primeiro no Brasil) a realizar a respiração controlada por barorreversão, que consiste na insuflação dos gases para produzir a inspiração e, na aspiração, dos gases para realizar a expiração. Assim, a respiração controlada é obtida com o uso de pressões intratraqueais negativas na expiração. Desse modo, consegue-se obter ventilação alveolar sem empregar pressões intratraqueais muito elevadas[16].

Também em 1951, o Dr. Kentaro Takaoka, médico anestesista do HCFM-USP, cansado de enfrentar a falta de equipamentos adequados para a prática de sua atividade, resolveu desenvolver, com subsídios no IPT da Escola Politécnica da USP, um aparelho de dimensões reduzidas, capaz de executar ventilação pulmonar controlada. Dizia o Dr. Kentaro que, naquela época, "havia apenas um aparelho de respiração. Nós o chamávamos de ressuscitador e servia para atender o pronto-socorro e outros setores do HC, do quarto ao 10º andar. Se o aparelho fosse solicitado ao mesmo tempo em áreas distantes diferentes, virava um problema". Começava aí sua jornada para conseguir um aparelho eficiente, elaborado com peças pequenas e simples "e que coubesse no bolso do paletó". Ele montou uma oficina no HCFM-USP onde acabou fabricando, em 1952, o "aparelho de Takaoka". O pequeno Ventilador Pulmonar Mecânico K. Takaoka modelo 600 foi idealizado a partir da mistura da técnica de *Suck and Blow*, do equipamento Emerson, e do mecanismo de ciclagem magnética do Spiropulsator, da AGA. Foi idealizado para ventilação pulmonar controlada com fluxo e pressão constantes e volume variável, com relação inspiração:expiração 1:1, e foi largamente difundido, sendo patenteado em vários países do mundo[16].

O aparelho foi testado por quatro anos em pequenos animais, até que, em 1955, pudesse ser testado no homem; e foi utilizado com êxito pelo anestesiologista Alberto Caputo, membro da equipe do Prof. Zerbini, numa cirurgia pulmonar realizada no Hospital São Paulo. Após dois anos, K. Takaoka decidiu fabricá-lo em maior escala. Essa foi uma das grandes contribuições brasileiras ao desenvolvimento da respiração controlada na ventilação pulmonar[16].

Auxiliado pelo Dr. K. Takaoka, o Dr. Alberto Caputo idealizou e pôs em prática um engenhoso equipamento provido de espelho, que permitia intubação traqueal com o paciente sentado, por via indireta, época em que essa manobra era considerada muito difícil. Esse aparelho foi apelidado de "Takaputo"[16].

Hoje, aparelhos Takaoka modelo 600 ainda são parte integrante de equipamentos de anestesia que comprimem ar em um recipiente rígido contendo um fole que contém uma mistura de oxigênio e ar comprimido a serem insuflados nos pulmões. Intensivistas fizeram uso de tais equipamentos em larga escala até a década de 1980[16].

No início dos anos 1950, em São Paulo também ocorria uma epidemia de poliomielite. O Governo do Estado de São Paulo, com auxílio de verba federal, criou, no dia 31 de julho de 1953, o hoje denominado Instituto de Ortopedia e Traumatologia (IOT), integrando o Hospital das Clínicas da FMUSP. Ao IOT coube a função de receber tais casos em fase de comprometimento respiratório. Para isso, contava com "pulmões de aço" e chegou a ter mais de 120 pacientes internados com necessidade de assistência respiratória constante. Nesse serviço de atendimento aos portadores de paralisia infantil foram desenvolvidos alguns protótipos de aparelhos para IPPB em crianças, particularmente no final da década de 1960 e início da década de 1970, por iniciativa do médico anestesista e infectologista Paulo Affonso Saraiva[17].

A história da ventilação pulmonar mecânica em pediatria no Brasil inicia-se com a criação, em 1972, da primeira UTI Pediátrica no Hospital do Servidor Público Estadual de São Paulo, por iniciativa da Dra. Luci Duailibi, com a colaboração da Dra. Leni Calixto Souza Dias, Dr. Valtencir de Almeida e Dr. Antonio Sérgio Petrilli. O que motivou o Dr. Petrilli a aventurar-se nessa área foi sua experiência como médico anestesista por ocasião do seu serviço militar obrigatório na 4ª Zona Aérea da FAB, antes de fazer sua residência em pediatria. Essa foi uma contribuição da Força Aérea Brasileira (FAB) para a história da ventilação pulmonar mecânica pediátrica brasileira.

Pouco depois, no Departamento de Pediatria e Puericultura da Faculdade de Medicina da USP, do Instituto Central do HCFMUSP, que viria a se tornar o Instituto da Criança, idealizada pelo Prof. Dr. Fábio Pileggi, um serviço equivalente foi montado.

Em 1976, foram surgindo as primeiras UTIPs em hospitais privados de São Paulo – o Pronto-Socorro Infantil Sabará e o Hospital Matarazzo, este último destinado à população do então INPS (atual SUS), por pediatras que tiveram suas primeiras experiências nos dois serviços anteriormente mencionados.

O crescimento da atividade em vários outros hospitais e a experiência acumulada permitiu realizar o 1º Congresso Brasileiro de Terapia Intensiva Pediátrica, em São Paulo (SP), de 24 a 29 de novembro de 1984. As primeiras publicações foram surgindo e, na forma de tratado, os autores deste livro lançaram a sua primeira edição, com o título *Terapia Intensiva Pediátrica*, no mesmo ano do primeiro tratado norte-americano sobre o mesmo assunto (*Rogers' Textbook of Pediatric Intensive Care*), em 1989. Em 1993, foi publicado o primeiro livro específico sobre Ventilação Pulmonar Mecânica em Pediatria, trazendo a experiência acumulada já em várias UTIs pediátricas da cidade de São Paulo: Escola Paulista de Medicina, Hospital Israelita Albert Einstein, Hospital Municipal do Jabaquara, Hospital Municipal Infantil Menino Jesus e Instituto da Criança do HCFMUSP. Outras edições desses livros já foram publicadas, as quais, juntamente com tantos outros títulos sobre o assunto em vários estados brasileiros, mostram quanto tal tema tem se desenvolvido no nosso meio.

EVOLUÇÃO TEMPORAL DO "DESMAME" DA VENTILAÇÃO PULMONAR MECÂNICA E DA EXTUBAÇÃO

O objetivo do processo de "desmame", mais adequadamente denominado "retirada gradual da ventilação pulmonar mecânica", é diminuir o nível de suporte fornecido pelo aparelho de ventilação mecânica, estimulando o paciente a assumir uma parte cada vez maior do trabalho respiratório, até assumi-lo integralmente. Várias técnicas podem ser usadas para descontinuar a ventilação mecânica. As três principais técnicas usadas são o desmame gradual com tubo em T (sessões de respiração espontânea) associado ou não à CPAP, a ventilação mandatória intermitente (IMV/SIMV) e a ventilação com pressão de suporte (PSV), que sequer são excludentes, podendo ser utilizadas de modo associado. Elas foram surgindo na mesma ordem cronológica em que tais dispositivos para sua aplicação foram sendo incorporados aos aparelhos de ventilação pulmonar mecânica[18,19].

TABELA 1.1 ***Cronologia dos acontecimentos.***

Século XII a.C.	Antigo Testamento	Relação da respiração com a vida
Século IV a.C.	Hipócrates	Estudo da respiração
Século II d.C.	Galenus	Estudo da árvore respiratória
1020	Avicena	*Cânon de Medicina* (traduzido no século XII)
1530	Paracelsus	*O grande livro de cirurgia*
1543	Vesalius	*De Humani Corporis*
1772 a 1790	Fothtergill, Hunter, Kite e Courtois	Ventilação com fole e válvula
1864 a 1878	Jones e Woilez	Ventilação com pressão negativa (*barorespirator*)
	Trendelemburg e McEwen	Intubação traqueal e orotraqueal
1887 a 1911	O'Dwyer e Dräger	Ventilação prolongada com pressão positiva (Pulmotor)
Primeira Guerra Mundial	Magill	Cânulas de intubação traqueal e laringoscópio
	MacIntosh	Laringoscópio
1928	Drinker, Shaw e Emerson	Pulmão de aço
1933	Frenckner	Ventilação prolongada com pressão positiva (Spiropulsator)
1938	Barach	Conceito de PEEP
Década de 1950	Bennett, Engström, Bang e Bird	Válvulas de demanda para IPPB
Década de 1950	Takaoka (Brasil)	Aparelho portátil Takaoka modelo 600
Década de 1950	Ibsen	Primeiras UTIs (pandemia de poliomielite)
Década de 1960	Emerson	Ventilação limitada a volume
Década de 1960	Petty	IPPB com PEEP
Década de 1960	Gregory	CPAP
Década de 1960	Primeiras UTIs no Brasil	
Década de 1970	Vários autores	IMV, SIMV
Década de 1970	Lunkenheimer	Ventilação com oscilação de alta frequência
Década de 1970	Primeiras UTIs pediátricas no Brasil	
Década de 1980	Vários autores	Aparelhos com controle eletrônico
Década de 1990	Vários autores	Válvulas controladas a microprocessadores

No anedotário das leis de Murphy, uma que se aplica ao processo de decisão sobre desmame da ventilação pulmonar mecânica e extubação do paciente pediátrico é a que diz que "após a solução de um problema sempre surgirá outro problema para se resolver".

À medida que a ventilação mecânica foi sendo aplicada a pacientes cada vez mais imaturos e/ou portadores de doenças graves (que antes morriam), possibilitando sua sobrevida, ela passou a ser aplicada por períodos mais prolongados. Assim, o desmame e a extubação foi-se complicando.

Muitos estudos e pesquisas têm sido feitos para identificar fatores de risco para falha da retirada da ventilação pulmonar mecânica em diversas situações patológicas e como superá-los. Protocolos têm sido criados e vêm ajudando na condução mais segura desses casos, mas, na evolução temporal desse processo de decisão, ainda vale o que sempre prevaleceu: a sensibilidade e a impressão clínica de um médico experiente continuam sendo os melhores parâmetros para predizer o sucesso na tentativa de descontinuar a ventilação mecânica e extubar o paciente[20,21].

EPÍLOGO

Atualmente, os médicos podem dispor de aparelhos de ventilação pulmonar mecânica muito sofisticados, controlados eletronicamente e até com dispositivos "inteligentes" de autoajuste às alterações evolutivas, para atender as necessidades ventilatórias de portadores das mais variadas doenças respiratórias. Entretanto, há poucas décadas, dependiam de engenhocas que exigiam muito esforço, criatividade e talento dos que se aventuravam a usá-las; mas, hoje, apesar de todos os avanços tecnológicos, os aparelhos mantêm na sua essência a velha ideia de Paracelsus e seu fole de lareira.

REFERÊNCIAS

1. Tanaka I, Imperial MCG. Histórico da ventilação pulmonar mecânica. In: Carvalho WB, Hirschheimer MR, Proença JO Filho, Freddi NA, Troster EJ, editores. Ventilação pulmonar mecânica em pediatria e neonatologia. 2ª ed. São Paulo: Atheneu; 2004. p. 3-11.
2. van Wesel A. Mechanical ventilation. A historical perspective. Clinical Window Web Joumal # 22. Dez 2006 [acesso 4 dez 2008]. Disponível em: <www.clinicalwindow.net>.
3. Medscape today: history of mechanical ventilation. [Criado em 12 mai 2008, acesso 5 dez 2008.] Disponível em: <http://www.medscape. com/viewarticle/5521 78_2>.
4. Booth JB. Tracheostomy and tracheal intubation in military history. J R Soc Med. 2000 Jul;93(7):380-3.
5. Szmuk P, Ezri T, Evron S, Roth Y, Katz J. A brief history of tracheostomy and tracheal intubation, from the Bronze Age to the Space Age. Intensive Care Med. 2008 Feb;34(2).
6. Colice CL. Historical perspective on the development of mechanical ventilation. In: Tobin MJ, editor. Principles and practice of mechanical ventilation. New York: McGraw-Hill Inc.; 1994. p. 1-32.
7. Obladen M. History of neonatal resuscitation – Part 1: artificial ventilation. Neonatology. 2008;94:144-9.
8. Larson MD. History of anesthetic practice. In: Mifler RD, editor. Mifler's anesthesia. 6th ed. Oxford, UK: Eisevier Churchill Livingstone; 2005. p. 29.
9. E-mergencia: um pouco de história sobre a ventilação mecânica. [Criado em 2 ago 2006, acesso 4 dez 2008.] Disponível em: <http://www.e-mergencia.com/foro/archive/index.php/t-1 7680.html>.
10. Sykes K. Mechanical ventilation goes full circle. World Anesthesia. 1998 [acesso 12 dez 2008];2(1):1-2. Disponível em: <http://www.nda.ox.ac.uk/wfsa/html/wa02-01/wa02-008.htm>.
11. Trubuhovich RV. Occasional essay. In the beginning. The 1952-1953 Danish epidemic of poliomyelitis and Bjørn Ibsen. Crit Care Resusc. 2003;5:227-30.
12. Forrest Bird's Respirator. [Acesso 12 dez 2008.] Disponível em: <http://dimdima.com/Science/sciencecommon/show_science.asp?q_aid=1 97&q_title=Forrest+Bird%92s+ Respirator>.
13. Bellis M. Forrest Bird invented a fluid control device, respirator & pediatric ventilator. [Acesso 12 dez 2008.] Disponível em: <http://inventors.about.com/od/bstartinventors/a/Forrest Bird.htm>.
14. José A, Petrohilos S, Dias ECF, de Oliveira LGC, Baldini DV, Lobo MF, Pacheco EC, Chiavone PA. Bird Mark 7: avaliação e evolução clínica durante sua utilização. Rev Bras Ter Intensiva. 2005 abr/jun;17(2):94-7.
15. Matsumoto T, Carvalho WB. Ventilação pulmonar mecânica convencional em pediatria e neonatologia. In: Carvalho WB, Hirschheimer MR, Matsumoto T, editores. Terapia Intensiva Pediátrica. 3ª ed. São Paulo: Atheneu; 2006. p. 487-517.

16. Respirador pulmonar. [Acesso 28 nov 2008.] Disponível em: <http://www.inova.unicamp.br/inventabrasil/takaoka.htp>.

17. Centro de Iinformática do Instituto de Ortopedia e Traumatologia F. E. Codoy Moreira, do HC da FMUSR. [Acesso 12 dez 2008.] Disponível em: <http://www.hc-net.usp.br/iot/>.

18. Bousso A. Falha na extubação de crianças. Pediatria (São Paulo). 2003;25(4):198-200.

19. Goldwasser R, Farias A, Freitas EE, Saddy F, Amado V, Okamoto V. Desmame e interrupção da ventilação mecânica. J Bras Pneumol. 2007 jul [acesso 10 dez 2008];33(Supl 2). Disponível em: <http://www.scielo.br/scielo.php?script=sci_arttext&pid=-51806-37132007000800008&lng= pt>.

20. Proença JO Filho, Freddi NA. Retirada do paciente da ventilação pulmonar mecânica. In: Carvalho WB, Hirschheimer MR, Proença JO Filho, Freddi NA, Troster EJ, editores. Ventilação pulmonar mecânica em pediatria e neonatologia. 2ª ed. São Paulo: Atheneu; 2004. p. 525-32.

21. Johnston C, Piva JP, de Carvalho WB, Garcia PC, Fonseca MC, Hommerding PX. Preditores de falha da extubação em crianças no pós-operatório de cirurgia cardíaca submetidas à ventilação pulmonar mecânica. Rev Bras Ter lntensiva. 2008;20(1):57-62.

22. Zapata FS. Ventilación Mecánica en Urgencias. Disponível em: <http://es.slideshare.net/resmedurgencias/ventilacion-mecanica-en-el-servicio-de-urgencias>.

2 Critérios de Admissão, Alta e Readmissão Não Planejada em Cuidados Intensivos

Werther Brunow de Carvalho
Mario Roberto Hirschheimer
Toshio Matsumoto

INTRODUÇÃO

Com a melhora e introdução de novos recursos terapêuticos nas unidades de terapia intensiva (UTI), os custos das internações hospitalares aumentaram muito. O dilema: *Para quais pacientes os recursos disponíveis devem ser destinados?* é frequente, com ônus emocionais para a família do paciente e para a equipe que o assiste, além dos ônus financeiros para a própria família ou para as instituições de saúde.

Os princípios éticos regem que os custos do tratamento devem beneficiar somente o paciente; que os recursos devem ser destinados, principalmente, àqueles que deles mais necessitam e possam deles se beneficiar; que gastos inúteis e fúteis devem ser evitados. Assim sendo, é muito importante avaliar os critérios de internação em parâmetros aceitos pela comunidade, tanto a dos profissionais da saúde, como a leiga, baseados em princípios éticos, como os discutidos no Capítulo 7, "Bioética e como Dar Más Notícias".

Uma das grandes dificuldades do médico intensivista é a de avaliar qual paciente realmente irá se beneficiar do uso dos recursos disponibilizados pelas UTIs. A decisão de admitir um paciente na UTI pediátrica pode ser baseada em parâmetros de priorização, de diagnóstico e de objetivos. Ressalte-se que modelos servem apenas como orientação e que cada instituição deve criar critérios específicos para satisfazer as necessidades da comunidade por ela atendida.

MODELO DE PRIORIZAÇÃO

Prioridade 1

Pacientes criticamente doentes ou instáveis que necessitam de tratamento ou de monitoração apenas disponibilizados em uma UTI pediátrica. Normalmente, esses tratamentos incluem, entre outros, suporte ventilatório e infusão contínua de medicações vasoativas. Os pacientes com prioridade 1 não têm limite na extensão da terapêutica utilizada. Exemplos:

- Pacientes em pós-operatório ou com insuficiência respiratória que necessitam de ventilação pulmonar mecânica;
- Pacientes em choque ou hemodinamicamente instáveis recebendo monitoração invasiva ou medicações vasoativas.

Prioridade 2

Pacientes que requerem monitoração intensiva e podem potencialmente necessitar de intervenção imediata. Nenhum limite terapêutico é estipulado para esses pacientes. Exemplos:

- Pacientes com doenças crônicas com intercorrências clínicas ou cirúrgicas agudas graves;
- Pacientes com doença pulmonar aguda e desconforto respiratório progressivo.

Prioridade 3

Pacientes instáveis, portadores de doenças sem possibilidades terapêuticas para cura, mas com intercorrência aguda potencialmente reversível que causa sofrimento. Os pacientes com prioridade 3 devem receber tratamento intensivo para aliviar tal sofrimento, mas os limites dos recursos terapêuticos disponibilizados devem ser criteriosamente avaliados, sem negligenciar medidas básicas que propiciem conforto, como hidratação, manutenção térmica, sedação e analgesia (ver Capítulo 7, "Bioética e como Dar Más Notícias", e Capítulo 8, "Cuidados Paliativos"). Exemplo:

- Pacientes com doença neoplásica avançada e insuficiência respiratória devido à pneumonia aguda grave.

Prioridade 4

Esses pacientes, geralmente, não se beneficiam dos cuidados oferecidos em uma UTI pediátrica. Para que seja admitido, cada caso deve ser avaliado individualmente, estar sob circunstâncias incomuns e ser considerada a decisão do responsável da unidade. Esses pacientes podem ser alocados nas seguintes categorias:

Prioridade 4.A

Pacientes portadores de distúrbios ou submetidos a intervenções com potencial de complicações graves, que, por isso, requerem controles e monitoração, mas necessitando de menos recursos. Exemplos:

- Diabético descompensado, mas hemodinamicamente estável;
- Pós-operatório de cirurgias de médio porte, sem intercorrências no pré ou no intraoperatório;
- Insuficiência cardíaca leve.

Prioridade 4.B

Pacientes com doença terminal ou irreversível, com morte iminente. Essa é uma decisão que causa conflitos e envolve a participação tanto dos responsáveis pelo paciente como de todos os membros da equipe multiprofissional que o assiste. Para tanto, é importante que a família receba todas as informações necessárias sobre a doença, possibilidades terapêuticas e prognóstico, para que possa participar da decisão de modo consciente e esclarecido. Qualquer que seja a decisão, a família deve receber todo apoio possível e ser conscientizada de que o tratamento não está sendo negligenciado, mas canalizado para minimizar o sofrimento e o desconforto do paciente (ver Capítulo 7, "Bioética em Terapia e como Dar Más Notícias", e Capítulo 51, "Morte Encefálica e Doação de Órgãos e Tecidos").

MODELO DE DIAGNÓSTICO[21]

Este modelo utiliza condições específicas de órgãos ou sistemas para determinar a admissão do paciente na UTI pediátrica.

Distúrbios Cardiovasculares

Pacientes com doença cardiovascular grave, ameaçadora à vida ou instável. Essas condições incluem, mas não estão limitadas a:

1. Choque de qualquer etiologia;
2. Após reanimação cardiopulmonar;
3. Disritmias ameaçadoras à vida;
4. Insuficiência cardíaca instável, com ou sem necessidade de ventilação pulmonar mecânica;
5. Cardiopatia congênita com instabilidade cardiovascular;
6. Procedimentos cardiovasculares de alto risco e procedimentos intratorácicos;
7. Necessidade de monitoração arterial, pressão venosa central ou da pressão da artéria pulmonar;
8. Necessidade de marca-passo temporário.

Distúrbios Respiratórios

Pacientes com doença grave pulmonar ou de vias aéreas ameaçadoras à vida. Essas condições incluem, mas não estão limitadas a:

1. Intubação traqueal ou necessidade potencial de intubação intratraqueal de emergência e ventilação pulmonar mecânica, independentemente da etiologia;
2. Doença pulmonar grave, rapidamente progressiva, das vias aéreas inferiores ou superiores, com risco potencial de insuficiência respiratória ou de obstrução total das vias aéreas;
3. Necessidade de suplementação de oxigênio ($FiO_2 > 50\%$), independentemente da etiologia;
4. Pós-operatório imediato de colocação de traqueostomia, com ou sem necessidade de ventilação pulmonar mecânica;
5. Barotrauma agudo com comprometimento de vias aéreas superiores ou inferiores;
6. Necessidade de inalações frequentes ou contínuas, ou outras terapêuticas inalatórias que podem ser administradas com segurança no ambiente da UTI.

Distúrbios Neurológicos

Pacientes com doença neurológica aguda, potencialmente ameaçadora à vida ou doença neurológica instável. Essas condições incluem, mas não estão limitadas a:

1. Convulsões não responsivas à terapêutica ou que necessitem de infusão contínua de agentes anticonvulsivantes, com potencial risco de depressão neurológica, ou evolução com deterioração clínica imprevisível, ou coma, ou comprometimento potencial das vias aéreas;
2. Alteração sensorial aguda ou grave cuja evolução provável é deterioração ou depressão neurológica ou mesmo imprevisível, independentemente da etiologia;
3. Pós-operatório de neurocirurgia com necessidade de monitoração invasiva ou rigorosa;
4. Processo inflamatório agudo ou infeccioso medular, meníngeo ou cerebral, com depressão neurológica progressiva, anormalidades metabólicas e hormonais, e comprometimento respiratório ou hemodinâmico, com possibilidade de aumento de pressão intracraniana;
5. Trauma craniano com aumento de pressão intracraniana;
6. Pré-operatório de neurocirurgia nas situações clínicas em que há deterioração neurológica progressiva;
7. Disfunção neuromuscular progressiva com ou sem alteração sensorial, necessitando de monitoração cardiovascular ou suporte respiratório;
8. Presença de compressão ou compressão medular iminente;
9. Pós-operatório de colocação de sistema de drenagem ventricular externa.

Distúrbios Endócrinos ou Metabólicos

Pacientes com distúrbios metabólicos ou endócrinos instáveis ou ameaçadores à vida. Essas condições incluem, mas não estão limitadas a:

1. Cetoacidose diabética grave necessitando de tratamento que excede o protocolo institucional, mesmo sem instabilidade hemodinâmica ou neurológica.
2. Alterações eletrolíticas como:
   - Hiperpotassemia ou hipopotassemia necessitando de monitoração intensiva e tratamento imediato;
   - Hiponatremia ou hipernatremia grave;
   - Hipocalcemia ou hipercalcemia grave que necessite monitoração intensiva ou tratamento imediato;
   - Hipoglicemia ou hiperglicemia que necessite monitoração intensiva ou tratamento imediato;
   - Acidose metabólica grave que necessite infusão de bicarbonato, monitoração intensiva e intervenções complexas;
   - Intervenções complexas para manter o balanço hídrico ou eletrolítico.
3. Erros inatos do metabolismo com deterioração aguda que necessitem suporte ventilatório, diálise imediata, hemoperfusão, manejo de hipertensão intracraniana ou suporte inotrópico.

Distúrbios Gastrintestinais

Pacientes com doença gastrintestinal ameaçadora à vida ou instável. Essas condições incluem, mas não estão limitadas a:

1. Sangramento gastrintestinal agudo grave, levando à instabilidade hemodinâmica ou respiratória;
2. Insuficiência hepática aguda que leva ao coma com instabilidade hemodinâmica ou respiratória;
3. Após procedimentos endoscópicos para contenção de sangramento em crianças hemodinamicamente instáveis;
4. Após procedimentos endoscópicos para retirada de corpo estranho.

Distúrbios Renais

Pacientes com doença renal ameaçadora à vida ou instável. Essas condições incluem, mas não estão limitadas a:

1. Insuficiência renal aguda;
2. Necessidade de hemodiálise, diálise peritoneal, ultrafiltração e outras terapêuticas de substituição renal em pacientes instáveis;
3. Rabdomiólise aguda com insuficiência renal.

Distúrbios Hematológicos ou Oncológicos

Pacientes com doença hematológica ou oncológica ameaçadora à vida ou instável. Essas condições incluem, mas estão limitadas a:

1. Exsanguinotransfusão;
2. Plasmaferese ou leucoferese em pacientes com instabilidade clínica;
3. Coagulopatia grave com instabilidade hemodinâmica ou respiratória;
4. Anemia grave resultando em instabilidade hemodinâmica ou respiratória;
5. Complicações graves da crise de falcização, como alterações neurológicas e síndrome da dor torácica aguda;
6. Anemia aplástica com instabilidade hemodinâmica;
7. Risco de síndrome da lise tumoral após início de quimioterapia;
8. Compressão venosa, orgânica ou da via aérea ameaçadora à vida por tumores ou massas.

Intervenções Cirúrgicas

Pós-operatório imediato de pacientes que necessitem de monitoração frequente e apresentam potencial risco de intervenções. Essas condições incluem, mas não estão limitadas a:

1. Cirurgia cardiovascular;
2. Cirurgia torácica;
3. Neurocirurgia;
4. Cirurgia otorrinolaringológica;
5. Cirurgia craniofacial;
6. Cirurgia ortopédica e da coluna vertebral;
7. Cirurgia geral com instabilidade hemodinâmica ou respiratória;
8. Transplante de órgãos;
9. Politraumatismo com ou sem instabilidade cardiovascular;
10. Grandes perdas hemorrágicas ou durante a cirurgia ou no período pós-operatório.

Outras Situações Clínicas

Doentes com doença multissistêmica ameaçadora à vida ou instável. Essas condições incluem, mas não estão limitadas a:

1. Sepse grave com sinais de hipoperfusão aguda;
2. Disfunção de múltiplos órgãos e sistemas;
3. Hipertermia maligna suspeita ou documentada;
4. Acidentes domésticos ou ambientais, como choque elétrico e inalação de fumaça;
5. Acidentes por submersão com instabilidade hemodinâmica ou respiratória;
6. Ingestão de tóxicos ou overdose de drogas com potencial risco de descompensação aguda;
7. Queimaduras ameaçadoras à vida, conforme critérios institucionais ou, na falta desses, conforme critérios da Sociedade Brasileira de Pediatria (ver Capítulo 80, Queimaduras e Choque Elétrico, e a *Cartilha para Tratamento de Emergência das Queimaduras,* do Ministério da Saúde, Secretaria de Atenção à Saúde, Departamento de Atenção Especializada, em: <http://bvsms.saude.gov.br/bvs/publicacoes/cartilha_tratamento_emergencia_queimaduras.pdf>).

Necessidade de Tecnologia Intensiva Especial

Condições que necessitem de aplicação de tecnologia especial, monitorização ou intervenção complexa, como uso de heliox, óxido nítrico, oxigenação de membrana extracorpórea (OMEC) etc.

MODELO DE OBJETIVO

Os critérios de parâmetros de objetivo são solicitados e revistos pelos diferentes serviços médicos. Os critérios, embora obtidos de consenso, são arbitrários e também devem servir apenas como orientação. Eles podem ser modificados com base nas circunstâncias locais.

Como regra, um dado isolado desses objetivos não oferece a tendência evolutiva do paciente, ou seja, a prioridade continua sendo a avaliação clínica judiciosa.

Sinais Vitais (Variáveis, Dependentes da Faixa Etária da Criança)

- Pulso < 60 ou > 180;
- Pressão sistólica arterial < 40 mmHg;
- Pressão diastólica arterial > 80 mmHg;
- Frequência respiratória > 60.

Valores Laboratoriais

- Sódio sérico < 120 mEq/L ou > 155 mEq/L;
- Potássio sérico < 2 mEq/L ou > 6 mEq/L;
- PaO_2 < 50 mmHg ou $PaCO_2$ > 50 (doença pulmonar aguda);
- pH < 7,2 ou > 7,6;
- Glicose sérica > 200 mg/dL;
- Cálcio sérico > 13 mg/dL;
- Nível tóxico de medicação ou de qualquer outra substância em pacientes hemodinamicamente ou neurologicamente comprometidos.

Radiografia, Ultrassonografia e Tomografia Computadorizada

- Hemorragia cerebral, contusão cerebral com paciente que apresenta alteração de consciência ou sinal neurológico focal, hemorragia sub ou extradural;
- Ruptura de vísceras, bexiga, fígado ou outro órgão sólido, acompanhada de instabilidade hemodinâmica;
- Compressão extrínseca ou extrínseca de vias aéreas que compromete a ventilação do paciente.

Eletrocardiograma

- Disritmias cardíacas com repercussão hemodinâmica;
- Taquicardia ventricular mantida ou fibrilação ventricular;
- Bloqueio de ramo com instabilidade hemodinâmica.

Achados do Exame Físico

- Pupilas anisocóricas em paciente inconsciente;
- Queimaduras > 10% superfície corpórea;
- Anúria;
- Obstrução de vias aéreas;
- Coma;
- Estado de mal convulsivo;
- Cianose;
- Tamponamento cardíaco.

CRITÉRIOS DE ALTA

O estado do paciente admitido na UTI pediátrica deve ser avaliado continuamente para identificar quais pacientes não necessitariam mais ser mantidos na unidade.

Os pacientes podem estar aptos a receber alta da UTI pediátrica quando a avaliação clínica de rotina ou as intervenções médicas ou de enfermagem são menos frequentes que a cada quatro horas de intervalo. As decisões serão tomadas sempre com a anuência da equipe que transfere (UTI) e da equipe que irá receber o paciente. A alta da UTI pediátrica também deve ser baseada em critérios.

Por ocasião da alta da UTI para a enfermaria, há mudança no comprometimento da família do paciente nos cuidados ao paciente. Por isso, a participação da família é importante nesse processo de decisão, conscientizando-a e até promovendo treinamento dos cuidadores nos procedimentos que o paciente necessitará fora da UTI.

Critérios para Transferência ou Alta da UTI

1. Os parâmetros hemodinâmicos devem estar estáveis e as disritmias cardíacas devem ser controladas;

2. O paciente não deve mais requerer drogas inotrópicas, vasodilatadoras ou antiarrítmicas por via intravenosa em infusão contínua. O acesso arterial, se utilizado, deve estar removido;
3. A condição respiratória deve estar estável e confortável, com vias aéreas pérvias;
4. A necessidade de oxigênio deve ser inferior à do critério de admissão;
5. Os distúrbios hidroeletrolíticos, acidobásicos e metabólicos devem estar controlados e estáveis;
6. O suporte nutricional, de preferência por via digestiva, deve estar adequado para suprir as necessidades de recuperação do paciente;
7. Deve existir estabilidade neurológica e controle das convulsões;
8. O paciente não deve mais requerer monitoração de pressão intracraniana. O dispositivo para seu controle deve estar removido;
9. Os pacientes mantidos cronicamente em ventilação pulmonar mecânica devem ter a condição crítica resolvida para poderem voltar aos cuidados domiciliários;
10. Pacientes em diálise peritoneal ou hemodiálise cujo distúrbio crítico foi resolvido, desde que os parâmetros de avaliação estejam inferiores aos dos critérios de admissão e estáveis;
11. A alta para casa deve ser aprovada pela equipe multiprofissional da UTI pediátrica, sendo essencial assegurar condições plenas de continuidade de tratamento, sob a forma de cuidados domiciliários, quando necessários. Para tanto, é imprescindível:
    - A avaliação da estabilidade emocional dos cuidadores (familiares ou agregados que executarão ou supervisionarão a execução dos procedimentos necessários);
    - O treinamento para capacitar os cuidadores nas habilidades para os procedimentos necessários;
    - Verificar a existência de ambiente físico para a instalação de todos os equipamentos necessários e condições para sua manutenção e reposição;
    - A existência de sistema de suprimento de materiais e medicamentos, incluindo gases medicinais e fornecimento de alternativo de energia elétrica (para a eventualidade de interrupção do fornecimento habitual) para os pacientes que requerem suporte ventilatório;
    - A disponibilidade de equipe multiprofissional (médico, enfermagem, fisioterapeuta etc.) para visitas domiciliares periódicas que assegurem a assistência e os cuidados adequados.

A importância da atenção domiciliar (*Home care*) como prática de atendimento tem crescido nos últimos anos. Isso pode ser explicado por alguns fatores como:

1. O avanço da ciência médica, que tornou possível o melhor atendimento de portadores de doenças crônicas progressivas ou não;
2. O aumento dos custos das internações hospitalares;
3. A importância da diminuição do tempo de internação hospitalar para aumentar a disponibilidade de leitos, associada à necessidade de acompanhamento desses pacientes em casa;
4. A preferência, por parte de muitos pacientes portadores de doenças crônicas e de seus familiares, por passarem a maior parte do tempo em suas casas.

As modalidades de atenção domiciliar compreendem promoção à saúde, prevenção, tratamento de doenças e reabilitação desenvolvidos em domicílio, e compreendem os níveis de cuidados de atenção primária, secundária e terciária. De acordo com a condição clínica do paciente e a intensidade e complexidade dos cuidados, é caracterizada em Assistência Domiciliar ou Internação Domiciliar.

A cooperação entre os serviços de atenção domiciliar e os hospitais que prestam serviços numa determinada região é essencial para assegurar que não faltem recursos necessários para atender àquele paciente.

Apesar das controvérsias que existem sobre essas denominações, adotamos neste texto as definições que constam na RDC 11, que dispõe sobre o Regulamento Técnico de Funcionamento de Serviços que prestam Atenção Domiciliar:

1. Assistência Domiciliar: conjunto de atividades de caráter ambulatorial, programadas e continuadas, desenvolvidas em domicílio.

2. Internação Domiciliar: conjunto de atividades prestadas no domicílio, caracterizadas pela atenção em tempo integral ao paciente com quadro clínico mais complexo e com necessidade de tecnologia especializada.
3. Plano de Atenção Domiciliar: documento que satisfaz um conjunto de medidas que orienta a atuação de todos os profissionais envolvidos de maneira direta e/ou indireta na assistência a cada paciente em seu domicílio.

O grupo de pacientes mais comumente selecionado para assistência ou internação domiciliar é o constituído por portadores de doenças crônico-degenerativas, portadores de doenças que necessitem de cuidados paliativos e portadores de incapacidade funcional, provisória ou permanente, que tendem a se tornar ocupantes prolongados ou até vitalícios de leitos hospitalares, até em UTIs.

READMISSÃO NÃO PLANEJADA

Um dos indicadores importantes de qualidade em UTI, nomeado pela Society of Critical Care Medicine Quality Indicators Committee, em 1995, é a readmissão na unidade antes de 48 horas da alta. Angus DC, em 1998, questionou o uso das taxas de readmissão como um indicador de qualidade em UTI devido ao fato de haver dificuldades na definição da taxa de readmissão "ideal". Uma taxa que seja muito elevada pode indicar uma transferência prematura do paciente e, contrariamente, uma taxa muito baixa pode ser devido a um tempo de permanência inadequadamente prolongado na UTI, fazendo com que os pacientes tenham um risco de complicações relacionadas à UTI, além de aumento dos custos, sem uma alteração na mortalidade. Os dados atuais sobre readmissão não planejada em pediatria são limitados comparativamente aos dados existentes de pacientes adultos. Estudos multi-institucionais têm evidenciado, em UTIs para adultos, uma taxa de readmissão de 2% a 6% e que tais readmissões estão associadas com um maior risco de mortalidade hospitalar. Os estudos pediátricos são em número menor e relacionados a uma única instituição. Portanto, existe pouca informação a respeito de frequência, fatores de risco ou evolução das readmissões não planejadas.

Uma pesquisa de Bernard AM *et al.*, em 2013, apresentou 3,9% de readmissões não planejadas em UTI pediátrica, com quase a metade dos casos ocorrendo antes de 48 horas. Comparativamente com pacientes previamente não admitidos, os fatores de risco independentes para readmissão precoce foram a origem da admissão e o suporte respiratório na UTI pediátrica para a qual o paciente foi transferido.

Outra pesquisa de Edwards JD *et al.*, em 2013, encontrou uma taxa de 1,2% de readmissões e os percentuais dos diagnósticos frequentemente presentes na readmissão foram: acometimento respiratório agudo (56%), infeccioso (35%), neurológico (28%) e cardiovascular (20%).

O risco de readmissão aumenta nas crianças que apresentam duas ou mais condições crônicas complexas. Os pacientes readmitidos têm um tempo de permanência mais longo na UTI, assim como um maior tempo de internação hospitalar, comparativamente aos pacientes não readmitidos. As readmissões tardias têm uma taxa de mortalidade maior do que as readmissões precoces, mas os pacientes que apresentam readmissão não planejada na UTI pediátrica têm pior evolução do que aqueles pacientes sem readmissão.

REFERÊNCIAS

1. Adelman M. An intensivists view: who should be admitted to the intensive care unit? N J Med. 1993;80:617-8.
2. Angus DC. Grappling with intensive care unit quality–does the readmission rate tell us anything? Crit Care Med. 1998;26(11):1779-80.
3. Azoulay E, Pochard F, Chevret S, et al. Compliance with triage to intensive care recommendations. Crit Care Med. 2001;29:2132-6.
4. Bernard AM, Czaja AS. Unplanned pediatric intensive care unit readmissions: a single-center experience. J Crit Care. 2013;28(5):625-33.
5. Candidate Critical Care Quality Indicators. Society of Critical Care Medicine Quality indicators Committee 1995. Amanheim (Calif): Society of Critical Care Medicine; 1995.
6. Chamberlain J, Patel KM, Ruttimann UE, et al. Pediatric risk of admission (PRISA): A measure of severity of illness for assessing the risk of hospitalization from the emergency department. Ann Emerg Med. 1998;32(2):161-9.
7. Chopra M, Binkin NJ, Mason E, et al. Integrated management of childhood illness: what have we learned and how can it be improved? Arch Dis Child. 2012;97(4):350-4.

8. Clinical Efficacy Assessment Project. American College of Physicians. Analysis of indications for intensive care unit admission. Chest. 1993;104(6):1806.
9. Colleti J Jr, de Carvalho WB. Avoiding pediatric readmissions: Quite a challenge! J Crit Care. 2015;30(6):1412.
10. Edwards JD, Lucas AR, Stone PW, et al. Frequency, risk factors, and outcomes of early unplanned readmissions to PICUs. Crit Care Med. 2013;41(12):2773-83.
11. Frey B, Argent A. Safe paediatric intensive care. Part 1: Does more medical care lead to improved outcome? Intensive Care Med. 2004;30(6):1041-6.
12. Jeena PM, Wesley AG, Coovadia HM. Admission patterns and outcomes in a paediatric intensive care unit in South Africa, over a 25-year period (1971-1995). Intensive Care Med. 2006;25(1):88-94.
13. Khan MR, Maheshwari PK, Iram S, et al. Readmission to paediatric intensive care unit: frequency, causes and outcome. J Coll Physicians Surg Pak. 2014;24(3):216-7.
14. Linton S, Grant C, Pellegrini J, et al. The development of a clinical markers score to predict readmission to paediatric intensive care. Intensive Crit Care Nurs. 2009;25(6):283-93.
15. Lyra FJC Filho, Hirschheimer MR. Atenção domiciliar a crianças e adolescentes. In: Constantino CF, Barros JCR, Hirschheimer MR, editores. Cuidando de crianças e adolescentes sob o olhar da ética e da bioética. São Paulo: Editora Atheneu; 2009. p. 121-72.
16. Nakamura MM, Toomey SL, Zaslavsky AM, et al. Measuring pediatric hospital readmission rates to drive quality improvement. Acad Pediatr. 2014;14(5 Suppl):S39-46.
17. Odetola FO, Clark SJ, Dechert RE, et al. Going back for more: an evaluation of clinical outcomes and characteristics of readmissions to a pediatric intensive care unit. Pediatr Crit Care Med. 2007;8(4):343-7.
18. Rapaport S, Teres D, Lemershow S, et al. Timing of intensive care unit admission in relation to ICU outcome. Crit Care Med. 1990;18:231-5.
19. Society of Critical Care Medicine Task Force on guidelines. Recommendations for intensive care unit admissions and discharge criteria. Crit Care Med. 1988;16:807-8.
20. Sprung CL, Geber D, Eidelman LA. Evaluation of triage decisions for intensive care admission. Crit Care Med. 1999;27:1073-9.
21. Task Force of the American College of Critical Care Medicine, Society of Critical Care Medicine. Guidelines for developing admission and discharge policies for the pediatric intensive care unit. Crit Care Med. 1999;27(4):843.
22. Task Force of the American College of Critical Care Medicine, Society of Critical Care Medicine. Guidelines for intensive care unit admission discharge and triage. Crit Care Med. 1999;27(3):633-8.

3

Equipamentos, Área Física e Pessoal

Marcos Alvo
Mario Roberto Hirschheimer

INTRODUÇÃO

As primeiras Unidades de Terapia Intensiva Pediátricas (UTI-P) foram instaladas no Brasil na década de 1970 (Capítulo 1, Histórico), com a finalidade de ser uma unidade hospitalar especificamente destinada aos cuidados de crianças e adolescentes aguda e gravemente enfermos, com potencial de recuperação, de maneira diferenciada, contínua e intensiva. Para isso, elas devem dispor não só de área física adequada, apoio diagnóstico, materiais e equipamentos especiais, mas principalmente de recursos humanos especializados, com pessoal capaz de promover e participar de avaliações e cuidados terapêuticos de caráter interdisciplinar e multiprofissional e de desenvolver as atividades clínicas com os recursos disponíveis e necessários, com capacidade administrativa hospitalar autônoma[1,2].

A proporcionalidade adequada entre número de leitos ativos, equipamentos e seus acessórios e, principalmente, de pessoal médico, de enfermagem e multiprofissional capacitado para seu manejo e manutenção é essencial – de nada adianta adquirir equipamentos sofisticados se não houver pessoal capacitado para manejá-los. Isso acarretará prejuízos tanto para o paciente como para o hospital, além de causar frustrações para a equipe da UTI. Ter uma UTI modestamente equipada, mas com pessoal habilitado é melhor do que não tê-la[1].

Para assegurar um atendimento eficaz, é importante classificar as UTIs de acordo com os tipos de serviços que ela pode oferecer e com a capacitação profissional de seus integrantes e, assim, possibilitar a identificação do que pode ser feito para contemplar as necessidades específicas de um paciente ou a necessidade de transferi-lo para outra unidade mais diferenciada[1].

Deve haver padrões mínimos de atendimento, e quanto maior o porte e complexidade, maior será a exigência de seguir padrões de qualidade e segurança do paciente[2].

Em abril de 2009, a Associação de Medicina Intensiva Brasileira (AMIB) divulgou em seu portal um regulamento técnico para funcionamento de unidades de terapia intensiva[3]. Esse documento serviu de base para que a Agência Nacional de Vigilância Sanitária (ANVISA) elaborasse a Resolução da Diretoria Colegiada – RDC nº 7 (Anexo A, neste capítulo), publicada em fevereiro de 2010, que possui o objetivo de estabelecer padrões mínimos para o funcionamento das Unidades de Terapia Intensiva no Brasil, visando a redução de riscos aos pacientes, visitantes e profissionais e ao meio ambiente[4].

Nessa RDC, as UTIs são assim definidas:

- Unidade de Terapia Intensiva – Adulto (UTI -A): destinada à assistência de pacientes com idade igual ou superior a 18 anos, podendo admitir pacientes de 15 a 17 anos, se definido nas normas da instituição.
- Unidade de Terapia Intensiva Especializada: destinada à assistência a pacientes selecionados por tipo de doença ou intervenção, como cardiopatas, neurológicos e cirúrgicos, entre outras.
- Unidade de Terapia Intensiva Neonatal (UTI-N): destinada à assistência a pacientes admitidos com idade entre zero e 28 dias.
- Unidade de Terapia Intensiva Pediátrica (UTI -P): destinada à assistência a pacientes com idade de 29 dias a 14 ou 18 anos, sendo esse limite definido de acordo com as rotinas da instituição.
- Unidade de Terapia Intensiva Pediátrica Mista (UTI-Pm): destinada à assistência a pacientes recém-nascidos e pediátricos numa mesma sala, porém havendo separação física entre os ambientes de UTI Pediátrica e UTI Neonatal.

Para as Unidades de Terapia Intensiva Especializadas, a RDC nº 7 ressalta que, na ausência de resolução específica, elas devem atender os mesmos requisitos mínimos, acrescidos de recursos humanos e materiais que se fizerem necessários para atender, com segurança, os pacientes que necessitam desses cuidados especializados.

No Brasil, o Art. 5º do Código Civil (Lei nº 10.406, de 10 de janeiro de 2002) define que a menoridade cessa aos 18 anos completos. O Art. 4º define que os maiores de 16 e menores de 18 anos são incapazes, relativamente a certos atos ou à maneira de exercê-los. Isso, de certa forma, define juridicamente a área de atuação da pediatria. Entretanto, para fins de assistência em UTIs, o tamanho do paciente deve ser levado em consideração para interná-lo em uma UTI-A ou UTI-P. [5]

O Ministério da Saúde, por meio da Portaria GM/MS nº 930, de 10 de maio de 2012, com nova redação dada pela Portaria GM/MS nº 3.389, de 30 de dezembro de 2013 e alterada pela Portaria GM/MS nº 159 de 12 de fevereiro de 2015 (Anexo B, neste capítulo), define as diretrizes para a organização da atenção integral e humanizada ao recém-nascido grave ou potencialmente grave e os critérios de classificação e habilitação de leitos de Unidades Neonatais no âmbito do Sistema Único de Saúde (SUS)[6].

Essa Portaria estabelece que as Unidades Neonatais sejam divididas de acordo com as necessidades do cuidado em:

1. Unidade de Terapia Intensiva Neonatal (UTIN);
   - Tipo I (padrão mínimo estabelecido na RDC nº 7);
   - Tipo II;
   - Tipo III.
2. Unidade de Cuidado Intermediário Neonatal (UCIN), com duas tipologias:
   - Unidade de Cuidado Intermediário Neonatal Convencional (UCINco);
   - Unidade de Cuidado Intermediário Neonatal Canguru (UCINca).

Em hospitais que comportam mais de uma UTI (por exemplo: UTI-A + UTI-P + UTI cardíaca), os equipamentos poderão ficar centralizados em uma área comum, otimizando o seu uso[1].

Na nossa experiência, o empréstimo de equipamentos para outros serviços implica extravio ou dano, por fugir à vigilância do pessoal capacitado para operá-lo, devendo ser, portanto, evitado.

Os Anexos A (RDC nº 7) e B (Portaria GM/MS nº 930) são parte integrante deste capítulo. Observem que no Anexo A há notas dos autores deste capítulo.

PLANEJAMENTO[1]

Frequentemente, o uso de um determinado equipamento está vinculado à existência de outros, sendo importante manter a proporcionalidade entre eles.

Como nem todos os equipamentos estarão em uso simultaneamente, é necessária uma área física adequada para abrigá-los e mantê-los em boas condições até serem utilizados novamente. Exemplificando: as incubadoras devem permanecer ligadas em temperatura adequada para uso; os circuitos externos dos aparelhos de ventilação pulmonar mecânica devem estar parcialmente montados e guardados em condições estéreis.

Aconselhamos seguir as recomendações técnicas dos fabricantes em relação à limpeza, guarda, montagem e operação dos equipamentos.

Equipar adequadamente uma UTI pode ser muito mais oneroso do que a instalação da sua área física. Os equipamentos pediátricos são tão ou mais caros que seus equivalentes para adultos, sendo necessária também uma maior diversificação devido à variação de tamanho dos pacientes a serem atendidos. Convém lembrar que a Sociedade Brasileira de Pediatria recomenda que os adolescentes (faixa etária dos 12 aos 18 anos) sejam atendidos por pediatras e que muitos deles têm proporções de adultos.

Além do custo imediato relativo à compra do equipamento, deve-se fazer uma previsão orçamentária para os acessórios descartáveis ou que sofram desgaste natural pelo uso, requisitando substituição periódica. Alguns equipamentos requerem ainda a troca periódica de acessórios para esterilização, como ocorre com os circuitos completos para cada aparelho de ventilação pulmonar mecânica (incluindo as jarras dos umidificadores), pois enquanto um está em uso, outro estará pronto para substituí-lo e o terceiro estará sendo esterilizado.

Como os progressos tecnológicos ocorrem, prever a aquisição de novos equipamentos evitará que uma UTI se torne obsoleta com o passar dos anos. Uma opção viável atualmente, para evitar o acúmulo de equipamentos obsoletos e não mais confiáveis, é a locação de equipamentos médicos. Esses serviços de locação podem oferecer os equipamentos mais recentes e manutenção ou substituição de equipamentos com problemas, sem o custo da aquisição de um novo equipamento.

A escolha dos equipamentos para uma UTI deve ser criteriosa, considerando ser esse o aspecto mais oneroso de sua implantação.

Escolha dos Equipamentos[1]

A escolha do melhor equipamento considera o custo em relação ao benefício. Equipamentos importados geralmente apresentam uma tecnologia mais avançada e são de custos elevados. Os aparelhos da indústria nacional apresentam geralmente a vantagem do menor preço. No entanto, a decisão não deve recair somente sobre o campo financeiro, ela deve também considerar se o equipamento realmente cumpre o que está sendo solicitado, é confiável, tem manutenção garantida e possibilidade de atualização.

Outro dado importante é que equipamentos demasiadamente sofisticados e que exigem pessoal extremamente capacitado podem ter o seu uso muito restrito. Nessas condições, é preferível ter um equipamento menos sofisticado em funcionamento do que um tecnologicamente avançado, mas inoperante.

Para instalar e equipar uma UTI é importante considerar a que tipo de paciente ela se destina. As necessidades de um hospital onde se realizam cirurgias cardíacas diferem das onde tais procedimentos não são realizados.

Escolha de Materiais Descartáveis[1]

Os materiais descartáveis são tão importantes quanto os equipamentos. Sua utilização é indispensável e a evolução contínua de suas características físicas e químicas oferece segurança cada vez maior para o paciente criticamente enfermo, mas traz, também, uma elevação significativa dos custos, uma vez que são utilizados em grande quantidade. Por isso, é muito importante estabelecer critérios que possibilitem a escolha de materiais que compatibilizem maior segurança com menor custo.

Tais critérios devem respeitar os seguintes requisitos:

- Especificidade biológica e visual: devem estar livres de asperezas, perfurações, fissuras e outras imperfeições; serem estéreis, de material não pirogênico e seguro para uso em humanos; e estar livres de dobras ou achatamentos que diminuam a sua luz. Não deve haver partículas ou filamentos visíveis;
- Especificidade funcional;
- Acondicionamento: a embalagem deve ser individual, transparente, resistente, de fácil retirada; garantir a esterilização e antipirogenicidade; e ser identificada conforme seu conteúdo com dados, incluindo nome do fa-

bricante, número do lote e prazo de validade da esterilização, expressos em unidades internacionais e no idioma oficial do país.

ÁREA FÍSICA[1]

A Agência Nacional de Vigilância Sanitária (ANVISA) recomenda uma área mínima destinada aos leitos de UTI e o distanciamento entre eles, assim como a obrigatoriedade de prover meios de garantir a privacidade dos pacientes, por meio da Resolução de Diretoria Colegiada (RDC), particularmente a RDC nº 50, de 21 de fevereiro de 2002[7], considerando ainda as RDC nº 307[8], de 14 de novembro de 2002, e RDC nº 189[9], de 18 de julho de 2003 (Quadro 3.1).

Para atender às finalidades a que se propõe, uma unidade de cuidados intensivos (UTI) deve obedecer, em seu espaço físico, aos seguintes requisitos:

- A disposição dos leitos deve permitir fácil visualização de todos os pacientes internados, por todo o pessoal técnico, de qualquer parte do ambiente.
- A área destinada a cada leito deve ser ampla (9 m^2; 6 m^2 se RN) para permitir a assistência simultânea de vários profissionais e a utilização dos muitos equipamentos diagnósticos e terapêuticos
- Pela necessidade de múltiplos controles e vias de acesso, frequentemente os pacientes permanecem sem vestimentas. O ambiente deve proporcionar condições de temperatura e umidade para proteção contra perdas hídricas e calóricas, particularmente de pacientes pediátricos.
- Um dos grandes problemas das UTIs é o controle de infecções. O ambiente físico deve oferecer condições para o controle de infecções e para evitar a proliferação e a disseminação de germes. Isso inclui formas de isolamento estrito e reverso, bem como o uso de materiais que resistam à ação de agentes degermantes e antissépticos.
- A proteção dos equipamentos terapêuticos e diagnósticos deve ser prevista, dada a sua grande sensibilidade a variações de potência e ciclagem elétrica, interferência de eletricidade estática e de radiofrequência, variações de temperatura e umidade.
- O uso simultâneo de equipamentos, como aparelho de ventilação pulmonar, monitores, berço aquecido e bombas de infusão, obriga o adequado dimensionamento de instalações elétricas e de gases.
- O dimensionamento de pessoal deve ser condizente com os cuidados requeridos por um paciente em estado grave ou crítico.
- A área física deve atender ao bem-estar de toda essa população de profissionais, além de considerar que a permanência de um familiar junto ao paciente é não só desejável, como previsto em lei (Art. 12 do Estatuto da Criança e do Adolescente).

Localização

Uma UTI deveria estar localizada de tal forma no conjunto hospitalar que tenha a facilidade de acesso ao centro cirúrgico, ao pronto-socorro, ao serviço de radiologia. Quando não for viável a instalação de seu laboratório próprio, deve estar próxima ao serviço de patologia clínica. Por outro lado, deve estar situada em local de circulação limitada. Nos hospitais horizontais (pavimento único), os serviços citados devem constituir um único conjunto; nos verticais, devem estar localizados no mesmo pavimento, preferencialmente no andar térreo.

Dependências

Para atender convenientemente a qualquer paciente que necessite de cuidados intensivos e oferecer uma assistência global, uma UTI sugerida é uma unidade que possua as seguintes dependências:

Sala de espera

Destinada aos familiares e/ou acompanhantes. Deve conter cadeiras ou poltronas, escrivaninha para entrevistas e demais mobiliários que ofereçam conforto. É desejável que possua sanitário.

Sala para atendimento profissional

Reservada a entrevistas, anamnese, orientações etc. É também utilizada pela equipe multiprofissional, particularmente os que trabalham externamente à UTI, como o serviço social, para contato com os familiares.

QUADRO 3.1 ***Recomendações da Agência Nacional de Vigilância Sanitária (ANVISA) sobre a área física para UTI Pediátrica.***

Internação intensiva – UTI/CTI é obrigatória em hospitais terciários e em hospitais secundários com capacidade igual ou superior a 100 leitos, bem como nos especializados que atendem pacientes graves ou de risco, e em EAS que atendem gravidez/parto de alto risco. Neste último caso, o EAS deve dispor de UTIs adulto e neonatal

Ambiente	Dimensionamento		Instalações
	Quantificação (min.)	**Dimensão (min.)**	
Posto de enfermagem e área de serviços de enfermagem	Um para cada área coletiva ou conjunto de quartos, independente do nº de leitos	Ao menos um dos postos (quando houver mais de um) deve possuir 6,0 m²	HF; EE
Área para prescrição médica		2,0 m²	
Quarto (isolamento ou não)	Mínimo de cinco leitos, podendo existir quartos ou áreas coletivas, ou ambos, a critério do EAS. O nº de leitos de UTI deve corresponder a, no mínimo, 6% do total de leitos do EAS. Deve ser previsto um quarto de isolamento para cada 10 leitos e UTI ou fração	10,0 m² com distância de 1 m entre paredes e leito, exceto cabeceira e pé do leitos > 1,2 m	HF; FO; FAM; AC; EE; FVC; ED;E
Área coletiva de tratamento (exceto neonatologia)		9,0 m² com distância de 1 m entre paredes e leito, exceto cabeceira, e de 2 m entre leitos e pé do leito > 1,2 m (o espaço destinado à circulação da unidade pode estar incluído nessa distância)	HF; FO; FAM; AC; EE; FVC; ED
Sala de higienização e preparo de equipamentos/material	Dispensável se esta atividade ocorrer na CME	4,0 m², com dimensão mínima = 1,5 m	HF
Sala de entrevistas		6,0 m²	
Unidade de Cuidados Intensivos Neonatais			
Área de tratamento	Para EAS que requerem menos de 12 leitos para RNs, ver observações	6,5 m² por berço. Distância entre paredes e berço = 1 m, exceto cabeceira. Distância entre berços = 2 m	HF; FO; FAM; AC; EE; FVC; ED; E
Unidade de Internação para Tratamento de Queimados (a unidade deve existir a partir da necessidade de cinco leitos para queimados)			
Área de recepção e preparo do paciente		Suficiente para recebimento de uma maca	
Posto de enfermagem e prescrição médica	Um a cada 10 leitos	6,0 m²	HF; EE
Sala de serviços	Um para cada posto	5,7 m²	HF; EE
Área de prescrição médica		2,0 m²	
Sala de exames e curativos	Um para cada 30 leitos (quando existir enfermaria que não tenha subdivisão física dos leitos)	7,5 m²	HF; FAM; EE
Quarto	A cada 10 leitos de enfermaria ou fração, tem de existir um quarto para isolamento. Nº máximo de leitos por enfermaria = 6	12,0 m² com distância de 1 m entre paredes e leito, exceto cabeceira	HF; HQ; FO; FAM; FVC; AC; EE; ED
Enfermaria		7,0 m² por leito = quarto de 2 leitos 6,0 m² por leito = enfermaria de 3 a 6 leitos Distância entre leitos paralelos = 1 m Distância entre leito e paredes = cabeceira = inexistente; pé do leito = 1,2 m; lateral = 0,5 m Nos leitos de pediatria, deve ser previsto espaço para cadeira de acompanhante ao lado deles	
Sala para balneoterapia	Uma	12,0 m²	HF; HQ; FO; EE; ED; FN
Banco de pele		3,0 m²	HF; EE

continua >>

>> continuação

QUADRO 3.1 ***Recomendações da Agência Nacional de Vigilância Sanitária (ANVISA) sobre a área física para UTI Pediátrica.***

Ambientes de Apoio
■ Sala de utilidades ■ Quarto de plantão com banheiro ■ Rouparia ■ Depósito de equipamentos e materiais ■ Vestiários de acesso à unidade com sanitários para funcionários (masculino e feminino) ■ Sanitário para pacientes (geral)* ■ Depósito de material de limpeza ■ Copa ■ Sala de estar para acompanhantes e visitantes† ■ Sanitários para público (anexo à sala de estar)† ■ Sala administrativa e registro de pacientes (controle de entrada e saída)† ■ Área de estar para equipe de saúde† ■ Área para guarda de macas e cadeiras de rodas† ■ Área para guarda de carros de transferência de RN para as UTIs que internam RNs† ■ Sala para coleta de leite para as UTIs que internam RNs (obrigatório quando a mãe não estiver internada no mesmo EAS)†
Outros Ambientes de Apoio para Unidade de Tratamento de Queimados
■ Sala cirúrgica† ■ Banheiro para pacientes (cada quarto ou enfermaria deve ter acesso direto a um banheiro, podendo este servir a no máximo duas enfermarias) ■ Salão para cinesioterapia e mecanoterapia† (*in loco* ou não)
Observações
■ Uma unidade completa de neonatologia é obrigatória em EAS com demanda para 12 ou mais berços de RNs (Manual de Assistência ao Recém-Nascido, Coordenação Materno Infantil, do Ministério da Saúde, 1994, e Portaria 1091/GM de 25/08/99, publicada no DOU de 26/08/99, sobre Unidade de Cuidados Intermediários Neonatais no âmbito do SUS). As que requerem menos de 12 leitos para RNs podem dela prescindir, mas devem possuir, na unidade de internação geral, ao menos o ambiente "berçário de cuidados intermediários", com o mesmo dimensionamento das unidades completas de neonatologia, onde deve ser instalada uma bancada com pia com água quente para cuidados e higienização dos RNs. O posto de enfermagem pode ser compartilhado com o da unidade de internação geral onde o berçário citado está instalado, desde que seja contíguo ao posto. ■ Os boxes das áreas coletivas de tratamento devem possuir dispositivos que permitam a privacidade dos pacientes quando necessário. ■ Na UTI pediátrica deve ser prevista poltrona para acompanhantes junto aos leitos, sem que isso implique em aumento da área prevista para cada leito (obrigatório de acordo com o estatuto da Criança e do Adolescente – lei nº 8069/90). ■ A sala de espera pode ser compartilhada com setores afins do hospital, desde que seja dimensionada de forma a atender a demanda das unidades a que se destina. ■ Posto de enfermagem deve estar instalado de forma a permitir a observação visual direta ou eletrônica dos leitos ou berços. No caso de observação eletrônica, deverá dispor de uma central de monitores. ■ Não estão discriminadas as instalações: elétrica comum, hidrossanitária comum, telefônicas, de som, de processamento de dados, de cabeamento estruturado, de águas pluviais, de combate a incêndios e de climatização de conforto.

* Pode ser substituído quando se fizer uso de quartos individuais, por equipamento ou bancada contendo lavatório e bacia sanitária juntos
† Podem ser anexos à UTI ou ser compartilhados com setores afins do hospital, desde que sejam dimensionados de forma a atender a demanda das unidades a que se destinam e em local próximo.

Siglas: AC = ar condicionado (climatização destinada a ambiente que requer controle na qualidade do ar); CD = coleta de efluentes diferenciados (coleta e afastamento de efluentes que necessitam de algum tratamento especial); E = exaustão (é dispensável quando existir sistema de ar recirculado); EAS = estabelecimento de atenção à saúde; ED = elétrica diferenciada (necessidade de o ambiente ser provido de sistema elétrico diferenciado dos demais, na dependência do equipamento instalado. Exemplo: sistema com tensão diferenciada, aterramento etc.); EE = elétrica de emergência (necessidade de o ambiente ser provido de sistema elétrico de emergência); FAI = ar comprimido industrial; FAM = ar comprimido medicinal (canalizado ou portátil); FG = gás combustível; FN = óxido nitroso; FO = oxigênio (canalizado ou portátil); FV = vapor; FVC = vácuo clínico (canalizado ou portátil); FVL = vácuo de limpeza; HF = água fria; HQ = água quente.

Fonte: adaptado da Resolução – RDC n. 50 e alterações pela Resolução – RDC n. 307.

Secretaria

Designada para a realização de todos os procedimentos burocráticos da UTI, e para tanto deve ter mobiliários e equipamentos próprios. É desejável que tenha comunicação com a área interna daquela unidade através da janela.

Vestiário e sanitários para o pessoal técnico

Deve permitir a troca total de uniformes para a entrada desse pessoal nas dependências internas da UTI. Além dos banheiros com vasos sanitários e chuveiros, deve haver pias nos vestiários para higienização das mãos por ocasião da entrada e saída da área interna.

Sala de admissão e procedimento

Dependência opcional que se destina ao primeiro atendimento do paciente recém-admitido na unidade e dos pacientes já internados que necessitem de procedimentos especiais. Deve conter todo o material para os cuidados aos pacientes, com instalações especiais (hidráulica, elétrica e de gases), equipamentos para monitorização, ventilação pulmonar, ressuscitação cardiorrespiratória-cerebral, intubação traqueal, aspiração, acesso venoso e arterial, medicamentos de emergência, material para coleta de exames etc. Após a fase de maior manipulação, o paciente deve ser removido para o seu leito na UTI.

Depósito para equipamentos, materiais e medicamentos

Deve ser amplo, uma vez que o número de equipamentos e camas usados como reserva ou reposição é muito grande. Não pode ser esquecida a reserva de um local para limpeza desses equipamentos. Essa área deve conter armários e prateleiras que facilitem o uso racional do espaço; deve também possuir instalações que permitam a guarda daqueles equipamentos que permanecem constantemente ligados, tanto para sua conservação, quanto para o seu uso a qualquer momento (por exemplo: incubadoras e bombas de infusão).

Sala para limpeza, lavagem, preparo e condicionamento de materiais para esterilização

Deve conter pia, bancadas e prateleiras.

Rouparia

Para a guarda de toda roupa a ser utilizada nas 24 horas, esterilizada ou não.

Sala de reuniões

Além de mesa e cadeiras, deve ser equipada de negatoscópio, material didático e computador com acesso a Internet.

Conforto médico

Destinado ao repouso do pessoal médico de plantão, com mobiliário necessário e banheiro que possua vaso sanitário, pia e chuveiro.

Copa

Reservada ao pessoal da UTI. Deve possuir pia, bancada, banho-maria e/ou fogãozinho elétrico ou forno micro-ondas e geladeira.

Posto de enfermagem

Destinado à separação e à organização dos medicamentos a serem utilizados durante o plantão, provido de prateleiras, armários, geladeira, pia e bancada. O posto preferencialmente deve estar em local centralizado em relação à área de internação. As medicações devem ser preparadas em locais específicos no hospital (centro de preparo de medicações) e encaminhadas adequadamente à UTI.

Posto de serviço médico

Destinado à guarda dos prontuários dos pacientes internados e à elaboração das anotações e relatórios médicos; provido de escaninhos (para os prontuários, radiografias, impressos de uso na UTI etc.), mesas ou bancadas, cadeiras e negatoscópios, computador central para registro de dados do paciente, internação e alta, consulta de resultados laboratoriais etc.

Deve estar em local centralizado, próximo ao posto de enfermagem.

Área para internação

Deve ser dividida em três setores, prevendo a permanência de um acompanhante por paciente:

1. Áreas para internações múltiplas: para até seis pacientes em um mesmo ambiente amplo;
2. Áreas para isolamento estrito: para internação individualizada de pacientes portadores de moléstias infectocontagiosas;
3. Áreas para isolamento reverso: para internação individualizada de pacientes não infectados com comprometimento de suas defesas anti-infecciosas.

Área para procedimentos dialíticos

Deve ser ampla, contando com igual infraestrutura, além da necessária para efetuar diálises e/ou hemoperfusões.

Expurgo

Deve ter saída independente da entrada da UTI, provido de cubas com sistema de válvula de descarga para enxaguar o material contaminado, prateleiras (para guardar o material de limpeza) e bancadas para acondicionar o lixo, a roupa e os materiais contaminados em sacos plásticos duplos a serem encaminhados aos seus locais de destino (lavanderia, centro de esterilização etc.).

Sala para atendimento profissional, copa, vestiários para funcionários (masculino e feminino), depósito de material de limpeza e rouparia podem ser situados fora do ambiente da UTI, desde que sejam de fácil acesso.

Leito do paciente

No atendimento ao paciente crítico podem estar acumulados, ao redor do leito, móveis e equipamentos que ocupam espaço; o próprio berço ou incubadora, monitores de cabeceira, aparelhos de ventilação pulmonar, suportes para soro, bombas de infusão, mesa de cabeceira, carro de emergência, cardioversor, esfigmomanômetro, foco de luz, balança, suporte para hamper e lixeira.

Além disso, durante o atendimento a uma parada cardiorrespiratória, por exemplo, estarão ao redor do paciente uma equipe constituída por até cinco pessoas. Quando se tratar de áreas de internação individual, além desse espaço em torno do leito, devem ser previstos espaços próprios, destinados aos equipamentos diagnósticos e terapêuticos (aparelho de radiografia móvel, dialisadores etc.), justificando a área mínima exigida de 9 m^2.

Instalações para o painel de cabeceira

O painel de cabeceira para cada leito deve estar munido de fontes designadas ao atendimento de qualquer eventualidade.

Assim, cada leito deve poder contar com as seguintes instalações:

- Oxigênio – mínimo de duas fontes, idealmente três fontes.
- Ar comprimido – mínimo de uma fonte, idealmente duas fontes.
- Vácuo – mínimo de uma fonte, idealmente duas fontes.

A unidade de terapia intensiva deve ser atendida pela tubulação de distribuição principal da rede de gases medicinais, devendo ser instalada uma válvula de seção à montante do painel de alarme de emergência específico de cada uma dessas unidades.

Todos os alarmes devem ser precisamente identificados e instalados em locais que permitam a sua observação constante e total.

Nos sistemas centralizados deve haver um alarme operacional que indique quando a rede deixa de receber de um suprimento primário, tanto de uma bateria de cilindros quanto de tanque, e passa a receber de um suprimento secundário ou de um suprimento reserva. Esse alarme deve ser sonoro e visual e este último só pode ser apagado com o restabelecimento do suprimento primário. Nas UTIs, devem ser instalados, obrigatoriamente, alarmes de emergência que atuem quando a pressão manométrica de distribuição atingir o valor mínimo de operação.

Devem existir alarmes de emergência e eles devem ser independentes dos alarmes operacionais e ser de fácil identificação.

Elétricas

Todas as tomadas devem ser de grau hospitalar, aterradas, com estabilização de voltagem e ligadas a um sistema de alimentação cuja potência e cabagem sejam adaptadas ao número e às especificações técnicas dos equipamentos que poderão estar em funcionamento simultâneo (aparelho de ventilação, umidificador aquecido, monitores de cabeceira, nebulizador aquecido, incubadora, foco de luz, bomba de infusão, cardioversor). São necessárias no mínimo oito tomadas de 110 VAC de 60 Hz, idealmente doze tomadas, e uma tomada simples de 220 VAC e 60 Hz; além de acesso à tomada para aparelho transportável de raios X distante no máximo 5 m de cada leito.

Os circuitos da iluminação devem ser totalmente distintos dos circuitos das tomadas, desde a fonte de entrada, de forma a se evitar interferências eletromagnéticas nos equipamentos. Especialmente no caso de uso intensivo de equipamento biomédico na Unidade de Internação Intensiva, deve-se levar em conta o fato de existência de ambas as voltagens, 110 V e 220 V.

Uma UTI requer condições especiais de iluminação, por necessitar de incidência de luz de fonte natural direta no ambiente, além de iluminação artificial.

São quatro os tipos de iluminação necessários:

- Iluminação geral em posição que não incomode o paciente deitado;
- Iluminação de cabeceira de leito de parede (arandela);
- Iluminação de exame no leito com lâmpada fluorescente no teto ou arandela;
- Iluminação de vigília nas paredes (a 50 cm do piso) inclusive banheiros.

Hidráulica

Cada quarto ou enfermaria de internação deve ser provido de banheiro exclusivo, além de um lavatório/pia para lavar as mãos, com água fria e quente (com misturador), saboneteira e porta papel-toalha, para uso da equipe de assistência em uma área anterior à entrada do quarto/enfermaria ou mesmo no interior desses, fora do banheiro. Na UTI, deve existir pelo menos um lavatório/pia para uso da equipe de assistência a cada cinco leitos de não isolamento e, no berçário, um lavatório a cada quatro berços (intensivos ou não). Esses lavatórios/pias para higienização das mãos devem ter profundidade suficiente para que se lavem as mãos sem as encostar nas paredes laterais ou bordas da peça e tampouco na torneira.

Para cada seis leitos na área de internação múltipla e em cada área de isolamento, deve haver uma cuba para expurgo de dejetos, preferentemente provida de válvula de descarga. Convém prever instalações para higienização do paciente.

Suportes

Para cada leito, devem ser previstos suportes para equipos de soros (até seis), equipo de pressão venosa central, monitores de cabeceira, saco de hamper e lixeira.

Características Ambientais

Revestimentos

O revestimento das paredes, do piso, do teto, das prateleiras e dos móveis, em todas as dependências da UTI, deve ser lavável, de alta resistência, sem frestas, fissuras ou rachaduras, com cantos de junção arredondados, a fim de permitir escovação e ação de produtos degermantes por ocasião das limpezas concorrentes e terminais, bem como para evitar acúmulo de poeira e resíduos.

Visualização

É desejável que as divisórias entre as dependências da UTI diretamente relacionadas com os cuidados aos pacientes (área de internação, posto de enfermagem, posto médico etc.) possuam visores amplos que permitam a visualização de todos, de qualquer ponto do ambiente.

Condicionamento de ar

É ideal manter-se a temperatura ambiental ao redor de 24°C e a umidade relativa do ar entre 50% e 60%. O condicionamento de ar é importante para o controle de infecções. Deve, preferencialmente, ser de fluxo laminar; quando isso não for viável, deve ser garantido um influxo de ar novo, com filtração de aproximadamente 80% das partículas, sendo as pressões mais baixas nas áreas contaminadas e mais altas nas áreas de isolamento reverso.

Limpeza

Um sistema de fluxo de limpeza deve ser previsto, com a instalação de torneiras para captação de água dentro da UTI e de um sistema de escoamento que possibilite que a água servida flua das áreas limpas para o expurgo, sem atravessar ou escorrer para outras áreas da unidade. As áreas internas da UTI não podem ter ralos; aqueles instalados e banheiros e expurgos devem ter mecanismos antirrefluxo e possibilidade de ser tampados. O material de limpeza deve ser guardado fora da UTI e passar por processos de descontaminação após seu uso.

RECURSOS HUMANOS

Considerando que o paciente pediátrico tem características diferentes das dos adultos, o pessoal que trabalha numa UTI pediátrica deve estar qualificado para atendê-lo em suas diversas etapas de crescimento e de desenvolvimento biopsicossocial. Entende-se por desenvolvimento todo processo de maturação fisiológica, do recém-nascido à idade adulta.

O Conselho Federal de Medicina (CFM), por meio da Resolução CFM nº 1.666/2003 (com nova redação do Anexo II adotada pela Resolução CFM nº 1763/2005), em convênio celebrado com a Associação Médica Brasileira (AMB) e a Comissão Nacional de Residência Médica (CNRM), estabelece critérios para o reconhecimento e denominação de especialidades e áreas de atuação na medicina, bem como a forma de titulações e certificações de especialidade médica e de áreas de atuação[10]. Para fins de terapia intensiva pediátrica e neonatal, os critérios estão no Quadro 3.2.

Deve ser considerada ainda que a atividade em uma UTI é estressante e cansativa, além de requerer atualização tecnocientífica contínua e preparo para atender ao paciente como um ser humano. No planejamento de uma UTI, deve-se prever, além da possibilidade de conforto e descontração durante os momentos de folga dos planos ou turnos, a reciclagem técnica periódica do pessoal.

É desejável haver profissionais de saúde mental para atuar junto à equipe da UTI na prevenção da síndrome de *burnout*, manifestação máxima de estresse profissional, encontrada em qualquer profissão, mas em especial nos trabalhos em que há impacto direto na vida de outras pessoas, como os profissionais da saúde.

Equipe Multiprofissional[1]

O serviço deve poder contar com profissionais de outras áreas para oferecer assistência integral ao paciente grave. Assim, a entidade hospitalar onde a unidade de terapia intensiva pediátrica estiver instalada deve contar com uma equipe multiprofissional completa para mantê-la funcional e eficaz, e poder propiciar um atendimento que auxilie a criança e seus familiares em todas as suas necessidades físicas, psicoafetivas, sociais e espirituais. Incluem-se, entre tais profissionais, psicólogos, psiquiatras, assistentes sociais, terapeutas ocupacionais e farmacêuticos, além das equipes médicas em diversas especialidades.

Os objetivos da equipe multiprofissional numa UTI-P são:

- Melhorar continuamente a qualidade do atendimento hospitalar, interrompendo a cascata apresentada na Figura 3.1;

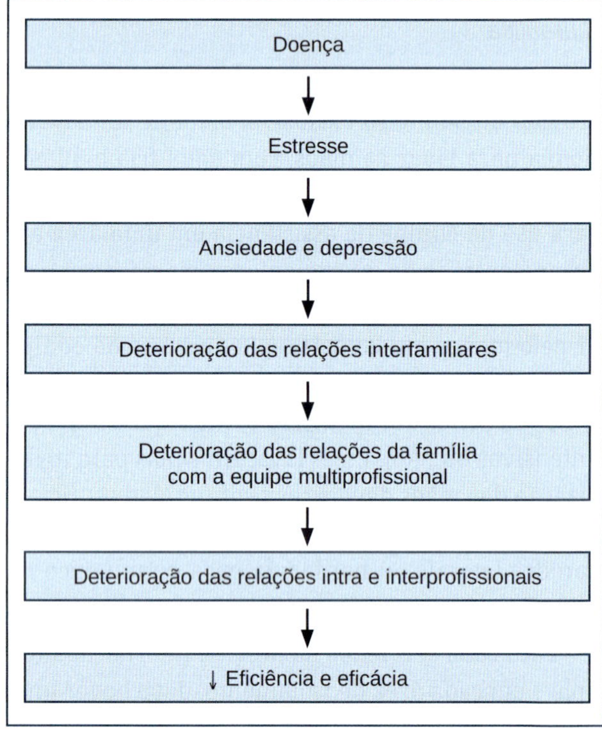

FIGURA 3.1 ***Cascata de eventos adversos que diminuem a eficiência e eficácia do trabalho numa UTI-P.***

QUADRO 3.2 ***Especialidades e respectivas áreas de atuação reconhecidas pelos Conselho Federal de Medicina (CFM), Associação Médica Brasileira (AMB) e Comissão Nacional de Residência Médica (CNRM) para a atividade médica em UTI-Ps e UTINs.***

Especialidade	Áreas de Atuação	Certificação	Formação
Medicina Intensiva	Medicina Intensiva Neonatal Medicina Intensiva Pediátrica	CNRM: Programa de Residência Médica em Medicina Intensiva AMB: Concurso Associação de Medicina Intensiva Brasileira	2 anos
Pediatria	Neonatologia Medicina Intensiva Neonatal Medicina Intensiva Pediátrica	CNRM: Programa de Residência Médica em Pediatria AMB: Concurso Sociedade Brasileira de Pediatria	2 anos

- Melhorar o prognóstico do paciente internado;
- Diminuir o tempo de hospitalização, com diminuição de seus riscos;
- Diminuir o número de reinternações; e
- Incentivar, capacitar e habilitar o paciente e sua família para cuidar dos seus problemas de saúde em nível domiciliar.

Para alcançar tais objetivos, a permanência de um acompanhante do paciente internado é altamente recomendável (além de ser um direito da criança e do adolescente previsto no Estatuto da Criança e do Adolescente) e tem as seguintes finalidades:

- Atenuar efeitos emocionais da hospitalização, rompendo o ciclo apresentado na Figura 3.2;
- Observar o comportamento e as reações da criança;
- Treinamento em autocuidado (domiciliário) e em procedimentos específicos;
- Detecção de outros agravos e deficiências, além dos que motivaram a internação.

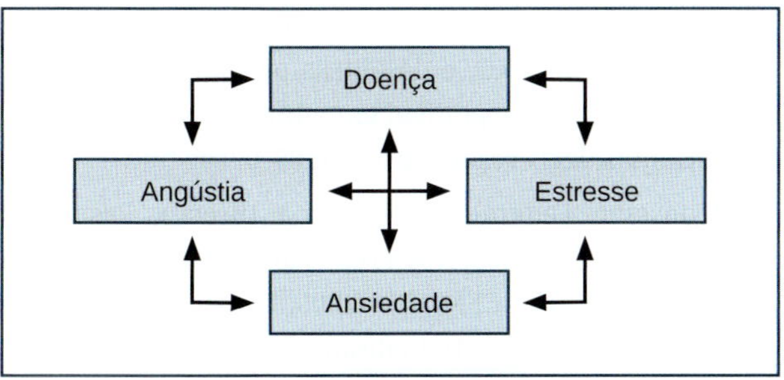

FIGURA 3.2 ***Ciclo de eventos emocionais em pacientes internados.***

Isso requer a participação dos diversos membros da equipe, que atuarão nos níveis apresentados no Quadro 3.3.

Os responsáveis legais pelo paciente e o próprio paciente, quando identificado como menor maduro, devem ser informados sobre os diagnósticos, os prognósticos, as alternativas de condutas clínicas e de procedimentos aos quais ele será submetido (Capítulo 7, Bioética e como Dar Más Notícias).

CONCLUSÃO

Cada hospital deve definir os seus objetivos em relação ao fornecimento dos cuidados intensivos, provendo suas UTIs de uma área física apropriada, equipamento adequado e, principalmente, pessoal altamente qualificado e motivado, mas a cooperação entre os hospitais que prestam serviços numa determinada região é essencial para assegurar a quantidade suficiente de leitos disponíveis, desde os que possuem recursos altamente sofisticados até os de recursos tecnológicos mais limitados, mesmo porque a multiplicidade de serviços de igual complexidade numa mesma região pode levar à sua subutilização, com desperdício de recursos financeiros ou, pior, à falta de recursos necessários para atender àquela população. A atuação do poder público no estabelecimento de tais políticas de saúde é muito importante, com a participação de todos os segmentos da sociedade, particularmente a dos profissionais de saúde.

QUADRO 3.3 ***Atuação da equipe multiprofissional nos cuidados do paciente internado, procurando identificar todos os fatores de agravo, além do que motivou a internação.***

Nível de Ação	Agente
▪ Higiene pessoal	▪ Enfermagem
▪ Nutrição	▪ Nutricionista
▪ Desenvolvimento psíquico	▪ Psicóloga
▪ Desenvolvimento neuromotor	▪ Fisioterapeuta
▪ Desenvolvimento da fala e deglutição	▪ Fonoaudióloga
▪ Atividades da vida diária	▪ Terapeuta ocupacional
▪ Agravos emocionais	▪ Psiquiatra/psicóloga
▪ Dificuldades de aprendizado	▪ Psicopedagoga
▪ Encaminhamento de problemas sociais relacionados à dinâmica familiar, documentação e direitos do cidadão	▪ Assistente social
▪ Capacitação da família para participação nas decisões e cuidados relativos à saúde do paciente	▪ Todos

REFERÊNCIAS

1. Carvalho WB, Hirschheimer MR, Matsumoto T. Equipamentos, Área Física e Pessoal. In: Carvalho WB, Hirschheimer MR, Matsumoto T. Terapia Intensiva Pediátrica. 3ª ed. São Paulo: Editora Atheneu; 2006. p. 27-42.
2. Alvo M. Recursos Humanos e Materiais em UTI. In: Brandão MB, Pistelli IP, Souza RL. Atualizações em Terapia Intensiva Pediátrica. 2ª ed. São Paulo: Editora Atheneu; 2014. p. 9-19. [Série Atualizações Pediátricas.]
3. Associação de Medicina Intensiva Brasileira (AMIB). Regulamento técnico para funcionamento de unidades de terapia intensiva – AMIB. 24 de abril de 2009 [acesso 20 dez 2015]. Disponível em: <http://www.amib.org.br/fileadmin/RecomendacoesAMIB.pdf>.
4. Ministério da Saúde (Brasil), Agência Nacional de Vigilância Sanitária. Resolução RDC nº 7, de 24 de fevereiro de 2010. [Acesso 20 dez 2015.] Disponível em: <http://bvsms.saude.gov.br/bvs/saudelegis/anvisa/2010/res0007_24_02_2010.html>.
5. Presidência da República (Brasil), Casa Civil, Subchefia para Assuntos Jurídicos. Lei nº 10.406, de 10 de janeiro de 2002. [Acesso 20 dez 2015.] Institui o Código Civil. Disponível em: <http://www.planalto.gov.br/ccivil_03/leis/2002/L10406.htm>.
6. Ministério da Saúde (Brasil), Gabinete do Ministro. Portaria nº 930, de 10 de maio de 2012. Define as diretrizes e objetivos para a organização da atenção integral e humanizada ao recém-nascido grave ou potencialmente grave e os critérios de classificação e habilitação de leitos de Unidade Neonatal no âmbito do Sistema Único de Saúde (SUS). [Acesso 20 dez 2015.] Disponível em: <http://bvsms.saude.gov.br/bvs/saudelegis/gm/2012/prt0930_10_05_2012.html>.
7. Ministério da Saúde (Brasil), Agência Nacional de Vigilância Sanitária. Resolução RDC nº 50, de 21 de fevereiro de 2002 – Arquivo atualizado em 3/12/2002 – Atualizada pela Resolução RDC nº 307, de 14/11/2002. [Acesso 20 dez 2015.] Disponível em: <http://portal.anvisa.gov.br/wps/content/Anvisa+Portal/Anvisa/Inicio/Servicos+de+Saude/Assunto+de+Interesse/Legislacao/ Projeto+fisico>.
8. Ministério da Saúde (Brasil), Agência Nacional de Vigilância Sanitária. Resolução RDC nº 307, de 14 de novembro de 2002. Altera a Resolução RDC nº 50, de 21 de fevereiro de 2002, que dispõe sobre o Regulamento Técnico para planejamento, programação, elaboração e avaliação de projetos físicos de estabelecimentos assistenciais de saúde. [Acesso 20 dez 2015.] Disponível em: <http://portal.anvisa.gov.br/wps/wcm/connect/3f54b800474597439fb7df3fbc4c6735/RDC+N%C2%BA+307-2002.pdf?MOD=AJPERES>.
9. Ministério da Saúde (Brasil), Agência Nacional de Vigilância Sanitária. Resolução RDC nº 189, de 18 de julho de 2003, que dispõe sobre a regulamentação dos procedimentos de análise, avaliação e aprovação dos projetos físicos de estabelecimentos de saúde no Sistema Nacional de Vigilância Sanitária, altera o Regulamento Técnico aprovado pela RDC nº 50, de 21 de fevereiro de 2002, e dá outras providências. [Acesso 20 dez 2015.] Disponível em: <http://www.anvisa.gov.br/anvisalegis/resol/2003/rdc/189_03rdc.htm>.
10. Conselho Federal de Medicina (Brasil). Resolução CFM nº 1.666/2003. Nova redação do Anexo II adotada pela Resolução CFM 1763/2005. Dispõe sobre a nova redação do Anexo II da Resolução CFM nº 1.634/2002, que celebra o convênio de reconhecimento de especialidades médicas firmado entre o Conselho Federal de Medicina (CFM), a Associação Médica Brasileira (AMB) e a Comissão Nacional de Residência Médica (CNRM). DOU; 25 de junho de 2003, seção I, p. 97-99.

Anexo A

Ministério da Saúde

Agência Nacional de Vigilância Sanitária
Resolução nº 7, de 24 de fevereiro de 2010

Dispõe sobre os requisitos mínimos para funcionamento de Unidades de Terapia Intensiva e dá outras providências.

A Diretoria Colegiada da Agência Nacional de Vigilância Sanitária, no uso da atribuição que lhe confere o inciso IV do Art.11 do Regulamento aprovado pelo Decreto nº 3.029, de 16 de abril de 1999, e tendo em vista o disposto no inciso II e nos §§ 1º e 3º do Art. 54 do Regimento Interno aprovado nos termos do Anexo I da Portaria nº 354 da ANVISA, de 11 de agosto de 2006, republicada no D.O.U., de 21 de agosto de 2006, em reunião realizada em 22 de fevereiro de 2010;

Adota a seguinte Resolução da Diretoria Colegiada e eu, Diretor-Presidente, determino sua publicação:

Art. 1º Ficam aprovados os requisitos mínimos para funcionamento de Unidades de Terapia Intensiva, nos termos desta Resolução.

CAPÍTULO I - DAS DISPOSIÇÕES INICIAIS

Seção I – Objetivo

Art. 2º Esta Resolução possui o objetivo de estabelecer padrões mínimos para o funcionamento das Unidades de Terapia Intensiva, visando à redução de riscos aos pacientes, visitantes, profissionais e meio ambiente.

Seção II – Abrangência

Art. 3º Esta Resolução se aplica a todas as Unidades de Terapia Intensiva gerais do país, sejam públicas, privadas ou filantrópicas; civis ou militares.

Parágrafo único. Na ausência de Resolução específica, as UTI especializadas devem atender os requisitos mínimos dispostos neste Regulamento, acrescentando recursos humanos e materiais que se fizerem necessários para atender, com segurança, os pacientes que necessitam de cuidados especializados.

Seção III – Definições

Art. 4º Para efeito desta Resolução, são adotadas as seguintes definições:

I – Alvará de Licenciamento Sanitário: documento expedido pelo órgão sanitário competente Estadual, do Distrito Federal ou Municipal, que libera o funcionamento dos estabelecimentos que exerçam atividades sob regime de Vigilância Sanitária.

II – Área crítica: área na qual existe risco aumentado para desenvolvimento de infecções relacionadas à assistência à saúde, seja pela execução de processos envolvendo artigos críticos ou material biológico, pela realização de procedimentos invasivos ou pela presença de pacientes com susceptibilidade aumentada aos agentes infecciosos ou portadores de microrganismos de importância epidemiológica.

III – Centro de Terapia Intensiva (CTI): o agrupamento, numa mesma área física, de mais de uma Unidade de Terapia Intensiva.

IV – Comissão de Controle de Infecção Hospitalar – CCIH: de acordo com o definido pela Portaria GM/MS nº 2616, de 12 de maio de 1998.

V – Educação continuada em estabelecimento de saúde: processo de permanente aquisição de informações pelo trabalhador, de todo e qualquer conhecimento obtido formalmente, no âmbito institucional ou fora dele.

VI – Evento adverso: qualquer ocorrência inesperada e indesejável, associado ao uso de produtos submetidos ao controle e fiscalização sanitária, sem necessariamente possuir uma relação causal com a intervenção.

VII – Gerenciamento de risco: é a tomada de decisões relativas aos riscos ou a ação para a redução das consequências ou probabilidade de ocorrência.

VIII – Hospital: estabelecimento de saúde dotado de internação, meios diagnósticos e terapêuticos, com o objetivo de prestar assistência médica curativa e de reabilitação, podendo dispor de atividades de prevenção, assistência ambulatorial, atendimento de urgência/emergência e de ensino/pesquisa.

IX – Humanização da atenção à saúde: valorização da dimensão subjetiva e social, em todas as práticas de atenção e de gestão da saúde, fortalecendo o compromisso com os direitos do cidadão, destacando-se o respeito às questões de gênero, etnia, raça, religião, cultura, orientação sexual e às populações específicas.

X – Índice de gravidade ou Índice prognóstico: valor que reflete o grau de disfunção orgânica de um paciente.

XI – Médico diarista/rotineiro: profissional médico, legalmente habilitado, responsável pela garantia da continuidade do plano assistencial e pelo acompanhamento diário de cada paciente.

XII – Médico plantonista: profissional médico, legalmente habilitado, com atuação em regime de plantões.

XIII – Microrganismos multirresistentes: microrganismos, predominantemente bactérias, que são resistentes a uma ou mais classes de agentes antimicrobianos. Apesar das denominações de alguns microrganismos descreverem resistência a apenas algum agente (exemplo MRSA – *Staphylococcus aureus* resistente à oxacilina; VRE – *Enterococo* Resistente à Vancomicina), esses patógenos frequentemente são resistentes à maioria dos agentes antimicrobianos disponíveis.

XIV – Microrganismos de importância clínico-epidemiológica: outros microrganismos definidos pelas CCIH como prioritários para monitoramento, prevenção e controle, com base no perfil da microbiota nosocomial e na morbimortalidade associada a tais microrganismos. Esta definição independe do seu perfil de resistência aos antimicrobianos.

XV – Norma: preceito, regra; aquilo que se estabelece como base a ser seguida.

XVI – Paciente grave: paciente com comprometimento de um ou mais dos principais sistemas fisiológicos, com perda de sua autorregulação, necessitando de assistência contínua.

XVII – Produtos e estabelecimentos submetidos ao controle e fiscalização sanitária: bens, produtos e estabelecimentos que envolvam risco à saúde pública, descritos no Art.8º da Lei nº 9782, de 26 de janeiro de 1999.

XVIII – Produtos para saúde: são aqueles enquadrados como produto médico ou produto para diagnóstico de uso "in vitro".

XIX – Queixa técnica: qualquer notificação de suspeita de alteração ou irregularidade de um produto ou empresa relacionada a aspectos técnicos ou legais, e que poderá ou não causar dano à saúde individual e coletiva.

XX – Regularização junto ao órgão sanitário competente: comprovação que determinado produto ou serviço submetido ao controle e fiscalização sanitária obedece à legislação sanitária vigente.

XXI – Risco: combinação da probabilidade de ocorrência de um dano e a gravidade de tal dano.

XXII – Rotina: compreende a descrição dos passos dados para a realização de uma atividade ou operação, envolvendo, geralmente, mais de um agente. Favorece o planejamento e racionalização da atividade, evitam improvisações, na medida em que definem com antecedência os agentes que serão envolvidos, propiciando-lhes treinar suas ações, desta forma eliminando ou minimizando os erros. Permite a continuidade das ações desenvolvidas, além de fornecer subsídios para a avaliação de cada uma em particular. As rotinas são peculiares a cada local.

XXIII – Sistema de Classificação de Necessidades de Cuidados de Enfermagem: índice de carga de trabalho que auxilia a avaliação quantitativa e qualitativa dos recursos humanos de enfermagem necessários para o cuidado.

XXIV – Sistema de Classificação de Severidade da Doença: sistema que permite auxiliar na identificação de pacientes graves por meio de indicadores e índices de gravidade calculados a partir de dados colhidos dos pacientes.

XXV – Teste Laboratorial Remoto (TRL): Teste realizado por meio de um equipamento laboratorial situado fisicamente fora da área de um laboratório clínico. Também chamado Teste Laboratorial Portátil (TLP), do inglês *Point-of-care testing* (POCT). São exemplos de TLR: glicemia capilar, hemogasometria, eletrólitos sanguíneos, marcadores de injúria miocárdia, testes de coagulação automatizados, e outros de natureza similar.

XXVI – Unidade de Terapia Intensiva (UTI): área crítica destinada à internação de pacientes graves, que requerem atenção profissional especializada de forma contínua, materiais específicos e tecnologias necessárias ao diagnóstico, monitorização e terapia.

XXVII – Unidade de Terapia Intensiva – Adulto (UTI-A): UTI destinada à assistência de pacientes com idade igual ou superior a 18 anos, podendo admitir pacientes de 15 a 17 anos, se definido nas normas da instituição.

XXVIII – Unidade de Terapia Intensiva Especializada: UTI destinada à assistência a pacientes selecionados por tipo de doença ou intervenção, como cardiopatas, neurológicos, cirúrgicos, entre outras.

XXIX – Unidade de Terapia Intensiva Neonatal (UTI-N): UTI destinada à assistência a pacientes admitidos com idade entre 0 e 28 dias.

XXX – Unidade de Terapia Intensiva Pediátrica (UTI-P): UTI destinada à assistência a pacientes com idade de 29 dias a 14 ou 18 anos, sendo este limite definido de acordo com as rotinas da instituição.

XXXI – Unidade de Terapia Intensiva Pediátrica Mista (UTIPm): UTI destinada à assistência a pacientes recém-nascidos e pediátricos numa mesma sala, porém havendo separação física entre os ambientes de UTI Pediátrica e UTI Neonatal.

CAPÍTULO II – DAS DISPOSIÇÕES COMUNS A TODAS AS UNIDADES DE TERAPIA INTENSIVA

Seção I – Organização

Art. 5º A Unidade de Terapia Intensiva deve estar localizada em um hospital regularizado junto ao órgão de vigilância sanitária municipal ou estadual.

Parágrafo único. A regularização perante o órgão de vigilância sanitária local se dá mediante a emissão e renovação de alvará de licenciamento sanitário, salvo exceções previstas em lei, e é condicionada ao cumprimento das disposições especificadas nesta Resolução e outras normas sanitárias vigentes.

Art. 6º O hospital no qual a Unidade de Terapia Intensiva está localizada deve estar cadastrado e manter atualizadas as informações referentes a esta Unidade no Cadastro Nacional de Estabelecimentos de Saúde (CNES).

Art. 7º A direção do hospital onde a UTI está inserida deve garantir:

I – O provimento dos recursos humanos e materiais necessários ao funcionamento da unidade e à continuidade da atenção, em conformidade com as disposições desta RDC;

II – A segurança e a proteção de pacientes, profissionais e visitantes, inclusive fornecendo equipamentos de proteção individual e coletiva.

Art. 8º A unidade deve dispor de registro das normas institucionais e das rotinas dos procedimentos assistenciais e administrativos realizados na unidade, as quais devem ser:

I – Elaboradas em conjunto com os setores envolvidos na assistência ao paciente grave, no que for pertinente, em especial com a Comissão de Controle de Infecção Hospitalar.

II – Aprovadas e assinadas pelo Responsável Técnico e pelos coordenadores de enfermagem e de fisioterapia;

III – Revisadas anualmente ou sempre que houver a incorporação de novas tecnologias;

IV – Disponibilizadas para todos os profissionais da unidade.

Art. 9º A unidade deve dispor de registro das normas institucionais e das rotinas relacionadas à biossegurança, contemplando, no mínimo, os seguintes itens:

I – Condutas de segurança biológica, química, física, ocupacional e ambiental;

II – Instruções de uso para os equipamentos de proteção individual (epi) e de proteção coletiva (epc);

III – Procedimentos em caso de acidentes;

IV – Manuseio e transporte de material e amostra biológica.

Seção II – Infraestrutura Física

Art. 10. Devem ser seguidos os requisitos estabelecidos na RDC/ANVISA n. 50, de 21 de fevereiro de 2002.

Parágrafo único. A infraestrutura deve contribuir para manutenção da privacidade do paciente, sem, contudo, interferir na sua monitorização.

Art. 11. As Unidades de Terapia Intensiva Adulto, Pediátricas e Neonatais devem ocupar salas distintas e exclusivas.

§ 1º Caso essas unidades sejam contíguas, os ambientes de apoio podem ser compartilhados entre si.

§ 2º Nas UTI Pediátricas Mistas deve haver uma separação física entre os ambientes de UTI Pediátrica e UTI Neonatal.

Seção III – Recursos Humanos

Art. 12. As atribuições e as responsabilidades de todos os profissionais que atuam na unidade devem estar formalmente designadas, descritas e divulgadas aos profissionais que atuam na UTI.

Art. 13 Deve ser formalmente designado um Responsável Técnico Médico, um enfermeiro coordenador da equipe de enfermagem e um fisioterapeuta coordenador da equipe de fisioterapia, assim como seus respectivos substitutos.

§ 1º O Responsável Técnico deve ter título de especialista em Medicina Intensiva para responder por UTI Adulto; habilitação em Medicina Intensiva Pediátrica, para responder por UTI Pediátrica; título de especialista em Pediatria com área de atuação em Neonatologia, para responder por UTI Neonatal;

Nota dos autores deste capítulo:

- A ele compete a orientação geral do serviço, o planejamento da assistência médica, padronização de condutas, a supervisão e orientação da assistência médica prestada e o inter-relacionamento com as áreas de enfermagem, equipe multiprofissional, outras equipes médicas especializadas e com o pessoal de apoio.

§ 2º Os coordenadores de enfermagem e de fisioterapia devem ser especialistas em terapia intensiva ou em outra especialidade relacionada à assistência ao paciente grave, específica para a modalidade de atuação (adulto, pediátrica ou neonatal);

§ 3º É permitido assumir responsabilidade técnica ou coordenação em, no máximo, duas UTI.

Art. 14. Além do disposto no Artigo 13 desta RDC, deve ser designada uma equipe multiprofissional, legalmente habilitada, a qual deve ser dimensionada, quantitativa e qualitativamente, de acordo com o perfil assistencial, a demanda da unidade e legislação vigente, contendo, para atuação exclusiva na unidade, no mínimo, os seguintes profissionais:

I – Médico diarista/rotineiro: um para cada 10 leitos ou fração, nos turnos matutino e vespertino, com título de especialista em Medicina Intensiva para atuação em UTI Adulto; habilitação em Medicina Intensiva Pediátrica para atuação em UTI Pediátrica; título de especialista em Pediatria com área de atuação em Neonatologia para atuação em UTI Neonatal;

Nota dos autores deste capítulo:

- A ele compete a continuidade horizontal da assistência médica.
- Nas unidades que dispõe de um número máximo de 10 (dez) leitos, o Responsável Técnico Médico pode exercer cumulativamente a função de médico diarista.

II – Médicos plantonistas: no mínimo um para cada 10 leitos ou fração, em cada turno.

Nota dos autores deste capítulo:

- Com Título de Especialista em Pediatria, sendo altamente recomendado que seja habilitado na área de atuação de Medicina Intensiva Pediátrica ou, no caso de UTIN, em Neonatologia e Medicina Intensiva Neonatal.
- A ele compete avaliar, planejar e dar continuidade à assistência médica vertical, atender às urgências e emergências que surgirem durante o seu plantão e realizar ou providenciar os procedimentos médicos necessários para cada caso.

III – Enfermeiros assistenciais: no mínimo um para cada oito leitos ou fração, em cada turno.

Nota dos autores deste capítulo:

- Ver capítulo: A Enfermagem na Unidade de Terapia Intensiva Pediátrica.

IV – Fisioterapeutas: no mínimo um para cada 10 leitos ou fração, nos turnos matutino, vespertino e noturno, perfazendo um total de 18 horas diárias de atuação;

V – Técnicos de enfermagem: no mínimo um para cada dois leitos em cada turno, além de um técnico de enfermagem por UTI para serviços de apoio assistencial em cada turno;

VI – Auxiliares administrativos: no mínimo um exclusivo da unidade;

Nota dos autores deste capítulo:

- A este funcionário compete organizar prontuários, bem como encaminhá-los ao serviço de destino do paciente e/ou serviço de arquivo por ocasião de alta ou óbito; receber e encaminhar os materiais em geral, mantendo atualizados os respectivos registros; preencher e encaminhar memorandos, relatórios, escalas, etc.; arquivar toda a documentação do serviço; providenciar consertos dos equipamentos; atender e encaminhar pessoas que procuram o serviço; atender telefonemas.

VII – Funcionários exclusivos para serviço de limpeza da unidade, em cada turno.

Art. 15. Médicos plantonistas, enfermeiros assistenciais, fisioterapeutas e técnicos de enfermagem devem estar disponíveis em tempo integral para assistência aos pacientes internados na UTI, durante o horário em que estão escalados para atuação na UTI.

Art. 16. Todos os profissionais da UTI devem estar imunizados contra tétano, difteria, hepatite B e outros imunobiológicos, de acordo com a NR 32 – Segurança e Saúde no Trabalho em Serviços de Saúde estabelecida pela Portaria MTE/GM n.º 485, de 11 de novembro de 2005.

Art. 17. A equipe da UTI deve participar de um programa de educação continuada, contemplando, no mínimo:

I – Normas e rotinas técnicas desenvolvidas na unidade;

II – Incorporação de novas tecnologias;

III – Gerenciamento dos riscos inerentes às atividades desenvolvidas na unidade e segurança de pacientes e profissionais.

IV – Prevenção e controle de infecções relacionadas à assistência à saúde.

§ 1º As atividades de educação continuada devem estar registradas, com data, carga horária e lista de participantes.

§ 2º Ao serem admitidos à UTI, os profissionais devem receber capacitação para atuar na unidade.

Seção IV – Acesso a Recursos Assistenciais

Art. 18. Devem ser garantidos, por meios próprios ou terceirizados, os seguintes serviços à beira do leito:

I – Assistência nutricional;

II – Terapia nutricional (enteral e parenteral);

III – Assistência farmacêutica;

IV – Assistência fonoaudiológica;

V – Assistência psicológica;

VI – Assistência odontológica;

VII – Assistência social;

VIII – Assistência clínica vascular;

IX – Assistência de terapia ocupacional para UTI adulto e pediátrica

X – Assistência clínica cardiovascular, com especialidade pediátrica nas uti pediátricas e neonatais;

XI – Assistência clínica neurológica;

XII – Assistência clínica ortopédica;

XIII – Assistência clínica urológica;

XIV – Assistência clínica gastroenterológica;

XV – Assistência clínica nefrológica, incluindo hemodiálise;

XVI – Assistência clínica hematológica;

XVII – Assistência hemoterápica;

XVIII – Assistência oftalmológica;

XIX – Assistência de otorrinolaringológica;

XX – Assistência clínica de infectologia;

XXI – Assistência clínica ginecológica;

XXII – Assistência cirúrgica geral em caso de UTI adulto e cirurgia pediátrica, em caso de uti neonatal ou uti pediátrica;

XXIII – Serviço de laboratório clínico, incluindo microbiologia e hemogasometria;

XXIV – Serviço de radiografia móvel;

XXV – Serviço de ultrassonografia portátil;

XXVI – Serviço de endoscopia digestiva alta e baixa;

XXVII – Serviço de fibrobroncoscopia;

XXVIII – Serviço de diagnóstico clínico e notificação compulsória de morte encefálica.

Art. 19. O hospital em que a UTI está inserida deve dispor, na própria estrutura hospitalar, dos seguintes serviços diagnósticos e terapêuticos:

I – Centro cirúrgico;

II – Serviço radiológico convencional;

III – Serviço de ecodopplercardiografia.

Art. 20. Deve ser garantido acesso aos seguintes serviços diagnósticos e terapêuticos, no hospital onde a UTI está inserida ou em outro estabelecimento, por meio de acesso formalizado:

I – Cirurgia cardiovascular,

II – Cirurgia vascular;

III – Cirurgia neurológica;

IV – Cirurgia ortopédica;

V – Cirurgia urológica;

VI – Cirurgia bucomaxilofacial;

VII – Radiologia intervencionista;

VIII – Ressonância magnética;

IX – Tomografia computadorizada;

X – Anatomia patológica;

XI – Exame comprobatório de fluxo sanguíneo encefálico.

Seção V – Processos de Trabalho

Art. 21. Todo paciente internado em UTI deve receber assistência integral e interdisciplinar.

Art. 22. A evolução do estado clínico, as intercorrências e os cuidados prestados devem ser registrados pelas equipes médica, de enfermagem e de fisioterapia no prontuário do paciente, em cada turno, e atendendo as regulamentações dos respectivos conselhos de classe profissional e normas institucionais.

Art. 23. As assistências farmacêutica, psicológica, fonoaudiológica, social, odontológica, nutricional, de terapia nutricional enteral e parenteral e de terapia ocupacional devem estar integradas às demais atividades assistenciais prestadas ao paciente, sendo discutidas conjuntamente pela equipe multiprofissional.

Parágrafo único. A assistência prestada por estes profissionais deve ser registrada, assinada e datada no prontuário do paciente, de forma legível e contendo o número de registro no respectivo conselho de classe profissional.

Art. 24. Devem ser assegurados, por todos os profissionais que atuam na UTI, os seguintes itens:

I – Preservação da identidade e da privacidade do paciente, assegurando um ambiente de respeito e dignidade;

II – Fornecimento de orientações aos familiares e aos pacientes, quando couber, em linguagem clara, sobre o estado de saúde e a assistência a ser prestada desde a admissão até a alta;

III – Ações de humanização da atenção à saúde;

IV – Promoção de ambiência acolhedora;

V – Incentivo à participação da família na atenção ao paciente, quando pertinente.

Art. 25. A presença de acompanhantes em UTI deve ser normatizada pela instituição, com base na legislação vigente.

Art. 26. O paciente consciente deve ser informado quanto aos procedimentos a que será submetido e sobre os cuidados requeridos para execução dos mesmos.

Parágrafo único. O responsável legal pelo paciente deve ser informado sobre as condutas clínicas e procedimentos a que o mesmo será submetido.

Art. 27. Os critérios para admissão e alta de pacientes na UTI devem ser registrados, assinados pelo Responsável Técnico e divulgados para toda a instituição, além de seguir legislação e normas institucionais vigentes.

Art. 28. A realização de testes laboratoriais remotos (TLR) nas dependências da UTI está condicionada ao cumprimento das disposições da Resolução da Diretoria Colegiada da Anvisa – RDC nº 302, de 13 de outubro de 2005.

Seção VI – Transporte de Pacientes

Art. 29. Todo paciente grave deve ser transportado com o acompanhamento contínuo, no mínimo, de um médico e de um enfermeiro, ambos com habilidade comprovada para o atendimento de urgência e emergência.

Nota dos autores deste capítulo:

- Ver capítulo: Transporte do paciente de alto risco.

Art. 30. Em caso de transporte intra-hospitalar para realização de algum procedimento diagnóstico ou terapêutico, os dados do prontuário devem estar disponíveis para consulta dos profissionais do setor de destino.

Art. 31. Em caso de transporte inter-hospitalar de paciente grave, devem ser seguidos os requisitos constantes na Portaria GM/MS nº 2048, de 05 de novembro de 2002.

Art. 32. Em caso de transferência inter-hospitalar por alta da UTI, o paciente deverá ser acompanhado de um relatório de transferência, o qual será entregue no local de destino do paciente;

Parágrafo único. O relatório de transferência deve conter, no mínimo:

I – Dados referentes ao motivo de internação na UTI e diagnósticos de base;

II – Dados referentes ao período de internação na UTI, incluindo realização de procedimentos invasivos, intercorrências, infecções, transfusões de sangue e hemoderivados, tempo de permanência em assistência ventilatória mecânica invasiva e não invasiva, realização de diálise e exames diagnósticos;

III – Dados referentes à alta e ao preparatório para a transferência, incluindo prescrições médica e de enfermagem do dia, especificando aprazamento de horários e cuidados administrados antes da transferência; perfil de monitorização hemodinâmica, equilíbrio acidobásico, balanço hídrico e sinais vitais das últimas 24 horas.

Seção VII – Gerenciamento de Riscos e Notificação de Eventos Adversos

Art. 33. Deve ser realizado gerenciamento dos riscos inerentes às atividades realizadas na unidade, bem como aos produtos submetidos ao controle e fiscalização sanitária.

Art. 34. O estabelecimento de saúde deve buscar a redução e minimização da ocorrência dos eventos adversos relacionados a:

I – Procedimentos de prevenção, diagnóstico, tratamento ou reabilitação do paciente;

II – Medicamentos e insumos farmacêuticos;

III – Produtos para saúde, incluindo equipamentos;

IV – Uso de sangue e hemocomponentes;

V – Saneantes;

VI – Outros produtos submetidos ao controle e fiscalização sanitária utilizados na unidade.

Art. 35. Na monitorização e no gerenciamento de risco, a equipe da UTI deve:

I – Definir e monitorar indicadores de avaliação da prevenção ou redução dos eventos adversos pertinentes à unidade;

II – Coletar, analisar, estabelecer ações corretivas e notificar eventos adversos e queixas técnicas, conforme determinado pelo órgão sanitário competente.

Art. 36. Os eventos adversos relacionados aos itens dispostos no Art. 35 desta RDC devem ser notificados à gerência de risco ou outro setor definido pela instituição, de acordo com as normas institucionais.

Seção VIII – Prevenção e Controle de Infecções Relacionadas à Assistência à Saúde

Art. 37. Devem ser cumpridas as medidas de prevenção e controle de Infecções Relacionadas À Assistência à Saúde (IRAS) definidas pelo Programa de Controle de Infecção do hospital.

Art. 38. As equipes da UTI e da Comissão de Controle de Infecção Hospitalar – CCIH são responsáveis pelas ações de prevenção e controle de IRAS.

Nota dos autores deste capítulo:

- Ver capítulo: Infecções Intra-hospitalares.

Art. 39. A CCIH deve estruturar uma metodologia de busca ativa das infecções relacionadas a dispositivos invasivos, dos microrganismos multirresistentes e outros microrganismos de importância clínico-epidemiológica, além de identificação precoce de surtos.

Art. 40. A equipe da UTI deve colaborar com a CCIH na vigilância epidemiológica das IRAS e com o monitoramento de microrganismos multirresistentes na unidade.

Art. 41. A CCIH deve divulgar os resultados da vigilância das infecções e perfil de sensibilidade dos microrganismos à equipe multiprofissional da UTI, visando a avaliação periódica das medidas de prevenção e controle das IRAS.

Art. 42. As ações de prevenção e controle de IRAS devem ser baseadas na avaliação dos indicadores da unidade.

Art. 43. A equipe da UTI deve aderir às medidas de precaução padrão, às medidas de precaução baseadas na transmissão (contato, gotículas e aerossóis) e colaborar no estímulo ao efetivo cumprimento das mesmas.

Art. 44. A equipe da UTI deve orientar visitantes e acompanhantes quanto às ações que visam a prevenção e o controle de infecções, baseadas nas recomendações da CCIH.

Art. 45. A equipe da UTI deve proceder ao uso racional de antimicrobianos, estabelecendo normas e rotinas de forma interdisciplinar e em conjunto com a CCIH, Farmácia Hospitalar e Laboratório de Microbiologia.

Art. 46. Devem ser disponibilizados os insumos, produtos, equipamentos e instalações necessários para as práticas de higienização de mãos de profissionais de saúde e visitantes.

§ 1º Os lavatórios para higienização das mãos devem estar disponibilizados na entrada da unidade, no posto de enfermagem e em outros locais estratégicos definidos pela CCIH e possuir dispensador com sabonete líquido e papel toalha.

§ 2º As preparações alcoólicas para higienização das mãos devem estar disponibilizadas na entrada da unidade, entre os leitos e em outros locais estratégicos definidos pela CCIH.

Art. 47. O Responsável Técnico e os coordenadores de enfermagem e de fisioterapia devem estimular a adesão às práticas de higienização das mãos pelos profissionais e visitantes.

Seção IX – Avaliação

Nota dos autores deste capítulo:

- As UTI-Ps são preparadas para o tratamento de casos de alta complexidade e, consequentemente, de alto custo. Por isso é necessário caracterizar o agravo do paciente no momento e durante a internação por meio do cálculo de índices de Gravidade, de Prognóstico e de Disfunção Orgânica de todos os pacientes internados na UTI por meio de escores específicos.
- Ver capítulo: Escores Prognósticos.

Art. 48. Devem ser monitorados e mantidos registros de avaliações do desempenho e do padrão de funcionamento global da UTI, assim como de eventos que possam indicar necessidade de melhoria da qualidade da assistência, com o objetivo de estabelecer medidas de controle ou redução dos mesmos.

§ 1º Deve ser calculado o Índice de Gravidade/Índice Prognóstico dos pacientes internados na UTI por meio de um Sistema de Classificação de Severidade de Doença recomendado por literatura científica especializada.

§ 2º O Responsável Técnico da UTI deve correlacionar a mortalidade geral de sua unidade com a mortalidade geral esperada, de acordo com o Índice de gravidade utilizado.

§ 3º Devem ser monitorados os indicadores mencionados na Instrução Normativa nº 4, de 24 de fevereiro de 2010, da ANVISA § 4º Estes dados devem estar em local de fácil acesso e ser disponibilizados à Vigilância Sanitária durante a inspeção sanitária ou quando solicitado.

Art. 49. Os pacientes internados na UTI devem ser avaliados por meio de um Sistema de Classificação de Necessidades de Cuidados de Enfermagem recomendado por literatura científica especializada.

Nota dos autores deste capítulo:

- Ver capítulo: A Enfermagem na Unidade de Terapia Intensiva Pediátrica

§ 1º O enfermeiro coordenador da UTI deve correlacionar as necessidades de cuidados de enfermagem com o quantitativo de pessoal disponível, de acordo com um instrumento de medida utilizado.

§ 2º Os registros desses dados devem estar disponíveis mensalmente, em local de fácil acesso.

Seção X – Recursos Materiais

Art. 50. A UTI deve dispor de materiais e equipamentos de acordo com a complexidade do serviço e necessários ao atendimento de sua demanda.

Art. 51. Os materiais e equipamentos utilizados, nacionais ou importados, devem estar regularizados junto à ANVISA, de acordo com a legislação vigente.

Art. 52. Devem ser mantidas na unidade instruções escritas referentes à utilização dos equipamentos e materiais, que podem ser substituídas ou complementadas por manuais do fabricante em língua portuguesa.

Art. 53. Quando houver terceirização de fornecimento de equipamentos médico-hospitalares, deve ser estabelecido contrato formal entre o hospital e a empresa contratante.

Art. 54. Os materiais e equipamentos devem estar íntegros, limpos e prontos para uso.

Art. 55. Devem ser realizadas manutenções preventivas e corretivas nos equipamentos em uso e em reserva operacional, de acordo com periodicidade estabelecida pelo fabricante ou pelo serviço de engenharia clínica da instituição.

Parágrafo único. Devem ser mantidas na unidade cópias do calendário de manutenções preventivas e o registro das manutenções realizadas.

CAPÍTULO III - DOS REQUISITOS ESPECÍFICOS PARA UNIDADES DE TERAPIA INTENSIVA ADULTO

Seção I – Recursos Materiais

Art. 56. Devem estar disponíveis, para uso exclusivo da UTI Adulto, materiais e equipamentos de acordo com a faixa etária e biótipo do paciente.

Art. 57. Cada leito de UTI Adulto deve possuir, no mínimo, os seguintes equipamentos e materiais:

I – Cama hospitalar com ajuste de posição, grades laterais e rodízios;

II – Equipamento para ressuscitação manual do tipo balão autoinflável, com reservatório e máscara facial: um por leito, com reserva operacional de um para cada dois leitos;

III – Estetoscópio;

IV – Conjunto para nebulização;

V – Quatro equipamentos para infusão contínua e controlada de fluidos ("bomba de infusão"), com reserva operacional de um equipamento para cada três leitos:

VI – Fita métrica;

VII – Equipamentos e materiais que permitam monitorização contínua de:

a) Frequência respiratória;

b) Oximetria de pulso;

c) Frequência cardíaca;

d) Cardioscopia;

e) Temperatura;

f) Pressão arterial não invasiva.

Art. 58. Cada UTI Adulto deve dispor, no mínimo, de:

I – Materiais para punção lombar;

II – Materiais para drenagem liquórica em sistema fechado;

III – Oftalmoscópio;

IV – Otoscópio;

V – Negatoscópio;

VI – Máscara facial que permite diferentes concentrações de oxigênio: uma para cada dois leitos;

VII – Materiais para aspiração traqueal em sistemas aberto e fechado;

VIII – Aspirador a vácuo portátil;

IX – Equipamento para mensurar pressão de balonete de tubo/cânula endotraqueal ("cuffômetro");

X – Ventilômetro portátil;

XI – Capnógrafo: um para cada 10 leitos;

XII – Ventilador pulmonar mecânico microprocessado: um para cada dois leitos, com reserva operacional de um equipamento para cada cinco leitos, devendo dispor, cada equipamento de, no mínimo, dois circuitos completos,

XIII – Equipamento para ventilação pulmonar mecânica não invasiva: um para cada 10 leitos, quando o ventilador pulmonar mecânico microprocessado não possuir recursos para realizar a modalidade de ventilação não invasiva;

XIV – Materiais de interface facial para ventilação pulmonar não invasiva um conjunto para cada cinco leitos;

XV – Materiais para drenagem torácica em sistema fechado;

XVI – Materiais para traqueostomia;

XVII – Foco cirúrgico portátil;

XVIII – Materiais para acesso venoso profundo;

XIX – Materiais para flebotomia;

XX – Materiais para monitorização de pressão venosa central;

XXI – Materiais e equipamento para monitorização de pressão arterial invasiva: um equipamento para cada cinco leitos, com reserva operacional de um equipamento para cada 10 leitos;

XXII – Materiais para punção pericárdica;

XXIII – Monitor de débito cardíaco;

XXIV – Eletrocardiógrafo portátil: um equipamento para cada 10 leitos;

XXV – Kit ("carrinho") contendo medicamentos e materiais para atendimento às emergências: um para cada cinco leitos ou fração;

XXVI – Equipamento desfibrilador e cardioversor, com bateria: um para cada cinco leitos;

XXVII – Marca-passo cardíaco temporário, eletrodos e gerador: um equipamento para cada 10 leitos;

XXVIII – Equipamento para aferição de glicemia capilar, específico para uso hospitalar: um para cada cinco leitos;

XXIX – Materiais para curativos;

XXX – Materiais para cateterismo vesical de demora em sistema fechado;

XXXI – Dispositivo para elevar, transpor e pesar o paciente;

XXXII – Poltrona com revestimento impermeável, destinada à assistência aos pacientes: uma para cada cinco leitos ou fração.

XXXIII – Maca para transporte, com grades laterais, suporte para soluções parenterais e suporte para cilindro de oxigênio: uma para cada 10 leitos ou fração;

XXXIV – Equipamento(s) para monitorização contínua de múltiplos parâmetros (oximetria de pulso, pressão arterial não invasiva; cardioscopia; frequência respiratória) específico(s) para transporte, com bateria: um para cada 10 leitos ou fração;

XXXV – Ventilador mecânico específico para transporte, com bateria: um para cada 10 leitos ou fração;

XXXVI – Kit ("maleta") para acompanhar o transporte de pacientes graves, contendo medicamentos e materiais para atendimento às emergências: um para cada 10 leitos ou fração;

XXXVII – Cilindro transportável de oxigênio;

XXXVIII – Relógios e calendários posicionados de forma a permitir visualização em todos os leitos.

XXXIX – Refrigerador, com temperatura interna de 2° a 8°C, de uso exclusivo para guarda de medicamentos, com monitorização e registro de temperatura.

Art. 59. Outros equipamentos ou materiais podem substituir os listados neste regulamento técnico, desde que tenham comprovada sua eficácia propedêutica e terapêutica e sejam regularizados pela ANVISA.

Art. 60. Os kits para atendimento às emergências, referidos nos incisos XXV e XXXVI do Art. 58, devem conter, no mínimo: ressuscitador manual com reservatório, cabos e lâminas de laringoscópio, tubos/cânulas endotraqueais, fixadores de tubo endotraqueal, cânulas de Guedel e fio guia estéril.

§ 1º Demais materiais e medicamentos a compor estes kits devem seguir protocolos assistenciais para este fim, padronizados pela unidade e baseados em evidências científicas.

§ 2º A quantidade dos materiais e medicamentos destes kits deve ser padronizada pela unidade, de acordo com sua demanda.

§ 3º Os materiais utilizados devem estar de acordo com a faixa etária e biótipo do paciente (lâminas de laringoscópio, tubos endotraqueais de tamanhos adequados, por exemplo);

§ 4º A unidade deve fazer uma lista com todos os materiais e medicamentos a compor estes kits e garantir que estejam sempre prontos para uso.

CAPÍTULO IV – DOS REQUISITOS ESPECÍFICOS PARA UNIDADES DE TERAPIA INTENSIVA PEDIÁTRICAS

Seção I – Recursos Materiais

Art. 61. Devem estar disponíveis, para uso exclusivo da UTI Pediátrica, materiais e equipamentos de acordo com a faixa etária e biótipo do paciente.

Art. 62. Cada leito de UTI Pediátrica deve possuir, no mínimo, os seguintes equipamentos e materiais:

I – Berço hospitalar com ajuste de posição, grades laterais e rodízios;

II – Equipamento para ressuscitação manual do tipo balão autoinflável, com reservatório e máscara facial: um por leito, com reserva operacional de um para cada dois leitos;

III – Estetoscópio;

IV – Conjunto para nebulização;

V – Quatro equipamentos para infusão contínua e controlada de fluidos ("bomba de infusão"), com reserva operacional de um para cada três leitos;

VI – Fita métrica;

VII – Poltrona removível, com revestimento impermeável, destinada ao acompanhante: uma por leito;

VIII – Equipamentos e materiais que permitam monitorização contínua de:

a) Frequência respiratória;

b) Oximetria de pulso;

c) Frequência cardíaca;

d) Cardioscopia;

e) Temperatura;

f) Pressão arterial não invasiva.

Art. 63. Cada UTI Pediátrica deve dispor, no mínimo, de:

I – Berço aquecido de terapia intensiva: 1 (um) para cada 5 (cinco) leitos;

II – Estadiômetro;

III – Balança eletrônica portátil;

IV – Oftalmoscópio;

V – Otoscópio;

VI – Materiais para punção lombar;

VII – Materiais para drenagem liquórica em sistema fechado;

VIII – Negatoscópio;

IX – Capacetes ou tendas para oxigenoterapia;

X – Máscara facial que permite diferentes concentrações de oxigênio: um para cada dois leitos;

XI – Materiais para aspiração traqueal em sistemas aberto e fechado;

XII – Aspirador a vácuo portátil;

XIII – Equipamento para mensurar pressão de balonete de tubo/cânula endotraqueal ("cuffômetro");

XIV – Capnógrafo: um para cada 10 leitos;

XV – Ventilador pulmonar mecânico microprocessado: um para cada dois leitos, com reserva operacional de um equipamento para cada cinco leitos, devendo dispor cada equipamento de, no mínimo, dois circuitos completos.

XVI – Equipamento para ventilação pulmonar não invasiva: um para cada 10 leitos, quando o ventilador pulmonar microprocessado não possuir recursos para realizar a modalidade de ventilação não invasiva;

XVII – Materiais de interface facial para ventilação pulmonar não invasiva: um conjunto para cada cinco leitos;

XVIII – Materiais para drenagem torácica em sistema fechado;

XIX – Materiais para traqueostomia;

XX – Foco cirúrgico portátil;

XXI – Materiais para acesso venoso profundo, incluindo cateterização venosa central de inserção periférica (PICC);

XXII – Material para flebotomia;

XXIII – Materiais para monitorização de pressão venosa central;

XXIV – Materiais e equipamento para monitorização de pressão arterial invasiva: um equipamento para cada cinco leitos, com reserva operacional de um equipamento para cada 10 leitos;

XXV – Materiais para punção pericárdica;

XXVI – Eletrocardiógrafo portátil;

XXVII – Kit ("carrinho") contendo medicamentos e materiais para atendimento às emergências: um para cada cinco leitos ou fração;

XXVIII – Equipamento desfibrilador e cardioversor, com bateria, na unidade;

XXIX – Marca-passo cardíaco temporário, eletrodos e gerador: um equipamento para a unidade;

XXX – Equipamento para aferição de glicemia capilar, específico para uso hospitalar: um para cada cinco leitos ou fração;

XXXI – Materiais para curativos;

XXXII – Materiais para cateterismo vesical de demora em sistema fechado;

XXXIII – Maca para transporte, com grades laterais, com suporte para equipamento de infusão controlada de fluidos e suporte para cilindro de oxigênio: uma para cada 10 leitos ou fração;

XXXIV – Equipamento(s) para monitorização contínua de múltiplos parâmetros (oximetria de pulso, pressão arterial não invasiva; cardioscopia; frequência respiratória) específico para transporte, com bateria: um para cada 10 leitos ou fração;

XXXV – Ventilador pulmonar específico para transporte, com bateria: um para cada 10 leitos ou fração;

XXXVI – Kit ("maleta") para acompanhar o transporte de pacientes graves, contendo medicamentos e materiais para atendimento às emergências: um para cada 10 leitos ou fração;

XXXVII – Cilindro transportável de oxigênio;

XXXVIII – Relógio e calendário de parede;

XXXIX – Refrigerador, com temperatura interna de 2° a 8°C, de uso exclusivo para guarda de medicamentos, com monitorização e registro de temperatura.

Art. 64. Outros equipamentos ou materiais podem substituir os listados neste regulamento técnico, desde que tenham comprovada sua eficácia propedêutica e terapêutica e sejam regularizados pela ANVISA.

Art. 65. Os kits para atendimento às emergências, referidos nos incisos XXVII e XXXVI do Art. 63, devem conter, no mínimo: ressuscitador manual com reservatório, cabos e lâminas de laringoscópio, tubos/cânulas endotraqueais, fixadores de tubo endotraqueal, cânulas de Guedel e fio guia estéril.

§ 1º Demais materiais e medicamentos a compor estes kits devem seguir protocolos assistenciais para este fim, padronizados pela unidade e baseados em evidências científicas.

§ 2º A quantidade dos materiais e medicamentos destes kits deve ser padronizada pela unidade, de acordo com sua demanda.

§ 3º Os materiais utilizados devem estar de acordo com a faixa etária e biótipo do paciente (lâminas de laringoscópio, tubos endotraqueais de tamanhos adequados, por exemplo);

§ 4º A unidade deve fazer uma lista com todos os materiais e medicamentos a compor estes kits e garantir que estejam sempre prontos para uso.

Seção II – UTI Pediátrica Mista

Art. 66. As UTI Pediátricas Mistas, além dos requisitos comuns a todas as UTI, também devem atender aos requisitos relacionados aos recursos humanos, assistenciais e materiais estabelecidos para UTI pediátrica e neonatal concomitantemente.

Parágrafo único. A equipe médica deve conter especialistas em Terapia Intensiva Pediátrica e especialistas em Neonatologia.

CAPÍTULO V – DOS REQUISITOS ESPECÍFICOS PARA UNIDADES DE TERAPIA INTENSIVA NEONATAIS

Seção I – Recursos Materiais

Art. 67. Devem estar disponíveis, para uso exclusivo da UTI Neonatal, materiais e equipamentos de acordo com a faixa etária e biótipo do paciente.

Art. 68. Cada leito de UTI Neonatal deve possuir, no mínimo, os seguintes equipamentos e materiais:

I – Incubadora com parede dupla;

II – Equipamento para ressuscitação manual do tipo balão autoinflável com reservatório e máscara facial: um por leito, com reserva operacional de um para cada dois leitos;

III – Estetoscópio;

IV – Conjunto para nebulização;

V – Dois equipamentos tipo seringa para infusão contínua e controlada de fluidos ("bomba de infusão"), com reserva operacional de um para cada três leitos;

VI – Fita métrica;

VII – Equipamentos e materiais que permitam monitorização contínua de:

a) Frequência respiratória;

b) Oximetria de pulso;

c) Frequência cardíaca;

d) Cardioscopia;

e) Temperatura;

f) Pressão arterial não invasiva.

Art. 69. Cada UTI Neonatal deve dispor, no mínimo, de:

I – Berços aquecidos de terapia intensiva para 10% dos leitos;

II – Equipamento para fototerapia: um para cada três leitos;

III – Estadiômetro;

IV – Balança eletrônica portátil: uma para cada 10 leitos;

V – Oftalmoscópio;

VI – Otoscópio;

VII – Material para punção lombar;

VIII – Material para drenagem liquórica em sistema fechado;

IX – Negatoscópio;

X – Capacetes e tendas para oxigenoterapia: um equipamento para cada três leitos, com reserva operacional de um para cada 5 (cinco) leitos;

XI – Materiais para aspiração traqueal em sistemas aberto e fechado;

XII – Aspirador a vácuo portátil;

XIII – Capnógrafo: um para cada 10 leitos;

XIV – Ventilador pulmonar mecânico microprocessado: um para cada dois leitos, com reserva operacional de um equipamento para cada cinco leitos devendo dispor cada equipamento de, no mínimo, dois circuitos completos.

XV – Equipamento para ventilação pulmonar não invasiva: um para cada cinco leitos, quando o ventilador pulmonar microprocessado não possuir recursos para realizar a modalidade de ventilação não invasiva;

XVI – Materiais de interface facial para ventilação pulmonar não invasiva (máscara ou pronga): um por leito.

XVII – Materiais para drenagem torácica em sistema fechado;

XVIII – Material para traqueostomia;

XIX – Foco cirúrgico portátil;

XX – Materiais para acesso venoso profundo, incluindo cateterização venosa central de inserção periférica (PICC);

XXI – Material para flebotomia;

XXII – Materiais para monitorização de pressão venosa central;

XXIII – Materiais e equipamento para monitorização de pressão arterial invasiva;

XXIV – Materiais para cateterismo umbilical e exsanguinotransfusão;

XXV – Materiais para punção pericárdica;

XXVI – Eletrocardiógrafo portátil disponível no hospital;

XXVII – Kit ("carrinho") contendo medicamentos e materiais para atendimento às emergências: um para cada cinco leitos ou fração;

XXVIII – Equipamento desfibrilador e cardioversor, com bateria, na unidade;

XXIX – Equipamento para aferição de glicemia capilar, específico para uso hospitalar: um para cada cinco leitos ou fração, sendo que as tiras de teste devem ser específicas para neonatos;

XXX – Materiais para curativos;

XXXI – Materiais para cateterismo vesical de demora em sistema fechado;

XXXII – Incubadora para transporte, com suporte para equipamento de infusão controlada de fluidos e suporte para cilindro de oxigênio: uma para cada 10 leitos ou fração;

XXXIII – Equipamento(s) para monitorização contínua de múltiplos parâmetros (oximetria de pulso, cardioscopia) específico para transporte, com bateria: um para cada 10 leitos ou fração;

XXXIV – Ventilador pulmonar específico para transporte, com bateria: um para cada 10 leitos ou fração;

XXXV – Kit ("maleta") para acompanhar o transporte de pacientes graves, contendo medicamentos e materiais para atendimento às emergências: um para cada 10 leitos ou fração.

XXXVI – Cilindro transportável de oxigênio;

XXXVII – Relógio e calendário de parede;

XXXVIII – Poltronas removíveis, com revestimento impermeável, para acompanhante: uma para cada cinco leitos ou fração;

XXXIX – Refrigerador, com temperatura interna de 2° a 8°C, de uso exclusivo para guarda de medicamentos: um por unidade, com conferência e registro de temperatura a intervalos máximos de 24 horas.

Art. 70. Outros equipamentos ou materiais podem substituir os listados neste regulamento técnico, desde que tenham comprovada sua eficácia propedêutica e terapêutica e sejam regularizados pela ANVISA.

Art. 71. Os kits para atendimento às emergências referidos nos incisos XXVII e XXXV do Art. 69 devem conter, no mínimo: ressuscitador manual com reservatório, cabos e lâminas de laringoscópio, tubos/cânulas endotraqueais, fixadores de tubo endotraqueal, cânulas de Guedel e fio guia estéril.

§ 1º Demais materiais e medicamentos a compor estes kits devem seguir protocolos assistenciais para este fim, padronizados pela unidade e baseados em evidências científicas.

§ 2º A quantidade dos materiais e medicamentos destes kits deve ser padronizada pela unidade, de acordo com sua demanda.

§ 3º Os materiais utilizados devem estar de acordo com a faixa etária e biótipo do paciente (lâminas de laringoscópio, tubos endotraqueais de tamanhos adequados, por exemplo);

§ 4º A unidade deve fazer uma lista com todos os materiais e medicamentos a compor estes kits e garantir que estejam sempre prontos para uso.

CAPÍTULO VI – DAS DISPOSIÇÕES FINAIS E TRANSITÓRIAS

Art. 72. Os estabelecimentos abrangidos por esta Resolução têm o prazo de 180 (cento e oitenta) dias contados a partir da data de sua publicação para promover as adequações necessárias do serviço para cumprimento da mesma.

§ 1º Para cumprimento dos Artigos 13, 14 e 15 da Seção III – Recursos Humanos e do Art. 51 da Seção IX – Avaliação do Capítulo II, assim como da Seção I – Recursos Materiais dos Capítulos III, IV e V estabelece-se o prazo de três anos;

§ 2º A partir da publicação desta Resolução, os novos estabelecimentos e aqueles que pretendem reiniciar suas atividades devem atender na íntegra às exigências nela contidas, previamente ao início de seu funcionamento.

Art. 73. O descumprimento das disposições contidas nesta Resolução constitui infração sanitária, nos termos da Lei n. 6.437, de 20 de agosto de 1977, sem prejuízo das responsabilidades civil, administrativa e penal cabíveis.

Art. 74. Esta Resolução entra em vigor na data de sua publicação.

Anexo B

Ministério da Saúde

Gabinete do Ministro

Portaria GM/MS nº 930, de 10 de maio de 2012 com nova redação dada pela Portaria GM/MS nº 3389 de 30.12.2013 e alterada pela PRT GM/MS nº 159 de 12.02.2015.

Define as diretrizes e objetivos para a organização da atenção integral e humanizada ao recém-nascido grave ou potencialmente grave e os critérios de classificação e habilitação de leitos de Unidade Neonatal no âmbito do Sistema Único de Saúde (SUS).

O MINISTRO DE ESTADO DA SAÚDE, no uso das atribuições que lhe confere o inciso II do art. 87 da Constituição, e

Considerando o art. 200 da Constituição Federal;

Considerando o art. 16 da Lei nº 8.080, de 19 de setembro de 1990;

Considerando o Decreto nº 7.508, de 28 de junho de 2011, que regulamenta a Lei nº 8.080, de 1990, para dispor sobre a organização do SUS, o planejamento da saúde, a assistência à saúde e a articulação interfederativa;

Considerando a Lei nº 8.069, de 13 de julho de 1990, que dispõe sobre o Estatuto da Criança e do Adolescente;

Considerando a divisão de responsabilidades sanitárias no âmbito do SUS;

Considerando a Portaria nº 1.693/GM/MS, de 12 de julho de 2007, que implementa o Método Canguru;

Considerando a Resolução – RDC ANVISA nº 7, de 24 de fevereiro de 2010, que dispõe sobre os requisitos mínimos para funcionamento de Unidades de Terapia Intensiva;

Considerando a Portaria nº 4.279/GM/MS, de 30 de dezembro de 2010, que estabelece diretrizes para a organização da Rede de Atenção à Saúde no âmbito do SUS;

Considerando a Portaria nº 1.459/GM/MS, de 24 de junho de 2011, que institui a Rede Cegonha no âmbito do SUS;

Considerando a Portaria nº 1.600/GM/MS, de 7 de julho de 2011, que institui a Rede de Atenção às Urgências no âmbito do SUS; e

Considerando a necessidade de ampliar o acesso e qualificar a atenção dos Cuidados Neonatal aos usuários do Sistema Único de Saúde, resolve:

Art. 1º Esta Portaria define as diretrizes para a organização da atenção integral e humanizada ao recém-nascido grave ou potencialmente grave e os critérios de classificação e habilitação de leitos de Unidades Neonatal no âmbito do Sistema Único de Saúde (SUS).

Art. 2º Para os fins desta Portaria, considera-se recém-nascido a criança com idade entre 0 (zero) a 28 (vinte e oito) dias de vida.

CAPÍTULO I – DAS DIRETRIZES E OBJETIVOS DA ATENÇÃO INTEGRAL E HUMANIZADA AO RECÉM-NASCIDO GRAVE OU POTENCIALMENTE GRAVE

Art. 3º São diretrizes para a atenção integral e humanizada ao recém-nascido grave ou potencialmente grave:

I – O respeito, a proteção e o apoio aos direitos humanos;

II – Promoção da equidade;

III – Integralidade da assistência;

IV – Atenção multiprofissional, com enfoque nas necessidades do usuário;

V – Atenção humanizada; e

VI – Estímulo à participação e ao protagonismo da mãe e do pai nos cuidados ao recém-nascido.

Art. 4º São objetivos da atenção integral ao recém-nascido grave ou potencialmente grave:

I – Organizar a Atenção a Saúde Neonatal para que garanta acesso, acolhimento e resolutividade;

II – Priorizar ações que visem à redução da morbimortalidade perinatal e neonatal e que possibilitem o desenvolvimento saudável do recém-nascido e sua integração na família e sociedade;

III – Garantir acesso aos diferentes níveis da assistência neonatal, por meio da melhoria da organização do acesso aos serviços e ampliação da oferta de leitos em unidades neonatal;

IV – Induzir a formação e qualificação de recursos humanos para a atenção ao recém-nascido, que deverá ultrapassar exclusivamente a preocupação técnica/tecnológica, incorporando os referenciais conceituais e organizacionais do SUS; e

V – Induzir a implantação de mecanismos de regulação, fiscalização, controle e avaliação da assistência prestada aos recém-nascidos graves ou potencialmente graves no SUS.

CAPÍTULO II – DA ORGANIZAÇÃO DOS LEITOS DE UNIDADES NEONATAL

Art. 5º A Unidade Neonatal é um serviço de internação responsável pelo cuidado integral ao recém-nascido grave ou potencialmente grave, dotado de estruturas assistenciais que possuam condições técnicas adequadas à prestação de assistência especializada, incluindo instalações físicas, equipamentos e recursos humanos.

§ 1º As Unidades Neonatal devem articular uma linha de cuidados progressivos, possibilitando a adequação entre a capacidade instalada e a condição clínica do recém-nascido.

§ 2º Os recém-nascidos que necessitem dos cuidados específicos de Unidade Neonatal e que se encontrem em locais que não disponham destas unidades devem receber os cuidados necessários até sua transferência para uma Unidade Neonatal, que deverá ser feita após estabilização do recém-nascido e com transporte sanitário adequado, realizado por profissional habilitado.

Art. 6º As Unidades Neonatal são divididas de acordo com as necessidades do cuidado, nos seguintes termos:

III – Unidade de Terapia Intensiva Neonatal (UTIN);

IV – Unidade de Cuidado Intermediário Neonatal (UCIN), com duas tipologias:

d) Unidade de Cuidado Intermediário Neonatal Convencional (UCINco); e

e) Unidade de Cuidado Intermediário Neonatal Canguru (UCINca).

Parágrafo único. Poderá ser implantada, alternativamente, uma Unidade Neonatal de 10 (dez) leitos com um subconjunto de leitos, na proporção de 4 (quatro) leitos de UTIN para 4 (quatro) leitos de UCINco e 2 (dois) leitos de UCINca.

Art. 7º O número de leitos de Unidades Neonatal atenderá ao seguinte parâmetro de necessidade populacional: para cada 1000 (mil) nascidos vivos poderão ser contratados 2 (dois) leitos de UTIN, 2 (dois) leitos de UCINco e 1 (um) leito de UCINca.

§ 1º A UCINca somente funcionará em unidade hospitalar que conte com UCINco, de forma anexa ou como subconjunto de leitos de uma UCINco.

§ 2º O conjunto de leitos de Cuidados Intermediários, UCINco e UCINca, conterá, no mínimo, 1/3 (um terço) de leitos de UCINca.

§ 3º A Unidade Neonatal que contar com leitos de UTIN, UCINco e UCINca deverá contar com, no mínimo, 10 (dez) leitos totais em ambiente contíguo, compartilhando a mesma equipe prevista para UTIN de que trata os Arts. 13 e 14.

§ 4º Na abertura de Unidades Neonatais que contar com leitos de UTIN, UCINco e UCINca com módulos de 10 (dez) leitos, deverá ser considerada a proporção prevista no parágrafo único do art. 6º.

§ 5º A Unidade Neonatal terá custeio de acordo com a tipologia de cada leito, na proporção de 4 (quatro) leitos de UTIN para 4 (quatro) leitos de UCINco e 2 (dois) leitos de UCINca.

Art. 8º Para novos estabelecimentos de saúde que disponham de maternidade e que possuam também UTIN ou UCIN é obrigatória a previsão, no projeto arquitetônico de sua área física, de alojamento para as mães cujos recém-nascidos estiverem internados em UTIN ou UCIN, de forma a garantir condições para o cumprimento do direito do recém-nascido a acompanhante em tempo integral.

Art. 9º Serão habilitadas pelo Ministério da Saúde as novas Unidades Neonatal, bem como as já existentes que se adequarem aos requisitos desta Portaria.

Seção I – Serviço de Unidade de Terapia Intensiva Neonatal (UTIN)

Art. 10. UTIN são serviços hospitalares voltados para o atendimento de recém-nascido grave ou com risco de morte, assim considerados:

I – Recém-nascidos de qualquer idade gestacional que necessitem de ventilação mecânica ou em fase aguda de insuficiência respiratória com FiO_2 maior que 30% (trinta por cento);

II – Recém-nascidos menores de 30 semanas de idade gestacional ou com peso de nascimento menor de 1.000 gramas;

III – Recém-nascidos que necessitem de cirurgias de grande porte ou pós-operatório imediato de cirurgias de pequeno e médio porte;

IV – Recém-nascidos que necessitem de nutrição parenteral; e

V – Recém-nascidos que necessitem de cuidados especializados, tais como uso de cateter venoso central, drogas vasoativas, prostaglandina, uso de antibióticos para tratamento de infecção grave, uso de ventilação mecânica e Fração de Oxigênio (FiO_2) maior que 30% (trinta por cento), exsanguineotransfusão ou transfusão de hemoderivados por quadros hemolíticos agudos ou distúrbios de coagulação.

Art. 11. As UTIN deverão cumprir os seguintes requisitos de Humanização:

I – Controle de ruído;

II – Controle de iluminação;

III – Climatização;

IV – Iluminação natural, para as novas unidades;

V – Garantia de livre acesso a mãe e ao pai, e permanência da mãe ou pai;

VI – Garantia de visitas programadas dos familiares; e

VII – Garantia de informações da evolução dos pacientes aos familiares, pela equipe médica, no mínimo, uma vez ao dia.

Art. 12. Para fins de habilitação como UTIN, o serviço hospitalar deverá dispor de equipe multiprofissional especializada, equipamentos específicos próprios e tecnologia adequada ao diagnóstico e terapêutica dos recém-nascidos graves ou com risco de morte. Parágrafo único. A UTIN poderá ser dos tipos II e III.

Subseção I – Da UTIN Tipo II

Art. 13. Para habilitação como a UTIN tipo II, o serviço hospitalar deverá contar com a seguinte estrutura mínima:

I – Funcionar em estabelecimento hospitalar cadastrado no Sistema de Cadastro Nacional de Estabelecimentos de Saúde (SCNES) e que possuam no mínimo 80 (oitenta) leitos gerais, dos quais 20 leitos obstétricos, com a seguinte estrutura mínima:

a) Centro cirúrgico;

b) Serviço radiológico convencional;

c) Serviço de ecodopplercardiografia;

d) Hemogasômetro 24 horas;

e) Banco de Leite Humano ou unidade de coleta;

II – Contar com ambiência e estrutura física que atendam às normas estabelecidas pela Agência Nacional de Vigilância Sanitária (ANVISA);

III – Dispor dos seguintes materiais e equipamentos:

a) Material e equipamento para reanimação: 1 (um) para cada 5 (cinco) leitos, de acordo com o estabelecido no Anexo I a esta Portaria;

b) Monitor de beira de leito para monitorização contínua de frequência cardíaca, cardioscopia, oximetria de pulso e pressão não invasiva, frequência respiratória e temperatura: 1 (um) para cada leito;

c) Ventilador pulmonar mecânico microprocessado: 1 (um) para cada 2 (dois) leitos, com reserva operacional de 1 (um) equipamento para cada 5 (cinco) leitos, devendo dispor cada equipamento de, no mínimo, 2 (dois) circuitos completos;

d) Ventilador pulmonar específico para transporte, com bateria: 1 (um) para cada 10 (dez) leitos ou fração;

e) Equipamento para infusão contínua e controlada de fluidos ("bomba de infusão"): 3 (três) equipamentos por leito, com reserva operacional de 1 (um) para cada 3 (três) leitos;

f) Conjunto de nebulização, em máscara: 1 (um) para cada leito;

g) Conjunto padronizado de beira de leito contendo estetoscópio, fita métrica, ressuscitador manual tipo balão autoinflável com máscara e reservatório: 1 (um) conjunto para cada leito, com reserva operacional de 1 (um) para cada 2 (dois) leitos;

h) Bandejas contendo material apropriado para os seguintes procedimentos: punção lombar; drenagem liquórica em sistema fechado, diálise peritoneal, drenagem torácica com sistema fechado; traqueostomia; acesso venoso profundo, incluindo cateterização venosa central de inserção periférica (PICC), flebotomia, cateterismo de veia e artéria umbilical; exsanguinotransfusão; punção pericárdica; cateterismo vesical de demora em sistema fechado e curativos em geral;

i) Eletrocardiógrafo portátil disponível na unidade;

j) Materiais e equipamento para monitorização de pressão arterial invasiva;

k) Oftalmoscópio e otoscópio: no mínimo 2 (dois);

l) Negatoscópio, foco auxiliar portátil e aspirador cirúrgico portátil: 1 (um) por UTIN;

m) Equipamento para aferição de glicemia capilar, específico para uso hospitalar: 1 (um) para cada 5 (cinco) leitos ou fração;

n) Estadiômetro ou fita métrica: 1 por unidade;

o) Pontos de oxigênio e ar comprimido medicinal com válvulas reguladoras de pressão e pontos de vácuo para cada leito;

p) Equipamento para ventilação pulmonar não invasiva: 1(um) para cada 5 (cinco) leitos, quando o ventilador pulmonar microprocessado não possuir recursos para realizar a modalidade de ventilação não invasiva.

q) Materiais de interface facial para ventilação pulmonar nãoinvasiva (máscara ou pronga); 1 (um) por leito, devendo a UTIN dispor de todos os tamanhos: 00, 0, 1, 2, 3, e 4;

r) Fototerapia, capacete/capuz de acrílico e tenda para oxigenoterapia: 1 (um) para cada 3 (três) leitos/fração, com reserva operacional de 1 (um) para cada 5 (cinco) leitos;

s) Incubadora com parede dupla: 1 (um) por paciente de UTIN, dispondo de berços aquecidos de terapia intensiva para no mínimo 10% (dez por cento) dos leitos;

t) Incubadora para transporte completa, com monitorização contínua, suporte para equipamento de infusão controlada de fluidos, com bateria, de suporte para cilindro de oxigênio, cilindro transportável de oxigênio e kit ("maleta") para acompanhar o transporte de pacientes graves, contendo medicamentos e materiais para atendimento às emergências: 1 (uma) para cada 10 (dez) leitos ou fração;

u) Balança eletrônica portátil: 1 (uma) para cada 10 (dez) leitos;

v) Poltronas removíveis, com revestimento impermeável, para acompanhante: 1 (uma) para cada 4 (quatro) leitos ou fração;

w) Refrigerador com temperatura interna de 2° a 8°C, de uso exclusivo para guarda de medicamentos, com conferência e registro de temperatura a intervalos máximos de 24 horas: 1 (um) por UTIN;

x) Materiais para aspiração traqueal em sistemas aberto e fechado;

IV – Garantia de acesso aos seguintes serviços à beira do leito, prestados por meios próprios ou por serviços terceirizados:

a) Assistência nutricional;

b) Terapia nutricional (enteral e parenteral);

c) Assistência farmacêutica;

d) Assistência clínica vascular e cardiovascular;

e) Assistência clínica neurológica;

f) Assistência clínica ortopédica;

g) Assistência clínica urológica;

h) Assistência clínica gastroenterológica;

i) Assistência clínica nefrológica, incluindo terapia renal substitutiva;

j) Assistência clínica hematológica;

k) Assistência clínica hemoterápica;

l) Assistência clínica oftalmológica;

m) Assistência clínica otorrinolaringológica;

n) Assistência clínica de infectologia;

o) Assistência clínica cirúrgica pediátrica;

p) Assistência psicológica;

q) Assistência endocrinológica;

r) Serviço de laboratório clínico, incluindo microbiologia e hemogasometria;

s) Serviço de radiografia móvel;

t) Serviço de ultrassonografia portátil;

u) Serviço de endoscopia digestiva alta e baixa;

v) Serviço de fibrobroncoscopia;

w) Serviço de diagnóstico clínico e notificação compulsória de morte encefálica;

x) Serviço de eletroencefalografia.

y) Serviço de assistência social.

V – Garantia de acesso, no próprio estabelecimento hospitalar ou em outro com acesso formalizado, aos seguintes serviços de diagnóstico e terapêutica:

a) Cirurgia cardiovascular;

b) Cirurgia vascular;

c) Cirurgia neurológica;

d) Cirurgia ortopédica;

e) Cirurgia urológica;

f) Ressonância magnética;

g) Tomografia computadorizada;

h) Anatomia patológica;

i) Agência transfusional 24 horas;

j) Assistência clínica de genética.

VI – Equipe mínima formada nos seguintes termos:

a) 1 (um) médico responsável técnico com jornada mínima de 4 horas diárias com certificado de habilitação em Neonatologia ou Título de Especialista em Medicina Intensiva Pediátrica fornecido pela Sociedade Brasileira de Pediatria ou Residência Médica em Neonatologia reconhecida pelo Ministério da Educação ou Residência Médica em Medicina Intensiva Pediátrica reconhecida pelo Ministério da Educação;

b) 1 (um) médico com jornada horizontal diária mínima de 4 (quatro) horas, com certificado de habilitação em Neonatologia ou Título de Especialista em Pediatria (TEP) fornecido pela Sociedade Brasileira de Pediatria ou Residência Médica em Neonatologia ou Residência Médica em Medicina Intensiva Pediátrica reconhecida pelo Ministério da Educação ou Residência Médica em Pediatria, reconhecida pelo Ministério da Educação, para cada 10 (dez) leitos ou fração;

c) 1 (um) médico plantonista com Título de Especialista em Pediatria (TEP) e com certificado de habilitação em Neonatologia ou Título de Especialista em Pediatria (TEP) fornecido pela Sociedade Brasileira de Pediatria ou Residência Médica em Medicina Intensiva Pediátrica reconhecida pelo Ministério da Educação ou Residência Médica em Neonatologia ou Residência Médica em Pediatria, reconhecida pelo Ministério da Educação, para cada 10 (dez) leitos ou fração, em cada turno;

d) 1 (um) enfermeiro coordenador com jornada horizontal diária de 8 horas com habilitação em neonatologia ou no mínimo 2 (dois) anos de experiência profissional comprovada em terapia intensiva pediátrica ou neonatal;

e) 1 (um) enfermeiro assistencial para cada 10 (dez) leitos ou fração, em cada turno;

f) 1 (um) fisioterapeuta exclusivo para cada 10 leitos ou fração, em cada turno;

g) 1 (um) fisioterapeuta coordenador com, no mínimo, 2 anos de experiência profissional comprovada em unidade terapia intensiva pediátrica ou neonatal, com jornada horizontal diária mínima de 6 (seis) horas;

h) Técnicos de enfermagem, no mínimo, 1 (um) para cada 2 (dois) leitos em cada turno;

i) 1 (um) funcionário exclusivo responsável pelo serviço de limpeza em cada turno.

j) 1 (um) fonoaudiólogo disponível para a unidade;

§ 1º O mesmo profissional médico poderá acumular, na mesma unidade neonatal, a responsabilidade técnica e o papel de médico com jornada horizontal de 04 (quatro) horas, previstos nos incisos I e II do 'caput'.

§ 2º O coordenador de fisioterapia poderá ser um dos fisioterapeutas assistenciais.

Subseção II – Da UTIN Tipo III

Art. 14. Para habilitação como UTIN tipo III, o serviço hospitalar deverá contar com toda a estrutura mínima prevista no art. 13 e mais o seguinte:

I – No mínimo 50% (cinquenta por cento) dos plantonistas devem ter certificado de habilitação em Neonatologia ou Título de Medicina Intensiva Pediátrica;

II – Enfermeiro coordenador com título de especialização em terapia intensiva/terapia intensiva neonatal ou no mínimo 5 (cinco) anos de experiência profissional comprovada de atuação na área;

III – 1 (um) enfermeiro plantonista assistencial por turno, exclusivo da unidade, para cada 5 (cinco) leitos ou fração;

IV – Coordenador de fisioterapia com título de especialização em terapia intensiva pediátrica ou neonatal ou em outra especialidade relacionada à assistência ao paciente grave;

V – Bombas de infusão: 4 (quatro) por leito ou fração; e

VI – Ventilador mecânico microprocessado: 1 (um) para cada leito.

Seção II – Do Serviço de Unidade de Cuidado Intermediário Neonatal Convencional (UCINco)

Art. 15. As UCINco, também conhecidas como Unidades Semi-Intensiva, são serviços em unidades hospitalares destinados ao atendimento de recém-nascidos considerados de médio risco e que demandem assistência contínua, porém de menor complexidade do que na UTIN.

Parágrafo único. As UCINco poderão configurar-se como unidades de suporte às UTIN ou de forma independente, obedecendo à rotina de cada serviço.

Art. 16. As UCINco serão responsáveis pelo cuidado de recém-nascidos nas seguintes condições:

I – Recém-nascido que após a alta da UTIN ainda necessite de cuidados complementares;

II – Recém-nascido com desconforto respiratório leve que não necessite de assistência ventilatória mecânica ou CPAP ou Capuz em Fração de Oxigênio (FiO_2) elevada ($FiO_2 > 30\%$);

III – Recém-nascido com peso superior a 1.000 g e inferior a 1.500 g, quando estáveis, sem acesso venoso central, em nutrição enteral plena, para acompanhamento clínico e ganho de peso;

IV – Recém-nascido maior que 1.500 g, que necessite de venóclise para hidratação venosa, alimentação por sonda e/ou em uso de antibióticos com quadro infeccioso estável;

V – Recém-nascido em fototerapia com níveis de bilirrubinas próximos aos níveis de exsanguineotransfusão;

VI – Recém-nascido submetido a procedimento de exsanguinotransfusão, após tempo mínimo de observação em UTIN, com níveis de bilirrubina descendentes e equilíbrio hemodinâmico; e

VII – Recém-nascido submetido à cirurgia de médio porte, estável, após o pós-operatório imediato em UTIN.

Art. 17. Para habilitação como UCINco, o serviço hospitalar deverá contar com a seguinte estrutura mínima:

I – Funcionar em estabelecimento de saúde cadastrado no SCNES, com garantia de referência para serviços de maior complexidade, para o atendimento de recém-nascido que necessite de cuidados de tratamento intensivo e cirurgia pediátrica;

II – Contar com ambiência e estrutura física que atendam às normas estabelecidas pela ANVISA;

III – Dispor dos seguintes equipamentos:

a) Berço de calor radiante em no mínimo 10% (dez por cento) dos leitos;

b) Incubadoras simples em no mínimo 60% (sessenta por cento) dos leitos;

c) Berços de acrílico em no mínimo 30% (trinta por cento) dos leitos;

d) Monitor multiparâmetros: 1 (um) para cada 5 (cinco) leitos;

e) Ressuscitador manual tipo balão autoinflável com reservatório e válvula e máscaras para prematuros e recém-nascido a termo: 1 (um) para cada 3 (três) recém-nascidos;

f) Capacetes/capuz para oxigênio: 1 (um) para cada 4 (quatro) leitos;

g) Termômetro digital individual: 1 (um) para cada leito;

h) Estetoscópio individual: 1 (um) para cada leito;

i) Esfignomanômetro: 1 (um) para 15 (quinze) leitos ou menor fração;

j) Otoscópio e oftalmoscópio: 1 (um) para 15 (quinze) leitos ou menor fração;

k) Material e equipamento para reanimação: 1 (um) para cada 15 (quinze) leitos, de acordo com o estabelecido no Anexo I desta Portaria;

l) Conjunto de nebulizador e máscara: 1 (um) para cada 4 (quatro) leitos;

m) Aspirador portátil: 1 (um) por unidade.

n) Bomba de infusão: 1 (uma) para cada leito;

o) Aparelhos de fototerapia: 1 (um) para cada 4 (quatro) leitos;

p) Balança eletrônica: 1 (uma) para cada 15 (quinze) leitos;

q) Negatoscópio ou sistema informatizado para visualizar Raio X: 1 (um) por unidade;

r) Relógios e calendário de parede visíveis;

s) Poltronas removíveis, com revestimento impermeável: 1 (uma) por leito (para realização de contato pele a pele/posição canguru);

t) Oxímetro de pulso: 1 (um) para cada leito.

u) Termômetro: 1 (um) para cada leito..

IV – Equipe mínima formada nos seguintes termos:

a) 1 (um) responsável técnico com jornada mínima de 4 horas diárias, com certificado de habilitação em neonatologia fornecido pela Sociedade Brasileira de Pediatria (SBP) ou título de especialista em pediatria fornecido pela SBP ou residência médica em neonatologia ou residência médica em pediatria, reconhecidas pelo Ministério da Educação; permitido acumular responsabilidade técnica ou coordenação no máximo em duas unidades como UCINco e UCINca ou UTIN, podendo acumular a função de médico com jornada horizontal;

b) 1 (um) médico com jornada horizontal diária mínima de 4 (quatro) horas, preferencialmente com habilitação em neonatologia ou título de especialista em pediatria fornecido pela Sociedade Brasileira de Pediatria ou residência médica em neonatologia ou residência médica em pediatria, reconhecidas pelo Ministério da Educação, para cada 15 (quinze) leitos ou fração;

c) 1 (um) médico plantonista com habilitação em neonatologia ou título de especialista em pediatria (TEP) fornecido pela Sociedade Brasileira de Pediatria ou residência médica em neonatologia ou residência médica em pediatria, reconhecidas pelo Ministério da Educação, para cada 15 (quinze) leitos ou fração em cada turno;

d) 1 (um) enfermeiro coordenador, preferencialmente com habilitação em neonatologia ou no mínimo 2 anos de experiência profissional comprovada, com jornada horizontal diária mínima de 4 (quatro) horas, podendo acumular responsabilidade técnica ou coordenação de, no máximo, duas unidades como UCINco e UCINca;

e) 1 (um) enfermeiro assistencial, para cada 15 (quinze) leitos ou fração, em cada turno;

f) 1 (um) técnico de enfermagem para cada 5 (cinco) leitos, em cada turno;

g) 1 (um) fisioterapeuta para cada 15 leitos ou fração em cada turno;

h) 1 (um) fonoaudiólogo disponível para a unidade; e

i) 1 (um) funcionário responsável pela limpeza em cada turno.

Parágrafo único. Em unidades hospitalares que disponham de UCINco e UTIN, o responsável técnico médico e o enfermeiro coordenador responderão pelas duas unidades, favorecendo a linha de cuidado progressivo.

Art. 18. Quando não fizer parte de uma Unidade Neonatal com UTIN, a UCINco deverá contar ainda com os seguintes equipamentos:

I – Ventilador pulmonar microprocessado: 1 (um) para 15 (quinze) leitos;

II – Bandejas para procedimentos de punção lombar, drenagem torácica, curativos, flebotomia, acesso venoso, sondagem vesical e traqueostomia;

III – Incubadora de transporte com cilindro de oxigênio e ar comprimido;

IV – Equipamento para ventilação pulmonar não invasiva: 1 (um) para 15 (quinze) leitos, quando o ventilador pulmonar microprocessado não possuir recursos para realizar a modalidade de ventilação não invasiva;

V – Materiais de interface facial para ventilação pulmonar não invasiva (máscara ou pronga); 1 (um) por leito, devendo a UCINco dispor de todos os tamanhos: 00, 0, 1, 2, 3, e 4;

VI – Garantia de acesso aos seguintes serviços à beira do leito, prestados por meios próprios ou por serviços terceirizados:

a) Assistência nutricional;

b) Terapia nutricional (enteral e parenteral);

c) Assistência farmacêutica;

d) Assistência clínica vascular e cardiovascular;

e) Assistência clínica neurológica;

f) Assistência clínica ortopédica;

g) Assistência clínica urológica;

h) Assistência clínica gastroenterológica;

i) Assistência clínica nefrológica, incluindo hemodiálise;

j) Assistência clínica hematológica;

k) Assistência clínica hemoterápica;

l) Assistência clínica oftalmológica;

m) Assistência clínica otorrinolaringológica;

n) Assistência clínica de infectologia;

o) Assistência clínica cirúrgica pediátrica;

p) Assistência psicológica;

q) Assistência endocrinológica;

r) Serviço de laboratório clínico, incluindo microbiologia e hemogasometria;

s) Serviço de radiografia móvel;

t) Serviço de ultrassonografia portátil;

u) Serviço de endoscopia digestiva alta e baixa;

v) Serviço de fibrobroncoscopia;

w) Serviço de diagnóstico clínico e notificação compulsória de morte encefálica;

x) Serviço de eletroencefalografia;

y) Serviço de assistência social.

VII – Garantia de acesso, no próprio estabelecimento hospitalar ou em outro com acesso formalizado, aos seguintes serviços de diagnóstico e terapêutica:

a) Cirurgia cardiovascular;

b) Cirurgia vascular;

c) Cirurgia neurológica;

d) Cirurgia ortopédica;

e) Cirurgia urológica;

f) Ressonância magnética;

g) Tomografia computadorizada;

h) Anatomia patológica;

i) Agência transfusional 24 horas; e

j) Assistência clínica de genética.

Art. 19. A UCINco cumprirá os seguintes requisitos de humanização:

I – Controle de ruído;

II – Controle de iluminação;

III – Climatização;

IV – Iluminação natural, para as novas unidades;

V – Garantia de livre acesso a mãe e ao pai, e permanência da mãe ou pai;

VI – Garantia de visitas programadas dos familiares; e

VII – Garantia de informações da evolução dos pacientes aos familiares, pela equipe médica, no mínimo, uma vez ao dia.

Seção III – Serviço de Unidade de Cuidado Intermediário Neonatal Canguru (UCINca)

Art. 20. As UCINca são serviços em unidades hospitalares cuja infraestrutura física e material permita acolher mãe e filho para prática do método canguru, para repouso e permanência no mesmo ambiente nas 24 (vinte e quatro) horas por dia, até a alta hospitalar.

Parágrafo único. As UCINca possuirão suporte assistencial por equipe de saúde adequadamente treinada, que possibilite a prestação de todos os cuidados assistenciais e a orientação à mãe sobre sua saúde e a do recém-nascido.

Art. 21. As UCINca serão responsáveis pelo cuidado de recém-nascidos com peso superior a 1.250 g, clinicamente estável, em nutrição enteral plena, cujas mães manifestem o desejo de participar e tenham disponibilidade de tempo.

Art. 22. A UCINca somente funcionará em unidade hospitalar que conte com UCINco.

Art. 23. Para habilitação como UCINca, a unidade hospitalar deverá contar com a estrutura física mínima prevista pela Portaria nº 1.016/GM/MS, de 26 de agosto de 1993.

§ 1º Além da estrutura física mínima prevista no *caput*, a UCINca deverá dispor dos seguintes equipamentos:

I – Incubadoras simples em pelo menos 20% (vinte por cento) dos leitos;

II – Berços de acrílico em pelo menos 80% (oitenta por cento) dos leitos;

III – Ressuscitador manual tipo balão autoinflável com reservatório e válvula e máscaras para prematuros e recém-nascido a termo: 1 para cada 5 (cinco) recém-nascidos;

IV – Termômetro digital individual: 1 (um) para cada leito;

V – Estetoscópio individual: 1 (um) para cada leito;

VI – Material e equipamento para reanimação: 1 (um) para cada 15 (quinze) leitos, de acordo com o estabelecido no anexo i a esta portaria;

VII – Aspirador portátil: 1 (um) para cada 15 (quinze) leitos;

VIII – Balança eletrônica: 1 (uma) para cada 15 (quinze) leitos;

IX – Relógios e calendários de parede visíveis; e

X – Poltronas removíveis, com revestimento impermeável: 1 (uma) por leito.

§ 2º A incubadora de transporte, o esfignomanômetro, o otoscópio, o oftalmoscópio e o conjunto de nebulizador e máscara poderão ser compartilhados entre as UCINco e UCINca, guardando a proporção em relação ao número de leitos.

Art. 24. O atendimento na UCINca será feito pela(s) equipe(s) responsável(eis) pela UCINco.

Parágrafo único. Para fins de formação da equipe mínima da UCINco, nos termos do inciso IV do art. 17, serão somados os leitos de UCINco e de UCINca disponíveis na mesma unidade hospitalar.

Art. 25. A UCINca cumprirá os mesmos requisitos de Humanização previstos para a UCINco, conforme art. 19 desta Portaria.

CAPÍTULO III – DO PROCESSO DE HABILITAÇÃO

Art. 26. O processo de habilitação das Unidades Neonatal, de qualquer das tipologias descritas nesta Portaria, seguirá o seguinte fluxo:

I – Envio do pedido de habilitação pela unidade hospitalar ao respectivo gestor de saúde municipal (Municípios em gestão plena), estadual ou distrital;

II – Análise do pedido pela Secretaria de Saúde Municipal (Municípios em gestão plena), Estadual ou do Distrito Federal;

III – Em caso de análise favorável, encaminhamento de proposta pelo gestor de saúde municipal (Municípios em gestão plena), estadual ou distrital à Coordenação Geral de Atenção Hospitalar do Departamento de Atenção Especializada da Secretaria de Atenção à Saúde (CGHOSP/DAE/SAS), com a seguinte documentação:

a) Declaração assinada pelo gestor de saúde responsável, comprovando o cumprimento das exigências de habilitação previstas nesta Portaria e atestando que o estabelecimento de saúde cumpre com as normativas sanitárias ou que foi pactuado um plano de ações corretivas com cronograma de adequação entre o estabelecimento de saúde e a vigilância sanitária competente.

b) Aprovação do credenciamento da Unidade Neonatal interessada pela Comissão Intergestores Regional (CIR), se houver, e pela Comissão Intergestores Bipartite (CIB);

c) Atualização das informações referentes ao estabelecimento hospitalar no SCNES;

IV – Análise da proposta e da respectiva documentação pela CGHOSP/DAE/SAS/MS, que poderá realizar vistoria in loco para a habilitação ou a qualquer tempo; e

V – Em caso de análise favorável, publicação de portaria de habilitação pela SAS/MS.

§ 1º No caso de processo formalizado por Secretaria de Saúde de Município em gestão plena, deverá constar, além do parecer do gestor de saúde municipal, o parecer do gestor de saúde estadual, que será responsável pela integração da Unidade Neonatal à rede estadual/regional, com a definição dos fluxos de referência e contrarreferência dos pacientes.

§ 2º A análise do pedido pela Secretaria de Saúde responsável ficará na posse do gestor de saúde estadual, disponível ao Ministério da Saúde para fins de supervisão e auditoria.

CAPÍTULO IV – DAS DISPOSIÇÕES FINAIS

Art. 27. Todos os estabelecimentos que tenham UTIN, em conformidade com as normatizações anteriores, bem como UCINco e UCINca, deverão se adequar ao estabelecido nesta Portaria até 30 de novembro de 2015, sob pena de perda da habilitação;

Art. 28. As Secretarias de Saúde dos Estados em conjunto com as Secretarias de Saúde municipais e do Distrito Federal estabelecerão planejamento regional de atenção em terapia intensiva e cuidados intermediários neonatais, com a finalidade de incrementar, quantitativa e qualitativamente, o acesso dos pacientes usuários do SUS.

Art. 29. Caberá à Coordenação-Geral de Sistemas de Informação do Departamento de Regulação, Avaliação e Controle de Sistemas (CGSI/DRAC/SAS/MS) adotar as providências necessárias junto ao Departamento de Informática do SUS da Secretaria-Executiva (DATASUS/SE/MS), para o cumprimento do disposto nesta Portaria.

Art. 30. Esta Portaria entrará em vigor na data de sua publicação.

Art. 31. Fica revogada a Portaria nº 1.091/GM/MS, de 25 de agosto de 1999. Publicada no Diário Oficial da União de 26 de agosto de 1999, página 69, seção 1.

MATERIAL NECESSÁRIO PARA A REANIMAÇÃO DO RECÉM-NASCIDO (KIT carrinho)

I – Sala de parto e/ou de reanimação com temperatura ambiente de 26°C e:

a) Mesa de reanimação com acesso por 3 lados;

b) Monte de calor radiante;

c) Fontes de oxigênio umidificado e de ar comprimido, com fluxômetros;

d) Aspirador a vácuo com manômetro;

e) Relógio de parede com ponteiro de segundos;

f) Termômetro digital para mensuração da temperatura ambiente

III – Material para aspiração

a) Sondas: traqueais nº 6, 8 e 10 e gástricas curtas nº 6 e 8;

b) Dispositivo para aspiração de mecônio;

c) Seringa de 20 ml.

III – Material para ventilação

a) Reanimador manual neonatal (balão autoinflável com volume máximo de 750 ml, reservatório de O_2 e válvula de escape com limite de 30-40 cm H_2O e/ou manômetro);

b) Ventilador mecânico manual neonatal em T;

c) Máscaras redondas com coxim para prematuros tamanho 00 e 0 e de termo 1;

d) Blender para mistura oxigênio/ar; e

e) Oxímetro de pulso com sensor neonatal e bandagem elástica escura.

IV – Material para intubação traqueal

a) Laringoscópio infantil com lâmina reta nº 00, 0 e 1;

b) Cânulas traqueais sem balonete, de diâmetro uniforme 2,5/3,0/3,5 e 4,0 mm;

c) Material para fixação da cânula: tesoura, fita adesiva e algodão com SF 0,9%;

d) Pilhas e lâmpadas sobressalentes.

V – Medicações

a) Adrenalina (diluir em NaCl a 0,9% – SF a 1/10.000 em seringa de 5,0 ml para uso endotraqueal);

b) Adrenalina (diluir em NaCl a 0,9% – SF a 1/10.000 em seringa de 1,0 ml para uso endovenoso); e

c) Expansor de volume (NaCl a 0,9% – SF ou Ringer -lactato) em 2 seringas de 20 ml.

VI – Material para cateterismo umbilical

a) Campo fenestrado esterilizado, cadarço de algodão e gaze;

b) Pinça tipo kelly reta de 14 cm e cabo de bisturi com lâmina No 21;

c) Porta agulha de 11 cm e fio agulhado mononylon 4.0;

d) Cateter umbilical 5F ou 8F de PVC ou poliuretano.

VII – Outros

a) Luvas e óculos de proteção individual;

b) Compressas e gazes esterilizadas;

c) Estetoscópio neonatal;

d) Saco de polietileno de 30 x 50 cm e touca para proteção térmica do prematuro;

e) Tesoura de ponta romba e clampeador de cordão umbilical.

4 Escores Prognósticos

Graziela de Araujo Costa Zanatta
Romy Schmidt Brock Zacharias

INTRODUÇÃO

O avanço tecnológico nas unidades de terapia intensiva pediátricas (UTIP) tornou essas unidades preparadas para o tratamento de casos de alta complexidade e, consequentemente, de alto custo. Com isso, tornou-se necessário caracterizar o estágio da doença dos pacientes no momento e durante a internação, avaliando a gravidade e o prognóstico[1].

Essa avaliação pode ser feita por meio dos escores prognósticos de mortalidade e dos escores de disfunção orgânica. Os escores prognósticos de mortalidade quantificam objetivamente a gravidade do paciente criticamente enfermo, estimando a probabilidade de óbito, e auxiliam nas diversas áreas do tratamento e atendimento, tais como seleção das medicações, orientação ética e estratégias econômicas[2]. Porém, sabe-se que o uso isolado desses escores é insuficiente para avaliar a eficiência de uma UTI pediátrica, sendo também necessário o uso de escores de disfunção orgânica, que avaliam a morbidade na UTI por meio da utilização de novas terapêuticas, ou monitorizações instituídas durante a internação.

As disfunções orgânicas das crianças e dos adolescentes gravemente doentes podem apresentar condições de pior prognóstico à admissão ou durante a internação na UTIP. Há dificuldades, no momento da admissão, de estabelecer critérios clínicos e laboratoriais que possibilitem uma previsão do número ou da intensidade das disfunções orgânicas e a necessidade de intervenções diagnósticas e terapêuticas.

Desde a introdução dos escores nas UTIP, seu uso tem se tornado cada vez mais frequente e hoje esses indicadores fazem parte da metodologia dos controles de qualidade e pesquisa[3]. Eles são úteis para avaliar a qualidade do atendimento, comparar diferentes serviços, dimensionar os profissionais de acordo com o grau de complexidade, determinar o prognóstico e estimar o risco de mortalidade[4].

A utilização de um escore prático e objetivo, que apresente critérios clínicos ou laboratoriais que não espoliem ou retardem o tratamento dos pacientes é fator de impacto na qualidade de atendimento dos pacientes gravemente doentes.

O escore ideal deveria ser de fácil aplicação, não exigir grande experiência do observador, ser facilmente reprodutível, ter baixo custo, ser preciso e pouco invasivo. Porém, ainda não há consenso sobre qual poderia ser mais útil, quando utilizado de forma padronizada à internação para as crianças e adolescentes em UTIP.

É importante que, antes da utilização de um escore, ele seja validado na UTIP na qual pretende ser usado, uma vez que a população na qual ele será aplicado difere daquela em que o escore foi criado e validado.

ESCORES PROGNÓSTICOS DE MORTALIDADE

Pediatric Risk of Mortality – PRISM[1] (Quadro 4.1)

O Pediatric Risk of Mortality (PRISM) foi validado por Pollack *et al*, em 1988, a partir do Physiologic Stability Index (PSI)[5]. Foram avaliados 1.415 pacientes de nove UTIPs dos Estados Unidos entre 1984 e 1985, com 116 óbitos. As análises estatísticas eliminaram as categorias sem significância do PSI, diminuindo o número de variáveis fisiológicas, e atribuíram pesos diferentes às variáveis, criando e validando o PRISM, que utiliza 14 variáveis, tanto fisiológicas, quanto dados de exames laboratoriais. O risco de óbito é calculado mediante uma equação de regressão logística com a utilização do valor do PRISM, a idade do paciente e a presença ou não de cirurgia à admissão na UTIP. Porém, não é influenciado significativamente pelo *status* operatório do paciente e não necessita de ajuste por diagnóstico de internação.

Apresenta um excelente desempenho discriminatório e preditivo, sendo utilizado em muitas UTIP como escore prognóstico para avaliação da gravidade da doença.

Alguns estudos demonstraram que o PRISM pode ser utilizado como escore prognóstico de mortalidade em pacientes com choque séptico por meningococo[5-7]. Costa *et al*[8], *em* 2010, assim como outros autores[4,9-12], demonstraram que o PRISM tem boa capacidade de discriminação e calibração em UTIPs gerais. Carroll *et al.* (1999) demonstraram que o PRISM pode ser utilizado como escore prognóstico de mortalidade em crianças que foram submetidas a transplante hepático[13]. Gonzalez-Luis *et al.* (2001) demonstraram que o PRISM é capaz de determinar ausência ou presença de comprometimento neurológico em crianças após acidente por submersão, quando é menor ou igual a 8 ou maior ou igual a 24, embora entre valores intermediários seja difícil estabelecer essa correlação[14]. Outros estudos, porém, demonstraram que o PRISM superestima a mortalidade[15-18] ou apresenta discriminação e calibração insatisfatórias[19,20].

QUADRO 4.1 ***Variáveis do Pediatric Risk of Mortality – PRISM.***

Variáveis	Variação de acordo com a idade		Pontos
	Lactente	Criança	
PA sistólica (mmHg)	130 – 160 55 – 65 > 160 40 –54 < 40	150 – 200 65 – 75 > 200 50 – 64 < 50	2 2 6 6 7
PA diastólica (mmHg)	Todas as idades > 110		6
Frequência cardíaca (bpm)	> 160 < 90	> 150 < 80	4 4
Frequência respiratória (rpm)	61 – 90 > 90 apneia	51 – 90 > 90 apneia	1 5 5
PaO_2/FiO_2[a]	Todas as idades 200 – 300 < 200		2 3
$PaCO_2$ (mmHg)[b]	Todas as idades 51 – 65 > 65		1 5
EC Glasgow[c]	Todas as idades < 8		6
Reações pupilares	Todas as idades Anisocóricas ou dilatadas Fixas e dilatadas		4 10
TP/TTPA	Todas as idades > 1,5 x controle		2
Bilirrubina total (mg/dL)	Maiores que 1 mês > 3,5		6
Potássio (mg/dL)	Todas as idades 3,0 – 3,5 6,5 – 7,5 < 3,0 > 7,5		1 1 5 5
Cálcio (mg/dL)	Todas as idades 7,0 – 8,0 12 – 15 < 7,0 > 15		2 2 6 6

continua >>

>> continuação

QUADRO 4.1 *Variáveis do Pediatric Risk of Mortality – PRISM.*

Variáveis	Variação de acordo com a idade		Pontos
	Lactente	Criança	
Glicemia (mg/dL)	Todas as idades 40 –60 250 – 400 < 40 > 400		 4 4 8 8
Bicarbonato (mEq/L)[d]	Todas as idades < 16 > 32		 3 3

[a] Não deve ser realizado em pacientes com shunt intracardíaco ou insuficiência respiratória crônica; existe necessidade de amostra arterial;
[b] Pode ser realizado com amostra de sangue capilar;
[c] Não pode ser realizado em pacientes com sedação, paralisia, anestesia ou disfunção neurológica crônica;
[d] Pode-se utilizar os valores medidos.
Fonte: adaptado de Pollack *et al.*, 1988[1].

PEDIATRIC RISK OF MORTALITY III – PRISM III[21] (QUADRO 4.2)

Devido à introdução de novos protocolos de tratamento, intervenções terapêuticas e estratégias de monitorização, além da mudança no perfil da população internada em UTIP, foi realizada a revalidação do PRISM, em 1996, por Pollack *et al*, criando o PRISM III. Foi realizada uma coorte prospectiva em 32 UTIP nos Estados Unidos, entre 1993 e 1994, que incluíram 11.165 admissões com 543 óbitos[21].

O risco de mortalidade pode ser calculado utilizando dados das primeiras 12 horas (PRISM III-12) ou das primeiras 24 horas de internação (PRISM III-24).

A regressão logística multivariada resultou em 17 variáveis fisiológicas subdivididas em 26 itens tanto para o PRISM III-12, quanto para o PRISM III-24. O PRISM III-24 mostrou melhor acurácia para o risco de mortalidade individual.

É um dos escores mais utilizados em UTIPs nos Estados Unidos. Mostrou-se um modelo com boa acurácia e boa capacidade de discriminação, mesmo em outros países[22]. Porém, é o primeiro escore prognóstico pediátrico protegido por licenças e patentes, portanto, para adquirir as fórmulas e o cálculo final da probabilidade de óbito é necessário pagar uma taxa institucional anual.

QUADRO 4.2 *Variáveis do Pediatric Risk of Mortality III – PRISM III.*

Sinais vitais, cardiovasculares e neurológicos		
PA sistólica (mmHg)	*Escore = 3*	*Escore = 7*
■ Recém-nascido	40-55	< 40
■ Lactente	40-65	< 45
■ Criança	55-75	< 55
■ Adolescente	65-85	< 65
Temperatura	*Escore = 3*	
	< 33 ou > 40ºC	
Status *neurológico*	*Escore = 5*	
	Estupor/coma ou Glasgow < 8	
Frequência cardíaca (bpm)	*Escore = 3*	*Escore = 4*
■ Recém-nascido	215-225	> 225
■ Lactente	215-225	> 225
■ Criança	185-205	> 205
■ Adolescente	145-155	> 155
Reflexo pupilar	*Escore = 7*	*Escore = 11*
	Fixa unilateral	Fixa bilateral
Equilíbrio acidobásico (gasometria)		
Acidose (pH ou CO_2 total)	*Escore = 2*	*Escore = 6*
■ pH	7,0-7,28	< 7,0
■ CO_2	5-16,9	< 5
Alcalose (pH ou CO_2 total)	*Escore = 2*	*Escore = 3*
■ pH	7,48-7,55	> 7,55
PCO_2 (mmHg)	*Escore = 1*	*Escore = 3*
	50-75	> 75
CO_2 total	*Escore = 4*	
	> 34	
PaO_2 (mmHg)	*Escore = 3*	*Escore = 6*
	42-49	< 42
Exames bioquímicos		
Glicose	*Escore = 2*	
	> 200 mg/dL ou > 11 mmol/L	
Potássio (mEq/L)	*Escore = 3*	
	> 6,9	
Ureia (mg/dL)	*Escore = 3*	
■ Neonatal	> 11,9	
■ Outras idades	> 14,9	
Creatinina (mg/dL)	*Escore = 2*	
■ Neonatal	> 0,85	
■ Lactente	> 0,9	
■ Criança	> 0,9	
■ Adolescente	> 1,3	

continua >>

>> *continuação*

QUADRO 4.2 *Variáveis do Pediatric Risk of Mortality III – PRISM III.*

Exames hematológicos		
Leucócitos (céls/mm³)	*Escore = 4*	
	< 3.000	
Plaquetas (x 10³ céls/mm³)	*Escore = 2*	*Escore = 4*
	100-200	50-99
	Escore = 5	
	< 50	
TP ou TTPa† (seg)*	*Escore = 3*	
Neonatal	TP > 22 ou TTPa > 85	
Outras idades	TP > 22 ou TTPa > 57	

* TP = tempo de protrombina;

† TTPa = tempo de tromboplastina parcial ativado.

Fatores adicionais incluem doença cardiovascular não cirúrgica, anomalia cromossômica, câncer, admissão em UTIP prévia, reanimação cardiopulmonar pré-UTIP, cetoacidose diabética, pós-operatório e admissão hospitalar interna.
Fonte: adaptado de Pollack *et al.*, 1996)[21].

PEDIATRIC INDEX OF MORTALITY 2 – PIM2[23] (QUADRO 4.3)

É uma versão revisada do PIM[24], validada em UTIPs da Nova Zelândia, Austrália e Reino Unido por Slater *et al*, em 2003. Foram avaliados 20.787 pacientes durante o ano de 1997, com 1.104 óbitos. Foi realizada uma regressão logística para avaliar o novo modelo que, embora tenha 11 variáveis (três a mais em relação ao PIM), mostrou ser mais calibrada, segura e com melhor ajuste em diferentes grupos diagnósticos quando comparada à versão original. O risco de óbito é calculado mediante uma equação de regressão logística que utiliza as variáveis fisiológicas, *status* operatório, presença de doença de base e motivo de internação na UTIP. Apresenta boa discriminação e calibração em algumas UTIPs gerais[25-27], embora não seja adequado como escore preditivo de mortalidade em outras UTIPs[28,29].

QUADRO 4.3 *Variáveis do Pediatric Index of Mortality 2 – PIM2.*

O PIM 2 é calculado baseado nas informações obtidas no momento da admissão na UTIP, durante a primeira hora de internação.

1. Pressão arterial sistólica, mmHg (se desconhecida = 120)[a].
2. Resposta pupilar à luz (ambas > 3 mm e fixas = 1, outra ou desconhecida = 0)[b]

continua >>

>> *continuação*

QUADRO 4.3 *Variáveis do Pediatric Index of Mortality 2 – PIM2.*

3. Pressão arterial sistólica, mmHg (se desconhecida = 120)[a].
4. Resposta pupilar à luz (ambas > 3 mm e fixas = 1, outra ou desconhecida = 0)[b]
5. PaO_2, mmHg (desconhecido = 0) FiO_2 no momento da PaO_2 se oxigênio for administrado via tubo endotraqueal ou capacete (desconhecido = 0)
6. Excesso de base em sangue arterial ou capilar, mmol/L (desconhecido = 0)
7. Ventilação mecânica na primeira hora da internação na UCI (SIM = 1, NÃO = 0)[c]
8. Admissão eletiva na UTI (NÃO = 0, SIM = 1)[d]
9. A principal razão para a admissão na UCI é após uma cirurgia ou procedimento (NÃO = 0, SIM = 1)[e]
10. Admissão após cirurgia com circulação extracorpórea (SIM = 1, NÃO = 0)[f]
11. Patologia de alto risco (anotar número dos colchetes). Se dúvida= 0
    - [0] Nenhuma
    - [1] Parada cardíaca antes da admissão na UCI[g]
    - [2] Imunodeficiência combinada severa
    - [3] Leucemia/Linfoma após a 1ª indução
    - [4] Hemorragia Cerebral espontânea[h]
    - [5] Cardiomiopatia ou miocardite
    - [6] Síndrome do Ventrículo esquerdo hipoplásico[i]
    - [7] Infecção pelo HIV
    - [8] Insuficiência hepática é a principal razão para admissão na UTI[j]
    - [9] Desordens neurodegenerativas[k]
12. Patologias de baixo risco (anotar número dos colchetes). Se dúvida= 0
    - [0] Nenhuma
    - [1] Asma é a principal razão para admissão na UTI
    - [2] Bronquiolite é a principal razão para admissão na UTI[l]
    - [3] Crupe é a principal razão para admissão na UTI
    - [4] Apneia obstrutiva do sono é a principal razão para admissão na UTI[m]
    - [5] Cetoacidose diabética é a principal razão para a admissão na UTI

[a] Anotar pressão arterial sistólica = 0 se paciente em parada cardiorrespiratória, anotar 30 se paciente em choque e pressão tão baixa que não pode ser mensurada;

[b] Reações pupilares à luz são usadas como indicador de função cerebral. Não anotar como achado anormal se isso for devido a drogas, toxinas ou com lesão ocular;

[c] Ventilação mecânica inclui CPAP por máscara nasal ou facial ou BIPAP ou ventilação com pressão negativa;

[d] Admissão eletiva. Inclui admissão após cirurgia eletiva ou admissão para procedimento eletivo (por exemplo, passagem de cateter venoso central) ou monitorização eletiva ou revisão de assistência ventilatória domiciliar. Uma admissão na UTI ou cirurgia são consideradas eletivas quando não causam efeitos adversos se postergadas por mais de 6 horas;

[e] Recuperação de cirurgia ou procedimento inclui procedimento radiológico ou cateterismo cardíaco Não inclui pacientes admitidos do centro cirúrgico onde recuperação de cirurgia não é o principal motivo de internação na UTI (por exemplo, um paciente com traumatismo cranioencefálico admitido na UTI após passagem de cateter para monitorização da pressão intracraniana; o principal motivo de admissão deste paciente na UTI é o trauma cranioencefálico);

continua >>

>> *continuação*

QUADRO 4.3 ***Variáveis do Pediatric Index of Mortality 2 – PIM2.***

[f] Circulação extracorpórea. Esses pacientes devem também ser incluídos como recuperação de cirurgia;

[g] Parada cardiorrespiratória antes da admissão na UTI inclui tanto aquelas que ocorreram no hospital como as que ocorreram fora do hospital. Necessita de documentação de ausência de pulso ou necessidade de compressão torácica. Não inclui história pregressa de parada cardiorrespiratória;

[h] Hemorragia cerebral deve ser espontânea (isto é, de aneurisma ou mal formação arterio-venosa). Não inclui hemorragia cerebral traumática ou hemorragia intracraniana que não seja intracerebral (por exemplo, hemorragia subdural);

[i] Síndrome do ventrículo esquerdo hipoplásico. Qualquer idade, mas inclui somente casos onde a cirurgia de Norwood ou equivalente foi necessária no período neonatal para sobrevivência;

[j] Insuficiência hepática aguda ou crônica deve ser a principal razão de admissão na UTI. Inclui pacientes admitidos para recuperação de transplante hepático para insuficiência aguda ou crônica;

[k] Desordens neurodegenerativas. Necessita de história pregressa de perda dos marcos motores ou esse diagnóstico irá ocorrer inevitavelmente;

[l] Bronquiolite. Inclui crianças com insuficiência respiratória ou apneia central com diagnóstico clínico de bronquiolite;

[m] Apneia obstrutiva do sono. Inclui pacientes admitidos após adenoidectomia e/ou amigdalectomia nos quais apneia obstrutiva do sono é a principal razão de admissão na UTI (esses pacientes também devem ser incluídos em recuperação de cirurgia).

Fonte: adaptado de Slater *et al.*, 2003[23].

Pediatric Index of Mortality 3 – PIM3[30] (Quadro 4.4)

É uma versão recente do PIM2[23], para ajustar o risco de mortalidade das crianças admitidas na UTIP. Foi realizado um estudo coorte internacional, multicêntrico e prospectivo em seis UTIPs na Austrália, Nova Zelândia, Irlanda e Reino Unido, onde foram incluídas 53.112 crianças menores de 16 anos admitidas em 2010 e 2011. Foi realizada uma regressão logística para avaliar o novo modelo, que tem 10 variáveis. As variáveis com maior risco de óbito foram: valores fisiológicos anormais, presença de pupilas fixas e dilatadas e necessidade de VM na primeira hora e aquelas com menor risco de óbito forma: admissão eletiva, recuperação de procedimento e presença de diagnósticos de baixo risco. Embora tenha apresentado uma boa discriminação global, a mesma foi melhor na Austrália e na Nova Zelândia que no Reino Unido e na Irlanda. Por ser recente, deve ser validada por outros estudos para avaliar sua discriminação e calibração em diferentes populações (Quadro 4.4).

QUADRO 4.4 ***Variáveis do Pediatric Index of Mortality 3 – PIM3.***

1. Pressão arterial sistólica (PAS), mmHg (se desconhecida = 120)[a]
2. Reação pupilar à luz (> 3 mm e ambas fixas = 1; outra ou desconhecida = 0)[b]
3. ([FiO_2 x 100]/PaO_2). PaO_2 mmHg, FiO_2 no momento da PaO_2 se oxigênio via tubo endotraqueal ou capacete {FiO_2ou PaO_2 desconhecida ([FiO_2 x 100]/PaO_2) = 0,23}
4. Base excesso em sangue arterial ou capilar, mmol/L (se desconhecido = 0)
5. Ventilação mecânica em qualquer momento na primeira hora da UTI (não = 0; sim = 1)[c]
6. Admissão eletiva na UTI (não = 0; sim = 1)[d]
7. Recuperação cirúrgica ou de um procedimento é a principal razão de admissão na UTI[e]
   [0] Não
   [1] Sim, recuperação de um procedimento com bypass cardíaco
   [2] Sim, recuperação de um procedimento sem bypass cardíaco
   [3] Sim, recuperação de um procedimento não cardíaco
8. Diagnóstico de baixo risco. Colocar o número entre os colchetes. Se dúvida considerar = 0
   [0] Nenhum
   [1] Asma é a principal razão para admissão na UTI
   [2] Bronquiolite é a principal razão para admissão na UTI[f]
   [3] Crupe é a principal razão para admissão na UTI
   [4] Apneia obstrutiva do sono é a principal razão para admissão na UTI[g]
   [5] Cetoacidose diabética é a principal razão para admissão na UTI
   [6] Convulsão é a principal razão para admissão na UTI[h]
9. Diagnóstico de alto risco. Colocar o número entre os colchetes. Se dúvida considerar = 0
   [0] Nenhum
   [1] Hemorragia cerebral espontânea[i]
   [2] Cardiomiopatia ou miocardite
   [3] Síndrome do coração esquerdo hipoplásico[j]
   [4] Doença neurodegenerativa[k]
   [5] Enterocolite necrotizante é a principal razão para admissão na UTI
10. Diagnóstico de muito alto risco. Colocar o número entre os colchetes. Se dúvida considerar = 0
   [0] Nenhum
   [1] PCR precedendo admissão na UTI[l]
   [2] Imunodeficiência combinada grave
   [3] Leucemia ou linfoma após primeira indução[m]
   [4] Receptor de transplante de medula óssea
   [5] Insuficiência hepática é a principal razão para admissão na UTI[n]

[a] Considerar PAS= 0 se paciente em PCR; considerar PAS= 30 se paciente está chocado e a PAS é muito baixa e não pode ser mensurada;

[b] Reações pupilares à luz são usadas como indicador de função cerebral. Não considerar como achados anormais se são devido a drogas, toxinas ou injúria ocular;

[c] Ventilação mecânica inclui ventilação invasiva, CPAP por máscara ou prong nasal, ou BIPAP ou ventilação com pressão negativa;

continua >>

>> *continuação*

QUADRO 4.4 ***Variáveis do Pediatric Index of Mortality 3 – PIM3.***

[d] Admissão eletiva. Inclui admissão (planejada ou previsível) após cirurgia eletiva ou admissão após procedimento eletivo (p. ex., passagem de cateter venoso central), ou monitorização eletiva ou revisão de ventilação domiciliar. Uma admissão na UTI ou cirurgia é considerada eletiva se puder ser postergada por mais de 6 horas sem efeitos adversos;

[e] Recuperação de cirurgia ou procedimento (inclui procedimento radiológico ou cateterização cardíaca). Não inclui pacientes admitidos do centro cirúrgico após recuperação de cirurgia que não é a principal razão de admissão na UTI (p. ex., paciente com TCE que é admitido após inserção de cateter para monitorização de pressão intracraniana; neste caso a principal razão de admissão é o TCE);

[f] Bronquiolite. Inclui crianças que apresentam desconforto respiratório ou apneia central cujo diagnóstico clínico é bronquiolite;

[g] Apneia obstrutiva do sono. Inclui pacientes admitidos após adenoidectomia e/ou amigdalectomia nos quais apneia obstrutiva do sono é a principal razão de admissão na UTI (e vem para recuperar da cirurgia);

[h] Convulsões. Inclui pacientes que necessitaram de internação primariamente por *status* epilético, epilepsia, convulsão febril, ou outras síndromes epiléticas cuja admissão é necessária para controle das convulsões ou para recuperar dos efeitos das convulsões ou tratamento;

[i] Hemorragia cerebral deve ser espontânea (isto é, devido a aneurisma ou malformação AV). Não inclui hemorragia cerebral traumática ou hemorragia intracraniana que não é intracerebral (p. ex., hemorragia subdural);

[j] Síndrome do ventrículo esquerdo hipoplásico. Em qualquer idade, mas inclui somente casos que necessitaram de Norwood ou equivalente no período neonatal para sobrevida;

[k] Doença neurodegenerativa. Necessita de uma história de perda progressiva do DNPM (mesmo sem diagnóstico de condição específica), ou um diagnóstico em que a perda é inevitável;

[l] PCR precedendo admissão na UTI inclui tanto PCR intra-hospitalar como extra-hospitalar. Necessita documentação de ausência de pulso ou compressão cardíaca externa. Não inclui história de PCR;

[m] Leucemia ou linfoma. Inclui somente casos em que a admissão está relacionada a leucemia ou linfoma ou ao tratamento dessas condições;

[n] Insuficiência hepática, aguda ou crônica. Deve ser a principal razão para admissão na UTI. Não inclui pacientes admitidos para transplante hepático eletivo.

Fonte: adaptado de Straney *et al*., 2013[30].

Therapeutic Intervention Scoring System 28 – TISS (TISS-28)[31] (Quadro 4.5)

O Therapeutic Intervention Scoring System (TISS) foi proposto por Cullen *et al*[32] em 1974 e revisado em 1983 por Keene e Cullen[33]. É um método aceito para estadiamento de pacientes de alto risco, de fácil aplicação, principalmente após a validação do TISS-28[31], em 1996, que reduziu de 76 para 28 variáveis analisadas.

QUADRO 4.5 ***Variáveis do Therapeutic Intervention Scoring System 28 – TISS-28.***

TISS 28	Pontuação
Atividades básicas	
Monitorização padrão (sinais vitais horário, cálculos, balanço hídrico)	5
Laboratório (exames bioquímicos e microbiológicos)	1
Medicação única (intravenosa ou intramuscular ou oral ou por sonda)	2
Mais de uma medicação intravenosa	3
Cuidados de rotina (troca de roupa ou mudança de decúbito)	1
Cuidados frequentes com troca de roupa/com ferida extensa	1
Dreno (cuidados com drenos)	3
Suporte neurológico	
PIC (monitorização da pressão intracraniana)	4
Suporte ventilatório	
Ventilação mecânica	5
Suporte ventilatório suplementar (ventilação espontânea em tubo traqueal)	2
Cuidados com vias aéreas artificial (tubo ou traqueostomia)	1
Fisioterapia ou inalação ou aspiração traqueal	1
Suporte cardiovascular	
Droga vasoativa única	3
Drogas vasoativas múltiplas	4
Reposição volêmica (> 3L/m2/dia)	4
Cateter arterial periférico	5
Swan-Ganz (cateter em artéria pulmonar/átrio esquerdo)	8
PVC (pressão venosa central)	2
Reanimação cardiopulmonar pós-PCR nas últimas 24 horas	3
Suporte renal	
Diálise peritoneal ou hemodiálise ou técnicas dialíticas	3
Controle do volume de diurese com sonda vesical	2
Diurético (furosemida > 0,5 mg/kg/dose)	3
Suporte metabólico	
Tratamento para alcalose/acidose metabólica	4
Nutrição parenteral	3
Dieta enteral	2

continua >>

>> continuação

QUADRO 4.5 ***Variáveis do Therapeutic Intervention Scoring System 28 – TISS-28.***

Intervenções específicas	
Simples = tubo traqueal/marcapasso/ broncoscopia/balão intra-aórtico/balão Sangstein-Blachmore/cardioversão/ endoscopia/cirurgia de emergência nas últimas 24 horas/lavagem gástrica	3
Múltipla = + de uma das acima	5
Cirurgia ou procedimentos diagnósticos extenos	5

Fonte: adaptado de Reis Miranda *et al.*, 1996[31].

Deve ser realizado por um observador experiente e os dados devem ser coletados todos os dias, sempre no mesmo horário, preferencialmente pela manhã e pelo mesmo examinador. Dependendo do número total de pontos obtidos, os pacientes são classificados em quatro grupos, conforme a necessidade de vigilância e de cuidados intensivos (Quadro 4.6).

QUADRO 4.6 ***Classificação dos pacientes pelo TISS-28, conforme a necessidade de cuidados intensivos.***

Classe	Pontos	Necessidade de vigilância e cuidados
I	0 a 19	Pacientes fisiologicamente estáveis e requerendo observação profilática
II	20 a 34	Pacientes estáveis fisiologicamente, porém requerendo cuidados intensivos de enfermagem e monitorização contínua
III	35 a 60	Pacientes graves e instáveis hemodinamicamente
IV	> 60	Pacientes com indicação compulsória de internação em UTI com assistência médica e de enfermagem contínua e especializada

Fonte: adaptado de Reis Miranda *et al.*, 1996[31].

A partir das informações colhidas, podem-se obter dados de: tempo de permanência, estadiamento do paciente, admissões inapropriadas, demanda diária de cuidados intensivos, triagem para alta, razão do número de enfermeiras por pacientes e número de leitos ocupados.

ESCORES DE DISFUNÇÃO ORGÂNICA

Como a análise isolada dos escores de mortalidade é insuficiente para avaliar a eficiência de uma UTIP, uma visão mais específica de dados de morbidade é interessante para uma avaliação mais ampla. Como geralmente a taxa de mortalidade na UTIP é baixa, avaliar o número e a gravidade das disfunções orgânicas torna-se uma ferramenta útil na avaliação da qualidade de assistência prestada.

Na faixa etária pediátrica, os dois principais escores de disfunção orgânica utilizados são: PEMOD (Pediatric Multiple Organ Dysfunction) (Quadro 4.7) e PELOD (Pediatric Logistic Organ Dysfunction) (Quadro 4.8). Em um estudo comparativo entre os dois escores, o PELOD se mostrou mais discriminante que o PEMOD e apresenta a vantagem de considerar conjuntamente a gravidade relativa de cada disfunção orgânica, além do valor e gravidade individual de cada uma delas[34].

Como o PELOD é o escore de disfunção orgânica mais utilizado, recentemente foi realizada uma atualização, criando e validando o PELOD 2[35]. Foi realizado um estudo coorte prospectivo em nove UTIP (uma na Bélgica e oito na França), entre junho 2006 e outubro de 2007, sendo incluídos 3.671 pacientes com 222 óbitos. Por meio da utilização de regressão logística, foram criadas e validadas as 10 variáveis correspondentes a cinco disfunções orgânicas. Foram incluídas as variáveis pressão arterial média e lactatemia na disfunção cardiovascular e foi excluída a disfunção hepática (Quadro 4.9).

Por ser recente, deve ser validado por outros estudos para avaliar sua discriminação e calibração em diferentes populações.

ESCORES DE GRAVIDADE EM UTI NEONATAL

A sobrevivência de recém-nascidos de muito baixo peso depende tanto da idade gestacional quanto do peso de nascimento, além de outros fatores perinatais e condições fisiológicas próprias de cada recém-nascido individualmente, principalmente relacionando gravidade e situação clínica na primeira hora de vida.

Escores de gravidade para o período neonatal foram desenvolvidos com o objetivo de quantificar os fatos que podem ter influência em recém-nascidos de mesma idade gestacional e peso de nascimento com maior risco de morte, permitindo comparação intra e inter-hospitalares e permitindo estudos das medidas de qualidade[36].

QUADRO 4.7 *Variáveis do Pediatric Multiple Organ Dysfunction – PEMOD.*

DISFUNÇÃO ORGÂNICA E VARIÁVEIS	ESCORE				
	0	1	2	3	4
Neurológico	**Escala de coma de Glasgow**				
	12-15	10-11	8-9	6-7	3-5
Cardiovascular	**Pressão arterial sistólica (mmHg)**				
< 1 mês	> 64	60-64	53-59	44-52	≤ 43
≥ 1 mês e < 1 ano	> 73	67-73	58-66	45-57	≤ 44
≥ 1 ano e < 12 anos	> 82	77-82	70-76	58-69	≤ 57
≥ 12 anos	> 93	88-93	79-87	67-78	≤ 66
Renal	**Creatinina (mg/dL)**				
< 7 dias	< 1,14	1,14-2,38	2,39-3,96	3,97-5,77	> 5,77
≥ 7 dias e < 1 ano	< 0,46	0,46-0,79	0,80-1,13	1,14-1,59	> 1,59
≥ 1 ano e < 12 anos	< 0,80	0,80-1,59	1,60-2,72	2,73-3,96	> 3,96
≥ 12 anos	< 1,14	1,14-2,38	2,39-3,96	3,97-5,89	> 5,89
Pulmonar	**Relação PaO_2/FiO_2**				
	> 300	226-300	151-225	76-150	≤ 75
Hematológico	**Contagem de plaquetas (109/L)**				
	> 120	81-120	51-80	26-50	≤ 25
Hepático	**TGO (UI/L)**				
	≤ 30	31-100	101-250	251-800	> 800

Fonte: adaptado de Leteurtre *et al.*, 1999[34].

QUADRO 4.8 *Variáveis do Pediatric Logistic Organ Dysfunction – PELOD.*

DISFUNÇÃO ORGÂNICA E VARIÁVEIS	ESCORE			
	0	1	10	20
Neurológica				
	Escala de Coma de Glasgow			
	12 –15	7 – 11	4 – 6	3
	Reação pupilar			
	Ambas reativas		Ambas fixas	
Cardiovascular				
	Frequência cadíaca (bpm)			
< 12 anos	< 195		> 195	
> 12 anos	< 150		> 150	
	Pressão arterial sistólica (mmHg)			
< 1 mês	> 65		35 – 65	< 35
1 mês – 1 ano	> 75		35 – 75	< 35
1 ano – 12 anos	> 85		45 – 85	< 45
> 12 anos	> 95		55 –95	< 55

continua >>

>> continuação

QUADRO 4.8 *Variáveis do Pediatric Logistic Organ Dysfunction – PELOD.*

DISFUNÇÃO ORGÂNICA E VARIÁVEIS	ESCORE			
	0	1	10	20
Renal				
	Creatinina (mg/dL)			
< 7 dias	< 1,59		> 1,59	
7 dias – 1 ano	< 0,62		> 0,62	
1 – 12 anos	< 1,13		> 1,13	
> 12 anos	< 1,59		> 1,59	
Pulmonar				
PaO_2/FiO_2	> 70		< 70	
$PaCO_2$ (mmHg)	< 90		> 90	
Ventilação mecânica	Sem ventilação	Ventilação		
Hematológico				
Leucócitos (109/L)	> 4,5	1,5 – 4,4	< 1,5	
Plaquetas (109/L)	> 35	< 35		
Hepática				
TGO (UI/L)	< 950	> 950		
Tempo de protrombina	> 60%	< 60%		

Glasgow = escala de coma de Glasgow. Utilizar o menor valor. Se o paciente estiver sedado estimar o valor pré-sedação.
Quando uma variável é medida mais de uma vez, anotar o pior valor para cálculo do escore.
O uso de máscara de ventilação não invasiva não foi considerado ventilação mecânica.
Fonte: adaptado de Leteurtre *et al.*, 1999[34].

QUADRO 4.9 *Variáveis do Pediatric Logistic Organ Dysfunction 2 – PELOD 2.*

DISFUNÇÕES ORGÂNICAS E VARIÁVEIS PELOD 2	Pontos						
	0	1	2	3	4	5	6
Neurológico							
Glasgow	≥ 11	5-10			3-4		
Reação pupilar	Ambas reativas					Ambas fixas	
Cardiovascular							
Lactatemia (mmol/L)	< 5.0	5.0-10.9			≥ 11.0		
Pressão arterial média (mmHg)							
0 < 1 mês	≥ 46		31-45	17-30			≤ 16
1-11 meses	≥ 55		39-54	25-38			≤ 24
12-23 meses	≥ 60		44-59	31-43			≤ 30
24-59 meses	≥ 62		46-61	32-44			≤ 31
60-143 meses	≥ 65		49-64	36-48			≤ 35
≥ 144 meses	≥ 67		52-66	38-51			≤ 37

continua >>

>> *continuação*

QUADRO 4.9 *Variáveis do Pediatric Logistic Organ Dysfunction 2 – PELOD 2.*

DISFUNÇÕES ORGÂNICAS E VARIÁVEIS PELOD 2	Pontos						
	0	1	2	3	4	5	6
Renal							
Creatinina (µmol/L) (mg/dL)							
0 < 1 mês	≤ 69 (≤ 0,78)		≥ 70 (≥ 0,79)				
1-11 meses	≤ 22 (≤ 0,24)		≥ 23 (≥ 0,26)				
12-23 meses	≤ 34 (≤ 0,38)		≥ 35 (≥ 0,39)				
24-59 meses	≤ 50 (≤ 0,56)		≥ 51 (≥ 0,57)				
60-143 meses	≤ 58 (≤ 0,65)		≥ 59 (≥ 0,66)				
≥ 144 meses	≤ 92 (≤ 1,04)		≥ 93 (≥ 1,05)				
Respiratório[d]							
PaO_2 (mmHg)/FiO_2	≥ 61		≤ 60				
$PaCO_2$ (mmHg)	≤ 58	59-94		≥ 95			
Ventilação invasiva	Não			Sim			
Hematológico							
Glóbulos brancos (x 10^9/L)	> 2			≤ 2			
Plaquetas (x 10^9/L)	≥ 142	77-141	≤ 76				

Fonte: adaptado de Leteurtre *et al.*, 2013[35].

O CRIB (*Clinical Risk Index for Babies)* (Quadro 4.10) e o SNAPPE (*Score for Neonatal Acute Physiology – Perinatal Extension)* (Quadro 4.11) são os escores mais utilizados no período neonatal e já foram intensamente validados. Ambos os escores possuem algumas limitações, por terem sido desenvolvidos antes do uso do surfactante e do corticoide antenatal, em uma época em que as taxas de mortalidade eram maiores[37,38].

O CRIB foi criado como preditor de mortalidade em RNs com idade gestacional menor que 32 semanas ao nascimento e seus dados foram coletados em unidades neonatais terciárias entre 1988 e 1990 no Reino Unido. A criação do escore final se baseou na análise de regressão logística para a identificação de seis variáveis que mais se relacionassem à mortalidade. O CRIB se tornou um escore de fácil e rápida aplicação, mas apresenta a desvantagem de poder ser aplicado apenas a RN de muito baixo peso e pode estar sujeitos a alterações de acordo com tratamento proposto por utilizar critérios como FiO_2 máxima e mínima[39].

O SNAP, escore que surgiu como principal alternativa ao CRIB, foi desenvolvido com base de dados de unidades neonatais em Boston, Estados Unidos, em 1990, e foi baseado em 28 itens coletados durante as primeiras 24 horas de vida incluindo vários sistemas e exames séricos O SNAP foi posteriormente revisto e foram incluídos dados de peso de nascimento, critério de avaliação de pequenos para a idade gestacional e a pontuação do Apgar no quinto minuto de vida. Formou-se então o SNAPPE, que representa a extensão do primeiro. Posteriormente, considerando a dificuldade de coleta de dados do SNAP e SNAPPE, uma nova versão foi produzida (SNAPPE-II)[40], diminuindo o período de coleta de dados para 12 horas e reduzindo o número de variáveis para seis (Quadro 4.11) incluindo os fatores que apresentaram maior associação com mortalidade, tornando o SNAPPE-II, junto com o CRIB, os escores de mais fácil aplicação, boa discriminação e calibração em prever mortalidade no período neonatal. Em ambos os escores, o risco avaliado de mortalidade é maior quanto maior for a pontuação deste.

QUADRO 4.10 ***Clinical Risk Index for Babies – CRIB.***

Parâmetro	*Escore*
Peso de nascimento (g)	
> 1350	0
851 a 1350	1
701 a 850	4
= ou < 700	7
Gestação (semanas)	
> 24	0
= ou < 24	1
Malformações congenitas [a]	
Nenhuma	0
Sem perigo de vida	1
Com perigo de vida	3
Máximo de BE nas primeiras 24 horas de vida (mmol/L) [b]	
> -7,0	0
-7,0 a -9,9	1
-10,0 a -14,9	2
= ou < -15,0	3
Mínima FiO_2 necessária nas primeiras 12 horas	
< 0,4	0
0,41 a 0,60	2
0,61 a 0,90	3
0,91 a 1,00	4
Máxima FiO_2 necessária nas primeiras 12 horas	
< 0,40	0
0,41 a 0,60	1
0,61 a 0,90	3
0,90 a 1,00	4

[a] Excluindo-se mal formações inviáveis
[b] Por exemplo: -3,0 mmol/L – escore = 0; -16,0 mmol/L – escore = 3
Fonte: adaptado de Gagliardi *et al.* 2004[39].

QUADRO 4.11 ***Score for the Neonatal Acute Physiology Perinatal Extension – SNAPPE II.***

Fator	*Escore*
Pressão Arterial (mmHg)	
= ou > 30	0
20 a 29	9
< 20	19

continua >>

QUADRO 4.11 ***Score for the Neonatal Acute Physiology Perinatal Extension – SNAPPE II.***

Temperatura (ºC)	
= ou > 35,6	0
35,0 a 35,5	8
< 35	15
PaO_2/FiO_2	
= ou > 2,5	0
1,00 a 2,49	5
0,30 a 0,99	16
< 0,30	28
pH sérico	
= ou > 7,20	0
7,10 a 7,19	7
< 7,10	16
Convulsões	
Nenhuma ou episódio único	0
Múltiplas	19
Débito urinário (mL/kg/h)	
= ou > 0,91	0
0,10 a 0,90	5
< 0,10	18
Peso de nascimento (g)	
= ou > 1000	0
750 a 999	10
< 750	17
Pequeno para a IG	
Não	0
Sim	18
Escore de Apgar 5 min	
7 a 10	0
< 7	18
Escore Total	
Grupo 1	0 a 9
Grupo 2	10 a 19
Grupo 3	20 a 29
Grupo 4	30 a 39
Grupo 5	= ou > 40

Fonte: adaptado de Richardson *et al.*, 2001[40].

COMENTÁRIO FINAL

Na atualidade, escores de gravidade em pediatria e neonatologia são muito bem aceitos e utilizados na comparação entre vários centros. Qualquer escore de risco deve ser devidamente utilizado para sua finalidade real e obedecer a finalidade para a qual ele foi desenvolvido. Lembrar sempre que, por melhor que seja, o escore não é completamente exato e não existe fórmula matemática que pode representar a complexidade clínica do paciente pediátrico e neonatal.

REFERÊNCIAS

1. Pollack MM, Ruttimann E, Getson PR. Pediatric risk of mortality (PRISM) score. Crit Care Med. 1988;16:1110-6.
2. Kalil WJ Filho, Delgado AF, Schvartsman B, Kimura HM. Análise Clínica e Prognóstica da Síndrome de Disfunção Orgânica Múltipla. Pediatria (São Paulo). 1995;17:143-7.
3. Shann F. Are we doing a good job: PRISM, PIM and all that. Intensive Care Med. 2002;28:105-7.
4. Martha VF, Garcia PCR, Piva JP, Einloft PR, Bruno F, Rampon V. Comparação entre dois escores prognósticos (PRISM e PIM) em uma unidade de terapia intensiva pediátrica. J Pediatr. 2005;81:259-64.
5. Castellanos-Ortega A, Delgado-Rodrígues M. Comparison of the performance of two general and three specific scoring systems for meningococcal septic shock in children. Crit Care Med. 2000;28:2967-73.
6. Van Brakel MJM, Vught AJ, Gemke RJBJ. Pediatric risk of mortality (PRISM) score in meningococcal disease. Eur J Pediatr. 2000;159:232-6.
7. Leteurtre S, Leclerc F, Martinot A, Cremer R, Fourier C, Sadik A, Grandbastien B. Can generic scores (Pediatric Risk of Mortality and Pediatric Index of Mortality) replace specific scores in predicting the outcome of presumed meningococcal septic shock in children? Crit Care Med. 2001;29:1239-46.
8. Costa GA, Delgado AF, Ferraro A, Okay TS. Application of the Pediatric Risk of Mortality Score (PRISM) score and determination of mortality risk factors in a tertiary pediatric intensive care unit. Clinics (São Paulo). 2010;65:1087-92.
9. Gemke RJBJ, Bonsel GJ, van Vught AJ. Effectiveness and efficiency of a Dutch pediatric intensive care unit: Validity and application of the Pediatric Risk of Mortality score. Crit Care Med. 1994;22:1477-84.
10. El-Nawawy A. Evaluation of the outcome of patients admitted to the Pediatric Intensive Care Unit in Alexandria using the Pediatric Risk of Mortality (PRISM) Score. J Trop Pediatr. 2003;49:109-14.
11. Bellad R, Rao S, Patil VD, Mahantshetti NS. Outcome of intensive care unit patients using pediatric risk of mortality (PRISM) score. Indian J Pediatr. 2009;46:1091-2.
12. Taori RN, Lahiri KR, Tullu MS. Performance of PRISM (Pediatric Risk of Mortality) Score and PIM (Pediatric Index of Mortality) Score in a Tertiary Care Pediatric ICU. Indian J Pediatr. 2010;77:267-71.
13. Carroll CL, Goodman DM, Superina RA, Alonso EM. Pediatric risk of mortality (PRISM) scores predict outcomes in pediatric liver transplant recipients. J Pediatr Gastroenterol Nutr. 1999;29:507.
14. Gonzalez-Luis G, Pons M, Cambra FJ, Martin JM, Palomeque A. Use of the Pediatric Risk of Mortality Score as predictor of death and serious neurologic damage in children after submersion. Pediatr Emerg Care. 2001;17:405-9.
15. Goddard JM. Pediatric risk of mortality scoring overestimates severity off illness in infants. Crit Care Med. 1992;20:1662-5.
16. Slater A, Shann F. The suitability of the pediatric index of mortality (PIM), PIM2, the pediatric risk of mortality (PRISM), and PRISM III for monitoring the quality of pediatric intensive care in Australia and New Zealand. Pediatr Crit Care Med. 2004;5:447-54.
17. Eulmesekian DP, Pérez A, Minces P, Ferrero H, Bimbi TF. Validación de dos modelos de predicción de mortalidad, PRISM y PIM2, en una Unidad de Cuidados Intensivos Pediátricos. Arch Argent Pediatr. 2006;104:387-92.
18. Espuñes SP, Cid JL, Galán CR, Villanueva AM, Torre AC, Camblor P. Índices pronósticos de mortalidad en cuidados intensivos pediátricos. An Pediatr (Barc). 2007;66:345-50.
19. Wells M, Riera-Fanego JF, Luyt DK, Dance M, Lipman J. Poor discriminatory performance of the Pediatric Risk of Mortality (PRISM) score in a South African intensive care unit. Crit Care Med. 1996;24: 1507-13.
20. Ozer EA, Kizilgunesker A, Sarioglu B, Haliciolgu O, Sutcuoglu S, Yaprak I. The Comparison of PRISM and PIM scoring systems for mortality risk in infantile intensive care. J Trop Pediatr. 2004;50:334-8.
21. Pollack MM, Patel KM, Ruttimann UE. PRISM III: An update Pediatric Risk of Mortality score. Crit Care Med. 1996;24:743-52.

22. Bilan N, Galegolab BA, Emadaddin A, Shiva S. Risk of mortality in pediatric intensive care unit, assessed by PRISM-III. Pak J Biol Sci. 2009;12:480-5.
23. Slater A, Shann F, Pearson G. PIM2: a revised version of the paediatric index of mortality. Intensive Care Med. 2003;29:278-85.
24. Shann F, Pearson G, Slater A, Wilkinson K. Paediatric index of mortality a mortality prediction model for children in intensive care. Intensive Care Med. 1997;23:201-7.
25. Imamura T, Nakagawa S, Goldman RD, Fujiwara T. Validation of pediatric index of mortality 2 (PIM2) in a single pediatric intensive care unit in Japan. Intensive Care Med. 2012;38:649-54.
26. Hariharan S, Krishnamurthy K, Grannum D. Validation of Pediatric Index of Mortality-2 Scoring System in a Pediatric Intensive Care Unit, Barbados. J Trop Pediatr. 2011;57:9-13.
27. Wolfer A, Silvani P, Musicco M, Salvo I. Pediatric Index of Mortality 2 score in Italy: a multicenter, prospective, observational study. Intensive Care Med. 2007;33:1407-13.
28. Czaja AS, Scanlon MC, Kuhn EM, Jeffries HE. Performance of the Pediatric Index of Mortality 2 for pediatric cardiac surgery patients. Pediatr Crit Care Med. 2011;12:1-6.
29. Eulmesekian PG, Pérez A, Minces PG, Ferrero H. Validation of Pediatric Index of Mortality 2 (PIM2) in a single pediatric intensive care unit of Argentina. Pediatr Crit Care Med. 2007;8:54-7.
30. Straney L, Clements A, Parslow RC, Pearson G, Shann F, Alexander J et al. Paediatric Index of Mortality 3: An Updated Model for Predicting Mortality in Pediatric Intensive Care. Pediatr Crit Care Med. 2013;14:673-81.
31. Reis Miranda D, De Rijk A, Schaufeli W. Simplified therapeutic intervention scoring system: The TISS 28 itens – Results from a multicenter study. Crit Care Med. 1996;24:64-73.
32. Cullen DJ, Civetta JM, Briggs BA, Ferrara LC. Therapeutic intervention scoring system: a method for quantitative comparison of patient care. Crit Care Med. 1974;2:57-60.
33. Keene AR, Cullen DJ. Therapeutic intervention scoring system: update 1983. Crit Care Med. 1983;11:1-3.
34. Leteurtre S, Martinot A, Duhamel A, Gauvin F, Grandbastien B et al. Development of a Pediatric Multiple Organ Dysfunction Score: Use of Two Strategies. Med Decis Making. 1999;19:399-410.
35. Leteurtre S, Duhamel A, Salleron J, Grandbastien B, Lacroix J, Leclerc F et al. PELOD-2: an update of the Pediatric logistic organ dysfunction score. Crit Care Med. 2013;41:1761-73.
36. Pollack MM, Koch MA, Bartel DA, Rapoport I, Dhanireddy R, El-Mohandes AAE, Harkavy K, Subramanian S; District of Columbia Neonatal Network. A comparison of Neonatal Mortality Risk Prediction Models in Very low Birth weight Infants. Pedriatics. 2000;105(5):1051-7.
37. Dorling JS, Field DJ, Manktelow B. Neonatal disease severity scoring system. Arch Dis Child Fetal Neonatal Ed. 2005;90:F11-6.
38. De Felice C, Del Vecchio A, latini G. Evaluating illness severity for very low birth weight infants: CRIB or CRIB-II? J Mater Fetal Neonatal Med. 2005:17(4):257-60.
39. Gagliardi L, Cavazza A, Brunelli A, Battaglioni M, Merazzi D, et al. Assessing mortality risk in very low birthweight infants: a comparison of CRIB, CRIB-II, and SNAPPE-II. Arch Dis Child Fetal Neonatal Ed. 2004;89:F419-22.
40. Richardson DK, Corcoran JD, Escobar GJ, Lee SK. SNAP-II and SNAPPE-II: simplified newborn illness severity and mortality risk scores. J Pediatr. 2001;138(1):92-100.

5 Transporte do Paciente de Alto Risco

Karina Nascimento Costa
Woady Jorge Kalil Filho

INTRODUÇÃO

Qualquer deslocamento de um paciente de um local para outro é considerado transporte, desde um leito para outro dentro da mesma unidade, até quando o paciente precisa ser deslocado para outro hospital[1,2].

Os sistemas especializados de transporte têm evoluído a partir da experiência militar. As primeiras referências são do século XIX, das Guerras Napoleônicas, mas o transporte de pacientes críticos pediátricos começou a ser desenvolvido com os programas de transporte neonatal, na década de 1970. Tais programas resultaram em redução significativa na taxa de mortalidade de neonatos criticamente enfermos transportados para receber cuidados em centros regionais especializados, evidenciando a importância do transporte rápido e seguro de crianças com agravos críticos para um centro terciário especializado, realizado por uma equipe especializada no transporte pediátrico.

Cowley *et al.*[3], em 1973, instituiu o termo "Hora de Ouro" para enaltecer a importância de prover cuidados avançados de vida aos pacientes gravemente enfermos ou traumatizados na primeira hora de atendimento. Em grande número de casos, a transferência do paciente para outro serviço mais bem habilitado para atendê-lo está incluída nessa "Hora de Ouro". O transporte de recém-nascidos e crianças tem peculiaridades que requerem ser atendidas. Há muito, protocolos de transporte para recém-nascidos vem sendo divulgados e atualizados (Figura 5.1).

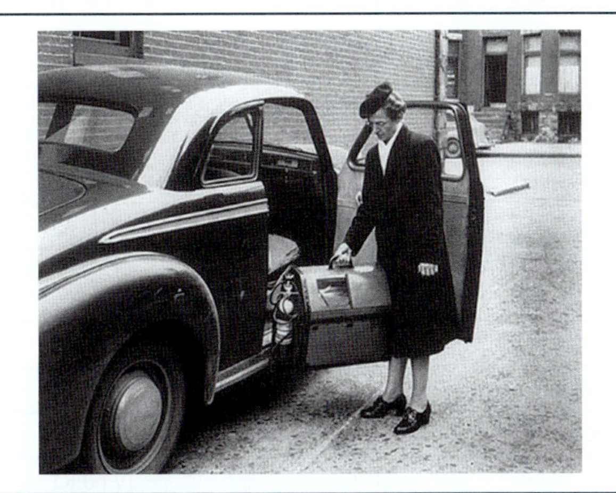

FIGURA 5.1 ***Serviço de ambulância para transporte de prematuros.***
Fonte: Coe *et al.*[4].

A decisão de transportar um paciente criticamente enfermo requer criteriosa avaliação dos possíveis benefícios e potenciais riscos desse procedimento. Os riscos podem ser minimizados se for feito um planejamento cuidadoso, disponibilizando pessoal habilitado e qualificado que disponha de material e equipamento adequado para o transporte daquele paciente. Assim, o desenvolvimento de um sistema de transporte pediátrico se faz necessário[5].

HABILIDADES NECESSÁRIAS PARA A EQUIPE DE TRANSPORTE

Embora o ideal seja estabilizar o paciente antes de transportá-lo, a equipe de transporte deve estar habilitada a manter a temperatura, a permeabilidade das vias áreas e suporte respiratório, suporte cardiovascular, suporte metabólico e, em alguns casos, até suporte infeccioso.

A condição clínica que mais frequentemente leva à necessidade de transporte de crianças é a insuficiência respiratória, seguida do traumatismo cranioencefálico. A equipe de transporte deve ter habilidade em manter e, se necessário, estabelecer a permeabilidade das vias aéreas de pacientes pediátricos (ver Capítulo 33, Via Aérea Difícil, e Capítulo 106, Acesso para as Vias Aéreas).

A necessidade de estabelecer acesso venoso seguro é frequente e permanece um desafio no lactente e na criança pequena (ver Capítulo 105, Vias de Acesso Vascular). Acesso venoso periférico é preferível, entretanto, em situações de emergência, a via intraóssea pode salvar vidas. Outros procedimentos que podem ser necessários para o monitoramento e estabilização do paciente incluem, entre outros, colocação de dreno torácico e cateterização arterial.

Os membros da equipe de transporte devem ter experiência no uso de medicamentos utilizados no tratamento da criança criticamente enferma, que incluem os usados na sequência rápida de intubação, como opioides, sedativos, hipnóticos e bloqueadores neuromusculares (Quadro 5.1).

ORGANIZAÇÃO DO SISTEMA INTEGRADO DE TRANSPORTE

São três as condições mais frequentes para a realização do transporte do doente gravemente doente:

- Transferência definitiva para serviço especializado ou UTI ("via única");
- Transferência para outro hospital para a realização de exames ou procedimentos, tanto de urgência como eletivos, com posterior retorno para a unidade de origem;
- Transporte dentro do mesmo hospital para a realização de exames ou procedimentos, tanto de urgência como eletivos;
- O ideal seria existirem sistemas regionais integrados e hierarquizados para o atendimento de todas as comunidades, com um adequado sistema de referência e contrarreferência entre eles.

QUADRO 5.1 ***Medicamentos usados na sequência rápida de intubação.***

Droga	Dose (mg/kg)	Via	Comentário
Atropina	0,02	IV ou IO	Dose mínima = 0,1 mg Dose máxima = 1 mg
Etomidato	0,3 a 0,5	IV	Movimentos mioclônicos transitórios
Midazolan	0,1	IV ou IO	Hipotensão
Cetamina	1 a 2	IV, IO ou IM	Laringoespasmo Aumento da secreção em VAS e da PIC
Thiopental	2 a 4	IV ou IO	Depressão miocárdica e hipotensão
Propofol	1 a 2	IV	Hipotensão
Lidocaína	1 a 2	IV ou IO	
Vecurônio	0,1	IV ou IO	
Rocurônio	0,6 a 1	IV a IO	Rápido início de ação
Succinilcolina	2	IV, IM ou IO	Pré-tratar com atropina

Siglas: IV = intravenoso; IO = intraósseo; VAS = vias aéreas superiores; PIC = pressão intracraniana.

Com a finalidade de normatizar o transporte de pacientes graves, o Ministério da Saúde publicou inicialmente a Portaria nº 824, de 24 de junho de 1999, que foi atualizada e substituída pela Portaria nº 814, de 01 de junho de 2001[6]. O Conselho Federal de Medicina (CFM), integrando a Portaria MS 814/2001, editou as Resoluções CFM nºs 1.671[7] e 1.672, em 09 de julho de 2003, que normatizam a atividade de transporte de pacientes, definindo responsabilidades, quantificação e qualificação dos profissionais envolvidos, normas para veículos terrestre, aquático e aéreo, classificando-os de A até F, e modos de avaliação e de certificação dos serviços de transporte.

As Resoluções CFM nºs 1.671 e 1.672 apresentam a "Normatização da atividade na área da urgência -emergência na sua fase pré-hospitalar", que está transcrita no Anexo B, no final deste capítulo, dele fazendo parte.

O transporte neonatal foi regulamentado pelo Ministério da Saúde em 2010[8] e a Sociedade Brasileira de Pediatria estabelece diretrizes para transporte de recém-nascidos de alto risco como parte integrante do seu programa de reanimação neonatal periodicamente atualizado (a atualização mais recente é de 2017).

EQUIPES NÃO ESPECIALIZADAS *VERSUS* EQUIPES ESPECIALIZADAS

Na transferência de uma criança instável há sempre o risco de deterioração ou de complicações da doença de base como consequência do próprio transporte. Idealmente, a equipe de transporte pediátrico deveria ser uma extensão da equipe da UTIP. A transferência inter-hospitalar de crianças gravemente doentes por equipes sem experiência em transporte pediátrico tem sido relacionada a níveis inaceitáveis de morbidade, o que poderia ser minimizado.

Brito *et al.*, em estudo realizado em Birmingham, no Reino Unido, mostraram que 75% das crianças gravemente doentes transportadas por equipes não especializadas sofreram complicações, sendo 23% com grande risco de vida[9]. Outro estudo, realizado nos Estados Unidos por Kanter e Tompkins, mostrou que 21% das crianças graves transportadas por equipes não especializadas sofreram deterioração fisiológica grave[10].

Há muitas evidências demonstrando que equipes especializadas transportam crianças graves com muito mais segurança do que aquelas não especializadas. Ramnarayan *et al.*[11] relataram maior taxa de sobrevida em 13.729 crianças criticamente enfermas transferidas por equipes especializadas, quando comparadas com as 3.146 crianças que foram transportadas por equipe não especializada. O ideal é que as medidas de estabilização sejam iniciadas antes da chegada da equipe de transporte.

Um sistema de transporte pediátrico, embora possa funcionar conjuntamente com transporte de adultos, compartilhando alguns componentes, tais como veículos, estrutura administrativa e alguns equipamentos, necessita que as equipes sejam integradas e coordenadas por pediatras especializados no atendimento de crianças com doenças graves. O sistema também deve possuir programas de treinamento específico para o transporte pediátrico, central de atendimento 24 horas, protocolos próprios, banco de dados, equipamentos e insumos apropriados para o cuidado de crianças, desde recém-nascidos de muito baixo peso até adolescentes.

A composição da equipe pode ser variável, de acordo com o tipo de remoção que o serviço realiza. Sua composição poderá variar, conforme as exigências clínicas da criança a ser transportada, no entanto a maioria consta de:

- Pediatra, com formação em atendimento de urgências e emergências ou em terapia intensiva pediátrica, e treinamento específico para transporte neonatal e pediátrico, com conhecimento das características dos veículos, equipamentos e medicações utilizadas.
- Enfermeira, com formação em pediatria de urgências e emergências ou em terapia intensiva pediátrica ou, no caso de recém-nascido, neonatal, e treinamento específico para transporte, com conhecimento das características dos veículos, equipamentos e medicações utilizadas.
- Condutores dos veículos, que devem ter um rígido treinamento para as peculiaridades do transporte da criança gravemente doente. O conceito do veículo bem equipado torna absolutamente desnecessários velocidade excessi-

va, desrespeito às leis de trânsito e manobras bruscas, que, na verdade, dificultam o tratamento do paciente a bordo e também geram complicações como: intubações traqueais, que, sob movimentação brusca e constante da ambulância, estão associadas à maior incidência de extubações acidentais e de posterior edema de glote.

A inclusão de fisioterapeuta respiratório deve ser considerada para o transporte de crianças com doenças respiratórias graves, que exigem assistência respiratória complexa nos percursos longos e na remoção por aerotransporte.

Apesar de o treinamento e a manutenção da equipe especializada em transporte pediátrico implicar em custos, dados indicam uma boa relação custo-benefício pela prevenção da morbidade atribuível ao transporte e redução dos custos durante a internação[12,13].

ESTRUTURA BÁSICA

É imprescindível que haja uma central de comunicação eficaz e ágil para receber solicitações e transmitir informações, além de permitir uma ampla comunicação entre o serviço de origem, a equipe de transporte e o hospital de referência. A acurácia das informações fornecidas por telefone é imprescindível e depende da experiência do médico relator, assim como a organização e indicações preparatórias dependem muito de um médico regulador experiente. Um questionário com dados relevantes pode melhorar a dinâmica das comunicações telefônicas e do transporte (Quadro 5.2).

O equipamento de comunicação com os veículos e com os integrantes da equipe deve incluir telefone celular ou sistema de rádio, conforme as condições da estrutura administrativa.

A formulação de um banco de dados informatizado (como Epi-info – software de domínio público criado pelo CDC – ou Microsoft Access) permite acesso imediato a todas as informações necessárias e gera condições para avaliações prospectivas e retrospectivas dos transportes, propiciando análises constantes das condições das equipes especializadas e da estrutura administrativa vigente.

Uma ficha própria para transporte, de duas vias e com os dados mais importantes das três fases do transporte (pré-transporte/transporte/chegada), é fundamental para a condução clínica na unidade receptora e importante para fins legais de documentação do prontuário da criança.

É necessário um consentimento informado para o transporte, explicando para a família o estado clínico do paciente, a indicação para o transporte e os riscos em potencial, devendo ser assinado pelos responsáveis legais da criança. No entanto, quando existe risco iminente de morte, na ausência dos responsáveis legais, tal consentimento pode ser considerado presumido.

TIPOS DE VEÍCULOS

Os veículos utilizados podem variar desde ambulâncias com equipamento básico até sofisticadas aeronaves. Devem ter espaço amplo, controle de temperatura e cintos de segurança para todos os ocupantes, além de possuir fontes próprias de energia e meios de comunicação de longa distância (ver Anexo B, "Normatização da atividade na área da urgência-emergência na sua fase pré-hospitalar – normas para veículos de atendimento pré-hospitalar", no final deste capítulo)[7].

QUADRO 5.2 ***Questionário de informações pré-transporte.***

Nome do hospital e do médico responsável pela recepção do paciente
Nome, data de nascimento, peso do paciente
Hipóteses diagnósticas e motivos da transferência
Resumo da história e da evolução clínica
Resumo do exame físico admissional e evolutivo, com ênfase em dados cardiovasculares, neurológicas (pressão arterial, FC, PVC, perfusão periférica, Escala de Coma de Glasgow), condições respiratórias e parâmetros de ventilação mecânica (se instituída)
Exames laboratoriais e outras investigações realizados no hospital de origem
Recomendações especiais: intubação, ventilação mecânica, terapia hídrica, drogas vasoativas, sedativos e bloqueadores neuromusculares, acesso venoso central, drenagens, distúrbios metabólicos, antibióticos etc.
Tipo de veículo usado no transporte e tempo estimado de transporte
Necessidades e disponibilidade de equipes, material e medicamentos para aplicação terapêutica no momento da chegada do paciente ao serviço de destino

Ambulância

Tem a vantagem de ser universalmente disponível e de acionamento imediato (Figura 5.2). Exige apenas dois deslocamentos do paciente (hospital → ambulância e ambulância → hospital) e tem uma grande maleabilidade de uso, permitindo estacionar para atender emergência de percurso, mudar de rota se necessário e procurar hospitais alternativos. Seu espaço físico precisa ser suficiente para a instalação de todo o equipamento necessário e a movimentação interna da equipe. É a forma mais barata de remoções e é componente fundamental na complementação do transporte aéreo por avião ou helicóptero ou do transporte aquático. Outra vantagem é que, se durante o transporte houver piora clínica do paciente, a ambulância pode parar em local seguro para atendimento do paciente.

Suas desvantagens decorrem de poder ter sua mobilidade limitada pelas condições de tráfego, do longo tempo de trânsito em distâncias maiores e do risco de acidentes por motoristas inexperientes.

Ocorre também muita vibração, devido à instabilidade do próprio veículo ou do calçamento, o que pode dificultar a monitorização dos pacientes. Nem todas as ambulâncias têm a estrutura necessária de energia, gases respiratórios e monitorização integrada compacta.

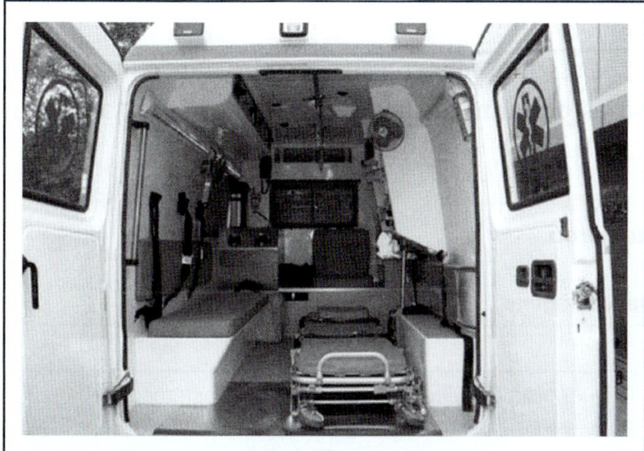

FIGURA 5.2 ***Interior de uma ambulância UTI.***
Fonte: Woady Jorge Kalil Filho.

Helicóptero

Suas principais vantagens decorrem de sua habilidade em atingir regiões de difícil acesso em curto espaço de tempo. Sua facilidade de pousar em ruas, estradas e outros locais públicos permite ainda que o paciente seja retirado diretamente do local da emergência clínica, levado a um hospital intermediário para estabilização e, a seguir, no mesmo aparelho, transportado para o hospital terciário definitivo.

Suas desvantagens incluem o espaço físico exíguo e o nível de ruído e vibração que muitas vezes dificulta ou até impede uma avaliação clínica adequada do paciente ou uma intervenção de urgência.

Avião

O transporte por avião permite maior rapidez para longas distâncias e sua abordagem merece, por si só, um capítulo à parte.

Sua cabine pode ser pressurizada e seu tamanho pode ou não ser adequado para o cuidado confortável do paciente. O ideal é que possa receber aparelhos de ventilação de vários tipos, incubadoras e grandes cilindros para gases medicinais.

É muito importante que qualquer tipo de procedimento necessário para manter e monitorar a estabilidade do paciente seja realizado em solo, no serviço de origem. Intubação traqueal, acesso venoso central e periférico, drenagem de tórax ou de líquidos de cavidades, sondagem vesical, imobilizações etc. são muito difíceis de ser realizados dentro da aeronave (Figura 5.3).

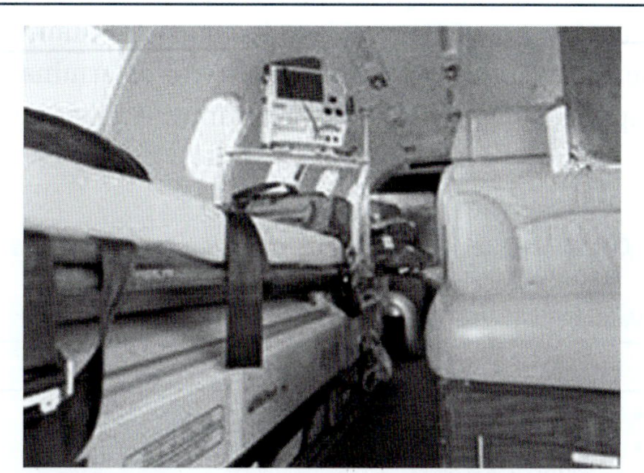

FIGURA 5.3 ***Interior de um avião UTI.***
Fonte: Woady Jorge Kalil Filho.

Suas desvantagens incluem necessitar de quatro remoções do paciente (hospital → ambulância → avião → ambulância → hospital) e o tempo total do trajeto precisa ser sempre calculado para poder servir de parâmetro comparativo com outros meios de transporte. As portas das aeronaves, especialmente as pressurizadas, são pequenas, dificultando a retirada do paciente e ocasionando, por vezes, adversidades, como a extubação.

A escolha do meio de transporte depende de alguns fatores cruciais. A disponibilidade das várias opções (ambulância simples, ambulância UTI, barco, helicóptero ou avião) já determina o início da triagem. Frente à disponibilidade de todos os meios, resta a avaliação do perfil geográfico e das condições clínicas do paciente, além das condições da unidade receptora de receber o meio utilizado.

O Quadro 5.3 resume as vantagens e desvantagens do transporte aéreo em aviões e helicópteros.

Adaptação Fisiológica para Voos em Altitude Elevada

O transporte aéreo frequentemente é escolhido quando o tempo é crucial para o atendimento do doente. Entretanto, deve-se considerar os efeitos da altitude no paciente.

Leis da física dos gases ajudam a entender os efeitos fisiológicos da altitude do voo nas pessoas[15].

Lei de Boyle

Segundo a Lei de Boyle, a uma temperatura constante, o volume de um gás varia inversamente com a pressão ($P_1V_1 = P_2V_2$). À medida que a altitude aumenta, a pressão exercida pela atmosfera diminui, permitindo que o gás se expanda em determinado espaço. No corpo humano, existem cavidades com ar que são comumente afetadas por mudanças na pressão barométrica, como orelha média, seios da face e trato gastrointestinal. Entretanto, são afetados de forma mais intensa durante o transporte aéreo: pulmões, espaço pleural (causando pneumotórax) e espaços intracraniano e intraocular. Se o paciente for transportado em altitudes maiores, a expansão de gás nesses espaços pode causar um estresse significante ao paciente.

Lei de Dalton

A Lei de Dalton afirma que a pressão total de uma mistura de gases é a soma das pressões parciais de cada um dos gases da mistura ($P_T = P_1 + P_2 + P_3...$).

A atmosfera terrestre é constituída de 78% de nitrogênio, 21% de oxigênio e 1% de outros gases. No nível do mar, a pressão atmosférica (P_T) é de 760 mmHg = 1 atmosfera. Portanto, pela lei de Dalton, a pressão de nitrogênio (P_1) é de 592,8 mmHg = 0,78 atmosfera e a de oxigênio (P_2) é de 159,6 mmHg = 0,21 atmosfera.

Quando os conceitos dessas duas leis são combinados, evidencia-se que, à medida que a altitude aumenta em relação ao nível do mar, ocorre diminuição da pressão atmosférica, com expansão do volume, mas a percentagem de gases nesse volume aumentado não muda. Assim, a percentagem de oxigênio permanece 21%, disperso em volume maior e pressão atmosférica menor.

Esse fato se torna significante para as trocas gasosas pulmonares, pois, com a mesma taxa de oxi-

QUADRO 5.3 *Vantagens e desvantagens do transporte aéreo.*

Vantagens	Desvantagens
Avião	
▪ Transporte rápido em grandes distâncias ▪ Menos ruído e vibração ▪ Maior estabilidade térmica	▪ Requer pista de decolagem e múltiplas transferências ▪ Pode ser catastrófico se ocorrer despressurização ▪ Pode navegar em condições climáticas ruins ▪ Alto custo
Helicóptero	
▪ Transporte rápido para distâncias intermediárias ▪ Chegada a locais de difícil acesso ▪ Possibilidade de heliporto no local de saída e no de chegada	▪ Grande restrição de espaço; limita equipe pelo espaço exíguo ▪ Restrições de peso ▪ Ruído e vibrações aumentados ▪ Difícil controle de temperatura ▪ Sem pressurização ▪ Maior custo que o transporte terrestre ▪ Segurança limitada em situações de emergência

Fonte: Hernando *et al.*[14].

gênio (21%), as moléculas estão dispersas e a pressão alveolar diminui, fazendo com que haja menor pressão para "empurrar" oxigênio do alvéolo para o sangue. Quando menos oxigênio é transferido para a corrente sanguínea, o resultado é a diminuição da oxigenação (Tabela 5.1).

Existem dois métodos para reduzir o risco de hipóxia no transporte aéreo (ver Capítulo 12, "Transporte e consumo de oxigênio"):

- Aumento da pressão barométrica na cabina da aeronave durante o transporte (pressurizar a cabine);
- Administrar oxigênio suplementar.

ITENS IMPORTANTES PARA O TRANSPORTE

1. Avaliar risco-benefício do transporte, evitando, se possível, viagens noturnas;
2. Contatar a unidade receptora (médico ou enfermeira) para a execução do procedimento ou exame ou recepção definitiva, prevenindo-os antes e imediatamente após a saída;
3. Certificar-se da estabilidade do paciente antes da partida;
4. Todo material fixo de bordo deve ser verificado pelo condutor do veículo (cilindros de ar, O_2 etc.) e todas as baterias de monitorização devem ser checadas pela equipe responsável;
5. Verificar todo o material de urgência/intervenção antes da partida, como: laringoscópios e suas pilhas; cânulas de intubação traqueal, assim como sondas de aspiração de vários tamanhos para RN e crianças maiores; agulhas aladas e *kit* de punção venosa, caso os acessos sejam perdidos; *kit* para drenagem torácica no caso de o paciente apresentar pneumotórax;
6. Verificar trânsito do trajeto para estimar tempo de percurso e calcular duração dos componentes (baterias, ar, O_2, medicamentos etc.);
7. Conhecer a estrutura do local de destino (monitorização disponível, tempo provável de espera no local, distância da porta ao local programado, andar da unidade de destino, disponibilidade de elevador exclusivo etc.);
8. Preparar-se para não desligar, em nenhum momento, medicamentos sob infusão contínua (principalmente drogas vasoativas) e antecipar execução das medicações consideradas "secundárias" (antibióticos, bloqueadores de H^+, sedativos etc.);
9. Seleção da equipe necessária;
10. Ajustar previamente todos os alarmes de monitorização, que devem ficar bem audíveis, devendo permanecer acionados durante todo o transporte (reajustes podem ser necessários durante o trajeto em função dos ruídos);
11. Comunicar-se com a unidade de destino pouco antes da chegada;
12. Obter consentimento informado assinado pelos responsáveis legais da criança;
13. Se o paciente for menor "maduro", obter seu assentimento.

TABELA 5.1 ***Efeitos da altitude na oxigenação[15].***

Altitude (metros)	Pressão Barométrica (mmHg)	PAO_2 (mmHg)	PaO_2 (mmHg)	$PaCO_2$ (mmHg)	Sat O_2 (%)
Nível do mar	760	159,6	103,0	40,0	98
2.440	565	118,6	68,9	36,0	93
3.050	523	109,6	61,2	35,0	87
4.575	429	90,1	45,0	32,0	84
5.490	380	79,8	37,8	30,4	72
6.100	349	73,3	34,3	29,4	66

Siglas: PAO_2 = pressão parcial alveolar de oxigênio; PaO_2 = pressão parcial arterial de oxigênio; $PaCO_2$ = pressão parcial arterial de dióxido de carbono; Sat O_2 = saturação de oxigênio.

FASE DO TRANSPORTE INTRA E INTER-HOSPITALAR

Fase Preparatória

Cuidados gerais

a. Avaliação da gravidade do paciente e do nível de estabilidade (avaliar monitorização e terapias necessárias no momento, prevendo necessidades futuras);

b. Adequação de acessos venosos, sedação e analgesia, intubação traqueal e, caso seja necessária, a imobilização da criança;

c. Confirmar novamente a estabilidade do paciente antes da partida;

d. Atenção aos procedimentos que devem ser executados antes do transporte sempre que houver instabilidade clínica de um sistema orgânico, tais como intubação traqueal, cateterização umbilical, acesso venoso central, drenagens de cavidades, sondagens gástricas e vesicais, imobilização de membros instáveis e/ou fraturados;

e. Registrar sinais vitais e exame neurológico antes da saída;

f. Anotar números de fixação da cânula traqueal, medir e marcar cateter venoso central, sondas e drenos na folha de transporte;

g. Adequar temperatura corpórea antes do transporte (RN, lactentes jovens, grandes queimados, afogados etc.):

- A hipotermia é associada com aumento da mortalidade e a hipertermia, com crises convulsivas no lactente[10,16,17];

h. Jejum preferencialmente de 6 horas ou esvaziamento gástrico para o transporte (passar SNG para prevenção de vômitos com broncoaspiração) ou SNG aberta, ou balonamento nos sangramentos digestivos, com prontidão para reposição de hemoderivados (solicitar hemoderivados para o transporte quando indicado);

i. Esvaziar saco coletor de diurese colhida por sonda vesical;

j. Sedação e analgesia para os pacientes graves que ofereçam riscos de agitação durante o transporte:

- Se possível, evitar os bloqueadores neuromusculares e de preferência não os utilizar no RN;

k. Movimentar a criança na maca ou RN na incubadora de transporte, com todos os equipamentos (aparelho de ventilação, bombas de infusão etc.), sempre em bloco, com profissionais treinados para minimizar o risco de eventos adversos como extubação acidental, perda de acessos venosos, queda de torpedos etc.;

l. Medicamentos considerados de urgência para o paciente transportado, devidamente preparados em doses certas para infusão de urgência, como sugerido no Quadro 5.4;

m. Levar folha de medicações e *kits* de urgência devidamente preparados e com doses já calculadas;

n. Levar prontuário com todos os exames do paciente e orientações básicas da unidade de origem, incluindo exames subsidiários prévios (gasometria, Ca^{++}, Na^{+}, K^{+}, glicemia, coagulograma e plaquetas, radiografias etc.);

o. Estabilizar a coluna cervical e eventuais fraturas quando presentes;

p. Ligar o aparelho de ventilação pulmonar mecânico de transporte pelo menos 15 a 30 minutos antes de mobilizar a criança e testar acoplamento com os mesmos parâmetros e modalidade com os quais a criança foi estabilizada;

q. Sempre conversar com o motorista da ambulância para evitar manobras bruscas com a viatura, que podem trazer grandes prejuízos à criança. Respeitar os sinais de trânsito sempre que possível.

Cuidados com o sistema respiratório

a. Fisioterapia respiratória menos de duas horas antes da saída, quando possível (higiene brônquica);

b. Garantir permeabilidade de vias aéreas (cânula de Guedel, cânula oro ou nasotraqueal);

c. Intubar antes da remoção os pacientes instáveis, com risco de desenvolver insuficiência cardiorrespiratória durante o transporte;

d. Avaliação gasométrica pré-transporte se houver insuficiência respiratória ou cardiovascular. No recém-nascido, manter Sat O_2 entre 88% e 92% no oxímetro de pulso. No caso de RN com cardiopatia dependente de canal arterial, a Sat O_2 deve estar entre 75% e 85%;

e. Avaliação radiológica (parênquima; coração; posicionamento da cânula, cateteres venosos, sondas enterais e drenos):

- Sanches-Pinto *et al.*[18], em um estudo prospectivo que avaliou 77 crianças que foram intubadas para o transporte, observaram que a radiografia de tórax foi obtida em 85,7% dos pacientes e que 47% desses pacientes apresentavam cânula endotraqueal mal posicionada. Os autores concluem que radiografia de tórax pós-intubação para o transporte permanece informativa e deve ser obtida sempre que possível;

f. Certificar-se da boa fixação da cânula traqueal (preferência para intubação nasotraqueal) ou da permeabilidade de vias aéreas (sempre anotar número da fixação e conferir com frequência);

g. Verificar funcionamento das válvulas dos balões autoinfláveis (Ambus): atenção aos colabamentos!;

h. Determinar o fluxo e o método de administração de O_2 para determinar necessidade durante o transporte (prever margem de segurança de pelo menos 25% a mais);

i. Providenciar e testar aspiração. Atenção às obstruções da cânula traqueal (incidência = de 8% a 42%)[9,17];

j. Ajustar ventilação mecânica como na unidade de origem;

k. Determinar o melhor segmento corpóreo para fixação do oxímetro (certificar-se do bom funcionamento e da captação do aparelho). Considerar a possibilidade de usar sensor nasal ou de lóbulo de orelha em pacientes chocados, ictéricos, hipotérmicos;

l. Atenção e prontidão para drenagem de tórax de urgência frente ao pneumotórax barotraumático (oscilações de fluxo são frequentes durante o transporte de pacientes intubados).

O melhor suporte respiratório para o transporte inter-hospitalar da criança gravemente enferma ainda é um desafio. A cânula nasal de alto fluxo (CNAF) tem surgido como um suporte promissor.

Em um estudo retrospectivo que envolveu 793 crianças abaixo de dois anos de idade, foi observado que o número de crianças transportadas com segurança com CNAF aumentou no decorrer do estudo (2005-2012) e, concomitantemente, foi observada uma diminuição no número de crianças transportadas em ventilação invasiva[19].

QUADRO 5.4 ***Medicamentos que podem ser necessários durante o transporte do paciente.***

Ressuscitação cardiorrespiratória ▪ Adrenalina/noradrenalina ▪ Bicarbonato de sódio ▪ Atropina ▪ Glicose ▪ Naloxone/flumazenil ▪ Lidocaína
Cardiovascular ▪ Digoxina ▪ Dopamina/dobutamina ▪ Furosemida ▪ Nitroprussiato de sódio
Neurológico ▪ Fenobarbital ▪ Fenitoína ▪ Diazepam/midazolam ▪ Tiopental
Respiratório ▪ Salbutamol inalatório ▪ Epinefrina racêmica ▪ Terbutalina IV ▪ Metilprednisolona/dexametasona
Sedação e Analgesia ▪ Morfina ▪ Midazolam/propofol ▪ Fentanyl/cetamina
Relaxantes musculares ▪ Rocurônio/atracúrio ▪ Succinilcolina
Antibióticos (menos importantes para o transporte) ▪ Ampicilina/oxacilina ▪ Cefotaxime/ceftriaxone ▪ Aminoglicosídeos/meropenem ▪ Vancomicina/clindamicina
Miscelânea ▪ Cloreto de potássio ▪ Gluconato de cálcio ▪ Carvão ativado ▪ Heparina, insulina

Cuidados com o sistema cardiovascular

a. Avaliação das condições cardiovasculares e da perfusão tecidual pré-transporte;
b. ECG contínuo (alterações da FC ocorrem em até 20%; arritmias);
c. Acesso venoso central (testar fixação) ou, no mínimo, dois acessos periféricos quando não houver uma via central (evitar soluções necrosantes da pele, como cálcio, adrenalina, dopamina). Heparinizar a(s) via(s) quando não houver necessidade de infusões imediatas;
d. Manutenção permanente de drogas vasoativas em bombas de infusão;
e. Conexão de soro fisiológico, Ringer-lactato ou coloides, frente à instabilidade hemodinâmica, com bomba de infusão disponível (a altura da ambulância pode prejudicar infusões rápidas) ou seringas perfusoras:
   - Pressão arterial não invasiva: atenção especial para PA (distanciamentos, pinçamentos etc.) durante todo o transporte;
   - A PA invasiva deve ser evitada, mas, se já tiver sido instalada na unidade de origem, os cuidados devem ser dobrados;
f. Pensar em sedação ou analgesia nos aumentos pressóricos e titulação das drogas vasoativas nas quedas de PA (sempre confirmar manualmente as alterações de PA, seja na PA invasiva ou na não invasiva).

Cuidados com o sistema nervoso

a. Glasgow de partida e durante o transporte, quando indicado;
b. Imobilização de cabeça, pescoço e tórax (colar cervical rígido + prancha rígida longa) frente a paciente vítima de politraumatismo, trauma cranioencefálico ou cervical;
c. Manter ventilação pulmonar mecânica como indicada pela unidade de origem;
d. Cuidado especial com vias aéreas nos pacientes comatosos;
e. Atenção às crises convulsivas focais, já que as crises tônico-clônicas generalizadas são facilmente perceptíveis, mesmo durante o transporte;
f. Sedação profunda para pacientes com edema cerebral – a ambulância deve evitar ao máximo as trepidações, arrancadas e freadas bruscas.

Fase de Transferência

Objetivos

a. Prevenir ou evitar iatrogenias;
b. Manter a estabilidade do paciente por meio de monitorização e terapêutica contínua;
c. Manter as condições orgânicas pré-transporte;
d. Minimizar o tempo gasto por meio de comunicação com o hospital receptor (quanto maior o tempo gasto no transporte, maior a incidência de efeitos adversos) e determinação antecipada e estudada do caminho mais rápido e menos turbulento para a viatura.

Cuidados durante o transporte

a. Solicitar a alguém para que o elevador esteja esperando e pronto para receber a equipe com a criança;
b. É função do médico que está transportando o paciente segurar (conter) a cânula traqueal sempre que houver risco de tração, além de manter visualização sobre cateteres, sondas e drenos;
c. O médico deve ditar a velocidade e movimentação da maca ou da incubadora de transporte até chegar à ambulância e, posteriormente, da ambulância para a unidade de destino. Deve-se evitar correr com esses equipamentos;
d. Na viatura, o médico deve manter a posição frontal com o paciente, com visualização total do mesmo e de toda a monitorização;
e. Intervir sempre que houver agitação da criança (sedação ou analgesia, se necessário);
f. Se houver queda da Sat O_2: auscultar pulmões e verificar posicionamento da cânula e, se a fixação permanecer com o mesmo número de antes da partida, aspirar a cânula caso haja secreção; em último caso manipular parâmetros, se necessário;
g. Caso ocorram alterações cardiovasculares, principalmente da PA: verificar obstrução ve-

nosa se houver disparo do alarme das bombas de infusão; verificar se a infusão das drogas vasoativas permanece estável; pensar em melhorar a sedação se houver aumento da PA e regular as drogas caso ocorra queda da mesma;

h. Verificar coletor de diurese;

i. Anotar todas as alterações dos sinais vitais, caso ocorram – é uma das melhores formas de demonstrar as intercorrências durante o transporte para a unidade de destino;

j. Verificar novamente posicionamento da cânula, cateteres e sondas antes de descer da ambulância;

k. Verificar sinais vitais (Sat O_2, PA, FC) antes de retirar a criança da ambulância;

l. Lembrar que, entre a ambulância e o hospital (seja na saída ou na chegada), podem ocorrer múltiplas mobilizações de cânula traqueal, CVC, sondas e drenos; mobilização de secreções; agitação psicomotora etc.

Acesso vascular e suporte hemodinâmico

Muitas intercorrências podem acontecer durante o transporte. Para estar preparado para qualquer situação, é prudente ter um acesso vascular para ressuscitação e uso de medicamentos, como as drogas inotrópicas contínuas. Na população pediátrica e neonatal, a obtenção do acesso venoso pode ser difícil, em especial no paciente criticamente enfermo. Se o acesso venoso periférico não for adequado e eficiente, a equipe deve considerar o acesso venoso central (se algum membro da equipe for treinado para tal procedimento) ou a via intraóssea. É importante que a equipe de transporte seja capaz de realizar esse acesso vascular. Em estudo que avaliou 1.792 pacientes pediátricos transportados, foi observado que 47 crianças necessitaram de 58 acessos em via intraóssea. Esses acessos foram colocados em uma média de 1,2 tentativas e, na primeira tentativa, em 78% dos pacientes. O acesso foi mantido por 5,2 horas[20].

Muitos monitores multiparamétricos portáteis permitem a monitorização invasiva ou não invasiva da pressão arterial (Figura 5.4). Evidências sugerem que o aumento da monitorização da pressão arterial leva a um maior número de intervenções pela equipe de transporte e a uma melhor evolução dos pacientes. Em estudo que comparou pacientes que tiveram a pressão arterial monitorizada de forma convencional não invasiva (método oscilioscópico) e de forma quase contínua (a cada 12 a 15 contrações cardíacas), foi observado que o grupo da monitorização quase contínua recebeu mais líquido intravenoso, teve menor tempo de internação e menos disfunção de órgãos[21].

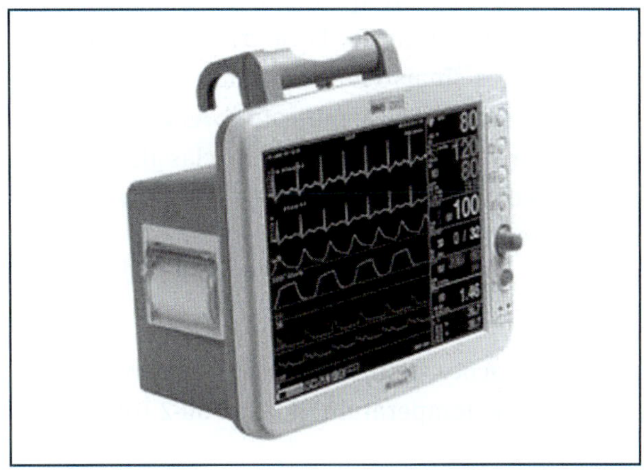

FIGURA 5.4 ***Monitor multiparâmetros.***
Fonte: Woady Jorge Kalil Filho.

No manejo do choque não responsivo ao fluído, deve ser considerada a colocação de cateter venoso central e arterial. Se na equipe de transporte não houver pessoal capacitado para realizar esses procedimentos, o suporte inotrópico pode ser iniciado em acesso venoso periférico. O inadequado tratamento da hipotensão pode levar a uma pior evolução do paciente grave, em especial do paciente politraumatizado. Crianças que sofreram traumatismo cranioencefálico e que não tiveram a hipotensão adequadamente tratada tiveram pior evolução neurológica (*Odds Ratio* = 3,7) e maior mortalidade (*Odds Ratio* = 3,4) quando comparadas com crianças que tiveram a hipotensão tratada adequadamente[22].

Episódios adversos durante o transporte

Os episódios adversos são classificados de acordo com as alterações nas variáveis fisiológicas e nas interferências relacionadas aos equipamentos.

Alterações significativas dos sinais vitais podem ser definidas de várias maneiras. As complicações observadas no transporte intra-hospitalar são praticamente as mesmas encontradas no inter-hospitalar, guardadas as devidas proporções e incidências, que devem variar segundo a distância dos deslocamentos, tempo despendido e material utilizado, além das próprias condições clínicas do paciente antes da partida (seu nível de estabilidade e disfunções orgânicas presentes)[8,9,12,17].

A constatação de uma variação de 20% das medidas basais, quando o paciente avaliado for adolescente ou adulto, é frequentemente utilizada como parâmetro de alteração. Para crianças menores, a mudança dos sinais vitais em duas vezes o desvio padrão é considerado significativo. As variações dos sinais vitais podem ser também classificadas em *minor* (não requerem terapia imediata) e *major* (requerem terapia imediata).

Deterioração fisiológica

- Alterações significativas dos sinais vitais (FC, PA, FR, temperatura) de 20% ou 2 DP do nível basal;
- Cianose ou Sat O_2 < 90%;
- Aumento do PCO_2;
- PH arterial < 7,3.

Episódios relacionados ao equipamento

- Intercorrências com a cânula traqueal (deslocamentos, perda ou obstrução por secreções), por manobras bruscas da viatura ou da maca durante as mobilizações;
- Perda do suprimento de oxigênio;
- Quebra do aspirador;
- Mau funcionamento de aparelhos, esgotamento de baterias;
- Perdas de sondas ou cateteres;
- Falhas de medicação (quebra de bombas de infusão).

Alterações cardiovasculares[3,7,8,9,12,17]

Dependem de volemia, reserva cardíaca, dependência de drogas vasoativas, adequação da sedação e ventilação pulmonar mecânica.

a. Alteração na infusão das drogas vasoativas: término da droga durante o transporte ou obstrução dos acessos venosos ou panes nas bombas de infusão podem causar instabilidade hemodinâmica irreparável (baixo fluxo cerebral ou renal, hemorragia do sistema nervoso central etc.);
b. Quarenta e um por cento das crianças transportadas podem apresentar alterações pressóricas (13% de hipertensão e 28% de hipotensão);
c. Dezoito por cento apresentam alterações de até 20% na FC;
d. Choque cardiogênico (até 6% em adultos);
e. Hipotensão com pressões diastólicas menores que dois desvios-padrão está associada a maiores danos neurológicos.

Alterações respiratórias[3,7,8,9,12,17]

a. Extubação acidental ou deslocamento da cânula com intubação seletiva;
b. Desajustes de parâmetros ventilatórios devido a variações de fluxo dos torpedos;
c. Perdas ou deslocamentos de drenos torácicos;
d. Pneumotórax por variações de fluxo (dispositivo balão-válvula-máscara, como os Ambus, ou aparelho de ventilação);
e. Colabamentos alveolares devido a mudanças bruscas da PEEP ou por acúmulo de secreções;
f. Edema de glote por movimentação intensa durante o transporte, principalmente em cânulas frouxas, sob intubação por via orotraqueal;
g. Obstrução de vias aéreas durante o transporte ocorre em até 42% dos pacientes comatosos sem cânula traqueal;
h. Hipoxemia pode ocorrer em até 23% dos transportes;
i. Parada respiratória pode ser devido à obstrução de vias aéreas em 30% dos casos ou pode ocorrer devido à hipoxemia prolongada;
j. Broncoaspiração por acúmulo de secreções bucais e/ou refluxo gastresofágico.

As crianças correm maior risco de dessaturação arterial em virtude de uma taxa metabólica mais alta e de uma alta relação da ventilação alveolar para a capacidade residual funcional, em comparação com adultos. A dessaturação arterial já foi documentada em pacientes pediátricos de baixo risco, transferidos do centro cirúrgico para a sala de recuperação.

Alterações gastrintestinais[3,7,8,9,12,17]

a. Distensão gástrica devido a escapes de intubação, predispondo ao vômito, com consequente broncoaspiração e reflexo vagal;
b. Maior tendência ao refluxo gastresofágico e aos vômitos devido à movimentação do veículo;
c. Contaminação fecal das vias urinárias (dificuldade de trocas durante o transporte).

Alterações neurológicas[3,7,8,9,12,17]

a. Aumento da pressão intracraniana;
b. Agravos cerebrais secundários à hipoxemia, baixo fluxo, vasodilatação ou vasoconstrição secundários à ventilação pulmonar;
c. Hipoventilação e hipoxemia em até 25% de crianças inconscientes com TCE;
d. Desatenção às crises convulsivas pode resultar em obstrução das vias aéreas e consequente hipoventilação;
e. Perdas de derivações ventriculares.

Alterações da temperatura[3,7,8,9,12,17]

a. Hipotermia: mais frequente em recém-nascidos e lactentes jovens, além dos grandes queimados, afogados e politraumatizados. Pode complicar o choque ou torná-lo refratário. Está associada à maior mortalidade;
b. Hipertermia: descontrole da incubadora de transporte ou falta de controle da temperatura corpórea, gerando alterações cardiovasculares que podem ser coadjuvantes para a piora do transporte de oxigênio e do edema cerebral.

Fase de Estabilização Pós-transferência

a. Relato completo para a unidade receptora das condições apresentadas durante as duas fases anteriores, por meio do preenchimento responsável da folha de transporte;
b. Identificar a folha de transporte com os nomes de todos os integrantes da equipe de transporte;
c. Anotar novamente os sinais vitais e condições clínicas do paciente na chegada ao destino, por ocasião da passagem do caso para o médico receptor;
d. Verificar a fixação da cânula traqueal e do cateter venoso central, sondas e drenos, pois podem ter sofrido deslocamento após a chegada, entre a ambulância e a unidade de destino;
e. Cobrar assinatura do médico receptor dando seu acordo com as condições clínicas à recepção do paciente:
   - Uma das vias da folha de transporte (carbonada) deve permanecer com a equipe do transporte.

Alguns estudos demonstraram uma média de 30 a 60 minutos para estabilização do paciente após um transporte *intra-hospitalar*, e de 75 a 156 minutos para estabilização do paciente após um transporte *inter-hospitalar*.

MATERIAL

A checagem completa do material utilizado deverá ser tarefa dos membros diretamente envolvidos com cada função. Os aparelhos fixos do meio de transporte (ambulância, helicóptero etc.), assim como fonte interna de energia, baterias, torpedos etc., deverão ser inspecionados pelo motorista/piloto, devidamente treinado. O material medicamentoso normalmente deve ser checado pela enfermeira que realizou o último transporte, assim como pela enfermeira responsável pelo serviço de transporte.

Uma maneira facilitadora de organização e conferência do material utilizado é a distribuição dos medicamentos e material de procedimento em *kits* lacrados. Cada vez que um kit específico for aberto (kit de intubação, de cateter venoso percutâneo, de parada cardiorrespiratória, de drenagem torácica etc.), sua inspeção e reposição serão facilitadas. Além da inspeção dos kits, deverá ocorrer uma checagem paralela do material geral do transporte, como nos Quadros 5.5, 5.6 e 5.7. As drogas utilizadas em ressuscitação devem fazer parte de todos os transportes, assim como sedativos e analgésicos.

QUADRO 5.5 *Materiais para parada cardiorrespiratória e intubação traqueal.*

Kit de parada cardiorrespiratória	*Kit* de intubação traqueal
■ Adrenalina, atropina	■ Laringoscópio e pilhas
■ Xilocaína 2% (sem vasoconstritor)	■ Cânulas para RN e crianças
■ Bicarbonato de sódio 3% e 10%	■ Bigodes de esparadrapo
■ Gluconato de cálcio 10%	■ Tintura de benjoim
	■ Sondas de aspiração traqueal 6, 8, 10...
	■ Balões autoinfláveis (Ambus)

QUADRO 5.6 *Materiais para ambulâncias.*

■ Fonte de ar e O_2	■ Fios de sutura
■ Energia elétrica	■ Luvas estéreis
■ Vácuo (Venturi)/Aspirador	■ Drenos de tórax e frascos de drenagem
■ Circuito do aparelho de ventilação	■ Soro fisiológico, soro glicosado, água destilada
■ Bombas de infusão	■ Bureta pediátrica
■ Sensores (neonatal e pediátrico)	■ Equipo de soro gotas e microgotas
■ Jogo de manguitos para PA	■ Seringas, agulhas e agulhas aladas
■ Monitor integrado (PA, FC, O_2)	■ Esparadrapo, micropore, tensoplast
■ Laringoscópio (lâminas 0 a 3)	■ Algodão
■ Cânulas de intubação	■ Sonda gástrica e de aspiração
■ Dispositivo bolsa-válvula-máscara	■ Máscara e gorro cirúrgico
■ Cateter venoso	

QUADRO 5.7 *Materiais para maca de transporte.*

- Suporte receptor do cilindro de O_2
- Suporte receptor para o aparelho de ventilação portátil
- Dispositivos bolsa-válvula-máscara (Baraca ou Ambu)
- Suporte receptor para o monitor multiparamétrico
- Estetoscópio
- Umidificador e borracha de oxigênio
- Suporte receptor para a bomba de infusão

TRANSPORTE NEONATAL

Durante o transporte, o RN está sujeito a uma série de fatores que podem levá-lo a descompensar. Daí a necessidade de a equipe que vai transportá-lo tenha habilidades para lidar com situações no limite de viabilidade, levando em consideração, entre outros, o estágio do desenvolvimento pulmonar e a capacidade de trocas gasosas dos recém-nascidos.

Os limites de viabilidade de recém-nascidos são discutidos no Capítulo 7, Bioética e como Dar Más Notícias. Várias são as indicações de transporte neonatal (Quadro 5.8)[23].

A quantificação e qualificação dos profissionais que devem participar do transporte estão especificadas na Resolução CFM nº 1.671/03[7] (Anexo A, no final deste capítulo), e deve incluir:

Medicina Neonatal

Competências clínicas

a. Fisiopatologia do parto e estabilização neonatal;
b. Enfermidades congênitas e adquiridas do RN;
c. Enfermidades frequentes do RN;
d. Parto de baixo risco e de alto risco;
e. Fisiologia do transporte terrestre e aéreo;
f. Segurança do transporte.

QUADRO 5.8 ***Indicações de transporte neonatal.***

- Insuficiência respiratória de qualquer etiologia, como
  - Síndrome do desconforto respiratório
  - Síndrome da aspiração meconial
  - Hérnia diafragmática
  - Hipertensão pulmonar persistente do RN que não possa ser tratada no centro emissor
  - Apneias persistentes e/ou bradicardia
- Prematuridade (recém-nascidos de muito baixo peso devem ser atendidos em centro terciário)
- Complicações significantes do parto, falta de resposta às manobras de reanimação, depressão neonatal grave (asfixia perinatal grave)
- Convulsões neonatais
- Suspeita de cardiopatia congênita
- Enfermidades cirúrgicas
- Suspeita de infecção (sepse, meningite)
- Suspeita de choque
- Transtornos metabólicos (acidose persistente, hipoglicemia de repetição)
- Transtorno hematológico (trombocitopenia, enfermidade hemolítica)
- Qualquer enfermidade que necessite de cuidados intensivos e tratamentos complexos (diálise peritoneal, drenagem torácica, exsanguinotransfusão, ECMO etc.)
- Qualquer recém-nascido que "não vá bem" por motivos desconhecidos

Fonte: Hernando *et al.*[14].

Procedimentos

a. Atenção ao parto/reanimação neonatal;
b. Exame físico;
c. Manejo de via aérea e intubação traqueal;
d. Acesso venoso e arterial (central e periférico);
e. Monitorização neonatal padrão e invasiva;
f. Drenagem torácica e abdominal;
g. Manejo ventilatório e hemodinâmico;
h. Preparação e administração de fármacos para pacientes neonatais.

Quanto aos meios de transporte, existem algumas peculiaridades no transporte neonatal:

Ambulâncias

A ambulância deve ser ampla, para que se possa efetuar as manobras em pé em caso de emergência. Deve conter armários para o material, assentos seguros para a equipe e espaço para a incubadora. Os sistemas de fixação de pessoal e equipamentos devem garantir uma resistência mínima às forças geradas pela velocidade, em caso de acidente. Deve haver também um sistema de elevação pneumática para carga e descarga da incubadora de transporte (Figura 5.5). Também deve haver um gerador de corrente de 240 v ou inversor 120 v/240 v suficiente para manter a demanda de corrente elétrica de todo o equipamento utilizado durante o transporte.

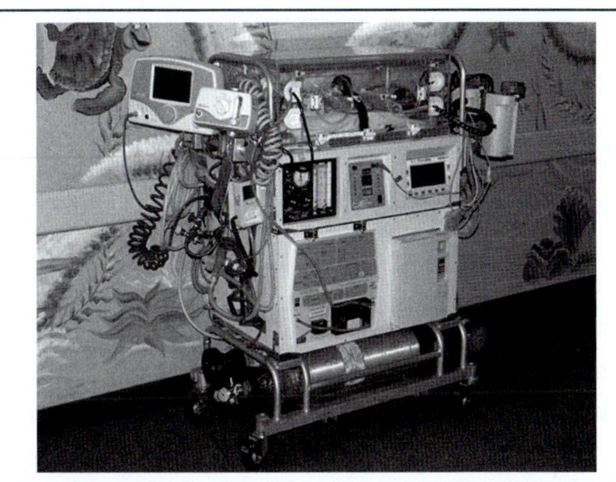

FIGURA 5.5 ***Incubadora de transporte, com ventilador de alta frequência e óxido nítrico inalatório.***
Fonte: Coe et al.[5].

Transporte Aéreo

Para o transporte aéreo, são empregados helicópteros ou aeronaves de asa fixa. Os helicópteros são eficientes para o transporte de pacientes graves num raio de 160 a 240 km, mas apresentam algumas desvantagens, tais como o espaço interno limitado para manipular o RN diante de intercorrências e o elevado nível de ruído interno e vibração. Como a cabine não é pressurizada, podem ocorrer modificações fisiológicas, em especial expansão de escapes gasosos, propiciando a instabilidade clínica do paciente durante o voo. Há também alterações do funcionamento dos aparelhos eletrônicos durante o transporte, devendo-se prestar atenção à infusão de líquido e ao ajuste do ventilador mecânico. Além disso, deve-se lembrar de que a pressão barométrica e a temperatura diminuem com o aumento da altitude, devendo-se tomar especial cuidado com a homeostase térmica do recém-nascido.

A aeronave de asa fixa é indicada para transporte de longa distância pela rapidez, iluminação e espaço interno adequados para a monitorização e manipulação do recém-nascido. Além disso, a cabine da aeronave é pressurizada e apresenta pouca vibração e ruído. As desvantagens incluem o custo operacional elevado e a necessidade de ambulância ou helicóptero para o transporte do paciente ao aeroporto e vice-versa[24].

Situações Especiais no Transporte Neonatal

Apesar de todas as vantagens já comprovadas do surfactante, a sua administração pode levar à obstrução de vias aéreas e do brônquio fonte direito. Esse fator deve ser sempre lembrado quando se transporta um RN que recebeu surfactante pouco antes do transporte ser realizado. Após a administração do surfactante, deve ser feita monitorização da complacência pulmonar e ajustes dos parâmetros de ventilação mecânica durante o transporte, com o objetivo de prevenir complicações clínicas, como o pneumotórax ou a oclusão do tubo traqueal.

Os parâmetros do aparelho de ventilação vão depender da doença do recém-nascido, porém deve-se sempre tentar oferecer uma ventilação pulmonar mecânica que não provoque lesão dos pulmões, ou seja, oferecer o mínimo necessário para manter a ventilação mais adequada para aquele paciente. Os parâmetros ventilatórios devem ser apropriados para obter níveis de PaO_2 entre 50 e 70 mmHg, $PaCO_2$ entre 35 a 45 mmHg, aceitando-se níveis mais elevados, de até 60 mmHg, desde que o pH se mantenha > 7,20.

Geralmente, é possível atingir os objetivos acima oferecendo no aparelho de ventilação mecânica uma fração de oxigênio inspirado (FiO_2) entre 40% e 60%, níveis de pressão inspiratória positiva (PInsP) entre 18 e 20 cmH_2O, frequência respiratória (FR) de 40 por minuto, tempo inspiratório (Ti) de 0,4 a 0,5 segundos, relação I/E de 1:2 e pressão expiratória final positiva (PEEP) de 4 a 5 cmH_2O.

No RN de risco, a glicemia deve ser avaliada a cada 30 minutos, até a sua estabilização; e se ela for inferior a 40 mg/dL e o RN for assintomático, é necessário apenas aumentar a velocidade de infusão de glicose (VIG) que inicialmente é colocada em 4 para 6 mg/kg/min. Se o RN apresentar sintomas, deve ser ministrado, por via endovenosa, 2 mL/kg de glicose a 10% e, em seguida, a VIG deve ser aumentada. Se a hipoglicemia persistir, o aumento de 2 mg/kg/min na VIG deve ser feito até a glicemia estabilizar.

As crises convulsivas podem ser diagnosticadas durante o transporte do RN e, afastando as causas metabólicas, os anticonvulsivantes mais utilizados são o fenobarbital na dose de ataque de 20 mg/kg, sendo possível atingir dose de 40 mg/kg se a convulsão não cessar. Esse tratamento deve ser continuado com a dose de 4 a 5 mg/kg/dia, em dose única, a cada 24 horas. A fenitoína seria o segundo fármaco de escolha, na dose de ataque de 20 mg/kg, EV, administrada lentamente, até 0,5 mg/kg/min, seguida da dose de manutenção de 5 a 8 mg/kg/dia a cada 12 horas.

Os cuidados pré-operatórios de um RN com cardiopatia congênita afetam a evolução pós-operatória e a mortalidade. Na suspeita de cardiopatia congênita dependente de canal arterial, a infusão de prostaglandina E1 (PGE1) deve ser iniciada. A dose deve ser de 0,05 mcg/kg/min e o seu efeito ocorre em 30 minutos. Pode-se aumentar até 0,1 mcg/kg/min, caso não haja resposta às doses mais baixas. Existem efeitos colaterais tais como: apneia, diarreia, *rash* cutâneo e hipertermia. A medicação deve ser administrada em acesso venoso seguro, com bomba de infusão. Quando necessário, suporte inotrópico deve ser iniciado.

Outras causas comuns de transporte são recém-nascidos com malformações congênitas. Naqueles com hérnia diafragmática, a intubação traqueal deve ser realizada antes do transporte, além da colocação de sonda naso ou orogástrica de maior calibre. Se possível, o pico de pressão e o volume corrente devem ser limitados para evitar lesão pulmonar induzida pela ventilação mecânica.

Os recém-nascidos com defeito de parede abdominal, em especial aqueles com gastrosquise, têm risco aumentado de hipotermia e de hipoglicemia, além de uma maior perda hídrica insensível. O defeito deve ser protegido com compressa estéril e, se houver rotura dos tecidos, colocar acima da compressa um material plástico poroso. O defeito deve ser manipulado somente com luvas estéreis, evitando-se manipulações múltiplas. O RN deve ser transportado em decúbito lateral esquerdo (levando-se em consideração que na maioria dos RN o orifício da gastrosquise se encontra à esquerda), com um suporte para as vísceras expostas, evitando assim a torção ou tensão das mesmas.

Nos casos de atresia de esôfago, transportar o RN em decúbito elevado para prevenir pneumonia aspirativa. É importante ficar atento ao fato de que nas crianças com fístula traqueoesofágica distal (tipo C), há risco de insuflação gástrica e intestinal através da fístula quando do uso de ventilação com pressão positiva. Ventilação com bolsa-válvula-máscara e CPAP nasal deve ser evitada. Se o RN requerer intubação traqueal, a cânula deve ser posicionada próximo à carina, evitando-se a passagem de ar pela fístula traqueoesofágica, pois, embora raros, já foram descritos casos de rotura gástrica pela passagem de ar pressurizado.

A encefalopatia hipóxico-isquêmica (EIH) ocorre durante o período perinatal e é uma causa de grave e permanente déficit neurológico. A hipotermia, seja de corpo inteiro ou seletiva do polo cefálico, reduz a morte e o comprometimento do desenvolvimento neuropsicomotor em neonatos que sofreram EIH de moderada a severa. O início da hipotermia é vital e deve ocorrer em até seis horas após o nascimento. Essa janela crítica é facilmente alcançada quando os neonatos nascem em um centro terciário, mas, quando esses RNs precisam ser transportados, para que a janela de tempo para o início da hipotermia terapêutica seja alcançada, a hipotermia precisa ser iniciada durante o transporte[25].

A hipotermia no transporte neonatal pode ser realizada de forma passiva, quando se desligam todas as formas de aquecimento externo e se monitora com frequência a temperatura do neonato. Essa modalidade de hipotermia tem algumas desvantagens, pois é difícil manter a temperatura dentro do alvo (32,5°C a 34°C) durante o transporte. O resfriamento excessivo pode ter sérios efeitos adversos, como arritmias, anormalidades eletrolíticas, trombocitopenias e coagulopatias[25]. Quando o resfriamento passivo é utilizado antes do transporte, é recomendado medir a temperatura central do RN a cada 15 minutos até o transporte. Se a temperatura do RN cair abaixo de 33°C, a fonte de calor radiante deve ser religada e o termostato regulado para ficar 0,5°C acima da temperatura corrente do RN. Deve-se seguir monitorando a temperatura central do RN a cada 15 minutos, procurando manter a temperatura dentro dos limites alvo.

A mensuração da temperatura varia. Os métodos mais comuns são a axilar e a retal. A temperatura axilar do neonato não reflete com acurácia a temperatura retal ou a central, podendo ter uma diferença de 2°C a 4°C para a temperatura central. Na medição da temperatura retal, o termômetro retal deve ser inserido de 2 a 3 cm no reto.

Existem também dispositivos para o resfriamento ativo dos neonatos (Figuras 5.6 e 5.7).

O escore TRIPS (*Transport Risk Index of Physiologic Stability*)[27] é utilizado no início e ao final de cada transporte do RN, pois contribui para avaliar a qualidade do atendimento de hospitais de nível primário e secundário antes de iniciar o transporte, assim como durante o transporte. Esse escore é utilizado também para predizer mortalidade no sétimo dia após o transporte e a presença de hemorragia intra e periventricular grave. O valor obtido pode ser utilizado como base de comparação para condições antes e após o transporte (Quadro 5.9).

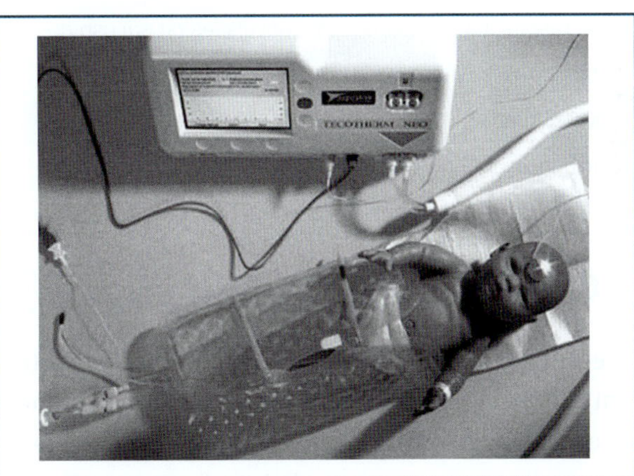

FIGURA 5.6 ***Dispositivo para resfriamento neonatal.***
Fonte: Schierhalz *et al.*[15].

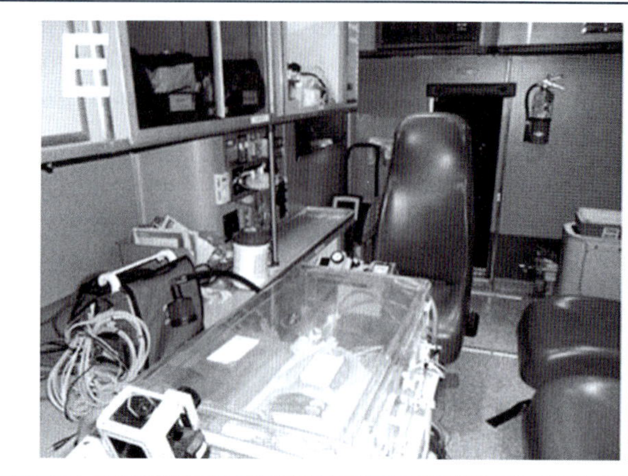

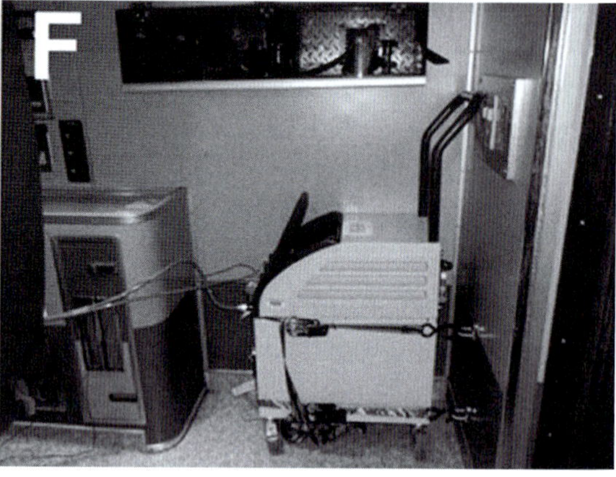

FIGURA 5.7 ***Dispositivo para resfriamento e realização da hipotermia terapêutica neonatal em ambulância.***

Fonte: Hobson *et al.*[26].

QUADRO 5.9 ***Cálculo de índice de risco para o transporte (TRIPS).***

Temperatura	**Pontuação**
< 36,1°C ou > 37,6°C	8
36,1°C a 36,5°C ou 37,2°C a 37,6°C	1
36,6°C a 37,1°C	0
Padrão respiratório	**Pontuação**
Apneia, *gasping*, intubado	14
Frequência respiratória > 60 IRM e/ou saturação de oxigênio < 85%	5
Frequência respiratória ≤ 60 IRM e/ou saturação de oxigênio ≥ 85%	0
Pressão arterial sistólica (mmHg)	**Pontuação**
< 20	26
Entre 20 e 40	16
> 40	0
Estado neurológico	**Pontuação**
Sem resposta a estímulos, com convulsões ou em uso de relaxante muscular	17
Letárgico, não chora	6
Ativo, chorando	0

Fonte: Lee *et al.*[27].

CONCLUSÕES

A equipe de transporte pediátrico e neonatal tem um papel vital no cuidado da criança gravemente enferma ou traumatizada, pois o transporte de um paciente gravemente doente faz parte da continuidade de seu tratamento. Essa remoção não é apenas um momento transitório do tratamento, pois poderão ocorrer repercussões gravíssimas se o procedimento não for realizado por uma equipe especializada e bem equipada.

É vital que a equipe tenha habilidades em lidar com as peculiaridades do paciente pediátrico e do neonato e que esteja em constante treinamento. Habilidades como acesso à via aérea e vascular, além do conhecimento da farmacocinética e farmacodinâmica das principais drogas utilizadas na criança gravemente enferma, são essenciais na equipe de transporte. Também é fundamental que os médicos envolvidos tenham consciência de todos os problemas que poderão enfrentar caso não sejam adotadas todas as medidas de precaução de complicações e manutenção da estabilidade do paciente.

Uma estrutura organizada de transporte tem impacto no prognóstico dos pacientes criticamente enfermos. É preciso que as autoridades administrativas e políticas forneçam condições técnicas aos hospitais por meio de cursos de formação dos médicos de urgência pediátrica e neonatal, assim como invistam na compra de materiais apropriados para o transporte desses pacientes.

REFERÊNCIAS

1. Goodman DC, Fisher ES, Little GA, Stukel TA, Chang C, Schoendorf KS. The relation between the availability of neonatal intensive care and neonatal mortality. N Engl J Med. 2002;20:1538-44.
2. Cifuentes J, Bronstein J, Phibbs CS, Phibbs RH, Schmitt SK, Carlo WA. Mortality in Low Birth Weight Infants According to Level of Neonatal Care at Hospital of Birth. Pediatrics. 2002;109:745-51.
3. Cowley RA, Hudson F, Scanlan E, Gill W, Lally RJ, Long W, Kuhn AO. An economical and proved helicopter program for transporting the emergency critically ill and injured patient in Maryland. J Trauma. 1973;12:1029-38.
4. Coe KL, Jamie SF, Baskerville RM. Managing common neonatal respiratory conditions during transport. Adv Neonatal Care. 2014;14(Suppl 5):S3-10.
5. Marba STM, Guinsburg R. Transporte de recém-nascido de risco. In: Recomendações do Departamento de Neonatologia; 2001.
6. Ministério da Saúde (Brasil), Gabinete do Ministro. Portaria nº 814, de 01 de junho de 2001. Disponível em: <http://www.trabalhosfeitos.com/ensaios/Portaria-814-Gm-01-De-Junho/66610663.html>.
7. Conselho Federal de Medicina. Resolução nº 1.671/03. Dispõe sobre a regulamentação do atendimento pré-hospitalar e dá outras providências. D.O.U., de 29 de julho de 2003, Seção I, p. 75-8. Disponível em: <http://www.portalmedico.org.br/resolucoes/cfm/2003/1671_2003.htm>.
8. Ministério da Saúde (Brasil), Secretaria de Atenção à Saúde, Departamento de Ações Programáticas e Estratégicas. Manual de orientações sobre o transporte neonatal/Ministério da Saúde, Secretaria de Atenção à Saúde, Departamento de Ações Programáticas e Estratégicas. Brasília: Editora do Ministério da Saúde; 2010. 40 p.:il. [Série A. Normas e Manuais Técnicos.]
9. Brito J, Nadel S, Habibi P, Levin M. Adverse events occurring during interhospital transfer of the critically ill. Arch Dis Child. 1994;71:559.
10. Kanter RK, Tompkins JM. Adverse events during interhospital transport: physiologic deterioration associated with pretransport severity of illness. Pediatrics. 1989;84:43-8.
11. Ramnarayan P, Thiru K, Parslow RC, Harrison DA, Draper ES, Rowan KM. Effect of specialist retrieval teams on outcomes in children admitted to paediatric intensive care units in England and Wales: a retrospective cohort study. Lancet. 2010 Aug 28;376(9742):698-704.
12. Seymour CW, Kahn JM, Schwab CW, Fuchs BD. Adverse events during rotary-wing transport of mechanically ventilated patients: a retrospective cohort study. Crit Care. 2008;12(3):R71.
13. Ajizian SJ, Nakagawa TA. Interfacility transport of critical ill pediatric patient. Chest. 2007;132:1361-7.
14. Hernando JM, Lluch MT, García ES, Gracia SE, Lorenzo JRF, Urcelay IE, Mussons FB, Carrillo GH, Luna MS. Recomendaciones sobre transporte neonatal. An Pediatr (Barc). 2013;79:e1-27.
15. Schierholz E. Therapeutic Hypothermia on Transport: Providing Safe and Effective Cooling Therapy as the Link Between Birth Hospital and the Neonatal Intensive Care Unit. Adv Neonatal Care. 2014 Oct;14(Issue 5S):S24-31.
16. Warren J, Fromm RE, Orr RA, Leo RC, Horst HM. American College of Critical Care Medicine: Guidelines for the inter and intrahospital transport of critically ill patients. Crit Care Med. 2004;32:256-62.
17. Kronick JB, Frewen TC, Kissoon N, Lee R, Sommerrauer JF, et al. Pediatric and Neonatal critical care transport: A comparison of therapeutic interventions. Pediatr Emerg Care. 1996;12:23-6.
18. Sanchez-Pinto N, Giuliano JS, Schwartz HP, Garrett L, Gothard MD, Kantak A, Bigham MT. The impact of postintubation chest radiograph during pediatric and neonatal critical care transport. Pediatr Crit Care Med. 2013 Jun;14(5):e213-7.
19. Schlapbach LJ, Schaefer J, Brady AM, Mayfield S, Schibler A. High-flow nasal cannula (HFNC) support in interhospitalar transport of critical ill children. Intensive Care Med. 2014;40:592-9.
20. Fiorito BA, Mirza F, Doran TM, Oberle AN, Cruz ECV, et al. Intraosseus access in the setting of pediatric critical care transport. Pediatr Crit Care Med. 2005;6:50-3.
21. Stroud MH, Prodhan P, Moss M, Fiser R, Schexnayder S, et al. Enhanced monitoring improves pediatric

transport outcomes: A randomized controlled trial. Pediatrics. 2011;127:42-8.

22. Zebrack M, Dandoy C, Hansen K, Scaife E, Mann C, et al. Early resuscitation of children with moderate-to-severe traumatic brain injury. Pediatrics. 2009;124:56-64.
23. Wallen E, Venkataraman ST, Grosso MJ, Kiene K, Orr RA. Intrahospital transport of critically ill pediatric patients. Crit Care Med. 1995;23:1588-95.
24. Marba STM, Guinsburg R, Almeida MFB, Nader PJM, Vieira ALP, et al. Transporte do recém-nascido de alto risco: Diretrizes da Sociedade Brasileira de Pediatria, 2011.
25. Sussman CB, Weiss MD. While waiting- Early recognition and initial management of neonatal hypoxic-ischemic encephalopathy. Adv Neonatal Care. 2013;13:415-23.
26. Hobson A, Sussman C, Knight J, Perkins J, Irwin L, et al. Active cooling during transport of neonates with hypoxic-Ischemic encephalopathy. Air Med J. 2011;30:197-200.
27. Lee SK, Zupanci JAF. Transport risk index of physiologic stability: a practical system for assessing infant transport care infant transport care. J Pediatr. 2001;139:220-8.

Anexo A

Resolução CFM n. 1.671/03

(Publicada no D.O.U., de 29 de julho de 2003, Seção I, p. 75-8)

Disponível em: <http://www.portalmedico.org.br/resolucoes/cfm/2003/1671_2003.htm>

Dispõe sobre a regulamentação do atendimento pré-hospitalar e dá outras providências.

O Conselho Federal de Medicina, no uso das atribuições conferidas pela Lei nº 3.268, de 30 de setembro de 1957, regulamentada pelo Decreto nº 44.045, de 19 de julho de 1958, e

CONSIDERANDO que os Conselhos Federal e Regionais de Medicina são os órgãos supervisores e disciplinadores da classe médica, bem como fiscalizadores do exercício profissional médico, devendo, portanto, zelar pelas condições adequadas dos serviços médicos prestados à população;

CONSIDERANDO que a responsabilidade fundamental da atividade médica é procurar preservar a vida, aliviar o sofrimento, promover a saúde e melhorar a qualidade e a eficácia do tratamento emergencial;

CONSIDERANDO que o médico tem a obrigação de proteger o paciente e não pode delegar a outro profissional nenhum ato de sua exclusiva competência;

CONSIDERANDO a necessidade da existência de serviços pré-hospitalares para o atendimento da urgência/emergência, visando prestar assistência adequada à população;

CONSIDERANDO a definição de ATO MÉDICO, emanada nos termos da Resolução CFM nº 1.627/2001;

CONSIDERANDO que o diagnóstico é ato médico não compartilhado e, portanto, atividade exclusiva de médico;

CONSIDERANDO que somente ao médico compete indicar, prescrever e diagnosticar como meio de auxílio no tratamento dos sintomas de diversas doenças;

CONSIDERANDO a jurisprudência sobre a matéria exarada dos Tribunais Superiores (Rep. 1056-2-DF-STF);

CONSIDERANDO que após ocorrido o agravo à saúde, nas ocorrências pré-hospitalares, impõe-se a necessidade de ser efetuado diagnóstico imediato;

CONSIDERANDO que, de acordo com o Decreto Lei nº 20.391/32 e as Resoluções CFM nº 1.342/91 e 1.352/92, nenhum estabelecimento de assistência médica pode funcionar sem um responsável médico;

CONSIDERANDO que os procedimentos delegados a profissionais não médicos podem ser estabelecidos pelo médico regulador através de protocolos específicos, cabendo ao médico responsável técnico da instituição a supervisão de todas as atividades do serviço;

CONSIDERANDO que os procedimentos iniciais de terapêutica, orientações de transferência e condutas quanto ao tratamento definitivo na rede hospitalar devem ser supervisionados por médico no local ou através de sistema homologado de comunicação;

CONSIDERANDO que um adequado funcionamento do atendimento pré-hospitalar trará diminuição dos riscos em todos os agravos de urgência/emergência e o interesse público na minimização das sequelas em vítimas de traumas, com consequente redução dos custos hospitalares;

CONSIDERANDO que o Conselho Federal de Medicina deve regulamentar e normatizar as condições necessárias para o pleno e adequado funcionamento dos serviços pré-hospitalares no atendimento prestado à população, visando que neles o desempenho ético-profissional da Medicina seja efetivo;

CONSIDERANDO, finalmente, o decidido na Sessão Plenária realizada em 9/07/03,

RESOLVE:

Art. 1º – Que o sistema de atendimento pré-hospitalar é um serviço médico e, portanto, sua coordenação, regulação e supervisão direta e a distância deve ser efetuada por médico, com ações que possibilitem a realização de diagnóstico imediato nos agravos ocorridos com a consequente terapêutica.

Art. 2º – Que todo serviço de atendimento pré-hospitalar deverá ter um responsável técnico médico, com registro no Conselho Regional de Medicina da jurisdição onde se localiza o serviço, o qual responderá pelas ocorrências de acordo com as normas legais vigentes.

Parágrafo único – Os serviços de atendimento pré-hospitalar vinculados a estabelecimentos hospitalares deverão ter um médico responsável técnico específico.

Art. 3º – Aprovar a "Normatização da Atividade na Área da Urgência-Emergência na sua Fase Pré-Hospitalar", que constitui o ANEXO I da presente resolução.

Art. 4º – Esta resolução entra em vigor na data de sua publicação, sendo revogada a Resolução CFM nº 1.529/98 e demais disposições em contrário.

Brasília-DF, 9 de julho de 2003

EDSON DE OLIVEIRA ANDRADE
Presidente

RUBENS DOS SANTOS SILVA
Secretário-Geral

Normatização da atividade na área da urgência-emergência na sua fase pré-hospitalar

DEFINIÇÃO E OBJETIVO

Consideramos como nível pré-hospitalar na área de urgência-emergência aquele atendimento que procura chegar à vítima nos primeiros minutos após ter ocorrido o agravo à sua saúde, agravo esse que possa levar à deficiência física ou mesmo à morte, sendo necessário, portanto, prestar-lhe atendimento adequado e transporte a um hospital devidamente hierarquizado e integrado ao Sistema Único de Saúde (SUS).

O serviço de atendimento pré-hospitalar pode ser constituído por uma ou mais unidades de atendimento, dependendo da população a ser atendida, mantendo uma relação mínima de uma ambulância para cada cem mil habitantes. Por unidade, entenda-se uma ambulância dotada de equipamentos, materiais e medicamentos, guarnecida por uma equipe de pelo menos dois profissionais, além do condutor(a), treinados para oferecer suporte básico de vida sob supervisão e condições de funcionamento pré-hospitalar.

É importante frisar e definir que o sistema de atendimento pré-hospitalar é um serviço médico. Assim, sua coordenação, regulação e supervisão direta e a distância deve ser efetuada unicamente por médico.

Na urgência-emergência deverá haver uma ação integrada com outros profissionais, não médicos, habilitados para prestar atendimento de urgência-emergência em nível pré-hospitalar, sob supervisão e coordenação médica.

O treinamento do pessoal envolvido no atendimento pré-hospitalar, em especial ao trauma, deverá ser efetuado em cursos ministrados por instituições ligadas ao SUS, envolvendo as escolas médicas e de enfermagem locais, sob coordenação das Secretarias Estaduais e Municipais de Saúde. Deverá haver um programa mínimo que contemple todo o conhecimento teórico e prático necessário à realização eficaz dos atos praticados. A aprovação dos treinandos deverá obedecer ao critério da competência, ou seja, o aluno deverá demonstrar, na prática, em exercícios simulados, plena capacidade e competência para realizar os atos.

O sistema deverá dispor de um programa de treinamento continuado e supervisão médica e de enfermagem em serviço.

Deverá existir uma Central de Regulação, de fácil acesso ao público, com presença permanente de médico coordenador (médico regulador) que, quando pertinente, despachará o atendimento emergencial para a unidade mais próxima, colhendo, ainda, informações adicionais que poderão exigir a presença do médico no local. Igualmente, deverá ser possível repassar maiores informações, via rádio ou outro meio, à equipe da ambulância. Também deverá existir uma rede de comunicação entre a Central e os hospitais conveniados, para equacionar o encaminhamento do paciente. Considerando-se as particularidades regionais, os CRMs poderão normatizar sobre outro modo de regulação médica.

1) REGULAÇÃO MÉDICA

A chamada "regulação médica" das emergências é o elemento ordenador e orientador da atenção pré -hospitalar. Faz o enlace com o nível hospitalar e abarca duas dimensões de competência: a decisão técnica ante os pedidos de socorro e a decisão gestora dos meios disponíveis.

1.1 A competência técnica do profissional médico é a de julgar e decidir sobre a gravidade de um caso que lhe está sendo comunicado por rádio ou telefone, enviar os recursos necessários ao atendimento (com ou sem a presença do médico na ocorrência), monitorar e orientar o atendimento feito por outro profissional de saúde habilitado ou por médico intervencionista e definir e acionar o hospital de referência ou outro meio necessário ao atendimento. No caso de julgar não ser necessário enviar meios móveis de atenção, o médico deverá explicar sua decisão e orientar o demandante do socorro quanto a outras medidas que julgar necessárias, mediante orientação ou conselho médico que permitam ao demandante assumir cuidados ou ser orientado a buscá-los em local definido ou indicado pelo profissional médico. Em todo o caso, estamos tratando do exercício da telemedicina, onde é impositiva a gravação contínua das comunicações, o correto preenchimento das fichas médicas de regulação e de atendimento no terreno e o seguimento de protocolos institucionais consensuados e normatizados (tanto no setor público quanto no privado) que definam os passos e as bases para a decisão do regulador. O protocolo de regulação deve ainda estabelecer, claramente, os limites do telefonista auxiliar de regulação médica, o qual não pode, em nenhuma hipótese, substituir a prerrogativa de decisão médica e seus desdobramentos, sob pena de responsabilização posterior do médico regulador.

Igualmente, os protocolos de intervenção médica pré-hospitalar deverão ser concebidos e pactuados, garantindo perfeito entendimento entre o médico regulador e o intervencionista quanto aos elementos de decisão e intervenção, garantindo objetividade nas comunicações e precisão nos encaminhamentos decorrentes.

O monitoramento das missões é dever do médico regulador.

Como, frequentemente, o médico regulador irá autorizar atos não médicos por radiotelefonia (sobretudo para profissionais de enfermagem, bombeiros, policiais rodoviários, enfermeiros), os protocolos correspondentes deverão estar claramente constituídos e a autorização deverá estar assinada na ficha de regulação médica e no boletim/ficha de atendimento pré-hospitalar. O médico regulador tem o dever de saber com exatidão as capacidades/habilidades de seu pessoal não médico e médico, de forma a dominar as possibilidades de prescrição e fornecer dados que permitam viabilizar programas de capacitação/revisões que qualifiquem/habilitem os intervenientes.

O próprio médico regulador terá de se submeter à formação específica e habilitação formal para a função, e acumular, também, capacidade e experiência na assistência médica pré-hospitalar.

O regulador deverá, ainda, velar para que todos os envolvidos na atenção pré-hospitalar observem rigorosamente o sigilo profissional, mesmo nas comunicações radiotelefônicas (uso de códigos).

A competência técnica médica do regulador se sintetiza em sua capacidade de "julgar", discernindo a urgência real da urgência aparente, e é em torno a este desafio que devemos centrar suas prerrogativas, deveres e garantias de regulamentação, sobre o que o Conselho Federal de Medicina pode e deve se manifestar.

Ao médico regulador deverão ser oferecidos os meios necessários, tanto de recursos humanos como de equipamentos, para o bom exercício de sua função.

1.2 A outra competência do médico regulador refere-se à decisão gestora dos meios disponíveis, onde se insere e deve possuir autorização e regulamentação por parte dos gestores do SUS em seus níveis de coordenação operacional, notadamente nos municípios.

Cabe, nesta dimensão, a decisão médica do regulador sobre qual recurso deverá ser mobilizado frente a cada caso, procurando, dentre suas disponibilidades, a resposta mais adequada a cada situação. Suas prerrogativas devem, ainda, se estender à decisão sobre o destino hospitalar ou ambulatorial dos pacientes atendidos no pré-hospitalar, considerando o conceito de que nas emergências não existe número fechado de leitos ou capacidade limite *a priori*. O médico pode também acionar planos de atenção a desastres, pactuados com os outros interventores nestas situações excepcionais, coordenando o conjunto da atenção médica de emergência. Também em situações excepcionais poderá requisitar recursos privados, com pagamento ou contrapartida *a posteriori*, conforme pactuação a ser realizada com as autoridades competentes. O regulador do sistema público de emergências terá, obrigatoriamente, que ser consultado pela atenção pré-hospitalar privada, sempre que esta conduzir paciente ao setor público. O regulador deverá contar, ainda, com acesso à Central de Internações, de forma a que possa ter as informações necessárias e o poder de dirigir os pacientes para os locais mais adequados em relação às suas necessidades.

É desejável que, através de pactuação com todos os setores sociais pertinentes, o médico regulador seja reconhecido formalmente como autoridade pública na área da saúde, com suas prerrogativas e deveres devidamente estabelecidos e documentados.

O setor privado que atua em atendimento pré-hospitalar deverá contar, obrigatoriamente, com médicos reguladores e de intervenção, o que pode ser exigido, inclusive, nos códigos municipais de saúde, sendo estas centrais reguladoras privadas submetidas ao regulador público sempre que suas ações ultrapassarem os limites estritos das instituições particulares não conveniadas ao SUS, inclusive nos casos de medicalização de assistência domiciliar não emergencial.

Em caso de necessidade de atuar como porta-voz em situações de interesse público, o médico regulador deverá se manter nos limites do sigilo e da ética médica.

2) DEFINIÇÃO DOS PROFISSIONAIS

A) Profissionais não oriundos da área de saúde:

A-1 TELEFONISTA – Auxiliar de Regulação

Profissional de nível básico, habilitado a prestar atendimento telefônico às solicitações de auxílio provenientes da população. Trabalha em centrais de comunicação (regulação médica), podendo anotar dados básicos sobre o chamado (localização, identificação do solicitante, natureza da ocorrência) e prestar informações gerais. Sua atuação é diretamente supervisionada por profissionais médicos em regime de disponibilidade integral (24 horas).

A-2 CONDUTOR

Profissional de nível básico, habilitado a conduzir veículos de emergência e auxiliar a equipe de atendimento, quando necessário. Sua atuação nos assuntos referentes ao manejo do paciente é diretamente supervisionada pelos profissionais da equipe.

OBS: Nesta categoria incluem-se pilotos de aeronaves aeromédicas ou condutores de outros tipos de veículos de emergência (lanchas, embarcações, etc.) destinados a transportar pacientes.

A-3 BOMBEIROS, AGENTES DE DEFESA CIVIL e POLICIAIS

Profissionais que serão habilitados, após treinamento específico em instituições ligadas ao SUS, para prestar atendimento pré-hospitalar e credenciados para integrar a guarnição de ambulâncias do serviço de atendimento pré-hospitalar. Fazem intervenção conservadora (não invasiva) no atendimento pré-hospitalar, sob supervisão médica direta ou a distância, utilizando materiais e equipamentos especializados. As atividades dos bombeiros atendem aos princípios constitucionais que estabelecem suas competências para atendimento e proteção da vida.

A-4 RÁDIO OPERADOR

Profissional de nível básico, habilitado a operar sistemas de radiocomunicação e realizar o controle operacional de uma frota de veículos de emergência.

B) PROFISSIONAIS ORIUNDOS DA ÁREA DE SAÚDE:

B-1 Pessoal de enfermagem em emergências médicas

profissionais habilitados para o atendimento pré-hospitalar e credenciados para integrar a guarnição de ambulâncias do serviço de atendimento pré-hospitalar. Além da intervenção conservadora no atendimento do paciente, são habilitados a realizar procedimentos, sob prescrição médica, na vítima do trauma e de outras emergências médicas, no âmbito de sua qualificação profissional.

B-2 Enfermeiro

Profissional de nível superior, habilitado para ações de enfermagem no atendimento pré-hospitalar aos pacientes e ações administrativas e operacionais em sistemas de atendimentos pré-hospitalares, inclusive cursos de capacitação dos profissionais do sistema e ações de supervisão e educação continuada dos mesmos. Nos termos da legislação específica que regulamenta a profissão de enfermagem – Lei nº 7.498/86 e Decreto nº 94.406/87.

B-3 Médico

Profissional de nível superior, habilitado ao exercício da medicina pré-hospitalar, atuando nas áreas de regulação médica, suporte avançado de vida em ambulâncias e coordenação do sistema.

3) PERFIL PROFISSIONAL E COMPETÊNCIAS

Requisitos Gerais para todos os profissionais:

- Disposição pessoal para a atividade;
- Equilíbrio emocional e autocontrole;
- Disposição para cumprir ações orientadas;
- Manter sigilo profissional;
- Capacidade de trabalhar em equipe;
- Treinamento em suporte básico de vida.

COMPETÊNCIAS:

3-1 Telefonista

- Atender solicitações telefônicas da população;
- Anotar informações colhidas do solicitante, segundo questionário próprio;
- Prestar informações gerais ao solicitante;
- Auxiliar o médico regulador nas suas tarefas;
- Estabelecer contato radiofônico com ambulâncias e/ou veículos de atendimento pré-hospitalar;
- Estabelecer contato com hospitais e serviços de saúde de referência, para colher dados e trocar informações;
- Anotar dados e preencher planilhas e formulários específicos do serviço;
- Obedecer aos protocolos de serviço;
- Atender às recomendações do médico regulador.

3-2 Condutor

- Trabalhar em regime de plantão, operando veículos destinados ao atendimento e transporte de pacientes;
- Conhecer integralmente o veículo e seus equipamentos, tanto a parte mecânica quanto os equipamentos médicos;
- Realizar manutenção básica do veículo;
- Auxiliar a equipe de atendimento no manejo do paciente, quando solicitado;
- Estabelecer contato radiofônico (ou telefônico) com a Central de Comunicação (regulação médica) e seguir suas orientações;
- Conhecer a malha viária local;
- Conhecer a localização de todos os estabelecimentos de saúde integrados ao sistema pré-hospitalar local.

3-3 Bombeiros, agentes de defesa civil e policiais

- Avaliação da cena com identificação de mecanismo do trauma;
- Conhecer os equipamentos de bioproteção individual e sua necessidade de utilização;
- Realizar manobras de extricação manual e com equipamentos próprios;
- Garantir sua segurança pessoal e das vítimas no local do atendimento e realizar o exame primário, avaliando condições de vias aéreas, circulação e estado neurológico;
- Ser capaz de transmitir, via rádio, ao coordenador médico, a correta descrição da vítima e da cena;
- Conhecer as técnicas de transporte do politraumatizado;
- Realizar suporte do politraumatizado;
- Saber observar sinais diagnósticos, cor da pele, tamanho das pupilas, reação das pupilas à luz, nível de consciência, habilidade de movimentação e reação à dor;

- Medir e avaliar sinais vitais, pulso e respiração e situar o estado da vítima nas escalas de trauma e coma, se for o caso;
- Identificar situações de gravidade nas quais a tentativa de estabilização do paciente no local deve ser evitada em face da urgência da intervenção hospitalar (exemplo: ferida perfurante de tórax);
- Colher informações do paciente e da cena do acidente, procurando evidências de mecanismos de lesão;
- Manter as vias aéreas permeáveis, com manobras manuais e com equipamentos disponíveis no veículo de emergência (cânulas orofaríngeas);
- Administrar oxigênio e realizar ventilação artificial utilizando meios naturais e equipamentos disponíveis no veículo de emergência (cânulas, máscaras, ambu, cilindro de oxigênio);
- Realizar circulação artificial pela massagem cardíaca externa;
- Saber operar o aparelho de desfibrilação semiautomática;
- Controlar sangramento externo evidente, por pressão direta, elevação do membro e ponto de pressão, utilizando curativos e bandagens;
- Mobilizar e remover pacientes com proteção da coluna cervical, utilizando tábuas e outros equipamentos de imobilização e transporte;
- Reavaliar os sinais vitais e completar o exame do paciente;
- Aplicar curativos e bandagens, inclusive nos casos de queimaduras e ferimentos nos olhos;
- Imobilizar coluna e membros fraturados, utilizando os equipamentos disponíveis no veículo de emergência;
- Oferecer o primeiro atendimento a traumatismos específicos (curativos em três pontos, curativo abdominal, olhos e orelhas, queimaduras, etc.);
- Reconhecer os períodos do parto, dar assistência ao parto normal em período expulsivo e prestar os primeiros cuidados ao recém-nato;
- Oferecer o primeiro atendimento às gestantes e crianças traumatizadas;
- Realizar abordagem inicial (conforme itens anteriores) e oferecer atendimento a pacientes especiais, doentes mentais, alcoólatras e suicidas;
- Idealmente, ser portador de habilitação para dirigir a ambulância;
- Utilizar instrumentos de monitorização não invasiva conforme protocolo local autorizado (pressão arterial, cardioscópio, oxímetro de pulso, etc.);
- Estabelecer contato com a Central de Comunicação (regulação médica), para repassar dados e seguir obrigatoriamente suas determinações;
- Conhecer e saber operar todos os equipamentos e materiais pertencentes ao veículo de atendimento;
- Ser capaz de preencher os formulários e registros obrigatórios do serviço;
- Ser capaz de repassar as informações pertinentes ao atendimento à equipe médica do hospital ou instituição de saúde que receberá o paciente.

3-4 Rádio-operador

- Operar o sistema de radiocomunicação e telefonia nas Centrais de Regulação;
- Exercer o controle operacional da frota de veículos do sistema de atendimento pré-hospitalar;
- Manter a equipe de regulação atualizada a respeito da situação operacional de cada veículo da frota;
- Conhecer a malha viária e as principais vias de acesso a todas as áreas do(s) município(s) abrangido(s) pelo sistema de atendimento pré-hospitalar local.

3-5 Pessoal de enfermagem em emergências médicas

- Todas as competências e atributos listados para os bombeiros e policiais rodoviários;
- Habilitação profissional como técnico de enfermagem;

- Administração de medicamento por via oral e parenteral, sob prescrição médica e supervisão de enfermagem.

3-6 Enfermeiro

- Administrar tecnicamente o serviço de atendimento pré-hospitalar;
- Fazer controle de qualidade do serviço nos aspectos inerentes à sua profissão;
- Participar da formação dos bombeiros, policiais rodoviários e dos demais profissionais na área de urgência/emergência pré-hospitalar;
- Prestar assistência direta às vítimas, quando indicado;
- Avaliar a qualidade dos profissionais atuantes nos atendimentos pré-hospitalares e proporcionar-lhes supervisão em serviço;
- Subsidiar os responsáveis pelo desenvolvimento de recursos humanos para as necessidades de educação continuada da equipe;
- Participar do desenvolvimento de recursos humanos para o serviço e a comunidade caso integre ao Núcleo de Educação em Urgências e proposição de grades curriculares para capacitação de recursos da área.
- Exercer todas as funções legalmente reconhecidas à sua formação profissional. Nos termos da legislação específica que regulamenta a profissão de enfermagem – Lei nº 7.498/86 e Decreto nº 94.406/87.

3-7 Médico

- Exercer a regulação médica do sistema, compreendendo: recepção dos chamados de auxílio, análise da demanda, classificação em prioridades de atendimento, seleção de meios para atendimento (melhor resposta), acompanhamento do atendimento local, determinação do local de destino do paciente, orientação telefônica;
- Manter contato diário com os serviços médicos de emergência integrados ao sistema;
- Prestar assistência direta aos pacientes nas ambulâncias, quando indicado, realizando os atos médicos possíveis e necessários ao nível pré-hospitalar;
- Exercer o controle operacional da equipe assistencial;
- Fazer controle de qualidade do serviço, nos aspectos inerentes à sua profissão;
- Avaliar a qualidade dos profissionais atuantes no atendimento pré-hospitalar e subsidiar os responsáveis pelo desenvolvimento de recursos humanos para as necessidades de educação continuada da equipe;
- Participar do desenvolvimento de recursos humanos para o serviço e a comunidade, caso integre ao Núcleo de Educação em Urgências e proposição de grades curriculares para capacitação de recursos da área.
- Quando investido no cargo de diretor técnico do serviço, deverá efetuar a supervisão geral e demais atividades pertinentes à função.

4) CONTEÚDO CURRICULAR

O conteúdo técnico-científico referente à capacitação para início das atividades profissionais em nível pré-hospitalar pode ser dividido em módulos comuns. Para todos os profissionais, os módulos são, de modo geral, os mesmos. Há necessidade, porém, da separação de alguns dos módulos propostos em conhecimentos básicos e conhecimentos avançados, a fim de propiciar, especialmente, a diferenciação dos aspectos práticos do treinamento. O conteúdo do treinamento deve seguir a seguinte divisão:

Módulos Básicos: para capacitação de telefonistas, motoristas, bombeiros militares, policiais rodoviários e técnicos em emergências médicas;

Módulos Avançados: para capacitação de médicos e enfermeiros;

Módulos Comuns: para capacitação de todos os profissionais, contendo o mesmo conteúdo e carga horária.

Todos os módulos comportam exposições teóricas e exercícios práticos, sendo sugerido o método didático de problematização (estudo por problemas) como modelo pedagógico a ser adotado. Sendo assim, os cursos de capacitação devem alternar exposições teóricas, estudo de cenários e sessões de treinamento de habilidades práticas.

Os instrutores, de modo geral, são da área da saúde (médicos e enfermeiros), salvo nos capítulos específicos de outras atividades profissionais: radiocomunicação, extricação de ferragens, salvamento terrestre e em altura, direção defensiva e cargas perigosas, capacitação pedagógica e gerencial.

4-1 Módulo comum – todos os profissionais

I) Introdução ao atendimento pré-hospitalar

- Qualificação pessoal
- Atendimento pré-hospitalar
- Sistema de saúde local
- Radiocomunicação
- Telefonia
- Rotinas operacionais
- Biocinética/cinemática do trauma
- Registros e documentos

4-2 Módulos básicos – telefonista, motorista, bombeiros, policiais militares, policiais rodoviários e técnicos em emergenciais médicas.

I – Regulação médica

II – Abordagem do paciente

- Anatomia e fisiologia
- Abordagem do paciente
- Abordagem do politraumatizado
- Manejo de vias aéreas
- Ressuscitação cardiopulmonar
- Oxigenoterapia
- Monitorização
- Biossegurança

III – Emergências clínicas

- Abordagem de sinais vitais em emergências: cardiológicas, respiratórias, neurológicas, gastrintestinais, geniturinárias, endócrino-metabólicas, oftalmo/otorrinolaringológicas

IV – Intervenções específicas

- Intoxicações/envenenamentos
- Lesões térmicas
- Afogamento
- Assistência ao parto
- Emergências psiquiátricas/suicidas/alteração comportamental
- Catástrofes/desastres

V – Trauma

- Ferimentos/hemorragias/bandagens
- Sinais de choque
- Imobilizações: coluna/extremidades
- Manejo de gestantes/crianças

VI – Remoção de vítimas; remoção/extricação de ferragens; salvamento terrestre/altura

VII – Estágios práticos

VIII – Trânsito – Direção defensiva

- Produtos perigosos

4-3 Módulos avançados – médicos e enfermeiros

I – Regulação médica

II – Abordagem do paciente – Manejo de vias aéreas – Manejo da parada cardiopulmonar – Oxigenoterapia Monitorização

III – Emergências clínicas cardiológicas, respiratórias, neurológicas, gastrintestinais, geniturinárias, endócrino-metabólicas, oftalmo/otorrinolaringológicas

IV – Situações especiais – Intoxicações/envenenamentos – Lesões térmicas – Afogamento – Emergências obstétricas – Emergências psiquiátricas – Catástrofes/desastres – Sedação/analgesia – Identificação do óbito.

V – Trauma – Controle de hemorragias – Manejo do choque hipovolêmico – Manejo do trauma de tórax, abdômen, raquimedular – Musculoesquelético, crânio, olhos/ouvidos – Trauma na gestante – Trauma na criança.

VI – Remoção de vítimas – Remoção/extricação de ferragens – Salvamento terrestre/altura.

VII – Estágios práticos.

VIII – Trânsito – Produtos perigosos.

IX – Capacitação profissional – Capacitação pedagógica – Capacitação gerencial

O conteúdo de cada item dos módulos deve ser adaptado ao nível profissional (médico ou enfermeiro), porém a carga horária e o número de itens são os mesmos.

5) AVALIAÇÃO

A avaliação dos profissionais submetidos aos cursos de capacitação deve ser formalizada de modo a permitir o uso de critérios objetivos. Deve-se priorizar o desempenho prático do aluno como critério fundamental, sem, porém, subvalorizar a avaliação teórica. Os agentes que devem realizar a avaliação devem ter vivência prática no sistema pré-hospitalar.

6) CERTIFICAÇÃO

A certificação dos profissionais atuantes no sistema pré-hospitalar deve ser obtida através de Centros de Capacitação, constituídos sob coordenação das Secretarias Estaduais e Municipais de Saúde, envolvendo as escolas médicas e de enfermagem locais. Os médicos responsáveis técnicos pelos serviços de atendimento pré-hospitalar deverão supervisionar a documentação de todos os profissionais participantes de suas respectivas instituições.

6-1 OS CENTROS DE CAPACITAÇÃO DEVEM PROVER

- cursos regulares de habilitação integral de novos profissionais;
- cursos modulares para habilitação progressiva dos profissionais já atuantes em sistemas pré-hospitalares e que ainda não possuem a certificação formal;
- cursos de reciclagem dos profissionais, com o intuito de renovar sua certificação;
- mecanismos de educação continuada, estabelecidos em conjunto com os serviços pré-hospitalares atuantes na área de sua abrangência, envolvendo atividades de supervisão e treinamento em serviço;
- desenvolvimento obrigatório do currículo mínimo de capacitação;
- aceitação exclusiva de candidatos enquadrados no perfil profissional preestabelecido;
- formalização de convênios interinstitucionais para o desempenho de suas funções, com o aval do gestor de saúde local e/ou regional.

6-2 Os serviços pré-hospitalares devem prover condições para a recapacitação, desenvolvida junto aos Centros de Capacitação, cabendo ao médico responsável avaliar a qualidade e o desempenho do serviço, sugerindo as reavaliações e treinamentos para a manutenção da qualidade da assistência.

Normas para veículos de atendimento pré-hospitalar

1. AMBULÂNCIAS

I Conceito e definições

I.1 Define-se ambulância como um veículo (terrestre, aéreo ou hidroviário) exclusivamente destinado ao transporte de enfermos.

I.2 As dimensões e outras especificações do veículo deverão obedecer às normas da ABNT.

II Classificação das ambulâncias

II.1 As ambulâncias são classificadas em:

- Tipo A – Ambulância de transporte: veículo destinado ao transporte em decúbito horizontal de pacientes que não apresentam risco de vida, para remoções simples e de caráter eletivo.
- Tipo B – Ambulância de suporte básico: veículo destinado ao transporte pré-hospitalar de pacientes com risco de vida desconhecido e transporte inter-hospitalar, contendo apenas os equipamentos mínimos à manutenção da vida.
- Tipo C – Ambulância de resgate: veículo de atendimento de emergências pré-hospitalares de pacientes com risco de vida desconhecido, contendo os equipamentos necessários à manutenção da vida.
- Tipo D – Ambulância de suporte avançado (ASA) ou ambulância UTI móvel: veículo destinado ao transporte de pacientes de alto risco de emergências pré-hospitalares e transporte inter-hospitalar. Deve contar com os equipamentos médicos necessários para esta função.
- Tipo E – Aeronave de transporte médico: aeronave de asa fixa ou rotativa utilizada para transporte de pacientes por via aérea, dotada de equipamentos médicos homologados pelos órgãos competentes.
- Tipo F – Nave de transporte médico: veículo motorizado hidroviário destinado ao transporte de pacientes por via marítima ou fluvial. Deve possuir os equipamentos médicos

necessários ao atendimento dos mesmos conforme sua gravidade.

2. OUTROS VEÍCULOS

2.I Veículos habituais adaptados para transporte de pacientes de baixo risco sentados (ex. pacientes crônicos, etc.). Este transporte só pode ser realizado com anuência médica.

2.II Veículos de intervenção rápida (veículos leves) para transporte de médicos e/ou equipamentos especiais para ajuda no atendimento de campo.

III Materiais e equipamentos das ambulâncias

III.1 As ambulâncias deverão ter no mínimo dos seguintes materiais e equipamentos ou similares com eficácia equivalente:

III.1.1 Ambulância de transporte (tipo A):

Sinalizador óptico e acústico; equipamento de radiocomunicação fixo (obrigatório apenas para ambulâncias que façam parte do sistema de atendimento pré-hospitalar); maca com rodas; suporte para soro e oxigênio medicinal, maleta de emergência contendo: estetoscópio adulto; luvas descartáveis; esparadrapo; esfigmomanômetro adulto/infantil; pacotes de gaze estéril.

III.1.2 Ambulância de suporte básico (tipo B):

Sinalizador óptico e acústico; equipamento de radiocomunicação fixo (e móvel opcional); maca com rodas e articulada; suporte para soro; instalação de rede de oxigênio com cilindro, válvula, manômetro em local de fácil visualização e régua com tripla saída, para permitir a alimentação do respirador; fluxômetro e umidificador de oxigênio; aspirador tipo Venturi:pranchas curtas e longas para imobilização de coluna, maleta de emergência contendo: estetoscópio adulto e infantil; ressuscitador manual adulto/infantil, cânulas orofaríngeas de tamanhos variados; luvas descartáveis; tesoura reta com ponta romba; esparadrapo; esfigmomanômetro adulto/infantil; ataduras de 15 cm; compressas cirúrgicas estéreis; pacotes de gaze estéril; cateteres para oxigenação e aspiração de vários tamanhos; talas para imobilização e conjunto de colares cervicais; maleta de parto contendo: luvas cirúrgicas; clamps umbilicais; estilete estéril para corte do cordão; saco plástico para placenta; absorvente higiênico grande; cobertor ou similar para envolver o recém-nascido; compressas cirúrgicas estéreis; pacotes de gazes estéreis e braceletes de identificação.

III.1.3 Ambulância de Resgate (tipo C);

Sinalizador óptico e acústico; equipamento de radiocomunicação fixo e móvel; maca com rodas e articulada; suporte para soro, desfibrilador semiautomático, oxímetro de pulso portátil,instalação de rede de oxigênio como descrita no item anterior; prancha longa para imobilização de coluna; prancha curta ou colete imobilizador; conjunto de colares cervicais; cilindro de oxigênio portátil com válvula; manômetro e fluxômetro com máscara e chicote para oxigenação; maleta de emergência como descrita no item anterior, acrescida de protetores para queimados ou eviscerados; maleta de parto como descrito no item anterior; frascos de soro fisiológico; bandagens triangulares; talas para imobilização de membros; cobertores; coletes refletivos para a tripulação; lanterna de mão; óculos, máscaras e aventais de proteção; fitas e cones sinalizadores para isolamento de áreas.

Materiais de resgate dos Corpos de Bombeiros, conforme normatização específica dos mesmos, não deverão ser componentes das ambulâncias tipo C mas sim fazer parte de veículos específicos dessas corporações.

III.1.4 Ambulância de Suporte Avançado (tipo D), também denominada ambulância UTI móvel:

Sinalizador óptico e acústico; equipamento de radiocomunicação fixo e móvel; maca com rodas e articulada; dois suportes de soro; cadeira de rodas dobrável; instalação de rede portátil de oxigênio como descrito no item anterior (é obrigatório que a quantidade de oxigênio permita ventilação mecânica por no mínimo duas horas); respirador mecânico de transporte, com alarmes de desconexão de circuito, pressão alta em vias aéreas, falha de ciclo, baixa pressão de gás, PEEP até 15 cm de H2O; monitor multiparâmetro ou aparelhos separados contendo, no mínimo, oximetria de pulso, pressão arterial não invasiva; unidade geradora de marca--passo transvenoso portátil; eletrocardiógrafo capaz de registrar ECG de 12 derivações; monitor cardíaco e cardioversor com marca-passo externo com bateria e instalação elétrica disponível; duas ou mais bombas de infusão com bateria e equipo; maleta de vias aéreas contendo: máscaras laríngeas e cânulas endotraqueais de vários tamanhos; cateteres de aspiração; adaptadores para cânulas; cateteres nasais; seringa de 20 ml para insuflar o "cuf"; ressuscitador manual adulto/infantil; sondas para aspiração traqueal de vários tamanhos; luvas de procedimentos; máscara para ressuscitador adulto/infantil; lidocaína geleia e "spray"; cadarços para fixação de cânula; laringoscópio infantil/adulto com conjunto de lâminas; estetoscópio; esfigmomanômetro adulto/infantil; cânulas orofaríngeas adulto/infantil; fios-guia para intubação; pinça de Magyl; bisturi descartável; cânulas para traqueostomia; material para cricotiroidostomia; drenos para tórax; maleta de acesso venoso contendo: tala para fixação de braço; luvas estéreis; recipiente de algodão com antisséptico; pacotes de gaze estéril; esparadrapo; material para punção de vários tamanhos, incluindo agulhas metálicas, plásticas e agulhas especiais para punção óssea; garrote; equipos de macro e microgotas; cateteres específicos para dissecção de veias, tamanho adulto/infantil; tesoura, pinça de Kocher; cortadores de soro; lâminas de bisturi; seringas de vários tamanhos; torneiras de 3 vias; equipo de infusão de 4 vias; frascos de solução salina; caixa completa de pequena cirurgia; maleta de parto como descrito nos itens anteriores; frascos de drenagem de tórax; extensões para drenos torácicos; sondas vesicais; coletores de urina; protetores para eviscerados ou queimados; espátulas de madeira; sondas nasogástricas; eletrodos descartáveis; equipos para drogas fotossensíveis; equipo para bombas de infusão; circuito de respirador estéril de reserva; equipamentos de proteção à equipe de atendimento: óculos, máscaras e aventais; cobertor ou filme metálico para conservação do calor do corpo; campo cirúrgico fenestrado; almotolias com antisséptico; conjunto de colares cervicais; prancha longa para imobilização da coluna.

III.1.5 Aeronave de Transporte Médico (tipo E):

Deverá conter os mesmos equipamentos descritos para as ambulâncias de suporte avançado, tanto adulto como infantil, com as adaptações necessárias para o uso em ambientes hipobáricos, homologados pelos órgãos competentes.

III.1.6 Nave de Transporte (tipo F):

Poderá ser equipada como descrito nas ambulâncias de tipos A, B ou D, dependendo da finalidade de emprego.

III.2 Transporte de paciente neonatal:

Deverá ser realizado em ambulância do tipo D, aeronave ou nave contendo:

Incubadora de transporte de recém-nascido com bateria e ligação à tomada do veículo (12 volts), suporte em seu próprio pedestal para cilindro de oxigênio e ar comprimido, controle de temperatura com alarme. A incubadora deve estar apoiada sobre carros com rodas devidamente fixadas quando dentro da ambulância;

Respirador de transporte neonatal;

Nos demais itens, deve conter a mesma aparelhagem e medicamentos de suporte avançado, com os tamanhos e especificações adequadas ao uso neonatal.

IV Medicamentos

IV.1 Medicamentos obrigatórios que deverão constar em toda ambulância de suporte avançado, aeronaves e naves de transporte médico (tipos D, E e F).

- Lidocaína sem vasoconstritor; adrenalina, atropina; dopamina; aminofilina; dobutamina; hidrocortisona; glicose 50%;
- Soros: glicosado 5%; fisiológico (NaCl 0,9%);
- Psicotrópicos: hidantoína; meperidina; diazepan; midazolan;
- Outros: água destilada; metoclopramida; dipirona; hioscina; nifedipina; dinitrato de isossorbitol; furosemide; amiodarona; lanatosideo C.

V Identificação

V.1 As ambulâncias do tipo B, C, D e E serão identificadas com símbolo próprio indicativo dos serviços de resgate e emergências.

VI Tripulação mínima

VI.1 Ambulância do tipo A: motorista

VI.2 Ambulância do tipo B: motorista com treinamento em APH e um auxiliar de enfermagem habilitado em APH.

VI.3 Ambulância do tipo C: dois profissionais com treinamento em APH e resgate e motorista capacitado em APH.

VI.4 Ambulância do tipo D: motorista, enfermeira e médico com treinamento em APH.

VI.5 Aeronaves e naves devem ter tripulação equivalente, conforme a gravidade do paciente a ser resgatado ou transportado.

VII Requisitos gerais

VII.1 Cada veículo deverá ser mantido em bom estado de conservação e em condições de operação.

VII.2 O uso de sinalizador sonoro e luminoso somente será permitido durante a resposta aos chamados de emergência e durante o transporte de pacientes, de acordo com a legislação em vigor.

VII.3 A maca deverá ter um sistema de fixação no veículo e cintos de segurança em condições de uso. Os cintos de segurança são também obrigatórios para todos os passageiros.

VII.4 É obrigatória a desinfecção do veículo após o transporte de pacientes portadores de moléstia infectocontagiosa, antes de sua próxima utilização, de acordo com a Portaria MS nº 930/92.

Anexo B

Resolução CFM n. 1.672/03

Disponível em: <http://www.portalmedico.org.br/resolucoes/cfm/2003/1672_2003.htm>

Dispõe sobre o transporte inter-hospitalar de pacientes e dá outras providências.

O Conselho Federal de Medicina, no uso das atribuições conferidas pela Lei nº 3.268, de 30 de setembro de 1957, regulamentada pelo Decreto nº 44.045, de 19 de julho de 1958,e

CONSIDERANDO que os Conselhos Federal e Regionais de Medicina são os órgãos supervisores e disciplinadores da classe médica, bem como fiscalizadores do exercício profissional médico, devendo, portanto, zelar pelas condições adequadas dos serviços médicos prestados à população;

CONSIDERANDO que a responsabilidade fundamental da atividade médica é procurar preservar a vida, aliviar o sofrimento, promover a saúde e melhorar a qualidade e a eficácia do tratamento emergencial;

CONSIDERANDO a existência de serviços de atendimento pré-hospitalar que prestam atendimentos de urgência/emergência à população, com veículos já padronizados;

CONSIDERANDO que o transporte de pacientes através de ambulâncias, com os equipamentos necessários e competente classificação, está devidamente estabelecido pelas Resoluções CFM nº 1.671/2003 e nº 1.596/2000 (Revogada pela Resolução CFM nº 1.661/2003), além de normatização específica do Ministério da Saúde;

CONSIDERANDO que a ambulância tipo A, denominada ambulância de transporte, é o veículo destinado ao transporte em decúbito horizontal de pacientes que não apresentam risco de vida, para remoções simples e de caráter eletivo;

CONSIDERANDO que a ambulância tipo B, denominada ambulância de suporte básico, é o veículo destinado ao transporte pré-hospitalar de pacientes com risco de vida desconhecido e transporte inter-hospitalar, contendo apenas os equipamentos mínimos à manutenção da vida;

CONSIDERANDO que a ambulância tipo C, denominada ambulância de resgate é o veículo de atendimento de emergências pré-hospitalares de pacientes com risco de vida desconhecido, contendo os equipamentos necessários à manutenção da vida;

CONSIDERANDO que a ambulância tipo D, denominada ambulância de suporte avançado (ASA) ou ambulância UTI móvel, é o veículo destinado ao transporte de pacientes de alto risco de emergências pré-hospitalares e transporte inter-hospitalar, contendo os equipamentos médicos necessários para esta função, sendo obrigatória, quando em serviço a presença do médico em seu interior;

CONSIDERANDO que a ambulância tipo E, denominada aeronave de transporte médico, é a aeronave de asa fixa ou rotativa utilizada para transporte de pacientes por via aérea, dotada de equipamentos médicos homologados pelos órgãos competentes;

CONSIDERANDO que a ambulância tipo F, denominada nave de transporte médico, é o veículo motorizado hidroviário destinado ao transporte de pacientes por via marítima ou fluvial, devendo possuir os equipamentos médicos necessários ao atendimento dos mesmos conforme sua gravidade;

CONSIDERANDO que, de acordo com o Decreto Lei nº 20.391/32 e as Resoluções CFM nºs 1.342/91 e 1.352/92, nenhum estabelecimento de assistência médica pode funcionar sem um responsável médico;

CONSIDERANDO que os procedimentos e orientações nas ações de transferência da rede hospitalar devem ser supervisionados por médico, não podendo este se omitir na sua função tutelar da vida como bem indisponível;

CONSIDERANDO que os Conselhos devem regulamentar as condições dos transportes inter-hospitalares no atendimento prestado à população, visando que neles o desempenho ético-profissional da Medicina seja efetivo;

CONSIDERANDO, finalmente, o decidido na Sessão Plenária realizada em 9/07/03,

RESOLVE:

Art. 1º – Que o sistema de transporte inter-hospitalar de pacientes deverá ser efetuado conforme o abaixo estabelecido:

O hospital previamente estabelecido como referência não pode negar atendimento aos casos que se enquadrem em sua capacidade de resolução.

Pacientes com risco de vida não podem ser removidos sem a prévia realização de diagnóstico médico, com obrigatória avaliação e atendimento básico respiratório e hemodinâmico, além da realização de outras medidas urgentes e específicas para cada caso.

Pacientes graves ou de risco devem ser removidos acompanhados de equipe composta por tripulação mínima de um médico, um profissional de enfermagem e motorista, em ambulância de suporte avançado. Nas situações em que seja tecnicamente impossível o cumprimento desta norma, deve ser avaliado o risco potencial do transporte em relação à permanência do paciente no local de origem.

Antes de decidir a remoção do paciente, faz-se necessário realizar contato com o médico receptor ou diretor técnico no hospital de destino, e ter a concordância do(s) mesmo(s).

Todas as ocorrências inerentes à transferência devem ser registradas no prontuário de origem.

Todo paciente removido deve ser acompanhado por relatório completo, legível e assinado (com número do CRM), que passará a integrar o prontuário no destino. Quando do recebimento, o relatório deve ser também assinado pelo médico receptor.

Para o transporte, faz-se necessária a obtenção de consentimento após esclarecimento, por escrito, assinado pelo paciente ou seu responsável legal. Isto pode ser dispensado quando houver risco de morte e impossibilidade de localização do(s) responsável(is). Nesta circunstância, o médico solicitante pode autorizar o transporte, documentando devidamente tal fato no prontuário.

A responsabilidade inicial da remoção é do médico transferente, assistente ou substituto, até que o paciente seja efetivamente recebido pelo médico receptor.

A responsabilidade para o transporte, quando realizado por Ambulância tipo D, E ou F é do médico da ambulância, até sua chegada ao local de destino e efetiva recepção por outro médico.

as providências administrativas e operacionais para o transporte não são de responsabilidade médica.

O transporte de paciente neonatal deverá ser realizado em ambulância do tipo D, aeronave ou nave contendo:

incubadora de transporte de recém-nascido com bateria e ligação à tomada do veículo (12 volts), suporte em seu próprio pedestal para cilindro de oxigênio e ar comprimido, controle de temperatura com alarme. A incubadora deve estar apoiada sobre carros com rodas devidamente fixadas quando dentro da ambulância;

respirador de transporte neonatal;

nos demais itens, deve conter a mesma aparelhagem e medicamentos de suporte avançado, com os tamanhos e especificações adequadas ao uso neonatal.

Art. 2º – Os médicos diretores técnicos das instituições, inclusive os dos serviços de atendimento pré-hospitalar, serão responsáveis pela efetiva aplicação destas normas.

Art. 3º – Esta resolução entra em vigor na data de sua publicação, sendo revogadas as disposições em contrário.

Brasília-DF, 9 de julho de 2003.

EDSON DE OLIVEIRA ANDRADE
Presidente

RUBENS DOS SANTOS SILVA
Secretário-Geral

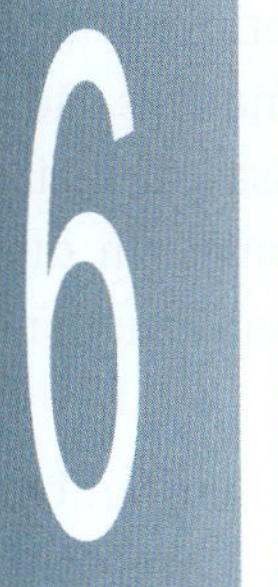

Telemedicina: Ferramenta para o Ensino, a Educação Continuada e a Assistência

Sergio Daré Junior
Sandra Elisabete Vieira
Mário Roberto Hirschheimer

INTRODUÇÃO

A educação médica é um processo contínuo que se inicia na Graduação Médica, passa pela Residência Médica e se estende aos anos da prática profissional. Além da atualização do conhecimento, a reflexão sobre a prática é importante, a fim de incorporar as novas experiências, relacionar a situação presente com as experiências passadas e promover uma reorganização das experiências atuais. O conhecimento novo adquirido transforma-se numa ponte entre o conhecimento e habilidades existentes anteriormente e a prática de uma boa assistência ao paciente[1,2].

A educação continuada é obrigatória para qualquer profissional e essencial para os profissionais da saúde, pois o conhecimento médico cresce constantemente. Diante das novas tecnologias, o acesso é fundamental às diversas áreas do saber. A atualização médica pode ocorrer por meio do acesso às publicações de periódicos na área da saúde, congressos científicos e discussões entre profissionais de diversas especialidades, entre outros recursos.

Atualmente, a utilização de meios eletrônicos para a aprendizagem assume papel importante na educação continuada. O acesso à rede mundial de computadores (internet*)* e à informação ficou facilmente disponível via smartphones *e* tablets. A incorporação de tecnologias no ensino amplia o acesso à informação e a interatividade. Além disso, a integração de múltiplas mídias pode estimular o processo educacional interativo, agregando a teoria e a prática, e permitindo o desenvolvimento profissional contínuo[3].

A explosão de imensa quantidade de informações na área de ciências da saúde é tanto bem-vinda quanto preocupante. O processo de seleção de conteúdo nas bases de dados e na internet exige critérios rigorosos de sistematização de busca e análise de qualidade[4-6].

Essa questão vale tanto para os médicos quanto para os pacientes, pois muitos deles buscam informações sobre saúde na internet. A confiabilidade num *site* da internet que versa sobre saúde tem sido motivo de pesquisas científicas[7].

Com uso adequado da tecnologia disponível, o médico tem na ponta dos seus dedos, em seu *smartphone*, a entrada para um mundo de informação digital de modo rápido e confiável.

BASES DE DADOS

Há diversas bases de dados disponíveis, como PubMed, Web of Science e outras. Uma das principais na área da saúde é o PubMed. Ele compreende mais de 24 milhões de citações para a literatura biomédica do MEDLINE, periódicos de ciências da vida e livros *on-line*. O PubMed foi desenvolvido pelo U.S. National Institutes of Health (NIH). Essa base de dados está constantemente em expansão e inúmeras dessas citações estão disponíveis na internet, com o texto completo e gratuito.

O acesso ao PubMed/MEDLINE é gratuito, por meio do site <http://www.ncbi.nlm.nih.gov/pubmed>. Na página inicial do PubMed há um *link* para instruções completas de como realizar uma pesquisa e pode ser acessada no site <http://www.ncbi.nlm.nih.gov/books/NBK3827/#pubmedhelp.PubMed_Quick_Start>.

No mesmo site do PubMed, o NIH oferece um *link* para livros e documentos *on-line* gratuitos nas áreas de ciências da vida e cuidados à saúde. É o Bookshelf e pode ser acessado em <http://www.ncbi.nlm.nih.gov/books>. Nele há centenas de livros disponíveis.

A medicina baseada em evidências é o uso judicioso das melhores evidências disponíveis para a tomada de decisões em uma situação clínica, e as revisões sistemáticas compilam e analisam essas evidências.

Outra referência para o médico é a Biblioteca Cochrane. Como informa o site: "Trata-se de uma coleção de seis bases de dados contendo tipos diferentes de evidências de alta qualidade para informar a tomada de decisão nos cuidados da saúde."

A Biblioteca Cochrane pode ser acessada em <www.thecochranelibrary.com>. Uma das bases de dados Cochrane contém Revisões Sistemáticas.

As buscas de evidências devem partir de uma pergunta bem definida, e uma revisão sistemática é produzida de modo rigoroso e corresponde a uma avaliação e julgamento crítico de toda a literatura de alta qualidade produzida sobre um assunto em particular. Na condução de uma revisão sistemática, é utilizado um método a fim de minimizar os vieses e melhor orientar a tomada de decisão.

Uma Diretriz de Prática Clínica (DPC) (*Clinical Practice Guideline*) foi definida pelo Institute of Medicine com um documento que inclui recomendações com a finalidade de otimizar os cuidados ao paciente, e as revisões sistemáticas são necessárias para o desenvolvimento dessas diretrizes. As Diretrizes de Prática Clínica promovem diagnósticos e tratamentos efetivos e reduzem o risco nos cuidados ao paciente[8].

Para a atualização do médico, também há iniciativas nacionais como o Projeto Diretrizes, uma atividade conjunta entre a Associação Médica Brasileira e o Conselho Federal de Medicina, que apresenta de forma didática o resultado de revisões sistemáticas sobre diversos temas e pode ser acessado em <http://www.projetodiretrizes.org.br>.

Como descrito no site, o Projeto Diretrizes "compõe-se de orientações diagnósticas terapêuticas e, quando aplicável, preventivas baseadas em evidências científicas. Conciliam informações da área médica a fim de padronizar condutas que auxiliem o raciocínio e a tomada de decisão do médico. Apresentam grau de recomendação e a força de evidência científica".

As informações devem ser atualizadas devido aos novos conhecimentos e tecnologias que surgem. Na década passada, Shekelle *et al.* fizeram uma avaliação de quão rápido as Diretrizes de Prática Clínica da US Agency for Healthcare Research and Quality (AHRQ) requeriam atualizações. Os autores relataram a velocidade com que uma diretriz fica desatualizada, citando, por exemplo, que 50% das diretrizes irão sobreviver por pelo menos 5,8 anos (com um intervalo de confiança de 95%, de 5,0 a 6,6 anos). Concluíram que, como regra geral, as diretrizes precisariam reavaliação para a sua validade a cada três anos[9].

Entretanto, a velocidade de crescimento do conhecimento médico varia para as diferentes doenças. Gurgel refere que, idealmente, as Diretrizes de Prática Clínica deveriam ser atualizadas continuamente, na medida do surgimento de novas evidências de alta qualidade, porém isso é impraticável devido ao custo[10].

Com a revolução tecnológica, a expansão contínua da literatura médica e o acesso rápido às informações, o médico teve a sua atualização facilitada. No Quadro 6.1, é possível encontrar alguns sites para pesquisa e atualização médica. Embutida nessa expansão tecnologia, floresceu a Telemedicina.

QUADRO 6.1 *Sites para pesquisa e atualização médica.*

PubMed/MEDLINE	<http://www.ncbi.nlm.nih.gov/pubmed>
PubMed/Bookshelf	<http://www.ncbi.nlm.nih.gov/books>
Biblioteca Cochrane	<www.thecochranelibrary.com>
Projeto Diretrizes	<http://www.projetodiretrizes.org.br>
BIREME – Biblioteca Virtual em Saúde	<http://bvsalud.org/>

DEFINIÇÕES E CONCEITOS

A telemedicina é definida formalmente pela American Telemedicine Association como "o uso de informação médica trocada de um local para outro por meio de comunicação eletrônica para melhorar o estado de saúde clínica do paciente. A telemedicina incluiu uma variedade crescente de aplicações e serviços usando vídeos em dupla via, e-mail, smartphones; ferramentas sem fio e outras formas de tecnologias para a telecomunicação". (*What is Telemedicine?* Disponível em: <http://www.americantelemed.org/about-telemedicine/what-is-telemedicine#.VJXR2l4AAA>). A telemedicina é a junção de duas palavras: do latim *medicus* e do grego *tele*, e literalmente significa "curar a distância"[11].

Em nosso meio, o Conselho Federal de Medicina (CFM), por meio da resolução 1.643/2002, resolve definir a telemedicina como "o exercício da Medicina através da utilização de metodologias interativas de comunicação audiovisual e de dados, com o objetivo de assistência, educação e pesquisa em Saúde"[12].

Em dezembro de 2014, foi publicada pelo CFM uma Resolução, a de nº 2.107, de 25/09/2014, na qual é definida e normatizada a Telerradiologia como "o exercício da Medicina, onde o fator crítico é a distância, utilizando as tecnologias de informação e de comunicação para o envio de dados e imagens radiológicas com o propósito de emissão de relatório, como suporte às atividades desenvolvidas localmente", sendo revogada a Resolução anterior[13].

A definição de telemedicina e Telessaúde não é unânime, e muitas vezes ambas são utilizadas como sinônimos. Telessaúde apresenta um sentido mais amplo quanto aos profissionais da saúde, e não apenas ao médico. O *Manual de Telessaúde*, do Ministério da Saúde brasileiro, traz a definição de telessaúde como "o uso das modernas tecnologias da informação e comunicação para atividades à distância relacionadas à saúde em seus diversos níveis (primário, secundário e terciário)"[14,15].

Há várias publicações nacionais sobre o uso da telemedicina em diversas áreas, por exemplo, na Teledermatologia[16,17] e Telecardiologia[18].

Em 2010, foi instituído, em âmbito nacional, o Programa Telessaúde Brasil para apoio à Estratégia de Saúde da Família no Sistema Único de Saúde. Em outubro de 2011, o Programa Telessaúde Brasil foi redefinido e ampliado, passando a ser denominado Programa Nacional Telessaúde Brasil Redes[19].

De acordo com o site do Programa Telessaúde Brasil Redes (<http://www.telessaudebrasil.org.br/>), trata-se de "uma ação nacional que busca melhorar a qualidade do atendimento e da atenção básica no Sistema Único da Saúde (SUS), integrando ensino e serviço por meio de ferramentas de tecnologias da informação". O Programa tem como objetivos a melhoria na qualidade do atendimento na Atenção Básica no Sistema Único de Saúde e a redução de custos, entre outros.

As atividades da telessaúde previstas na Portaria do Ministério da Saúde (MS) 2.546/11 são a Teleconsultoria, Segunda Opinião Formativa, Tele-educação e Telediagnóstico[19].

Como uma das vertentes da telemedicina é a educação (tele-educação), diversas ações de educação a distância têm sido feitas. A Teleamamentação, por exemplo, é um projeto desenvolvido pela Disciplina de Telemedicina da Faculdade de Medicina da Universidade de São Paulo (DTM-FMUSP), realizado com o intuito de divulgar informações sobre a amamentação materna por meio de dois cursos a distância para profissionais da Saúde e para agentes comunitários[20,21]. O objetivo da teleamamentação é proporcionar aos profissionais da Atenção Básica informações sobre os diversos aspectos da amamentação materna por diferentes profissionais da área da saúde. As informações ali contidas não se compuseram apenas de texto, mas foram utilizados recursos de múltiplos meios de comunicação, como vídeos, imagens e esquemas, gravação de áudio dicas em mp3 e sequências de vídeo do Projeto Homem Virtual (<http://www.projetohomemvirtual.com.br/>). A principal característica da teleamamentação é a abordagem interdisciplinar e multiprofissional da temática, com apoio de profissionais das áreas de pediatria, enfermagem, odontologia, nutrição, fonoaudiologia, jornalismo e comunicação, entre outros.

TELEMEDICINA NOS CUIDADOS INTENSIVOS

O início da telemedicina não é tão recente. São citados na literatura vários exemplos antigos, como o de Einthoven, em 1906, e suas investigações sobre a transmissão do eletrocardiograma por linhas telefônicas. Nos anos 1960, pesquisadores desenvolveram sistemas de monitorização fisiológica computorizada e a NASA (National Aeronautics and Space Administration) colaborou com o desenvolvimento de tecnologia usada para transmitir dados de telemetria dos astronautas, entre outros[22].

No contexto das doenças críticas, a telemedicina tem sido definida como o fornecimento de cuidados aos pacientes criticamente doentes por profissionais da saúde localizados remotamente, por meio do uso de tecnologias audiovisuais. O uso da telemedicina nos cuidados intensivos foi descrito já em 1977[23].

Uma revisão recente endereçou a questão dos efeitos da telemedicina sobre os cuidados intensivos. O estudo foi desenhado para testar se a implementação de programas de telemedicina na unidade de terapia intensiva (UTI) estaria associada primariamente com redução da mortalidade e, secundariamente, com menor permanência na UTI e no hospital. Numa ampla análise, que compreendeu um estudo não aleatório e não cego, foram recrutados pacientes adultos de 56 UTIs participantes, num total de 118.990 pacientes adultos, sendo 11.558 sujeitos-controle e 107.432 pacientes do grupo de intervenção. Participaram 56 UTIs, em 32 hospitais. Os autores concluíram que as intervenções da telemedicina na UTI, especificamente aquelas que aumentam o envolvimento precoce do intensivista no caso, melhoram a aderência às melhores práticas na UTI, reduzem os tempos de resposta aos alarmes e estiveram associadas a menor mortalidade e permanência de internação[24].

No âmbito dos cuidados intensivos pediátricos, há menos publicações que nos cuidados intensivos aos adultos[25]. Porém, com os anos, o custo e a experiência com a tecnologia nessa modalidade avançam, surgindo novos relatos.

Ao utilizar cuidados de saúde interativos por meio de videoconferência, a telemedicina é capaz de aumentar o acesso, melhorar o desfecho e reduzir custos. Além disso, o transporte desnecessário de pacientes também pode ser evitado. Os intensivistas pediátricos podem usar a telemedicina para auxiliar na monitoração e tratamento remotos dos pacientes[26,27].

Atualmente, a telemedicina, embora tenha as vantagens descritas acima, ainda apresenta limitações, particularmente nas avaliações dos pacientes.

A Academia Americana de Pediatria (AAP) publicou, em 2015, uma revisão sobre o uso da telemedicina na avaliação da retinopatia da prematuridade (ROP). Essa é uma doença que desafia oftalmologistas e neonatologistas, afetando recém-nascidos prematuros, e pode levar à perda da visão nos casos mais graves. O tratamento na época adequada pode mudar esse desfecho. A AAP relata que o uso da telemedicina nessa situação une a capacidade da fotografia digital e a transmissão dessas imagens de modo eletrônico para locais remotos para interpretação a distância. De acordo com essa revisão, a telemedicina tem o potencial de expandir as opções disponíveis de avaliação e o manejo para a vigilância da ROP. Ela informa ainda que o consenso geral da literatura é de que a telemedicina na ROP não supera o exame oftalmoscópico binocular indireto à beira do leito para a avaliação da ROP. Entretanto, evidências de qualidade moderadas (Nível II e II) apoiam o uso da telemedicina na ROP para identificar os pacientes com alteração clinicamente significativa ou aqueles que necessitam de encaminhamento para avaliação e manejo oftalmológicos[28].

Para avaliar a confiabilidade do exame circulatório e neurológico por telemedicina, Yager *et al.* realizaram um estudo prospectivo, randomizado, em pacientes com mais de dois meses de idade e menores que 19 anos de idade, numa UTI pediátrica de 14 leitos. O exame físico cardiocirculatório e neurológico (de acordo com as diretrizes da American Heart Association/Pediatric Advanced Life Support) deu-se de forma presencial e por telemedicina. Os autores concluíram que a telemedicina pode, confiavelmente, identificar achados normais e anormais em muitos aspectos dos exames circulatório e neurológico dos pacientes internados na UTI pediátrica[29].

A telemedicina na pediatria é, portanto, uma ferramenta muito promissora, sendo provável que o seu uso nos cuidados críticos pediátricos e nas terapias intensivas pediátricas continue em expansão.

RELAÇÕES INTERPESSOAIS POR MEIO DA TELEMEDICINA - CONSIDERAÇÕES BIOÉTICAS

As relações interpessoais são, cada vez mais, veiculadas num mundo virtual. É possível exercer a medicina nesse mundo virtual?

O *Código de Ética Médica*[30], em seu artigo 37, estabelece que "**é** vedado ao médico prescrever tratamento ou outros procedimentos sem exame direto do paciente, salvo em casos de urgência ou emergência e impossibilidade comprovada de realizá-lo, devendo, nesse caso, fazê-lo imediatamente após cessar o impedimento". Refere o parágrafo único: "O atendimento médico a distância, nos moldes da telemedicina ou outro método, dar-se-á sob regulamentação do Conselho Federal de Medicina (CFM)", definido pela Resolução CFM nº 1.643/2002[12], já citada.

A Resolução CFM 1.974/11[31] destaca que a consulta física, presencial, é insubstituível, mas esclarece que o médico pode orientar por telefone pacientes que já conheça, aos quais prestou atendimento presencial, para esclarecer dúvidas.

Entretanto, estamos assistindo o avanço da telemedicina como prática a distância pelo uso de tecnologias de comunicação e transmissão de dados, documentos e outras informações.

A Declaração de Tel Aviv[32], elaborada durante a 51ª Assembleia Geral da Associação Médica Mundial (AMM), em outubro de 1999, classifica a telemedicina em quatro tipos:

- Teleassistência: interação entre o médico e o paciente geograficamente distante, restringida a circunstâncias muito específicas.
- Televigilância: transmissão de informações médicas eletronicamente (FC, FR, $SatO_2$, PAS, glicemia, ECG etc.) para avaliar o estado do paciente.
- Teleconferência e Telecirurgia: interação entre dois médicos, um fisicamente presente com o paciente e outro a distância (mais capacitado naquele problema).
- Teleconsulta: paciente consulta diretamente o médico, sem contato direto entre ambos.

Deve-se considerar os riscos relativos à falta de exame físico:

- Como garantir níveis mínimos de qualidade?
- Como garantir a segurança dos dados transmitidos e das recomendações recebidas?
- Como criar um padrão de qualidade capaz de atender aos interesses dos pacientes e dos médicos?

Na 58ª Assembleia Geral da Associação Médica Mundial (AMM), realizada em Copenhagen, Dinamarca, em outubro de 2007, foi adotado o documento "Statement on the Ethics of Telemedicine"[33], no qual é ponderado que:

- O médico tem autonomia, respeitando normas, de decidir pela telemedicina para seu paciente. A decisão deve basear-se na relação benefício/malefício.
- A princípio, o médico não deve optar pela telemedicina, a menos que a considere como a melhor opção disponível. A decisão deve levar em conta a qualidade e o custo.
- A telemedicina só deve ser utilizada quando a relação médico-paciente, baseada na confiança e no respeito mútuo, já tenha se estabelecido previamente e nas situações nas quais o médico não puder estar fisicamente presente e por um período seguro e aceitável de tempo.
- É essencial que o médico e o paciente sejam capazes de se identificar um ao outro de forma confiável, enquanto a telemedicina é empregada.

Esses dois documentos da AMM[32,33] estabelecem que são responsabilidades do médico:

- Assumir a responsabilidade pela decisão, incluindo diagnóstico, opinião, tratamento e intervenções médicas.
- Documentar no prontuário do paciente cada atendimento, registrando:
  - Método de identificação do paciente;
  - Quais as informações recebidas;

- Qualidade das informações recebidas;
- Quais serviços de telemedicina utilizados;
- Quais as recomendações e condutas transmitidas e parecer de como foram percebidas;
- O cuidado com o sigilo profissional.

▪ Estar atento às dificuldades e incertezas que podem surgir enquanto estiver em contato com o paciente através de meios de telecomunicação, recomendando o contato médico-paciente direto quando ele sentir que a situação o exige.

▪ Assegurar-se de que o paciente ou seu cuidador tenham capacitação apropriada para desempenhar os procedimentos necessários, de que sejam capazes de realizá-los e de que entendam bem a sua responsabilidade no processo.

▪ Quando pedir orientação ou segunda opinião a outro médico, por meio de teleconferência, o médico permanece responsável pelo atendimento.

▪ Assegurar que a confidencialidade do paciente e integridade de dados não sejam comprometidas.

A Resolução CFM nº 1.958/10[34] define que a consulta médica compreende a anamnese, o exame físico e a elaboração de hipóteses ou conclusões diagnósticas, solicitação de exames complementares e prescrição terapêutica como ato médico completo e que pode ser concluído ou não em um único momento.

Portanto, na impossibilidade de realizar o exame físico adequado, a teleconsulta não pode ser considerada uma consulta médica, mas será que poderá sê-la no futuro? Afinal:

▪ Inspeção estática e dinâmica já são possíveis com dispositivos (câmeras) que muitos computadores domésticos, tablets e smartphones **já possuem**;

▪ Dados vitais podem ser aferidos, embora os dispositivos e aplicativos para esse fim têm custo elevado;

▪ Ausculta deverá ser possível em futuro próximo, uma vez que dispositivos e aplicativos em desenvolvimento a permitirão com acurácia satisfatória;

▪ Mas, e a percussão e a palpação???

Pode-se concluir que a relação médico-paciente por meio da telemedicina tem o potencial de ampliá-la ao criar mais oportunidades de comunicação, com acesso mais fácil e ágil. Essa relação deve basear-se no respeito mútuo, na autonomia responsável do médico, na autonomia do paciente e no sigilo profissional, e só deve ocorrer se o médico já tiver vínculo profissional com o paciente, com conhecimento dinâmico do problema atual. Em emergências, a decisão do médico poderá basear-se só em informações parciais possíveis. Mesmo assim, ele é ética e legalmente responsável pelas decisões.

REFERÊNCIAS

1. Towle A, Cottrell D. Self directed learning. Arch Dis Child. 1996;74:357-9.
2. Daré S Jr. Aplicação de duas técnicas educacionais a residentes de pediatria em um estágio de neonatologia [tese]. São Paulo: Universidade de São Paulo; 2002.
3. Barreto RG. Tecnologias na formação de professores: o discurso do MEC. Educação e Pesquisa. 2003;29(2):2 71-86.
4. Tonsaker T, Bartlett G, Trpkov C. Health information on the Internet: gold mine or minefield? Can Fam Physician. 2014 May;60(5):407-8.
5. Bhandari N, Shi Y, Jung K. Seeking health information online: does limited healthcare access matter? J Am Med Inform Assoc. 2014 Nov-Dec;21(6):1113-7.
6. Tran K, Morra D, Lo V, Quan SD, Abrams H, Wu RC. Medical students and personal smartphones in the clinical environment: the impact on confidentiality of personal health information and professionalism. J Med Internet Res. 2014 May 22;16(5):e132.
7. Kim Y. Trust in health information websites: A systematic literature review on the antecedents of trust. Health Informatics J. 2014 Dec 16. [Epub ahead of print.]
8. Institute of Medicine (IOM). Clinical Practice Guidelines We Can Trust. Washington, DC: The National Academies Press; 2011.
9. Shekelle PG, Ortiz E, Rhodes S, Morton SC, Eccles MP, Grimshaw JM, Woolf SH. Validity of the Agency for Healthcare Research and Quality clinical practice guidelines: how quickly do guidelines become outdated? JAMA. 2001 Sep 26;286(12):1461-7.
10. Gurgel RK. Updating Clinical Practice Guidelines: How Do We Stay Current? Otolaryngol Head Neck Surg. 2015 Mar 9. [Epub ahead of print.]
11. Scurlock C, D'Ambrosio C. Telemedicine in the Intensive Care Unit: State of the Art. Crit Care Clin. 2015 Apr;31(2):187-195.

12. Conselho Federal de Medicina (Brasil). Resolução CFM nº 1.643/2002. Define e disciplina a prestação de serviços através da Telemedicina [cited 2016 Jan 27]. Disponível em: <http://www.portalmedico.org.br/resolucoes/cfm/2002/1643_2002.htm>.
13. Conselho Federal de Medicina (Brasil). Resolução CFM nº 2.107/2014. Define e normatiza a Telerradiologia e revoga a Resolução CFM nº 1.890/09. Brasília: D.O.U.; 2014 dez 17 [cited 2016 Jan]. Seção I. p. 157-8. Disponível em: <http://www.portalmedico.org.br/resolucoes/CFM/2014/2107_2014.pdf>.
14. Ministério da Saúde/Universidade Federal do Rio Grande do Sul. Manual de Telessaúde para Atenção Básica/Atenção Primária à- Brasília: Ministério da Saúde; 2012. 123 p:il. [Série A. Normas e Manuais Técnicos.]
15. Piropo TGN, Amaral HOS. Telessaúde, contextos e implicações no cenário baiano. Saúde Debate [Internet]. 2015;39(104):279-87.
16. Miot HA, Paixao MP, Wen CL. Teledermatologia: passado, presente e futuro. An Bras Dermatol [Internet]. 2005;80(5):523-32.
17. Piccoli MF, Amorim BDB, Wagner HM, Nunes DH. Teledermatology protocol for screening of Skin Cancer. An Bras Dermatol [Internet]. 2015;90(2):202-10.
18. Ribeiro ALP, et al. Implementation of a telecardiology system in the state of Minas Gerais: the Minas Telecardio Project. Arq Bras Cardiol. 2010;95(1):70-8.
19. Ministério da Saúde (Brasil). Portaria MS/GM nº 2.546, de 27 de outubro de 2011. Brasília, Poder Executivo: Diário Oficial da União; 28 out 2011; Seção I, p5.052. Revoga a portaria MS/GM nº 402, de 24/02/2010 Redes.
20. Daré S Jr, Prado C, Wen CL. Teleamamentação para atenção primária: um enfoque multiprofissional. In: 15º Congresso Internacional ABED de Educação a Distância (CIAED); 27 a 30 set 2009; Fortaleza [Internet]. [Citado 8 mai 2015]. Disponível em: <http://www.abed.org.br/congresso2009/CD/trabalhos/1552009151201.pdf>
21. Prado C, et al. Teleamamentação no Programa Nacional de Telessaúde no Brasil: a experiência da Telenfermagem. Rev Esc Enferm USP [Internet]. 2013;47(4):990-6.
22. Lilly CM, Zubrow MT, Kempner KM, Reynolds HN, Subramanian S, Eriksson EA, Jenkins CL, Rincon TA, Kohl BA, Groves RH Jr, Cowboy ER, Mbekeani KE, McDonald MJ, Rascona DA, Ries MH, Rogove HJ, Badr AE, Kopec IC. Critical care telemedicine: evolution and state of the art. Crit Care Med. 2014 Nov;42(11):2429-36.
23. Grundy BL, Crawford P, Jones PK, et al. Telemedicine in critical care: an experiment in health care delivery. JACEP. 1977;6(10):439-44.
24. Lilly CM, McLaughlin JM, Zhao H, Baker SP, Cody S, Irwin RS; UMass Memorial Critical Care Operations Group. A multicenter study of ICU telemedicine reengineering of adult critical care. Chest. 2014 Mar 1;145(3):500-7.
25. Ciomartan T. Telemedicine – a useful adjunct in the care of critically ill children. Crit Care Med. 2012 Sep;40(9):2731-2.
26. Yang NH, Dharmar M, Yoo BK, Leigh JP, Kuppermann N, Romano PS, Nesbitt TS, Marcin JP. Economic Evaluation of Pediatric Telemedicine Consultations to Rural Emergency Departments. Med Decis Mak. 2015 May 7. [Epub ahead of print.]
27. Ellenby MS, Marcin JP. The Role of Telemedicine in Pediatric Critical Care. Crit Care Clin. 2015 Apr;31(2):275-90.
28. Fierson WM, Capone A Jr; American Academy of Pediatrics Section on Ophthalmology, American Academy of Ophthalmology, American Association of Certified Orthoptists. Telemedicine for evaluation of retinopathy of prematurity. Pediatrics. 2015 Jan;135(1):e238-54.
29. Yager PH, Clark ME, Dapul HR, Murphy S, Zheng H, Noviski N. Reliability of circulatory and neurologic examination by telemedicine in a pediatric intensive care unit. J Pediatr. 2014 Nov;165(5):962-6.e1-5.
30. Conselho Federal de Medicina (Brasil). Código de Ética Médica – Resolução CFM nº 1931/2009. D.O.U. 2009 set 24;seção I:90. Retificação. D.O.U. 2009 out 13;seção I:173.
31. Conselho Federal de Medicina (Brasil), Comissão Nacional de Divulgação de Assuntos Médicos. Manual de Publicidade Médica. Resolução CFM nº 1.974/2011. Brasília: CFM; 2011. Publicada no D.O.U. de 19 de agosto de 2011, Seção I, p. 241-244
32. Associação Médica Mundial. Declaração de Tel Aviv: Sobre Responsabilidades e Normas Éticas na Utilização da Telemedicina (Adotada pela 51ª Assembleia Geral da Associação Médica Mundial em Tel Aviv, Israel, em outubro de 1999.). Disponível em: <http://portal.saude.gov.br/portal/arquivos/pdf/declaracaotelaviv.pdf>.
33. Associação Médica Mundial. WMA Statement on the Ethics of Telemedicine. Adopted by the 58th WMA General Assembly, Copenhagen, Denmark, October 2007. Disponível em: <http://www.wma.net/en/30publications/10policies/t3/>.
34. Conselho Federal de Medicina (Brasil). Resolução CFM nº 1958/2010. Define e regulamenta o ato da consulta médica e dá outras providências. D.O.U. 10 jan 2011;seção I:92.

7 Bioética e como Dar Más Notícias

Mário Roberto Hirschheimer
Simone Brasil de Oliveira Iglesias

BIOÉTICA EM TERAPIA INTENSIVA PEDIÁTRICA E NEONATAL

Introdução

Os avanços tecnológicos incorporados ao atendimento de crianças em Unidades de Cuidados Intensivos (UCI) elevaram a sobrevivência das mesmas inúmeras vezes, com aumento da morbidade e de sequelas neuropsicomotoras graves. Dilemas éticos são frequentes nessas situações. As decisões éticas no atendimento a essas crianças são tomadas contra expectativas e esperanças da família e profissionais da saúde, algumas vezes em situações em que as possibilidades de sucesso são muito limitadas, podendo induzir a tratamentos obstinados e conflitos. Aspectos culturais, legais, morais e religiosos devem ser sempre considerados no processo de decisão, e os princípios éticos, claramente definidos, devem nortear a atuação do médico, principalmente em condições de extrema gravidade e risco de vida.

A interação médico-paciente/responsáveis legais é uma relação contratual que implica direitos e deveres de ambas as partes. Sempre deve haver uma relação de confiança, boa comunicação e respeito mútuo entre o médico e o paciente e seus responsáveis, os genitores, na maioria das vezes.

O bom atendimento médico, mesmo quando o desfecho é desfavorável, depende da empatia entre a equipe de saúde e o paciente e sua família. Fazer coincidir expectativas é um dos objetivos a alcançar nesse processo e, para tanto, a troca de informações entre as partes envolvidas é fundamental. O profissional de saúde obtém as informações de que necessita por meio de adequadas técnicas propedêuticas, das quais a anamnese é imprescindível. Por parte do paciente e sua família, as informações amplas e detalhadas que o profissional da saúde é capaz de transmitir a respeito da doença também são instrumentos imprescindíveis[1].

Detalhes sobre a doença, seu prognóstico e opções terapêuticas devem ser explicados claramente à família para que ela lide com a situação de crise de forma razoavelmente racional. Essas informações devem ser em termos que possam ser entendidos pelo paciente ou seus responsáveis legais. Decisões em momentos de crise, com pais muito ansiosos e angustiados ou com sentimentos de culpa, podem ser o resultando de julgamentos intempestivos e emocionais. Existe a necessidade de argumentos para a concordância por meio de convencimento racional e educado, considerando-se os aspectos culturais, legais, morais e religiosos do paciente e de sua família[2].

Agir bem, agir de forma correta, é a tarefa da ética clínica. Ser um bom profissional significa, antes de tudo, saber interagir com o paciente, tratá-lo com dignidade, respeitando seus valores. A tarefa do médico é fazer diagnósticos, avaliar prognósticos e recomendar tratamentos, mas ele faz também juízos morais, pois os problemas humanos nunca são exclusivamente biológicos. Não é mais admissível o médico abstrair-se dos juízos do paciente, reconhecendo-o, sempre que seu estado permitir, como um ser autônomo e livre[1].

Uma visão ampliada das expectativas do paciente e de sua família em relação ao tratamento e o esclarecimento realista de seus desejos e dos objetivos da assistência a ser prestada melhora a qualidade dessa assistência e contribui para o sentimento de segurança ao lidar com as angústias de cuidar de crianças e adolescentes.

As principais dificuldades encontradas nesse processo relacionam-se a:

- Tratar a situação de agravo como um fenômeno puramente biológico;
- Aspectos jurídicos, sociais, culturais e religiosos se interpõem e complicam a situação, reivindicando o direito de seus agentes interferirem no direito das pessoas à autonomia;
- Receio de um processo jurídico por omissão (artigos 135 e 13 do Código Penal);
- Ganância.

O principal desafio, portanto, é integrar conhecimentos científicos, jurídicos, sociais, culturais e de gestão, com sensibilidade ética e humanitária numa única abordagem.

Princípios Bioéticos

Em 1971, o médico oncologista Van Rensselaer Potter publicou o livro *Bioethics, a bridge to the future.* A partir dessa obra, surgiu o termo "bioética", que possui duas raízes gregas: bios, que significa vida, e ethos, ética (reflexão sistemática do conjunto de costumes, hábitos e valores de uma determinada sociedade ou cultura)[3].

Em 1979, com ênfase na prática assistencial, Beauchamp e Childress criam o Principialismo, ferramenta de auxílio à tomada de decisões na prática clínica. Foram estabelecidos quatro deveres não excludentes entre si e que devem ser cumpridos independentemente, a não ser que entrem em conflito com outro dever igual ou mais forte. São eles: Autonomia, Beneficência, Não Maleficência e Justiça[4].

Autonomia

A autonomia é um termo derivado do grego *auto* (próprio) e *nomos* (lei, regra, norma). Significa autogoverno, autodeterminação da pessoa de tomar decisões que afetem sua vida, sua saúde, sua integridade fisiopsíquica, suas relações pessoais. Caracteriza-se pela capacidade do indivíduo de decidir fazer ou buscar o que julga ser o melhor para si. A noção de autonomia passa pela definição de competência ou não[3].

O princípio da autonomia confere aos seres humanos o direito de escolher livremente seu próprio destino, porém, na prática pediátrica, existem conflitos e dilemas a respeito do exercício da autonomia do paciente, pois lhe pode faltar os componentes essenciais de competência para decidir, tornando-se necessário que outras pessoas tomem resoluções por ele, as chamadas Decisões de Substituição ou Consentimento Substitutivo[1]. Elas envolvem questões como o direito legal de genitores ou responsáveis legais de dar ou não o consentimento para procedimentos diagnósticos e terapêuticos, de suporte de vida ou de conforto, e as circunstâncias em que os próprios pacientes podem decidir sobre seu tratamento[2]. Mesmo limitando a intromissão de outras pessoas (médicos, entre elas) no mundo da pessoa que esteja em tratamento, esse princípio não nega a autoridade e as diversas formas de poder e governo[1].

São condições fundamentais e competências necessárias para quem for participar das decisões relativas à realização de procedimentos e tratamentos, considerando entre várias alternativas[3,5]:

- Racionalidade (capacidade de tomar consciência dos fatos e dilemas e considerar os múltiplos fatores prognósticos capazes de predizer consequências futuras);
- Entendimento (capacidade de refletir e compreender a essência das informações);

- Independência (possibilidade de expressar a própria vontade frente à existência de alternativas, de modo independente da dos parentes ou dos médicos, ou seja, exercer o direito à liberdade individual e social, sem influência controladora externa);
- Capacidade de avaliar a natureza e o alcance de sua decisão.

O processo de decisão compartilhado, livre e esclarecido, com consentimento e respeito à autonomia do paciente e seus responsáveis legais (artigos 22, 31 e 34 do CEM)[6], na pediatria é delegado aos pais ou responsáveis legais (artigo 21 do Estatuto da Criança e do Adolescente – ECA)[7].

Com relação à autonomia do menor de idade, de acordo com o Estatuto da Criança e do Adolescente (ECA), em seu artigo 15, "A criança e o adolescente têm direito à liberdade, ao respeito e à dignidade como pessoas humanas em processo de desenvolvimento e como sujeitos de direitos civis, humanos e sociais garantidos na Constituição e nas leis". No artigo 21, "O poder familiar será exercido, em igualdade de condições, pelo pai e pela mãe, na forma do que dispuser a legislação civil, assegurado a qualquer deles o direito de, em caso de discordância, recorrer à autoridade judiciária competente para solução da divergência". E no artigo 16: "O direito à liberdade compreende os seguintes aspectos: II – opinião e expressão" (entre outros)[7].

A participação das crianças e adolescentes nas decisões sobre sua saúde deve ser considerada, desde que eles sejam identificados pela equipe multiprofissional como capazes de avaliar seu problema. Seu direito à confidencialidade e à autonomia deve ser preservado. Idade e capacidade intelectual, cognitiva e emocional estão envolvidas na sua habilidade em contribuir para as decisões. A capacidade de compreender a consequência de seus atos é um processo que normalmente se inicia a partir dos seis anos de idade e que vai amadurecendo até o final da adolescência[2]. Dessa forma o(a) jovem tem o direito de fazer opções sobre procedimentos diagnósticos e terapêuticos – dar o seu assentimento –, embora, em situações consideradas de risco e frente à realização de procedimentos de alguma complexidade, torna-se sempre necessária a participação e o consentimento dos genitores ou responsáveis[8,9,10]. A criança que recusa tratamento deve ser ouvida, especialmente se os benefícios desejados forem pouco prováveis.

Segundo a Academia Americana de Pediatria, o assentimento deve incluir[11]:

a. Ajuda ao paciente a compreender a natureza de sua condição, de maneira apropriada ao seu grau de desenvolvimento;
b. Explicação ao paciente do que ele pode ou deve esperar a partir de seus exames e tratamentos;
c. Avaliação clínica do grau de compreensão do paciente a respeito de sua situação e dos fatores que possam influenciar suas respostas (inclusive, se há pressão inapropriada a aceitar tratamento ou exames);
d. Solicitação da expressão da vontade do paciente para aceitar os cuidados propostos. Nas situações em que o tratamento se impõe, independentemente da aceitação ou não pela criança, ela deve ser informada sobre o fato e não ser enganada.

Nos casos de conflitos entre uma decisão médica e o desejo do paciente ou de seus genitores, procurar resolvê-los por meios legais deve ser o último recurso, após terem sido esgotados todos os outros caminhos de convencimento e resolução. A questão a ser considerada nessas circunstâncias é a relação de risco-benefício. Quando o risco da proposta de intervenção é grande e seu benefício, pequeno, e os genitores não concordam com o procedimento proposto pelos médicos, a justiça, por meio das Varas da Infância e da Juventude, geralmente decide pelo respeito à autonomia dos genitores. Por outro lado, quando os riscos são pequenos e os benefícios, grandes, as decisões da justiça costumam contrariar a vontade dos genitores, dando aos médicos o direito de realizar os procedimentos recomendados[1,5].

Beneficência – não maleficência

Fazer o bem ao paciente é agir em seu melhor interesse. A tarefa do médico frente a uma pessoa doente é sempre aliviar seu sofrimento e, quando possível, restaurar sua saúde. Fazer o bem não significa, necessariamente, usar os conhecimentos científicos para preservar a vida a qualquer custo, pois, quando chega o momento em que salvar a vida não é mais possível, a morte não deve ser mais vista como inimiga (artigo 6º do CEM). Obter um equilíbrio razoável entre beneficência e não maleficência é frequentemente um desafio para agir no melhor interesse do paciente (Cap. I, alínea V, e Cap. II, alínea II, do CEM)[12].

Podemos definir beneficência como uma ação positiva e benéfica a outra pessoa. Fazer o bem e respeitar a vida são obrigações morais em benefício de outro ser humano.

A não maleficência, por sua vez, pode ser representada pelo aforisma *primum non nocere*, que é dos mais antigos axiomas da medicina, qual seja: não utilizar a arte médica para causar males e injustiças nem para prejudicar.

A beneficência exige a excelência profissional. A não maleficência é considerada um dever profissional essencial, um mínimo ético; se não for cumprida, caracteriza a má prática profissional[3].

O médico deve utilizar todos os recursos disponíveis de diagnóstico e tratamento a seu alcance, agindo no melhor interesse do paciente (artigo 32 do Código de Ética Médica – CEM). Isso pode significar não aplicar recursos avançados para a manutenção da vida nem admitir pacientes em UCI quando não houver possibilidade de recuperação. A obstinação terapêutica, ou seja, a aplicação de recursos avançados e de alto custo, pode prolongar desnecessariamente a vida, com grande sofrimento e nenhuma qualidade. (artigos 36, §§ 1º e 2º, do CEM, e Resolução nº 1.805/06, do CFM)[6,13].

Nos pacientes terminais ocorre uma inversão de expectativas e a morte pode ser vista como um alívio do sofrimento e respeito à dignidade humana. Portanto, a obstinação terapêutica pode ser considerada maleficência.

Enfim, agir com beneficência e não maleficência é cuidar do paciente (pois cuidar é mais do que tratar) para aliviar seus sintomas, melhorar seu bem-estar e, se possível, fazê-lo recobrar a saúde[3], prevenindo, impedindo ou, pelo menos, minimizando danos e evitando causar maior sofrimento.

O grande desafio, portanto, é identificar o que é futilidade terapêutica, mantendo claro o limite entre o que é uma abordagem cientificamente adequada e ética frente ao que se considera procedimentos diagnósticos e terapêuticos inúteis e desproporcionais. A busca do equilíbrio entre a beneficência e a não maleficência, tendo como objetivo o melhor interesse do paciente, consiste em um grande desafio bioético da prática médica nas UCIs[10].

Justiça

Justiça é uma palavra de origem latina (*justitia*) e refere-se ao direito, à equidade e à administração da lei, ajustando o indivíduo a um modelo, ao que é conveniente, correto e digno. Tolerância e imparcialidade são as virtudes que embasam o princípio da justiça. Aqui se manifesta na retidão na alocação e acesso aos recursos da saúde, bem como na igualdade nos tratamentos executados e disponíveis, em uma perspectiva de conjunto

Equidade significa igualdade, simetria, retidão, imparcialidade, conformidade. Revela o uso da imparcialidade para reconhecer o direito de cada um, usando a equivalência para que todos se tornem iguais. A equidade adapta a regra para um determinado caso específico, a fim de deixá-la mais justa. Manifesta a preocupação com o indivíduo concreto e a correção daquilo que a lei pode provocar em termos de injustiças.

A justiça distributiva tem o propósito de garantir a distribuição equitativa dos custos e benefícios na sociedade e disponibilizar os recursos segundo a demanda, oferecendo a cada pessoa o que é necessário, conforme sua necessidade[3].

Os dilemas éticos são frequentes em situações de emergências e nos cuidados intensivos. Cabe ao profissional avaliar as situações, tendo em mente os princípios bioéticos, a dignidade e o melhor interesse de seus pacientes e familiares, sem permitir que problemas decorrentes de recursos limitados conflitem com o tratamento, sendo as decisões tomadas em base médica e não econômica (Cap. I, artigos VIII e XVI)[6].

Conflitos entre autonomia e justiça[5]

O ponto de referência para a cidadania é o artigo 196 da Constituição Federal: **"A saúde é um direito de todos e um dever do Estado"**[14].

Do ponto de vista da bioética, esse tema revela, entre outros, as questões referentes às autonomias em jogo (do cidadão, do profissional, das instituições de atendimento às pessoas doentes, do poder público), como elas se estabelecem e como se relacionam entre si. Levanta, também, aspectos que dizem respeito à prática médica e à cidadania, tais como a relação custo/benefício para as instituições e para o paciente e as responsabilidades dos profissionais relativas às prescrições médicas[15].

O direito à saúde está baseado na noção de que a sociedade organizada e o Estado devem interferir para garantir a justiça distributiva e minimizar os efeitos da loteria biológica e social. As necessidades de saúde são sempre crescentes e mais amplas do que as possibilidades de recursos existentes, independentemente do estágio econômico dos países e da estrutura organizacional de seus sistemas de saúde[16].

Essas observações apontam para os desafios que esses sistemas devem superar para garantir o direito à saúde dos cidadãos. O SUS é a melhor proposta pública imaginável, entretanto universalidade e integralidade não significam que a cada momento pontual isso possa ser conseguido, pois sua efetividade depende, sobretudo, da disponibilidade financeira do sistema como um todo. Por outro lado, nenhum direito é absoluto. Todo direito tem de ser compatibilizado com outros direitos e com as condições do exercício desse direito, entre as quais, o orçamento. Um dos condicionantes do direito à saúde é o recurso financeiro.

O artigo 196 da Constituição Federal[14] não pode ser interpretado como absoluto e incondicional; é vinculado ao acesso universal e igualitário de todos às ações e serviços de promoção, proteção e recuperação da saúde e, por ser um dever do Estado, deve ser exercido com base em recursos previstos no orçamento financeiro.

Assim, podemos considerar que compete à cidadania a defesa de seus direitos, mas também a busca de possibilidades que efetuem seus direitos, entre elas: a participação na elaboração de políticas de saúde que sejam, cada vez mais, efetivamente universais e de qualidade; a reivindicação de melhores orçamentos para o sistema de saúde público; e a fiscalização do uso desses recursos. Aos direitos associa-se a responsabilidade pela construção das condições que tornem possíveis esses direitos – a ação política organizada[15].

O filósofo alemão Max Weber (1864-1920), em sua obra *A política como vocação: ciência e política, duas vocações*, aponta para a existência de duas possibilidades: a ética da convicção, que diz respeito às escolhas de caráter pessoal, e a ética da ação, que diz respeito à responsabilidade pessoal pelos resultados previsíveis dos nossos atos[5]. Transportando essas considerações para a prática médica, podemos identificar que, ao prescrever, o profissional pode fazer, a partir de suas convicções pessoais, o que considera melhor para o paciente, levando em conta seu conhecimento e experiência, ou levando em conta, além de conhecimento e experiência, o custo, eficácia, disponibilidade, situação legal do medicamento (liberado ou não pelos órgãos competentes), quem paga, a quem se destina etc.[15].

Instituições de saúde têm a responsabilidade de atender, de maneira justa e isenta, as demandas assistenciais, de ensino e de pesquisa. O estabelecimento de canais institucionais que regulamentam as prescrições visa a conseguir a resposta mais adequada possível ao paciente e à preservação do perfil da instituição, contribuindo para seu crescimento técnico e científico mediante a construção de padronizações, protocolos e outros dispositivos que permitam aprimorar o atendimento prestado e escolher as melhores alternativas para os pacientes. Esse aspecto aponta, também, para a responsabilidade do profissional que nele atua atento às boas práticas[15].

Do ponto de vista do gestor da instituição, sua tarefa consiste em trabalhar no sentido de que a assistência, a pesquisa e o ensino se efetuem no melhor cenário possível, entretanto deve ater-se ao princípio da economicidade, estabelecido no artigo 70 da Constituição Federal, parágrafo único[14].

Portanto, o gestor de saúde tem como dever cuidar da distribuição justa dos recursos disponíveis, o que, em contrapartida, justifica sua ingerência na alocação de recursos para a instituição.

Referente à autonomia do médico dentro de uma instituição pública de saúde, ele deve considerar que sua autonomia está limitada pelo bem maior – a saúde da coletividade –, levando em conta o gerenciamento dos recursos da instituição, suas limitações e o bom uso[17]. Essa reflexão não esgota a complexidade do tema, mas pretende abrir caminhos para novas discussões, pois não parecem existir soluções imediatas e simples.

Algumas considerações parecem delinear-se no encaminhamento mais pragmático das questões apontadas. A primeira diz respeito ao lugar fundamental ocupado pelo médico. É ele quem faz a prescrição do tratamento que julga o mais indicado para seu paciente. Prescrever com responsabilidade e ética, levando em conta a eficácia comprovada do tratamento proposto, sua situação em relação às leis do país, os custos e fontes de financiamento do tratamento parece ser um caminho prudente e de melhor qualidade. A utilização dos espaços institucionais para a discussão de alternativas terapêuticas não padronizadas é uma recomendação que pode garantir uma atuação ética e segura ao profissional. Também se pode reconhecer que as instâncias judiciais podem não ser o melhor dispositivo, *a priori*, para resolver impasses, daí a necessidade da intermediação de consultorias isentas e de valor reconhecido para oferecer suporte a esses profissionais, facilitando a tomada de decisões mais adequadas.

Outro ponto importante que o tema revela é a questão do financiamento da saúde. Até o momento não foram identificadas outras fontes além daquelas relativas à esfera pública. Sem discutir as responsabilidades da área governamental nesse assunto, que é indiscutível, os recursos públicos, em geral poucos e limitados, certamente requerem envolvimento de outras esferas (empresarial, social, beneficente, filantrópica) na difícil tarefa de proporcionar o melhor a mais pacientes.

O constante diálogo entre médicos, gestores, órgãos públicos e sociedade e a organização do processo decisório quanto às melhores e possíveis escolhas terapêuticas para os pacientes parece ser o caminho mais adequado e factível com o intuito de alcançar escolhas mais éticas.

Particularidades da Assistência em Neonatologia

Na reanimação na sala de parto, os diagnósticos mais comuns que podem provocar dilemas éticos são a prematuridade extrema, malformação congênita incompatível com a vida e a asfixia perinatal grave.

Para a decisão de reanimação desses recém-nascidos deve-se considerar os pontos de vista dos genitores e das equipes de obstetrícia e de neonatologia, além do parecer do geneticista[18]. Tal discussão, levando em conta os aspectos legais, morais e éticos, deve ocorrer bem antes da data provável do parto[3].

O rastreamento (*screening*) das anomalias congênitas ainda no período fetal trouxe o aumento do número de questionamentos éticos. Malformações incompatíveis com a vida são aquelas que evoluem para a morte ou para a vida vegetativa em 100% dos casos, mas esse diagnóstico deve ser confirmado por exames realizados durante o pré-natal.

Sobre esse assunto, em nosso meio, a legislação tem sido interpretada de várias maneiras e uma mais específica ainda está em discussão no Congresso Nacional. Na atualidade, devemos solicitar autorização judicial para interromper a gestação nos casos de malformações incompatíveis com a vida. Juizes dão interpretações e, consequentemente, sentenças diferentes até para casos idênticos.

É importante lembrar que a sala de parto não é o local mais apropriado para decisões conflitantes. O recém-nascido tem o direito ao benefício da dúvida e ser reanimado. A demora em realizar os procedimentos de ressuscitação traz o risco de piorar o prognóstico. Decisões que podem gerar polêmicas deverão ser tomadas posteriormente, com um melhor conhecimento do caso.

A decisão de ressuscitar recém-nascidos extremamente prematuros deve baseia-se na avaliação de sua viabilidade, considerando os dados do serviço em que o recém-nascido venha a nascer, ou seja, as taxas de mortalidade para grupos de recém-nascidos classificados de acordo com o peso de nascimento ou idade gestacional e os riscos de sequelas neurológicas, cegueira, surdez ou uma combinação de deficiências[19].

Embora a idade gestacional seja o melhor parâmetro de avaliação da viabilidade, dúvidas sobre sua interpretação são frequentes. Considerar o peso como parâmetro traz o inconveniente de poder corresponder a várias idades gestacionais, portanto com prognósticos diferentes. Em nosso meio, não existem regras definidas e a tendência é reanimar todos os recém-nascidos com sinais de vitalidade.

O nascimento de um filho extremamente prematuro reflete-se profundamente na dinâmica familiar. É importante esclarecer as famílias sobre as intercorrências graves mediatas que podem ocorrer (como desconforto respiratório, hemorragia intracraniana e intolerância alimentar), assim como as possíveis sequelas em longo prazo (como doença pulmonar crônica, deficiência auditiva ou visual e atraso no desenvolvimento neuromotor).

No caso de recém-nascidos gravemente asfixiados não existem diretrizes claras de quando iniciar ou interromper a reanimação. O problema não é apenas se a reanimação será bem-sucedida, mas, também, a possibilidade de sequelas importantes.

A presença de bradicardia fetal inferior a 60 batimentos/minuto durante 10 minutos ou mais se associa a um grande risco de paralisia cerebral. O escore de Apgar inferior a 3, com 10 minutos de vida, é considerado um bom preditor de lesão cerebral ou óbito[20]. É recomendado interromper a reanimação se, após 15 minutos de procedimentos adequados, a frequência cardíaca permanecer zero. Apesar das controvérsias e dificuldades, o problema merece ser discutido com todos os profissionais envolvidos no atendimento pré e perinatal e com a sociedade para se obter subsídios para decisões.

O Processo de Tomada de Decisões[21]

O objetivo de aplicar a ética e a bioética na tomada de decisões é tentar identificar o que é melhor para o paciente, não o prejudicando, e o que é o mais adequado legal e moralmente. Pode-se tentar esquematizar o processo em sete passos:

1. Identificar os dilemas e os conflitos presentes no caso;
2. Elencar as opções para solucionar os problemas, priorizando-as;
3. Verificar a racionalidade e legalidade de cada opção;
4. Esclarecer todos os aspectos médicos envolvidos no caso, considerando as alternativas e as consequências de cada uma, seja ela por ação, seja por omissão (o que não fazer);
5. Determinar quem está envolvido na tomada de decisão e na sua efetivação, incluindo, equipe de saúde, família, tutores ou sociedade;
6. Determinar os responsáveis pela decisão final, eventualmente lançando mão da comissão de bioética da instituição para auxílio;
7. Considerar os valores e fatores humanos significantes para o paciente, sua família e a equipe de saúde (às vezes, apresentam-se opções aceitáveis para a família, mas inaceitáveis para a equipe, e vice-versa).

Decisões éticas iniciam-se, portanto, com fatos bem determinados e sua discussão efetiva, pois não podem ser baseadas apenas em opiniões pessoais ou em dados insuficientes.

COMUNICAÇÃO DE MÁS NOTÍCIAS

Introdução

Embora o conhecimento científico e o desenvolvimento biotecnológico tenham progredido significativamente ao longo dos tempos, a medicina de hoje ainda não é capaz de resolver todos os problemas que afetam a humanidade. A falta de tempo e a massificação da assistência à saúde fazem com que o profissional de saúde prescinda do primeiro e mais importante instrumento terapêutico: a **palavra**. Paradoxalmente, a habilidade do profissional de saúde em se comunicar vem sendo cada vez mais valorizada e tornando-se parte essencial do processo de tratamento.

A comunicação é parte central no cuidado com a criança e sua família, tendo fundamental importância nos processos de decisão[22].

De acordo com muitos pais, a comunicação é considerada o fator mais relevante na determinação da qualidade do cuidado médico e, sempre que possível, a opinião dos pacientes, principalmente os adolescentes, deve ser levada em consideração[23].

São inúmeras as situações em terapia intensiva pediátrica em que é essencial uma adequada, ética e habilidosa comunicação de notícias desfavoráveis. A vivência de transmitir más notícias aos pacientes e familiares pode representar um momento complexo, de grande dificuldade, ansiedade, estresse e, algumas vezes, frustração para o médico[24]. Dificuldades na comunicação causam desconfiança nas famílias, conflitos éticos, incompreensões, receios e, algumas vezes, processos judiciais com queixas referentes à qualidade da informação fornecida pelos profissionais de saúde[25].

Por outro lado, uma adequada comunicação entre profissionais de saúde, familiares e pacientes constitui instrumento essencial para estruturar unidades hospitalares humanizadas, eficientes e acolhedoras. Seus benefícios são: melhor coleta de informações, convocação de pacientes e adesão aos planos de tratamento, melhores resultados terapêuticos, maior satisfação nas consultas, e maior segurança e redução de queixas dos pacientes e familiares[24,25]. Além disso, os familiares que se encontram em momento de sofrimento, angústia e incerteza nunca esquecem onde, quando e como lhe foi fornecida a informação.

Estudo recente sobre o impacto da linguagem e da cultura na transmissão de informações médicas à família mostrou haver bastante angústia por parte dos genitores quando eles não entendiam claramente a informação que lhes era fornecida. Quando alguns genitores não eram informados pela equipe sobre as decisões quanto ao paciente, sentiam-se ignorados, frustrados e sem esperanças. Alguns ainda reportaram sentirem-se culpados por não se fazerem entender pelos profissionais de saúde. Assim, a confiança na equipe de saúde era comprometida e, anos depois, os familiares continuavam relatando sentimentos de insatisfação, confusão, angústia e tristeza em relação aos profissionais e ao hospital[22]. Relata-se também que alguns genitores podem sentir que a equipe está muito negativa e dando muita ênfase à morte das crianças no processo de comunicação, enquanto, na visão deles, a equipe deveria deixar espaço para a celebração da vida que resta[26].

Em nossa sociedade, a discrepância social e cultural muitas vezes contribui para grandes dificuldades de compreensão nos processos de decisão. Entretanto, independentemente do grau de instrução, os familiares desejam ser ouvidos, entender e participar de decisões médicas relativas aos seus filhos[27].

Definições

Comunicar (do latim, *communicare*) significa "tornar comum". Pressupõe compreensão e entendimento entre as partes envolvidas no compartilhar de ideias e sentimentos através da fala, escrita ou outro meio. Contrapõe-se a informar, instruir, avisar e cientificar.

Considera-se **má notícia** aquela que pode alterar drástica e negativamente a perspectiva do paciente ou seus familiares em relação ao seu futuro, ou quando ameaça seu estado mental ou físico, com riscos na qualidade de vida[28].

A má notícia é outorgada fundamentalmente por quem a sofre. Em pediatria, muitas vezes, o referencial é a percepção da família da criança e suas expectativas.

A comunicação de más notícias é um processo relacional de construção entre o profissional da saúde, seu paciente e a família. A qualidade dessa relação depende dos princípios éticos que a regem, tais como respeito à autonomia e à dignidade do paciente e de seus familiares, beneficência/não maleficência, compromisso com a verdade e a justiça, e o respeito aos direitos humanos. O sujeito do tratamento deve ser percebido como um ser biopsicossocial e cultural singular, com suas expectativas, competências, recursos, susceptibilidades, angústias e temores, em um momento de grande vulnerabilidade.

> "A comunicação é um eixo fundamental na relação humana e um componente essencial no cuidado. O emprego adequado de técnicas e estratégias de comunicação pelos profissionais de saúde é medida terapêutica comprovadamente eficaz, permitindo ao paciente compartilhar medos, dúvidas, sofrimentos, contribuindo para a diminuição do estresse psicológico e garantindo a manifestação de sua autonomia."
>
> – MJ PAES, 2009*
>
> * Paes MJ, 2009. Apud: Esslinger I. Como dar Más Notícias. II Simpósio de Bioética – HAOC, Junho 2010. Acesso em: www.cremesp.org.br>pps>dra_ingrid.

Aspectos Éticos da Comunicação de Más Notícias

Tradicionalmente, no modelo paternalista da relação médico-paciente/família, de caráter vertical e assimétrico, cabia ao médico a responsabilidade e o ônus de determinar ao paciente as condutas diagnósticas e terapêuticas. Ao paciente, cabia concordar ou não, mas não decidir. Esse modelo pretendia privilegiar o bem-estar do paciente e sua saúde, em detrimento de sua autonomia, crenças, valores e escolhas pessoais. Atualmente, o paciente e seus familiares têm seus direitos legalmente protegidos, podendo solicitar ao médico informações claras sobre sua enfermidade, tratamento e prognóstico, bem como participar das decisões que envolvem sua saúde e qualidade de vida.

Um dos principais dilemas éticos durante o processo de comunicação é o conflito entre o respeito à autonomia do paciente e a não maleficência. Tão maleficente pode ser o comunicar de um diagnóstico ou um mau prognóstico ao paciente/família que não deseja saber, quanto o absoluto silêncio frente ao paciente/família que deseja ser plenamente informado sobre a doença[29].

A comunicação eficaz se dá a partir de uma relação médico-paciente harmônica, equilibrada, respeitosa e tolerante, quando o comunicador é capaz de ouvir, respeitar os valores e aceitar o outro, também sujeito (e não objeto do tratamento), nas decisões referentes à sua própria vida.

O profissional de saúde deve fornecer as informações de forma honesta, clara e imparcial, respeitando e reconhecendo o grau de compreensão e assimilação do paciente, ou seja, sua competência. Deve favorecer a tomada de decisões autônomas, livres e sem influências externas. A deliberação conjunta e humanizada sobre os valores relacionados à saúde a serem buscados são essenciais, favorecendo o autodesenvolvimento moral de cada indivíduo.

Do ponto de vista legal, a adequada comunicação no ambiente hospitalar é garantida pelo Código de Ética Médica (CEM), de 2010, e por meio da Lei Estadual 10.241/99, de São Paulo (Lei dos Direitos dos Usuários dos Serviços de Saúde ou Lei Mário Covas).

Sobre o aspecto de a quem comunicar, o CEM estabelece, em seu Capítulo V, "Relação com Pacientes e Familiares", no artigo 34, que "É vedado ao médico deixar de informar ao paciente o diagnóstico, o prognóstico, os riscos e os objetivos do tratamento, salvo quando a comunicação direta possa lhe provocar dano, devendo, nesse caso, fazer a comunicação a seu representante legal"; e no Capítulo IX, "Sigilo Profissional", no artigo 74: "É vedado ao médico revelar sigilo profissional relacionado a paciente menor de idade, inclusive a seus pais ou responsáveis legais, desde que o menor tenha capacidade de discernimento, salvo quando a não revelação possa acarretar dano ao paciente"[6].

De acordo com a Lei dos Direitos dos Usuários dos Serviços de Saúde, no artigo 2, é direito do paciente[30]:

- VI – Receber informações claras, objetivas e compreensíveis sobre: a) Hipóteses diagnósticas; b) Diagnósticos realizados; c) Exames solicitados; d) Ações terapêuticas; e) Riscos, benefícios e inconvenientes das medidas diagnósticas e terapêuticas propostas.
- VII – Consentir ou recusar, de forma livre, voluntária e esclarecida, com adequada informação, procedimentos diagnósticos ou terapêuticos a serem nele realizados.
- XXIII – Recusar tratamentos dolorosos ou extraordinários para tentar prolongar a vida.

O silêncio comunica?

Atividade ou inatividade, palavras ou silêncio, têm sempre um valor de mensagem. A ausência de palavras ou atenção mútua também comunica.

A comunicação entre seres humanos é complexa e ocorre em três níveis:

- O verbal (as palavras);
- O paraverbal (como falamos – silêncios, sons, ênfases, pausas entre frases e palavras);
- O não verbal (expressões faciais, posturas corporais, toque, atitudes, distâncias interpessoais, gestos).

A incoerência entre as palavras e a comunicação não verbal traduz uma comunicação ineficiente. Nessas situações, os sinais corporais concomitantes ao discurso verbal podem trazer ambiguidade, e a percepção desta é valiosa para se identificar (e manejar) as situações de angústia, a dúvida e demais sentimentos do paciente e sua família.

Alguns sinais podem ser identificados como ausência de compreensão da mensagem: negar com a cabeça, desviar o olhar, reclinar-se para trás, cruzar os braços, expressões como "não" e "mas". Outros sinais podem ser percebidos como de compreensão da informação e boa escuta, tais como afirmar com a cabeça, olhar atento e com empatia, inclinar o corpo para frente e o uso de expressões como "sim" e "claro". A sinalização não verbal não consciente expressa as emoções ocultas.

Silva[31] propõe um quadro (Quadro 7.1) esquemático de modelos não verbais de comunicação dos profissionais de saúde, que podem ser eficazes ou ineficazes para uma comunicação adequada.

> "É impossível não se comunicar: atividade ou inatividade, palavras ou silêncio, tudo possui um valor de mensagem."
>
> – PAUL WATZLAWICK*
>
> * An Anthology of Human Communication Science and Behavior Books. 1964: p. 48-51.

QUADRO 7.1 *Modelos não verbais de comunicação dos profissionais de saúde.*

Comunicação não verbal	Uso eficaz*	Uso ineficaz†
Postura	Relaxada e atenta	Rígida
Contato dos olhos	Regular, médio	Ausente, desafiante
Móveis	Usados para unir	Usados como barreira
Roupas	Simples	Provocativas, extravagantes
Expressão facial	Sorridente, mostrando seus sentimentos	Rosto voltado para o outro lado ou inexpressivo
Maneirismos	Sem maneirismos	Distração
Volume da voz	Claramente audível	Alto ou baixo
Ritmo da voz	Médio	Impaciente, hesitante, lento
Nível de energia	Em alerta	Apático, sonolento, cíclico, irrequieto
Distância interpessoal	Aproximação	Distanciamento
Toque	Presente	Ausente
Cabeça	Meneio positivo	Meneio negativo
Postura corporal	Voltada para a pessoa	Lateral ou de costas
Comunicação paraverbal	Responde prontamente	Uso de pausas ou respostas com grunhidos

* Uso eficaz – encoraja a fala do outro porque demonstra aceitação e respeito.
† Uso ineficaz – enfraquece a conversação.
Fonte: modificado de Silva[31].

Ruídos na Comunicação

A comunicação adequada em nível hospitalar procura diminuir os conflitos e mal-entendidos, tendo como objetivo o esclarecimento das situações que envolvem profissionais de saúde, pacientes e familiares. Considera-se ruído na comunicação o fenômeno que perturba de alguma forma a transmissão da mensagem e a sua perfeita recepção ou descodificação[32].

É necessário que se tenha a percepção das situações hospitalares que vulnerabilizam o paciente e a família, provocando inúmeras vezes, constrangimento, medo, agressividade e outros sentimentos negativos que podem dificultar a comunicação nesse ambiente. Indivíduos em situação de vulnerabilidade podem apresentar grande apreensão e postura defensiva e, para reverter essa situação, é necessário estabelecer um vínculo de confiança. Entretanto, existem profissionais com grande habilidade técnico-científica, porém com limitada competência em interagir com outros profissionais, pacientes e familiares.

São vários os ruídos na comunicação hospitalar, dentre eles, o nível de insatisfação pelos cuidados hospitalares, que podem desencadear processos judiciais; a qualidade da assistência prestada; o grau de esperança do paciente/família em relação à cura; as dificuldades na relação médico-paciente/família; e os conflitos éticos.

Segundo Silva, as barreiras pessoais, considerados os principais ruídos na comunicação hospitalar, são[31]:

- Linguagem inadequada (uso de termos técnicos, termos que sugerem impaciência, preconceito, omissões) do profissional e a consequente incompreensão da informação pelo paciente;
- Impedimentos físicos (surdez, mutismo);
- Fatores psicológicos (personalidade, sentimentos e emoções);
- Diferenças educacionais (formação profissional ou cultural);
- Barreiras organizacionais (*status* das pessoas em uma determinada organização).

Fatores limitantes à comunicação de más notícias

notícias negativas referentes à saúde, à qualidade de vida e ao bem-estar do indivíduo envolvem não só o risco de morte, como também a ameaça de grande desvalorização social. Assim, o comportamento do paciente frente à comunicação de uma má notícia varia de acordo com seu perfil psicológico, sendo difícil antecipar o impacto dessa ação.

Segundo a psiquiatra Dra. Kübler-Ross, os pacientes passam por estágios emocionais quando recebem uma má notícia, nos quais os conflitos de ordem emocional, material, psicológica, familiar, social, espiritual etc. surgem de forma acentuada, afetando diretamente o relacionamento com a equipe de saúde (Figura 7.1)[33]. São eles:

1. Negação: "Isso não pode estar acontecendo!";
2. Raiva: "Por que eu? Não é justo!";
3. Negociação: "Me deixe viver apenas até que...";
4. Depressão: "Estou tão triste! Por que me preocupar com qualquer coisa?";
5. Aceitação: "Tudo vai acabar bem!".

Pacientes e familiares podem vivenciar mais de uma dessas fases concomitantemente, num mesmo período, ou não vivenciar algumas delas.

Negação

O paciente ou, no caso de crianças, seus genitores verbalizam a impossibilidade de o fato estar acontecendo com eles e isso traduz uma defesa frente à má notícia. Os genitores negam, defensivamente, o diagnóstico que lhes provoca dor e falam da criança como se ela fosse totalmente saudável. A negação possui um efeito "amortecedor" ou de uma "anestesia temporária" para o indivíduo ganhar forças e poder mobilizar suas defesas.

Esse mecanismo pode ser uma defesa temporária ou sustentar-se até o fim. Pacientes ou familiares desconfiam de troca de exames ou da competência da equipe de saúde. É a fase do: "Isto não pode estar acontecendo!"

O profissional deve ter uma presença solidária e de escuta, permitindo que o paciente/família siga seu curso de conscientização.

Raiva e cólera

Questiona-se: "Por que eu?", "Para que tanto sofrimento?" e "Qual o sentido de tudo isto? Não é justo! Não é verdade!".

A negação já não é mais possível e o mundo do "faz de conta" ou da "magia" se desmorona. Podem ocorrer sentimentos de ira, revolta e ressentimento, que se propaga em todas as direções, projetando-se no ambiente, sem razão plausível. Vinculado ao "não estão me ouvindo!", o paciente ou sua família faz críticas agressivas e essa cólera pode ser contra Deus ou contra o destino, mas pode ser também contra a equipe hospitalar, parentes e amigos, ou contra o parceiro. Torna-se mais difícil lidar com o paciente/família.

Nessa fase, é necessário ser tolerante com as reações de raiva do paciente ou seus genitores. Os profissionais de saúde devem aprender a escutar e aceitar os momentos de raiva, percebendo sentimentos de alívio em seguida.

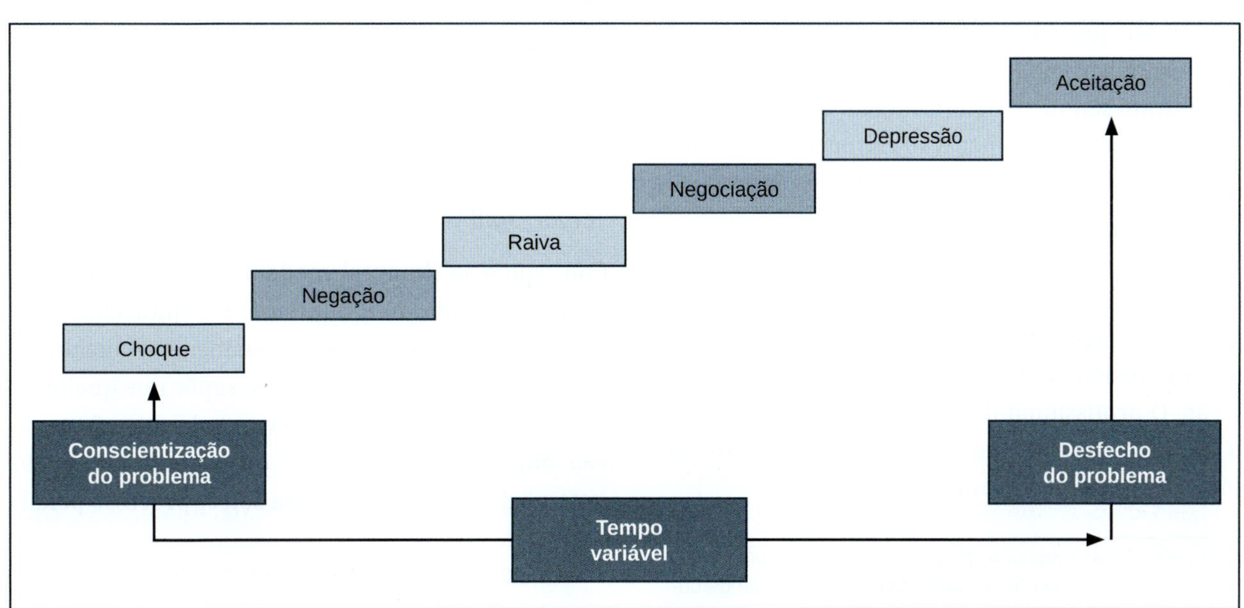

FIGURA 7.1 ***Mecanismos de defesa para enfrentar o processo desfavorável e desconhecido.***

Negociação ou barganha

Reparação à ira manifestada contra parentes, médicos, Deus etc. O pacientes ou familares tendem a se aproximar de entidades divinas, prometendo mudança de comportamento ou se tornarem mais benevolentes. Podem desejar ainda procurar a opinião de outros médicos para que um deles lhes diga o que desejam ouvir.

Essa fase pode ser verbalizada ou mantida em segredo e o profissional de saúde deve estar atento aos sinais do paciente/família para ajudá-lo a lidar com suas culpas.

Depressão

Não é mais possível negar a doença. Há um enfraquecimento generalizado: sensação de esvaziamento e de perda; fica mais quieto e reflexivo, anorético, não querendo saber de nada do mundo exterior; consciência da gravidade e/ou irreversibilidade; sentimentos de separação; ambivalência entre perseverar e aliviar o sofrimento.

O profissional de saúde deve escutar o problema, tocar, oferecer conforto e encorajar, dando apoio e acolhimento e mostrando que tudo se resolverá da melhor forma possível. Além do conforto psicológico, é importante utilizar a estrutura hospitalar e familiar para ajudar o paciente e sua família a racionalizarem o problema.

Aceitação

Fase final desse processo de reações emocionais, com maior serenidade. Aceitam melhor aqueles que encontram sentido e significado no "existir". Paciente/família passa a aceitar a sua situação e seu destino. É o período em que a família pode precisar de mais ajuda, compreensão e apoio.

Há quem mantenha o conflito com a morte até o fim, sem atingir esse estágio. O fato de permitir ao paciente e seus familiares expressarem seus medos, raiva e ansiedade facilita sua trajetória até a aceitação. O profissional de saúde não deve abandonar o paciente/família, o que pode ser emocionalmente muito enriquecedor para ambos.

> "O medo é maior nos que não vivenciaram [...] quanto mais a vida não é vivida, maior a angústia da perda."
>
> – IRVIN D. YALOM, *Momma and the Meaning of Life: Tales of Psychotherapy*, 2000.

Essa frase do escritor e psiquiatra Irvin D. Yalom chama a atenção para o fato de que pessoas, os genitores em particular, podem ter "tempos" diferentes nesse processo de enfrentar a má notícia, requerendo abordagem peculiar para cada um. Um pai omisso e até ausente pode dar "mais trabalho" que a mãe que vivenciou todo o processo do adoecimento.

Temores dos profissionais de saúde quanto às repercussões da comunicação de más notícias[34-36]

Receio de causar dor

Este temor entra em conflito com o princípio hipocrático – *primun non nocere* – e bioético de não maleficência, interiorizado nos profissionais de saúde desde o início de sua formação. Esse temor pode induzir o médico a posturas evasivas durante a comunicação de más notícias ou mesmo de minimização da real gravidade da enfermidade para poupar sofrimento ao seu paciente.

Fracasso terapêutico

Envolve o mito de que os avanços da medicina tornou-a capaz de curar todas as enfermidades. Alguns médicos entendem a limitação terapêutica como uma expressão de seu fracasso profissional e acabam por tornar a relação médico-paciente/família ainda mais difícil. Há ainda o risco de que o profissional de saúde, inconformado com a evolução clínica de seu paciente, invista em tratamentos fúteis, inúteis ou experimentais, sem comprovação suficiente, expondo-o a maior risco, sofrimento e distanásia.

Temor legal

Consequência do atual modelo de relação médico-paciente/família, na qual impera a "judicialização" da medicina, muitas vezes consequente à falta de comunicação adequada. O médico supõe que qualquer fracasso terapêutico seja interpretado como fruto de sua imperícia, imprudência ou negligência, ou do sistema de saúde, e que possa sofrer processo penal.

Temor de expressar suas próprias emoções

Durante a formação médica, muitas vezes, é valorizado o equilíbrio emocional em situações de adversidade, o qual contribui para a adequada tomada de decisão de forma racional e precisa. Situações de envolvimento emocional são entendidas como uma postura médica inadequada e não profissional. Entretanto, a não manifestação dos sentimentos pode tornar-se uma barreira de comunicação, uma vez que a empatia requer o envolvimento emocional dos agentes inter-relacionados.

Fatores que facilitam a comunicação de más notícias

Os principais fatores que podem facilitar a comunicação entre profissionais de saúde, família e pacientes são: saber escultar, atitudes empáticas e o estado emocional do comunicador e do comunicado.

Arte de escutar

Ouvir e escutar possuem significados distintos.

Ouvir significa apenas dar ouvidos ao que se fala, mas não ter a capacidade de sentir o que está sendo colocado juntamente com as palavras. Significa perceber ou entender os sons através do sentido da audição.

Por outro lado, **escutar** é sentir o que se fala; significa dar atenção, com empatia, a quem fala, sabendo deduzir o sentido do som, compreendendo e distinguindo o real do imaginário; tornar-se ou estar atento para perceber(37).

O bom ouvinte deve ser capaz de perceber as mensagens silenciosas e subjacentes ao discurso (verbais e não verbais), interpretando-as, sem fazer inferências ou tirar conclusões precipitadas sobre o sentimento do outro. Deve escutar sem preconceitos e estar sensível para sentir o impacto de novos pensamentos e ideias(38).

Silêncio, gestos de afeto e sorrisos (comunicação não verbal) facilitam uma escuta adequada. O toque pode representar acolhimento, afetividade, apoio e valorização do outro, trazendo bem-estar, alívio da dor física ou emocional e redução da ansiedade. É importante identificar indivíduos que se sentem bem com o toque, o que pode não acontecer com todos.

O escutar se concretiza quando percebemos as diferentes dimensões do outro: suas experiências (o que acontece), seus comportamentos (o que faz e o que não consegue fazer), suas emoções (como se relaciona com seus sentimentos) e sua espiritualidade (como interpreta as mudanças em seu contexto filosófico). A habilidade emocional do profissional de saúde é importante para perceber as necessidades e reações do paciente e seus familiares às situações que surgem.

Alguns fatores interferem negativamente no escutar: a indiferença, a falta de tempo e o preconceito (tanto o antagonismo intenso como a concordância sistemática).

Outros aspectos são essenciais para uma boa escuta(39):

a. Manter a atenção e a vontade firme de escutar, em clima de interesse, receptividade e empatia;
b. Manter contato visual e uma postura firme;
c. Evitar o envolvimento emocional com preconceitos e antagonismos;
d. Evitar interrupções – a essência é escutar para compreender, e não para responder;
e. Ter paciência, respeitando o tom de voz, pausas e silêncios;
f. Evitar contradizer o outro e procurar pontos de concordância;
g. Valorizar e respeitar as ideias do outro, evitando levar questões para o campo pessoal;
h. Certificar-se se compreendeu a mensagem, repetindo-a e questionando quando necessário.

Uma grande dificuldade é "descentrarmos" de nós mesmos para centrarmos no outro.

> "Para centrar-se no outro é necessário silêncio interior. Para ouvir o outro com clareza, temos de silenciar nossos diálogos internos. O pensamento é um ruído interior que interfere no encontro. Para centrar-se no outro, é indispensável uma confiança básica no ser humano, emanada de um credo de fé na pessoa."
>
> – ROBERTO CREMA, psicólogo e antropólogo. *Visão Holística em Psicologia e Educação*, 1991.

Empatia

A empatia é a capacidade de compreender o que o outro está vivenciando, de entrar em seu mundo e perceber suas perspectivas.

A sensibilidade social é a base do relacionamento interpessoal, sendo essencial no processo de comunicação eficaz. É necessário despir-se temporariamente das próprias convicções para tentar compreender o outro, porém sem perder sua individualidade. A reformulação empática das palavras do paciente/família, valorizando seu ponto de vista e suas emoções, facilitam o processo de comunicação. Ao expressar ou compartilhar suas emoções frente à situação do paciente/família, o profissional de saúde respeita a fragilidade emocional dele, e favorece o diálogo honesto e a adesão às condutas médicas propostas.

Empatia Clínica abrange as dimensões emocional, moral, cognitiva e comportamental[40]:

a) Emocional: a habilidade de imaginar as emoções e perspectivas do paciente;

b) Moral: a motivação interna do médico para "empatizar";

c) Cognitiva: a habilidade intelectual de identificar e compreender as emoções e perspectivas do paciente;

d) Comportamental: a habilidade de transmitir a compreensão dessas emoções e perspectivas de volta ao paciente.

Os autores que defendem essas dimensões da empatia enfatizam que o compromisso emocional, e não apenas a compreensão intelectual, é crucial para uma empatia efetiva.

A empatia é considerada uma habilidade médica essencial e os educadores têm reconhecido a necessidade de desenvolver técnicas de ensino e treinamento dessa habilidade nas escolas médicas. Pacientes procuram empatia em seus médicos e ela influencia significativamente a satisfação do paciente na aderência às recomendações médicas, na evolução clínica e na satisfação profissional[41,42].

> "Nas relações interpessoais inerentes ao exercício profissional, é a qualidade do encontro que determina sua eficiência. Reconhecidamente, a Empatia – entendida como a troca de sensibilidade entre o profissional de saúde e paciente – é essencial neste encontro. Assim, na formação e na identificação do bom profissional, esta relação é sempre referida como fundamental na promoção da qualidade do atendimento."
>
> – PEREIRA E AZEVEDO (2005). *Relação médico-paciente em Rio Branco/AC sob a ótica dos pacientes.*

Estado emocional

Tranquilidade e equilíbrio de quem emite a informação é essencial nos momentos de comunicação de más notícias, transmitindo credibilidade e confiança. O discurso claro, coerente e sincero são ferramentas fundamentais para um impacto positivo nesse momento. Quando o comunicador encontra-se em desequilíbrio emocional, a mensagem é frequentemente transmitida com distorções e a compreensão do receptor é invariavelmente inadequada. A comunicação não verbal é capaz de expressar o estado de espírito do comunicador, por meio de sua postura, olhar e gestos.

Ser honesto, porém sem anular as esperanças do paciente, é considerado um dos aspectos mais difíceis referente à comunicação de más notícias. A esperança é uma característica constante em todo esse processo e não deve ser desestimulada pelo profissional de saúde. Ela mantém o paciente/família envolvido com o tratamento. É essencial que o médico, antes de comunicar uma má notícia, construa uma boa relação com o paciente, conheça seu perfil psicológico e tenha noção de seu estado de ânimo nesse momento.

Os familiares de pacientes em fase final de vida possuem necessidades que, quando compreendidas e atendidas, favorecem o processo de comunicação nesse período[43].

- Ficar com o paciente;
- Ser útil para a pessoa que está em fase final de vida;
- Ser informado sobre as mudanças de condição clínica da pessoa que está morrendo;
- Entender o que está sendo feito com o paciente e por quê;
- Estar seguro do conforto do paciente;
- Ser confortado;
- Poder ventilar as emoções;
- Estar seguro de que as suas decisões estão corretas;
- Encontrar um significado na vida do ente querido;
- Ser alimentado, hidratado e descansar.

É possível melhorar a comunicação com o paciente/família evitando alguns erros comuns, quais sejam[44,45]:

- Ser demasiado brusco;
- Discutir más notícias em momento e local inapropriado para uma conversa séria;
- Transmitir a sensação de que não há mais nada a ser feito (alívio do sofrimento faz parte do cuidar);

- Falar apenas dos diagnósticos, e não do prognóstico;
- Abordar essa discussão crítica sem preparação prévia;
- Dar informações erradas, especialmente sobre retardo mental, expectativa de vida ou outros assuntos sérios;
- Falar com apenas um parente do paciente sozinho;
- Parecer estar com pressa;
- Estar bem-humorado, irreverente ou desrespeitoso.

Estratégias para a Comunicação de Más Notícias

É fundamental que o profissional de saúde se prepare adequadamente para este momento, tendo informação plena sobre o paciente e sua evolução, apresentando-se sereno, em local privativo e tranquilo, deligando telefones e sendo objetivo e sensível, e evitando linguagem excessivamente técnica ou dúbia.

Aspectos gerais da abordagem à família:

- Identifique-se pelo seu nome e função;
- Olhe nos olhos das pessoas com quem conversar;
- Encontre o melhor interlocutor da equipe multiprofissional com a equipe;
- Identifique o parente mais próximo que poderá apoiar a família;
- Identifique as expectativas da família quanto ao tratamento;
- Esclareça, com clareza, detalhes sobre a doença, exames diagnósticos, prognóstico e opções terapêuticas, para que a família lide com a situação da forma mais racional possível;
- Permita ser questionado da exatidão do diagnóstico e das informações;
- Não espere atitudes lógicas, objetivas ou simpáticas;
- Esclareça que a família tem direito a outra opinião de outro médico ou instituição de sua confiança;
- Manifeste solidariedade;
- Participação do menor de idade deve ser considerada (idade, capacidade intelectual, cognitiva e emocional).

A abordagem Spikes

Existem protocolos desenvolvidos para auxiliar os profissionais na tarefa de dar más noticias, visando diminuir os riscos e prejuízos da comunicação não empática. A abordagem SPIKES, um protocolo de comunicação em seis passos, sintetiza as principais diretrizes a serem seguidas pelos profissionais de saúde[45-49]. Em nem toda situação haverá necessidade de utilizar os seis passos do protocolo, mas, quando indicados, deve-se seguir a sequência proposta até o final.

Esse protocolo tem como principais objetivos:

1. Reunir informações disponíveis sobre o paciente e sua doença. Isso permite ao médico compreender os conhecimentos e expectativas do paciente/família sobre a sua doença e seu grau de prontidão para ouvir as más notícias;
2. Fornecer informações compreensíveis, de acordo com as necessidades e desejos do paciente/família;
3. Dar apoio ao paciente/família, utilizando habilidades de comunicação que permitam reduzir o impacto emocional e a experiência de isolamento que a má notícia desencadeia no receptor;
4. Desenvolver um plano de tratamento que tenha plena cooperação do paciente.

A seguir, o conceito inerente a cada um destes seis passos:

1º passo: configurar a entrevista
(Setting up the interview – S)

Diz respeito ao *setting*, que aqui pode ser entendido como contexto. A preparação (preparar a família/paciente dizendo ter um assunto difícil para discutir), o momento (em que a família, o paciente e o médico estejam descansados e tenham tempo para conversar), o local (adequado, reservado, sem que ocorram interrupções) e a diligência (a comunicação deve ser feita o mais precocemente possível, evitando a angústia da espera) fazem parte do *setting* ideal.

- Deve haver um preparo do ambiente, mantendo privacidade durante a conversa com o médico responsável. Pode ser idealmente uma sala para entrevista. Ter à disposição lenços descartáveis para os receptores da notícia.

- Todos devem se sentar confortavelmente para que haja um momento de relaxamento e proximidade entre médico-paciente-família. Esse ato traz em si a disposição do médico de escutar o binômio paciente/família, sem pressa, de forma respeitosa e com interesse. Deve-se manter o contato através do olhar e, eventualmente, se for agradável para ambos, o toque no braço ou segurar as mãos do receptor da má notícia. Evitar interrupções nesse momento.
- Alguns familiares podem desejar a companhia de pessoas com laços afetivos que o apoiem. É possível e desejável a presença de outros membros da equipe multiprofissional que tenham vínculo com o paciente/família.
- Iniciar a conversa cumprimentando os ouvintes e apresentando-se, no caso de não se conhecerem previamente[47].

2º passo: acessar a percepção do paciente/família (Accessing the patient's Perception – P)

Acessar as expectativas, percepções e crenças do paciente só será possível quando o profissional da saúde coloca-se disponível para escutar. Deve-se procurar descobrir o que a família/paciente sabe e quanto quer saber sobre a doença. Busca-se a compreensão da maneira pela qual o paciente percebe o que está acontecendo com ele e seu grau de prontidão para ouvir as más notícias.

- Implementar o axioma: "Antes de falar, pergunte". Começar a entrevista estabelecendo quais informações o paciente ou sua família têm sobre a doença. Deve-se perguntar honestamente: "O que já foi dito sobre a doença de seu(sua) filho(a) até o momento?", "O que você já sabe?", "Você está preocupado com a doença ou os sintomas?". Dessa forma, será possível avaliar o grau de compreensão da família/paciente.
- O paciente ou seus familiares podem estar deprimidos, abatidos e incapazes de responder aos questionamentos. Nessa situação, é importante dar espaço para que falem de suas angústias e dúvidas. Pode existir um mal entendido que, se não for esclarecido, tornará ainda mais difícil a nova comunicação. Nesse momento, deve-se aproveitar para estimar o nível cultural da família/paciente por meio de seu discurso, e perceber suas expectativas, esperanças e preocupações. Considerar o apoio psicológico quando necessário.
- Atenção deve ser dada à linguagem verbal e não verbal (postura, expressão facial, tom da voz) e possíveis contradições entre elas que possam expressar dificuldades de compreensão da mensagem.

3º passo: obter a aceitação do paciente/família ao convite (Obtaining the patient's Invitantion – I)

Estar em sintonia com os desejos do paciente permite ao médico informar na medida em que seja dada abertura para isso. O objetivo é compartilhar a informação de forma gradual, observando a compreensão da família/paciente, verificando como se sente depois de receber a notícia, atentando para a comunicação verbal e não verbal. Quando existe negação e ambivalências, o médico não deve discutir ou se colocar em embate com a família. As ambivalências são comuns nesse momento e o médico deve aceitá-las.

- Possíveis indagações ao paciente: "O que você deseja saber sobre a doença de seu(sua) filho(a) ou seus exames?", "Você deseja conhecer o procedimento ao qual será submetido(a)?", "Gostaria que lhe contasse todos os detalhes da doença ou nos detemos apenas no tratamento?", "Há outra pessoa a quem você gostaria que eu transmitisse estas informações?" e "Com quem eu deveria falar sobre este assunto?".

No caso de crianças, a comunicação de notícias exige concordância e cumplicidade dos familiares. Algumas vezes, eles podem desejar que informações sejam omitidas na intenção de proteger seus filhos. O pediatra deve compreender a situação, ser solidário com os familiares, ajudá-los nessa decisão, avaliar o nível de compreensão da criança e facilitar a comunicação entre os familiares e a criança.

4º passo: dar informações esclarecedoras ao paciente/família (Giving Knowledge and information to the patient – K)

É função do médico dizer a verdade ao paciente, mas da melhor maneira possível. A linguagem deve ser clara e simples, se necessário recorrendo a materiais audiovisuais para facilitar a compreensão, e a atitude deve ser realista, evitando minimizar o problema, mas jamais recorrendo a palavras negativas que demonstrem desesperança. Ao informar, procura-se dar apoio ao paciente, utilizando habilidades de comunicação que permitam reduzir o impacto emocional e a experiência de isolamento que a má notícia desencadeia no receptor.

- A informação deve ser fornecida de forma sensível, honesta e adequada ao nível intelectual e cultural do paciente ou seus responsáveis, no caso de crianças. Antes de falar da má notícia, iniciar com frases tais como "Temo que sua evolução não esteja da forma como esperávamos" e "Lamento que as notícias não sejam boas". Essa abordagem inicial dá à família/paciente tempo para se preparar para a má notícia, demonstra envolvimento e empatia do médico e alivia, em parte, a ansiedade que envolve esse momento.
- É importante que a informação seja dada de forma pausada e progressiva, permitindo a manifestação das emoções dos familiares/paciente. Quando possível, verificar, durante a conversa, o grau de entendimento do que está sendo dito, pedindo para que expliquem com suas próprias palavras.
- Procurar utilizar linguagem verbal simples e clara, bem como linguagem corporal que facilite a interação com a família/paciente. Evitar dar toda a informação de uma só vez. Evitar linguagem técnica, pois ela dificulta a compreensão. As informações devem ser realistas e não devem ser minimizadas, pelo risco de criar dúvidas e mal-entendidos. A evolução de resultados de exames, por exemplo, frequentemente é irrelevante para o prognóstico.

5º passo: abordar as emoções do doente/família com respostas empáticas (Addressing the patient's emotions with Empathic responses – E)

Avaliando a todo momento o estado emocional e psicológico da família/paciente, o profissional deve expressar empatia pela sua dor, ser humanitário e ter compaixão, assegurando que haja suporte emocional de outras pessoas, se necessário. A empatia também se expressa em ações, na medida em que estar atento às opiniões e solicitações da família/paciente implica o compromisso do médico em atendê-las sempre que possível.

Enfrentar as emoções dos pacientes é um dos maiores desafios da comunicação de más notícias. Frente à notícia sobre um diagnóstico funesto, a família/paciente pode reagir de várias formas: com lágrimas, raiva, tristeza, mágoa, ansiedade, insegurança, abatimento, culpa, medo, vergonha e recusa, ou mesmo ficar paralisada. Os pais podem reagir com profunda tristeza e sentimento de culpa e manifestar desespero e muita dor quando se defrontam com más notícias referentes a seus filhos.

- O médico precisará estar preparado para enfrentar essas diversas reações. O médico deve estimular os familiares/paciente a expressar seus sentimentos naquele momento, agindo com empatia e oferecendo apoio e solidariedade.

6º passo: estratégia e resumo (Strategy and summary – S)

Ao desenvolver um plano de tratamento que tenha plena cooperação da família/paciente, não se deve estabelecer limites nem prazos. As decisões devem ser tomadas com cumplicidade e colaboração. Programar encontros posteriores com a família/paciente faz parte do compromisso de envolvimento no processo, dando-lhe segurança da continuidade do cuidado ativo durante todos os estágios da doença, não importando o que houver.

- É importante estar atento às opiniões e solicitações do paciente/familiar e, dentro do possível, atendê-las utilizando o bom senso. Deve haver ainda sensibilidade e delicadeza para discutir questões pessoais, com respeito e privacidade. É importante ainda verificar a compreensão do paciente sobre sua situação clínica.
- É importante esclarecer que o objetivo é aliviar o sofrimento e prover conforto e bem-estar ao paciente, explicando e justificando o planejamento terapêutico, oferecendo alternativas, elucidando possíveis dúvidas sobre efeitos colaterais e complicações, e dirimindo angústias, incertezas e medos. Esse processo garantirá a confiança e colaboração dos atores envolvidos.

- Cabe ao médico ainda discutir sobre possíveis necessidades de apoio ao paciente e à sua família, como: suporte psicológico, assistente social e terapeutas, dentre outros. O médico deve também auxiliar a família a transmitir as informações à criança e o significado disso para o seu futuro.
- Se necessário, esclarecer que a família tem direito a outra opinião de outro médico ou instituição de sua confiança.

CONSIDERAÇÕES FINAIS

Valores sociais, crenças, culturas e religiosidade tendem a predominar sobre a legislação, mostrando a necessidade de elaborar normas e recomendações a partir de valores e princípios morais e éticos, e não baseadas em opiniões pessoais[(10,50)].

A Ética é a subdivisão da filosofia que estuda os valores morais e culturais da sociedade e a maneira adequada de o Homem comportar-se diante deles. O bom exercício da medicina deve, então, pautar-se não só na gnosiologia e metodologia, mas também na axiologia (teoria dos valores afetivos).

A dificuldade é que se insiste em tratar a morte como um fenômeno puramente biológico. Aspectos institucionais, jurídicos, sociais, culturais e religiosos se intrometem e complicam a situação, reivindicando o direito de seus agentes interferirem, negligenciando o direito das pessoas à autonomia e à dignidade[(10,50)].

O aparato tecnológico existente vem exigindo dos profissionais da saúde uma conduta equilibrada quanto a sua aplicação no cuidado aos pacientes. Por isso, há a necessidade de elaboração de leis e normas a partir de valores e princípios morais e éticos, que sofrem a influência não só dos usos e costumes transmitidos de geração em geração, mas também dos avanços científicos e da mídia, e não baseadas em opiniões pessoais. É importante, portanto, estender essa discussão para todos os segmentos da sociedade, com a participação interprofissional, para atingir o objetivo comum à boa prática da medicina[(10,20)].

A Resolução CFM nº 1.805/06[(13)] normatiza que, na fase terminal de enfermidades graves e incuráveis, é permitido ao médico limitar ou suspender procedimentos e tratamentos que prolonguem a vida do doente, garantindo-lhe os cuidados necessários para aliviar os sintomas que levam ao sofrimento, na perspectiva de uma assistência integral, respeitada a vontade do paciente ou de seus representantes legais[1].

A comunicação de más notícias é um assunto difícil para os profissionais de saúde. Por melhor que seja a comunicação entre o binômio médico-paciente/família, esse triste momento nos traz frequentemente sentimentos de frustração e o sofrimento do outro também nos afeta. Entretanto, o aprendizado de uma forma humanística de comunicar as más notícias, com adequado treinamento dessas habilidades, é essencial na formação do bom profissional. Se as más notícias forem fornecidas com habilidade, delicadeza, honestidade e respeito ao paciente e seus familiares, podem contribuir para a redução da angústia em relação à doença e da insatisfação frente à limitação médica. E mais, os profissionais de saúde tornam sua prática médica ainda mais gratificante por poder estar ao lado de seus pacientes não só nos momentos de cura, mas naqueles em que mais necessitam de ajuda e cuidados.

REFERÊNCIAS

1. Loch JA, Clotet J, Kipper DJ. A autonomia na infância e na juventude. In: Constantino CF, Barros JCR, Hirschheimer MRH, editores. Cuidando de Crianças e Adolescentes sob o olhar da Ética e da Bioética. Rio de Janeiro: Atheneu; 2009. p. 261-75.
2. Kopelman BI, Constantino CF, Torreão LA, Hirschheimer MR, Cipolotti R, Krebs VLJ. Bioética e Pediatria. In: Lopez FA, Campos D Jr, editores. Tratado de Pediatria. 2ª ed. Barueri: Manole; 2010. p. 15-25.
3. Costa SIF, Oselka G, Garrafa V. Iniciação à bioética. Brasília: Conselho Federal de Medicina; 1998. [Também ref. 17.]
4. Beauchamp TL, Childress JF. Principles of biomedical ethics. 4th ed. New York: Oxford University Press; 1994. p. 271-4.
5. Hirschheimer MR, Constantino CF, Oselka GW. Relação médico-paciente – as autonomias do médico, da criança e dos responsáveis e o consentimento livre e esclarecido. In: Campos D Jr, Burns DAR, Lopez FA,

1 Em 1º de dezembro de 2010, a decisão da 14ª Vara da Justiça Federal, sediada em Brasília, emitiu sentença que considera improcedente o pedido do Ministério Público Federal de decretação de nulidade da sua Resolução nº 1.805/2006, colocando ponto final em disputa que se arrastou por mais de três anos.

editores. Tratado de Pediatria – 3ª ed. Barueri, SP: Manole; 2014. p. 39-48.

6. Conselho Federal de Medicina. Código de Ética Médica – Resolução CFM nº 1.931/2009. Brasília: Diário Oficial da União; 24 set 2009. Seção I. p. 90. Retificação publicada no Diário Oficial da União; 13 out 2009. Seção I. p. 173.
7. Presidência da República (Brasil). [Estatuto da criança e do adolescente (1990)]. Estatuto da criança e do adolescente. 7ª ed. Brasília: Câmara dos Deputados, Edições Câmara; 2010. 225 p. [Série Legislação, nº 25.] [Acesso 30 jan 2015.] Disponível em: <http://bd.camara.gov.br/bd/bitstream/handle/bdcamara/785/estatuto_crianca_adolescente_7ed.pdf>.
8. Kipper DJ. Final de vida em crianças – aspectos técnicos e biéticos. Porto Alegre: EDIPUCRS; 2007.
9. Françoso LA, Oselka GW. Aspectos éticos do atendimento do adolescente. Atualize-se Pediatra, Sociedade de Pediatria de São Paulo. 1999;10:04.
10. Hirschheimer MR, Troster EJ. Crianças e adolescentes gravemente enfermos. In: Constantino CF, Barros JCR, Hirschheimer MR, editores. Cuidando de crianças e adolescentes sob o olhar da ética e bioética. São Paulo: Atheneu; 2009. p. 87-112.
11. American Academy of Pediatrics, Committee on Bioethics. Informed consent, parental permission and assent in pediatric practice. Pediatrics. 1995;95: 314-7.
12. Hirschheimer MR. Aspectos éticos e bioéticos em UTI. In: de Souza RL, Brandão MB, Pistelli IP, editores. Atualização em terapia intensiva pediátrica. 2ª ed. São Paulo: Atheneu; 2014. p. 21-35. [Série Atualizações Pediátricas.]
13. Conselho Federal de Medicina. Resolução nº 1.805/06. [Acesso 30 jan 2015.] Disponível em: <http://www.cremesp.org.br/?siteAcao=PesquisaLegislacao&dif=s&ficha=1&id=6640&tipo=RESOLU%C7%C3O&orgao=Conselho%20Federal%20de%20Medicina&numero=1805&situacao=VIGENTE&data=09-11-2006&vide=sim>.
14. Presidência da República (Brasil). Constituição da República Federativa do Brasil. Promulgada em 5 out 1988.
15. Gutierrez PL. Reflexões sobre autonomia e direitos do cidadão, do médico e das instituições de saúde – do bem individual ao bem coletivo. In: Constantino CF, Barros JCR, Hirschheimer MRH, editores. Cuidando de Crianças e Adolescentes sob o olhar da Ética e da Bioética. Rio de Janeiro: Atheneu; 2009. p. 347-53.
16. Fortes P. Comunicado do prof. Paulo Fortes na Jornada de Bioética realizada em abril de 2005, organizada pela Comissão de Bioética do HC FMUSP.
17. Comissão de Bioética do HC-FMUSP. Parecer nº 008/2004.
18. Gutierrez PC. A ética e o atendimento ao paciente terminal. Menino Jesus Notícias, 2005 mai-jun;(17):2.
19. Hussain N, Rosenkrantz TS. Ethical considerations in the management of infants born at extremely low gestational age. Semin Perinatol. 2003;27(6):258-470.
20. Jain L, Vidyasagar D, et al. Controversies in neonatal ressuscitation. Pediatr Ann. 1995;25:540-50.
21. Sadeck LSR, Leone CR. Diagnóstico neonatal e a atuação do Pediatra. In: Constantino CF, Barros JCR, Hirschheimer MR, editores. Cuidando de crianças e adolescentes sob o olhar da ética e da bioética. São Paulo: Atheneu; 2009. p. 313-22.
22. Davies B, Contro N, Larson J, Widger K. Culturally-sensitive information-sharing in pediatric palliative care. Pediatrics. 2010;125(4):e859-65.
23. Valadares MTM, Mota JAC, Oliveira BMD. Cuidados paliativos em pediatria: uma revisão. Rev Bioét. 2013;21:486-93.
24. Von Fragstein M, Silverman J, Cushing A, Quilligan S, Salisbury H, Wiskin C. UK consensus statement on the content of communication curricula in undergraduate medical education (on behalf of the UK Council for Clinical Communication Skills Teaching in Undergraduate Medical Education). Med Educ. 2008;42:1100-7.
25. Curtis JR, White DB. Practical Guidance for Evidence-Based ICU Family Conferences. Chest. 2008;134(4):835-43.
26. Pelant D, McCaffrey T, Beckel J. Development and implementation of a pediatric palliative care program. J Pediatr Nurs. 2012;27(4):394-401.
27. Piva JP, Garcia PCR, Lago PM. Dilemas e dificuldades envolvendo decisões de final de vida e oferta de cuidados paliativos em pediatria. Rev Bras Ter Intensiva. 2011;23:78-86.
28. Buckman R. Breaking bad news: why is it still so difficult? BMJ. 1984;288:1597-9.
29. Carvalho J. Conspiração do Silêncio: contributo na comunicação de más notícias. Percursos [publicação da Área Disciplinar de Enfermagem da Escola Superior de Saúde]. Setúbal, Portugal: Instituto Politécnico de Setúbal; 2008 jan-mar. 7ª ed. p. 54.
30. Governo do Estado de São Paulo. Lei nº 10.241, de 17 de março de 1999. Dispõe sobre os direitos dos usuários dos serviços e das ações de saúde no Estado e dá outras providências. São Paulo: Diário Oficial do Estado de São Paulo. 1999 mar 18;109(51).
31. Silva MJP. Comunicação tem Remédio. A comunicação nas relações interpessoais em saúde. 6ª ed. São Paulo: Edições Loyola; 2008. 133 p.

32. Blikstein I. Como Falar em Público – Técnicas de Comunicação para Apresentações. São Paulo: Editora Ática; 2006.
33. Kübler-Ross E. Sobre a Morte e o Morrer: o que os doentes terminais têm para ensinar a médicos, enfermeiras, religiosos e aos seus próprios parentes. 8ª ed. São Paulo: Editora Martins Fontes; 1998.
34. Díaz FG. Comunicando malas noticias en medicina: recomendaciones para hacer de la necesidad virtud. Med Intensiva. 2006;30:452-9.
35. Buckman R. Communications and emotions. Skills and effort are key. BMJ. 2002;325:672.
36. Shonkoff JP, Yatchmink YE. Helping Families Deal with Bad News. In: Parker S. Behavioral And Develo-pmental Pediatrics: A Handbook For Primary Care. 2th ed. Lippincott Williams; 2002. p. 24-6.
37. Ferreira ABH. Novo Dicionário Aurélio da Língua Portuguesa. Conforme a Nova Ortografia. 4ª ed. Editora Positivo; 2009. 2.120 p.
38. Castelliano T. Você sabe ouvir? Aprenda a lidar com o excesso de informação e desenvolver uma comunicação mais eficaz. Rio de Janeiro: Best Seller; 2009. 173 p.
39. Penteado JRW. A Técnica da Comunicação Humana. São Paulo: Pioneira; 1964. p. 283-8.
40. Stepien KA, Baernstein A. Education for Empathy: A Review. J Gen Intern Med. 2006;21:524-30.
41. Halpern J. What is clinical empathy? J Gen Intern Med. 2003;18:670-4.
42. Shapiro J. Walking a mile in their patients' shoes: empathy and othering in medical students' education. Philos Ethics Humanit Med. 2008;3:10-20.
43. Kummer HB, Thompson DR. Critical Care Ethic: A practice Guide. 2nd ed. SCCM; 2009. 229 p.
44. Mehta PN. Communication Skills – Breaking bad news. Indian Pediatr. 2008;45:839-41.
45. Baile WF, Buckman R, Lenzi R, Glober G, Beale EA, Kudelka AP. SPIKES – A six-step protocol for delivering bad news: application to the patient with cancer. Oncologist. 2000;5:302-11.
46. Baile WF, Buckman R, Schapira L, Parker PA. Breaking bad news: more than just guidelines. [Acesso 30 jan 2015.] Disponível em: <www.jco.org>.
47. Sanz Ortiz J. El humor como valor terapéutico. Med Clin (Barc). 2002;119:734-7.
48. Ptacek JT, Eberhardt TL. Breaking bad news. A review of the literature. JAMA. 1996;276:496-502.
49. Ptacek JT, Ptacek JJ, Ellison NM. "I'm sorry to tell you..." physicians' report of breaking bad news. J Behav Med. 2001;24:205-17.
50. Hirschheimer MR, Constantino CF. O direito de morrer em paz e com dignidade – Considerações a respeito da Resolução CFM nº 1.805/2006. Boletim IBCCRIM. 2007;172:9-11.

8 Cuidados Paliativos

Silvia M. de Macedo Barbosa
Lilian dos Santos Rodrigues Sadeck

CUIDADOS PALIATIVOS EM NEONATOLOGIA

Introdução

Com o conhecimento desenvolvido, especialmente nos últimos 40 anos, nas áreas médicas de obstetrícia, medicina fetal e neonatologia, observa-se modificações expressivas em relação à sobrevida de recém-nascidos (RN) prematuros cada vez mais imaturos ou de crianças com malformações graves, problemas antes considerados incompatíveis com a vida.

O rastreio durante a gravidez permite a identificação de um número crescente de alterações que podem ocorrer durante o desenvolvimento fetal. Esses avanços da propedêutica de imagens, com o diagnóstico das malformações fetais mais preciso, permitem estabelecer, com a participação da equipe multiprofissional e dos pais, uma programação do que pode ser feito durante a vida intrauterina ou após o nascimento. Em algumas situações existe a possibilidade de intervir ainda na vida intrauterina para minimizar os riscos para o feto/RN; em outras situações, deve-se orientar que o parto ocorra em um serviço de atenção terciária, com UTI neonatal e com acesso a outros especialistas. Algumas vezes, nos casos de diagnóstico antenatal de malformações incompatíveis com a vida, poderá ser discutida a questão da interrupção da gestação ou se, após o nascimento, serão realizados apenas cuidados paliativos. Isso tem de ser amplamente discutido entre a equipe de profissionais, incluindo obstetras, neonatologistas e geneticistas, e a família, e que seja um consenso (ver Capítulo 7, "Bioética e Como Dar Más Notícias")[1].

Na atualidade, deve-se solicitar autorização judicial para interromper a gestação nos casos de malformações incompatíveis com a vida. Juízes dão interpretações e, consequentemente, sentenças diferentes até para casos idênticos.

A pediatria neonatal também progrediu muito, permitindo que um maior número de RN sobreviva, seja RN pré-termo, com anomalias graves, seja com outros problemas de saúde. Porém, apesar desse contexto amplamente favorável para o RN, a equipe de saúde pode defrontar-se com novos dilemas frente ao RN que demanda cuidados críticos, gerando conflitos e dilemas na escolha da melhor conduta. Muitas vezes, essas não são escolhas fáceis, devendo envolver a equipe multiprofissional que cuida da criança e a família, para uma opção mais consciente do que é melhor para o paciente, principalmente na indicação de se iniciar ou interromper os cuidados terapêuticos, mantendo apenas os cuidados paliativos.

Para ajudar nesse dilema, reconhecendo os riscos e os benefícios da tecnologia, Eisenberg escreveu que "nós devemos perguntar, não o que ***pode*** ser feito para o paciente, mas sim o que ***deve*** ser feito". Com os cuidados de UTI neonatal, utilizando todos os recursos disponíveis para o suporte avançado de vida, ***pode-se*** muitas vezes manter a "vida" por longos períodos. Mas, em certos casos, será que se ***deve*** mantê-la a qualquer preço? Será que não estaria apenas postergando o óbito, com sofrimento desnecessário para o paciente e a família[2]?

Para atender às necessidades de pacientes e suas famílias, muitos hospitais estão formando equipes responsáveis pelos cuidados paliativos dedicados aos pacientes pediátricos e neonatais. Essas equipes interdisciplinares, compostas por médicos, enfermeiros, psicólogos, assistentes sociais, terapeutas, capelães e outros especialistas, têm como objetivo cumprir três funções essenciais em nome desse paciente. Primeiro, minimizar a dor e outros sintomas, usando métodos farmacológicos e complementares. Em segundo lugar, a equipe deve apoiar os familiares no processo de recebimento de informações médicas e decisões de tratamento muitas vezes opressivas. Em terceiro lugar, ajudar a coordenar os cuidados administrados pelos profissionais da saúde das várias especialidades, no âmbito do sistema de saúde e em diferentes locais de cuidados, desde a configuração *home care*, ou cuidados domiciliares, ou outros locais disponíveis. Essa equipe preparada para cumprir essas funções poderá ministrar os cuidados paliativos, adicionando-se ao grupo responsável pelo paciente, a fim de facilitar um maior conforto para todos: ao paciente, à sua família e ao grupo de profissionais de saúde local[3].

Enquanto os cuidados paliativos são um caminho estabelecido para adultos e crianças candidatos à interrupção das terapias curativas e à transição para cuidados paliativos, o mesmo não é verdadeiro para os pacientes no período neonatal[4]. A integração dos cuidados paliativos na prática da UTIN permanece controversa e é dificultada por inúmeros fatores, dentre os quais se destacam: a indefinição prognóstica, os imperativos tecnológicos e científicos enraizados nas práticas médicas e das estruturas e logística hospitalares, e o receio por eventuais consequências legais, bem como as exigências, expectativas e sensibilidade dos pais. É notório também que os currículos acadêmicos carecem de uma abordagem que dê aos médicos competências para lidar com as decisões de fim de vida[5].

Observa-se que existe um movimento em direção a cuidados paliativos para esse grupo de pacientes, que tem progredido rapidamente, com muitas publicações internacionais[6]. Porém, ainda se verifica uma grande divergência em relação às atitudes frente ao fim de vida de pacientes no período neonatal, entre os diversos países e de acordo com o contexto cultural, social e econômico dos profissionais de saúde e do grau de envolvimento dos pais no processo de decisão[6].

Essa transição para cuidados paliativos em RN ainda permanece complexa. Identificar o limiar que diz quando uma criança está pronta para cuidados de fim de vida, iniciando os procedimentos que proporcionam conforto, tem sido difícil. Há uma clara necessidade de se estabelecer uma estratégia abrangente de cuidados paliativos neonatais para apoiar, o mais cedo possível, esses RN que estão morrendo e suas famílias[7].

Definição

Cuidado paliativo é definido pela Organização Mundial de Saúde (OMS) como "Uma abordagem que melhora a qualidade de vida dos pacientes e suas famílias que enfrentam problemas associados com doenças potencialmente fatais, através da prevenção e alívio do sofrimento por meio da identificação precoce e avaliação impecável e tratamento da dor e outros problemas físicos, psicossociais e espirituais". Além disso, a OMS propõe que os cuidados paliativos devem ser introduzidos ao mesmo tempo em que os procedimentos curativos. A introdução de cuidados paliativos no início das tentativas curativas para RN no limite da vida parece raramente ser feita. O momento de fazer a transição do tratamento curativo para os cuidados paliativos continua a confundir a equipe de profissionais e os pais ou responsáveis[8,9].

Os cuidados paliativos enfocam o RN e sua família, devendo inicialmente ser combinados com o cuidado orientado para a cura da doença, e então intensificar quando essa forma de cuidados curativos não for mais útil ou apropriada. Trata-se de uma estratégia de cuidados com o objetivo de prevenir e aliviar o sofrimento e melhorar as condições de vida e de morte da criança[10]. Os cuidados paliativos estão voltados para a prevenção e o alívio da dor física e do sofrimento do RN, e no alívio do sofrimento existencial da família. É uma intervenção planejada por membros de uma equipe interdisciplinar treinada, que apoia com dignidade a criança e a experiência da família com empatia e respeito culturalmente sensível. Esses cuidados podem ser ministrados em regime de internação hospitalar, mas também podem ser aplicáveis no ambulatorial. No período neonatal, na maioria das vezes, os RN que irão necessitar de cuidados paliativos estarão internados, mas, em alguns casos, especialmente de malformações de sistema nervoso central, o paciente pode receber alta hospitalar e ser acompanhado em serviços de assistência domiciliar, desde que mantenha o apoio interdisciplinar para controlar os sintomas que podem ocorrer no recém-nascido, tais como dificuldade de se alimentar, dificuldade em respirar ou convulsões, e que a família esteja preparada para vivenciar o óbito dentro do núcleo familiar[10].

Cuidados Paliativos em Neonatologia: Quando Iniciar?

O momento do parto e a internação em Unidade de Terapia Intensiva Neonatal de recém-nascidos criticamente doentes ou prematuros extremos são situações que geralmente suscitam dúvidas aos profissionais de saúde que os atendem sobre qual é a melhor conduta. As seguintes questões devem sempre ser levantadas pela equipe[11]:

- Devem-se disponibilizar todas as intervenções e tratamentos disponíveis no serviço para preservar a vida a qualquer custo, independentemente do sofrimento que isso possa gerar para o paciente e a família?
- Nos casos de RN muito imaturos ou com malformações complexas ou cromossomopatias ou asfixiados graves, é possível não iniciar medidas de suporte avançado de vida ou, se depois de iniciadas, interromper essas intervenções?
- Quais os casos em que se pode iniciar apenas com as medidas de conforto, propiciando ao RN e sua família cuidados mais humanizados e a evolução para o óbito de forma digna?
- Quem pode estabelecer a melhor conduta diante de um caso em particular?
- Qual o melhor momento para decidir a conduta de reanimação ou manutenção do suporte de vida em casos cujo prognóstico é extremamente reservado?

As respostas para essas questões não são fáceis e dependem de caso a caso para determinar a melhor abordagem frente a determinado paciente em um determinado momento. As opções devem basear-se em valores específicos, como a preservação da vida, com menor morbidade, evitando ou minimizando o sofrimento e a dor. Para facilitar a decisão de interromper os tratamentos curativos e manter apenas os cuidados paliativos, o ideal é que exista uma discussão conjunta entre toda a equipe de saúde responsável pelo paciente e, quando necessário, o suporte de outros especialistas convidados a participar, para extrair um consenso do grupo[2]. Quando não se chega a um consenso da equipe, é possível acionar o Comitê de Ética do serviço, que, como agente externo, pode apresentar argumentos mais teóricos e com menos viés emocional, ajudando a resolver o conflito a fim de chegar a um consenso. Após se definir claramente qual a melhor conduta para o paciente naquele momento, um ou mais membros da equipe deve comunicar para a família qual a forma de cuidado que está sendo proposta. Esse canal de comunicação é essencial para se poder ouvir o que os pais têm a dizer sobre a proposta, lembrando que a decisão deverá ser compartilhada com eles (ver Capítulo 7, Bioética e Como Dar Más Notícias)[12].

Cuidados paliativos podem ser oferecidos em qualquer período em que a vida da criança se mostra no limite. Durante o pré-natal, no momento do nascimento e após o nascimento, inicialmente na UTI neonatal, e após a alta hospitalar, em casa.

Os avanços no diagnóstico antenatal de malformações permitem iniciar os cuidados paliativos ainda intraútero, nos casos de malformações incompatíveis com a vida. No momento atual, a lista dessas malformações é muito restrita. Quando o diagnóstico fetal for indiscutivelmente um dos apresentados no Quadro 8.1, deve-se esclarecer os pais em relação ao prognóstico e, com a concordância da família e da equipe multidisciplinar, indicar a via de parto mais adequada para a gestante e oferecer ao RN apenas medidas de conforto, isto é, aquecimento e nutrição e evitar a dor. É importante salientar que, respeitando a santidade da vida, o médico não irá decidir entre a vida ou a morte, mas só se irá iniciar um tratamento benéfico para o paciente ou iniciar as medidas de conforto[11,13].

QUADRO 8.1 ***Defeitos estruturais específicos incompatíveis com a vida.***

- Hidranencefalia
- Anencefalia
- Holoprosencefalia
- Trissomia do 13
- Triploidia
- Agenesia renal bilateral
- Sirenomielia
- Nanismo com membros curtos
  - Acondrogêneses tipo 1a e 1b
  - Acondrogênese
  - Hipocondrogênese tipo II
  - Fibrocondrogênese
- Atelosteogenese
- Síndrome de polidactilia com costela curta tipo Saldino-Noonan
- Displasia tanatofórica
- Osteogênese imperfecta tipo II
- Síndromes complexas
  - Síndrome de pterígio múltiplo letal
  - Síndrome de Neu-Laxova
  - Síndrome de Meckel-Gruber

Fonte: modificado de Kenneth Lyons Jones[11,14].

Outro grupo de RN que suscita dúvidas de se oferecer suporte avançado de vida, juntamente com o cuidado paliativo ou apenas esse último, é o daqueles com idade gestacional no limite da viabilidade. A maioria dos serviços estabelece a abordagem dos RN baseada na avaliação da IG, no desejo dos pais, nas condições do feto e do RN logo após o nascimento. Deve-se levar em consideração as condições de nascimento, avaliando se a criança apresenta frequência cardíaca acima de 60 bpm, está com esforço respiratório, movimentando os membros. Sempre que possível, é interessante estabelecer um plano de atendimento ao binômio mãe/bebê previamente, por meio de conversa ampla entre as equipes obstétrica e neonatal e os pais[2,11]. Lembrar que esse plano pode ser modificado a qualquer momento que ocorra mudanças, seja na mãe, seja no feto. Nesse planejamento, é importante incluir não só as chances e os riscos para o bebê, mas também os riscos para a mãe, e a via mais adequada do parto. Muitas vezes, a informação da IG é desconhecida ou não é confiável. Nesses casos, pode-se utilizar o peso de nascimento como um dos parâmetros para indicar as medidas a serem tomadas no momento do parto.

Na maioria dos estudos, a idade gestacional tem servido como base para estimar os riscos de óbito ou sequelas, pois tem uma forte associação com o prognóstico do RN. Entretanto, existem limitações para seu uso isolado para determinar a conduta antes e durante o parto. Uma das limitações é a necessidade de se ter certeza da idade gestacional por meio do cálculo baseado na data da última menstruação confirmada pela ultrassonografia realizada precocemente. Outra limitação é que fatores associados podem influenciar a evolução do RN, juntamente com a IG. No estudo do National Institute of Child Health and Development Neonatal Research Network[2], encontrou-se como fatores que melhoram o prognóstico do RN: o peso de nascimento, sexo feminino, uso de corticoide antenatal e gestação única. Portanto, para se decidir qual a melhor conduta para o feto ou RN, deve-se levar em conta a IG e os demais fatores para uma melhor avaliação de suas condições. Na Tabela 8.1 podem-se verificar as taxas de mortalidade de acordo com a IG e a presença de fatores de proteção, conforme estudo de Tyson *et al.*[15].

TABELA 8.1 ***Taxa de mortalidade estimada de RN com idade gestacional entre 23 a 26 semanas.***

Peso ao nascimento (percentil)	Corticoide antenatal	Idade gestacional (semanas)			
		23	24	25	26
75%	Sim	51%	34%	17%	0
	Não	73%	56%	39%	22%
25% a 75%	Sim	67%	50%	33%	16%
	Não	89%	72%	66%	88%
< 25%	Sim	83%	66%	49%	32%
	Não	100%	88%	71%	54%

Em casos de gestação múltipla deve-se acrescentar 7% na taxa de mortalidade estimada.

Planejamento

Os componentes mais importantes para o planejamento dos cuidados paliativos podem ser divididos em sete etapas(16):

1. Identificar o paciente elegível para cuidados paliativos e a possibilidade de oferecer conforto;
2. Comunicar aos familiares as condições do paciente no limite da vida;
3. Documentar todo o planejamento de atendimento;
4. Envolver toda a equipe multidisciplinar, abrangendo profissionais da maternidade, obstetrícia, neonatologia, comunidade e serviços de cuidados paliativos de crianças e famílias;
5. Prever que os cuidados podem variar até o final da vida, havendo uma transição do tratamento ativo para o suporte e os paliativos;
6. Considerar que os cuidados planejados durante esses períodos devem ser revistos continuamente;
7. Deve ser oferecido apoio para a família durante o período de planejamento e prestação de cuidados paliativos.

Recomendações

Quando o diagnóstico de malformação grave, incompatível com a vida, é feito no pré-natal, os cuidados paliativos podem ser oferecidos enquanto o feto está no útero, a fim de apoiar os pais e dar subsídios teóricos e emocionais para eles vivenciarem as várias fases da perda. Após o nascimento, os cuidados paliativos devem ser fornecidos para o RN e mantido para os pais. O planejamento e tomada de decisão para o nascimento incluem(10):

a. Escolher quem vai prestar a assistência ao parto e ao RN, onde ocorrerá e quem estará presente;

b. Delinear previamente o plano de reanimação com a equipe da neonatologia e os pais;

c. Planejar as medidas de conforto, para iniciá-las imediatamente após o nascimento.

Quando o RN apresenta IG no limite de viabilidade, na maioria dos serviços opta-se por iniciar as manobras de reanimação com IG maior ou igual a 24 semanas e internação em UTIN. De acordo com a evolução e as complicações, especialmente hemorragia intracraniana grau III e IV, pode-se discutir com a família os benefícios da manutenção do suporte avançado de vida.

Diante de casos em que se decide não iniciar ou suspender o suporte avançado de vida e manter os cuidados paliativos, recomenda-se:

1. Disponibilizar para os pais, na UTIN, material escrito que define o que são cuidados paliativos, identifica os membros da equipe e explica os serviços oferecidos.
2. Os pais fazem parte da equipe de cuidados, devendo compartilhar as decisões durante todo o processo. As conversas com a família são essenciais para a compreensão dos cuidadores das necessidades das famílias, as esperanças e expectativas para seu bebê (ver Capítulo 7, Bioética e Como Dar Más Notícias).
3. Serviços adequados de apoio familiar devem ser fornecidos, incluindo psicologia, assistência social e capelania ecumênica, com o objetivo de dar apoio emocional e espiritual.
4. Destacar um ou mais profissionais de saúde que será responsável por acolher e facilitar a entrada e a presença dos pais na UTIN. A equipe multidisciplinar deverá coordenar grupos de pais de RN internados em UTIN, como uma ferramenta de apoio. Se necessário, ter um consultor de lactação para ajudar as mães que querem amamentar seu bebê ou ajudar mães que precisam cessar a lactação quando da perda do RN(17).
5. O foco apropriado de cuidados paliativos deve ser mantido. Mas que nível de procedimento deve ser realizado quando está se oferecendo os cuidados paliativos depende de cada caso. Na presença de dor e sintomas angustiantes, como respiração ofegante ou convulsões, deve-se tratá-los utilizando a via menos invasiva. Outras medidas de conforto, incluindo contato pele a pele e mãe canguru, devem ser incentivadas. É importante utilizar um instrumento validado para medir a sedação e dor.

6. Durante a internação na UTIN, deve-se deixar bem claro, no plano de cuidados, quais serão realizados e quais são desnecessários, para evitar procedimentos invasivos e dolorosos, incluindo ressuscitações (ordem de não reanimar). Nos casos em que for possível a alta hospitalar, é importante que seja estabelecido um plano, por escrito, dos cuidados pediátricos, para que o pediatra responsável pelo seguimento possa supervisionar as necessidades de cuidados paliativos, incluindo as prescrições de restrição de procedimentos, como um plano de não ressuscitação, para evitar a obstinação terapêutica, ou seja, a aplicação de recursos que podem prolongar desnecessariamente a vida com grande sofrimento e sem qualquer qualidade.
7. Os cuidados para um RN próximo do momento do óbito devem contemplar os seguintes pontos:
   a) Se possível os cuidados devem ser fornecidos em um local privado, dentro ou próximo a UTIN, com o objetivo de manter os membros da família juntos.
   b) Os alarmes podem ser desligados e os níveis de luz devem ser ajustados para o conforto familiar.
   c) A rotina de medição de sinais vitais e análises de laboratório devem cessar.
   d) Manter as avaliações de dor para identificar a angústia do paciente.
   e) Suspender os procedimentos dolorosos (por exemplo, medida de glicemia capilar, coleta de gasometria e demais exames laboratoriais).
   f) Providenciar um acesso adequado para ministrar os medicamentos (por via venosa, retal, oral ou tópica).
   g) A intervenção nutricional e a hidratação endovenosa devem ser discutidas. Oferecer pequenas quantidades de líquido por via oral como uma medida de conforto é adequado. Devem-se tomar decisões com base nas informações sobre os riscos e benefícios para o RN. Inserção de um tubo de alimentação tem o potencial para prolongar a vida e retardar o processo natural de morte. Pesquisas recentes mostram que pacientes adultos, no final da vida, sentem-se mais confortáveis quando não são alimentados. Quando o corpo não recebe nutrientes, ele libera endorfinas que proporcionam analgesia[18,19].
8. Os RN devem ser banhados, vestidos e acomodados de forma mais aconchegante possível.
9. Apoio espiritual deve ser oferecido para a família. A família e amigos devem ser bem acolhidos, evitando muitas restrições. Deve-se propiciar a fabricação de memória, inclusive tirar fotos da família, fazer impressões digitais e pegadas, cortar mechas de cabelos e facilitar cerimônias religiosas, de acordo com os desejos da família.
10. Nos casos em que os cuidados paliativos incluírem a remoção do suporte avançado de vida, seja na UTI, seja em casa, o apoio de uma organização de cuidados paliativos deve ser fornecido. Antes que a tecnologia que mantém a criança viva seja removida, deve haver um plano para a eventualidade de que ela continue a respirar de forma independente. Quando o suporte ventilatório da criança for removido, cuidadores devem atender às seguintes preocupações:
    a) Os pais da criança devem decidir quem estará presente;
    b) Vasopressores devem ser descontinuados;
    c) Devem-se suspender os agentes de bloqueio neuromuscular antes da remoção de tecnologia de manutenção da vida;
    d) Deve-se explicar grande parte do processo para os pais, respeitando o desejo deles do que querem ouvir;
    e) A criança deve ser colocada no colo dos pais, desde que seja esse o desejo deles – alguns pais podem achar difícil segurar uma criança morrendo;
    f) Sucção nasal e orofaríngea suave pode ser realizada e o tubo endotraqueal pode ser removido;
    g) Medicações analgésicas e sedativas, como a morfina, podem e devem ser utilizadas.

Considerações Finais sobre Cuidados Paliativos em Neonatologia

Os médicos têm relatado a necessidade de diretrizes éticas no cuidado de RN que podem precisar não iniciar ou suspender o suporte avançado de vida. Estabelecer um protocolo no serviço ajudará os profissionais de saúde a lidarem com os recém-nascidos gravemente doentes ou morrendo e com suas famílias, incorporando o modelo de cuidados paliativos aos cuidados terapêuticos do recém-nascido(10). Esse protocolo pode permitir a consistência na abordagem para cuidar de RN no limite da vida ou com malformações incompatíveis com a vida, além de fornecer um modelo útil para o ensino de cuidados paliativos aos médicos e enfermagem.

O protocolo de cuidado paliativo deve contemplar o cuidado com o RN e sua família. Requer uma mentalidade de fornecer apoio amoroso para os membros da família, a fim de ajudá-los a vivenciar e superar a doença e a perda do filho, assim como dos sonhos da família em relação àquela criança. O cuidado com a família deve ser o foco central, e a equipe multiprofissional deve fornecer apoio consistente. Cuidado paliativo deve ser um esforço interdisciplinar e que será mais bem proporcionado quando a equipe estiver em consenso e os vários profissionais envolvidos apoiarem a transição dos cuidados curativos para manter apenas os paliativos. O consenso deve incluir as decisões sobre as opções de tratamento adequado para cada criança, revistas frequentemente conforme a evolução. Quando a equipe multidisciplinar não chega a um consenso, a consulta a uma Comissão de Bioética ou, na ausência dela, a Comissões de Ética Profissional do Hospital, pode ajudá-la no processo de resolver o conflito e chegar ao consenso(12). Após o consenso, a comunicação entre os membros da equipe e a família da criança deve ser feita de modo a propiciar esclarecimento amplo da situação da criança e da proposta de cuidados paliativos, permitindo que os pais expressem suas dúvidas e suas expectativas. É essencial que os pais compartilhem a decisão de suspender os cuidados terapêuticos e que sejam mantidos os cuidados paliativos. Durante esse processo de transição, deve-se dar um tempo para a família elaborar e aceitar as condições reais do RN, até que ela concorde que os cuidados paliativos são o que de melhor pode-se oferecer. O objetivo é a avaliação permanente e a prestação de cuidados, para maximizar a qualidade de vida do RN.

CUIDADOS PALIATIVOS EM PEDIATRIA

Desafios

O acesso aos cuidados paliativos é um direito que assiste a cada cidadão, não importando a faixa etária. Todas as pessoas que apresentam doenças limitantes de vida ou doenças que colocam a vida em risco, além daqueles que vivem com doenças crônicas graves, devem ser incluídas.

A doença limitante de vida é definida como "uma condição em que a morte prematura pode ocorrer, mas não necessariamente iminente". A doença ameaçadora de vida é definida como "aquela na qual há uma grande probabilidade de morte prematura, havendo, no entanto, hipótese de sobrevivência em longo prazo, podendo prolongar-se pela vida adulta".

A disponibilidade de cuidados paliativos para adultos é maior do que a disponibilidade para a população pediátrica. Na última década ocorreu um progresso importante nas estratégias de implantação, desenvolvimento e intervenções para a melhoria dos cuidados paliativos nas UTIs para adultos. Entretanto, muitos são os desafios nesse caminho compartilhado, tendo-se que o objetivo em longo prazo de ambas as atividades permanece proporcionar o melhor atendimento possível aos pacientes com doenças ameaçadoras de vida ou com doenças limitantes de vida(1).

As causas dessa situação são múltiplas e complexas. Comparadas com os pacientes adultos, há muito menos crianças e adolescentes que necessitam de cuidados paliativos. Se, no passado, esses pacientes morriam, a realidade atual é que muitos irão sobreviver até a idade adulta. Percebe-se, porém, um vazio nas políticas públicas de organização e gestão, com carência de profissionais da saúde com conhecimento das enfermidades pediátricas e hebeátricas, com competência para, na área, continuar a oferecer cuidados a esses pacientes.

O reconhecimento da necessidade de cuidados paliativos específicos para crianças e adolescentes ainda está em fase inicial, tendo-se que os serviços atualmente disponíveis encontram-se em fase de consolidação[20].

Objetivos

Para estabelecer relações adequadas com as crianças em situação crítica ou no fim da vida, é imperativo fornecer o cuidado adequado e incorporar os cuidados paliativos na assistência desses pacientes. Esses cuidados mostram-se de grande valia não só para os pacientes e suas famílias, como também para a própria equipe[21].

Desde 2011, o Conselho Federal de Medicina, por meio da Resolução CFM nº 1.973 (publicada no D.O.U. de 1º de agosto de 2011, Seção I, p. 144-7), reconhece a Medicina Paliativa como área de atuação nas especialidades de clínica médica, cancerologia, geriatria e gerontologia, medicina de família e comunidade, pediatria e anestesiologia.

Os cuidados paliativos apresentam-se como uma atividade multidisciplinar e interprofissional[22]. Focam em aumentar a qualidade de vida, minimizar o sofrimento, otimizar as funções, dar suporte às famílias nas complexas tomadas de decisão e na adequada comunicação (ver Capítulo 7, "Bioética e Como Dar Más Notícias").

Esse tipo de abordagem do cuidado pode ser oferecida por todos os pediatras que cuidam de crianças com doenças graves em situação crítica[22]. Os objetivos desse cuidado estão listados no Quadro 8.2[21]:

QUADRO 8.2 ***Objetivos dos cuidados paliativos pediátricos.***

1. O efetivo manuseio do sofrimento dos sintomas físicos, psíquicos e espirituais
2. Comunicação sensível e oportuna sobre as metas dos cuidados intensivos em relação às condições do paciente, prognóstico e valores sociais e espirituais
3. Alinhamento do tratamento com as preferências do paciente e da sua família
4. Atenção às necessidades e as preocupações das famílias
5. Planejamento para a transição do cuidado
6. Suporte para a equipe de saúde

Fonte: Tyson et al., 2008[15].

Influência Mútua dos Serviços de Terapia Intensiva e de Cuidados Paliativos

Por muito tempo, o público em geral e os profissionais da saúde em terapia intensiva viam os cuidados paliativos como o oposto ao tratamento intensivo. Uma nova perspectiva se abre ao se admitir os cuidados paliativos como complementares à terapia intensiva.

Estima-se que, a cada ano, ao menos 200 crianças em cada 100 mil habitantes necessitarão de internação nas UTIs pediátricas para o tratamento de agravos graves. Esse cuidado implica o uso intensivo de alta tecnologia, com foco em procedimentos que salvam vidas[21]. Por outro lado, as UTIs também estão sendo locais de cuidados para muitas crianças com doenças crônicas limitantes ou ameaçadoras à vida, dependentes de apoio tecnológico[21].

As terapias intensivas são serviços onde atuam os médicos e enfermeiros mais treinados em tecnologias sofisticadas, com a finalidade de preservar a vida, para os quais elas são a grande convergência relativa ao avanço tecnológico e científico. Simbolizam todos os esforços para salvar a vida humana[21]. Todos esses esforços não eliminam a necessidade de se englobar um cuidado diferenciado, aplicando-se sempre o alívio dos sintomas físicos, psíquicos, sociais e espirituais, que é a essência dos cuidados paliativos.

As duas áreas da prática clínicas podem ser oferecidas no mesmo local, seja por meio da integração dos cuidados paliativos às UTIs com equipes treinadas nos diferentes princípios e intervenções paliativas, seja por meio de consultoria com as equipes pediátricas de paliativo no hospital[23].

Há uma diferença nos locais da oferta da atenção médica. Na terapia intensiva, a prática implica locais especialmente equipados, que fornecem toda a alta tecnologia para suporte e controles dos pacientes. Por sua vez, os cuidados paliativos podem ser ofertados em qualquer unidade de internação, ambulatorial ou domiciliar. Oferecer cuidados paliativos não implica um local específico.

Apesar dessas diferenças na origem e no local de oferta do cuidado, a terapia intensiva e os cuidados paliativos apresentam similaridades e concordâncias quanto às metas clínicas do atendimento. Ambas as áreas atendem pessoas com doenças que são ameaçadoras ou limitantes de vida. Os pacientes das duas áreas de atenção à saúde apresentam envolvimento e falências de muitos órgãos, com diversas intensidades de insuficiências. Outra similaridade é o número de itens na prescrição médica. Em ambos os casos, é grande o número de itens da prescrição[21].

Aparentemente, os focos primários dos cuidados paliativos e da terapia intensiva mostram-se divergentes, porém há uma grande concordância entre os valores terapêuticos e objetivos a serem atingidos. De fato, o primeiro objetivo de uma disciplina é o segundo objetivo da outra[21], e vice-versa (Figura 8.1).

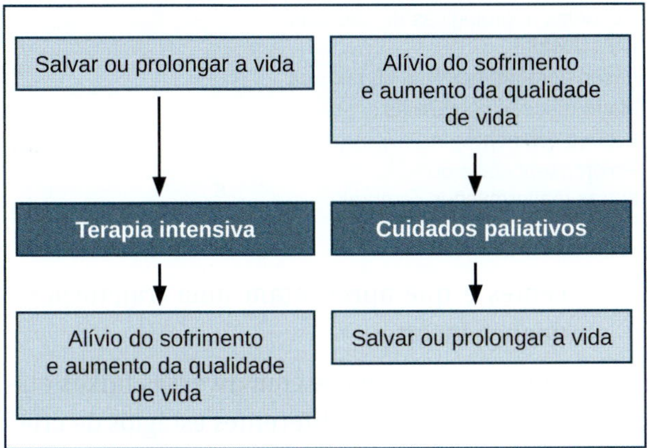

FIGURA 8.1 ***Concordância entre valores e objetivos na terapia intensiva e nos cuidados paliativos.***

A prioridade da terapia intensiva é salvar ou prolongar a vida. A experiência dos médicos intensivistas e dos paliativistas pediátricos nas diversas fases do tratamento, do cuidado crítico ou durante o cuidado paliativo sugere que o objetivo de prolongar a vida com conforto e qualidade de vida é totalmente complementar.

O cuidado paliativo pediátrico implica uma abordagem do cuidado centrada no binômio paciente-família e é oferecido para pacientes com doenças limitantes de vida ou com doenças ameaçadoras de vida[20].

Finalidades

Os Cuidados Paliativos Pediátricos e do Adolescente representam uma área especial de intervenção e na terapia intensiva; o domínio primário inclui a otimização do tratamento da dor, o manuseio dos sintomas, a comunicação e a tomada de decisões, a continuidade do cuidado, o suporte emocional e a logístico para o paciente, sua família e a equipe médica[21].

Os cuidados paliativos pediátricos e dos adolescentes são únicos e específicos, requerendo habilidades, organização e recursos diferentes dos cuidados para adultos. Crianças e adolescentes que apresentam doenças limitantes ou ameaçadoras de vida merecem uma reavaliação sobre a forma de cuidar deles quando o tratamento não for indicado para a recuperação, mas proporcional à melhor qualidade possível de vida[20,22].

Um aspecto que merece uma atenção especial se refere aos adolescentes. Por muito tempo, somente uma minoria dos adolescentes com doenças limitantes de vida ou que colocavam a vida em risco se beneficiaram dos serviços de cuidados paliativos. Muitos adolescentes morreram em condições inadequadas, sem o adequado alívio dos sintomas, em sofrimento. Os cuidados paliativos pediátricos e dos adolescentes são um problema emergente na nossa sociedade, para o qual atualmente as soluções requerem adequações.

Várias são as situações em pediatria que podem beneficiar-se dos cuidados paliativos, enfatizando-se que essas situações diferem em muito das situações reconhecidas como indicação de cuidados paliativos para a população adulta[23]. As situações em pediatria são múltiplas e abrangentes, tendo-se que a duração dos cuidados é variável e de difícil previsão.

Indicações

Muitas das enfermidades são hereditárias e raras (podendo afetar vários membros da mesma família), com a característica de serem ameaçadoras ou limitantes de vida. As condições que necessitam de cuidados paliativos em pediatria são exemplificadas no Quadro 8.3[22,23].

Uma complexidade adicional, que é derivada do espectro de atuação pediátrico, é a das diversas faixas etárias englobadas no cuidado do recém-nascido ao adolescente. Cabe, no entanto, enfatizar que as crianças não são pequenos adultos e não deveriam ser tratadas como tais, devendo-se levar em conta as suas necessidades específicas relacionadas ao seu desenvolvimento biológico e psíquico, às questões sociais e ao quadro clínico.

QUADRO 8.3 ***Condições indicativas para os cuidados paliativos pediátricos.***

Grupos	Exemplos
Grupo 1 – Doenças em que o tratamento curativo é possível, mas pode falhar	▪ Câncer ▪ Cardiopatias congênitas graves
Grupo 2 – Doenças que necessitam de tratamento intensivo com objetivo de manter a qualidade e prolongar a vida, porém com risco de uma morte prematura	▪ Infecção pelo HIV ▪ Fibrose cística ▪ Epidermólise bolhosa ▪ Distrofia muscular ▪ Insuficiência respiratória crônica grave
Grupo 3 – Doenças progressivas, sem possibilidades curativas, para as quais o tratamento é exclusivamente paliativo	▪ Doenças metabólicas progressivas ▪ Doenças degenerativas ▪ Anormalidades cromossômicas (como trissomias do 13 e 18) ▪ *Osteogenesis imperfecta* grave
Grupo 4 – Condições irreversíveis, não progressivas, acompanhadas de incapacidade grave ou com déficit neurológico grave, causando extrema vulnerabilidade a complicações de saúde	▪ Paralisia cerebral grave ▪ Prematuridade extrema ▪ Sequelas neurológicas de doenças infecciosas ▪ Lesão cerebral hipóxica ou anóxica ▪ Malformações congênitas ▪ Lesões espinhais ▪ Holoprosencefalia ou outras malformações cerebrais

Uma doença ou lesão grave atinge a todos – o paciente e a sua família. Com os cuidados paliativos, o binômio paciente-família é contemplado, tendo-se que, quando se fala em famílias, abrangem-se os parentes (família expandida) e até seus amigos. A indicação dos cuidados paliativos para um paciente tem o alcance de abranger, de fato e em média, três pessoas: ele próprio e dois familiares.

Devemos levar em conta que, em determinados momentos, a família de um paciente pode sofrer mais que ele próprio. Por exemplo, um paciente que apresenta um grande sangramento de SNC encontra-se inconsciente e sua família fica na expectativa se haverá sobrevida ou não. A abordagem paliativa desses familiares pode servir de apoio nesses momentos tão difíceis.

Os princípios dos cuidados paliativos para crianças, adolescentes e adultos são similares, no entanto, há uma série de diferenças no desenvolvimento de um modelo específico para crianças e adolescentes com doenças limitantes de vidas e suas famílias; tais diferenças incluem:

- Há um número menor de pacientes, em comparação à população adulta;
- Há uma ampla variedade de doenças limitantes de vida que afetam crianças e adolescentes e que apresentam uma trajetória de doença incerta;
- Em pediatria, lida-se com diversas faixas etárias que implicam diferentes estágios de crescimento e desenvolvimento, com impacto nos cuidados;
- Ocorre aumento na participação dos pais ou responsáveis nas tomadas de decisão;
- Deve-se ficar atento ao risco de luto complicado e luto prolongado da família, incluindo irmãos, avós etc. (família expandida).

Dimensionamento

O modelo de atenção ideal em pediatria seria aquele em que todas as crianças e adolescentes portadores de doenças limitantes ou ameaçadoras de vida tivessem o acesso oportuno aos serviços de cuidados paliativos especializados, culturalmente apropriados, independentemente de diagnóstico, localização geográfica e local escolhido para o cuidado (que pode até ser a Unidade de Terapia Intensiva).

O levantamento epidemiológico, com informações sobre o diagnóstico, faixa etária e localização das crianças com doenças que limitam e que podem comprometer a vida, fornece dados importantes para a organização dos cuidados paliativos pediátricos, tanto no nível de internação hospitalar como em atendimento domiciliar.

Necessitam-se ao menos dois tipos de estatística: a de mortalidade e a de prevalência de doenças consideradas limitadoras da vida e potencialmente fatais.

Estudo realizado no Reino Unido, pela Association for Children with Life Threatening of Terminal Conditions and their Families e o Royal College of Paediatrics and Children Health, estabeleceu que a taxa de mortalidade anual por doença considerada incurável é de 1,2 para cada 10 mil crianças com idades entre um e 19 anos[20]. Essa taxa pode sofrer influência de diferenças socioculturais e religiosas, como mostra a Tabela 8.2.

TABELA 8.2	***Taxa de mortalidade anual por doença incurável***[20]
Reino Unido	1,2/10.000 crianças por ano
Irlanda	3,6/10.000 crianças por ano

As taxas de mortalidade declaradas na infância, relacionadas com os diversos períodos de desenvolvimento, iniciando-se no período neonatal até a adolescência, são variáveis. Há, porém, uma concordância em vários estudos nos quais a grande maioria das mortes ocorre no primeiro ano de vida. Elas se devem, na maioria, a anomalias congênitas, cromossômicas e malformações. Após o primeiro ano de vida, outras causas predominam, como doenças do sistema nervoso, do sistema circulatório e câncer[20].

Em relação à prevalência estimada para as crianças e adolescentes que podem necessitar de cuidados paliativos, ela é de 10 a 16 para cada 10 mil habitantes entre zero a 19 anos. Se excluirmos as mortes neonatais, a prevalência é de 15 para cada 10 mil. Das crianças e adolescentes que necessitam de cuidados paliativos, 30% são de pacientes oncológicos, tendo-se que os 70% restantes incluem uma combinação de doenças, dentre elas as degenerativas, metabólicas e genéticas[20].

Estima-se numa população de 250 mil pessoas, com cerca de 50 mil crianças e adolescentes, em um período de um ano, que[20]:

- Oito crianças podem vir a morrer devido a uma doença ameaçadora de vida, sendo três por câncer e cinco por outras condições;
- Sessenta a 80 sofrerão doenças limitantes de vida;
- Trinta a 40 necessitarão de cuidados paliativos especializados.

Em relação ao Brasil, a fim de responder às necessidades do crescente número de crianças que podem se beneficiar dos cuidados paliativos pediátricos, necessita-se a obtenção de dados epidemiológicos precisos sobre a prevalência das condições que requerem cuidados paliativos pediátricos.

Em relação à terapia intensiva, a cada ano ao menos 200 crianças a cada 100 mil necessitarão de internação em UTI pediátricas para tratar doenças limitantes ou que colocam a vida em risco, incluindo-se aí os traumas[25].

Em estudo realizado por Namachivayam[26], em 2012, 1% dos pacientes das UTIs pediátricas foi responsável por 18% da ocupação. A idade média desses pacientes foi de quatro meses, e mais de 70% dos sobreviventes tiveram alta com comprometimentos múltiplos. Aproximadamente 90% das mortes dentro de um hospital pediátrico ocorrem dentro da UTI, acompanhadas de intensidade variável de sofrimento para os pais e família.

Os cuidados paliativos focam o aumento da qualidade de vida, a fim de minimizar o sofrimento, dar suporte à família nas complexas decisões a serem tomadas e priorizar a comunicação. Os cuidados paliativos podem ser oferecidos de uma forma integrativa ou consultiva.

Na forma integrativa, há foco na maximização e padronização dos princípios e intervenções dos cuidados paliativos, tendo-se que toda a equipe é treinada para incorporar os cuidados desde o diagnóstico. Na forma consultiva, há incorporação da equipe de cuidados paliativos, conforme a necessidade, para problemas complexos pertinentes a essa área de atuação. A forma mista inclui as características tanto do modelo integrativo como do modelo consultivo[27].

A Academia Americana de Pediatria sugere que os cuidados paliativos devem ser iniciados desde o diagnóstico de uma doença limitante ou que coloque a vida em risco e devem continuar através da trajetória da doença, independentemente do resultado esperado[27].

Avaliação

Um dos domínios de atuação se refere ao manuseio da dor e de outros sintomas. A importância da avaliação da dor e de outros sintomas é uma condição obrigatória nos cuidados intensivos. De uma forma geral, o médico intensivista se sente confiante e capacitado para a adequada prevenção e tratamento da dor, embora o alívio dos diversos outros sintomas se tornam às vezes difíceis de atingir. A adequada avaliação é fundamental. Sintomas estão presentes antes de a morte ocorrer e o não reconhecimento deles implica grande estresse e sofrimento para o paciente e sua família, que muitas vezes consegue perceber a existência desses sintomas antes da equipe médica.

Ferramentas para uma avaliação segura dos sintomas pediátricos, como fadiga, *delirium*, angústia respiratória e náuseas, não costumam ser tão avaliados como na população adulta. Considerando que a participação de especialistas em cuidados paliativos no manuseio da dor e no tratamento de sintomas pode muitas vezes ser adiada até depois de uma transição para cuidados de fim de vida, o engajamento anterior a essa transição pode ser apropriado e pode fornecer um apoio mais amplo para os pacientes, familiares e equipe de saúde do serviço[28].

No que tange à qualidade de vida, o ambiente estressante da terapia intensiva pode ter grande alcance. A presença dos cuidados paliativos tem o potencial de melhorar a qualidade de vida, reduzir a dor e o sofrimento e, em alguns casos, aumentar a longevidade[22].

A permanência de uma criança na terapia intensiva pode ser de dias a meses, tornando especialmente importante avaliar e otimizar a qualidade de vida durante a hospitalização. As crianças portadoras de condições crônicas apresentam um risco real de longa permanência nas terapias intensivas, assim como de repetidas readmissões[29].

A qualidade de vida de toda a família sofre impacto decorrente da internação da criança ou adolescente, incluindo o estresse pós-traumático após a saída da terapia intensiva, independentemente da evolução da criança. Os pais devem manter uma reserva de saúde mental e física para conseguir gerenciar as diversas demandas que aparecem, incluindo-se a atenção aos irmãos e outros membros da família expandida (avós, tios etc.), preparando-os para um futuro incerto[22].

As famílias podem lidar melhor com os fatores estressores da terapia intensiva, por meio de um adequado suporte e comunicação de qualidade, com informações honestas e completas, rápido acesso à equipe médica, coordenação efetiva do cuidado, apoio emocional, preservação da relação entre o paciente e seus pais e a liberdade para expressar a sua fé[22].

Um adequado suporte para a unidade familiar pode ser otimizado por meio da colaboração entre a equipe da UTI e a equipe de cuidados paliativos, que podem ajudar a verificar as necessidades das famílias por meio da experiência durante a internação na terapia intensiva.

A comunicação e o processo de tomada de decisão são pontos importantes que também devem ser pontuados. Os pais dos pacientes internados nas UTIs muitas vezes enfrentam a necessidade de tomar decisões difíceis diante de uma grande quantidade de informações e de uma quantidade irredutível de incerteza (ver Capítulo 7, "Bioética e Como Dar Más Notícias").

A *expertise* na comunicação ao redor de um determinado paciente, aliada às necessidades e preferências das famílias, integrando-as nas graves tomadas de decisão, é parte do conjunto central de habilidades dos profissionais da terapia intensiva, mas também pode ser apoiada por especialistas em cuidados paliativos[30].

O ambiente da UTI é focado na tecnologia, com novas informações surgindo a todo momento. Muitos pais preferem que essas informações sejam fornecidas e integradas dentro de um contexto geral do quadro da criança. Essas conversas devem levar em conta as potenciais diferenças quanto a crenças, valores e preferências que podem existir entre os intensivistas e as famílias.

As decisões frequentemente precisam ser tomadas de uma forma rápida nas UTIs, dando pouco tempo aos pais para absorverem as complicadas ramificações do cuidado. Podem existir conflitos entre as famílias e a equipe da terapia intensiva. A causa mais comum está frequentemente associada com problemas na comunicação. Conflitos entre a equipe da UTI podem ocorrer em um terço dos casos[31], e muitas vezes estão centrados na discordância entre os médicos sobre a continuidade do uso de uma intervenção agressiva[32]. Quando o conflito surge, um especialista em cuidados paliativos pode ajudar a traduzir as questões, tanto para a família como para a equipe médica, ajudando com isso a reduzir a carga de estresse e de conflitos, e promovendo o consenso, em benefício da criança.

As discussões sobre as preferências quanto ao tratamento e à manutenção da vida, quando perto do seu fim, são particularmente desafiadoras, no entanto não se deve evitar ou retardar essas importantes conversas. Uma conversa franca sobre o prognóstico deve somente ocorrer após a avaliação clínica e o julgamento de que há a irreversibilidade do quadro clínico, e que a futura qualidade de vida da criança pode se tornar inaceitável, iniciando-se aí a discussão sobre a descontinuação das intervenções para prolongar a vida.

Os cuidados paliativos, quando oferecidos junto com a equipe de terapia intensiva, podem auxiliar as famílias a articular as metas do cuidado através dos diversos cenários, antecipando os desafios que aparecem durante a transição dos cuidados, a fim de fazê-los de uma forma mais suave[22].

Qual seria o modelo de cuidado que deveria ser aplicado para o Cuidado Paliativo da Criança e Adolescente nas terapias intensivas?

- O paciente, os seus familiares e os cuidadores formam o núcleo do cuidado. Suas necessidades psicossociais, culturais, físicas e espirituais devem direcionar todos os aspectos dos cuidados a serem prestados.
- Os Cuidados Paliativos Pediátricos e do Adolescente constituem um serviço especializado dentro de um modelo que pode ser acessado em qualquer fase da trajetória da doença;
- Todas as equipes envolvidas no atendimento (especialistas, intensivistas e paliativistas) devem trabalhar de forma colaborativa para fornecer atendimento multidisciplinar, promovendo a continuidade dos cuidados da criança/adolescente e sua família;
- O cuidado paliativo pode e deve ocorrer em qualquer ambiente do hospital, incluindo a terapia intensiva.

São direitos da criança e do adolescente e das suas famílias que necessitam de cuidados paliativos[23]:

1. Receber a melhor prática médica baseada em evidências e os cuidados paliativos de acordo com as suas necessidades;
2. Participar na tomada de decisão e planejamento da assistência em todo o seu cuidado;
3. Ter acesso a pediatras habilitados em cuidados paliativos a qualquer momento durante a trajetória da doença;
4. Receber cuidados coordenados entre todos os diversos setores da internação (emergência, enfermarias e terapia intensiva).

Considerações Finais sobre Cuidados Paliativos em Pediatria

As evidências de que os cuidados paliativos integrados nas unidades de terapia intensiva melhoram o cuidado do paciente e das suas famílias continuam a crescer. As UTIs pediátricas devem adotar medidas para garantir as práticas de cuidados paliativos e procurar maneiras para implementar esses cuidados. A equipe interdisciplinar pode tirar proveito dos crescentes recursos disponíveis para a educação continuada nos princípios dos cuidados paliativos e as diversas intervenções, permitindo, com isso, uma melhora na assistência, e contribuindo com uma melhora da qualidade de vida dos pacientes e de seus familiares. Quando disponíveis, os especialistas em cuidados paliativos devem ser envolvidos para auxiliar na abordagem das questões complexas e no tratamento dos sintomas refratários. A oferta de cuidados paliativos integrados na terapia intensiva está se tornando paulatinamente o padrão de cuidado de alta qualidade para crianças gravemente enfermas, garantindo a atenção integral às crianças ou adolescentes e suas famílias.

REFERÊNCIAS

1. Nuffield Council on Bioethics. Critical care decisions in fetal and neonatal medicine: ethical issues. 2006. Disponível em: <www.nuffieldbioethics.org>.
2. Sadeck LSR. Aspectos éticos no atendimento ao recém-nascido: na sala de parto e na UTI neonatal. In: Procianoy RS, Leone CR, editores. Programa de Atualização em Neonatologia. Porto Alegre: Sociedade Brasileira de Pediatria, Artemed PanAmericana. Ciclo 9, módulo 1:123-48.
3. Feudtner C, Friebert S, Jewell J. Pediatric palliative care and hospice care: commitments, guidelines, and recommendations. American Academy of Pediatrics. Section on Hospice and Palliative Medicine and Committee on Hospital Care. Pediatrics. 2013;132(5). doi:10.1542/peds.2013-2731.
4. Kain VJ. Palliative care delivery in the NICU: what barriers do neonatal nurses face? Neonatal Netw. 2006;25(6):387-92.
5. Soares C, Rodrigues M, Rocha G, Martins A, Guimarães H. Fim de vida em neonatologia: integração dos cuidados paliativos. Acta Med Port. 2013;26:318-26.
6. Catlin A. Transition from Curative Efforts to Purely Palliative Care for Neonates does Physiology Matter? Adv Neonatal Care. 2011;11(3):216-22.
7. Kumaran VS, Bray Y. Palliative care for newborn infants – the current scene in New Zealand and the way forward. New Series. 2010;7(2).
8. World Health Organization. Palliative care. [Acesso dez 2014.] Disponível em: <www.who.int/cancer/palliative/definition/en>.
9. National Hospice and Palliative Care Organization. NHPCO's Facts and Figures. Hospice Care in America. Disponível em: <http://www.nhpco.org/sites/default/files/public/Statistics_Research/2014_Facts_Figures.pdf>.
10. Catlin A, Carter B. State of the art. Creation of a Neonatal End-of-Life Palliative Care Protocol. J Perinatol. 2002;22:184-95.
11. Ramos JLA, Sadeck LSR. Princípios éticos aplicados no período neonatal. In: Procianoy RS, Leone CR, editores. Programa de Atualização em Neonatologia. Porto Alegre: Sociedade Brasileira de Pediatria, Artemed PanAmericana. Ciclo 3, módulo 4:69-90.
12. Palliative Care for Newborns and Infants. Position Statement #3051. NANN Board of Directors. Sep 2010. Disponível em: <http://www.nann.org/uploads/files/Palliative_Care-final2-in_new_template_01-07-11.pdf>.
13. Stark AR, Adamkin DH, Batton DG, Bell EF, Bhutani VK, Denson SE, Engle WA, Martin GI. Noninitiation or withdrawal of intensive care for high-risk newborns. Pediatrics. 2007;119(2): 401-3.
14. Jones KL, Jones MC. A Clinical Approach to the Dysmorphic Child. In: Principles and Practice of Medical Genetics. New York: Churchill, Livingstone Publishers; 1983. p. 152-62.
15. Tyson JE, Parikh NA, Longer J, Green C, Higgnin AD; NICHD Neonatal Research Network. Intensive care for extreme prematury moving beyond gestational age. British Association of Perinatal Medicine. Working group report. Palliative care (supportive and end-of-life care). A Framework for Clinical Practice in Perinatal Medicine. N Engl J Med. 2008;385:1672-81. Disponível em: <http://www.bapm.org/publications/documents/guidelines/Palliative_care_final_version_%20Aug10.pdf>.
16. Moore DB, Catlin A. Lactation suppression: Forgotten aspect of care for the mother of a dying child. Pediatr Nurs. 2003;29(5):383-4.
17. Carter BS, Leuthner SR. The ethics of withholding/withdrawing nutrition in the newborn. Semin Perinatol. 2003;27(6):480-7.
18. Winter SM. Terminal nutrition: Framing the debate for the withdrawal of nutritional support in terminally ill patients. Am J Med. 2000;109(9):723-6.
19. Cuidados Paliativos para Recém-Nascidos, Crianças e Jovens. Factos. Fundação Maruza. 2009 [acesso 18 fev 2014]. Disponível em: <www.maruzza.org/maruzza_en/Palliativecareinchildren.htm>.
20. Byock I. Improving palliative care in intensive care units: Identifying strategies and interventions that work. Crit Care Med. 2006;34(11 Suppl):S302-5.
21. Boss R, Nelson J, Weissman D, Campbekk M, Curtis R, Fronteira J, Gabriel M, Lustbadder D, Mosenthal A, Mulkerin C, Puntillo K, Ray D, Basset R, Brase K, Hays R. Integrating Palliative Care into the PICU. A report from the improving Palliative Care in the ICU Advisory Board. Crit Care Med. 2014;15(8):762-7.
22. Barbosa SMM. Cuidado Paliativo em pediatria. In: Carvalho RT, Parsons HA, orgs. Manual de Cuidados Paliativos ANPC – Ampliado e Atualizado. 2ª ed. Academia Nacional de Cuidados Paliativos; 2012. p. 461-73. Disponível em: <www.paliativo.org.br/dl.php?bid=146>.
23. Aslakson RA, Curtis R, Nelson JE. The changing role of Palliative Care in the ICU. Crit Care Med. 2014;42(11):2418-28.

24. Shudy M, de Almeida ML, Ly S, et al. Impact of pediatric critical illness and injury on families: A systematic literature review. Pediatrics. 2006;118(Suppl 3):S203-18.

25. Namachivayam P, Taylor A, Montague T, et al. Long-stay children in intensive care: Long-term functional outcome and quality of life from a 20-yr institutional study. Pediatr Crit Care Med. 2012 Sep;13(5): 520-8.

26. American Academy of Pediatrics Policy Statement: Pediatric Palliative care and hospice care commitments, guidelines and recommendations. Pediatrics. 2013;132:966-72.

27. Tan GH, Totapally BR, Torbati D, et al. End of life decisions and palliative care in a children's hospital. J Palliat Med. 2006;9:332-42.

28. Edwards JD, Houtrow AJ, Vasilesvkis EE, et al. Chronic conditions among children admitted to US pediatric intensive care units: Their prevalence and impact in risk for mortality and prolonged length of stay. Crit Care Med. 2012;40:2196-203.

29. Meyer EC, Ritholz MD, Burns JP, et al. Improving the quality of end of life care in the pediatric intensive care unit: Parents' priorities and recommendations. Pediatrics. 2006;117:649-57.

30. Studdert DM, Mello MM, Burns JP, et al. Nature of conflict in the care of pediatric intensive care patients with prolonged stay. Pediatrics. 2003;112:553-8.

31. Studdert DM, Mello MM, Burns JP, et al. Conflict in the care of patients of pediatric intensive care patients with prolonged stay in ICU. Types, sources and predictors. Intensive Care Med. 2003;29:1489-97.

9 Gerenciamento de Riscos e Segurança em Medicina Intensiva

Juang Horng Jyh
Jaqueline Tonelotto
Loraine Martins Diamente

INTRODUÇÃO

Há cerca de duas décadas, assistimos ao desenvolvimento tecnológico e científico avançando numa velocidade cada vez mais vertiginosa. A medicina tem feito usufruto desses avanços, tanto nas áreas de diagnósticos, como na de terapêutica, sendo eles, indiscutivelmente, os maiores responsáveis pela melhora na sobrevida dos doentes, bem como na qualidade desta. Esse fato, no entanto, além de gerar aumento no gasto com a área da saúde, também tem acarretado a expansão de uma enfermidade cada vez mais evidente, conhecida como "iatrogenia", termo criado pelo Hipócrates.

A iatrogenia pode ser resumidamente definida como uma doença decorrente de qualquer forma de intervenção médica, dentro da qual estão inseridos os chamados "eventos adversos" (EA). Ela é tão preocupante que alguns pesquisadores a consideram a responsável direta por centenas de milhares de óbitos anualmente; somente nos Estados Unidos acredita-se que acarreta cerca de 100 mil óbitos anuais, sendo considerada a quarta causa de mortes naquele país.

Um estudo realizado em três hospitais de ensino no Brasil mostrou que a incidência de EA era de 7,6%, dos quais 66,7% foram considerados evitáveis. Por isso, a monitoração de EA decorrentes do uso de qualquer método diagnóstico ou terapêutico é de fundamental importância para a avaliação e o controle da segurança e da qualidade dos produtos e sistemas terapêuticos utilizados na área da saúde.

Assim, o Gerenciamento de Riscos em Serviços de Saúde (GRS), prática obrigatória determinada pela ANVISA, por meio do RDC nº 7, de 2010, e do RDC nº 36, de 2013, tornou-se um instrumento fundamental para as instituições de saúde, sendo o principal alicerce para oferecer maior segurança na assistência à saúde do paciente e na prevenção de iatrogenias, dentro das quais estão inseridos os chamados "erros médicos", como mostra a Figura 9.1.

As Unidades de Terapia Intensiva (UTI) são setores do hospital em que se utiliza o maior número e a maior variedade de tecnologias em saúde (equipamentos, medicamentos, insumos e materiais médico-hospitalares). São, também, locais onde frequentemente são introduzidas inovações tecnocientíficas, com maior possibilidade de causarem iatrogenias decorrentes de EA relacionados ao uso dessas tecnologias na saúde (Figura 9.2).

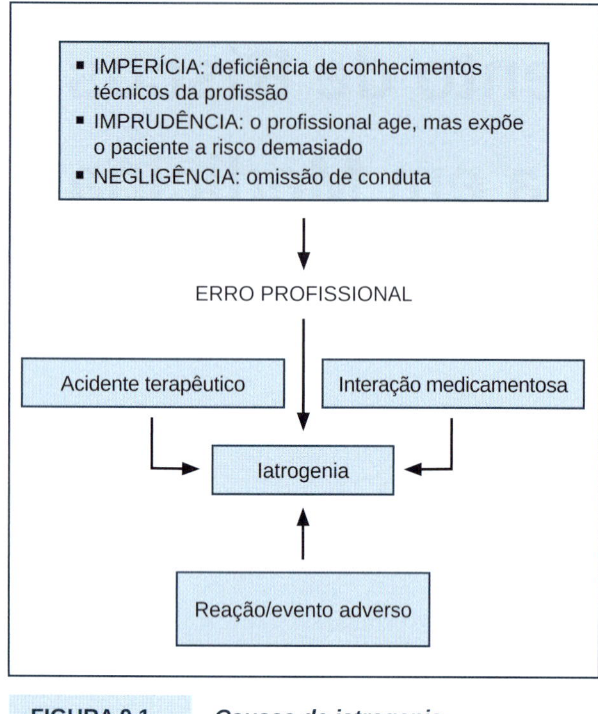

FIGURA 9.1 *Causas de iatrogenia.*

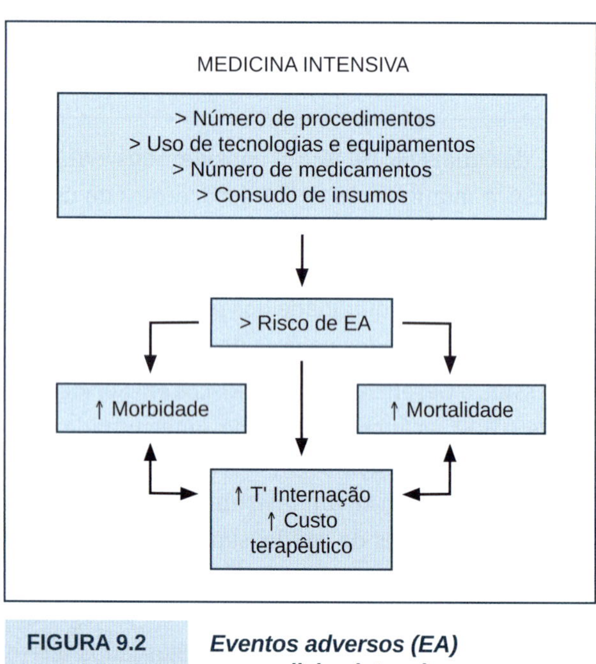

FIGURA 9.2 *Eventos adversos (EA) e a medicina intensiva.*

A segurança do paciente depende fundamentalmente de uma assistência integrada entre todos os profissionais que o assistem. Um profissional, para ser capaz e completo, deve adquirir o conhecimento teórico-prático e ter habilidades adequadas e compatíveis para exercer plenamente as funções que lhe são atribuídas pela sua especialidade. Ele deve ter ciência dos possíveis EA (riscos) de cada ato praticado em seus pacientes para saber evitar ou, ao menos, reduzir os potenciais efeitos danosos das possíveis iatrogenias. Dessa maneira, o médico intensivista deve estar atento e capacitado para promover a segurança dos seus pacientes, praticando o gerenciamento de EA que possam ocorrer dentro do ambiente da UTI.

Anualmente, são lançadas centenas de produtos e equipamentos destinados à área da medicina intensiva (MI) que muitas vezes são utilizados sem haver ainda critérios definidos quanto à sua segurança, eficiência ou mesmo quanto aos seus reais benefícios. Diante de toda a complexidade e dos riscos que podem ocorrer nessa especialidade médica, é também fundamental que as prescrições médicas sejam racionais e baseadas em evidências científicas seguras, inclusive com considerações sobre as possíveis interações medicamentosas (IM). Outra questão que deve ser considerada dentro da MI é a solicitação exagerada e irracional de exames complementares. Esses abusos e usos não racionais de tecnologias na saúde, assim como o desconhecimento de seu uso adequado e de seus possíveis efeitos adversos, que, além de encarecerem o custo terapêutico, são passíveis de acarretar os chamados "erros médicos".

A cultura de Gerenciamento de Riscos sobre os EA em serviços de saúde tem preconizado, por meio da metodologia da "Análise da Raiz Causal", não apontar meramente o culpado, mas fazer uma avaliação de todo o processo que tenha contribuído para o desfecho desfavorável e, assim, permitir a construção de mecanismos que possam evitar as recorrências ou, ao menos, minimizar os seus danos.

Outras medidas consideradas fundamentais na questão do gerenciamento de riscos e segurança em MI são:

1. Incentivo à prática da avaliação de possíveis interações medicamentosas antes da prescrição;
2. Objetividade para a solicitação de exames complementares;
3. Manejo responsável e correto de equipamentos e acessórios médicos.

O médico intensivista deve ter consciência quanto à prática profissional baseada nos preceitos bioéticos, visando a uma atuação sempre ética e humanizada.

FUNDAMENTOS

Há dois mil anos, Hipócrates já pregava a "Segurança do Paciente", por meio de um dos principais Mandamentos da Arte Médica: *Primum non nocere* ("antes de tudo, não causar mal"). No entanto, somente após a publicação do artigo "Errar é Humano", em 2000, pelo Instituto de Medicina dos Estados Unidos, é que os assuntos relacionados com a segurança do paciente e os "erros médicos" foram colocados mais nitidamente em evidência.

O "Modelo do Queijo Suíço", desenhado pelo psicólogo britânico James Reason (Figura 9.3), enfatiza que as análises dos erros associados à assistência à saúde devem ser centradas nas suas raízes causais, ou seja, não somente na causa mais aparente ocorrida na ponta do processo, mas em todas as condições subjacentes que possibilitaram ao erro. Ele parte do princípio de que os erros devem passar por múltiplas e incompletas camadas de proteção (fatias do queijo suíço) para resultar em dano. Esse modelo foca menos no alvo ou na tentativa de se alcançar o comportamento humano perfeito, mas fundamentalmente na tentativa de se criar múltiplas camadas sobrepostas de proteção a fim de diminuir a probabilidade de que os "buracos do queijo suíço" (riscos) se alinhem novamente, evitando que um erro os atravesse e acarrete dano.

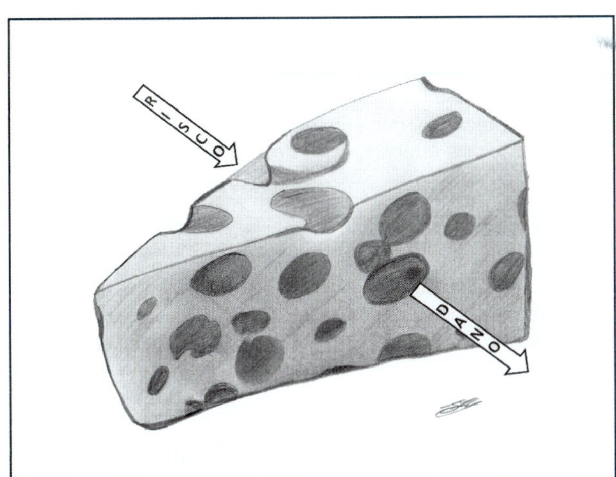

FIGURA 9.3 *Modelo de Queijo Suíço.*

As ocorrências de iatrogenias aumentam a morbidade, o tempo de internação, os custos e a mortalidade, com o potencial de gerar problemas judiciais e comprometer o prestígio da instituição e de seus profissionais.

Em ambiente hospitalar, como mostrado na Figura 9.1, é comum haver confusão entre o termo "iatrogenia" e o chamado "erro profissional" ou "erro médico"; este decorrente de *Negligência, Imperícia ou Imprudência* e, portanto, passível de processo ético-disciplinar pelos Conselhos de Medicina. Já a iatrogenia, além do erro profissional, pode ser decorrente de um evento ou reação adversa inesperada, de uma interação medicamentosa ou mesmo de um acidente terapêutico. A falta de clareza nesse aspecto faz com que o profissional se omita diante de uma iatrogenia. Assim, é importante que se ressalte algumas definições (Quadro 9.1).

O Gerenciamento de Riscos (GR) é primordial para a oferta de segurança na assistência à saúde, sendo considerado, portanto, o maior alicerce da qualidade para uma instituição. Sob esse ponto de vista e segundo o Instituto de Medicina (IOM) dos Estados Unidos, existem três categorias que englobam os problemas de qualidade assistencial relacionados ao uso de tecnologias em saúde:

a. Sobreutilização: quando o cuidado prestado ao paciente apresenta maior chance de provocar danos do que benefícios;
b. Utilização inadequada (misuse): quando os problemas são passíveis de prevenção com treinamentos e maiores esclarecimentos;
c. Subutilização: quando a ausência da prestação de serviços deixa de produzir benefícios aos pacientes.

ANÁLISE DA RAIZ CAUSAL

A discussão aberta sobre a ocorrência de erros tem sido considerada o alicerce do movimento em prol da segurança do paciente. Os profissionais têm sido estimulados a comunicar e a discutir com os seus colegas e com a instituição, de modo que cada evento seja analisado e que as recorrências sejam prevenidas.

Toda vez que ocorrer um EA ou evento sentinela, deverá ser desencadeado um Sistema de Investigação até a Raiz do Problema (*Root Cause Analysis*), fazendo questionamentos contínuos sobre tal ocorrência (por quê?) até se chegar ao fundo da questão. Existem duas metodologias de abordagem aos eventos adversos:

QUADRO 9.1 *Nomenclatura e definições relativas aos riscos.*

Nomenclatura	Definição
Avaliação de Risco	Estimativa quantitativa ou qualitativa da probabilidade de um evento adverso ocorrer em decorrência da exposição a perigos específicos à saúde ou da ausência de influências benéficas
Erro de Medicação	Qualquer evento evitável que possa causar dano ao paciente ou levar a uma utilização inapropriada dos medicamentos. Exemplos: administração de medicamento errado, administração de medicamentos não prescritos, via de administração incorreta, erros de técnica de administração, forma farmacêutica incorreta, horário errado de administração, doses impróprias e preparação/manipulação errada, dentre outros
Evento Adverso (EA)	Evento que produz, ou potencialmente pode produzir, resultados inesperados ou indesejados que afetem a segurança de pacientes, usuários e funcionários, tendo sido a sua utilização realizada nos parâmetros e condições prescritos e recomendados pelos próprios fabricantes
Evento Sentinela	Qualquer variação significativa do processo, caracterizada por risco aumentado de resultado adverso, o que deve ser sempre objeto de investigação
Gerenciamento de Risco	Aplicação sistemática de políticas de gestão, procedimentos e práticas na avaliação, análise, monitoramento e controle de risco
Iatrogenia	Palavra de origem grega que significa "doença ou moléstia gerada por médicos". É pertinente lembrar que, até há dois séculos, o médico era o único profissional da saúde, entretanto hoje tem-se enfermeiros, fisioterapeutas, biomédicos, farmacêuticos, fonoaudiólogos, psicólogos e nutricionistas, dentre outros profissionais que atuam nas instituições, constituindo as equipes de saúde. A iatrogenia foi definida por Moser, em 1956, como "qualquer doença resultante de um procedimento de diagnóstico ou de qualquer forma terapêutica", tendo-se que Steel *et al.*, em 1981, acrescentaram também as quedas das macas e as úlceras de decúbitos
Medicamento	Produto farmacêutico tecnicamente obtido ou elaborado com finalidade curativa, profilática ou paliativa ou, ainda, para fins de diagnóstico
Produto Médico	Produto de uso ou aplicação médica, odontológica ou laboratorial, destinado à prevenção, diagnóstico, tratamento, reabilitação ou anticoncepção e que não utiliza meio farmacológico, imunológico ou metabólico para realizar sua principal função em seres humanos, podendo, entretanto, ser auxiliado em suas funções por tais meios
Produto para Saúde	É aquele enquadrado como produto médico ou produto para diagnóstico de uso *in vitro*
Queixa Técnica	Qualquer notificação de suspeita de alteração ou irregularidade de um produto ou empresa relacionada a aspectos técnicos ou legais (produto falsificado, sem registro ou empresa sem o alvará de funcionamento) e que poderá ou não causar dano à saúde individual e coletiva
Reação Adversa Medicamentosa (RAM)	Qualquer reação nociva e não intencional à droga após a sua administração por meio da via adequada e na dose padrão aos humanos, para profilaxia, diagnóstico ou tratamento de doenças, ou para modificação de funções fisiológicas (OMS)
Risco (em termos epidemiológicos)	É a probabilidade de ocorrência de um evento ou desfecho (geralmente desfavorável), ocorrendo em determinado tipo ou grupo de pessoas em certo local e época. O risco precisa ser conhecido e calculado
Saneante	Substância ou preparação destinada à higienização, desinfecção ou desinfestação em ambientes hospitalares ou não, coletivos, públicos ou privados, em lugares de uso comum e no tratamento da água
Tecnologias em Saúde	Conjunto de equipamentos, medicamentos, insumos e procedimentos utilizados na prestação dos serviços de saúde, bem como das técnicas de infraestrutura desses serviços e de sua organização

1. Abordagem Pessoal, que focaliza os erros do indivíduo, isto é, do profissional, culpando-o de esquecimento, desatenção ou de fraqueza moral. Esse tipo de abordagem está ultrapassado, pois é desagregador e superficial, e não visa à real correção do problema e não toma medidas concretas para evitar ou ao menos minimizar a sua recorrência. Essa abordagem subestima o fato de que a maioria dos erros é cometida por indivíduos comprometidos e bem treinados; é pouco provável que esses erros sejam prevenidos por meio de repreensão às pessoas para que sejam mais cuidadosas.
2. Abordagem Sistêmica, que é a mais atual, concentra-se na avaliação das condições e situações sob as quais o indivíduo trabalha, analisando todos os possíveis fatores que possam ter corroborado para a ocorrência do EA

e, com isso, buscar a construção de defesas para que, no futuro, os mesmos erros sejam prevenidos ou que se possibilite reduzir seus efeitos danosos. Essa abordagem pressupõe uma condição humana: humanos erram. Sendo assim, a segurança vai depender da criação de sistemas que antecipem os erros e que os previnam, interceptando-os antes que causem danos.

Ao fazer a abordagem de um EA, deve-se enfocar inicialmente os sistemas e os processos que possam estar envolvidos, e não somente o desempenho profissional individual. Deve-se pesquisar profundamente o processo por meio de questionamentos repetidos ("por quê?"), até que nenhuma resposta lógica em questão possa ser identificada. Deve-se também identificar as alterações a serem feitas no sistema e processos para poder melhorar o nível de desempenho funcional ou profissional e, com isso, reduzir o risco de ocorrência ou recorrência de um evento sentinela (Quadro 9.2).

QUADRO 9.2 ***Passos para fazer análise da raiz causal.***

- **Definir o Evento**
  Caracterizar as queixas e sintomas do paciente, o que é fundamental para que se possa fazer o diagnóstico correto
- **Identificar as Causas Proximais**
  Analisar de que maneira ocorreu o EA: se relacionado com falha humana, decorrente da deficiência no processo, de falha em equipamentos ou de fatores ambientais
- **Identificar as Causas Subjacentes**
  Fazer avaliação das etapas do processo relacionado ao EA
- **Avaliar e analisar dados relevantes**
  (Relacionados às causas proximais e subjacentes)
- **Estabelecer e implantar mudanças**
  Promover ações para fazer a PROFILAXIA (prevenção)

A instituição do gerenciamento ou gestão de risco visa à redução dos riscos por meio do desenvolvimento de sistemas para identificação e análise dos potenciais perigos, tais como prevenir acidentes, ferimentos e outras ocorrências adversas. Visa também a cuidar e oferecer assistência aos eventos e incidentes que ocorreram de tal forma e que suas consequências e custos decorrentes sejam minimizados. O gerenciamento efetivo de riscos produz seus maiores benefícios na aplicação ao que é seguro e, como consequência, evitar ou minimizar processos jurídicos, com consequências financeiras.

Havendo um EA, este deve ser classificado de acordo com o tipo de dano gerado, conforme relaciona o Quadro 9.3.

QUADRO 9.3 ***Classificação do tipo de lesão.***

Lesão	Descrição
Leve	Não deixa sequelas e não acarreta incapacidade para as ocupações habituais por mais de 30 dias
Grave	Acarreta incapacidade para as ocupações habituais por mais de 30 dias, ou provoca perigo à vida ou debilidade permanente de algum membro, sentido ou função
Gravíssima	Quando gera incapacidade permanente para o trabalho; enfermidade incurável; perda ou inutilização de membro, de sentido ou de função; ou deformidade permanente

LEIS E NORMAS RELACIONADAS COM O GERENCIAMENTO DE RISCOS E SEGURANÇA DO PACIENTE

O desenvolvimento de estratégias para a segurança do paciente depende do conhecimento e cumprimento do conjunto de leis e regulamentos que regem o funcionamento de serviços de saúde.

Das normas específicas para a medicina intensiva, tem-se o RDC nº 7 da ANVISA, de 24 de fevereiro de 2010, que aprova os requisitos mínimos para funcionamento de UTI, preconizando os recursos humanos necessários, conforme o número de leitos, reconhecendo a importância dos riscos assistenciais nas UTI e instituindo o Gerenciamento de Riscos e Notificação de Eventos Adversos (Seção VII do RDC, artigos 33 a 36) (ver Capítulo 3, "Equipamentos, Área Física e Pessoal).

A Organização Mundial de Saúde (OMS), em parceria com a Joint Commission International (JCI), lançou a "Aliança Mundial para a Segurança do Paciente", incentivando a adoção de Metas Internacionais de Segurança do Paciente (MISP), sendo as seis primeiras para prevenir situações de:

- Erros de identificação do paciente;
- Falhas de comunicação;
- Erros de medicação;
- Erros em procedimentos cirúrgicos;
- Infecções associadas à assistência;
- Queda de pacientes.

No Brasil, o RDC nº 36 da ANVISA, de 1º de abril de 2013, que trata da instituição de Plano de Segurança do Paciente (PSP) em instituições de saúde, preconiza:

- Identificação, análise, avaliação, monitoramento e comunicação dos riscos no serviço de saúde, de forma sistemática;
- Integração de diferentes processos de gestão de risco desenvolvidos nos serviços de saúde;
- Identificação do paciente;
- Higiene das mãos;
- Segurança cirúrgica;
- Segurança na prescrição, uso e administração de medicamentos;
- Segurança na prescrição, uso e administração de sangue e hemocomponentes;
- Segurança no uso de equipamentos e materiais;
- Registro de órteses e próteses;
- Prevenção de queda dos pacientes;
- Prevenção de úlceras por pressão;
- Prevenção e controle de EA em serviços de saúde, incluindo as infecções relacionadas à assistência à saúde;
- Segurança nas terapias nutricionais enteral e parenteral;
- Comunicação efetiva entre os profissionais do serviço de saúde;
- Estímulo à participação do paciente e dos familiares na assistência prestada;
- Promoção do ambiente seguro.

As seguintes vigilâncias, preconizadas pela ANVISA, devem ser realizadas em todas as UTIs, pois são componentes fundamentais do gerenciamento de riscos:

a. Farmacovigilância: atua na área de medicamentos e hemoderivados (produtos industrializados a partir do sangue, como, por exemplo, albumina), verificando RAM (reação adversa medicamentosa), erros de medicação, efetividade medicamentosa, uso racional de fármacos e controle sobre os desvios da qualidade dos medicamentos.
b. Tecnovigilância: atua sobre os materiais médicos hospitalares, equipamentos e kits para diagnósticos, controlando os eventos adversos e desvios de qualidade e promovendo o treinamento quanto ao seu uso adequado, bem como na prevenção dos possíveis riscos.
c. Hemovigilância: atuação sobre o sangue e os hemocomponentes, controlando os eventos adversos nesta área, bem como dos desvios de qualidade, e promovendo o seu uso racional.
d. Vigilância sobre os produtos saneantes: para o controle da qualidade desses produtos e dos eventos adversos consequentes do seu uso.

FARMACOVIGILÂNCIA

Farmacovigilância, segundo a OMS, é definida como uma ciência relativa à detecção, avaliação, compreensão e prevenção dos efeitos adversos ou quaisquer problemas relacionados a medicamentos. Em 1968, a OMS, já prevendo a importância e os riscos dos medicamentos, recomendou que se fizessem monitorações terapêuticas; ocasião que foi considerada o marco do surgimento da Farmacologia Clínica Científica, fazendo pregação ao manejo seguro, eficaz e racional dos medicamentos.

A Farmacoterapia, quando é praticada com responsabilidade e profissionalismo, leva à melhoria da qualidade de vida do doente. Entretanto, quando é aplicada de forma imprudente, pode ser lesiva e até mesmo fatal.

O objetivo primário da administração de fármacos é a prevenção e tratamento das doenças ou a promoção da redução do aspecto progressivo, devastador e mutilante de certas doenças (como no diabetes).

Na maioria das vezes, a farmacoterapia não tem o poder de curar doenças, mas apenas reduzir ou eliminar os seus sintomas, como no caso de hipertensão arterial e diabetes *mellitus*.

Só no ano de 1977, ocorreram 1,3 milhões de internações/ano decorrentes de RAM na França, enquanto, nos Estados Unidos, foram 2,2 milhões de internações/ano (1998). Em 2001, os casos de RAM foram responsáveis por 1.100 óbitos na Inglaterra e 2.925 no Canadá. Na avaliação de muitos autores, cerca de 50% dos casos de RAM eram passíveis de ter sido evitados. Essas iatrogenias eram mais frequentes durante os processos de prescrição e manipulação dos medicamentos, acarretando um custo anual de mais de 136 bilhões de dólares, somente dentro nos Estados Unidos.

Diante do exposto, recomenda-se que os seguintes casos devem ser registrados e notificados à ANVISA, por meio do sistema NOTIVISA:

a. Quando houver uma RAM de causas desconhecidas ou graves;
b. Ocorrência de problemas técnicos com o medicamento (adulterações, alterações nos aspectos físico-químicos, falsificações, problemas nas rotulagens);
c. Ocorrência de falhas terapêuticas por ausência ou redução de efeitos (ocorrendo com produtos similares, genéricos e mesmo de marca);
d. Ocorrência de interação medicamentosa que resultou na toxicidade ou falha terapêutica (com produtos similares, genéricos ou mesmo de marca).

As seguintes situações também devem ser notificadas à ANVISA:

- Produto sem registro (no MS/ANVISA);
- Presença de corpos estranhos;
- Não produziu o efeito farmacológico desejado;
- Acarretou reação não esperada;
- Gerou novos sintomas;
- Com alterações organolépticas (alteração da cor, do cheiro ou do sabor);
- Embalagem inadequada;
- Identificação confusa;
- Dificuldade de ser manipulado;
- Sem informações adequadas de uso ou manipulação;
- Suspeita de falsificação.

Em razão do grande número de farmacoterápicos disponíveis no mercado e do contínuo lançamento de novos produtos, têm aumentado as ocorrências de "doenças medicamentosas", com consequente aumento da morbidade e mortalidade. Somente nos Estados Unidos, a quantidade de produtos químicos aumentou de 1,2 milhões, em 1952, para mais de 12 milhões, em 1992. Da mesma maneira, o número de drogas disponíveis para prescrição tem aumentado anualmente, chegando a aproximadamente 8.000/ano, situação também vista na área de engenharia clínica, com equipamentos avançados sendo lançados ano a ano. O enfoque para as UTIs é imenso, pois nessas unidades utiliza-se o maior número de tecnologia e de fármacos por prescrição. Portanto, é nessas unidades que se pode detectar o maior número de EA ou Queixas Técnicas.

É fundamental que o médico possua e mantenha um conhecimento adequado e atualizado do seu arsenal farmacoterápico, e tenha noções de farmacodinâmica, de farmacocinética e das possíveis interações medicamentosas de todos os medicamentos que costuma prescrever, interagindo com o farmacêutico clínico hospitalar.

Nas últimas décadas, vários estudos demonstraram que a morbidade e a mortalidade por uso de medicamentos são grandes problemas de saúde, que começam a ser reconhecidos pelos profissionais de saúde e mesmo pelo público em geral. Estima-se que as RAMs estão entre a quarta e a sexta maiores causas de mortalidade nos Estados Unidos, resultando na morte de dezenas de milhares de pacientes todos os anos, e outras dezenas de milhares sofrem sequelas dessas reações. Em alguns países, o percentual de internações hospitalares devido às reações adversas medicamentosas é de mais de 10% (Noruega 11,5%, França 13%, Reino Unido 16%). Os recursos empregados para o tratamento de RAM sobrecarregam os gastos com a saúde e alguns países chegam ao gasto de 15% a 20% do seu orçamento hospitalar para lidar com as complicações decorrentes do uso de medicamentos. Além de RAM, os problemas relacionados a medicamentos incluem os abusos, maus usos, intoxicações, falhas terapêuticas e erros medicamentosos.

Há muita limitação quanto à disponibilidade de informações sobre RAM nos países em desenvolvimento. Em alguns deles, esse problema também é causado pela falta de legislação e de regulamentação apropriada (incluindo-se falta de notificações de RAM), pela existência de grande número de medicamentos com desvios de qualidades e produtos falsificados no mercado, pela falta de informações independentes e pelo uso irracional de medicamentos.

Após a "tragédia da talidomida", nas décadas de 1950 e 1960, muitos países estabeleceram sistemas de monitoração de medicamentos para detecção precoce e prevenção da ocorrência de morbidade e mortalidade relacionadas aos fármacos. O sucesso desse trabalho depende do envolvimento da alta direção hospitalar e da cooperação dos profissionais de saúde, principalmente dos médicos, em relatar suspeitas de RAM, em especial as relacionadas aos novos medicamentos.

Considerando todos os tipos de erros que podem ocorrer durante o atendimento à saúde, diversos estudos evidenciaram que os erros medicamentosos são os mais comuns; os medicamentos também são a causa mais frequente de EA. Como exemplo, a revisão sobre a intoxicação por digoxina, realizada por Schiff *et al.* em 2003, revelou que 32% dos pacientes tinham insuficiência renal, mas a dosagem do digital não estava ajustada de acordo com a função renal. Outros exemplos frequentes de erros medicamentosos:

- Administração de potássio para pacientes já com hiperpotassemia;
- Não correção da dose de aminoglicosídeo para pacientes com insuficiência renal;
- Manutenção de determinado antibiótico com antibiograma demonstrando sua resistência.

Segundo o levantamento norte-americano realizado por Hahn, em 2007, os 10 medicamentos mais envolvidos em erros medicamentosos nos serviços de emergência hospitalar são:

- Insulina (4% de todas as notificações de erros de medicação);
- Morfina (2,3%);
- Cloreto de potássio (2,2%);
- Albuterol (1,8%);
- Heparina (1,7%);
- Vancomicina (1,6%);
- Cefazolina (1,6%);
- Acetaminofeno (1,6%);
- Varfarina (1,4%).

Os erros medicamentosos em UTIs pediátricas variam de 22 a 59 erros por mil doses, afetando 2,5% das crianças admitidas nessas unidades.

Pesquisa realizada nos Estados Unidos, por Stavroudis *et al.*, que avaliou 163 serviços de terapia intensiva neonatal durante seis anos, de 1999 a 2005, detectou 6.749 erros medicamentosos, tendo-se que 72% dos erros reais não resultaram em danos aos pacientes, entretanto 4% resultaram em lesões permanentes, dos quais um foi a óbito. Fatores humanos (dentre os quais, desempenho deficiente, falha na transcrição, sobrecarga de serviço e estresse) foram responsáveis por 68,4% dos erros.

Os erros medicamentosos podem ser definidos pela classificação de Chappell e Newman, conforme o Quadro 9.4.

Na avaliação sobre o erro de medicação, o foco não deve ser apenas individual, mas processual, necessitando de uma visão de todo o sistema para o gerenciamento local da saúde. Dentre alguns exemplos, estão: salas com iluminações deficitárias, número reduzido de funcionários na equipe assistencial, emprego de ordens verbais, prescrição de dosagem com "vírgula zero (3,0)".

QUADRO 9.4 ***Definição da categoria de erros medicamentosos.***

Grau da lesão	Afeta o paciente	Categoria	Definição
Sem erro ou lesão	Não	A	Circunstâncias ou eventos capazes de gerar erro
Erro sem lesão	Não	B	Ocorreu um erro, mas não atingiu o paciente
	Sim	C	Ocorreu erro no paciente, mas não causou lesão
	Sim	D	Ocorreu erro no paciente e requereu monitoramento ou intervenção para evitar lesão
Erro com lesão	Sim	E	Erro pode ter contribuído para, ou gerado, lesão temporária e requer intervenção
	Sim	F	Erro pode ter contribuído para, ou gerado, lesão temporária e requer a internação ou o prolongamento dela
	Sim	G	Erro pode ter contribuído para, ou resultado em, lesão permanente
	Sim	H	Erro requerendo intervenção para manutenção da vida
Erro com óbito	Sim	I	Erro pode ter contribuído para, ou gerado, o óbito

Os dez postos-chaves que podem influenciar beneficamente a administração de medicamentos são:

1. Informações completas sobre o paciente (idade, peso, alergia, diagnóstico, estado gestacional);
2. Informação completa e correta da droga;
3. Comunicação clara e direta (entre os profissionais de saúde e o paciente);
4. Conferir a apresentação da droga, embalagem e nomenclatura;
5. Adequados armazenamento e distribuição da droga;
6. Entrega correta da medicação, e uso adequado e monitorado;
7. Espaço de trabalho e equipe adequados;
8. Competência e educação dos profissionais de saúde;
9. Informação e esclarecimento ao paciente;
10. Qualidade do processo e gerenciamento de riscos; estes, quando detectados, devem ser relatados e analisados, e realizadas orientações que permitam que se evite novos erros, mas sem a cultura punitiva.

São recomendações para uma prescrição segura, segundo o Institute for Safe Medical Practices, dos Estados Unidos:

- Utilizar o nome farmacológico da droga, e não o nome comercial;
- Nunca abreviar o nome do fármaco;
- Não usar zero à direita (por exemplo: 5 mg, e nunca utilizar 5,0 mg);
- Utilizar zero à esquerda (por exemplo: 0,3 mg, e nunca utilizar .3 mg);
- Escrever Unidade e nunca U, que pode ser lida como zero (0), causando uma dose 10 vezes maior;
- Incluir pontos para espaçar milhares (por exemplo: 5 mil unidades).

DEZ DICAS PARA A PRÁTICA SEGURA DA FARMACOTERAPIA

1. Embora o número absoluto de Interações Farmacológicas impossibilite a sua memorização, a compreensão de seus mecanismos farmacocinéticos e farmacodinâmicos fornece uma estrutura conceitual que permite evitá-los ou usar a seu favor.
2. Na falência circulatória (choque), a compensação neuroendócrina pode reduzir significativamente o fluxo sanguíneo renal e hepático, reduzindo então a eliminação de muitos fármacos, havendo a necessidade de se reduzir as suas doses.
3. Distúrbios hidroeletrolíticos podem alterar a ação dos fármacos, especialmente naqueles que atuam no miocárdio, nos rins e na transmissão neuromuscular. Como exemplo, a hipopotassemia induzida por diuréticos, que gera risco de arritmia ventricular quando se associa aos medicamentos como sotalol, procainamida, quinidina ou amiodarona.
4. A maioria dos fármacos é avaliada inicialmente em adultos jovens e de meia idade (indivíduos saudáveis), tendo-se que os pacientes diferem na maneira como metabolizam os fármacos (farmacocinética) e como respondem aos fármacos (farmacodinâmica). Essas diferenças exigem doses e esquemas posológicos diferenciados (individualizados) para poder atingir o efeito terapêutico desejado; portanto, sempre que possível, deve-se fazer a monitoração do nível sérico, principalmente para fármacos com altos riscos terapêuticos.
5. A biodisponibilidade dos fármacos não varia linearmente com o peso ou a superfície corporal e não existem princípios confiáveis ou fórmulas para converter as doses dos fármacos utilizados em adultos para doses seguras e eficazes em crianças. Assim, os ajustes posológicos devem ser baseados na monitoração dos níveis séricos terapêuticos.
6. A farmacodinâmica dos medicamentos em crianças também pode diferir da dos adultos, como, por exemplo, os anti-histamínicos e barbitúricos causam sedação em adultos, mas podem causar hiperatividade em lactentes.
7. A administração endovenosa rápida produz elevação abrupta na concentração do fármaco no compartimento plasmático, que depois vai caindo à medida que vai sendo

distribuído aos compartimentos extravasculares, até que atinjam o equilíbrio durante a fase de eliminação. A velocidade de administração endovenosa dos fármacos é de fundamental importância, pois eles podem produzir efeitos tóxicos quando atingirem níveis plasmáticos altos. Isso explica porque uma injeção ou administração intravenosa muito rápida de fármacos, tais como fenitoína, potássio ou procainamida, pode causar colapso cardiovascular.

8. Apesar de certas dificuldades, como sinais e sintomas inespecíficos, e da falta de informações confiáveis, os médicos que atuam em setores de emergências devem estar atentos para reconhecer e tratar adequadamente as possíveis reações decorrentes de interações medicamentosas e evitar novas iatrogenias.
9. A FDA recomenda que não se deva administrar ceftriaxone simultaneamente na mesma via com soluções contendo cálcio, pelo menos por 48 horas após a última dose. Isso se deve ao fato de que ocorre uma reação fisioquímica, com a formação de cristais insolúveis de ceftriaxone-cálcio. E o mecanismo da oclusão de arteríolas nos pulmões e nos rins pelas partículas insolúveis da mistura desse antibiótico com cálcio causaram óbitos de recém-nascidos. Vale lembrar que as soluções de Ringer e de Ringer-lactato e a nutrição parenteral contêm cálcio.
10. Antes de prescrever, o médico tem a obrigação de conferir todos os medicamentos dos quais o paciente faz uso (incluindo homeopáticos, fitoterápicos, vitaminas e até mesmo a prescrição alimentar), investigando os possíveis riscos de interações medicamentosas e fazendo reconciliação medicamentosa, inclusive com a alimentação.

TECNOVIGILÂNCIA

A tecnovigilância visa à segurança sanitária de produtos para a saúde no período pós-comercialização ou pós-venda (artigos, equipamentos e materiais médico-hospitalares, implantes e produtos para diagnóstico de uso *in vitro*). Em termos metodológicos, é o conjunto de ações necessárias para atingir estes objetivos: estudos, análises e investigações do somatório de informações reunidas a respeito do desempenho de um produto durante a fase de pós-comercialização.

Segundo a Organização Pan-Americana de Saúde (OPAS): "[...] nenhum rigor no processo de revisão de pré-comercialização pode prever todas as falhas ou incidentes em produtos médicos decorrentes do mau uso. É por meio do uso real que os problemas não previstos relacionados à segurança e ao desempenho podem ocorrer". Daí a importância de se fazer vigilância pós-comercialização.

A exposição aos riscos sanitários decorrentes do uso de equipamentos ou tecnologias acarreta:

- Aumento de morbidade e, até mesmo, de mortalidade;
- Perdas constantes de produtividade e de qualidade da assistência à saúde;
- Desperdício de materiais e de tempo, e, consequentemente, aumento de custos terapêuticos;
- Prejuízo na imagem da instituição, pois ela tem responsabilidade sobre os pacientes que estão sob os seus cuidados.

Portanto, a tecnovigilância tem como missão promover e proteger a saúde, assegurando que os produtos da saúde comercializados sejam seguros e eficazes.

Ocorrendo um acidente no uso de um produto de saúde, esse incidente deve ser classificado dentro dos seguintes grupos:

- Falha de manutenção;
- Falha de operação;
- Falha de montagem;
- Defeito na função;
- Problemas de desempenho.

Aqui, a investigação da raiz causal deve conter os seguintes passos:

1. Registrar a especificação do produto, do fabricante e da procedência;
2. Investigar problemas semelhantes em todos os outros setores do hospital;
3. Observar o seu registro no MS/ANVISA e o *Manual de Operações* (que deve ser em língua portuguesa);
4. Observar as condições de montagem, instalação, armazenamento e uso;

5. Registrar em imagens (fotos);
6. Checar problemas semelhantes com outras instituições (COVISA, VISA e ANVISA);
7. Investigar a ocorrência de danos ou possíveis danos;
8. Notificar a ANVISA (NOTIVISA);
9. Notificar o fabricante.

A ANVISA faz a classificação da remoção de um produto (*recall*), de acordo com o grau de perigo relativo à saúde associado ao uso ou à exposição desse produto (Quadro 9.5).

QUADRO 9.5 ***Classificação da remoção de produtos (ANVISA).***

Classificação	Definição
Classe I	Apresenta forte probabilidade de que o uso do produto, ou sua exposição a ele, acarrete graves consequências à saúde ou morte
Classe II	Uso do produto, ou exposição a ele, acarreta consequências adversas temporárias ou reversíveis à saúde, sendo remotas as sérias. Lembrando que um agravo sério é definido como "aquele que causa sequelas irreversíveis ou reversíveis que requerem intervenção"
Classe III	Uso do produto, ou exposição a ele, não foi provavelmente a causa de consequências adversas à saúde

Apesar dos grandes avanços tecnológicos, frequentemente, são encontradas situações que mostram que a sua incorporação não está adequada. Em 2004, a OMS revelou que, nos países em desenvolvimento, cerca de 95% das tecnologias em saúde são importadas; no entanto, mais de 50% desses equipamentos estão fora de uso, tanto por falta de manutenção ou peças de reposição, como por serem sofisticados demais, ou simplesmente porque os profissionais de saúde não sabem como manejá-los. Isso ilustra claramente o uso não racional de tecnologias, com desperdício de recursos financeiros, já escassos nesses países. Infelizmente, como mostra a Figura 9.4, ainda nos deparamos com profissionais que não se preocupam com atualizar e incorporar adequadamente os novos recursos tecnológicos disponíveis à saúde; muitos ainda desconhecem os conceitos básicos de monitoração hemodinâmica, bem como dos exames complementares, gerando interpretações errôneas e passíveis de acarretar eventos adversos.

Vale adotar o seguinte dogma para evitar solicitação irracional de exames complementares: **se o exame em pauta não for trazer utilidade ao diagnóstico nem nortear a conduta terapêutica, então não deve ser solicitado.** Devem ser proscritos os famigerados "*kits* de exames diários de UTI", com dezenas de solicitações irracionais de exames laboratoriais e radiológicos diários, que são realizados rotineiramente sem qualquer finalidade ou fundamento tecnocientífico, mas que acarretam comprovadas iatrogenias:

- Maior espoliação de sangue;
- Dor e estresse aos pacientes;
- Aumento do risco de lesões e infecções;
- Mais irradiações ao paciente;
- Aumento dos custos;
- Aumento na geração de EA.

Segundo a tese de Diamente, em 2016, sobre a avaliação dos riscos assistenciais relacionados ao uso de equipamentos hospitalares (como bombas de infusão, monitores multiparamétricos e aparelhos de ventilação pulmonar mecânica), numa UTI de adultos de um hospital público da cidade de São Paulo foram constadas as seguintes não conformidades que podem acarretar EA:

- Não há participação direta de profissionais médicos e de enfermagem da UTI nos processos de licitação para auxiliar na elaboração do edital visando à melhor seleção e especificação dos produtos a serem adquiridos.

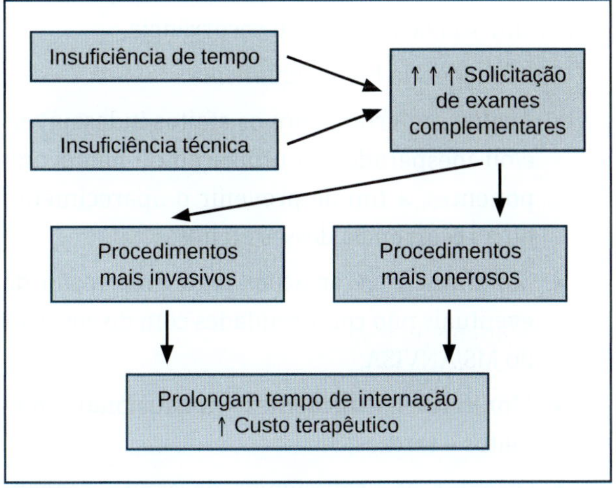

FIGURA 9.4 ***Os perigos do uso irracional de exames complementares.***

- Atuação deficitária da Engenharia Hospitalar para monitorar as etapas de aquisição, recebimento, aceitação, manutenção e uso adequado dos instrumentos; inadequações da área física e das instalações dos equipamentos.
- Quantidade, qualificação, treinamento e capacitação deficitários dos profissionais para o manuseio correto dos aparelhos e os cuidados aos pacientes;
- Processo inadequado de higienização ou desinfecção de componentes internos dos aparelhos de ventilação pulmonar mecânica;
- Dificuldade de acesso aos manuais técnicos dos aparelhos e aos procedimentos operacionais padrão pelos profissionais de saúde;
- Inexistência de um inventário histórico e funcional dos equipamentos existentes, e falta de programas de manutenção preventiva e corretiva, com relações contratuais efetivas com os fabricantes e fornecedores.

Esse estudo mostrou que, para sanar todas as não conformidades encontradas, o que tornaria a UTI mais segura, bastaria seguir as normas e as legislações brasileiras.

HEMOVIGILÂNCIA

A hemovigilância é o conjunto de procedimentos de vigilância que cobre toda a cadeia transfusional (da coleta do sangue ou seus componentes, até o seguimento dos receptores), com a intenção de colher e avaliar informação ou efeitos inesperados ou indesejáveis do uso terapêutico dos hemocomponentes, e prevenir sua ocorrência ou recorrência.

São funções da hemovigilância:

- Avaliar e alertar sobre os efeitos indesejáveis e/ou inesperados da utilização de hemocomponentes, a fim de prevenir o aparecimento ou a recorrência desses efeitos;
- Monitorar e gerar ações para a correção de eventuais não conformidades com disposições do MS/ANVISA;
- Monitorar os incidentes transfusionais imediatos e tardios;
- Orientar os profissionais da saúde, responsáveis pela transfusão, a participarem ativamente do processo de notificação;
- Garantir a rastreabilidade de um hemocomponente.

Em 2009, foi realizado um estudo observacional num hospital público em São Paulo para avaliar o processo hemotransfusional, desde a sua solicitação até o término de infusão, com a finalidade de elaborar ações de melhorias. Foram acompanhados 20 episódios hemotransfusionais, sendo 17 com concentrado de hemácias, dois com plasma fresco congelado e um com concentrado de plaquetas. Conforme a Figura 9.5, foram observadas as seguintes não conformidades:

- Numa das transfusões realizadas não constava a prescrição médica;
- Em dois episódios não foi realizada a conferência dos pacientes;
- Apenas em um único episódio foram documentados os sinais vitais do paciente antes da instalação;
- Em um episódio não foi documentado o início da transfusão;
- Em nenhum dos episódios foram checados os sinais vitais após 15 minutos da infusão, nem a realização de monitoramentos periódicos para sinais ou sintomas de reações adversos durante toda a transfusão; mesmo assim, houve um caso de suspensão por ter apresentado reação.

São definidos como incidentes transfusionais imediatos aqueles que ocorrem durante a transfusão ou até 24 horas depois. Dentre as causas, estão:

- Reação hemolítica aguda;
- Reação febril não hemolítica;
- Reações alérgicas (leve, moderada, grave);
- Sobrecarga volêmica;
- Contaminação bacteriana;
- Edema pulmonar não cardiogênico (lesão pulmonar aguda relacionada à transfusão [TRALI] de hemocomponentes contendo plasma);
- Reação hipotensiva;
- Hemólise não imune.

Os incidentes transfusionais tardios são aqueles que ocorrem após 24 horas da transfusão. Dentre as causas, estão:

- Reação hemolítica tardia;
- Hepatite B;

- Hepatite C;
- HIV/AIDS;
- Doença de Chagas;
- Sífilis;
- Malária;
- Doença do enxerto contra o hospedeiro;
- Aparecimento de anticorpos irregulares/isoimunização.

Diante da necessidade de se gerenciar os riscos sobre o processo transfusional de sangue e hemoderivados, a ANVISA publicou o RDC nº 57, de 16 de dezembro de 2010, e o RDC nº 34, de 11 de junho de 2014, regulamentando os serviços que desenvolvem atividades relacionadas ao ciclo produtivo do sangue humano e seus componentes e procedimentos transfusionais, com os objetivos de garantir a segurança dos processos e a qualidade dos produtos, e assim promover a redução dos riscos e uma maior segurança no processo transfusional:

> "Art. 147. Os profissionais de saúde responsáveis pelos procedimentos de instalação e acompanhamento da transfusão devem ser capacitados sobre a ocorrência de sinais ou sintomas relacionados a possíveis eventos adversos ocorridos durante ou após a transfusão e sobre as condutas a serem adotadas."

> "Art. 148. Todos os serviços de saúde que realizam transfusão devem ter procedimentos escritos para detecção, notificação e avaliação dos EA relacionados à transfusão; cabendo ao serviço de hemoterapia (fornecedor de hemocomponentes), a elaboração e a orientação de tais procedimentos."

> "Art. 149. A ficha do receptor e o prontuário do paciente devem conter todas as informações de reações adversas ocorridas, bem como a conduta e o tratamento instituído."

> "Art. 150. O serviço de saúde onde ocorreu a transfusão é o responsável pela investigação, conclusão e notificação do evento adverso."

O processo hemotransfusional é tão importante que a ANVISA lançou, em 2015, o *Marco Conceitual e Operacional de Hemovigilância: Guia para a Hemovigilância no Brasil*, com o objetivo de promover transfusões de hemocomponentes mais seguras e racionais.

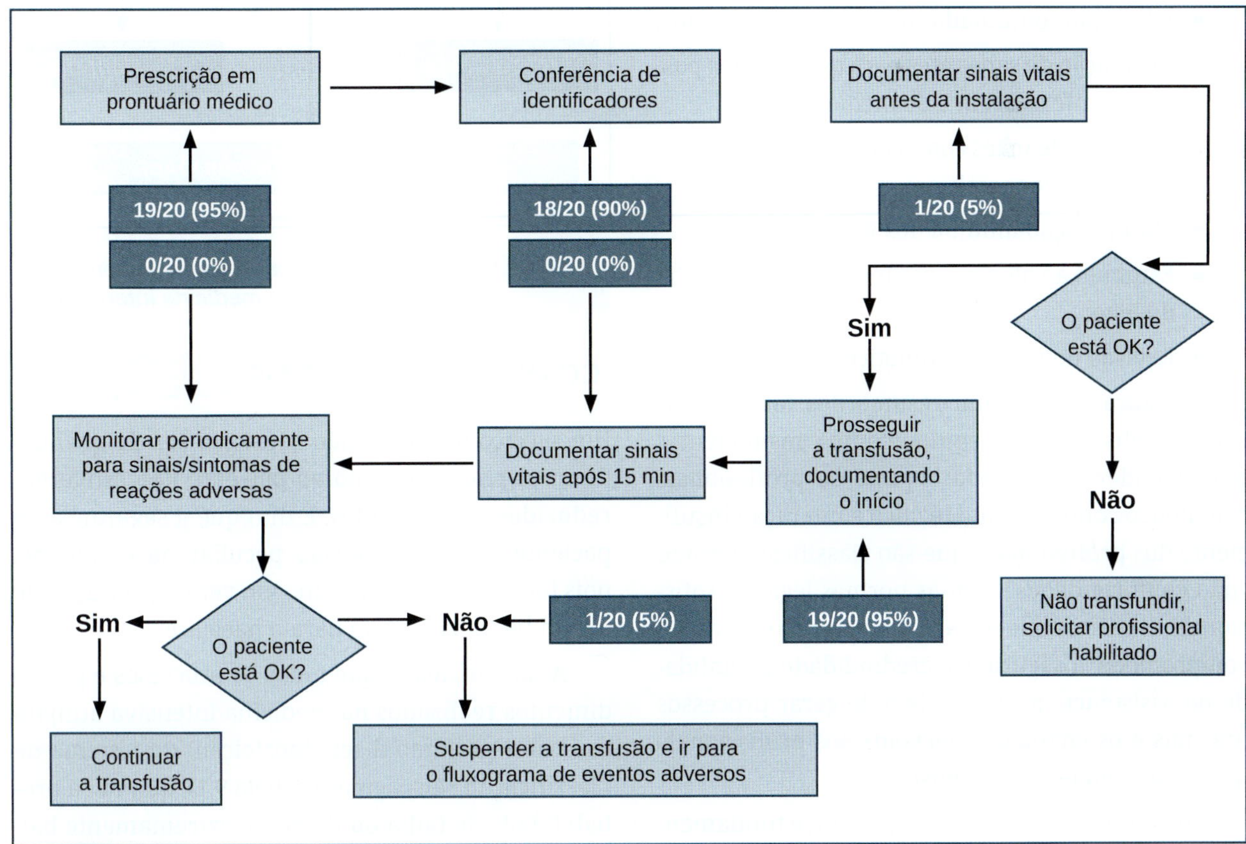

FIGURA 9.5 *Avaliação sobre o processo de hemotransfusão (20 episódios).*

IMPORTÂNCIA DO GERENCIAMENTO DE RISCOS EM MEDICINA INTENSIVA

O Instituto Vermont-Oxford, ao identificar um aumento na incidência de sepse em uma UTI neonatal de seus hospitais colaboradores, de 2000 até 2003, promoveu uma revisão de condutas, obtendo redução gradual da incidência de sepse (de 36% para 10%). Os pontos abordados foram:

- Revisão dos cuidados com as conexões endovenosas (*hub*);
- Atualização da indicação e dos procedimentos de passagem de cateter arterial umbilical;
- Remoção de cateter arterial ou cateter venoso umbilical assim que possível;
- Utilização precoce de cateter central de inserção periférica (PICC), para reduzir o número de procedimentos invasivos (multipunturas);
- Utilização de curativo transparente para todos os acessos venosos centrais;
- Não manipulação de nutrição parenteral prolongada após sua instalação e não agregar fluidos à mesma;
- Educação continuada sobre lavagem de mãos;
- Instalação de saneantes para as mãos nos postos de enfermagem e de médicos;
- Lavagem de mãos com técnica antes da entrada na UTI neonatal;
- Manipulação mínima dos RNs;
- Estímulo ao aleitamento materno ou ordenha do leite;
- Revisão do uso de antibióticos.

A Figura 9.6 traz um resumo dos fatores, tais como profissionais e equipamentos insuficientes para atender a demanda; equipe de profissionais com pouco conhecimento técnico e interação insuficiente dos profissionais, que são classificados como "não conformidades" com as normas legais; profissionais e práticas que podem acarretar iatrogenias e comprometer a segurança, credibilidade e qualidade na assistência à saúde; além de gerar processos judiciais e os chamados *burnouts* aos profissionais que atuam em terapia intensiva.

Portanto, como mostra a Figura 9.7, é fundamental que seja instituída a Cultura de Gerenciamento de Riscos dentro da terapia intensiva.

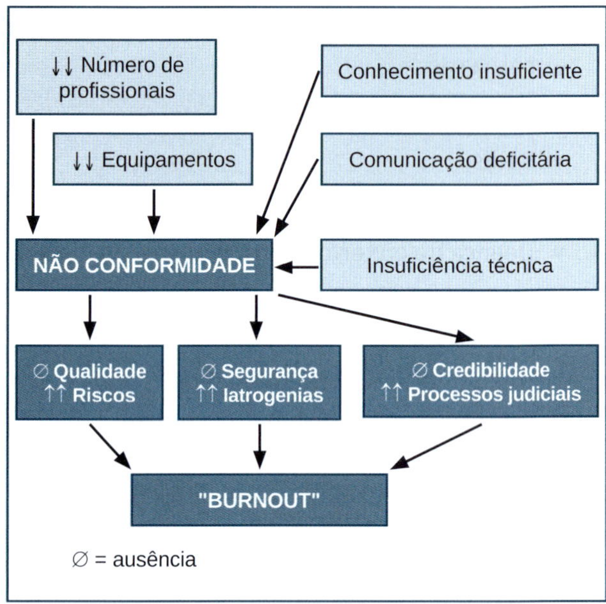

FIGURA 9.6 ***Esquematização dos riscos na UTI e o burnout.***

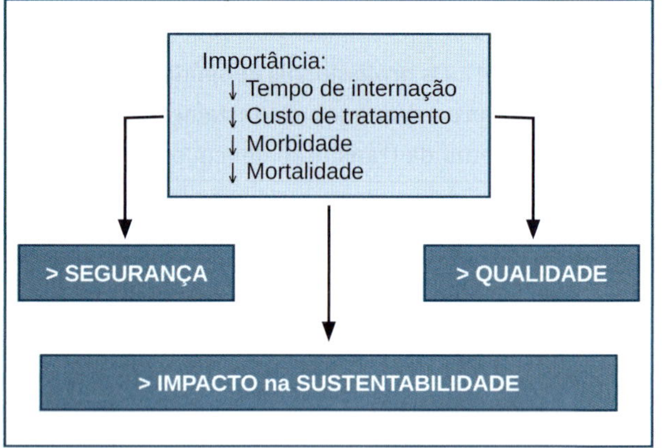

FIGURA 9.7 ***Importância do gerenciamento de riscos na medicina intensiva.***

CONSIDERAÇÕES FINAIS

Um serviço de saúde não consegue ser de qualidade se os riscos de dano ao paciente não estiverem reduzidos e controlados. É dito que a segurança do paciente é uma dimensão peculiar da qualidade, pois foca a ausência de dano em vez da produção de algum benefício direto para o paciente.

Assim, o ideal é que todos os processos e procedimentos realizados na medicina intensiva atinjam um valor próximo a seis (perfeição) do Sistema de Classificação Seis Sigmas (Tabela 9.1), quando a probabilidade de falha ou defeito é extremamente baixa. Lembrar que a segurança na aviação chega quase à perfeição, uma vez que as falhas ocorrem numa fração menor que 0,5 acidente/milhão de voos, ou seja, maior que seis da Classificação Seis Sigmas. Bem diferente do que ocorre com a frequência dos desvios de bagagens, que é de 3,5 a 4 no mesmo sistema de classificação; índice este semelhante às falhas em prescrições médicas.

TABELA 9.1 ***Sistema de classificação Seis Sigmas.***

Nível Sigma	Defeitos por milhão	Rendimento (%)
0	1.000.000,00	0
1	697.672,15	30,233
2	308.770,21	69,123
3	66.810,63	93,319
4	6.209,70	99,379
5	232,67	99,977
6	3,4	99,999

REFERÊNCIAS

1. Barr DP. Hazards of modern diagnosis and therapy – the price we pay. JAMA. 1955;159:1452-6.
2. Conselho Federal de Medicina (Brasil). Código de Ética Médica. Resolução CFM nº 1.931/2009. Brasília: D.O.U.; 24 set 2009. Seção I, p. 90. [Retificação: D.O.U.; 13 out 2009. Seção I, p. 173.]
3. Chappell K, Newman C. Potential tenfold drug overdoses on a neonatal unit. Arch Dis Child Fetal Neonatal Ed. 2004;89:483-4.
4. Committee on Quality of Health Care in America, Institute of Medicine. Crossing the Quality Chasm: a new health system for the 21st century. Washington, DC: National Academy Press; 2001.
5. Diamente LM. Avaliação dos riscos assistenciais relacionados ao uso de equipamentos hospitalares na unidade de terapia intensiva de adultos de um hospital público da cidade de São Paulo, Brasil [tese]. Botucatu; 2016. [Bases Gerais da Cirurgia – Área de Administração Hospitalar FM Botucatu – UNESP.]
6. Donabedian A. The Quality of care. How can it be assessed? JAMA. 1988;260:1743-8.
7. Garbutt J, Brownstein DR, Klein EJ, Waterman A, Krauss MJ, Marcuse EK, et al. Reporting and disclosing medical errors: pediatricians' attitudes and behaviors. Arch Pediatr Adolesc Med. 2007;161(2):179-85.
8. Hahn KL. The "Top 10" Drug Errors and How to Prevent Them. In: American Pharmacists Association 2007 Annual Meeting. United States; 2007.
9. Hardman JG, Limbird LE, Molinoff PB, Ruddon RW, editors. Gilman AG. Goodman & Gilman's – The Pharmacological Basis of Therapeutics. 9th ed. New York: McGraw-Hill; 1996.
10. Institute for Healthcare Improvement. Patient safety. [Acesso 19 abr 2016.] Disponível em: <http://www.ihi.org/Topics/PatientSafety/Pages/default.aspx>.
11. Johnson JA, Bootman JL. Drug-related morbidity and mortality: a cost of illness model. Arch Intern Med. 1995;155:1949-56.
12. Juang HJ, Tonelotto J. Gerenciamento de Eventos Adversos em Unidade de Terapia Intensiva. PROTIPED, AMIB e SBP. Piva JP, Carvalho WB, diretores. Ciclo 2/Módulo 4. Porto Alegre: Artmed/Panamericana Editora; 2011. p. 117-57.
13. Juang HJ, Tonelotto J. Gerenciamento de riscos em emergências e medicina intensiva. Âmbito Hospitalar. 2010 jul/ago;203:25-35.
14. Juang HJ, Tonelotto J. Interações Medicamentosas. In: Fioretto JR. UTI Pediátrica. Editora Guanabara Koogan Ltda; 2013. p. 77-84.
15. Juang HJ. Avaliação do Conhecimento Farmacoterápico de Médicos e Graduandos em Medicina Humana [tese de doutorado em Pediatria]. Botucatu: Faculdade de Medicina de Botucatu – UNESP; 2003.
16. Kearns GL, Abdel-Rahman SM, Alander SW. Developmental pharmacology – drug disposition, action and therapy in infants and children. N Engl J Med. 2003;349:1157-67.
17. Keatings M, Martin M, McCallum A, Lewis J. Medical errors: understanding the parent's perspective. Pediatr Clin North Am. 2006;53(6):1079-89.
18. Keohane CA, Bates DW. Medication safety. Obstet Gynecol Clin North Am. 2008;35(1):37-52.
19. Lazarou J, Pomeranz BH, Corey PN. Incidence of adverse drug reactions in hospitalized patients: a meta-analysis of prospective studies. JAMA. 1998;279:1200-5.
20. Leape LL, Bates DW, Cullen DJ, et al. Systems analysis of adverse drug events. JAMA. 1995;274:35-43.
21. Leape LL. Error in medicine. JAMA. 1994;272:1851-7.
22. Melo LR, Pedreira MLG. Erros de medicação em pediatria: análise da documentação de enfermagem no prontuário do paciente. Rev Bras Enferm. 2005;58(2):180-5.
23. Mendes W, Martins M, Rosenfeld S, Travassos C. The assessment of adverse events in hospitals in Brazil. Int J Qual Health Care. 2009;21(4):279-84.
24. Ministério da Saúde (Brasil), Agência Nacional de Vigilância Sanitária. Resolução nº 7, de 24 de fevereiro de 2010. Requisitos mínimos para funcionamento de

Unidades de Terapia Intensiva. Brasília: Diário Oficial da União; 25 fev 2010. Seção 1, p. 48.

25. Ministério da Saúde (Brasil), Agência Nacional de Vigilância Sanitária. Resolução nº 57, de 16 de dezembro de 2010. Regulamento Sanitário para Serviços que Desenvolvem Atividades Relacionadas ao Ciclo Produtivo do Sangue Humano e Componentes e Procedimentos Transfusionais. Brasília: Diário Oficial da União; 17 dez 2010. Seção 1.
26. Ministério da Saúde (Brasil), Agência Nacional de Vigilância Sanitária. Resolução RDC nº 36, de 25 de julho de 2013. Institui ações para a segurança do paciente em serviços de saúde e dá outras providências. Brasília: Diário Oficial da União; 23 jul 2013.
27. Ministério da Saúde (Brasil), Agência Nacional de Vigilância Sanitária. RDC nº 34, de 11 de junho de 2014. Dispõe sobre as boas práticas do ciclo do sangue. Brasília: Diário Oficial da União; 16 jun 2014.
28. Ministério da Saúde (Brasil), Agência Nacional de Vigilância Sanitária. Marco Conceitual e Operacional de Hemovigilância: Guia para a Hemovigilância no Brasil. 2015.
29. Moser RH. Diseases of medical progress. N Engl J Med. 1956;255:606-14.
30. Nichter MA. Medical errors affecting the pediatric intensive care patient: incidence, identification and practical solutions. Pediatr Clin North Am. 2008;55(3):757-77.
31. Otero P, Leyton A, Mariani G, Ceriani Cernadas JM; Patient Safety Committee. Medication errors in pediatric inpatients: prevalence and results of a prevention program. Pediatrics. 2008;122(3):737-43.
32. Rapp RP, Kuhn R. Clinical pharmaceutics and calcium ceftriaxone. Ann Pharmacother. 2007;41:2071-4.
33. Reason JT. Human error. New York: Cambridge University Press; 1990.
34. Reason JT. Human error: models and management. Br Med J. 2000;320(7237):768-70.
35. Schiff GD, Klass D, Peterson J, Shah G, Bates DW. Linking Laboratory and Pharmacy – Opportunities for Reducing Errors and Improving Care. Arch Intern Med. 2003;163:893-900.
36. Stavroudis TA, Shore AD, Morlock L, Hicks RW, Bundy D, Miller MR. NICU medication errors: identifying a risk profile for medication errors in the neonatal intensive care unit. J Perinatol. 2010;30:459-68.
37. Stell K, Gertman PM, Cresenzi C, Anderson J. Iatrogenic illness on a general medical service at a university hospital. N Engl J Med. 1981;304:638-42.
38. Wachter RM. Compreendendo a segurança do paciente. Porto Alegre: Artmed; 2010.

10 Formação do Intensivista

Fernando Manuel Freitas de Oliveira
Ana Cristina Ribeiro Zöllner

INTRODUÇÃO

Desde que a primeira unidade multidisciplinar de cuidados intensivos foi instalada no Kommune Hospital, em Copenhagen, em dezembro de 1953, no auge da luta contra a poliomielite[1], as unidades de tratamento intensivo (UTIs) se desenvolveram muito até este momento, impulsionadas pela constatação de que era possível oferecer melhor assistência aos pacientes graves quando eles eram agrupados em um único setor do hospital. Esse fato contribuiu de maneira eficaz para a redução da morbimortalidade[1]. Data de meados da década de 1960 a introdução, no Brasil, das primeiras UTIs de adultos e, do início dos anos 1970, das primeiras UTIs pediátricas[2]. A seguir, disseminaram-se por todo o país, embora com diferenças regionais significantes e diversos problemas de instalação, funcionamento e eficiência[3]. Somente em 1992 é que a medicina intensiva foi reconhecida como especialidade médica no Brasil, por meio da Resolução do Conselho Federal de Medicina nº 1.349, de 17 de janeiro de 1992.

A Associação de Medicina Intensiva Brasileira (AMIB) e a Sociedade Brasileira de Pediatria (SBP) assessoraram o Ministério da Saúde na criação de normas que visavam a regulamentação e a hierarquização das Unidades de Tratamento Intensivo em nosso país (ver Capítulo 3, Equipamentos, Área Física e Pessoal), cotejando na literatura mundial as publicações mais recentes sobre o assunto. Foram publicadas no Diário Oficial da União as Portarias nº 466 (Ministério da Saúde, Secretaria de Vigilância Sanitária, de 4 de junho de 1998), nº 2.919 (Ministério da Saúde, Gabinete do Ministro, de 9 de junho de 1998) e nº 3432 (Ministério da Saúde, Gabinete do Ministro, de 12 de agosto de 1998), que detalhavam e definiam, entre outras questões:

a. A classificação das UTIs, de acordo com os tipos de serviços que podem oferecer e com a capacitação profissional de seus integrantes;
b. Os limites de idade e abrangência das UTIs neonatais, de adultos e pediátricas;
c. Os recursos materiais e humanos necessários para cada uma dessas UTIs em seus respectivos níveis de complexidade;
d. O percentual de leitos que um hospital deve destinar para a sua Unidade de Terapia Intensiva[3].

Com a implantação efetiva de medidas de saneamento básico e políticas de prevenção em saúde, tais como programas de vacinação e de incentivo ao aleitamento materno, consultas de puericultura periódicas e aumento no número de equipamentos de saúde, entre outras, houve uma dramática redução na mortalidade infantil[4]. Tem-se observado, na maioria dos centros brasileiros, uma mudança nas necessidades de assistência à população pediátrica, com uma progressiva demanda por atendimentos terciários e quaternários. A OMS preconiza que 5% a 10% dos leitos pediátricos em hospitais devam ser destinados à unidades de terapia intensiva[5]. Multiplicam-se, também, os centros de oncologia pediátricos, as unidades de queimados, os centros de trauma, os centros de referência para atendimento de doenças infecciosas e a realização de transplantes de órgãos, todos demandando uma adequada retaguarda assistencial em UTI pediátrica. Surge, então, a necessidade de formar mais profissionais adequadamente treinados para desempenhar essa atividade, com um caráter progressivamente mais complexo e abrangente.

Constata-se, entretanto, em nosso meio, que não há equidade na distribuição dos leitos, com desigualdades regionais gritantes. O acesso é limitado, penalizando quase sempre a parcela mais carente da população. A qualidade dos serviços prestados não é uniforme, variando entre unidades altamente sofisticadas e outras sem a estrutura mínima necessária[3].

É dentro desse cenário geral, com suas diversidades regionais, carências de recursos, má regulamentação, mudanças constantes de regras e diretrizes para a saúde, crescente oferta de escolas de medicina e número restrito de profissionais gabaritados para o ensino da especialidade, que temos de formar os novos especialistas em medicina intensiva. Pergunta-se, então:

- Qual o programa mínimo exigido para a formação de médico intensivista em pediatria?
- Quais os recursos metodológicos adequados para o ensino dessa especialidade?
- Qual a abrangência das competências médicas exigidas pela especialidade?
- Qual a melhor forma de avaliação de um residente?

PROGRAMA MÍNIMO EXIGIDO PARA A FORMAÇÃO DE MÉDICO INTENSIVISTA EM PEDIATRIA

A formação do médico intensivista é um desafio antigo, que se tornou fundamental com o acelerado desenvolvimento técnico-científico da área, exigindo treinamento contínuo e específico para os profissionais que atuam nessa especialidade. Alguns estudos definem competências essenciais para o profissional que atua nas UTIs, independentemente do grau de complexidade das unidades, como o Competency Based Training programme in Intensive Care Medicine for Europe (CoBaTrICE)[6-8], o Accreditation Council for Graduate Medical Education (ACGME) norte-americano ou o Medical Education Framework of The Royal College of Physicians and Surgeons of Canada (CanMEDS)[7], por exemplo. No Brasil, a AMIB propõe a adoção do Programa de Formação Orientado por Competências em Medicina Intensiva (ProCoMi), baseado no CoBaTrICE[7,8].

O Programa de Residência em Medicina Intensiva Pediátrica tem duração de dois anos[9] e, como pré-requisito, a conclusão do Programa de Residência Médica (PRM) em pediatria. O treinamento deve ocorrer dentro de unidades de tratamento intensivo (UTIs) que atendam as normas mínimas (Portaria MS/GM nº 3.432, de 12 de agosto de 1998), com uma relação máxima de um residente para cada três leitos de UTI, e sob a orientação de um preceptor em tempo integral para cada três médicos residentes, ou dois preceptores em tempo parcial para cada três médicos residentes. O tempo de formação do especialista foi ampliado para dois anos a partir da Resolução CNRM nº 9, de 18 de outubro de 2006, acompanhando as tendências vigentes tanto na Europa quanto nos Estados Unidos.

O Programa Teórico-Prático em Medicina Intensiva Pediátrica[9] deve oferecer treinamento que permita ao residente ganhar experiência assistencial no atendimento a pacientes gravemente enfermos nas grandes síndromes clínicas, com pelo menos 40% da carga horária anual; e em pacientes imunodeprimidos ou oncológicos na proporção de 10% da carga horária anual e, na mesma proporção, oferecer treinamento em pré e pós-operatório de patologias cirúrgicas e no atendimento ao grande queimado.

O conteúdo programático sugerido pelas diretrizes do Ministério de Educação e Cultura (MEC) e da Sociedade Brasileira de Pediatria (SBP) estabelece um programa teórico-prático abrangente, que se alinha a conteúdos semelhantes desenvolvidos na Europa e nos Estados Unidos, como o Accreditation Council for Graduate Medical Education (CGME) Common Program Requirements(10).

O Anexo A, ao final deste capítulo, reproduz a Resolução CNRM nº 9, de 18 de outubro de 2006, que dispõe sobre a duração da área de atuação em medicina intensiva pediátrica e seu conteúdo programático; a seguir, o conteúdo programático adotado também pela SBP.

RECURSOS DE ENSINO: TÉCNICAS E METODOLOGIAS

Aprender é um processo contínuo(1). Desde a etapa de noviciado, passando pelas fases de aumento gradativo de conhecimento e habilidades, até a maturidade profissional, com a chegada da proficiência e da *expertise*, o aluno do curso de medicina vai percorrer um longo caminho(11). A residência médica é uma etapa necessária e vital cuja avaliação já está bem consolidada na vasta literatura sobre o tema(12), sendo considerada o padrão-ouro na formação de especialistas. Vários modelos de ensino têm sido desenvolvidos desde os tempos de Flexner(13), até o desenvolvimento de projetos mais recentes como o Future of Pediatric Education (FOPE) em 1987(14). Entretanto, a preceptoria, o ensino à beira do leito, ainda continua sendo crucial para o aprendizado do residente. Professores ensinam alunos, alunos ensinam professores e, nessa troca de vivências, ocorre um ganho qualitativo substancial. Outras formas complementares são utilizadas: atividades didáticas, aulas, discussão de casos, mesas redondas, conferências, simpósios, congressos, grupos de discussão e cursos específicos, tais como Pediatric Advanced Life Support (PALS), Advanced Trauma Life Support (ATLS) e Advanced Cardiovascular Life Support (ACLS). A essas formas de passagem de conhecimento desenvolveram-se novas metodologias de ensino, como Problem Based Learning (PBL), Teach Based Learning (TBL) e Computer Assisted Learning (CAL). Nesse cadinho de recursos, a Internet, por meio da consulta nos diversos sites de literatura médica, constitui-se numa ferramenta imprescindível para acesso à literatura baseada em evidências e, em especial, para o aprendizado contínuo – a autoaprendizagem (ver Capítulo 6, "Telemedicina: Uma Ferramenta para o Ensino, a Educação Continuada e a Assistência"). O uso de simuladores na educação em UTI, que reproduzem situações e problemas clínicos semelhantes aos reais, permite ao médico residente treinar com a possibilidade de errar e repetir exaustivamente o processo(15). Essa realidade ainda é incipiente em nosso meio, que carece de recursos financeiros para arcar com a instalação desses equipamentos.

O aprendizado em medicina intensiva ocorre num ambiente especial, estressante, parecendo caótico e com múltiplas peculiaridades próprias da especialidade e outras próprias do nosso país, tais como:

- Atendimento de pacientes em várias faixas etárias, desde RNs até 18 anos;
- Variabilidade de enfermidades clínicas e cirúrgicas;
- Espaço de entrecruzamento de várias especialidades;
- Local de trabalho multidisciplinar e em equipe;
- Exigência de raciocínio clínico eficaz para intervenções rápidas e precisas;
- Convivência com múltiplas e novas tecnologias;
- Convivência com novas propostas terapêuticas medicamentosas;
- Variabilidade de gestores;
- Variabilidade de tipos de UTIs, com grandes diferenças entre elas;
- Diferenças regionais marcantes.

As Figuras 10.1, 10.2, 10.3 e 10.4 resumem os principais aspectos que interferem tanto no funcionamento de uma UTI, quanto no trabalho do profissional e, em especial, no aprendizado do médico residente.

As entidades representativas da especialidade, como SBP e AMIB, além das universidades, desempenham papel importante ao favorecer o intercâmbio nacional e internacional entre profissionais da área, visando à atualização do conhecimento, disseminação de protocolos clínicos, algoritmos, *guidelines* etc.

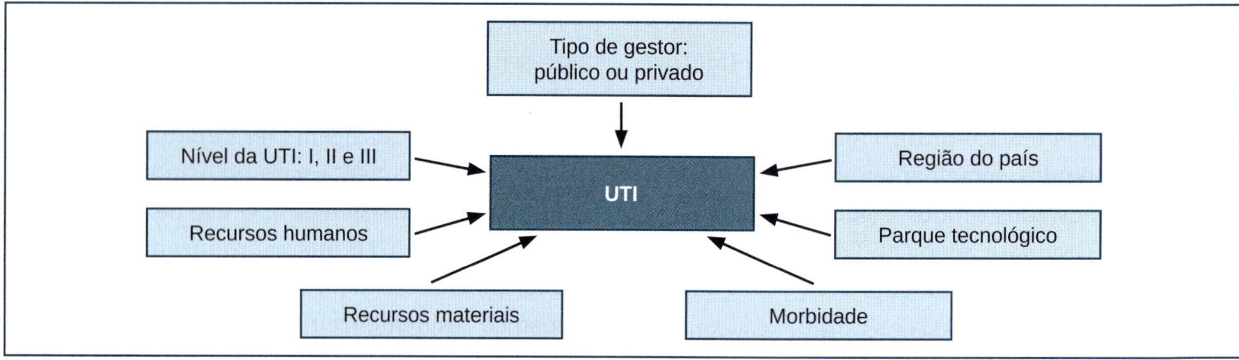

FIGURA 10.1 *Fatores que interferem no trabalho de uma UTI.*

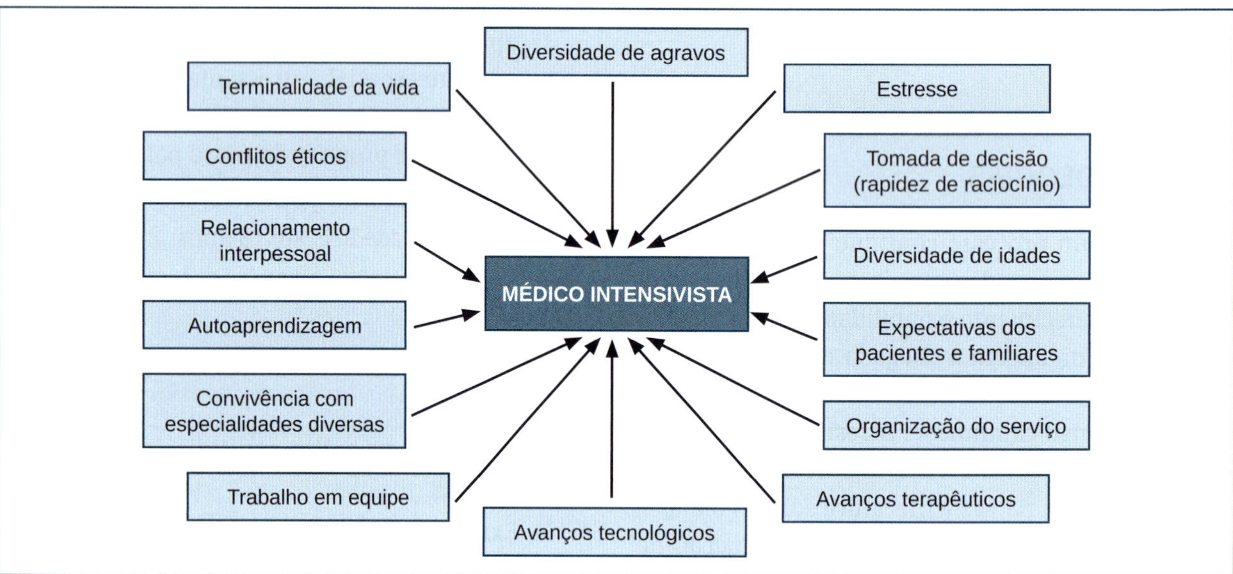

FIGURA 10.2 *Fatores que interferem no trabalho do médico intensivista pediátrico.*

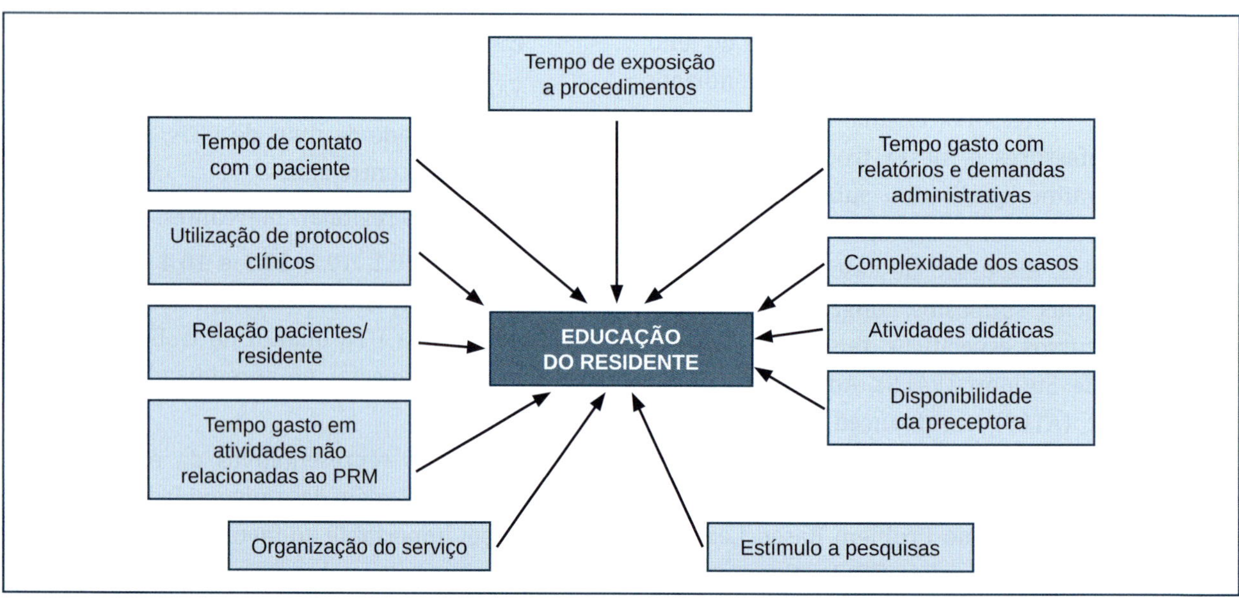

FIGURA 10.3 *Fatores que afetam o aprendizado do médico residente em UTI pediátrica.*

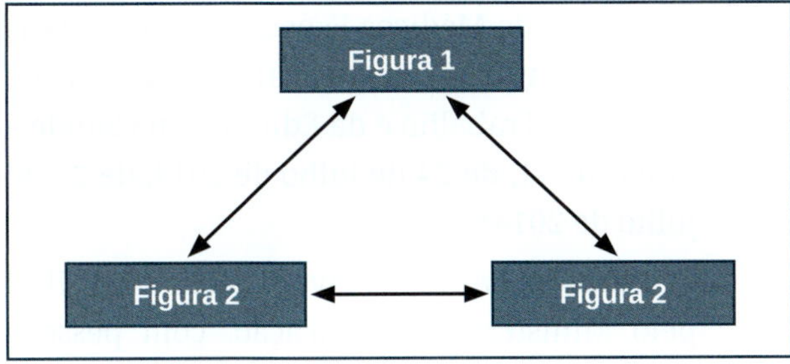

FIGURA 10.4 *Inter-relação entre os fatores que interferem na UTI, no trabalho médico e na formação do residente.*

Dentro de nossa realidade socioeconômica e da distribuição irregular das UTIs, há necessidade de se integrar os recursos disponíveis, tanto públicos quanto privados, e otimizar seu uso, disponibilizando tais equipamentos para cenários de prática dos residentes dos diversos programas de residência médica existentes. Em outras palavras, são poucos os serviços capazes de executar o conteúdo programático exigido em um lugar único. Daí a necessidade de os responsáveis pelos PRMs estabelecerem parcerias para atingir a finalidade de prover, para todos residentes de terapia intensiva pediátrica, uma formação equânime e adequada.

Nota-se, cada dia mais, a necessidade de prover os programas de treinamento com conteúdos que extrapolem o nível técnico e do conhecimento científico, apenas. É necessário capacitar o médico residente em áreas que envolvam conflitos éticos, aspectos bioéticos, relacionamento interpessoal, gestão de recursos e conhecimento de sistema de saúde e gerenciamento, uma vez que habilidades e competências nessas áreas fazem parte do profissionalismo exigido do profissional[16].

A formação médica atual exige que o aluno desenvolva qualificações que vão além do domínio cognitivo e das habilidades, devendo incluir qualidades humanísticas, tais como compaixão, preocupação com os direitos do paciente, cortesia e comportamento respeitoso, comunicação efetiva e habilidades interpessoais, responsabilidade e confiabilidade, honestidade e integridade. A palavra que reúne todos esses quesitos é "profissionalismo"[16].

Profissionalismo médico é a base da relação entre a sociedade e a medicina. Exige que os interesses dos pacientes sejam colocados acima dos interesses médicos e que sejam estabelecidos e mantidos padrões elevados de competência e integridade.

Competências médicas são o somatório de conhecimentos, habilidades, atitudes e qualidades pessoais essenciais para a prática da medicina.

É campo de abrangência do profissionalismo a aderência a princípios éticos como: honestidade; integridade; confidencialidade; respeito aos códigos de conduta; respeito à diversidade e à individualidade dos pacientes; empatia; respeito à autonomia do paciente, incluindo-o no processo de tomada de decisão terapêutica; cortesia; confiabilidade ao honrar prazos, horários e término de tarefas; e manutenção do equilíbrio na disponibilidade para com o outro e o cuidado consigo mesmo, bem como o compromisso da autoaprendizagem e da contribuição crítica para com o Sistema de Saúde no qual o profissional está inserido no exercício de suas atividades (ver Capítulo 7, Bioética e Neonatal e Como Dar Más Notícias).

AVALIAÇÃO DO MÉDICO RESIDENTE

A atividade em uma UTI exige do profissional: iniciativa; responsabilidade; autonomia; inteligência prática; trabalho em equipe; e sabedoria para integrar e transferir conhecimentos, recursos e habilidades para um contexto profissional determinado. O método objetivo de avaliação por meio de prova prática ou oral não é suficiente para aferir as diversas competências exigidas do profissional, por isso, além dessa modalidade de avaliação, deve-se recorrer a um processo mais abrangente. A "avaliação 360°" parece atender essa nova expectativa.

A "avaliação 360°", ou "*feedback* de múltiplas fontes"[10], tem seu uso associado à avaliação de habilidades e qualidades não técnicas e humanísticas, tais como integridade, responsabilidade, consciência, interesse no aprimoramento pessoal, relacionamento com o paciente, compaixão, empatia, respeito, comunicação humanística e manejo psicossocial da doença. Tem sido o instrumento de escolha para avaliar a comunicação com o grupo de trabalho.

O objetivo é favorecer a integração da equipe de trabalho, facilitar o desenvolvimento de habilidades de comunicação entre o residente e a equipe multidisciplinar, compartilhar a responsabilidade de desenvolver um bom ambiente laboral e contribuir para o aprimoramento do residente.

Idealmente, a metodologia preconiza a realização de reuniões a serem feitas na metade e no final de cada estágio, com a presença do coordenador e de demais membros da equipe que atendem na unidade, sendo convocados os preceptores e, pelo menos, um profissional de cada área da equipe de apoio (fisioterapeuta, psicólogo, nutricionista, enfermeiro etc.).

A avaliação é feita utilizando-se um protocolo escrito (Anexo B, no final deste capítulo), abrangendo seis áreas de avaliação: atenção à saúde, liderança, tomada de decisões, administração e gerenciamento, comunicação e educação permanente. Nessa reunião, discutem-se as fragilidades encontradas e elabora-se um relatório sucinto que será entregue à coordenação do estágio; esse relatório deve fazer a devolutiva para os residentes sob sua supervisão, de forma reservada, discutindo as necessidades de aprimoramento.

CENÁRIO ATUAL DA FORMAÇÃO DO MÉDICO INTENSIVISTA PEDIÁTRICO

A Comissão Interministerial de Gestão do Trabalho e da Educação em Saúde, ao apresentar seu relatório de atividades da subcomissão de estudo e avaliação das necessidades de médicos especialistas no Brasil, em 2008, que estudou as especialidades médicas em vários quesitos, apontou como conclusão que há dificuldades de contratação de médicos para a especialidade de medicina intensiva por falta de profissionais habilitados ou por falta de experiência, como causa de escassez da especialidade (28,6% dos casos). A baixa remuneração foi apontada em 14,3% dos casos, tendo-se que 22,2% dos gestores apontaram como de "muita dificuldade" a possibilidade de contratação desses profissionais. Com base nesse estudo, muitas propostas foram feitas desde então. Mencionaremos as que nos parecem gerar maior impacto na formação dos especialistas:

- Aumento do número de vagas credenciadas pela CNRM – uma grande mobilização foi feita nesse sentido, acompanhada de programas de financiamento de bolsas de PRMs e áreas de atuação em áreas prioritárias pelo Ministério da Saúde (Programa Nacional de Apoio à Formação de Médicos Especialistas em Áreas Estratégicas [Pró-Residência] da Secretaria de Gestão do Trabalho e da Educação na Saúde – Edital nº 31, de 24 de julho de 2014, de 25 de julho de 2014).
- Criação do Banco de Avaliadores da CNRM pelo Ministério da Educação, com pessoas com conhecimento na área e correlatos para vistoriar os PRMs de todo país;
- PROVAB (Ministério da Saúde, Gabinete do Ministro. Portaria Interministerial nº 2.087, de 1º de setembro de 2011), que institui o Programa de Valorização de Atenção Básica e prevê a bonificação de 10% na nota final dos candidatos no processo seletivo às especialidades de acesso direto, modificando sobremaneira a classificação final dos mesmos.
- Lei nº 12.871, de 22 de outubro de 2013, da Presidência da República, Casa Civil, Subchefia para Assuntos Jurídicos, que institui o "Programa Mais Médicos" e que define, em seu Capítulo III, a questão da formação médica no país, determinando diretrizes para a graduação e para a residência médica. No que tange ao ingresso na Especialidade Pediatria, será obrigatória a realização de um ano no Programa de Residência em Medicina Geral de Família e Comunidade, cuja regra deverá estar implantada até 31 de dezembro de 2018.
- GPEC (Global Pediatric Education Consortium [Currículo Pediátrico Global]), instrumento curricular de referência para a qualificação universal do treinamento pediátrico, que propõe a formação pediátrica em três anos, tendo-se que, no segundo ano, no mínimo 10% do Programa deva ocorrer em UTI pediátrica.

Dessa maneira, a formação de um intensivista pediátrico ocorrerá após os seis anos na graduação (um ano de PRM de MGFC, três anos de PRM de pediatria e dois anos na Área de Atuação em Medicina Intensiva Pediátrica) e pode ser ainda incluído mais um ano, caso o candidato opte por participar do PROVAB.

Atualmente, dados do SisCNRM, divulgados em janeiro de 2014, apontam e existência de 196 vagas no país para ingresso na área de atuação em medicina intensiva pediátrica, estando a maioria dessas vagas na região sul e sudeste do país. Apesar do pequeno número, nem todas estão preenchidas. Quais os fatores que fazem com que os egressos não se interessem pela área de atuação pediátrica, já que o mercado tem necessidade desse profissional? Tempo de formação? Dedicação hospitalocêntrica exclusiva? Baixa remuneração?

Cabe aqui que gestores, educadores e formadores realizem estudos em busca dessas respostas, para poderem, juntos, encontrar uma solução e evoluir a fim de qualificar cada vez mais o médico que atende essa linha de cuidado tão importante no sistema de saúde.

REFERÊNCIAS

1. Dreyfus HL, Dreyfus SE, Athanasiou T. Mind over Machine: The Power of Human Intuition and Expertise in the Era of the Computer. New York: Free Press; 1986. 252 p.
2. Souza DC, Troster EJ, Carvalho WB, Shiun SH, Cordeiro AMG. Disponibilidade de unidade de terapia intensiva pediátrica e neonatal no município de São Paulo. J Pediatr (Rio J.). 2004;(80):453-60.
3. Barbosa AP. Terapia intensiva neonatal e pediátrica no Brasil: o ideal, o real e o possível. J Pediatr (Rio J.). 2004;(80):437-8.
4. Ministéro da Saúde (Brasil), Datasus. Informações de Saúde. [Acesso 1 mar 2016]. Disponível em: <http://www2.datasus.gov.br/DATASUS/index.php?area=0205&id=6937>.
5. Vázquez-Mata G, Rodríguez-Elvira M, Rucabado-Aguilar L, García-Alcántara A, Murillo-Cabezas F, Navarrete-Navarro P, Guillamet-Lloveras A, Roca-Guiseris J. Los residentes en las unidades de cuidados intensivos, ¿cuál es su percepción de la formación que reciben? Educ Méd. 2011;14(3):189-94.
6. CoBaTrICE Collaboration, Bion JF, Barrett H. Development of core competencies for an international training programme in intensive care medicine. Intensive Care Med. 2006;32(9):1371-83.
7. CoBaTrICE Collaboration. The educational environment for training in intensive care medicine: structures, processes, outcomes and challenges in the European region. Intensive Care Med. 2009;35(9):1575-83.
8. CoBaTrICE Collaboration. International standards for programmes of training in intensive care medicine in Europe. Intensive Care Med. 2011;37(3):385-93.
9. Sociedade Brasileira de Pediatria. Proposta para Residência em áreas de atuação de pediatria. [Acesso 1 mar 1016.] Disponível em: <http://www.sbp.com.br/img/documentos/propostas_residencia.pdf>.
10. Accreditation Council for Graduate Medical Education – CGME. Common Program Requirements. [Acesso 1 mar 1016.] Disponível em: <https://www.acgme.org/acgmeweb/Portals/0/PFAssets/ProgramRequirements/CPRs_07012016.pdf>.
11. Roca J, Pérez JM, Colmenero M, Muñoz H, Alarcón L, Vázquez G. Competencias profesionales para la atención al paciente crítico. Más allá de las especialidades. Med Intensiva. 2007;31(9):472-84.
12. Blanch L, Annane D, Antonelli M, Chiche JD, Cuñat J, Girard TD, Jiménez EJ, Quintel M, Ugarte S, Mancebo J. The future of intensive care medicine. Med Intensiva. 2013. Disponível em: <http://dx.doi.org/10.1016/j.medin.2012.12.004>.
13. Pagliosa FL, Da Ros MA. O Relatório Flexner: Para o Bem e Para o Mal. Rev Bras Educ Med. 2008;32(4):492-9.
14. Leslie L, Rappo P, Abelson H, Jenkins RR, Sewall SR, Chesney RW, Mulvey HJ, Simon JL, Alden ER. Final report of the FOPE II Pediatric Generalists of the Future Workgroup. Pediatrics. 2000;106(5):1199-223.
15. Deshpande GG, Lombard G, Torres A Jr. Resident and Nurse Education in the Pediatric Intensive Care Unit. In: Wheeler DS, Wong HR, Shanley TP, editors. Science and Practice of Pediatric Critical Care Medicine. London: Springer; 2009. p. 79-83.
16. Bartolomé SM, Cid JLH, Álvarez AC, Arriortúa AB, Torrero RM, Pérez LS, Ramírez CS, Romero AJA, Galindo AS. Evaluación de un programa de formación en cuidados intensivos pediátricos para residentes de pediatría. An Pediatr (Barc). 2010;73(1):5-11.

ANEXO A

Resolução CNRM n. 9, de 18 de outubro de 2006

Dispõe sobre a duração da área de atuação em Medicina Intensiva Pediátrica e seu conteúdo programático.

O Presidente da Comissão Nacional de Residência Médica, no uso das atribuições que lhe conferem o Decreto 80.281, de 05/09//1977, e a Lei 6.932, de 07/07/1981, e considerando o disposto na Resolução CNRM nº 02/2006, de 17 de maio de 2006, resolve:

Art. 1º A área de atuação em Medicina Intensiva Pediátrica terá 2 (dois) anos de duração, tendo como pré-requisito 2 (dois) anos de Residência Médica em Pediatria, cujo programa deve ser reconhecido pela Comissão Nacional de Residência Médica.

Art. 2º O acesso à área de atuação em Medicina Intensiva Pediátrica deverá dar-se mediante processo seletivo, cujo conteúdo programático contemplará o da Residência Médica cumprido em Pediatria reconhecido pela Comissão Nacional de Residência Médica.

Art. 3º A área de atuação em Medicina Intensiva Pediátrica compreenderá o seguinte programa:

a) Atividades práticas

- Dois anos em atividades desenvolvidas em unidade de terapia intensiva pediátrica geral (atendendo pacientes clínicos e cirúrgicos);
- Atendimento em emergência: mínimo de 10% da carga horária total anual;
- Pós-ambulatório em cirurgia de grande porte: mínimo de 10% da carga horária total anual;
- Treinamento em Neonatologia: mínimo de 10% da carga horária total anual.

b) Atividades teóricas a serem desenvolvidos durante os dois anos correspondentes à área de atuação.

1) Avaliação clínica do paciente grave

- Escores de gravidade e prognóstico.

2) Reanimação cardiorrespiratória-cerebral

- Atualização e discussão do PALS (Pediatric Advanced Life Support);
- Manobras utilizadas na PCR (Acesso vascular, intraóssea, entubação, traqueostomia e demais procedimentos);
- Drogas na PCR;
- Desfibrilação.

3) Aparelho cardiocirculatório

- Arritmias cardíacas; tamponamento cardíaco; emergências hipertensivas; choque cardiogênico, hipovolêmico, distributivo e obstrutivo; ICC e edema pulmonar; reposição volêmica; reposição hipertônica; disfunção diastólica; drogas de suporte hemodinâmico; monitorização hemodinâmica invasiva e não invasiva; transporte de oxigênio; metabolismo do oxigênio em condições normais e patológicas; tromboembolismo pulmonar e trombose venosa profunda; cardiopatias congênitas; hipertensão pulmonar persistente neonatal; persistência do conduto arterioso.

4) Aparelho respiratório

- Insuficiência respiratória aguda. Fisiopatologia e tratamento. Trocas gasosas pulmonares; Estado de mal asmático. DPOC agudizado. Síndrome do desconforto respiratório agudo; Broncoaspiração;
- Oxigenoterapia: indicações, métodos, controle e complicações. Oxigenoterapia hiperbárica;
- Suporte ventilatório mecânico invasivo e não invasivo: indicações, métodos, controle e complicações; Estratégias de proteção pulmonar; Ventilação mecânica na asma,
- SARA, profilática (pós-operatório) e no paciente neuropata;
- Monitorização da ventilação mecânica. Capnografia e Oximetria;
- Complicações da ventilação mecânica: barotrauma, volutrauma e pneumonia;
- Desmame do suporte ventilatório;
- Aspiração de corpo estranho;
- Gasometria arterial/óxido nítrico;
- Doença da membrana hialina. Surfactante pulmonar; Síndrome da aspiração de mecô-

nio; Doenças respiratórias obstrutivas altas; Anoxia perinatal. Apneia do recém-nascido. Displasia broncopulmonar.

5) Infecção e sepse
   - Infecções: profilaxia, diagnóstico e tratamento;
   - Infecções relacionadas aos métodos invasivos;
   - Sepse. Síndrome da resposta inflamatória sistêmica. Disfunção de múltiplos órgãos e sistemas
   - (IMOS/SDOM). Antibioticoterapia em Medicina Intensiva. Escores de avaliação de prognóstico;
   - Infecção no imunodeprimido;
   - Endocardite bacteriana;
   - Meningites. Infecção em pacientes imunodeprimidos/AIDS;
   - Dengue, tétano, malária e leptospirose;
   - Infecções hospitalares;
   - Translocação bacteriana. Descontaminação seletiva do sistema gastrointestinal.
6) Neurológico
   - Hipertensão endocraniana: monitorização da pressão intracraniana;
   - Estado de mal convulsivo. Mastemia *gravis*;
   - Infecções do sistema nervoso central (meningites virais, bacterianas e outras modalidades);
   - Hemorragia intraventricular do recém-nascido;
   - Anóxia neonatal e na criança maior;
   - Comas em geral. Acidentes vasculares encefálicos. Trombolíticos;
   - Polirradiculoneurites/Monitorização do metabolismo cerebral, métodos de proteção e tratamento;
   - Noções de neuroimagem.
7) Gastrointestinal
   - Gastroenterite infecciosa. Colites. Hemorragia digestiva alta e baixa;
   - Insuficiência hepática e medidas de suporte;
   - Abdome agudo clínico (pancreatite aguda e outras afecções) e cirúrgico (pós-operatório, apendicite, peritonite, enterocolite e outras afecções).
8) Sistema endócrino-metabólico
   - Cetoacidose diabética. Coma hiperosmolar. Hipoglicemia;
   - Crise tireotóxica. Coma mixedematoso;
   - Insuficiência suprarrenal congênita e aguda;
   - Rabdomiólise;
   - Diabete insípido. Síndrome de secreção inapropriada de ADH.
9) Renal
   - Insuficiência renal aguda e crônica;
   - Métodos dialíticos;
   - Distúrbio hidroeletrolítico e ácido-base;
   - Hiperpotassemia, hipo e hipernatremia e outros;
10) Pré e Pós-Operatório
    - Avaliação do risco cirúrgico pré-operatório;
    - Analgesia e anestesia;
    - Circulação extracorpórea.
11) Coagulação
    - Coagulação intravascular disseminada, fibrinólise, coagulopatia de consumo;
    - Anticoagulação;
    - Uso de hemoderivados e substitutos do plasma.
12) Politraumatismo
    - Trauma crânio-encefálico. Trauma raquimedular. Síndromes compartimentais. Embolia gordurosa.
13) Grande queimado
    - Hidratação;
    - Nutrição;
    - Analgesia e anestesia.
14) Intoxicações exógenas e acidentes por animais peçonhentos, acidentes por agentes físicos e químicos. Quase afogamento.
15) Transplante hepático, cardíaco, renal e medula óssea. Manutenção do doador e manuseio do paciente transplantado. Morte encefálica.
16) Suporte nutricional
    - Nutrição parenteral e enteral: avaliação e acompanhamento nutricional, vias de acesso, indicações, composição das formulações e complicações nas seguintes patologias:

- Insuficiência respiratória;
- Queimado;
- Trauma;
- Insuficiência hepática e renal;
- Imunomoduladores;
- Sepse.

17) Procedimentos invasivos de diagnóstico e tratamento – indicações e complicações

- Intubação traqueal/traqueostomia/cricotireotomia;
- Cateterização arterial;
- Dissecção venosa;
- Marca-passo. Cateterização venosa central e da artéria pulmonar;
- Pericardiocentese e drenagem pleural. Raquicentese;
- Cateterização da veia umbilical;
- Punção intraóssea.

18) Iatrogenia em terapia intensiva.

19) Métodos de imagem em Medicina Intensiva.

20) Aspectos éticos da Medicina Intensiva. Humanização.

21) Sedação, analgesia e bloqueio neuromuscular em UTI.

22) Paciente oncológico em UTI.

23) Transporte do paciente grave: intra e extra-hospitalar.

24) Interações medicamentosas.

25) Análise crítica da metodologia científica.

26) Indicadores de qualidade.

Art. 4º Esta Resolução entra em vigor na data de sua publicação, revogando-se as disposições em contrário.

NELSON MACULAN FILHO

Presidente da Comissão Nacional
de Residência Médica

Publicada no D.O.U., seção 1, página 29,
de 23/10/2006.

ANEXO B

Avaliação 360º					
Residente (R __):					
Estágio:					
Avaliador:					
E = Excelente – **S** = Satisfatório – **I** = Insatisfatório – **NA** = Não se aplica					
Áreas de avaliação*	**Competências**	**E**	**S**	**I**	**NA**
I	Demonstra postura ética				
	Realiza o exame físico com competência				
	Desenvolve raciocínio clínico				
	Realiza a prática médica de forma integrada				
	Mostra-se acessível ao paciente				
	Quando necessário encaminha o paciente adequadamente				
II	Demonstra iniciativa e capacidade de tomar decisões				
	Toma decisões com base em eficácia e custo-benefício				
III	Comunica-se adequadamente com a equipe de trabalho				
	Comunica-se adequadamente com o paciente e sua família				
	Realiza anamnese com competência				
	Orienta adequadamente o paciente acerca de seus problemas de saúde e tratamento				
	Orienta o paciente com objetivos de promoção da saúde				
	Realiza com competência a comunicação escrita (receituário, prontuário, atestado, relatórios)				
IV	Quando necessário é capaz de assumir posição de liderança na saúde				
	Demonstra compromisso e responsabilidade na sua prática				
	Demonstra polidez e cortesia nas suas relações de trabalho				
V	Demonstra capacidade de gerenciar os diferentes recursos de trabalho em campo de prática				
	Demonstra habilidade para gerenciamento de informações				
VI	Demonstra interesse em aprender				
	Demonstra autonomia para buscar novas informações				
	Demonstra capacidade de orientar a equipe de trabalho com vista a aprimoramento da qualidade do cuidado				

*** Áreas de avaliação:**

I	Atenção à saúde	IV	Liderança
II	Tomada de decisões	V	Administração e gerenciamento
III	Comunicação	VI	Educação permanente

Seção II

DISTÚRBIOS CARDIOCIRCULATÓRIOS

11

Interações Cardiorrespiratórias

Werther Brunow de Carvalho

INTRODUÇÃO

A respiração espontânea, bem como o suporte ventilatório mecânico, pode alterar o trabalho e a função cardíaca e contribuir para alterações cardiocirculatórias. O coração e os pulmões trabalham em conjunto para prover as demandas de oxigênio aos tecidos. É essencial, no atendimento ao paciente gravemente enfermo, manter a função cardiorrespiratória com a utilização de medicamentos, manejo hídrico e suporte respiratório não invasivo ou invasivo. Paradoxalmente, intervenções realizadas para melhorar a função de um sistema podem, algumas vezes, provocar efeitos indesejáveis no outro. A ventilação com pressão positiva (VPP) pode resultar em alterações cardiovasculares complexas, com diminuição do débito cardíaco (DC) e do transporte de oxigênio para os tecidos, mesmo aumentando-se o conteúdo arterial de oxigênio[1,2]; e contribuir com aumento da morbidade e mortalidade.

A INFLUÊNCIA DA VENTILAÇÃO NA FUNÇÃO CARDÍACA

A VPM e espontânea induz mudanças na pressão intrapleural ou intratorácica, que podem, independentemente, acometer os determinantes-chave da performance cardiocirculatória: enchimento atrial ou pré-carga, impedância ao esvaziamento ventricular ou pós-carga, inotropismo e frequência cardíaca (Quadro 11.1).

Mudanças na pressão intratorácica (PIT) são transmitidas para as estruturas intratorácicas, isto é, coração, pericárdio, grandes artérias e veias. A inspiração espontânea produz uma pressão pleural negativa e essa redução na PIT é transmitida para o átrio direito (AD). Em contraste, a VPP produz aumento inspiratório da PIT e da pressão do AD e, se uma pressão expiratória final positiva (PEEP) for aplicada, essas pressões permanecem maiores que a pressão atmosférica por todo o ciclo respiratório[4].

QUADRO 11.1 *Efeitos do aumento do volume e pressão em via aérea.*

Ventrículo direito	Ventrículo esquerdo
▪ Diminuição da pré-carga ▪ Aumento da pós-carga ▪ Diminuição da contratilidade ▪ Compressão do coração na fossa cardíaca	▪ Diminuição da pré-carga ▪ Diminuição da complacência ▪ Efeitos variáveis na contratilidade (controle do sistema nervoso autônomo) ▪ Diminuição da pós-carga ▪ Compressão do coração na fossa cardíaca

Fonte: adaptado de Smeding *et al.*[3]

Como inspirações espontâneas podem ocorrer durante a VPP, os efeitos hemodinâmicos da ventilação espontânea podem, frequentemente, ocorrer nos pacientes submetidos à VPM.

TÔNUS AUTONÔMICO

A resposta autonômica às mudanças no volume pulmonar durante a respiração espontânea resulta em pequena variação no ritmo cardíaco, referida como arritmia sinusal, em que a inspiração aumenta a frequência cardíaca, por retirada da estimulação vagal (ação vagolítica), ocorrendo o inverso durante a expiração. Um aumento no volume dos pulmões resulta em bradicardia e dilatação arteriolar reflexa, que é discreta com os volumes correntes habituais, porém, quando volumes correntes excessivos são aplicados, pode tornar-se clinicamente importante[5]. Essa resposta vasodilatadora parece também ser mediada por fibras vagais aferentes. Lactentes, nos quais a frequência respiratória e o tônus simpático de repouso são altos, podem ser particularmente sensíveis à superestimulação vagal quando a VPP for iniciada.

INTERAÇÕES MECÂNICAS CORAÇÃO-PULMÃO

As maiores determinantes da resposta hemodinâmica ao aumento do volume pulmonar são mecânicas por natureza. Como o volume pulmonar aumenta com o uso da pressão positiva, o diafragma é rebaixado e o coração será comprimido entre os dois pulmões expandidos, aumentando a pressão que circunda o coração. A parede torácica e o diafragma podem mover-se para além dos pulmões expandidos, enquanto o coração, em essência, está aprisionado dentro da fossa cardíaca, fazendo com que a PIT justa-cardíaca possa aumentar mais que a PIT da parede lateral ou diafragmática do tórax. Esse aumento na PIT dificultará o enchimento biventricular[1].

Nos extremos de volume pulmonar, o enchimento ventricular pode estar comprometido a ponto de produzir um quadro clínico de tamponamento. Esses efeitos podem normalmente ser evitados pelo uso de volumes correntes conservadores, especialmente nos pacientes com pulmões hiperinsuflados.

EFEITOS DA VENTILAÇÃO NA FUNÇÃO VENTRICULAR DIREITA

Após o início da VPM, observa-se frequentemente uma diminuição da pressão arterial, o que é mais comumente atribuído, pelo menos em parte, a uma diminuição do enchimento do ventrículo direito (VD) por uma dificuldade do retorno venoso, dependendo da transmissão da pressão de via aérea em relação à pressão justa-cardíaca e à pressão de enchimento sistêmica (abdominal) (Figura 11.1).

PRÉ-CARGA

O sangue flui passivamente do reservatório venoso sistêmico, de baixa pressão, para dentro do AD. A pressão no reservatório está em função do volume sanguíneo, do tônus vasomotor periférico e da distribuição do sangue na vasculatura[1]. O retorno venoso sistêmico é o principal determinante do DC e depende do gradiente de pressão entre as veias extratorácicas e da pressão do AD. A inspiração espontânea aumenta esse gradiente, aumentando o retorno venoso. Portanto, pré-carga e volume sistólico do VD aumentam durante a inspiração espontânea (ou na ventilação mecânica com pressão negativa)[6]. O inverso ocorre na VPP. O aumento na pressão do AD, durante a manobra de Valsalva ou inspiração com pressão positiva, diminui o gradiente de pressão para o retorno venoso sistêmico, diminuindo o enchimento do átrio e do ventrículo direitos, com consequente diminuição do volume sistólico, podendo o DC diminuir[4].

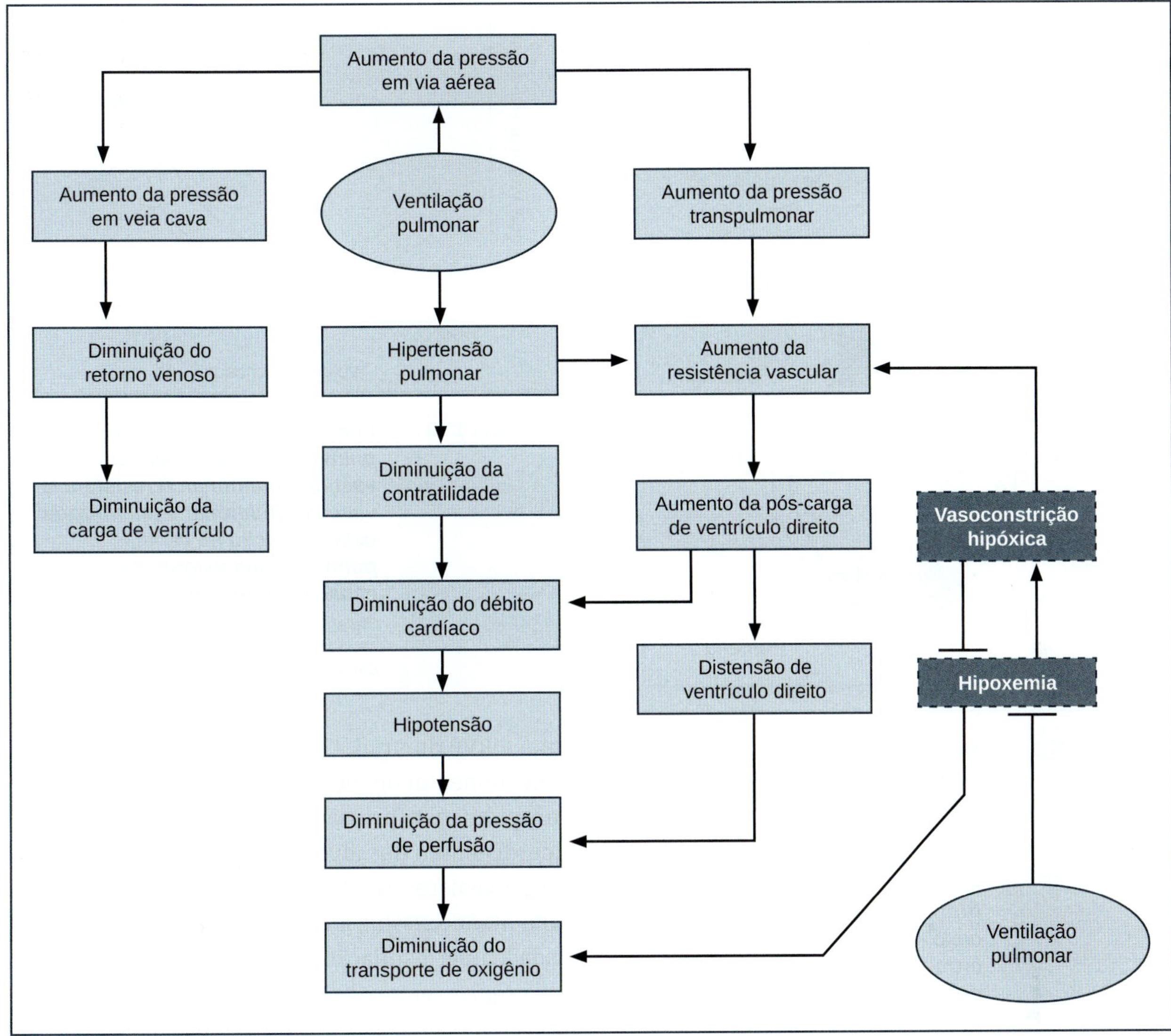

FIGURA 11.1 ***Efeitos cardiovasculares da VPM e a aplicação de PEEP. A ventilação mecânica altera a pressão intratorácica, tendo influência no sistema cardiovascular, principalmente no ventrículo direito.***

Fonte: adaptada de Smeding *et al.*[3].

O efeito Valsalva, a resposta fisiológica a um aumento sustentado na pressão da via aérea contra uma glote fechada, é caracterizado por um aumento precoce na pressão arterial e uma queda no DC, secundária a uma redução no retorno venoso. O efeito Valsalva mimetiza a VPP e demonstra claramente as influências de uma PIT aumentada no coração direito[4] (Figura 11.2).

PÓS-CARGA

A pós-carga ventricular direita pode ser definida como todo estresse da parede à sístole do VD. A resistência vascular pulmonar (RVP) é a principal determinante da pós-carga do VD e é alterada pelas mudanças no volume pulmonar. A resistência total da circulação pulmonar depende do balanço no tônus vascular de seus dois componentes: os vasos alveolares e os extra-alveolares. Os vasos alveolares são pequenas arteríolas, vênulas e capilares que se localizam no septo alveolar e que estão em contato com a pressão alveolar e a pressão circunjacente[1].

A RVP pode tornar-se aumentada nos dois extremos do volume pulmonar (Figura 11.3).

Com baixos volumes pulmonares, os vasos extra-alveolares tornam-se muito tortuosos e tendem a colapsar. Ocorre também o colapso espontâneo dos alvéolos devido à perda da tração intersticial,

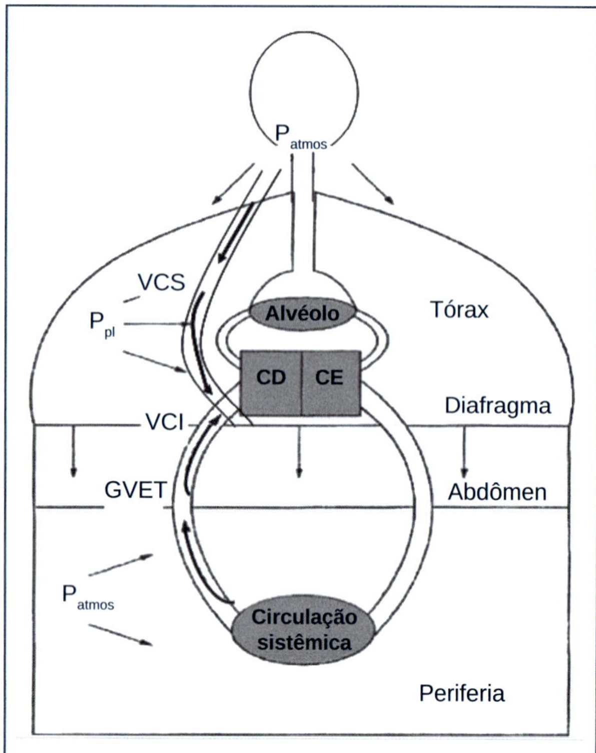

FIGURA 11.2 ***Modelo de circulação mostrando fatores que influenciam a drenagem venosa sistêmica. O coração direito (CD) e as grandes veias intratorácicas estão sujeitos à pressão pleural (Ppl), que varia durante o ciclo respiratório. A pressão intra-abdominal aumenta com a descida inspiratória do diafragma e normaliza até os níveis da pressão atmosférica (Patmos) com a expiração. A pressão venosa periférica não é afetada pela respiração, permanecendo nos níveis da pressão atmosférica. A drenagem venosa sistêmica depende de um gradiente de pressão entre as grandes veias extratorácicas (GVET) e o átrio direito, portanto, está maximizada durante a inspiração espontânea, à medida que a pressão pleural e a do átrio direito caem e a pressão intra-abdominal aumenta[4].***

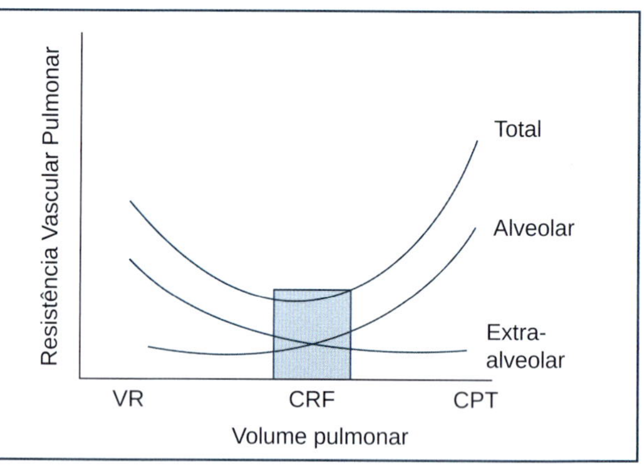

FIGURA 11.3 ***Interrelações entre os volumes pulmonares e a resistência vascular pulmonar. A resistência vascular pulmonar é minimizada pela utilização de ventilação pulmonar nos valores da capacidade residual funcional[4].***

Siglas: VR = volume residual; CRF = capacidade residual funcional; CPT = capacidade pulmonar total.

com a hipóxia alveolar. Se a pO_2 alveolar regional diminuir, o tônus vasomotor regional aumenta, reduzindo o fluxo sanguíneo, resultando em vasoconstrição pulmonar hipóxica[4]. À medida que o volume pulmonar aumenta, os vasos maiores tornam-se lineares, a sua capacitância aumenta, a hipóxia diminui e a RVP diminui. Caso o volume pulmonar continue aumentando, ocorre um aumento da pressão transpulmonar (pressão alveolar menos a PIT), com hiperdistensão dos alvéolos e compressão dos capilares alveolares, sendo o seu diâmetro diminuído, e aumentando, assim, a RVP. Qualquer condição associada à hiperinsuflação pulmonar aumentará a RVP.

A VPP e a PEEP podem promover uma redução na pós-carga ventricular direita em pacientes com baixos volumes pulmonares, por expansão das unidades pulmonares colapsadas, melhorando a oxigenação dos gases alveolares, reduzindo a vasoconstrição pulmonar hipóxica e a consequente diminuição da RVP, melhorando a fração de ejeção (FE) do VD. No entanto, a VPP e a PEEP mais frequentemente resultam em aumento na pós-carga do VD por excessiva expansão alveolar e compressão dos capilares (Figura 11.4)[5,7].

A PEEP previne que a PIT retorne à pressão atmosférica durante a expiração e, em níveis elevados, pode diminuir o DC durante o ciclo respiratório.

CONTRATILIDADE

Outro modulador do volume sistólico é a condição contrátil do miocárdio. Um determinante da contratilidade ventricular é a liberação do oxigênio miocárdico[5]. O fluxo sanguíneo miocárdico é determinado pela pressão de perfusão miocárdica, que depende

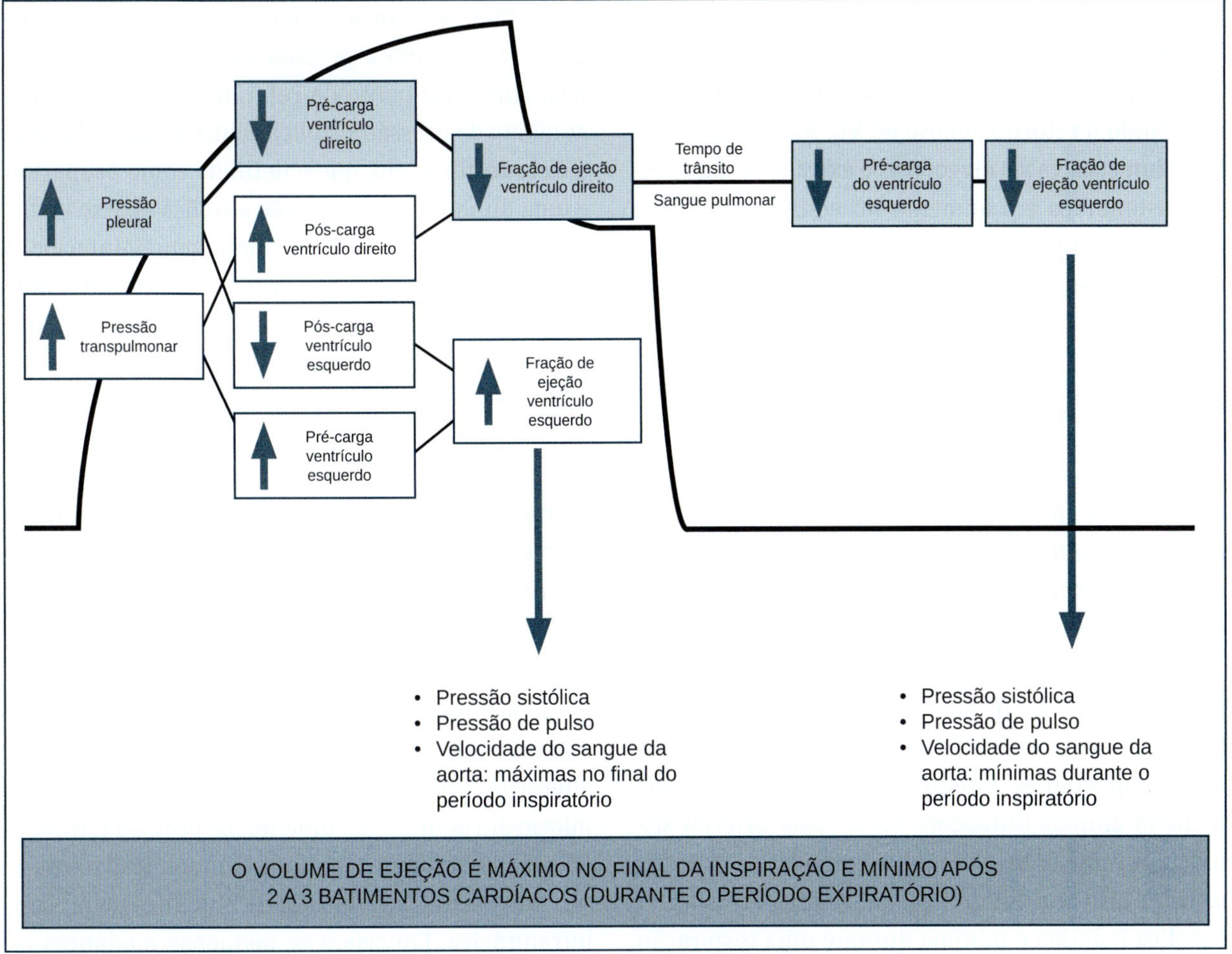

FIGURA 11.4 ***Efeitos hemodinâmicos durante a insuflação pulmonar mecânica[8].***

das pressões intratorácicas e aórtica e da pressão sistólica do VD[9]. No VD não hipertensivo, o fluxo coronariano ocorre principalmente na sístole e depende da diferença de pressão sistólica entre a aorta e o VD. Uma vez que a VPP resulta em aumento na pressão do VD, a diferença de pressão entre a aorta e o VD está diminuída e o fluxo coronariano para o VD diminui durante a inspiração. Como resultado, a contratilidade do VD, o DC e a liberação de O_2 diminuem.

Efeitos da Ventilação Pulmonar Mecânica na Função Ventricular Esquerda

PRÉ-CARGA

Três princípios fisiológicos têm sido propostos para explicar a diminuição que ocorre na pré-carga do ventrículo direito (VE) em resposta à VPP: 1) O VE pode ejetar somente a quantidade de sangue que recebe do VD. Uma vez que o DC ventricular direito está diminuído durante a VPP, o VE recebe uma quantidade menor de sangue e a pré-carga do VE diminui. 2) A pós-carga e a pressão sistólica do VD aumentam durante a VPP. O aumento na pressão do VD resulta em mudanças na conformação do septo interventricular (SIV), ocorrendo uma diminuição na complacência e pré-carga do VE. 3) A compressão direta do VE decorrente do aumento da PIT pode reduzir ainda mais a pré-carga[5].

Mudanças no volume pulmonar podem alterar a pré-carga do VE, por variar o fluxo instantâneo de sangue dentro do VE ou por alterar a complacência diastólica do VE. Com o aumento do volume pulmonar, a capacitância relativa dos vasos alveolares e extra-alveolares também se altera. Se o volume pulmonar aumentar acima da capacidade residual funcional (CRF), a capacitância dos vasos alveolares diminui porque esses vasos estarão comprimidos. O efeito do aumento do volume pulmonar no fluxo venoso pulmonar depende da condição relativa de enchimento da circulação pulmonar. Nas situações de hipovolemia, na qual os vasos alveolares estão relativamente vazios, um aumento no volume pulmonar armazenará sangue nos vasos extra-alveolares, reduzindo o retorno venoso ao VE. Nas sobrecargas de volume, os vasos alveolares e extra-alveolares estão distendidos e o aumento no volume pulmonar drenará sangue alveolar para dentro dos vasos extra-alveolares, aumentando o fluxo venoso pulmonar para o VE.

CONTRATILIDADE

A contratilidade intrínseca do VE geralmente não é alterada por intervenções na ventilação pulmonar. Quando a contratilidade está reduzida durante procedimentos ventilatórios, isto é, secundária a altas pressões na via aérea, que diminuem a pré-carga e aumentam a pós-carga, resulta em uma redução no DC, transporte de O_2 miocárdico e contratilidade[5]. Sinais clínicos sugerindo que o paciente possa ter essas importantes interações cardiorrespiratórias incluem amplas flutuações na pressão arterial sistólica durante a inspiração. A variação da pressão arterial sistólica (diferença entre pressão arterial sistólica máxima e mínima durante uma respiração mecânica) e o seu componente Δinferior (Δinferior ¼ de apneia – pressão sistólica mínima) tem-se demonstrado ser um indicador sensível de hipovolemia[10]. Utilizando a pressão sistólica durante a apneia como um ponto de referência, observa-se um aumento da pressão sistólica acima do basal durante o ciclo respiratório, que é definida como Δsuperior, e uma diminuição na pressão sistólica abaixo do basal, que é definida como o componente Δinferior. A variação total da pressão sistólica é, portanto, uma somatória do Δsuperior e do inferior (Figura 11.5).

PÓS-CARGA

A pós-carga do VE depende da tensão na parede miocárdica do VE. Essa tensão é gerada durante a sístole e pode ser estimada pela diferença da pressão sistólica do VE e a PIT[5].

Pressão da parede do VE = PSVE Pintratorácica

Essa tensão gera uma baixa pressão, portanto pequenas mudanças na PIT podem ocasionar grandes alterações nos gradientes de pressão transmural. O miocárdio adulto gera uma maior pressão intraventricular, resultando em poucas mudanças na pressão transmural para uma dada mudança na pressão intratorácica. Em crianças, pequenas mudanças na pressão intratorácica resultam em mudanças mais importantes na tensão da parede miocárdica, por-

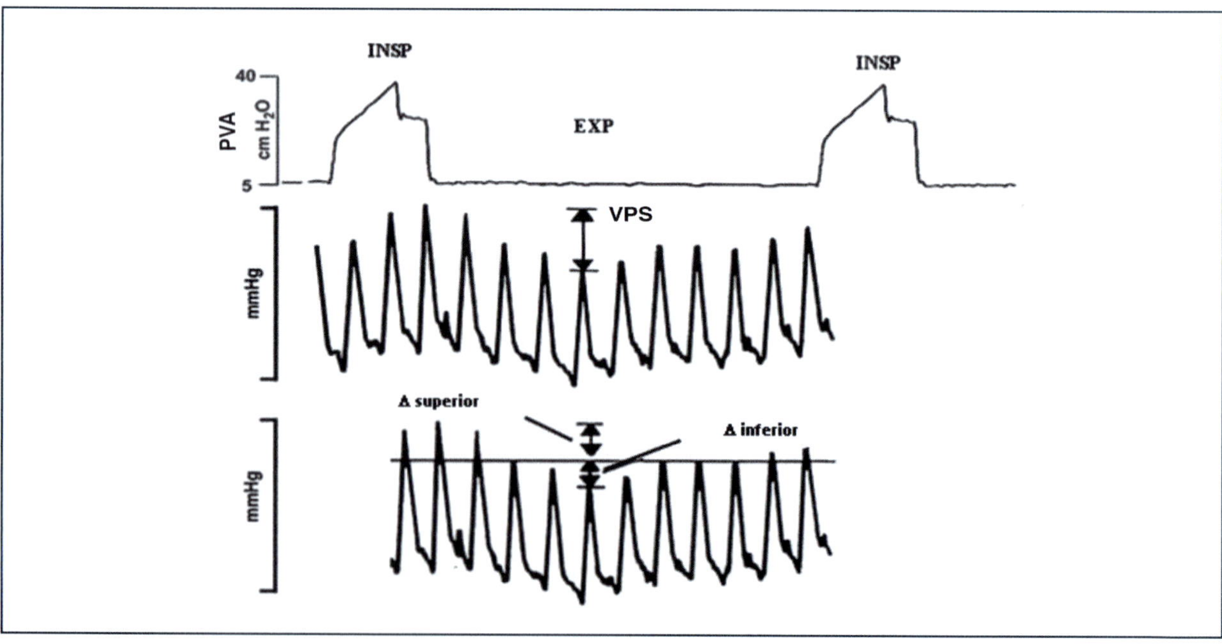

FIGURA 11.5 ***Alterações na pressão arterial sistólica induzida pelo ciclo respiratório.***
Siglas: VPS = variação da pressão sistólica; PVA = pressão das vias aéreas.
Fonte: adaptada de Renner *et al.*[11].

tanto a VPP tem um efeito mais acentuado. A pressão transmural da aorta torácica é a diferença da pressão dentro do vaso e a pressão pleural. Durante a inspiração espontânea ou inspiração com pressão negativa, as pressões pleural e aórtica diminuem, porém a queda na pressão pleural é maior que a diminuição da pressão aórtica[6]. Portanto, a pressão transmural aumenta, resultando em um aumento da pós-carga do VE e uma redução do volume sistólico. A influência da respiração espontânea na pós-carga do VE não é significativa em pacientes hígidos, com função miocárdica normal, quando predominam os efeitos do coração direito. No entanto, em pacientes com crise asmática ou com obstrução aguda da via aérea (VA), a pressão pleural inspiratória já é consideravelmente negativa e a pós-carga do VE muito aumentada. Nessa situação, qualquer oscilação negativa na PIT pode precipitar um aumento agudo na pós-carga e resultar em edema pulmonar, mesmo em corações previamente normais. A VPP com PEEP pode reduzir ou superar essas oscilações inspiratórias negativas na PIT e, nessas condições, por diminuir a pós-carga, potencializará o restabelecimento de uma hemodinâmica numa posição mais favorável na curva de Starling[4].

O edema pulmonar cardiogênico pode se desenvolver durante o desmame. Os mecanismos envolvidos são complexos e incluem a diminuição da pressão intratorácica na inspiração, o aumento do trabalho respiratório e a descarga de catecolaminas que ocorre durante a transferência abrupta da VPM para a respiração espontânea. A diminuição da pressão intratorácica na inspiração tende a aumentar o gradiente de pressão do retorno venoso sistêmico e o volume sanguíneo central, e diminuir o gradiente de pressão de ejeção do VE, com um aumento da pós-carga de VE. O aumento do trabalho respiratório pode determinar uma elevação do trabalho cardíaco e da demanda de oxigênio miocárdico. O aumento do tônus adrenérgico também pode aumentar o retorno venoso, a pós-carga de VE, o trabalho cardíaco e a demanda de oxigênio miocárdico, podendo ocasionar isquemia miocárdica.

O edema pulmonar induzido pelo desmame é de natureza hidrostática, como resultado de um aumento da pressão de enchimento de VE. O edema pulmonar hidrostático é acompanhado pela transferência de fluido hipo-oncótico do capilar pulmonar para o interstício. Quando essa transferência tem uma magnitude maior, pode haver hemoconcentração com alteração nas proteínas plasmáticas e na concentração de hemoglobina do hematócrito (Figura 11.6).

A terapêutica com diuréticos deve ser considerada quando existir uma pré-carga muito aumentada durante o desmame. Nos casos com aumento excessivo da pós-carga, a administração de vasodilatadores deve ser de escolha, em adição ou no lugar dos diuré-

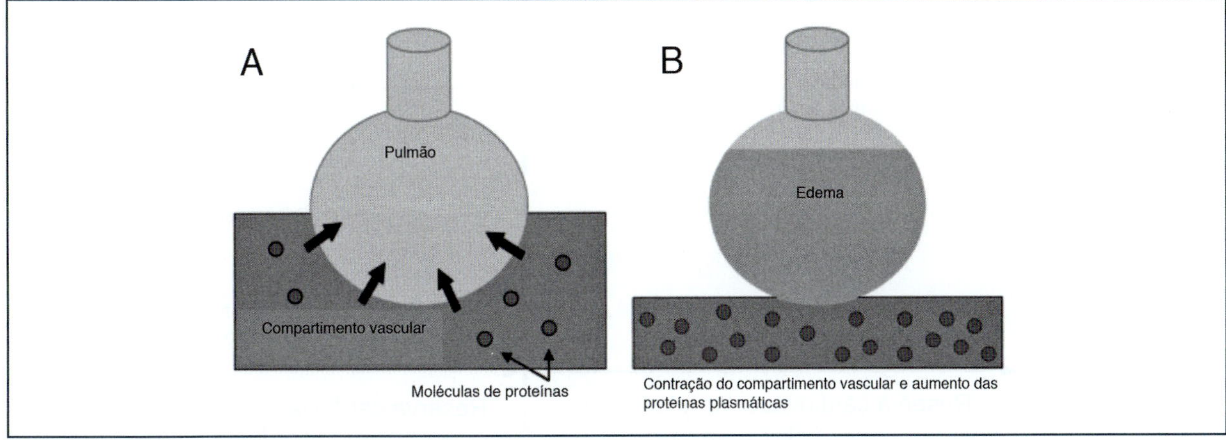

FIGURA 11.6 ***Consequências da transferência de fluidos durante o edema pulmonar hidrostático. (A) O processo de desmane pode induzir um edema pulmonar de natureza hidrostática, sendo caracterizado pela transferência de fluidos hipo-oncótico do lúmen capilar pulmonar para o compartimento intersticial e posteriormente para o alvéolo. Moléculas proteicas não passam através da barreira pulmonar devido ao seu alto peso molecular. (B) Após se atingir o equilíbrio o edema pulmonar induzido pelo desmame é caracterizado por uma contração do compartimento vascular e um aumento da concentração plasmática de proteínas.***

ticos. A utilização de beta-1 agonistas, como a dobutamina, não é razoável no edema pulmonar induzido pelo desmame, desde que ele é dificilmente ocasionado por uma redução da contratilidade cardíaca. Após a falha de origem cardíaca do desmame, é mandatório que se restitua a VPM. Manter o paciente em um nível adequado de pressão de suporte, desde que essa modalidade aumente a pós-carga de VE menos do que a respiração espontânea. Deve-se pensar na possibilidade da utilização de VPP não invasiva após a próxima extubação traqueal.

A mudança da ventilação assistida para a respiração espontânea determina um estresse no sistema cardiovascular, ativando o sistema simpatoadrenérgico, com consequências na frequência cardíaca e pressão arterial (Figura 11.7).

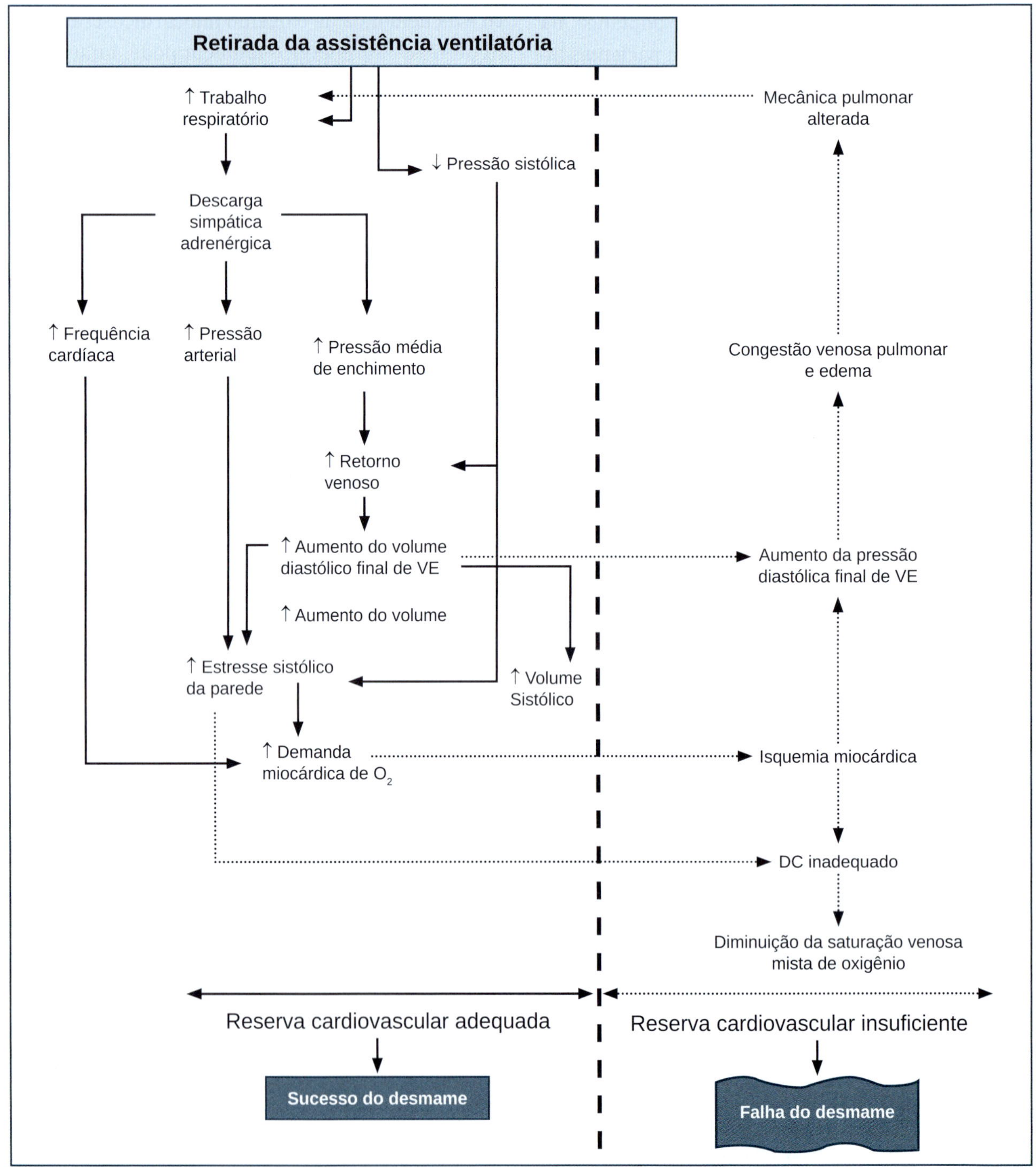

FIGURA 11.7 ***Mecanismos cardiovasculares da falência do desmame da VPM.***
Fonte: adaptada de Feel *et al.*[13].

Devido à venoconstrição e diminuição na complacência venosa, existe um aumento da pressão média de enchimento sistêmico. Ao mesmo tempo, a pressão intratorácica média diminui, aumentando a pós-carga de VE. Portanto, é um pré-requisito para o sucesso do desmame que o coração seja capaz de manipular e sair dessa situação. Com a diminuição da reserva cardiovascular, pode ocorrer isquemia miocárdica e a pressão do enchimento de VE pode aumentar desproporcionalmente. Isso pode gerar um ciclo com falência cardiorrespiratória e a necessidade de ser reinstalada a VPM.

REFERÊNCIAS

1. Pinsky MR. The effects of mechanical ventilation on the cardiovascular system. Crit Care Clin. 1990;6(3): 663-78.
2. Cheifetz IR, Craig DM, Quick G, et al. Increasing tidal volumes and pulmonary overdistention adversely affect pulmonary vascular mechanics and cardiac output in a pediatric swine. Crit Care Med. 1998;26(4): 710-6.
3. Smeding L, Lust E, Plötz FB, et al. Clinical implications of heart-lung interactions during mechanical ventilation: an update. Neth J Med. 2010;68(2):56-61.
4. Shekerdemian L, Bohn D. Cardiovascular effects of mechanical ventilation. Arch Dis Chid. 1999;80(5): 475-80.
5. Meliones JN, Martin LD, Barnes SD, et al. Critical heart disease in infants and children. St. Louis: Mosby; 1995. p. 335-66.
6. Shekerdemian LS, Bush A, Lincoln C, et al. Cardiopulmonary interaction in healthy children and children after simple cardiac surgery: the effects of positive and negative pressure ventilation. Heart. 1997;78(6):578-93.
7. Venus B, Cohen LE, Smith RA. Hemodynamics and intrathoracic pressure transmission during controlled mechanical ventilation and positive end-expiratory pressure in normal and low compliant lungs. Crit Care Med. 1988;16(7):686-90.
8. Michard F, Teboul JL. Using heart–lung interactions to assess fluid responsiveness during mechanical ventilation. Crit Care. 2000;4:282-9.
9. Park MK. Physical examination. In: Park MK. Pediatric cardiology for practitioners. 3rd ed. St. Louis: Mosby; 1996. p. 10-33.
10. Kramer A, Zygun D, Hawes H, et al. Pulse pressure variation predicts fluid responsiveness following coronary artery bypass surgery. Chest. 2004;126:1563-8.
11. Renner J, Scholz J, Bein B. Monitoring fluid therapy. Best Pract Res Clin Anesthesiol. 2009;23(2):159-71.
12. Teboul JL, Monnet X, Richard C. Weaning failure of cardiac origin: recent advances. Crit Care. 2010;14:211-5.
13. Feihl F, Broccard AF. Interactions between respiration and systemic hemodynamics. Part II: practical implications in critical care. Intensive Care Med. 2009;35(2):198-205.

12 Transporte e Consumo de Oxigênio

Lúcio Flávio Peixoto Lima

A adequação do fornecimento e utilização de oxigênio (O_2) é essencial para a preservação da função celular e manutenção das funções orgânicas e da vida. Pacientes graves apresentam complexas alterações fisiopatológicas que podem comprometer a oferta e/ou a utilização de O_2, e resultar em disfunção de múltiplos órgãos e sistemas e morte. Embora seja de indiscutível importância a reversão da disóxia (definida como inadequação da oferta de O_2 em relação à demanda metabólica), terapêuticas inapropriadas podem comprometer ainda mais a disfunção orgânica e afetar negativamente a morbidade e mortalidade em crianças gravemente enfermas. Para a adequação do fornecimento e do consumo de O_2 e a prevenção de iatrogenias, faz-se necessária uma compreensão da fisiopatologia dos estados de choque e um amplo conhecimento dos efeitos das intervenções terapêuticas no nível da macrocirculação e da microcirculação, e no nível mitocondrial.

O_2, ATP E ENERGIA

A oxidação de açúcares, gorduras e aminoácidos provê a energia necessária para a manutenção dos processos biológicos celulares. Durante reações de oxidação e redução, parte da energia liberada é capturada e armazenada na célula em certas moléculas, sendo o ATP o principal reservatório de energia[1].

Carboidratos constituem o principal substrato energético para a maioria das células. A oxidação inicial de carboidratos ocorre inicialmente no citoplasma, gerando piruvato. Mediante ação da enzima piruvato-desidronegase, o piruvato é convertido em Acetil-Coa e entra para o ciclo de Krebs, no interior da mitocôndria. No citoplasma, cada molécula de glicose gera duas moléculas de ATP e duas moléculas de piruvato. Ao final do ciclo de Krebs, cada molécula de glicose gerará 36 moléculas de ATP. Para a geração dessa quantidade de ATP, há a necessidade de O_2 no nível da cadeia respiratória, que funciona como aceptor de elétrons. Na falta de O_2, haverá acúmulo de lactato e produção de íons hidrogênio. Esse acúmulo de H+, e não o de lactato, é o principal responsável pela acidose metabólica observada em estados hipóxicos (Figura 12.1).

Sendo a acidose intracelular, a administração de bicarbonato de sódio por via intravenosa não a corrigirá. Ao contrário, se for rapidamente infundido, ele gerará CO_2 no plasma e poderá, devido a maior solubilidade das membranas celulares ao CO_2 que ao bicarbonato, se difundir para o interior da célula e agravar a acidose. Considerando-se a curva de dissociação de Hb, outro efeito negativo da administração de bicarbonato em estados de hipóxia é o aumento da afinidade da Hb pelo O_2 devido à elevação do pH, reduzindo a biodisponibilidade de O_2 para as células.

DEFINIÇÕES

Conteúdo Arterial de O_2 (CaO_2)

É a soma da quantidade de O_2 ligada à hemoglobina (Hb) e o dissolvido no plasma. Tem valor de normalidade = 18-20 mL/dL. Ele é expresso pela fórmula:

$$CaO_2 = (SaO_2 \times Hb \times 1{,}34) + (paO_2 \times 0{,}0031)$$

Onde: SaO_2 = saturação arterial de O_2; 1,34 = constante igual à capacidade máxima de ligação de O_2 à Hb (em mL de O_2/g de Hb) a 100% de SaO_2; 0,0031 = constante de solubilidade do O_2 no plasma.

A primeira parte da equação refere-se à quantidade de O_2 ligada à Hb; a segunda parte, à quantidade de O_2 dissolvida no plasma.

Deduz-se, a partir dessa equação, que a influência sobre o CaO_2 é maior da SaO_2 do que a paO_2. Ainda, considerando-se que a SaO_2 varia de 0 a 1 (0% a 100%), uma queda de SaO_2 poderá ser compensada por um aumento da Hb. Considerar isso, por exemplo, ao se tolerar uma SaO_2 = 80-85%, evitando utilizar pressões e/ou volume ventilatórios excessivos e evitando-se consequentemente o volutrauma.

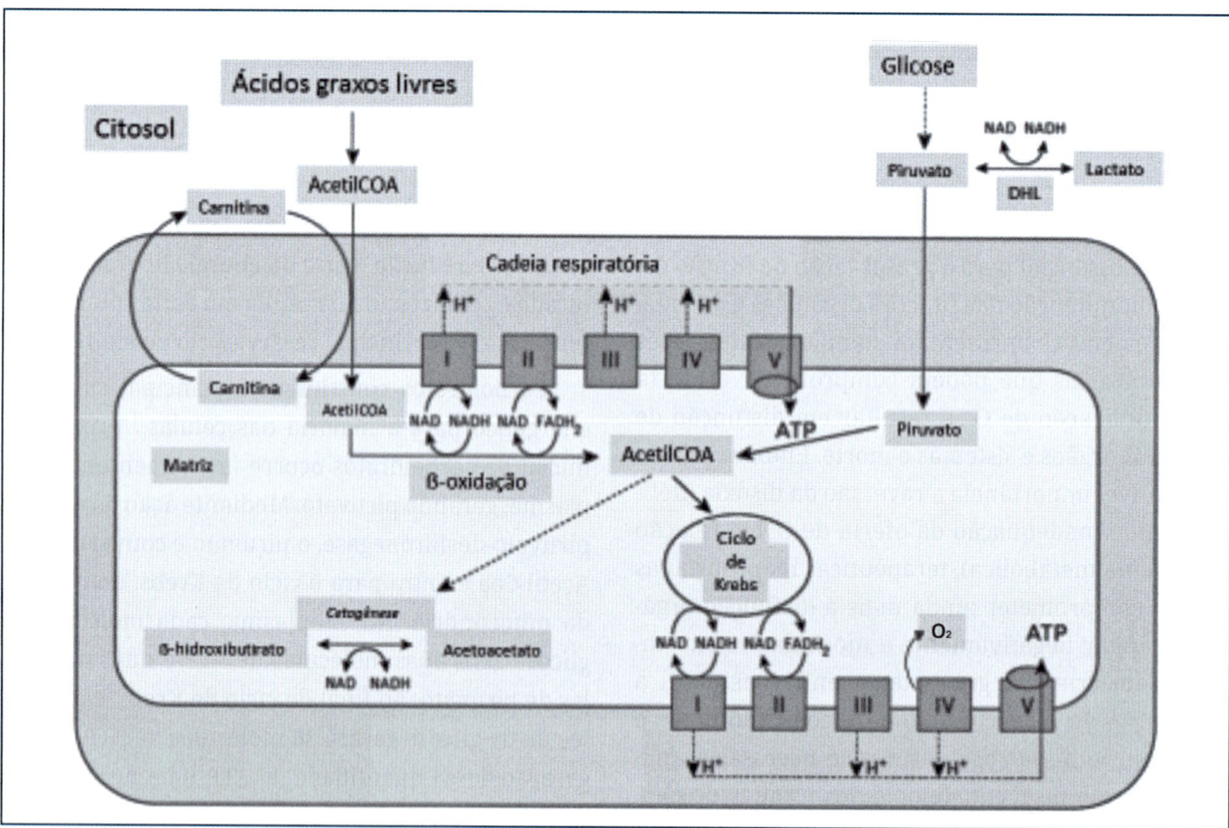

FIGURA 12.1 ***Principais vias energéticas mitocondriais.***

O I, II, III e IV são os complexos da cadeia respiratória mitocondrial. NADH e FADH doam elétrons aos complexos I e II, respectivamente. Elétrons transitam para os complexos III e IV, gerando um gradiente de prótons através da membrana interna mitocondrial. O gradiente de prótons é transformado em energia pelo complexo V (ATP-sintase). O O_2 é o aceptor de elétrons do complexo IV.

Siglas: AcetilCOA = acetilcoenzimaA; FAD = flavina adenina nucleotídeo (forma oxidadada); FADH = flavina adenina nucleotídeo (forma reduzida); NAD = nicotina adenina dinucleotídeo (forma oxidada); NADH = nicotina adenina dinucleotídeo (forma reduzida); DHL = desidrogenase láctica.

Fonte: adaptada de Harrois *et al.*[1]

Transporte de O_2 (DO_2)

É a quantidade de O_2 fornecida pelo sistema cardiocirculatório por unidade de tempo. Tem valor de normalidade = 530-600 mL/min/m[2]. É expresso como:

$$DO_2 = CaO_2 \times IC$$

O valor obtido deve ser multiplicado por 10 para converter a unidade em mL/min. Nessa equação, IC = índice cardíaco (= débito cardíaco corrigido para a superfície corpórea).

Deduz-se, dessa fórmula, que uma redução do CaO_2 poderá ser compensada pelo aumento do débito cardíaco, e vice-versa. Uma hipoxemia (por exemplo, SaO_2 = 80-85%) e/ou anemia poderão ser compensadas por um aumento do débito cardíaco.

Consumo de O_2 (VO_2)

É a quantidade de O_2 utilizada pelo organismo, órgão ou tecido, por unidade de tempo. É expresso pela fórmula:

$$VO_2 = (CaO_2 - CvO_2) \times IC$$

Onde CvO_2 = conteúdo venoso de O_2.

Extração de O_2 (EO_2)

É a fração do transporte de O_2 que é utilizada ou consumida pelo organismo. A EO_2 sistêmica normal varia de 20-30%. É expressa pela fórmula:

$$EO_2 = VO_2/DO_2, \text{ ou}$$
$$EO_2 = SaO_2 - SvcO_2,$$

Onde $SvcO_2$ = saturação venosa central de O_2.

Havendo diminuição do DO_2, o VO_2 será mantido devido a um aumento da EO_2. A partir de um determinado ponto (ponto crítico), uma subsequente queda do DO_2 resultará em diminuição do VO_2 (Figura 12.2). A partir desse ponto, inicia-se a disóxia e surge a acidose e a hiperlactatemia. Esse ponto crítico varia conforme a condição clínica e a taxa metabólica do organismo, sendo mais elevado em pacientes sépticos (fase precoce) e podendo estar reduzido em pacientes com redução da taxa metabólica basal (por exemplo, hipotermia).

Demanda de O_2

É um conceito teórico, não mensurável, que traduz a quantidade de O_2 necessária ao organismo, órgão ou tecido para satisfazer sua necessidade metabólica. Pode-se satisfazer essa demanda manipulando o DO_2 e/ou o VO_2.

Débito de O_2

É a diferença entre o DO_2 e a demanda de O_2 estimada. Teoricamente, havendo débito de O_2, um aumento no DO_2 causará aumento no VO_2. Contrariamente, em não havendo débito de O_2, um incremento no DO_2 não resultará em aumento no VO_2 (Figura 12.2).

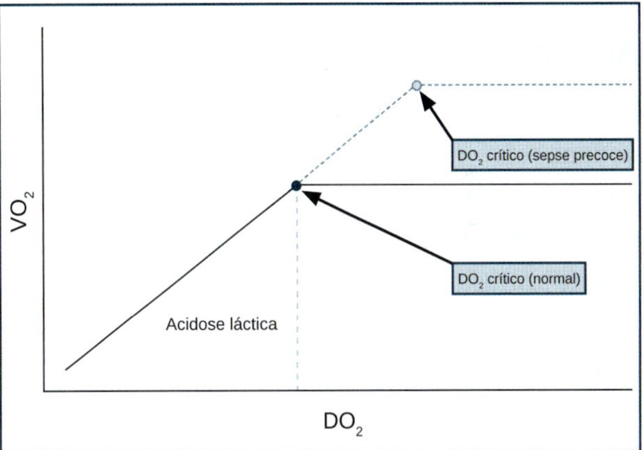

FIGURA 12.2 *Relação entre DO_2 e VO_2.*

HIPÓXIA

Níveis de PO_2 abaixo do normal na mitocôndria (< 1 mmHg) em consequência da diminuição da DO_2.

A hipóxia pode resultar da anemia (hipóxia anêmica), da hipoxemia (hipóxia hipoxêmica), do hipofluxo (hipóxia isquêmica) ou por disfunção mitocondrial (hipóxia citopática).

DISÓXIA

Níveis anormais de PO_2 na mitocôndria, em decorrência do desacoplamento entre a oferta e a demanda de O_2. Disóxia pode decorrer de redução absoluta do DO_2 ou aumento do VO_2 não acompanhado por concomitante elevação do DO_2, cujo valor absoluto é normal, mas não suficiente para satisfazer a demanda de O_2.

Portanto, toda hipóxia é uma forma de disóxia, mas nem toda disóxia se deve à hipóxia (valor absoluto baixo de DO_2).

AVALIAÇÃO DA ADEQUAÇÃO ENTRE OFERTA E DEMANDA DE O_2

Sinais e Sintomas

A inadequação entre a oferta e a demanda de O_2 resultará em disóxia e disfunção celular e orgânica. Clinicamente, podem estar presentes sinais de baixo débito cardíaco (taquicardia, alteração de PA, hipoperfusão periférica), de anemia (palidez intensa), de hipoxemia grave (cianose, taquidispneia) ou de hipoperfusão orgânica (alteração sensorial e oligúria).

Alterações Laboratoriais

Marcadores laboratoriais de disfunção orgânica podem estar elevados (troponina, transaminases, creatinina sérica e CPK, entre outros). Esses marcadores, no entanto, são marcadores tardios e revelam um estado de disóxia prolongado. Como a sobrevida depende da precocidade do reconhecimento e da reversão da hipóxia, esses marcadores teciduais não são úteis para o diagnóstico precoce de disóxia nem para a avaliação imediata da resposta às manobras de reanimação. Eles são úteis para a avaliação da gravidade inicial da DMOS e da resposta à terapêutica.

Disóxia e Lactato

A hiperlactatemia não necessariamente traduz a disóxia. O lactato é, mais acuradamente, um marcador de estresse metabólico. Diversos mecanismos não associados à disóxia podem resultar em hiperlactatemia: glicólise induzida por citocinas, estimulação da bomba Na-K ATPase por catecolaminas, disfunção da enzima piruvato-desidrogenase e diminuição de depuração hepática e renal. Esses mecanismos estão frequentemente presentes em pacientes graves[2,3].

Havendo débito de O_2, haverá aumento da anaerobiose celular e o consequente acúmulo de lactato e de ions H+. Hiperlactatemia associada à acidose metabólica é sugestiva de disóxia, uma vez que nessa condição haverá não apenas acúmulo de lactato, mas também de ions H^+. Hiperlactatemia leve não acompanhada de acidose pode ser consequente à disóxia ou aos mecanismos não relacionados à disóxia supracitados.

A hiperlactatemia em pacientes graves tem sido associada à mortalidade, e a depuração de lactato em resposta ao tratamento tem sido associada à maior sobrevida. O efeito da depuração do lactato sobre a mortalidade pode depender da causa. Uma depuração de 10-20% em duas a seis horas tem sido associada a maior sobrevida em pacientes sépticos, enquanto ela parece não afetar a sobrevida em pacientes com choque hemorrágico ou trauma[4]. Nesses pacientes, o valor inicial de lactato parece ser mais acurado para predição de mortalidade. A explicação para essa diferença reside na fisiopatogênese da hiperlactatemia. Na sepse, mecanismos de aumento de produção de lactato independentes de disóxia (ver acima) podem estar presentes. Além disso, a lesão pode ser menos intensa e mais prolongada na sepse, quando comparada à natureza de um choque hemorrágico, com lesão mais intensa e rápida.

Independentemente de diagnóstico (sepse x não sepse), a magnitude e duração da hiperlactatemia têm sido associadas a maior mortalidade, enquanto a depuração tem sido associada a maior sobrevida[5]. Portanto, independentemente do diagnóstico de admissão, deve-se guiar e ajustar a terapêutica de reanimação baseando-se, entre outros parâmetros, na depuração de lactato. Importa considerar que a velocidade de depuração do lactato depende não apenas do tratamento, mas da reserva fisiológica do paciente e de sua capacidade de resposta ao tratamento[6]. E terapêuticas excessivas podem ser contraprodutivas e afetar negativamente o prognóstico. Depuração de lactato de 10-20% em 2-6 horas parecem ser adequadas[7,8]. E uma vez normalizado o lactato e inexistindo evidências de hipoperfusão orgânica, não se justificam terapêuticas que objetivem o aumento do DO_2.

Disóxia e Saturação Venosa Central de O_2

A saturação venosa central de O_2 ($SvcO_2$) guarda uma boa correlação com o débito cardíaco, embora essa correlação não seja linear[9] (Figura 12.3). Uma $SvcO_2$ > 70% tem sido proposta como meta de reanimação em estados de choque, e sua obtenção tem sido associada a menor mortalidade em adultos e crianças[10,11].

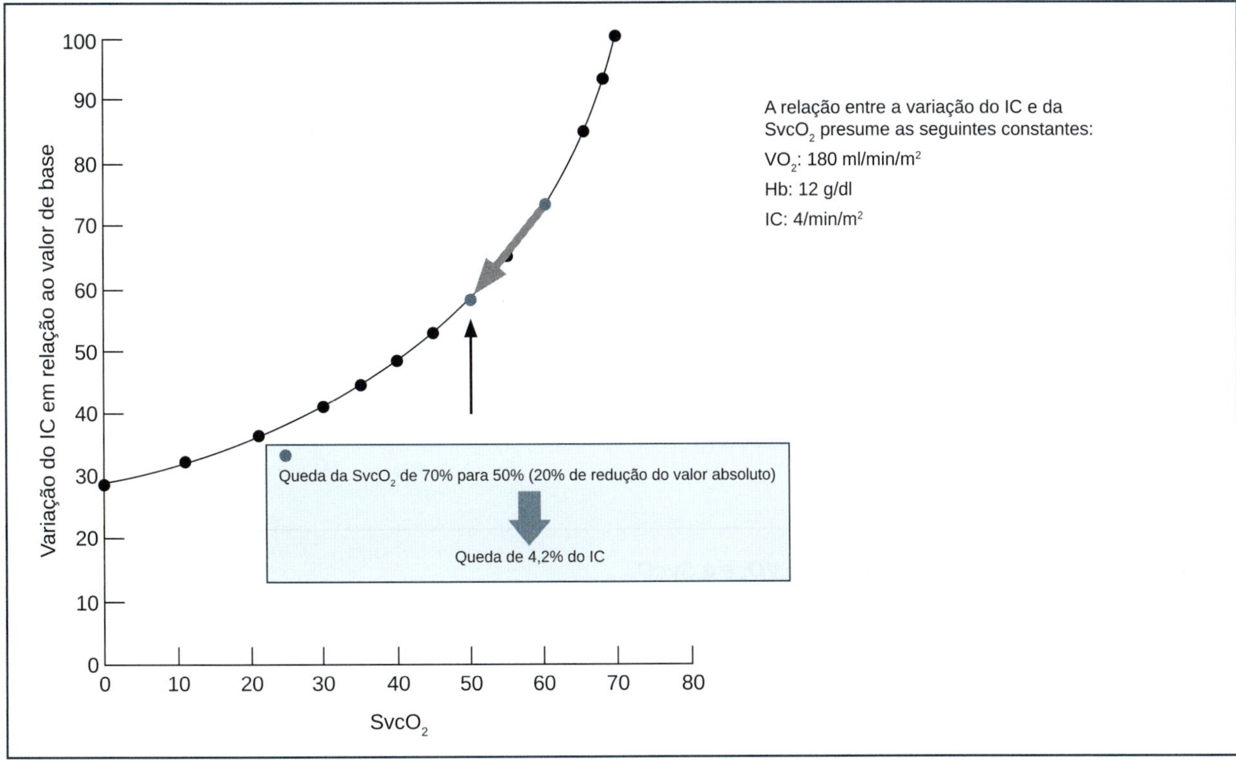

FIGURA 12.3 ***Relação entre a $SvcO_2$ e a variação no IC.***
Fonte: adaptada de Tibby, Murdoch[9].

A $SvcO_2$ pode ser considerada uma medida substituta da EO_2. A EO_2 pode ser calculada como $SaO_2 - SvcO_2$. Sendo fixa a SaO_2, variações da $SvcO_2$ refletirão alterações no DO_2 na mesma direção (aumento da $SvcO_2$ = aumento do DO_2; redução da $SvcO_2$ = redução do DO_2).

A relação entre o DO_2, o VO_2 e a $SvcO_2$ está ilustrada na Figura 12.4. Também nela estão descritas as implicações metabólicas de diferentes níveis de $SvcO_2$[12].

Em condições basais, os órgãos apresentam diferentes EO_2 (por exemplo, coração: 55-70%, cérebro: 25-40%, rim: 5%). A $SvcO_2$ é uma medida global da oxigenação e reflete a média de extração de O_2 dos diversos órgãos e tecidos. Portanto, uma $SvcO_2$ não assegura adequação da perfusão e oxigenação em todos os órgãos. Em um quadro de choque distributivo, órgãos com menor demanda metabólica podem receber uma maior fração do débito cardíaco, em detrimento de órgãos com maior demanda, que passam a receber uma menor fração e, consequentemente, a $SvcO_2$ poderá ser > 70%. Pacientes com "hiperoxemia" ($SvcO_2$ > 90%) também apresentam maior mortalidade. Falência da fosforilação oxidativa por disfunção mitocondrial (hipóxia citopática) e comprometimento da microcirculação com *shunts* funcionais são explicações possíveis para a presença de hipóxia associada à elevada $SvcO_2$. No entanto, nesses pacientes, frequentemente se observa hiperlactatemia. Os eventos hemodinâmicos e não hemodinâmicos que podem afetar a $SvcO_2$ estão descritos no Quadro 12.1. Para interpretação, considerar que o débito cardíaco é o componente mais importante do DO_2.

QUADRO 12.1 ***Causas de alteração da $SvcO_2$.***

	$SvcO_2$ baixa	$SvcO_2$ alta
Causas hemodinâmicas	Choque hipovolêmico	Choque séptico
	Choque cardiogênico	Choque distributivo
	Choque obstrutivo	IC excessivo (iatrogenia)
	Choque séptico	
Outras causas	Anemia	Disfunção mitocondrial
	Agitação	Sedação profunda
	Hipertermia	Hipotermia
	Hipoxemia	

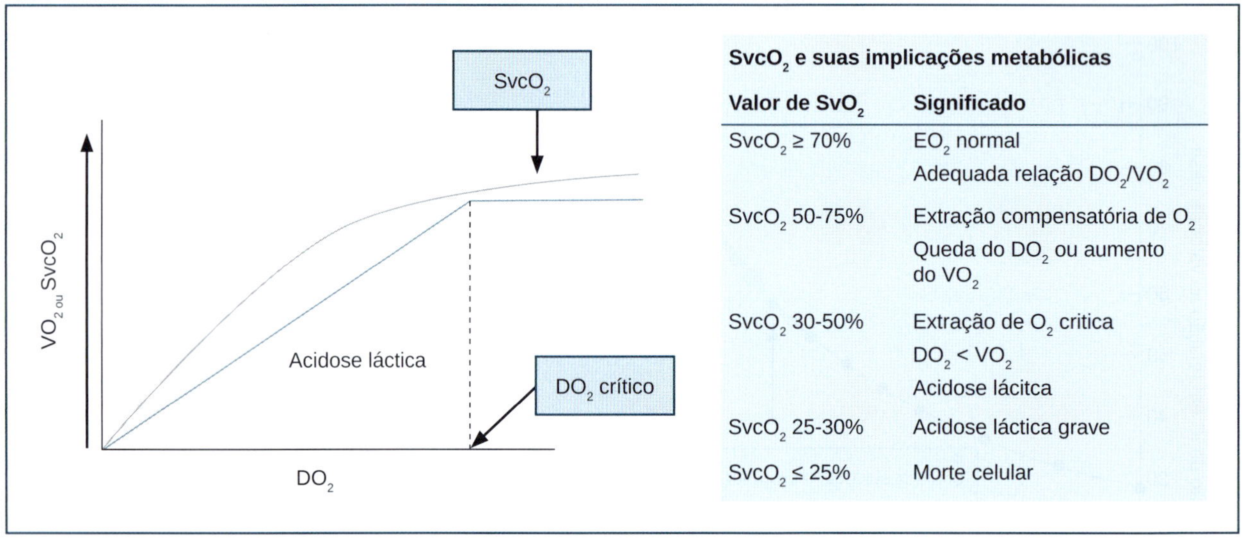

$SvcO_2$ e suas implicações metabólicas	
Valor de SvO_2	**Significado**
$SvcO_2 \geq 70\%$	EO_2 normal Adequada relação DO_2/VO_2
$SvcO_2$ 50-75%	Extração compensatória de O_2 Queda do DO_2 ou aumento do VO_2
$SvcO_2$ 30-50%	Extração de O_2 critica $DO_2 < VO_2$ Acidose lácitca
$SvcO_2$ 25-30%	Acidose láctica grave
$SvcO_2 \leq 25\%$	Morte celular

FIGURA 12.4 *Relação entre o DO_2, o VO_2 e a $SvcO_2$.*

CORRELAÇÃO ENTRE SVCO$_2$ E LACTATO

Ausência de correlação entre a $SvcO_2$ e o lactato tem sido observada em pacientes graves. Durante a reanimação inicial de pacientes sépticos, aqueles que atingiram a meta de $SvcO_2$ > 70%, sem a obtenção de meta de depuração de lactato > 10%, tiveram maior mortalidade que aqueles que atingiram a meta de depuração de lactato, mas falharam na obtenção da $SvcO_2$ > 70%. Em um estudo, quando ambos os alvos foram alcançados, a mortalidade foi de 18%; quando somente a $SvcO_2$ alvo foi alcançada, ela foi de 41%; e quando apenas a meta de depuração de lactato foi alcançada, foi de 8%(13).

Esses achados sugerem que $SvcO_2$ e lactato refletem alterações fisiopatológicas distintas em pacientes graves. A $SvcO_2$ relaciona-se com o balanço entre a oferta e a demanda de O_2 sistêmico. O lactato reflete o estresse metabólico celular e pode não ser consequência exclusiva da disóxia, uma vez que outros mecanismos presentes em pacientes graves o influenciam. Portanto, lactato e $SvcO_2$ parecem ser complementares, e não mutuamente exclusivos(14,15). Recomenda-se que se adotem estratégias que objetivem a depuração de lactato e a otimização da $SvcO_2$. Não obstante, em pacientes em que, a despeito da otimização da oferta de O_2 e redução do VO_2, essas metas não foram atingidas, há a necessidade de se buscar explicações alternativas para isso.

Nas fases iniciais do choque, baixa $SvCO_2$ e hiperlactatemia frequentemente são responsivas a terapias que objetivem a adequação entre o DO_2 e a demanda de O_2. Em fases tardias, uma vez se instalada a DMOS, essas estratégias podem ser contraprodutivas e podem agravar a disfunção orgânica. Por exemplo, em fase tardia da sepse (> 24-48 horas de evolução), em pacientes com DMOS, frequentemente observa-se disfunção mitocondrial e disfunção hepática e renal. Ambas podem afetar o nível sanguíneo de lactato. Nesse contexto, hiperlactatemia poderá não ser consequência da inadequação entre oferta e consumo de O_2 (disóxia). Expansão volêmica somente agravará a sobrecarga hídrica e afetará negativamente a mortalidade. Aumento de dose de inotrópicos aumentará o VO_2 miocárdico, sem aumentar a perfusão e oferta de O_2 para o miocárdio, deteriorando a relação DO_2/VO_2 miocárdica. O balanço entre dano x benefício de transfusão de concentrado de hemácias pode tender para o dano, com predomínio da imunossupressão e infecção, ou ocorrência de TRALI (lesão pulmonar aguda associada à transfusão) ou TACO (sobrecarga hídrica associada à transfusão) e não resultar em aumento da VO_2 e resolução da DMOS. De fato, a transfusão, atuando como um potente estimulador de inflamação e de imunossupressão, pode agravar a DMOS e a PICS (síndrome de inflamação, imunossupressão persistente e caquexia), frequentemente observada nesses pacientes, e que contribuem para a mortalidade e morbidade(16-18).

RELAÇÃO ENTRE DO$_2$ E VO$_2$ E O CONCEITO DE VO$_2$/DO$_2$ DEPENDÊNCIA

Em condições basais, o consumo de O_2 é mantido constante em uma ampla faixa de DO_2. Esse resultado se deve ao aumento progressivo da extração de O_2 (Figura 12.2).

Somente a partir de um determinado ponto de DO_2 (definido como DO_2 crítico), o VO_2 começará a diminuir e aparecerá a disóxia. Em pacientes graves (particularmente aqueles na fase inicial de SIRS ou sepse), esse DO_2 crítico poderá estar desviado para a direita. Em outros termos, a partir de um valor mais elevado de DO_2, o VO_2 começará a declinar. Havendo redução do metabolismo (por exemplo, DMOS tardia, hipotermia, sedação profunda), esse ponto poderá estar desviado para a esquerda.

O conceito de DO_2/VO_2 dependência baseava-se na premissa de que, se em resposta ao aumento do DO_2, houvesse um aumento do VO_2, o DO_2 atual estaria abaixo do DO_2 crítico e a disóxia estaria presente. Essa dependência parece resultar do acoplamento matemático dos dados utilizados para o cálculo do DO_2 e VO_2, e não da insuficiência do DO_2 em satisfazer a demanda metabólica de O_2 dos órgãos e tecidos. Como para ambos são utilizadas variáveis similares (débito cardíaco, concentração de hemoglobina e SaO_2), um aumento no DO_2 resultaria em aumento no VO_2.

Influenciada pelo conceito de VO_2/DO_2 dependência, investigou-se se estratégias que objetivassem a obtenção de valores supranormais de DO_2 afetariam positivamente o prognóstico. Uma metanálise reforçou achados de estudos mais recentes de que a otimização do DO_2 na fase precoce do choque afeta favoravelmente o prognóstico e que a tentativa de obtenção de valores supranormais ou em excesso do necessário (ainda que dentro de valores de normalidade) em fases tardias da evolução pode aumentar a mortalidade[19]. Exemplos disso podem ser a tentativa de aumentar a SaO_2 em pacientes com síndrome do desconforto respiratório agudo, sem evidência clínica de disóxia. Um aumento na SaO_2, à custa de empregos de altos volumes correntes e pressões ventilatórias, resultará em volutrauma e aumento na mortalidade. A transfusão de concentrado de hemácias, tendo como indicação apenas o Hb ou hematócrito em pacientes com condição hemodinâmica adequada e sem indícios de disóxia (FC, PA, $SvcO_2$ e lactato adequados), pode desfavorecer o prognóstico.

PAPEL DAS INTERVENÇÕES TERAPÊUTICAS NO DO_2 E VO_2

Com o objetivo de suprir as necessidades energéticas dos órgãos, uma adequação entre a oferta e a demanda celular de O_2 deve ser estabelecida. Em pacientes com baixo DO_2, as variáveis que o determinam (IC, Hb, SaO_2) devem ser manipuladas (Figura 12.5). Qual, quanto e como intervir dependerá do diagnóstico e da fase da doença (se precoce ou tardia). Em pacientes graves, apresentando condições que aumentam o VO_2 e com evidência de disóxia, intervenções que reduzam a demanda celular por O_2 poderão também ser instituídas.

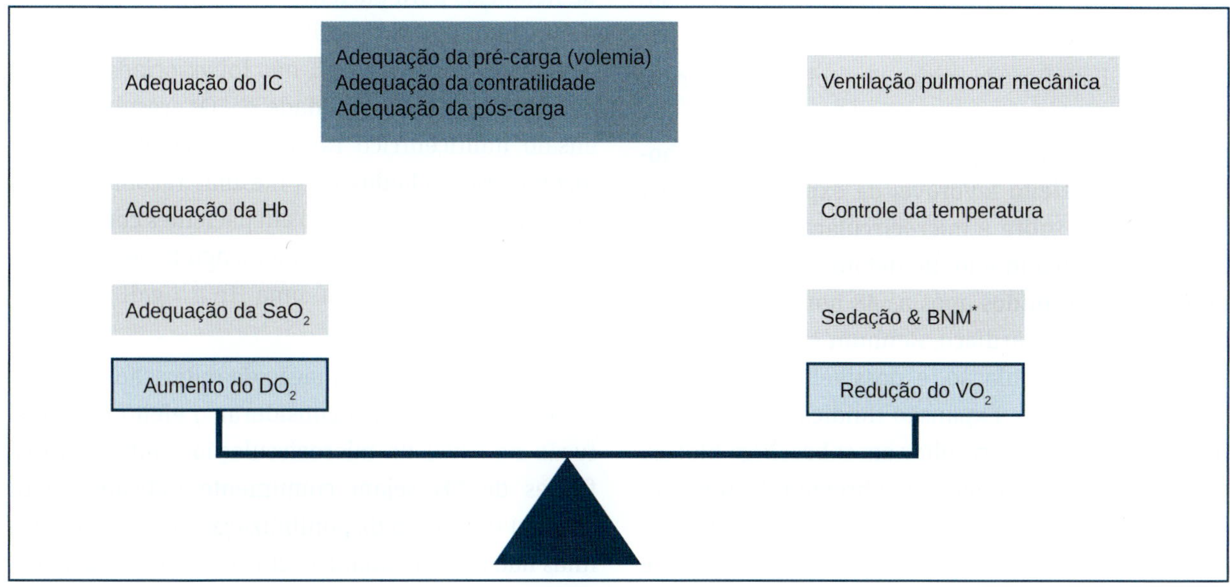

FIGURA 12.5 ***Variáveis de intervenção para adequação da relação DO_2/VO_2.***

* BNM: bloqueador neuromuscular.

Para tratar a disóxia, o O_2 deverá chegar à mitocôndria. Para isso, ele deverá atravessar a via aérea, difundir-se através dos pulmões, ligar-se à Hb e ser conduzido através da macrocirculação e microcirculação até às células. O efeito das intervenções que busquem tratar a disóxia sobre essas variáveis pode ser complexo e tal complexidade deve ser considerada. Exemplificando: um aumento do débito cardíaco não necessariamente aumentará a perfusão no nível de microcirculação e a biodisponibilidade de O_2 para as células. Inversamente, um efeito favorável na microcirculação poderá ser independente do efeito sobre o débito cardíaco. Um maior detalhamento dessas ações e interações será discutido a seguir.

FLUIDOS

Durante a fase inicial de reanimação de pacientes em choque, a hipovolemia deve ser tratada rapidamente. Em pacientes pediátricos com choque séptico, uma redução da mortalidade foi reportada quando fluídos em volume > 40 mL/kg foram administrados na primeira hora de reanimação. Diretrizes atuais recomendam *bolus* de 20 mL/kg em 5-10 minutos, que podem ser repetidos até a obtenção de valores hemodinâmicos alvos[20]. Fluidos devem ser considerados drogas[21]. Em doses apropriadas, favorecem a sobrevida; em excesso, tem sido associados à maior mortalidade, particularmente naqueles pacientes com menor severidade[22,23]. Portanto, a terapêutica fluídica dever ser titulada e expansões repetidas somente até se alcançar as metas de reanimação.

Efeito benéfico da expansão volêmica sobre a microcirculação somente tem sido observado nas primeiras 24 horas após a admissão. Após 48 horas, nenhum efeito favorável de expansão fluídica foi observado sobre a microcirculação, embora ela tenha induzido aumento no débito cardíaco[24]. Portanto, embora fluídos após as 48 horas possam aumentar o débito cardíaco, nenhum efeito favorável sobre a microcirculação, e possivelmente sobre o VO_2, foi observado. Expansão fluídica em fases tardias da sepse poderá resultar em sobrecarga hídrica e impactar negativamente a sobrevida. Estudos recentes têm demonstrado uma associação entre balanço hídrico positivo após 48 horas de admissão e mortalidade. Esse efeito parece ser proporcional ao grau de sobrecarga hídrica, sendo maior a mortalidade quanto maior o grau de sobrecarga. Tem-se estimado que cada 1% de sobrecarga hídrica aumenta em 3% o risco de mortalidade[25].

Albumina a 4%, empregada durante a fase de reanimação em pacientes com choque séptico, quando comparada com cristaloides, tem demonstrado consistentemente efeito favorável sobre a sobrevida e deve ser considerada a primeira opção nesses pacientes[26,27]. Não obstante, seu emprego durante a reanimação em pacientes com traumatismo cranioencefálico tem sido associado a maior mortalidade, devendo ser evitada nessa condição.

O emprego de coloides sintéticos tem sido associado a maior mortalidade, maior incidência de lesão renal aguda e coagulopatia. Eles não são recomendados para crianças.

TRANSFUSÃO DE CONCENTRADO DE HEMÁCIAS

Diversos mecanismos compensatórios impedem o desenvolvimento de hipóxia em pacientes anêmicos (Quadro 12.2).

Diretrizes atuais recomendam transfusão de concentrado de hemácias (CH) durante a fase de reanimação se a $SvcO_2$ se mantiver < 70% após ressuscitação volêmica, uso de drogas vasoativas e adequação da SaO_2, com a meta de se manter a Hb ≥ 10 g/dL. No entanto, em ensaio clínico randômico multicêntrico recente, a transfusão de concentrado de hemácias para pacientes com choque séptico somente quando Hb < 7 g/dL, quando comparada à indicação para Hb < 9 g/dL, não foi associada a maior morbidade ou mortalidade[28]. Os resultados de ensaio multicêntrico randômico pediátrico reproduzem esses achados e as mesmas recomendações podem ser feitas[29]. Exceto em pacientes com cardiopatia cianogênica, sangramento agudo ou evidência de isquemia miocárdica, uma Hb ≥ 7 g/dL pode ser tolerada.

Para avaliar a adequação da indicação da transfusão de CH, importa considerar o efeito da transfusão no nível de microcirculação. Embora transfusões de CH sejam comumente indicadas para aumentar o DO_2, a disponibilização de O_2 para as células não é determinada exclusivamente pelo hematócrito. Observa-se lesão de estocagem nas hemácias transfundidas, afetando a sua forma, sua reologia (notadamente sua deformabilidade) e sua fisiologia, e afetando sua capacidade de trânsito através da microcirculação e a biodisponibilização de O_2 para as células, podendo resultar em deterioração da perfusão no nível da microcirculação e redução do DO_2, mesmo com aumento do Hb e do hematócrito que se segue à transfusão[30].

O efeito da transfusão de CH sobre a microcirculação em pacientes com sepse grave não foi significativo, embora tenha havido larga variação individual da resposta[31].

QUADRO 12.2 ***Principais mecanismos compensatórios da anemia.***

Macrocirculação
Aumento do débito cardíaco devido a: ■ Redução da viscosidade sanguínea e da resistência vascular sistêmica; ■ Aumento da contratilidade e da frequência cardíaca; ■ Redistribuição do fluxo sanguíneo entre os órgãos e dentro do órgão
Microcirculação
■ Aumento do recrutamento capilar; ■ Maior tempo de trânsito da hemácia (maior tempo para as trocas gasosas); ■ Aumento do 2,3 DPG (aumento da liberação de O_2 para os tecidos)

Em PO de cirurgia cardíaca pediátrica em crianças estáveis, uma Hb < 8,0 g/dL tem sido adotada como limiar para transfusão em crianças com cardiopatia congênita acianótica[32]; e Hb < 9,0 g/dL, em pacientes com fisiologia de ventrículo único[33]. Na presença de sinais de baixo débito, de baixa $SvcO_2$ e/ou de hiperlactatemia após adequação de pré-carga e do uso de inovasodilatadores, a transfusão de concentrado de hemácias deve ser considerada se a Hb for < 9-10 g/dL.

Transfusões têm sido associadas a maior mortalidade, maior taxa de infecções nosocomiais, maior tempo de ventilação pulmonar mecânica e de internação hospitalar, e maior utilização de recursos[34]. Estratégias transfusionais conservadoras são, portanto, recomendadas.

USO DE INOTRÓPICOS E VASODILATADORES

Preservação da perfusão coronariana é a prioridade hemodinâmica em estados de choque ou colapso circulatório. Havendo disfunção contrátil miocárdica (como observada, por exemplo, no choque séptico e no choque cardiogênico), faz-se necessário o uso de inotrópicos, com o objetivo de adequação do volume sistólico e do débito cardíaco e, também, da perfusão coronariana e do DO_2 miocárdico. O aumento do inotropismo e do cronotropismo resulta em concomitante aumento do VO_2 miocárdico. A dose ideal de um agente inotrópico será aquela que produzirá uma relação DO_2/VO_2 miocárdica otimizada, traduzida farmacodinamicamente por geração de um máximo incremento no DO_2, associado a um mínimo incremento no VO_2 miocárdico. Incrementos progressivos da dose de inotrópicos resultarão inexoravelmente em aumentos também progressivos do VO_2 miocárdico, mas não resultam necessariamente em aumentos do DO_2 e da oxigenação miocárdica. Caso se obtenha um efeito inotrópico máximo (traduzido por aumento do volume sistólico) em doses abaixo da máxima, um aumento da dose acima desse valor resultará em elevação do VO_2 miocárdico, sem o concomitante incremento do DO_2, desbalanceando negativamente a relação DO_2/VO_2 miocárdica (Figura 12.6).

Evidências recentes sugerem que doses excessivas de inotrópicos podem causar dano ao cardiomiócito e resultar em aumento da morbidade

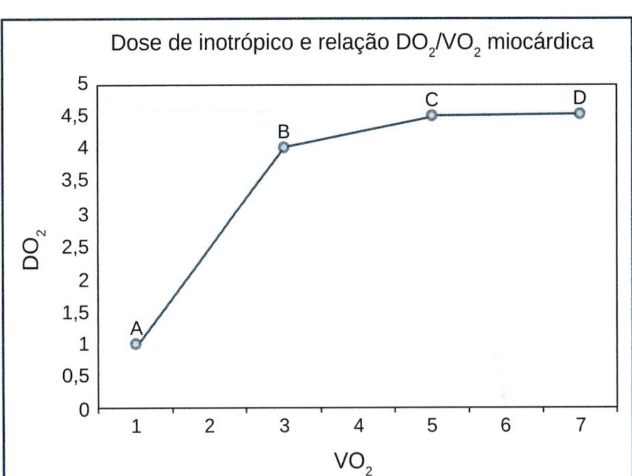

FIGURA 12.6 ***Relação DO_2/VO_2 miocárdica e dose de inotrópico.***

As letras de A a D representam doses crescentes de um determinado inotrópico. Os valores de DO_2 e VO_2 são apenas ilustrativos. Um aumento de dose de inotrópico de A para B causa um aumento significativo no DO_2, acompanhado por um aumento proporcionalmente menor do VO_2. Já um aumento de dose de C para D causa um aumento no VO_2, sem nenhum aumento no DO_2.

e mortalidade em pacientes graves[35]. E ainda que o inotrópico possa induzir efeitos significativos no débito cardíaco, esses efeitos podem não ser acompanhados de melhora da perfusão no nível microcirculatório nem da depuração de lactato[36]. A titulação de dose de inotrópicos deve, portanto, objetivar não apenas valores hemodinâmicos (IC, PA, FC), mas deve incluir índices de perfusão e/ou metabólicos (por exemplo, $SvcO_2$, lactato).

Em termos energéticos, os agentes sensibilizadores de canal de cálcio (levosimendan) são mais eficientes que os inibidores da difosfoesterase (milrinona), que são mais eficientes que os agentes ß-agonistas. Isso significa que, para um mesmo efeito de incremento no DO_2 miocárdico, o aumento no VO_2 miocárdico será menor para os agentes sensibilizadores de canal de cálcio e maior para os agentes ß-agonistas[37].

A redução da pós-carga reduz o trabalho cardíaco e o VO_2 miocárdico e pode resultar em aumento do volume sistólico e o débito cardíaco. Esse efeito será amplificado se houver disfunção contrátil do miocárdico. Portanto, PA mais elevadas em consequência do aumento da resistência vascular sistêmica podem comprometer o débito cardíaco e o DO_2. A PA alvo, portanto, dependerá da condição clínica do paciente. Em pacientes sépticos, o percentil 5 de PA parece ser adequado para a maiorias dos pacientes[38]. Em pacientes com hipertensão intracraniana, o percentil 75 de PA parece ser mais apropriado[39]. Essas são apenas recomendações iniciais. A PA definitiva dependerá da gravidade da disfunção contrátil e do efeito da PA e resistência vascular sistêmica no débito cardíaco e na perfusão.

O uso de vasodilatadores, com o objetivo de recrutamento da microcirculação, não é recomendado. Aumento da mortalidade com o emprego de nitroglicerina tem sido reportado em pacientes sépticos.

ADEQUAÇÃO DA SaO_2

A SaO_2 alvo recomendada na síndrome do desconforto respiratório agudo (SDRA) é de 88-92%. Em pacientes com SDRA grave submetidos ao suporte de oxigenação extracorpórea venovenosa (VV-ECMO), a SaO_2 alvo é de 85%. Em doenças pulmonares restritivas, a SaO_2 é dependente da pressão alveolar de O_2 (PAO_2). A PAO_2 é determinada pela FIO_2 e pela pressão média da via aérea (PMVA). Ambos os parâmetros podem estar relacionados à lesão pulmonar induzida pela ventilação pulmonar mecânica. A PMVA excessiva pode comprometer o retorno venoso e aumentar a pós-carga do ventrículo direito (por hiperdistensão alveolar e compressão dos capilares pulmonares). Cor pulmonale agudo é frequente em pacientes com SDRA e sua presença tem sido associada a maior mortalidade, e estratégias ventilatórias podem atenuá-lo ou agravá-lo[40]. Redução da pré-carga (redução do retorno venoso) e/ou desenvolvimento de cor pulmonale agudo podem comprometer o débito cardíaco e reduzir o DO_2 sistêmico. Um importante objetivo terapêutico da SDRA é o de adequação do DO_2. O IC é o principal determinante do DO_2 e estratégias que objetivem aumentos na SaO_2, com comprometimento do IC, podem afetar o DO_2 e induzir ou agravar a disóxia. Exemplificando: uma estratégia ventilatória que, para tentar corrigir uma hipoxemia (aumentar a SaO_2 = 85% para 90% e a paO_2 de 50 mmHg para 60 mmHg), utilize-se de PEEP e/ou pressões de platô excessivos (aumento da PMVA), com consequente redução de 10% do índice cardíaco, terá como consequência uma diminuição do DO_2 na ordem de 5% (Tabela 12.1). Hipoxemia refratária é infrequente causa de morte em pacientes com SDRA. A maioria desses pacientes morre em consequência de DMOS. Esta pode ser induzida ou agravada pela hipóxia. Portanto, essa estratégia parece injustificável na perspectiva de adequação do DO_2. Hipoxemia pode ser tolerada se associada a um DO_2 adequado[41]. Se aplicada com o objetivo de proteção pulmonar (prevenção de volutrauma e/ou toxicidade pelo O_2) e preservação do IC, suas limitações e complicações devem ser consideradas, reconhecidas e monitoradas. Débito cardíaco e concentrações de Hb adequados são necessários para compensar a hipoxemia. A tolerância à hipoxemia é variável entre os órgãos. O efeito mais frequente da hipoxemia é a elevação da resistência vascular pulmonar e da resistência arterial renal.

A mortalidade atribuída à SDRA tem diminuído nas últimas décadas, a despeito da inexistência de terapêuticas especificadas de tratamento. Entre as justificativas propostas estão o emprego de estratégias ventilatórias protetoras, estratégias transfusio-

TABELA 12.1 ***Exemplo de efeito estimado da redução do DO_2 induzida pela ventilação pulmonar mecânica, na tentativa de correção de hipoxemia.***

I. $DO_285 = SaO_2$ de 85%, IC de 3,5 L/min/m² e Hb 10 g/dL
$DO_285 = (10 \times 1{,}34 \times 0{,}85 \times 3{,}5 + 0{,}0031 \times 50)$ mL/min/m²
$DO_285 = (398{,}65 + 0{,}15)$ mL/min/m²
$DO_285 = 398{,}8$ mL/min/m²

II. $DO_290 = SaO_2$ de 90%, IC de 3,15 L/min/m² (90% do valor inicial) e Hb 10 g/dL
$DO_290 = (10 \times 1{,}34 \times 0{,}9 \times 3{,}15 + 0{,}0031 \times 60)$ mL/min
$DO_290 = (379{,}9 + 0{,}19)$ mL/min/m²
$DO_290 = 380{,}09$ mL/min/m²

nais conservadoras e minimização de sobrecarga hídrica (metas de balanço hídrico negativo)[42]. Tal achado corrobora a premissa de que a terapêutica em pacientes graves deve ser titulada e dirigida para alvos bem definidos e que o excesso de intervenções pode ser deletério.

REDUÇÃO DO VO_2

Incrementos no DO_2 sistêmico podem ser limitados pela limitação funcional do órgão (por exemplo, disfunção sistólica miocárdica grave) ou para limitar os efeitos adversos relacionados ao tratamento (por exemplo, limitação do volume corrente, com objetivo de minimizar o volutrauma). Se tal limitação do DO_2 resultar em disóxia, a redução do VO_2 sistêmico pode readequar a relação DO_2/VO_2 sistêmico e corrigir a disóxia. Controle da temperatura corpórea, redução do trabalho respiratório (ventilação pulmonar mecânica) e sedação e uso de bloqueio neuromuscular são as intervenções mais frequentemente consideradas em pacientes graves para a redução do VO_2 sistêmico.

TEMPERATURA CORPÓREA E VO_2 SISTÊMICO

Estudos tem demonstrado uma redução de 5-7% do VO_2 para cada grau de redução de temperatura corpórea. Em situações de disóxia, a febre deve ser agressivamente tratada. Medicações antipiréticas tem um percentual > 50% de falha no controle da temperatura corpórea reportada em estudo clínicos. Métodos de resfriamento extracorpóreo parecem ser mais efetivos e evitam a exposição a antipiréticos e seus efeitos adversos[43]. Durante a redução de temperatura por esse método, a adoção de medidas de controle dos calafrios são imprescindíveis, haja vista que os calafrios causam aumento do VO_2 sistêmico e podem neutralizar o efeito poupador de O_2 do controle de temperatura[44].

SEDAÇÃO E BLOQUEIO NEUROMUSCULAR

Em condições normais, a musculatura respiratória responde por aproximadamente 2% do VO_2 sistêmico. Esse consumo pode aumentar significativamente em caso de choque ou insuficiência respiratória aguda. Quando o aumento do trabalho respiratório pode contribuir para a inadequação na relação DO_2/VO_2, o uso de sedação profunda, associada ou não a uso de bloqueador neuromuscular (BNM), deve ser considerado.

Diversos efeitos metabólicos dos sedativos podem contribuir para a redução do VO_2 sistêmico. Redução da resposta neuro-humoral ao estresse mediante bloqueio simpático é o mais importante deles. Como o sistema simpático é importante na redistribuição do fluxo sanguíneo e preservação da perfusão de órgãos essenciais em estados de choque, um bloqueio completo pode comprometer ainda mais o DO_2 e agravar a disóxia em pacientes hemodinamicamente instáveis. Portanto, o efeito benéfico na redução do VO_2 somente existirá em condições em que o DO_2 for preservado. Em pacientes que necessitem de redução da VO_2, mas também apresentem DO_2 limítrofe, o efeito dos sedativos sobre a relação DO_2/VO_2 deve ser monitorado. Não existem evidências disponíveis que definam qual agente sedativo ou combinação seria mais eficiente na redução da demanda metabólica orgânica.

A associação de um bloqueador neuromuscular pode limitar o escalonamento de doses de sedativos, minimizando os efeitos colaterais, e contribuir para a redução do VO_2 sistêmico. Redução no VO_2 de cerca de 10% tem sido reportada em crianças graves com a utilização de ventilação pulmonar mecânica, sedação e BNM[45]. Preferencialmente, BNM com menor repercussão hemodinâmica (por exemplo, cisatracúrio, vecurônio) devem ser empregados para esse fim, embora sejam fracas as evidências disponíveis para essa recomendação.

DO_2 E DISFUNÇÃO MITOCONDRIAL

Disfunção mitocondrial ocorre em pacientes sépticos, havendo uma relação direta entre sua intensidade e a mortalidade[46]. Tal disfunção resulta em hipoxia citopática, situação na qual há impossibilidade de utilização do O_2 para geração de energia na célula.

Evidências suportam a noção de que a disfunção mitocondrial exerce um papel central no desenvolvimento da DMOS. A DMOS pode ser considerada um estado hipometabólico. Portanto, uma DO_2 menor que a usual poderá ser suficiente para satisfazer a demanda metabólica orgânica. Essa hipótese pode explicar a ineficácia das tentativas de aumento do DO_2 em fase tardia da sepse e do choque em reduzir a mortalidade. Estudos sugerem que tal disfunção se constitui em um mecanismo adaptativo celular, que permite às células entrarem em um estado de "hibernação" que lhes viabilize a sobrevida após o desaparecimento da agressão hipóxico-isquêmico e reestabelecimento da perfusão[47].

Uma vez instalada a hipoxia citopática, um aumento no DO_2 não resultará em aumento no VO_2 nem na reversão da DMOS, podendo, ao contrário, agravá-la. Em não havendo evidências de terapêuticas efetivas para a reversão da disfunção mitocondrial[48], o tratamento conservador é o indicado.

REFERÊNCIAS

1. Harrois A, Huet O, Duranteau J. Alterations of mitochondrial function in sepsis and critical illness. Curr Opin Anaesthesiol. 2009;22:143-9.
2. Revelly JP, Tappy L, Martinez A, Bollmann M, Cayeux MC, Berger MM, Chioléro RL. Lactate and glucose metabolism in severe sepsis and cardiogenic shock. Crit Care Med. 2005;33(10):2235-40.
3. Levy B. Lactate and shock state: the metabolic view. Curr Opin Crit Care. 2006;12:315-21.
4. Jansen TC, van Bommel J, Mulder PG, Lima AP, van der Hoven B, Rommes JH, Snellen FT, Bakker J. Prognostic value of blood lactate levels: does the clinical diagnosis at admission matter? J Trauma. 2009;66(2):377-85.
5. Nichol A, Bailey M, Egi M, Pettila V, French C, Stachowski E, Reade MC, Cooper DJ, Bellomo R. Dynamic lactate indices as predictors of outcome in critically ill patients. Crit Care. 2011;15:R242.
6. Hernandez G, Luengo C, Bruhn A, Kattan E, Friedman G, Ospina-Tascon GA, Fuentealba A, Castro R, Regueira T, Romero C, Ince C, Bakker J. When to stop septic shock resuscitation: clues from a dynamic perfusion monitoring. Ann Intensive Care. 2014;4:30.
7. Jones AE, Shapiro NI, Trzeciak S, Arnold RC, Claremont HA, Kline JA; Emergency Medicine Shock Research Network (EMShockNet) Investigators. Lactate clearance vs central venous oxygen saturation as goals of early sepsis therapy: a randomized clinical trial. JAMA. 2010;303(8):739-46.
8. Jansen TC, van Bommel J, Schoonderbeek FJ, et al; LACTATE study group. Early lactate-guided therapy in intensive care unit patients: A multicenter, open-label, randomized controlled trial. Am J Respir Crit Care Med. 2010;182:752-61.
9. Tibby SM, Murdoch IA. Monitoring cardiac function in intensive care. Arch Dis Child. 2003;88:46-52.
10. Dellinger RP, Levy MM, Rhodes A, Annane D, Gerlach H, Opal SM, Sevransky JE, Sprung CL, Douglas IS, Jaeschke R, Osborn TM, Nunnally ME, Townsend SR, Reinhart K, Kleinpell RM, Angus DC, Deutschman CS, Machado FR, Rubenfeld GD, Webb SA, Beale RJ, Vincent JL, Moreno R; Surviving Sepsis Campaign Guidelines Committee including the Pediatric Subgroup. Surviving sepsis campaign: international guidelines for management of severe sepsis and septic shock: 2012. Crit Care Med. 2013;41(2):580-637.
11. de Oliveira CF, de Oliveira DS, Gottschald AF, Moura JD, Costa GA, Ventura AC, Fernandes JC, Vaz FA, Carcillo JA, Rivers EP, Troster EJ. ACCM/PALS haemodynamic support guidelines for paediatric septic shock: an outcomes comparison with and without monitoring central venous oxygen saturation. Intensive Care Med. 2008;34(6):1065-75.
12. Blasco V, Leone M, Textoris J, Visintini P, Albanèse J, Martin C. Venous oximetry: physiology and therapeutic implications. Ann Fr Anesth Reanim. 2008;27(1):74-82.
13. Puskarich MA, Trzeciak S, Shapiro NI, Arnold RC, Heffner AC, Kline JA, Jones AE; Emergency Medicine Shock Research Network (EMSHOCKNET). Prognostic value and agreement of achieving lactate clearance or central venous oxygen saturation goals during early sepsis resuscitation. Acad Emerg Med. 2012;19(3):252-8.
14. Jones AE. Point: Should Lactate Clearance be Substituted for Central Venous Oxygen Saturation as Goals of Early Severe Sepsis and Septic Shock Therapy? Yes. Chest. 2011;140:1406-8.
15. Rivers EP, Elkin R, Cannon CM. Counterpoint: Should Lactate Clearance be Substituted for Central Venous

Oxygen Saturation as Goals of Early Severe Sepsis and Septic Shock Therapy? Yes. Chest 2011;140:1408-12.

16. Gauvin F, Lacroix J, Robillard P, Lapointe H, Hume H. Acute transfusion reactions in the pediatric intensive care unit. Transfusion. 2006;46(11):1899-908.
17. Lavoie J. Blood transfusion risks and alternative strategies in pediatric patients. Paediatr Anaesth. 2011; 21(1):14-24.
18. Gentile LF, Cuenca AG, Efron PA, Ang D, Bihorac A, McKinley BA, Moldawer LL, Moore FA. Persistent inflammation and immunosuppression: a common syndrome and new horizon for surgical intensive care. J Trauma Acute Care Surg. 2012;72(6):1491-501.
19. Kern JW, Shoemaker WC. Meta-analysis of hemodynamic optimization in high-risk patients. Crit Care Med. 2002;30:1686-92.
20. Brierley J, Carcillo JA, Choong K, Cornell T, Decaen A, Deymann A, Doctor A, Davis A, Duff J, Dugas MA, Duncan A, Evans B, Feldman J, Felmet K, Fisher G, Frankel L, Jeffries H, Greenwald B, Gutierrez J, Hall M, Han YY, Hanson J, Hazelzet J, Hernan L, Kiff J, Kissoon N, Kon A, Irazuzta J, Lin J, Lorts A, Mariscalco M, Mehta R, Nadel S, Nguyen T, Nicholson C, Peters M, Okhuysen-Cawley R, Poulton T, Relves M, Rodriguez A, Rozenfeld R, Schnitzler E, Shanley T, Kache S, Skippen P, Torres A, von Dessauer B, Weingarten J, Yeh T, Zaritsky A, Stojadinovic B, Zimmerman J, Zuckerberg A. Clinical practice parameters for hemodynamic support of pediatric and neonatal septic shock: 2007 update from the American College of Critical Care Medicine. Crit Care Med. 2009;37(2):666-88.
21. Raghunathan K, Shaw AD, Bagshaw S. Fluids are drugs: type, dose and toxicity. Curr Opin Crit Care. 2013;19(4): 290-8.
22. Abulebda K, Cvijanovich NZ, Thomas NJ, Allen GL, Anas N, Bigham MT, Hall M, Freishtat RJ, Sen A, Meyer K, Checchia PA, Shanley TP, Nowak J, Quasney M, Weiss SL, Chopra A, Banschbach S, Beckman E, Lindsell CJ, Wong HR. Post-ICU admission fluid balance and pediatric septic shock outcomes: a risk-stratified analysis. Crit Care Med. 2014;42(2):397-403.
23. Murphy CV, Schramm GE, Doherty JA, Reichley RM, Gajic O, Afessa B, Micek ST, Kollef MH. The importance of fluid management in acute lung injury secondary to septic shock. Chest. 2009;136(1):102-9.
24. Ospina-Tascon G, Neves AP, Occhipinti G, Donadello K, Büchele G, Simion D, Chierego ML, Silva TO, Fonseca A, Vincent JL, De Backer D. Effects of fluids on microvascular perfusion in patients with severe sepsis. Intensive Care Med. 2010;36(6):949-55.
25. Sutherland SM, Zappitelli M, Alexander SR, Chua AN, Brophy PD, Bunchman TE, Hackbarth R, Somers MJ, Baum M, Symons JM, Flores FX, Benfield M, Askenazi D, Chand D, Fortenberry JD, Mahan JD, McBryde K, Blowey D, Goldstein SL. Fluid overload and mortality in children receiving continuous renal replacement therapy: the prospective pediatric continuous renal replacement therapy registry. Am J Kidney Dis. 2010; 55(2):316-25.
26. Delaney AP, Dan A, McCaffrey J, Finfer S. The role of albumin as a resuscitation fluid for patients with sepsis: a systematic review and meta-analysis. Crit Care Med. 2011;39(2):386-91.
27. Myburgh JA, Mythen MG. Resuscitation fluids. N Engl J Med. 2013 Sep 26;369(13):1243-51.
28. Holst LB, Haase N, Wetterslev J, Wernerman J, Guttormsen AB, Karlsson S, Johansson PI, Aneman A, Vang ML, Winding R, Nebrich L, Nibro HL, Rasmussen BS, Lauridsen JR, Nielsen JS, Oldner A, Pettilä V, Cronhjort MB, Andersen LH, Pedersen UG, Reiter N, Wiis J, White JO, Russell L, Thornberg KJ, Hjortrup PB, Müller RG, Møller MH, Steensen M, Tjäder I, Kilsand K, Odeberg-Wernerman S, Sjøbø B, Bundgaard H, Thyø MA, Lodahl D, Mærkedahl R, Albeck C, Illum D, Kruse M, Winkel P, Perner A; TRISS Trial Group, Scandinavian Critical Care Trials Group. Lower versus higher hemoglobin threshold for transfusion in septic shock. N Engl J Med. 2014;371(15):1381-91.
29. Lacroix J, Hébert PC, Hutchison JS, Hume HA, Tucci M, Ducruet T, Gauvin F, Collet JP, Toledano BJ, Robillard P, Joffe A, Biarent D, Meert K, Peters MJ; TRIPICU Investigators, Canadian Critical Care Trials Group, Pediatric Acute Lung Injury and Sepsis Investigators Network. Transfusion strategies for patients in pediatric intensive care units. N Engl J Med. 2007;356(16):1609-19.
30. Cohen B, Matot I. Aged erythrocytes: a fine wine or sour grapes? Br J Anaesth. 2013;111(S1):i62-70.
31. Sakr Y, Chierego M, Piagnerelli M, Verdant C, Dubois MJ, Koch M, Creteur J, Gullo A, Vincent JL, De Backer D. Microvascular response to red blood cell transfusion in patients with severe sepsis. Crit Care Med. 2007;35(7):1639-44.
32. de Gast-Bakker DH, de Wilde RB, Hazekamp MG, Sojak V, Zwaginga JJ, Wolterbeek R, de Jonge E, Gesink-van der Veer BJ. Safety and effects of two red blood cell transfusion strategies in pediatric cardiac surgery patients: a randomized controlled trial. Intensive Care Med. 2013;39(11):2011-9.
33. Cholette JM, Rubenstein JS, Alfieris GM, Powers KS, Eaton M, Lerner NB. Children with single-ventricle physiology do not benefit from higher hemoglobin levels post cavopulmonary connection: results of a prospective, randomized, controlled trial of a restric-

tive versus liberal red-cell transfusion strategy. Pediatr Crit Care Med. 2011;12(1):39-45.

34. Shander A, Javidroozi M, Ozawa S, Hare GM. What is really dangerous: anaemia or transfusion? Br J Anaesth. 2011;107 Suppl 1:i41-59.

35. Nielsen DV, Algotsson L. Outcome of inotropic therapy: is less always more? Curr Opin Anaesthesiol. 2015;28(2):159-64.

36. Hernandez G, Bruhn A, Luengo C, Regueira T, Kattan E, Fuentealba A, Florez J, Castro R, Aquevedo A, Pairumani R, McNab P, Ince C. Effects of dobutamine on systemic, regional and microcirculatory perfusion parameters in septic shock: a randomized, placebo-controlled, double-blind, crossover study. Intensive Care Med. 2013;39(8):1435-43.

37. Greco T, Calabrò MG, Covello RD, Greco M, Pasin L, Morelli A, Landoni G, Zangrillo A. A Bayesian network meta-analysis on the effect of inodilatory agents on mortality. Br J Anaesth. 2015;114(5):746-56.

38. Asfar P, Meziani F, Hamel JF, Grelon F, Megarbane B, Anguel N, Mira JP, Dequin PF, Gergaud S, Weiss N, Legay F, Le Tulzo Y, Conrad M, Robert R, Gonzalez F, Guitton C, Tamion F, Tonnelier JM, Guezennec P, Van Der Linden T, Vieillard-Baron A, Mariotte E, Pradel G, Lesieur O, Ricard JD, Hervé F, du Cheyron D, Guerin C, Mercat A, Teboul JL, Radermacher P; SEPSISPAM Investigators. High versus low blood-pressure target in patients with septic shock. N Engl J Med. 2014;370(17):1583-93.

39. Kumar R, Singhi S, Singhi P, Jayashree M, Bansal A, Bhatti A. Randomized controlled trial comparing cerebral perfusion pressure-targeted therapy versus intracranial pressure-targeted therapy for raised intracranial pressure due to acute CNS infections in children. Crit Care Med. 2014;42(8):1775-87.

40. Ryan D, Frohlich S, McLoughlin P. Pulmonary vascular dysfunction in ARDS. Ann Intensive Care. 2014;4:28.

41. Abdelsalam M, Cheifetz IM. Goal-directed therapy for severely hypoxic patients with acute respiratory distress syndrome: permissive hypoxemia. Respir Care. 2010;55(11):1483-90.

42. Erickson SE, Martin GS, Davis JL, Matthay MA, Eisner MD; NIH NHLBI ARDS Network. Recent trends in acute lung injury mortality: 1996-2005. Crit Care Med. 2009;37:1574-9.

43. Poblete B, Romand JA, Pichard C, König P, Suter PM. Metabolic effects of i.v. propacetamol, metamizol or external cooling in critically ill febrile sedated patients. Br J Anaesth. 1997;78(2):123-7.

44. Hata JS, Shelsky CR, Hindman BJ, Smith TC, Simmons JS, Todd MM. A prospective, observational clinical trial of fever reduction to reduce systemic oxygen consumption in the setting of acute brain injury. Neurocrit Care. 2008;9(1):37-44.

45. Vernon DD, Witte MK. Effect of neuromuscular blockade on oxygen consumption and energy expenditure in sedated, mechanically ventilated children. Crit Care Med. 2000;28(5):1569-71.

46. Brealey D, Brand M, Hargreaves I, Heales S, Land J, Smolenski R, Davies NA, Cooper CE, Singer M. Association between mitochondrial dysfunction and severity and outcome of septic shock. Lancet. 2002;360(9328):219-23.

47. Mongardon N, Dyson A, Singer M. Is MOF an outcome parameter or a transient, adaptive state in critical illness? Curr Opin Crit Care. 2009;15(5):431-6.

48. Galley HF. Oxidative stress and mitochondrial dysfunction in sepsis. Br J Anaesth. 2011;107(1): 57-64.

13 Monitoração Hemodinâmica Não Invasiva

Ricardo Silveira Yamaguchi

PRÓLOGO

A circulação sanguínea adequada é uma condição essencial para garantir a oferta adequada de oxigênio para os diversos órgãos, mantendo uma oxigenação tecidual adequada e garantindo o funcionamento adequado de todo o organismo.

A monitoração hemodinâmica é realizada com técnicas que permitam diagnosticar o estado hemodinâmico do paciente. A monitoração hemodinâmica não invasiva é composta principalmente pela observação de parâmetros fisiológicos, com o objetivo de detectar precocemente possíveis alterações, possibilitando instituir intervenções terapêuticas adequadas e assegurar a oferta de oxigênio para os tecidos.

Quando falamos de monitoração hemodinâmica, procuramos sempre o método mais adequado para a avaliação do paciente. Esse método deveria contemplar as seguintes características: fornecer o maior número de informações relevantes, ser preciso, ter fácil interpretação, ser minimamente invasivo, fornecer variáveis contínuas e poder ser utilizado nas três principais etapas do tratamento (diagnóstico, vigilância e monitoração terapêutica).

A utilização de técnicas não invasivas na monitoração hemodinâmica é muito útil na terapia intensiva por permitir a detecção precoce de sinais de hipoperfusão pela equipe multidisciplinar que atende ao paciente, permitindo o início do tratamento também de maneira precoce, além de fornecer ferramentas para a indicação de medidas invasivas de monitoração.

O exame físico com frequentes reavaliações é uma ferramentas muito úteis na monitoração do paciente. Os dados obtidos (Quadro 14.1) devem ser analisados em conjunto, permitindo assim uma visão global do estado hemodinâmico do paciente, minimizando a ocorrência de erros na avaliação clínica. A avaliação clínica do paciente criticamente enfermo internado em unidade de terapia intensiva (UTI) requer profundo conhecimento das vantagens e limitações das técnicas empregadas.

Neste capítulo, abordaremos as principais ferramentas utilizadas na monitoração não invasiva em pediatria, explicitando as principais peculiaridades conforme a faixa etária dos pacientes pediátricos, e reforçando que, para uma análise adequada do paciente, devemos utilizar o maior número de métodos de monitoração que tenhamos à nossa disposição.

QUADRO 13.1 ***Parâmetros clínicos para avaliação do débito cardíaco.***

Nível de consciência
Estado de hidratação
Edema periférico
Padrão respiratório
Tempo de enchimento capilar
Diferença de temperatura central e periférica
Frequência cardíaca e ritmo
Característica dos pulsos
Débito urinário

PULSOS CENTRAIS E PERIFÉRICOS

A avaliação dos pulsos é de grande importância na definição do estado hemodinâmico do paciente. Devem ser avaliados os pulsos centrais (femoral, axilar e carotídeo em crianças mais velhas) e periféricos (braquial, radial, pedioso e tibial posterior). Os pulsos centrais são geralmente mais fortes que os periféricos, pois suas artérias têm maior calibre e estão mais próximas do coração. Na avaliação palpatória do pulso, deve-se avaliar: frequência, amplitude, ritmo e simetria.

A amplitude do pulso é determinada pela pressão de pulso (diferença entre pressão arterial sistólica e diastólica). Quando houver queda no débito cardíaco, a perfusão sistêmica apresenta-se reduzida, de maneira gradativa, e a redução da perfusão se inicia nas extremidades, com perda do pulso periférico e eventual enfraquecimento de pulso central. Um pulso de baixa amplitude e rápido pode refletir perfusão inadequada ou baixo débito cardíaco. Pulsos amplos e rápidos podem sugerir um estado hiperdinâmico (choque quente com vasodilatação), insuficiência aórtica ou persistência do canal arterial. O pulso paradoxal (variação do volume do pulso com o ciclo respiratório) pode ocorrer em crianças com asma aguda ou tamponamento cardíaco. No paciente em ventilação pulmonar mecânica, a redução do volume de pulso com a pressão positiva nas vias aéreas pode indicar hipovolemia. A diminuição dos pulsos periféricos também pode ocorrer por diminuição da temperatura ambiente.

PRESSÃO ARTERIAL (PA)

A pressão arterial sistêmica é de extrema importância na monitoração hemodinâmica do paciente criticamente enfermo. Ela é determinada pelo tônus vascular (resistência vascular sistêmica), associado à volemia do paciente e ao débito cardíaco, refletindo diretamente as alterações dessas variáveis. A PA fornece uma estimativa razoável da adequação da pressão de perfusão dos órgãos, quando a pressão venosa e resistência vascular são constantes. É importante ressaltar que um valor adequado de PA nem sempre reflete adequação da pressão de perfusão, e que a hipotensão é um sinal tardio do choque. Até 30% do volume circulante efetivo pode ser perdido antes do aparecimento de hipotensão arterial significativa[19].

A pressão arterial é constituída pela pressão arterial sistólica (PAS) e pressão arterial diastólica (PAD). A pressão arterial média (PAM) é obtida pela fórmula: (PAS + 2 x PAD) / 3. Os valores normais de PA, de acordo com a faixa etária, são fornecidos na Tabela 13.1[20].

TABELA 13.1 ***Valores normais de pressão arterial, de acordo com a faixa etária.***

Idade	Pressão Sistólica (mmHg)	Pressão Diastólica (mmHg)
Prematuro	55-75	35-45
0-3 meses	65-85	45-55
3-6 meses	70-90	50-65
6-12 meses	80-100	55-65
1-3 anos	90-105	55-70
3-6 anos	95-110	60-75
6-12 anos	100-120	60-75
> 12 anos	110-135	65-85

Utiliza-se também a seguinte regra prática para classificar a hipotensão (percentil 5 da PAS)[21]:

- Recém-nascido (RN) a termo: PAS < 60 mmHg
- Lactentes de um a 12 meses: PAS < 70 mmHg
- Crianças de um a 10 anos: PAS < 70 + (2 x idade em anos)
- Crianças acima de 10 anos: PAS < 90 mmHg

O valor absoluto da PA depende do seu método de aferição, sendo importante o conhecimento das especificidades de cada método de aferição. A mensuração da pressão arterial não invasiva pode ser feita por métodos indiretos manuais ou automáticos.

Método Manual Palpatório/Auscultatório

Utiliza-se o esfigmomanômetro, composto de um manômetro, uma bolsa inflável de borracha coberta por um tecido inelástico e uma pera insufladora com uma válvula de controle. O manômetro pode ser uma coluna de mercúrio ou dispositivo aneroide (com ponteiro e escala circular).

É de suma importância escolher o manguito adequado para cada paciente, evitando medidas falseadas. A largura da bolsa inflável deve ter 40% da circunferência do braço (medida no ponto médio entre o olecrano e o acrômio) e comprimento suficiente para envolver 80% do membro (Tabela 13.2).

TABELA 13.2 *Tamanho de manguito (American Heart Association, 2005).*

Idade	Tamanho do Manguito
Recém-nascidos	4 x 8 cm
Lactentes	6 x 12 cm
Crianças maiores	9 x 18 cm

Inicialmente, palpa-se o pulso da artéria radial e insufla-se o manguito até 20 mmHg acima do ponto em que o pulso radial deixa de ser palpável. A seguir, realiza-se a medição auscultatória, usando-se os sons de KorotKoff, que são divididos em cinco fases:

1. Início do batimento audível (representa a pressão arterial sistólica);
2. Pausa (hiato/intervalo);
3. Reinício dos batimentos após a pausa;
4. Alteração da intensidade dos batimentos;
5. Batimento deixa de ser audível (representa a pressão arterial diastólica).

Método Automático Oscilatório

Utiliza sistema de insuflação e desinsuflação que podem ser realizados a curtos intervalos de tempo. O princípio é que o fluxo sanguíneo produz oscilações na parede arterial e elas são transmitidas para uma bolsa inflável. Conforme a bolsa desinfla, ocorrem mudanças na magnitude das oscilações, o que gera a medida da PAS. A PAM é medida quando ocorre a máxima amplitude de oscilações. A PAD coincide com a diminuição súbita das oscilações.

A medida de PA não invasiva é um método seguro, simples, não doloroso e de baixo custo. Torna-se mais difícil tecnicamente quando usado em pacientes pequenos e não colaborativos. Também é importante ressaltar que não é o método mais adequado em crianças criticamente enfermas, com instabilidade hemodinâmica ou em uso de medicação vasoativa. Nesses casos, mesmo pequenas imprecisões do valor da PA podem ter significância clínica e podem ter impacto nas decisões terapêuticas.

TEMPERATURA

A temperatura corpórea é mantida constante por um balanço entre perda e ganho de calor, que é controlado por eficientes mecanismos de termorregulação. O centro termorregulador está localizado na área pré-óptica do hipotálamo anterior e age como um termostato, mantendo a temperatura interna entre 37-37,2°C, a despeito de grandes variações no gasto energético e de alterações da temperatura ambiente.

A temperatura corporal pode ser subdividida em central e periférica. As medidas retal, esofágica e oral representam a temperatura central, enquanto a axilar e cutânea são exemplos de temperatura periférica. O valor medido varia de acordo com o sítio utilizado (Tabela 13.3)[1].

As crianças apresentam superfície corporal proporcionalmente maior quando comparadas aos adultos, o que as torna mais suscetíveis a variações da temperatura ambiente.

TABELA 13.3 *Temperatura (°C) em diferentes sítios.*

Local	Variação Normal	Média	Febre
Axila	34,7-37,3	36,4	37,4
Sublingual	35,5-37,5	36,6	37,7
Retal	36,6-37,9	37	38
Ouvido	35,7-37,5	36,6	37,6

A alteração de temperatura corpórea pode alterar diversos parâmetros clínicos da monitoração hemodinâmica. A hipertermia causa taquicardia, taquipneia, vasodilatação periférica e desvio da curva de dissociação de hemoglobina para a direita. A hipotermia, por sua vez, pode promover diminuição do débito cardíaco por bradicardia sinusal e diminuição da capacidade de resposta imunológica.

O aumento do gradiente de temperatura central-periférica é utilizado na monitoração hemodinâmica. Em situações de hipovolemia, ocorre vasoconstrição periférica, gerando uma diminuição da temperatura local e, consequentemente, aumento da diferença entre temperatura central e periférica. A diferença normal é de até 2°C. Valores maiores que esse podem estar correlacionados a alterações hemodinâmicas[2,3]. É importante, no entanto, reconhecer as limitações desse marcador na monitoração hemodinâmica. Nos casos de hipotermia, choque com vasodilatação e excesso de uso de vasoconstritores, a diferença entre temperatura central e periférica é um parâmetro inadequado para avaliar a hipoperfusão tecidual.

A avaliação da temperatura das extremidades também pode ajudar na identificação de padrões hemodinâmicos. A avaliação deve ser cuidadosa e feita em conjunto com outros sinais clínicos, uma vez que a temperatura da pele sofre influência de diversos fatores[2]:

a. Extremidades frias com hipoperfusão – alteração da perfusão tecidual associada à vasoconstrição –, secundário a:
   - Disfunção cardíaca;
   - Choque hipovolêmico, séptico (fase hipodinâmica), cardiogênico.

b. Extremidades quentes com hipoperfusão – alteração da perfusão tecidual associada à vasodilatação –, secundário a:
   - Choque séptico (fase hiperdinâmica), choque neurogênico, anafilaxia;
   - Medicações vasodilatadoras;

c. Extremidades frias sem hipoperfusão – vasoconstrição sem alteração de perfusão tecidual –, secundário a:
   - Temperatura ambiente baixa;
   - Doença vascular periférica;
   - Vasopressor;
   - Resposta do sistema nervoso simpático à dor/ansiedade.

DÉBITO URINÁRIO

O acompanhamento do débito urinário é de suma importância no manejo do paciente criticamente enfermo. A diminuição da diurese é um indicador precoce e fidedigno da diminuição da perfusão renal.

Nos pacientes em choque, os mecanismos homeostáticos alteram o tônus vascular arterial para manter uma PAM relativamente constante, apesar de alterações no débito cardíaco e na demanda metabólica. Essa vasoconstrição ocorre em estados de baixo débito cardíaco para manter o fluxo sanguíneo cerebral e no miocárdio, em detrimento dos demais órgãos. A oligúria é uma manifestação imediata dessa resposta adaptativa, refletindo a redução do fluxo sanguíneo renal e da taxa de filtração glomerular, mesmo com níveis adequados de PAM[4].

Considera-se débito urinário diminuído quando menor que 1 mL/kg/h em lactentes e crianças e menor que 30 mL/h em adolescentes[5].

ELETROCARDIOGRAFIA

Trata-se de um dos métodos mais antigos utilizados na monitoração do paciente, porém muito suscetível a interferências externas. É um método simples, constando de eletrodos (que devem ser corretamente posicionados no paciente após limpeza adequada da pele), fios de transmissão e um conversor que transforma os impulsos elétricos em sinais que são traduzidos no monitor nas curvas específicas (onda P, complexo QRS e onda T) correlacionadas aos batimentos cardíacos.

Trata-se de um método de monitoração muito conhecido, capaz de detectar precocemente alterações do ritmo cardíaco, muitas vezes relacionadas a alterações hemodinâmicas, como, por exemplo, taquicardia, em um paciente com hemorragia digestiva grave, mesmo antes da exteriorização do sangramento. Também é capaz de indicar precocemente arritmias relacionadas a distúrbios eletrolíticos. As faixas normais da frequência cardíaca, de acordo com a idade, são apresentadas na Tabela 13.4. O conhecimento da faixa normal da frequência cardíaca é importante para a interpretação clínica desse parâmetro e também para o ajuste dos alarmes no monitor, evitando atrasos no diagnóstico de alterações nesse parâmetro.

A grande variabilidade da frequência cardíaca, dependente de estímulos do sistema nervoso autonômico (simpático e parassimpático), conforme estímulos externos e internos, é uma reação fisiológica do nosso organismo. A ausência dessa variabilidade tem sido correlacionada com maior gravidade nos pacientes internados em terapia intensiva.

MONITORAÇÃO TRANSCUTÂNEA DE O_2 E CO_2

A medida não invasiva de oxigênio (O_2) e gás carbônico (CO_2) é possível pela propriedade de os dois gases poderem se difundir através da pele. Normalmente, a pele não é muito permeável aos gases, mas, em temperaturas mais elevadas, a habilidade da pele em transportar tais gases é aumentada[6].

Monitoração Transcutânea de O_2 ($PtcO_2$)

O oxímetro de pulso é um fotômetro simplificado que estima a saturação da hemoglobina arterial, medindo a razão de transmissão luminosa pulsátil em um leito vascular por meio de dois comprimentos de onda – em geral, 660 nm (luz vermelha) e 940 nm (luz quase infravermelha). A utilização de apenas dois comprimentos de onda limita a capacidade discriminatória do oxímetro à oxi-hemoglobina e desoxi-hemoglobina. É a partir da razão de absorvância (R) nos dois comprimentos de onda nas fases pulsátil (denominado AC) e não pulsátil (denominado DC) que a saturação é inferida (Figura 13.1). O valor de R obtido corresponde a um valor da saturação da hemoglobina arterial obtida a partir de uma curva de calibração empírica armazenada na memória do aparelho[7].

$$R = \frac{AC_{660} \;/\; DC_{660}}{AC_{940} \;/\; DC_{940}}$$

FIGURA 13.1 ***Razão das absorvâncias luminosas dos componentes pulsátil (AC) e não pulsátil (NC) nos comprimentos de onda de 660 nm e 940 nm.***

A oximetria de pulso pode sofrer influência de vários fatores, como, por exemplo: espessura da pele, número de capilares na área medida, distância entre superfície do eletrodo e da pele, cor da pele, presença de carboxi-hemoglobina e meta-hemoglobina, e corantes intravenosos (por exemplo, azul de metileno), entre outros (Quadro 13.2)[8].

TABELA 13.4 ***Frequência cardíaca normal conforme a idade.***

Idade	Frequência cardíaca (bpm)
Neonato	120 a 180
Lactente	110 a 160
1 a 4 anos	90 a 140
4 a 12 anos	80 a 120
> 12 anos	60 a 100

QUADRO 13.2 *Fatores que influenciam a leitura do oxímetro de pulso.*

1. Causas que impossibilitam a leitura - Baixa perfusão (hipovolemia, vasoconstrição) - Fluxo não pulsátil (circulação extracorpórea)
2. Causa de falsa leitura (valor normal ou aumentado) - Envenenamento por monóxido de carbono - Crise veno-oclusiva em anemia falciforme
3. Causa de falsa leitura (valor baixo) - Pulsação venosa - Movimentação excessiva - Corantes intravenosos (azul de metileno, vermelho índigo) - Esmalte de unha - Anemia grave
4. Causa de falsa leitura (valor baixo ou aumentado) - Meta-hemoglobinemia

Monitoração Transcutânea de CO_2 (Capnometria Sublingual)

A capnometria sublingual utiliza a tecnologia de fibra óptica para transmitir feixes de luz através de um sensor locado entre a língua e a mucosa sublingual. O CO_2 se difunde através da membrana semipermeável do sensor e através de um corante fluorescente. A solução corante emite luz de forma proporcional à quantidade de CO_2. A intensidade da luz é então convertida em um valor numérico que corresponde à pressão sublingual de CO_2[6].

A monitoração regional de CO_2 é baseada no princípio de que o CO_2 tissular aumenta consideravelmente em condições de pobre perfusão tecidual. O gradiente de CO_2 regional reflete o balanço entre sua produção e depuração. Durante a hipóxia, o CO_2 é produzido por meio do tamponamento de ácidos (lático, por exemplo) e, principalmente, do íon hidrogênio (H+) pelo bicarbonato; esse CO_2 soma-se ao produzido pelo metabolismo oxidativo habitual. O CO_2 total será depurado se o fluxo sanguíneo estiver mantido; em situações de hipofluxo, há aumento de CO_2 pelo fenômeno de estagnação[9]. O fluxo sanguíneo é o principal determinante de acúmulo de CO_2. Estudos experimentais mostram que, em estados de hipóxia (uma condição na qual o fluxo sanguíneo é mantido), não há acúmulo de CO_2 tecidual[10].

A medida de CO_2 sublingual ($PslCO_2$) e a diferença entre $PslCO_2$ e $PaCO_2$ seriam bons marcadores de hipoperfusão tecidual precoce[11], uma vez que o trato gastrintestinal é a primeira área a desenvolver isquemia em condições de fluxo sanguíneo reduzido. Também podem ser utilizados com objetivo terapêutico na ressuscitação e na monitoração da oferta de oxigênio em pacientes criticamente enfermos. No entanto, a experiência clínica com esse método de monitoração é pequena, sobretudo nos pacientes pediátricos, e não existem valores de normalidade bem definidos.

ESPECTROSCOPIA COM LUZ INFRAVERMELHA (*NEAR-INFRARED SPECTROSCOPY* – NIRS)

A espectroscopia (NIRS) tem sido utilizada na investigação da oxigenação periférica tecidual de forma não invasiva e contínua. O princípio da espectroscopia consiste na aplicação da luz no comprimento de onda próximo ao infravermelho para avaliar, de forma quantitativa e qualitativa, os componentes moleculares relacionadas à oxigenação tecidual. Baseada na relação das concentrações da desoxiemoglobina e da oxiemoglobina no tecido, a NIRS obtém informações para o cálculo da oxigenação tecidual[12]. Trata-se de um princípio semelhante ao da oximetria de pulso, porém a oximetria necessita de um fluxo pulsátil e mede apenas a oxi-hemoglobina no sangue arterial, enquanto a NIRS mede a diferença entre o oxigênio que é ofertado e o que é extraído pelos tecidos[13].

A maioria dos estudos clínicos é focada no estudo da monitoração da oxigenação cerebral regional, porém também pode ser usado para avaliar a região mesentérica e renal e a musculatura periférica. Estudos sugerem uma boa correlação com os níveis de lactato[13].

As principais limitações descritas para a NIRS são: a) influência da espessura óssea ou do tecido adiposo nas medidas aplicadas no cérebro ou músculo, respectivamente; b) o papel da mioglobina na medida da oxigenação tecidual; e c) influência do edema intersticial no sinal da NIRS[14].

A experiência com esse método na prática clínica pediátrica é pequena e maiores estudos são necessários para validar seu uso na população pediátrica e neonatal.

VIDEOMICROSCOPIA

A microcirculação (arteríolas, capilares, vênulas e microlinfáticos) é formada por vasos sanguíneos com diâmetro inferior a 150 µm, sendo o principal local de liberação de oxigênio do sangue para os tecidos. Em condições fisiológicas, a microcirculação pode ser entendida como um sistema que garante a adequação da oferta tecidual de oxigênio à demanda celular de oxigênio. Dessa forma, na disfunção desse sistema, sobrevém a má distribuição do fluxo sanguíneo e a hipóxia tecidual[15].

As técnicas de videomicroscopia são utilizadas para a visualização direta da microcirculação; pode-se usar a técnica de imagem espectral obtida por meio da polarização ortogonal (*Orthogonal Polarization Spectral Imaging* – OPS) ou a técnica mais recente, denominada *Sidestream Dark Field* (SDF)[14] (Figura 13.2).

As técnicas de polarização ortogonal OPS e SDF são baseadas num mesmo princípio: a utilização de luz polarizada com comprimento de onda de 530 nm, que é absorvida pela hemoglobina eritrocitária, independentemente do seu estado de oxigenação, gerando imagens em tons de cinza. Dessa forma, somente os vasos preenchidos por hemácias são visualizados.

O sítio mais usado e estudado é a mucosa sublingual. A escolha desse sítio se dá pelo fato de ser coberto por fina camada epitelial e pela sua origem embriológica ser a mesma que a do trato gastrintestinal. Dessa forma, as alterações microcirculatórias encontradas na mucosa sublingual refletiriam de forma bastante satisfatória as alterações microcirculatórias esplâncnicas, consideradas fundamentais na origem e progressão da sepse até a falência de múltiplos órgãos[16].

Nos pacientes com choque séptico, observa-se diminuição da densidade vascular, um grande número de vasos não perfundidos e heterogeneidade do fluxo sanguíneo na microcirculação[16,17].

REFERÊNCIAS

1. Middleton PM, Davies SR. Noninvasive hemodynamic monitoring in the emergency department. Curr Opin Crit Care. 2001;17:342-50.
2. Stucchi R, Poli G, Fumagalli R. Hemodynamic monitoring in ICU. Minerva Anestesiol. 2006;72:483-7.
3. El-Radh A, Barry W. Thermometry in paediatric practice. Arch Dis Child. 2006;91(4):351-6.
4. Schey BM, Williams DY, Bucknall T. Skin temperature and core-peripheral temperature gradient as markers of hemodynamic status in critically ill patients: a review. Heart Lung. 2010;39(1):27-40.
5. Leante-Castellanos JL, Lloreda-García JM, García-González A, et al. Central-peripheral temperature gradient: an early diagnostic sign of late onset neonatal sepsis in very low birthweight infants. J Perinat Med. 2012;40(5):571-6.

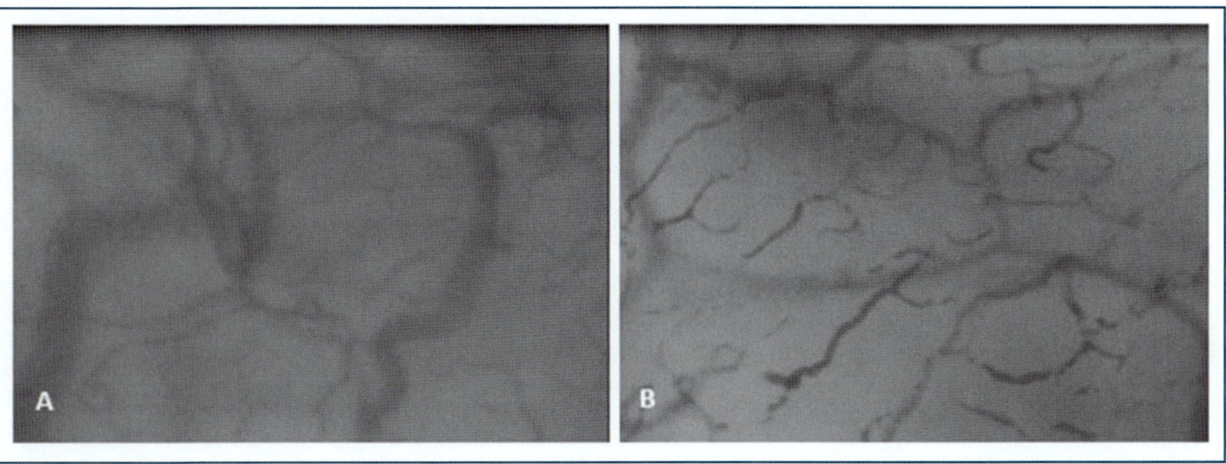

FIGURA 13.2 *Imagens obtidas por SDF: (A) ausência de choque; (B) vigência de choque séptico[18].*

6. Bose EL, Hravnak M, Pinsky MR. The interface between monitoring an physiology at the bedside. Crit Care Clin. 2015;31:1-24.
7. American Heart Association. PALS – Pediatric Advanced Life Support – Providers Manual; 2010.
8. Lima A, Bakker JAN. Noninvasive monitoring of pheripheral perfusion. Intensive Care Med 2005;31: 1316-26.
9. Fouzas S, Priftis KN, Anthracopoulos MB. Pulse oximetry in pediatric practice. Pediatrics. 2011;128(4): 740-52.
10. Chan E, Chan M, Chan MM. Pulse oximetry: Understanding its basic principles facilitates appreciation of its limitations. Respir Med. 2013;107:789-99.
11. Mazzeo AT, Monaca EL, Leo RD, et al. Heart rate variability: a diagnostic and prognostic tool in anesthesia and intensive care. Acta Anaesthesiol Scand. 2011;55:797-811.
12. Creuter J. Gastric and sublingual capnometry. Curr Opin Crit Care. 2006;12:272-7.
13. Vallet B, Teboul JL, Cain S, et al. Venoarterial CO_2 difference during regional ischemic or hypoxic hypoxia. J Appl Physiol. 2000;89:1317-21.
14. Marik PE, Bankov A. Sublingual capnometry versus traditional markers of tissue oxygenation in critically ill patients. Crit Care Med. 2003;31:818-22.
15. Lima A , Bakker J. Near-infrared spectroscopy for monitoring peripheral tissue perfusion in critically ill patients. Rev Bras Ter Intensiva. 2011;23(3):341-51.
16. Chakravarti S, Srivastava S, Mittnacht AJ. Near infrared spectroscopy (NIRS) in children. Semin Cardiothorac Vasc Anesth. 2008;12(1):70-9.
17. Steppan J, Charles W, Hogue J. Cerebral and tissue oximetry. Best Pract Res Clin Anaesthesiol. 2014;28(4): 429-39.
18. Barker SJ, Tremper KK. Pulse Oximetry, In: Ehrenwerth J, Eisenkraft J. Anesthesia Equipment. Principles and Applications. Mosby; 1993. p. 249-64.
19. Kaufman J, Almodovar MC, Zuk J, et al. Correlation of abdominal site near-infrared spectroscopy with gastric tonometry in infants following surgery for congenital heart disease. Pediatr Crit Care Med. 2008;9:62-8.
20. Eriksson S, Nilsson J, Sturesson C. Non-invasive imaging of microcirculation: a technology review. Med Devices (Auckl). 2014 Dec 9;7:445-52.
21. Ince C. The microcirculation is the motor of sepsis. Crit Care. 2005;9(Suppl 4):S13-9.
22. De Backer D, Creteur J, Preiser J, et al. Microvascular blood flow is altered in patients with sepsis. Am J Respir Crit Care Med. 2002;166(1):98-104.
23. Edul VS, Enrico C, Laviolle B, et al. Quantitative assessment of the microcirculation in healthy volunteers and in patients with septic shock. Crit Care Med. 2012 May;40(5):1443-8.
24. Miranda M, Caixeta D, Bouskela E. Microcirculation in sepsis: pathophysiological and diagnostic features. Revista HUPE, Rio de Janeiro. 2013;12(3):21-30.
25. Rady MY, Rivers EP, Nowak RM. Resuscitation of the critical ill inthe ED: responde of blood pressure, heart rate, shock índex, central venous oxygen saturation, and alactate. Am J Emerg Med. 1996;14:218-25.
26. Sirvarajan B, Bohn D. Monitoring of standart hemodynamic parameters: Heart rate, systemic blood pressure, atrial pressure, pulse oximetry, and end-tidal CO_2. Pediatr Crit Care Med. 2011;12(4 Suppl).
27. Kleinman ME, Chameides L, Schexnayder SM, et al. Part 14: pediatric advanced life support: 2010. American Heart Association Guidelines for Cardiopulmonary Resuscitation and Emergency Cardiovascular Care. Circulation. 2010;122(18 Suppl 3):S876-908.

14 Monitorização Hemodinâmica Invasiva

Patrícia Leão Tuma
Ana Carolina Gouvêa Bermudes
Ricardo Silveira Yamaguchi

Monitorização hemodinâmica é a avaliação do *status* cardiovascular por meio de marcadores de parâmetros fisiológicos, que incluem desde exame físico até parâmetros mais complexos e invasivos. A monitorização é necessária para avaliar se o sistema cardiovascular está fornecendo o transporte adequado de O_2 e nutrientes para suprir as demandas metabólicas das células, permitindo o seu funcionamento adequado. A monitorização hemodinâmica, um dos pilares do manejo do paciente crítico, consiste na observação de parâmetros fisiológicos do aparelho cardiovascular, com o objetivo de detectar precocemente qualquer alteração na perfusão tecidual e oferta de O_2, permitindo o suporte e tratamento adequados para o restabelecimento da homeostase celular.

A monitorização hemodinâmica do paciente crítico se inicia com a avaliação clínica, que deve ser criteriosa, especialmente no paciente pediátrico, baseando-se inicialmente em parâmetros não invasivos da macrocirculação (frequência cardíaca, pressão arterial [PA] não invasiva, débito urinário e perfusão periférica). Entretanto, a descompensação hemodinâmica envolve uma interação complexa e dinâmica entre alteração do tônus vascular, hipovolemia e disfunção miocárdica e, nesse contexto, métodos não invasivos podem não ser sensíveis o suficiente para a detecção precoce dessas alterações. Portanto, a depender do quadro clínico e da avaliação inicial não invasiva, alguns pacientes irão necessitar de técnicas invasivas de monitorização, que auxiliarão em um diagnóstico hemodinâmico mais preciso e no acompanhamento da resposta à terapêutica instituída.

A monitorização hemodinâmica invasiva engloba a utilização de cateter venoso central (com monitorização de pressão venosa central e saturação venosa central), cateter arterial (com análise da curva de pulso arterial) e cateter de artéria pulmonar. A seguir, serão discutidas as bases fisiológicas da monitorização hemodinâmica invasiva, a interpretação dos dados por ela fornecidos e sua aplicação clínica.

PRESSÃO VENOSA CENTRAL

A pressão venosa central (PVC) é a pressão de retorno do sistema venoso sistêmico, e pode ser aferida através de cateter venoso central, locado na junção da veia cava superior ou inferior com o AD. A utilização da PVC na monitorização hemodinâmica baseia-se no mecanismo de Frank-Starling, segundo o qual, em condições fisiológicas normais, o volume sistólico aumenta em resposta ao aumento do volume de enchimento ventricular, com consequente aumento no estiramento da fibra cardíaca, denotando uma correlação entre pré-carga e DC[1]. Na ausência de patologias cardíacas, principalmente da valva tricúspide, o valor da PVC é compatível com a pressão de AD, um dos componentes relacionados à pré-carga do ventrículo direito (VD). Como a pressão de enchimento do coração esquerdo é dependente do DC do VD, o DC do ventrículo esquerdo (VE) também depende da PVC[2,3].

Pode-se medir a PVC utilizando coluna d'agua ou transdutor de pressão, e o ponto de referência para "zerar" o transdutor em relação à atmosfera deve estar no nível da linha axilar média. O momento ideal para a aferição é no final da expiração e, preferencialmente, após o enchimento completo do ventrículo direito, com a válvula tricúspide ainda aberta, no momento anterior ao início da sístole ventricular. Podemos localizar esse ponto na curva da PVC, conforme demonstrado na Figura 14.1, no seguimento localizado entre os pontos "a" e "c".

Apesar da grande variação nos valores da PVC, consideram-se normais as medidas entre 0 e 8 mmHg. Baixos valores de PVC podem corresponder a hipovolemia, enquanto valores altos podem estar relacionados com sobrecarga volêmica ou falência

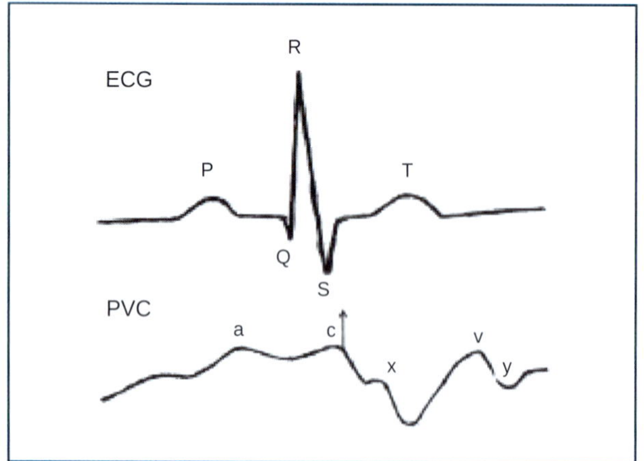

FIGURA 14.1 *Curva de monitorização da PVC. Sendo: "a" = contração atrial, "c" = fechamento da valva tricúspide, e "v" = enchimento atrial durante a diástole[2].*

ventricular. No entanto, inúmeras situações interferem nos valores de PVC, independentemente da volemia, destacando-se: tônus vascular, regurgitação ou estenose tricúspide, disfunção ventricular direita, alterações de esvaziamento de AD, tamponamento cardíaco, pericardite constritiva, pressão intratorácica positiva (ventilação pulmonar mecânica) ou aumento da pressão intra-abdominal (principalmente, nos casos de cateter posicionado em veia cava inferior). Além desses fatores, pequenas irregularidades em sua aferição, como mudança de posição do paciente ou calibração errada do transdutor, comprometem de forma significativa esse parâmetro, visto que leituras com pequenos erros podem significar alterações relevantes na conduta terapêutica[1,4,5].

A base do uso da PVC para guiar o manejo hídrico vem do preceito de que sua medida reflete o volume intravascular. Além do uso de seus valores absolutos, alterações na PVC após provas de volume têm sido usadas para ajudar em decisões subsequentes envolvendo a avaliação de resposta a fluidos. Entretanto, vários estudos contestam o uso tradicionalmente descrito da PVC em predizer volemia ou até mesmo fluido-responsividade. Uma metanálise demonstrou que valores absolutos de PVC (independente se altos, normais ou baixos), ou mesmo a resposta da PVC a uma prova de volume, não foram capazes de avaliar a volemia ou responsividade a fluidos, sugerindo que essa medida não deve ser utilizada no manejo volêmico de pacientes com alterações hemodinâmicas. É importante ressaltar que os estudos avaliados na metanálise em questão não levaram em conta níveis de pressão expiratória final positiva (PEEP) ou outras alterações de pressão intratorácica[6,7]. Não obstante, a PVC se mostrou útil em predizer se o aumento da PEEP irá resultar em redução do DC. Em pacientes adultos com síndrome do desconforto respiratório, quando a PVC era menor ou igual a 8, houve redução do DC após um aumento de 10 cmH_2O na PEEP, enquanto, em pacientes com PVC mais alta, não foi possível prever alterações no DC. Ou seja, pacientes com PVC mais baixa têm maior risco de piora no DC com o aumento da PEEP[8].

A monitorização da PVC em resposta à infusão de pequenas alíquotas de volume (prova de volume ou desafio hídrico) é um método bastante utilizado na tentativa de se avaliar a responsividade a fluidos. A prova de volume, quando favorável, consiste na demonstração de melhora do volume sistólico em resposta à reposição volêmica, segundo o mecanismo de Frank-Starling. Nessa avaliação, idealmente devemos utilizar um parâmetro que demonstre a elevação do volume sistólico, como ecocardiograma ou avaliação do DC por termodiluição, porém a melhora de parâmetros clínicos (frequência cardíaca, PA ou débito urinário), sem elevação excessiva da PVC, pode indicar boa resposta ao volume infundido, sugerindo melhora do DC. Dessa forma, ausência de aumento da PVC de até 3 mmHg após prova de volume padronizada sugere bom desempenho cardíaco e espaço para reposição volêmica (fluido-responsividade). Por outro lado, elevação acima de 3 mmHg imediatamente após a infusão do volume pode indicar incapacidade do miocárdio em elevar o volume sistólico em resposta à infusão de fluidos[1,2,4]. Discutiremos sobre fluido-responsividade de forma mais aprofundada no tópico de PA invasiva.

A prova de volume pode caracterizar o paciente como responsivo ou não responsivo à infusão de volume, conforme a curva de Frank-Starling, representada nas Figuras 14.2 e 14.3.

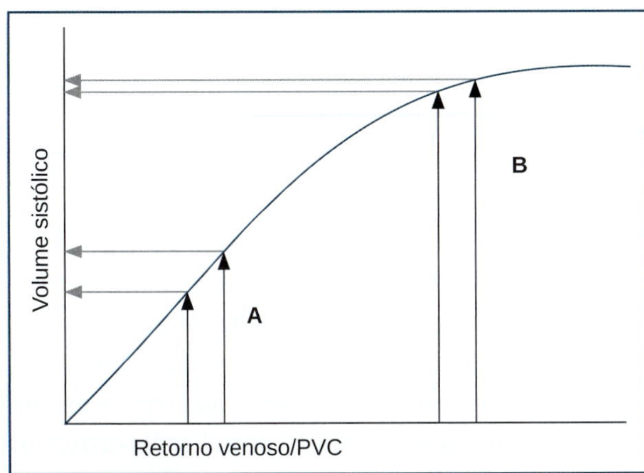

FIGURA 14.2 ***Curva de Frank-Starling. A fase "A" encontra-se na porção ascendente da curva e demonstra aumento no volume sistólico com a elevação do retorno venoso/PVC (volume responsivo). A fase "B" encontra-se na porção platô da curva, na qual a elevação da PVC não promove melhora significativa no volume sistólico[4].***

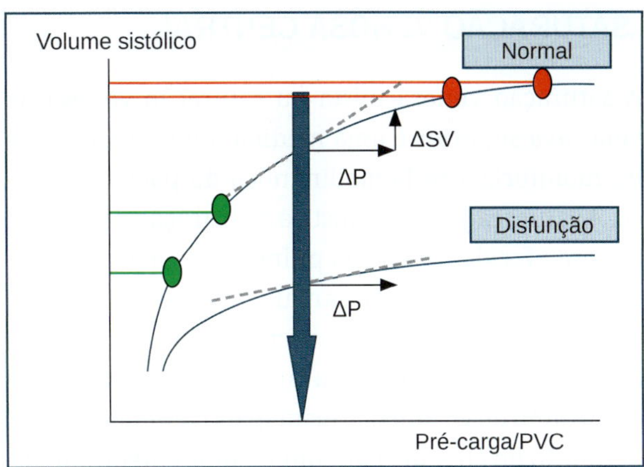

FIGURA 14.3 ***Curva de Frank-Starling. Novamente, demonstrando que, na porção ascendente da curva, existe fluido-responsividade (aumento do volume sistólico promovido pelo aumento da pré-carga, representado em verde); e, na porção plana da curva, o aumento do volume sistólico é mínimo (representado em vermelho), a despeito do aumento das pressões de enchimento (pré-carga). A curva inferior (disfunção) demonstra resposta a volume em paciente com disfunção cardíaca, no qual a curva se torna plana mesmo com pré-carga mais baixa (responde pior a volume).***

Siglas: ΔVS = variação do volume sistólico, ΔP = variação da pré-carga.

Apesar de suas limitações, a ampla disponibilidade, a facilidade de medida e o baixo custo levam a maioria dos intensivistas a continuar utilizando a PVC para guiar a administração de fluidos. As *guidelines* para manejo da sepse grave e choque séptico da Surviving Sepsis Campaign recomendam valores de PVC de 8 a 12 mmHg como meta a ser alcançada durante o tratamento inicial de pacientes adultos com choque séptico ou sepse grave. Em pacientes em ventilação pulmonar mecânica, o alvo de PVC recomendado é maior: 12 a 15 mmHg. Nas considerações pediátricas, apesar de não citar valores, as diretrizes recomendam monitorização de PVC e manutenção da pressão de perfusão (pressão arterial média [PAM] – PVC) em valores normais. Entretanto, considerando a correlação ruim entre volemia e PVC, alguns autores não recomendam que a reposição volêmica seja guiada por essa medida[9,10].

SATURAÇÃO VENOSA CENTRAL

A saturação venosa mista ou saturação venosa de veia cava superior é uma medida muito importante na monitorização hemodinâmica do paciente crítico. A saturação venosa mista é a saturação do sangue venoso aferida na artéria pulmonar, correspondendo à saturação de O_2 do sangue que retorna de todo o corpo para o átrio e ventrículo direito. Sua monitorização é útil para mensurar a relação entre oferta e consumo de O_2, um dos principais componentes na definição do choque. Para um melhor entendimento e interpretação dessa ferramenta de monitorização hemodinâmica, é necessário rever alguns conceitos de oferta e transporte de O_2.

Duas variáveis são importantes no transporte de O_2: fluxo sanguíneo e conteúdo arterial de O_2. O fluxo pode ser entendido como DC e sua distribuição, enquanto o conteúdo de O_2 engloba a concentração de hemoglobina, a saturação arterial de O_2 e a pressão parcial de O_2 arterial. O transporte de O_2 (TO_2) é o produto entre DC e conteúdo arterial de O_2 (CaO_2), como demonstrado na equação de Fick:

$$TO_2 = DC \times CaO_2 \times k$$

$$CaO_2 = (Hb \times SaO_2 \times k2) + (0{,}003 \times PaO_2)$$

Onde:

TO_2 = transporte de O_2; DC = débito cardíaco; CaO_2 = conteúdo arterial de O_2; k = constante; Hb = hemoglobina; SaO_2 = saturação arterial de O_2; PaO_2 = pressão parcial de O_2; k2 = quantidade de O_2 que 1,0 g de Hb consegue carrear, valores na literatura variam de 1,34-1,39 (iremos considerar 1,36).

A quantidade de O_2 que, de fato, chega às células é denominada oferta de O_2 (DO_2), uma vez que a presença de *shunts* anatômicos ou virtuais pode desviar o O_2 transportado aos tecidos, diferenciando o transporte de O_2 (TO_2) de oferta de O_2 (DO_2). Consumo de O_2 (VO_2) é a variável que melhor reflete a demanda metabólica, e a taxa de extração de O_2 (TEO_2) é a relação entre oferta e consumo de O_2. A TEO_2 pode estar diminuída nos casos em que houver um aumento do fluxo sanguíneo tecidual e redução da extração celular de O_2; ou pode estar aumentada quando o fluxo sanguíneo for lento e a célula extrair mais O_2. Na caixa a seguir, explica-se melhor a relação entre oferta, consumo e saturação venosa.

$$VO_2 = DC \times (C_aO_2 - C_vO_2) \Rightarrow C_vO_2 = C_aO_2 - (VO_2/DC)$$

Desconsiderando a mínima contribuição do O_2 diluído no sangue (PaO_2), temos:

$C_aO_2 = 1{,}36 \times Hb \times S_aO_2$ $\quad$ $C_vO_2 = 1{,}36 \times Hb \times S_vO_2$

Portanto:

$$\mathbf{S_vO_2 = S_aO_2 - (VO_2/DC \times 1{,}36 \times Hb)}$$

Equação de Fick, onde VO_2 é o consumo de O_2 do organismo, DC é o débito cardíaco, C_aO_2 é o conteúdo arterial de O_2 e C_vO_2 é o conteúdo venoso de O_2. Considerando-se que a oferta de O_2 está otimizada, com isso a saturação arterial de O_2 (SaO_2) torna-se constante, e a saturação venosa mista (SvO_2) está diretamente relacionada com o DC e inversamente relacionada com o consumo de O_2.

A SvO_2 reflete o balanço entre oferta e consumo de O_2, fornecendo um indicador importante da eficácia da oxigenação tecidual. Para sua monitorização, é necessária a instalação de um cateter de artéria pulmonar; prática invasiva que vem sendo cada vez menos utilizada, especialmente na população pediátrica. Na ausência de cateter de artéria pulmonar, a saturação de veia cava superior ou saturação venosa central ($SvcO_2$) pode ser usada com a mesma finalidade. Sua medida é mais prática e rotineira, requerendo cateter venoso central locado preferencialmente na junção da veia cava superior com o AD ou no interior do AD. A saturação medida em cateter venoso central locado em veia femoral não deve ser utilizada na monitorização hemodinâmica[5,11]. Os valores absolutos entre saturação mista ou saturação de veia cava não são iguais, mas podem ser equivalentes. A diferença entre esses dois parâmetros é influenciada pela localização da ponta do cateter venoso, presença de shunt, extração de O_2 no leito vascular renal e esplâncnico, nível de consciência e consumo de O_2 miocárdico. Quanto mais próximo ao átrio se encontrar a ponta do cateter venoso central, mais próximos os valores de SvO_2 e $SvcO_2$ serão. De forma geral, a SvO_2 é de 5% a 7% mais baixa que a $SvcO_2$. Valores normais de saturação venosa central em condições fisiológicas estão entre 70% e 75%. Segundo a equação de Fick, anteriormente descrita, a otimização da saturação venosa central pode ser obtida por meio da melhora da oferta de O_2 aos tecidos, por meio da melhora no desempenho cardíaco, correção de anemia ou hipovolemia, ou reduzindo o consumo de O_2, a depender das necessidades de cada paciente[9,12,13].

A saturação venosa central pode ser monitorizada de forma intermitente, por meio de coleta seriada de gasometrias pelo lúmen distal do cateter venoso central, ou, de forma contínua, com a utilização de cateteres específicos, com fibra ótica, que fornecem uma leitura contínua da saturação na extremidade distal. A monitorização contínua é sempre preferível em relação à intermitente, pois pode detectar alterações de forma mais precoce, entretanto questões financeiras ou disponibilidade de cateter podem influenciar na decisão do tipo de monitorização escolhida[13,14].

Em condições ideais de saturação arterial de O_2 (SaO_2) e de hemoglobina, a saturação venosa central normalmente está acima de 70%. Durante um esforço, o transporte de O_2 aumenta, assim como o consumo. Essa relação entre transporte e consumo é definida como a extração de O_2. Em condições fisiológicas, o consumo de O_2 é determinado pela demanda metabólica tecidual, independentemente da oferta. Na medida em que a oferta diminui, os tecidos se adaptam através do aumento da extração, mantendo estável o consumo, até um determinado ponto (TO_2 crítica); a partir do qual, reduções adicionais da oferta ocasionam reduções proporcionais no consumo (dependência fisiológica da oferta de O_2), surgindo então respiração celular anaeróbia. Em condições patológicas (sepse, insuficiência respiratória etc.), há um prejuízo na capacidade de extração de O_2 pelos tecidos[15]. Nessas situações, o consumo torna-se mais dependente da oferta, e se eleva proporcionalmente às elevações dela (Figura 14.4). Assim, um aumento significativo do consumo, em resposta a um aumento da oferta, sugere hipoperfusão/hipóxia (dependência patológica).

Quando a saturação arterial máxima é alcançada (SaO_2 de 100%), a taxa de extração corresponde a (1-SvO_2). Sendo assim, valores normais de saturação venosa central (70-75%) correspondem a uma extração de 25-30% da oferta de O_2. Como a extração de O_2 depende da atividade tecidual e do funcionamento mitocondrial, durante um esforço, o aumento na demanda de O_2 ocasiona um aumento na extração, com consequente redução da SvO_2. Normalmente, acontecem diminuições na SvO_2 para 60%, o que equivale a um aumento na extração para 40%. Entretanto, em momentos críticos, a SvO_2 pode diminuir até 40%, alcançando uma extração máxima de 60%. Valores de saturação venosa abaixo de 40% refletem um transporte de O_2 insuficiente para demanda e, a partir desse ponto, a disóxia é inevitável[15].

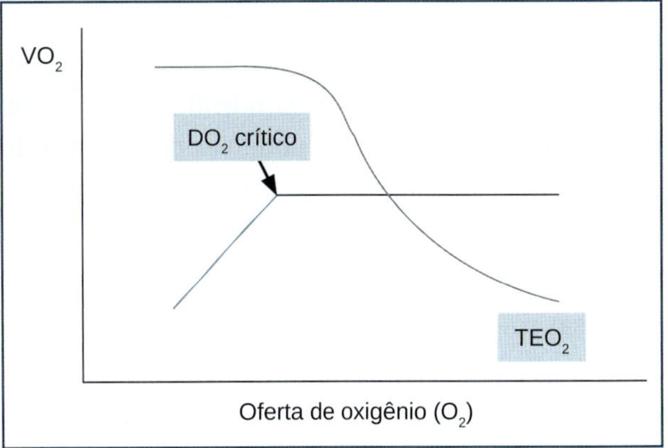

FIGURA 14.4 ***Relação entre oferta, consumo e extração de O_2. Com a diminuição da oferta de O_2 (TO_2), ocorre aumento da taxa de extração de O_2 (TEO_2), mantendo o consumo (VO_2) estável até determinado ponto (TO_2 crítica); a partir do qual, reduções adicionais da TO_2 levam à diminuição do consumo.***

A interpretação da saturação venosa central deve ser cautelosa, visto que seu valor é resultante de processos fisiopatológicos e compensações terapêuticas de consumo e transporte de O_2. A saturação venosa central reduzida indica um desequilíbrio entre a oferta e o consumo de O_2 no organismo, porém não diagnostica a causa desse desequilíbrio, que deve ser avaliada com a utilização de outras ferramentas clínicas e laboratoriais.

Antes de se atribuir uma diminuição da $SvcO_2$ a um aumento do consumo, todas as causas de inadequação do transporte ou da oferta de O_2 devem ser consideradas (redução da SaO_2, hemoglobina ou DC). Por outro lado, antes de se atribuir uma diminuição da $SvcO_2$ a uma redução do transporte e tentar otimizá-lo, as causas de aumento da demanda metabólica (dor, estresse e febre) devem ser detectadas e tratadas. Dessa forma, uma baixa $SvcO_2$ em paciente com choque circulatório, cujo aumento do consumo já foi tratado, reflete um aumento compensatório da taxa de extração de O_2 devido a um prejuízo no transporte de O_2, que deverá ser melhorado[15].

Um aumento da $SvcO_2$ pode indicar um estado de hiperfluxo, com aumento no transporte de O_2 em relação ao consumo, e, consequentemente, redução na taxa de extração ou, ainda, uma diminuição relativa do consumo em relação ao transporte, em decorrência de disfunção mitocondrial. Dessa forma, uma $SvcO_2$ normal ou alta pode ser decorrente de uma má distribuição de fluxo sanguíneo periférico e extração de O_2 inadequada, e não necessariamente de perfusão adequada[12,15].

Essas colocações evidenciam que:

- $SvcO_2$ baixa é marcador de oxigenação global inadequada e deve ser interpretada levando-se em conta fatores relacionados ao aumento do consumo de O_2 e fatores que reduzem a oferta de O_2;
- $SvcO_2$ "normal" não é marcador confiável de que a relação entre transporte e demanda de O_2 está adequada quando o consumo está alterado. Pacientes com uma $SvcO_2$ aparentemente adequada podem estar evoluindo com deterioração clínica[12].

Cabe ressaltar que, em crianças com cardiopatias congênitas complexas ou presença de shunts intra e/ou extracardíacos, a medida de $SvcO_2$ perde o seu valor[16].

A seguir, estão descritas algumas situações clínicas que podem acarretar alterações na saturação venosa central (Quadro 14.1)

Em 2001, Rivers *et al.* demonstraram redução significativa na mortalidade de pacientes adultos com diagnóstico de sepse grave ou choque séptico, utilizando a saturação venosa central acima de 70% como meta terapêutica nas primeiras seis horas de tratamento[17]. Esses achados foram reproduzidos em pacientes pediátricos por Oliveira et al., utilizando a mesma meta de saturação venosa acima de 70% nas primeiras 72 horas, também com redução importante na mortalidade[18]. Mais recentemente, redução de mortalidade também foi demonstrada em pacientes pediátricos com choque séptico utilizando saturação venosa central de forma intermitente[14].

Apesar da redução significativa da mortalidade de pacientes com choque séptico (adultos e pediátricos), utilizando terapia guiada por metas nas primeiras seis horas de tratamento e incluindo a $SvcO_2$ > 70% como uma das metas a ser atingida, controvérsias ainda existem sobre a utilização desse marcador em pacientes críticos portadores de outras doenças[15,17,18]. O uso de terapia guiada por metas levou a um aumento do uso de expansões volêmicas, transfusão de hemoderivados e uso de inotrópicos. Atualmente, esse conjunto de medidas, recomendado pelas *guidelines* do Surviving Sepsis Campaign, foi reavaliado em três grandes estudos multicêntricos, independentes e colaborativos, que não conseguiram comprovar redução da mortalidade ao usar terapia guiada por metas em pacientes com choque séptico[19-21].

Como citado anteriormente, é importante lembrar que a extração inadequada de O_2, presente na sepse, faz com que a $SvcO_2$ não seja tão acurada para acessar a perfusão e oxigenação teciduais. Dessa forma, valores baixos de saturação venosa central são preditivos de piores desfechos, porém valores normais ou elevados não garantem oxigenação tecidual adequada. Faz-se necessária uma interpretação criteriosa dos valores de saturação venosa e uma avaliação em conjunto com outros parâmetros da microcirculação para avaliar a perfusão/oxigenação tecidual[15,22].

QUADRO 14.1 ***Situações clínicas que podem alterar a oferta ou consumo de O_2[13].***

Saturação Venosa Reduzida		Saturação Venosa Aumentada	
Redução na oferta de O_2	**Aumento no consumo de O_2**	**Aumento na oferta de O_2**	**Redução no consumo de O_2**
Anemia	Agitação	Oxigenoterapia	Sedação
Hemorragia	Dor	Transfusão sanguínea	Analgesia
Hipóxia	Febre	Fluidoterapia	Hipotermia
Hipovolemia	Convulsão	Inotrópicos	Ventilação mecânica
Insuficiência cardíaca	Falência respiratória		Ventilação mecânica
	Metabolismo aumentado		Extração reduzida
			Shunt (sepse)

PRESSÃO ARTERIAL INVASIVA

A monitorização da PA é essencial no ambiente de terapia intensiva, haja vista que uma das metas no tratamento do paciente com choque séptico é a normalização desse parâmetro. A hipotensão arterial sistêmica está relacionada à hipoperfusão tecidual, que, se não revertida, evolui para disfunção orgânica. Entretanto, devido à presença de mecanismos compensatórios, tais como aumento do tônus simpático, a hipotensão é um sinal tardio no choque, já associado à hipoperfusão tecidual e refletindo a falha dos mecanismos compensatórios em manter a homeostase. A normalização da PA através da administração de fluidos ou vasopressores é essencial para minimizar a hipoperfusão tecidual. Além disso, é importante ressaltar que, mesmo com PA normal, pode haver oferta de O_2 insuficiente para suprir a demanda tecidual, ou seja, PA normal não exclui a presença de disóxia celular, sendo importante a avaliação conjunta com outras ferramentas de avaliação hemodinâmica(9,23).

A medida não invasiva da PA apresenta uma grande discrepância em pacientes hipotensos ou hipertensos graves, quando comparada às medidas invasivas de PA, por meio de dispositivo intra-arterial. Além da melhor acurácia, o uso de dispositivos invasivos para monitorizar a PA também permite a análise da onda de pressão, possibilitando monitorização dinâmica e contínua, e avaliação da resposta terapêutica (principalmente, na titulação de medicações vasoativas), além de facilitar a coleta seriada de exames laboratoriais. Por esses motivos, a monitorização invasiva de PA é recomendada nos pacientes com instabilidade hemodinâmica, principalmente nos hipotensos ou nas emergências hipertensivas.

Em adultos, considera-se hipotensão a presença de PAM menor que 70 mmHg ou PA sistólica (PAS) menor que 90 mmHg, e, segundo as recomendações para tratamento de choque séptico, indica-se um alvo de PAM ≥ 65 mmHg(9). Na faixa etária pediátrica, a hipotensão é definida através da PA sistólica (PAS) abaixo do percentil 5 para idade. Como regra prática, podemos utilizar os seguintes valores para diagnóstico de hipotensão em crianças(24):

- RN a termo: PAS < 60 mmHg;
- Lactentes de um mês a 12 meses: PAS < 70 mmHg;
- Crianças de um ano a 10 anos: PAS < 70 mmHg + (2x idade);
- Crianças acima de 10 anos: PAS < 90 mmHg.

A hipotensão arterial é uma emergência médica, pois reflete perda dos mecanismos compensatórios que sustentam o fluxo sanguíneo adequado e indica hipoperfusão tecidual. A normalização da PA através da administração de fluidos e/ou medicações vasoativas melhora a oxigenação tecidual de pacientes sépticos(23).

A monitorização de PA invasiva é realizada por meio de inserção de um dispositivo intra-arterial, que deve ser conectado a um transdutor e ao monitor multiparamétrico. A artéria radial é a mais utilizada nesse procedimento, pois a irrigação da mão é realizada de forma dupla, através das artérias radial e ulnar. O teste de Allen deve ser realizado antes do procedimento, para minimizar o risco de complicações. Esse teste consiste na compressão das artérias radial e ulnar de forma simultânea, com interrupção do fluxo momentaneamente. A seguir, libera-se o fluxo em uma das artérias, para avaliar se isoladamente cada uma delas mantém o suprimento sanguíneo da mão. Outros sítios de punção também utilizados são as artérias ulnar, pediosa, tibial posterior, femoral e braquial. A canulação de artérias periféricas é sempre preferível, porém, na sua impossibilidade, o uso de artérias centrais é possível, em especial a artéria femoral, sendo desaconselhado o uso da artéria braquial como sítio para monitorização de PA invasiva, uma vez que a circulação colateral nessa localização é pobre e, consequentemente, o risco de isquemia é elevado. O procedimento deve ser feito com todos os cuidados de assepsia e antissepsia, e pode ser por meio de técnica de Seldinger (quando se utiliza cateteres próprios para canulação arterial com fio guia) ou da mesma forma que uma punção venosa (quando se utiliza os dispositivos de punção venosa como "jelco"). As contraindicações desse procedimento são raras e incluem doenças vasculares periféricas que possam comprometer a circulação no território irrigado pela artéria a ser puncionada, e infecção e trauma próximos à região a ser puncionada. As contraindicações não são absolutas, devendo-se pesar o risco e o benefício caso a caso.

Dentre as complicações do uso de cateter arterial, destacam-se: infecção, necrose do território irrigado pela artéria puncionada, vasoespasmo, trombose arterial, fístula arteriovenosa, aneurisma arterial e hemorragia local, entre outras[25]. O cateter intra-arterial deve ser imediatamente retirado em caso de suspeita de trombose arterial, e devem ser realizadas as medidas terapêuticas habituais caso a trombose seja confirmada pelo ultrassom com Doppler.

Outro cuidado importante quando se monitoriza a PA invasiva é a posição do transdutor, que deve permanecer na altura do coração, ou seja, no quinto espaço intercostal da linha axilar média, onde deve ser periodicamente "zerado". Se o transdutor ficar mal posicionado, abaixo da linha de referência, a PA aferida será falsamente alta e o contrário acontece quando o transdutor fica acima da altura recomendada. Essa é a principal causa de medida incorreta de PA invasiva nas unidades de terapia intensiva (UTI), portanto a posição do transdutor merece vigilância constante, além de ser indicada uma "zeragem" periódica a cada oito ou 12 horas.

Além das medidas estáticas de PA, a monitorização invasiva desse parâmetro fornece dados dinâmicos durante o ciclo respiratório, que podem ser úteis em predizer a resposta a volume. As principais medidas utilizadas com essa finalidade são as variações da pressão de pulso (PP) e pressão sistólica (PS), que podem ser avaliadas no paciente em ventilação pulmonar mecânica, entre a inspiração e expiração. Discutiremos esses conceitos após rever as bases fisiológicas de fluido-responsividade.

FLUIDO-RESPONSIVIDADE

Apesar de a hipovolemia estar presente na maioria dos pacientes com choque circulatório, e de ser mais marcante na população pediátrica, nem todos os pacientes apresentam uma melhora do DC ou da PA após receber expansão volêmica. Estudos demonstram que a porcentagem de crianças responsiva a fluidos varia entre 40-69%[23,26]. Além disso, a ressuscitação fluida não é isenta de riscos, e seus efeitos adversos incluem sobrecarga de pressão venosa, com edema pulmonar e periférico, além de edema cerebral. Alguns estudos apontam um aumento de mortalidade associada à sobrecarga volêmica, dentre eles um estudo randomizado pediátrico que demonstrou que bolus de fluidos aumentou a mortalidade em crianças criticamente doentes na África[27]. Diante desses riscos, torna-se imprescindível o uso de parâmetros hemodinâmicos que identifiquem os pacientes que serão responsivos a volume, evitando potencial prejuízo aos não respondedores.

Fluido-responsividade é definido em adultos como um aumento de no mínimo 15% do DC, em resposta a uma prova de volume de 500 mL. Já na população pediátrica, não existe uma definição padrão, tendo-se que a maioria dos estudos define como aumento de 15% no volume sistólico, em resposta à expansão volêmica em um período de 10 minutos, enquanto outros definem como aumento do DC ou da PA. Além disso, caracterizar um paciente como fluido responsivo não significa que ele necessariamente precise de expansão volêmica[23,26].

Exame clínico e monitorização básica não invasiva não são suficientes para predizer resposta volêmica, especialmente na população pediátrica. Além disso, medidas hemodinâmicas estáticas, como PA, PVC (como estimativa do enchimento ventricular direito) e pressão de oclusão de artéria pulmonar (como estimativa de enchimento do VE), apresentam inúmeras limitações em predizer fluido-responsividade. Já a monitorização de variáveis dinâmicas tem a vantagem de refletir as mudanças na pré-carga induzidas pela ventilação pulmonar mecânica. Os efeitos da ventilação pulmonar mecânica na função cardiovascular dependem da contratilidade e da volemia intravascular, da complacência da caixa torácica e do pulmão, do volume corrente e do modo ventilatório[6,7,23,26].

Durante a inspiração com pressão positiva ocorre redução do retorno venoso e do fluxo pela artéria pulmonar, que consequentemente é transmitida para o VE nos próximos três batimentos cardíacos, reduzindo o seu volume diastólico final e volume sistólico. Essa variação do volume sistólico, induzida pela ventilação pulmonar mecânica, é transmitida ao fluxo aórtico e PA e, quanto maior a magnitude dessa variação, maior a hipovolemia. Em pacientes com ventilação espontânea, uma maneira de estudar a resposta volêmica é por meio da elevação passiva das pernas, apesar da carência de evidências pediátricas para essa manobra[6,7,23,26].

Fisiologicamente, durante a fase inspiratória da pressão positiva, o aumento da pressão intratorácica gera um aumento na pressão de AD, ocasionando uma redução do retorno venoso, com consequente redução da pré-carga do VD, diminuindo o débito do VD. Após 2-3 batidas, essa redução do fluxo da artéria pulmonar alcança o VE, reduzindo o volume diastólico final do VE. Se o VE for responsivo a volume, essas alterações acarretarão redução do volume sistólico. Como geralmente são necessários em torno de três batimentos cardíacos para que a redução do volume sistólico do VE se manifeste em decorrência da redução da pré-carga do VD, essa redução do volume sistólico é observada no início da expiração. Como o determinante primário da pressão de pulso arterial (aumento da pressão diastólica para a sistólica) é o volume sistólico entre duas batidas do coração, alterações de pressão de pulso arterial irão acompanhar alterações do volume sistólico. Além disso, a abertura dos alvéolos durante a inspiração, com pressão positiva, promove uma compressão dos capilares pulmonares, aumentando a pós-carga do VD e contribuindo com a redução do seu volume sistólico. Por outro lado, o sangue represado nos capilares pulmonares é impulsionado para o átrio esquerdo (AE), com consequente aumento do retorno venoso do VE e, dessa forma, aumentando o débito do VE na fase inspiratória do ciclo respiratório. Ou seja, a fase inspiratória promove redução do retorno venoso ao AD e VD, levando à redução do retorno venoso ao VE após alguns batimentos (que será observado na expiração), enquanto a ordenha do sangue dos capilares pulmonares promove um aumento do volume sistólico do VE (observado na inspiração). Diversos estudos demonstram que os pacientes hipovolêmicos, que se encontrem na porção ascendente da curva de Frank-Starling, apresentam de forma mais exacerbada essa repercussão hemodinâmica da ventilação com pressão positiva, de tal forma que a diferença entre a pressão de pulso na inspiração e na expiração é mais elevada nesses pacientes. Michard *et al.* chegaram à conclusão de que quanto maior a variação da pressão de pulso, mais responsivo a volume era o indivíduo. Dessa forma, em pacientes dependentes de pré-carga, alterações cíclicas do volume sistólico do VE e da pressão de pulso serão observadas com magnitudes proporcionais à responsividade a fluidos[23,28-30].

Vários estudos já validaram a utilidade das alterações dinâmicas na pressão de pulso e no volume sistólico do ventrículo esquerdo durante a respiração com pressão positiva em predizer se o paciente irá melhorar o DC ou a PA, ou ambos, em resposta à infusão de volume. A monitorização hemodinâmica funcional, ou seja, a observação de alterações dinâmicas a respostas fisiológicas, inclui principalmente métodos baseados nas alterações do débito do ventrículo esquerdo, batida a batida, durante a ventilação com pressão positiva, como a variação da pressão de pulso e a variação do volume sistólico[23]. As variáveis dinâmicas quantificam o percentual de diferença entre o valor máximo e mínimo da medida em questão[26]. As variáveis não invasivas, como variação de diâmetro de veia cava ou do fluxo aórtico, não serão discutidas neste capítulo, enquanto as variáveis invasivas, como variação de pressão de pulso, serão discutidas adiante.

VARIAÇÃO DA PRESSÃO DE PULSO (ΔPP)

A partir de estudos realizados em pacientes sépticos e hipovolêmicos, percebeu-se que as variações dinâmicas de PA, de acordo com o ciclo respiratório (ventilação mecânica), apresentam importante correlação com a responsividade a fluidos, ou seja, com a capacidade de aumentar o DC frente à expansão volêmica. Essas variações dinâmicas são mais sensíveis e específicas em predizer fluido-responsividade quando comparadas com medidas estáticas, como pressão venosa central e pressão de oclusão de capilar pulmonar.

As variáveis dinâmicas descritas com esse objetivo e monitorizadas por meio de PA invasiva são: variação da pressão sistólica (ΔPS) e variação da pressão de pulso (ΔPP), e correspondem às diferenças dessas pressões que ocorrem na inspiração e expiração de um paciente em ventilação mecânica controlada. Discutiremos mais sobre ΔPP em relação à ΔPS, tendo em vista que esta última é menos utilizada devido a menor evidência na literatura pediátrica[26].

Numericamente, podemos observar elevação da PA sistólica e da pressão de pulso no início da inspiração, e redução na expiração. A pressão de pulso é definida como a diferença entre a pressão sistólica e a pressão diastólica que a precede. Os dois valores estão associados à volemia do paciente, porém a diferença da pressão de pulso, conhecida como ΔPP (delta pressão de pulso), tem se mostrado mais eficaz na avaliação da resposta a volume. Nos pacientes hipovolêmicos, essa diferença torna-se mais evidente, e valores acima de 13% estão associados à boa resposta da prova de volume, com consequente melhora do DC em resposta à expansão volêmica[28-30]. Vários ensaios clínicos em pacientes adultos documentaram que uma variação do volume sistólico acima de 10% ou da pressão de pulso acima de 13-15%, em pacientes ventilados com volume corrente mínimo de 8 mL/kg, é altamente preditiva de fluido-responsividade. Valores entre 9-13% são inconclusivos. A variação do volume sistólico (ΔVS) geralmente é estimada pela curva de PA invasiva por meio de algoritmos específicos, prejudicando sua acurácia[23]. Estudo de Michard *et al.* demonstrou que o valor de corte de ΔPP acima de 13% é capaz de discriminar adultos volume-responsivos de não volume-responsivos, com sensibilidade de 94% e especificidade de 96%. Variação da pressão de pulso acima de 13% representa os indivíduos que se encontram na porção ascendente da curva de Frank-Starling, ou seja, são capazes de aumentar a contratilidade da fibra miocárdica e, consequentemente, aumentar o DC quando submetidos a um aumento de pré-carga (ressuscitação volêmica)[31].

A variação da pressão de pulso (ΔPP) é definida pela relação entre a diferença da pressão de pulso máxima menos a mínima, dividida pela pressão de pulso média, sendo a pressão de pulso a amplitude da variação entre a pressão diastólica e a sistólica.

Dessa forma, temos:

$$PP = PS - PD$$
$$\Delta PP = (PP_{max} - PP_{min}) / PP_{média},$$
$$\text{Sendo } PP_{média} = (PP_{max} + PP_{min})/2$$

Onde: PP = pressão de pulso, PS = pressão sistólica, PD = pressão diastólica, ΔPP = variação da pressão de pulso, PP_{max} = pressão de pulso mais elevada, PP_{min} = pressão de pulso menor, $PP_{média}$ = pressão de pulso média.

LIMITAÇÕES

Um dos problemas em se utilizar a variação da pressão de pulso para predizer fluido-responsividade é a necessidade de ventilação com pressão positiva que gere aumento suficiente de pressão intratorácica para provocar uma redução fisiológica do retorno venoso. A maioria dos estudos usou um volume corrente de 8 mL/kg; dessa forma, volumes correntes menores (6 mL/kg) e a presença de esforço respiratório espontâneo podem resultar em falso negativo.

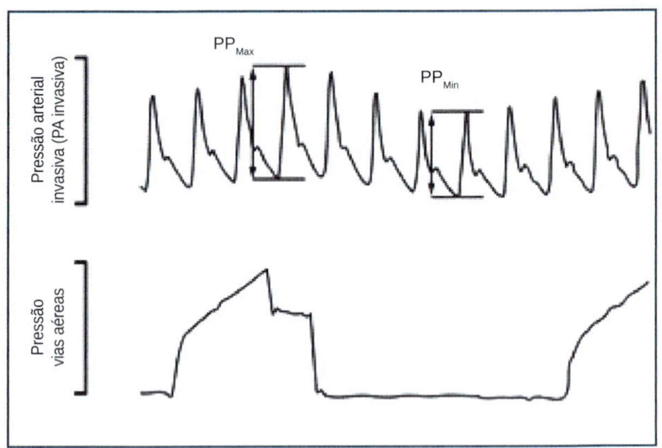

FIGURA 14.5 ***Alterações da curva de PA durante a ventilação pulmonar mecânica. Observa-se a pressão de pulso máxima (PP_{max}) durante a inspiração, e a pressão de pulso mínima (PP_{min}) alguns batimentos cardíacos depois, no início da expiração. A variação da pressão de pulso é calculada conforme a fórmula citada anteriormente.***

Acredita-se que o valor de corte da variação da pressão de pulso, para predizer fluido-responsividade em pacientes ventilados com 6 mL/kg de volume corrente, seja 12%[32]. Outra dificuldade é em pacientes com arritmias, pois a medida da variação da pressão de pulso necessita de um intervalo R-R regular para que o tempo de enchimento diastólico não contribua para o efeito da pré-carga gerado pela ventilação com pressão positiva. Outro problema é o falso positivo, que acontece na falência ventricular direita, já que, nesses pacientes, a pressão positiva diminui o volume diastólico final do VD, tornando o VE mais complacente e aumentando o seu volume diastólico final e, consequentemente, o volume sistólico. Dessa forma, esses pacientes mostram uma boa variação da pressão de pulso, porém não são responsivos a volume devido à falência de VD. Outra situação em que esses índices enganam é na elevação da pressão intra-abdominal. Nesses casos, durante a inspiração, a descida do diafragma faz com que a pressão intra-abdominal aumente tanto quanto a pressão intratorácica, limitando o gradiente de pressão que alteraria o retorno venoso e gerando resultados falso negativos em predizer fluido-responsividade. O Quadro 14.2 mostra exemplos de situações em que a variação da pressão de pulso falha em reconhecer a fluido-responsividade[23].

QUADRO 14.2 *Causas de interpretação inadequada de ΔPP ou ΔVS*[23].

Falso positivo (variação da pressão de pulso > 15% ou do volume sistólico > 10%, porém não responde a volume)	Falso negativo (variação da pressão de pulso < 15% ou do volume sistólico < 10%, porém volume-responsivo
Ventilação espontânea	Hipertensão intra-abdominal
Insuficiência de VD	Baixos volumes correntes (< 8 mL/kg)
Arritmias	Broncoespasmo

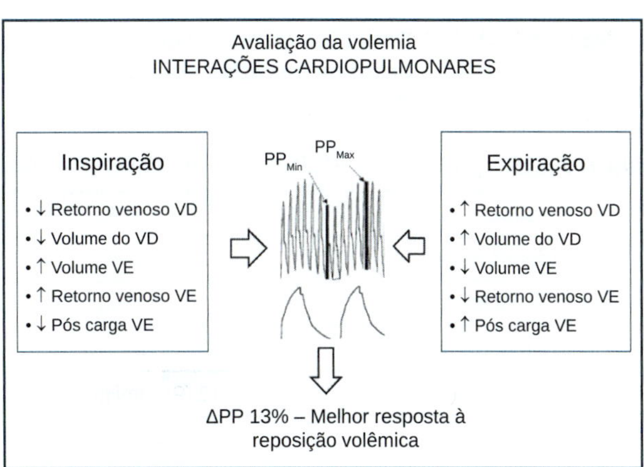

FIGURA 14.6 ***Alterações hemodinâmicas relacionadas à ventilação mecânica com pressão positiva nas fases inspiratória e expiratória levam à diferença da pressão de pulso nessas fases do ciclo respiratório. Variação da pressão de pulso acima de 13% é um indicativo de que o paciente encontra-se na parte ascendente a curva de Frank- Starling, com boa resposta à expansão volêmica e consequente aumento do DC***[30].

Os estudos pediátricos não demonstraram boa acurácia da variação da pressão sistólica em predizer fluido-responsividade e, em relação à variação da pressão de pulso, os resultados são controversos, entretanto acredita-se que esta última medida seja mais eficaz. A variação do volume sistólico e, principalmente, do pico de fluxo aórtico, por meio de ecocardiograma transesofágico, também parecem se correlacionar com resposta a volume. Outra medida promissora em adultos, porém sem boa correlação na população pediátrica, é a variação da PA durante pausa expiratória[23,26,33].

Existem alguns dispositivos que estimam o volume sistólico de VE, batida a batida, permitindo análise contínua da variação da pressão de pulso e do volume sistólico. Esses dispositivos, que medem o DC a cada batida do coração, por meio de softwares específicos, como o PiCCO (Pulse Contour Cardiac Output), o LiDCO (Lithium Dilution Cardiac Output) e o FloTrac/Vigileo, ainda não são validados nos pacientes pediátricos[34,35].

CATETER DE ARTÉRIA PULMONAR

Na década de 1970, a introdução do cateter de artéria pulmonar (CAP) revolucionou os cuidados dos pacientes gravemente doentes, permitindo uma avaliação direta de importantes variáveis cardiovasculares à beira do leito e, como resultado, o CAP se tornou ferramenta fundamental no manejo dos pacientes adultos e pediátricos internados nas Unidades de Terapia Intensiva[36]. Porém, sua eficácia na otimização terapêutica, com consequente redução na mortalidade, não foi evidenciada até os dias de hoje[37]. Estudos mostraram uma notável falta de conhecimento das medidas obtidas com a utilização desse cateter, o que tornou seu uso cada vez menos frequente, entretanto, quando corretamente interpretado, o CAP fornece dados importantes para a monitorização hemodinâmica nos pacientes gravemente doentes[37].

O cateter padrão de artéria pulmonar contém quatro lúmens, que permitem avaliar as condições hemodinâmicas do paciente por meio da monitorização intracardíaca direta e da pressão da artéria pulmonar. A via proximal é utilizada para medir a pressão de AD, infusão de medicamentos e coleta de exames; a via distal é utilizada para medir a pressão da artéria pulmonar (PAP), infusão de medicamentos e coleta de sangue para determinação da saturação venosa SvO_2. A via do balonete é utilizada para aferir a pressão capilar pulmonar, e a via do termostato, para aferir o DC. Os dados fisiológicos medidos diretamente pelo CAP incluem: pressão venosa central (pressão de AD), pressão de ventrículo direito (VD), PAP, pressão de oclusão da artéria pulmonar (POAP), SvO_2 e DC[36] (Tabela 14.1).

A partir dessas variáveis e juntamente com a PA sistêmica e a frequência cardíaca (FC), outras medidas calculadas são disponíveis, como: índice car-

TABELA 14.1 ***Pressões intracardíacas normais medidas com o uso do CAP.***

Parâmetros	Valores (Média)
PVC/Pressão de AD	1-5 (3) mmHg
Pressão sistólica de VD	15-30 (25) mmHg
Pressão diastólica de VD	1-7 (6) mmHg
Pressão sistólica da AP	15-30 (25) mmHg
Pressão diastólica da AP	4-12 (9) mmHg
Pressão média da AP	9-19 (15) mmHg
POAP	4-12 (9) mmHg
SvO_2	65-75%
Débito cardíaco	4-8 L/min

díaco (IC), índice do volume sistólico (IVS), índice de resistência vascular sistêmica (IRVS), índice de resistência vascular pulmonar (IRVP), oferta de O_2 (TO_2) e consumo de O_2 (VO_2)[36] (Tabela 14.2).

A passagem do CAP deve ser feita em condições assépticas, incluindo o uso de luvas, gorros, máscaras e campos estéreis que cubram completamente o paciente, e com um monitor de pressão conectado à via distal do cateter, que permite avaliar a localização anatômica do mesmo durante sua inserção através das curvas de pressão. Antes de começar a inserção do cateter, é importante assegurar que o transdutor de pressão esteja nivelado adequadamente, pois a pressão é medida em relação a um nível de referência padrão[37]. Cada via do cateter é preenchida com solução salina para confirmar a patência e expelir o ar[38]. O balão localizado na ponta distal do cateter deve ser testado antes da inserção para assegurar que está íntegro e que não se expandirá assimetricamente, em seguida ele deve ser esvaziado completamente[37]. O CAP pode ser passado em qualquer sítio de punção de acesso central, utilizando-se preferencialmente a veia jugular interna direita, devido à facilidade anatômica na progressão do cateter[38]. Quando a ponta do CAP alcançar o AD, o balão deverá ser inflado com 1,5 mL de ar e o fluxo sanguíneo normal que flui através das câmaras cardíacas direitas guiará a ponta do cateter até a artéria pulmonar[38]. A pressão vascular mostrada na ponta distal do cateter e o ritmo do eletrocardiograma associado devem ser cuidadosamente analisados no monitor para avaliar arritmias e mudanças nas pressões enquanto o cateter é lançado através do coração[37]. O padrão da curva de pressão indica onde o cateter está locado, sendo essencial saber as formas das curvas quando a ponta do cateter alcança o AD, VD e AP (Figura 14.7). Em pacientes adultos, geralmente a cerca de 30 cm da inserção, a valva tricúspide é ultrapassada e o traçado da curva de pressão de VD é visto. Se o registro de VD não ocorrer após o registro de AD, o cateter pode estar enrolado no AD ou ter passado diretamente para a veia cava inferior. A AP geralmente é alcançada com 40-45 cm e se torna ocluída pelo balão a partir de 45-55 cm (pressão de oclusão da artéria pulmonar)[37]. O cateter só pode ser lançado através do coração com o balão inflado para minimizar o risco de lesão miocárdica e valvar, porém nunca pode ser deixado inflado, apenas durante a medição de POAP[38].

Após o término do procedimento, deve ser realizada radiografia de tórax para confirmar a localização do cateter e afastar complicações relacionadas à sua passagem. A ponta do cateter, idealmente, deve estar no terço proximal do hemitórax direito e na zona III de West, onde a pressão alveolar é menor e

TABELA 14.2 ***Medidas calculadas a partir do uso do CAP.***

Variável	Fórmula	Valores
Índice cardíaco	IC = DC/SC	3,3-5,5 L/min/m²
Índice do volume sistólico	IVS = IC/FC	30-60 mL/m²
Índice de resistência vascular sistêmica	IRVS = [(PAM – PVC) x 79,9]/IC	800-1600 dynes.sec/cm⁵/m²
Índice de resistência vascular pulmonar	IRVP = [(PAPm – PCP) x 79,9]/IC	80-240 dynes.sec/cm⁵/m²
Consumo de O_2	$VO_2 = DC \times (CaO_2 - CvO_2)$	120-200 mL/min
Demanda de O_2	$TO_2 = DC \times CaO_2$	550-650 mL/min

Siglas: SC = superfície corpórea; PAM = pressão arterial média; PVC = pressão venosa central; PAPm = pressão de artéria pulmonar média; PCP = pressão capilar pulmonar; CaO_2 = conteúdo arterial de O_2; CvO_2 = conteúdo venoso de O_2.

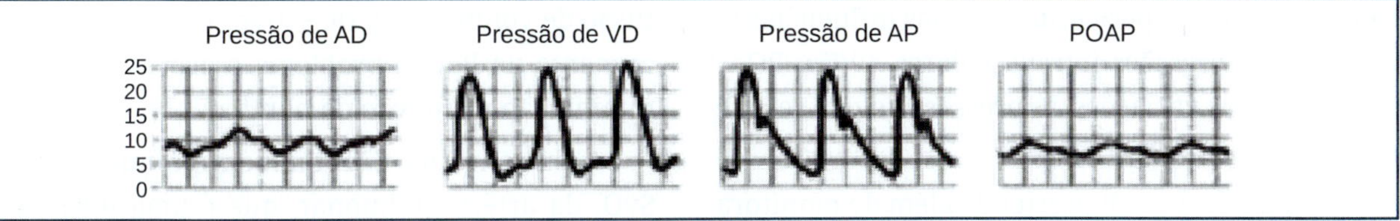

FIGURA 14.7 *Curvas de pressão observadas na passagem do cateter de artéria pulmonar, iniciando com a pressão do AD, que apresenta curva semelhante à PVC; seguida da curva de ventrículo direito, semelhante à curva de artéria pulmonar (AP), porém com pressão diastólica próxima a zero; com a progressão do cateter para a artéria pulmonar, a curva de pressão adquire traçado de AP, tornando-se bimodal. No momento em que o balonete ocluir o ramo da artéria pulmonar, a curva volta à conformação de pressão venosa central e, nesse ponto, considera-se o cateter locado.*

onde a medida da pressão de oclusão da artéria pulmonar aproxima-se mais da pressão do AE[39].

O uso do CAP não é isento de complicações e elas são relacionadas à sua passagem, localização e utilização. As complicações estão descritas no Quadro 14.3. Durante a flutuação do cateter, arritmias transitórias são comuns e ocorrem em mais de 70% dos pacientes[38].

Por sua capacidade de transdução de pressões através de múltiplos lúmens, o CAP fornece monitoramento das pressões intracardíacas em vários locais do coração direito em tempo real. Quando o cateter está posicionado adequadamente, com a ponta na artéria pulmonar, o orifício que mede a PVC, que se localiza a 30 cm da ponta do cateter, registra a pressão do AD (igual a PVC), enquanto o orifício na ponta distal do cateter mensura a pressão da artéria pulmonar (PAP)[38]. Um aumento na PVC, com pressão da artéria pulmonar normal ou diminuída, pode identificar uma disfunção do AD. Em contrapartida, um aumento tanto da PVC quanto da PAP indica disfunção do VE, aumento na resistência vascular pulmonar ou aumento no volume intravascular circulatório[38].

POAP é obtida após a inflação do balão da ponta do CAP, quando este está locado na artéria pulmonar, e mede de forma indireta a pressão do AE, pressão do VE e pressão diastólica final do VE (PDFVE)[40]. Dada à complacência ventricular esquerda, a PDFVE é proporcional ao volume diastólico final do VE. Dessa forma, a POAP pode ser considerada um indicador de pré-carga e sua medida permitirá distinguir se a causa primária da disfunção cardíaca é direita ou esquerda[39]. A falência do VE tende a produzir mais edema pulmonar, com reduções moderadas no DC e pouca mudança na PVC. Se a POAP é muito mais elevada do que a PVC, o diagnóstico diferencial favorece a insuficiência cardíaca esquerda como o principal processo da doença, e suas causas podem ser um aumento acentuado na carga do VE (hipertensão), doença valvar aórtica ou mitral, ou cardiopatia isquêmica[37].

Variações nos traçados das pressões intracardíacas são notadas durante o ciclo respiratório e causadas por mudanças nas pressões intratorácicas. Tanto na respiração espontânea quanto na ventilação mecânica controlada, a pressão intratorácica no final da expiração se aproxima da pressão atmosférica, minimizando mudanças nas pressões transmu-

QUADRO 14.3 *Complicações decorrentes do uso do CAP.*

Relacionadas à passagem	Relacionadas à localização do cateter	Relacionadas à utilização e manutenção
▪ Punção arterial ▪ Pneumotórax ▪ Hemotórax ▪ Lesão de nervo ▪ Embolia gasosa ▪ Lesão de brônquio ▪ Lesão mecânica das valvas cardíacas, AD, VD ou AP	▪ Arritmias ▪ Distúrbios de condução cardíaca ▪ Enovelamento do cateter no trajeto ▪ Perfuração da artéria pulmonar	▪ Infarto pulmonar ▪ Ruptura da AP ▪ Infecção ▪ Trombose venosa ▪ Trombocitopenia ▪ Ruptura do balonete ▪ Erro na utilização dos dados

rais pulmonares e pericárdicas e suas influências no registro das pressões intravasculares, PVC e POAP. Devido a essas variações, as pressões devem ser aferidas no final da expiração[38].

A utilidade do CAP se estende além do monitoramento das pressões intracardíacas e inclui a capacidade de mensurar o DC e a SvO_2.

A determinação do DC representa a maior indicação da utilização do CAP[36]. Esse cateter utiliza técnica de termodiluição para mensurar o DC do lado direito do coração. Assumindo que não haja *shunt* intracardíaco, o débito do VD é igual ao DC sistêmico. O DC é medido pela técnica de termodiluição por meio da análise da mudança de temperatura medida na AP por um termostato anexado ao CAP, com a utilização de solução salina fria injetada na parte proximal do cateter. A solução é injetada na circulação central, dentro do AD, e o retorno venoso pode ser estimado pela análise da diluição da água fria no sangue quente[41]. Cateteres modificados equipados com um filamento térmico fixado a aproximadamente 20 cm da ponta, que aquecem de forma intermitente o sangue na veia cava superior, podem fornecer uma medição quase contínua do DC por termodiluição[38]. Cuidado especial deve ser tomado ao se interpretar valores de DC por termodiluição em pacientes com regurgitação tricúspide ou *shunts* intracardíacos, pois podem super ou subestimar o DC real[41].

A medição do DC é fundamental no paciente hipotenso. A PA é aproximadamente igual ao produto do DC e da resistência vascular sistêmica (RVS). Se o DC for normal ou elevado, a principal razão para a diminuição da PA é uma diminuição na RVS. Das causas de diminuição da RVS, a sepse é a causa mais provável observada em pacientes hospitalizados. A terapêutica mais específica para a hipotensão causada por baixa RVS é a utilização de um vasopressor. Caso um paciente hipotenso tenha diminuição do DC, o fluxo sanguíneo baixo é a principal causa da hipotensão. Como o DC é determinado pela interação da função cardíaca e retorno venoso, qualquer um desses pode explicar uma diminuição no DC. A causa primária pode ser determinada avaliando a PVC como uma medida de pressão atrial direita. Se o DC estiver diminuído com uma queda na PVC, o principal problema é a diminuição do retorno venoso, e o DC provavelmente irá aumentar com infusão de volume. Se o DC estiver diminuído com um aumento da PVC, o problema é provavelmente um diminuição na função da bomba[37].

A presença do CAP também permite avaliar a SvO_2 da artéria pulmonar, que é uma medida útil para apoiar outras mensurações[41]. A SvO_2 é obtida por extração do sangue a partir da extremidade distal do CAP e medida através de um co-oxímetro. Na coleta da amostra, é importante assegurar que o cateter não esteja entalado na artéria pulmonar ou que o sangue não foi retirado muito rapidamente, pois isso resultaria na retirada de sangue capilar pulmonar após a troca gasosa, tornando a saturação de O_2 falsamente elevada e com baixa pressão de dióxido de carbono venoso. A arterização da amostra venosa mista pode ser suspeitada quando a saturação de O_2 no sangue venoso misto for muito alta (> 80%)[37].

Alguns cateteres são equipados com fibra ótica na ponta distal para monitorar continuamente a SvO_2[41]. Mudança na SvO_2 geralmente precede mudanças hemodinâmicas e pode, portanto, ser um sinal de alerta precoce útil na deterioração hemodinâmica. Embora mudanças na SvO_2 sejam consideradas diretamente relacionadas a mudanças no DC, a relação entre essas variáveis é mais complexa. A SvO_2 é considerada um índice global de oxigenação e reflete o balanço entre a oferta de O_2 (DO_2) e o consumo de O_2 (VO_2)[40]. A equação de Fick descreve essa relação, mostrando que: $SvO_2 = SaO_2 - (VO_2/[DCx1,36xHb])$, onde SaO_2 é a saturação arterial de O_2 (%), VO_2 é o consumo de O_2 (mL/min), DC é o débito cardíaco (mL/min) e Hb é a concentração de hemoglobina (g/dL). Baseando-se nessa equação, fica claro que a diminuição da SvO_2 pode resultar da diminuição do DC, mas também pode ser causada pela diminuição da concentração de hemoglobina, diminuição da saturação arterial de O_2 ou aumento no consumo do O_2[38].

O consenso do uso do CAP pela Society of Critical Care Medicine Pulmonary Artery Catheter Consensus Conference sugere que esse cateter esclarece a fisiologia cardiopulmonar em um grupo selecionado de pacientes pediátricos, com as seguintes características: hipertensão pulmonar; choque séptico refratário a fluidos e/ou doses baixas ou moderadas de agentes vasopressores; falência respiratória grave, necessitando de altas pressões de vias aéreas; e falência múltipla de órgãos em raras ocasiões. Nesses pacientes, os dados derivados do uso do CAP podem melhorar os resultados, entretanto as evidências que apoiam o uso do CAP nessas situações são limitadas a nível IV (estudos não randomizados, controles históricos e opiniões de especialistas) e V de evidência (séries de casos, estudos não controlados e opiniões de especialistas). Não existem dados que sugerem que o uso do CAP aumenta a mortalidade na faixa etária pediátrica[(42)].

A cateterização do coração direito ou artéria pulmonar é o padrão-ouro para o diagnóstico de hipertensão pulmonar e necessária para o diagnóstico diferencial hemodinâmico da hipertensão pulmonar arterial. O critério diagnóstico padrão para hipertensão pulmonar inclui a presença de pressão da artéria pulmonar média maior do que 25 mmHg, com pressão de oclusão da artéria pulmonar menor do que 15 mmHg, e resistência vascular pulmonar maior do que 240 dynes.sec/cm^5/m^2. Elevação da PA pulmonar média e redução no índice cardíaco preveem um prognóstico menos favorável[(36)]. Nos pacientes pediátricos, a cateterização do coração direito ou artéria pulmonar é recomendada para confirmar o diagnóstico da hipertensão pulmonar, estabelecer a gravidade e guiar a terapêutica com uso de vasodilatadores[(36)].

No choque séptico refratário, o CAP é usado para definir o estado hemodinâmico do paciente. Esse cateter deve ser utilizado num grupo selecionado de crianças, no qual o perfil hemodinâmico e as condições clínicas não melhoraram com a aplicação de terapias baseadas nos dados obtidos pela PA periférica e pressão venosa central, na análise da saturação venosa central de O_2 e análise da ecocardiografia. Os pacientes pediátricos com choque séptico refratário a fluidos podem ser classificados, baseados nos dados hemodinâmicos obtidos pelo CAP, quanto ao seu estado hemodinâmico, em: estado hiperdinâmico caracterizado por alto DC (> 5,5 L/min/m^2) e baixo índice de resistência vascular sistêmica (IRVS) (< 800 dynes.sec/cm^5/m^2); estado hipodinâmico caracterizado por baixo DC (< 3,3 L/min/m^2) e baixo IRVS; ou estado hipodinâmico caracterizado por baixo DC e alto IRVS (> 1.600 dynes.sec/cm^5/m^2). A maioria dessas crianças está em um estado hipodinâmico, caracterizado por baixo DC e alto IRVS (choque frio). Uma vez locado o cateter, a terapêutica deve ser ajustada para manter uma SvO_2 > 70%, índice cardíaco > 3,3 L/min/m^2 e pressão de perfusão normal para idade (PAM – PVC) com o objetivo final de restauração da perfusão normal[(43)].

O CAP também é indicado no edema pulmonar quando há dúvidas quanto à sua natureza ou causa (cardiogênico x não cardiogênico). O diagnóstico de edema pulmonar não cardiogênico ou da síndrome do desconforto respiratório agudo (SDRA) é baseado na presença de infiltrado pulmonar bilateral consistente com edema, hipoxemia refratária e pressão de enchimento de ventrículo esquerdo normal. Na SDRA, a monitorização das pressões de enchimento, tanto do ventrículo direito quanto do ventrículo esquerdo, SvO_2 e o DC, realizada através do uso do CAP, pode facilitar a manutenção do estado volumétrico e a regulação de terapêutica inotrópica e vasopressora nesses pacientes[(36)].

Deve ser enfatizado que o CAP é um dispositivo de monitorização, e não uma modalidade terapêutica. Por fornecer informações valiosas, como DC, SvO_2 e pressões intracardíacas, o CAP pode melhorar os cuidados na maioria dos pacientes gravemente doentes hemodinamicamente instáveis[(38)]. Para isso, a correta interpretação das formas das curvas de pressão é essencial para confirmar o adequado posicionamento do cateter e garantir precisão na avaliação dos dados, permitindo, dessa forma, uma correta tomada de decisão no manejo dos pacientes graves.

CONCLUSÕES

A monitorização hemodinâmica é fundamental no paciente crítico. Atualmente, há uma tendência a ser cada vez menos invasivo, o que se tornou possível por meio do desenvolvimento e validação de métodos de monitorização não invasivos ou minimamente invasivos, como o ecocardiograma e a avaliação do DC pelas curvas de PA. Outro fator que contribuiu para a redução do uso de monitorização hemodinâmica invasiva é a falta de evidência científica que comprove melhora do desfecho clínico com a utilização dessas ferramentas. Entretanto, a falta de evidência não garante que não possa haver benefício, além disso, de forma geral, quanto menos invasivo o método, menos acurado ele é[(37)]. Ou seja, apesar de essa tendência ser a menos invasiva possível, os casos mais graves ainda necessitam de instalação de métodos invasivos.

Os métodos de monitorização invasivos são importantes no diagnóstico e na condução terapêutica do paciente, desde que sejam bem indicados e utilizados. O entendimento fisiológico dos parâmetros fornecidos por cada método de monitorização é imprescindível para a interpretação correta dos dados e tomada de decisões. A avaliação criteriosa do paciente é de suma importância para a indicação adequada da monitorização, na tentativa de ser minimamente invasivo. As variáveis monitorizadas continuamente são preferenciais em relação à monitorização intermitente, pois podem detectar mais precocemente alterações sugestivas de descompensação. Outro aspecto importante é o conceito de monitorização hemodinâmica funcional, que inclui uma avaliação dinâmica em resposta a determinados aspectos fisiológicos, como as variações das pressões intratorácicas na ventilação mecânica. Os parâmetros hemodinâmicos avaliados de forma funcional ou dinâmica são superiores às medidas estáticas.

Em adultos, as variáveis dinâmicas da pré-carga, ou seja, aquelas que refletem alterações cíclicas do volume sistólico do VE induzidas pela ventilação mecânica (variação da pressão sistólica, variação da pressão de pulso e variação do volume sistólico), têm excelente correlação com a resposta volêmica. Infelizmente, na população pediátrica, as evidências do uso dessas variáveis para predizer resposta a volume são bem mais fracas[26]. Dentre as possíveis explicações para uma correlação pior na população pediátrica, a alta complacência da caixa torácica e pulmonar tem um papel relevante, principalmente nos pacientes ventilados com volume corrente normal ou baixo, nos quais as alterações das pressões intratorácicas podem não ser suficientes para causar alterações hemodinâmicas significativas. Além disso, o sistema arterial das crianças é mais complacente que o dos adultos, o que acarreta alterações menos intensas na PA em resposta à ventilação mecânica.

É importante lembrar que fluido-responsividade não implica necessariamente a necessidade de ressuscitação fluídica, tampouco garante que a administração de líquidos irá reverter a hipoperfusão tecidual. Além disso, as pequenas quantidades de volume ofertadas na tentativa de definir fluido-responsividade (prova de volume) não são o mesmo que a ressuscitação fluídica propriamente dita. Pacientes instáveis caracterizados como respondedores a volume devem receber ressuscitação fluídica agressiva[9,23].

Nenhuma técnica de monitorização hemodinâmica isolada é capaz de avaliar adequadamente o sistema circulatório. Dessa forma, a escolha das técnicas a serem utilizadas depende da condição clínica do paciente.

REFERÊNCIAS

1. Magder S. Fluid status and fluid responsiveness. Curr Opin Crit Care. 2010;16(4):289-96.
2. Muller JC, Kennard JW, Browne JS, Fecher AM, Hayward FT. Hemodynamic monitoring in the Intensive Care Unit. Nutr Clin Pract. 2012;27(3):340-51.
3. Polanco PM, Pinsky MR. Practical Issues of Hemodynamic Monitoring at the Bedside. Surg Clin North Am. 2006;86(6):1431-56.
4. Marik PE. Techniques for Assessment of Intravascular Volume in Critically Ill Patients. J Intensive Care Med. 2009;24(5):329-37.
5. Holley A, Lukin W, Paratz J, Hawkins T, Boots R, Lipman J. Review article: Part one: Goal-directed resuscitation – Which goals? Haemodynamic targets. Emerg Med Australas. 2012;24(1):14-22.
6. Marik PE, Baram M, Vahid B. Does Central Venous Pressure Predict Fluid Responsiveness? A Systematic Review of the Literature and the Tale of Seven Mares. Chest. 2008;134(1):172-8.
7. Kumar A, Anel R, Bunnel E, Habet K, Zanotti S, Marshall S, et al. Pulmonary artery occlusion pressure and central venous pressure fail to predict ventricular filling volume, cardiac performance, or the response to volume infusion in normal subjects. Crit Care Med. 2004;32(3):691-9.
8. Jellinek H, Krafft P, Fitzgerald RD, Schwars S, Pinsky MR. Right atrial pressure predicts hemodynamic response to apneic positive airway pressure. Crit Care Med. 2000;28(3):672-8.
9. Dellinger RP, Levy MM, Rhodes A, Annane D, Gerlach H, Opal SM, et al. Surviving sepsis campaign: international guidelines for management of severe sepsis and septic shock: 2012. Crit Care Med. 2013;41(2):580-637.
10. Marik PE. Early Management of Severe Sepsis: Concepts and controversies. Chest. 2014;145:1407-18.

11. Reinhart K, Bloos F. The value of venous oximetry. Curr Opin Crit Care. 2005;11(3):259-63.
12. Vincent JL, Rhodes A, Perel A, Martin GS, Rocca GD, Vallet B, et al. Clinical review: update on hemodynamic monitoring – a consensus of 16. Crit Care. 2011;15:229.
13. van Beest P, Wietasch G, Scheeren T, Sponk P, Kuiper M. Clinical review: use of venous oxygen saturations as a goal – a yet unfinished puzzle. Crit Care. 2011;15(5):232-41.
14. Sankar J, Sankar MJ, Suresh CP, Dubey NK, Singh A. Early Goal-Directed Therapy in pediatric septic shock: Comparison of outcomes "with" and "without" intermittent superior venacaval oxygen saturation monitoring: a prospective cohort study. Pediatr Crit Care Med. 2014;15(4):e157-67.
15. Kipnis E, Ramsingh D, Bhargava M, Dincer E, Cannesson M, Broccard A, et al. Monitoring in the intensive care. Crit Care Res Pract. 2012;2012:473507, doi: 10.1155/2012/473507.
16. Top APC, Tasker R, Ince C. The microcirculation of the critically ill pediatric patient. Crit Care. 2011;15: 213-20.
17. Rivers E, Nguyen B, Havstad S, et al. Early goal-directed therapy in the treatment of severe sepsis and septic shock. N Engl J Med. 2001;345:1368-77.
18. de Oliveira CF, de Oliveira DSF, Gottschald AFC, et al. ACCM/PALS haemodynamic support guideline for paediatric septic shock: An outcomes comparison with and without monitoring central venous oxygen saturations. Intensive Care Med. 2008;34:1065-75.
19. ProCESS Investigators; Yealy DM, Kellum JA, Huang DT, Barnato AE, Weissfeld LA, Pike F, et al. A randomized trial or protocol-based care for early septic shock. N Engl J Med. 2014;370(18):1683-93.
20. ARISE Investigators, ANZICS Clinical Trials Group, Peake SL, Delaney A, Bailey M, Bellomo R, Cameron PA, Cooper DJ, et al. Goal-directed resuscitation for patients with early septic shock. N Engl J Med. 2014;371 (16):1496-506.
21. Mouncey PR, Osborn TM, Power GS, Harrison DA, Sadique MZ, Grieve RD, et al.; ProMISE Trial Investigators. Trial of early, goal-directed resuscitation for septic shock. N Engl J Med. 2015;372(14):1301-11.
22. Wong HR, Dalton HJ. The PICU perspective on monitoring hemodynamics and oxygen transport. Pediatr Crit Care Med. 2011;12:S66-8.
23. Pinsky MR. Functional Hemodynamic Monitoring. Crit Care Clin. 2015;31(1):89-111.
24. Kleinman ME, de Caen AR, Chameides L, Atkins DL, Berg RA, Berg MD, et al. Pediatric Basic and Advanced Life Support Chapter Collaborators. Part 10: Pediatric basic and advanced life support: 2010. International Consensus on Cardiopulmonary Resuscitation and Emergency Cardiovascular Care Science with Treatment Recommendations. Circulation. 2010;122(16 Suppl 2):S466-514.
25. Tegtmeyer K, Brady G, Lai S, Hodo R, Braner D. Placement of an Arterial Line. N Engl J Med. 2006;354: e13-e4.
26. Gan H, Cannesson M, Chandler JR, Ansermino JM. Predicting Fluid Responsiveness in Children: A Systematic Review. Anesth Analg. 2013;117(6):1380-92.
27. Maitland K, Kiguli S, Opoka RO, Engoru C, Olupot-Olupot P, Akech SO, et al. FEAST Trial Group. Mortality after fluid bolus in African children with severe infection. N Engl J Med. 2011;364(26):2483-95.
28. Michard F. Changes in Arterial Pressure during Mechanical Ventilation. Anesthesiol. 2005;103:419-28.
29. Marik PE, Cavallazzi R, Vasu T, Hirani A. Dynamic changes in arterial waveform derived variables and fluid responsiveness in mechanically ventilated patients: A systematic review of the literature. Crit Care Med. 2009;37:2642-7.
30. Feihl F, Broccard AF. Interactions between respiration and systemic hemodynamics. Part II: practical implications in critical care. Intensive Care Med. 2009;35(2):198-205.
31. Michard F, Teboul JL. Predicting fluid responsiveness in ICU patients: A critical analysis of the evidence. *Chest*. 2002;121:2000-8.
32. Huang CC, Fu JY, Hu HC, Kao KC, Chen NH, Hsieh MJ, Tsai YH. Prediction of fluid responsiveness in acute respiratory distress syndrome patients ventilated with low tidal volume and high positive end-expiratory pressure. Crit Care Med. 2008;36(10):2810-6.
33. Renner J, Broch O, Duetschke P, Scheewe J, Hocker J, Moseby M, Jung O, Bein B. Prediction of fluid responsiveness in infants ad neonates undergoing congenital heart surgery. Br J Anaesth. 2012;108(1):108-14.
34. Mayer J, Suttner S. Cardiac output derived from arterial pressure waveform. Curr Opin Anaesthesiol. 2009;22:804-8.
35. Gazit AZ, Cooper DS. Emerging Technologies. Pediatr Crit Care Med. 2011;12(4 Suppl):S55-61.
36. Perkin RM, Anas N. Pulmonary artery catheters. Pediatr Crit Care Med. 2011;12(Suppl):S12-20.
37. Magder S. Invasive Hemodynamic Monitoring. Crit Care Clin. 2015;31(1):67-87.

38. Whitener S, Konoske R, Mark JB. Pulmonary artery catheter. Best Pract Res Clin Anaesthesiol. 2014;28(4): 323-35.

39. Summerhill EM, Baram M. Principles of Pulmonary Artery Catheterization in the Critically Ill. Lung. 2005; 183:209-19.

40. Robin E, Costecalde M, Lebuffe G, Vallet B. Clinical relevance of data from the pulmonary artery catheter. Crit Care. 2006;10(Suppl 3):S3-12.

41. Vincent JL. The pulmonary artery catheter. J Clin Monit Comput. 2012;26(5):341-5.

42. Pulmonary Artery Catheter Consensus Conference: consensus statement. Crit Care Med. 1997;25(6): 910-25.

43. Ceneviva G, Paschall JA, Maffei F, Carcillo JA. Hemodynamic support in fluid-refractory pediatric septic shock. Pediatrics. 1998;102(2):e19.

15 Ressuscitação Cardiopulmonar

Toshio Matsumoto
Amélia Gorette Reis

INTRODUÇÃO

Todos nós vamos sofrer uma parada cardíaca, mas raríssimos terão uma segunda. Os dados de literatura até o final do século XX mostravam que o resultado da parada cardíaca na criança era desanimador, principalmente quando ocorria fora do ambiente hospitalar. Torphy *et al.* relatam a ressuscitação de 91 pacientes pediátricos num período de seis anos, e apenas cinco desses pacientes tiveram alta. Lewis *et al.*, em estudo prospectivo, analisaram 105 ressuscitações em 74 crianças e relataram que o único dado que influenciou a sobrevida foi o tipo de parada. O grupo de menor mortalidade (25%) foi aquele que apresentava apenas parada respiratória. A mortalidade foi muito maior no grupo que apresentava parada cardiorrespiratória (83%) ou parada cardíaca (87%). Ludwig *et al.* revisaram 130 casos de ressuscitação, incluindo crianças internadas e que chegaram ao pronto-socorro. A sobrevida inicial no paciente internado foi de 90%; 27% dos pacientes internados necessitaram apenas de cuidados respiratórios e 40% não necessitaram de massagem cardíaca externa. Nos pacientes externos, somente 2% responderam com cuidados respiratórios e a sobrevida inicial foi de 56%. Eles sugerem que os piores resultados são devido à falta de pronto reconhecimento dos eventos terminais e aos cuidados pré-hospitalares recebidos. A maior incidência de parada ocorreu em crianças com menos de um ano de vida (65%) e 87% dessas paradas ocorreram em crianças com menos de quatro anos. Friesen *et al.* estudaram 66 crianças que sofreram parada cardíaca inesperada e apenas seis sobreviveram. As doenças respiratórias foram as maiores causas, mas também apresentaram os melhores prognósticos. Somente uma dentre 34 crianças com assistolia sobreviveu, mas com grave sequela neurológica. Das 41 crianças que apresentaram parada cardíaca fora do hospital, apenas uma sobreviveu. Não houve sobreviventes entre os pacientes com parada cardíaca decorrente de sepse ou trauma, mesmo quando a ressuscitação inicial foi bem-sucedida. Schindler *et al.* estudaram a ressuscitação de 101 pacientes pediátricos externos, separando-os em dois grupos. Um grupo de pacientes que apresentavam apenas apneia (21 crianças) e num outro de pacientes que chegaram em parada cardiorrespiratória (80 crianças). A ressuscitação inicial foi obtida em todas as crianças com apneia, mas em apenas 43 (53%) dos pacientes com parada cardiorrespiratória. Na UTI, 12 das 21 crianças com apneia faleceram e, desses 12 sobreviventes, cinco tiveram alta em boas condições neurológicas. Por outro lado, dos 43 pacientes encaminhados para a UTI do grupo com parada cardiorrespiratória apenas seis sobreviveram (37 óbitos na UTI) e todos esses sobreviventes com sequela neurológica moderada ou grave.

No entanto, no século presente estão sendo descritos melhores resultados. Atkins *et al.* descrevem um estudo multicêntrico (Estados Unidos e Canadá) com dados de 624 pacientes < 20 anos e 25.405 pacientes ≥ 20 anos submetidos à ressuscitação cardiopulmonar ou desfibrilação pela equipe médica de emergência fora do ambiente hospitalar, num estudo de coorte de 16 meses. Foram excluídos pacientes com ferimentos perfurantes, traumas ou queimaduras, mas foram incluídos afogamento e sufocação. Os pacientes < 20 anos foram distribuídos em três grupos etários: < um ano (n = 277), de um a 11 anos (n = 154) e de 12 a 19 anos (n = 193). A sobrevida foi de 6,4% (3,3% em < um ano; 9,1% em 1 a 11 anos; e 8,9% em 12 a 19 anos), contra 4,5% em adultos. Em outro estudo publicado por Nadkarni *et al.* são descritos pacientes pediátricos que sofreram parada cardíaca em ambiente hospitalar. Eles relatam 36% de sobrevida por 24 horas e 27% tiveram alta hospitalar. Esses resultados mostram uma melhor taxa de sobrevida, comparada com a do adulto.

A sobrevivência de crianças criticamente enfermas ou gravemente feridas é influenciada diretamente pela prontidão e exatidão com que as atitudes terapêuticas são tomadas. Para tanto, tornou-se uma ferramenta fundamental o ensino e treinamento das situações de risco para leigos, enfermeiras, médicos e outros profissionais de saúde; o objetivo é identificar e tratar condições previsíveis e evitáveis que possam impedir a evolução para uma situação de risco como a de uma parada cardiorrespiratória.

Parada cardíaca em criança é usualmente o evento final da evolução de uma insuficiência respiratória ou choque, em que hipoxemia sistêmica, hipercapnia e acidose progridem para bradicardia e hipotensão.

A ressuscitação cardiopulmonar (RCP) está indicada na parada cardiorrespiratória (PCR) e na bradicardia com hipoperfusão (frequência cardíaca menor que 60 batimentos por minuto, com sinais de choque sem melhora com oxigenação adequada). Os sinais de PCR são inconsciência, ausência de pulsos em grandes artérias e apneia ou respiração agônica (*gasping*). Na monitorização cardíaca, observa-se um dos seguintes ritmos: assistolia, fibrilação ventricular, taquicardia ventricular ou atividade elétrica sem pulso.

O prognóstico da RCP hospitalar vem melhorando; a sobrevida na década de 1980 era de aproximadamente 9%, por volta de 2000 era de 17% e, mais recentemente, chegou a 27%. O mesmo panorama não é observado na PCR pré-hospitalar, em que a sobrevida permanece ao redor de 6%.

Modelo Utstein

Em 1990, representantes da American Heart Association (AHA), European Resuscitation Council (ERC), Heart and Stroke Foundation of Canada (HSFC) e Australian Resuscitation Council (ARC) participaram de uma reunião no mosteiro de Utstein, na Noruega, tendo como propósito discutir os problemas de nomenclatura e falta de padronização nos relatos a respeito de parada cardíaca em adultos fora do ambiente hospitalar. Desse grupo surgiu, poucos anos depois, a International Liaison Committee on Resuscitation (ILCOR). Na reunião seguinte, em Surrey, Inglaterra, foi adotado o termo *Utstein Style* para uniformizar esses referidos relatos. Desde então, esse consenso tem sido ampliado com relatos adicionais sobre temas relacionados, inclusive ressuscitação cardíaca em pediatria e neonatologia. Hoje, muitos dos estudos têm aderido ao modelo Utstein, que possibilita melhor análise comparativa dos dados apresentados. São definidos termos e dados pontuais de tempo e intervalo, assim como os resultados clínicos e tabelas. Alguns dos termos definidos são descritos a seguir.

Ressuscitação é definida como um termo global, não limitada à terapêutica da vítima sem pulso e sem respiração; ela se refere a todas as medidas de suporte básico e avançado de vida.

Parada cardíaca é a cessação da atividade mecânica do coração, determinada pela incapacidade de se palpar um pulso central, por estar não responsivo e apneico. Essa é uma definição clínica; assim, a parada cardíaca está presente na criança com ausência de pulsos palpáveis, mesmo quando for observada atividade elétrica organizada no ECG ou quando alguma técnica revelar a presença de contrações cardíacas que geram uma pressão de pulso ou contrações observáveis. Essa última condição era conhecida como "pseudodissociação eletromecânica", mas agora deve ser chamada de "pseudoatividade elétrica sem pulso".

Parada respiratória é definida como a ausência de respirações (apneia). Tanto a parada respiratória como o comprometimento respiratório isolado são caracterizados pela presença de pulsos palpáveis.

Ressuscitação cardiopulmonar (RCP) é um termo amplo que significa uma tentativa de restaurar de modo espontâneo e efetivo a ventilação e a circulação. A RCP é subclassificada em básica e avançada, e os resultados da RCP podem ser classificados como com sucesso ou sem sucesso.

RCP básica é a tentativa de restabelecer ventilação efetiva por meio da insuflação pulmonar, utilizando o ar expirado, e a circulação por meio do uso de compressões torácicas externas.

RCP avançada é a adição de manobras invasivas para restaurar efetivamente a ventilação e a circulação.

Retorno da circulação espontânea (RCE) refere-se ao retorno de pulsos centrais palpáveis, espontâneos, no paciente que sofreu parada cardíaca, independentemente de sua duração. O retorno da circulação espontânea pode ser classificado posteriormente como *intermitente* ou *mantido*. Para facilitar a padronização considera-se mantido quando o retorno durar 20 minutos ou mais.

Retorno da ventilação espontânea refere-se ao retorno do esforço respiratório espontâneo na criança que estava apneica, excluindo respirações agônicas ou *gasping*.

As intervenções recomendadas no atendimento da parada cardíaca devem ser baseadas em evidências científicas comprovadas. O Quadro 15.1 mostra a classificação das recomendações da AHA, baseada nos relatos científicos da ILCOR.

Classe indeterminada

- As pesquisas ainda são iniciais;
- Área de pesquisa contínua;
- Sem recomendações até novas pesquisas.

Fases da Parada Cardíaca

Na evolução temporal da parada cardíaca, podem ser identificadas quatro fases: pré-parada, sem fluxo (parada cardíaca sem tratamento), baixo fluxo (RCP) e a fase pós-ressuscitação.

A fase pré-parada é aquela que precede a parada. Nessa fase, podem ser diagnosticadas condições clínicas que, se não tratadas adequadamente, evoluem fatalmente para parada cardíaca. Em pediatria, no ambiente hospitalar, as principais condições recaem sobre os distúrbios respiratórios e o choque. É a fase em que a intervenção adequada pode reduzir a mortalidade e a morbidade da parada cardíaca.

A fase sem fluxo, ou parada cardíaca sem tratamento, deve ser prontamente identificada para que as manobras de ressuscitação (suporte básico e avançado de vida) sejam instituídas de imediato. A demora implica comprometer qualquer possibilidade de prognóstico do paciente.

Na fase de baixo fluxo, as manobras de ressuscitação (massagem cardíaca e ventilação) devem ser de alta qualidade para otimizar a pressão de perfusão coronariana e cerebral, além de fluxo sanguíneo para os órgãos vitais.

A fase pós-ressuscitação é também bastante crítica. Neste período, pode ocorrer lesão cerebral pós-reperfusão, disritmias e lesões em outros órgãos. A reperfusão pode levar a processos inflamatórios e oxidativos que agravam ainda mais a lesão inicial da parada cardíaca.

QUADRO 15.1 *Classificação das intervenções no atendimento da parada cardíaca.*

Classe I	Classe IIa	Classe IIb	Classe III
Benefício >>> Risco	Benefício >> Risco	Benefício > Risco	Risco ≥ Benefício
Procedimento/tratamento ou teste/avaliação diagnóstica deve ser realizada/administrada	É razoável realizar o procedimento/administrar o tratamento ou realizar o teste/avaliação diagnóstica	Procedimento/tratamento ou teste/avaliação diagnóstica pode ser considerado	Procedimento/tratamento ou teste/avaliação diagnóstica não deve ser realizada/administrado. Não é útil e pode ser prejudicial

Epidemiologia

A epidemiologia da PCR da criança é diferente daquela do adulto. Em adultos, na maioria das vezes (80-90%) é um evento súbito e inesperado, de origem cardíaca primária (fibrilação ventricular ou taquicardia ventricular sem pulso), que requer desfibrilação imediata. Já nas crianças menores de 10 anos, apenas cerca de 10% a 15% dos casos de PCR são devido à fibrilação ventricular, sendo tipicamente o resultado final da deterioração progressiva das funções respiratória e/ou circulatória (choque).

A parada cardíaca por distúrbios do ritmo na infância é menos comum, porém pode ocorrer e deve ser considerada, especialmente nas crianças portadoras de cardiopatias congênitas, miocardite, miocardiopatias dilatadas, intervalo QT prolongado, síndrome de Wolff-Parkinson-White e em uso de drogas cardioativas ou cardiotóxicas.

O manejo adequado da criança criticamente enferma é essencial na prevenção da PCR; para tanto, é essencial o reconhecimento e tratamento precoces da insuficiência respiratória e choque.

RESSUSCITAÇÃO CARDIOPULMONAR

A parada cardiorrespiratória é caracterizada pela ausência de pulso central (grandes artérias como femoral e carótida) e em apneia, porém não é a única situação que exige o início das manobras de ressuscitação. A RCP pode ser aplicada também a três situações distintas de gravidade: os indivíduos que desenvolvem uma bradiarritmia progressiva ou com pulsos menores do que 60 batimentos por minuto; uma taquiarritmia com pulso, com ou sem má perfusão; e as ausências de pulso conhecidas como "ritmos de colapso" (taquiarritmias ventriculares: fibrilação ventricular ou taquicardia ventricular sem pulso, assistolias, pseudoatividade elétrica sem pulso). A RCP, apesar de ser uma situação crítica, deve ser organizada. Os membros que dela participam devem conhecer suas funções no atendimento, sendo a coordenação e a liderança dessa equipe realizada pelo membro mais experiente.

SUPORTE BÁSICO DE VIDA (RCP BÁSICA)

A RCP básica pode ser ministrada também fora do ambiente hospitalar e por leigos treinados. Inicialmente, deve ser procedida uma verificação visual da vítima, procurando-se por movimentos, choros ou respirações, e avaliando o tônus muscular e a coloração. A seguir, deve-se garantir a segurança da vítima e do socorrista, avaliando-se o ambiente em que foi encontrado a vítima, lembrando-se de que a vítima deve ser removida se o local apresentar algum perigo para ela. O uso de precauções universais pelos socorristas e profissionais de saúde, tais como luvas e óculos de proteção e outros dispositivos de barreira, minimizam o risco de transmissão de doenças infecciosas da vítima para o socorrista.

Se a criança encontrada não estiver responsiva, não estiver respirando ou apresentar *gaspings*, contatar ou solicitar para ativar o serviço médico de emergência e iniciar RCP (se estiver fora do hospital). Quando em uma situação em ambiente extra -hospitalar, o socorrista precisa passar ao serviço médico de emergência as seguintes informações, e não desligar o telefone a não ser por pedido direto dos atendentes:

1. Local da emergência, incluindo endereço e direções;
2. Telefone do qual está fazendo o chamado;
3. Natureza da emergência;
4. Número de vítimas;
5. Condições da(s) vítima(s);
6. Assistência já prestada;
7. Outras informações requeridas pelo serviço de emergência.

A RCP básica visa a manter a viabilidade dos órgãos vitais e restabelecer a volta dos batimentos cardíacos espontâneos, por meio de manobras que mantenham uma circulação sanguínea e uma ventilação pulmonar suficientes.

Em 2010, houve uma mudança na recomendação da sequência de ressuscitação. As manobras que seguiam o chamado A-B-C da ressuscitação (A para vias aéreas, B para respiração [*breathing*] e C para circulação) passaram a ser C-A-B. Essa mudança permitiu a simplificação do treinamento de pessoas leigas, que passam a priorizar as compressões torácicas, uma vez que a manipulação de vias aéreas e a ventilação são muito mais dificultosas. A sequência C-A-B permite um rápido início da RCP, sem perder um tempo precioso na tentativa de confirmar a ausência de pulso e realizar ventilações efetivas. A palpação de pulsos não foi abandonada, mas não enfatizada nessa recomendação. Quando realizada a palpação, o diagnóstico de ausência de pulso deve ser realizado dentro de 10 segundos apenas. Foi observado que até mesmo os profissionais de saúde podem demorar demais para diagnosticar a ausência de pulsos. Outro fator de demora no início das compressões torácicas era o tempo necessário para realizar as manobras de abertura de vias aéreas e a ventilação.

O atendimento da parada cardiorrespiratória segue as orientações publicadas pelo ILCOR. O algoritmo universal do atendimento da parada cardiorrespiratória, atualizado em 2015, pode ser visto na Figura 15.1.

Vias Aéreas (A)

A hipoxemia e a parada respiratória (apneia) contribuem com a piora aguda e evolução para uma parada cardiorrespiratória, portanto abrir e manter as vias aéreas patentes é medida prioritária no suporte básico de vida.

Posicionamento da vítima

Se a criança não estiver respondendo, coloque-a na posição supina (face para cima), em uma superfície plana, rígida ou diretamente no solo. Se tiver sofrido algum trauma, mobilize a vítima somente se for necessário, e em bloco com cuidados para imobilização da coluna vertebral.

Abertura das vias aéreas

É fundamental a colocação da criança ou adolescente em posição supina sobre uma superfície firme para realizar a RCP.

Para que as vias aéreas fiquem permeáveis, a cabeça deve ser inclinada ou o mento elevado. Esse procedimento deve ser executado com maior suavidade na criança menor, tomando-se os seguintes cuidados: não hiperestender excessivamente o pescoço, não pressionar os tecidos moles abaixo do pescoço e não fechar a boca.

A dificuldade na obtenção e manutenção da adequada abertura das vias aéreas é ponto crucial em pediatria, e um coxim pequeno sob o ombro do lactente ou sob a nuca na criança maior pode ser benéfico. A seguir, são descritas as técnicas utilizadas para abertura das vias aéreas.

Manobra de extensão da cabeça e levantamento do mento

Posicione uma mão na fronte da criança, levando a uma ligeira extensão até que a criança fique com a cabeça em uma posição neutra.

Levante a mandíbula para cima, apoiando a outra mão abaixo do mento.

Manobra de deslocamento anterior da mandíbula

Ainda que raros, os traumas de coluna cervical são catastróficos em crianças, necessitando a imobilização adequada da coluna cervical. Para abrir as vias aéreas nessas situações, utiliza-se a manobra de deslocamento anterior da mandíbula por meio de uma tração manual nos ramos desta, preferencialmente de forma bilateral, colocando-se de dois a três dedos nos ramos mandibulares e propiciando a anteriorização deles, sem inclinação da cabeça. Também deve haver extremo cuidado na manipulação de toda a coluna, principalmente a cervical.

Manobra de tração da mandíbula e língua

Após o posicionamento da vítima, utilize dois a três dedos para apreender a língua e a mandíbula pela porção mentoniana, realizando uma tração anterior.

Em todos os casos descritos anteriormente, lembre-se de não aproximar os lábios, não ocluindo a entrada de ar. Remova secreções e corpos estranhos eventualmente presentes.

Essas manobras permitem o melhor posicionamento para o paciente respirar livremente se apresentar respiração espontânea regular e efetiva.

Respiração (B)

Após a abertura das vias aéreas, a respiração de resgate deve ser providenciada, quer seja por meio de uma máscara, quer de uma barreira de proteção facial plástica, quer por meio de uma bolsa valva máscara.

A respiração *boca a boca* é uma técnica aplicada fora do hospital quando não estiver disponível nenhum equipamento. O socorrista, após uma inspiração normal, utiliza o gás expirado para insuflar o pulmão da criança. Nos lactentes menores de um ano de idade, deve-se dar preferência à ventilação boca do socorrista, envolvendo boca e nariz da vítima. Já nas

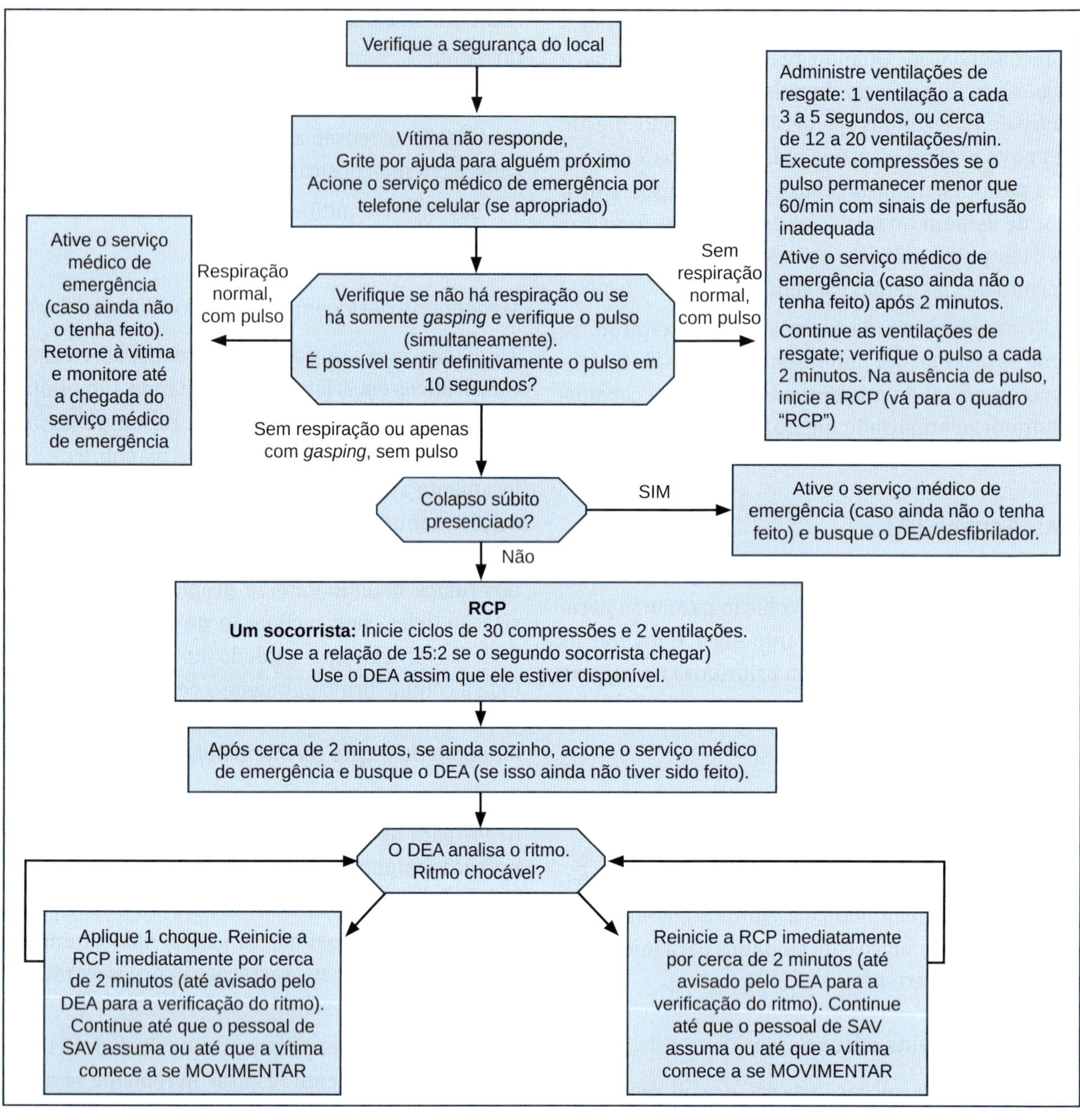

FIGURA 15.1 ***Algoritmo universal do atendimento da parada cardiorrespiratória.***
Sigla: DEA = desfibrilador externo automático.

crianças maiores, deve-se ocluir o nariz da vítima com o polegar e o indicador de uma das mãos e realizar a ventilação boca a boca. Quando a boca do socorrista for pequena comparada à da vítima, pode-se permitir a ventilação boca do socorrista envolvendo o nariz da vítima, técnica esta que pode ser ensinada para crianças ressuscitarem adultos. Certifique-se de que o tórax da vítima se expanda a cada respiração realizada.

Na eventualidade de o socorrista dispor de um dispositivo tipo máscara de silicone transparente, ela deve ser adaptada entre a base do nariz e o mento da vítima, permitindo que se mantenha a visualização das vias aéreas, presenciando-se ou não a saída de secreções ou vômitos. Essas máscaras podem ser utilizadas como barreiras com válvulas unidirecionais se em ventilação do tipo boca do socorrista-máscara-vítima, ou podem ser acopladas aos dispositivos de bolsa-valva, permitindo o uso de oxigênio. Quando são utilizadas as técnicas de ventilação direta (tipo boca-boca), oferece-se entre 17% a 19% de oxigênio.

Circulação (C)

Quando o paciente não apresentar nem respiração efetiva nem pulsos centrais palpáveis, deve ser iniciada a sequência de compressões torácicas (C) e depois alternada com ventilações (B).

O aspecto hemodinâmico da ressuscitação tem sido estudado desde a descrição inicial da massagem cardíaca externa introduzida por Kouwenhoven *et al.* em 1960. A hipótese inicial, conhecida como a da "bomba cardíaca", relacionava o fluxo sanguíneo diretamente às compressões cardíacas decorrentes das compressões torácicas. Tanto o ventrículo direito como o esquerdo seriam comprimidos entre o esterno e a coluna vertebral, criando um gradiente pressórico entre os ventrículos e suas vias de saída (aorta e artéria pulmonar). Durante a compressão, haveria fechamento da válvula mitral e da tricúspide. Na fase de descompressão torácica, os ventrículos seriam preenchidos. Anos depois, surgiu a hipótese da bomba torácica, que relacionava o fluxo ao aumento da pressão intratorácica promovido pela compressão torácica, mais do que a compressão cardíaca. Nesse caso, as válvulas atrioventriculares permaneceriam abertas e o coração seria apenas um condutor de sangue, e não uma bomba. Como a compressão torácica gera a mesma pressão sobre os ventrículos, o gradiente pressórico entre o lado arterial e venoso extratorácico é criado pelas características dos vasos do lado arterial e venoso. A menor complacência do lado arterial permite a transmissão de boa parte da pressão para a região extratorácica. A maior complacência e a presença de válvulas do lado venoso reduzem a pressão transmitida para além do tórax. Assim, é criado um gradiente necessário para o fluxo sanguíneo nos vasos extratorácicos. Esses mecanismos ainda são alvo de discussão.

Estudos com fibrilação ventricular sem ressuscitação cardiopulmonar, em modelo animal, mostram que o fluxo sanguíneo cai exponencialmente, mas ainda continua por cerca de cinco minutos. Durante a ressuscitação, o fluxo adiante na aorta ocorre durante a compressão torácica. O fluxo na artéria coronária é retrógrado durante a compressão e anterógrado durante a descompressão. O que foi notado é que o fluxo carotídeo aparece em segundos após o início da RCP, mas leva cerca de um minuto de RCP mantida para atingir um platô de fluxo. E ainda que mesmo breves interrupções da RCP promovam uma queda substancial do fluxo carotídeo, é necessário outro período para atingir novo platô de fluxo.

Compressão torácica

A ausência de sinais de circulação por batimento cardíaco ausente ou inefetivo resulta em ausência de pulsos em grandes artérias. Nas crianças com menos de um ano, as artérias braquial e femoral são facilmente acessíveis e, nas crianças maiores de um ano, a carótida também pode ser utilizada. A ausculta cardíaca não se correlaciona obrigatoriamente com a geração de pulso, não devendo, portanto, ser técnica de escolha para essa finalidade.

A circulação artificial é realizada por meio da compressão torácica, a qual deve ser iniciada na ausência de pulso central ou quando for inferior a 60 batimentos por minuto, associado a sinais de má perfusão apesar de oxigenação e ventilação.

Em 2010, foram reforçadas as recomendações sobre a qualidade da RCP e enfatizam a importância de alguns pontos em relação à compressão torácica e à ventilação de resgate. As compressões corretas têm as seguintes características:

- Compressões devem ser fortes (suficientes para comprimir o tórax como recomendado);
- Compressões devem ser rápidas;
- Permitir retorno do tórax após compressão;
- Minimizar interrupções das compressões;
- Evitar ventilação excessiva.

Para que a perfusão seja adequada, principalmente no miocárdio e cérebro, a manutenção da qualidade da RCP é primordial. Estudos em animais demonstram que a pressão de perfusão coronariana, estimada pela diferença de pressão aórtica e a pressão de átrio direito, era crescente durante as compressões torácicas e mais consistente no final da série de compressões. A interrupção para a ventilação prejudicava a perfusão coronariana, o que reforça manter uma série mais longa de compressões e com poucas interrupções para a ventilação.

Durante a compressão cardíaca, o tórax deve ser comprimido no mínimo 1/3 da sua distância anteroposterior e, ao final de cada compressão, a pressão é liberada sem, entretanto, afastar ou retirar a mão ou dedos da superfície do tórax da criança; assim, o movimento de compressão e relaxamento se dá suavemente, sem "socos" sobre o esterno. Assim, durante a fase de descompressão, o tórax deve ser totalmente liberado, permitindo o completo retorno do tórax à posição de repouso. A frequência da compressão torácica deve ser de, no mínimo, 100 e, no máximo, 120 por minuto.

Para garantir a qualidade das compressões, é interessante que, quando possível, seja realizada a troca periódica do socorrista que faz as compressões.

A técnica para fazer a compressão torácica varia de acordo com a idade da criança.

Técnica de circunscrição das mãos ao redor do tórax

No primeiro ano de vida, a compressão torácica é realizada por meio da compressão do esterno, imediatamente abaixo da intercessão da linha intermamilar e esternal. O socorrista deve envolver o tórax do recém-nascido com as mãos, colocando os polegares sobre o esterno; alternativamente, a compressão pode ser executada com dois ou três dedos de uma das mãos sobre o esterno, e a outra mão pode servir como suporte abaixo das costas da criança.

Técnica de compressão torácica de lactentes com dois dedos

Para esta técnica, coloque dois dedos de uma das mãos sobre a metade inferior do esterno, e as compressões seguem como a técnica anterior.

Técnica para crianças entre um ano até a puberdade

Nas crianças acima de um ano, o local de compressão é na metade inferior do esterno, distante do apêndice xifoide. Essa técnica exige que a criança esteja sobre uma superfície dura e o socorrista de pé, bem acima da criança, mantendo os braços esticados durante a compressão, sendo o tempo de compressão igual ao tempo de relaxamento (tempo sem compressão).

As compressões torácicas são realizadas utilizando-se a base palmar de uma das mãos, enquanto a outra poderá ser utilizada para manter uma ligeira extensão da cabeça e, com isso, manter as vias aéreas abertas. Dependendo do tamanho da criança, o socorrista deve utilizar as duas mão para executar a compressão. A compressão torácica nessa faixa etária deverá compreender aproximadamente 5 cm, que deve corresponder a 1/3 do diâmetro anteroposterior do tórax da vítima.

Técnica para adolescentes

Nos adolescentes, é utilizada a mesma técnica empregada para adultos, na qual o socorrista posiciona uma mão sobre a outra sobre a metade inferior do esterno para fazer a compressão. O tórax é comprimido de 5 a 6 cm e o socorrista deve manter os braços esticados durante a compressão.

RELAÇÃO VENTILAÇÃO/COMPRESSÃO

Com exceção do período neonatal, no qual foi mantida a relação 3:1 de ventilação/compressão, houve uma alteração significativa dessa relação para as outras faixas etárias pediátricas. Respeitando as características das compressões corretas, a relação compressão/ventilação deve ser iniciada com ciclos de 30:2 para todas as idades quando realizada por um único socorrista. Quando houver dois socorristas, a relação deve ser de 15:2, na criança, e 30:2, no adolescente e adulto. A frequência das compressões deve ser de 100 a 120/min em qualquer faixa etária, exceto em neonatos. Caso o paciente esteja com alguma via aérea avançada (por exemplo, intubação, máscara laríngea), as compressões devem ser contínuas, sem interrupções para as ventilações. As ventilações serão realizadas a cada seis segundos para evitar uma ventilação excessiva.

Se o paciente não estiver com tubo traqueal, a compressão torácica deve ser sincronizada com a respiração, isto é, a cada 15 compressões torácicas na criança e 30 no adolescente ou adulto se faz uma pausa para serem realizadas duas ventilações pulmonares. A partir da realização da intubação traqueal, a compressão deve ser contínua, sem interrupção para a ventilação (exceto no período neonatal), ou seja, a compressão e ventilação passam a não ser sincronizadas.

O Quadro 15.2 mostra as frequências recomendadas nas diversas condições clínicas.

COMPRESSÕES TORÁCICAS SOMENTE?

Uma das maiores dificuldades encontradas para a realização de RCP no ambiente fora do hospital é aplicar a ventilação boca a boca em estranhos. Em adultos com fibrilação ventricular, a ventilação pode não ser essencial nos primeiros cinco minutos e a presença de *gaspings* pode prover algum grau de ventilação. Um estudo (SOS-Kanto), realizado em adultos que sofreram parada cardíaca e foram atendidos pelo espectador fora do ambiente hospitalar,

QUADRO 15.2 *Frequência aplicada de ventilações e complicações nas diversas faixas etárias.*

Faixa etária	Neonatal	De 1 mês a adolescentes	Adolescentes e adultos
Relação compressão/ventilação	3:1	15:2 (se dois ou mais profissionais de saúde) 30:2 (se um ressuscitador apenas)	30:2 (se um ou mais ressuscitadores)
Frequência de compressão	120/min	100-120/min	100-120/min
Ventilação/compressão com via aérea avançada	3:1	Manter compressões contínuas, sem interrupções para ventilação (100-120/min). Ventilação: 10/min	Manter compressões contínuas, sem interrupções para ventilação (100-120/min). Ventilação: 10/min
Ventilação de resgate quando pulso presente, sem respiração	40-60/min	12-20/min	10-12/min

mostra um resultado interessante. Dos 4.068 pacientes estudados, 2.917 não tiveram nenhuma RCP, 712 tiveram RCP convencional e 439 receberam apenas compressões cardíacas. Os pacientes que não tiveram nenhuma RCP apresentaram os piores resultados neurológicos. E entre os que receberam algum tipo de ressuscitação, os melhores resultados foram encontrados naqueles que receberam apenas compressões cardíacas.

Entretanto, em pediatria, o uso de compressões somente não é tão promissor, uma vez que a grande maioria das paradas cardíacas está associada à asfixia. Num grande estudo publicado em 2010, envolvendo crianças (17 anos ou menos) que sofreram parada cardíaca fora do hospital de causas não cardíacas, mostrou que as crianças submetidas à RCP convencional apresentaram uma taxa significativamente mais favorável de recuperação neurológica do que as crianças submetidas à RCP com compressão torácica somente.

SUPORTE VITAL AVANÇADO

O suporte vital avançado é complementar ao suporte básico. Inclui procedimentos para restabelecer as funções cardiopulmonares. Neste suporte, estão envolvidos a instalação de acessos vasculares e via aérea, equipamentos auxiliares para a ventilação pulmonar, utilização de oxigênio, medicamentos, expansores de volumes, desfibriladores/cardioversores e monitorização.

O algoritmo universal do ILCOR de parada cardíaca sem pulso é mostrado na Figura 15.2.

Vias Aéreas

Após a criança estar adequadamente posicionada, a ventilação pulmonar deve ser iniciada imediatamente se não houver retorno espontâneo da respiração. Há várias maneiras de realizar a respiração artificial, mas, independentemente da técnica, a ventilação artificial deve ser suave, evitando-se fluxos altos de oxigênio e ventilações muito rápidas. A frequência respiratória deve ser 10 ventilações por minuto.

A permeabilidade das vias aéreas é assegurada por meio da instalação de uma via aérea artificial, como intubação ou máscara laríngea. Porém, antes da instalação dessas vias, deve ser garantida a melhor ventilação e oxigenação possível. A ventilação com *bolsa-valva-máscara* é a técnica de respiração inicial de preferência até que a intubação traqueal seja realizada; nesse caso, uma máscara de tamanho adequado é adaptada à face da criança, envolvendo a boca e o nariz, sendo a ventilação realizada através de uma bolsa-valva conectada a fonte de oxigênio cujo fluxo deve variar de 10 a 15 L/min.

A intubação traqueal deve ser realizada prontamente nos casos de PCR e bradicardia com hipoperfusão se não houver retorno imediato da respiração espontânea. Em situações de emergência, a via orotraqueal deve ser preferida em relação à nasotraqueal. Cada tentativa de intubação deve ser precedida de oxigenação adequada e não deve ultrapassar 20 segundos. Habitualmente, não são utilizadas cânulas traqueais com balonete em crianças abaixo de oito anos, mas o seu uso não é proibitivo. A presença de vazamento pericânula, que impede a melhor ventilação pulmonar, é sinal sugestivo da necessidade de cânula com balonete. Processos pulmonares com baixa complacência ou mesmo com resistência aumentada de vias aéreas podem requerer o uso dessa cânula. Caso seja utilizado o balonete, a sua pressão de insuflação deve ser < 20 cmH_2O. O calibre da cânula traqueal pode ser estimado grosseiramente pelo calibre do dedo mínimo do paciente, e cânulas 0,5 cm menores e 0,5 cm maiores que as estimadas devem estar disponíveis antes de se proceder a intubação.

Podem ser utilizadas ainda algumas fórmulas para cálculo do calibre interno (ID) da cânula:

- Tubos com *cuff* (balonete):
  - Menores de um ano de idade: 3,0 mm;
  - Entre um a dois anos de idade: 3,5 mm;
  - Maiores de dois anos de idade = (idade em anos/4) + 3,5.
- Tubos sem *cuff* (balonete):
  - Menores de um ano de idade: 3,5 mm;
  - Entre um a dois anos de idade: 4,0 mm;
  - Maiores de dois anos de idade = (idade em anos/4) + 4.

Em caso de impedimento de intubação traqueal por motivos como trauma de face, malformações de vias aéreas, o acesso às vias aéreas pode ser obtido pela cricotireoidostomia.

Estando o paciente intubado e com melhora das condições ventilatórias, se houver deterioração clínica súbita, devem ser consideradas as seguintes hipóteses (DOPE):

- **D**eslocamento do tubo da traqueia;
- **O**bstrução do tubo;
- **P**neumotórax;
- **E**quipamento (falha).

A ventilação através da *máscara laríngea* é uma alternativa temporária para assegurar a via aérea e está indicada nos casos em que a intubação traqueal não for obtida, seja devido à inexperiência do socorrista, seja pela presença de via aérea difícil[13]. A máscara laríngea consiste de um tubo com uma máscara com *cuff* projetada em sua extremidade distal. Deve ser introduzida na faringe, avançando até que surja uma resistência e o tubo se localize na hipofaringe. O *cuff* é então insuflado, ocorrendo selo com a hipofaringe, deixando a abertura distal do tubo posicionada imediatamente acima da abertura glótica. O domínio dessa técnica é mais fácil que o da intubação traqueal, porém o custo da máscara laríngea é elevado e há dificuldade de mantê-la durante o movimento do paciente, dificultando assim seu uso durante tempo prolongado. Embora os dados sejam limitados na RCP pediátrica, a máscara laríngea é uma alternativa efetiva nessa condição.

A ventilação com pressão positiva pode levar à insuflação gástrica, que, por sua vez, prejudica a expansão pulmonar e aumenta a chance de regurgitação e aspiração de conteúdo estomacal. Essa complicação pode ser minimizada ao se evitar picos inspiratórios de pressão elevados, aplicar uma pressão gentil na crinoide, abrir a gastrotomia nos pacientes portadores desse dispositivo e fazer descompressão com passagem de sonda nasogástrica[14]. Deve-se salientar que a sonda nasogástrica deve ser colocada após a intubação traqueal, já que interfere com o esfíncter gastroesofágico e facilita a regurgitação durante a intubação.

Outro aspecto importante relacionado à ventilação pulmonar é a hiperventilação. Frente à parada cardiorrespiratória, é muito comum ventilar o paciente de modo excessivo. Para muitos, garantir a ventilação significa ventilar o mais rápido possível. No entanto, como o nosso sistema respiratório é um sistema em fundo cego, implica obrigatoriedade de fases distintas para inspiração e expiração. Caso a frequência respiratória da ventilação não permita um tempo adequado para que o pulmão exale todo o ar inspirado, o ar ficará represado, levando a uma hiperinsuflação. Essa condição pode comprometer o retorno venoso e, consequentemente, o débito cardíaco. Portanto, a ventilação pode prejudicar a eficiência da compressão torácica pelo menor retorno venoso, e as interrupções da compressão torácica podem prejudicar o fluxo carotídeo. A hiperinsuflação pulmonar também pode favorecer vômitos e aspiração, assim como barotraumas.

Acesso vascular

Para que seja possível a administração de drogas, é necessária a instalação de um acesso vascular, tarefa esta difícil de ser executada nas crianças que estão em PCR. O melhor acesso vascular na parada cardiorrespiratória ou choque deve ser aquele mais rapidamente disponível, que oferece o melhor calibre e que não interrompe as manobras de ressuscitação. Nos quadros de choque compensado, um acesso vascular periférico com um cateter curto e calibroso pode ser suficiente.

Na RCP, o acesso venoso periférico é uma via útil e qualquer veia dos membros é útil, entretanto a antecubital mediana no membro superior e o ramo da safena ao nível do maléolo medial são as preferenciais. Para que a droga administrada através da veia periférica alcance rapidamente a circulação central, deve-se administrar 3 a 5 mL de solução salina 0,9% em bolo logo a seguir.

Se dentro de alguns minutos de um quadro de choque ou RCP não for possível obter um acesso vascular, a via intraóssea torna-se a opção mais favorável, mesmo em crianças maiores e adolescentes. A punção intraóssea é frequentemente realizada na porção anterior proximal da tíbia, com sítios alternativos, sendo a porção distal do fêmur, a espinha ilíaca anterossuperior e o maléolo medial. A agulha especialmente desenhada para a punção intraóssea deve ser a preferida, porém, na sua ausência, pode-se tentar as agulhas de aspiração de medula óssea, agulhas hipodérmicas ou até agulhas do tipo *butterfly* de grosso calibre.

Por essa via, pode-se administrar medicações, fluídos, cristaloides, coloides e derivados de sangue e até mesmo coletar material para análises laboratoriais. Drogas lipossolúveis, como epinefrina, atropina, lidocaína, vasopressina e naloxona, podem ser administradas pelo tubo traqueal para alcançar as veias peribrônquicas. Como a absorção de medicações pela via traqueal é errática, essa técnica não deve ser usada de rotina, sendo atualmente não enfatizada. As doses ideais das medicações administradas por essa via, necessárias para alcançar níveis equivalentes ao uso intravenoso, não estão bem estabelecidas. Entretanto, recomenda-se uma dose 10 vezes maior de epinefrina (0,1 mg/kg, ou 0,1 mL/kg da solução 1:1000) já na primeira dose; e um aumento de duas a três vezes das doses intravenosas das outras medicações. Essa técnica de administração de drogas na parada cardíaca não substitui o acesso vascular, é somente uma alternativa até que outra via esteja instalada.

Se o acesso venoso periférico e/ou intraósseo não for obtido, a melhor técnica alternativa, em pediatria, é a instalação de um acesso venoso profundo.

Um cateter venoso central também é necessário quando se deseja infusão de grandes volumes, medidas da pressão venosa central e infusão de múltiplas drogas de fluxo controlado. O acesso venoso por via femoral é o mais acessível durante a RCP, pois permite a manutenção da RCP sem grandes interrupções, mas deve ser realizado apenas por pessoal habilitado.

Cateterização arterial periférica é difícil no momento da parada, mas pode ser obtida depois do retorno da circulação espontânea, permitindo a coleta de sangue para gasometrias e outros dados bioquímicos.

FARMACOTERAPIA

Os medicamentos utilizados na RCP visam principalmente ao retorno da circulação espontânea, correção de disritmias, correção de acidemia e distúrbios eletrolíticos. O uso de medicamentos não implica negligenciar as manobras de RCP, que devem ser mantidas até o pronto restabelecimento da circulação e ventilação. Os principais medicamentos estão resumidos no Quadro 15.3.

EPINEFRINA

A epinefrina é uma catecolamina endógena com ação estimulante nos receptores α e β; a ação α é a mais importante durante a parada cardíaca por causar vasoconstrição e restaurar a pressão diastólica na aorta, propiciando assim melhor perfusão miocárdica. Deve ser administrada tão logo seja obtido acesso vascular, e pode ser repetida a cada três a cinco minutos durante a RCP. É a medicação indicada na RCP, independentemente do ritmo cardíaco, inclusive na bradicardia com hipoperfusão. A dose ideal de epinefrina no paciente pediátrico não está bem determinada. A dose recomendada da epinefrina por via intraóssea ou intravenosa é de 0,01 mg/kg $\Rightarrow$ 0,1 mL/kg da epinefrina 1:10.000 (solução obtida por meio da diluição de 1 mL de epinefrina pura, 1:1.000, em 9 mL de água destilada ou solução fisiológica).

A epinefrina é inativada em solução alcalina, portanto não deve ser administrada junto com bicarbonato de sódio. Na presença de acidemia, a ação da epinefrina é diminuída, assim a ventilação deve ser adequada para que não ocorra acidose respiratória.

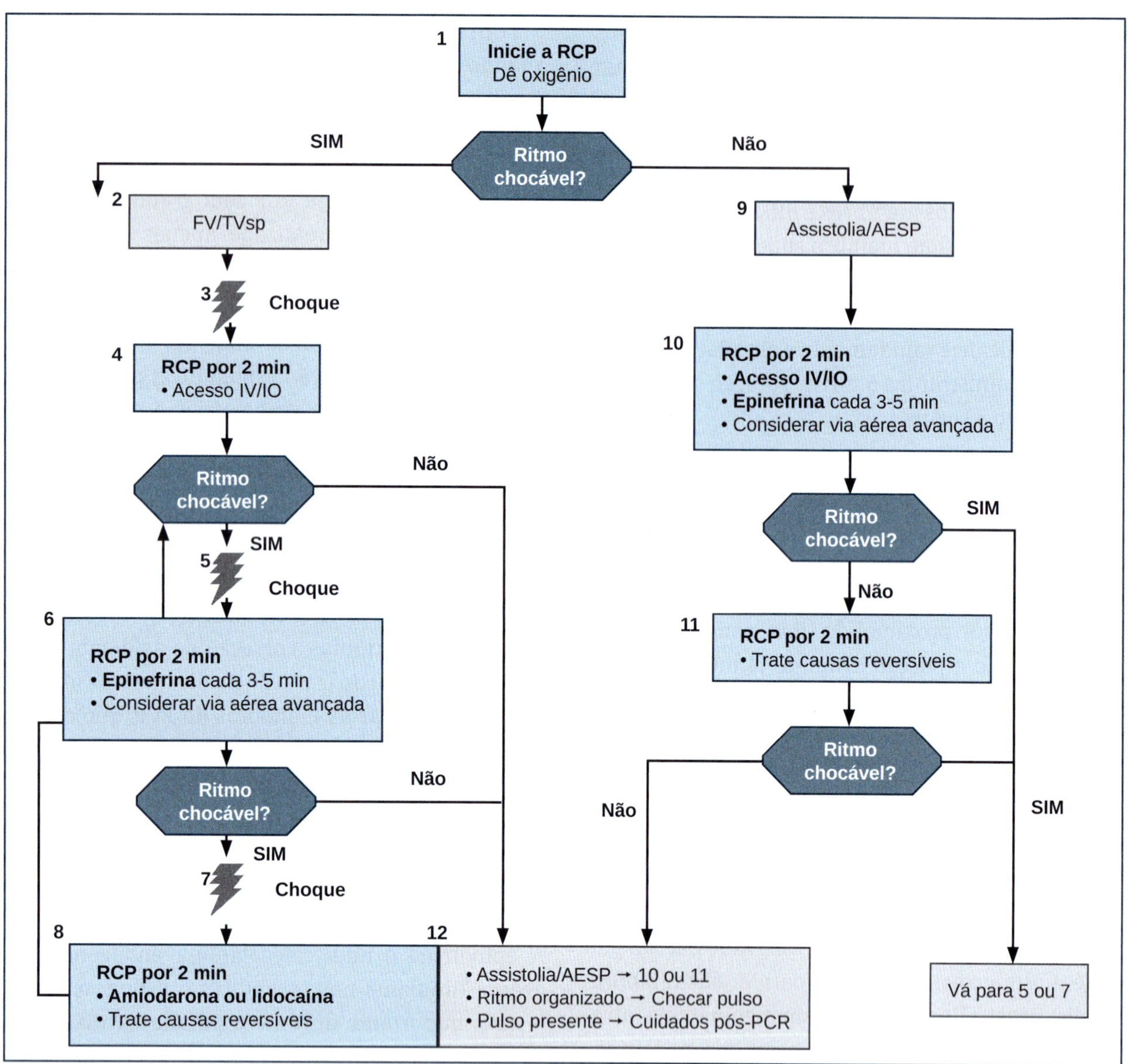

FIGURA 15.2 *Algoritmo de parada cardíaca sem pulso.*

BICARBONATO DE SÓDIO

O benefício da utilização do bicarbonato de sódio não está comprovado. Entretanto, esta medicação pode ter efeito na parada cardíaca prolongada ou nas crianças que já tinham acidose metabólica previamente. O bicarbonato também está indicado em causas específicas de parada cardíaca, como hiperpotassemia e intoxicação por antidepressivos tricíclicos. Preconiza-se a dose de 1 mEq/kg/dose: 1 mL/kg do bicarbonato de sódio 8,4%. Para os recém-nascidos, recomenda-se 0,5 mEq/kg/dose. Doses subsequentes podem ser repetidas de acordo com cada caso. Para que haja melhora da acidose com a administração de bicarbonato é imprescindível que a ventilação seja adequada para possibilitar a eliminação de gás carbônico. Dessa forma, a intubação traqueal deve preceder a administração de bicarbonato.

CÁLCIO

O cálcio é indicado na PCR quando há suspeita ou comprovação de hiperpotassemia, hipermagnesemia, hipocalcemia e intoxicação por bloqueadores de canais de cálcio. Nessas situações, recomenda-se 5 a 7 mg/kg de cálcio elementar, o que equivale a 0,5 a 0,75 mL/kg de gluconato da cálcio a 10% (1 mL = 9 mg).

QUADRO 15.3 *Medicamentos utilizados na RCP avançada.*

Medicamentos	Ação	Dose – Via	Observação
Adrenalina (epinefrina)	α-adrenérgico; promove vasoconstrição e aumenta a pressão diastólica da aorta e da pressão de perfusão coronariana	0,01 mg/kg (0,01 mL/kg solução 1:10.000) IV/IO 0,1 mg/kg (0,1 mL/kg solução 1:1.000) ET	Dose máxima: 1 mg IV/IO; 10 mg ET Pode ser repetido a cada 3-5 min Megadose não recomendada Não misturar com bicarbonato
Atropina	Parassimpatolítico; acelera os marca-passos sinusal e atrial e acelera a condução AV Indicada nas bradicardias por estimulo vagal	0,02 mg/kg IV/IO 0,04-0,06 mg ET	Dose mínima: 0,1 mg Dose máxima unitária p/cças: 0,5 mg Se ET, instilar com 5 mL de solução salina 0,9%, seguida de 5 ventilações
Bicarbonato de sódio 8,4% (1 mL = 1 mEq)	Alcalinizante Considerar em parada prolongada	1 mEq/kg/dose IV/IO	Infundir lentamente Assegurar ventilação adequada
Cálcio – gluconato 10%	Considerar em hiperpotassemia sintomática e intoxicação por bloqueadores do canal de Ca	0,5-0,75 mL/kg	Infundir lentamente Garantir acesso intravascular, provoca necrose se extravasar para o subcutâneo
Glicose	Correção de hipoglicemia Fazer teste rápido de glicemia para diagnóstico	0,5-1 g/kg IV/IO	SG10% 5-10 mL/kg SG25% 2-4 mL/kg SG50% 1-2 mL/kg
Magnésio – sulfato 10%	Correção de hipomagnesemia documentada ou para torsades de pointes (VT polimórfico associado com intervalo QT longo)	0,25-0,5 mL/kg em 10-20 min	Dose máxima: 2 g (20 mL) Infundir mais rapidamente em torsades
Naloxona	Reverte a depressão respiratória provocada por overdose de narcótico opioide	< 5 a ou < 20 kg: 0,1 mg/kg IV/IO/ET > 5 a ou > 20 kg: 2 mg IV/IO/ET	Usar doses menores para reverter a depressão provocada por dose terapêutica de opioide (1-15 µg/kg)
Adenosina	Bloqueio temporário da condução do nó AV e interrompe os circuitos de reentrada que envolvem o nó AV. Indicada na taquicardia supraventricular paroxística	0,1 mg/kg (máximo: 6 mg) Repetir, 2 mg/kg (máximo 12 mg)	Utilizar torneira T para infusão rápida (em bolo). Monitorizar ECG
Amiodarona	Lentifica a condução AV, prolonga o período refratário AV e intervalo QT, e lentifica a condução ventricular	5 mg/kg IV/IO Repetir até 15 mg/kg	Dose máxima 300 mg Administrar lentamente no paciente com pulso. Pode ser rápido no paciente em parada ou fibrilação ventricular. Monitorizar ECG e PA
Lidocaína	Reduz a automaticidade e suprime as disritmias ventriculares	Em bolo: 1 mg/kg IV/IO ET: 2-3 mg Infusão contínua: 20-50 µg/kg/min	Dose máxima (bolo): 100 mg
Procainamida	Prolonga o período refratário dos átrios e ventrículos e deprime a velocidade de condução	15 mg/kg IV/IO	Monitorizar ECG e PA Infusão lenta (30-60 min)

Medicamentos que podem ser administrados por via ET

A – Adrenalina

L – Lidocaína

A – Atropina

N – Naloxona

Obs.: se ET, instilar com 5 mL de solução salina 0,9%, seguido de 5 ventilações.
Siglas: IV = intravenoso; IO = intraósseo; ET = endotraqueal.

GLICOSE

A concentração sanguínea de **glicose** precisa ser monitorada à beira do leito durante a RCP. A hipoglicemia deve ser tratada com infusão intravenosa de 0,5 a 1,0 g/kg de glicose, preferencialmente na concentração de 25%. Não é aconselhável administrar glicose indiscriminadamente, pois hiperglicemia transitória pode resultar em aumento da osmolaridade e dano neurológico e há indícios de que essa condição seja prejudicial durante a ressuscitação.

ATROPINA

A **atropina** é uma medicação parassimpaticolítica que acelera o nó sinusal e aumenta a condução atrioventricular. Pode ser utilizada no tratamento da bradicardia associada à hipotensão ou hipoperfusão, entretanto, nessa situação, a epinefrina é mais efetiva. Outras indicações da atropina são: bradicardia associada a bloqueio atrioventricular ou desencadeada pelo procedimento de intubação traqueal. A dose recomendada é 0,02 mg/kg/dose, sendo a dose mínima 0,1 mg e a máxima 0,5 mg na criança, e 1,0 mg nos adolescentes. A mesma dose pode ser repetida após cinco minutos.

AMIODARONA

A **amiodarona** é um antiarrítmico lipossolúvel utilizado para tratamento de arritmias atrial e ventricular em adultos e crianças. É um inibidor não competitivo de receptores alfa e beta adrenérgicos e, secundariamente a esse bloqueio simpatomimético, produz vasodilatação, supressão do nó AV e prolongamento do intervalo QT. A amiodarona também inibe os canais de cálcio, reduzindo a condução ventricular e prolongando a duração do QRS. Na parada cardíaca, está indicada na fibrilação ventricular e taquicardia ventricular sem pulso. Nesses casos, a dose é de 5 mg/kg em bolo, e a mesma dose pode ser repetida quando necessário, não devendo excedendo 15 mg/kg/dia.

LIDOCAÍNA

A **lidocaína** é uma alternativa equivalente à amiodarona nas situações de fibrilação ventricular e taquicardia ventricular sem pulso. A experiência clínica com esta medicação em adultos é considerável, e evidências científicas vêm mostrando prognósticos semelhantes com a amiodarona. A dose na PCR é de 1 mg/kg; quando houver retorno da circulação espontânea, pode ser empregada infusão contínua de 20 a 50 mcg/kg/min.

Terapêutica Elétrica

A desfibrilação é a despolarização assíncrona de uma massa crítica de células miocárdicas; está indicada na fibrilação ventricular e taquicardia ventricular sem pulso; importante ressaltar que este procedimento não substitui a compressão cardíaca, a oxigenação e a administração de drogas. A desfibrilação não é efetiva na assistolia, na atividade elétrica sem pulso e na bradicardia.

As pás de adultos (8 a 9 cm de diâmetro) são adequadas para crianças acima de 10 kg; abaixo desse peso devem ser usadas pás menores. As pás nunca devem ser aplicadas diretamente na pele da criança; pasta ou gel apropriado deve ser utilizado para propiciar a condução. As pás devem ser colocadas firmemente sobre o tórax, uma do lado superior direito e outra à esquerda do mamilo.

Devido à falta de pesquisa consistente em crianças, as condutas sequenciais na fibrilação ventricular e taquicardia ventricular em pediatria seguem a mesma normatização do suporte avançado de vida em cardiologia (SAVC).

A quantidade de energia a ser utilizada em crianças não está bem estabelecida, preconizam-se 2 a 4 J/kg na dose inicial, 4 J/kg na segunda dose e 4-10 J/kg nos choques subsequentes. Após cada choque, as compressões torácicas devem ser reiniciadas imediatamente e somente checar se houve mudança no ritmo no monitor após dois minutos. Epinefrina deve ser administrada, como em toda parada cardíaca, a cada três a cinco minutos. Nas situações de fibrilação ventricular ou taquicardia ventricular sem pulso, as doses de epinefrina são intercaladas com amiodarona, preferencialmente, ou lidocaína.

Monitorização da qualidade da RCP

A monitorização do ritmo cardíaco é importante durante a RCP. A detecção de disritmias ou ritmos chocáveis pode ser vital. Em casos de parada cardíaca súbita, é imprescindível a presença de desfibriladores. Hoje, felizmente, a disponibilidade de DEA (desfibrilador externo automático) para atendimento de pacientes fora do ambiente hospitalar já é realidade em muitos locais em nosso país. O Quadro 15.4 orienta sobre os equipamentos adequados para cada faixa etária que são utilizados durante a RCP.

A parada cardíaca pediátrica hospitalar ocorre mais frequentemente dentro da unidade de cuidados intensivos; muitos pacientes podem estar sob monitorização invasiva instalada previamente. Nesses, o formato da onda obtida com cateter arterial deve guiar a qualidade das compressões; adequando o local e profundidade das compressões, pode-se obter amplitude maior da onda de pulso. A observação da onda arterial também contribui para o reconhecimento do retorno da circulação espontânea.

A monitorização do CO_2 exalado, por meio de capnometria ou capnografia durante a RCP, é preconizada nas diretrizes 2010. Observação do CO_2 exalado confirma o sucesso da intubação traqueal e pode guiar a terapia farmacológica e a efetividade das compressões torácicas. Estudos em animais e adultos demonstraram forte correlação entre concentrações de CO_2 exalado e intervenções que aumentam o débito cardíaco, condição altamente desejável na RCP. Valores de CO_2 exalado < 10 a 15 mmHg indicam que a qualidade das compressões deve ser melhorada. Por outro lado, aumento abrupto e sustentado nos valores de CO_2 exalado pode prever retorno da circulação espontânea.

Terapêuticas Adicionais

A identificação dos fatores contribuintes para a parada cardíaca ou disritmia são importantes para o melhor atendimento do paciente. O imediato reconhecimento da PCR e início da RCP de alta qualidade deve ser aliado à correção dos fatores contribuintes e correção das causas potenciais reversíveis. Essas

QUADRO 15.4 *Equipamentos de ressuscitação pediátrica conforme o peso.*

Equipamento	Neonato/< 1 ano (3-5 kg)	< 1 ano (6-9 kg)	1 a 2 anos (10-11 kg)	Criança (12-14 kg)	Criança (15-18 kg)	Criança (19-22 kg)	Criança (24-30 kg)	Adolescente (> 30 kg)
Bolsa-valva de ressuscitação	Lactente	Lactente	Criança	Criança	Criança	Criança	Criança/ adulto	Adulto
Máscara de O_2	Neonatal	Neonatal	Pediátrica	Pediátrica	Pediátrica	Pediátrica	Adulto	Adulto
Cânula orofaríngea	0	1	1	1-2	2	2	2-3	3 ou +
Lâmina de laringoscópio	Reta 0-1	Reta 1	Reta 1	Reta 2	Reta ou Curva 2	Reta ou curva 2	Reta ou curva 2-3	Reta ou curva 3
Cânula traqueal (ID mm)*	Prematuro 2,5 Termo 3,0-3,5 Sem balonete	3,5 sem balonete	4,0 sem balonete	4,5 sem balonete	5,0 sem balonete	5,5 sem balonete	6,0 com balonete	6,5 com balonete
Comprimento da cânula traqueal (cm do lábio)	10-10,5	10-10,5	11-12	12,5-13,5	14-15	15,5-16,5	17-18	18,5-19,5
Fio guia (F)	6	6	6	6	6	14	14	14
Sonda de aspiração (F)	6-8	8	8-10	10	10	10	10	12
Manguito de PA	Neonato/Lactente	Neonato/ Lactente	Lactente/ Criança	Criança	Criança	Criança	Criança/ Adulto	Adulto
Cateter IV (G)	22-24	22-24	20-24	18-22	18-22	18-20	18-20	16-20
Escalpe (G)	23-25	23-25	23-25	21-23	21-23	21-23	21-22	18-21
Sonda nasogástrica (F)	5-8	5-8	8-10	10	10-12	12-14	14-18	18
Sonda vesical (F)	5-8	5-8	8-10	10	10-12	10-12	12	12
Pás de desfibrilação/ cardioversão	Pás lactente < 1 ano	Pás lactente < 1 ano ou 10 kg	Pás adulto quando ≥ 1 ano ou ≥ 10 kg	Pás adulto	Pás adulto	Pás adulto	Pás adulto	Pás adulto
Dreno torácico (F)	10-12	10-12	16-20	20-24	20-24	24-32	28-32	32-40
Máscara laríngea	1	1,5	1,5	2	2	2-2,5	2,5	3

* Considerar cânulas com balonete se necessário.
Fonte: adaptado da Fita de Ressuscitação Pediátrica de Broselow.

condições devem ser identificadas e tratadas rapidamente. De forma a facilitar a lembrança, essas condições são identificadas como os 6**H** e os 5**T**:

6H	5T
Hipovolemia	**T**ensão no Tórax (pneumoTórax)
Hipoxia	**T**amponamento cardíaco
Hidrogênio (acidose)	**T**oxinas
Hiper ou Hipopotassemia	**T**rombose pulmonar/ coronariana
Hipoglicemia	**T**rauma
Hipotermia	

Quando parar a RCP?

Um dos maiores questionamentos durante a RCP é definir quando ela deve ser terminada. Diversos são os fatores envolvidos para a reversibilidade da parada cardíaca. Fatores como doença básica, disfunções orgânicas estabelecidas e tempo de parada podem ajudar na decisão. Existem dados que consideram fútil a ressuscitação quando já se passaram 15-20 minutos de RCP ou quando duas ou mais doses de adrenalina já foram utilizadas. Mas, relatos recentes indicam um melhor prognóstico de crianças em parada cardíaca e enfatizam a qualidade da RCP para esse resultado. Assim, a questão quando parar a RCP continua sendo muito difícil de ser respondida com base em evidências científicas; sendo assim, um conjunto de fatores deve ser considerado em cada paciente.

CUIDADOS PÓS-RESSUSCITAÇÃO CARDIOPULMONAR

Os cuidados pós-RCP visam preservar a função neurológica e evitar dano orgânico secundário. Muitos pacientes podem alcançar retorno da circulação espontânea (RCE) com a RCP, entretanto a mortalidade posterior é alta, chegando a 30% nas primeiras 24 horas. Taxas reduzidas de sobrevida na UTI e à alta hospitalar são decorrentes de grave lesão neurológica e falência de múltiplos órgãos; assim, a terapia pós-RCE deve abordar o processo que desencadeou a PC, assim como a disfunção associada à resposta inflamatória que iniciou com a reperfusão dos órgãos. Estudos em adultos demonstram que os níveis de citocinas aumentam dentro de três horas pós -REC, atingem o pico em um dia e retornam ao basal em cinco a sete dias.

QUADRO 15.5 ***Resumo das ações essenciais durante a RCP.***

Ressuscitação pulmonar		
Qualidade da RCP		**Desfibrilação: choque**
Comprimir forte e rápido (1/3 AP, 100-120/min)		Primeiro: 2J/kg
Garantir retorno completo do tórax		Segundo: 4J/kg
Minimizar interrupções		Demais: 4-10J/kg
Evitar ventilação excessiva		Máx: 10J/kg (adulto)
Trocar "compressor" cada 2 min		
	Medicações	
	Epinefrina 3-5 min	
	Amiodarona ou lidocaína	

Via aérea avançada	Causas reversíveis	
Intubação traqueal ou	Hipovolemia	pneumotórax
Via aérea supra-glótica	Hipoxia	Tóxicos
Capgnografia ou Capnometria	Hidrogênio	Tamponamento cardíaco
10 ventilações/min	Hipoglicemia	TEP
	Hipo/hiperpotassemia	Trombo de coronária
	Hiportemia	

Nos últimos anos tem havido um esforço dos pesquisadores em estudar os fatores envolvidos no prognóstico pós-REC, na tentativa de detectar qual o melhor manejo a ser instituído nessa fase. Quatro sistemas são fundamentais nessa abordagem: cardiovascular, neurológico, respiratório e renal.

Na fase pós-RCP ocorre disfunção cardíaca biventricular sistólica e diastólica associada à instabilidade vascular; dessa forma, é comum a necessidade de drogas vasoativas para melhorar a função miocárdica e a perfusão orgânica. Estudo em animal mostrou aparecimento de disfunção em 60 minutos pós-RCE, com recuperação em 24 a 48 horas, e, estudo em pediatria, que 56% das crianças pós-RCP desenvolveu hipotensão seis horas pós-RCP. Não é conhecido o benefício de um agente vasoativo específico em pediatria; dessa forma, cada medicação, tal como epinefrina, dopamina, dobutamina, norepinefrina, inodilatador e nitroprussiato de sódio, deve ser titulada de acordo com a resposta clínica observada.

O pós-RCP requer um conjunto de precauções para evitar a disfunção neurológica secundária, a qual tem origem multifatorial. Autorregulação cerebrovascular anormal tem sido notada pós-RCP, e pode ser afetada pela ventilação pulmonar, já que a hiperventilação leva a aumento da pressão intratorácica, com piora do débito cardíaco e perfusão cerebral, e hipocania à vasoconstrição e isquemia nas áreas com autorregulação cerebrovascular preservada. Estudo em pediatra revelou que hipo ou hipercapnia é comum na fase pós-PC, entretanto não foi demonstrada associação com a mortalidade.

A ocorrência de febre persistente pós-RCE está associada com pior prognóstico neurológico e risco de morte, assim a temperatura deve ser continuamente monitorada, e temperaturas maiores que 37,5°C devem ser tratadas agressivamente com antipiréticos e medidas físicas de resfriamento.

A ocorrência de convulsão ou alterações eletroencefalográficas é comum nos dias seguintes ao RCE, entretanto não é sabido qual o seu real significado: marcador ou perpetuador de lesão neurológica secundária. Convulsão pós-RCP, pelo menos em adultos, está associada com pior prognóstico; dessa forma, recomenda-se que seja tratada agressivamente, assim como distúrbios correlacionados, tais como hipoglicemia, febre e distúrbios eletrolíticos.

Estudos em adultos sugerem que a hiperoxia pós-RCP está associada com pior prognóstico, todavia essa associação não foi comprovada em pediatria. Por outro lado, a hipoxemia em crianças está fortemente relacionada com pior sobrevida na fase de RCE. Na ausência de dados consistentes, parece razoável dirigir o suporte ventilatório para manter PaO_2 pós-RCP em faixas normais (PaO_2 100-150 mmHg).

A função renal deve ser avaliada ambulatorialmente e pela quantificação da diurese. Volume urinário reduzido (< 1 mL/kg/h em crianças ou < 30 mL no adolescente) pode estar presente por lesão renal de causas pré-renais, como desidratação, lesão renal isquêmico ou associação de fatores. É recomendado manter perfusão renal adequada e evitar medicações nefrotóxicas.

A hipotermia terapêutica foi utilizada nos anos 1970 em casos de afogamento pediátrico e depois em parada cardíaca por asfixia, mas acabou abandonada principalmente por dificuldades técnicas. Nas recomendações de 2010, a AHA considerava que a hipotermia terapêutica (32-34°C) poderia ser aplicada em crianças que permanecessem comatosas após a ressuscitação de uma PCR, com fibrilação ventricular presenciada em ambiente extra-hospitalar. Nas recomendações atualizadas em 2015, o termo "hipotermia terapêutica" deixa de ser utilizado, sendo introduzido o termo "controle direcionado da temperatura". Nas crianças comatosas, nos primeiros dias após a PCR, seja em ambiente hospitalar, seja extra-hospitalar, a temperatura deve ser monitorada continuamente e a febre tratada agressivamente.

As crianças que se mantêm comatosas após uma PCR extra-hospitalar devem ser mantidas em normotermia (36°C a 37,5°C) por cinco dias ou em hipotermia contínua inicial (32°C a 34°C) por dois dias, seguida de três dias de normotermia.

Não existem estudos suficientes em pediatria que suportem a hipotermia rotineira nas crianças comatosas após uma PCR intra-hospitalar.

REFERÊNCIAS

1. Pediatric Basic Life Support. Circulation. 2010;(Suppl 3):s862-75.
2. Pediatric Advanced Life Support. Circulation. 2010; (Suppl 3):s876-908.

3. Young KD, Seidel JS. Pediatric cardiopulmonary resuscitation: A collective review. Ann Emerg Med. 1999 Feb;33:195-205.
4. Samson RA, Nadkarni VM, Meaney PA, Carey SM, Berg MD, Berg RA. Outcomes of in-hospital ventricular fibrillation in children. N Engl J Med. 2006;354: 2328-39.
5. Reis AG, Nadkarni V, Perondi MB, Grisi S, Berg RA. A prospective investigation into the epidemiology of in-hospital pediatric cardiopulmonary resuscitation using the international Utstein reporting style. Pediatrics. 2002;109:200-9.
6. Atkins DL, Everson-Stewart S, Sears GK, Daya M, Osmond MH, Warden CR, Berg RA. Epidemiology and outcomes from out-of-hospital cardiac arrest in children: the Resuscitation Outcomes Consortium Epistry-Cardiac Arrest. Circulation. 2009;119:1484-91.
7. Hunt EA, Zimmer KP, Rinke ML, Shilkofski NA, Matlin C, Garger C, Dickson C, Miller MR. Transition from a traditional code team to a medical emergency team and categorization of cardiopulmonary arrests in a children's center. Arch Pediatr Adolesc Med. 2008;162:117-22.
8. Davidovic L, LaCovey D, Pitetti RD. Comparison of 1-versus 2-person bag-valve-mask techniques for manikin ventilation of infants and children. Ann Emerg Med. 2005;46:37-42.
9. Aufderheide TP, Sigurdsson G, Pirrallo RG, Yannopoulos D, McKnite S, von Briesen C, Sparks CW, Conrad CJ, Provo TA, Lurie KG. Hyperventilation-induced hypotension during cardiopulmonary resuscitation. Circulation. 2004;109:1960-5.
10. Weiss M, Dullenkopf A, Fischer JE, Keller C, Gerber AC. Prospective randomized controlled multi-centre trial of cuffed or uncuffed endo-tracheal tubes in small children. Br J Anaesth. 2009;103:867-73.
11. Duracher C, Schmautz E, Martinon C, Faivre J, Carli P, Orliaguet G. Evaluation of cuffed tracheal tube size predicted using the Khineformula in children. Paediatr Anaesth. 2008;18:113-8.
12. Park C, Bahk JH, Ahn WS, Do SH, Lee KH. The laryngeal mask airway in infants and children. Can J Anaesth. 2001;48:413-7.
13. RM Sutton, D Niles, J Nysaether, BS Abella. Quantitative analysis of CPR quality during in-hospital resuscitation of older children and adolescents. Pediatrics. 2009;124:494-9.
14. Kanter RK, Zimmerman JJ, Strauss RH, Stoeckel KA. Pediatricemergency intravenous access. Evaluation of a protocol. Am J Dis Child. 1986;140:132-4.
15. Battin M, Page B, Knight D. Is there still a place for endotracheal adrenaline in neonatal resuscitation? J Paediatr Child Health. 2007;43:504.
16. Niemann JT, Criley JM, Rosborough JP, Niskanen RA, Alferness C. Predictive indices of successful cardiac resuscitation after prolonged arrest and experimental cardiopulmonary resuscitation. Ann Emerg Med. 1985;14:521-8.
17. Sanders A, Ewy G, Taft T. Prognostic and therapeutic importance of the aortic diastolic pressure in resuscitation from cardiac arrest. Crit Care Med. 1984; 12:871-3.
18. Perondi MB, Reis AG, Paiva EF, Nadkarni VM, Berg RA. A comparison of high-dose and standard-dose epinephrine in children with cardiac arrest. N Engl J Med. 2004;350:1722-30.
19. Vukmir RB, Katz L. Sodium bicarbonate improves outcome in pro-longed prehospital cardiac arrest. Am J Emerg Med. 2006;24:156-61.
20. Lokesh L, Kumar P, Murki S, Narang A. A randomized controlled trial of sodium bicarbonate in neonatal resuscitation-effect on immediate outcome. Resuscitation. 2004;60:219-23.
21. Cardiac arrest in special situations: 2010 American Heart Association guidelines for cardiopulmonary resuscitation and emergency cardiovascular care. Circulation. 2010;122(Suppl 3):S829-61.
22. Beiser DG, Carr GE, Edelson DP, Peberdy MA, Hoek TL. Derangements in blood glucose following initial resuscitation from in-hospital cardiac arrest: a report from the national registry of cardiopulmonary resuscitation. Resuscitation. 2009;80:624-30.
23. Dauchot P, Gravenstein JS. Effects of atropine on the electrocardiogram in different age groups. Clin Pharmacol Ther. 1971;12:274-80.
24. Mann K, Berg RA, Nadkarni V. Beneficial effects of vasopressin inprolonged pediatric cardiac arrest: a case series. Resuscitation. 2002;52:149-56.
25. Somberg JC, Bailin SJ, Haffajee CI, Paladino WP, Kerin NZ, Bridges D, Timar S, Molnar J. Intravenous lidocaine versus intravenous amiodarone (in a new aqueous formulation) for incessant ventricular tachycardia. Am J Cardiol. 2002;90:853-9.
26. Dorian P, Cass D, Schwartz B, Cooper R, Gelaznikas R, Barr A. Amiodarone as compared with lidocaine for shock-resistant ventricularfibrillation. N Engl J Med. 2002;346:884-90.
27. Larsen MP, Eisenberg MS, Cummins RO, Hallstrom AP. Predictingsurvival from out-of-hospital cardiac arrest: a graphic model. Ann Emerg Med. 1993;22:1652-8.

28. Tibballs J, Carter B, Kiraly NJ, Ragg P, Clifford M. External and internal biphasic direct current shock doses for pediatric ventricular fibrillation and pulseless ventricular tachycardia. Pediatr Crit Care Med. 2011;12:14-20.

29. Nadkarni VM, Larkin GL, Peberdy MA, Carey SM, Kaye W, Mancini ME, Nichol G, Lane-Truitt T, Potts J, Ornato JP, Berg RA. First documented rhythm and clinical outcome from in-hospital cardiac arrest among children and adults. JAMA. 2006;295:50-7.

30. de Mos N, van Litsenburg RR, McCrindle B, Bohn DJ, Parshuram CS. Pediatric in-intensive-care-unit cardiac arrest: incidence, survival, and predictive factors. Crit Care Med. 2006;34:1209-15.

31. Adrie C, Adib-Conquy M, Laurent I, Monchi M, Vinsonneau C, Fitting C, Fraisse F, Dinh-Xuan AT, Carli P, Spaulding C, Dhainaut JF, Cavaillon JM. Successful cardiopulmonary resuscitation after cardiac arrest as a "sepsis-like" syndrome. Circulation. 2002;106:562-8.

32. Kern KB, Hilwig RW, Berg RA, Rhee KH, Sanders AB, Otto CW, Ewy GA. Postresuscitation left ventricular systolic and diastolic dysfunction: treatment with dobutamine. Circulation. 1997;95:2610-3.

33. Topjian AA, French B, Sutton RM, Conlon TW, Nadkarni VM, Moler FW, Dean JM, Berg RA. Early post-resuscitation hypotension is associated with increased mortality following pediatric cardiac arrest. Crit Care Med. 2014;42:1518-23.

34. Claus S, Fin SL, Tina MH, Soren B, Jan A. Autoregulation of Cerebral Blood Flow in Patients Resuscitated From Cardiac Arrest. Stroke. 2001;32:128-32.

35. Del Castillo J, López-Herce J, Matamoros M, Cañadas S, Rodriguez-Calvo A, Cechetti C, Rodriguez-Núñez A, Alvarez AC. Hyperoxia, hypocapnia and hypercapnia as outcome factors after cardiac arrest in children. Resuscitation. 2012;83:1456-61.

36. Doherty DR, Parshuram CS, Gaboury I, Hoskote A, Lacroix J, Tucci M, Joffe A, Choong K, Farrell R, Bohn DJ, Hutchison JS. Hypothermia therapy after pediatric cardiac arrest. Circulation. 2009;119:1492-500.

37. Krumholz A, Stern BJ, Weiss HD. Outcome from coma after cardiopulmonary resuscitation: relation to seizures and myoclonus. Neurology. 1988;38:401-5.

38. Kuisma M, Boyd J, Voipio V, Alaspaa A, Roine RO, Rosenberg P. Comparison of 30 and the 100% inspired oxygen concentrations during early post-resuscitation period: a randomised controlled pilot study. Resuscitation. 2006;69:199-206.

39. Ferguson LP, Durward A, Tibby SM. After Resuscitation from Cardiac Arrest and Mortality in Children. Circulation. 2012;126:335-42.

40. Andreka P, Frenneaux MP. Haemodynamics of cardiac arrest and resuscitation. Curr Opin Crit Care. 2006;12:198-203.

41. Berg MD, Nakdarni VM, Zuecher M, et al. In-hospital pediatric cardiac arrest. Pediatr Clin North Am. 2008;55:589-604.

42. Fuchs S. Cardiopulmonary resuscitation and pediatric advanced life support update for the emergency physician. Pediatric Emerg Care. 2008;24:561-8.

43. Sherman M. The New American Heart Association cardiopulmonary resuscitation guidelines: should children and adults have to share? Curr Opin Pediatr. 1997;19:253-7.

44. Sos-Kanto Study. Cardiopulmonary resuscitation by bystanders with chest compression only (SOS-KANTO): an observational study. Lancet. 2007;369:920-6.

45. Timerman S, Gonzales MMC, Mesquita ET, et al. Aliança Internacional dos Comitês de Ressuscitação (ILCOR). Papel nas novas diretrizes de ressuscitação cardiopulmonar e cuidados cardiovasculares de emergência 2005-2010. Arq Bras Cardiol. 2006;87:e201-8.

46. Topjian AA, Nadkarni VM, Berg RA. Cardiopulmonary resuscitation in children. Curr Opin Crit Care. 2009;15:203-8.

47. Zaritsky A, Nadkarni VM, Hazinski MF, et al. Recommended guidelines for uniform reporting of pediatric advanced life support: The Utstein Style. Resuscitation. 1995;30:95-115.

48. Pitfield AF, Jamal S, Kissoon N. Updates in pediatric resuscitation: Recent advances and current concepts. Curr Pediatr Rep. 2013;1:27-33.

49. Berg RA, Sanders AB, Kern KB, et al. Adverse hemodynamic effects of interrupting chest compressions for rescue breathing during cardiopulmonary resuscitation for ventricular fibrillation cardiac arrest. Circulation. 2001;104(20):2465.

50. Kitamura T, Iwami T, Kawamura T, et al. Conventional and chest-compression-only cardiopulmonary resuscitation by bystanders for children who have out-of-hospital cardiac arrests: a prospective, nationwide, population-based cohort study. Lancet. 2010;375:1347-54.

51. Atkins PL, Berger S, Duff JP, et al. Pediatric Basic Life Support and Cardiopulmonary Resuscitation Equality: 2015 American Heart Association Guidelines Update for Cardiopulmonary Resuscitation and Emergency Cardiovascular Care. Circulation. 2015;132:S519-25.

52. de Caen AR, Berg MD, Chameides L, et al. Pediatric Advanced Life Support: 2015 American Heart Association Guidelines Update for Cardiopulmonary Resuscitation and Emergency Cardiovascular Care. Circulation. 2015;132:S5526-42.

16 Atendimento ao Recém--nascido na Sala de Parto

Renata de Araújo Monteiro Yoshida

INTRODUÇÃO

A asfixia perinatal é responsável por aproximadamente 23% dos quatro milhões de óbitos neonatais que acontecem todo ano ao redor do mundo(1). No Brasil, entre 2005 e 2009, 13 recém-nascidos morreram ao dia devido a condições associadas à asfixia perinatal(2). Em 2011, a mortalidade neonatal foi responsável por 69% da mortalidade infantil no nosso país, sendo a taxa de mortalidade neonatal precoce 8,1:1.000 nv, e a taxa de mortalidade neonatal tardia 2,5:1.000 nv(3). A maior parte dos óbitos aconteceu nos primeiros dias de vida, período no qual as condições de nascimento exercem maior influência. Para muitos desses recém-nascidos (RNs), a reanimação neonatal não estava disponível, portanto o prognóstico de muitas crianças pode ser melhorado com atendimento adequado ao RN na sala de parto.

Aproximadamente, 10% dos RNs necessitam assistência para iniciar a respiração, 1% necessita manobras avançadas de reanimação e 90% fazem a transição da vida intrauterina para extrauterina sem dificuldades(4). O preparo para a reanimação pode ajudar a identificar aqueles com maior probabilidade de necessitar reanimação, mas mesmo RNs sem fatores de risco podem precisar de assistência, portanto a equipe e equipamentos devem sempre estar disponíveis.

O treinamento e a educação continuada dos profissionais que realizam o atendimento do RN em sala de parto são indispensáveis para garantir que esse atendimento seja administrado de maneira rápida e eficaz. Potencialmente, pode prevenir e reduzir a morbimortalidade relacionada à asfixia perinatal, com a consequente diminuição de custos hospitalares e para sociedade.

Este capítulo trata da discussão e descrição de técnicas de reanimação neonatal preconizadas pelo International Liaison Committee on Resuscitation (ILCOR)(4), em 2010, adaptadas pelo Programa de Reanimação Neonatal da Sociedade Brasileira de Pediatria(2).

PREPARO PARA A REANIMAÇÃO

O preparo para a reanimação inclui: anamnese materna, preparo de equipamentos e equipe treinada(2).

A. Anamnese materna: deve ser realizada uma história materna detalhada, incluindo antecedentes pessoais, intercorrências na gestação e trabalho de parto e uso de medicações, com atenção para os fatores de risco expostos no Quadro 16.1[5].

B. Preparo de equipamentos: todo o material necessário para o atendimento deve estar disponível e ter sido previamente testado (Quadro 16.2 e Figura 16.1); esse material será usado para manutenção da temperatura, aspiração de vias aéreas, ventilação e administração de medicações. A temperatura ambiente na sala de parto deve ser de 26°C para evitar hipotermia, que pode piorar as condições clínicas do RN e é fator de risco independente para mortalidade[2].

QUADRO 16.1 ***Fatores de risco para necessidade de reanimação neonatal.***

Fatores antenatais	Assistência pré-natal ausente Idade materna < 16 anos Idade materna > 35 anos Diabetes materno Hipertensão arterial/Pré-eclâmpsia	Anemia fetal ou isoimunização Sangramento no 2° ou 3° trimestre Infecção materna Polidrâmnio Oligoâmnio
	Hipertensão arterial crônica	Diminuição da movimentação fetal
	Antecedente de óbito fetal ou neonatal Doenças maternas crônicas	Rotura prematura de membranas Hidropsia fetal
	Gestação múltipla Prematuridade Pós-maturidade Malformação fetal	Restrição de crescimento intrauterino Uso de medicações Uso de drogas
Fatores intraparto	Parto cesáreo de urgência Parto fórcipe ou com vácuo-extrator Apresentações fetais anômalas Corioamnionite Taquissistolia uterina Período expulsivo > 2 horas	Macrossomia fetal Líquido amniótico meconial Prolapso de cordão Trabalho de parto prematuro Descolamento prematuro de placenta
	Bolsa rota > 18 horas	Placenta prévia
	Trabalho de parto > 24 horas Anestesia geral	Uso de opioides para mãe < 4 horas do parto

QUADRO 16.2 ***Equipamento necessário para reanimação neonatal. Na Figura 16.1 pode ser observado um exemplo de mesa com material necessário para a reanimação neonatal.***

Sala de parto e reanimação temperatura ambiente 23°C	▪ Mesa de reanimação com acesso em três lados ▪ Fonte de calor radiante ▪ Fonte de oxigênio umidificado e ar comprimido com fluxômetro ▪ Blender para mistura dos gases ▪ Oxímetro de pulso com sensor neonatal e bandagem elástica escura ▪ Relógio de parede com ponteiro de segundos ▪ Termômetro digital para mensuração da temperatura ambiente ▪ Aspirador a vácuo com manômetro
Material para aspiração	▪ Sondas traqueais n° 6, 8 e 10 ▪ Sondas gástricas n° 6 e 8 ▪ Dispositivo para a aspiração de mecônio ▪ Seringa 20 mL
Material para ventilação	▪ Balão autoinflável com capacidade máxima de 750 mL ▪ Ventilador mecânico manual com peça T e circuitos ▪ Máscaras redondas com coxim para prematuros e RNs termo n° 00, 0 e 1 ▪ Sonda de Guedel

continua >>

>> continuação

QUADRO 16.2 ***Equipamento necessário para reanimação neonatal. Na Figura 16.1 pode ser observado um exemplo de mesa com material necessário para a reanimação neonatal.***

Material para intubação traqueal	▪ Laringoscópio com lâmina reta n° 00, 0 e 1 ▪ Cânulas traqueais sem balão, de diâmetro uniforme n° 2,5/3,0/3,5/4,0 mm ▪ Material para fixação da cânula: tesoura, fita adesiva e algodão com solução salina 0,9% ▪ Pilhas e lâmpadas sobressalentes ▪ Fio guia esterilizado ▪ Detector de CO_2 expirado
Medicações	▪ Adrenalina diluída em solução salina 0,9% 1/10.000 em seringa de 5 mL para uso único intratraqueal e em seringa de 1 mL para uso endovenoso ▪ Expansores de volume (solução salina 0,9% ou Ringer-lactato) em duas seringas de 20 mL
Material para cateterismo umbilical	▪ Campo fenestrado estéril e gaze ▪ 1 pinça tipo Kelly reta de 14 cm e cabo de bisturi com lâmina n° 21 ▪ Porta agulha de 11 cm e fio agulhado mononylon 4.0 ▪ Cateter umbilical 2,5/3,5/4,0/5,0 ou 8,0 F
Outros	▪ Luvas e óculos de proteção ▪ Compressas e gazes esterilizadas ▪ Estetoscópio neonatal ▪ Seringas de 20 mL, 10 mL e 1 mL e agulhas ▪ Sacos de polietileno de 30x50 cm e touca para proteção térmica do prematuro ▪ Clampeador de cordão umbilical

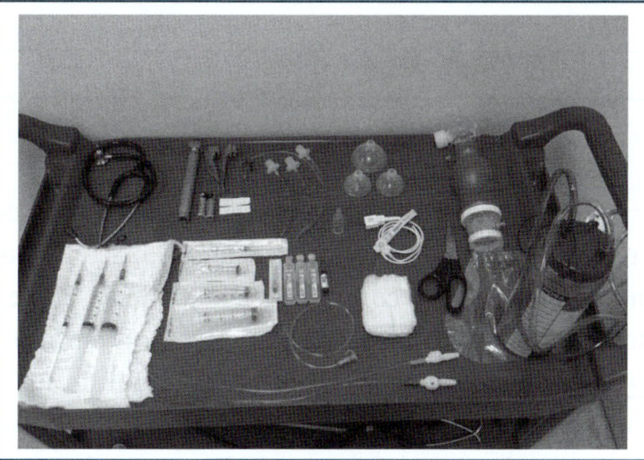

FIGURA 16.1 ***Equipamento necessário para reanimação neonatal (exemplo de mesa com material necessário para a reanimação neonatal).***

C. Equipe treinada: é fundamental que, pelo menos, um profissional capaz de iniciar de forma adequada a reanimação neonatal esteja presente em todo parto. No Brasil, o Ministério da Saúde publicou a Portaria nº 371, de 7 de maio de 2014, que recomenda: "O atendimento ao recém-nascido consiste na assistência por profissional capacitado, médico (preferencialmente pediatra ou neonatologista) ou profissional de enfermagem (preferencialmente, enfermeiro obstetra ou neonatal), desde o período imediatamente anterior ao parto, até que o RN seja encaminhado ao Alojamento Conjunto, juntamente com sua mãe, ou à Unidade Neonatal (Unidade de Terapia Intensiva Neonatal, Unidade de Cuidado Intermediário Neonatal Convencional ou Unidade de Cuidado Intermediário Neonatal Canguru), ou ainda, no caso de nascimento em quarto de pré-parto, parto e puerpério (PPP) seja mantido junto à sua mãe, sob supervisão da própria equipe profissional responsável pelo PPP"[6]. Pela Portaria nº 371, considera-se como capacitado em reanimação neonatal o médico ou profissional de enfermagem que tenha realizado treinamento teórico-prático, e o estabelecimento de saúde que mantenha profissional de enfermagem habilitado em reanimação neonatal na sala de parto, deverá possuir em sua equipe, durante as 24 horas, ao menos um médico que tenha realizado treinamento[6].

AVALIAÇÃO DO RN APÓS O NASCIMENTO

Logo após o nascimento, é necessário diferenciar o RN que está fazendo uma transição adequada para a vida extrauterina, daquele que precisa reanimação. Para isso, são realizadas quatro perguntas[2,4,5]:

- Ausência de mecônio?
- Respirando ou chorando?
- Tônus muscular bom?
- Gestação a termo?

Se a resposta for "sim" para todas as perguntas, o RN está com boa vitalidade e não necessita reanimação. Esse RN está fazendo a transição de forma adequada e deve ser colocado sobre o abdômen e/ou tórax materno (ao nível da placenta), em contato pele a pele e ser coberto com campo pré-aquecido. A observação deve ser continuada quanto à respiração e tônus[2,4,5]. O clampeamento do cordão deve ser realizado entre um a três minutos em RN termo, e entre 30 a 60 segundos em RN prematuro com boa vitalidade[2,7]. O clampeamento tardio do cordão umbilical diminui a anemia entre 3-6 meses, melhora a estabilidade hemodinâmica e, embora possa aumentar a chance de icterícia, com necessidade de fototerapia na primeira semana de vida, não aumenta a necessidade da exsanguinotransfusão[8]. O aleitamento materno deve ser realizado preferencialmente na primeira hora de vida e pode ser iniciado nesse momento.

Se a resposta for "não" para qualquer uma das perguntas, o RN deve ser levado para o berço de reanimação para melhor avaliação e receber os passos iniciais em 30 segundos.

O atendimento ao RN na sala de parto segue o "ABC"[2,4,5]:

- **A** (*Airways*): manter as vias aéreas permeáveis por meio do posicionamento adequado da cabeça; da aspiração da boca, nariz e, se necessário, da traqueia; e intubação traqueal.
- **B** (*Breathing*): iniciar a respiração por meio da estimulação tátil, e da ventilação por meio da ventilação com pressão positiva.
- **C** (*Circulation*): manter a circulação por meio de massagem cardíaca e medicações.

O início da reanimação depende da avaliação de dois sinais: Respiração e Frequência Cardíaca (FC). Essa avaliação é realizada após os passos iniciais, de forma simultânea. A FC é o principal determinante da decisão de indicar as diversas manobras de reanimação e deve ser avaliada preferencialmente por meio da ausculta do precórdio com estetoscópio; quando não for possível realizar a ausculta, a FC pode ser obtida por meio da pulsação na base do cordão umbilical. Essa avaliação deve ser realizada contando a FC por seis segundos e depois multiplicando por 10 para que o valor estimado em um minuto seja obtido[2,4,5].

O uso de cor para avaliar manobras de reanimação foi abandonado após estudos definirem percentis de saturação de oxigênio de acordo com o tempo de vida em RN saudáveis[9]. Outros estudos documentaram que neonatos em processo normal de transição podem levar algum tempo para aumentar sua saturação de oxigênio de aproximadamente 60%, que representa a saturação intrauterina, para mais de 90%. Com base no estudo de Dawson *et al.*[10], foram estimados valores de saturação de oxigênio esperados de acordo com o tempo de vida, conforme mostrado na Tabela 16.1[2].

TABELA 16.1 *Saturação de oxigênio segundo os minutos de vida.*

Minutos de vida	Saturação de O_2 pré-ductal
Até 5	70-80%
5-10	80-90%
> 10	85-95%

O boletim de Apgar foi criado pela médica anestesiologista Virginia Apgar, em 1952, como um método de acessar com rapidez a condição clínica do RN. Consiste num escore objetivo, útil para fornecer informação sobre a condição geral do RN e sua resposta à reanimação. Entretanto, não deve ser utilizado para iniciar ou indicar manobras de reanimação e, sozinho, não pode ser considerado evidência ou consequência de asfixia. O boletim de Apgar é composto por cinco componentes: cor, frequência cardíaca, reflexos, tônus muscular e respiração. Para cada componente, é dada uma pontuação 0,1 e 2. Deve ser obtido no primeiro e quinto minutos de vida e, se menor que 7 no quinto minuto, deve ser realizado a cada cinco minutos, até que o escore de 7 seja atingido ou até 20 minutos de vida[5,11].

A Academia Americana de Pediatria, em 2015, encorajou o uso do "Apgar Expandido" com o racional de que o escore de um RN em respiração espontânea não é igual ao de um RN recebendo manobras de reanimação. Não há um padrão de Apgar aceito para RNs que estão recebendo reanimação; frente a esse fato, o escore expandido inclui as intervenções as quais esse RN está sendo submetido. Para documentar de forma mais acurada o escore desses pacientes, é sugerido o uso do "Apgar Expandido", conforme o Quadro 16.3[12]. O Escore de Apgar no primeiro minuto de vida entre 0 e 3 não é capaz de predizer prognóstico individual[13]. O Escore de Apgar no quinto minuto de vida entre 0 e 3 se correlaciona com mortalidade neonatal populacional e confere um risco relativo aumentado para paralisia cerebral[14]. Uma gasometria do cordão umbilical deve ser colhida sempre que o RN apresentar um Escore de Apgar inferior a 5 no quinto minuto de vida[12].

QUADRO 16.3 *Apgar expandido*[12].

Escore de Apgar **Idade Gestacional__________semanas**

Sinal	**0**	**1**	**2**	**1 min**	**2 min**	**10 min**	**15 min**	**20 min**
Cor	**Cianose central**	**Cianose de extremidades**	**Corado**					
FC (bpm)	Ausente	< 100	> 100					
Reflexos	Ausente	Careta	Espirro/tosse					
Tônus	Hipotonia	Ligeira flexão	Movimentos ativos					
Respiração	Ausente	Superficial	Choro forte					
Total								

Reanimação

Comentários	**Minutos**	**1 min**	**2 min**	**10 min**	**15 min**	**20 min**
	Oxigênio					
	VPP/CPAP					
	IOT					
	MC					
	Adrenalina					

FLUXOGRAMA DE REANIMAÇÃO

O fluxograma de reanimação segue a seguinte sequência e está apresentado no final deste capítulo (Figura 16.9).

1. Passos Iniciais da Reanimação[2,4,5]

Os passos iniciais devem ser realizados em 30 segundos e consistem em[2,4,5]:

- Prover calor: recepcionar RN em campos estéreis pré-aquecidos e colocá-lo sob fonte de calor radiante. Posicionar a cabeça em leve extensão;
- Aspirar boca e narinas (se necessário);
- Secar e remover os campos úmidos;
- Reposicionar a cabeça em leve extensão;
- Avaliar de forma simultânea a Respiração e a Frequência Cardíaca (FC).

Na presença de líquido meconial, a conduta será baseada na condição do RN: vigoroso (respiração regular, tônus muscular adequado e FC < 100 bpm) ou deprimido (respiração irregular, e/ou hipotonia, e/ou FC < 100 bpm). Se o RN estiver vigoroso, os passos iniciais devem ser realizados conforme descrito anteriormente. Caso o RN se apresente deprimido, deve ser levado para uma fonte de calor radiante em campos pré-aquecidos e deve-se proceder à aspiração da traqueia sob visualização direta, uma única vez, com cânula de intubação e dispositivo de aspiração de mecônio conectado ao vácuo, sob pressão máxima de 100 mmHg[2,4,5].

2. Ventilação

A ventilação é o procedimento mais importante e mais eficaz da reanimação neonatal[2,4,5]. A aeração do pulmão e a absorção do líquido são essenciais para desencadear a queda da resistência vascular pulmonar e iniciar o processo adequado de transição[15].

A ventilação com pressão positiva (VPP) está indicada na presença de respiração irregular ou apneia, e/ou FC < 100 bpm[2,4,5]. O primeiro ciclo de VPP deve ser realizado nos primeiros 60 segundos, período chamado de "Minuto de Ouro"[2].

Os equipamentos usados para VPP são: balão autoinflável e ventilador mecânico manual com peça T. A máscara facial deve ser anatômica ou arredondada e acolchoada, transparente para permitir a visualização de secreção em vias aéreas e de tamanho apropriado para o RN a termo ou prematuro. A máscara deve cobrir a ponta do queixo, boca e nariz, e deve ser posicionada com os dedos da mão, seguindo a "Técnica do C e E" para garantir a aderência da máscara à face e diminuir o escape (Figura 16.2)[5].

Os RNs com idade gestacional < 34 semanas devem receber um oxímetro pré-ductal (palma da mão direita ou punho direito) assim que colocado sob fonte de calor radiante. Nos RNs com idade gestacional > 34 semanas, o oxímetro é colocado quando a ventilação com pressão positiva for indicada[2].

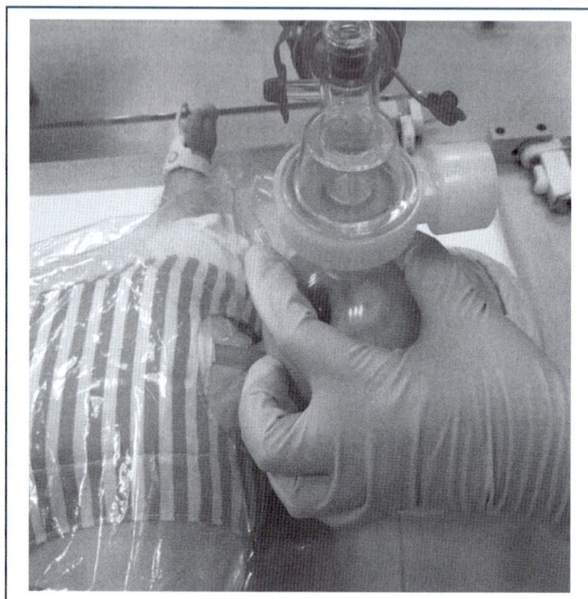

FIGURA 16.2 *Técnica do "C e E" para adequação da máscara à face do RN durante a VPP.*

Balão Autoinflável

O balão autoinflável (Figura 16.3) fornece ventilação efetiva ao RN. A capacidade máxima recomendada no período neonatal é de 750 mL. Esse equipamento apresenta as seguintes vantagens: não necessita fonte de gás para inflar, seu manuseio é fácil, apresenta baixo custo e é portátil. Como desvantagens: não fornece PEEP e o pico de pressão é variável, dependente da pressão exercida pelo operador, e não é possível saber qual o pico de pressão oferecido, a não ser que um manômetro seja conectado ao balão autoinflável. Existe uma válvula de escape de segurança regulada por fábrica entre 30-40 mmHg que regula a pressão máxima que é fornecida através da ventilação. Quando ligado a uma fonte de oxigênio ajustada em 5 L/min e acompanhado de um reservatório, fornece concentração de oxigênio de 90% a 100%. Quando não ligado à fonte de oxigênio, fornece concentração de oxigênio de 21%[2].

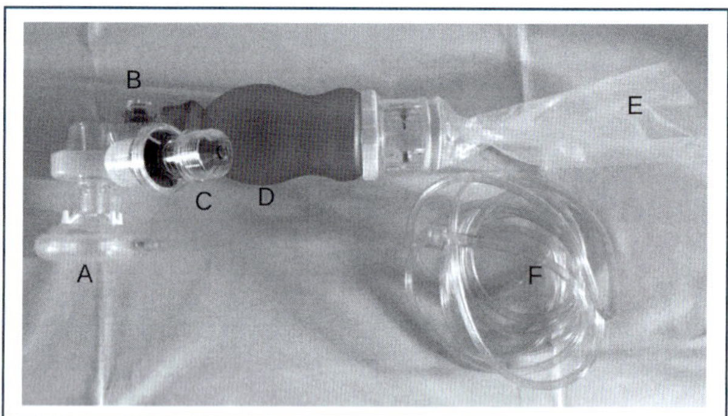

FIGURA 16.3 *Balão autoinflável. (A) Máscara; (B) válvula de escape (pop off); (C) válvula de PEEP; (D) balão de gás; (E) reservatório de O_2, e (F) circuito de conexão O_2.*

Aparelho de Ventilação Mecânica Manual com Peça T

O aparelho de ventilação mecânica manual com peça T também fornece ventilação efetiva ao RN e apresenta como vantagens: pico de pressão conhecido, fornece PEEP e, quando conectado com um *blender*, permite administrar concentrações de oxigênio entre 21-100%. Como desvantagens: necessita de fonte de gás e precisa de ajuste de fluxo adequado para gerar pressão. O tempo inspiratório é regulado pelo tempo de oclusão da válvula de PEEP[5] (Figuras 16.4 e 16.5).

O aparelho de ventilação mecânica manual com peça T deve ser testado e estar preparado para a reanimação. Os parâmetros sugeridos são: pressão inspiratória máxima do circuito limitada em 30-40 cmH_2O; pressão inspiratória 20-25 cmH_2O; PEEP 4-6 cmH_2O; fluxo 5-15 L/min; e FiO_2 21% para RN > 34 semanas de idade gestacional, e 40% para RN < 34 semanas de idade gestacional[2].

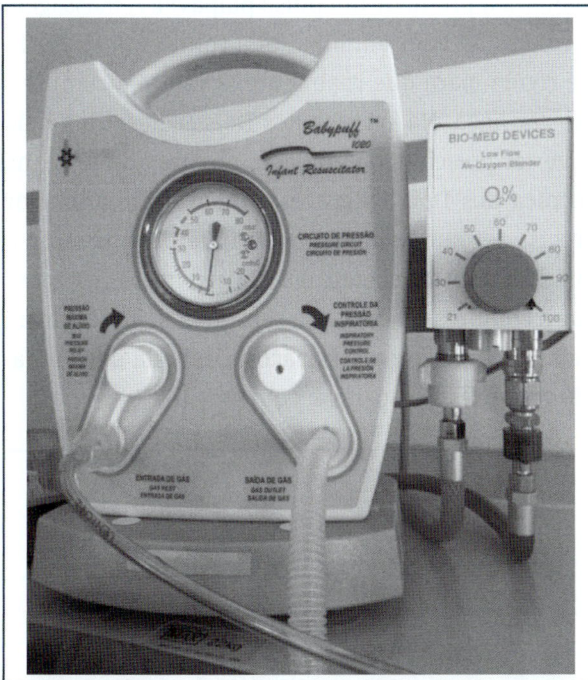

FIGURA 16.4 *Aparelho de ventilação mecânica manual com peça T.*

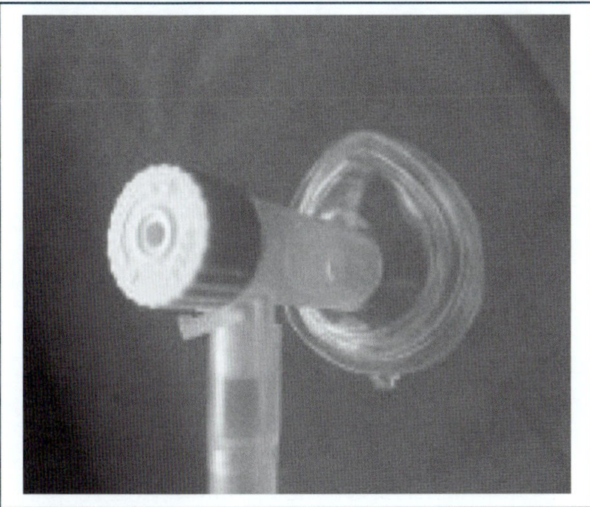

FIGURA 16.5 *Válvula de PEEP.*

O equipamento para ventilação deve ser posicionado de modo a permitir a visualização e o acesso à caixa torácica. A ventilação deve ser feita seguindo o ritmo "aperta-solta-solta", gerando a frequência de 40 a 60 movimentos/min. Nas primeiras ventilações, podem ser necessárias pressões de até 20-30 cmH_2O, e depois pressões entre 15-20 cmH_2O, ajustadas de acordo com a expansibilidade torácica, sendo desejado observar leve expansão pulmonar, como se o RN estivesse respirando normalmente. Caso seja necessário VPP prolongada, deve ser passada uma sonda orogástrica aberta para diminuir a distensão gástrica[2].

O RN que não apresentar indicação de VPP na sala de parto, porém mostrar sinais de desconforto respiratório precoce, pode ser acoplado à CPAP (pressão de distensão contínua das vias aéreas). A CPAP promove absorção de líquido pulmonar e estabilidade da caixa torácica, com consequente melhora da complacência pulmonar[16]. A CPAP pode ser administrada por meio da máscara aplicada à face do RN e conectada ao aparelho de ventilação mecânica manual com peça T, com fluxo 5-15 L/min e PEEP 4-6 cmH_2O[2].

Intubação traqueal

A intubação traqueal está indicada na sala de parto nas seguintes situações[2,4,5]:

- Líquido amniótico meconial com necessidade de aspiração traqueal, em RNs deprimidos;
- VPP prolongada ou ineficaz;
- Necessidade de massagem cardíaca;
- Suspeita ou presença de hérnia diafragmática.

No período neonatal é usado laringoscópio com lâmina reta 00 para RN prematuro extremo; lâmina reta tamanho 0 para prematuros; e lâmina reta 1 para RN a termo. A cânula de intubação é escolhida de acordo com a idade gestacional e peso de nascimento, de acordo com a Tabela 16.2.

A tentativa de IOT deve durar no máximo 30 segundos, para diminuir o risco de hipoxemia e bradicardia associadas ao procedimento. No caso de dificuldade na realização da intubação, a tentativa deverá ser interrompida e deve ser iniciada VPP para melhorar a oxigenação antes de nova tentativa de IOT[2].

TABELA 16.2 ***Tamanho de cânula de intubação de acordo com o peso de nascimento e idade gestacional[2,4,5].***

Peso	COT	IG
< 1.000 g	2,5 mm	< 28 sem
1.000-2.000 g	3,0 mm	28-34 sem
2.000-3.000 g	3,5 mm	34-38 sem
> 3.000 g	3,5 ou 4,0 mm	> 38 sem

Após a intubação traqueal, a cânula deve ser fixada no lábio superior de acordo com a fórmula: Peso + 6[2]. Por exemplo, um RN que tenha peso de nascimento de 3 kg deve ter sua cânula fixada em 9 no lábio superior. A confirmação da posição da cânula é mandatória, sendo o método ideal a capnografia. Devem também ser realizadas a ausculta das axilas (com entrada de ar) e a ausculta do epigástrio (sem entrada de ar), observação de leve expansão pulmonar, presença de vapor na cânula e melhora da FC[2,4,5].

A ventilação após a intubação traqueal deve seguir o mesmo ritmo e pressões descritas na ventilação com balão e máscara. O ciclo tem duração de 30 segundos e, após esse tempo, a FC, a respiração e $SatO_2$ devem ser avaliadas. O primeiro parâmetro que melhora é a FC, seguida da respiração. Se o RN apresentar movimentos respiratórios espontâneos e regulares com FC acima de 100 bpm, a ventilação pode ser suspensa e o RN extubado. Quando o RN mantiver apneia ou respiração irregular, a intubação traqueal e a ventilação devem ser mantidas e, em seguida, o paciente deve ser transportado à unidade de terapia intensiva neonatal[2,4,5].

3. Massagem Cardíaca

A principal causa de bradicardia neonatal é a hipoventilação. A insuflação pulmonar insuficiente causa hipoxemia tecidual, diminuição da contratilidade miocárdica, bradicardia e, eventualmente, parada cardíaca. Dessa maneira, a ventilação adequada é o passo mais importante para corrigir a bradicardia.

A massagem cardíaca está indicada quando, após 30 segundos de ventilação balão ou aparelho de ventilação manual com peça T e oxigênio suplementar a 100% e técnica correta, o RN apresentar ou persistir com FC inferior a 60 bpm[2,4,5].

Existem duas técnicas de massagem cardíaca usadas durante o atendimento do RN na sala de parto: a Técnica dos Dois Dedos e a Técnica dos Dois Polegares (Figuras 16.6 e 16.7.) Os polegares ou os dedos indicador e médio devem ser posicionados no terço inferior do esterno, logo abaixo da linha intermamilar, poupando o apêndice xifoide. A profundidade da compressão deve atingir cerca de 1/3 ou metade do diâmetro anteroposterior do tórax, de maneira a produzir um pulso palpável. A massagem cardíaca deve ser administrada contra uma superfície rígida, para que realmente aconteça a compressão cardíaca. Na Técnica dos Dois Dedos, uma mão deve ser posicionada embaixo do tórax do RN e, na Técnica dos Dois Polegares, a mão do reanimador precisa ser suficientemente grande para abraçar o tórax do RN, fornecendo o anteparo necessário para que a compressão cardíaca seja efetiva. A massagem cardíaca deve sempre ser acompanhada de ventilação com pressão positiva, com O_2 a 100%[2,4,5].

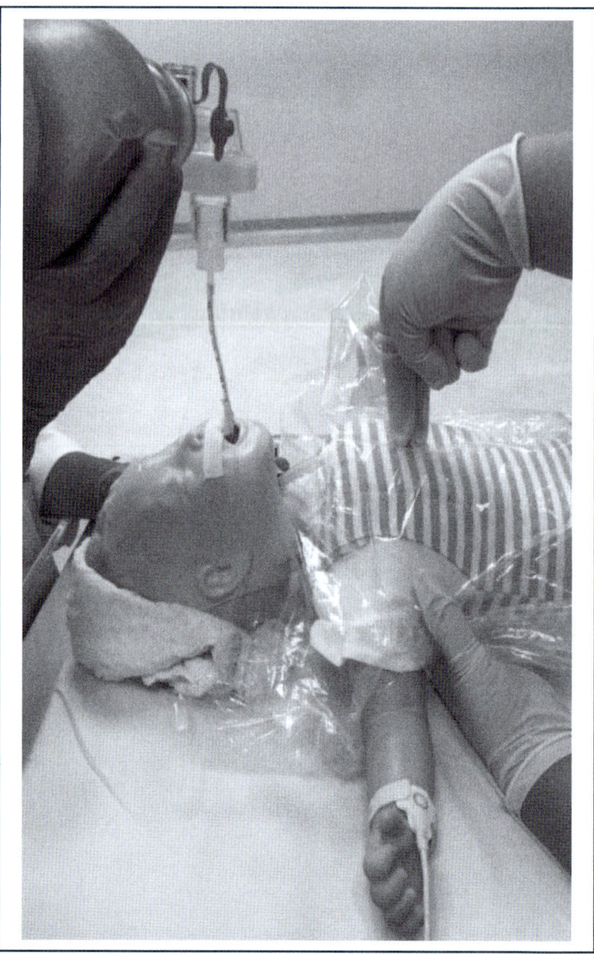

FIGURA 16.6 ***Técnica dos Dois Dedos[2].***

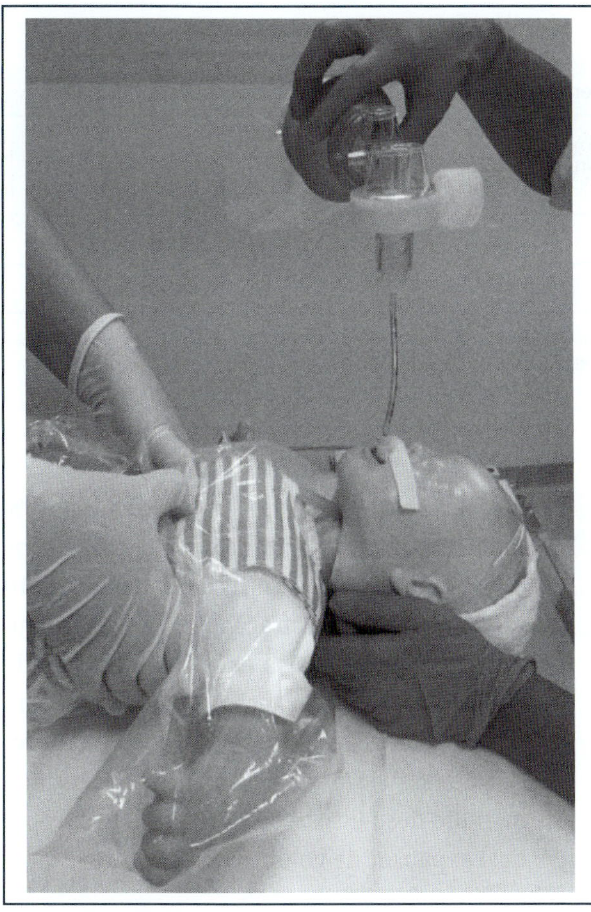

FIGURA 16.7 *Técnica dos Dois Polegares*[2].

Durante o período neonatal, a ventilação e a massagem cardíaca são realizadas de forma sincrônica, mantendo-se uma relação de 3:1, ou seja, três movimentos de massagem cardíaca para um movimento de ventilação, com uma frequência de 120 eventos por minuto (90 movimentos de massagem e 30 ventilações). Deve ser seguido o ritmo "ventila e 1 e 2 e 3 e ventila e 1 e 2 e 3". O ciclo dessa nova manobra de reanimação (massagem cardíaca e ventilação com pressão positiva com cânula e O_2 a 100%) deve durar de 45 a 60 segundos, e não 30 segundos, como é recomendado nas manobras anteriores[2,4,5]. O tempo desse ciclo é maior para permitir que haja tempo suficiente para que ocorra a perfusão coronariana adequada, que é mais eficiente no período da diástole, conforme demonstrado na Figura 16.8[17]. Portanto, quando é dito o número "1, 2 ou 3", a pressão sobre o tórax deve ser exercida e, quando é dito "e", a pressão sobre o tórax deve ser aliviada, para permitir que a diástole ocorra, promovendo o enchimento dos ventrículos, e tempo suficiente para que a perfusão coronariana aconteça. A massagem deve continuar enquanto a FC estiver inferior a 60 bpm.

A melhora do RN é considerada quando, após ventilação acompanhada de massagem cardíaca, o paciente apresentar FC acima de 60 bpm. Nesse momento, interrompe-se a massagem. Caso existam respirações espontâneas regulares e a FC atinja níveis superiores a 100 bpm, a ventilação também será suspensa; caso a FC permaneça entre 60-100 bpm, a massagem cardíaca será suspensa, porém a VPP será mantida[2,4,5].

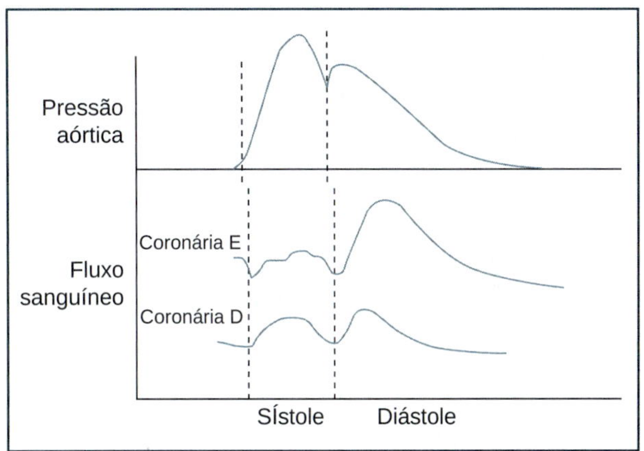

FIGURA 16.8 *Gráfico de perfusão coronariana durante o ciclo cardíaco*[17].

4. Medicações

O uso de medicação na reanimação neonatal é infrequente, desde que a ventilação seja realizada de forma adequada. As medicações devem ser iniciadas quando a FC permanecer abaixo de 60 bpm, apesar de ventilação com oxigênio suplementar a 100% e massagem cardíaca com técnica correta. A via traqueal e veia umbilical são geralmente as de acesso mais rápido para a administração de medicações durante a reanimação[2,4,5].

As medicações usadas na reanimação neonatal e que devem sempre estar à disposição são (Tabela 16.3):

- Adrenalina: está indicada quando a FC inferior permanecer inferior a 60 bpm após, no mínimo, um ciclo de ventilação com oxigênio suplementar a 100% e massagem cardíaca com técnica correta. Pode ser administrada via traqueal uma única vez para não atrasar a passagem do cateter umbilical. A adrenalina deve sempre ser preparada na concentração

TABELA 16.3 *Medicações usadas na sala de parto[2].*

Medicação	Adrenalina Intravenosa	Adrenalina Intratraqueal	Expansores de Volume
Diluição	1:10.000 1 mL adrenalina 1:1000 em 9 mL de SF 0,9%	1:10.000 1 mL adrenalina 1:1000 em 9 mL de SF 0,9%	Solução salina 0,9% Ringer lactato Sangue Total
Preparo	1 mL	5 mL	2 seringas de 20 mL
Dose	0,1-0,3 mL/kg	0,5-1,0 mL/kg	10 mL/kg IV
Velocidade e Precauções	Infundir rápido na veia umbilical e, a seguir, infundir 0,5-1,0 mL de solução salina 0,9%.	Infundir diretamente na cânula traqueal e ventilar a seguir USO ÚNICO	Infundir o expansor de volume na veia umbilical lentamente, em 5 a 10 minutos

de 1:10.000. A dose preconizada de adrenalina via traqueal é de 0,5-1,0 mL/kg e intravenosa de 0,1-0,3 mL/kg; após a dose intravenosa, deve ser administrado um *flush* de solução salina 0,9% 0,5-1,0 mL para empurrar a medicação. Quando a adrenalina via traqueal estiver indicada, deve-se solicitar o cateter umbilical, pois a segunda dose da adrenalina já deve ser intravenosa[2,4,5].

A adrenalina causa vasoconstrição periférica; dessa forma, aumenta a resistência vascular sistêmica e melhora a perfusão coronariana. Pode ser repetida via intravenosa a cada três a cinco minutos quando não ocorrer recuperação da FC > 60 bpm. Nessa situação, o expansor de volume está indicado e também pode ser repetido.

- Expansor de volume: está indicado na presença ou suspeita de hipovolemia. Deve ser considerado quando houver perda de sangue ou quando o RN apresentar sinais de choque hipovolêmico, como palidez, má perfusão periférica e pulsos finos. Também deve ser indicado quando o RN não responder adequadamente às manobras de reanimação. São expansores de volume: sangue total, Ringer lactato e solução salina 0,9%, sendo a solução salina 0,9% mais comumente utilizada devido à sua maior disponibilidade. A dose recomendada é de 10 mL/kg, com administração em cinco a 10 minutos. Deve-se evitar o excesso de infusão de volume por sua associação com a hemorragia intracraniana, especialmente no prematuro. Se não houver aumento da pressão arterial e melhora dos pulsos e da palidez, pode-se repetir o expansor de volume[2,4,5].

CONCLUSÕES

A dificuldade do RN fazer transição para o ambiente extrauterino após o nascimento geralmente está relacionada à insuflação pulmonar insuficiente. Dessa maneira, a ventilação adequada é o passo mais importante para corrigir a bradicardia na reanimação neonatal.

O treinamento continuado dos profissionais que realizam o atendimento do RN em sala de parto é indispensável para garantir um atendimento rápido e eficaz. Potencialmente, pode prevenir e reduzir a morbimortalidade relacionada à asfixia perinatal, com a consequente diminuição de custos hospitalares e para a sociedade.

FLUXOGRAMA DE REANIMAÇÃO[2]

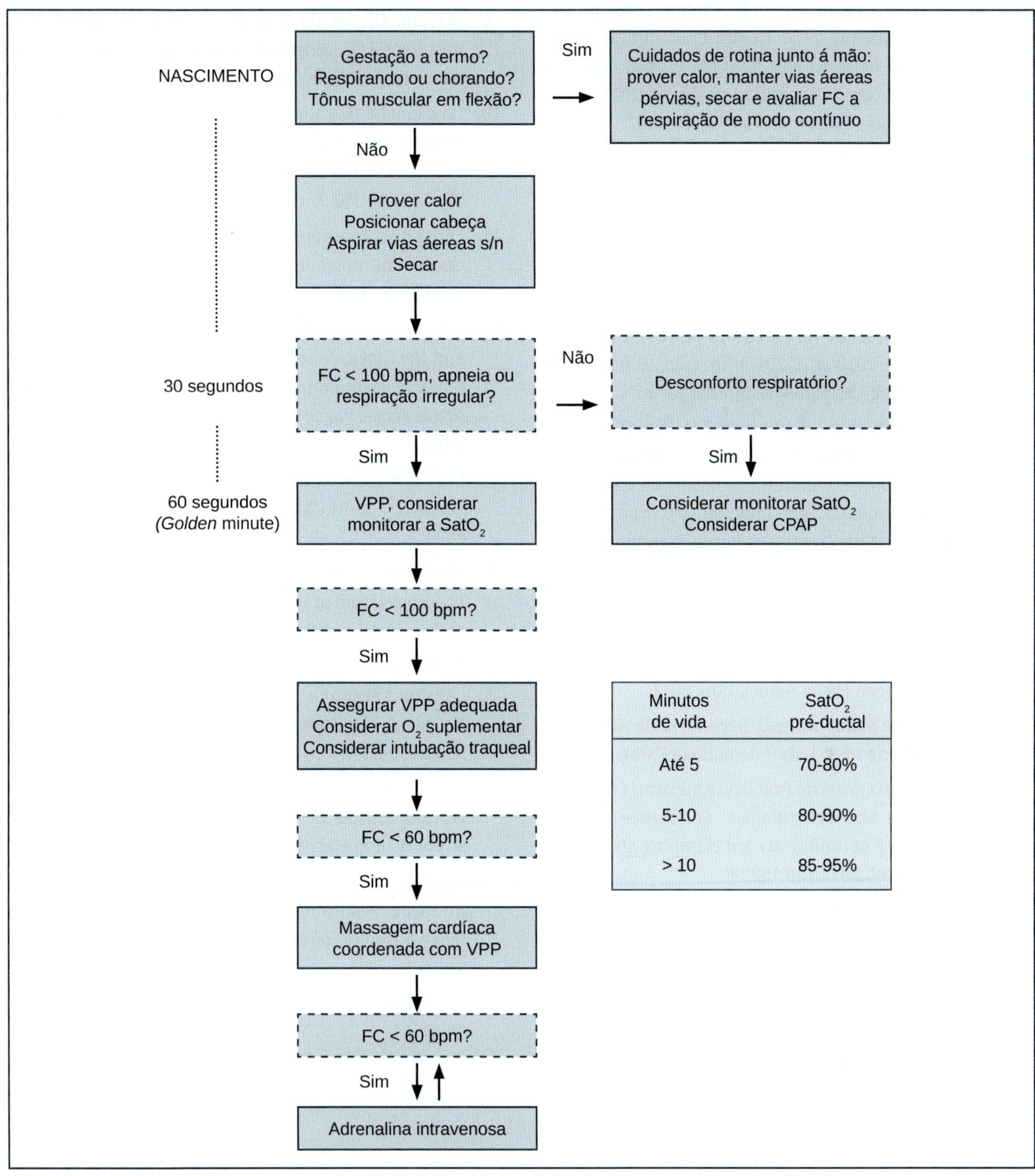

Minutos de vida	$SatO_2$ pré-ductal
Até 5	70-80%
5-10	80-90%
> 10	85-95%

FIGURA 16.9 ***Fluxograma de reanimação neonatal.***

Fonte: reprodução autorizada[2]

REFERÊNCIAS

1. Black RE, Johnson HL, Lawn JE, Rudan I, Bassani DG, Jha P, et al., for the Child Health Epidemiology Reference Group of WHO and UNICEF. Global, regional, and national causes of child mortality in 2008: a systematic analysis. Lancet. 2010;375:1969-87.
2. Almeida MFB, Guinsburg R. Reanimação neonatal em sala de parto: documento científico do Programa de Reanimação Neonatal – 1° de abril de 2013. Rio de Janeiro: Sociedade Brasileira de Pediatria; 2013. Disponível em: <http://www.sbp.com.br/pdfs/PRN-SBP-ReanimacaoNeonatal-atualizacao-1abr2013.pdf>.
3. Ministério da Saúde (Brasil). Indicadores e Dados Básicos – Brasil 2012 (IDB-2012). [Acesso 16 jun 2015.] Disponível em: <http://www.datasus.gov.br>.
4. Perlman JM, Wyllie J, Kattwinkel J, Atkins DL, Chameides L, Goldsmith JP, et al. Part 11: neonatal resuscitation: 2010 International Consensus on Cardiopulmonary Resuscitation and Emergency Cardiovascular Care Science With Treatment Recommendations. Circulation. 2010;122(16 Suppl 2):S516-38.
5. American Heart Association, American Academy of Pediatrics. Textbook of Neonatal Resuscitation. 6th ed. Elk Grove Village, IL: American Academy of Pediatrics and American Heart Association; 2011.
6. Ministério da Saúde (Brasil), Secretaria de Atenção à Saúde. Portaria nº 371, de 7 de maio de 2014.
7. Committee on Obstetric Practice, American College of Obstetricians and Gynecologists. Committee Opinion nº 543: Timing of umbilical cord clamping after birth. Obstet Gynecol. 2012;120:1522-6.
8. McDonald SJ, Middleton P. Effect of timing of umbilical cord clamping of term infants on maternal and neonatal outcomes. Cochrane Database Syst Rev. 2008;(2):CD004074.
9. Mariani G, Dik PB, Ezquer A, et al. Pre-ductal and post-ductal O_2 saturation in healthy term neonates after birth. J Pediatr. 2007;150:418.
10. Dawson JA, Kamlin CO, Vento M, Wong C, Cole TJ, Donath SM, et al. Defining the reference range for oxygen saturation for infants after birth. Pediatrics. 2010;125:e1340-7.
11. Apgar V. A proposal for a new method of evaluation of the newborn infant. Curr Res Anesth Analg. 1953;32(4):260-7.
12. American Academy of Pediatrics Committee on Fetus and Newborn, American College of Obstetricians and Gynecologists Committee on Obstetric Practice. The Apgar Score. Police Statement. Pediatrics. 2015;136(4): 2015.
13. Li F, Wu T, Lei X, Zhang H, Mao M, Zhang J. The Apgar score and infant mortality. PloS One. 2013;8(7): e69072.
14. Moster D, Lie RT, Irgens LM, Bjerkedal T, Markestad T. The association of Apgar score with subsequent death and cerebral palsy: a population-based study in term infants. J Pediatr. 2001;138(6):798-803.
15. Lakshminrusimha S. The Pulmonary Circulation in Neonatal Respiratory Failure. Clin Perinatol. 2012; 39(3):655-83.
16. Carlo WA, Polin RA; American Academy of Pediatrics Committee on Fetus and Newborn. Respiratory Support in Preterm Infants at Birth. Pediatrics. 2014; 133(1).
17. Knobel E, Akamine N, Júnior CJF, Silva E. Terapia intensiva Hemodinâmica. 2004.

17

Choque Séptico

Cristiane Freitas Pizarro
Denise Varella Katz
Claudio Flauzino Oliveira
Maria Esther Jurfest Rivero Ceccon

INTRODUÇÃO

Apesar dos avanços na terapêutica antimicrobiana, no manejo de medicações vasoativas e em novos métodos de suporte avançado de vida, o choque séptico permanece uma importante causa de morbimortalidade em unidades de terapia intensiva (UTI). A incidência de choque séptico vem aumentando nos últimos 40 anos apesar dos avanços no entendimento da patogênese, da prevenção e das estratégias terapêuticas da sepse. No mundo todo, cerca de 29 mil crianças com menos de cinco anos de idade morrem todos os dias. Mais de 70% dessas mortes são atribuídas a seis grandes causas: diarreia, malária grave, infecção neonatal, pneumonia, nascimento prematuro ou asfixia neonatal. As causas infecciosas representam a maioria dos casos e culminam com sepse grave ou choque séptico. Sepse é, portanto, a causa mais comum de morte de crianças no mundo[1-3].

Estudos clínicos e experimentais de choque séptico sustentam o conceito de que a persistência do choque tem um impacto negativo na sobrevida de uma forma tempo-dependente[4].

Na faixa etária pediátrica, são poucos os estudos referentes à epidemiologia da sepse e choque séptico. Dados recentes têm demonstrado uma melhora da sobrevida em crianças com choque séptico, relacionada a melhores recursos de terapia intensiva pediátrica e neonatal e à disseminação das orientações sugeridas pelo American College of Critical Care Medicine (ACCM): "Clinical Parameters for Hemodynamic Support in Pediatric and Neonatal Septic Shock"[5-10].

FISIOPATOLOGIA

A fisiopatologia do choque envolve conceitos relativos à *oferta*, ao *transporte* e ao *consumo* de oxigênio (O_2).

A oferta de O_2 (DO_2) é o volume de oxigênio que é oferecido pelo sangue aos tecidos a cada minuto, sendo calculado como o produto do débito cardíaco (DC) pelo conteúdo arterial de oxigênio (CaO_2):

$$DO_2 = DC \times CaO_2$$

$$CaO_2 = (Hb \times 1{,}34^a \times SatO_2) + (PaO_2 \times 0{,}0031^b)$$

Onde:

[a] = Número de mL de O_2 transportado por 1 g de hemoglobina;

[b] = Coeficiente de difusão plasmática de O_2.

Ou seja, a oferta de O_2 é determinada por débito cardíaco, hemoglobina e saturação de O_2 ($SatO_2$). O débito cardíaco, por sua vez, é determinado pela frequência cardíaca e pelo volume sistólico, segundo a seguinte equação:

$$DC = FC \times VS$$

Onde:

DC = débito cardíaco; FC = frequência cardíaca; VS = volume sistólico.

O volume sistólico depende de três variáveis: pré-carga (depende da volemia e da complacência ventricular), contratilidade cardíaca (inotropismo) e pós-carga (depende da resistência vascular sistêmica, viscosidade sanguínea e capacitância arteriolar).

O *consumo de O_2* (VO_2) é a diferença entre as disponibilidades arterial e venosa de O_2:

$$VO_2 = DC \times (CaO_2 - CvO_2)$$

A *extração de O_2* (EO_2) é a relação entre consumo e disponibilidade arterial de O_2:

$$EO_2\ (\%) = VO_2 / DO_2$$

A perfusão inadequada dos tecidos observada no choque resulta em déficits de O_2 tecidual, secundário ao desequilíbrio entre a oferta e o consumo de O_2.

Caso ocorra uma redução na oferta de O_2, o seu consumo pode ser mantido por meio do aumento da extração tecidual de oxigênio. O ponto no qual a disponibilidade de O_2 reduzida torna o seu consumo dependente da oferta denomina-se "DO_2 crítico". Também nesse ponto identificamos a extração de O_2 crítica. Ocorre, então, uma queda no consumo de O_2 e se instala na célula uma situação de anaerobiose, que não produz suficiente substrato energético para a manutenção das várias funções celulares. Os diversos mecanismos homeostáticos que são ativados no choque procuram preservar preferencialmente a oferta e o consumo de O_2 dos órgãos vitais (coração e sistema nervoso central), em detrimento da perfusão dos outros órgãos[11].

DIAGNÓSTICO (QUADRO 17.1)

O reconhecimento precoce do choque tem relação direta com a sobrevida, e deve ocorrer antes que se instale a hipotensão (choque descompensado), por meio dos seguintes critérios clínicos:

- Avaliação do estado geral e nível de consciência;
- Avaliação da função circulatória: frequência cardíaca, qualidade do pulso, temperatura da pele, perfusão (vasodilatação periférica – choque quente, ou presença de extremidades frias – choque frio), pressão arterial (PA);
- Avaliação da função e da perfusão de órgãos:
  - Cérebro – nível de consciência;
  - Pele – tempo de enchimento capilar, coloração;
  - Rins – débito urinário (> 1 mL/kg/hora).

QUADRO 17.1 ***Diagnóstico clínico de choque.***

	Sinais clínicos	Distúrbios fisiológicos	Alterações bioquímicas
Choque quente	■ Boa perfusão periférica ■ Pele quente e seca ■ Taquicardia ■ Instabilidade térmica ■ Pulsos amplos ■ Alteração do nível de consciência	■ Aumento da SvO_2 refletindo queda VO_2 ■ Aumento do DC ■ Diminuição da RVS	■ Hipocapnia ■ Hipóxia ■ Aumento do lactato ■ Hiperglicemia
Choque frio	■ Cianose ■ Pele fria e úmida ■ Pulsos fracos ■ Taquicardia ■ Respiração lenta ■ Depressão do nível de consciência	■ Oligúria ■ Diminuição do DC ■ Aumento da RVS ■ Diminuição da PVC ■ Trombocitopenia ■ Diminuição da PvO_2	■ Hipoxia ■ Acidose metabólica ■ Coagulopatia ■ Hipoglicemia ■ Aumento do lactato

Siglas: RVS = resistência vascular sistêmica; PVC = pressão venosa central; PVO_2 = pressão venosa de oxigênio.

DEFINIÇÕES

As definições abrangem os conceitos de síndrome da resposta inflamatória sistêmica (SIRS), sepse, sepse grave e choque séptico (Quadro 17.2).

A definição de choque séptico em crianças é diferente da de adultos, pois consiste em sepse acompanhada de disfunção cardiovascular. A hipotensão **não é** critério obrigatório na definição de choque séptico, pois o choque pode estar presente em crianças muito antes de se instalar a hipotensão[7].

Tendo-se que disfunção cardiovascular é definida como:

- Apesar da administração de fluidos intravenosos maior ou igual a 40 mL/kg em uma hora, a presença de:
- Hipotensão abaixo do percentil 5% para idade ou PA sistólica abaixo de dois desvios-padrão para idade; **OU**
- Necessidade de medicações vasoativas para manter a PA média (dopamina > 5 µg/kg/min ou dobutamina, epinefrina ou norepinefrina em qualquer dose); **OU**
- Dois dos seguintes:
  - Acidose metabólica com BE > 5,0 mEq/L;
  - Lactato arterial acima de duas vezes o limite superior;
  - Oligúria abaixo de 0,5 mL/kg/hora;
  - TEC > 5 segundos;
  - Gradiente de temperatura central-periférica > 3°C.

MONITORAÇÃO

Monitoração Clínica

É primordial o reconhecimento precoce do estado de choque para uma melhora da sobrevida. O choque deve ser reconhecido antes de ocorrer hipotensão (choque descompensado), por meio de critérios clínicos. A reavaliação clínica frequente permite que se determine o estado hemodinâmico do paciente e a necessidade ou não de se alterar a conduta[5,7,8].

A monitoração clínica compreende a verificação dos seguintes aspectos:

1. Avaliação da ausculta, frequência e ritmo cardíaco;
2. Observação do padrão respiratório e ausculta pulmonar;
3. Observação da coloração da pele e das mucosas;

QUADRO 17.2 *Definições de sepse, conforme Goldstein et al.[7].*

Síndrome da Resposta Inflamatória Sistêmica (SIRS)
A presença de pelo menos dois dos quatro critérios abaixo, sendo ao menos um deles anormalidade de temperatura ou contagem de leucócitos: 1. Temperatura > 38,5°C < 36°C; 2. Taquicardia definida como média acima de dois SD para idade na ausência de estímulos externos, drogas crônicas ou estímulo doloroso. Bradicardia, válida para crianças menores de um ano de idade, definida como frequência cardíaca média menor que o percentil 10 para a idade na ausência de estímulo vagal, drogas betabloquedoras ou cardiopatia congênita; 3. FR média > 2 SD acima do normal para idade ou VM em processo agudo não relacionado com doença neuromuscular ou anestesia geral; 4. Contagem de leucócitos ↑ ou ↓ para idade (não secundária QT) ou > 10% neutrófilos imaturos
INFECÇÃO
Infecção suspeita ou comprovada (cultura, PCR) por qualquer patógeno OU síndrome clínica associada à alta probabilidade de infecção
SEPSE
SIRS na presença, ou como resultado, de uma infecção suspeita ou comprovada
SEPSE GRAVE
Sepse associada a um dos seguintes: disfunção cardiovascular ou SDRA ou duas ou mais disfunções orgânicas outras
CHOQUE SÉPTICO
Sepse associada à disfunção cardiovascular

Siglas: SD = desvio padrão; VM = ventilação mecânica; QT = quimioterapia; PCR = reação de cadeia polimerase; SDRA = síndrome do desconforto respiratório agudo.

4. Aferição da PA com manguito adequado;
5. Avaliação da perfusão periférica (temperatura das extremidades, amplitude dos pulsos periféricos e velocidade de enchimento capilar);
6. Determinação horária da diurese;
7. Acompanhamento do nível de consciência (frequentemente, observam-se irritabilidade e sonolência).

Exames laboratoriais: gasometrias arterial e venosa central, dosagem de lactato arterial, hemograma completo com plaquetas, provas de coagulação, provas de atividade inflamatória (proteína C reativa, procalcitonina), culturas e função renal (ureia e creatinina), além de exames bioquímicos, principalmente a dosagem sérica de cálcio e glicose.

Monitoração Hemodinâmica Básica na Primeira Hora do Choque

- Oximetria de pulso;
- Monitoração cardíaca: eletrocardiograma (ECG) contínuo;
- Controle da PA;
- Monitoração da temperatura;
- Monitoração do débito urinário.

Monitoração Hemodinâmica Após a Primeira Hora do Choque

- Acrescentar aos parâmetros básicos:
- PA média invasiva (PAMi), por meio da cateterização arterial;
- Pressão venosa central (PVC), por meio da cateterização venosa central;
- Saturação venosa central de O_2 ($SVcO_2$), por meio da coleta seriada ou pela monitorização contínua (cateter locado na junção da veia cava superior com o átrio direito). $SVcO_2$ maior que 70%, e as manobras terapêuticas direcionadas para atingir esse valor estão associadas com redução da mortalidade em crianças e adultos com choque séptico;
- Ecocardiograma seriado: avaliação do débito cardíaco e complacência da veia cava inferior; avaliação da eficácia das medicações vasoativas, tanto no momento da introdução quanto no desmame;
- Ultrassom (*Ultrasound Cardiac Output Monitoring*): Doppler do fluxo através da válvula aórtica ou pulmonar; medida não invasiva de índice cardíaco, volume sistólico, volemia, resposta a volume e resistência vascular periférica, entre outros parâmetros hemodinâmicos;
- Medida dinâmica do volume intravascular, por meio da variação da pressão de pulso (PPV) – diferença entre a pressão de pulso máxima na inspiração e mínima na expiração: uma diferença maior que 13% apresenta uma alta sensibilidade e especificidade para identificar os pacientes hipovolêmicos e responsivos a fluidoterapia;
- Pressão intra-abdominal (PIA), por meio da sondagem vesical, para detecção precoce da hipertensão intra-abdominal e síndrome compartimental[1-9], ocorrência bastante comum em pediatria[12-14].

CONSIDERAÇÕES E PERSPECTIVAS SOBRE MONITORAÇÃO DO CHOQUE SÉPTICO EM PEDIATRIA

O choque séptico é único, pois pode reunir simultaneamente todas as quatro formas de choque descritas (hipovolêmico, cardiogênico, obstrutivo e distributivo). A criança com choque séptico pode ter choque hipovolêmico, resultante do extravasamento capilar, elevada perda insensível de fluidos e volume intravascular efetivo reduzido secundário à vasodilatação; choque cardiogênico devido ao efeito miocárdio depressor de toxinas bacterianas e de citoquinas inflamatórias; choque obstrutivo, devido à trombose de pequenos vasos e síndrome compartimental abdominal; e choque distributivo, devido à reduzida resistência vascular sistêmica e hipóxia citopática. Em alguns casos, a criança apresenta elevado débito cardíaco, com resistência vascular sistêmica diminuída. Os sintomas predominantes nesse cenário são taquicardia e pulsos amplos, característicos do choque hiperdinâmico ou o chamado choque "quente". Apesar dessa aparência, a perfusão dos órgãos durante esse estado pode estar gravemente comprometida. Alternativamente, uma criança com débito cardíaco reduzido e elevada resistência vascular sistêmica se apresenta clinicamente fria, com pulsos diminuídos e preenchimento capilar reduzido, característicos do choque "frio". O grau de variabilidade na população pediátrica dentro desses espectros clínicos do choque é enorme e os sinais podem ser dinâmicos no decorrer da doença[13].

Como o estado hemodinâmico da criança no choque pode ser inconstante, e mudanças inerentes ao desenvolvimento de acordo com a idade podem ocorrer (incluindo grandes variações de peso e estatura), não há um modelo simples para a monitoração hemodinâmica e de transporte de oxigênio que consistentemente vá ao encontro das necessidades dessa população heterogênea[13].

O ECG parece ser de grande utilidade para avaliar a função cardíaca na população pediátrica. Outras formas de avaliar a função cardíaca são as medidas seriadas de biomarcadores, como a troponina e o peptídeo natriurético tipo B (BNP). Devido a alterações extremas na função celular e expressão genética nos pacientes críticos, esses marcadores podem estar aumentados na população de UTIP, mesmo na ausência de choque cardiogênico. Ainda está para ser determinado o real papel desses biomarcadores na população pediátrica[13].

A demonstração, há quase uma década, de que adultos com choque séptico tem melhor sobrevida quando a ressuscitação inicial é dirigida a níveis normais de saturação venosa na veia cava criou elevado interesse (e controvérsias) na literatura médica. Um estudo análogo ao estudo de Rivers foi realizado na população pediátrica e demonstrou melhora semelhante na sobrevida de pacientes com choque séptico. Porém, a generalização desses dados para outras populações de UTIP é questionável, dada a alta mortalidade de base no estudo pediátrico. Atualmente, acreditamos que a busca de uma medida da saturação venosa de veia cava, assim como a medida seriada de lactato arterial, deve ser vista como uma ferramenta bastante útil para adicionar informações, mais do que um parâmetro único no manejo de pacientes heterogêneos com instabilidade hemodinâmica numa UTIP[4,13].

Não existem métodos capazes de substituir o exame físico num ambiente de UTIP para avaliar a efetividade (ou a falta dela) frente às intervenções e decisões terapêuticas. Todos os métodos de monitoração hemodinâmica e de transporte de O_2 anteriormente citados devem ser integrados ao bom exame físico seriado[13].

TRATAMENTO

O tratamento do choque séptico em pediatria se baseia no reconhecimento e no diagnóstico precoce da alteração da perfusão (e dos sinais clínicos de disóxia). Deve ocorrer intervenção agressiva e escalonada, da forma mais rápida possível[5,7,8,15]. Han *et al.* demonstraram que cada hora de atraso na instituição de uma terapêutica consistente com o ACCM-PALS está associada a um aumento de duas vezes no risco de morte[16].

Rivers e Oliveira demonstraram uma redução da mortalidade de adultos e crianças com choque séptico quando utilizada uma abordagem precoce guiada por metas (*Early-goal directed therapy*). Ou seja, uma abordagem baseada no reconhecimento precoce do choque, na adequação da volemia de forma agressiva e na administração de medicações vasoativas, com o objetivo de restabelecer a pressão de perfusão e a oferta de oxigênio, por meio da manutenção da $SvcO_2$ acima de 70%[4,17].

Assim sendo, as condutas iniciais no tratamento do choque são:

- Estabelecer uma via aérea adequada;
- Estabelecer acesso venoso;
- Restabelecer o volume circulante efetivo;
- Correção dos distúrbios metabólicos associados;
- Terapêutica inotrópica/vasopressora.

OFERTA DE OXIGÊNIO

O O_2 deve ser fornecido inicialmente em altas concentrações. A otimização da oferta de O_2 e também a redução do seu consumo são alcançados por meio de: controle térmico; redução do esforço respiratório, com a utilização de suporte ventilatório invasivo ou não invasivo; e controle da agitação e dor, com a administração de sedativos e analgésicos.

ACESSO VASCULAR

Assim que houver suspeita de sepse, deve ser obtido acesso vascular e iniciada uma infusão rápida de

20 mL/kg de volume isotônico. Um segundo acesso periférico é recomendado, e as dificuldades para obtenção do acesso venoso devem ser ultrapassadas com a instalação de acesso intraósseo. A via intraóssea pode ser, temporariamente, a principal via para infusão de volume, medicações e hemoderivados, enquanto o acesso venoso ainda não estiver garantido[8,15].

Com o segundo acesso venoso, pode ser iniciada a infusão de medicações vasoativas com efeito inotrópico por acesso venoso periférico, até que seja obtido um acesso venoso central[16,19]. Essa recomendação permite que a infusão da medicação vasoativa seja iniciada ainda durante a primeira hora do atendimento.

ADMINISTRAÇÃO DE FLUIDOS

Todas as crianças com choque necessitam de uma agressiva ressuscitação fluídica, uma vez que a hipovolemia é a causa mais comum de choque em pediatria. Essa ressuscitação deve ser iniciada com infusões sequenciais de 20 mL/kg em *bolus* de solução salina 0,9% até um total de 60 mL/kg nos primeiros 60 minutos. Infusões adicionais podem ser necessárias, e então podemos utilizar cristaloides ou coloides (albumina 5%). Algumas crianças necessitam de até 200 mL/kg na primeira hora do choque. O objetivo da ressuscitação fluídica é otimizar a pré-carga e manter o débito cardíaco. Essa infusão de volume deve ser realizada de forma rápida (5 a 10 minutos) até a normalização da perfusão e da pressão sanguínea, e $SvcO_2 > 70\%$. Porém, a cada *bolus* o paciente deve ser reavaliado e o médico deve estar atento aos sinais de descompensação cardíaca (estertores, ritmo de galope, hepatomegalia e aumento de esforço respiratório)[5,7-9,15,18,19]. Em algumas situações, como cardiopatia congênita, suspeita de disfunção cardíaca ou recém-nascidos (RNs), podem ser utilizadas alíquotas de 10 mL/kg de volume, com reavaliações mais frequentes.

Perda de fluidos e hipovolemia persistentes, secundárias ao extravasamento capilar difuso, podem continuar por dias no paciente em choque. Assim, uma reposição contínua de fluidos pode ser necessária para manter a perfusão, o débito cardíaco e a PA.

Plasma fresco congelado pode ser utilizado para corrigir distúrbio de coagulação ou em pacientes com choque hemorrágico, não devendo ser utilizado apenas como expansor volêmico.

Embora não exista uma recomendação clara para o nível de hemoglobina em crianças com sepse, um estudo recente demonstrou que, em pacientes com $SVcO_2$ abaixo de 70%, transfusão de concentrado de hemácias, em conjunto com outras medidas para elevar a oferta de O_2, associou-se com melhora da sobrevida. Portanto, em pacientes instáveis e com $SvcO_2 < 70\%$, deve ser mantido um nível de hemoglobina acima de 10 g/dL, já que o transporte de O_2 depende significativamente de sua concentração. Após a estabilização, são aceitos níveis ≥ 7 g/dL[15,20].

USO DE MEDICAÇÕES VASOATIVAS

A contratilidade miocárdica e o tônus vasomotor podem ser melhorados pela correção de distúrbios metabólicos (hipóxia, acidose, hipoglicemia, hipocalcemia) e pela administração de medicações vasoativas[5,7,8,10,15,18].

Medicações Vasoativas

A tendência na literatura é que seja escolhida como medicação de primeira linha a adrenalina, na presença de choque frio, e a noradrenalina, na presença de choque quente, a fim de normalizar a perfusão e a pressão sanguínea. A dopamina vem sendo menos indicada devido à sua variabilidade nas doses e efeitos e também por apresentar os seguintes efeitos deletérios: a) diminuição da liberação da prolactina, favorecendo a apoptose de linfócitos, com imunossupressão e hipotireoidismo; b) maior susceptibilidade à taquicardia e taquiarritmias; e c) elevação da pressão capilar pulmonar e agravo de hipertensão pulmonar[19].

A **dopamina** tem indicação como primeira opção no choque séptico em neonatos. Os efeitos da dopamina são: inotropismo e cronotropismo, com doses entre 5 e 10 µg/kg/min; e vasoconstrição, com doses de 10 a 20 µg/kg/min. O efeito vasoconstritor ocorre pela liberação de noradrenalina a partir das vesículas simpáticas. Não se recomenda doses superiores a 20 µg/kg/min, pela alta incidência de efeitos adversos. A dopamina em doses menores que 3 µg/kg/min causa vasodilatação esplâncnica e renal, comprovadamente sem nenhum efeito nefroprotetor.

A **adrenalina** em doses baixas (≤ 0,3 µg/kg/min) estimula os receptores beta 1 cardíacos e beta 2 vasculares. Em doses mais elevadas (> 0,3 g/kg/min) apresenta ação alfa-adrenérgica, com elevação da PA.

A **noradrenalina** tem potente ação alfa-adrenérgica e pouca ação em receptores beta-adrenérgicos, o que lhe garante uma maior ação vasoconstritora. É geralmente utilizada em pacientes com baixa resistência vascular periférica. Em algumas crianças com choque resistente à noradrenalina, a vasopressina (em doses fisiológicas) ou a angiotensina podem agir independentemente dos receptores alfa-adrenérgicos, elevando a PA[5,8,15,18].

A **dobutamina** age nos receptores beta da célula miocárdica e na vasculatura sistêmica, funcionando principalmente como suporte inotrópico. A dose de dobutamina varia de 5 a 20 μg/kg/min[5,8,15,18].

A **vasopressina** em baixas doses pode ter indicação no choque séptico em que predomina a vasodilatação, quando não houver resposta adequada ao uso de epinefrina e/ou norepinefrina[21].

MEDICAÇÕES VASODILATADORAS (QUADROS 17.3 E 17.4)

Quando os pacientes pediátricos permanecem com alterações de perfusão apesar de uma PA adequada (compatíveis com choque frio), deve-se considerar o uso de medicações inotrópicas e de vasodilatadores. O milrinona é um inibidor da fosfodiesterase tipo III e tem excelente efeito inotrópico e vasodilatador. Ele age inibindo a hidrólise da adenosina monofosfato cíclica (AMPc), aumentando a entrada de cálcio na célula e também potencializando o efeito de estimulação do receptor beta no tecido cardíaco e vascular. Atualmente, não se recomenda a utilização de dose de ataque de milrinona, devendo ser utilizada apenas a infusão contínua na dose de 0,25 a 1,0 μg/kg/min. Devido à sua meia-vida longa, ele deve ser descontinuado se forem observadas taquiarritmia, hipotensão ou evidência de redução da resistência vascular sistêmica[8,15,18].

Outras medicações vasodilatadoras, como o nitroprussiato de sódio, raramente são necessárias no choque séptico em crianças, ficando a sua indicação restrita apenas para aqueles que permanecem com sinais de choque frio, mas com PA adequada ou até elevada[8,15,18].

REPOSIÇÃO DE GLICOSE E CÁLCIO

A hipoglicemia (abaixo de 40 mg/dL) precisa ser rapidamente diagnosticada e imediatamente tratada, pois pode causar lesões neurológicas quando não identificada (glicose 25%, 2-4 mL/kg em *bolus*)[8,15,18].

QUADRO 17.3 *Fases do choque séptico.*

	Choque quente	Choque frio
Sinais clínicos	▪ Pele quente ▪ TEC < 2 segundos ou flush ▪ Taquicardia ▪ Pulsos amplos ▪ Alteração do nível de consciência (irritabilidade/sonolência) ▪ Oligúria < 1 mL/kg/hora ▪ PA adequada para idade ou hipotenso	▪ Pele marmórea e fria ▪ TEC prolongado ▪ (> 2 segundos) ▪ Taquicardia ▪ Pulsos finos ▪ Alteração do nível de consciência (irritabilidade/sonolência) ▪ Oligúria < 1 mL/kg/hora ▪ PA adequada para idade ou hipotenso

QUADRO 17.4 *Receptores farmacológicos e atuação das catecolaminas.*

		Receptores farmacológicos			
Medicação	**Dose infundida (μg/kg/min)**	**Alfa**	**Beta-1**	**Beta-2**	**Dopa**
Dopamina	Até 3	–	+	–	++
	5 a 10	+	+++	++	++
	> 10	+++	+++	++	+
Norepinefrina	0,1 a 2	++++	+	+	–
Adrenalina	0,05 a 0,3	++	++++	+++	–
	> 0,3	++++	++	+++	–
Dobutamina	2 a 20	+	++++	+/++	–

A hipocalcemia é um distúrbio que frequentemente acontece e contribui para a disfunção cardíaca. A reposição de cálcio (1-2 mL/kg de gluconato de cálcio) deve ter como principal objetivo normalizar os níveis de cálcio ionizado[8,15,18].

TERAPÊUTICA COM CORTICOSTEROIDES

O uso de corticosteroides como terapêutica coadjuvante em pacientes com choque séptico tem sido amplamente discutido nos últimos anos. Sabe-se, hoje em dia, que é alta a incidência de insuficiência adrenal absoluta e relativa em pacientes com choque séptico e que ela está diretamente relacionada ao aumento na necessidade de medicações vasoativas e na duração do choque. Todavia, ainda é bastante controversa na literatura a dose de corticosteroides a ser utilizada nos pacientes de risco para insuficiência adrenal, sendo necessários maiores estudos, principalmente na população pediátrica[22-25].

Em estudos realizados em pacientes adultos, recomenda-se o uso de hidrocortisona para pacientes com choque refratário às catecolaminas, em baixas doses (200 mg/dia), em infusão contínua e por um período de tempo mais prolongado (cinco a sete dias). Contudo, a Surviving Sepsis Campaign 2012 demonstrou um aumento da mortalidade em pacientes adultos com choque séptico tratados com hidrocortisona, mesmo que em baixas doses[22,25].

Para a faixa etária pediátrica ainda não existe nenhuma padronização. Na última normatização de conduta (ACCM), sugere-se o uso de hidrocortisona, nos quadros de choque refratário às catecolaminas e na presença de algum fator de risco para insuficiência adrenal, em baixas doses, de 50 mg/m^2/dia de seis em seis horas, no máximo 200 mg/dia, por no mínimo cinco dias ou até que sejam suspensas as medicações vasoativas. São considerados fatores de risco para insuficiência adrenal, além da refratariedade do choque às catecolaminas: crianças com púrpura *fulminans*, síndrome de Waterhouse-Friderichsen, doença hipofisária ou adrenal previamente conhecida, e crianças que utilizam corticosteroides de forma crônica[24].

Quanto à dosagem de cortisol basal e o teste de estímulo com ACTH (hormônio adrenocorticotrófico), sugerimos a sua realização, quando possível, com o objetivo de guiar a terapêutica, e não de instituí-la[22].

ANTIMICROBIANOS

Antibióticos, antivirais e/ou antifúngicos devem ser administrados durante a primeira hora da identificação de sepse grave, após a coleta de culturas, de acordo com os critérios de idade, a apresentação do quadro infeccioso e o padrão de resistência antimicrobiana da comunidade e do serviço hospitalar[15,18]. Sempre que possível, a coleta de culturas deve ocorrer antes da administração de antibióticos, mas não se deve atrasar o início do tratamento caso a coleta de culturas demore mais que o esperado. Recomendados o uso de ceftriaxona para sepse com foco domiciliar em criança hígida, e a associação com clindamicina no choque tóxico; e para RNs, a associação de cefotaxima e ampicilina. Para crianças com doença de base ou foco intra-hospitalar, é recomendado seguir diretriz específica, incluindo recomendações para antivirais e antifúngicos.

TERAPÊUTICA REPOSIÇÃO RENAL

A terapêutica de remoção de fluidos, quando indicada, pode ser realizada por meio da administração de diuréticos, hemofiltração (CVVHDF) ou diálise peritoneal.

Lembramos que a ressuscitação fluídica é o ponto principal da reversibilidade do choque séptico hipovolêmico. Contudo, pode ocasionar extravasamento de líquidos para o terceiro espaço e, dessa forma, contribuir para a formação de edema e disfunção orgânica secundária.

A reposição de bicarbonato não está indicada para o tratamento da acidemia láctica induzida pela hipoperfusão[15,18].

OUTRAS TERAPÊUTICAS

Crianças com linfopenia prolongada (superior a sete dias) têm um aumento na incidência de morte secundária à infecção e depleção de linfócitos. Esse quadro geralmente está associado à hipoprolactinemia, hipogamaglobulinemia e diminuição na contagem de CD4; talvez, esses pacientes possam beneficiar-se da **terapêutica com imunoglobulina intravenosa** e medicações estimuladoras da prolactina, como a metoclopramida[15,18].

Pacientes com falência orgânica múltipla, superinfecção, podem evoluir com uma "desativação" de monócitos e se beneficiar do tratamento com filgrastina (GM-CSF)[15,18].

A **oxigenação de membrana extracorpórea** (ECMO) pode estar indicada nos casos de choque séptico refratário e falência respiratória que não respondem à terapêutica convencional. Há sobrevida em 80% nos recém-nascidos (RNs) e 50% nas crianças[15,18].

SÍNDROME DO CHOQUE TÓXICO (SCT)

Bastante comum em crianças, a síndrome do choque tóxico (SCT) tem como causa predominante a infecção pelo *Staphylococcus aureus.*

É clinicamente caracterizada pela presença dos sinais de choque associados ao *rash* eritematoso, com descamação e febre alta. A toxina produzida pelo estafilococo, responsável pela lesão dermatológica clássica da SCT é uma enterotoxina, a toxina da síndrome do choque tóxico-1 (TSST-1). Inicialmente descrita na década de 1980 em mulheres jovens com tampão intravaginal, hoje em dia a SCT ocorre em até 50% dos casos após infecções localizadas em cirurgias, picadas de insetos ou feridas de outras origens.

A definição clínica abrange: febre, *rash* eritematoso macular difuso, hipotensão, envolvimento de outros órgãos (sistema nervoso central e tratos gastrintenstinal, hematológico, hepático e renal) e descamação de palmas das mãos, plantas dos pés e dedos (até uma a duas semanas da instalação do quadro).

TRATAMENTO (FIGURA 17.1)

A abordagem terapêutica da SCT é igual à da sepse grave e choque séptico, porém a antibioticoterapia deve incluir duas classes de medicações: um antiestafilocóccico bactericida (oxacilina ou vancomicina) e um inibidor da síntese de proteína, que age interrompendo a produção de enzimas e citoquinas (clindamicina). O uso de imunoglobulina intravenosa (IVIG) parece ter ação na modulação da resposta inflamatória, segundo modelos experimentais. Doses de 150 a 600 mg/kg/dia, durante cinco dias, ou uma dose única de 1 a 2 g/kg vêm sendo preconizadas, com melhores resultados quando aplicadas precocemente[26].

CHOQUE SÉPTICO EM NEONATOLOGIA

Introdução

A sepse é a principal causa de choque no RN e responsável por 26% da mortalidade neonatal no mundo; a primeira causa ainda é a prematuridade[27-29]. Neste capítulo, abordaremos o choque séptico.

Definições

A síndrome da resposta inflamatória sistêmica (SRIS) é a resposta do organismo diante de agravos de etiologia infecciosa ou não e que se manifesta pela presença de duas ou mais das seguintes condições clínicas: hipertermia ou hipotermia, taquipneia, taquicardia e anormalidades de leucócitos no hemograma[30].

Pelo menos um dos critérios: alterações da temperatura e/ou anormalidade de leucócitos devem estar presentes. A hipertermia foi definida como temperatura superior a 38°C, e a hipotermia como inferior a 36°C[15,31,32].

A infecção pode ser provável ou confirmada, causada por qualquer patógeno. A evidência de infecção inclui achados positivos nos exames clínico, de imagem ou laboratoriais[15,32].

Na Tabela 17.1, observamos que os RNs foram divididos de acordo com a idade cronológica: de 0-7 dias e de 7 a 28 dias; e os valores de frequência cardíaca e respiratória e o número de leucócitos também sofreram mudanças em relação a definições anteriores[15,32].

Conceito de choque

O choque é definido como uma síndrome clínica que resulta de falência circulatória aguda, caracterizada por inadequada perfusão e oxigenação tecidual[15,32,33].

Etiologia do choque séptico no período neonatal

Esta doença é causada principalmente por bactérias, tanto Gram-negativas como Gram-positivas. Os agentes etiológicos dependem da idade cronológica do RN, tendo-se nos primeiros três dias de vida os *Streptococcus*, principalmente do grupo B, a *Escherichia coli* e a *Listeria monocytogenes*. Após o terceiro dia de vida, predominam os germes de origem hospitalar, principalmente em RN de muito baixo peso (< 1.500 g). Entre eles, citamos os *Staphylococcus aureus* e coagulasa negativos, e bactérias Gram-negativas, como *Klebsiella pneumoniae*, *Pseudomonas aeruginosa* e *Serratia marcescens*. A infecção por fungos também é observada principalmente nesse grupo de RNs[34,35].

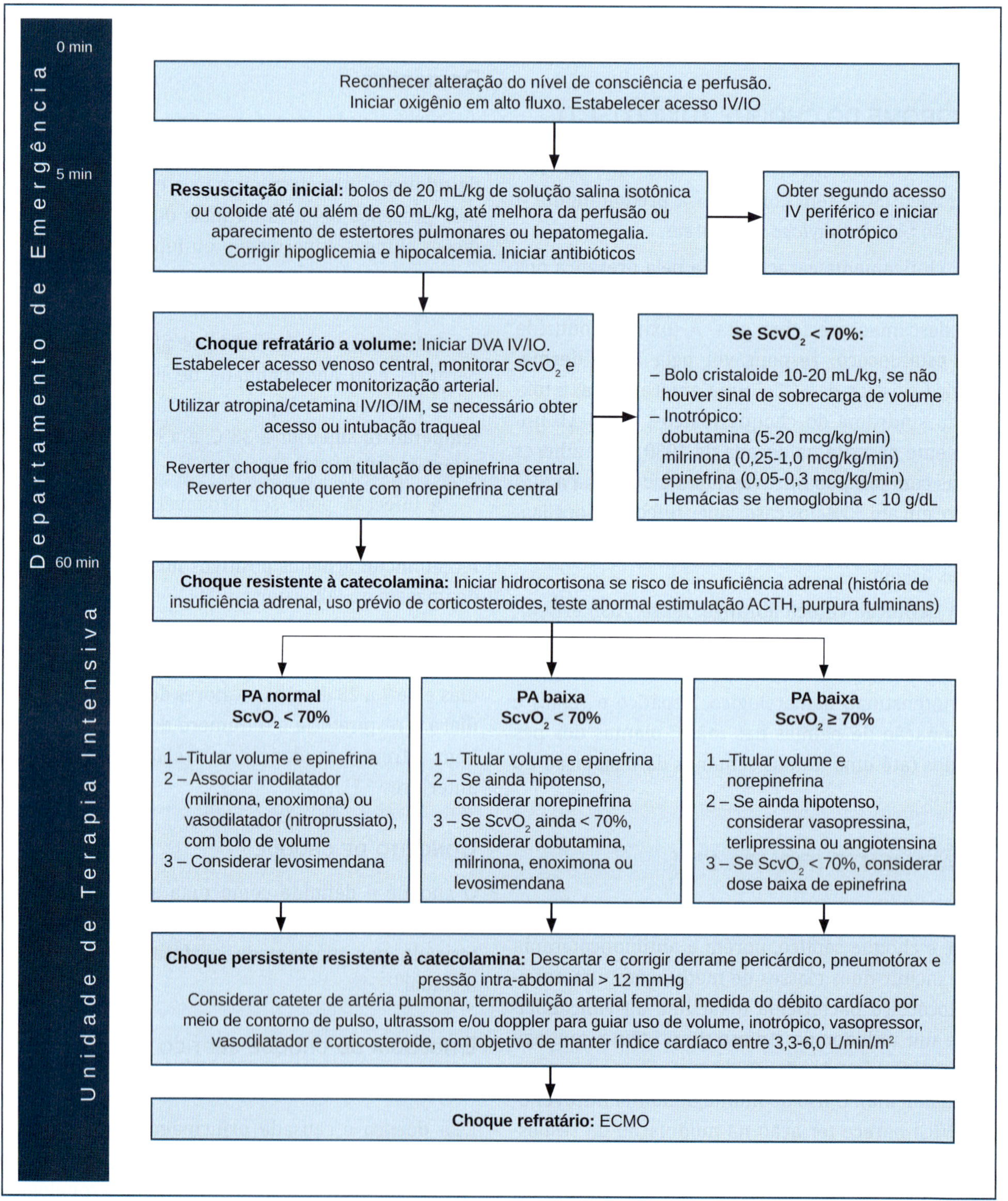

FIGURA 17.1 ***Protocolo de tratamento[1].***

Siglas: IV = intravenoso; IO = intraósseo; DVA = droga vasoativa; $ScvO_2$ = saturação venosa central de oxigênio; IM = intramuscular; ECMO = oxigenação extracorpórea (*Extracorporeal Membrane Oxygenation*).

TABELA 17.1 *Definição de sepse no período neonatal*[15,32]*.*

Tempo de vida	FC (bpm)	FR (mov/min)	Nº de leucócitos	Pressão sistólica
0-7 dias	< 100 ou > 180	> 50	> 34.000 ou < 5.000/mm³	< 65 mmHg
7-28 dias	< 100 ou > 180	> 40	> 19.000 ou < 5.000/mm³	< 75 mmHg

FISIOPATOLOGIA

A endotoxina existente na parede das bactérias Gram-negativas (LPS) induz a produção de citocinas pró-inflamatórias, tais como o fator de necrose tumoral (TNFα e IL1β). O TNFα causa apoptose celular e é um potente estimulador da enzima óxido nítrico sintetase, que produz aumento da produção de óxido nítrico, causando vasodilatação e hipotensão[37]. No choque por Gram-negativos, quase sempre está presente a disfunção miocárdica, a qual, em parte, deve-se ao efeito aumentado do TNFα, como evidenciado pela melhora da função cardíaca após a administração de anticorpo anti-TNFα em modelos animais. A elevada produção desse fator ativa também a via extrínseca da coagulação, o que contribui para a geração de trombos na microcirculação e desenvolvimento de coagulação intravascular disseminada (CIVD), sendo essa disfunção a que geralmente leva o RN ao óbito[36].

A resposta ao estímulo inflamatório na infecção por bactérias Gram-positivas não está bem definida ainda, porém é conhecido que componentes da parede celular, como peptideoglicanos e ácido lipoteicoico, assim como também as exotoxinas, podem desencadear a cascata inflamatória, com produção de citocinas[37,38]. Embora exista evidência clínica de comprometimento circulatório nos processos infecciosos, os distúrbios hemodinâmicos não têm sido totalmente esclarecidos. Na criança maior e no adulto, o choque séptico apresenta-se sob duas formas distintas. O choque quente, caracterizado pela perda de tônus vascular, aumento do fluxo sanguíneo sistêmico e baixa PA sistêmica; e o choque frio, mais descrito no RN, no qual se observa aumento do tônus vascular, baixo débito cardíaco, falha em aumentar o fluxo sanguíneo e, eventualmente, diminuição da PA sistêmica[37,38].

A apresentação hemodinâmica em RNs é muito mais variável, e vários fatores contribuem para as diferenças de desenvolvimento: estrutura alterada e função dos cardiomiócitos, capacidade limitada para aumentar o volume de ejeção e contratilidade, e as contribuições da transição da circulação fetal para a neonatal[39].

Até 40% dos RNs de muito baixo peso na UTI neonatal são tratados para hipotensão. A medida da PA sistêmica pela técnica não invasiva oscilométrica é difícil no RN, principalmente nos RNs prematuros extremos. O manguito deve cobrir 60% a 70% do membro que está sendo aferido e deve ser medida nos quatro membros. Existem gráficos e tabelas com medidas de pressão sistólica e diastólica[40,41]; no entanto, a medida da PAM é a mais relacionada com a situação circulatória e o valor é aquele ≥ à idade gestacional em semanas nas primeiras 72 horas de vida.

Munro *et al.*[42], usando o NIRS (*near infrared spectroscopy*) em recém-nascido pré-termo (RNPT), observaram que, com uma PAM inferior a 30 mmHg, o fluxo sanguíneo cerebral perdia sua autorregulação, e, acima desse valor, o fluxo sanguíneo cerebral era mantido em níveis normais.

Para obter a medida da PA pelo método invasivo, deve ser inserido um cateter central pela artéria umbilical até sua ponta ficar situada na aorta descendente, e então conectá-lo a um transdutor de PA. O tubo que conecta o cateter ao transdutor de pressão deve ter diâmetro semelhante e o transdutor deve ser colocado ao nível da linha axilar média.

No entanto, a PA sistêmica não é um indicador eficaz de como está o fluxo sanguíneo sistêmico, e não existe relação entre o débito cardíaco (DC) e a PA, devido à variação da resistência vascular periférica no RN. Assim, é possível observar um DC baixo com pressão normal e uma pressão baixa com DC normal[43].

Está claro que a idade gestacional e a pós-natal são os fatores reguladores da pressão sanguínea. No entanto, quão acuradamente a pressão sanguínea define o estado da circulação sistêmica, especialmente em RN muito prematuros, ainda é difícil de saber. Assim, se somente a pressão for utilizada para guiar o tratamento, alguns desses RNs podem não ser tratados apropriadamente. Nos RNs de termo, a hipotensão pode ser definida como abaixo de dois desvios-padrão, em geral inferior a 40 mmHg. Nos RNs prematuros, a PA média deve ser maior ou igual à idade gestacional em semanas; e como há um aumento significativo da PA nas primeiras 72 horas de vida, considera-se uma PAM ≥ 30 mmHg adequada após esses três primeiros dias(44).

O melhor parâmetro para o diagnóstico do choque séptico nos recém-nascidos ainda não está claro. Convencionalmente, a PA sistêmica é um método clássico, no entanto não muito apropriada e pode causar diagnósticos demorados. Desse modo, não se pode considerar apenas esse parâmetro, e sempre a PAM é mais adequada que a PAS(45). Na realidade, o fluxo sanguíneo é mais importante que a PA, uma vez que ele previne as lesões orgânicas e é ele que deve ser melhorado, e não a pressão com que o sangue é entregue aos órgãos(45).

Aspectos clínicos e laboratoriais sempre devem ser levados em consideração e avaliados, além da PAM(15,32,33).

Clínicos

Alterações do Sistema Nervoso Central: febre, hipotermia, diferença da temperatura central e periférica, e alteração da neutralidade térmica.

Alterações respiratórias: presença de taquipneia, apneia, variabilidade da frequência respiratória e desacoplamento cardiorrespiratório.

Alterações cardiocirculatórias: diminuição da variabilidade da frequência cardíaca, desaceleração transitória, diminuição da PA, variabilidade da PA, hipotensão, perfusão e falta de oxigenação tecidual.

Débito urinário e tempo de enchimento capilar: em relação a estes dois parâmetros, salientamos que o débito urinário é baixo no RN no primeiro dia de vida e o tempo de enchimento capilar no RNPT é considerado diminuído quando for superior a cinco segundos.

Outros agravantes no choque é a presença de insuficiência adrenal absoluta (18%) e relativa (26%) e insuficiência tireoidiana, agravantes nem sempre diagnosticados.

Aspectos laboratoriais

Quando houver suspeita de sepse ou de choque séptico, devem ser coletadas inicialmente culturas de sangue, urina e líquido cefalorraquidiano (este último após o RN estar estável), para iniciar a antibioticoterapia na primeira hora da admissão do paciente. Outros exames laboratoriais importantes que auxiliam a verificação do comprometimento dos órgãos que pode causar a clínica citada acima são: gasometria, dosagem de lactato, verificação da oxigenação e saturação venosa mista de oxigênio, e cálculo do débito cardíaco. Deve-se utilizar a oximetria de pulso arterial e a fotopletismografia, que fornece, além da saturação de oxigênio, a onda de pulso. A ecografia, que em alguns serviços já é realizada pelo próprio neonatologista, é de suma importância, pois é guia para a terapêutica.

Ecocardiografia Funcional

A ecocardiografia funcional é realizada ao lado do leito do paciente para verificar a função miocárdica de forma longitudinal, assim como os fluxos pulmonar e sistêmico e os desvios de sangue intra e extracardíaco. A medida do fluxo na veia cava superior, utilizando a ecocardiografia funcional, é uma nova maneira de quantificar o DC sem a influência da presença do canal arterial (PCA) e do forame oval (FO), pois a PAM não necessariamente se correlaciona com o DC ventricular esquerdo e com o fluxo sanguíneo cerebral em prematuros, mesmo naqueles nos quais o canal arterial já fechou.

Kluchow e Evans, em 2000, na Austrália, pesquisaram a função da contratilidade miocárdica em recém-nascidos e valorizaram o fluxo medido na veia cava superior (VCS). Esse dado representa o fluxo que retorna ao coração (80% vem do cérebro) e isso não é previsto pela PAS. Validaram essa técnica em RN a termo e PT e definiram a faixa da normalidade. Em RNs com idade gestacional inferior a 30 semanas e com menos de 1.000 g de peso, o fluxo variou nas primeiras 48 horas, de 30 a 46 mL/kg/min; os pesquisadores concluíram também que não havia uma boa correlação entre o fluxo na VCS e a PA e na resistência vascular. Observaram que a presença de hemorragia intraventricular não se correlacionava muitas vezes com alterações da PA. Dessa forma, podemos verificar que é difícil fazer diagnóstico de hipotensão no RN prematuro e saber qual a exata correlação entre PA, fluxo sanguíneo e perfusão tecidual(38,39).

Assim, nos perguntamos quando devemos tratar a hipotensão arterial, principalmente no RN pré-termo. Na prática diária, continuamos utilizando a PAM e consideramos como diminuída se ela for inferior à idade gestacional do RN nas primeiras 72 horas e, após, 40 mmHg para o RNT, e ≥ 30 mmHg nos RNPTs, associada sempre a dados clínicos e laboratoriais, como presença de palidez, perfusão lentificada, débito cardíaco diminuído, acidose metabólica e ecocardiograma evidenciando baixo fluxo da veia cava superior.

Tratamento

O tratamento do RN em choque, segundo o *guideline* do American College of Critical Care Medicine[32] e da Survaing Sepsis Campaing[33], consiste em:

Zero hora

- Reconhecer o estado de choque;
- Iniciar oxigenação para atingir uma saturação no RN entre 90% e 94%;
- Estabelecer acesso IV/IO.

5 minutos

Iniciar ressuscitação:

- Infusão rápida de 10 cc/kg em bolo de cristaloide (solução salina 0,9%) ou coloide até 60 mL/kg, até a melhora da perfusão ou aparecimento de hepatomegalia no RNT;
- Nos pré-termos, recomenda-se usar 10-20 mL/kg em 30-60 minutos e, se for necessário mais volume, usar drogas vasoativas;
- Corrigir hipoglicemia e hipocalcemia;
- A intubação depende do diagnóstico clínico e do aumento do trabalho respiratório ou de hipoxemia acentuada;
- Expansão de volume antes da intubação e ventilação (a VPP pode diminuir a pré-carga);

Iniciar antibioticoterapia após coleta de culturas e reavaliar em 48-72 horas.

15 minutos

Considerar choque refratário à fluidoterapia.

Iniciar titulação de dopamina de primeira linha. Considerar seus efeitos sobre a circulação pulmonar.

- Dose de dopamina: de 5 mcg/kg/min a 10 mcg/kg/min. Sugestão da diretriz, 9 mcg/kg/min. O seu efeito sobre a resistência vascular pulmonar deve ser considerado quando se desejar usar doses maiores;
- Adicionar dobutamina: 5 mcg/kg/min a 20 mcg/kg/min. Sugestão da diretriz, > 10 mcg/kg/min.

Choque resistente à dopamina e refratário à fluidoterapia:

- Titular epinefrina na dose de 0,03 a 0,5 mcg/kg/min, ou noradrenalina para restaurar a perfusão e a pressão sanguínea.

60 minutos

Considerar choque resistente às catecolaminas.

Iniciar terapêuticas dirigidas por ecocardiograma e monitorização arterial e da pressão venosa central.

O resgate com vasopressina ou angiotensina pode ser considerado na presença de débito cardíaco, fluxo de VCS e/ou $SvCO_2$ adequados.

Corticoterapia: cortisol endógeno (não esperar resultado).

Utilizar hidrocortisona: 1 mg/kg/dose de 12 em 12 horas, de um a três dias.

Pentoxifilina: curso de seis horas por cinco dias RNMBP.

(Trental®) 1 mL = 20 mg.

Derivado: metilxantina, inibidor da fosfodiesterase.

- Diminui a síntese de TNF, IL-1, IL-6 e IL-8;
- Inibe a formação de trombos na microcirculação.

Após considerar que o choque não é responsivo a catecolaminas, o tratamento deve ser guiado por terapêuticas dirigidas, devendo seguir as seguintes normas:

Choque Frio com Pressão Sanguínea Normal e Evidência de Função Diminuída do Ventrículo Esquerdo

No caso de $ScvO_2 < 70\%$, fluxo VCS < 40 mL/kg/min ou IC < 4,4 L/m²/min: adicionar um vasodilatador, como, por exemplo, um inibidor da fosfodiesterase III, a milrinona.

Choque Frio com Pressão Sanguínea Normal e Evidência de Função Diminuída do Ventrículo Direito

Se HPPN com $ScvO_2$ < 70%, fluxo em VCS < 40 mL/kg/min ou IC < 3,3 L/m²/min: adicionar óxido nítrico inalatório, e considerar milrinona, iloprost inalatório ou adenosina IV.

Choque Quente com Pressão Sanguínea Diminuída

Iniciar administração de volume e adicionar noradrenalina; considerar vasopresina, terlipresina ou angiotensina.

Usar Inotrópicos para Manter Ic 3,3 L/m²/min, Fluxo na Vcs > 40 mL/kg/min e $ScvO_2$ > 70%

Se o paciente não responder ao choque refratário: Investigar presença de derrame pericárdico ou pneumotórax; usar corticoide para insuficiência adrenal e hormônio tireoidiano para hipotireoidismo. Iniciar pentoxifilina em RN de muito baixo peso e considerar fechar PCA se esta for importante.

Se o Paciente Não Responder ao Choque Irreversível: Indicação de ECMO

Objetivos do tratamento do choque: Fazer com que o paciente volte a ter uma homeostase: clínica, hidroeletrolítica e metabólica.

- Enchimento capilar ≤ 2 segundos, pulsos normais sem diferença na amplitude entre os periféricos e os centrais, pressão sanguínea normal para a idade, débito urinário > 1 mL/kg/h, concentrações normais de glicose e cálcio;
- Diferença na saturação de O_2 pré e pós-ductal < 5%, saturação de oxigênio arterial de 94%, enchimento capilar ≤ 2 segundos, pulsos normais sem diferença na amplitude entre os periféricos e os centrais;
- Restaurar e manter o limite da FC entre 120 e 160 bpm, manter perfusão normal e PAM de 40 mmHg RNT e 30 mmHg no RNPT;
- $SvCO_2$ > 70%, DC 3,3 L/min/m²;
- Fluxo em VCS > 40 mL/kg/min;
- Razão normalizada internacional (INR) normal;
- Sobrecarga de volume < 10%;
- Níveis de hemoglobina e hematócrito: Hb 12 g/dL, Ht > 35% (II);
- Se ocorrer sobrecarga hídrica (> 10%) e o RN não conseguir um balanço adequado: diurético e terapêutica de substituição renal.

Suporte Respiratório

Em qualquer tipo de choque, e mais ainda no choque séptico, o suporte ventilatório é de suma importância para manter a oxigenação e ventilação do paciente. Este suporte costuma ser iniciado nas primeiras fases do choque[45-48].

Ventilação Pulmonar Mecânica Convencional

- Iniciar ventilação pulmonar mecânica convencional no modo assistido/controlado ou ventilação mandatória intermitente sincronizada, associada à pressão de suporte;
- Ajustar os parâmetros do aparelho de ventilação pulmonar mecânica para atingir:
  - PaO_2 entre 50 e 70 mmHg e $PaCO_2$ entre 45 e 60 mmHg (hipercapnia permissiva), desde que pH > 7,20.
- Parâmetros iniciais da ventilação convencional:
  - FiO_2 = 60% a 80%, podendo chegar a 90-100% em casos absolutamente necessários. Pinsp = 20 cmH_2O (evitar Pinsp > 25, pois está associada à lesão pulmonar); PEEP = 5 cm H_2O; volume corrente: 4 a 6 mL/kg; FR entre 40 e 60 rpm; Tinsp = 0,5 seg.

Ventilação Oscilatória de Alta Frequência (VOAF)

Indicada na falta de resposta adequada na ventilação mecânica convencional ou $PaCO_2$ superior a 60 mmHg.

Oxigenação na VOAF

FiO_2 semelhante à da VMC, PMVA 1 a 2 cm acima da VM e aumentar em 1 a 2 cm de cada vez se necessário, até no máximo de 17, para manter a PaO_2 > 50 mmHg. No desmame, diminuir inicialmente a FiO_2 antes da PMVA Amplitude: 100%; FR = 10-15 Hz, iniciar com 10 Hz (1 Hz = 60 rpm); volume corrente: 1,5 a 2 mL/kg.

Ventilação na VOAF

$PaCO_2$ ajustada inicialmente pela amplitude (↑ amplitude: ↓ $PaCO_2$); e, se a amplitude estiver no máximo, que é de 100, diminuir então a FR.

Controles do Paciente Durante a VOAF

Raios X de tórax: manter insuflação pulmonar no 8-9 espaço intercostal.

Vibração até a cicatriz umbilical.

Debito urinário:

PAM: consideramos apropriada 40 mmHg no RNT e 30 mmHg no RNPT; se hipotensão mantida apesar de volume e medicamentos, retirar o paciente da VOAF.

Oximetria de pulso: 92% a 95%; PaO_2 de 50 a 70 mmHg; PCO_2 entre 45 e 60, com pH > 7,20.

Desmame da Ventilação Oscilatória de Alta Frequência

Diminuir inicialmente a FiO_2 lentamente de 0,3 a 0,5%.

Diminuir a PMVA de 1 a 2 cm até chegar a 9. Após o desmame, o RN é colocado em ventilação convencional sincronizada, com pressão de suporte, e novamente submetido ao desmame até sua extubação traqueal.

Referências

1. Angus DC, Wax RS. Epidemiology of sepsis: an update. Crit Care Med. 2001;29:109-16.
2. Angus D, Linde-Zwirble WT, Clermont G, Carcillo JA, Pinsky MR. The epidemiology of severe sepsis in children in the United States: analysis of incidence, outcome, and associated costs of care. Crit Care Med. 2001;29:1303-10.
3. Sessler CN, Shepherd W. New concepts in sepsis. Curr Opin Crit Care. 2002;8:465-72.
4. Oliveira CF, Oliveira DSF, Gottschald AFC, et al. ACCM/PALS haemodynamic support guidelines for pediatric septic shock: an outcomes comparison with and without monitoring central venous oxygen saturation. Intensive Care Med. 2008;34(6):1065-75.
5. Carcillo JA. Pediatric septic shock and multiple organ failure. Crit Care Clin. 2003;19:413-40.
6. Rivers EP, Ahrens T. Improving outcomes for severe sepsis and septic shock: Tools for early identification of at-risk patients ant treatment protocol implementation. Crit Care Clin. 2008;23:s1-47.
7. Goldstein B, Giroir B, Randolph A. International pediatric sepsis consensus conference: definitions for sepsis and organ dysfunction in pediatrics. Pediatr Crit Care Med. 2005;6(1):2-8.
8. Carcillo JA, Fields AI; Task Force Committee Members. ACCM clinical practice parameters for hemodynamic support of pediatric and neonatal septic shock. Crit Care Med. 2003;30:1365-78.
9. Carcillo JA. What's new in pediatric intensive care. Crit Care Med. 2006;34(9 Suppl.):s183-90.
10. Brierley J, Carcillo JA, Choong K, et al. 2007 American College of Critical Care Medicine clinical practice parameters for hemodynamic support of pediatric and neonatal septic shock. Crit Care Med. 2009;37(1):666-88.
11. Astiz ME. Pathophysiology and classification of shock states. In: Fink M. Textbook of Critical Care. 5th ed. Philadelphia: Elsevier; 2005. p. 897-904.
12. Malbrain MLNG, Cheatham ML, Kirkpatrick A, et al. Results from the International Conference of Experts on Intra-abdominal Hypertension and Abdominal Compartment Syndrome. I. Definitions. Intensive Care Med. 2006;32(11):1722-32.
13. Wong H, Dalton HJ. The pediatric Intensive care unit perspective on monitoring hemodynamics and oxygen transport. Pediatr Crit Care Med. 2011;12(4 Suppl);S66-8.
14. Suominen PK, Pakarinen MP, Rautiainen P, et al. Comparison of direct and intravesical measurement of intraabdominal pressure in children. J Pediatr Surg. 2006;41(8):1381-5.
15. Dellinger RP, Levy MM, Rhodes A, et al. Surviving sepsis campaign: international guidelines for management of severe sepsis and septic shock: 2012. Crit Care Med. 2013;41(2):580-637.
16. Han YY, Carcillo JA, Dragotta MA, et al. Early reversal of pediatric-neonatal septic shock by community physicians is associated with improved outcome. Pediatrics. 2003;112:793-9.
17. Rivers EP, Nguyen B, Havstad S, et al. Early goal-directed therapy in the treatment of severe sepsis and septic shock. N Engl J Med. 2001;345:1368-77.
18. Dellinger RP, Levy MM, Carlet JM, et al. Surviving sepsis campaign: international guidelines for management of severe sepsis and septic shock: 2008. Crit Care Med. 2008;36(1):296-327.
19. Backer D, Aldecoa C, Njimi H, et al. Dopamine versus norepinephrine in the treatment of septic shock: A meta-analysis*. Crit Care Med. 2012;40(3):725-30.
20. Lacroix J, Hebert PC, Hutchison JS, et al. Transfusion strategies for patients in pediatric intensive care units. N Engl J Med. 2007;256:1609-19.

21. Carcillo JA, Tasker RC. Fluid resuscitation of hypovolemic shock: acute medicine's great triumph for children. Intensive Care Med. 2006;32:958-6.

22. Marik PE, Pastores SM, Annane D, et al. Recommendations for the diagnosis and management of corticosteroid insufficiency in critically ill adult patients: Consensus statements from an international task force by the American College of Critical Care Medicine. Crit Care Med. 2008;36(6):1937-49.

23. Pizarro CF, Troster EJ, Damiani D, et al. Absolute and relative adrenal insufficiency in children with septic shock. Crit Care Med. 2005;33(4):855-9.

24. Pizarro CF, Troster EJ. Função adrenal na sepse e choque séptico. J Pediatr. 2007;83(5 Suppl):S1-8.

25. Casserly B, Gerlach H, Phillips GS, et al. Low-dose steroids in adult septic shock: results of the Surviving Sepsis Campaign. Intensive Care Med. 2012;38(12): 1946-54.

26. Chiang Y, Huang YC, Lin TY. Toxic Shock Syndrome in Children. Epidemiolgy, Pathogenesis, and Management. Paediatr Drugs. 2005;7(1):11-25.

27. Black RE, Morris SS, Bryce J. Where and why are 10 million children dying every year? Lancet. 2003;361: 2226-34.

28. UNICEF. State of the World's Children 2003. New York: UNICEF; 2003.

29. World Health Organization (OMS). Caderno 4. 2008.

30. Bone RC. Sepsis, the sepsis syndrome multi organ failure: a plea for comparable definitions. Ann Intern Med. 1991;114:332-3.

31. ACCP/SCCM Consensus Conference. Definitions for sepse and organ failure and guidelines for the use of innovative therapies in sepse. Crit Care Med. 1992;20:864-74.

32. Goldstein B, Giroir B, Randolph A. International Consensus Conference on Pediatric Sepsis. International pediatric sepsis consensus conference: definitions for sepsis and organ dysfunction in pediatrics. Pediatr Crit Care Med. 2005;6:2-8.

33. Brierley J, Carcillo JA, Choong K, et al. Clinical practice parameters for hemodynamic support of pediatric and neonatal septic shock: 2007 update from the American College of Critical Care Medicine. Crit Care Med. 2009;37:666-8.

34. Stoll BJ, Hansen NI, Sanches PJ, Faix RG, Poindexter BB, Van Meurs KP. Early Onset Neonatal Sepsis: the burden of group B streptococcal and E. coli disease continues. Pediatrics. 2011;127:817-26.

35. Silveira RC, Giacomini CB, Procianoy RS. Neonatal sepsis and septic shock: concepts update and review. RBTI. 2010;22:280-90.

36. Murphy K, Haudek S, Thompson M, Giroir BP. Molecular biology of septic shock. New Horiz. 1998;6: 181-93.

37. Seri I, Evans J. Controversies in the diagnosis and management of hypotension in the newborn infant. Curr Opin Pediatr. 2001;13:116-21.

38. Gill AB, Weindling AM. Randomized controlled trial of plasma protein fraction versus dopamine in hypotensive very low birth weight infants. Arch Dis Child. 1993;69:284-7.

39. Caresta E, Papof P, Benedetti Valentini S, Mancuso M, Cicchetti R, Midulla F, Moretti C. What's new in the treatment of neonatal shock. J Matern Fetal Neonatal Med. 2011;Suppl 1:17-9.

40. Evans N, Kluchow M. Early determinants or right and left ventricular output in ventilated preterm infants. Arch Dis Child. 1996;74:F88.

41. Myocardial dysfunction in group B streptococcal shock. Pediatr Res. 1994;19:511-3.

42. Nuntnarumit P, Yang W, Bada-Ellzey HS. Blood pressure measurements in the newborn. Clin Perinatol. 1999;26:981-96.

43. Munro MJ, Walker AM, Barfield CP. Hypotensive extremely low birth weight infants have reduces cerebral blood flow. Pediatrics. 2004;124:1591-6.

44. Fairchild KD. Predictive monitoring for early detection of sepsis in neonatal ICU patients. Curr Opin Pediatr. 2013;25(2):172-9.

45. Soleymani S, Borzage M, Seri I. Hemodynamic monitoring in neonates: advances and challenges. J Perinatol. 2010;30 Suppl:S38-45.

46. Abdel-Hady HE, Matter MK, El-Arman MM. Myocardial dysfunction in neonatal sepsis: a tissue Doppler imaging study. Pediatr Crit Care Med. 2011;12(5): 1-5.

47. Greenough A, Dimitriou G, Prendergast M, Milner AD. Synchronized mechanical ventilation for respiratory support in newborn infants. Cochrane Database Syst Rev. 2004;(4):CD000456.

48. Henderson-Smart DJ, Wilkinson A, Raynes-Greenow CH. Mechanical ventilation for newborn infants with respiratory failure due to pulmonary disease. Cochrane Database Syst Rev. 2002;(4):CD002770.

49. Remondini R. Ventilação com Suporte de Pressão. In: Hirschheimer MR, Carvalho WB, Proença JO Filho, Freddi NA, Troster EJ. Ventilação Pulmonar Mecânica em Pediatria e Neonatologia. 3ª ed. São Paulo: Atheneu; 2013. p. 187-9.

18 Disfunção de Múltiplos Órgãos e Sistemas

Taís Sica da Rocha
Paulo Roberto Antonacci Carvalho

INTRODUÇÃO

A evolução da medicina intensiva ao longo das décadas de 1960 e 1970 mostrou que o maior risco para a sobrevida de pacientes criticamente doentes não se devia exclusivamente às causas que motivavam a sua internação em Unidade de Terapia Intensiva (UTI), mas principalmente a uma evolução desfavorável dos mesmos num processo de insuficiências fisiológicas progressivas de vários sistemas orgânicos interdependentes. As primeiras observações dessa condição clínica foram descritas em pacientes adultos com infecção grave que desenvolviam quadros respiratórios de difícil tratamento e aos quais se seguia o choque circulatório e a insuficiência hepática. Invariavelmente, esses pacientes morriam, apesar do emprego das terapêuticas de suporte disponíveis na época. Em 1975, Baue propôs em editorial que esse quadro de insuficiência sequencial de múltiplos sistemas orgânicos representaria uma entidade clínica distinta daquelas condições já conhecidas, e de tratamento mais difícil do que a agressão causadora da mesma[1].

Assim, a disfunção de múltiplos órgãos passou a ser reconhecida como uma síndrome clínica muito prevalente em pacientes criticamente doentes, resultante de processo inflamatório sistêmico agudo grave, que acomete dois ou mais órgãos ou sistemas orgânicos, que se perpetua ao longo de vários dias e que, muito frequentemente, resulta na morte do paciente. A definição universalmente aceita da síndrome da disfunção de múltiplos órgãos (SDMO) foi cunhada e padronizada por ocasião da Conferência de Consenso do American College of Chest Physicians & Society of Critical Care Medicine, em 1991[2]. Nesse encontro, também foram destacadas duas condições distintas de SDMO: a primária, como resultado direto de uma agressão bem definida (infecciosa ou não), quando as disfunções ocorrem precocemente (nas primeiras 72 horas) pós-agressão e podem ser atribuídas diretamente a ele; e a secundária, como consequência de uma resposta do hospedeiro identificada no contexto da resposta inflamatória sistêmica que ocorre após a primeira semana do evento causador ou obedecendo a um padrão sequencial de disfunções orgânicas[2].

O mesmo processo inflamatório sistêmico que pode resultar na SDMO determina também uma apresentação clínica conhecida como síndrome da resposta inflamatória sistêmica (SRIS), causado por uma variedade de agressões agudas (infecciosas ou não), com a presença de pelo menos duas das seguintes manifestações clínicas, válidas para pacientes adultos: a) temperatura corporal > 38°C ou < 36°C; b) frequência cardíaca > 90 batimentos por minuto; c) taquipneia manifestada por frequência respiratória maior do que 20 respirações por minuto; e d) contagem de leucócitos totais > 12.000 células/mm^3, < 4.000 células/mm^3 ou a presença de mais de 10% de neutrófilos imaturos[(2)]. Ao final do século passado, essas variáveis clínico-laboratoriais foram mais bem caracterizadas para o paciente pediátrico nas suas várias faixas etárias[(3)].

Ainda que Wilkinson *et al.*, em 1986, tenham estabelecido pela primeira vez os parâmetros clínicos para o reconhecimento de insuficiência dos vários sistemas orgânicos na criança[(4)], foram Proulx *et al.*, em 1996, que aprofundaram o estudo da SDMO e das síndromes inflamatórias sistêmicas na criança e as suas relações com a morbimortalidade nas UTIs pediátricas (UTIPs)[(5)]. Mais tarde, Leteurtre *et al.* propuseram um escore de gravidade das disfunções de órgãos em crianças, o *Pediatric Logistic Organ Dysfunction* (PELOD), como medida de desfecho adicional ao de óbito, que, nas UTIPs, é muito menos frequente que nas UTIs de adultos (6% *vs* 20%). Esse escore foi depois validado por meio de estudo que incluiu 1.422 pacientes de sete UTIPs em três países, tendo conseguido uma boa capacidade discriminatória entre sobreviventes e não sobreviventes[(6)].

Em 2005, a Conferência Internacional de Consenso para Sepse Pediátrica enfim definiu e padronizou inúmeras condições anteriormente bem estabelecidas para adultos – as síndromes inflamatórias, as disfunções de órgãos e também os indicadores de evolução e desfecho dessas condições para a população pediátrica (Quadros 18.1 e 18.2).

QUADRO 18.1 ***Definições das síndromes inflamatórias para a população pediátrica.***

SRIS[(a)]
Pelo menos dois dos seguintes quatro critérios, um dos quais deve ser a temperatura ou a contagem de leucócitos alterados: ▪ Temperatura central[(b)] > 38,5°C ou < 36°C ▪ Taquicardia, definida como uma FC > 2 DP acima do normal para a idade na ausência de estímulos externos, medicações de uso crônico ou estímulo doloroso; ou elevação persistente inexplicada da FC de um período de tempo > 0,5 a 4 horas **OU**, para crianças < 1 ano de idade: bradicardia, definida como uma FC média < percentil 10 para a idade na ausência de estímulo vagal externo, drogas betabloqueadoras ou doença cardíaca congênita; ou redução persistente inexplicada da FC em um período de tempo > 0,5 hora ▪ FR média > 2 DP acima do normal para a idade ou ventilação mecânica para um processo agudo não relacionado à doença neuromuscular de base ou ao uso de anestesia geral ▪ Contagem de leucócitos elevada ou reduzida para a idade (não secundária à leucopenia induzida por quimioterapia) ou > 10% de neutrófilos imaturos
Infecção
Uma infecção suspeita ou comprovada (por cultura positiva, esfregaço de tecido ou teste de PCR [*polymerase chain reaction*]), causada por qualquer patógeno OU uma síndrome clínica associada com uma alta probabilidade de infecção. Evidência de infecção inclui achados positivos no exame clínico, nas imagens ou em testes de laboratório (por exemplo, leucócitos num fluído corporal normalmente estéril, víscera perfurada, raios X de tórax com pneumonia, *rash* petequial ou purpúrico, ou *purpura fulminans*)
Sepse
SRIS na presença de uma infecção suspeita ou comprovada ou como resultado dela
Sepse Grave
Sepse acrescida de um dos seguintes: disfunção cardiovascular OU síndrome da angústia respiratória aguda OU duas ou mais disfunções de outros órgãos. As disfunções de órgãos estão definidas no Quadro 18.2
Choque Séptico
Sepse e disfunção cardiovascular como definidas no Quadro 18.2

Fonte: modificado de Goldstein *et al.*[(7)].
Siglas: SRIS = síndrome da resposta inflamatória sistêmica; DP = desvio padrão; FC = frequência cardíaca; FR = frequência respiratória).
(a) Os menores valores para FC, contagem de leucócitos e pressão arterial sistólica estão no percentil 5, e os valores superiores para FC, FR e contagem de leucócitos estão no percentil 95; (b) a temperatura central deve ser aferida por termômetro retal, vesical ou oral, ou por cateter central.

QUADRO 18.2 ***Critérios para disfunção de sistemas orgânicos.***

Cardiovascular
Apesar da administração de *bolus* IV de solução isotônica ≥ 40 mL/kg em uma hora:
■ Diminuição na pressão arterial (hipotensão) < percentil 5 para a idade, ou PA sistólica < 2 DP abaixo do normal para a idade
OU
■ Necessidade de medicações vasoativas para manter a PA na faixa normal (dopamina > 5 ug/kg/min, ou dobutamina, epinefrina ou norepinefrina em qualquer dose)
OU
■ Dois dos seguintes:
• Acidose metabólica inexplicada: déficit de base > 5,0 mEq/L
• Lactato arterial aumentado: > 2 vezes o limite superior do normal
• Oligúria: débito urinário < 0,5 mL/kg/hora
• Enchimento capilar prolongado: > 5 segundos
• Diferença de temperaturas central e periférica: > 3°C
Respiratório[a]
■ $PaO_2/FiO_2 < 300$ na ausência de doença cardíaca cianótica ou doença pulmonar pré-existente
OU
■ $PaCO_2 > 65$ mmHg ou 20 mmHg acima da $PaCO_2$ basal
OU
■ Necessidade comprovada[b] ou $FiO_2 > 50\%$ para manter a saturação ≥ 92%
OU
■ Necessidade de ventilação, invasiva ou não invasiva, não eletiva[c]
Neurológico
■ Escore de Coma de Glasgow ≤ 11
OU
■ Alteração aguda do estado mental, com uma redução na Escala de Coma de Glasgow ≥ 3 pontos do basal anormal
Hematológico
■ Contagem Total de Plaquetas < 80.000/mm³ ou uma redução de 50% na contagem de plaquetas do maior valor registrado ao longo dos três últimos dias (para pacientes hematológicos/oncológicos crônicos)
OU
■ *International Normalized Ratio* > 2
Renal
■ Creatinina sérica ≥ 2 vezes o limite superior normal para a idade ou aumento de 2 vezes na creatinina basal
Hepático
■ Bilirrubina total ≥ 4 mg/dL (não aplicável para recém-nascido)
OU
■ ALT 2 vezes maior que o limite normal para a idade

Fonte: modificado de Goldstein *et al.* [7].

Siglas: PA = pressão arterial; DP = desvio padrão; ALT = alanina transaminase;

[a] A síndrome da angústia respiratória aguda deve considerar uma relação $PaO_2/FiO_2 \leq 200$ mmHg, infiltrados bilaterais, início agudo e nenhuma evidência de insuficiência cardíaca esquerda; a lesão pulmonar aguda é definida de forma idêntica, exceto para a relação PaO_2/FIO_2, que deve ser ≤ 300 mmHg; [b] necessidade comprovada considera que as necessidades de oxigênio foram testadas pela redução do fluxo, com subsequente aumento do mesmo, se necessário; [c] em pacientes em pós-operatório, essa necessidade pode ocorrer se o paciente desenvolveu um processo pulmonar infeccioso ou inflamatório agudo.

Da mesma forma, a exemplo do que já ocorrera em pacientes adultos, reconheceu a importância dos sistemas de mensuração da SDMO pediátrica, desenvolvendo critérios para a disfunção de órgãos, conforme utilizado no *Pediatric Logistic Organ Dysfunction* (PELOD), e definiu critérios para inclusão de pacientes em estudos de novos agentes terapêuticos para a sepse[7].

EPIDEMIOLOGIA

A disfunção de múltiplos órgãos pode ocorrer em qualquer situação clínica em que ocorra a SRIS desencadeada por trauma, sepse ou pós-operatório de grande cirurgia, e está associada ao risco aumentado de morte. Baixa idade e comorbidades associadas são fatores de risco muito importantes para o desenvolvimento de SDMO em crianças. Da mesma forma, choque devido a qualquer causa, sepse e hipoperfusão tecidual são fatores predisponentes para a evolução dos pacientes para a SDMO. A incidência varia muito, estando entre 14-54% em crianças admitidas em UTI[8, 9].

As causas mais comuns de SDMO em crianças são a sepse, o trauma grave, a doença cardíaca congênita e os transplantes de órgãos sólidos e de medula óssea[10].

FISIOPATOLOGIA

Os mecanismos envolvidos na gênese da SDMO ainda não estão totalmente entendidos. O mecanismo mais citado é a desregulação na resposta imune, em que ocorre um desbalanço entre fatores pró-inflamatórios e anti-inflamatórios, propagando a agressão aos órgãos-alvo. O estímulo à resposta inflamatória pode se dar por um patógeno (bactéria, fungo ou vírus) ou um estímulo externo (estresse cirúrgico, trauma, queimadura). Esse estímulo ocasiona a ativação de células mononucleares (macrófagos, mastócitos e monócitos), resultando na ativação de citoquinas, aumento de fator de necrose tumoral (TNF-alfa), interleucina-1 (IL-1), interleucina-6 (IL-6) e a consequente destruição celular e também produção de citoquinas anti-inflamatórias, prostaglandinas e hormônios (IL-4 e 10, PGE2 e glicocorticoides)[10]. O intestino parece contribuir com o aumento de mediadores inflamatórios porque suas paredes ficam hiperpermeáveis, o que, por sua vez, propaga a resposta inflamatória[11].

O pulmão geralmente é o primeiro órgão envolvido, podendo variar de uma leve disfunção até síndrome do desconforto respiratório. Deve-se ao aumento da permeabilidade capilar, edema alveolar e inativação do surfactante[10]. O segundo órgão afetado é o miocárdio, onde a liberação de óxido nítrico e substâncias inotrópicas negativas está envolvida[12]. O cérebro também pode estar afetado: nos quadros iniciais encontram-se distúrbios da barreira hematoencefálica, com aumento da permeabilidade das citoquinas circulantes e das neuroaminas. A disfunção hepática inicial que ocorre pela hipoperfusão geralmente se resolve após a ressuscitação, contudo, após um período latente, pode se desenvolver uma disfunção hepática mais prolongada, induzida por catecolaminas geradas pelo intestino, particularmente noradrenalina. A perfusão renal geralmente é mantida durante a SRIS/sepse e o mecanismo da gênese da falência durante a SDMO parece ser devido à apoptose induzida por citoquinas, bem como à redução na taxa de filtração glomerular por diferenças no fluxo entre as arteríolas aferentes e eferentes[10].

A resposta imune inata é a primeira linha de defesa contra patógenos/insultos que ocasionam a quebra de barreira tecidual. Ela é inespecífica, sendo a mesma para lesão tecidual e para microrganismos que causam infecção aguda; esses estímulos geralmente iniciam o processo inflamatório devido à ruptura das células e das matrizes extracelulares. Existem também rompimento e trombose das unidades micro e macrocirculatórias. Há liberação de conteúdos intracelulares e extravasamento de sangue do compartimento vascular. O fator tecidual liga-se com as proteínas da coagulação e inicia a via intrínseca da coagulação. A exposição do colágeno e a liberação de adenosina difosfato (ADP) levam à ativação e agregação de plaquetas. O fator XII da cascata da coagulação é assim ativado, o que resulta na síntese de bradicininas. Os estímulos mais importantes para a ativação da inflamação são as *danger-associated molecular patterns* (DAMPs), que podem ser derivadas tanto das células do hospedeiro como dos patógenos[13]. Elas se ligam à superfície e aos receptores de derivados das células mieloides e iniciam a secreção de sinais de citoquinas pró-inflamatórias. Os mastócitos e as plaquetas são ativados e degranulam produtos biologicamente ativos, com diversos efeitos. A vasodilatação ocorre como consequência da liberação de bradicinina e histamina, bem como de outros efeitos locais. A vasodilatação local aumenta a massa de fluxo para a área, mas ocorre diminuição da velocidade de fluxo para acomodar a circulação periférica dos leucócitos. A permeabilidade vascular aumentada permite a saída dos leucócitos do compartimento vascular para os tecidos com lesão e cria edema tecidual local. O edema gera ligação aquosa com migração de leucócitos para a matriz extracelular. Quimoquinas secretadas pelos mastócitos orquestram a entrada de neutrófilos e monócitos nos tecidos com lesão. Os leucócitos circulantes tornam-se aderentes às células endoteliais nas áreas inflamadas. Isso é mediado por *upregulation* de moléculas de adesão na superfície das células endoteliais, em resposta às quimoquinas. Acontece migração de fagócitos e monócitos devido ao estímulo à adesão neutrófilo-endotelial. As citocinas pró-inflamatórias – TNF, IL-1, IL-6 – coordenam o vigor da fagocitose dos elementos patogênicos/corpos estranhos e a degradação/remoção de células hospedeiras estéreis ou mortas. Quando os efeitos sobre a microcirculação atingem um limite crítico, ocorre trombose local, que evita a disseminação sistêmica dos produtos celulares e bacterianos, bem como das citoquinas, sendo a inflamação contida localmente(14,15).

Infelizmente, o papel de erradicação e contenção de eventos pró-inflamatórios nem sempre é alcançado. Os efeitos das células necróticas, da lesão de isquemia-reperfusão e das bactérias patogênicas que causam infecção podem exceder a eficiência em alcançar contenção. Em determinadas situações, o fracasso de contenção não pode ser totalmente imputado à magnitude da agressão, mas pode ser atribuível a um defeito do hospedeiro por uma série de razões (por exemplo, uso de corticosteroide, tratamentos, desnutrição proteicocalórica etc.)(15).

Os eventos iniciadores da inflamação têm agora uma área de distribuição sistêmica. Vasodilatação sistêmica resulta na perda da resistência vascular sistêmica e aumento da capacitância vascular. Redução da pós-carga cria aumento do débito cardíaco e pode ocasionar índices cardíacos que são 50% a 100% maiores do que o normal.

A taquicardia e a taquipneia estão presentes. A formação de edema local gera perdas sistêmicas de fluido, cria edema sistêmico e mais perdas de volume do compartimento intravascular. A perda da homeostase circulatória pode ocasionar o choque. As unidades microvasculares estão danificadas em conjunto com a destruição das células do parênquima adjacentes, morte e necrose das populações de células dentro de órgãos vitais, que resultam na cascata inflamatória no pulmão, fígado, rim e outros sistemas de órgãos-alvo como parte dessa cascata.

A evidência atual sugere que as citocinas pró-inflamatórias, fator de necrose tumoral-alfa e interleucinas-1 e IL-6 são os mediadores inflamatórios mais importantes que regulam o processo microvascular de trombose(16,17). Existe interação de citocinas pró-inflamatórias com os reguladores de trombose, tais como plaquetas, leucócitos e endotélio. Após a adesão, neutrófilos segregam várias enzimas, como mieloperoxidase, catepsina G e elastase, a partir de grânulos azurofílicos, produzindo espécies reativas de oxigênio (ROS) que causam ativação endotelial ou lesão(18).

Esses processos, a inflamação e a ativação de neutrófilos-endoteliais, seguidos de lesão endotelial, são elementos fundamentais da trombose microvascular, permeabilidade endotelial e SDMO que ocorre na coagulação intravascular disseminada, na sepse e na SRIS(19).

EVOLUÇÃO CLÍNICA

O curso clínico e a evolução da SDMO dependem da combinação de fatores adquiridos e genéticos; sabe-se que certos polimorfismos genéticos predispõem os indivíduos a desenvolverem mais precocemente e com um curso de maior gravidade essa síndrome. As crianças tendem a ter uma evolução mais rápida para SDMO, com envolvimento de múltiplos órgãos-alvo; geralmente, desenvolvem a falência de órgãos no primeiro ou segundo dia de internação e a duração da falência dura em média de dois a três dias(10).

Nos exames laboratoriais ocorrem vários achados nos pacientes com SDMO. A hiperglicemia, devido à produção hepática aumentada de glicose e aumento da resistência insulínica. Trombocitopenia e anemia normocítica também são vistas. Aumento do lactato sérico, tanto devido à hipóxia tecidual como estimulando sua produção muscular através da adrenalina e também induzido pelas citoquinas.

Ocorre também hipertrigliceridemia devido ao aumento na lipólise.

No futuro, estima-se que biomarcadores possam vir a mudar a evolução da síndrome. Estudos animais sugerem que algumas proteínas derivadas de neutrófilos e polimorfonucleares, bem como D-dímeros, possam ser preditoras de SDMO em modelos de politrauma[20,21].

TRATAMENTO

Não existe tratamento específico para SDMO, ainda que a resolução da causa determinante da síndrome sempre deva ser procurada e tratada. O tratamento da SDMO é de suporte dos órgãos e sistemas em falência. Existe associação com pior prognóstico nos pacientes com sobrecarga hídrica (aumento de 10% no peso corporal); devem-se indicar diuréticos ou terapêutica de substituição renal precocemente. No manejo ventilatório, sabe-se que a hiperdistensão alveolar ocasiona o aumento da resposta inflamatória; recomenda-se o uso de volumes correntes < 10 mL/kg. O controle glicêmico é importante, entretanto o nível de glicemia ideal ainda é controverso. A hiperglicemia ativa os monócitos, ativa a inflamação e reduz a função imunológica. A nutrição precoce é recomendada para manter-se a flora bacteriana própria do indivíduo e para contribuir para o sistema imune. Preferencialmente, pela via enteral, mas a parenteral também pode ser usada com o objetivo de manter o ganho calórico e contrabalançar o balanço nitrogenado negativo[10].

PROGNÓSTICO

Da mesma forma que a baixa idade e a presença de comorbidades aumentam o risco para a SDMO, também aumentam o risco de óbito dos pacientes. A mortalidade pode variar entre 11% e 54%, predominando a baixa mortalidade entre crianças em relação aos adultos[9]. Como esperado, quanto maior o número de órgãos afetados maior o risco de óbito dos pacientes. O PELOD, ainda que não tenha uma aplicabilidade individual como indicador prognóstico, tem conseguido uma boa capacidade discriminatória entre sobreviventes e não sobreviventes da SDMO[10].

A SDMO pode durar de semanas a meses para se resolver. Caso a causa seja relacionada à hipóxia/isquemia, a recuperação pode ser mais longa porque deve ocorrer a reepitelização e reendotelização dos órgãos, processo que pode durar até três meses. Entre os sobreviventes da SDMO, 60% apresentarão uma qualidade de vida normal, com problemas mínimos de saúde; 32% terão problemas físicos, cognitivos ou emocionais que demandarão alguma intervenção ou hospitalização; e 2% terão uma qualidade de vida bastante comprometida.

REFERÊNCIAS

1. Baue AE. Multiple, progressive, or sequential systems failure. A syndrome of the 1970s. Arch Surg. 1975;110(7):779-81.
2. American College of Chest Physicians/Society of Critical Care Medicine Consensus Conference: definitions for sepsis and organ failure and guidelines for the use of innovative therapies in sepsis. Crit Care Med. 1992;20(6):864-74.
3. Despond O, et al. Pediatric sepsis and multiple organ dysfunction syndrome. Curr Opin Pediatr. 2001;13(3):247-53.
4. Wilkinson JD, et al. Outcome of pediatric patients with multiple organ system failure. Crit Care Med. 1986;14(4):271-4.
5. Proulx F, et al. Epidemiology of sepsis and multiple organ dysfunction syndrome in children. Chest. 1996;109(4):1033-7.
6. Leteurtre S, et al. Validation of the paediatric logistic organ dysfunction (PELOD) score: prospective, observational, multicentre study. Lancet. 2003;362(9379):192-7.
7. Goldstein B, et al. International pediatric sepsis consensus conference: definitions for sepsis and organ dysfunction in pediatrics. Pediatr Crit Care Med. 2005;6(1):2-8.
8. Goh AY, Lum LC, Chan PW. Paediatric intensive care in Kuala Lumpur, Malaysia: a developing subspecialty. J Trop Pediatr. 1999;45(6):362-4.
9. Leclerc F, et al. Cumulative influence of organ dysfunctions and septic state on mortality of critically ill children. Am J Respir Crit Care Med. 2005;171(4):348-53.
10. Ramirez M. Multiple organ dysfunction syndrome. Curr Probl Pediatr Adolesc Health Care. 2013;43(10):273-7.

11. Doig CJ, et al. Increased intestinal permeability is associated with the development of multiple organ dysfunction syndrome in critically ill ICU patients. Am J Respir Crit Care Med. 1998;158(2):444-51.
12. Ferdinandy P, et al. Peroxynitrite is a major contributor to cytokine-induced myocardial contractile failure. Circ Res. 2000;87(3):241-7.
13. Bianchi ME. DAMPs, PAMPs and alarmins: all we need to know about danger. J Leukoc Biol. 2007;81(1):1-5.
14. Mogensen TH. Pathogen recognition and inflammatory signaling in innate immune defenses. Clin Microbiol Rev. 2009;22(2):240-73.
15. Takeuchi O, Akira S. Pattern recognition receptors and inflammation. Cell. 2010;140(6):805-20.
16. Yang S, et al. Gut-derived norepinephrine plays a critical role in producing hepatocellular dysfunction during early sepsis. Am J Physiol Gastrointest Liver Physiol. 2000;279(6):G1274-81.
17. Wan L, et al. Pathophysiology of septic acute kidney injury: what do we really know? Crit Care Med. 2008;36(4 Suppl):S198-203.
18. Cerra FB, et al. Septic autocannibalism. A failure of exogenous nutritional support. Ann Surg. 1980;192(4): 570-80.
19. Kapralov A, et al. Peroxidase activity of hemoglobin -haptoglobin complexes: covalent aggregation and oxidative stress in plasma and macrophages. J Biol Chem. 2009;284(44):395-407.
20. Teng L, et al. Matrix metalloproteinase-9 as new biomarkers of severity in multiple organ dysfunction syndrome caused by trauma and infection. Mol Cell Biochem. 2012;360(1-2):271-7.
21. Wong YC, et al. Potential biomarker panel for predicting organ dysfunction and acute coagulopathy in a polytrauma porcine model. Shock. 2015;43(2): 157-65.

19 Choque Cardiogênico

Werther Brunow de Carvalho

INTRODUÇÃO

Tradicionalmente, o choque é classificado, de acordo com a etiologia, em: hipovolêmico, cardiogênico, distributivo e obstrutivo. Cada um deles tem um mecanismo específico de ação, que ocasiona uma perfusão tecidual alterada e uma oferta inadequada de oxigênio e nutrientes para a célula. No cenário clínico em pediatria é comum encontrarmos situações em que ocorre uma sobreposição entre os diferentes tipos de choque (por exemplo, sepse determinando hipovolemia e/ou disfunção miocárdica).

A criança criticamente enferma frequentemente demonstra sinais de hipóxia tecidual como consequência das alterações cardiocirculatórias. O Quadro 19.1 fornece uma visão geral das alterações fisiológicas nos diversos tipos de choque.

QUADRO 19.1 *Alterações fisiológicas nos diversos tipos de choque.*

	Alterações fisiológicas				
Classificação do choque	**Débito cardíaco**	**Resistência vascular sistêmica**	**Circulação capilar**	**Pressão capilar pulmonar**	**Resistência vascular pulmonar**
Hipovolêmico	↓	↑	↓	↓	↑
Cardiogênico	↓	↑	↓	↑	↑
Distributivo					
• Séptico	↑	↓	↓	↓	↑
• Anafilático	↓	↓	↓	↓	↓
• Neurogênico	↓/=	↓	↓	↓	↑
Obstrutivo	↓	↓	↓	↑	↑

Fonte: adaptado de Leslie[1].

CHOQUE CARDIOGÊNICO NO RECÉM-NASCIDO

Os recém-nascidos (RNs) que apresentam sinais de uma circulação sistêmica ruim necessitam ser avaliados prontamente e reconhecidos como tendo uma doença cardíaca congênita ou sepse ou doença metabólica, pois essas apresentações podem ter manifestações muito similares. Os RNs com síndrome obstrutiva congênita do coração esquerdo ou alterações obstrutivas do trato de saída ventricular esquerda podem se apresentar, nas primeiras semanas de vida, dependentes da presença de ducto arterioso para manter a circulação sistêmica. Conforme haja fechamento do ducto arterioso, vai ocorrer um comprometimento da circulação sistêmica, com a evolução para choque.

Os RNs com síndrome de hipoplasia do coração esquerdo poderão nascer sem ter um diagnóstico intraútero e poderão se apresentar nos primeiros dias ou semanas de vida com sinais de falência cardíaca congestiva e choque profundo (Quadro 19.2).

O exame do precórdio poderá revelar um impulso proeminente do ventrículo direito e a ausculta poderá ter usualmente apenas um segundo som cardíaco, melhor audível no bordo esternal superior esquerdo. Presença também de um sopro sistólico não proeminente e um *click* de ejeção sistólica pode ser audível. O eletrocardiograma habitualmente demonstra hipertrofia de ventrículo direito e de ventrículo esquerdo. A cardiomegalia e a congestão pulmonar podem ser acentuadas ao raio X de tórax, especialmente após a primeira semana de vida.

DEFINIÇÃO

A definição clínica do choque cardiogênico inclui uma diminuição do débito cardíaco e uma evidência de hipóxia tecidual na presença de um volume intravascular adequado. Os critérios hemodinâmicos incluem uma hipotensão sustentada e diminuição do índice cardíaco na presença de pressões de enchimento elevadas (pressão de oclusão capilar pulmonar > 15 mmHg). O diagnóstico de choque cardiogênico é realizado após se evidenciar a disfunção miocárdica e excluir ou corrigir fatores como hipovolemia, hipóxia e acidose.

QUADRO 19.2 ***Achados no choque cardiogênico em recém-nascidos.***

- Taquicardia
- Hipotensão
- Sudorese
- Perfusão periférica ruim
- Oligúria
- Acidose

ETIOLOGIA

O manejo das crianças com choque cardiogênico vai depender da causa subjacente e do entendimento dos mecanismos que ocasionaram a descompensação circulatória. Embora o choque cardiogênico possa ser ocasionado por várias condições, as principais causas incluem a falência isolada do ventrículo direito, falência ventricular esquerda, miocardite, cardiomiopatias, doença valvular cardíaca, choque séptico com depressão miocárdica grave, disfunção miocárdica após circulação extracorpórea prolongada e arritmias. O Quadro 19.3 evidencia a classificação das causas de choque cardiogênico, de acordo com seu efeito na função miocárdica.

É essencial o diagnóstico precoce de um choque iminente ou de pacientes com alto risco

QUADRO 19.3 ***Etiologia do choque cardiogênico.***

Causas miocárdicas	Causas mecânicas	Causas arritmogênicas
Cardiomiopatia (dilatada, restritiva) Miocardite Toxinas ou medicações citotóxicas (ex.: antraciclinas) Medicações: antagonistas do cálcio, betabloqueadores, medicações antiarrítmicas, digoxina Hipertrofia ventricular	Doença valvular cardíaca Cardiomiopatia hipertrófica Trauma cardíaco Obstrução da via de saída ventricular ou trombo, tumor atrial Cardiomiopatia hipertrófica Infarto (disfunção do músculo papilar, ruptura do septo ventricular, ruptura da parede cardíaca)	Arritmia supraventricular ou ventricular Bradicardia

Fonte: adaptado de Hollenberg *et al.*[2]

para o desenvolvimento de choque, a fim de acelerar as intervenções e evitar terapêuticas que possam piorar a condição hemodinâmica da criança. Alguns pacientes podem evoluir durante algumas horas antes de se apresentar na condição de choque.

TAMPONAMENTO CARDÍACO

O tamponamento cardíaco representa a única causa de choque na qual existe uma compressão externa no coração, restringindo seu enchimento e o débito cardíaco. Por ser uma forma reversível de choque, é essencial o diagnóstico clínico precoce para se realizar o tratamento. Os sinais clínicos ao exame físico incluem: presença de pulso paradoxal, distensão das veias jugulares e abafamento das bulhas cardíacas. A ecocardiografia demonstra claramente a presença de derrame pericárdico. A remoção do fluido pericárdico por meio da pericardiocentese percutânea ou drenagem cirúrgica deve ser realizada rapidamente.

MANIFESTAÇÕES CLÍNICAS

O exame físico é uma ferramenta às vezes pouco utilizada para discriminar o choque cardiogênico de outros tipos de choque (Quadro 19.4).

As alterações do nível de consciência e oligúria são não específicas e podem ocorrer em todos os subtipos de choque. A ausculta cardíaca pode revelar uma terceira ou quarta bulha ou sopro, sugerindo doença valvular cardíaca, embora a ausência desses achados não exclua o diagnóstico.

O exame das formas da pressão venosa jugular é fundamental para avaliação da condição de volume da criança. Existe a necessidade de um posicionamento adequado da criança para tal.

As principais manifestações clínicas do choque cardiogênico são reflexos da falência cardíaca congestiva, entretanto com um grau maior de gravidade[2,5].

- Débito cardíaco baixo e hipotensão;
- Perfusão periférica ruim: palidez, extremidades frias;
- Oligúria;
- Alteração do nível de consciência, ansiedade;
- Taquicardia e arritmias;
- Congestão pulmonar e hipoxemia (às vezes, com edema pulmonar evidente);
- Dispneia e taquipneia;
- Alcalose respiratória (hiperventilação) ou acidose (fadiga respiratória);
- Acidose lática;
- Distensão das veias do pescoço, pressão venosa jugular aumentada.

A Figura 19.1 demonstra sinais clínicos e de exame físico de uma criança com falência cardíaca.

Na ausência de possibilidade de monitoração invasiva, o perfil clínico de hipotensão, hipoperfusão periférica e congestão venosa e pulmonar grave é evidente, embora esses dados não sejam universais.

O Quadro 19.5 resume os dados clínicos e hemodinâmicos, demonstrando aumento ou diminuição no choque cardiogênico.

QUADRO 19.4 ***Achados do exame físico em vários tipos de choque.***

	Cardiogênico	Hipovolêmico	Vasodilatação	Obstrutivo
Pressão arterial	↓	↓	↓	↓
Frequência cardíaca	↑ (a menos que seja devido à bradiarritmia)	↑	↑	↑
Pressão venosa jugular	↑	↓	↓	↑
Extremidades	Frias	Frias	Quentes	Frias
Campos pulmonares	Úmidos (a menos que seja devido à falência do ventrículo direito)	Secos	Secos	Secos

Fonte: adaptado de Klein *et al.*[3]

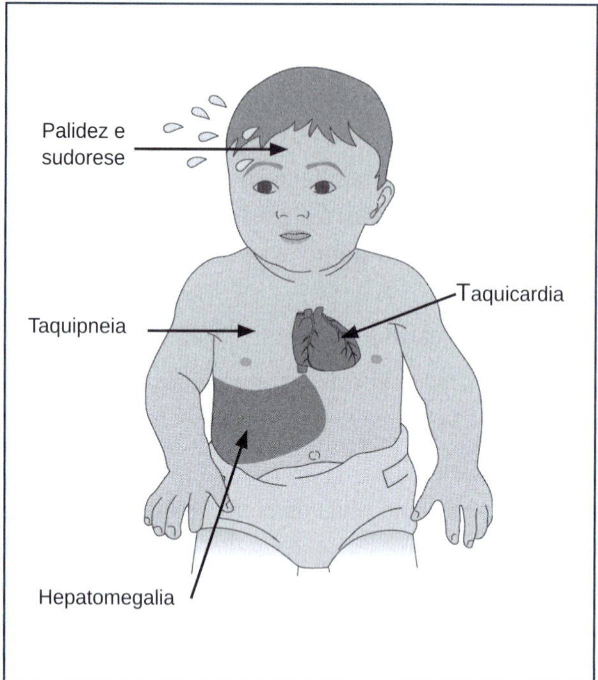

FIGURA 19.1 ***Sinais de falência cardíaca no lactente.***

QUADRO 19.5 ***Dados clínicos e hemodinâmicos no choque cardiogênico.***

Aumenta	Diminui
Frequência cardíaca	Pressão sistólica
Respiração	Débito urinário
Pressão da artéria pulmonar e pressão de oclusão da artéria pulmonar	Índice cardíaco
	Pressão de pulso
	Saturação de oxigênio

FISIOPATOLOGIA

O choque cardiogênico representa a manifestação mais importante da falência cardíaca. A base fisiopatológica do choque é a perfusão tecidual inadequada, sendo que esta propaga o choque cardiogênico por meio de mecanismos compensatórios que aumentam a pressão sanguínea central com taquicardia e vasoconstrição. A vasoconstrição periférica ocasiona hipóxia tecidual, com consequente acidose e agravo da função miocárdica, piorando o choque. Configura-se uma espiral para baixo, de acordo com a Figura 19.2.

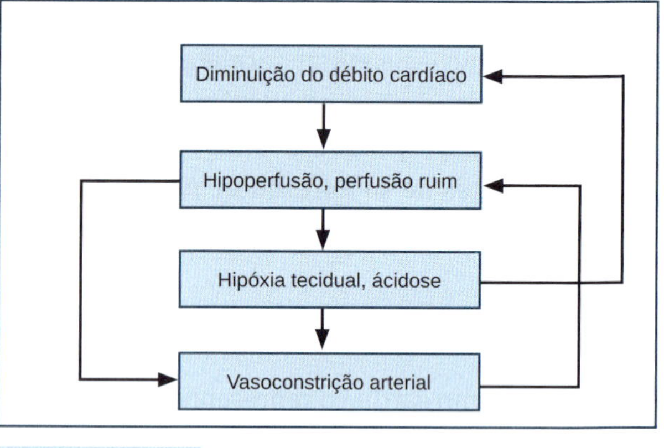

FIGURA 19.2 ***Alterações hemodinâmicas iniciais no choque cardiogênico que podem ser exacerbadas pelas consequências da perfusão ruim, determinando uma espiral progressiva para baixo.***
Fonte: adaptada de Ragosta[6].

Finalmente, essas alterações progressivas tornam-se irreversíveis com a falha dos mecanismos compensatórios, o que ocasiona o óbito da criança.

No choque cardiogênico, a forma de onda aórtica normal apresenta uma pressão de pulso de cerca de 40-50 mmHg (pacientes adultos) e uma amplitude ampla de pulso. Adicionalmente à hipotensão, os pacientes com choque cardiogênico frequentemente apresentam alterações na forma de onda da pressão aórtica. A pressão de pulso reflete a força de contração e o volume de ejeção, portanto, em um paciente com choque cardiogênico, a falência da bomba está habitualmente refletida no volume de ejeção (Figura 19.3).

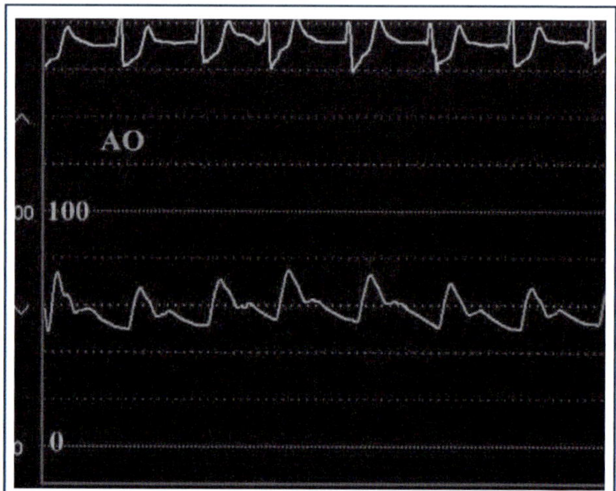

FIGURA 19.3 ***Forma de onda da aorta – diminuição importante do volume de ejeção devido à falha da bomba.***
Fonte: adaptada de Ragosta[6].

A altura da pressão de pulso reflete o volume sistólico, e os pacientes em choque, com ventrículos normais ou hipercontráteis, frequentemente têm formas de onda aórtica com estreitamento da pressão de pulso, mas com as pressões de pulso normais. Esses achados podem ser observados em pacientes com choque de causas não cardiogênicas, como anafilaxia, ou em pacientes com causas cardiogênicas, como tamponamento e regurgitação mitral.

PATOGÊNESE

A disfunção cardíaca nos pacientes adultos e alguns pediátricos com choque cardiogênico é iniciada por isquemia e evolui na forma de uma espiral cardíaca com direção para baixo[5] (Figura 19.4).

Quando uma massa crítica do miocárdio ventricular é acometida, existe falha da bomba, com diminuição do volume de ejeção e débito cardíaco. A perfusão miocárdica que depende do gradiente de pressão entre o sistema arterial coronariano e a duração da diástole do ventrículo esquerdo é comprometida, ocorrendo hipotensão e taquicardia e aumentam a isquemia. O aumento da pressão diastólica do ventrículo ocasionado por falha da bomba diminui a pressão de perfusão coronariana, com estresse adicional da parede, aumentando as necessidades de oxigênio miocárdico e piorando ainda mais a isquemia. A diminuição do débito cardíaco também compromete a perfusão sistêmica. A interrupção desse ciclo de disfunção miocárdica e isquemia é a base para o manejo terapêutico dos pacientes com choque cardiogênico.

Entretanto, nem todos esses pacientes estão incluídos nesse paradigma clássico. Alguns pacientes podem ter febre e leucocitose, com diminuição da resistência vascular sistêmica, sugerindo uma síndrome de resposta inflamatória sistêmica[7]. Isso determina uma expansão do paradigma, incluindo a possibilidade de uma resposta inflamatória, determinando vasodilatação, um miocárdio em situação de *stunning*, e ocasionando clinicamente a persistência do choque (Figura 19.5).

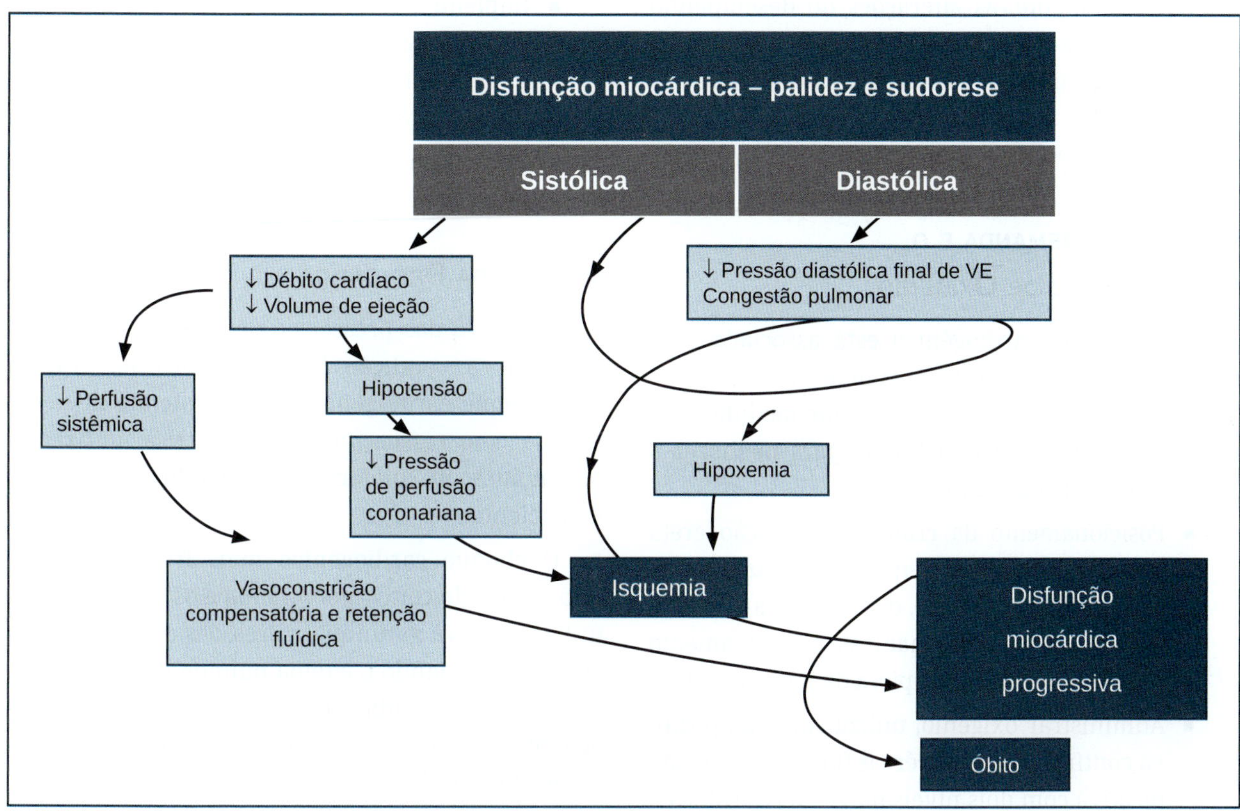

FIGURA 19.4 ***Espiral descendente no choque cardiogênico.***
Fonte: adaptada de Hollenberg *et al.*[5].

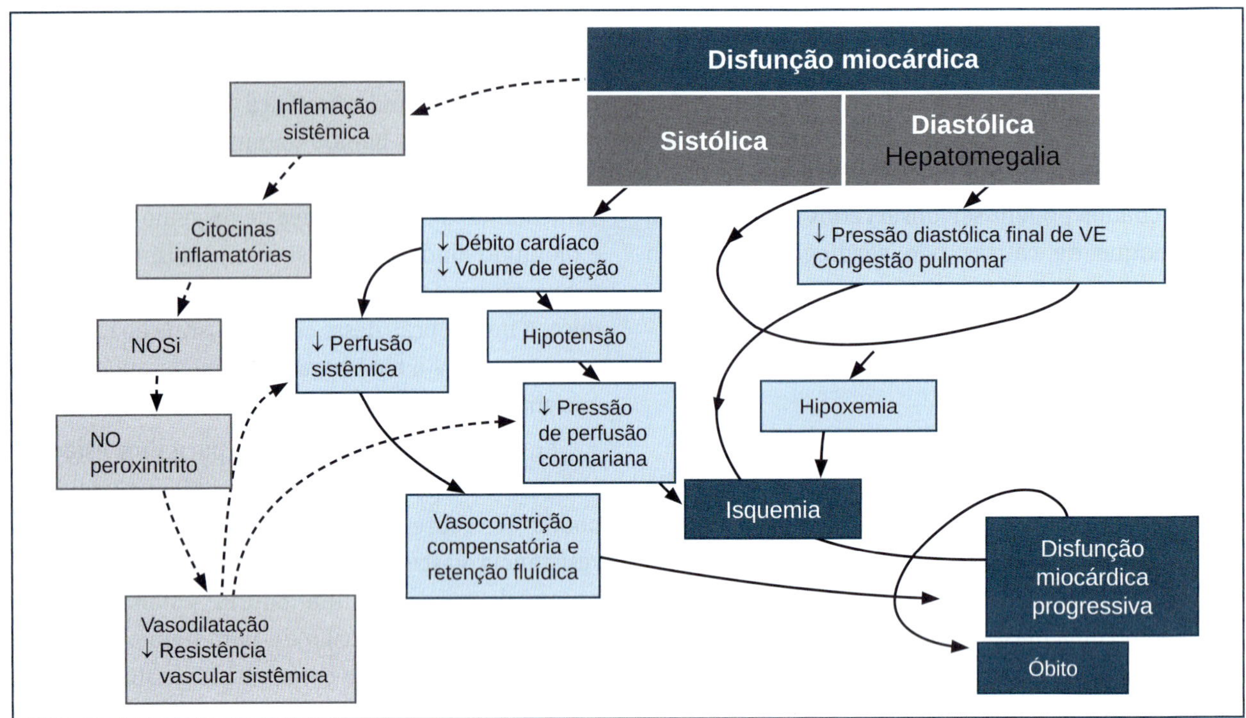

FIGURA 19.5 ***Expansão do paradigma da fisiopatologia, incluindo a contribuição potencial dos mediadores inflamatórios no choque cardiogênico.***

Siglas: NOSi = óxito nítrico sintetase induzível; NO = óxido nítrico.

Fonte: adaptada de Hochman[7].

Adicionalmente, as alterações no desempenho miocárdico e as alterações valvulares podem contribuir para um aumento da congestão pulmonar.

TRATAMENTO

Otimizar a Demanda e o Fornecimento de Oxigênio

Como o choque cardiogênico está associado com um desbalanço entre o fornecimento e o consumo de oxigênio corpóreo, deve-se iniciar medidas que otimizem esse balanço, incluindo para melhorar o fornecimento de oxigênio:

- Posicionamento da criança na posição ereta para promover uma ventilação otimizada e reduzir o retorno venoso, diminuindo a possibilidade de edema pulmonar (este posicionamento pode contribuir para a piora da hipotensão);
- Administrar oxigênio, utilizar pressão positiva contínua nas vias aéreas (CPAP) ou pressão positiva com dois níveis na via aérea (BiPAP), de acordo com a indicação e necessidade[8].

Para diminuir a demanda de oxigênio:

- Implementar medidas de redução da ansiedade, utilizar medicações analgésicas e sedativas quando indicado (evitar medicações que tenham ação cardiodepressora);
- Permitir a permanência dos pais durante a internação.

Manejo da Pré-carga

A otimização das pressões de enchimento poderão melhorar a condição hemodinâmica na criança com choque cardiogênico. A hipovolemia deve ser tratada com ressuscitação volumétrica, utilizando cristaloides ou coloides, dependendo da condição do paciente.

O choque cardiogênico mais frequentemente está associado com hipervolemia e os diuréticos são utilizados para diminuir as pressões de enchimento elevadas, aliviando o edema pulmonar e periférico. A lesão renal aguda é uma complicação que pode ocorrer no choque cardiogênico e no cenário de hipotensão com sinais evidentes de congestão; deve-se realizar esforços para restaurar uma perfusão adequada dos rins. Portanto, uma avaliação cuidadosa da condição fluídica do paciente é necessária antes da administração de pequenas alíquotas de fluido, objetivando um aumento da diurese, para se reduzir o volume intravascular. Qualquer fluido a mais deve ser balanceado contra os riscos de depleção excessiva e depressão do débito cardíaco e da pressão arterial. Objetivos que devem ser alcançados durante a terapêutica são: diminuição da pressão de átrio direito, da artéria pulmonar e da pressão capilar pulmonar ou uma diminuição do volume de sangue intratorácico, do volume diastólico final global ou da água pulmonar extravascular, dependendo do equipamento de monitoração disponível. Utilizam-se as seguintes medidas para diminuir a pré-carga:

- Manter o paciente sentado, com suas pernas numa posição pendente fora da cama;
- Uso de diuréticos, por via intravenosa (furosemida), habitualmente utilizados de maneira intermitente ou, se necessário, por infusão contínua;
- Pressão positiva contínua de vias aéreas (CPAP): indicada para diminuir o trabalho respiratório, apresenta um benefício adicional, diminuindo o retorno venoso;
- Pode-se empregar medidas para diminuir a hipertensão pulmonar: morfina, correção da hipercapnia e óxido nítrico inalatório.

Terapêutica Inotrópica e Vasopressora

A frequência cardíaca e o ritmo cardíaco são fatores importantes para a manutenção de um débito cardíaco adequado. O enchimento ventricular é dependente do tempo e é influenciado significantemente pela contração atrial. Aumento da frequência ventricular pode comprometer o enchimento da câmara e alterar o enchimento cardíaco.

A contratilidade cardíaca é acometida não somente pela isquemia ou infarto (Figura 19.6), mas também por alteração da geometria do coração, caso parte da parede ventricular esteja se movimentando de maneira anormal. A contratilidade inadequada diminui o débito cardíaco.

Os inotrópicos e vasopressores aumentam a contratilidade miocárdica e alteram o tônus vascular por meio da ativação das vias adrenérgicas. Os efeitos variam dependendo da interação com receptores específicos no miocárdio e na musculatura lisa (Quadro 19.6).

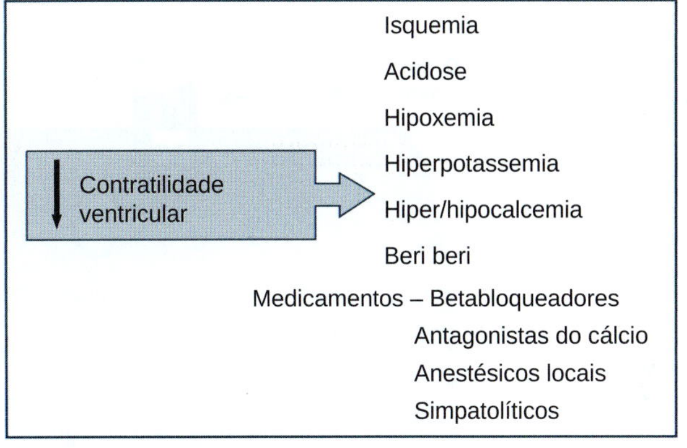

FIGURA 19.6 ***Causas que diminuem a contratilidade ventricular.***
Fonte: adaptada de Soni *et al.*

QUADRO 19.6 ***Localização dos receptores adrenérgicos e respostas.***

Receptor	Localização	Resposta à ativação
Beta-1	Coração	Aumento da força e da frequência de contração Aumento da velocidade de condução do nó atrioventricular
Beta-2	Músculo liso (vascular, brônquico, gastrintestinal e geniturinário)	Relaxamento
Alfa-1	Músculo liso vascular Coração	Contração Aumento da força de contração
Alfa-2	Músculo liso vascular	Contração
Dopaminérgico-1	Músculo liso vascular (renal)	Relaxamento

Fonte: adaptado de Nativi-Nicolau *et al.*[10]

Várias medicações inotrópicas positivas são utilizadas na criança com choque cardiogênico, incluindo: dopamina, dobutamina, milrinona, norepinefrina e levosimendana. A dopamina, dobutamina e norepinefrina ativam o receptor adrenérgico beta-1, que ativa a proteína Gαs, a qual ativa a adenilciclase (Figura 19.7).

A Tabela 19.1 fornece um resumo das medicações inotrópicas e vasopressoras habitualmente utilizadas no paciente com choque cardiogênico.

A seleção de um agente inotrópico é baseada parcialmente na potência inotrópica, mas também no

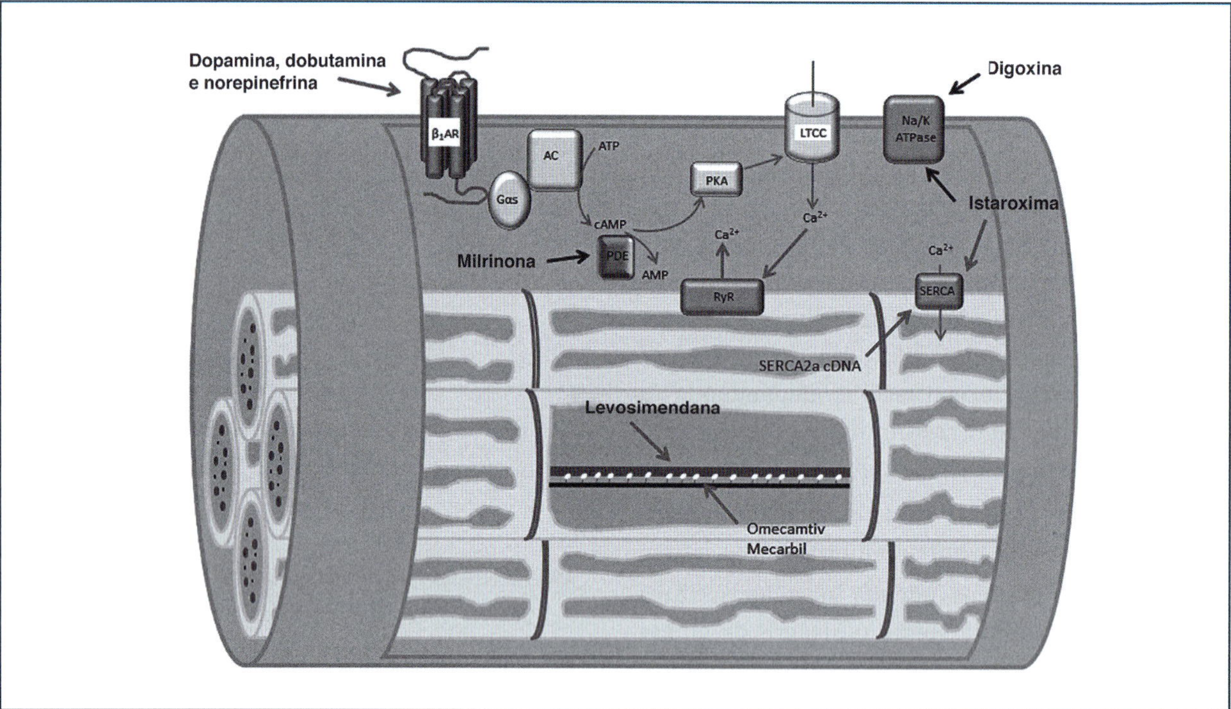

FIGURA 19.7 ***Cascata de sinalização intracelular com o cardiomiócito sob a ação dos inotrópicos.***
Siglas: AC = adenilciclase; ADP = difosfato de adenosina; ATP = trifosfato de adenosina; AMPc = adenosina monofosfato cíclica; PDE = fosfodiesterase; PKA = proteína cinase A; RyR = receptor de rianodina; SERCA = retículo sarco/endoplasmático Ca^{++}-ATPase; LTCC = canal de cálcio tipo L; Gαs = proteína G alfa s.
Fonte: adaptada de Francis *et al.*[11]

TABELA 19.1 ***Inotrópicos e vasopressores para o choque cardiogênico.***

Medicamento	Mecanismo/receptor	Dose terapêutica	PA	FC	DC	RVS
Dobutamina	$\beta_1 > \beta_2 > \alpha$	2-15 µg/kg/min	↓	↑	↑↑	↓
Milrinona	Inibidor da fosfodiesterase III	0,375-0,75 µg/kg/min	↓↓	↑	↑↑	↓↓
Levosimendana	Sensibilizador do cálcio	0,05-0,2 µg/kg/min	0	0	↑↑	↓↓
Epinefrina	β1 = β2 > α	0,01-0,03 µg/kg/min, máx. 0,1-0,3 µg/kg/min	↑	↑	↑↑↑	↓
Norepinefrina	β1 > α > β2	0,01-0,03 µg/kg/min, máx. 0,1 µg/kg/min	↑↑	0 ou ↓	0	↑↑
Dopamina	Dose moderada ação beta	2-5 µg/kg/min	↑↑	↑	↑↑	0 ou ↓
Dopamina	Dose alta ação alfa	5-15 µg/kg/min	↑↑	↑↑	↑	↑↑
Fenilefrina	α1	40-60 µg/kg/min	↑↑	↓	↓	↑
Vasopressina	V1	0,01-0,04 unidades/kg/dia	↑↑	0	0	↑↑

Siglas: PA = pressão arterial; FC = frequência cardíaca; DC = débito cardíaco; RVS = resistência vascular sistêmica.
Fonte: adaptada de Nativi-Nicolau et al.(10).

efeito na resistência vascular: uma ação vasodilatadora adicionalmente à inotrópica (efeito inodilatador) melhora o débito cardíaco, mas pode comprometer a pressão arterial; uma vasoconstrição adicionalmente à ação inotrópica (efeito inoconstritor) melhora a pressão arterial, mas pode comprometer o enchimento ventricular esquerdo e o débito cardíaco.

Dopamina

É uma catecolamina endógena com efeitos cardiovasculares dose-dependentes. Em doses baixas (≤ 2 mcg/kg/min), ocasiona vasodilatação por estimulação dos receptores dopaminérgicos na musculatura lisa e por estimulação dos receptores dopaminérgicos-2 no nível do leito arterial esplâncnico e renal. Em doses intermediárias (2-5 mcg/kg/min), estimula os receptores cardíacos-beta e os neurônios simpáticos vasculares. Em doses altas (5-15 mcg/kg/min), ocorre estimulação alfa-adrenérgica, com constrição venosa e periférica[12]. Em modelos animais, doses elevadas de dopamina aumentam a pressão média da artéria pulmonar, sem alterações na resistência vascular pulmonar[13].

Dobutamina

É uma medicação predominantemente agonista beta-1, com uma atividade fraca beta-2 e alfa-1. Ela aumenta a frequência cardíaca, o volume sistólico e o débito cardíaco, com uma diminuição concomitante das pressões de enchimento ventricular esquerdo e uma diminuição moderada da pressão arterial e resistência vascular sistêmica[14], a qual pode precipitar a possibilidade de taquiarritmias e aumentar a mortalidade. A dose recomendada varia de 2 a 15 mcg/kg/min, não necessitando ajuste da dose quando da presença de disfunção renal[15]. A dobutamina pode causar efeitos adversos idiossincráticos, incluindo a eosinofilia[16] e a febre[17].

Milrinona

É um inibidor da fosfodiesterase-III que previne a degradação de adenosina monofosfato cíclica (AMPc). No miocárdio, o aumento do AMPc ativa a proteína cinase A, a qual fosforila os canais de cálcio aumentando o influxo de cálcio para o cardiomiócito e, desse modo, promovendo a contratilidade. O músculo liso produz vasodilatação arterial e venosa. Nos pacientes com falência cardíaca, a milrinona aumenta a frequência cardíaca, o volume de ejeção e o débito cardíaco. Ela também diminui a pressão arterial média, a resistência vascular sistêmica e expressões de enchimento de ventrículo esquerdo[14]. A milrinona aumenta o consumo de oxigênio miocárdico, mas em menor grau do que a dobutamina. As doses recomendadas são de 0,375-0,75 mcg/kg/min[15] e devem ser ajustadas para a criança com disfunção renal. Uma dose de ataque de 50 mcg/kg pode ser utilizada para acelerar o início dos efeitos hemodinâmicos da milrinona.

Levosimendana

É um agente sensibilizador de cálcio que se liga à troponina C cardíaca de uma maneira dependente do cálcio[18,19]. Tem também um efeito vasodilatador na musculatura lisa vascular, pela abertura dos canais de potássio sensíveis à adenosina trifosfato (ATP). Possui um efeito inotrópico e lusitrópico, parecendo ter também alguma atividade inibitória da fofosdiesterase-III. Vários trabalhos têm avaliado os efeitos da levosimendana na falência cardíaca descompensada grave[20-22]. O papel da levosimendana no choque cardiogênico permanece não esclarecido. A dose recomendada é de 0,05-0,2 mcg/kg/min. A levosimendana tem sido associada com mais vasodilatação periférica e hipotensão, comparativamente à dobutamina[23].

Epinefrina

É um potente agonista de receptores alfa e beta. A sua utilização determina aumento da pressão arterial sistêmica por meio de um efeito inotrópico positivo, cronotrópico positivo e vasoconstrição vascular cutânea e renal. A epinefrina aumenta o volume de ejeção e o débito cardíaco, diminuindo a resistência vascular sistêmica pela estimulação dos receptores beta-2 no músculo liso esquelético[12]. Raramente, é utilizada na falência cardíaca aguda descompensada, pois aumenta o consumo de oxigênio miocárdico. A dose da epinefrina pode ser titulada entre 0,05 e 0,3 mcg/kg/min.

Norepinefrina

É uma catecolamina endógena normalmente sintetizada, estocada e liberada a partir dos neurônios simpáticos. Possui uma propriedade agonista potente em receptores adrenérgicos alfa e beta, incluindo um aumento do cronotropismo e da vasoconstrição periférica (Figura 19.7). Tipicamente, a norepinefrina é infundida nas doses de 0,2 a 1 mcg/kg/min. Como outras catecolaminas, pode estar associada com taquicardia, isquemia miocárdica e arritmias. Um estudo comparativo, publicado em 2010[24], indica que os pacientes com choque cardiogênico têm uma melhor sobrevida quando se compara o uso da norepinefrina com a dopamina, e que os efeitos adversos eram maiores com o uso da dopamina.

Fenilefrina

A fenilefrina apresenta pequenas diferenças, comparativamente à epinefrina, em relação à sua estrutura química, sendo um agonista seletivo alfa-1. Aumenta a resistência vascular periférica e a pressão arterial. A elevação da pressão arterial estimula os barorreceptores, com ativação do reflexo vagal e consequente bradicardia significante. Devido ao seu efeito negativo no débito cardíaco, a utilização no choque cardiogênico é muito rara, sendo mais frequentemente utilizada no choque com vasodilatação[10]. A dose recomendada é de 0,5-5 mcg/kg/min.

Vasopressina

A vasopressina em altas doses ativa os receptores V1 do músculo liso vascular e os receptores da oxitocina, ocasionando vasoconstrição[24,25]. Nos pacientes com choque cardiogênico refratário, a vasopressina aumenta a pressão arterial média, sem afetar a pressão capilar pulmonar, índice cardíaco ou débito urinário[26]. A vasopressina é considerada uma escolha interessante para o choque cardiogênico devido à falência ventricular direita, desde que dados experimentais não demonstram que ela aumenta a resistência vascular pulmonar[12]. Pode ser utilizada em combinação com a milrinona para compensar os efeitos vasodilatadores sistêmicos da milrinona. A dose terapêutica utilizada é de 0,0001-0,005 unidades/kg/min.

Existe atualmente um grande número de colocações indicando que o hiperuso de inotrópicos pode ter efeitos adversos nos cardiomiócitos, ocasionando um amento do risco de morbidade e mortalidade. Estudos não demonstram que a terapêutica com inotrópico melhore a taxa de mortalidade e a morbidade no curto e longo prazo. A abordagem "menos é mais" mostra ser adequada quando da utilização rotineira de inotrópicos. Essa terapêutica deve ser restrita às crianças com falência cardíaca e sinais clínicos de hipoperfusão orgânica[27].

Controle da Pós-carga

A vasodilatação arterial (diminuição da pós-carga) diminui o trabalho miocárdico para se obter um dado débito, portanto os vasodilatadores ou inodilatadores podem ser efetivos nas crianças com falência cardíaca. A vasoconstrição arterial poderá aumentar a pressão sanguínea, mas à custa de um aumento do trabalho ventricular. Vasoconstritores e inotrópicos podem ser necessários para manter um fluxo sanguíneo e uma pressão arterial efetivos. A interação entre o coração e a vasculatura significa que nunca eles devem ser considerados de maneira isolada. Perfusão, pressão e função do órgão são objetivos combinados (Figura 19.8).

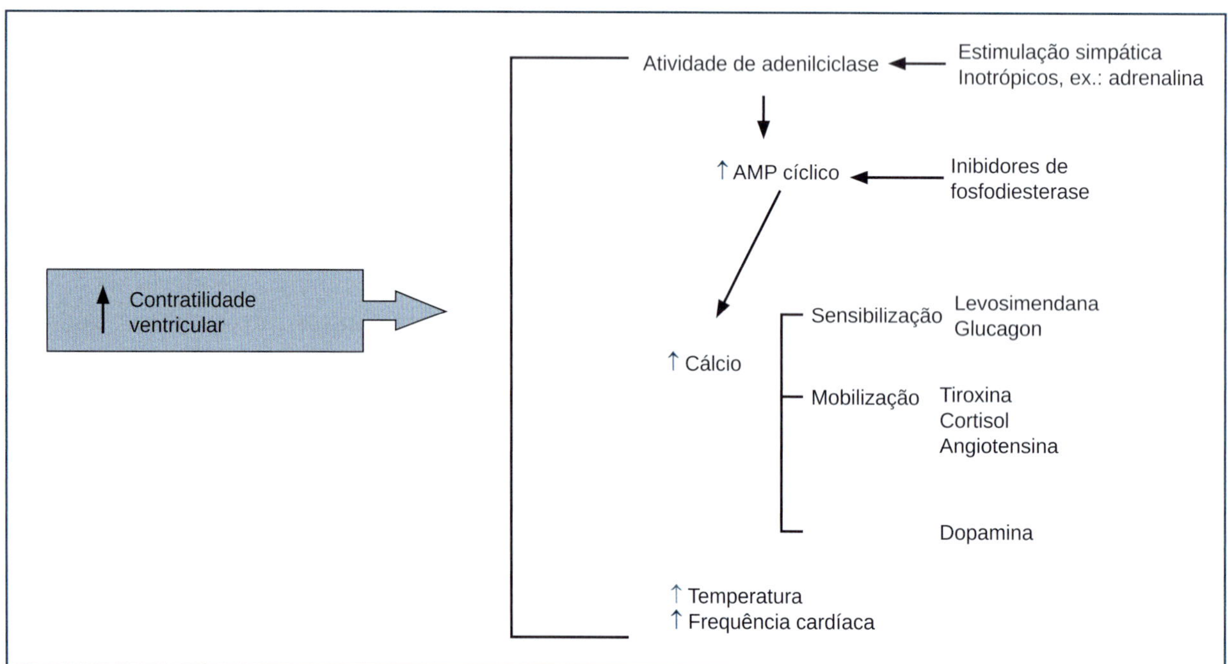

FIGURA 19.8 ***Mecanismos que aumentam a contratilidade ventricular.***
Fonte: adaptada de Soni *et al.*[9]

Deve-se ter cautela em relação à manutenção da pressão arterial e diminuição adicional da pós-carga. Medicações como nitroprussiato de sódio diminuem a pós-carga e aumentam o débito cardíaco, embora com limitações relacionadas à hipotensão arterial[28]. Após a estabilização do paciente, pode-se utilizar medicações inibidoras da enzima conversora da angiotensina.

Suporte Respiratório

As crianças com choque cardiogênico podem apresentar vários graus de edema pulmonar, determinando quadros de hipoxemia devido a *shunt* intrapulmonar, diminuição da complacência e aumento do trabalho respiratório. Inicialmente, o paciente hiperventila para compensar a hipoxemia e a acidose lática, evoluindo para uma alcalose respiratória, mas, com a evolução do tempo, entra em fadiga, devido ao trabalho respiratório aumentado, e evolui para uma hipoventilação progressiva e acidose respiratória. Pode-se administrar oxigênio nos casos com hipoxemia, mas a resposta pode ser pobre, pois o defeito de troca gasosa primário é o *shunt* intrapulmonar. Na fase aguda, o suporte ventilatório não invasivo pode ser adequado, mas deve-se manter uma prontidão relacionada à intubação traqueal e instituição de ventilação pulmonar mecânica (VPM)[29], indicando a aplicação de CPAP em níveis convencionais para o suporte dos pacientes com edema pulmonar e que mantenham a respiração espontânea. A aplicação de CPAP melhora a hipoxemia, diminui o trabalho respiratório, diminui a pós-carga do ventrículo esquerdo e melhora o retorno venoso (efeito menor quando da presença de congestão pulmonar).

Quando o paciente se mantém hipoventilando e com dispneia, apesar do emprego de CPAP, deve-se considerar o uso de suporte não invasivo com a aplicação de dois níveis de pressão[30]. Um suporte de pressão adicional, aplicado durante a inspiração acima do nível preestabelecido de CPAP, melhora a eficiência inspiratória, com aumento do volume corrente e menor trabalho respiratório[8]. Uma revisão sistemática recente[31], incluindo 32 estudos que aplicaram a ventilação não invasiva com pressão positiva (CPAP e NPPV, com dois níveis de pressão), concluiu que ela é efetiva e segura para o tratamento de pacientes adultos com edema pulmonar agudo de origem cardiogênica, não existindo até o momento evidências do potencial benefício na redução da mortalidade. Caso haja falha do suporte não invasivo e o paciente continue a piorar clinicamente, deve-se iniciar a VPM. As estratégias ventilatórias dependem das alterações na complacência e são delineadas de modo semelhante às da VPM protetora.

As Figuras 19.9 e 19.10 descrevem o fluxograma para o manejo das crianças com cardiopatia com choque cardiogênico, de acordo com as recomendações de Cruz *et al.*[32].

A utilização de oxigenação de membrana extracorpórea (OMEC) está indicada em crianças com falência cardíaca ou pulmonar, apresentando excelentes resultados. A OMEC e a assistência ventricular são formas de assistência circulatória mecânica que se utilizam nas crianças com doença cardíaca ou pulmonar[33,34].

A assistência ventricular, que pode ser do tipo esquerdo, direito ou biventricular, contribui somente com suporte hemodinâmico, necessitando, portanto, de uma função pulmonar adequada. Existem outros tipos de sistemas, como o balão de contrapulsação, mas a sua utilização é limitada em lactentes e crianças devido ao pequeno calibre dos vasos femorais e da frequência cardíaca elevada em crianças[35]. Durante a aplicação da OMEC, deve-se manter a VPM, objetivando-se a prevenção de atelectasia.

Como indicações para o suporte circulatório mecânico em lactentes e crianças, podemos utilizar as referências colocadas no Quadro 19.7.

CONCLUSÕES

O choque cardiogênico permanece sendo uma causa de alto risco para as crianças, necessitando um diagnóstico precoce e eficiente. A sua fisiopatologia envolve uma espiral para baixo, na qual a isquemia ocasiona disfunção miocárdica, que, por sua vez, piora a isquemia. O conhecimento de dados essenciais relacionados ao diagnóstico, fisiopatologia e tratamento pode determinar uma melhora na evolução da criança.

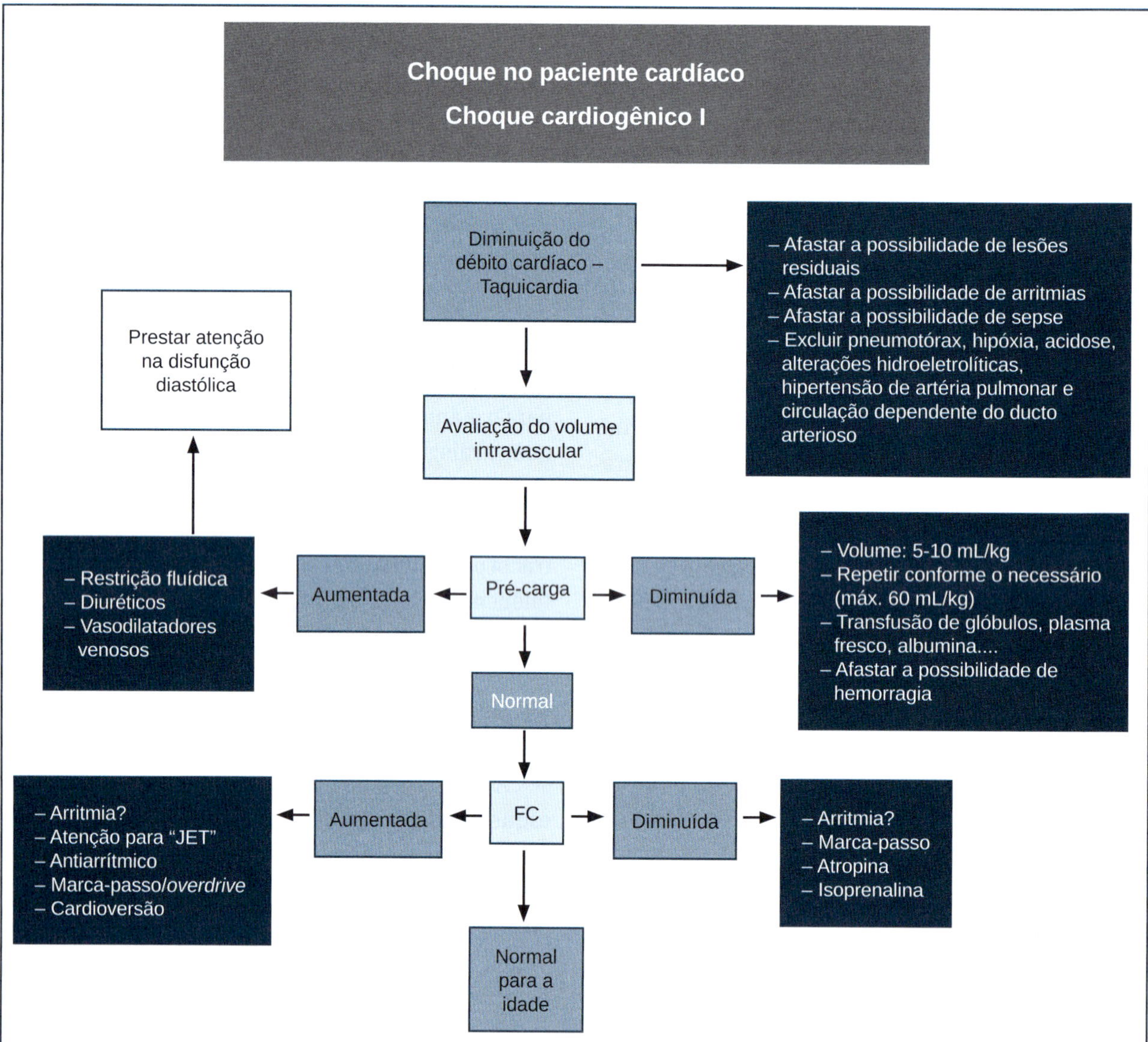

FIGURA 19.9 ***Fluxograma para o manejo do choque cardiogênico I.***

Fonte: adaptada de Cruz *et al.*[32]

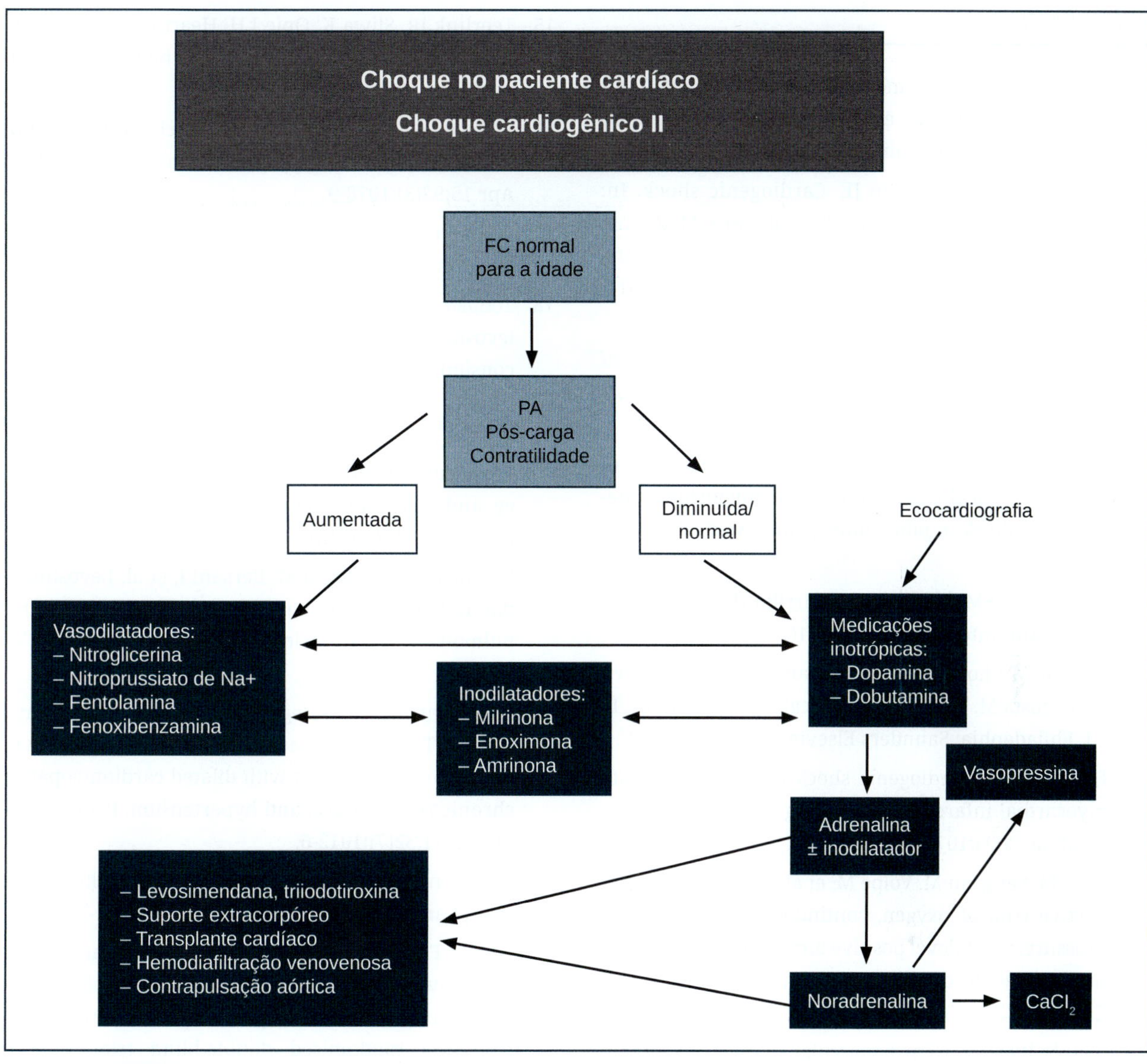

FIGURA 19.10 ***Fluxograma para o manejo do choque cardiogênico II.***
Fonte: adaptada de Cruz *et al.*[32].

QUADRO 19.7 ***Indicações para o suporte circulatório mecânico.***

Aumento de suporte inotrópico em pacientes com falência cardíaca (ex.: epinefrina > 0,3 mcg/kg/min ou a necessidade da utilização de um segundo medicamento inotrópico)
Índice cardíaco < 2,0 L/min/m^2
Diminuição da saturação venosa mista de oxigênio (< 40%)
Acidose lática
Perfusão ruim de órgãos-alvos pela oligúria (< 1 mL/kg/hora)
Alteração do nível de consciência
Necessidade de utilização de VPM
Impossibilidade de tolerar nutrição enteral
Enzimas hepáticas elevadas
Creatinina elevada

Fonte: adaptado de Moreno *et al.*[36]

REFERÊNCIAS

1. Leslie MMG. Management of shock. In: Elliott D, Aitken L, Chaboyer W. editors. ACCCN's Critical Care Nursing. 2nd ed. Australia; 2012. p. 539-61.
2. Hollenberg SM, Parrillo JE. Cardiogenic shock. In: Parrillo JE, Dellinger RP. Critical Care Medicine: Principles of Diagnosis and Management in the Adult. 4th ed. Philadelphia: Saunders Elsevier; 2014. p. 325-37.
3. Klein T, Ramani GV. Assessment and management of cardiogenic shock in the emergency department. Cardiol Clin. 2012;30(4):651-64.
4. Vazquez R, Gheorghe C, Kaufman D, et al. Accuracy of bedside physical examination in distinguishing categories of shock: a pilot study. J Hosp Med. 2010;5(8): 471-4.
5. Hollenberg SM, Kavinsky CJ, Parrillo JE. Cardiogenic shock. Ann Intern Med. 1999;131(1):47-59.
6. Ragosta M. Shock, heart failure, and related disorders. In: Ragosta M. Textbook of clinical hemodynamics. 1st ed. Philadephia: Saunders Elsevier; 2008. p. 148-57.
7. Hochman JS. Cardiogenic shock complicating acute myocardial infarction: expanding the paradigm. Circulation. 2003;107(24):2998-3002.
8. Park M, Sangean M, Volpe M, et al. Randomized prospective trial of oxygen, continuous positive airway pressure, and bilevel positive airway pressure by face mask in acute cardiogenic pulmonary edema. Crit Care Med. 2004;32(12):2546-8.
9. Soni N, Watson D. Cardiovascular support. In: Nimmo GR, Singer. ABC of Intensive Care. 2nd ed. Blackwell Publishing; 2011. p. 35-40.
10. Nativi-Nicolau J, Selzman CH, Fang JC, et al. Pharmacologic therapies for acute cardiogenic shock. Curr Opin Cardiol. 2014;29(3):250-7.
11. Francis GS, Bartos JA, Adatya S. Inotropes. J Am Coll Cardiol. 2014;63(20):2069-78.
12. Westfall TC, Westfall DP. Adrenergic agonists and antagonists. In: Laurence L, Wallace AW, Tunin CM, Shoukas AA. Effects of vasopressin on pulmonary and systemic vascular mechanics. Am J Physiol. 1989; 257(4 Pt 2):H1228-34.
13. Harrison DC, Pirages S, Robison SC, et al. The pulmonary and systemic circulatory response to dopamine infusion. Br J Pharmacol. 1969;37(3):618-26.
14. Colucci WS, Wright RF, Jaski BE, et al. Milrinone and dobutamine in severe heart failure: differing hemodynamic effects and individual patient responsiveness. Circulation. 1986 Mar;73(3 Pt 2):III175-83.
15. Teerlink JR, Sliwa K, Opie LH. Heart failure. In: Opie LH, Gersh BJ, editors. Drugs for the heart. 8th ed. Philadelphia: Elsevier Ind.; 2013.
16. El-Sayed OM, Abdelfattah RR, Barcelona R, et al. Dobutamine-induced eosinophilia. Am J Cardiol. 2004 Apr 15;93(8):1078-9.
17. Chapman SA, Stephan T, Lake KD, et al. Fever induced by dobutamine infusion. Am J Cardiol. 1994;74(5):517.
18. Todaka K, Wang J, Yi GH, Stennett R, et al. Effects of levosimendan on myocardial contractility and oxygen consumption. J Pharmacol Exp Ther. 1996;279(1):120-7.
19. Givertz MM, Andreou C, Conrad CH, et al. Direct myocardial effects of levosimendan in humans with left ventricular dysfunction: alteration of force-frequency and relaxation-frequency relationships. Circulation. 2007;115(10):1218-24.
20. De Carolis MP, Piastra M, Bersani I, et al. Levosimendan in two neonates with ischemic heart failure and pulmonary hypertension. Neonatology. 2012;101(3): 201-5.
21. Lobo Martínez P, Oulego Erroz I, Gautreux Minaya S, et al. Treatment of acute heart failure using levosimendan for a patient with dilated cardiomyopathy, chronic renal failure, and hypertension. Pediatr Cardiol. 2011;32(7):1012-6.
22. Hoffman TM. Newer inotropes in pediatric heart failure. J Cardiovasc Pharmacol. 2011;58(2):121-5.
23. Follath F, Cleland JG, Just H, et al. Efficacy and safety of intravenous levosimendan compared with dobutamine in severe low-output heart failure (the LIDO study): a randomised double-blind trial. Lancet. 2002;360(9328):196-202.
24. De Backer D, Biston P, Devriendt J, et al. Comparison of dopamine and norepinephrine in the treatment of shock. N Engl J Med. 2010;362(9):779-89.
25. Barrett LK, Singer M, Clapp LH. Vasopressin: mechanisms of action on the vasculature in health and in septic shock. Crit Care Med. 2007;35(1):33-40.
26. Jolly S, Newton G, Horlick E, et al. Effect of vasopressin on hemodynamics in patients with refractory cardiogenic shock complicating acute myocardial infarction. Am J Cardiol. 2005;96(12):1617-20.
27. Nielsen DV, Algotsson L. Outcome of inotropic therapy: is less always more? Curr Opin Anaesthesiol. 2015 Jan 6. [Epub ahead of print].
28. Gersh BJ. Which therapy for which condition? In: Opie LH, Gersh BJ, editors. Drugs for the Heart. 6th ed. Philadelphia: Elsevier; 2005.
29. Murray S. Bi-level positive airway pressure (BiPAP) and acute cardiogenic pulmonary oedema (ACPO) in

the emergency department. Aust Crit Care. 2002;15(2): 51-63.

30. Agarwal R, Aggarwal AN, Gupta D, et al. Non-invasive ventilation in acute cardiogenic pulmonary oedema. Postgrad Med J. 2005;81(960):637-43.
31. Vital FMR, Ladeira MT, Atallah QN. Non-invasive positive pressure ventilation (CPAP or bilevel NPPV) for cardiogenic pulmonary oedema. Cochrane Database Syst Rev. 2013;5:CD005351.
32. Cruz EM, Kaufman J. Shock in the cardiac patient: a brief overview. In: Muñoz R et al., editors. Critical Care of Children with Heart Disease: Basic Medical and Surgical Concepts. London: Springer-Verlag; 2010. p. 573-85.
33. Duncan BW, Hraska V, Jonas RA, et al. Mechanical circulatory support in children with cardiac disease. J Thorac Cardiovasc Surg. 1999;117(3):529-42.
34. Gandolfo F, De Rita F, Hasan A, et al. Mechanical circulatory support in pediatrics. Ann Cardiothorac Surg. 2014;3(5):507-12.
35. Pinkney KA, Minich LL, Tani LY, et al. Current results with intraaortic balloon pumping in infants and children. Ann Thorac Surg. 2002;73(3):887-91.
36. Moreno GE, Magliola R, Pilán ML, et al. Mechanical circulatory support in pediatrics. Experience at the Dr. Juan P. Garrahan Pediatric Hospital. Argentina. Arch Cardiol Mex. 2014;84(4):256-61.

20 Arritmias Cardíacas

Rossano Cesar Bonatto
Renato de Souza Gonçalves
Letícia de Faria Bandeira

As arritmias cardíacas são problemas relativamente frequentes em unidades de terapia intensiva pediátrica[1] e devem ser rapidamente reconhecidas[2] e tratadas. Assim, é fundamental que o médico intensivista pediátrico tenha conhecimento das principais arritmias e dominc as principais características do eletrocardiograma (ECG) na faixa etária pediátrica, uma vez que esse é o exame-chave para o diagnóstico. Dessa forma, faremos uma breve revisão dos principais parâmetros eletrocardiográficos; após, discorreremos sobras as principais arritmias[3].

O ECG NORMAL NA FAIXA ETÁRIA PEDIÁTRICA

A análise do traçado eletrocardiográfico de crianças com suspeita ou diagnóstico de arritmia deve ser sistematizada[3], seguindo-se os seguintes passos:

- Ritmo: o padrão normal é o sinusal em qualquer idade[4] e caracteriza-se por: onda P sucedida de QRS, com intervalo PR regular; eixo da onda P entre 0° e 90°, ou seja, positiva ou isoelétrica na derivação DI, positiva na derivação DII, negativa na derivação aVR e positiva ou isoelétrica na derivação aVF.
- Frequência cardíaca (FC): esse parâmetro varia com a faixa etária, conforme apresentado na Tabela 20.1[5]. Para contar a frequência cardíaca no ECG, na velocidade de registro padrão (25 mm/segundo), quando o intervalo RR for regular, basta dividir 1.500 pelo número de quadradinhos observado nesse período, atentando que um milímetro corresponde a 0,04 seg; porém se for irregular, contam-se quantos complexos QRS existem em 15 cm (seis segundos) e multiplica-se por 10.
- Intervalo PR: período que vai do início da onda P até o começo do complexo QRS. Seu valor depende da idade e frequência cardíaca, sendo apresentadas na Tabela 20.1[5].
- Eixo do complexo QRS: esse parâmetro varia com a idade e a frequência cardíaca, também apresentado na Tabela 20.1[5].
- Duração do QRS: essa variável também sofre influência da idade. Complexo QRS alargado

é característico de distúrbio de condução ventricular, extrassístoles ventriculares ou extrassístoles supraventriculares com condução aberrante. De modo geral, complexo QRS com duração superior a 0,09 segundos é anormal.

- Intervalo QT: esse parâmetro é medido do início do QRS até o final da onda T e varia com a frequência cardíaca; portanto, deve ser corrigido pela frequência cardíaca (QTc), utilizando-se fórmulas que corrigem o intervalo QT para a FC, sendo a mais utilizada a proposta por Bazzet:

QTc = QT medido (seg)/raiz quadrada do intervalo R-R (seg)

Em geral, a duração do intervalo QTc normal não é superior a 0,45 segundos.

ETIOLOGIA DAS ARRITMIAS

Os distúrbios do ritmo podem ocorrer em crianças com coração estruturalmente normal ou na presença de cardiopatias congênitas ou adquiridas. A presença de alterações hemodinâmicas, eletrolíticas, inflamatórias, infecciosas, medicações, uso de drogas ilícitas e cateterização central também contribuem para o aparecimento de anormalidades do ritmo cardíaco.

No Quadro 20.1, são apresentadas as principais causas de arritmias cardíacas em crianças.

TABELA 20.1 *Resumo dos valores normais do ECG em crianças.*

Faixa Etária	FC (bpm)	Eixo de QRS (em graus)	Intervalo PR (segundos)	Duração QRS (segundos)	RV_1 (mm)	SV_1 (mm)	RV_6 (mm)	SV_6 (mm)	SV1 + SV6 (mm)
< 1 dia	93-154 (123)	+59 a –163 (137)	0,08 a 0,16 (0,11)	0,03 a 0,07 (0,05)	5-26 (14)	0-23 (8)	0-11 (4)	0-9,5 (3)	28
1 a 2 dias	91-159 (123)	+64 a –161 (134)	0,08 a 0,14 (0,11)	0,03 a 0,07 (0,05)	5-26 (14)	0-21 (9)	0-12 (4,5)	0-9,5 (3)	29
3 a 6 dias	91-166 (129)	+77 a –163 (132)	0,07 a 0,14 (0,10)	0,03 a 0,07 (0,05)	3-24 (13)	0-17 (7)	0,5-12 (5)	0-10 (3,5)	24,5
1 a 3 sem.	107-182 (148)	+65 a +161 (110)	0,07 a 0,14 (0,10)	0,03 a 0,08 (0,05)	3-21 (11)	0-11 (4)	2,5-16,5 (7,5)	0-10 (3,5)	21
1 a 2 m	121-179 (149)	+31 a +113 (74)	0,07 a 0,13 (0,10)	0,03 a 0,08 (0,05)	3-18 (10)	0-12 (5)	5-21,5 (11,5)	0-6,5 (3,5)	29
3 a 5 m	106-186 (141)	+7 a +104 (60)	0,07 a 0,15 (0,11)	0,03 a 0,08 (0,05)	3-20 (10)	0-17 (6)	6,5-22,5 (13)	0-10 (3)	35
6 a 11 m	109-169 (134)	+6 a +99 (56)	0,07 a 0,16 (0,11)	0,03 a 0,08 (0,05)	1,5-20 (9,5)	0,5-18 (4)	6-22,5 (12,5)	0-7 (2)	32
1-2 a	89-151 (119)	+7 a +101 (55)	0,08 a 0,15 (0,11)	0,04 a 0,08 (0,06)	2,5-17 (9)	0,5-21 (8)	6-22,5 (13)	0-6,5 (2)	39
3-4 a	73-137 (108)	+6 a +104 (55)	0,09 a 0,16 (0,12)	0,04 a 0,08 (0,06)	1-18 (8)	0,2-21 (10)	8-24,5 (15)	0-5 (1,5)	42
5-7 a	65-133 (100)	+11 a +143 (65)	0,09 a 0,16 (0,12)	0,04 a 0,08 (0,06)	0,5-14 (7)	0,3-24 (12)	8,5-26,5 (16)	0-4 (1)	47
8-11 a	62-130 (91)	+9 a +114 (61)	0,09 a 0,17 (0,13)	0,04 a 0,09 (0,06)	0-12 (12)	0,3-25 (12)	9-25,5 (16)	0-4 (1)	45,5
12-15 a	60-119 (85)	+11 a +130 (59)	0,09 a 0,17 (0,14)	0,04 a 0,09 (0,07)	0-10 (4)	0,3-21 (11)	6,5-23 (14)	0-4 (1)	41

QUADRO 20.1 *Causas de arritmias em crianças.*

■ Cardiopatias congênitas
■ Defeitos dos septos atrial e atrioventricular
■ Transposição congenitamente corrigida das grandes artérias
■ Anomalia de Ebstein
■ Estenose subaórtica
■ Displasia arritmogênica do ventrículo esquerdo
■ Cardiomiopatia hipertrófica
■ Prolapso de valva mitral
■ Doenças adquiridas
■ Pós-operatório de cirurgia cardíaca
■ Miocardites
■ Endocardites
■ Doença de Lyme
■ Talassemia
■ Tumor cardíaco
■ Distúrbios eletrolíticos e metabólicos
■ Febre/hipotermia
■ Hipoxemia/hipercapnia
■ Alterações hormonais (tireoidianas)
■ Sepse/choque séptico
■ Alterações do sistema nervoso central
■ Toxicidade a drogas/medicamentos
■ Cocaína
■ Digoxina
■ Antidepressivos tricíclicos
■ Antiarrítmicos: quinidina, betabloqueadores, sotalol, dofetilide, ibutilide, amiodarona
■ Intoxicação por organofosforados
■ Doenças primárias do sistema de condução
■ Síndromes de pré-excitação (Wolf-Parkinson-White, Lown-Ganong-Levine)
■ Síndrome do QT longo
■ Síndrome do QT curto
■ Taquicardia polimórfica catecolamina dependente
■ Síndrome de Brugada
■ Síndrome de Lev-Lenègre
■ Doença do nó sinusal congênita
■ Bloqueio atrioventricular congênito

DIAGNÓSTICO CLÍNICO E LABORATORIAL

Os sintomas mais frequentes associados às arritmias são: queixa de palpitação associada à palidez, sudorese, náuseas e vômitos. Pré-síncope e síncope são menos frequentes. A insuficiência cardíaca pode ser a manifestação clínica inicial.

No exame físico, vários dados auxiliam: durante palpação dos pulsos, conta-se a frequência das sístoles efetivas; a ausculta cardíaca dá noção da frequência dos batimentos, sua ritmicidade e a presença de sopros; a observação da perfusão periférica e do tempo de enchimento capilar permite avaliar o grau de comprometimento hemodinâmico.

A história clínica deve guiar a realização de exames laboratoriais. Habitualmente, deve-se fazer a dosagem dos eletrólitos séricos, gasometria arterial, glicemia, hemograma e avaliação da função renal.

O ECG é a pedra angular para a tomada de decisões. Muitas vezes, não é possível realizar o traçado completo. Nessas situações, deve ser feito registro longo em derivação que melhor observe a onda P e o complexo QRS, geralmente DII ou V1. O uso da derivação esofágica pode ser útil no diagnóstico, sobretudo quando a onda P não é aparente. O método holter de 24 horas é reservado para estabelecer relação entre sintoma e anormalidade do ritmo ou eletrocardiográfica, sendo útil em caráter ambulatorial. O estudo eletrofisiológico é reservado em último plano, visando induzir a arritmia em investigação e determinar o seu foco ou circuito.

De posse do traçado eletrocardiográfico de paciente com suspeita de arritmia, deve-se observar[3,6]:

- Reconhecer os três principais elementos de atividade elétrica cardíaca: onda P, complexo QRS e onda T.
- Avaliar a FC cardíaca para a faixa etária e condição clínica.
- Se a onda P for visível, deve-se estabelecer a sua relação com o complexo QRS; a observação da polaridade dessa onda é importante, uma vez que possibilita dizer onde se inicia a ativação atrial. Quando é no átrio direito, a onda P é positiva em DI e aVL, e negativa em

aVR e V1; se ocorre no átrio esquerdo, ela é negativa em DI e aVL, e positiva em V1; caso seja na junção atrioventricular, ela é negativa em DII, DIII e aVF, e positiva em aVR. Ressalta-se que, se a onda P não estiver visível, sobretudo em taquicardias, é possível que esteja oculta dentro do complexo QRS, da onda T ou sobre o segmento ST, simulando falso infradesnivelamento.

- Medir o intervalo PR e anotar a sua duração; se aumentado, está diante de bloqueios atrioventriculares, devendo-se estabelecer a relação entre onda P e complexo QRS (se 1:1, 2:1 ou 3:1); se diminuído, está diante de pré-excitação (o estímulo trafega para os ventrículos por vias acessórias tipo *by pass*). Os tipos mais frequentes são três, a saber: nas vias tipo feixe de Kent, responsáveis pela síndrome de Wolf-Parkinson-White, em que o intervalo PR é curto, observa-se presença de onda delta, aumento da duração do complexo QRS e onda T de polaridade inversa à do QRS, associando-se frequentemente a arritmias sustentadas. Os outros tipos são as fibras atrionodais e atriofasciculares; na primeira, o complexo QRS é de duração normal e, na segunda, apresenta padrão de bloqueio incompleto de ramo esquerdo; ambas são descritas na síndrome Lown-Ganong-Levine, causando arritmias sustentadas menos frequente.
- Avaliar a duração do complexo QRS; se menor ou igual a 90 ms (estreito), em 100% dos casos trata-se de ritmo supraventricular; se maior que 90 ms, há três possibilidades: ser batimentos supraventriculares, conduzidos com bloqueio de ramo pré-existente ou funcional; existência de pré-excitação; ou ser de origem ventricular.
- Observar a regularidade do intervalo RR; considera-se ritmo regular quando varia menos que 0,08 segundos. Se for irregular, analisar o intervalo PP, para descartar dissociação atrioventricular. Atentar para presença de arritmia sinusal fisiológica, que leva oscilação do RR a cada ciclo, comum em crianças.
- Avaliar o intervalo QT e corrigi-lo pela frequência cardíaca.

Na abordagem dos distúrbios do ritmo, algumas medicações são úteis na elucidação diagnóstica, além de atuarem de forma terapêutica. Entre elas, citamos a atropina e adenosina. A primeira, por ser uma medicação que bloqueia a ação da acetilcolina sobre o coração, em particular nó sinusal e nó atrioventricular; faz com que essas estruturas fiquem sob a ação do sistema simpático, ou seja, adrenalina, que eleva a frequência de despolarização do nó sinusal e demais marca-passos latentes e acelera a condução atrioventricular. Dessa forma, os casos de bradicardia responsivos à atropina revelam componente de tônus vagal aumentado, contribuindo para a FC baixa. Por outro lado, os não responsivos apontam para acometimento importante dessas estruturas. O uso de adenosina é reservado para abordagem das taquicardias. Uma vez que tem mecanismo de ação semelhante ao da acetilcona, ou seja, diminui a frequência de despolarização das células do nó sinusal e atriais e do nó atrioventricular, podendo ocasionar a queda da FC e bloqueio atrioventricular. Dessa forma, as taquicardias dependentes do nó atrioventricular podem ser abortadas por essa medicação, ao passo que as não dependentes apresentam diminuição da resposta ventricular, sem interferir na frequência atrial, possibilitando a visualização de ondas P ocultas. Passado o efeito da medicação, a FC retorna ao valor anterior. Ressalta-se que, durante esses testes farmacológicos, é obrigatório o registro eletrocardiográfico simultâneo.

ABORDAGEM DIAGNÓSTICA E TRATAMENTO DOS PRINCIPAIS DISTÚRBIOS DO RITMO

Extrassístoles

Definição e reconhecimento eletrocardiográfico: são caracterizadas por batimentos prematuros, sucedidos de pausa, que interrompem subitamente o ritmo cardíaco. Podem ser de origem supraventricular (atrial ou juncional) ou ventricular. As extrassístoles supraventriculares sempre apresentam a mesma morfologia do complexo QRS do batimento sinusal na maior parte dos casos, podendo ser precedidas de onda P (extrassístole atrial) ou não (extrassístole juncional). Exceção à regra são os batimentos conduzidos com bloqueio funcional (Figura 20.1). Nas extrassístoles ventriculares, os complexos QRS são de padrão diverso dos batimentos sinusais e, na maioria das vezes, têm segmento ST de polaridade inversa do respectivo QRS.

Etiologia e quadro clínico: as causas mais frequentes são distúrbios eletrolíticos (hipopotassemia, hipomagnesemia) e acidobásico (acidose metabólica), hipoxia, crise tireotóxica, uso de medicações vasoativas, agonistas beta-adrenérgicos, presença de cardiopatia congênita e pós-operatório para correção dessas patologias e até idiopática; raramente causam repercussão clínica.

Tratamento: é orientado inicialmente para correção das condições clínicas associadas; o uso de antiarrítmico é reservado quando houver repercussão clínica.

Bradiarritmias e Bloqueios Atrioventriculares

São as arritmias caracterizadas por diminuição da frequência ventricular na maioria dos casos, sendo comum a pré-parada cardíaca[7-9].

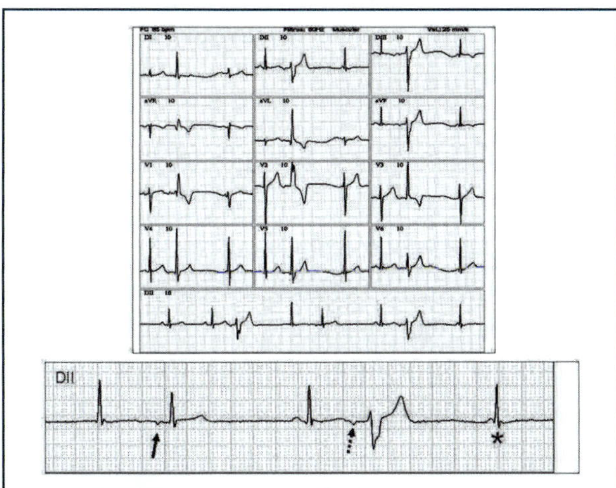

FIGURA 20.1 ***Paciente masculino, 14 anos, em tratamento de crise de asma brônquica, em uso de broncodilatadores. Observar presença de ritmo sinusal dominante, com extrassístoles supraventriculares (atriais), ora conduzidas normalmente (seta cheia), ora com aberrância (seta pontilhada); ressalta-se a presença de escape juncional (asterisco). O uso de agonista beta-adrenérgico pode levar ao aparecimento de extrassístoles supraventriculares.***

Bradicardia sinusal

Definição e reconhecimento eletrocardiográfico: caracteriza-se pela frequência cardíaca abaixo do normal para a idade, com onda P sinusal sucedida de complexo QRS, com intervalo PR fixo (Figura 20.2).

Etiologia e quadro clínico: geralmente não é comum em lactentes. Pode ocorrer em doenças sistêmicas graves (sepse, hipóxia, acidose, hipertensão intracraniana) ou ser secundária a hipotireoidismo, hipopituitarismo, hipercalemia, hipocalcemia, medicações (digitálicos, betabloqueadores, verapamil, sotalol, amiodarona, lidocaína) e até de origem genética (doença de nó sinusal).

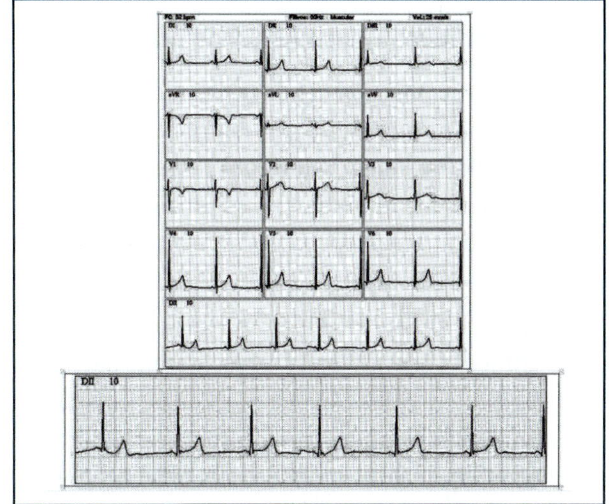

FIGURA 20.2 ***Paciente feminino, 11 anos, sem cardiopatia estrutural e em uso de propranolol devido à presença de hemangioma. Observar presença de bradicardia sinusal para a faixa etária.***

Tratamento (Figura 20.6):

a. Pacientes assintomáticos: tratar a causa clínica associada.
b. Pacientes sintomáticos: estabelecer suporte básico de vida, tratar fatores desencadeantes, sobretudo hipoxemia, hipotensão e acidose. Depois de adotadas essas medidas, com ventilação e oxigenação adequadas, se a bradicardia sintomática persistir, está indicada a administração de epinefrina em doses habituais. Havendo suspeita de estimulação vagal ou toxicidade por colinérgicos, deve-se admi-

nistrar atropina[6]. Nos casos de bradicardia refratária a essas medidas, indica-se marca-passo temporário, ficando o procedimento em caráter definitivo para persistência dos sintomas e sinais de baixo débito cardíaco e as de causa irreversível. Os fatores de insucesso no tratamento são: hipoxemia por hipoventilação, hipotermia, hipovolemia, acidose grave, hipocalemia ou hipercalemia, hipoglicemia, hipotermia, trauma craniano com hipertensão intracraniana, tamponamento cardíaco, pneumotórax hipertensivo, tromboembolismo pulmonar ou coronariano, e intoxicações (agentes químicos, venenos, drogas ilícitas ou medicações).

Bloqueio atrioventricular (BAV) de primeiro grau

Definição e reconhecimento eletrocardiográfico: nesta condição, observa-se o aumento da duração do intervalo PR (avaliar o valor para faixa etária), mas cada estímulo atrial (onda P) é conduzido ao ventrículo, gerando o respectivo QRS. Ressalta-se que não causa bradicardia (Figura 20.3).

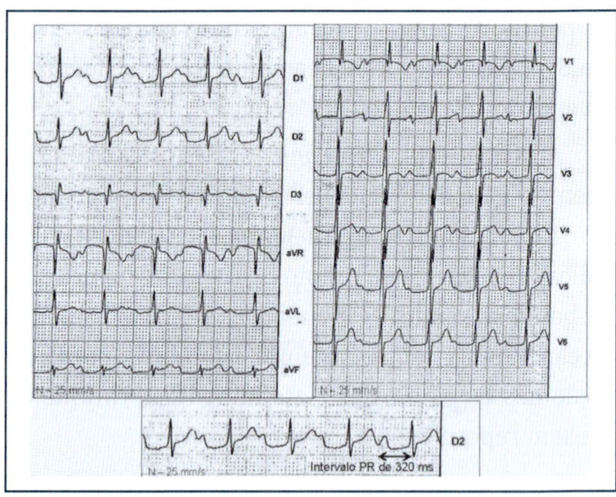

FIGURA 20.3 ***Paciente do sexo feminino, sete anos, diagnóstico de comunicação interatrial, em uso de digoxina. Observar bloqueio atrioventricular de primeiro grau (seta bidirecional) na parte inferior da Figura, com PR de 320 ms, efeito colateral da medicação em uso. Ressalta-se presença de sobrecarga de câmaras direitas (onda P, com aumento de amplitude superior a 2,5 mm e qR em V1 e S profunda em V5 e V6), achados comuns em portadores dessa cardiopatia.***

Etiologia e quadro clínico: possui pouco significado clínico, podendo estar presente em pacientes com febre reumática, doença de Chagas, cardiopatias congênitas (comunicação interatrial, anomalia de Ebstein, drenagem anômala total de veias pulmonares), pós-operatório de cirurgia cardíaca, intoxicação digitálica e distúrbios metabólicos.

Tratamento: Tratar a causa desencadeante. Se não houver, a conduta é expectante.

BAV de segundo grau

Nesse tipo de bloqueio, observa-se atraso de condução e, pelo menos, uma despolarização atrial (onda P) não é conduzida aos ventrículos.

Os bloqueios de segundo grau são classificados como segue[10,11]: Mobtiz tipo I ou Wenckebach, Mobtiz tipo II, bloqueio 2:1 e bloqueio de grau avançado.

BAV de segundo grau tipo Mobtiz I ou Wenckebach

Definição e reconhecimento eletrocardiográfico: caracteriza-se pelo prolongamento progressivo do intervalo PR até uma onda P ser bloqueada, sucedendo pausa ventricular. O intervalo PR que sucede a onda P bloqueada é o menor entre os anteriores (Figura 20.4)[11].

Etiologia e quadro clínico: as causas podem ser medicamentosa, intoxicação exógena e digitálica, miocardites e pós-operatório de cirurgia cardíaca e congênita. Raramente, dão repercussão clínica, como pré-síncopes, síncopes e insuficiência cardíaca (IC).

Tratamento: é voltado para tratamento da condição clínica; na ausência de morbidade aparente, a conduta é expectante, com seguimento clínico.

BAV de segundo grau Mobitz tipo II

Definição e reconhecimento eletrocardiográfico: nesta condição, é observado bloqueio súbito da condução atrioventricular, gerando pausa com os intervalos PR e RR fixos, prévio à onda P bloqueada[11].

Etiologia e quadro clínico: as causas mais comuns são miocardites, pós-operatório de correção de cardiopatia congênita, intoxicação exógena e me-

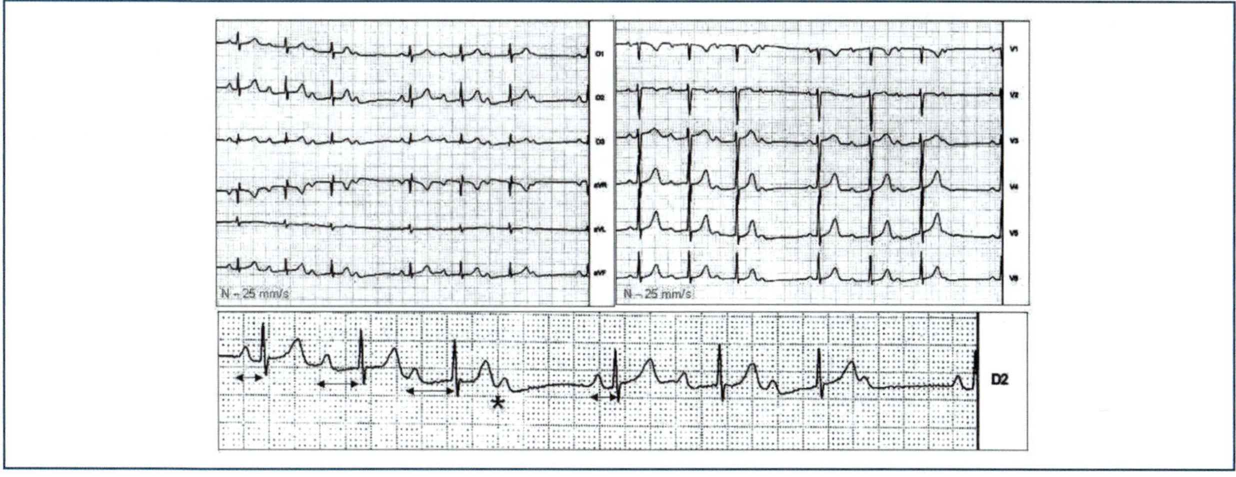

FIGURA 20.4 *Paciente masculino, 11 anos, em avaliação de febre e achado de pulso arrítmico. Observar presença de bloqueio atrioventricular de segundo grau Mobtiz I, em destaque na parte inferior da Figura, em que se nota prolongamento do intervalo PR (setas bidirecionais) até onda P ser bloqueada (asterisco); o novo ciclo que se inicia tem PR menor entre os anteriores (quarta seta bidirecional). Nesse caso, a ausência de doença cardíaca e de medicações caracteriza bloqueio atrioventricular congênito.*

dicamentosa. Raramente, associa-se a sintomas de baixo débito cardíaco.

Tratamento: é voltado para correção da condição clínica associada; na ausência de morbidades, a conduta é expectante, sobretudo se o paciente não apresentar sintomas. Porém, requer seguimento clínico.

BAV de segundo grau com bloqueio 2:1

Definição e reconhecimento eletrocardiográfico: nesta condição, 50% das ondas P não são conduzidas aos ventrículos; em sua maioria, o intervalo PR e RR são fixos. É condição rara na faixa pediátrica[11].

Etiologia e quadro clínico: as causas mais comuns são medicamentosa, intoxicação exógena, inflamação e congênita.

Tratamento: também é voltado para eliminação da condição clínica. Na ausência de sintomas, a conduta é expectante e seguimento clínico.

BAV de grau avançado

Definição e reconhecimento eletrocardiográfico: nesta condição, mais de 50% dos estímulos atriais (ondas P) não são conduzidos aos ventrículos, ocasionando pausas significativas. Atentar que intervalo PR é fixo[11].

Etiologia e quadro clínico: a queda significativa da frequência cardíaca pode acarretar hipóxia cerebral transitória (síndrome de Stokes-Adams). Apesar de aparecer em crianças com corações estruturalmente normais, é mais provável que haja doença do sistema de condução. Também pode estar presente em pós-operatório de correção de cardiopatia congênita.

Tratamento: é voltado inicialmente para condição clínica; porém, se for de causa irreversível e com FC inadequada para idade ou repercussão clínica, o marca-passo definitivo está indicado.

Bloqueio Atrioventricular Total (BAVT) ou de III Grau

Definição e reconhecimento eletrocardiográfico: nesta condição, nenhuma atividade atrial é conduzida aos ventrículos, observando-se dissociação atrioventricular. A frequência cardíaca e a morfologia do QRS vão depender do sítio de bloqueio. Nas lesões acima do feixe de His, geralmente o foco de escape responde de forma satisfatória a estímulo simpático, e o complexo QRS é estreito em 100% dos casos; quando a lesão estiver no feixe de His ou abaixo, o foco de escape não responde a estímulo adrenérgico e o complexo QRS poderá ser estreito ou largo. Dessa forma, o intervalo RR e o PP são diferentes, e podem sofrer variação (Figura 20.5)[11].

Etiologia e quadro clínico: as causas podem ser congênita, sequela de pós-operatório de cirurgia

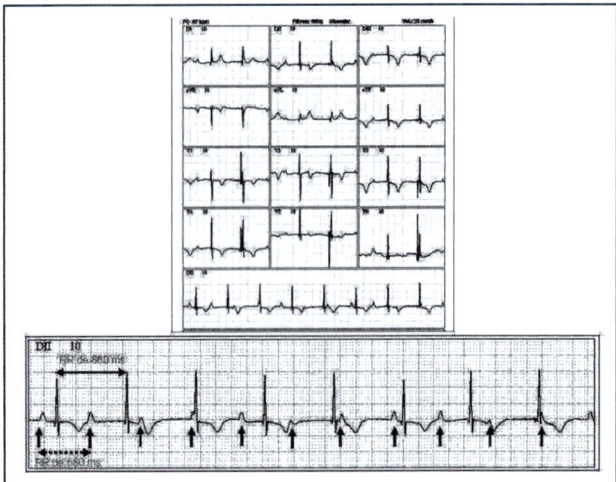

FIGURA 20.5 *Paciente feminino, 11 anos, em avaliação de tonturas. Observar nesse ECG bloqueio atrioventricular total. No traçado de ritmo, em destaque na parte inferior da Figura, nota-se presença de ondas P dissociadas, ocorrendo ora dentro do segmento ST (terceira, sexta, sétima, 10ª e 11ª setas), ora dentro do QRS (quarta seta), com intervalo PP (680 ms) diferente do intervalo RR (860 ms).*

cardíaca, processos infecciosos (como a difteria), degeneração idiopática do sistema de condução de caráter genético, tumores do sistema de condução e miocardiopatias.

O BAVT congênito é frequentemente diagnosticado intraútero, podendo ser causa de hidropsia fetal. Ocorre em corações estruturalmente normais ou em cardiopatias congênitas. Pode estar associado a doenças maternas, como o lúpus eritematoso sistêmico (30% a 60% dos casos). A frequência atrial é, geralmente, mais alta que a ventricular, que, por sua vez, oscila entre 40 e 100 bpm, podendo causar baixo débito cardíaco. Porém, pode aumentar com choro ou estimulação simpática, sobretudo os com ritmo de escape alto (juncional). Dessa forma, o quadro clínico é variável, podendo o paciente ser assintomático ou apresentar queixas: tonturas, síncopes (síndrome de Stokes-Adams), IC e morte súbita. A maioria dos óbitos ocorre no primeiro ano de idade. A associação de BAVT com QRS alargado tem maior chance de morte súbita, da mesma forma que pacientes com FC baixa para idade.

Após correção de cardiopatia congênita (comunicação interventricular [CIV], defeito do septo atrioventricular parcial ou total, transposição das grandes artérias), esse distúrbio torna-se transitório, sobretudo no período pós-operatório imediato. Porém, pode reaparecer em caráter tardio, de forma permanente, sendo necessário seguimento.

Tratamento[12]:

a. BAVT congênito: se a resposta ventricular for abaixo de 45 bpm em repouso, sobretudo na presença de batimentos ectópicos, proceder da seguinte forma, em sequência:
   - Atropina: dose 0,02 mg/kg/dose, via intravenosa a cada duas a quatro horas, podendo chegar até a dose máxima de 0,5 mg em crianças e 1 mg em adolescentes.
   - Isoproterenol: dose 0,1 µg/kg/min, (dose máxima = 1µg/kg/min.). Os efeitos colaterais são muito importantes, como a hipotensão arterial sistêmica e geração de outras arritmias.
   - Marca-passo temporário ou definitivo: são critérios para a implantação de marca-passo definitivo: pacientes sintomáticos (síncope, IC), bloqueio abaixo do feixe de His (QRS alargado), frequência ventricular abaixo de 55 bpm na maior parte do monitoramento, associação com cardiopatias congênitas complexas e frequência ventricular entre 65 e 70 bpm, arritmia ventricular frequente ou complexa associada à cardiomegalia, intolerância moderada ou grave ao exercício físico.

b. BAVT cirúrgico: quando ocorre de modo transitório, é tratado por meio de estimulação cardíaca temporária, conectando-se diretamente aos cabos habitualmente implantados durante a cirurgia junto ao gerador externo. Se após duas semanas o paciente não retornar ao ritmo sinusal, implanta-se o marca-passo definitivo.

c. BAVT por outras causas: proceder inicialmente com medicações (atropina e isoprotrenol), em posologia semelhante à utilizada ao de causa congênita; se persistir bradicardia sintomática, pesar estimulação cardíaca temporária. A indicação de marca-passo definitivo é reservada para as causas irreversíveis e bradicardia sintomática.

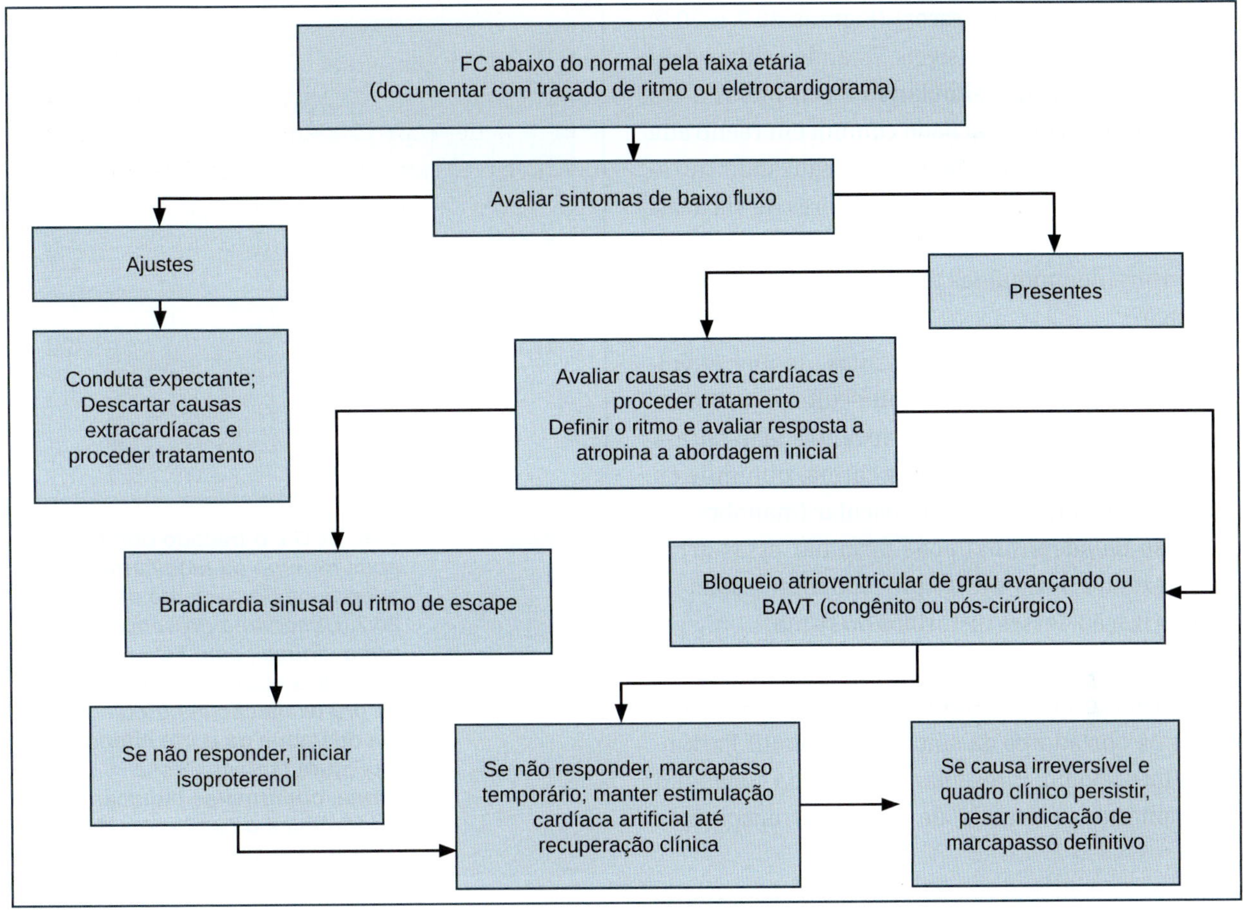

FIGURA 20.6 *Fluxograma da abordagem da bradicardia.*

A Figura 20.6 apresenta um fluxograma para a abordagem da bradicardia.

TAQUIARRITMIAS

Taquicardia Sinusal

Definição e reconhecimento eletrocardiográfico: caracteriza-se por frequência cardíaca acima do normal para idade, com onda P sinusal sucedida de complexo QRS e intervalo PR fixo. Na maior parte dos casos, a FC não ultrapassa 220 bpm em lactentes e 180 bpm em crianças acima de um ano de idade. Geralmente, após a infusão IV de adenosina, observa-se queda da frequência cardíaca e, por vezes, alargamento do PR, com o valor anterior, após passado o efeito da medicação.

Etiologia e quadro clínico: ocorre durante o choro, febre, medo, hipovolemia, medicações (inotrópicos como dobutamina e dopamina), exercícios e condições clínicas que se associam à liberação de adrenalina.

Tratamento: é voltado para a correção da condição clínica dominante (Figura 20.10).

Taquicardia de Supraventricular (TSV)

Definição e reconhecimento eletrocardiográfico: este tópico envolve dois principais tipos de arritmia, a saber, por ordem de frequência: taquicardia envolvendo via acessória manifesta (taquicardia ortodrômica da síndrome de Wolf-Parkinson-White – o estímulo ativa os ventrículos pelo sistema normal de condução e sobe para os átrios pela via acessória) ou oculta (não há condução anterógrada, ou seja, pré-excitação, apenas condução retrógrada) e por reentrada nodal. O padrão eletrocardiográfico é semelhante, com a frequência cardíaca acima de 220 bpm em lactentes e 180 bpm em crianças maiores; os complexos QRS são estreitos (menor que 90 ms) na maioria dos casos e o intervalo RR é regular. É rara a presença de QRS alargado por aberrância de condução. Por vezes, pode ser observada alternância de QRS, sendo mais frequente nos portadores de via acessória (30% dos casos) (Figuras 20.7 e 20.8) [11]. As ondas P não são visíveis, estando ocultas dentro do complexo QRS, simulando falsas ondas S em derivações inferiores (achado comum em reentrada nodal) ou dentro do segmento ST, causando infradesnivelamento (comum em portadores de via acessória) (Figuras 20.9 e 20.10); esse padrão determinou à literatura denominá-las taquicardia de RP curto e PR longo[11].

Ambos os tipos de taquicardias, as que envolvem via acessória (manifesta ou oculta) e por reentrada nodal, utilizam o nó atrioventricular para a manutenção da arritmia. Dessa forma, diminuir ou bloquear a condução atrioventricular (manobra vagal e uso de adenosina) pode terminar essas arritmias, fazendo o uso desses procedimentos úteis na caracterização desses distúrbios do ritmo.

Etiologia e quadro clínico: a grande maioria é observada em coração estruturalmente sadio. Ressalta-se que os portadores da síndrome de Wolff-Parkinson-White podem apresentar cardiopatia congênita concomitante (anomalia de Ebstein, transposição

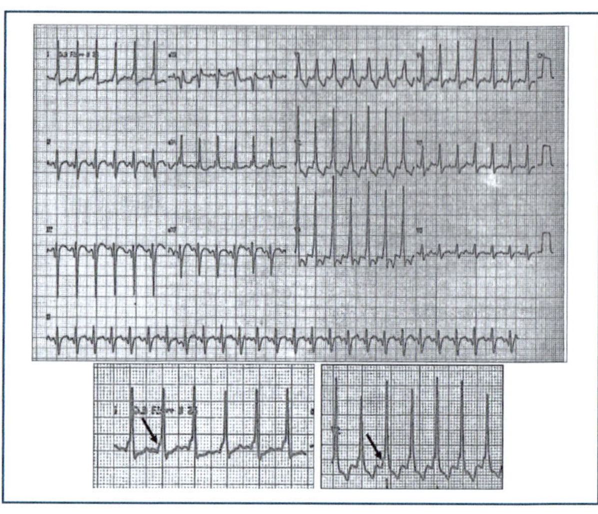

FIGURA 20.8 *Este ECG é o traçado obtido após término da taquicardia com adenosina do paciente da Figura 20.7. Observar a presença de ritmo sinusal, com FC normal para faixa etária e presença de pré-excitação ventricular, em destaque na parte inferior da Figura (setas). Dessa forma, confirma-se taquicardia ortodrômica da síndrome de Wolf-Parkinson-White.*

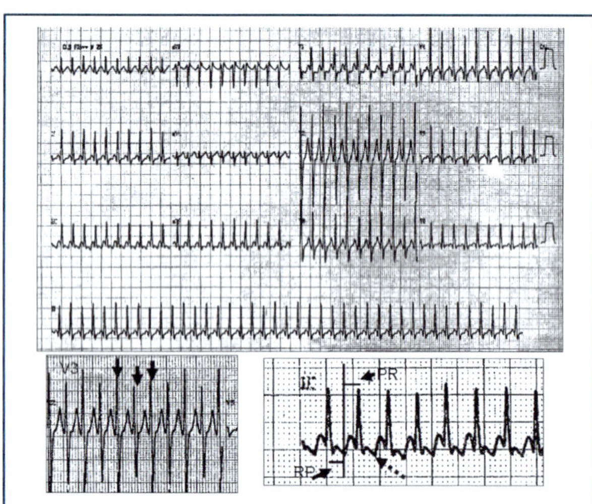

FIGURA 20.7 *Paciente masculino, três anos, com relato de mal-estar, palidez e sudorese. Nesse ECG, observa-se presença de taquicardia de QRS estreito e RR regular, com presença de alternância de QRS, em destaque na parte inferior da Figura (setas cheias à esquerda), onda P' sobre o segmento ST (seta pontilhada à direita, com intervalo RP < PR). Esses achados caracterizam via acessória.*

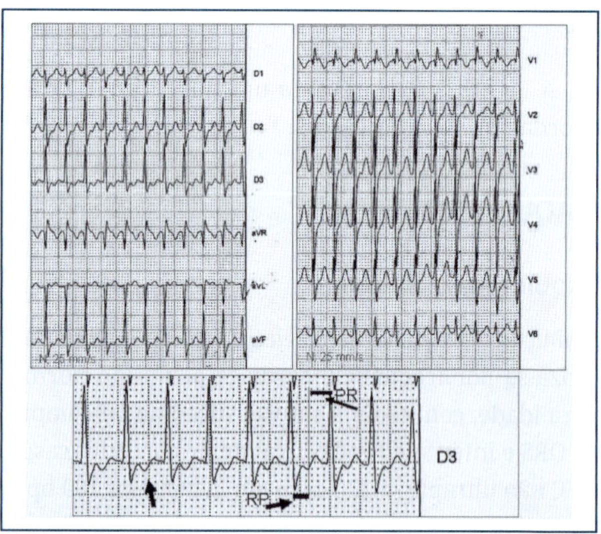

FIGURA 20.9 *Paciente masculino, seis anos, com relato pela mãe de palidez e mal-estar. Neste ECG, observar taquicardia de QRS estrito RR, regular, sem alternância de QRS, porém com P oculto dentro do segmento ST, em destaque na parte inferior do QRS (seta cheia), com RP < PR. Esses achados caracterizam via acessória.*

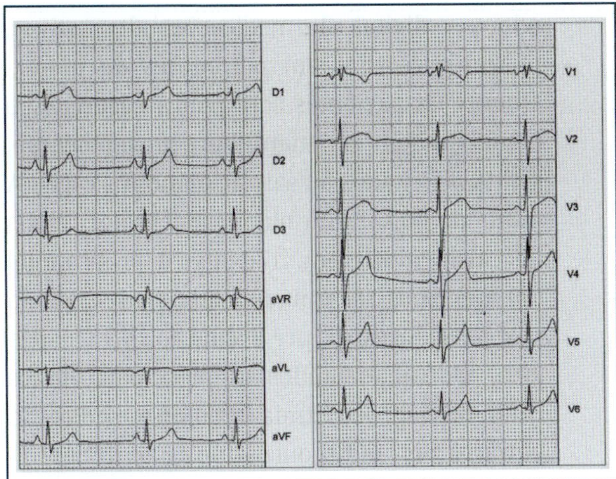

FIGURA 20.10 ***Traçado de eletrocardiograma do paciente da Figura 20.9. Observar intervalo PR normal e bloqueio incompleto do ramo direito (observar rsR em V1 e inscrição lenta da onda S em D1, V5 e V6). Nesse caso, com intervalo PR normal, aponta para presença de pré-excitação intermitente, devendo-se utilizar de outros métodos para pesquisá-la, como o eletrocardiograma ambulatorial (Holter). Ressalta-se que a via acessória com condução retrógrada exclusiva (via acessória oculta) tem comportamento semelhante.***

dos grandes vasos). O período de manifestação é variável, e pode estar presentes intraútero, acarretando hidropsia fetal. Quando o episódio TSV inicial é abaixo dos quatro meses de idade, o risco de novos episódios é menor quando comparado com os que manifestam o primeiro episódio após um ano de idade. Quanto menor a faixa etária da criança, maior a frequência ventricular, maior a duração da taquicardia e mais precocemente surgem os sintomas de IC. Dependendo da frequência ventricular, nas crianças de faixa etária maior, a repercussão da arritmia é variável, podendo ser assintomáticas.

Tratamento[13-14]:

a. Paciente hemodinamicamente estável (Figura 20.15):

- Manobras vagais: em crianças, a mais efetiva é o reflexo de imersão, na qual coloca-se uma toalha embebida em água gelada (5° a 8°C) por 10 a 30 segundos sobre a face; alternativas a essa medida são: em crianças maiores de oito anos, a manobra Valsalva ou manobra de Trendelenburg; em crianças menores, é descrita a inserção de sonda nasogástrica, porém deve-se tomar cuidado com o risco de vômitos e aspiração.
- *Overdrive* atrial: poucos serviços dispõem deste recurso terapêutico; pode ser realizado com cateter transesofágico ou marca-passo atrial. O átrio é estimulado com frequência superior à da taquicardia; os tipos de reposta são: término das taquicardias que envolvem via acessória e reentrada nodal e diminuição momentânea da FC, porém com manutenção da arritmia, nos casos de taquicardia atrial.
- Medicações em ordem de preferência[13-16]:
  - Adenosina: dose 0,1 mg/kg, via intravenosa em *bolus*. Pode-se aumentar para 0,3 mg/kg até a dose máxima de 12 mg;
  - Verapamil: é um bloqueador dos canais de cálcio. Atua diminuindo a condução atrioventricular, prolongando o período refratário no nó atrioventricular. Dose: 0,1 a 0,3 mg/kg em 10 minutos, via intravenosa. Repetir duas vezes com intervalo de 15 minutos; não pode ser utilizado em portadores de pré-excitação ventricular e em crianças menores de um ano de idade;
  - Propafenona: dose de ataque de 1 a 2 mg/kg em três a cinco minutos IV. Repetir a dose em 90 minutos, se necessário. Manutenção: 200 mg/m^2/dia (ou 8 a 10 mg/kg/dia), dividida em duas tomadas. Pode-se aumentar 100 mg/m^2/dia até o máximo de 600 mg/m^2/dia (20 mg/kg/dia) VO;
  - Amiodarona: 5 a 10 mg/kg via intravenosa lenta (em cerca de 60 minutos), podendo chegar a 20 mg/kg/dia. Infusão de manutenção: 5 a 15 µg/kg/min. Dose de manutenção via oral: 5 a 10 mg/kg/dia;
  - Sotalol: crianças acima de dois anos. Iniciar com 90 mg/m^2/dia, dividida em três doses e aumentar gradualmente a cada três dias até resposta ou aumento do QTc ou bradicardia. Dose de 2 a 8 mg/kg/dia, dividida em duas tomadas;

- Flecainide: 1,5 a 2 mg/kg por cinco minutos, via intravenosa (medicação não disponível comercialmente no Brasil); a dose de manutenção, via oral, em lactentes (menores de seis meses): 80 a 90 mg/m²/dia de 12 em 12 horas; de seis meses a 10 anos: 100-200 mg/m²/dia de oito em oito horas; maiores de 10 anos e adolescentes: 100-400 mg/dia, de 12 em 12 horas.
- Betabloqueadores: propranolol – via intravenosa, dose de ataque de 0,02 a 0,1 mg/kg, podendo ser repetido a cada seis horas, se necessário; a seguir 1 a 4 mg/kg/dia em quatro doses de manutenção e via oral: 0,5 a 1 mg/kg/dose a cada seis horas; e o atenolol – dose inicial de 0,7 a 1,4 mg/kg/dia, dividida em uma ou duas tomadas. A dose máxima é de 2 mg/kg/dia ou 100 mg/dia, via oral.

- Cardioversão: é reservada quando as medicações não foram efetivas. Iniciar o procedimento com carga de 0,5 a 1 J/kg. Os pacientes devem ser sedados. Nos pacientes em uso de digitálicos, é recomendado administrar lidocaína (1 mg/kg, IV), como profilaxia de arritmias ventriculares.

b. Paciente hemodinamicamente instável:

- Cardioversão: usar 0,5 a 1 J/kg. Os pacientes devem ser sedados. Em pacientes usando digitálicos é recomendado administrar lidocaína (1 mg/kg, IV) como profilaxia de arritmias ventriculares. Até que o aparelho seja providenciado, pode ser administrada a adenosina, na dose inicial de 0,1 mg/kg, em bolo, via intravenosa, com incremento de 0,1 mg/kg por vez até a dose máxima de 12 mg. Entretanto, o uso dessa medicação não pode retardar a cardioversão.

c. Profilaxia das crises: uma vez recuperados, a profilaxia das crises são prescritas de acordo com a repercussão clínica, faixa etária, presença de pré-excitação e de doença cadíaca[14]. Portanto, são reservados para os que apresentam repercussão hemodinâmica, presença de pré-excitação e cardiopatia estrutural. As medicações de escolha são: antiarrítmicos da classe III (amidarona e sotalol) e antiarrítmicos da classe IC (propafenona). Betabloqueadores e digital são medicações alternativas, porém proscritos em portadores de pré-excitação. Os pacientes com pouca repercussão clínica podem ser mantidos sem medicação, sendo orientados a realizar manobra vagal. A pílula de bolso, com bloqueadores dos canais de cálcio (diltiazem, 120 mg) e propranolol (80 mg), pode ser útil em adolescentes, exceto nas portadores de pré-excitação. No Quadro 20.2, são apresentados os principais efeitos colaterais e pró-arritmia (quando a medicação antiarrítmica induz outro tipo de arritmia)[13-16] das medicações apresentadas neste capítulo.

A ablação por radiofrequência[14-15] é utilizada em situações de arritmias refratárias e incessantes, onde há deterioração da função ventricular, evoluindo com IC (taquicardiomiopatia). Por meio de cateter intracardíaco, determina-se o local responsável pela arritmia e, ao contato desse dispositivo aquecido com radiofrequência e o tecido cardíaco, observa-se morte celular por desidratação, destruindo o circuito da taquicardia. Apresenta sucesso de 95% nos pacientes sem cardiopatia e entre 60% e 85% nos portadores de cardiopatias[15]. Essa técnica deve ser restrita aos serviços com experiência desse procedimento em crianças e que disponham de cirurgia cardíaca, com capacidade para atender complicações que ocorrem, sobretudo, nos de peso abaixo de 20 quilos ou com cardiopatias graves.

Taquicardia Atrial[11-15]

Definição e reconhecimento eletrocardiográfico: caracteriza-se pela presença de onda P diferente da sinusal, com frequência cardíaca abaixo de 240 bpm, e a condução ventricular variável, podendo oscilar em 1:1, na maioria dos casos, ou 2:1. Geralmente, a atividade atrial ocorre após a onda T, fazendo com que o intervalo RP seja maior que o PR (Figuras 20.11 e 20.12). Por se tratar de foco automático na maior parte dos casos, tem caráter de aceleração e desaceleração, tornando a FC variável. Pelo fato de o circuito da arritmia estar no átrio, e não na junção atrioventricular, a manobra vagal ou uso de adenosina são ineficazes, reduzindo apenas a resposta ventricular, porém mantendo a frequência atrial. Nos casos de taquicardia atrial automática, a morfologia da onda P é fixa, com a polaridade dependente do sítio da taquicardia. Se positiva em DI e aVL e

QUADRO 20.2 *Efeitos colaterais de fármacos antiarrítmicos.*

Medicação	Efeitos colaterais	Pró-arritmia
Adenosina	Sensação de desconforto torácico, rubor facial	Raramente fibrilação atrial
Propafenona	Hipotensão, sabor desagradável, fadiga, disfunção de ventrículo esquerdo, elevação de enzimas hepáticas, vômitos e náuseas	BAV, bradicardia, TV, piora da TSV; alargamento do QRS
Amiodarona	Fotossensibilidade, descoloração da pele, depósitos em córneas, hipo ou hipertireoidismo, hepatite	BAV, bradicardia, TV
Flecainide	Visão nublada, cefaleia, náuseas, disfunção de ventrículo esquerdo, tonturas	BAV, bradicardia, TV e torsades de Pointes
Propranolol	Hipotensão, hipoglicemia, broncoespasmo, dor abdominal, náuseas, diarreia, fadiga, insônia, anorexia, depressão, pesadelos, cefaleia e dificuldade de concentração	BAV, bradicardia
Esmolol		BAV e bradicardia
Atenolol	Hipotensão, hipoglicemia, broncoespasmo, dor abdominal, náuseas, diarreia, fadiga, insônia, anorexia, depressão, pesadelos, cefaleia e dificuldade de concentração	BAV, bradicardia
Metoprolol	Hipotensão, hipoglicemia, broncoespasmo, dor abdominal, náuseas, diarreia, fadiga, insônia, anorexia, depressão, pesadelos, cefaleia e dificuldade de concentração	BAV, bradicardia
Sotalol	Fadiga, tontura, cefaleia, dor abdominal e depressão	BAV, bradicardia, ectopia ventricular, prolongamento do QTc, TV, torsades de Pointes
Digoxina	Anorexia, náuseas, vômitos, dor abdominal; SNC: cefaleia, perturbações visuais, letargia e irritabilidade	BAV, bradicardia, ectopia ventricular
Verapamil e Diltiazem	Hipotensão arterial grave, constipação, tontura e cefaleia, dissociação eletromecânica em menores de um ano	Bradicardia e BAV
Lidocaína	Sonolência, turvação visual, excitação ansiedade, tremor, visão dupla, convulsão, tremores, agitação, coma	Bradicardia, assistolia

negativa em aVR e V1, a origem é no átrio direito; se negativa em DI e aVL e positiva em aVR e V1, no átrio esquerdo. Nos casos de taquicardia multifocal, as ondas P têm morfologia e polaridade diferentes a cada batimento e frequência cardíaca variável, podendo ser confundida com fibrilação atrial.

Etiologia e quadro clínico: a maioria ocorre em coração estruturalmente normal, podendo acometer qualquer faixa pediátrica. Podem ser observadas no pós-operatório de cardiopatias congênitas, em sepse, distúrbios do potássio, uso de medicações vasoativas e condições clínicas que elevem o nível de catecolaminas. A forma de apresentação pode ser paroxística ou de caráter incessante; nessa condição, pode evoluir com taquicardiomiopatia (deterioração da função ventricular secundária *à* taquicardia persistente). Raramente, causa instabilidade hemodinâmica.

Tratamento[13-16]: o tratamento preferencial é:

a. Digital: a dose recomendada é de 6-10 µg/kg/dia, em uma ou duas vezes em lactentes e pré-escolares e, de 0,125-0,25 mg/dia, em escolares e adolescentes.

a. Betabloqueadores:
   - Propranolol: via intravenosa, dose de ataque de 0,02 a 0,1 mg/kg, podendo ser repetido a cada seis horas, se necessário, e a seguir 1 a 4 mg/kg/dia em quatro doses de manutenção. Via oral: 0,5 a 1 mg/kg/dose a cada seis horas.
   - Atenolol: dose inicial de 0,7 a 1,4 mg/kg/dia, dividida em uma a duas tomadas. Dose máxima é de 2 mg/kg/dia ou 100 mg/dia, via oral.
   - Associação com propafenona, amiodarona e flecainide é reservada os casos refratários à monoterapia.

O uso de *overdrive* nesses casos é ineficaz; a cardioversão elétrica não é necessária na maioria dos casos.

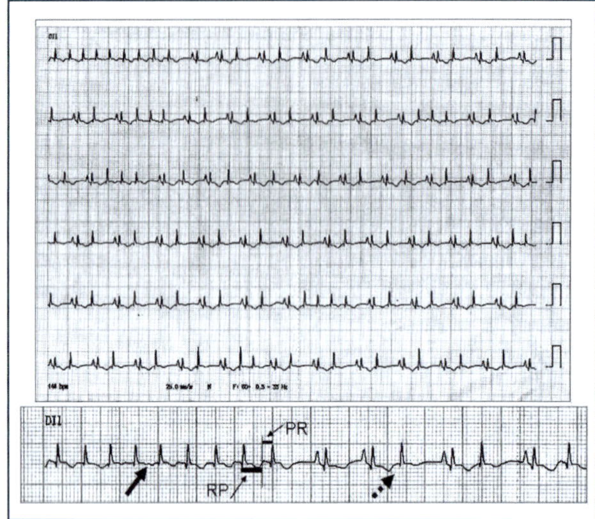
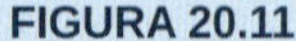

FIGURA 20.11 *Paciente masculino, um mês de vida, em pós-operatório de correção de* shunt *aortopulmonar e persistência do canal arterial, em uso de medicações vasoativas por instabilidade hemodinâmica. Nesse traçado de ritmo, observa-se presença de TSV com características de taquicardia atrial, em destaque na parte inferior da Figura (onda P diferente da sinusal = seta cheia; condução 1:1 e intervalo RP>PR), com término espontâneo e presença de extrassístoles atriais (seta tracejada). Nesse caso, o uso de medicações vasoativas é um dos fatores desencadeadores desse tipo de arritmia.*

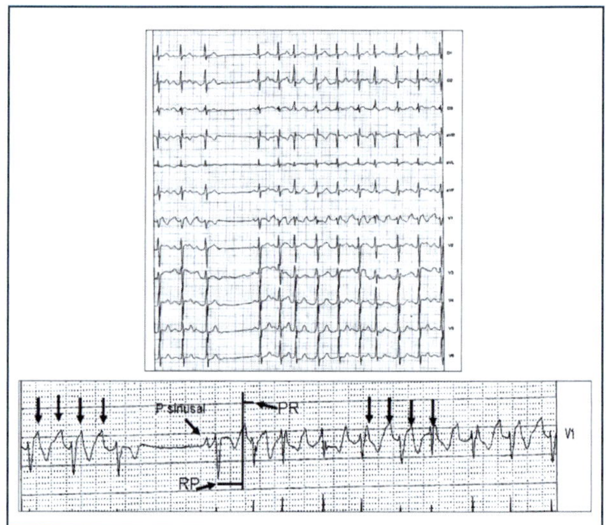

FIGURA 20.12 *Paciente feminino, 11 anos, queixa de cansaço para realizar educação física e pulso arrítmico. Neste caso, observa-se presença de taquicardia atrial, com padrão incessante (um ou dois batimentos sinusais e os demais em taquicardia, em destaque em V1). O intervalo RR é irregular por condução atrioventricular variável; o intervalo RP > PR e a onda P é diferente da sinusal. A queixa principal nesses casos é a queda da capacidade funcional (notar relato da paciente) e até sinais de IC.*

A ablação por radiofrequência é reservada para os casos incessantes ou com evolução para taquicardiomiopatia.

Taquicardia Juncional

Definição e reconhecimento eletrocardiográfico: a maioria trata-se de taquicardia de QRS estreito ou com morfologia semelhante ao QRS sinusal; o intervalo RR é variável, uma vez que se trata de foco automático, fazendo com que a FC oscile[11]. A presença de dissociação atrioventricular é patognomônica, porém raramente pode ser observada a condução retrógrada para os átrios, ocasionando o aparecimento de onda P negativa nas derivações DII, DIII e aVF, podendo preceder ou suceder o complexo QRS. Geralmente, não terminam com adenosina ou manobra vagal.

Etiologia e quadro clínico: podem ser observados em coração estruturalmente normal, porém é mais descrita no pós-operatório de correção de cardiopatia congênita (defeito do septo atrioventricular e ventricular, tetralogia de Fallot). Essa condição clínica ocorre em faixa etária menor que um mês de vida, e associa-se à presença de insuficiência cardíaca, hipertermia, tempo prolongado de circulação extracorpórea e de cardioplegia, altos níveis de troponina e creatina fosfoquinase, uso de medicações vasoativas e suporte ventilatório prolongado.

Tratamento[13-16]*:* primeira medida é eliminar ou amenizar as causas extracardíacas. A medicação de primeira linha é a amiodarona, nas doses recomendas para os portadores de TSV. Em casos não responsivos, pode-se utilizar a associação de digitálicos e betabloqueadores e flecainide. O uso de ablação por radiofrequência está reservado para os casos refratários às medicações.

Flutter Atrial[11,15]

Definição e reconhecimento eletrocardiográfico: é uma taquicardia atrial rápida, com frequência atrial em torno de 300 bpm (280 a 450 bpm), e reposta ventricular variável. Quando a condução atrioventricular for 1:1, a FC será de 300 bpm; para bloqueio 2:1, será de 150 bpm; para bloqueio 3:1, de 100 bpm. As ondas F podem ser visíveis, sobretudo para FC de 150 ou menor, dando aspecto em serrilhado da linha de base. O teste da adenosina não interrompe a arritmia, apenas diminui a FC. Na maioria das vezes, os complexos QRS são menores que 90 ms, exceto na presença de bloqueio de ramo prévio ou funcional (instala-se apenas na vigência de taquicardia por elevação rápida da FC) ou até pré-excitação ventricular.

Etiologia e quadro clínico: arritmia rara em criança, estando associada à cardiopatia congênita com átrios grandes (atresia tricúspide, anomalia de Ebstein ou valvopatia mitral reumática) e em pós -operatório de cirurgia cardíaca (procedimento de Fontan, Mustard, Senning, correção de comunicação interatrial). Porém, pode ocorrer em crianças com coração estruturalmente normal, sobretudo em neonatos com manifestação prévia intraútero.

Tratamento[13-16]:

a. Pacientes hemodinamicamente estáveis:
   - Uso de medicações:
     - Adenosina: embora não reverta a arritmia, é útil no diagnóstico, pois provoca bloqueio atrioventricular e possibilita a visualização das ondas F.
     - Betabloqueadores: são úteis no controle da resposta ventricular, mas não terminam com a arritmia; os mais indicados são propranolol, atenolol, sotalol e verapamil, conforme relatado no tópico de tratamento de taquicardias supraventriculares;
     - Digital: pode ser usada para cardioversão medicamentosa e como terapêutica de manutenção. Pode reverter a ritmo sinusal ou transformar em fibrilação atrial (nesse caso, a associação com amiodarona pode ser benéfica). A dose recomendada é: lactentes e pré-escolares, 6-10 µg/kg/dia, em dose única ou de 12 em 12 horas; escolares e adolescentes, 0,125-0,25 mg/dia, uma vez por dia.
     - Amiodarona: 5 a 10 mg/kg, via intravenosa lenta (em cerca de 60 minutos), podendo chegar a 20 mg/kg/dia. Infusão de manutenção: 5 a 15 µg/kg/min. Dose de manutenção via oral: 5 a 10 mg/kg/dia.
   - *Overdrive* atrial: pode ser realizado com cateter transesofágico ou marca-passo atrial. O átrio é estimulado a uma frequência maior que a da taquicardia e os tipos de reposta são: término da arritmia e diminuição momentânea da FC, porém com manutenção da arritmia ou indução de fibrilação atrial.
   - Cardioversão: é o tratamento de escolha, devendo-se proceder conforme abordado no tópico de TSV.

b. Pacientes hemodinamicamente instáveis:
   - Cardioversão: é o tratamento de escolha, devendo-se proceder conforme a mesma orientação no tópico de TSV.

c. Profilaxia das crises: reservada aos pacientes com cardiopatia estrutural, crises frequentes e que apresentam quadro de IC. As medicações recomendadas são propafenona e flecainide, reservando amiodarona para os portadores de cardiopatias estruturais. A ablação por radiofrequência[13] é utilizada em situações de arritmias não responsivas ao tratamento medicamentoso e nas formas incessantes, em que há deterioração da função ventricular, evoluindo com IC.

Fibrilação Atrial[11,15]

Definição e reconhecimento eletrocardiográfico: é caracterizada por atividades atriais (ondas F) grosseiras e irregulares, com frequência de 400 a 700 bpm, com frequência ventricular variável. Em portadores da síndrome de Wolff-Parkinson-White, o complexo QRS é largo e a resposta ventricular elevada, aproximando-se de 300 bpm e com padrão morfológico semelhante ao observado em ritmo sinusal e pré-excitação.

Etiologia e quadro clínico: é arritmia rara na faixa etária pediátrica. Em sua maioria, trata-se de degeneração de TSVs organizadas, como a taquicardia envolvendo via acessória (manifesta ou oculta) e por reentrada nodal. Quando associada à pré-excitação, pode cursar com parada cardiorrespiratória por fibrilação ventricular, devido à alta resposta ventricular da arritmia. Nos pacientes com coração estruturalmente normal, a possibilidade é ser de origem genética. Em adolescentes, o hipertireoidismo pode ser a causa. Entre os portadores de cardiopatias estruturais, ocorrem principalmente na valvopatia mitral, predominado na estenose mitral reumática.

Tratamento

a. Pacientes estáveis:

- Propafenona: dose de ataque de 1 a 2 mg/kg, em três a cinco minutos, IV. Repetir a dose em 90 minutos, se necessário. Manutenção: 200 mg/m^2/dia (ou 8 a 10 mg/kg/dia), dividida em duas tomadas. Pode-se aumentar para 100 mg/m^2/dia, até o máximo de 600 mg/m^2/dia (20 mg/kg/dia), VO.
- Amiodarona: 5 a 10 mg/kg, via intravenosa lenta (em cerca de 60 minutos); infusão de manutenção: 5 a 15 µg/kg/min.
- Digital e betabloqueadores são úteis para controle de frequência cardíaca; as doses recomendadas são semelhantes às dos portadores de TSV e *flutter* atrial.

A necessidade de anticoagulação é tema pouco debatido, devido à baixíssima frequência dessa arritmia na faixa pediátrica; assim, as orientações são semelhantes às dos adultos, ou seja, para os casos com duração superior a 48 horas.

b. Pacientes instáveis:

- Cardioversão: é o tratamento de escolha, devendo-se seguir a mesma orientação no tópico de TSV.

O tratamento de profilaxia das crises segue a condição clínica associada; assim, nos quadros de degeneração de TSV, deve-se tratar a arritmia em questão; nos portadores de pré-excitação e fibrilação atrial, a ablação da via acessória é mandatória, devendo-se manter com medicações (propafenona ou amiodarona) até a realização do procedimento.

Taquicardia Ventricular[13]

Definição e reconhecimento eletrocardiográfico: são taquicardias que apresentam complexos QRS alargados, de morfologia diferente do ritmo sinusal, com duração maior que 90 ms, com segmento ST e onda T de polaridade inversa do complexo QRS; a frequência cardíaca é variável, mas superior a 120 bpm. A presença de dissociação atrioventricular é patognomônica, sendo difícil de ser documentada com FC acima de 150 bpm; o uso de derivação esofágica pode ser útil nesses casos. A manobra vagal não termina a arritmia. Já a adenosina, em alguns casos, pode interrompê-la. Alguns tipos de taquicardia ventricular têm padrão eletrocardiográfico característico, a saber: as taquicardias da via de saída do ventrículo direito têm padrão morfológico de bloqueio do ramo esquerdo (S profundo em V1), com eixo no quadrante inferior no plano frontal (Rs ou R, em DII, DIII e aVR); a taquicardia de via de saída de ventrículo esquerdo tem padrão de bloqueio de ramo direito (qR ou R > s em V1), com eixo no quadrante inferior no plano frontal (Rs ou R em DII, DIII e aVR); a taquicardia fascicular (envolve o fascículo posterior esquerdo) e a morfologia é de bloqueio de ramo direito e eixo do QRS no quadrante superior, esquerdo ou direito, sendo a apresentação mais rara no quadrante inferior (Figura 20.13). A taquicardia ventricular bidirecional apresenta-se com morfologia de bloqueio de ramo direito em V1 e alternância do eixo do QRS no plano frontal. Ressalta-se que a presença de taquicardia de QRS largo faz diagnóstico diferencial com TSV, com aberrância de condução e a taquicardia antidrômica da síndrome de Wolff-Parkinson-White (o estímulo ativa os ventrículos pela via acessória e sobe para os átrios ou pelo sistema normal de condução ou por outra via acessória).

Etiologia e quadro clínico: as causas mais comuns são: doença cardíaca congênita (tetralogia de Fallot, ventrículo único, dupla via de saída do ventrículo direito), prolapso da valva mitral, pós-operatório de cirurgia cardíaca (correção do septo ventricular, tetralogia de Fallot, de transposição das grandes artérias), distúrbios metabólicos, miocardiopatia dilatada, cardiomiopatia hipertrófica, displasia arritmogênica do ventrículo direito, tumores cardíacos, toxicidade a medicações (antiarrítmicos) e cateteres intracardíacos. Porém, pode ocorrer em coração estruturalmente sadio, como a taquicardia de via de saída de ventrículo direito (adenosina sensível), taquicardia ventricular fascicular (verapamil sensível), taquicardia bidirecional catecolamina dependente isolada ou associada à síndrome de Andersen-Tawil, ou do QT longo tipo 4. Os sintomas são variáveis, desde assintomáticos, palpitações e até como síncope e disfunção ventricular, com IC nos casos incessantes.

A Figura 20.14 apresenta o traçado da paciente da Figura 20.13 após cardioversão farmacológica com amiodarona.

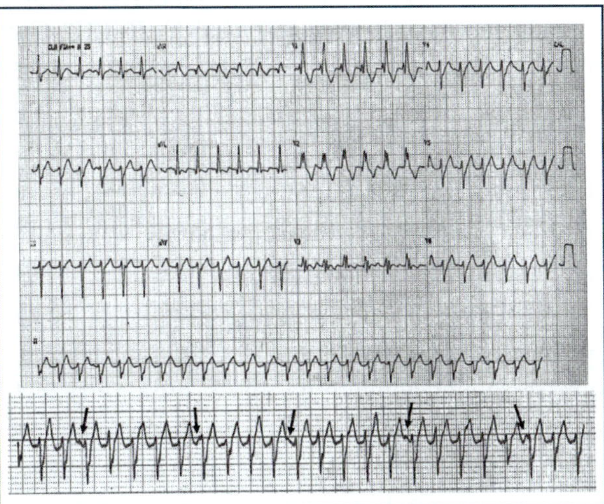

FIGURA 20.13 *Paciente feminino, cinco anos, queixa de batedeira e palidez. Nota-se taquicardia de QRS largo, padrão de bloqueio de ramo direito, com eixo do QRS desviado para esquerda (rS em DII, DIII, aVF, com S3 > S2), e presença de dissociação ventricular, em destaque na parte inferior da Figura (setas), caracterizando taquicardia ventricular. O padrão de bloqueio de ramo direito e bloqueio divisional anterossuperior do ramo esquerdo sugere taquicardia fascicular.*

Tratamento:

a. Paciente hemodinamicamente estável:

- afastar causas extracardíacas.
- medicação de primeira linha é a lidocaína na dose de 1 m/kg (até três doses no intervalo de 10 minutos), seguida de infusão contínua de 20-50 mg/kg/min; se não responder a essa terapêutica, iniciar amiodarona na dose de 5 a 10 mg/kg por 60 minutos, seguida de infusão contínua de 5 a 15 mg/kg/dia (5 a 15 μg/kg/min); medicações alternativas são o esmolol em *bolus* 500 μg/kg, associado a sulfato de magnésio. Para os casos de arritmias específicas, como a taquicardia ventricular de via de saída do ventrículo direito, o uso de adenosina pode ser alternativa nesse caso, além de betabloqueadores; nas taquicardias fasciculares, o verapamil pode ser útil. Para os casos de forte suspeita de taquicardia antidrômica, pode ser tentado flecainide intravenoso. Na taquicardia ventricular polimórfica catecolamina dependente, a opção é o betabloqueador, sendo a preferência para propranolol; e, na tempestade arrítmica, a sedação com suporte ventilatório é indicada.

b. Paciente hemodinamicamente instável:

- proceder à cardioversão elétrica sob sedação, com carga inicial 1 a 2 J/kg, dobrando a energia em caso de insucesso; além de bus-

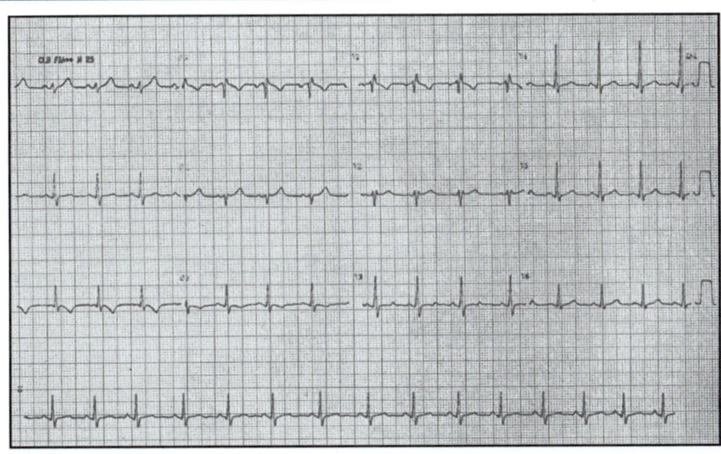

FIGURA 20.14 *Traçado da paciente da Figura 20.13 após cardioversão farmacológica com amiodarona. Notar que apresenta bloqueio de ramo direito prévio, mas ausência de bloqueio divisional anterossuperior, achado de caráter inespecífico, porém que necessita exame morfométrico para descartar doença estrutural.*

car fatores extracardíacos, como hipoxia, febre e distúrbios hidroeletrolíticos (hipopotassemia, hipomagnesemia).

O tratamento profilático para as profilaxia das crises é direcionado para o tipo específico da taquicardia. Nas formas idiopáticas com coração estruturalmente normal, o tratamento de escolha é o propranolol (1 mg/kg/dia), sendo opção alternativa flecainide (2 a 4 mg/kg/dia). Nos casos de taquicardia fascicular, podem ser iniciados betabloqueadores, bloqueadores dos canais de cálcio, exceto em menores de um ano, e até amiodarona. Para taquicardia ventricular polimórfica catecolamina dependente, pode ser tentado também o uso de propranolol. Nos casos de cardiopatia estrutural, a medicação de escolha é amiodarona, sobretudo na presença de disfunção ventricular. A ablação por radiofrequência está indicada nas taquicardias fasciculares e na de via de saída do ventrículo direito que não responderam ao tratamento com medicamentos. Nos portadores de cardiopatia congênita, a medicação de escolha inicial também consiste de betabloqueadores; se não responderem, o uso de amiodarona estaria indicado. Como nas taquicardias ventriculares idiopáticas, a ablação é reservada para os casos refratários e os com taquicardia e síncope. A indicação de cardioversor desfibrilador implantável é reservada para os casos recuperados de parada cardiorrespiratória.

Torsades de Pointes[11,13]

Definição e reconhecimento eletrocardiográfico: é caracterizado por presença de complexos bizarros, com complexo QRS e segmento ST de limites imprecisos, dando aspecto de torção dos complexos QRS em torno da linha de base imaginária. A FC oscila entre 200 a 250 batimentos.

Etiologia e quadro clínico: as principais causas são de origem genética, podendo ser autossômica dominante (Romano-Ward) ou recessiva (Jervell e Lange-Nielsen). Atualmente, são mais de 600 mutações descritas, porém 75% delas ocorrem nos seguintes *loci*, em ordem de frequência: KCNQ1 (45% a 50% – síndrome do intervalo QTc tipo 1), KCNH2 (35% a 45% – síndrome do intervalo QTc tipo 2) e SCN5A (5% a 10% – síndrome do intervalo QTc tipo 3). As formas de apresentação são variáveis, podendo ser desde assintomáticas até síncope ou recuperados de parada cardiorrespiratória. Dignos de nota são os gatilhos para o desencadeamento de taquicardia, de acordo com a tipo de mutação: na síndrome tipo I, o exercício físico é o gatilho mais frequente; na tipo 2, o estresse emocional; e na tipo 3, durante repouso e sono. Causas extracardíacas para prolongamento do intervalo QTc são: medicações antiarrítmicas (quinidina, sotalol, ibutilide, amiodarona), hipopotassemia, hipomagnesemia, hipocalcemia e intoxicação por antidepressivo tricíclico.

Tratamento: correção de anormalidades eletrolíticas e suspensão de medicações que prolonguem o intervalo QTc; os betabloqueadores estão indicados na maioria dos casos; uso de sulfato de magnésio e implante de marca-passo temporário nos casos induzidos por queda FC, também são medidas úteis na tempestade arrítmica.

O tratamento profilático é indicado para todos os casos, mesmo se assintomáticos, sendo a droga de escolha os betabloqueadores. A mudança de estilo de vida é importante, a fim de diminuir a exposição aos fatores predisponentes de crises de taquicardia. A simpatectomia esquerda de gânglio cervical está indicada para os casos refratários às medicações e os que recusam o implante de cardioversor desfibrilador implantável. Esse dispositivo está indicado nos recuperados de parada cardiorrespiratória, síncope e refratários ao tratamento medicamentoso.

A Figura 20.15 apresenta o fluxograma da abordagem da taquicardia.

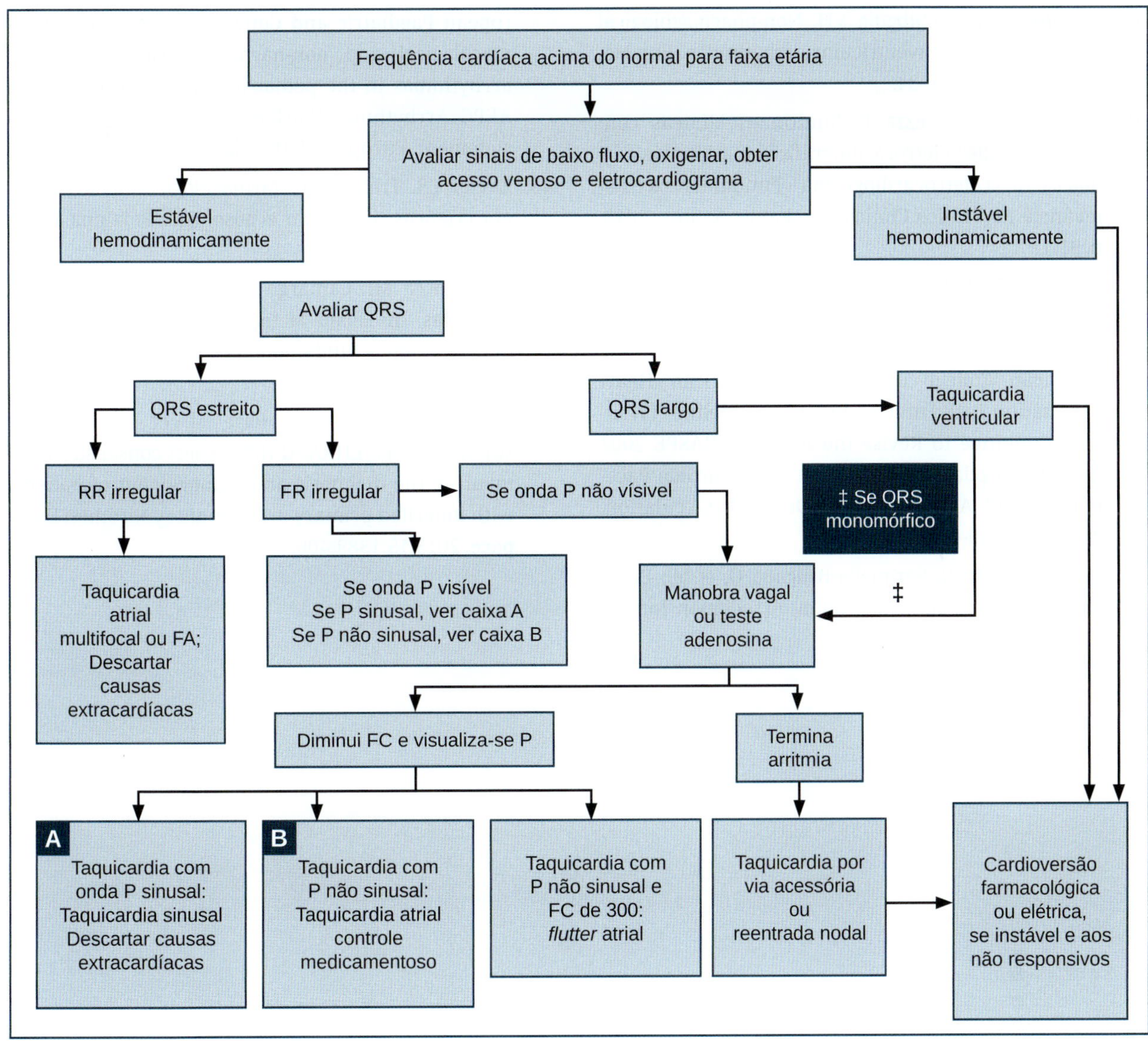

FIGURA 20.15 ***Fluxograma da abordagem da taquicardia.***

REFERÊNCIAS

3. Fish FA, Benson DW Jr. Disorders of cardiac rhythm. In: Fuhrman BP, Zimmerman JJ (editors). Pediatric Critical Care. St. Louis: Mosby; 1998. p. 272-92.
4. Marino BS, Kaltman JR, Tanel RE. Cardiac Conduction, Dysrhythmias, and Pacing. In: Nichols DG (editor). Roger's Textbook of Pediatric Intensive Care. 4th ed. Philadelphia: Lippincott, Williams & Wilkins; 2008. p. 1678-84.
5. Bonatto RC. Arritmias cardíacas. In: Fioretto JR (editor). Manual de Terapia Intensiva Pediátrica. Rio de Janeiro: Revinter; 2003. p. 189-208.
6. Ebaid M, Azeka E, Moffa PJ. Eletrocardiograma normal. In: Ebaid M (editor). Cardiologia em Pediatria – Temas fundamentais. São Paulo: Roca; 2000. p. 47-51.
7. Davignon A, Rautaharju P, Boiselle E, et al. Normal ECG standards for infants and children. Pediatr Cardiol. 1979;1:123-52.
8. Kleinman ME, Chameides L, Schexnayder SM, et al. Part 14: Pediatric Advanced Life Support: 2010 American Heart Association Guidelines for Cardiopulmonary Resuscitation and Emergency Cardiovascular Care. Circulation. 2010;122:S876-908.
9. Mogayzel C, Quan L, Graves JR, et al. Out-of-hospital ventricular fibrillation in children and adolescents: causes and outcomes. Ann Emerg Med. 1995;25:484-91.
10. Hickey RW, Cohen DM, Strausbaugh S, et al. Pediatric patients requiring CPR in the prehospital setting. Ann Emerg Med. 1995;25:495-501.
11. Walsh CK, Krongrad E. Terminal cardiac electrical activity in pediatric patients. Am J Cardiol. 1983;51:557-61.

12. Josephson ME, Schibgilla VH. Non-pharmacological treatment of supraventricular arrhythmias. Eur Heart J. 1996;17(C):26-34.
13. Gonçalves RS, Trezza E. Síndromes clínicas com anormalidades eletrocardiográficas e arritmias cardíacas. In: O eletrocardiograma – Fundamentos e Relevância na Prática Clínica. São Paulo: Santos; 2013. p. 91-127.
14. Epstein AE, DiMarco JP, Ellenbogen KA, et al. ACC/AHA/HRS 2008 guidelines for device-based therapy of cardiac rhythm abnormalities: a report of the American College of Cardiology/American Heart Association Task Force on Practice Guidelines (Writing Committee to Revise the ACC/AHA/NASPE 2002 Guideline Update for Implantation of Cardiac Pacemakers and Antiarrhythmia Devices). Circulation. 2008;117:e350-408.
15. Brugada J, Blo N, Sarquella-Brugada G, et al.; European Heart Rhythm Association, Association for European Paediatric and Congenital Cardiology. Pharmacological and non-harmacological therapy for arrhythmias in the pediatric population: EHRA and AEPC Arrhythmia Working Group joint consensus statement. Europace. 2013; 15:1337-82.
16. Xavier LR. Tratamento farmacológico das arritmias em crianças: indicação e posologia. Relampa. 2012; 25(1):55-60.
17. Scanavacca MI, Camargo PR, Maeda WT. Arritmias cardíacas. In: Ebaid M (editor). Cardiologia em Pediatria – Temas fundamentais. São Paulo: Roca; 2000. p. 223-56.
18. Priori SG, Wilde AA, Horie M, et al. Executive summary: HRS/EHRA/APHRS expert consensus statement on the diagnosis and management of patients with inherited primary arrhythmia syndromes. Europace. 2013;15:1389-406.

21 Crises Hipoxêmicas

Luiz Antonio Belli
Antonio Carlos de Camargo Carvalho
Célia Maria Camelo Silva

MODIFICAÇÕES BIOQUÍMICAS NA HIPÓXIA

A característica essencial da hipóxia é a cessação da fosforilação oxidativa quando cai a pressão de oxigênio (PO_2) mitocondrial abaixo do nível crítico. Sob as condições de hipóxia, inicia-se a via glicolítica pelo acúmulo de adenosina difosfato (ADP), a qual age no processo da via metabólica. O metabolismo anaeróbico produz somente 19 moléculas de adenosina trifosfato (ATP), por mol de glicose, quando comparado ao metabolismo aeróbico, havendo um declínio no nível de compostos energéticos, incluindo a fosfocreatina.

Os produtos finais do metabolismo aeróbico são o dióxido de carbono e água, ambos facilmente difusíveis e perdidos pelo organismo. A via anaeróbica produz íons hidrogênio e lactato, os quais são retidos no cérebro, desde que a barreira hematoliquórica seja relativamente impermeável às cargas iônicas. Os íons hidrogênio e lactato que escapam para a circulação podem ser convenientemente quantificados em termos de déficit de base, excesso de lactato ou pela relação lactato/piruvato.

Na hipóxia cerebral grave, parece que, em grande parte, as disfunções e mudanças são devido à acidose intracelular. Em particular a queda do pH abaixo do nível adequado para certas enzimas (acidose metabólica) pode causar o desenvolvimento do edema cerebral pós-anóxico. Quando a anóxia segue-se da hipóxia crônica, haverá surpreendentemente menor evidência de lesão celular do que a anóxia aguda. Isso tem sido sugerido devido à redução na formação de ácido lático sobre a depleção de glicose durante o período de hipoxemia crônica. O aumento no consumo de glicose é necessário para manter a produção de ATP durante a anóxia. Essa quantidade de glicose é superior à capacidade do mecanismo de transporte dos neurônios, o qual, por essa razão, sofre depleção de energia e redução da glicose intracelular, com consequente acidose intracelular devido à anóxia.

A acidose inibe a enzima 6-fosfofrutoquinase, limitando a produção de ATP, podendo resultar em hiperglicemia. A frutose 1-6 difosfato acumulada é fator limitante à lactacidose e ao gasto de duas moléculas de ATP derivadas da glicose. Então, quatro moléculas de ATP são produzidas a partir da frutose

1-6 difosfato em comparação com duas moléculas originárias de uma molécula de glicose:

Frutose 1-6 difosfato + 2Pi + 4ADP ® 2 ácido lático + 4ATP + 2 H_2O

Outros benefícios da frutose 1-6 difosfato são a ativação da piruvatoquinase e o aumento da produção de 2-3 difosfoglicerato (2-3 DPG), parecendo haver um efeito inotrópico positivo ao miocárdio.

A quantificação da hipóxia cerebral apresenta dificuldade considerável, em virtude de os indicados (hidrogênio e íons lactato) não serem liberados no sangue venoso jugular. É possível detectar rápidas mudanças no pH do fluxo sanguíneo cerebral (FSC) durante a hipotensão arterial, desde que o fluxo sanguíneo cerebral esteja no mesmo lado da barreira hematocerebral com os neurônios. Contudo, um índice de hipóxia disponível e fidedigno faz-se pela medida da pressão venosa de oxigênio (PvO_2) da veia jugular e a diferença arteriovenosa. Porém, o melhor índice é a relação entre a diferença arteriovenosa de oxigênio e a glicose. Com o completo metabolismo aeróbico, a relação teórica está em 6:1 (moles). Em anaerobiose, há diminuição no consumo de glicose. A validade desse índice não é afetada pela barreira hematocerebral.

Nível de PO_2 e Hipóxia

A PO_2 é o ponto de partida para a consideração quantitativa da hipóxia. A fosforilação oxidativa para formar o ATP ocorre na mitocôndria e continuará até níveis de PO_2 de 0,13 Kpa ou 1 mmHg. Acredita-se que as funções dos neurônios diminuirão quando a PO_2 de sua superfície se reduzir abaixo de 2,7 Kpa (20 mmHg). A PO_2 varia de célula a célula e em diferentes partes da mesma célula. Ainda há dificuldades em se mensurar a PO_2 no nível dos tecidos.

PO_2 Venosa

A PO_2 venosa é mais fácil se mensurar do que a PO_2 celular; aproxima-se da PO_2 medida na superfície da célula na região drenada pelo sangue venoso. Algumas células que se encontram no término dos capilares arteriais terão uma PO_2 mais elevada quando comparadas aos neurônios, localizados no final de dois ou mais capilares venosos.

A PO_2 venosa é a medida prática e útil para medir o estado de oxigenação de um órgão. Observa-se queda da consciência quando a PO_2 da veia jugular cai a 2,7 Kpa (20 mmHg). A significância da PO_2 venosa é menor quando existe *shunt* entre sangue arterial e misto drenado para os tecidos; porém significantes *shunts* não ocorrem em órgãos que são mais vulneráveis à hipóxia. Isso corresponde, no sangue normal, à saturação de oxigênio de 32% e a um conteúdo de 6,4 mL/100 mL. O cérebro tem um consumo médio de oxigênio de 46 mL/min e um fluxo sanguíneo de 620 mL/min; apresenta diferença de conteúdo arteriovenoso de oxigênio de 13,8 mL/100 mL, sendo o mínimo no qual se evitará a hipóxia cerebral. Com a concentração de hemoglobina, pH normal etc., isso corresponderá à saturação de 68%, e a PO_2 arterial de 4,8 Kpa (36 mmHg).

Esse cálculo induz à conclusão de que uma PO_2 arterial menor do que 4,8 Kpa (36 mmHg) resultará em hipóxia cerebral se todos os outros fatores mantiverem-se normais. Por outro lado, podem ser fatores favoráveis, mecanismos homeostáticos para proteger o cérebro da hipóxia, tal como a diminuição da resistência vascular cerebral devido à redução da pressão sanguínea arterial e hipoxemia arterial. As necessidades de oxigênio cerebral estarão reduzidas na hipotermia ou anestesia.

Um aumento no fluxo sanguíneo cerebral poderia permitir uma diminuição da PO_2 arterial de 4,8 a 3,6 Kpa (36 a 27 mmHg) antes que a PO_2 venosa cerebral alcance 2,7 Kpa (20 mmHg), como ocorre na hipóxia grave. A policitemia (concentração de hemoglobina de 18/dL) não confere o mesmo grau de benefício, e o menor limite à PO_2 arterial poderá ser então de 4,3 Kpa (32 mmHg). Considerável vantagem deriva da hipotermia, mas isso é devido à redução do metabolismo cerebral, e não ao desvio da curva da oxiemoglobina.

Quando há redução em 45% no fluxo sanguíneo cerebral, por uma isquemia não compensada, haverá redução na PO_2 arterial, expondo o cérebro ao risco de hipóxia. Nessa condição ou na anemia não compensada, apesar de igualmente perigosa, há aumento do fluxo sanguíneo cerebral por redução da viscosidade sanguínea e vasodilatação, como mecanismos compensatórios. Nenhuma anormalidade é tão grave quando considerada isoladamente, porém em combinação à queda da PO_2 arterial a níveis abaixo da anormalidade, haverá risco iminente de hipóxia cerebral. Esses mecanismos compensatórios visam à manutenção da oxigenação cerebral ou de qualquer outro órgão sob condições graves.

Mecanismos de Adaptação à Hipóxia

Quando ocorre uma diminuição de PO_2 abaixo de 60 mmHg e da saturação arterial em 93%, são ativados quimiorreceptores centrais no nível da carótida e do arco aórtico. Desencadeia-se um aumento no volume-minuto, o qual fará elevar a PAO_2 e a PaO_2. A atividade simpática é estimulada, havendo aumento da frequência cardíaca e da pressão sanguínea arterial. No nível periférico, a hipóxia tecidual causa diminuição local da resistência vascular tecidual, aumento da pressão de perfusão e aumento do fluxo tecidual, resultando em aumento do débito cardíaco, caso a hipóxia não seja intensa ou prolongada. Nos pulmões, haverá aumento do fluxo sanguíneo, com maior distribuição, promovendo aumento da oferta de oxigênio. Por meio desses mecanismos vasculares contrarreguladores, o fluxo sanguíneo é desviado do leito vascular muscular, renal e hepático, promovendo aumento do fluxo sanguíneo cerebral.

Na hipóxia intensa ou prolongada, além dos mecanismos mencionados, ocorrerá no nível celular, eritrocitário, aumento de 2-3 difosfoglicerato (2-3 DPG), afetando a ligação do oxigênio com a hemoglobina e o desvio da curva de dissociação da oxiemoglobina para a direita, a qual facilita a liberação de oxigênio para os tecidos a uma dada PaO_2. A hipóxia tecidual promoverá metabolismo anaeróbico, com maior produção de ácido (lático), diminuição na produção de energia (ATP) e acidificação do meio, com diminuição do pH. A queda do pH causa efeito semelhante ao aumento do 2-3 DPG, facilitando a liberação de oxigênio para os tecidos. O aumento da eritropoeitina resultará em aumento da hemoglobina e dos eritrócitos circulantes após duas a três semanas e o consequente aumento do transporte de oxigênio.

A oferta de oxigênio cerebral ($CMRO_2$) é aproximadamente 3 mL de O_2/100 g/min (ou 45 mL de O_2/min para um cérebro adulto). Por falta de um metabolismo anaeróbico, o cérebro requer um suprimento contínuo de oxigênio para manter suas funções normais.

Correlacionando-se com a queda lenta e progressiva da pressão parcial de oxigênio, observamos sinais e/ou sintomas clínicos, tais como: a uma PaO_2 de 60 mmHg ocorrerá perda de memória por curto período; a uma PaO_2 de 50 mmHg, lassidão, sonolência ou fadiga mental, acompanhadas por perda do julgamento crítico; euforia, náusea e cefaleia aparecem quando a PaO_2 está abaixo de 50 mmHg; em níveis menores que 40 mmHg, haverá convulsões, com a diminuição da oxigenação arterial; abaixo de 30 a 40 mmHg, surgirá depressão profunda do sistema nervoso central, perda de consciência e coma, progredindo para a morte.

O fluxo sanguíneo renal é normalmente alto: 420 mL/100 g/min. Essa perfusão é necessária para suprir oxigênio devido ao alto consumo renal de oxigênio, para as funções de reabsorção tubular. A diminuição do oxigênio, devido à hipoxemia ou isquemia significante, deprime esses mecanismos de transporte, produzindo anormalidades fisiopatológicas da insuficiência renal aguda.

O suprimento sanguíneo hepático faz-se através das artérias porta e hepática. A veia é responsável por 70% de todo o fluxo sanguíneo hepático, porém apresenta uma baixa PaO_2. Esse fluxo perfunde as células periféricas e as centrolobulares. Durante condições de hipóxia, o fluxo sanguíneo na artéria hepática está significantemente diminuído, aumentando o risco de lesões isquêmicas e necrose centrolobular, com disfunção hepática e anormalidades na coagulação sanguínea.

FATORES QUE ALTERAM O TRANSPORTE NORMAL DE OXIGÊNIO

Diminuição da Quantidade de Oxigênio no Ar Inspirado

A concentração adequada de oxigênio e a pressão parcial dos gases são essenciais para a adequação no fornecimento de oxigênio para os tecidos. A diminuição da pressão parcial de oxigênio inspirado pode causar uma diminuição significante no conteúdo arterial de oxigênio. A pressão parcial de oxigênio diminui com a altitude, enquanto a concentração de oxigênio mantém-se imutável, aumentando com a intensificação dos movimentos respiratórios.

Hipoventilação

A hipoventilação reduz a pressão alveolar de oxigênio (PAO_2), com consequente redução de oxigênio aos alvéolos, necessário para suprir as necessidades metabólicas dos tecidos. A diminuição da ventilação alveolar (VA) pode ocorrer em presença de parênquima pulmonar normal e/ou quando o volume-minuto (VM) estiver normal ou reduzido. Na presença de doença de vias aéreas superiores ou do parênquima pulmonar, a VA está reduzida, com consequente aumento do espaço morto (VD) e do trabalho respiratório como mecanismo de compensação. As condições clínicas associadas à hipoventilação alveolar podem ser esquematizadas assim:

Causas de hipoventilação. (Pulmões normais — VM diminuído):

- Depressão respiratória
  - Congênita;
  - Medicações ou indução de anestesia;
  - Encefalite, trauma, obesidade;
  - Hipotireoidismo.
- Fraqueza neuromuscular
  - Botulismo;
  - Síndrome de Guillain-Barré;
  - Miastenia grave;
  - Esclerose múltipla.
- Obstrução de vias aéreas superiores
  - Tumor;
  - Timoma;
  - Aneurisma de aorta.
- Pulmão alterado (— VD e/ou inadequado VM)
  - Enfisema;
  - Bronquite crônica;
  - Asma;
  - Doença pulmonar obstrutiva crônica (DPOC) grave;
  - Doença vascular pulmonar.

A hipoventilação pode reduzir em muito a PAO_2 e a PaO_2, porém a curva da saturação da oxiemoglobina protege contra a grave redução na oferta de oxigênio, permitindo que a saturação de oxigênio mantenha-se dentro da normalidade.

O conteúdo de oxigênio pode ser estimado usando-se a equação do ar alveolar: $PAO_2 = PiO_2 - PaCO_2/R$, onde a PiO_2 é a pressão inspirada de oxigênio e R, o quociente respiratório. Em ar ambiente, tem-se:

$$PiO_2 = (PB - PvH_2O) \times FiO_2 = (760 - 40) \times 0{,}21 = 150 \text{ mmHg}$$

Para uma VA normal a $PaCO_2$ = 40 mmHg com R = 1: $PAO_2 = 150 - 40/1 = 110$ mmHg

Dada uma diferença de pressão alvéolo-arterial normal, $p(A - a)O_2$, de aproximadamente 20 mmHg, a PaO_2 normal é de aproximadamente 90 mmHg. Quando se reduz a VA a 50% do normal, a $PaCO_2$ tende a se elevar muito, tal que:

$$PAO_2 = 150 - 80/1 = 70 \text{ mmHg}$$

A pressão arterial de oxigênio será de aproximadamente 50 mmHg. Apesar da queda da PaO_2 em 40 mmHg, vê-se na curva de saturação da oxiemoglobina (Hb) está ainda saturada a 85%; o conteúdo de oxigênio (CaO_2) para uma Hb de 15 g/100 mL de sangue é:

$$1{,}36 \times 15 \times 0{,}85 + 0{,}003 \times 50 = 18 \text{ mL de } O_2\text{/100 mL de sangue}$$

Portanto, está reduzido a apenas 10% do valor normal, a despeito da redução em 50% na ventilação alveolar. O conteúdo arterial de oxigênio é o somatório do oxigênio ligado à Hb e o oxigênio dissolvido no plasma. A quantidade de oxigênio ligado quimicamente é diretamente relacionada à concentração de Hb e ao quanto essa Hb está saturada com o oxigênio:

$$CaO_2 = Hb \times 1{,}36 \times SaO_2 + PaO_2 \times 0{,}003$$

Onde 1,36 é o volume médio estimado de oxigênio, que pode estar ligado a 1 g de Hb normal quando completamente saturado (SaO_2 = 100%); 0,003 é o coeficiente de solubilidade do oxigênio no plasma.

O sangue arterial com 15 g/dL de Hb normalmente contém 20 mL de oxigênio/dL de sangue; se a SaO_2 for 100%, tem-se portanto (Quadro 21.1):

$$CaO_2 = (15 \times 1{,}36 \times 100) + (100 + 0{,}003) = 20{,}7 \text{ mL/dL}$$

Quando a hipoventilação ocorre, a pressão parcial de gás carbônico ($PaCO_2$) estará sempre elevada em proporção direta ao grau de hipoventilação; consequentemente, haverá inadequado fornecimento de oxigênio aos alvéolos e dificuldades em remover o CO_2 do sangue (Figuras 21.1 e 21.2).

A hipoxemia, devido à hipoventilação, pode ser corrigida com o aumento da fração inspirada de oxigênio (FiO_2). Contudo, isso não reduzirá a $PaCO_2$ elevada, podendo até gravar, como em alguns pacientes com doença pulmonar obstrutiva crônica. As $PaCO_2$ e PaO_2 são alteradas pela ventilação pulmonar mecânica ou por medicações que aumentem o VM ou a VA.

QUADRO 21.1 ***Oxigenação tecidual e conteúdo de oxigênio do sangue.***

1. Oxigenação tecidual = conteúdo de oxigênio no sangue arterial sistêmico x débito cardíaco.
2. Conteúdo de oxigênio do sangue arterial sistêmico = (Hb em g/dL x 1,36 em mL O_2/g por Hb x percentual de saturação da HbO_2) + (PaO_2 em mmHg x 0,003 mL de O_2/dL por mmHg).

O segundo termo, PaO_2 x 0,003, representa o oxigênio dissolvido no sangue, não ligado à hemoglobina.

Fluxo sanguíneo Sistêmico (Qs), Pulmonar (Qp) e Pulmonar Efetivo (Q_{ep})

$$Q_s = \frac{VO_2}{[(Hb \times 1{,}36 \times SaO_2) + (PaO_2 \times 0{,}003)] - [(Hb \times 1{,}36 \times SmvO_2)] + (PmvO_2 \times 0{,}003)]}$$

$$Q_p = \frac{VO_2}{[(Hb \times 1{,}36 \times SpvO_2) + (PpVO_2 \times 0{,}003)] - [(Hb \times 1{,}36 \times SaPO_2) + (PpaO_2 \times 0{,}003)]}$$

$$Q_{ep} = \frac{VO_2}{[(Hb \times 1{,}36 \times SpvO_2) + (PpvO_2 \times 0{,}003)] - [(Hb \times 1{,}36 \times SmvO_2) + (PmvO_2 \times 0{,}003)]}$$

Siglas: VO_2 = captação de oxigênio, litro/min; mv = venoso misto; Hb = hemoglobina, g/dL; pa = artéria pulmonar; 1,36 = mL O_2/gHb; pv = veia pulmonar; 0,003 = mL O_2/dL por mmHg; SaO_2 = saturação de O_2, na aorta.

Anormalidades na Difusão

O oxigênio movimenta-se do gás alveolar para o sangue arterial pelo processo de difusão descrito pela lei de Fick:

$$VO_2 = A/T \times D \times (PAO_2 - PCO_2)$$

VO_2 é o volume de oxigênio difundido para o sangue; A é a área disponível para que ocorra a ventilação; T é a espessura ou distância sobre a qual o gás deve se difundir; D é a constante de difusão para o oxigênio, sendo proporcional à solubilidade desse gás no sangue; e $PAO_2 - PCO_2$ é o gradiente de pressão parcial de oxigênio do alvéolo para o sangue capilar. A um pequeno desequilíbrio na difusão desses gases, os glóbulos vermelhos saturam-se com oxigênio antes de deixarem os alvéolos. O aumento na diferença alvéolo-arterial de oxigênio se agrava quando a capacidade de difusão encontra-se abaixo de 1/3 da normalidade ou quando o tempo de trânsito dos eritrócitos estiver muito diminuído.

Quando a hipoxemia resulta de uma impossibilidade na difusão, resolve-se o problema aumentando-se a FiO_2, como o descrito pela lei de Fick; aumentando a PAO_2, aumentar-se-á a pressão por difusão.

Se, portanto, a PvO_2 estiver normal (40 mmHg) para uma saturação de oxigênio de 75% (SaO_2), a pressão por difusão no início do capilar pulmonar será:

$$p(A - c)O_2 = 110 - 40 = 70 \text{ mmHg}$$

Por exemplo: aumentando-se a FiO_2 para somente 30%, PiO_2 = 0,30 x 713 = 214 mmHg.

Aumentando-se a PAO_2, tem-se:

$$PAO_2 - 214 - 40 = 174 \text{ mmHg}$$

Portanto, para $p(A - c)O_2 = 174 - 40 = 134$ mmHg.

Haverá o dobro de pressão para difusão do oxigênio com o aumento em apenas 10% da FiO_2.

As anormalidades primárias à difusão são extremamente raras na faixa etária pediátrica. Entidades clínicas, tais como enfisema lobar congênito, hipoplasia pulmonar, hérnia diafragmática, atelectasia, doença de membrana hialina, síndrome do desconforto respiratório agudo e pneumonia aspirativa, ocasionam a redução na área de superfície alveolar, mas mantendo níveis de oxigenação sanguínea normais pela redução da relação VA/Q. Se a oxigenação sanguínea estiver diminuída, nem toda Hb que atravessa o capilar pulmonar estará saturada com oxigênio. Quando a quantidade de Hb dessaturada aumenta, aparece cianose. A relação ventilação/perfusão (VA/Q) acha-se pelo somatório das relações (VA/Q) de cada área do pulmão. Se a perfusão mantiver-se normal, porém estiver diminuída ou ausente a ventilação, a relação VA/Q estará alterada em cada unidade alvéolo-capilar (Figura 21.3).

Transporte de Oxigênio

A relação entre a Hb e o transporte de oxigênio varia com o grau e a duração da anemia, com a demanda metabólica e com o diâmetro do vaso. O efeito da

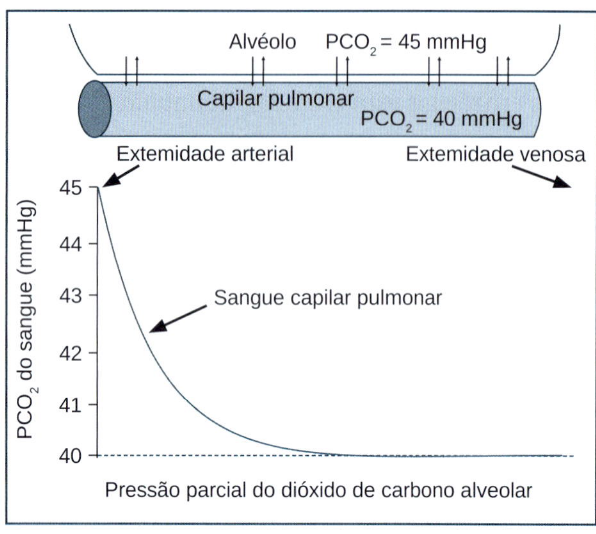

FIGURA 21.1 ***Difusão do dióxido de carbono do sangue pulmonar para o alvéolo[11].***

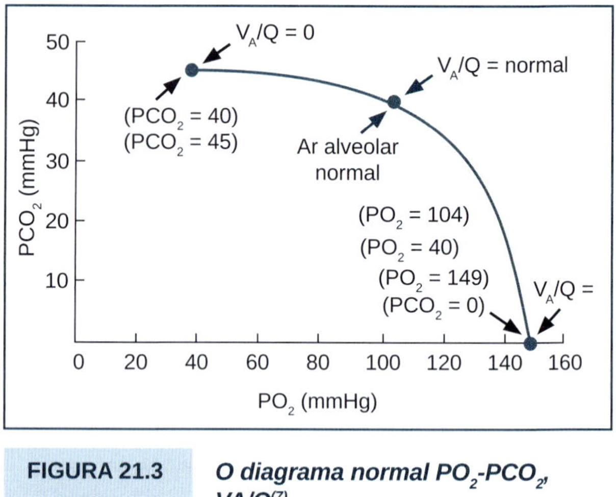

FIGURA 21.3 ***O diagrama normal PO_2-PCO_2, VA/Q[7].***

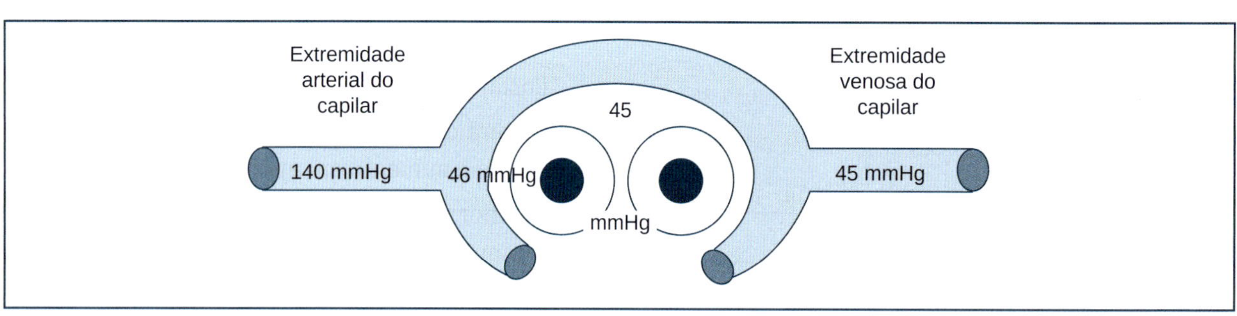

FIGURA 21.2 ***Captação do dióxido de carbono pelo sangue dos capilares[7].***

concentração da Hb no conteúdo arterial de oxigênio (CaO_2) tem uma correlação direta com a hipoxemia e cianose. Um paciente anêmico pode apresentar inadequado CaO_2 e liberação de oxigênio tecidual, na presença de adequada saturação de oxigênio arterial. Há um aumento da suscetibilidade à hipóxia tecidual, causado por uma significante dessaturação da Hb, associada à queda da PaO_2. A anemia associa-se também a modificações na viscosidade sanguínea e no tônus vascular, propiciando um aumento na extração de oxigênio (anemia moderada), aumento do débito cardíaco por vasodilatação e, talvez, por aumento no inotropismo (anemia grave). Contudo, essas alterações variam com o tempo de doença e com a concentração de Hb. Nos estados anêmicos prolongados (10 a 14 dias), ocorrerá diminuição da resistência vascular sistêmica (RVS) e aumento do débito cardíaco (na tentativa de se manter o transporte de oxigênio); aumento de 2-3 DPG nos eritrócitos (aumentando a liberação de oxigênio da Hb e o gradiente de pressão, movendo o oxigênio para os tecidos).

Experimentalmente, o aumento do débito cardíaco (DC) deve-se mais à diminuição da viscosidade sanguínea do que à regulação metabólica.

A adequação da oxigenação depende, portanto, de:

- Volume de oxigênio fornecido para os tecidos (TO_2);
- Volume de oxigênio consumido pelos tecidos (VO_2).

Essa relação de oferta (TO_2) e consumo (VO_2) de oxigênio é determinada por seis fatores, que podem ser mensurados:

- Concentração de Hb;
- Porcentagem de Hb dessaturada pelo oxigênio no sangue arterial (SaO_2);
- DC;

- Consumo de oxigênio (VO_2);
  - Afinidade da Hb ao oxigênio (P50);
  - Distribuição da perfusão.

A cianose vista clinicamente só ocorre quando o paciente apresenta 4 a 5 g de Hb dessaturada. A policitemia envolve um aumento do número de eritrócitos circulantes (Ht > 60%) em um adulto. No recém-nascido, um Ht de 65% não deve ser interpretado necessariamente como policitemia, pois há um aumento normal e transitório do número de eritrócitos na circulação.

A eritropoeise pode estar aumentada devido a causas primárias ou secundárias. A policitemia primária ou vera é um distúrbio mieloproliferativo que se inicia comumente na segunda infância, porém é de ocorrência rara. A policitemia primária pode estar presente também na síndrome de Down ou na trissomia D por disfunção medular. A policitemia secundária resulta em aumento da produção de eritropoetina ou é devido à transfusão de eritrócitos. Os defeitos cardíacos congênitos com significante *shunt* direita-esquerda produzirão estado hipóxico crônico, com aumento de eritropoetina e policitemia. As anormalidades endócrinas, hiperplasia congênita adrenal, tireotoxicose neonatal e diabetes materno estão associados com aumento dos gastos metabólicos de oxigênio e aumento da eritropoeise, policitemia.

Em condições normais, a PaO_2 na circulação venosa é de aproximadamente 40 mmHg, e a saturação de Hb está reduzida a 70%. No paciente policitêmico, a dessaturação em 30% precisará de um mínimo de 4 a 5 g de Hb dessaturada por 100 mL, necessário para produzir cianose. No neonato, que normalmente tem um hematrócrito de 60%, observa-se descoloração das mãos, dos pés e da pele (acrocianose periférica).

A hemoglobina primária no feto e no recém-nascido é a HbF, composta de duas cadeias (gama e beta), as quais compreendem 70% da Hb total do neonato. Nos primeiros seis meses de vida, a concentração de HbF diminui a níveis baixos, enquanto a concentração de hemoglobina A_2 aumenta. A HbF apresenta maior afinidade ao oxigênio do que a HbA_2 (P_{50} = 26,3 mmHg), sendo refletida pelos desvios para a esquerda na curva de oxiemoglobina (P_{50} = 19,2 mmHg). A curva sigmoide, com platô próximo a 50 mmHg na PO_2, significa que o sangue fetal requer menor PO_2 do que a Hb do adulto para ser completamente saturada. O sangue fetal é menos apto a fornecer o oxigênio para os tecidos do que o do adulto. No eritrócito, a influência de fosfato orgânico, particularmente a 2-3 DPG, altera essa afinidade. A interação de 2-3 DPG com a Hb produz diminuição da afinidade ao oxigênio. O aumento da concentração de 2-3 DPG no eritrócito desvia para a direita a curva de oxiemoglobina (P_{50}), propiciando maior concentração de oxigênio liberado por unidade de PO_2 alterada.

A temperatura e a concentração de íons hidrogênio (H^+) do sangue influenciam a afinidade de oxigênio para a Hb. Um aumento de temperatura (hipertermia) facilita a liberação de oxigênio do eritrócito para os tecidos, sendo benéfico nos casos que se acompanha de aumento da demanda metabólica (> VO_2). Em baixa temperatura (hipotermia) ocorre o efeito inverso. A P_{50} é reduzida em maior afinidade para o oxigênio, reduzindo a quantidade de oxigênio liberada a uma dada PaO_2 (Figura 21.4).

Estados em que o consumo de oxigênio está reduzido como na hipotermia, o oxigênio dissolvido contribui mais significativamente para o conteúdo total de oxigênio. Bohr *et al.* demonstraram que a ligação de oxigênio é afetada por mudanças no pH (efeito Bohr), como refletido pela PCO_2 no sistema. Um pH elevado (alcalose) causará um desvio para a esquerda na curva de dissociação da oxiemoglobina (< P_{50}), com aumento da afinidade ao oxigênio. No nível alveolar, uma menor P_{50} é benéfica, pois em pH relativamente alcalótico haverá maior ligação do oxigênio à Hb, enquanto, na presença de alcalose sistêmica, há uma diminuição no fornecimento de oxigênio aos tecidos. Esse estado pode ser causado pela administração indevida de bicarbonato de sódio (HCO_{-3}), disfunção renal (perda de H^+ e Cl^- por lesões intrínsecas ou diurético) ou distúrbio gastrintestinal com aumento da perda de ácido (vômito). Um menor pH favorecerá a diminuição da ligação da Hb ao oxigênio (> P_{50}), desviando a curva de oxiemoglobina para a direita. O efeito é útil aos tecidos onde o pH é normalmente menor, facilitando a liberação de oxigênio às células. Contudo, na acidose sistêmica, esse benefício é controlado pela redução na oferta de oxigênio pelo sangue acidótico aos pulmões (Figura 21.5).

Uma mudança no estado de oxirredução da molécula heme-ferro altera o fornecimento de oxigênio, afetando o conteúdo de oxigênio. O conteúdo de metaemoglobina contém ferro oxidado ($Fe3^+$), o qual é inapto para reverter a ligação de oxigênio. Este é formado constantemente sobre circunstâncias normais e compreende menos que 1% a 2% da Hb total. A concentração é mantida a baixos níveis por enzimas ativas, NADH e NADPH, dependendo da meta-hemoglobina redutase, a qual reduz o $Fe3^+$ a $Fe2^+$, a forma apta ao transporte de oxigênio (Figura 21.6).

Se o nível de metaemoglobina aumenta (metaemoglobinemia), ocorre cianose. A cianose é evidente, com níveis de 1,5 g de metaemoglobina/100 mL, comparados com 4 a 5 g de Hb normal dessaturada. A metaemoglobinemia pode ser produzida por várias causas, incluindo defeito congênito na formação de Hb (M – hemoglobinopatia), defeito na enzima redutora – toxicidade por nitrito, ou exposição a outras toxinas. A toxicidade ao cianeto resultará no acúmulo de metaemoglobina.

Em resumo, vimos que o transporte de oxigênio é o volume de oxigênio fornecido ao leito vascular sistêmico por minuto, sendo o produto da $CaCO_2$ e o DC.

A adequação ao transporte de oxigênio deve ser mantida em relação às necessidades de oxigênio do organismo, isto é, determinada pelo balanço entre suprimento e demanda de oxigênio tissular. Quando o suprimento é adequado, o VO_2 é função da taxa metabólica. Quando o suprimento é deficiente, o consumo de oxigênio é limitado pela diminuição da disponibilidade de oxigênio. O contínuo metabolismo torna-se anaeróbico e o ácido lático é produzido; uma situação similar pode resultar quando a demanda metabólica tecidual excede as reservas máximas de transporte de oxigênio. Isso pode ser resultado do desacoplamento da fosforilação oxidativa, como na intoxicação por cianeto. Metabolismo anaeróbico também pode ocorrer quando o fornecimento de oxigênio é adequado, mas há distúrbio vascular local (capilares) por perda da autorregulação do fluxo sanguíneo.

Anormalidades no Fluxo Sanguíneo Pulmonar

Nas crianças que apresentam cardiopatia congênita com diminuição do fluxo sanguíneo pulmonar, a ocorrência de cianose é frequente. A cianose é devido a uma anormalidade que permite mistura direta de sangue da circulação sistêmica venosa e arterial. A mistura de sangue venoso sistêmico ao sangue arterial dependerá dos graus variáveis de dessaturação sistêmica. Se uma significante porção do DC é desviado através desse *shunt*, ocorrerá cianose. Por convenção, o *shunt* que produz cianose pode ser dividido em *shunt* de origem intrapulmonar e o de origem intracardíaca. Os *shunts* intrapulmonares incluem conexões anatômicas e fisiológicas arteriovenosas. A circulação brônquica normalmente consome menos de 1% do DC. *Shunts* anatômicos direita-esquerda, que estão geralmente fechados, podem também estar presentes no pulmão. Esses *shunts* podem abrir e acomodar cerca de 20% do DC, durante condições de pressão pulmonar elevada, e produzir cianose. Na relação ventilação/perfusão anormal também pode ocorrer *shunt* direita-esquerda.

A vasoconstrição hipóxica pulmonar tem um papel-chave nesses esforços por limitar o fluxo sanguíneo a áreas hipóxicas do pulmão, limitando o *shunt* fisiológico direita-esquerda.

Fatores proeminentes que determinam a perfusão pulmonar apropriada incluem a ventilação/perfusão na unidade alvéolo-capilar, tempo de trânsito do sangue nos capilares pulmonares e a alta resistência vascular pulmonar.

Um aumento no DC por qualquer causa associada à diminuição do tempo de trânsito resultará em completo desequilíbrio e uma baixa PaO_2. O equilíbrio normal entre ventilação/perfusão está presente devido à vasoconstrição hipóxica local.

Medicações vasodilatadoras, tais como o nitroprussiato de sódio e a nitroglicerina, atenuam a resposta vasoconstritora pulmonar, impedindo a adequada oxigenação sanguínea. Se essa fração de sangue desviada for significante, a dessaturação sistêmica e a cianose ocorrem.

A perfusão pulmonar pode estar comprometida por uma vasoconstrição hipóxica pulmonar inapropriada. Em neonatos e lactentes expostos à hipóxia alveolar, a vasoconstrição difusa pode ocorrer em resposta à hipóxia. Após a hipóxia ter sido corrigida, a vasoconstrição pulmonar e a associada redução do fluxo sanguíneo pulmonar total podem persistir, produzindo elevada pressão na artéria pulmonar, ventrículo direito e átrio direito. No neonato, se a pressão do lado direito torna-se maior do que as pressões do lado esquerdo do coração, o forâmen oval e o ducto arterioso podem abrir e produzir

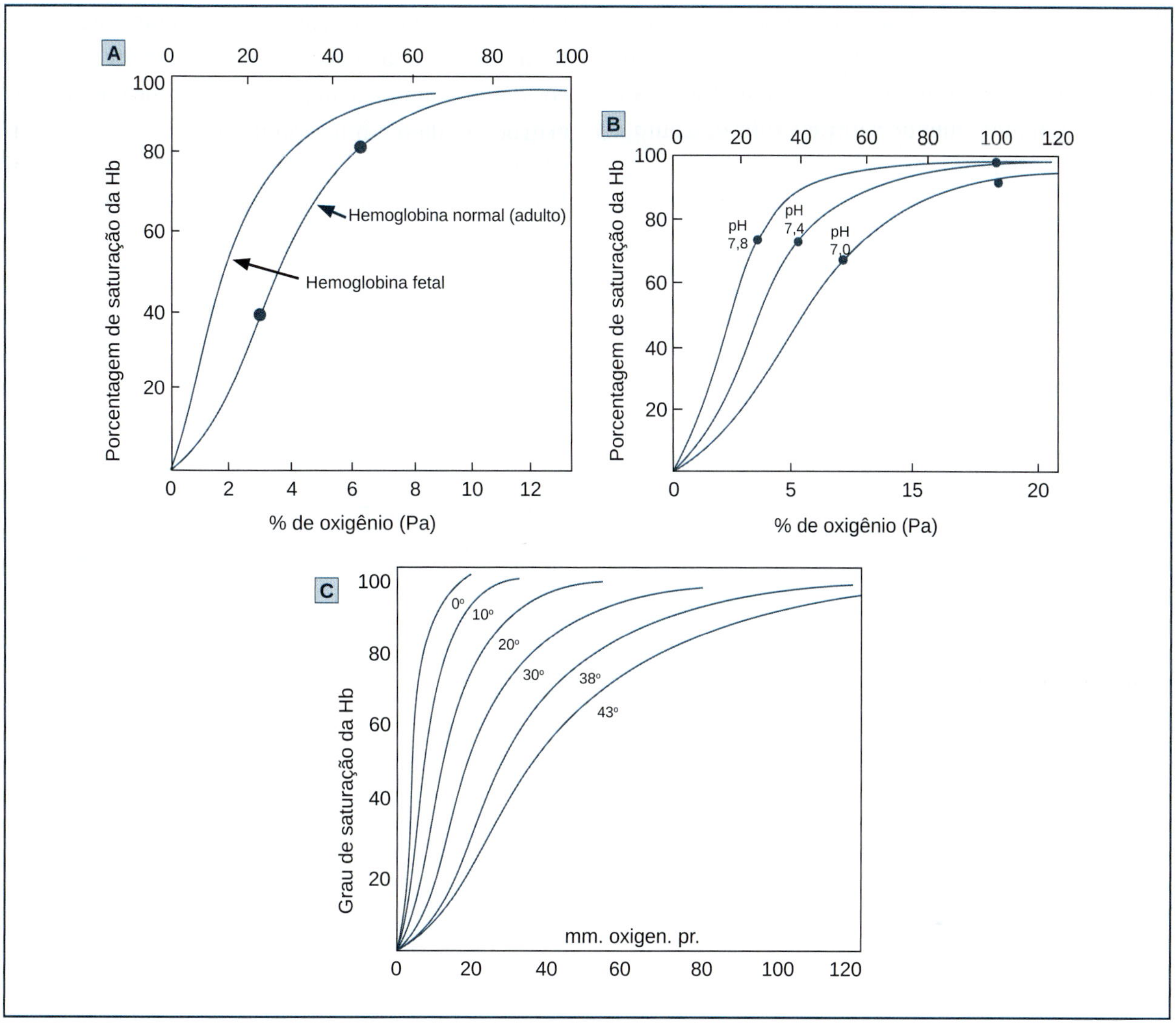

FIGURA 21.4 ***Desvio da curva de dissociação da oxiemoglobina como um resultado do sangue fetal (A), concentração de hidrogênio (B) e temperatura (C)[14].***

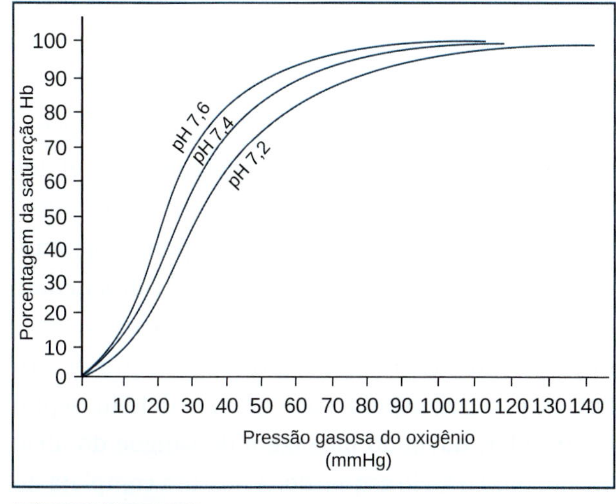

FIGURA 21.5 ***Desvio da curva de dissociação oxigênio-hemoglobina para a direita devido à diminuição do pH.***

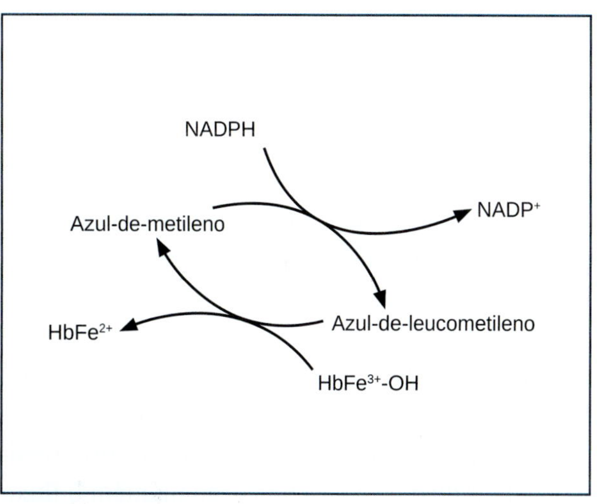

FIGURA 21.6 ***Conversão da metaemoglobina ($HbFe^{3+}$-OH) à hemoglobina ($HbFe^{2+}$).***

shunt direita-esquerda. Isso pode se perpetuar num estado fisiológico denominado "persistência da circulação fetal", com diminuição efetiva do fluxo sanguíneo pulmonar, menor saturação de oxigênio e subsequente cianose.

O *shunt* direita-esquerda é causa comum de cianose nas cardiopatias congênitas. Esses defeitos cardíacos congênitos incluem: tetralogia de Fallot, *truncus arteriosus*, transposição das grandes artérias, atresia tricúspide, retorno venoso pulmonar anômalo e ventrículo único.

Essas misturas também podem ocorrer na ausência de *shunts* intracardíacos patológicos devido à obstrução ao fluxo de saída do ventrículo direito por estenose pulmonar ou atresia pulmonar; ocorre aumento da pressão do ventrículo direito e pressão atrial direita, causando abertura do forâmen oval. A presença e a extensão dessa comunicação entre o circuito sistêmico e o pulmonar podem ser compreendidas pelo exame da relação entre a resistência vascular pulmonar (RVP) e a RVS. Normalmente, a RVS é várias vezes maior do que a RVP. Quando a RVP aumenta ou a RVS diminui, tal que a relação seja igual a 1 ou maior, o fluxo sanguíneo deve ser "*shuntado*" para a circulação sistêmica, se existir uma comunicação. Esse *shunt* dinâmico pode determinar o nível de dessaturação ou cianose em condições tais como persistência de circulação fetal ou tetralogia de Fallot.

Na tetralogia de Fallot, o grau de obstrução de saída do ventrículo direito é determinado por uma anomalia embriológica do infundíbulo, produzindo estenose subvalvular, que pode ocorrer com estenose da artéria pulmonar e/ou válvula pulmonar. A apresentação clínica varia de completamente assintomático (acianótico) – devido à obstrução mínima – a grave cianose. A cianose pode aumentar com a idade em pacientes que desenvolvem aumento da obstrução em decorrência de mudança na vasculatura pulmonar ou hipertrofia do infundíbulo. Obstrução intermitente pode ser causada por espasmo infundibular, produzindo a síndrome de hiperpneia paroxística.

Quando a pressão de perfusão está progressivamente reduzida, a vasodilatação mantém o fluxo sanguíneo local. Assim que a vasodilatação local máxima tenha sido encontrada, o fluxo sanguíneo dependerá da pressão de perfusão. A pressão de perfusão resulta em fluxo insuficiente necessário para encontrar as necessidades metabólicas. A viscosidade sanguínea depende da deformidade dos eritrócitos, da dinâmica do fluido viscoelástico através dos vasos e da influência dos componentes sanguíneos individuais. O fluxo sanguíneo tecidual é inversamente afetado pela viscosidade. Em particular, o aumento da viscosidade sanguínea pode impedir o fluxo através de pequenos vasos, o qual diminuirá o transporte de oxigênio para os tecidos. Um determinante primário da viscosidade sanguínea é a concentração dos eritrócitos (hematócrito).

DIFICULDADE RESPIRATÓRIA DE CAUSA CARDÍACA E NÃO CARDÍACA

Os neonatos com cardiopatia congênita e que apresentam dificuldade respiratória são difíceis de diagnosticar por seus sintomas serem mais insidiosos e menos dramáticos do que a cianose. Quase sempre apresentam graus variáveis de dessaturação do oxigênio sistêmico, dependendo do tipo do distúrbio circulatório e da gravidade do edema pulmonar. A gravidade do desconforto respiratório deve-se ao decréscimo da complacência pulmonar e à existência de fluido intersticial. Neonatos que possuem hipoxemia por redirecionamento da circulação sistêmica para a aorta, isto é, *shunt* direita-esquerda, podem ser classificados em dois subgrupos: os que têm mistura do sangue venoso pulmonar e sistêmico no coração, com resultante dessaturação do sangue arterial; e os que não têm mistura e nos quais qualquer dessaturação deve-se a fluido alveolar e *shunt* intrapulmonar.

No primeiro grupo, a mistura de sangue venoso sistêmico e pulmonar pode ocorrer no nível dos átrios, ventrículos ou artérias. A mistura no nível venoso ocorre na conexão venosa pulmonar anômala. Nessa lesão, raramente ocorrerá dificuldade respiratória, exceto quando existir obstrução venosa pulmonar. No nível dos átrios, a mistura ocorre por atresia tricúspide com grande defeito septal ventricular, havendo passagem do sangue do átrio direito para o átrio esquerdo. A mistura completa no nível ventricular é observada na dupla via de saída do ventrículo direito. No nível ventrículo-atrial, ocorrerá no tronco arterial.

No segundo grupo, o sangue que penetra na aorta tem a mesma saturação que o sangue venoso pulmonar, isto é, não existe *shunt* direita-esquerda. Defeitos septais atriais, defeitos septais atrioventriculares (defeito do revestimento endocárdico), defeitos septais ventriculares, janelas aortopulmonares, canal arterial permeável e malformações arteriovenosas apresentando *shunt* esquerda-direita, em cada nível da circulação, podem produzir insuficiência cardíaca e dificuldade respiratória.

As interferências ao fluxo para o ventrículo esquerdo, como a estenose mitral congênita e o *cor triatriatum*, podem cursar com congestão venosa pulmonar grave e dificuldade respiratória. O diagnóstico diferencial dos lactentes com dificuldade respiratória secundária à doença cardíaca é, obviamente, qualquer forma de doença pulmonar parenquimatosa ou, mais comumente, formas graves de persistência de hipertensão pulmonar. A avaliação inicial do lactente com dificuldade respiratória raramente aponta patologia cardíaca (Quadros 21.2 e 21.3).

QUADRO 21.2 ***Causas cardíacas de cianose sem insuficiência cardíaca congestiva.***

Decréscimo do Fluxo Sanguíneo Pulmonar
• Estenose pulmonar crítica com septo ventricular íntegro
• Anomalia de Ebstein
• Atresia pulmonar com septo ventricular íntegro
• Estenose pulmonar grave com defeito septal ventricular (tetralogia de Fallot)
• Atresia tricúspide com septo ventricular íntegro, atresia pulmonar ou pequeno defeito septal ventricular
• Insuficiência tricúspide secundária à isquemia miocárdica
• Coração univentricular com estenose pulmonar grave
• Fluxo sanguíneo pulmonar normal com mistura deficiente
• Transposição simples dos grandes vasos
• Síndrome de Taussig-Bing
• Transposição dos grandes vasos com lesões associadas (complexas)

QUADRO 21.3 ***Causas cardíacas de dificuldades respiratórias.***

Com Hipoxemia Arterial Sistêmica
• Válvula pulmonar ausente • Transposição complexa dos grandes vasos (com defeito septal ventricular, com ou sem estenose pulmonar) • Ventrículo direito com dupla saída, com estenose pulmonar grave • Síndromes esplênicas (asplenia, polisplenia) • Síndrome de Taussig-Bing • Conexão venosa pulmonar anômala total • Atresia tricúspide com grande defeito septal ventricular • Tronco arterial • Coração univentricular com estenose pulmonar grave
Sem Hipoxemia Significativa
• Janela aortopulmonar • Fístula arteriovenosa • Defeito do coxim endocárdico • Persistência do canal arterial • Defeito septal ventricular (geralmente com persistência do canal arterial ou defeito septal atrial)

ESTADOS DE HIPOPERFUSÃO

Nos casos de dificuldade respiratória associada à hipoperfusão, devemos avaliar, inicialmente, as causas potenciais de baixo débito. A hipoperfusão secundária à diminuição do volume sistólico pelo ventrículo esquerdo ocasiona subsequente hipotensão e acidose metabólica progressiva. Esse tipo de cardiopatia pode ser dividido em: lesões associadas à obstrução ao fluxo através do lado esquerdo do coração ou da árvore arterial sistêmica, mesmo com um ventrículo esquerdo normal; e lesões nas quais o fluxo não está obstruído, porém o funcionamento da bomba cardíaca está alterada, com DC insuficiente. As síndromes de hipoperfusão manifestam-se com certo grau de dessaturação arterial sistêmica e dificuldade respiratória, com elevação das pressões pulmonares devido à redução do volume sistólico normal pelo ventrículo esquerdo.

Entre as doenças não cardíacas, temos: sepse, insuficiência de suprarrenal, anemia, hipovolemia, erros inatos do metabolismo e instabilidade neurológica com hipoperfusão (Quadro 21.4).

CONSIDERAÇÕES CLÍNICAS

A observação do paciente inicia-se com a inspeção da coloração da pele e das mucosas, que fornece informações importantes no seu aspecto global. A palidez observada na anemia pode estar acompanhada por rendimento cardíaco moderadamente aumentado, resultando no aparecimento de sopro sistólico intenso ou, ocasionalmente, sopros diastólicos nos casos de anemia crônica; poderá ocorrer por vasoconstrição e, às vezes, sugerir cianose. Pode in-

QUADRO 21.4 *Causas de hipoperfusão.*

Cardíacas	Não cardíacas
Lesões obstrutivas ■ Obstrução ao influxo ventricular esquerdo — *Cor triatriatum* — Estenose mitral — Anel supravalvular mitral — Conexão venosa pulmonar anômala total ■ Obstrução à ejeção ventricular esquerda — Coarctação da aorta Síndrome do coração esquerdo hipoplásico — Interrupção do arco aórtico — Estenose aórtica grave	■ Insuficiência suprarrenal ■ Anemia ■ Hipovolemia ■ Erros inatos do metabolismo ■ Metabólicas (decréscimo de Ca^{2+}, Mg^{2+}, glicose, H^{+}) ■ Policitemia ■ Sepse ■ Disfunção neurológica grave ■ Pneumotórax ■ Pneumopericárdio
Lesões não obstrutivas ■ Disritmias — Bloqueio cardíaco completo — Taquicardia supraventricular ■ Anormalidades miocárdicas intrínsecas — Artérias coronárias anormais (arterite, calcinose) — Artéria coronária esquerda anômala — Fibroelastose endocárdica — Doença de acúmulo glicogênico — Doenças infiltrativas do miocárdio (p. ex., leucemia congênita) — Isquemia/infarto miocárdico com coronárias normais — Miocardite — Cardiomiopatias primárias ■ Pericardite	

dicar insuficiência cardíaca quando se acompanha de taquicardia, enchimento capilar lento e sudorese fria, devido ao aumento do tônus adrenérgico e à ingurgitação hepática. Nos pacientes cianóticos, a hiperpneia paroxística constitui uma experiência específica com certa emergência em recém-nascidos e crianças menores, com fluxo sanguíneo pulmonar limitado, como ocorre na tetralogia de Fallot. Essas crises causam aumento da frequência e profundidade da respiração, acompanhadas por progressiva cianose e embotamento. Nas primeiras horas de vida, o neonato sem dificuldade respiratória com cardiopatia cianótica apresenta cianose durante a alimentação ou choro, havendo progressão à medida que a circulação se adapta à nova vida, sobretudo se o canal arterial estiver se fechando. Outros dados importantes em pacientes cianóticos, como a insuficiência de ingestão de líquido e ferro, podem ocasionar o aparecimento de relativa anemia. O excesso de ingestão de leite, em uma criança com *shunt* direita-esquerda, pode aumentar gradativamente a dispneia e reduzir a tolerância ao exercício, provocando aumento das crises de hiperpneia paroxística. A dispneia pode ser um sintoma em uma criança maior, com pulmões passivamente congestionados, porém a taquipneia é observada mais comumente na insuficiência cardíaca congestiva ou nas formas cianóticas de cardiopatias congênitas, principalmente quando associadas ao exercício.

A tolerância ao exercício é um valioso teste para avaliar a limitação funcional imposta por uma doença. A classificação cardíaca de Nova York inclui quatro classes de sintomas progressivos (o quarto grupo apresenta sinais em repouso). As formas de exercício para a primeira e a segunda infâncias poderão ser tão variadas quanto a idade do paciente. A tomada de uma mamadeira é o único exercício real para o recém-nascido, enquanto, em adolescentes portadores de doença cardíaca de grau leve, a prática de certos esportes mais intensos pode não estar associada com sintomas aparentes.

A cianose é um sinal físico caracterizado pela troca de coloração das membranas mucosas, leitos ungueais e pele, por cor azul-acinzentada devido ao excesso de hemoglobina reduzida em capilares ou, menos frequentemente, à presença de meta-hemoglobina. A presença de 4 a 5 g de hemoglobina reduzida por 100 mL de sangue é necessária para produzir cianose. A verdadeira cianose exige uma diminuição significativa da saturação do oxigênio arterial, geralmente abaixo de 95% ao nível do mar. A coloração da pele provém, principalmente, do plexo venoso subcutâneo. Normalmente, é removido pouco oxigênio nos capilares da pele, e a saturação de oxigênio nas veias é relativamente elevada, a menos que a circulação seja lenta em consequência de constrição arteriolar, devido ao frio ou ao aumento do tono adrenérgico. A observação do leito vascular permite apenas um método indireto para julgamento da saturação arterial e depende exclusivamente da experiência do observador em reconhecer a presença de cianose em crianças com cardiopatia congênita cianótica, quando a saturação de oxigênio está pouco abaixo de 85%. Outros indicadores adicionais da cianose, quando esta persiste por mais de algumas semanas, são os baqueteamentos dos dedos e dos artelhos. Outra indicação importante, e muitas vezes não valorizada para o diagnóstico da cianose, é a policitemia. A cianose atenua-se em presença de anemia intensa, já que os níveis de hemoglobina podem ser demasiadamente baixos para produzir a cor. Em caso de policitemia, pode-se observar um aspecto rosado ou cianose, independentemente de uma pressão parcial de oxigênio arterial (PaO_2) normal.

Qualquer estado em que uma quantidade inadequada de oxigênio estiver disponível ou for utilizada pelos tecidos, independentemente da causa, é denominado hipóxia. A presença de cianose é clinicamente significante devido à relação da diminuição do conteúdo de oxigênio do sangue (hipoxemia), uma importante consequência do inadequado fornecimento de oxigênio aos tecidos para suprir suas necessidades metabólicas (hipóxias).

Na hipoxemia ocorre diminuição anormal da concentração da hemoglobina ou de oxigênio no sangue arterial. Pode ser mensurada por meio da PaO_2 ou saturação de oxigênio arterial. A relação entre a PaO_2 e a saturação de oxigênio (SaO_2) é importante para se compreender os determinantes da cianose, da hipoxemia ou da oxigenação tecidual.

Portanto, por ser a cianose um sinal físico, sua detecção depende da habilidade do observador, sendo, porém, difícil à percepção em pacientes com pele intensamente pigmentada. O grau de hipoxemia pode ou não se correlacionar com o sinal físico de cianose, dependendo da concentração de hemoglobina no sangue e da capacidade de se detectar a cianose.

O exame físico raramente distingue entre os pacientes cianóticos cardíacos e os não cardíacos, pois a maioria apresenta taquipneia, com alguma dificuldade respiratória. No caso de hipoxemia intensa e desenvolvimento de acidemia metabólica, esse aumento do esforço respiratório é acentuado, tornando extremamente difícil diferenciar entre a angústia respiratória associada à doença pulmonar primária leve ou moderada. Os neonatos cianóticos podem apresentar aumento dos impulsos do ventrículo direito, resultando do aumento das pressões ventriculares direitas (exceto na síndrome do coração direito hipoplásico), e nas lesões não cardíacas, como a persistência da hipertensão pulmonar, são frequentemente observados sopros. Nessas situações, há necessidade da utilização de procedimentos diagnósticos, como a comparação da SaO_2 no sangue arterial e a PO_2 na artéria radial ou temporal direita (acima do canal arterial). Nas cardiopatias cianóticas, a saturação de oxigênio e a PO_2 tendem a ser semelhantes, enquanto, na persistência da hipertensão pulmonar, a resistência vascular pulmonar, por estar muito elevada, e o canal arterial, permeável, haverá um *shunt* ductal direita-esquerda com diminuição da saturação do sangue arterial ou da PO_2 na aorta descendente. O teste da hiperóxia ou ventilação com aumento da concentração de oxigênio é considerado um valioso instrumento diagnóstico. Haverá aumento acima de 20 a 30 mmHg na PaO_2 sistêmica nos problemas pulmonares primários (especialmente quando os altos níveis de oxigênio fazem dilatar as arteríolas pulmonares e diminuir as pressões nesses vasos), enquanto o inverso não é necessariamente verdadeiro.

Isso indica que se pode encontrar um aumento significante na tensão de oxigênio sanguíneo arterial sistêmico ou na SaO_2, em vigência de cardiopatia congênita cianótica. Durante todo o tempo em que o fluxo sanguíneo pulmonar estiver razoável, poderá haver um aumento regular do oxigênio liberado ao leito arterial sistêmico. Portanto, na diferenciação entre a cianose pulmonar e a cardíaca, poderá ser útil a dosagem dos gases sanguíneos arteriais sistêmicos. Uma PaO_2 superior a 150 mmHg em um ambiente rico em oxigênio exclui eficazmente uma cardiopatia grave com *shunt* direita-esquerda. Nos casos duvidosos, uma hipoxemia sem hipercapnia significativa (CO_2) tende a sugerir cardiopatia primária. Entretanto, uma congestão venosa pulmonar, como ocorre na síndrome do ventrículo esquerdo hipoplástico, poderá resultar em considerável retenção de CO_2. Poderá também provocar certo grau de abaixamento da PO_2, a qual aumentará na presença de um elevado ambiente de oxigênio.

Em neonatos com dificuldade respiratória devido à cardiopatia congênita, o teste de hiperóxia é inútil, uma vez que grande parte da dessaturação é devido a edema pulmonar e, por isso, ocorre muitas vezes de melhorar quando se fornece oxigênio. Nesses pacientes com dificuldade respiratória, é necessário insistir no diagnóstico de cardiopatia congênita. Quando a evolução não é de processo pneumônico clássico ou outras pneumopatias, ou os dados de história não confirmam uma doença pulmonar, ou quando existem sinais que levantem dúvidas sobre o diagnóstico, é preciso considerar a presença de doença cardíaca.

Complicações devidas à Hipóxia

No tecido cerebral, a hipóxia origina a formação de edema cerebral, trombose ou infarto, mantendo-se como foco de disritmia cerebral, déficits motores e sensoriais. Há instalação de súbita hemiplegia. O diagnóstico diferencial deve ser feito com abscesso cerebral e embolização cerebral, por endocardite bacteriana subaguda. É descrito como fator de risco para acidente vascular embólico, em crianças abaixo de quatro anos de idade, a presença de anemia. Acima dessa faixa etária, a causa predominante é a policitemia. No miocárdio, a hipóxia ocasiona alterações enzimáticas e, consequentemente, estruturais, com déficit na contratilidade e distensibilidade da fibra miocárdica, com surgimento de disritmias e alterações eletrocardiográficas com depressão do segmento ST e onda T.

No nível vascular, ocorrerá vasodilatação com consequente diminuição da resistência vascular sistêmica, aumentando o *shunt* entre a circulação venosa para a circulação arterial. Como já descrito anteriormente, a manutenção de um fluxo sanguíneo regional insuficiente aumenta o gasto metabólico, impedindo ou diminuindo a produção de energia (ATP), diminuindo o fornecimento ou transporte de oxigênio aos tecidos e mantendo o metabolismo anaeróbico (PO_2 menor que 30 mmHg), com acúmulo de radicais ácidos (acidose metabólica), ocasionando alterações em todo o sistema enzimático intra e extracelular.

Prevenção da Crise de Hipóxia

A hipóxia é um estímulo à medula óssea para o aumento da produção do número de eritrócitos circulantes (policitemia). Porém, em presença de baixa reserva de ferro, agrava ou precipita o surgimento de anemia. É sabido que a suplementação de ferro nessas crianças torna-as mais cianóticas, porém com menor número de crises de hipóxia. Propõem-se, então, medidas precoces na correção da anemia por meio da administração regular de sulfato ferroso em crianças com menos de quatro anos de idade e naqueles pacientes que apresentarem policitemia, com hematócrito maior ou igual a 75% à hematoforese.

Diagnosticar precocemente os focos de infecção, assim como estabelecer o correto tratamento, auxilia na prevenção ou até evita o surgimento de crises hipoxêmicas. Devemos evitar, nos pacientes com cardiopatia congênita cianótica, o uso de sedativos (clorpromazina) e de agentes inotrópicos positivos, exceto em presença de insuficiência cardíaca.

Tratamento

O aparecimento de cianose em um neonato ou em uma criança deve ser considerado uma emergência, e como tal devemos instituir terapêutica adequada e ordenada, enquanto se investiga a causa básica. Entretanto, independentemente da causa, alguns procedimentos devem ser instituídos a fim de se corrigir a crise de hipóxia, evitando que outros distúrbios graves possam surgir, como acidose metabólica, distúrbios eletrolíticos e parada ou insuficiência cardiorrespiratória, cerebral e de outros órgãos.

A relação médico-paciente é sempre um fator básico importante no atendimento do paciente hipóxico, principalmente quando este tem consciência do momento. Deve-se tranquilizá-lo, expondo sucintamente as medidas que serão tomadas.

Os pacientes que apresentarem sinais de insuficiência cardiocirculatória, devido à cardiopatia congênita cianótica, com hipofluxo pulmonar, devem inicialmente ser colocados em posição genupeitoral ou de cócoras. Tal posição objetiva aumentar a resistência vascular sistêmica por acotovelamento arterial, favorecendo o maior retorno venoso ao coração direito e à artéria pulmonar.

A oxigenoterapia é um procedimento discutível, sendo de grande valor em certos tipos de hipóxia, mas de quase nenhum em outros tipos, devido à insaturação da hemoglobina não ocorrer na crise hipóxica por distúrbios pulmonares, mas, sim, por diminuição da circulação pulmonar e por aumento do fluxo direito-esquerdo, diminuindo a concentração de oxigênio dissolvido no plasma.

Na hipóxia atmosférica, a oxigenoterapia consegue correção por completo; o nível reduzido de oxigênio nos gases inspirados constitui terapêutica eficaz.

A hipóxia por hipoventilação, em um paciente respirando oxigênio a 100%, pode mover mais oxigênio para os alvéolos a cada inspiração do que quando respirar em ar ambiente. Nesse caso, a oxigenoterapia é extremamente benéfica, aumentando o oxigênio disponível em até cinco vezes (não proporciona nenhum benefício para a hipercapnia também causada por hipoventilação).

Na hipóxia causada por difusão alterada ocorre resultado idêntico ao observado na hipóxia por hipoventilação pelo fato de a oxigenoterapia poder aumentar a PO_2 nos pulmões, desde um valor normal de cerca de 100 mmHg para até 600 mmHg. Isso determina um gradiente de difusão de oxigênio muito aumentado entre os alvéolos e o sangue, com o gradiente subindo de um valor normal de 60 mmHg para até 560 mmHg ou até mais de 800%.

Na hipóxia causada por anemia ou por outra alteração no transporte de hemoglobina, a oxigenoterapia é de valor pequeno a moderado porque a quantidade de oxigênio transportado na forma dissolvida no sangue ainda pode ser aumentada acima do normal, muito embora haja pouca alteração no oxigênio transportado pela hemoglobina.

Na hipóxia causada por deficiência circulatória, também chamada de "hipóxia isquêmica", o valor da oxigenoterapia é geralmente muito pequeno, já que o problema nesse caso é um fluxo lento de sangue, e não oxigênio insuficiente.

Na hipóxia causada por derivação fisiológica, o valor da oxigenoterapia é ainda menor do que na hipóxia isquêmica; apenas o sangue que passa pelos alvéolos ventilados pode receber oxigênio adicional e, uma vez que o sangue que passa por esses alvéolos já está total ou quase totalmente saturado, a quantidade de oxigênio adicional que pode ser transportada é apenas fração da que pode se dissolver no sangue, sendo uma quantidade muito pequena.

Nos tipos de hipóxia por uso inadequado de oxigênio pelos tecidos, não existe nenhuma anormalidade de captação de oxigênio pelos pulmões ou de transporte até os tecidos. Em vez disso, os tecidos simplesmente precisam de mais oxigênio do que aquele que consegue chegar até eles ou mais do que as enzimas conseguem utilizar. Por isso, são duvidosos os benefícios da oxigenoterapia.

O fornecimento de oxigênio faz-se através de cateter nasal, com um fluxo de 1 a 3 L de oxigênio por minuto ou por meio de máscara facial, oxitenda, procurando adequar a mistura de gases à capacidade do recipiente. O controle da fração inspirada de oxigênio (FiO_2) deve ser realizado com auxílio de um oxímetro de pulso.

Quando os sinais de insuficiência respiratória se intensificam ou se mantêm os sinais de instabilidade hemodinâmica, está indicado o fornecimento de oxigênio por intubação oro ou nasotraqueal e instituição de ventilação pulmonar mecânica. Nesses pacientes, há necessidade de controle rigoroso dos gases arteriais por saturometria, a fim de se controlar o fornecimento de oxigênio, visto ser este é altamente lesivo quando utilizado em altas concentrações e por período prolongado, principalmente em neonatos, objetivando também o diagnóstico precoce dos distúrbios acidobásicos. O tratamento da cianose visa ao aumento da PO_2 arterial e à diminuição da obstrução da via de saída do ventrículo direito, aumentando o fluxo sanguíneo pulmonar e reduzindo a relação entre a RVP/RVS.

A acidose metabólica surgirá pela manutenção de um fluxo sanguíneo regional insuficiente, aumento do gasto metabólico, impedimento ou diminuição da produção de energia (ATP) necessária à manutenção das funções celulares, e diminuição do fornecimento ou transporte de oxigênio aos tecidos, devendo ser prontamente diagnosticada. O paciente em vigência de acidose metabólica apresenta, na fase inicial, sinais e sintomas decorrentes de mecanismos fisiológicos compensatórios que procuram reverter as funções celulares normais, porém, quando persistem por longo período, aparecem sinais graves de descompensação. Na fase inicial, sob condições de estresse, os órgãos são perfundidos por radicais ácidos (H^+). A medula adrenal aumentará a liberação de adrenalina e noradrenalina na circulação sanguínea. Essas aminas exercem ação direta em todos os órgãos e tecidos. No tecido miocárdico, age diretamente, aumentando a frequência, a força de contração e a distensão das fibras, na tentativa de aumentar o débito cardíaco e o fluxo sanguíneo pulmonar.

No nível vascular, haverá aumento da resistência dos vasos sistêmicos e pulmonares. Com o aumento da resistência vascular pulmonar, haverá diminuição do fluxo sanguíneo pelos capilares alveolares, impedindo uma adequada hematose (< PaO_2), com consequente aumento do grau de hipóxia e perpetuação de um metabolismo anaeróbico, além de aumentar o trabalho miocárdico.

Na periferia, haverá dilatação das arteríolas, com aumento do ritmo e amplitude dos pulsos arteriais e venoconstrição, aumentando o fluxo de sangue venoso ao coração, na tentativa de manter um volume sistólico adequado. Observam-se alterações renais devido à diminuição do fluxo plasmático renal e à taxa de filtração glomerular, com consequente oligoanúria; a funções tubulares, de secreção e reabsorção de sódio, pelo túbulo proximal e distal, com aumento da natriurese; reabsorção passiva de sódio, em função da secreção aumentada de potássio urinário e íons hidrogênio, com queda do pH urinário.

Os radicais H^+ presentes na circulação sanguínea atravessam a barreira hematoliquórica, diminuindo o pH liquórico. Esses radicais estimulam diretamente os quimiorreceptores localizados na medula oblonga e, via frênico, estimularão o músculo diafragma a aumentar a contração, com consequente aumento da frequência respiratória (taquipneia), aumento da ventilação alveolar e volume-minuto. Observa-se também, nesses pacientes, alteração do nível de consciência, variando entre sonolência, obnubilação, torpor e coma.

No sistema gastrintestinal, poderá haver alteração na secreção e absorção de nutrientes. Clinicamente, esses pacientes frequentemente apresentam náuseas, vômitos ou dor abdominal, acompanhados por aperistalse do tubo intestinal (íleo), com parada de eliminação de gases e fezes, podendo assemelhar-se a um abdome agudo cirúrgico.

Sendo a acidose metabólica condição clínica de intenso catabolismo, na tentativa de se reencontrar a homeostase orgânica, todos os órgãos são solicitados a suprir a demanda energética. Intensifica-se a glicólise hepática, com aumento da concentração da glicose circulante; a lipólise e a liberação de ácidos graxos de circulantes e triglicérides são utilizadas para a gliconeogênese, e a proteólise com fornecimento de aminoácidos para a formação de energia. O tecido ósseo sofre desmineralização, na tentativa de se tamponar os íons H^+ circulantes, poupando o tampão bicarbonato, com maior liberação de cálcio para a circulação e consequente aumento pela filtração glomerular. Esses pacientes, sob condições prolongadas de acidose, apresentaram déficit ponderoestatural. Devido às alterações resumidas aqui, decorrentes de um distúrbio acidobásico grave, faz-se necessário o diagnóstico precoce e o correto tratamento, pois esses mecanismos compensatórios tendem a se exaurir em curto período de tempo. Contudo, antes da correção da acidose, deve-se adequar o posicionamento do paciente, mantendo-o em decúbito elevado, com coxim sob as escápulas, retificando e aumentando a permeabilidade das vias aéreas; aspirar as vias aéreas superiores, procurando remover secreções; e completando com fisioterapia respiratória adequada, com eliminação de secreções brônquicas, responsáveis pelas complicações graves, como atelectasias segmentares ou difusas. Quando não desfeitas, mesmo com auxílio de broncoaspiração, observa-se aumento do trabalho respiratório, grau de hipoxemia e hipercapnia (acidose mista), necessitando ventilação pulmonar mecânica.

A correção da acidose metabólica faz-se pela administração de solução de bicarbonato de sódio após análise gasométrica. Em criança, deve-se utilizar soluções com osmolaridade próxima à osmolaridade sérica, devido ao risco de contração dos vasos cerebrais e à hemorragia. Na prática, infunde-se solução de bicarbonato de sódio a 3% (0,33 mEq de bicarbonato e 0,33 mEq de sódio). Em recém-nascido, deve-se utilizar essa solução a 1,4%. Para cálculo do volume de bicarbonato a ser administrado, utiliza-se a seguinte fórmula: HCO_3 esperado – HCO_3 encontrado x 0,3 x peso (kg); dependendo do nível de bicarbonato encontrado na gasometria arterial, far-se-á administração do volume de bicarbonato calculado em um período de tempo que varia entre 30 minutos a uma hora. Após esse período, deve-se proceder a nova amostragem gasométrica a fim de verificar se houver correção ou se a acidemia persiste. A administração do bicarbonato de sódio deve ser suspensa quando os níveis de pH forem maiores ou iguais a 7,1 e o bicarbonato maior ou igual a 10 mEq/L. Para o término da infusão de bicarbonato e o desaparecimento dos sinais clínicos compensatórios, não se deve basear em dados como taquipneia e taquicardia, pois estes tenderão a se normalizar horas após a acidemia haver sido corrigida. Isso pode ser explicado, em parte, devido ao bicarbonato circulante ser menos permeável à barreira hematoliquórica, em relação ao CO_2 e aos íons H^+. Há, portanto, persistência de maior concentração de H^+, no LCR em relação ao plasma, e o seu tamponamento ocorre mais lentamente, perpetuando, então, os estímulos aos quimiorreceptores centrais. Assim, com a infusão de bicarbonato, objetiva-se inicialmente a correção da acidemia e, após algumas horas, a correção completa da acidose.

De igual importância para o tratamento dos distúrbios acidobásicos é a correção dos distúrbios hidroeletrolíticos.

A manutenção do estado de hidratação do paciente é feita por meio da infusão de soluções eletrolíticas ou coloidais e da monitoração contínua da osmolaridade sérica e urinária, densidade e volume urinários, procurando manter um adequado fluxo plasmático renal e um débito urinário maior ou igual a 1 mL/kg/hora.

Em pacientes graves, em unidade de terapia intensiva, dispomos de monitoração invasiva quando se necessita de controle das pressões intracardíacas, através de cateter venoso central ou cateter de Swan-Ganz. Por essas vias, pode-se dispor de todas as variáveis hemodinâmicas (PVC, pressões de tronco e capilar pulmonar, débito cardíaco, pressões de trabalho de átrios e ventrículos, resistência vascular sistêmica), as quais, somadas à medida da pressão arterial média e às alterações clínicas, dão informações úteis quanto à infusão de soluções ou medicações vasoativas necessárias à estabilização hemodinâmica do paciente.

Como a hipotermia surge em decorrência de estresse e hipóxia, impedindo o fornecimento adequado de oxigênio aos tecidos, é necessário o controle térmico do paciente por meio do uso de cobertores térmicos, incubadoras ou calor artificial.

Em presença de náusea, vômito ou distensão abdominal, utiliza-se sonda nasogástrica adequada, com o objetivo de diminuir as pressões abdominais, facilitando a motilidade do diafragma e diminuindo o risco de aspiração do conteúdo gástrico.

O controle bioquímico e eletrocardiográfico dos eletrólitos sanguíneos (Na^+, K^+, Ca^{++}) evita o aparecimento de complicações, tais como disritmias cardíacas e crises convulsivas.

A avaliação da função renal se faz por meio da dosagem de ureia, creatinina, glicose urinária e sérica, e índices renais (depuração de creatinina, índice de falência renal, excreção fracionada de sódio, relação osmolaridade sérica/osmolaridade urinária).

A sedação desses pacientes tem o propósito de abolir a agitação e, assim, diminuir o consumo de oxigênio cerebral. Deve ser realizada após a criança estar sob fonte de oxigênio e terem sido descartadas outras causas que possam ter levado ao aparecimento da hipóxia, tais como causas obstrutivas não cardíacas; opta-se pelo uso de morfina, na dose de 0,2 mg/kg/dose, por via intramuscular, que, além do efeito sedativo, relaxa a musculatura do infundíbulo do ventrículo direito, propiciando maior fluxo sanguíneo para os pulmões e, consequentemente, melhor oxigenação aos tecidos.

Na ineficácia das medidas já mencionadas, pode-se utilizar medicações vasoconstritoras sistêmicas, com o intuito de aumentar a resistência vascular e diminuir o fluxo de sangue aos pulmões. Utiliza-se a fenilefrina (Veritol®, Efortil®), na dose de 3 a 7,5 mg, via intramuscular, podendo ser repetida até seis vezes ao dia. É disponível em gotas de 0,75% (10 gotas = 10 mg), para uso oral, e ampola (10 mg/mL), para uso intramuscular ou subcutâneo. Em pacientes mais graves, pode ser necessário o uso de medicações mais potentes, como o metaraminol (ampola de 10 mg/mL) ¾ dilui-se 1 mL de 9 mL de água destilada (10 mg/10 mL), e essa solução é novamente diluída: 1 mL em 9 mL de água destilada, ficando a sua concentração final em 100 mcg/mL. A dose preconizada dessa solução é de 0,1 mL/kg, por via intramuscular, ou 1 mL/kg, por via subcutânea. Para uso intravenoso, em infusão contínua, dilui-se uma ampola em 100 mL de soro glicosado a 5%, na dose de 0,27 mg/kg/min (0,16 mL/kg/h).

Os betabloqueadores adrenérgicos são utilizados com o intuito de relaxar a via de saída do ventrículo direito, favorecendo um maior fluxo sanguíneo para a artéria pulmonar. Essas medicações, porém, não se mostram eficientes nos casos de estenose pulmonar infundibular *fixa*, por proliferação fibrosa, estando indicada a correção cirúrgica. É importante ressaltar que, com o uso de betabloqueadores adrenérgicos, pode-se prevenir as crises hiperpneicas, postergando o tratamento cirúrgico para períodos mais favoráveis.

Baseados em dados da fisiopatologia, em que o aumento do tono simpático sobre a musculatura infundibular do ventrículo direito era a causa da hipoxemia, Singh e Gostman utilizaram medicação betabloqueadoras adrenérgicas (propranolol) e observaram bons resultados no relaxamento da estenose subaórtica hipertrófica. A dose utilizada foi de 1,5 mg/kg, sob infusão em 20 minutos, em dois casos graves. Cumming e Carr utilizaram, em cateterismo cardíaco, propranolol na dose de 0,2 mg/kg, via intravenosa, para conter as crises hipoxêmicas induzidas ou não pela infusão de isoproterenol (casos 1 e 2). No caso 3, não houve melhora completa da hipoxemia, mesmo após ter recebido morfina.

O uso de propranolol por via intravenosa parece ser um tratamento promissor no controle das crises de hipóxia, e a dose frequentemente utilizada varia de 0,1 a 0,2 mg/kg, em dose única intravenosa. Pode ser encontrado na forma de ampola com 1,0 mg/mL; diluindo-se uma ampola em 4 mL de água destilada, tem-se uma solução contendo 0,2 mg/mL.

A partir dos estudos de Coceani e Olley, em 1973, em portadores de cardiopatias congênitas cianóticas que dependem da permeabilidade do canal arterial, a fim de manter um fluxo sanguíneo pulmonar, com o uso de prostaglandina E, como potentes vasodilatadores, objetivou-se manter aberto o canal arterial durante a vida fetal; essa medicação tem sido utilizada como alternativa, enquanto se aguardam condições propícias à cirurgia definitiva (anastomose aortopulmonar). Esse procedimento é utilizado na tetralogia de Fallot, com hipoplasia pulmonar grave; atresia pulmonar com septo intacto; atresia pulmonar com comunicação interventricular restritiva; estenose pulmonar severa; dupla via de saída do ventrículo direito ou ventrículo único, com estenose pulmonar grave associada à atresia tricúspide; transposições das grandes artérias, com mistura pelo canal e atriosseptostomia ineficaz; interrupção do arco aórtico; e coartação da aorta.

As prostaglandinas são substâncias derivadas do metabolismo do ácido araquidônico (PGE_1 e PGE_2), tendo efeito relaxante sobre a musculatura do canal arterial.

O uso de prostaglandina E apresenta efetividade limitada no período neonatal antes que ocorra o fechamento definitivo do canal arterial, sendo mais efetiva desde o nascimento até 10 a 14 dias de vida. Deve ser administrada por infusão intravenosa em gotejamento contínuo por apresentar ação fugaz. A prostaglandina E_1 é empregada na dose de 0,01 mcg/kg/min, e a E_2, na dose de 12 a 65 mcg/kg/dose, a cada duas horas. Observa-se melhora da PaO_2 em 30 minutos após iniciada a infusão, e a redução da dose faz-se gradativamente, sempre com controle gasométrico arterial. É encontrada em ampola de 1 mL com 500 mcg (Prostin®). Deve ser diluída em solução glicosada a 5%, e o restante da solução em ampola deve ser guardado à temperatura de 4°C em geladeira, devendo ser desprezado após 48 horas.

Abordagem e Tratamento da Crise de Hipóxia

As crises de hipóxia são caracterizadas por episódios súbitos de cianose intensa, causada por redução do fluxo pulmonar, e ocorrem principalmente em cardiopatas com fisiologia de tetralogia de Fallot.

As principais hipóteses para a sua ocorrência é que seja secundária a espasmo da via de saída do ventrículo direito ou redução da resistência vascular sistêmica (hipovolemia), com resultante aumento do *shunt* da direita para a esquerda através da comunicação interventricular (CIV).

Outro mecanismo proposto é a hiperpneia paradoxal, na qual o centro respiratório, que normalmente procura fazer pequenos ajustes na tentativa de corrigir o desequilíbrio acidobásico, nos pacientes com tetralogia de Fallot, após um aumento súbito na atividade física e consequente aumento no consumo de oxigênio; ao fazer esses ajustes, haveria diminuição da PaO_2 e do pH e aumento da PCO_2, que serviriam de gatilho para a resposta do centro respiratório com hiperpneia, a qual reduziria a pressão intratorácica média, provocando queda nas resistências sistêmica e pulmonar, sem o aumento correspondente no fluxo pulmonar, em razão do quadro dominante de obstrução da via de saída do VD, e isso levaria a aumento do *shunt* da direita para a esquerda, queda maior da PaO_2 e pH, e assim por diante, como um ciclo vicioso.

A crise de hipóxia, de forma característica, ocorre na tetralogia de Fallot, embora possa ocorrer em cardiopatias com fisiologia semelhante. Ocorrem frequentemente após dois e três meses de vida, tornando-se raras após os três anos. Podem ser desencadeadas por fatores precipitantes, como: despertar pela manhã, choro, evacuação e mamadas. Caracterizam-se por: taquipneia, hiperpneia, aumento progressivo da cianose, palidez e síncope. Ocasionalmente, provocam convulsões, acidente vascular cerebral, coma e óbito. Ocorrem tanto em pacientes com boa saturação de oxigênio e, ao contrário, pode não se manifestar em pacientes com cianose importante. O espasmo infundibular, precipitado pelo aumento súbito do nível de catecolaminas endógenas, é tido como o mecanismo mais provável[5,6].

A apresentação clínica das crises de hipóxia caracteriza-se por:

- Pico de incidência: entre três a seis meses;
- Frequentemente pela manhã e pode ser precipitada pelo choro, alimentação e ao ato de evacuar;
- Cianose grave, hiperpneia, acidose metabólica;
- Nos casos graves, pode ocasionar síncope, convulsões, acidentes vasculares cerebrais e morte;
- Observa-se redução da intensidade do sopro durante as crises.

Tratamento da Crise de Hipóxia

Trata-se de uma emergência médica:

- Posição de cócoras/joelhos dobrados sobre o tórax quando possível;
- Expansão com volume (solução salina 0,9%) 20 mL/kg, IV rápido, para aumentar a pré-carga;
- Administrar oxigênio a 100%;
- Administrar morfina IV/IM ou SC na dose de 0,1 a 0,2 mg/kg;
- Caso as medidas acima falhem:
- Propranolol IV 0,05-0,1 mg/kg lento em 10 minutos;
- Bicarbonato de sódio 1 a 2 mEq/kg;
- Sedação profunda, intubação traqueal e ventilação pulmonar mecânica;
- Em casos resistentes, considerar fenilefrina ou noradrenalina intravenosa;
- Manter com propranolol oral na dose de 2-4 mg/kg/dia a cada oito horas logo após a estabilização e enquanto aguarda a cirurgia;
- Corrigir distúrbios hidroeletrolíticos e tratar infecções respiratórias concomitantes.

Cateterismo Terapêutico

Tetralogia de Fallot – o cateterismo cardíaco terapêutico é uma alternativa atraente à cirurgia paliativa (*shunt* sistêmico-pulmonar), no tratamento da tetralogia de Fallot e de outras cardiopatias cianogênicas dependente do canal arterial. Para a tetralogia de Fallot, são duas as alternativas para o tratamento percutâneo:

- Implante de *stent* no canal arterial; ou
- Implante de *stent* na via de saída do ventrículo dircito.
- Tais procedimentos promovem melhora da saturação de oxigênio e estimulam o crescimento das artérias pulmonares.

Drenagem anômala total – nos pacientes com drenagem anômala total de veias pulmonares, o cateterismo cardíaco raramente é necessário para definição anatômica. Pode ser indicado para realização de atriosseptostomia por balão, como procedimento paliativo para estabilização clínica da criança com comunicação interatrial (CIA) restritiva.

Transposição das grandes artérias – na transposição das grandes artérias com a introdução da operação de Jatene, a atriosseptostomia, antes realizada de rotina, passou a ser indicada mais seletivamente, nos casos com muita hipoxemia e CIA restritiva e naqueles sem previsão para cirurgia nos próximos dias.

Cirurgia de Blalock-Taussig

Quando todas as medidas discutidas até aqui tiverem sido ineficazes no controle das crises hipoxêmicas, indica-se a anastomose entre a artéria subclávia direita e a artéria pulmonar direita. Essa técnica foi proposta em 1945, mostrando ter bons resultados na redução da hipóxia, poliglobulia e cianose, e no aumento da tolerância ao exercício. Outras técnicas objetivando os mesmos resultados foram propostas, tais como as desenvolvidas por Potts, em 1946, de anastomose entre a artéria pulmonar esquerda e a aorta descendente; Waterson, em 1962, preconizou a anastomose entre a artéria pulmonar direita e a aorta ascendente.

Essas técnicas visam ao aumento do fluxo sanguíneo na rede arterial pulmonar, nas seguintes condições:

- Presença de cianose grave e acidose metabólica;
- Crises de hipóxia de repetição e incontroláveis, com a terapêutica usual;
- Paciente que não esteja em condições clínicas para ser submetido ao procedimento cirúrgico de correção total ou por apresentar hipoplasia das artérias pulmonares.

As correções totais devem ser realizadas com o paciente apresentando estabilidade clínica, condições anatômicas favoráveis e, se possível, peso corpóreo superior a 6 kg, aproximadamente.

TRATAMENTO CIRÚRGICO DAS CARDIOPATIAS CONGÊNITAS CIANÓTICAS

Septostomia Atrial

Esta técnica, segura e altamente eficaz, foi proposta por Rashkind, e consiste na criação de comunicação interatrial com cateter-balão durante a realização do cateterismo cardíaco. Objetiva aumentar a mistura de sangue entre as duas circulações, aumentar o fluxo sanguíneo aos pulmões ou diminuir a hipertensão venocapilar pulmonar, com consequente alívio de um átrio hipertenso. Após esse procedimento, observa-se rápida elevação da saturação arterial de oxigênio, desaparecimento do gradiente pressórico entre os átrios e diminuição da pressão venosa pulmonar. Há relatos em que 80% das crianças submetidas a esse procedimento apresentam melhora clínica importante, ficando o tratamento cirúrgico adiado para um período em que o risco operatório for menor, em geral entre seis a 12 meses de idade.

REFERÊNCIAS

1. Billups NF, Billups SM. American drug index. 30th ed. Philadelphia: J.B. Lippincott Co.; 1986.
2. Coceani F, Olley PM. The response of the ductus arteriosus to prostaglandins. Can J Physiol Pharmacol. 1973;51:220.
3. Elliot RB, Starling MB, Neutze JM. Medical manipulation of the ductus arteriosus. Lancet. 1975;1:140.
4. Fallat RJ, Luce JM. Cardiopulmonary critical care management. 1st ed. Churchill Livingstone; 1988.
5. Freed MD, et al. Prostaglandin E1 in infants with ductus arteriosus – dependent congenital heart disease. Circulation. 1981;64:899.
6. Guntheroth WG, Morgan BC, Mullins GL. Physiologic studies of paroxysmal hiperpnea in cyanotic congenital heart disease. Circulation. 1965;31:70.
7. Guyton AC. Tratado de fisiologia médica. 6ª ed. Rio de Janeiro: Guanabara; 1986.
8. Heymann MA, Rudolff AM. Ductus arteriosus dilatation by prostaglandin E1 in infants with pulmonary atresia. Pediatrics. 1977;59:3.
9. Lewis AB, et al. Side effects of therapy with prostaglandin E1 in infants with critical congenital heart disease. Circulation. 1981;64:893.
10. Macruz R, Snitcowsky R. Cardiologia pediátrica. 1ª ed. São Paulo: Editora Sarvier; 1983.
11. Milhorn HTJr, Pulley PEJr. A theoretical study of pulmonary capillary gas exchange and venous admixture. Biophys J. 1968;8(3):337-57.
12. Morgan BC, et al. A clinical profile of paroxysmal hyperpnea in cyanotic congenital heart disease. Circulation. 1965;31:66.
13. Moss AJ. Adams FH, Emmanouilides GC. Heart disease in infants, children and adolescents. 2nd ed. The Williams and Wilkins Company; 1977.
14. Nunn JF. Applied Respiratory Physiology. 2nd ed. London: Butterworths; 1977. p. 104. Barcroft J, King WOR. O efeito da temperatura na cruva de dissociação do sangue. J Physiol (Lond). 1909;39:374-384.
15. Pharmacopeia of the United States of America. In: United States Pharmacopeial Convention, Inc. 19th ed. rev. 1975.

16. Ponce FE, et al. Propranolol palliation of Tetralogy of Fallot: experience with long-term drug treatment in pediatric patients. Pediatrics. 1973;52:100.

17. Rashkind WJ, Miller WW. Creation of an atrial septal defect without thoracotomy. JAMA. 1966;196:991.

18. Sanchez PA. Cardiologia pediatrica – clinica y cirurgia. 1ª ed. Espanha: Editora Saluati; 1986.

19. Silove ED. Administration of E-type prostaglandins in ductus-dependent congenital heart disease. Pediatr Cardiol. 1982;2:303.

20. Guntheroth WG, Morgan BC, Mullins GL. Physiologic studies of paroxysmal hyperpnea in cyanotic congenital heart disease. Circulation. 1965;31:70-6.

21. Alwi M. Stenting the ductus arteriosus. Case selection, technique and possible complications. Ann Pediatr Cardiol. 2008;1(8):38-45.

22. Dohlen G, Chaturvedi RR, Benson LN, Ozawa A, Van Arsdell GS, Fruitman DS, Lee KJ. Stenting of the right ventricle outflow tract in the symptomartic infant with tetralogy of Fallot. Heart. 2009;95(2):142-7.

23. Rashkind WJ, Miller WW. Transposition of the great arteries. Results of palliation by balloon atrioseptostomy in thirty-one infants. Circulation. 1968;38(3): 453-62.

24. Breitbart RE, Fyler DC. Tetralogia de Fallot. In: Keane JF, editor. Nadas' Pediatric Cardiology. 2nd ed.. Philadelphia: Saunders Elsevier; 2006. p. 559.

22 Emergências Hipertensivas

Benita Galassi Soares Schvartsman
Erika Arai Furusawa

INTRODUÇÃO

Atualmente, segundo dados internacionais, a prevalência de hipertensão arterial sistêmica (HAS) em crianças entre oito e 17 anos é de aproximadamente 4%, enquanto, em adultos, está próxima de 30%. Cerca de 1% a 2% dos adultos hipertensos são hospitalizados por hipertensão grave ao longo da vida. Em crianças, não há estudos disponíveis sobre a prevalência da crise hipertensiva. Um estudo observacional mostra que, nos Estados Unidos, em adolescentes, a incidência de HAS moderada e grave foi de 2,6% e 0,6%, respectivamente. Em casuística canadense (2012), com crianças atendidas no departamento de emergência, a incidência de crise hipertensiva foi de 0,021%, com urgência hipertensiva em 83,6% e emergência hipertensiva em 16,4% dos casos, com predomínio do sexo masculino e de crianças maiores de sete anos e adolescentes. Embora bem mais rara na criança, a crise hipertensiva requer no seu manejo conhecimento específico de suas várias formas de apresentação, muitas delas com risco de vida elevado, e das diversas classes de medicações disponíveis para tratamento.

DEFINIÇÃO DE HIPERTENSÃO ARTERIAL NA CRIANÇA

De acordo com o National High Blood Pressure Education Program Working Group on High Blood Pressure in Children and Adolescents (2004), a pressão arterial sistólica (PAS) e a diastólica em crianças e adolescentes (de um a 17 anos) pode ser classificada em percentis 50, 90, 95 e 99, de acordo com o sexo, a idade e os respectivos percentis de altura (Tabelas 22.1 e 22.2). Para lactentes no primeiro ano de vida, são utilizadas as curvas de PA estabelecidas em 1987 por esse mesmo grupo de estudo (Figuras 22.1 e 22.2).

A HAS em criança é definida quando a média da PAS ou diastólica, medida em pelo menos três ocasiões diferentes, é superior ou igual ao percentil 95 (p95) para idade e sexo. Pode ser classificada em estágio 1 e estágio 2, conforme sua gravidade (Quadro 22.1).

As mensurações e monitoração da PA nos departamentos de emergência são, em geral, realizadas por método oscilométrico. Valores elevados requerem confirmação por método auscultatório.

É fundamental a utilização de manguitos (câmara inflável interna) adequados, com largura mínima equivalente a 40% da circunferência do braço e cobertura de 80% a 100% da circunferência, medida no ponto médio entre acrômio e olécrano.

ETIOLOGIA

Diferentemente de pacientes adultos, na criança, e especialmente na criança pequena, a crise hipertensiva é geralmente secundária a uma doença de base e apresenta diversas etiologias. O Quadro 22.2 lista as principais causas de crise hipertensiva na faixa etária pediátrica.

QUADRO 22.1 ***Definição de hipertensão arterial sistêmica (HAS) e classificação quanto à gravidade.***

HAS	PAS ou PAD ≥ p95*
HAS Estágio 1	PAS ou PAD > p95* e ≤ p99+ 5 mmHg
HAS Estágio 2	PAS ou PAD > p99*+ 5 mmHg

Siglas: PAD = pressão arterial diastólica; p = percentil; * = para sexo e idade.

TABELA 22.1 ***Pressão arterial em meninas, de acordo com idade e o percentil de estatura.***

Idade (anos)	PA Percentil	PA sistólica ← Percentil da estatura →							PA diastólica ← Percentil da estatura →						
	↓	5	10	25	50	75	90	95	5	10	25	50	75	90	95
1	50	83	84	85	86	88	89	90	38	39	30	40	41	41	42
	90	97	97	98	100	101	102	103	52	53	53	54	55	55	56
	95	100	101	102	104	105	106	107	56	57	57	58	59	59	60
	99	108	108	109	111	112	113	114	64	64	65	65	66	67	67
2	50	85	85	87	88	89	91	91	43	44	44	45	46	46	47
	90	96	99	100	101	103	104	105	57	58	58	59	60	61	61
	95	102	103	104	105	107	108	109	61	62	62	63	64	65	65
	99	109	110	111	112	114	115	116	69	69	70	70	71	72	72
3	50	86	87	88	89	91	92	93	47	48	48	49	50	50	51
	90	100	100	102	103	104	106	106	61	62	62	63	64	64	65
	95	104	104	105	107	108	109	110	65	66	66	67	68	68	69
	99	111	111	113	114	115	116	117	73	73	74	74	75	76	76
4	50	88	88	90	91	92	94	94	50	50	51	52	52	53	54
	90	101	102	103	104	106	107	108	64	64	65	66	67	67	68
	95	105	106	107	108	110	111	112	68	68	69	70	71	71	72
	90	112	113	114	115	117	118	119	76	76	76	77	78	79	79
5	50	89	90	91	93	94	95	96	52	53	53	54	55	55	56
	90	103	103	105	106	107	109	109	66	67	67	68	69	69	70
	95	107	107	108	110	111	112	113	70	71	71	72	73	73	74
	99	114	114	116	117	118	120	120	78	78	79	79	80	81	81
6	50	91	92	93	94	97	97	98	54	54	55	56	56	57	58
	90	104	105	106	108	109	110	111	68	68	69	70	70	71	72
	95	108	109	110	111	113	114	115	72	72	73	74	74	75	76
	99	115	116	117	119	120	121	122	80	80	80	81	82	83	83
7	50	93	93	95	96	97	99	99	55	56	56	57	58	58	59
	90	106	107	108	109	111	112	113	69	70	70	71	72	72	73
	95	110	111	112	113	115	116	116	73	74	74	75	76	76	77
	99	117	118	119	120	122	123	124	81	81	82	82	83	84	84
8	50	95	95	96	98	99	100	101	57	57	57	58	59	60	60
	90	108	109	110	111	113	114	114	71	71	71	72	73	74	74
	95	112	112	114	115	116	118	118	75	75	75	76	77	78	78
	99	119	120	121	122	123	125	125	82	82	83	83	84	85	86
9	50	96	97	98	100	101	102	103	58	58	58	59	60	61	01
	90	110	110	112	113	114	116	116	72	72	72	73	74	75	75
	95	114	114	115	117	118	119	120	76	76	76	77	78	79	79
	99	121	121	123	124	125	127	127	83	83	04	84	85	86	87

continua >>

>> *continuação*

TABELA 22.1 ***Pressão arterial em meninas, de acordo com idade e o percentil de estatura.***

Idade (anos)	PA Percentil	PA sistólica ← Percentil da estatura →							PA diastólica ← Percentil da estatura →						
	↓	5	10	25	50	75	90	95	5	10	25	50	75	90	95
10	50	98	99	100	102	103	104	105	59	59	59	60	61	62	62
	90	112	112	114	115	116	118	118	73	73	73	74	74	76	76
	95	116	116	117	119	120	121	122	77	77	77	78	78	80	80
	99	123	123	125	126	127	129	129	84	84	85	86	86	87	88
11	50	100	101	102	103	105	106	107	60	60	60	61	62	63	63
	90	114	114	116	117	118	119	120	74	74	74	75	76	77	77
	95	118	118	119	121	122	123	124	78	78	78	79	80	81	81
	99	125	125	126	128	129	130	131	85	85	86	87	87	88	89
12	50	102	103	104	105	107	108	109	61	61	61	62	63	64	64
	90	116	116	117	119	120	121	122	75	75	75	76	77	78	78
	95	119	120	121	123	124	125	126	79	79	79	80	81	82	82
	99	127	127	128	130	131	132	133	86	86	87	88	88	89	90
13	50	104	105	106	107	109	110	110	62	62	62	63	64	65	65
	90	117	118	119	121	122	123	124	76	76	76	77	78	79	79
	95	121	122	123	124	126	127	128	80	80	80	81	82	83	83
	99	128	129	130	132	133	134	135	87	87	88	89	89	90	91
14	50	106	106	107	109	110	111	112	63	63	63	64	65	66	66
	90	119	120	121	122	124	125	125	77	77	77	78	79	80	80
	95	123	123	125	126	127	129	129	81	81	81	82	83	84	84
	99	130	131	132	133	135	136	136	88	88	89	90	90	91	92
15	50	107	108	109	110	111	113	113	64	64	64	65	66	67	67
	90	120	121	122	123	125	126	127	78	78	78	79	80	81	81
	95	124	125	126	127	129	130	131	82	82	82	83	84	85	85
	99	131	132	133	134	136	137	138	89	89	90	91	91	92	93
16	50	108	108	110	111	112	114	114	64	64	65	66	66	67	68
	90	121	122	123	124	126	127	128	78	78	79	80	81	81	82
	95	125	126	127	128	130	131	132	82	82	83	84	85	85	86
	99	132	133	134	135	137	138	139	90	90	90	91	92	93	93
17	50	108	109	110	111	113	114	115	64	65	65	66	67	67	68
	90	122	122	123	125	126	127	128	78	79	79	80	81	81	82
	95	125	126	127	129	130	131	132	82	83	83	84	85	85	86
	99	133	133	134	136	137	138	139	90	90	91	91	92	93	93

Sigla: PA = pressão arterial.

TABELA 22.2 ***Pressão arterial em meninos, de acordo com idade e o percentil de estatura.***

Idade (anos)	PA Percentil	PA sistólica ← Percentil da estatura →							PA diastólica ← Percentil da estatura →						
	↓	5	10	25	50	75	90	95	5	10	25	50	75	90	95
1	50	80	81	83	85	87	88	89	34	35	36	37	38	39	39
	90	94	95	97	99	100	102	103	49	50	51	52	53	53	54
	95	98	99	101	103	104	106	106	54	54	55	56	57	58	58
	99	105	106	108	110	112	113	114	61	62	63	64	65	66	66
2	50	84	85	87	88	90	92	92	39	40	41	42	43	44	44
	90	97	99	100	102	104	105	106	54	55	56	57	58	58	59
	95	101	102	104	106	108	109	110	59	59	60	61	62	63	63
	99	109	110	111	113	115	117	117	66	67	68	69	70	71	71
3	50	86	87	89	91	93	94	95	44	44	45	46	47	48	48
	90	100	101	103	105	107	108	109	59	59	60	61	62	63	63
	95	104	105	107	109	110	112	113	63	63	64	65	66	67	67
	99	111	112	114	116	118	119	120	71	71	72	73	75	75	75

continua >>

>> *continuação*

TABELA 22.2 ***Pressão arterial em meninos, de acordo com idade e o percentil de estatura.***

Idade (anos)	PA Percentil	PA sistólica ← Percentil da estatura →							PA diastólica ← Percentil da estatura →						
	↓	5	10	25	50	75	90	95	5	10	25	50	75	90	95
4	50	88	89	91	93	95	96	97	47	48	49	50	51	51	52
	90	102	103	105	107	109	110	111	62	63	64	65	66	66	67
	95	106	107	109	111	112	114	115	66	67	68	69	70	71	71
	90	113	114	116	118	120	121	122	74	75	76	77	78	78	79
5	50	90	91	93	95	96	98	98	50	51	52	53	54	55	55
	90	104	105	106	108	110	111	112	65	66	67	68	69	69	70
	95	108	109	110	112	114	115	116	69	70	71	72	73	74	74
	99	115	116	118	120	121	123	123	77	78	79	80	81	81	82
6	50	91	92	94	96	98	99	100	53	53	54	55	56	57	57
	90	105	106	108	110	111	113	113	68	68	69	70	71	72	72
	95	109	110	112	114	115	117	117	72	72	73	74	75	76	76
	99	116	117	119	121	123	124	125	80	80	81	82	83	84	84
7	50	92	94	95	97	99	100	101	55	55	56	57	58	59	59
	90	106	107	109	111	113	114	115	70	70	71	72	73	74	74
	95	110	111	113	115	117	118	119	74	74	75	76	77	78	78
	99	117	118	120	122	124	125	128	82	82	83	84	85	86	86
8	50	94	95	97	99	100	102	102	56	57	58	59	60	60	61
	90	107	109	110	112	114	115	116	71	72	72	73	74	75	76
	95	111	112	114	116	118	119	120	75	76	77	78	79	79	80
	99	119	120	122	123	125	127	127	83	84	85	86	87	87	88
9	50	95	96	98	100	102	103	104	57	58	59	60	61	61	62
	90	109	110	112	114	115	117	118	72	73	74	75	76	76	77
	95	113	114	116	118	119	121	121	76	77	78	79	80	81	81
	99	120	121	123	125	127	128	129	84	85	86	87	88	88	89
10	50	97	98	100	102	103	105	106	58	59	60	61	61	62	63
	90	111	112	114	115	117	119	119	73	73	74	75	76	77	78
	95	115	116	117	119	121	122	123	77	78	79	80	81	81	82
	99	122	123	125	127	128	130	130	85	86	86	88	88	89	90
11	50	99	100	102	104	105	107	107	59	59	60	61	62	63	63
	90	113	114	115	117	119	120	121	74	74	75	76	77	78	78
	95	117	118	119	121	123	124	125	78	78	79	80	81	82	82
	99	124	125	129	129	130	132	132	86	86	87	88	89	90	90
12	50	101	102	104	106	108	109	110	59	60	61	62	63	63	64
	90	115	116	118	120	121	123	123	74	75	75	76	77	78	79
	95	119	120	122	123	125	127	127	78	79	80	81	82	82	83
	99	126	127	129	131	133	134	135	86	87	88	89	90	90	91
13	50	104	105	106	108	110	111	112	60	60	61	62	63	64	64
	90	117	118	120	122	124	125	126	75	75	76	77	78	79	79
	95	121	122	124	126	128	129	130	79	79	80	81	82	83	83
	99	128	130	131	133	135	136	137	87	87	88	89	90	91	91
14	50	106	107	109	111	113	114	115	60	61	62	63	64	65	65
	90	120	121	123	125	126	128	128	75	76	77	78	79	79	80
	95	124	125	127	128	130	132	132	80	80	81	82	83	84	84
	99	131	132	134	136	138	139	140	87	88	89	90	91	92	92
15	50	109	110	112	113	115	117	117	61	62	63	64	65	66	66
	90	122	124	125	127	129	130	131	76	77	78	79	80	80	81
	95	126	127	129	131	133	134	135	81	81	82	83	84	85	85
	99	134	135	136	138	140	142	142	88	89	90	91	92	93	93
16	50	111	112	114	116	118	119	120	63	63	64	65	66	67	67
	90	125	126	128	130	131	133	134	78	78	79	80	81	82	82
	95	129	130	132	134	135	137	137	82	83	83	84	85	86	87
	99	136	137	139	141	143	144	145	90	90	91	92	93	94	94
17	50	114	115	116	118	120	121	122	65	66	66	67	68	69	70
	90	127	128	130	132	134	135	136	80	80	81	82	83	84	84
	95	131	132	134	136	138	139	140	84	85	86	87	87	88	89
	99	139	140	141	143	145	146	147	92	93	93	94	95	96	97

Sigla: PA = pressão arterial.

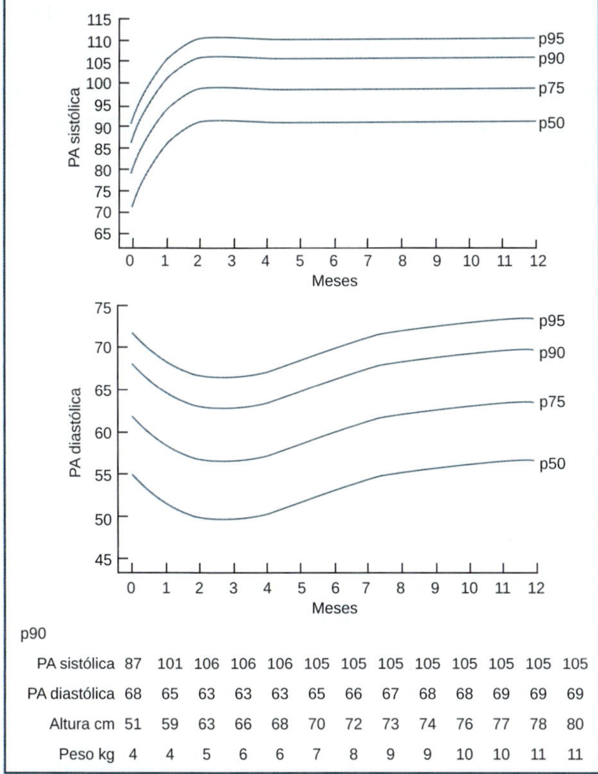

p90													
PA sistólica	87	101	106	106	106	105	105	105	105	105	105	105	105
PA diastólica	68	65	63	63	63	65	66	67	68	68	69	69	69
Altura cm	51	59	63	66	68	70	72	73	74	76	77	78	80
Peso kg	4	4	5	6	6	7	8	9	9	10	10	11	11

FIGURA 22.1 *Pressão arterial em meninos, do nascimento até um ano de idade.*

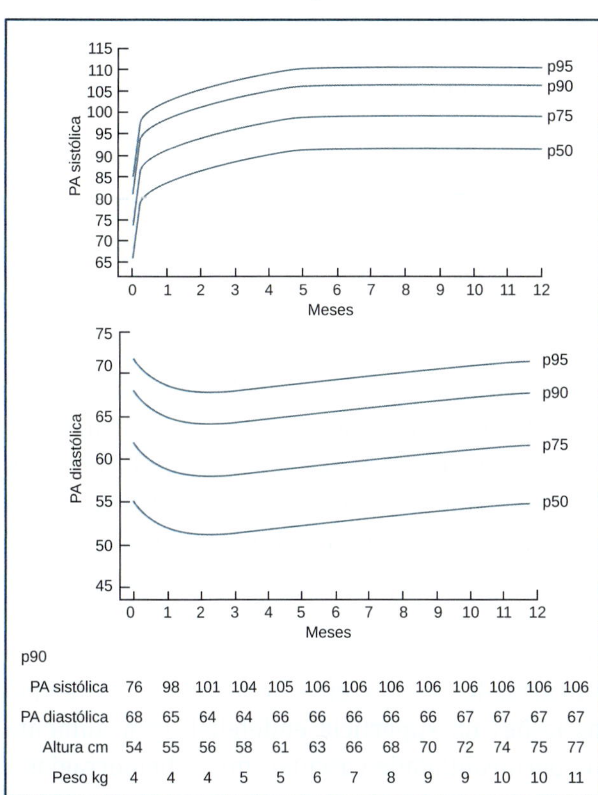

p90													
PA sistólica	76	98	101	104	105	106	106	106	106	106	106	106	106
PA diastólica	68	65	64	64	66	66	66	66	66	67	67	67	67
Altura cm	54	55	56	58	61	63	66	68	70	72	74	75	77
Peso kg	4	4	4	5	5	6	7	8	9	9	10	10	11

FIGURA 22.2 *Pressão arterial em meninas, do nascimento até um ano de idade.*

QUADRO 22.2 *Causas de crise hipertensiva em crianças e adolescentes.*

Renais

- Glomerulonefrite aguda pós-estreptocócica
- Síndrome hemolítico-urêmica
- Púrpura de Henoch-Schönlein
- Nefrite lúpica
- Glomerulonefrite membranoproliferativa
- Pielonefrite crônica
- Insuficiência renal aguda e crônica
- Transplante renal
- Hematoma perirrenal
- Rins policísticos

Endócrinas

- Feocromocitoma
- Hiperplasia congênita de adrenal
- Síndrome de Cushing
- Hiperaldosteronismo primário
- Hipertireoidismo
- Hiperparatireoidismo

Cardiovasculares

- Coartação da aorta
- Fístulas arteriovenosas
- Estenose da artéria renal
- Vasculites
- Trombose de artérias e veias renais

Sistema nervoso central

- Meningite
- Encefalite
- Trauma
- Tumor
- Hidrocefalia
- Poliomielite
- Síndrome de Guillain-Barré

Metabólica

- Hipercalcemia
- Hipernatremia

Miscelânea

- Ingestão de metais pesados
- Medicações (esteroides, simpatomiméticos, anticoncepcionais, anfetaminas, ciclosporina, tacrolimo e ciclosporina)
- Queimaduras
- Traumatismo ortopédico
- Traumatismo abdominal

Em determinadas idades, algumas patologias são mais prevalentes que outras. Recém-nascidos têm HAS mais frequentemente relacionada a malformações congênitas, coartação de aorta e trombose arterial ou venosa, além de rins policísticos tipo infantil. Lactentes e crianças menores têm como causas principais de HAS secundária as doenças renais parenquimatosas e as malformações vasculares, como coartação de aorta e estenose de artéria renal. Já crianças maiores apresentam glomerulopatias agudas e crônicas, estenose de artéria renal e outras doenças parenquimatosas renais dentre as causas mais frequentes. De forma geral, doenças renais e renovasculares são observadas na maioria dos casos de HAS em crianças, embora causas mais raras possam ocorrer, exigindo do pediatra alto índice de suspeição clínica.

DEFINIÇÃO E CLASSIFICAÇÃO DA CRISE HIPERTENSIVA

A crise hipertensiva é definida pelo aumento súbito e acentuado da PA acima dos valores mencionados para a HAS estágio 2 (considerada hipertensão grave) e pode ser classificada em emergência ou urgência hipertensiva, de acordo com a intensidade e gravidade dos sintomas. Essa diferenciação é necessária por ter implicações terapêuticas e prognósticas, embora seja arbitrária, sem critérios específicos de definição, e dependente, muitas vezes, exclusivamente do julgamento clínico do pediatra. Apresenta uma variedade de sintomas e de urgência terapêutica, determinada pela interação de fatores como intensidade e/ou rapidez da elevação da PA, órgãos comprometidos, etiologia e cronicidade da hipertensão, e presença de doenças subjacentes que possam se agravar com a hipertensão.

Quadro 22.3 mostra as situações clínicas consideradas emergências e urgências hipertensivas (classificação da crise hipertensiva).

QUADRO 22.3 *Classificação da crise hipertensiva.*

Emergências hipertensivas
• Hipertensão grave associada a: – encefalopatia – acidente vascular cerebral – insuficiência cardíaca congestiva – feocromocitoma e medicações adrenérgicas
• Hipertensão acelerada e maligna
Urgências hipertensivas:
• Hipertensão grave de instalação aguda • Hipertensão grave no paciente com transplante renal • Hipertensão grave no pós-operatório

EMERGÊNCIAS HIPERTENSIVAS

A emergência hipertensiva refere-se ao aumento abrupto da PA, acompanhado de complicações neurológicas, cardíacas ou renais, com risco iminente de vida para o paciente e/ou órgãos-alvo. Essas complicações são potencialmente reversíveis e de bom prognóstico, mas cursam com morbidade e mortalidade elevada se houver demora ou ineficácia na intervenção terapêutica. Podem ocorrer em pacientes cronicamente hipertensos ou na vigência de doenças agudas em indivíduos previamente normotensos.

Discutiremos a seguir as principais causas de emergências hipertensivas na criança e adolescente.

SÍNDROMES NEUROLÓGICAS

A encefalopatia hipertensiva (EH), a síndrome da encefalopatia posterior reversível (PRES) e o acidente vascular cerebral (AVC) são as manifestações mais comuns de comprometimento neurológico na crise hipertensiva.

Encefalopatia Hipertensiva e Síndrome da Encefalopatia Posterior Reversível

A EH é uma complicação potencialmente fatal da HAS que se caracteriza por disfunção cerebral secundária a variações no fluxo sanguíneo cerebral (FSC) efetivo. Em condições normais, o FSC se mantém constante em ampla faixa de variação da PA média, por um processo de autorregulação, semelhante ao observado em outros órgãos, como rins e coração. Envolve constrição arteriolar frente a aumentos na pressão arteriolar e vasodilatação quando ocorre hipotensão, de forma a manter o FSC estável. Quando a PA média atinge níveis superiores à faixa normal da autorregulação, os vasos cerebrais contraídos subitamente se dilatam, inicialmente em áreas com tônus muscular menor (padrão fusiforme) e, a seguir, de forma difusa, produzindo vasodilatação generalizada. Como consequência, observa-se hiperperfusão cerebral em regime de altas pressões, ocasionando escape de fluido para áreas perivasculares e formação de edema cerebral. Observa-se, ainda, perda da integridade da barreira hematocerebral devido às lesões na superfície endotelial, com aumento de permeabilidade vascular, micro-hemorragias e agravamento do edema cerebral. Os sinais neurológicos na EH incluem cefaleia intensa, visão borrada, náuseas, vômitos e distúrbios de consciência.

Alterações neurológicas focais, frequentemente transitórias e mutáveis, como afasia, amaurose, hemiplegia e paralisia do nervo facial, podem estar presentes. Manifestações, como convulsões (focais ou tônico-clônicas generalizadas) e coma, não são raras em crianças. Apresenta bom prognóstico quando é tratada prontamente.

Mais recentemente, tem sido descrita a PRES, que, embora rara na população pediátrica, tem sua ocorrência bem documentada nessa faixa etária. É caracterizada por edema vasogênico reversível na substância branca da região parietal occipital posterior do cérebro (Figura 22.3). Ocorre com maior frequência em pacientes que utilizam medicações imunossupressoras (inibidores de calcioneurina) ou agentes citotóxicos e que desenvolvem hipertensão maligna. A fisiopatogênese dessa síndrome não é ainda bem conhecida e envolve amplo espectro de manifestações clínicas. Podem estar presentes os mesmos sintomas da EH (descritos anteriormente), porém os distúrbios visuais são muito frequentes (piora visual cortical, hemianopsia e outras manifestações visuais).

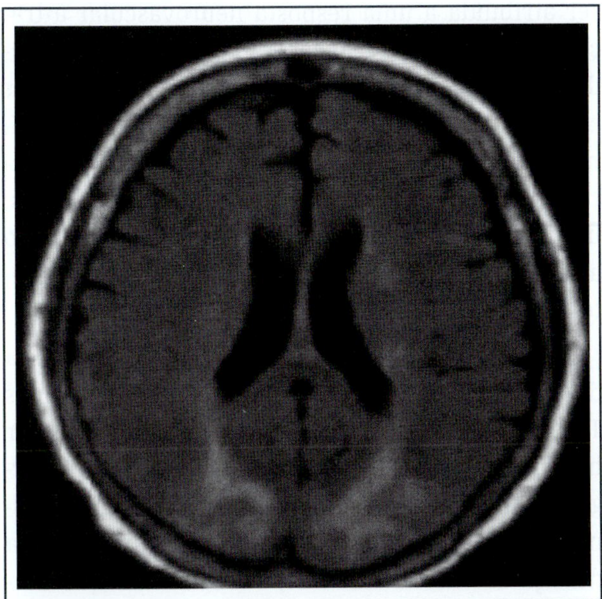

FIGURA 22.3 *Zonas de hipersinal em substância branca subcortical bilateral na região frontal posterior e lobos occipitais na ressonância magnética (FLAIR – possibilita a visualização do encéfalo nos plexos axial, coronal e sagital – de criança com PRES (síndrome da encefalopatia posterior reversível).*

Acidente Vascular Cerebral

O AVC pode ser observado em qualquer forma grave de hipertensão arterial. Pode ser isquêmico (mais comumente observado em adultos idosos, portadores de doença ateromatosa) ou hemorrágico, envolvendo regiões intracerebrais ou subaracnóideas. Em pediatria, sua ocorrência é bem mais rara, embora com consequências igualmente devastadoras. As manifestações podem ser variáveis, desde a ocorrência de cefaleia e sinais neurológicos focais, confusão mental e distúrbios de comportamento, até convulsões e coma profundo.

INSUFICIÊNCIA CARDÍACA E EDEMA PULMONAR

A insuficiência cardíaca resulta da disfunção ventricular secundária à sobrecarga pressórica ou volêmica, ou por combinação desses fatores. Na presença de hipertensão, o acúmulo de líquido nos pulmões pode ocorrer por diminuição da complacência vascular e redistribuição de fluxo sanguíneo por vasoconstrição aguda arterial periférica e vascular esplâncnica, com consequente aumento da pré-carga e da pós-carga cardíaca, que pode ocorrer até mesmo na ausência de hipervolemia. O aumento de pré e pós-carga se transmite para as câmaras cardíacas direita e esquerda, com propagação para a circulação pulmonar, gerando acúmulo de fluido alveolar e congestão pulmonar. A crescente demanda de oxigênio pelo miocárdio, gerada pela força contrátil necessária para promover a ejeção ventricular, pode gerar injúria miocárdica e agravamento da falência cardíaca.

As manifestações clínicas usuais são taquicardia, cianose, diminuição da perfusão periférica, ingurgitamento venoso (estase jugular), edema, hepatomegalia e cardiomegalia, associados à taquipneia, ortopneia, sibilos e estertores pulmonares, dependendo da intensidade da congestão intersticial e edema pulmonar associados.

CRISE ADRENÉRGICA

O feocromocitoma é um tumor secretor de catecolaminas (dopamina, norepinefrina e epinefrina), que se origina nos tecidos cromafins da medula adrenal e gânglios simpáticos. É considerado um tumor raro na infância, com pico de incidência na terceira e quarta décadas de vida. Os sinais clínicos mais frequentes são episódios recorrentes de cefaleia, sudorese profusa, náuseas, vômitos, perda de peso e distúrbios visuais. A crise hipertensiva costuma ser grave, determinando complicações como encefalopatia, insuficiência cardíaca ou renal e AVC. O excesso de epinefrina pode acarretar taquicardia e disritmias ventriculares e supraventriculares. Quando a hipertensão é determinada por norepinefrina, pode ocorrer bradicardia reflexa. As crises paroxísticas são espontâneas ou desencadeadas por refeições, posturas, medicações, cirurgia, anestesia, procedimentos angiográficos e palpação abdominal. Hipovolemia é frequente, resultando em hipotensão postural, sendo também responsável pelo choque que pode se instalar logo após a retirada cirúrgica do tumor.

Outras causas de crise adrenérgica incluem abuso de cocaína e/ou anfetamina, interação de inibidores da monoamina-oxidase com inibidores seletivos da recaptura de serotonina ou com queijo e vinho, e interrupção abrupta do uso de clonidina.

LESÃO RENAL SECUNDÁRIA À HIPERTENSÃO ACELERADA E MALIGNA

A HAS acelerada ou maligna pode ocorrer durante a evolução de qualquer quadro hipertensivo grave. Tem como principal característica o surgimento de arteriopatia progressiva, com fenômenos inflamatórios agudos em arteríolas. Ao exame do fundo de olho, essas alterações se manifestam por hemorragias, exsudatos cotonosos e edema de papila. A presença de hematúria, cilindrúria e proteinúria reflete alterações semelhantes ocorrendo nos rins. Os achados de necrose fibrinoide e proliferação miointimal em arteríolas interlobulares renais são patognomônicos dessa forma de hipertensão. Como consequência da lesão vascular, observa-se a formação de trombos, por aderência de plaquetas e fibrina ao endotélio, e anemia microangiopática. Frequentemente, a lesão arteriolar acarreta hipoperfusão renal e ativação do sistema renina-angiotensina, o que conduz à piora dos níveis pressóricos, natriurese elevada e hipovolemia, estabelecendo-se um círculo vicioso. A HAS é chamada de acelerada quando se encontra retinopatia de grau III, segundo a classificação de Keith-Wagener-Baker, e maligna quando se acrescenta o edema de papila (grau IV da mesma classificação). Do ponto de vista clínico, não há diferença entre as duas formas. Podem ser acompanhadas de encefalopatia hipertensiva, insuficiência cardíaca e difunção renal aguda.

URGÊNCIA HIPERTENSIVA

A urgência hipertensiva (UH) se caracteriza por hipertensão grave, de rápida instalação, por vezes com sintomas como epistaxe, cefaleia e zumbidos, porém sem comprometimento evidente de órgãos-alvo, que expõe ao risco de vida imediato. A urgência deve-se à intensidade da HAS e ao risco potencial de evolução para disfunção orgânica e também por expor o paciente a comorbidades, como, por exemplo, risco maior de sangramento em cirurgias vasculares. São causas de urgência hipertensiva a hipertensão crônica agudizada, a hipertensão em pós-operatório recente (transplante renal, cirurgias cardíacas) e a HAS grave associada a doenças agudas renais. Outras causas incluem procedimentos ortopédicos, especialmente em membros inferiores (a HAS pode ser atribuída a uma resposta neurovascular à tração); queimaduras graves (HAS por excesso de fluidos e/ou aumento da atividade vasoconstritora por catecolaminas); e uso de drogas ilícitas, como cocaína e anfetaminas, e de medicamentos que interferem com a PA (corticosteroides; simpatomiméticos; inibidores de calcineurina; certos anestésicos, como a cetamina; e relaxantes musculares, como o brometo de pancurônio; e anticoncepcionais).

A tireotoxicose é outra causa potencial e resulta do excesso de atividade dos hormônios tireoidianos T3 e T4, e é caracterizada fundamentalmente por hipermetabolismo e estado "pseudo-hiperadrenérgico". As causas mais comuns são o hipertireoidismo verdadeiro (a principal etiologia na infância é a doença de Basedow-Graves) e a administração exógena incorreta dos hormônios tireoidianos. As principais manifestações mimetizam um estado hiperadrenérgico, como aumento da frequência e débito cardíacos, redução da resistência vascular periférica e taquidisritmias supraventriculares, além dos sinais clássicos de hipertireoidismo. A hipertensão arterial é mais frequentemente sistólica e, por vezes, assume maior gravidade. A "tempestade tireoidiana" ou "crise tireotóxica" ameaça a sobrevida dos pacientes e se segue com manifestações neurológicas (agitação, delírio, psicose e coma), taquicardia e febre alta.

FISIOPATOGÊNESE

A patogênese da crise hipertensiva é multifatorial, sendo baseada em modelos animais e estudos em adultos. Fatores como a duração, grau e intensidade do aumento da PA, aumento da atividade simpática, aumento da atividade do sistema renina-angiotensina-aldosterona, diminuição do óxido nítrico, retenção de fluido, inflamação e disfunção endotelial parecem estar envolvidos na patogênese e influenciam o início da crise hipertensiva.

INFLUÊNCIA DA ELEVAÇÃO DA PRESSÃO ARTERIAL

Durante as oscilações da PA, a perfusão sanguínea dos diversos órgãos é mantida de forma estável por meio da autorregulação, que resulta da interação entre os sistemas cardiovascular, renal, humoral e neuronal. Na emergência hipertensiva, os limites de autorregulação são suplantados, desencadeando lesão nos órgão-alvo devido a estresse mecânico, com injúria vascular e lesão endotelial. As lesões decorrentes ativam a cascata pró-inflamatória, pró-proliferativa e pró-trombótica, com concomitante liberação de peptídeo vasoativo, possibilidade de necrose fibrinoide, formação de microtrombos e consequente isquemia tecidual. Todos esses fatores ocasionam um círculo vicioso, com ativação do sistema renina-angiotensina-aldosterona, retenção de fluidos e hiperatividade simpática, com piora progressiva da isquemia.

ATIVAÇÃO DO SISTEMA RENINA-ANGIOTENSINA-ALDOSTERONA

Durante a crise hipertensiva ocorre ativação do sistema renina-angiotensina-aldosterona, com aumento da produção da angiotensina II. Por meio de sua interação com receptores angiotensina 1 (AT1), a angiotensina II exerce ação vasoconstritora e induz hipertrofia e proliferação celular, fibrose e aterosclerose. Promove ainda liberação de aldosterona, endotelina, norepinefrina e vasopressina, diminuição dos níveis de hormônios vasodilatadores (como as cininas e prostaglandinas), com antinatriurese e piora da hipertensão. Além disso, a angiotensina II induz disfunção mitocondrial, estimulando a produção endotelial de oxinitritos, e aumenta a interleucina 6, que participa na indução de fibrose e lesão renal.

O PAPEL DA INFLAMAÇÃO

A crise hipertensiva induz mudanças nas arteríolas renais que ocasionam lesão endotelial, com depósitos de plaquetas e fibrina e liberação de tromboxane.

A interação dos monócitos com o endotélio vascular durante a inflamação ocorre por meio de várias etapas, envolvendo a adesão mediada por moléculas de adesão, como a *vascular adhesion molecule*-1 (VCAM-1) e a *intercelular adhesion molecule*-1 (ICAM-1), e a subsequente adesão firme mediada por quimiocinas, como *a monocyte chemoattractant protein*-1 (MCP-1) e a interleucina 8. Várias citocinas pró-inflamatórias estão envolvidas nesse processo, entre elas o fator de necrose tumoral α (TNFα) e a interleucina 6. Ambos regulam a produção de proteínas de fase aguda, com efeitos no metabolismo de lipídios e carboidratos, além de regularem a adesão vascular, principalmente a expressão de moléculas de adesão como VCAM 1 e ICAM 1.

Essa cascata, associada à vasoconstrição, isquemia, proliferação miointimal e descompensação dos mecanismos de autorregulação, resulta em hipoperfusão do coração, rim e cérebro. Essa sequência de eventos ocasiona endoarterite proliferativa e necrose fibrinoide na parede arterial.

ESTRESSE OXIDATIVO E DISFUNÇÃO ENDOTELIAL

O óxido nítrico formado em nível vascular produz vasodilatação por meio do aumento da formação do monofosfato cíclico de guanosina (GMPc). Além de sua potente ação vasodilatadora, apresenta importantes efeitos vasculares, renais e cardíacos, incluindo ação antiagregante plaquetária, efeito antiproliferativo vascular, modulação do ritmo de filtração glomerular e efeito inotrópico negativo. Na crise hipertensiva, ocorre uma redução da ação ou da formação do óxido nítrico pela ação do ânion superóxido gerado pelo aumento da angiotensina II. Esse ânion superóxido causa aumento da proliferação das células vasculares e migração, apoptose, inflamação, alteração da matriz extracelular e disfunção endotelial.

A PARTICIPAÇÃO DO SISTEMA NERVOSO CENTRAL

A participação do sistema nervoso central na regulação da pressão sanguínea, via modulação do sistema nervoso simpático e parassimpático, é bem estabelecida. Mais recentemente, estudos mostram que o aumento da ingesta de sódio resulta em aumento no nível da ouabaína endógena paraventricular e no núcleo supraóptico e nos órgãos periventriculares, como o órgão subfornical, ocasionando um aumento agudo, mas transitório, da angiotensina II no sistema nervoso simpático periférico, resultando na elevação da PA. Experimentos realizados em ratos mostram uma interação complexa envolvendo os íons sódio, o canal epitelial de sódio, o sistema renina-angiotensina-aldosterona e a ouabaína endógena.

AVALIAÇÃO CLÍNICA, LABORATORIAL E POR IMAGEM

Na avaliação clínica, deve-se inicialmente pesquisar a presença de sinais e sintomas sugestivos de lesões de órgãos-alvo, que permitam a caracterização das emergências hipertensivas (Quadro 22.4), uma vez que demandam abordagem terapêutica imediata. Lactentes e crianças pequenas geralmente se apresentam com sinais inespecíficos, como irritabilidade, vômitos, convulsões e alteração da consciência. Crianças maiores podem verbalizar sintomas como cefaleia, distúrbios visuais, palpitações, sudorese, tonturas, dispneia e deficiências musculares ou sensoriais focais. Simultaneamente, a avaliação deve buscar a elucidação da doença de base, uma vez que o conhecimento da etiologia orienta a escolha dos medicamentos adequados à fisiopatologia da HAS.

Recomenda-se história e exame físico detalhados, com especial atenção para os achados pregressos e recentes que possam remeter à etiologia da HAS, tais como prematuridade, uso de cateter umbilical no período neonatal, doenças renais conhecidas, infecções urinárias de repetição, medicamentos usados, drogas ilícitas, palpitações e palidez cutânea, modificações da diurese e história familiar com risco de HAS, entre outros. Como parte do exame físico, é necessária avaliação neurológica detalhada, incluindo exame de fundo de olho.

QUADRO 22.4 ***Achados clínicos na emergência hipertensiva, conforme o órgão-alvo envolvido.***

Neurológicos • Náuseas, vômitos, cefaleia • Distúrbios visuais, amaurose • Confusão mental, sonolência • Convulsões, coma • Paralisia facial • Sinais neurológicos focais, com deficiência motora e sensorial
Cardiovascular • Dispneia, respiração curta, cianose • Taquicardia, palpitações, angina • Edema periférico
Renais • Hematúria, oligúria, proteinúria • Aumento de ureia e creatinina

Os testes laboratoriais e exames complementares são direcionados pela anamnese e pelo exame físico, buscando-se uma melhor compreensão do mecanismo da hipertensão e da extensão do comprometimento de órgãos-alvo. A investigação da etiologia da crise hipertensiva na criança prossegue paralelamente ao tratamento da hipertensão, incluindo exames laboratoriais específicos para investigação das doenças hipertensivas agudas e crônicas mais prevalentes na criança (Quadro 22.2), principalmente as doenças renais e renovasculares. Embora os testes laboratoriais possam influenciar a decisão terapêutica, a espera dos resultados não deve retardar o início do tratamento hipotensor nos pacientes sintomáticos.

Os exames recomendados ainda no atendimento de emergência são apresentados no Quadro 22.5. Exames mais específicos são progressivamente realizados, conforme as possibilidades clínicas do paciente.

TRATAMENTO

O manejo inicial do paciente com suspeita de crise hipertensiva requer a confirmação da HAS, preferencialmente por método auscultatório, com man-

QUADRO 22.5 ***Avaliação da criança na crise hipertensiva.***

- Testes laboratoriais
  - Hemograma completo
  - Ureia, creatinina
  - Sódio, potássio, cálcio iônico e total, magnésio, fósforo, cloro
  - Acido úrico sérico
  - Painel lipídico
  - Cortisol
  - Testes de função tireoidiana
  - Metanefrina plasmática*
  - Catecolaminas séricas*
  - Pesquisa toxicológica na urina
  - Urina 1 e urocultura
- Estudos de imagem
  - Radiografia de tórax
  - Ecocardiograma
  - Ultrassonografia renal, *doppler* de artérias renais†
  - Cintilografia renal com ácido dimercaptosuccínico (DMSA)‡, marcado com tecnécio
  - Angiotomografia computadorizada/angiorressonância nuclear magnética/angiografia das artérias renais†
  - Metaiodobenzilguanidina (MIBG)*

* Suspeita de feocromocitoma; † suspeita de HAS renovascular; ‡ suspeita de pielonefrite crônica.

guito adequado e repouso de alguns minutos, seguido de uma rápida avaliação da sua gravidade. Após confirmação da crise hipertensiva, os pacientes devem ser tratados quanto antes, objetivando-se prevenir a progressão da hipertensão e a instalação ou agravamento de lesões em órgãos-alvo. O objetivo do tratamento na crise hipertensiva é a diminuição gradual da PA média em até 25% nas primeiras oito a 12 horas. Em pacientes com lesões já reconhecidas em órgãos-alvo (emergência hipertensiva), uma vez controlada a sintomatologia, recomenda-se a continuidade da redução da PA até abaixo do percentil 90 nas próximas 48 a 72 horas. Já em pacientes assintomáticos, em UH (sem lesões de órgãos-alvo), após essa redução inicial, a PA preferencialmente deve ser controlada gradualmente, atingindo-se o percentil 95 em alguns dias. Em ambas as situações, o planejamento terapêutico deve ser individualizado, principalmente na HAS crônica não adequadamente controlada, em que já ocorreu adaptação dos mecanismos de autorregulação de fluxo sanguíneo para o cérebro (Figura 22.4) e outros órgãos. Nesses pacientes, deve-se modular a redução rápida da PA, de modo a aliviar a sintomatologia, mas também prevenir a isquemia e hipoperfusão do cérebro, dos rins e de outros órgãos e tecidos, considerando-se também a possibilidade de interação medicamentosa com as drogas previamente utilizadas.

É primordial investigar a gravidade e causa da HAS simultaneamente à abordagem terapêutica, orientando a escolha de drogas mais adequadas à fisiopatologia da HAS em cada paciente.

Na **emergência hipertensiva**, o tratamento deve ser imediato e preferencialmente com medicações intravenosas de ação rápida e modulável, com meia-vida curta. Os pacientes devem ser transferidos para a unidade de terapia intensiva e receber monitoração contínua da pressão intra-arterial, e controle cuidadoso e sequencial da evolução neurológica, função cardíaca e renal, diurese, peso e balanço hídrico. Não há um consenso nem estudos suficientes na criança que possam orientar aos me-

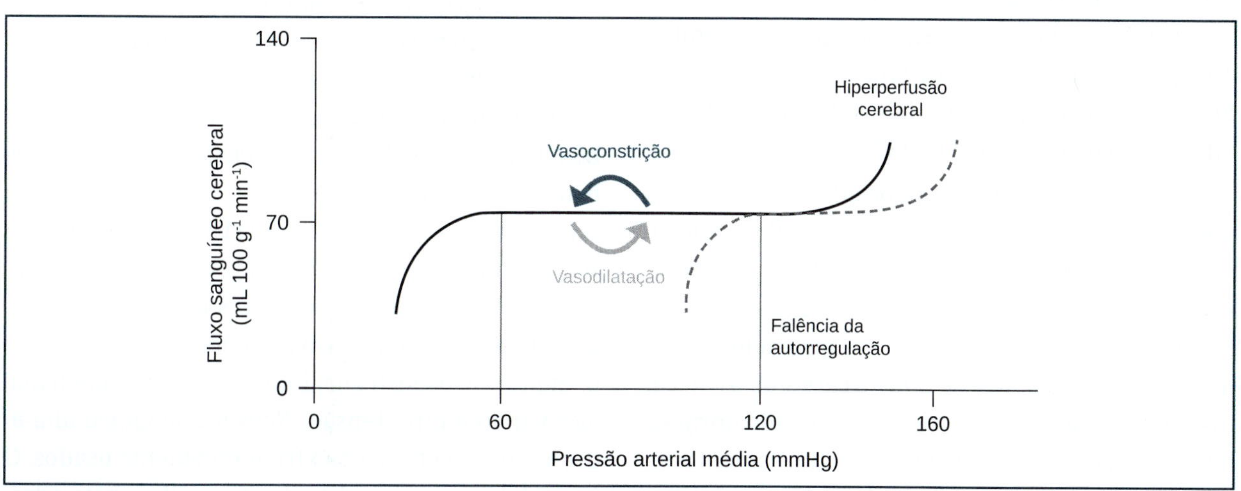

FIGURA 22.4 ***Autorregulação cerebral e hipertensão crônica.***
Fonte: adaptada de Flynn, Tullus[8].

dicamentos de primeira linha. A escolha dos medicamentos deve ser orientada pelo órgão-alvo afetado e tipo de HAS, mas também pela experiência e disponibilidade dos medicamentos nos diversos serviços.

A **encefalopatia hipertensiva** nos pacientes agudos está mais relacionada à rapidez com que a PA se eleva do que aos valores pressóricos atingidos. Embora habitualmente ocorra na vigência de hipertensão muito grave, pode ocorrer em HAS mais moderada, por falta de adaptação dos mecanismos de autorregulação do FSC. É observada nas diversas doenças hipertensivas, principalmente em pacientes anteriormente normotensos, que, subitamente, desenvolvem HAS grave e não tratada. Na infância, é mais comum em crianças maiores, especialmente nas patologias mais agudas que se apresentam com síndrome nefrítica. Na HAS de longa duração inadequadamente controlada, os pacientes anteriormente adaptados (Figura 22.3), quando desenvolvem edema cerebral por suplantarem a autorregulação vascular, já se apresentam gravemente hipertensos. A etiologia renal e renovascular e o feocromocitoma são os mais frequentes. As medicações mais usadas são o labetalol, a nicardipina, o nitroprussiato de sódio e o esmolol (os dois últimos estão disponíveis no Brasil). Medicamentos simpatomiméticos de ação central (por exemplo, clonidina) podem causar sonolência e devem ser evitados na encefalopatia hipertensiva. Terapêutica coadjuvante com benzodiazepínicos, fenitoína ou barbitúricos pode ser necessária para controle de convulsões. O nitroprussiato de sódio pode causar vasodilatação cerebral e agravar a hipertensão intracraniana, exigindo monitorização cuidadosa durante seu uso. Em geral, a redução simultânea da PA reduz o hiperfluxo cerebral, contrabalançando os efeitos da vasodilatação, tornando-o bem tolerado na EH.

Na crise hipertensiva associada a AVC, a HAS pode se agravar como resposta fisiológica reflexa, visando à manutenção da pressão de perfusão cerebral frente ao aumento da pressão intracraniana. Nesse caso, sua redução pode comprometer ainda mais o FSC. Na vigência de infarto cerebral, os mecanismos de autorregulação do FSC não estão normais nas áreas vicinais (áreas de penumbra) ao enfarte, tornando-as mais suscetíveis à hipoperfusão. Em geral, reduções mais moderadas da PA (10% a 15%) são indicadas quando necessárias. A participação do neurologista no tratamento é recomendada, sendo por vezes orientada a monitoração da pressão intracraniana em alguns pacientes.

Na **insuficiência cardíaca congestiva** associada à hipertensão, com **edema pulmonar**, medicações (ou combinação de medicações) que atuam na pré-carga e na pós-carga geralmente são as mais eficazes. O nitroprussiato de sódio, por apresentar esse perfil e ser de fácil titulação, é o mais utilizado. São opções a nitroglicerina e os bloqueadores da enzima conversora, como o enalaprilato, e a cleverdipina (bloqueador de canal de cálcio), não disponível em nosso meio. Os betabloqueadores podem causar exacerbação da insuficiência miocárdica (pelo efeito inotrópico negativo) e a hidralazina, bem como a nicardipina, pode promover taquicardia reflexa, devendo ser evitada como medicação de primeira linha. Os diuréticos de alça, como a furosemida, são frequentemente usados no edema pulmonar, porém recomenda-se cautela, pois estudos em adultos evidenciaram que cerca de 50% dos pacientes com crise hipertensiva e edema pulmonar são normovolêmicos ou hipovolêmicos. Por outro lado, pacientes com doença renal preexistente, e especialmente patologias renais agudas, habitualmente são hipervolêmicos e podem ser beneficiados pela furosemida. O uso de ventilação não invasiva com pressão positiva facilita a oxigenação e muitas vezes evita a intubação traqueal.

Nas **crises adrenérgicas**, os medicamentos de escolha são os bloqueadores alfa-adrenérgicos, como a fenoxibenzamina e a fentolamina, mas não são disponíveis atualmente no Brasil. As alternativas são o nitroprussiato de sódio e o urapidil, sendo que esse último também não é encontrado no Brasil. A prazozina (bloqueador alfa-1 adrenérgico) também pode ser usada, embora seja menos potente. Os betabloqueadores adrenérgicos não devem nunca ser usados isoladamente na crise adrenérgica, ou seja, na ausência de bloqueio prévio alfa-adrenérgico, pois o bloqueio de receptores beta-adrenérgicos periféricos, de efeito vasodilatador, pode exacerbar o efeito vasoconstritor induzido pela epinefrina, agravando a hipertensão. Após um bloqueio alfa-adrenérgico já efetivo, são frequentemente usados. O labetalol, um antagonista de efeito alfa e beta-adrenérgico combinados (bloqueador adrenérgico-alfa1-seletivo-beta-não seletivo), embora muito recomendado na crise adrenérgica, não foi efetivo em estudos experimentais, devido a bloqueio beta mais intenso que alfa (7:1), gerando agravamento da hipertensão. Os antagonistas de canal de cálcio, embora menos eficazes, são considerados segunda opção no tratamento da crise adrenérgica e frequentemente são medicações coadjuvantes que potencializam o tratamento com a combinação de alfa e betabloqueadores. Os mais usados são a nicardipina (via intravenosa) e a amlodipina e verapamil por via oral. Pacientes com feocromocitoma em crise adrenérgica têm tendência à hipovolemia. Muitas vezes, após o bloqueio alfa-adrenérgico e com a vasodilatação, torna-se necessária a administração de solução salina para controle de hipotensão. Frequentemente no período pré-operatório, inicia-se o bloqueio alfa-adrenérgico e, quando este está efetivo, introduz-se o bloqueio beta-adrenérgico; e, se ainda assim, a HAS persiste grave, o bloqueador de canal de cálcio é associado. No Brasil, o nitroprussiato de sódio é a medicação mais disponível nas emergências hipertensivas associadas à hiperatividade adrenérgica em nosso meio.

Na insuficiência renal secundária a **hipertensão acelerada/maligna**, os vasodilatadores são as medicações preferenciais. Nas situações emergenciais, em que ocorre encefalopatia hipertensiva, AVC ou edema pulmonar, o nitroprussiato de sódio é bastante utilizado. A monitoração deve ser cuidadosa pelo risco de intoxicação pelo cianeto, cuja excreção renal está diminuída. A nicardipina é medicação útil por não afetar a perfusão renal. O fenoldopam é eficaz por promover melhora da perfusão e depuração renal por ação vasodilatadora renal mediada por receptores dopaminérgicos. Nos pacientes menos graves, medicações intravenosas de uso intermitente, como a hidralazina ou mesmo os betabloqueadores não dependentes de excreção renal (como o esmolol e o carvedilol) e os bloqueadores de canal de cálcio podem ser usadas. Hipotensores usados por via oral, como captopril, clonidina e mesmo minoxidil, podem ser usados isoladamente ou em associação em pacientes com resistência aos esquemas habituais. A hipertensão maligna ocorre com tendência à hipovolemia, o que demanda observação rigorosa durante a administração dos vasodilatadores, sendo contraindicado o uso de diuréticos de alça. Por vezes, é necessário administrar soluções salinas, caso surjam sinais de hipotensão sistêmica ou hipotensão postural.

Na **urgência hipertensiva**, objetiva-se inicialmente uma redução progressiva e gradual (de várias horas a dias) na pressão sanguínea, preferencialmente com hipotensores por via oral, como inibidores da enzima conversora, vasodilatadores, betabloqueadores e antagonistas de canais de cálcio, entre outros. O uso intravenoso intermitente de hipotensores é efetivo nos pacientes com impossibilidade de receber medicações por via oral ou enteral.

Em crianças, recomenda-se a permanência inicial em ambiente hospitalar para monitoração e investigação complementar, principalmente se crianças pequenas com hipertensão recém-diagnosticada, nas quais os sintomas da hipertensão e também de intolerância ao tratamento são de difícil reconhecimento pelos pais. Repouso no leito, monitoração não invasiva da PA, controle de peso, diurese e ingestão de líquidos são recomendados, bem como avaliação sequencial das funções neurológica, cardíaca e renal. A presença de hipertensão grave, associada a doenças agudas cuja evolução nem sempre é previsível, também requer monitoração intra-hospitalar até o controle da hipertensão.

O conhecimento da causa do quadro hipertensivo tem grande importância, na medida em que permite adequar a escolha de medicações à fisiopatologia envolvida na hipertensão. Da mesma forma, é importante saber os hipotensores utilizados habitualmente pelo paciente, uma vez que podem bloquear respostas compensatórias reflexas às drogas agudamente prescritas ou potencializar seus efeitos.

A hipertensão arterial grave, associada a doenças renais agudas (vide item Etiologia), pré-eclâmpsia ou intoxicação medicamentosa, é com grande frequência sintomática, devido à inexistência de mecanismos de adaptação geralmente encontrados na hipertensão de longa duração. Elevações modestas já podem causar cefaleia, náuseas e outros sintomas inespecíficos. A hipertensão na glomerulonefrite aguda, quando não associada a complicações, pode ser tratada por via oral. Os diuréticos de alça, como furosemida, são bastante úteis, uma vez que a hipertensão é volume-dependente. Recomenda-se doses iniciais de 1 mg/kg, com dose de manutenção de 2 a 4 mg/kg/dia, conforme diurese e intensidade do edema, com o cuidado em não induzir hipovolemia, o que pode promover piora da função renal e maior dificuldade de recuperação da doença. Restrição hídrica (300 a 400 mL/m²/dia) e de sal (dieta acloretada) é também necessária na fase inicial, bem como hipotensores, como inibidores de canal de cálcio e hidralazina.

Os pacientes cronicamente hipertensos, que apresentam uma HAS grave, porém assintomática, sem complicações e sem comprometimento de órgãos-alvo (e sem retinopatia grave), devem de preferência receber ajustes nas doses dos medicamentos que vinham sendo utilizados, permanecendo em repouso, sob observação por algumas horas, até que a PA esteja mais controlada. A normalização da PA pode ser obtida gradualmente em vários dias ou semanas, com supervisão ambulatorial.

MEDICAÇÕES MAIS COMUMENTE UTILIZADAS NA CRISE HIPERTENSIVA

O delineamento a seguir relaciona as principais medicações utilizadas na crise hipertensiva, com as dosagens preconizadas e os efeitos colaterais mais comumente observados. Suas características gerais e indicações de uso são discutidas a seguir.

MEDICAÇÕES PARA USO INTRAVENOSO

Nitroprussiato de sódio: durante muito tempo, foi o mais utilizado nas emergências hipertensivas, tanto em adultos como em crianças, apesar dos possíveis efeitos adversos a ele associados. Atualmente, vem sendo substituído por medicamentos de menor toxicidade, porém, em nosso meio, é ainda uma medicação de primeira linha por sua disponibilidade fácil nos diversos centros. É um vasodilatador potente, com ação direta na musculatura vascular do território venoso e arterial. Sua ação se inicia em minutos, é dose-dependente e tem meia-vida curta, de dois a quatro minutos após sua suspensão, e permite o controle ajustável, minuto a minuto, da PA. Deve ser administrado por via intravenosa, em infusão contínua. O equipo deve ser protegido da luz, que pode inativar a medicação. Habitualmente, inicia-se com a dose mais baixa, de 0,1 a 0,2 mcg/kg/min, com incrementos progressivos de 0,5 mcg/kg/min a cada 10 a 15 minutos, até o máximo de 8 mcg/kg/min. Dissocia-se rapidamente em óxido nítrico e cianeto, sendo convertido em tiocianato pelo fígado e eliminado na urina. Nos casos em que são necessárias doses elevadas por tempo prolongado (> 3 mcg/kg/min, por mais de 48 a 72 horas) ou na insuficiência renal ou hepática, podem ocorrer intoxicação por cianeto e tiocianato. Na insuficiência hepática, o acúmulo de cianeto pode produzir acidose lática, instabilidade cardiovascular e disfunção neurológica. O tratamento inclui hidroxicobalamina e tiossulfato de sódio. Na insuficiência renal, a concentração sérica de tiocianato deve ser monitorizada diariamente, devendo-se interromper a infusão de nitroprussiato com concentrações séricas maiores que 10 mg/dL. O excesso de tiocianato promove confusão mental, hiperreflexia, náuseas, vômitos, convulsões e coma. A diálise facilita sua remoção. Outros efeitos colaterais do nitroprussiato incluem distúrbios gástricos, cefaleia, palpitações, sudorese e fasciculações musculares. É indicado no tratamento da insuficiência cardíaca congestiva com edema pulmonar, por diminuir a pré e pós-carga, com redução significativa do trabalho cardíaco. Não é boa opção na hipertensão associada ao infarto do miocárdio, por induzir aumento reflexo da frequência cardíaca e, também, devido à possibilidade de hipoperfusão de áreas isquemiadas, por desvio de fluxo para coronárias normais, que apresentam melhor resposta vasodilatadora. Nas emergências neurológicas, também é muito utilizado, sendo geralmente eficaz no controle da encefalopatia hipertensiva. Nas patologias neurológicas com hipertensão intracraniana e que ocupam espaço (hemorragias, tumores), seu uso deve ser cauteloso, por promover vasodilatação cerebral, com risco de piora da hipertensão intracraniana e da perfusão cerebral. Pode ser necessária monitoração invasiva da pressão cerebral. Na eclâmpsia não é recomendado porque ultrapassa a barreira placentária.

Labetolol: é um bloqueador competitivo de receptores beta-adrenérgicos (beta 1 e 2) e alfa1-adrenérgicos. Diminui a resistência vascular periférica e a PA, sem produzir taquicardia reflexa e com mínimo efeito sobre o débito cardíaco. Seu efeito betabloqueador é cerca de sete vezes maior que o do alfabloqueador quando usado por via intravenosa, e três vezes maior quando usado por via oral. Por via intravenosa, sua ação se inicia em alguns minutos, com duração de ação de duas a quatro horas, e meia-vida plasmática de 5,5 horas. Pode ser administrado em "bolo" ou, preferencialmente, em infusão contínua. Na criança, a experiência relatada na literatura ainda é escassa, porém as doses recomendadas situam-se entre 0,4 a 1 mg/kg/hora, até o máximo de 3 mg/kg/hora. Alternativamente, pode-se administrar "bolos" de 0,3 a 1 mg/kg (máximo de 20 mg) a cada 10 minutos, até a obtenção do efeito desejado. Por via oral, a dose-resposta é muito variável, com pico de ação em uma a três horas. O labetalol é metabolizado no fígado, com eliminação de metabólitos inativos na urina. Pode ser utilizado na insuficiência renal e não é removido por diálise peritoneal ou hemodiálise. Pode ser útil nos estados hiperadrenérgicos, porém o predomínio de bloqueio beta-adrenérgico exerceu efeito agravante na PA em estudos experimentais, por bloqueio alfa-adrenérgico insuficiente e bloqueio de receptores beta-adrenérgicos periféricos de ação vasodilatadora, devendo ser associado com vasodilatadores. Não promove aumento da pressão intracraniana, podendo ser útil no tratamento da hipertensão grave associada a lesões neurológicas que ocupam espaço (sangramentos, tumores) e em pós-operatório de neurocirurgias. Nessa situação, quando comparado ao nitroprussiato de sódio, melhora a pressão de perfusão cerebral e a pressão intracraniana. Em pacientes com hipertensão intracraniana e resposta de Cushing instalada, pode acentuar a bradicardia, devendo ser evitado ou usado com cautela. Os efeitos colaterais do labetalol incluem náuseas, vômitos, erupção cutânea, prurido e congestão nasal. Deve ser evitado em pacientes asmáticos ou com doença pulmonar obstrutiva, por seu efeito betabloqueador. Da mesma forma, não deve ser utilizado em insuficiência cardíaca congestiva, bloqueio de ramo e bradicardia, e em pacientes diabéticos tratados com insulina (diminui os sinais de hipoglicemia).

Esmolol: é um betabloqueador cardiosseletivo, de ação ultrarrápida por via intravenosa, com início em um minuto e duração de 10 a 20 minutos. Reduz a contratilidade e a frequência miocárdica, sem promover vasodilatação sistêmica. É metabolizado por enzimas eritrocitárias, sendo de uso seguro na doença renal e hepática, embora a anemia possa afetar seu metabolismo. Na criança, seu uso tem sido maior no controle da hipertensão em cirurgias cardíacas congênitas e na correção de coartação de aorta, sendo útil também em disritmias cardíacas supraventriculares. Pode ser útil no controle da taquicardia reflexa induzida por certos vasodilatadores. A dose inicial é de 0,5 mg/kg, administrada em um minuto, seguida de infusão inicial de 50 mcg/kg/min, com progressão, conforme necessário, até 300 mcg/kg/min. A eliminação parece ser mais rápida em crianças menores. Pode causar broncoespasmo, náuseas, vômitos e bradicardia, além de agravamento de insuficiência cardíaca.

Fenoldopan: é um agonista seletivo pós-sináptico de receptores tipo 1-dopaminérgicos e promove vasodilatação, com ação específica na circulação renal, mesentérica, coronariana e cerebral. Diferentemente da dopamina, não apresenta efeito significativo em receptores tipo 2-dopaminérgicos e beta ou alfa–adrenérgicos nas doses habitualmente utilizadas no tratamento da hipertensão grave. Seu uso produz acentuada vasodilatação renal, com aumento do fluxo sanguíneo renal, da natriurese e da diurese em pacientes com função renal normal ou alterada, o que o torna uma droga atraente em pacientes com hipertensão grave associada a comprometimento renal. Deve ser utilizado por via intravenosa em infusão contínua e apresenta rápido início de ação (semelhante ao nitroprussiato de sódio), com efeito hipotensor previsível, dose-dependente e com meia-vida curta, de cinco a nove minutos após sua suspensão. Em adultos, a dose inicial recomendada é de 0,1 mcg/kg/min, com máximo de 0,8 mcg/kg/min. Os efeitos adversos incluem cefaleia, zumbidos, taquicardia reflexa, hipotensão e aumento da pressão intraocular.

Nicardipina: é uma di-hidropiridina de administração intravenosa contínua, com ação bloqueadora de canais de cálcio. Não está disponível no Brasil. Diminui a resistência vascular periférica e a pressão arterial, sem afetar o débito cardíaco. Sua ação inicia-se em dois a 15 minutos, com duração de cerca de duas a quatro horas. A dose sugerida em crianças é de 5 mcg/kg/min, por via intravenosa, seguida de infusão contínua de 1 a 3 mcg/kg/min. Parece ser efetiva em todas as faixas etárias pediátricas, incluindo recém-nascidos. Promove vasodilatação cerebral, podendo induzir aumento da pressão intracraniana, devendo ser usada com cautela em pacientes com lesões neurológicas que ocupam espaço (sangramentos, tumores). Pode causar taquicardia reflexa, rubor facial e hipotensão. Está ainda relacionada à flebite quando administrada por via periférica, devendo-se preferir administração por veia central.

Clevidipina: é bloqueador de canal de cálcio, uma di-hidropiridina de terceira geração, com ação vasodilatadora potente, que preserva as funções coronariana e renal e a circulação esplâncnica, sem promover efeito inotrópico e cronotrópico negativos. É metabolizada por esterases eritrocitárias e de outros tecidos, sendo segura e sem necessidade de ajuste posológico na insuficiência renal e hepática. Sua ação é ultracurta, se inicia em dois minutos, com meia-vida de um a três minutos, desaparecimento da ação em cinco a 15 minutos, devendo ser usada em infusão venosa contínua. Seu uso na população pediátrica é ainda incipiente e não foram definidas as doses mais adequadas. Em adultos, diversos estudos mostram sua eficácia no controle da HAS grave, especialmente em pós-operatório. A dose inicial em adultos é de 0,4 mcg/kg/min, com aumentos progressivos até o máximo de 3,2 mcg/kg/min, com dose máxima de 2,5 m/kg em 24 horas. Sua formulação é lipídica, incluindo óleo de soja e fosfolípides do ovo, e não deve ser usada em pacientes alérgicos a essas substâncias. Não está disponível no Brasil.

Enalaprilato: é um bloqueador da enzima conversora da angiotensina e corresponde a uma preparação para uso endovenoso do enalapril. Sua ação se inicia em 15 minutos, com duração de 12 a 24 horas, e é usado de forma intermitente. Sua meia-vida é de 11 horas, com duração de ação de cerca de seis horas. Promove vasodilatação arteriolar e venosa, com queda da resistência vascular periférica. Apresenta eficácia variável, relacionada ao estado da volemia e atividade plasmática de renina do paciente, correlacionando-se com concentrações séricas de angiotensina II pré-tratamento. Sua ação é mais intensa na hipertensão renina-dependente, devendo-se ter cautela em pacientes com suspeita de estenose de artéria renal e em doenças parenquimatosas renais. Pode precipitar insuficiência renal na estenose renal bilateral, sendo contraindicado seu uso nesse caso. Nas doenças renais, pode induzir piora de função renal e hipercalemia. Em pacientes com instabilidade circulatória e com hipoperfusão renal, também pode desencadear insuficiência renal. Na hipertensão acelerada/maligna, é necessário cautela no controle da volemia, habitualmente diminuída nessa situação, com possibilidade de hipotensão após sua administração.

As doses recomendadas são de 0,005 a 0,01 mg/kg a cada oito a 24 horas. Os efeitos adversos são semelhantes ao do captopril (ver adiante) e é contraindicado na gravidez.

Hidralazina: é um vasodilatador com ação direta sobre a parede arteriolar, diminuindo a resistência periférica, com maior repercussão na pressão diastólica. Preserva o fluxo sanguíneo renal e pode ser útil nesses pacientes. Quando administrada por via oral, sua ação inicia-se em 30 a 60 minutos, com efeito máximo em cerca de duas horas e duração entre uma a seis horas. Por via intravenosa ou intramuscular, sua ação inicia-se em cinco a 20 minutos, com efeito máximo entre 20 e 80 minutos, e meia-vida de três a quatro horas, mas pode ter uma ação duradoura que persiste por várias horas, variável em cada paciente. A dose preconizada por via oral varia de 1 a 4 mg/kg/dia, devendo-se iniciar com 0,2 a 0,3 mg/kg/dose, com aumentos progressivos a cada 48 a 72 horas, conforme necessário. No tratamento da crise hipertensiva, deve ser administrada, de preferência, por via intravenosa, na dose de 0,1 a 0,3 mg/kg, que pode ser repetida a cada quatro a seis horas. Sua ação hipotensora é variável e pouco previsível, dificultando seu uso nas reais emergências hipertensivas. Promove taquicardia reflexa e retenção hidrossalina, portanto não é recomendada na vigência de insuficiência cardíaca. Alguns pacientes podem desenvolver anticorpos antinucleares, com reações do tipo lúpus eritematoso, artrite reumatoide, febre e pancitopenia. Pode ser usada na eclâmpsia, porém alguns autores mais recentemente têm questionado seu efeito sobre o fluxo placentário. Deve ser evitada nos processos isquêmicos e na insuficiência cardíaca. Seu efeito é muitas vezes inconsistente e variável, devido a diferenças individuais na capacidade de metabolização.

Fentolamina: por ser um bloqueador alfa-adrenérgico puro, é medicação de escolha para o controle da crise adrenérgica, sendo usada na hipertensão grave secundária ao excesso de catecolaminas (feocromocitoma, uso de cocaína, anfetaminas e outros simpatomiméticos). Reduz rapidamente a resistência vascular sistêmica e pulmonar, promovendo controle efetivo da PA. Geralmente, é administrada em infusão intravenosa a intervalos frequentes (cinco a 10 minutos), na dose de 0,05 a 0,2 mg/kg/dose (máximo de 5 mg), que pode ser repetida quando necessário. Sua ação se inicia em 30 segundos, com pico em cinco minutos e duração entre 10 e 60 minutos, devido a sua meia-vida muito curta (15 minutos). Deve-se administrar, assim que houver controle da HAS, a fenoxibenzamina (alfabloqueador adrenérgico de longa duração), por via oral, para obtenção de controle em longo prazo. Recomenda-se o uso por curto prazo devido aos possíveis efeitos adversos (cefaleia, taquicardia, taquiarritmias e hipotensão). Não está atualmente disponível no Brasil.

Diazóxido: no passado, foi muito utilizado, porém a duração longa de sua ação, seus efeitos adversos e a presença de alternativas terapêuticas mais seguras têm dificultado seu uso nas emergências hipertensivas. É um derivado tiazídico sem efeito diurético, com potente ação hipotensora, por ação direta na musculatura lisa arteriolar, diminuindo a resistência periférica. Não tem ação sobre território venoso ou tônus simpático. Por via intravenosa, sua ação se inicia em um a cinco minutos, atingindo um máximo em 10 minutos, com duração de quatro a 24 horas. Atualmente, é pouco recomendado pelo risco de hipotensão e episódios isquêmicos, devido à queda intensa da pressão de perfusão cerebral e coronariana. Doses repetidas de 1 a 2 mg/kg em minibolos, por via intravenosa, a cada cinco a 10 minutos, minimizam, mas não afastam, a queda abrupta da PA. Os principais efeitos adversos são retenção de água e sódio, taquicardia reflexa, redução da secreção de insulina, hiperglicemia, hipotensão, hiperuricemia, distúrbios gastrintestinais leves e, mais raramente, reações de hipersensibilidade. Seu extravasamento para o tecido subcutâneo determina intensas reações necróticas.

MEDICAÇÕES PARA USO ORAL

Captopril: é inibidor da enzima conversora da angiotensina I e bloqueia a produção da angiotensina II (um potente vasoconstritor), promovendo redução da resistência vascular sistêmica e da pressão arterial. Inibe também a inativação de peptídeos vasodilatadores, como a bradicinina. Diminui a produção de aldosterona e é muito eficaz no tratamento da HAS renina-dependente, embora também seja efetivo em pacientes com atividade plasmática de renina normal. Por via oral, é absorvido em 30 a 90 minutos, com efeito máximo em 60 a 90 minutos, e duração variável, em média de quatro a seis horas. A dose inicial em crianças maiores é de 0,5 a 1 mg/kg/dia, dividida em três a quatro tomadas. Recém-nascidos e lactentes são muito sensíveis ao captopril e devem receber inicialmente 0,05 a 0,2 mg/kg/dose a cada oito a 12 horas. A dose inicial para adolescentes e adultos é de 6,25 a 12,5 mg, três a quatro vezes ao dia. A dose máxima na criança é de 4 a 5 mg/kg/dia ao dia. Pacientes hipovolêmicos podem ter hipotensão acentuada após seu uso. É contraindicado na estenose bilateral de artéria renal ou unilateral em rim único, pois pode precipitar aumento dos níveis séricos de ureia e creatinina, oligúria e insuficiência renal aguda, e também na gravidez. Os efeitos adversos incluem hipotensão, cefaleia, vômitos, estomatite, alterações de paladar, tosse, erupção cutânea, anorexia, neutropenia (mais raramente, agranulocitose), bradicardia, hiperpotassemia, diminuição da função renal e proteinúria.

Minoxidil: é uma pirimidina com potente ação vasodilatadora, que age sobre a musculatura lisa arteriolar, determinando queda da resistência periférica. Seu uso está reservado a hipertensões graves, resistentes às formas convencionais de tratamento. Sua ação se inicia em uma hora, com efeito máximo em duas a três horas, persistindo por até mais de 24 horas. A dose inicial em crianças menores é de 0,1 a 0,2 mg/kg/dose (máximo de 5 mg), via oral, dividida em duas vezes, com aumentos progressivos até o controle adequado da PA. Doses superiores a 1 mg/kg/dia geralmente não são necessárias. Em adolescentes, doses iniciais de 5 mg ao dia podem ser usadas, com aumento a cada três a cinco dias. Promove hiperatividade simpática e retenção hidrossalina, devendo ser usado com diuréticos e/ou betabloqueadores. Por ser potente vasodilatador, requer supervisão médica frequente. Recomenda-se a retirada gradual devido ao risco de hipertensão rebote. Os efeitos colaterais incluem hirsutismo, derrame pericárdico, edema periférico e reações de hipersensibilidade.

Furosemida: é diurético potente, que age na porção ascendente da alça de Henle, bloqueando a reabsorção de sódio, acoplada à reabsorção ativa de cloro (sistema de cotransporte ativo 2Cl-_Na+_K+, localizado na membrana luminal). Promove aumento da diurese e da excreção de sódio, sendo esse seu principal mecanismo de ação. Apresenta, ainda, efeito vasodilatador, com diminuição da resistência vascular periférica. Seu uso na crise hipertensiva deve restringir-se às formas de hipertensão com hipervolemia, como, por exemplo, nas glomerulopatias agudas, com síndrome nefrítica, ou na insuficiência renal oligúrica. A dose por via oral é de 1 a 4 mg/kg/dia. Sua ação inicia-se em 30 a 60 minutos, com pico em uma a duas horas, e duração de quatro a oito horas. Por via intravenosa, a dose inicial é de 0,5 a 1 mg/kg, podendo ser repetida a cada quatro a seis horas, conforme a resposta. Sua ação por esta via é rápida, com início em até cinco minutos, efeito máximo em 30 a 45 minutos e duração de duas a quatro horas. Os efeitos adversos são hipocalcemia, alcalose metabólica hipoclorêmica, hipopotassemia e hiponatremia, hiperuricemia e hiperglicemia, distúrbios gastrintestinais leves, urticária e parestesias. Doses elevadas na insuficiência renal podem determinar ototoxicidade, com hipoacusia, surdez e zumbidos.

Clonidina: é um agonista alfa 2-adrenérgico de ação central, que diminui o fluxo simpático central, reduzindo o débito cardíaco e a resistência vascular periférica. É usada principalmente em adultos, nas urgências hipertensivas. Em crianças, a experiência é menor. Sua ação se inicia em 30 minutos e perdura por seis a oito horas. Promove redução gradual da pressão arterial, porém pode apresentar efeito rebote após sua suspensão. Sedação é um efeito colateral indesejável. Outros efeitos adversos incluem zumbidos e hipotensão postural.

Nifedipina: é medicação bloqueadora dos canais de cálcio, promovendo relaxamento da musculatura lisa arteriolar e queda na resistência vascular periférica. Tem pouco efeito sobre o território venoso. Embora tenha sido anteriormente muito utilizada nas urgências hipertensivas não complicadas, atualmente seu uso é bastante controverso, devido a relatos de complicações fatais em pacientes adultos, secundárias à rápida e intensa queda da pressão arterial, ocasionado eventos isquêmicos. Esse efeito é considerado indesejável na urgência hipertensiva, em que se objetiva uma redução mais gradual e controlada da PA. Na criança, também foram relatadas complicações potencialmente graves, com queda abrupta e intensa da PA, alterações neurológicas, arritmias ventriculares e sinais de isquemia cerebral, porém a literatura é mais controversa. Pacientes com volemia diminuída ou em uso de outros hipotensores são ainda mais suscetíveis à hipotensão. Há relatos de piora da função miocárdica em pacientes com insuficiência cardíaca grave, devendo ser evitada nessa situação. Por via oral, seu efeito se inicia em cinco a 15 minutos, com pico em 30 a 90 minutos, e duração variável, em média de três a cinco horas. Pode ser utilizada por via sublingual, porém a absorção por essa via é desprezível, sendo a maior parte absorvida por via digestiva após a deglutição. A dose por via oral ou sublingual é de 0,15 a 0,5 mg/kg (máximo de 10 mg) a cada seis a oito horas. Os efeitos adversos mais comuns são taquicardia reflexa, hipotensão, cefaleia, vômitos, sedação e rubor facial. Devido ao seu perfil, atualmente recomenda-se o uso de medicações alternativas.

REFERÊNCIAS

1. Adebayo O, Rogers RL. Hypertensive emergencies in the emergency department. Emerg Med Clin North Am. 2015;33:539.
2. Baracco R, Mattoo TK. Pediatric hypertensive emergencies. Curr Hypertens Rep. 2014;16:456.
3. Bartosh SM, Aronson AJ. Childhood hypertension – An update on etiology, diagnosis, and treatment. Pediatr Clin North Am. 1999;46(2):235.
4. National Heart, Lung, and Blood Institute. Blood Pressure Tables for Children and Adolescents from the Fourth Report on the Diagnosis, Evaluation, and Treatment of High Blood Pressure in Children and Adolescents. 2004. Disponível em: <http://www.nhlbi.nih.gov/guidelines/hypertension/child_tbl.htm>.
5. Bunchman TE, Lynch RE, Wood EG. Intravenously administered labetalol for treatment of hypertension in children. J Pediatr. 1992;120:40.
6. De Santo NG, Trevisan M, Capasso G. Blood pressure and hypertension in childhood: Epidemiology, diagnosis and treatment. Kidney Int. 1988;34:9.
7. Dillon MJ. Investigation and management of hypertension in children. Pediatr Nephrol. 1987;1:59.
8. Flynn JT, Tullus K. Severe hypertension in children and adolescents: pathophysiology and treatment. Pediatr Nephrol. 2009;24:1101.
9. Gordillo-Paniagua G, Velasquez L, Martini R. Sodium nitroprusside treatment of severe arterial hypertension in children. J Pediatr. 1975;87:799.
10. Johansson B, Strandeaard S, Lassen NA. On the pathogenesis of hypertensive encephalopathy. Circ Res. 1974;34:167.
11. Kincaid-Smith P. Malignant hypertension: mechanism and management. Pharmacol Ther. 1980;9:248.

12. Lagi A, Cencetti S. Hypertensive emergencies: a new clinical approach. Clin Hypertens. 2015;21:20.
13. Lopez-Herce J, Albajara L, Cagigas P. Treatment of hypertensive crisis in children with nifedipine. Intensive Care Med. 1988;14:519.
14. Mazza A, Armigliato M, Marzola MC, Schiavon L, Montemurro D, Vescovo G, et al. Anti-hypertensive treatment in pheochromocytoma and paraganglioma: current management and therapeutic features. Endocrine. 2014;45:469.
15. Miller K. Pharmacological management of hypertension in pediatric patients. Drugs. 1994;48(6):868.
16. Norwood VF. Hypertension. Pediatr Rev. 2002;23 (6):126.
17. Popp MB, Silberstein EB, Srivastava LS, et al. A pathophysiologic study of the hypertension associated with burn injury in children. Ann Surg. 1981;193(6):817.
18. Porto I. Hypertensive emergencies in children. J Pediatr Health Care. 2000;14:312.
19. Ramos PR, Varon J. Current and Newer Agents for Hypertensive Emergencies. Curr Hypertens Rep. 2014;16:450.
20. Report of the Second Task Force on Blood Pressure in Children – 1987. Pediatrics. 1987;79:1.
21. Rocchini AP. Childhood hypertension: etiology, diagnosis and treatment. Pediatr Clin North Am. 1984;31:1259.
22. Schvartsman BGS, Fujimura MD. Crise hipertensiva. In: Schvartsman S, Schvartsman C. Pronto-Socorro de Pediatria. 2ª ed. São Paulo: Sarvier; 1999.
23. Sinaiko AR. Pharmacologic management of childhood hypertension. Pediatr Clin North Am. 1993;40(1):195.
24. Sigh D, Akingbola O, Yosypiv I, El-Dahr S. Emergency Management of Hypertension in children. Int J Nephrol. 2012;2012:1-15.
25. Stein DR, Ferguson MA. Evaluation and treatment of hypertensive crises in children. Integr Blood Press Control. 2016;9:49.
26. Strandgaard S. Cerebral blood flow in hypertension. Acta Med Scand. 1983;678:11.
27. Taylor DA. Hypertensive Crisis: A review of Pathophysiology and Treatment. Crit Care Nurs Clin N Am. 2015;27:439.
28. Thien TA, Huysman FTM, Gerlag PGG. Diazoxide infusion in severe hypertension and hypertensive crisis. Clin Pharmacol Ther. 1979;25:795.
29. Thomas CA. Drug treatment of hypertensive crisis in children. Paediatr Drugs. 2011;13(5):281.
30. Tietjen CS, Hurn PD, Ulatowski J, Kirsch JR. Treatment modalities for hypertensive patients with intracranial pathology: Options and risks. Crit Care Med. 1996;24:311.
31. Turner MC, Ruley EJ, Buckley KM. Blood pressure elevation in children with orthopedic immobilization. J Pediatr. 1979;95:989.
32. Update on the 1987 Task Force Report on High Blood Pressure in Children and Adolescents: A Working Group Report from the National High Blood Pressure Program. Pediatrics. 1996;98:649.
33. Varon J, Marik PE. The diagnosis and Management of Hypertensive Crises. Chest. 2000;1:1.
34. Vaughan CJ, Delanty N. Hypertensive emergencies. Lancet. 2000;356:411.
35. Webb TN, Shatat IF, Miyashita Y. Therapy of Acute Hypertension in Hospitalized Children and Adolescents. Curr Hypertens Rep. 2014;16:425.
36. Wilcox CS. Diuretics. In: Brebber BM, Rector FC. The Kidney. 4th ed. Philadelphia: WB Saunders; 1991. p. 2123.
37. Wood BC, Sharma JN, Crouch TT. Oral minoxidil in the treatment of hypertensive crisis. JAMA. 1979;241:163.
38. Yang WC, Lin MJ, Chen CY, Wu HP. Clinical Overview of Hypertensive Crisis in Children. World J Clin Cases. 2015;3(6):510.

23 Cardiopatias Congênitas

Ricardo Othon Sidou

INTRODUÇÃO

Mitchell, em 1971, definiu cardiopatias congênitas (CC) como uma anormalidade estrutural do coração ou dos grandes vasos intratorácicos que tem significado funcional real ou potencial[1]. Na unidade de terapia intensiva (UTI) pediátrica, com relativa frequência, recebemos pacientes que ainda estão sem diagnóstico confirmatório da cardiopatia congênita, sendo, em geral, recém-nascidos (RNs) encaminhados de unidades hospitalares de menor porte assistencial, apresentando sintomas clássicos de cianose (crises hipóxicas), insuficiência cardíaca, arritmias cardíacas ou choque. Outros já com seus diagnósticos confirmados e planos terapêuticos traçados chegam em descompensação clínica pelas mais diversas causas, desde a descontinuidade do tratamento medicamentoso preconizado para o caso, passando por quadros de agravo à sua saúde de origem não cardiológicas, mas que acabam por repercutir de forma direta na sua condição cardiovascular, como infecções virais e bacterianas, ou que apresentam algum problema relacionado à correção cirúrgica que receberam, como defeitos residuais, reestenoses e claudicação de *shunt* sistêmico pulmonar, dentre outros.

ETIOLOGIA

A uma única causa não se pode debitar a ocorrência de todas as cardiopatias congênitas. As principais causas dos defeitos cardíacos congênitos podem ser reunidas em dois grandes grupos: agentes ambientais e causas genéticas[2]. Porém, nenhuma dessas causas, *per si*, justifica a ocorrência das cardiopatias congênitas, tendo-se que à interação sinérgica entre agentes ambientais e genéticos tem sido dada, atualmente, maior importância na sua gênese. A hipótese da herança multifatorial explica a maioria desses defeitos, mas não todos. Para essa teoria, um estado de predisposição do feto, quando somado a um disparador ambiental (teratógenos químicos, agentes infecciosos, algumas doenças maternas) ao qual ele é sensível e agindo durante o período embrionário de formação do coração e dos grandes vasos, determinaria a expressão dos defeitos cardíacos congênitos[3]. Então, verifica-se que as cardiopatias congênitas são normalmente esporádicas, de etiologia multifatorial, e 10% delas se associam a síndromes clínicas; de 5% a 8% estão associadas a anormalidades cromossômicas; de 3% a 5%, a defeitos gênicos isolados; e de 2% a 3%, a fatores ambientais[4]. Vale recordar que a mesma agressão pode produzir malformações cardíacas complexas quando a exposição ocorrer precocemente durante a cardiogênese, mas dará origem a defeitos mais simples quando o desenvolvimento cardíaco estiver mais avançado[5]. O Quadro 23.1 apresenta exemplos de causas de doença cardíaca congênita associada a anomalia congênita e o Quadro 23.2 associado a doença monogênica.

QUADRO 23.1 *Anomalias cromossômicas[2].*

Anomalia cromossômica	Defeitos cardíacos
Trissomia do 21	DSAV, CIV, T4F, DVSVD
Trissomia do 18	DSAV, CIV, T4F, CoAo, SCEH, DVSVD
Trissomia do 13	*Truncus arteriosus*, CoAo, DVSVD, CIV

Siglas: CIV = comunicação interventricular; CoAo = coarctação da aorta; DSAV = defeito do septo atrioventricular; DVSVD = dupla via de saída de ventrículo direito; SCEH = síndrome do coração esquerdo hipoplásico.

QUADRO 23.2 *Doenças monogênicas (modificado de Cermach)[2].*

Síndromes malformativas	Padrão da herança	Defeitos cardíacos + frequentes
Holt-Oram	Autossômica dominante	CIA
Alagille	Autossômica dominante	EP/T4F
Noonan	Autossômica dominante	EP/cardiomiopatia hipertrófica
Ellis-van-Creveld	Autossômica recessiva	CIA/átrio único
Char*	Autossômica dominante	PCA

Siglas: CIA = comunicação interventricular; EP = estenose pulmonar; PCA = persistência do canal arterial; T4F = tetralogia de Fallot.
* Herança complexa ou multifatorial.

EPIDEMIOLOGIA

Defeitos cardíacos congênitos constituem-se no grupo mais comum de anormalidades congênitas, afetando entre sete a oito por 1.000 nascidos vivos[5], mas esses dados variam na literatura, estando relacionados à habilidade de diagnosticar lesões comuns aumentando sua incidência em relação aos defeitos mais raros[6]. Isso resulta no nascimento de 25 mil a 35 mil crianças com cardiopatia congênita a cada ano apenas nos Estados Unidos[3]. Outro dado relevante é que existe uma incidência maior em RNs prematuros, notadamente nos de baixo peso e muito baixo peso, respectivamente com 4,4% e 6,5%. Para essa constatação não foram computadas as ocorrências de canal arterial, forame oval pérvio e valva aórtica bicúspide[4].

AVALIAÇÃO CLÍNICA

Em geral, nos casos de coarctação de aorta (CoAo) e defeitos do septo ventricular (DSV), pode-se chegar ao diagnóstico anatômico preciso utilizando apenas a história clínica e o exame físico. No restante das vezes, isso não será possível, sendo necessária a utilização de estudos de imagem sofisticados, como a ecocardiografia com doppler, a angiografia, a angiotomografia e a ressonância magnética nuclear[7]. A presença do cardiopediatra auxiliando o intensivista pediátrico no diagnóstico e manuseio desses pacientes se faz necessária[8].

A Figura 23.1 apresenta a classificação das cardiopatias, de acordo com as bases fisiopatológicas[7] dos defeitos e orientará a apresentação dos achados clínicos, do diagnóstico e da terapêutica que serão expostos a seguir.

PECULIARIDADES DO PERÍODO NEONATAL

As cardiopatias congênitas podem se expressar no período neonatal com achados compatíveis com cianose isolada, insuficiência cardíaca isolada, cianose e insuficiência cardíaca associadas e por sopro cardíaco sem outras expressões de doença[9]. Seu reconhecimento é extremamente importante e fascina pela indiscutível implicação prognóstica, dada a rápida deterioração clínica e alta mortalidade[10] em algumas de suas expressões. A detecção de todas as cardiopatias deve ser buscada obstinadamente durante o período neonatal. Porém, como princípio, observa-se que uma cardiopatia é tanto mais grave e complexa quanto mais precoce for a sua apresentação e, consequentemente, mais achados clínicos podem ser observados. Dados de história obstétrica podem chamar a atenção para um maior risco de

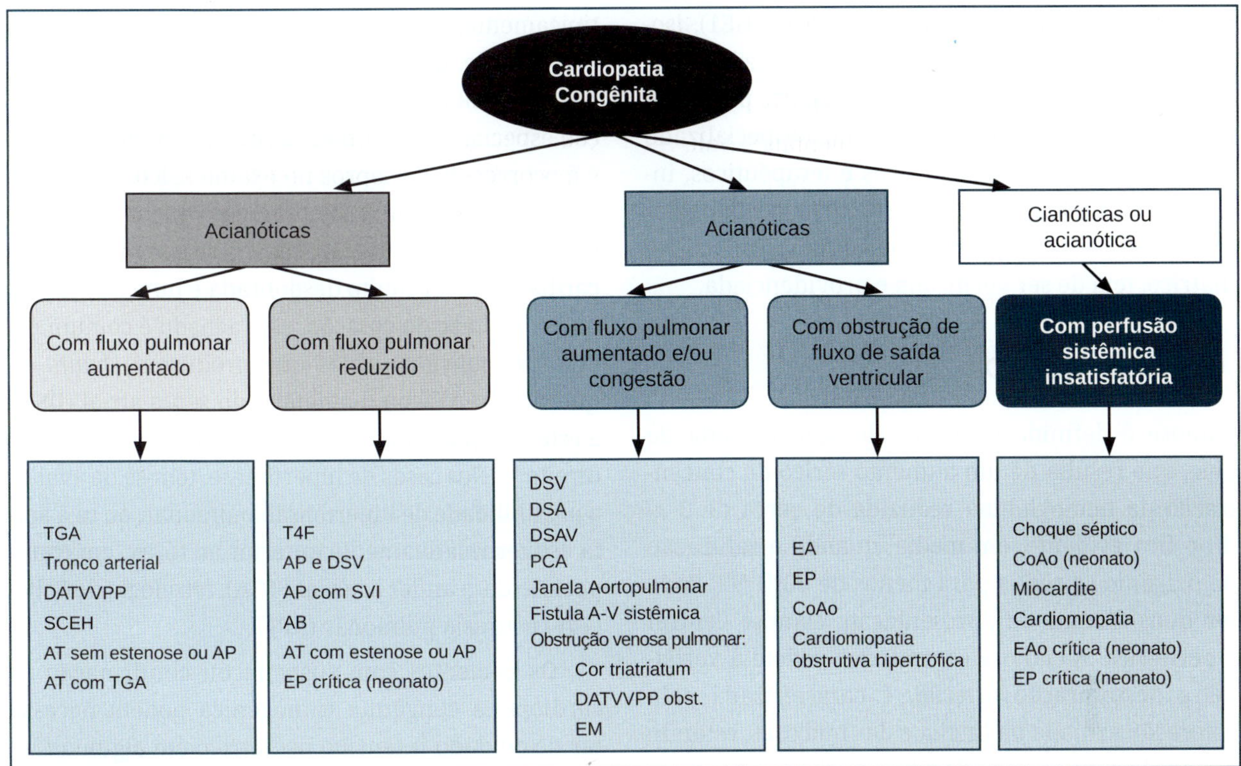

FIGURA 23.1 ***Classificação das cardiopatias de acordo com as bases fisiopatológicas dos defeitos.***
Siglas: TGA = transposição de grandes artérias; DATVVPP = drenagem anômala total de veias pulmonares; SCEH = síndrome do coração esquerdo hipoplásico; AT = atresia tricúspide; AP = atresia pulmonar; T4F = tetralogia de Fallot; DSV = defeito do septo ventricular; SVI = septo ventricular; AB = anomalia de Ebstein; EP = estenose pulmonar; das = defeito do septo atrial; DSAV = defeito do septo atrioventricular; PCA = persistência do canal arterial; EM = estenose mitral; EA = estenose aórtica; EP = estenose pulmonar; CoAo = coartação de aorta; EAo = estenose aórtica.
Fonte: adaptada de Driscoll[7].

cardiopatia congênita e devem ser motivo de redobrada atenção por obstetras, neonatologistas e cardiopediatra que prestam assistência a essas gestantes no pré, trans e pós-parto[11-13], a saber:

1. Fatores familiares:
   a. História familiar de cardiopatia congênita;
   b. Outra criança na família acometida;
   c. Pai, mãe, irmão(s) com relato de doença cardíaca congênita, febre reumática, dislipidemias graves, infarto agudo do miocárdio, síncope, história de morte súbita.
2. Fatores maternos:
   a. Idade materna avançada (> 35 anos);
   b. Intercorrências clínicas: diabetes melito, hipertensão arterial, oligo ou polidrâmnio;
   c. Exposição a conhecidos teratógenos cardíacos (lítio, anticonvulsivantes etc.);
   d. Uso de drogas;
   e. Exposição à radiação.
3. Fatores fetais:
   a. Anomalia fetal extracardíaca (25% das vezes associados com cardiopatia estrutural);
   b. Hidropisia fetal não imune;
   c. Alteração da translucência nucal;
   d. Suspeita ou diagnóstico de aneuploidias (antes ou depois do nascimento);
   e. Arritmia fetal (especialmente taquiarritmias);
   f. Exposição ao vírus da rubéola ou outros patógenos;
   g. Aparência cardíaca fetal anormal durante estudo de imagem obstétrico (ultrassonografia morfológica e ecocardiograma fetal).

Nesses casos, o planejamento do parto deve ser meticuloso e antecipatório, de forma a prover a melhor assistência possível ao recém-nascido. Conhecimento específico da fisiopatologia da cardiopatia, da saturação esperada após o nascimento, se há indicação do uso de prostaglandina E1 (PGE1), isoproterenol ou outra medicação específica[13], além de avaliação da necessidade de transporte prévio ou pós-nascimento imediato para centro especializado dotado de recursos diagnósticos e terapêuticos, incluindo cardiologista pediátrico, intensivista pediátrico, anestesista pediátrico e cirurgião cardíaco pediátrico, tem de ser verificada e providenciada.

CIANOSE ISOLADA

Cianose é definida como a coloração azulada da pele, que resulta de um aumento sérico da concentração da hemoglobina reduzida de cerca de 3 g/dL e fica evidente, em média, quando a saturação de oxigênio se reduz para menos de 80%[14,15]. Pode ter duas formas de apresentação: cianose central e periférica. A cianose central, que reflete a verdadeira dessaturação arterial, é caracterizada pela coloração azulada da língua e das mucosas, estando mais relacionada com doenças cardíacas ou respiratórias[15,16]. Já na cianose periférica, a coloração azulada se restringe a mãos e pés e se relaciona à temperatura da pele, estando presente em crianças sadias. Além de verificar a presença da cianose, deve-se avaliar a sua distribuição corporal. A ocorrência de "cianose diferenciada" pode ser gerada por hipertensão pulmonar ou alguma cardiopatia cianogênica subjacente[17]. Nesse quadro, a cianose preferencialmente observável no segmento inferior do corpo pode ter como causa hipertensão pulmonar com canal arterial patente e *shunt* da direita para a esquerda, gerando a passagem de sangue desoxigenado do ventrículo direito para a aorta descendente através do canal arterial. Em outras situações, como nos portadores de transposição de grandes vasos da base, a cianose pode ser mais evidente no segmento superior do corpo, caracterizando a chamada "cianose diferenciada invertida"[17].

Convém lembrar que a cianose é difícil de ser reconhecida na vigência de anemia quando, com a redução da hemoglobina total, níveis similares de dessaturação podem não conseguir produzir quantidades suficientes de hemoglobina reduzida para que a cianose seja clinicamente detectável. Por prudência, a suspeita de cardiopatia deve sempre ser feita em RNs cianogênicos[18] ou nos que a desenvolvem nas primeiras 12 a 24 horas de vida, notadamente naqueles que podem estar taquipneicos, mas que, tipicamente, não apresentam sinais de sofrimento respiratório, quando se inicia o fechamento funcional do canal arterial[17]. Nesses pacientes, uma atenção especial deve ser dada à segunda bulha cardíaca e à ocorrência de sopros no exame físico. A segunda bulha cardíaca tem desdobramento que normalmente varia com a inspiração. Porém, se a segunda bulha cardíaca estiver muito desdobrada e nunca se tornar única, na base do coração, esse achado é comum em crianças com distúrbios que produzem *shunts* esquerda-direita, como o defeito do septo atrial (DSA), a estenose pulmonar (EP) leve ou o bloqueio de ramo direito[19]. Nos casos de hiperfonese, tem-se de avaliar a possibilidade de hipertensão pulmonar, ou se a aorta estiver relativamente anterior ao tórax, em transposição de grandes artérias (TGA), tetralogia de Fallot (T4F) e atresia pulmonar (AP)[7].

Os pacientes com suspeita ou confirmação de cardiopatia congênita cianogênica podem necessitar de cuidado intensivo pediátrico em alguma fase da sua doença, nas situações de estado hipoxêmico crônico ou crises agudas de cianose que podem ser descritas como mencionado a seguir:

1. Estado hipoxêmico crônico: a cianose pode variar de intensidade em razão da inadequação do fluxo pulmonar ao desenvolvimento da criança[20,21];
2. Crises hipoxêmicas: decorrem da redução de fluxo ou fechamento do canal arterial, anemia fisiológica, aumento da massa corporal e da atividade física da criança e da hipertrofia do infundíbulo da via de saída do ventrículo direito[20,21]. São mais observadas entre os três meses e os dois anos de idade, ocasião em que esses fenômenos ocorrem com maior frequência. As crises ocorrem pela manhã ao acordar, podendo ser precipitadas por vários fatores e perdurar por 15 minutos a uma hora. Sua apresentação clínica pode iniciar-se com o aumento da cianose, taquipneia, agitação motora com progressão para flacidez, hipotonia, sonolência, risco de convulsão, coma e morte[20,21].

PRINCÍPIOS GERAIS DE CONDUTA NOS PACIENTES CIANÓTICOS

A compreensão dos mecanismos fisiopatológicos das causas de cianose nas cardiopatias congênitas é fundamental para direcionar a conduta terapêutica. Diante de um quadro de cianose súbita, tem-se como possibilidade a investigar (modificado de Atik)[21]:

Princípios gerais:

- Garantir transferência para centro especializado.
- Transferência segura: via aérea permeável, ventilação mecânica, acesso venoso umbilical ou cateter percutâneo de inserção periférica (PICC) e infusão contínua de PGE1.
- Na UTI:
  - Infusão contínua de PGE1;
  - Tolerar saturações mais baixas;
  - Monitorização da temperatura corporal do RN deve ser rigorosa, devendo mantê-la entre 36,5°C e 37ºC;
  - Correção dos distúrbios metabólicos, hidroeletrolíticos e acidobásicos;
  - Redução do estresse: sedação/analgesia;
  - Controle hídrico adequado;
  - Corrigir anemia. Em geral, o hematócrito dos pacientes com cardiopatia cianogênica está acima de 40% como forma de melhorar o transporte de oxigênio. Hematócrito abaixo de 30 justifica a transfusão de concentrado de glóbulos;
  - Caso hematócrito muito elevado (Ht > 70%), realizar hemodiluição;
  - Diuréticos, se sobrecarga de volume;
  - Na vigência ou suspeita de infecção, o tratamento antibioticoterápico deve ser iniciado;
  - Protetor gástrico está indicado (omeprazol 2 mg/kg/dia);
  - Medicações vasoativas, se função cardíaca se mostrar anormal;
  - Acompanhamento de cardiopediatra na condução do caso.

Especificamente, tem-se:

I. Prevenção da crise hipóxica:

Reforça-se uma alimentação adequada, proteção redobrada contra infecções (vacinação completa e atualizada), correção da anemia e uso de um betabloqueador adrenérgico (propranolol).

II. Crise hipóxica por constrição súbita da via de saída do VD:

Ocorre	■ Tetralogia de Fallot (T4F) ■ Atresia tricúspide (AT) ■ Dupla via de saída de ventrículo direito (DVSVD) ■ Transposição de grandes artérias (D-TGA) ■ Transposição corrigida de grandes artérias (L-TGA) ■ Ventrículo único
Decorre	Constrição súbita do infundíbulo do ventrículo direito

Tratamento preconizado:

a. Posição genupeitoral (joelhos flexionados sobre o abdome);

b. Oxigênio suplementar por máscara, cateter nasal ou máscara Venturi®;

c. Sedação[8,21-23]: Fentanil (bolo; 1-2 µg/kg; infusão: 1-10 µg/kg/h); Morfina (bolo: 0,05-0,1 mg/kg; infusão: 0,025-0,1 mg/kg/h); Midazolam (bolo: 0,025-0,1 mg/kg, infusão: 0,05-0,1 mg/kg/h)[22]; Cetamina (bolo: 1-2 mg/kg); Hidrato de cloral: 25 a 75 mg/kg, máximo 100 mg/kg, VO/VR[23].

d. Medicações betabloqueadoras: Metoprolol (1 a 2 mg/kg/dia, em duas tomadas; máximo: 6 mg/kg/dia ou 200 mg/dia); Propranolol [RM, VO: 0,25 mg/kg/dose, 6-8 h (máximo: 3,5 mg/kg/dose, 6/6 h); IV: 0,01 mg/kg, 6-8 h, em 10 min (máximo: 0,15 mg/kg/dose, 6-8 h); Pediatria na crise hipóxica (IV): 0,15-0,25 mg/kg/dose, podendo ser repetido 1x após 15 min, (VO): 0,5-1 mg/kg/dose, de 6/6 h e aumentar em 1 mg/kg/dia a cada 24 horas até o máximo de 5 mg/kg/dia]; Esmolol (RM: 50 µg/kg/min, infusão IV contínua, aumentando 25 a 50 µg/kg/min a cada 5 min (dose máxima: 200 µg/kg/min), porém segurança e eficácia ainda não avaliados pelo FDA.

e. Medicação hipertensora sistêmica (redução do *shunt* da direita-esquerda): Cloridrato de Fenilefrina[21] (1 mL/10 mg) dose de 0,01 mg/kg, IV lentamente ou 0,1 mg/kg, IM ou SC; Metoxamina[21]: 0,1 mg/kg, IV.

f. Ventilação pulmonar mecânica (VPM) em casos de hipoxemia mais acentuada e prolongada. Pacientes com uma circulação sistêmica dependente de duto. Nos RNs em que a circulação sistêmica é totalmente dependente do ducto arterioso, devem, muitas vezes, eletivamente ser intubados e ventilados para dar um melhor controle de sua resistência vascular pulmonar (RVP) e, assim, otimizar o equilíbrio entre o fluxo pulmonar e o sistêmico. A VPM deve ser destinada a evitar os fatores que reduzem o PVP, tais como excesso de oxigenação e alcalose. Assim, nós geralmente mantemos uma acidose respiratória leve e, na maioria dos casos, evitamos o uso de oxigênio inspirado adicional, ventilando próximo ao ar ambiente[24].

g. Corrigir distúrbios metabólicos, hidroeletrolíticos e acidobásico;

Medicações contraindicadas:

a. Medicamentos inotrópicos: digital, dopamina, dobutamina, milrinona, isoproterenol;
b. Vasodilatadores: inibidores da enzima conversora de angiotensina (IECA), alfabloqueadores;
c. Diuréticos.

III. Crise hipóxica por fechamento ou redução do canal arterial em cardiopatias com fluxo pulmonar dependente do canal arterial:

Ocorre	■ Atresia pulmonar valvar com septo ventricular íntegro; ■ Atresia pulmonar com CIV associada; ■ Atresia tricúspide Ia e IIa; ■ Anomalia de Ebstein; ■ Outras cardiopatias acompanhadas de atresia pulmonar, como no caso de TGA e DVSVD, entre outras.
Decorre	Redução do calibre do canal e, consequentemente, do fluxo por ele, em cardiopatias que dependem dele para sobreviver, como ocorre na atresia pulmonar e correlatas.

Tratamento preconizado:

Infusão imediata de prostaglandina E1 (0,01 a 0,1 μg/kg/min), titulando de acordo com a resposta terapêutica.

IV. Crise hipóxica por acentuada congestão venocapilar pulmonar em cardiopatia com hiperfluxo pulmonar:

Ocorre	■ TGA associada a CIV ou canal arterial; ■ Drenagem anômala total de veias pulmonares (DATVVPP); ■ Síndrome do coração esquerdo hipoplásico (SCEH); ■ Tronco arterial comum; ■ Ventrículo único; ■ Atresia mitral.
Decorre	Acentuado hiperfluxo pulmonar com congestão venocapilar pulmonar, que ocasiona extravasamento de sangue alveolar e capilar. O CIA restritivo colabora na acentuação da hipertensão venocapilar pulmonar.

Tratamento preconizado:

a. Reduzir a hipertensão pulmonar com emprego de:
   i. Diuréticos (furosemida, IV, 1 a 4 mg/kg/dia);
   ii. VPM com pressão expiratória final positiva (PEEP) mais alta para reduzir o extravasamento de sangue alveolar e capilar pulmonar;
   iii. Medicações inotrópicas: Digital (Digoxina)[22,23]. Dobutamina[22,23] (efeito α e β: 2 a 20 μg/kg/min); Milrinona[23] (RN IV: ataque: 75 μg/kg infundidos em 60 min, seguido pela infusão imediata de 0,5-0,75 μg/kg/min em Pediatria: ataque IV de 50 μg/kg em 10 min, seguido de infusão contínua de 0,25-0,75 μg/kg/min).
   iv. Aumento da comunicação interatrial (CIA):

b. Atriosseptostomia com balão.

DOSE DE ATAQUE	(Dividida em 3x)	
IG (semanas)	IV (μg/kg)	VO (μg/kg)
≤ 29	15	20
30-36	20	25
37-48	30	40
≥ 49	40	50

MANUTENÇÃO			
IG (semanas)	IV μg/kg)	VO (μg/kg)	Intervalo (h)
≤ 29	4	5	24
30-36	5	6	24
37-48	4	5	12
≥ 49	5	6	12

V. Crise hipóxica por elementos funcionais que diminuem a resistência sistêmica e/ou aumentam a resistência pulmonar.

Ocorre	Todas as cardiopatias já citadas como causa de hipoxemia.
Decorre	Situações que, ao aumentarem a resistência pulmonar e/ou a resistência da via de saída do ventrículo direito e/ou reduzirem a resistência sistêmica, geram maior fluxo sistêmico e, consequentemente, aumento da hipoxemia arterial. São exemplos dessas situações o uso de medicamentos inotrópicos, uso de vasodilatadores, quadros de febre e taquicardia importante.

Tratamento preconizado:

a. Profilaxia e/ou tratamento das infecções;

b. Objetivo de obtere a normovolemia e um balanço alimentar adequado;

c. Correção cirúrgica o mais precocemente possível ou paliação naqueles sem condições de correção no momento do diagnóstico:

   i. *Shunt* tipo Blalock-Taussig nas cardiopatias com hipofluxo pulmonar;

   ii. Bandagem da artéria pulmonar nas com hiperfluxo pulmonar.

A seguir, descreveremos de forma resumida as alterações presentes nas principais cardiopatias congênitas cianogênicas seguindo a organização proposta por Driscoll[7]. Apresentaremos também desenhos esquemáticos baseados no livro *Pediatric Heart Surgery, a Ready Reference for Professionals*[25], demonstrando a alteração anatômica presente no defeito cardíaco apreciado e esquemas demonstrando a circulação normal e a alteração de fluxo verificada em cada defeito relatado.

DOENÇA CARDÍACA CIANÓTICA COM FLUXO SANGUÍNEO PULMONAR AUMENTADO

Transposição dos Grandes Vasos da Base (TGA)

É a forma mais comum de doença cardíaca congênita a se apresentar com cianose no RN[3,7] e apresenta incidência variando de 3,8%[7] a 7%[26] de todas as cardiopatias congênitas e ao redor de 10% das cardiopatias cianogênicas. Nessa cardiopatia congênita, ambas as grandes artérias se encontram transpostas em relação ao septo interventricular, estando a aorta à direita e o tronco da pulmonar à esquerda[26]. Na forma de D-TGA, as circulações sistêmica e pulmonar estão em paralelo, fato incompatível com a vida[27], Figura 23.2. Para a sobrevida, existe a obrigatoriedade da associação de defeitos que permitam a comunicação entre as circulações em nível atrial (CIA), ventricular (CIV) e/ou arterial (PCA), permitindo que o sangue oxigenado flua para a aorta e a circulação sistêmica[28].

Sua apresentação clínica varia de acordo com o tipo anatômico do defeito, a saber:

4. TGA com septo interventricular íntegro. Nestes, a cianose instala-se já nas primeiras horas de vida. Tipicamente, o recém-nascido que vinha evoluindo bem passa a apresentar quadro de cianose, taquidispneia, alteração hemodinâmica com piora da perfusão tecidual, podendo evoluir para acidose, letargia, convulsões e coma[20];

1. TGA e CIV. Aqui predominam sintomas de insuficiência cardíaca congestiva que vão se instalando gradualmente nas primeiras quatro a oito semanas de vida, com ganho ponderal insuficiente, taquicardia e taquidispneia. A cianose apresenta-se discreta[30];

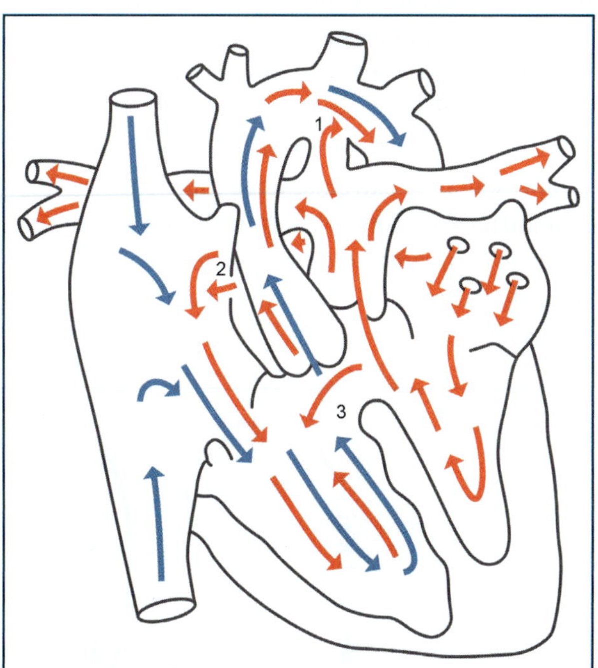

FIGURA 23.2 *Desenho esquemático da circulação na D-TGA, mostrando os possíveis locais de shunt: 1) canal arterial; 2) comunicação interatrial; 3) comunicação interventricular.*

2. TGA, CIV e estenose pulmonar. Nestes, a sintomatologia variará em relação ao grau da estenose pulmonar, sendo a cianose tanto mais intensa quanto maior o gradiente da estenose[29], Figura 23.3 e Quadro 23.3.

QUADRO 23.3 ***Quadro clínico diferencial entre os defeitos associados mais encontrados na TGA (retirado de Atik)[29].***

	CIA	CIV ou PCA
Predomina	Cianose	ICC
Sopro sistólico	Ausente	++/4+
ECG	SVD	SBV
Trama vascular pulmonar ao raio X de tórax	Normal	Aumentada + área cardíaca em forma ovalada

Siglas: ICC = insuficiência cardíaca congestiva; SVD = sobrecarga ventricular direita; SBV = sobrecarga biventricular.

Um RN com d-TGA é uma emergência médica, uma vez que a confirmação do diagnóstico bem como a manutenção de sítios adequados para a mistura sanguínea entre as duas circulações em paralelo, sistêmica e pulmonar constituem-se em necessidades prementes. Uma mistura sanguínea inadequada no recém-nascido acarreta em comprometimento da oxigenação cardíaca e cerebral[31]. A utilização imediata de prostaglandina E1 se a criança apresentar-se extremamente hipoxêmica (PaO_2 < 25 mmHg) e acidótica[7]. A transferência para uma unidade com suporte cirúrgico cardiológico pediátrico deve ser considerada imediatamente após o nascimento.

Condução clínica:

Ao nascer, garantir imediata transferência para centro especializado;

Transferência segura com infusão contínua de prostaglandina E1[22] (0,01 a 0,1 μg/kg/min);

3. Na UTI (além das medidas gerais já propostas):
   a. PGE 1 em infusão contínua;
   b. Tolerar saturação de O_2 ($SatO_2$) entre 75% a 85%, desde que não exista desconforto respiratório importante. Em geral, uma FIO_2 maior de 0,4% é necessária. Caso o padrão respiratório seja anormal e $SatO_2$ seja menor de 70%, a aposição de prótese ventilatória está indica.

Conduta não clínica:

1. Septostomia atrial por balão;
2. *Shunt* tipo Blalock-Taussig;
3. Dilatação da valva pulmonar com balão.

Tronco Arterial Comum (TAC)

É definido como uma única grande artéria que se origina da massa ventricular e dá origem às artérias coronárias, às artérias pulmonares e ao arco aórtico[7,32,33]. São três as formas de apresentação do TAC[7,33] (Figura 23.4):

a. Tipo I (69% das apresentações): ambas as artérias pulmonares emergem como um vaso único a partir do tronco arterial (Figura 23.5);
b. Tipo II (20% das apresentações): as artérias pulmonares surgem de orifícios próximos e separados, porém do mesmo lado do tronco arterial;

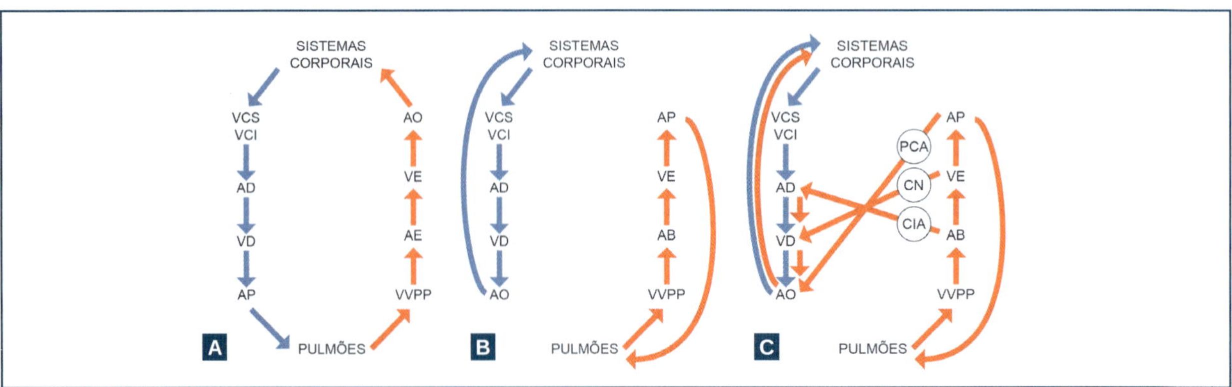

FIGURA 23.3 ***Esquema demonstrando a circulação na transposição de grandes artérias. (A) Circulação normal; (B) TGA simples (sem defeitos associados); (C) TGA complexa (com defeitos associados).***

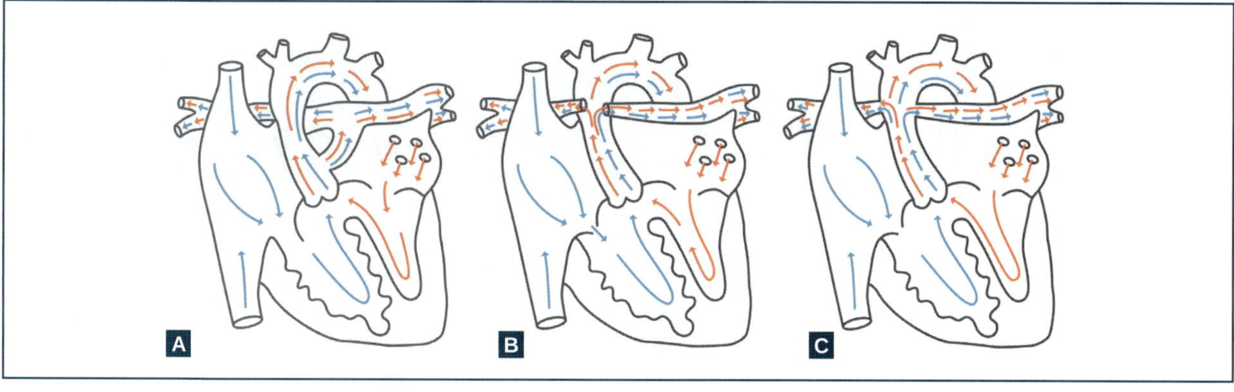

FIGURA 23.4 *Variantes anatômicas do tronco arterial comum. (A) Tipo I; (B) Tipo II; (C) Tipo III.*

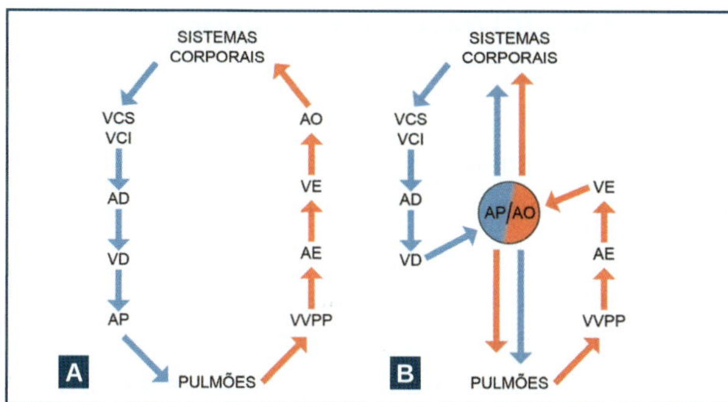

FIGURA 23.5 *Esquema demonstrando a circulação no tronco arterial comum. (A) Circulação normal; (B) Tronco arterial comum.*

c. Tipo III (2% das apresentações): as artérias pulmonares surgem de orifícios separados e em lados opostos do tronco arterial.

A apresentação clínica dependerá do volume do fluxo sanguíneo pulmonar e se este está associado a uma importante insuficiência da valva truncal[33]. O fluxo sanguíneo pulmonar está relacionado à resistência vascular das arteríolas pulmonares, à ausência ou não de estenose da artéria pulmonar proximal e da intensidade da estenose das artérias pulmonares[7]. Na maioria dos casos, essa patologia comporta-se como um grande *shunt* entre as circulações sistêmica e pulmonar, causando hiperfluxo pulmonar com a queda da resistência vascular pulmonar[32]. Os achados clínicos mais significativos são:

Cianose. Decorre da existência de *shunt* direita para a esquerda pelo defeito do septo ventricular e sua intensidade depende do volume do fluxo de sangue pulmonar[7]. Pode iniciar-se de forma precoce logo após o nascimento, sendo discreta. Com a evolução e a consequente queda pós-natal da resistência arterial pulmonar, ela pode ir atenuando ou mesmo desaparecer[33]. Pode tornar-se evidente ao choro e às mamadas.

Insuficiência cardíaca congestiva. No período inicial de vida extrauterina, à medida que a resistência das artérias pulmonares diminui, desenvolve-se quadro de insuficiência cardíaca congestiva. Nessa fase estão presentes os achados clássicos de piora do ganho ponderal que anteriormente era normal, taquicardia, taquipneia, cansaço e diaforese durante as mamadas[33].

Doença vascular pulmonar irreversível. A combinação de hiperfluxo pulmonar importante, hipertensão pulmonar e hipoxemia condiciona o remodelamento patológico da circulação pulmonar e a ocorrência de vasoconstrição ativa do leito vascular, gerando o quadro de hipertensão arterial pulmonar irreversível (síndrome de Eisenmenger)[7,33].

Drenagem Anômala Total de Veias Pulmonares (forma obstrutiva)

Nesta cardiopatia rara (0,7% a 1,5% das cardiopatias)[1], as veias pulmonares não se conectam ao átrio esquerdo, drenando no átrio direito, veias sistêmicas [veia vertical esquerda (VV), veia inominada (VI)], sistema umbílico vitelino (veia porta, canal venoso, veia cava inferior, veia cava superior e via hepática) ou seio coronário[7,34]. Claro está que, para permitir a sobrevivência, se faz necessária a existência de uma comunicação entre os átrios direito e esquerdo, CIA ou forame oval, para que o fluxo sanguíneo possa chegar ao átrio esquerdo, ventrículo esquerdo e aorta (Figura 23.7). As possibilidades de drenagem conferem a essa patologia as seguintes configurações anatômicas: a) supracardíaca (49%); b) intracardíaca (16%); c) infracardíaca (26%); e d) tipo misto (9%), com a combinação dos três tipos anteriores[7,34] (Figura 23.6).

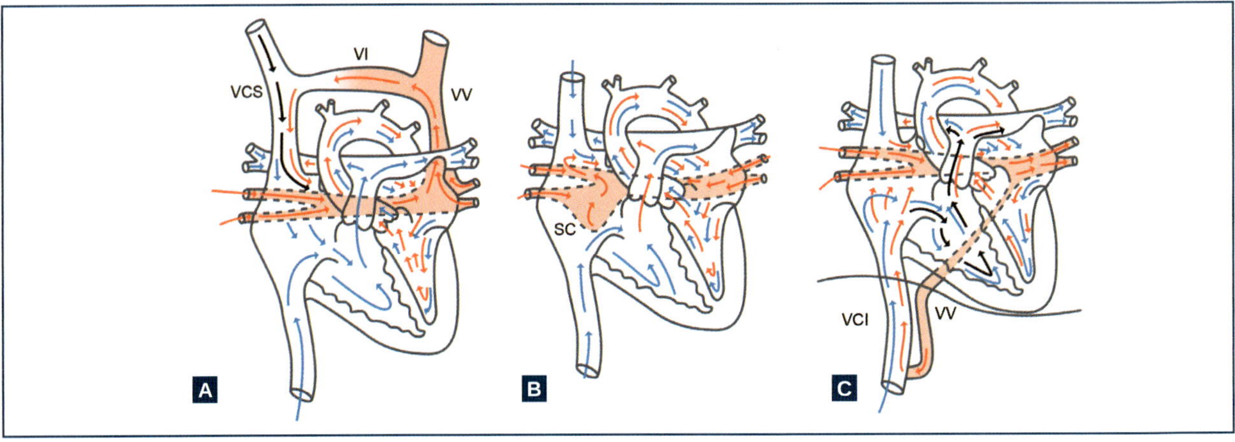

FIGURA 23.6 ***Variantes anatômicas da drenagem anômala total de veias pulmonares (DATVVPP). (A) DATVVPP supracardíaca. (B) DATVVPP intracardíaca. (C) DATVVPP infracardíaca.***

Siglas: VV = veia vertical; VI = veia inominada; SC = seio coronário; VV = veia vertical.

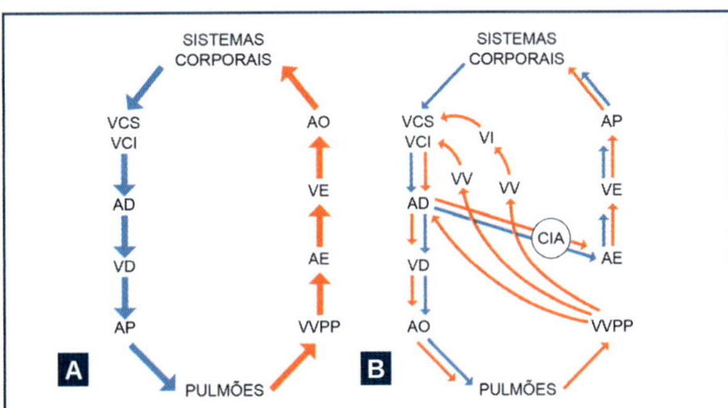

FIGURA 23.7 ***Esquema demonstrando a circulação na drenagem anômala total de veias pulmonares. (A) Circulação normal (B) DATVVPP (VV = veia vertical, VI = veia inominada).***

Caso a CIA seja de tamanho adequado e nenhuma obstrução significativa ao retorno venoso pulmonar (DATVVPP não obstrutiva) exista, o paciente apresentará cianose leve e evidente fluxo de sangue pulmonar aumentado, demonstrando ao RX uma área cardíaca e imagem de hiperfluxo pulmonar[7,34,35]. A sintomatologia nesses casos assemelha-se muito aos quadros de *shunt* esquerda-direita e são expressos por: taquipneia, cansaço às mamadas, dificuldade em ganhar peso e cianose em graus variados[7]. Porém, nos casos de obstrução ao retorno venoso pulmonar (DATVVPP obstrutiva), como nas formas infradiafragmáticas, os sintomas surgem logo após o nascimento, com edema pulmonar (alveolar e intersticial) e angústia respiratória, sendo a hipoxemia diretamente proporcional ao grau de obstrução[34]. Essa possibilidade pode ser confundida e, por isso, deve fazer parte do diagnóstico diferencial, com a angústia respiratória do recém-nascido, tanto pela clínica como pelos achados radiológicos[7]. Quando a obstrução for grave, os pacientes se apresentam, em geral, graves, com cianose intensa e sintomas de insuficiência respiratória e choque. Há elevação da pressão arterial pulmonar e edema, o que pode gerar desconforto respiratório e baixo débito cardíaco, ocasionando à hipotensão[34]. A DATVVPP obstrutiva representa uma emergência cirúrgica sendo a indicação do reparo imediata[7].

Condução clínica visa a estabilizar o paciente para a cirurgia:

Forma obstrutiva:

1. Tratamento é cirúrgico;
2. Apesar da existência de hipertensão pulmonar, o uso do óxido nítrico inalatório não tem sido útil no manejo pré-operatório e qualquer medida que aumente o fluxo pulmonar pode ser deletéria nesses pacientes, já que piora o edema pulmonar[35];
3. PGE 1 para evitar o fechamento do canal arterial, o que auxiliará na manutenção de um débito cardíaco adequado[34];
4. Oxigenação de membrana extracorpórea (ECMO): Indicada nos pacientes que, a despeito das medidas clínicas, evoluem com hipoxemia importante, acidose grave e instabilidade hemodinâmica, permitindo que o procedimento cirúrgico seja providenciado[34];
5. Cateterismo cardíaco: indicado para ampliar a CIA nos pacientes em que ela se mostra restritiva.

Forma não obstrutiva:

1. Depende da sintomatologia, que pode ser muito variada;

2. Na vigência de hiperfluxo pulmonar no período neonatal, o uso de diuréticos está indicado (furosemida). Porém, deve ser usado com cautela nos casos de obstrução venosa, uma vez que o ventrículo direito pode requerer uma pré-carga elevada para o desempenho cardíaco[35].

Síndrome do Coração Esquerdo Hipoplásico (SCEH)

Trata-se, talvez, da forma mais grave de doença cardíaca congênita[7]. É caracterizada pela hipoplasia ou atresia da valva mitral, hipoplasia do VE, estenose ou atresia aórtica, hipoplasia da aorta ascendente e coarctação[36], Figura 23.8. Os recém-nascidos portadores de SCEH com atresia aórtica têm uma circulação totalmente dependente do ventrículo direito como bomba[37]. Nesse caso, o sangue ejetado pelo ventrículo direito penetra a valva pulmonar dirigindo-se à árvore respiratória e, passando através do canal arterial (Figura 23.9), chega à aorta, onde se divide, com uma porção atingindo o arco aórtico e, deste, os órgãos e sistemas corporais; e uma outra, retrogradamente, atinge a aorta ascendente, que é hipoplásica, perfundindo as coronárias[7,37]. Por apresentar quadro clínico compatível com uma patologia de circulação univentricular, a SCEH necessita para a sobrevida da patência do canal arterial e de um equilíbrio entre as resistências vasculares pulmonar e sistêmica (QP:QS), de tal modo que o débito cardíaco diminua quando a resistência vascular pulmonar diminuir[37].

Quadro Clínico

Após o nascimento, alguns neonatos apresentam quadro frustro com pouca ou nenhuma sintomatologia. Podem, quando muito, apresentarem-se com cianose discreta e leve desconforto respiratório e taquicardia. Com o passar das horas e o início do fechamento do canal arterial, ocorre quadro de piora da cianose, desconforto respiratório importante, letargia, extremidades frias e pálidas; e caso medidas de abertura do canal arterial não forem instituídas, pode ocorrer colapso respiratório e óbito. Com a infusão contínua de prostaglandina E1, o quadro clínico apresentado passa a depender do tamanho da CIA, que é o fator regulador do fluxo pulmonar. Nessa perspectiva pode-se ter três apresentações[37,38]:

I. Grupo I: Com comunicação interatrial restritiva (QP:QS = 1:1). Crianças com perfusão sistêmica adequada, pressão arterial sistêmica normal e sem alteração acidobásica.

II. Grupo II: Com comunicação interatrial ampla (QP:QS > 1:1). Neste caso, assim que a resistência vascular pulmonar começar a diminuir, podem ocorrer sinais de insuficiência cardíaca, com presença de estertores pulmonares e hepatomegalia ou sinais de choque, com evidente má perfusão tecidual com pulsos periféricos finos, tempo de enchimento capilar aumentado, taquicardia e queda na pressão arterial sistêmica com alteração da acidose metabólica e hiperglicemia presentes.

III. Grupo III: Com comunicação interatrial muito restritiva (QP:QS < 1:1). Em decorrência do fluxo pulmonar inadequado, esses pacientes apresentam cianose importante. Ao exame físico, estão presentes taquipneia e redução da amplitude de pulso nas extremidades; e, nas imagens radiográficas do tórax, infiltrado pulmonar difuso consequente à grande hipertensão venocapilar.

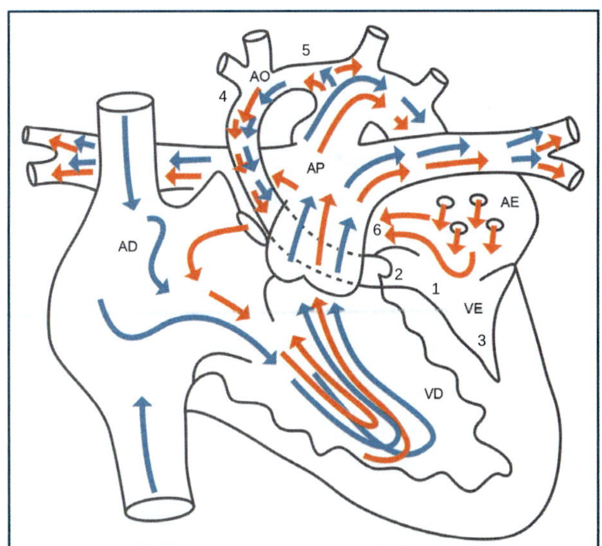

FIGURA 23.8 ***Desenho esquemático da circulação na síndrome do coração esquerdo hipoplásico (SCEH) com seus componentes: 1) atresia ou estenose da valva mitral; 2) atresia ou estenose da aorta valvar; 3) hipoplasia de ventrículo esquerdo; 4) hipoplasia da aorta ascendente; 5) coarctação da aorta; e 6) defeito do septo atrioventricular.***
Siglas: AD = átrio direito; VD = ventrículo direito; AO = aorta; AP = artéria pulmonar; AE = átrio esquerdo; VE = ventrículo esquerdo.

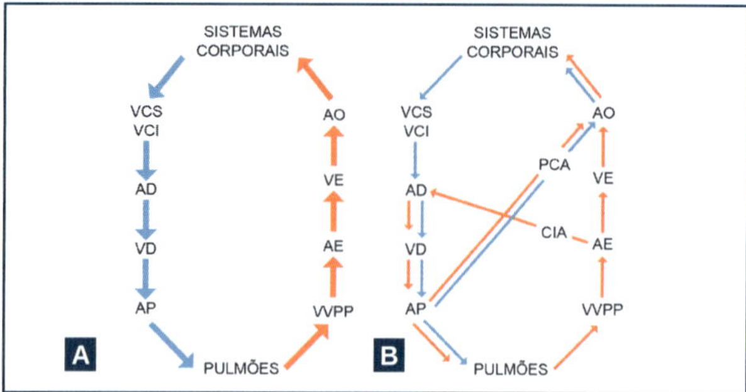

FIGURA 23.9 ***Esquema demonstrando a circulação na síndrome do coração esquerdo hipoplásico. (A) Circulação normal. (B) SCEH. Observar que o fluxo do canal mantém o débito sistêmico e flui retrogradamente pela aorta ascendente, nutrindo a massa ventricular ao perfundir o óstio das coronárias.***

Condução clínica:

1. Infusão contínua de prostaglandina E1 (0,05 a 0,1 μg/kg/min);
2. Medicações vasoativas: dobutamina, dopamina, adrenalina;
3. VPM: manter a FIO_2 baixa (inferior a 25%), favorecendo a vasoconstrição hipóxica pulmonar e permitindo que uma melhor perfusão sistêmica se faça via canal arterial. Lembrar-se de que, fisiologicamente, a SCEH é uma patologia univentricular e, nesse caso, o VD tem de suprir o fluxo pulmonar e sistêmico. Saturação de O_2 entre 80% a 85% é satisfatória para proporcionar a estabilidade clínica procurada.
4. Diuréticos em casos de ICC para reduzir a sobrecarga de volume.
5. Analgésicos e sedativos para evitar agitação e antes de procedimentos estressantes.

Atresia Tricúspide

A atresia tricúspide pode ser definida como uma ausência completa da valva tricúspide, não havendo, portanto, conexão entre o AD e o VD[7,39]. Faz parte do grupo de patologias denominadas "corações com fisiologia univentricular"[39,40]. É a terceira causa mais comum de cardiopatia congênita cianótica, sendo a tetralogia de Fallot e a transposição de grandes artérias as duas condições mais frequentes[40]. Apresenta a incidência de 0,3% a 5,3% entre todas as cardiopatias congênitas. Os defeitos associados são (Quadro 23.4):

QUADRO 23.4 ***Defeitos associados com a atresia tricúscipe.***

Atresia tricúspide + CIA	Constitui-se na única via de escape de sangue que chega ao AD em direção às cavidades esquerdas, é fundamental para a sobrevida do recém-nascido, sendo a maioria deles tipo forame oval permeável (66% dos casos), CIA tipo *ostium secundum* e, menos frequentemente, o tipo *ostium primum*.
Atresia tricúspide + CIV	Quando presente, em geral é basal. Se for ampla, pode gerar hiperfluxo pulmonar, Figura 23.10.
Atresia tricúspide + PCA	Garante o fluxo pulmonar naqueles pacientes que apresentam obstrução ao fluxo pulmonar importante. Neles, a cianose se agrava à medida que o fluxo pelo canal arterial começa a claudicar.

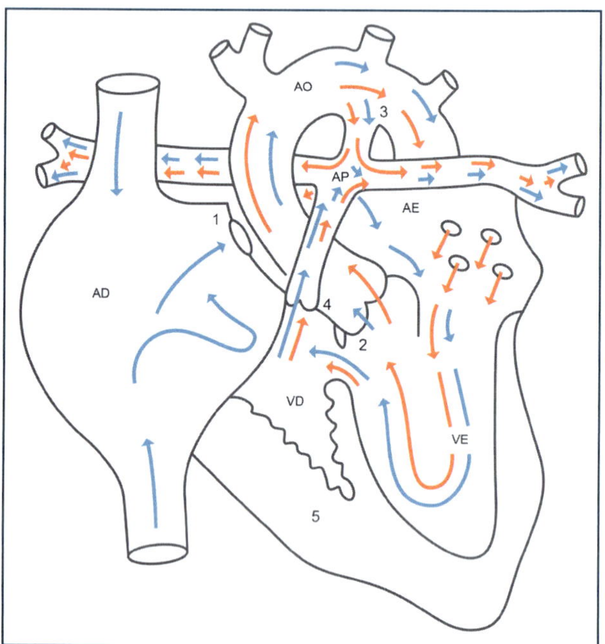

FIGURA 23.10 ***Desenho esquemático da circulação na atresia tricúspide, mostrando os defeitos associados: (1) defeito do septo atrial; (2) defeito do septo ventricular; (3) persistência do canal arterial; (4) estenose pulmonar; (5) ventrículo direito hipoplásico.***

As manifestações clínicas dependem da magnitude do fluxo pulmonar (Figura 23.11) e dele, também, dependerá o tempo de aparecimento e o modo de expressão clínica, Quadro 23.6. O quadro de cianose central resulta do desvio de sangue obrigatório pela CIA, determinando a magnitude do fluxo do AD para o AE. Os recém-nascidos com obstrução importante do fluxo pulmonar ou atresia/estenose pulmonar apresentam cianose central desde o nascimento, a qual tende a se agravar com o fechamento do canal arterial, acarretando hipoxemia grave, acidose metabólica importante e risco elevado de óbito[40,41]. Nos lactentes, é descrita a ocorrência de crises de hipóxia nos primeiros seis meses de idade, pois apresentam fisiopatologia semelhante à da tetralogia de Fallot, e indicam a necessidade de intervenção cirúrgica urgente[44]. É nessa fase que pode ocorrer o fechamento espontâneo ou a diminuição do diâmetro da CIV, o fechamento do canal arterial ou pode existir estenose pulmonar infundibular ou valvar progressiva[40]. Porém, nos pacientes em que a CIV é grande e não existe obstrução importante ao fluxo pulmonar, os sintomas não aparecem ao nascimento, sendo visíveis apenas quando cai a resistência pulmonar, aos dois meses de vida, com o surgimento de insuficiência cardíaca associada à cianose[40]. A atresia tricúspide é classificada[39-41] em (Quadro 23.5):

QUADRO 23.5 ***Classificação da atresia tricúspide.***

Tipo I (70% a 80%)	f. Ausência de CIV + atresia pulmonar g. CIV pequena + estenose pulmonar h. CIV grande + ausência de estenose pulmonar
Tipo II (12% a 25%)	a. CIV + atresia pulmonar b. CIV + estenose pulmonar c. CIV + ausência de estenose pulmonar
Tipo III (3% a 6%)	Conexão ventrículo arterial discordante (L-TGA)

DOENÇA CARDÍACA CIANÓTICA COM FLUXO SANGUÍNEO PULMONAR REDUZIDO

Tetralogia de Fallot

É uma cardiopatia cianótica que consiste nos seguintes achados: defeito do septo ventricular (CIV), obstrução da via de saída de VD (estenose pulmonar valvar, subvalvar e/ou supravalvar), dextroposição da aorta (aorta biventricular) e sobreposição ao SIV, e hipertrofia de ventrículo direito[7,42,43]. A marca anatômica dessa patologia é o desvio anterior do septo interventricular, que resulta em estreitamento da via de saída do ventrículo direito (VSVD), na CIV por mau alinhamento e na dextroposição da aorta[43]. Re-

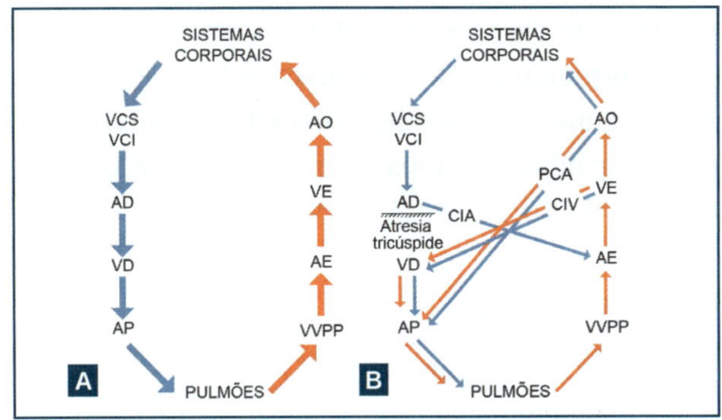

FIGURA 23.11 ***Esquema demonstrando a circulação na atresia tricúspide. (A) Circulação normal. (B) Atresia tricúspide. Observar os locais de shunt.***

QUADRO 23.6 ***Condução clínica nos corações com fisiologia univentricular[39-41]:***

Pacientes que cursam com cianose	Com restrição ao fluxo sanguíneo pulmonar, ou seja, aqueles com obstrução da via de saída pulmonar, com CIV restritiva com a artéria pulmonar emergindo da câmara rudimentar ou com atresia valvar pulmonar	1. Infusão contínua de PG E1 na dose de 0,01 a 0,1 μ/kg/min (manter a $SatO_2$ 75% a 80%, sem desconforto respiratório 2. IOT + VPM 3. Corrigir distúrbios metabólicos, hidroeletrolíticos e acidobásicos 4. Cirurgia assim que estável
Pacientes que cursam com insuficiência cardíaca congestiva, com hiperfluxo pulmonar	Sem restrição ao fluxo pulmonar	1. Medidas anticongestivas farmacológicas e bandagem da artéria pulmonar 2. IOT e VPM com medidas para elevar a resistência vascular pulmonar: a. FIO_2: baixa b. PEEP: elevado c. Reter PCO_2 Cirurgia assim que estável.
Com restrição ao fluxo sistêmico	Por coarctação de aorta, interrupção do arco aórtico	1. Infusão contínua de PG E1 na dose de 0,01 a 0,1 μ/kg/min 2. Drogas vasoativas SN 3. Diuréticos SN 4. Correção rigorosa dos distúrbios metabólicos, hidroeletrolíticos, acidobásicos e da anemia 5. Cirurgia assim que estável

Siglas: IOT = intubação orotraqueal; SN = se necessário.

presenta de 4% a 8% dos defeitos cardíacos congênitos[7], chegando a 10% para Atik[42] e Everett e Lim[36]. A apresentação clínica dependerá do tamanho da CIV e, principalmente, da magnitude da obstrução da via de saída do VD. Em geral, a CIV é grande.

Quadro Clínico

a. Obstrução é mínima da VSVD e a resistência vascular pulmonar normal: nesse quadro incomum, ocorre predomínio de desvio do fluxo de sangue da esquerda para a direita, com fluxo pulmonar excedendo o fluxo sistêmico. Comporta-se como uma CIV grande e o paciente apresenta, em lactentes entre quatro e seis meses de vida, quadro de cansaço às mamadas, baixo ganho de peso e ausência de cianose. Com o desenvolver da criança, passa a existir cianose decorrente da progressiva obstrução subpulmonar, com consequente inversão do *shunt*[43] (Figura 23.12).

b. Nos casos de obstrução subpulmonar moderada, as crianças nascem acianóticas e um sopro cardíaco pode ser flagrado. Porém, entre seis e 18 meses, quando ocorre o desenvolvimento da hipertrofia infundibular, instala-se a cianose[43]. Esta se mostra intermitente, sendo observada nos momentos de esforços, choro ou alimentação, com prejuízo desta. O quadro de desconforto respiratório se mostra durante a marcha e é extremo durante o exercício físico.

c. Quando a obstrução da VSVD for importante ou existir atresia pulmonar, o fluxo de sangue será do VD para o VE, *shunt* direita-esquerda, e já desde o nascimento há sua instauração. A cianose que, ao início, pode só se manifestar nos momentos de choro ou da alimentação, pode ocorrer em outros momentos. Achados de acidose metabólica em graus variados são vistos notadamente naqueles com instauração severa, nos quais a circulação pulmonar depende do canal arterial patente. Neles, a claudicação ou fechamento do canal pode surgir como emergências médicas, e a manutenção do canal com PGE1 é imprescindível[43] (Figura 23.13).

d. Crises hipoxêmicas: Quando a T4F não for corrigida, quadros de cianose intensa, sono-

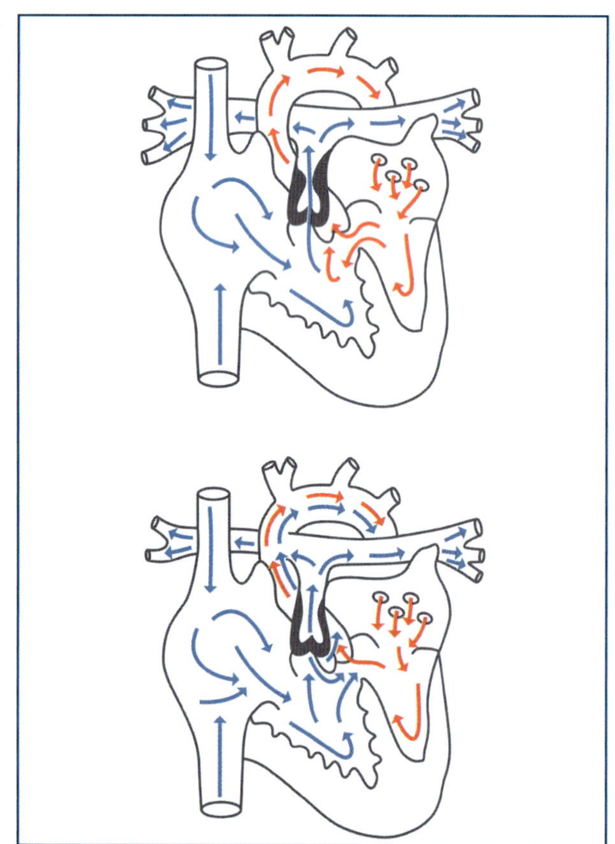

FIGURA 23.12 *Tetralogia de Fallot de boa anatomia (Pink Fallot).*

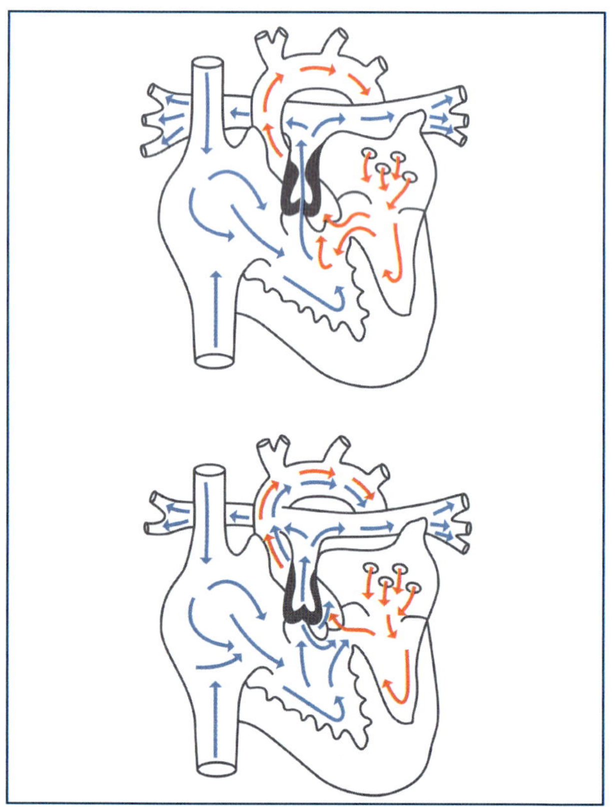

FIGURA 23.13 *Tetralogia de Fallot de má anatomia (cianose importante).*

lência, perda de consciência ou convulsão podem ocorrer (Figura 23.14). São mais frequentes em crianças de seis meses a dois anos de idade; costumam ocorrer pela manhã, ao despertar, podendo ser precipitadas pelo choro, ato evacuatório ou exercício físico. Seu tempo de duração é variável, podendo ir de poucos minutos a uma hora de crise. Constitui-se numa situação de risco para a criança, com possibilidade do surgimento de acidose metabólica, dano cerebral ou mesmo o óbito[43].

Condução clínica:

1. Betabloqueador adrenérgicos (propranolol 1 a 6 mg/kg/dia) para aliviar a estenose infundibular;
2. Suplemento de ferro, especialmente durante o período de anemia fisiológica;

Durante a crise de hipóxia:

1. Flexionar as pernas e coxas sobre o abdome para aumentar o retorno venoso;
2. Oxigenoterapia;
3. Morfina para alívio da estenose infundibular;
4. Adrenalina para aumentar a resistência sistêmica;
5. Caso hematócrito muito elevado (Ht > 70%), realizar hemodiluição.

Atresia Pulmonar com CIV

Cardiopatia congênita cianogênica na qual a comunicação entre o ventrículo direito (VD) e a artéria pulmonar (AP) não existe, sendo a valva pulmonar ausente ou rudimentar e, consequentemente, o tronco da artéria pulmonar é hipoplásico ou ausente[27,44], Figura 23.15. Logo, todo o débito do VD é ejetado para a aorta através de uma CIV, Figura 23.16. O suprimento sanguíneo aos pulmões é garantido por um canal arterial pérvio ou por colaterais aortopulmonares. Por sua anatomia, é abordada na literatura como "tetralogia de Fallot extremo"[45]. Apresenta a incidência de 1,4% a 2% das cardiopatias congênitas.

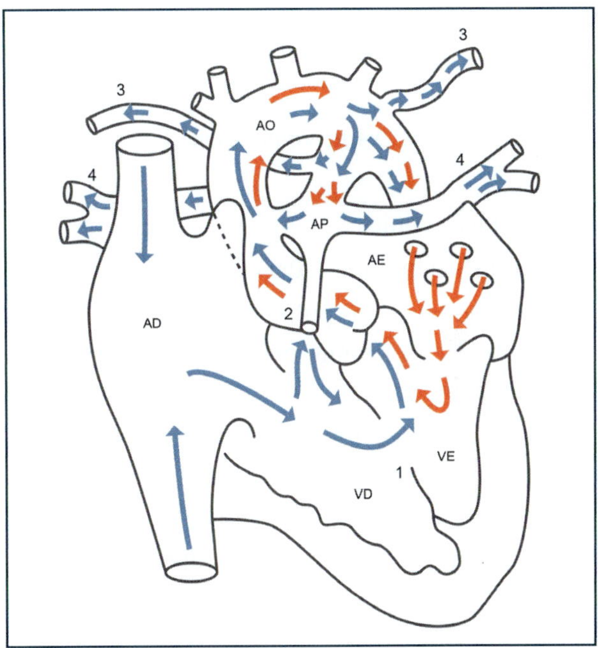

FIGURA 23.15 ***Desenho esquemático da circulação na atresia pulmonar com defeito do septo ventricular (CIV). (1) Defeito do septo ventricular. (2) Valva pulmonar atrésica. (3) Colaterais aortopulmonares. (4) Artérias pulmonares hipoplásicas confluentes.***

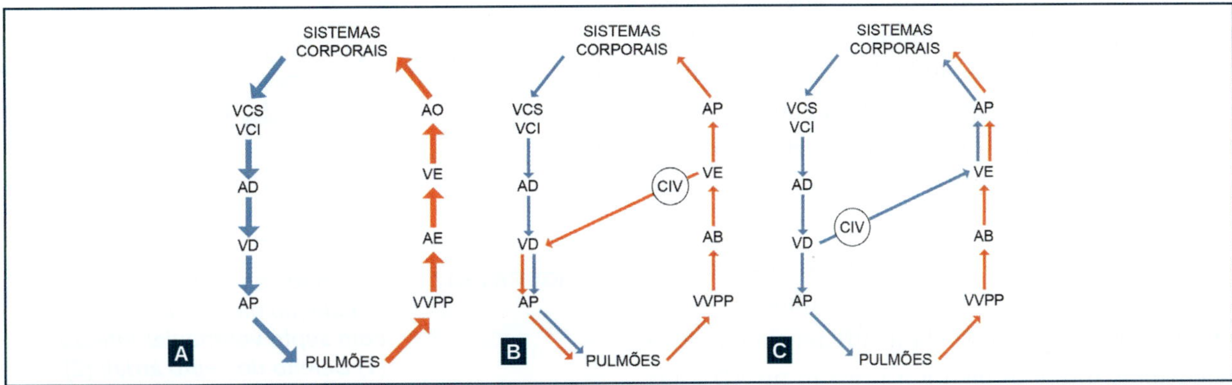

FIGURA 23.14 ***Esquema demonstrando a circulação na tetralogia de Fallot (T4F). (A) Circulação normal. (B) T4F com obstrução leve da via de saída do ventrículo direito (VSVD) e shunt E→D (Pink Fallot). (C) T4F com obstrução importante da VSVD e shunt D→E (cianose importante).***

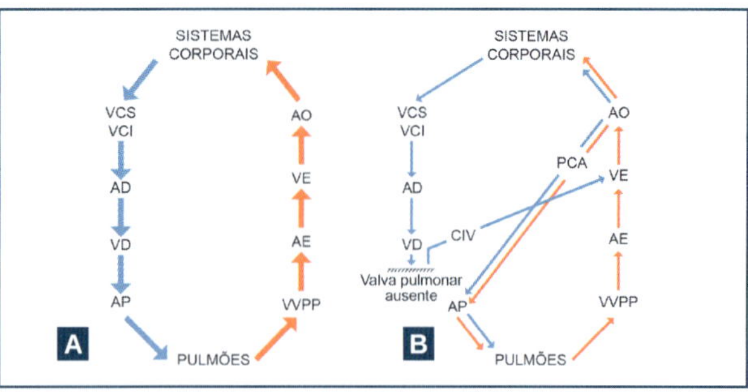

FIGURA 23.16 *Esquema demonstrando a circulação na atresia pulmonar (AP) com defeito do septo ventricular. (A) Circulação normal; (B) AP com defeito do septo ventricular.*

Condução clínica:

1. Prostaglandina E1: 0,05 a 0,1 µg/kg/min;
2. Vasodilatadores pulmonares: milrinona, 0,25 a 0,75 mcg/kg/min; óxido nítrico inalado: 1 a 20 ppm:
   - Vasoconstritores sistêmicos: adrenalina, noradrenalina, dobutamina, dopamina.
3. Diuréticos nos casos raros de congestão pulmonar por sistema de colaterais sistêmico-pulmonares calibrosas ou de amplo canal arterial:
   - Oferta hídrica normal a elevada. Nos casos raros de hiperfluxo pulmonar, fazer restrição hídrica.

Atresia Pulmonar com Septo Interventricular Íntegro

Cardiopatia rara, com incidência de 1% a 3% de todas as malformações cardíacas, na qual os folhetos da valva pulmonar são fundidos, formando uma membrana, e a vida de saída do ventrículo direito é atrésica. Há interrupção total da conexão entre o ventrículo direito e o tronco da artéria pulmonar[46]. Nesse caso, o VD, a valva e o anel tricuspídeo são hipoplásicos (Figura 23.17), o que limita a entrada de sangue na cavidade ventricular direita. Sem passagem para o território pulmonar, o sangue retorna para o AD pela insuficiência da valva tricúspide, o que aumenta a pressão no AD e faz com que ocorra passagem de sangue para o AE via forame oval ou comunicação interatrial (Figura 23.18). Logo, a presença de defeito do septo atrial é mandatória para a sobrevivência do paciente. O débito do VE e do VD combinados segue via VE para a aorta. O fluxo sanguíneo pulmonar é unicamente fornecido pelo canal arterial e a patência dessa via deverá ser mantida com a infusão de prostaglandina E1[7]. As atresias tricúspides com septo interventricular íntegro são classificadas[46,47] em (Quadro 23.7):

QUADRO 23.7 *Classificação das atresias tricúspides com septo interventricular íntegro.*

Tipo I	Ventrículo direito hipoplásico na ausência de uma (parte trabecular) ou de duas porções cavitárias (porção trabecular e de via de saída) e com circulação coronária dependente do VD Com VD bem formado, com três porções cavitárias presentes e sinusoides
Tipo II	VD muito dilatado + acentuada insuficiência tricúspide. Esta apresentação simula a anomalia de Ebstein

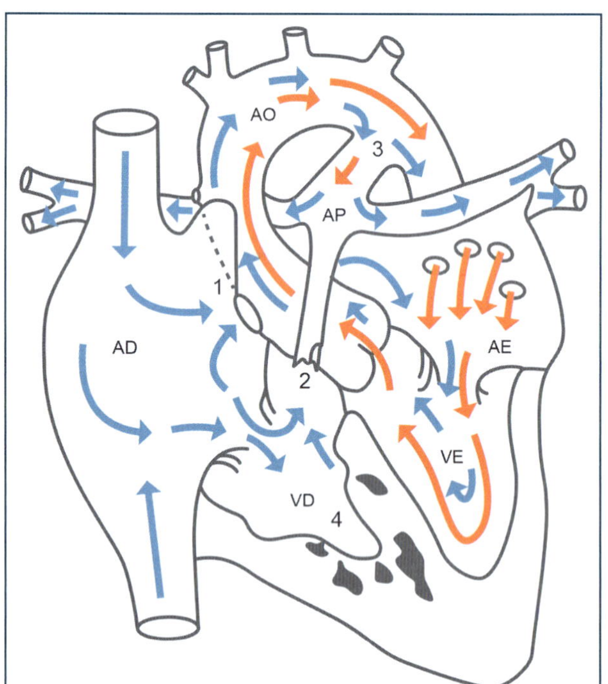

FIGURA 23.17 *Desenho esquemático da circulação na atresia pulmonar com septo ventricular íntegro. (1) Defeito do septo atrial; (2) valva pulmonar atrésica; (3) canal arterial; (4) ventrículo direito hipoplásico; e (5) valva tricúspide pequena.*

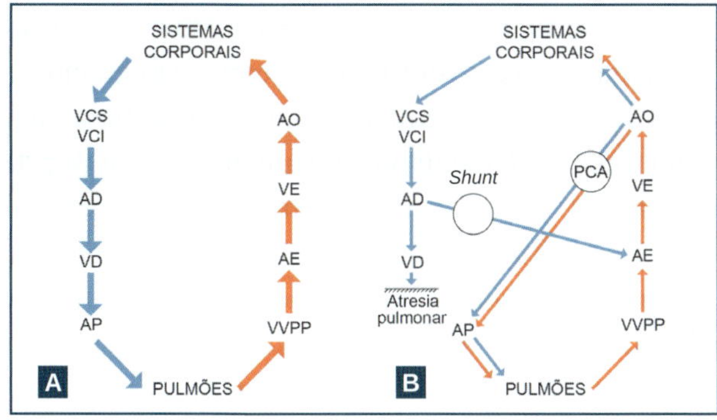

FIGURA 23.18 ***Esquema demonstrando a circulação na atresia pulmonar (AP) com septo ventricular íntegro. (A) Circulação normal. (B) AP com septo ventricular íntegro.***

Condução clínica:

1. Infusão contínua de prostaglandina E1 (0,01 a 0,1 μg/kg/min);
2. Analgésicos e sedativos: acalmam, reduzindo o consumo de oxigênio;
3. Diuréticos: nas apresentações do tipo II, para reduzir a sobrecarga de volume. Uso cauteloso em face da hipóxia.

Doença de Ebstein

Cardiopatia congênita rara, ocorrendo na taxa de 1/200.000 nascidos vivos, com incidência de 0,5% a 1% de todas as cardiopatias[48,49].

Todo o quadro clínico decorre por anormalidades das cúspides da valva tricúspide (folhetos anterior e septal) que, além de redundantes, aderem ao músculo do ventrículo direito e tornam-se livres em nível mais baixo em relação ao anel valvar[7,27,48]. Normalmente, a valva é incompetente ou, menos comum, estenótica. Com isso, o ventrículo direito apresenta-se com uma porção atrializada, com paredes finas e o restante dele com graus variados de disfunção[49], Figura 23.19. Entre um a dois terços dos pacientes com anomalia de Ebstein apresentam defeito do septo atrial associado e, pelo *shunt* direita-esquerda, apresentam-se cianóticos[7], Figura 23.20.

Os RNs podem ter clínica que varia desde um quadro de cardiomegalia significativa e desempenho cardíaco fraco que, mesmo com tratamento cirúrgico, apresentam taxa de mortalidade elevada[7], até aqueles que apresentam alterações discretas da valva tricúspide que evoluem sem sintomas. Já outros se mostram estáveis, mas com cianose intensa por vários dias, até que a resistência vascular pulmonar caia. Ao passo que a resistência diminui, o fluxo de sangue pulmonar aumenta, e a cianose diminue. Porém, convém lembrar que, nas formas graves, quando a resistência pulmonar permanece elevada e dificulta o esvaziamento do ventrículo direito e, consequentemente, piora a insuficiência tricúspide, instala-se quadro grave de insuficiência cardíaca, hipoxemia e acidose metabólica[48]. Nessa situação crítica, a sobrevida depende do fluxo pulmonar através do canal arterial patente[27], o que, frequentemente, deve ser conseguido pela infusão de prostaglandina E1[7]. Por último, há os que apresentando as artérias pulmonares normais e sem estenose passam pelo período neonatal sem necessidade de tratamento cirúrgico.

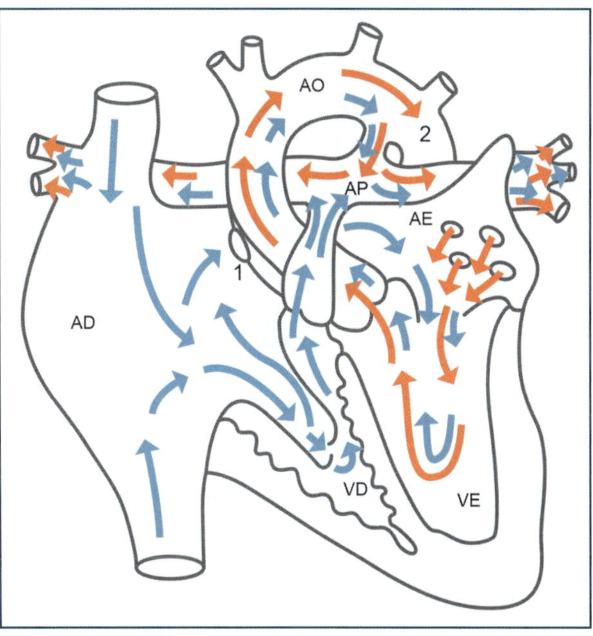

FIGURA 23.19 ***Desenho esquemático da circulação na doença de Ebstein. (1) Defeito do septo atrial; (2) canal arterial.***

Condução clínica:

1. Doença de amplo espectro, acarretando múltiplas possibilidades de condução;
2. Lesões leves: avaliação frequente e conduta guiada pela evolução;
3. Neonato com cianose: manejo com medidas conservadoras na expectativa da queda da pressão pulmonar. A infusão de óxido nítrico pode estar indicada nos pacientes mais graves;

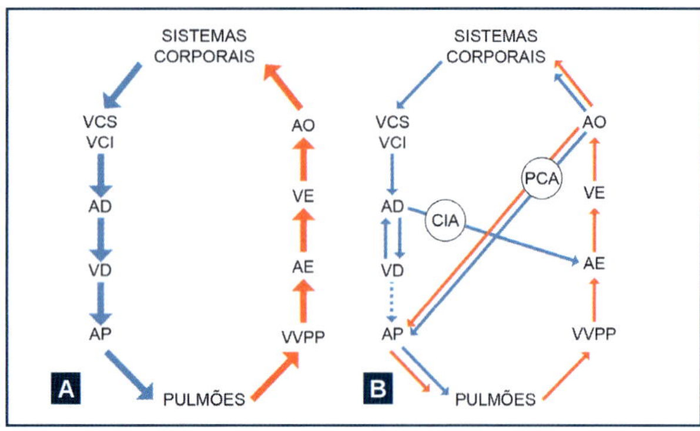

FIGURA 23.20 ***Esquema demonstrando a circulação na doença de Ebstein (DE). (A) Circulação normal. (B) DE mostrando CIA e o canal arterial.***

4. Nos pacientes com mais idade e quadros mais severos ou com deterioração clínica, a indicação de cirurgia deve ser considerada.

Estenose Pulmonar Valvar Crítica

A estenose pulmonar é um obstáculo à ejeção do VD e corresponde a 10% das cardiopatias congênitas[50]. A localização da obstrução varia, podendo ser valvar isolada, infundibular, medioventricular, de tronco ou de ramo da artéria pulmonar, Figura 23.21.

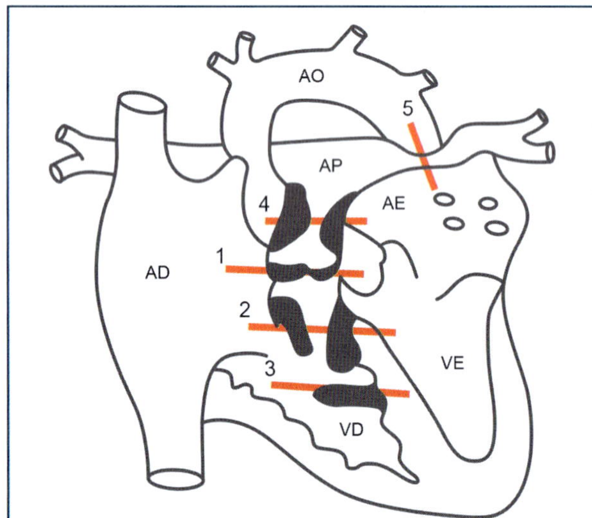

FIGURA 23.21 ***Desenho esquemático mostrando os níveis de estenose possíveis de serem encontrados na estenose pulmonar. (1) Estenose valvar pulmonar; (2) estenose infundibular; (3) estenose medioventricular; (4) estenose de tronco da artéria pulmonar; (5) estenose de ramo da artéria pulmonar.***

A maioria dos pacientes portadores de estenose pulmonar nasce assintomática, com crescimento e desenvolvimento adequado, sendo, portanto, a suspeita realizada mediante a ausculta de um sopro cardíaco[51]. Já a estenose pulmonar valvar crítica (EPVC) constitui-se numa exceção, sendo considerada uma cardiopatia cianótica do período neonatal com aparecimento de sintomas já na primeira semana de vida[51]. Os recém-nascidos portadores de EPVC já nascem com dispneia acentuada e muito cianóticos, e a cianose pode ser tão severa que gera elevado risco de morte[52]. Nela, os folhetos da valva pulmonar são fundidos, espessados e mixomatosos, com um orifício hemodinâmico de tamanho variável, dependendo da extensão da fusão entre os folhetos[27]. A sobrecarga de pressão, que é proporcional ao grau da estenose, hiperplasia a massa muscular do VD, tornando-o pouco complacente. Como o miocárdio neonatal está mal adaptado para gerar elevadas pressões para vencer a obstrução, pode ocorrer redução no débito do ventrículo direito, acarretando, com isso, aumento da pressão no AD e a geração de *shunt* direito-esquerdo através do forame oval ou CIA[50,52]. Nessas situações críticas, o débito do VD se faz inadequado e o fluxo pulmonar fica dependente do canal arterial ou, raramente, de colaterais sistêmico-pulmonares[50].

Condução clínica na EP:

1. Grande maioria dos casos (assintomáticos) dispensa o uso de medicação;
2. Se valvar com componente infundibular importante, o uso de betabloqueador pode trazer benefícios;

Condução clínica na EPVC:

- Antecipar transferência para centro de referência;
- Sala de parto:
    - Acesso venoso umbilical/PICC;
    - Infusão contínua de prostaglandina E1 (0,01 a 0,1 μg/kg/dia).
- Serviço de referência:
    - Infusão de PGE1;
    - IOT e VPM se saturação abaixo de 70%, com oferta de FIO_2 adequada e/ou padrão de desconforto respiratório importante;
    - Sedação/analgesia contínua (fentanil isolado ou associado com midazolam);

- Fluidoterapia para manter a normovolemia;
- Medicações vasoativas em caso de instabilidade hemodinâmica.

Insuficiência Cardíaca (IC)

A IC pode ser definida como uma síndrome clínica e patofisiológica progressiva, causada por anormalidades cardiovasculares ou de outros sistemas, resultando em sinais e sintomas característicos, incluindo desconforto respiratório, edema, déficit de crescimento e intolerância aos esforços, acompanhada por distúrbios circulatório, neuro-hormonal e molecular[53]. Na criança, a insuficiência cardíaca pode ser decorrente, principalmente, de defeitos anatômicos congênitos do coração[54]. Isso se deve não apenas ao fato de o miocárdio estar doente, mas porque existem diversas condições circulatórias capazes de causar diferentes estados patológicos, por exemplo, o hiperfluxo pulmonar e a hipoxemia[55].

Cinco são, basicamente, os mecanismos geradores de IC na criança[53,54]:

1. Cardiopatias congênitas obstrutivas ou com *shunts* que aumentam o trabalho cardíaco, como resultado de sobrecarga volumétrica ou pressórica do miocárdio, associada ou não a quadro de cianose;
2. Valvopatias adquiridas;
3. Cardiomiopatias congênitas ou adquiridas;
4. Disfunção miocárdica pós-cirurgia cardíaca corretiva ou paliativa de defeitos cardíacos congênitos;
5. Causas extracardíacas de sobrecarga de volume, com ou sem disfunção ventricular associada.

As manifestações clínicas estão diretamente relacionadas com o mecanismo causador da IC e a idade da criança[53,54]. No período neonatal imediato (do nascimento até três dias), o choque cardiogênico mais comum é aquele secundário à disfunção miocárdica primária ou secundária. Nesse período, predominam as cardiopatias congênitas dependentes de canal para garantia do débito sistêmico, como a síndrome do coração esquerdo hipoplásico e a interrupção do arco aórtico; lesões que geram obstrução grave na via de saída do VE, como a estenose aórtica crítica do RN, coarctação de aorta grave, drenagem anômala total de veias pulmonares obstrutiva e a doença de Ebstein grave. Nesse grupo, a sintomatologia se expressa progressivamente com taquicardia, taquidispneia, palidez cutânea (cor acinzentada), extremidades frias, pulsos finos, oligúria e acidose metabólica; e, caso o canal não tenha o seu fluxo restabelecido, choque cardiogênico e óbito[15,53].

Nos lactentes, a expressão mais frequente é com taquipneia, taquicardia, dificuldade de alimentação e déficit de crescimento, podendo também ocorrer hepatomegalia, ritmo de galope e cardiomegalia clínica e radiológica, com ou sem congestão pulmonar[15,53].

Já as crianças mais velhas podem exibir taquicardia, taquipneia, fadiga e intolerância aos exercícios, além de redução do apetite e baixo desempenho ponderal. Adolescentes assemelham suas queixas às encontradas em pacientes adultos que apresentam falta de ar, fadiga, intolerância aos exercícios, ortopedia, dispneia noturna e sintomas gastrintestinais[53].

Princípios Gerais de Conduta nos Pacientes com Insuficiência Cardíaca[27]

- Correção ou paliação da cardiopatia causadora do quadro;
- Redução do trabalho respiratório:
  - Otimizar a oferta calórica: dieta VO, VG ou parenteral;
  - Oxigenoterapia;
  - Suporte ventilatório não invasivo;
- Suporte ventilatório invasivo:
  - IOT e VPM: A estratégia ventilatória nesses casos deve ser direcionada para evitar situações que aumentem o fluxo pulmonar, como a hipoventilação e a excessiva oferta de oxigênio. A CO_2 ligeiramente elevada pode ser benéfica e, em muitos pacientes, as saturações podem ser mais bem mantidas em cerca de 90%, fornecendo assim a oxigenação adequada aos tecidos, ao mesmo tempo em que mantêm o fluxo pulmonar. A PEEP também desempenha um papel importante nesses pacientes, e uma redução da pós-carga do VE e do retorno venoso pode ser desejável em pacientes com um grande desvio E-D, especialmente na presença da função miocárdica reduzi-

da. Finalmente, uma elevação modesta de resistência vascular pulmonar, utilizando-se da PEEP, pode limitar o fluxo sanguíneo pulmonar produzindo um efeito benéfico adicional[24].

- Sedação contínua[22,23]: fentanil (RM: dose analgésica 0,5-3 µg/kg/dose, *push* lento, ou 0,5-5 µg/kg/h contínuo [dose média necessária com IG < 34 sem: 0,64 µg/kg/h e com IG ≥ 34 sem: 0,75 µg/kg/h]. Pediatria: sedação/analgesia: 1-2 µg/kg, IV, pode ser repetida a intervalos de 30-60 min) e midazolam (RM: sedação consciente durante VPM infusão contínua, IV, < 32 sem: 0,03 mg/kg/h (0,5 µg/kg/min; > 32 sem: 0,06 mg/kg/h (1 µg/kg/min). Ped: 0,025-0,1 mg/kg. Infusão contínua 0,1 a 0,6 mg/kg/h).
- Monitoração hemodinâmica e respiratória;
- Elevação do conteúdo arterial de oxigênio com a correção da anemia (níveis de hemoglobina e hematócrito ao redor de 12 g/dL e 35%, respectivamente);
- Suporte farmacológico:
  - Inotrópicos positivos[22,23]: dobutamina: 5 a 20 µg/kg/min, dopamina: 5 a 10 µg/kg/min, epinefrina: 0,1 a 1 µg/kg/min, norepinefrina: 0,05 a 2 µg/kg/min;
  - Vasodilatadores: captopril: 1 a 3 mg/kg/dia, nitroprussiato de sódio: 0,5 a 8 µg/kg/min;
  - Diuréticos: furosemida: 0,5 a 6 mg/kg/dia, espironolactona: 1 a 3 mg/kg/dia, hidroclorotiazida: 2 a 4 mg/kg/dia;
  - Protetor gástrico[22,23]: ranitidina (Neo: 2 mg/kg/dose, VO, 8/8 h. Ped: > 1 mês a 16 anos: até 5 mg/kg/dose, 2x/dia ou 3 mg/kg/dose, 3x/dia (máx: 300 mg/dia). IV: 2-4 mg/kg/dia, cada 6-8 h (máx: 200 mg/dia) ou Omeprazol (Neo: 0,5 a 1,5 mg/kg/dose, VO, 1x/dia. Ped: 0,7 a 3,5 mg/kg/dia, 1 a 2x ao dia;
- Correção de distúrbios metabólicos, hidroeletrolíticos e acidobásicos;
- Profilaxia antibiótica está sempre indicada;
- Nas lesões com hiperfluxo pulmonar e *shunt* da esquerda para a direita;
  - Predomina a sobrecarga de volume e a congestão pulmonar;
- Diuréticos: Furosemida (0,5 a 4 mg/kg/dia);
- Digoxina;
- Inibidores da enzina conversora da angiotensina (ECA);
- Lesões com sobrecarga de pressão (estenose aórtica, coarctação de aorta:
  - Diuréticos devem ser usados com cautela, pois redução da volemia pode precipitar sintomas de baixo débito cardíaco;
  - Vasodilatadores como os ECA estão em neonatos e lactentes associados à ocorrência de insuficiência renal aguda nos portadores de coartação de aorta. São, portanto, medicações proscritas nesses pacientes;
  - Correção cirúrgica é a terapêutica de escolha.
- Cardiopatias congênitas complexas e ventrículo único:
  - Diuréticos para redução da sobrecarga de volume e hiperfluxo pulmonar;
  - Vasodilatadores são utilizados para contrabalancear a intensa resposta adrenérgica que esses pacientes apresentam, reduzindo a resistência a resistência vascular sistêmica.
  - ECA;
  - Hidralazina quando existe disfunção renal;
- Miocardiopatia dilatada – disfunção sistólica do VE:
  - Diuréticos devem ser usados com critério já que o objetivo é manter o paciente em normovolemia. Indicação formal se existirem sinais de congestão e retenção de líquidos com: hepatomegalia, taquipneia, terceira bulha cardíaca, turgência de jugular patológica, edema periférico ou ascite, ganho acentuado de peso.
- ECA → para redução da pós-carga:
  - Betabloqueadores;
  - Carvedilol;
  - Digoxina não é mais considerada droga de primeira linha no tratamento da ICC pediátrica ou adulta. Em situações em que existe a necessidade de controle da frequência cardíaca seu uso pode ser feito objetivando o nível sérico em torno de 0,5 a 0,9 nmol/L.

A seguir, descreveremos de forma resumida as alterações presentes nas principais cardiopatias congênitas acianogênicas, seguindo a organização proposta por Driscoll[7]. Apresentaremos também desenhos esquemáticos baseados no livro *Pediatric Heart Surgery, a Ready Reference for Professionals*[28], demonstrando a alteração anatômica presente no defeito cardíaco apreciado e esquemas demonstrando a circulação normal e a alteração de fluxo verificada em cada defeito relatado.

DOENÇA CARDÍACA ACIANÓTICA COM FLUXO SANGUÍNEO PULMONAR AUMENTADO E/OU CONGESTÃO

Defeito do Septo Atrial

Cardiopatia congênita acianogênica caracterizada por um defeito no septo que separa os átrios (Figura 23.22), permitindo que ocorra *shunt* da esquerda para a direita, resultando em sobrecarga de volume das cavidades direitas e hiperfluxo pulmonar[56], Figura 23.23. Nessa situação, o sangue totalmente oxigenado recircula pelos pulmões, acarretando uma situação ineficiente para a troca gasosa[7]. A repercussão do defeito está na dependência da localização e do diâmetro da CIA. Os DSA podem, anatomicamente, se apresentar como:

1. Tipo fossa oval ou *ostium secundum* (70%), localizado na região da fossa oval;
2. Tipo *ostium primum* (10% a 20%), localizado na região inferior do septo atrial, contíguo às valvas tricúspide e mitral[7];
3. Tipo seio venoso (10%). Ocorre na região posterossuperior do septo atrial, próximo à veia cava superior[56];
4. Tipo seio coronário (mais raro).

A sintomatologia em geral é pobre (assintomática nos portadores de CIA *ostium secundum*), quando muito os pacientes só apresentam sopro cardíaco. Em menos de 10% dos pacientes, quando a CIA é ampla, com grande *shunt*, sintomas de ICC como fadiga, sudorese, dispneia aos exercícios, infecções respiratórias de repetição, dificuldade em se alimentar e falha no crescimento podem ser observados[7,56]. O hiperfluxo pulmonar em geral é bem tolerado por anos e o risco de desenvolver hipertensão e doença obstrutiva vascular pulmonar existe, embora bem menor que em CIV ou defeito do septo atrioventricular[57].

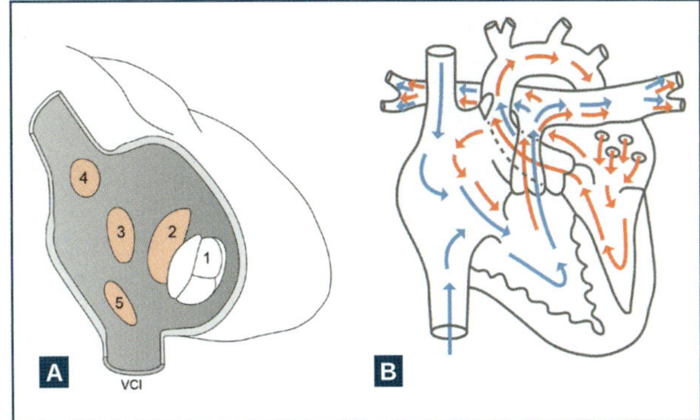

FIGURA 23.22 *(A) Desenho esquemático mostrando as possíveis variantes anatômicas dos defeitos do septo atrial vistas a partir do átrio direito. (1) Valva tricúspide; (2) DSA tipo ostium primum; (3) DSA tipo ostium secundum; (4) DSA tipo seio venoso; e (5) DSA tipo seio coronário (B). DSA demonstrando fluxo sanguíneo com mistura no AD.*

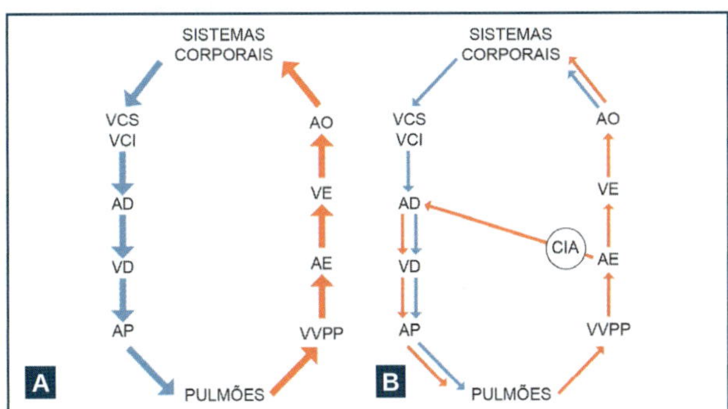

FIGURA 23.23 *Esquema demonstrando a circulação no defeito do septo atrial (DAS). (A) Circulação normal. (B) Circulação com DSA (CIA).*

Defeito do Septo Ventricular

Representa em torno de 20% dos defeitos cardíacos congênitos como lesão isolada[7,58]. Ocorre como consequência de uma falha em uma das quatro diferentes origens embriológicas do septo interventricular: septo muscular de via de entrada, septo muscular trabecular, septo muscular da via de saída (septo infundibular) ou septo membranoso[7], Figura 23.24.

Trata-se, portanto, de uma cardiopatia congênita acianogênica que cursa com hipervolemia e hiperfluxo pulmonar[59]. A CIV favorece a ocorrência de um *shunt* entre a circulação esquerda sistêmica e a circulação pulmonar[58], Figura 23.25.

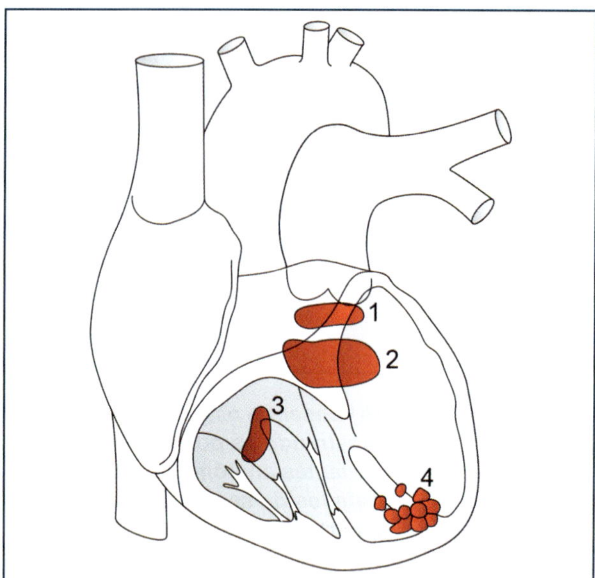

FIGURA 23.24 ***Desenho esquemático mostrando as possíveis variantes anatômicas dos defeitos do septo ventricular (DSV). (1) Subcristal ou de via de saída. (2) Perimembranosa. (3) De via de entrada. (4) Muscular.***

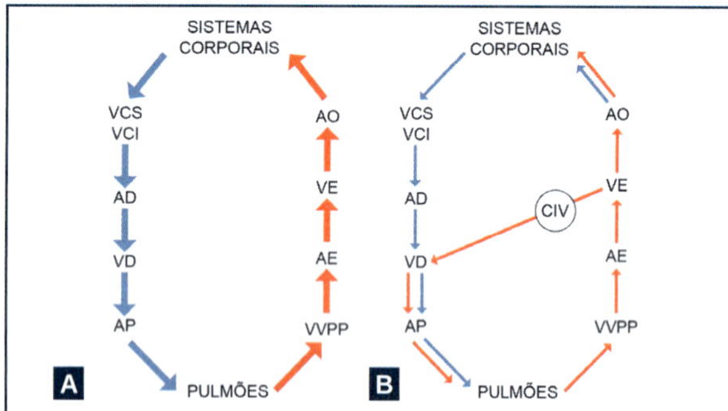

FIGURA 23.25 ***Esquema demonstrando a circulação no defeito do septo ventricular (DSV). (A) Circulação normal. (B) Circulação com DSV (CIV). Observar o aumento do fluxo pulmonar a partir do VD.***

A apresentação clínica depende principalmente do tamanho do defeito e, em menor escala, do tipo da lesão e do número de defeitos[7,58]. A quantificação das lesões pode ser feita por meio da mensuração do tamanho real do defeito, em centímetros, ou pelo volume do *shunt* da esquerda para a direita (fluxo sanguíneo pulmonar/fluxo sanguíneo sistêmico, ou seja: QP/QS)[7], resultante então:

1. DSV pequeno: QP/QS < 1,5;
2. DSV moderado: QP/QS entre 1,5 e 2;
3. DSV grande: QP/QS > 2 e diâmetro do defeito igual ou maior que o diâmetro da aorta.

Os achados clínicos mais prevalentes nos quadros de CIV são: taquicardia, taquipneia, estertores pulmonares ou sibilos, cardiomegalia, ritmo de galope, cor pálida (acinzentada), recusa alimentar e baixo ganho ponderal, sudorese excessiva e extremidades frias, oligúria e edemas periféricos – ascite (muito incomuns)[58,59].

Condução clínica

As medidas clínicas têm por objetivo promover o alívio dos sintomas, reduzir a congestão pulmonar e sistêmica e obter requerimento cardíaco, além de melhorar o desempenho do miocárdio[59].

Defeito do Septo Atrioventricular (DSAV)

O DSAV representa entre 3% a 4% de todas as cardiopatias congênitas, estando presente em torno de 30% nas crianças portadoras de síndrome de Down. Constitui-se em um espectro de malformações cardíacas caracterizado por uma junção atrioventricular comum coexistindo com uma deficiência septal ventricular. Portanto, trata-se de uma cardiopatia cianogênica acianótica de hiperfluxo pulmonar[60,61], Figura 23.26.

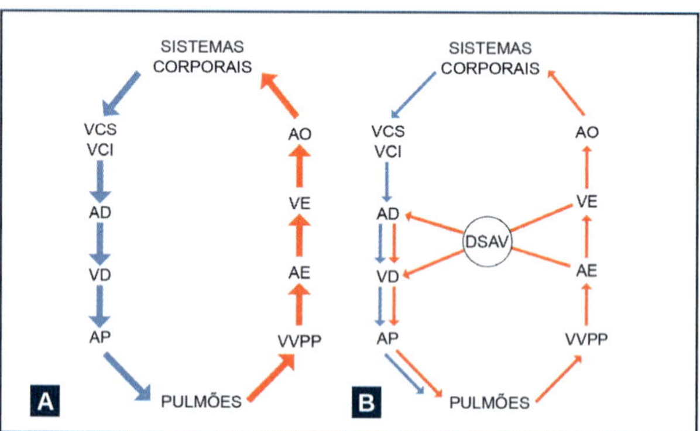

FIGURA 23.26 ***Esquema demonstrando a circulação no defeito do septo atrioventricular (DSAV). (A) Circulação normal. (B) Circulação DSAV.***

A classificação do DSAV pode ser feita de acordo com o nível de passagem do fluxo sanguíneo e fica a depender da relação entre os folhetos-ponte da valva comum e dos septos atrial e ventricular[60-62], a saber (Quadro 23.8):

QUADRO 23.8 ***Classificação dos defeitos do septo atrioventricular.***

DSAV total ou completo	Folhetos-ponte são flutuantes, não sendo aderidos nem ao septo atrial nem ao ventricular. A passagem de sangue ocorre tanto em nível atrial como no ventricular	
DSAV parcial tipo CIA	Os folhetos-ponte estão firmemente aderidos ao topo do septo interventricular, com toda a passagem de sangue ocorrendo em nível atrial	
DSAV parcial tipo CIV	Os folhetos-ponte estão aderidos à porção distal do septo interatrial, com passagem do sangue ocorrendo no nível ventricular	

Após as primeiras semanas de vida, com a queda da resistência pulmonar, inicia-se *shunt* esquerdo-direita. Como na forma total a CIV apresenta diâmetro amplo, as pressões de VE se transmitem integralmente para o VD e para a artéria pulmonar, gerando hipertensão e hiperfluxo pulmonar. O quadro presente é de insuficiência cardíaca de difícil compensação[60]. Existem, associadas à forma completa, alterações significativas no sistema de condução do coração, com possibilidade da ocorrência de bloqueio de condução[61].

O quadro clínico apresenta taquidispneia, propensão maior a infecções pulmonares, broncoespasmo, broncopneumonia de repetição, déficit ponderal e insuficiência cardíaca congestiva[62]. Já na forma parcial, eles podem ser assintomáticos ou oligossintomáticos e ter sinais discretos de insuficiência cardíaca.

Persistência do Canal Arterial

O canal arterial, uma estrutura derivada do sexto par de arcos aórticos[7,63], comunica o istmo da aorta (junção da crossa com a aorta descendente) com o teto da bifurcação do tronco da artéria pulmonar[36,64]. Essa estrutura é patente no feto, mas normalmente deverá fechar nos dias seguintes ao nascimento, em dois estágios:

1. Fechamento funcional: ocorrerá em 90% dos recém-nascidos sadios em 72 horas, sendo decorrente da contração da camada muscular ductal, que gera uma zona de hipóxia na camada média muscular, induzindo seu fechamento;
2. Fechamento anatômico: decorre do processo de remodelamento ductal, que se inicia na porção pulmonar do canal para a aórtica, finalizando-se entre o sexto e o sétimo dia de vida[63,65], com sua fibrose dando formação ao *ligamentum arteriosum*[36].

A persistência desta estrutura acarretará sangue da aorta para o tronco da pulmonar decorrente da maior pressão daquela, podendo provocar hipertensão arterial pulmonar, insuficiência cardíaca e, em adultos, doença vascular pulmonar obstrutiva (síndrome de Eisenmenger)[64].

As manifestações clínicas ficam a depender do calibre da comunicação, da idade do paciente e, consequentemente, da pressão no tronco da artéria pulmonar[64], que determinam a magnitude do *shunt* esquerda-direita através do CA[63]. O Quadro 23.9 resume os achados clínicos da PCA:

Janela Aortopulmonar

Consiste numa rara cardiopatia congênita, com incidência de 0,1% de todos os defeitos cardíacos, na qual existe uma conexão entre a aorta ascendente com a principal artéria pulmonar, imediatamente acima da junção sinotubular[7], Figura 23.27. Constitui-se, portanto, em causa rara de *shunt* esquerda-direita (Figura 23.28), com ocorrência de sinais e sintomas de insuficiência cardíaca congestiva grave já no início da vida do recém-nascido. Os achados clínicos são os presentes nos quadros de insuficiência cardíaca congestiva de apresentação precoce e o tratamento descrito para as patologias com hiperfluxo pulmonar. Os pacientes são acianóticas, salvo se já existir hiper-resistência pulmonar instalada quando o *shunt* se inverte, indo da direita para a esquerda[66].

QUADRO 23.9 *Achados clínicos presentes na persistência do canal arterial.*

Tipo de expressão do CA	Sintomatologia	Achados físicos	Ausculta cardíaca
Sem repercussão clínica	Crescimento nl Pulsos periférico cheios Precórdio calmo Pressão de pulso levemente elevada, exceto em *shunt* muito pequeno	Eupneicos Precórdio calmo	
Com repercussão clínica	Má alimentação Irritabilidade Taquipneia Ganho de peso lentificado	Discreta repercussão negativa sobre o crescimento Cansaço fácil Pulsos periféricos cheios e amplos Pressão arterial divergente, com pressão diastólica baixa Precórdio hiperdinâmico Impulso apical evidente (aumento de VE) Frêmito sistólico, pode ser palpável BEE superior	Sopro contínuo com qualidade de maquinaria
Com acentuada repercussão clínica	Irritabilidade Má alimentação Ao se alimentar: Cansaço extremo Taquidispneia Déficit ponderal Sudorese excessiva Infecções respiratórias de repetição	Taquicardia Taquipneia EC a ausculta pulmonar na presença de edema pulmonar Pulsos periféricos amplos e pressão de pulso larga Precórdio hiperdinâmico Impulso apical de VE evidente Frêmito sistólico palpável	B1 e B2 hiperfonéticas IC acentuada → ausência de sopro IC controlada: SS moderadamente alto, mais audível em foco pulmonar

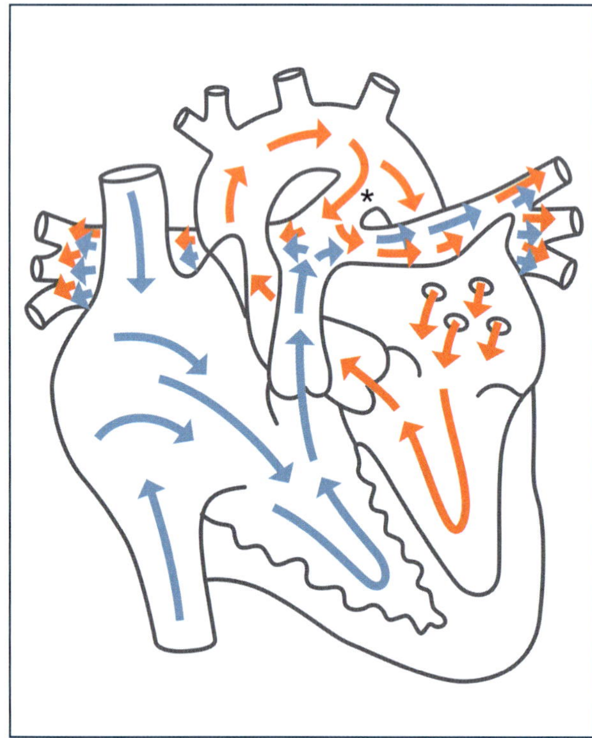

FIGURA 23.27 ***Desenho esquemático mostrando o fluxo pela janela aortopulmonar (Janela AOPI).***

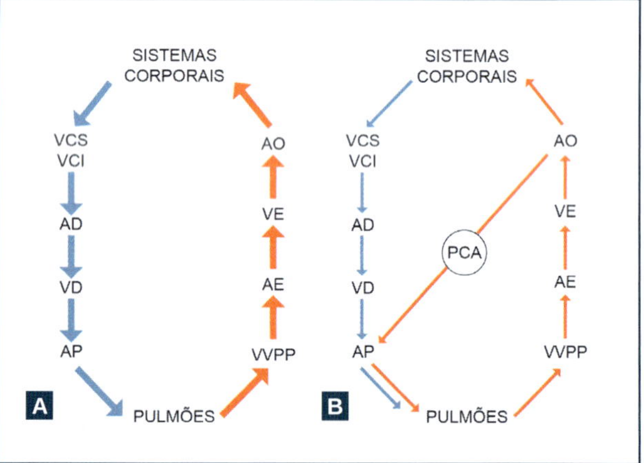

FIGURA 23.28 ***Esquema demonstrando a circulação na presença de janela aortopulmonar (Janela AoPI). (A) Circulação normal. (B) Circulação pela janela AoPI.***

Fistula A-V Sistêmica

Qualquer fístula arteriovenosa significativa pode causar insuficiência cardíaca congestiva[7], a depender do tamanho da comunicação entre a circulação arterial e a venosa, podendo gerar significante *shunt* esquerda-direita, que gera, por sua vez, sobrecarga de volume e dilatação de câmaras[36]. O tratamento consiste no fechamento da fístula, seja por cirurgia, seja por técnicas de cateterização intervencionista. Grandes fístulas podem ocorrer:

1. Cérebro;
2. Fígado;
3. Coração:
    a. Fístula entre artéria e veia coronárias;
    b. Conexão da artéria coronária com átrio direito;
    c. Conexão da artéria coronária com ventrículo direito;
    d. Conexão da artéria coronária com a artéria pulmonar.

Obstrução Venosa Pulmonar

Cor *triatriatum* clássico

Cardiopatia em que uma membrana fibromuscular divide o átrio esquerdo em duas cavidades[67,68]:

1. Câmara atrial acessória: cavidade proximal para onde drenam as quatro veias pulmonares (Figura 23.29);
2. Átrio esquerdo: cavidade distal que contém o óstio do apêndice atrial esquerdo e a face atrial da valva mitral.

Comunicando as duas cavidades, existe um ou mais orifícios restritivos que podem ter de 3 ou 4 mm até 10 mm[67]. É exatamente o número e o tamanho dos orifícios comunicantes que vão determinar o grau de restrição do fluxo venoso pulmonar (Figura 23.30). Nos de diâmetro menor que 3 mm, desenvolvem-se sintomas relacionados à obstrução venosa pulmonar na infância, que é composta por[68]:

1. Ganho ponderal inadequado;
2. Taquidispneia;
3. Pneumonias de repetição.

Obstrução de Fluxo de Saída Ventricular

Estenose aórtica

Constitui-se em uma obstrução da via de saída do VE em decorrência de uma alteração na valva aórtica, causando um gradiente pressórico na via de saída[7,69,70]. Existem quatro tipos de estenose aórtica (Figura 23.31): 1) estenose valvar aórtica; 2) estenose subvalvar aórtica; 3) estenose supravalvar aórtica; e um quarto tipo, que não será abordado neste capítulo, que é a estenose subaórtica muscular, por ser um tipo especial de cardiomiopatia hipertrófica[7].

Do ponto de vista fisiopatológico, pode-se dividir as alterações em:

1. Nos RNs e lactentes jovens: em decorrência do fluxo pela via de saída da VE reduzido, o débito cardíaco é mantido dependendo da permeabilidade do canal arterial (Figura 23.32). O desempenho do VE se torna comprometido por conta da elevação da pressão intracavitária acima da pressão de perfusão coronariana. Disfunção de VE se instala, com aumento da pressão no leito vascular pulmonar e, consequentemente, quadro de conges-

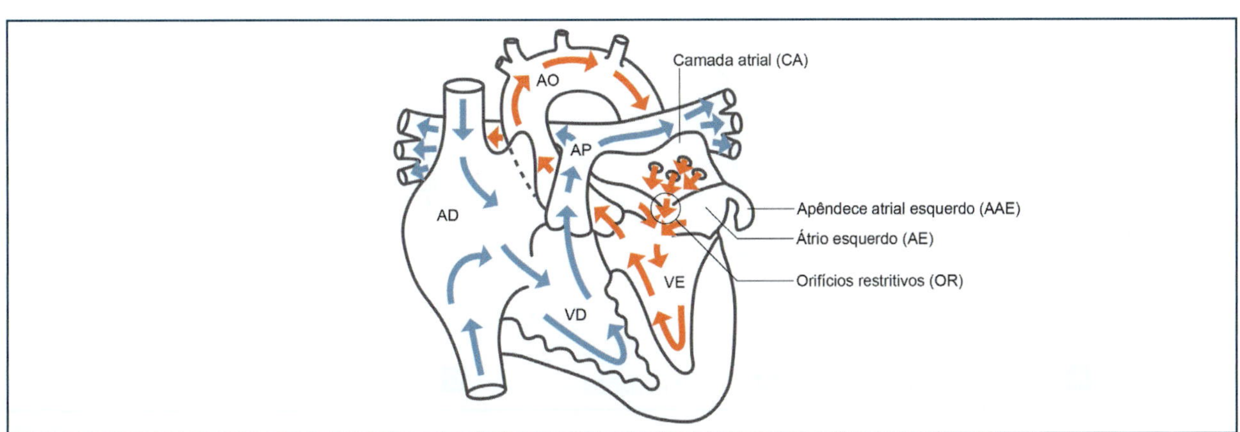

FIGURA 23.29 *Desenho esquemático mostrando o fluxo e os achados anatômicos presentes no* **cor triatriatum** *(sinistro). (CA) Câmara atrial; (AAE) apêndice atrial esquerdo; (AE) átrio esquerdo; (OR) orifícios restritivos.*

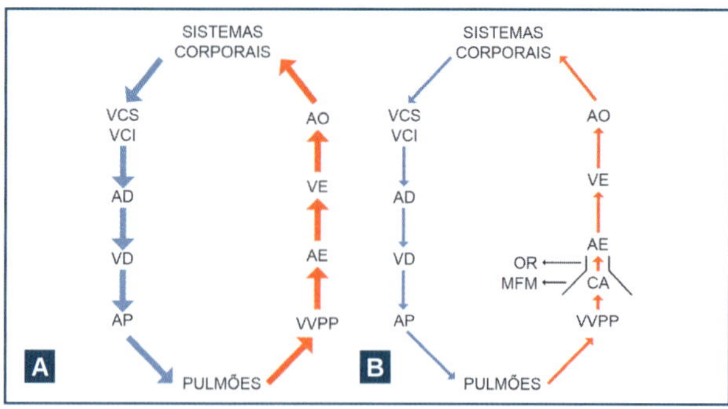

FIGURA 23.30 *Esquema demonstrando a circulação na presença de cor triatriatum. (A) Circulação normal. (B) Circulação pelo cor triatriatum clássico. (OR) Orifícios restritivos. (CA) Câmara atrial. (MFM) Membrana fibromuscular.*

tão pulmonar. A manutenção do canal arterial aberto, portanto, evita a ocorrência de choque cardiogênico[69,70].

2. Nos lactentes: a obstrução da via de saída do VE causa elevação na pressão intraventricular e desenvolvimento de disfunção diastólica e, retrogradamente, um aumento da pressão atrial esquerda, com consequente instalação de congestão pulmonar[69,70]. Podem, portanto, apresentar-se pálidos, sudoreicos, com desconforto respiratório e dificuldade de alimentação[70].
3. Nas crianças maiores: mesmo na presença de lesões graves, os portadores de EAo apresentam-se assintomáticos, sendo a presença do sopro de auxílio no diagnóstico. Raramente,

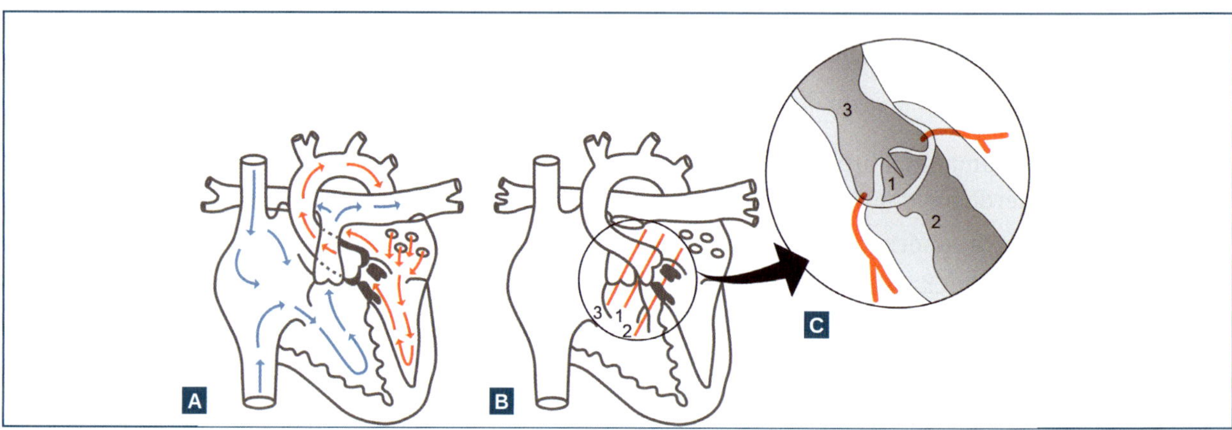

FIGURA 23.31 *Desenho esquemático mostrando o fluxo e os achados anatômicos presentes na estenose aórtica (EAo). (A) Aspecto do fluxo intracardíaco. (B) A artéria pulmonar foi rebatida, podendo-se ver os três possíveis níveis de obstrução do fluxo de saída do VE. (C) Ampliação da zona da valva aórtica. (1) EAo valvar, (2) EAo subvalvar, (3) EAo supravalvar.*

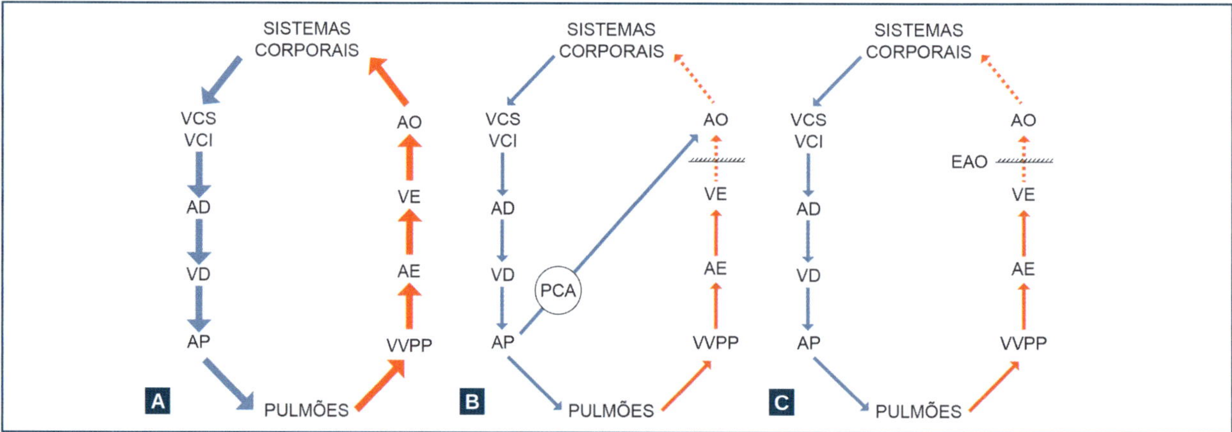

FIGURA 23.32 *Esquema demonstrando a circulação na presença estenose aórtica. (A) Circulação normal. (B) Estenose aórtica no recém-nascido e lactente jovem, com a manutenção do DC sendo feita pela PCA. (C) Estenose aórtica em crianças maiores (setas pontilhadas indicam fluxo sanguíneo reduzido).*

podem apresentar queixas de fadiga, síncope, angina e dispneia aos esforços[70].

Condução clínica na estenose aórtica crítica do RN:

1. Acesso venoso umbilical/cateter percutâneo de inserção periférica;
2. Infusão contínua de PGE1.

Coarctação de Aorta

Cardiopatia congênita caracterizada por um estreitamento no lúmen da aorta[36], Figura 23.33. Localiza-se em qualquer região da extensão do vaso, sendo a região descendente da aorta torácica, após a origem da artéria subclávia e na zona de inserção do canal, a mais acometida[70,71]. Responde por 5% das cardiopatias congênitas[7]. Os defeitos associados mais comuns são: aorta bicúspide (85%), estenose aórtica, CIV, PCA (Figura 23.34) e patologia mitral, cada qual influenciando a gravidade do quadro[70].

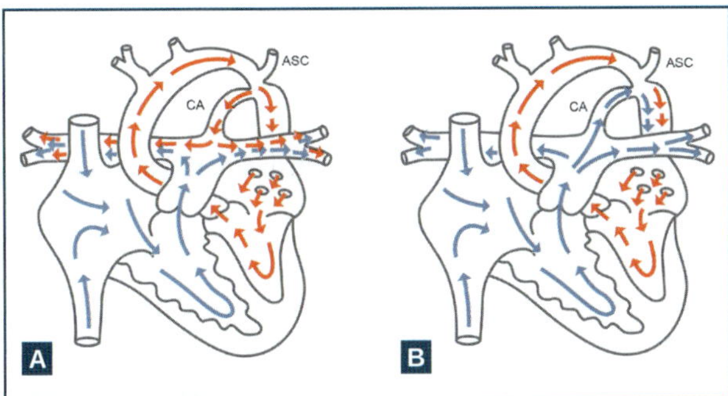

FIGURA 23.33 *Desenho esquemático mostrando o fluxo e os achados anatômicos presentes na coarctação da aorta (CoAo). (A) Coartação de aorta leve (canal com fluxo AO-AP). (B) Coarctação grave com débito sistêmico mantido pelo canal arterial.*

Expressão Clínica:

a. Até um ano de vida: no RN e na criança menor, prevalece o padrão de insuficiência cardíaca que se estabelece nos três primeiros meses de vida. Observa-se que, em recém-nascidos acianogênicos, a coarctação é a principal cardiopatia congênita causadora de insuficiência cardíaca na primeira semana de vida[71].
b. Tipos adultos: a coarctação é localizada, de menor gravidade e sem defeitos associados[70]. Esses pacientes são, em geral, assintomáticos ou apresentam queixas gerais, muitas delas relacionadas com o quadro de hipertensão arterial, como cefaleia, tontura, zumbido, palpitação, dispneia e epistaxes. Todos relacionados com a hipertensão gerada no território da coarctação. Outros achados decorrem, por sua vez, da baixa pressão nos membros inferiores, como cãibras, dores musculares em membros inferiores e claudicação intermitente[72].

Condução Clínica:

1. Controle da pressão arterial, utilizando preferencialmente inibidores da enzima conversora da angiotensina;
2. Controle da ICC, usando inotrópicos e vasodilatadores;

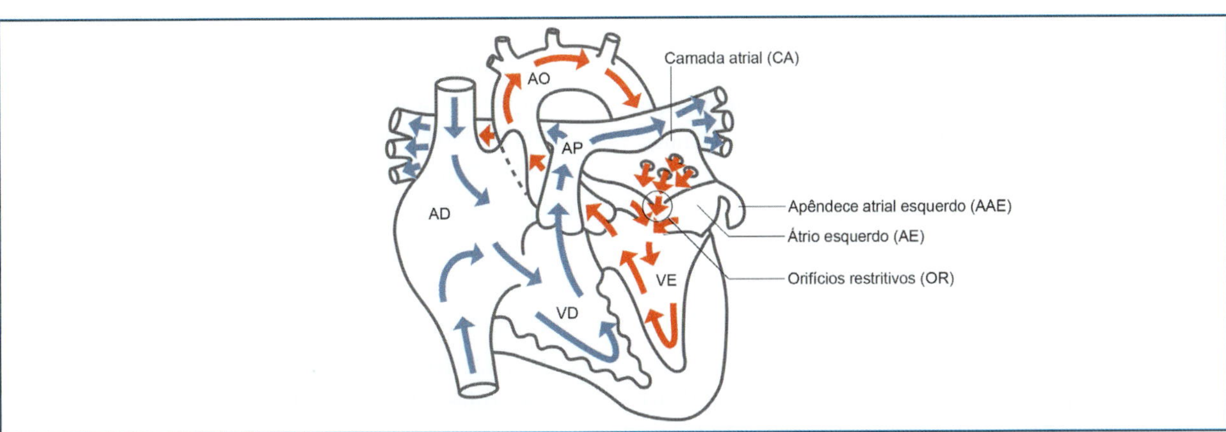

FIGURA 23.34 *Desenho esquemático mostrando o fluxo e os achados anatômicos presentes no cor triatriatum (sinistro). (CA) Câmara atrial; (AAE) apêndice atrial esquerdo; (AE) átrio esquerdo; (OR) orifícios restritivos.*

3. Manutenção da permeabilidade do canal arterial com infusão contínua de PGE1 no RN com coartação grave.

REFERÊNCIAS

1. Mitchell SC, Sellmann AH, Westphal MC, et al. Etiologic correlates in a study of congenital heart disease in 56, 109 births. Am J Cardiol. 1971;28(6):653-7.
2. Mitchell SC, Korones SB, Berendes HW. Congenital Heart disease in 56.109 births. Incidence and natural history. Circulation. 1971;43:323-32.
3. Cernach MCSP. Genética das cardiopatias congênitas. In: Croti UA, Mattos SS, Pinto VC Jr, Aiello VD, Moreira VM. Cardiologia e cirurgia cardiovascular pediátrica. 2ª ed. São Paulo: Roca; 2013. p. 47-56.
4. Syamansundar Rao P. Congenital Heart Defects – A Review, Congenital Heart Disease – Selected Aspects, 2012:1-44. Disponível em: <http://cdn.intechopen.com/pdfs/26653/InTech-Congenital_heart_defects_a_review.pdf>.
5. Godfrey M, Schimmel MS, Hammerman C, Farber B, Glaser J, Nir A. The Incidence of Congenital Heart Defects in Very Low Birth Weight and Extremely Low Birth Weight Infants. IMAJ. 2010;12:36-38. Disponível em: <http://www.heart.org/idc/groups/heart-public/@wcm/@sop/@smd/documents/downloadable/ucm_319830.pdf>.
6. Hoffman JIE, Kaplan S. The incidence of Congenital Heart Disease. J Am Coll Cardiol. 2002;39:1890-900.
7. Driscoll DJ. Fundamentals of pediatric cardiology. Philadelphia: Lippincott Williams & Wilkins; 2006.
8. Andropoulos DB, Chang AC. Pediatric cardiaovascular intensive care. In: Allen HD, Driscoll DJ, et al. Moss & Adams' Heart Disease in infants, children, and adolescentes: including the fetus and Young adult. 8th ed. Philadelpia: Lippincott William & Wilkins; 2013. p. 483-529.
9. Sobrinho HLV, Viana FM. Cardiopatias congênitas no recém-nascido em Cardiologia Pediátrica. Manole; 2011. p. 219-24.
10. Silva MAP. Reconhecimento das malformações cardíacas (Cianose, Insuficiência Cardíaca, sopros e arritmias) em Cardiopatias Congênitas no recém-nascido: Diagnóstico e tratamento. Ed. Atheneu; 2000. p. 89-101.
11. Allan LD, Sharland GK, Milburn A, et al. Prospective Diagnosis of 1006 consecutive Cases of Congenital Heart Disease in the fetus. J Am Coll Cardiol. 1994;23:1452-8.
12. Onuzo OC. How effectively can clinical examination pick up congenital heart disease at birth? Arch Dis Child Fetal Neonatal Ed. 2006;91:236-7.
13. Moscardini AC, Beani L, Thomson M, Thomson Z. Cuidados pediátricos na criança cardiopata. In: Croti UA, Mattos SS, et al. Cardiologia e cirurgia cardiovascular pediátrica. 2ª ed. São Paulo: Roca; 2013. p. 303-24.
14. Cross R. Identifique a etiologia da Cianose no recém-nascido em 250 erros comuns em pediatria: como evitar. Guanabara-Koogan; 2013. p. 45-8.
15. Cassidy SC, Allen HD, Phillips JR. Diagnostic and Therapeutic Methods: History and Physical examination. In: Allen HD, Driscoll DJ, Shaddy RE, Feltes TF. Moss & Adams' Heart Disease in infants, children, and adolescentes: including the fetus and Young adult. 8th ed. Philadelpia: Lippincott William & Wilkins; 2013. p. 82.
16. Silva ML, Mattos SS. Abordagem inicial da criança com suspeita de cardiopatia. In: Croti UA, Mattos SS, et al. Cardiologia e cirurgia cardiovascular pediátrica. 2ª ed. São Paulo: Roca; 2013. p. 99-118.
17. Cross R. Identifique a etiologia da cianose no recém-nascido. In: Slomin AD. 250 erros comuns em pediatria: como evitar. Rio de Janeiro: Guanabara Koogan; 2013. p. 45-8.
18. Amaral F, Granzotti JA, Manso PH, Conti LS. Quando suspeitar de cardiopatia congênita no recém-nascido. Medicina (Ribeirão Preto). 2002;35:192-7.
19. Barness LA. Manual de diagnóstico físico pediátrico. Rio de Janeiro: MacGraw-Hill; 2000. p. 109-23.
20. Thomaz AM, Siqueira AWS, Ribeiro ACL. Estado hipoxêmico. In: Schvartsman BGS, Maluf PT Jr, Lopes AA, editores. Cardiologia pediátrica. Barueri, SP: Manole; 2011. p. 173-80.
21. Atik E. Crises de hipóxia. In: Atik E. Cardiopatias congênitas: guia prático de diagnóstico, tratamento e conduta geral. São Paulo: Editora Atheneu; 2014. p. 20-4.
22. Taketomo CK, Hodding JH, Kraus DM. Pediatric & neonatal dosage handbook with international trade names index: a universal resource for clinicians treating pediatric and neonatal patients. 21th ed. Hudson: Lexicomp; 2014.
23. Carvalho PRA, Carvalho CG, Torriani MS, Santos L, Barros E. Medicamentos de A a Z. Porto Alegre: Artmed; 2012.
24. Shekerdemian L, Bohn D. Cardiovascular effects of mechanical ventilation. Arch Dis Child. 1990;80:475-80.
25. May LE. Pediatric Heart Surgery, a ready reference for professionals. MaxiShare; 2012.
26. Atik E, Shimoda MS. Transposição de grandes artérias (TGA). In: Atik E. Cardiopatias congênitas: guia prático de diagnóstico, tratamento e conduta geral. São Paulo: Editora Atheneu; 2014. p. 49-73.

27. Araújo e Silva AE. Cardiopatias cianóticas no recém-nascido. In: Ferreira EL, Vasconcelos MM. Cardiologia, série pediátrica. Rio de Janeiro: Guanabara Koogan; 2012. p. 165-75.
28. Wernovsky G. Transposition of the great arteries. In: Allen HD, Driscoll DJ, et al. Moss & Adams' Heart Disease in infants, children, and adolescentes: including the fetus and Young adult. 8ª ed. Philadelpia: Lippincott William & Wilkins; 2013. p. 1097-146.
29. Binotto MA, Gaiolla PVV. Anomalias congênitas com hipoxemia dominante. In: Lopes AA, Schvartsman BGS, Maluf PT Jr, editores. Cardiologia pediátrica. Barueri, SP: Manole; 2011. p. 225-33.
30. Jatene IB, Jatene MB. Transposição de grandes artérias. In: Croti UA, Mattos SS, Pinto VC Jr, et al. Cardiologia e cirurgia cardiovascular pediátrica. 2ª ed. São Paulo: Roca; 2013. p. 529-60.
31. Souza DG. Introduction to congenital heart disease. Disponível em: <http://www.ccasociety.org/education/IntroToCHD.pdf>.
32. Fernandes FP. Tronco arterial comum. In: Atik E. Cardiopatias congênitas: guia prático de diagnóstico, tratamento e conduta geral. São Paulo: Editora Atheneu; 2014. p. 111-25.
33. Tanamati C, Ravetti CVL. Tronco arterial comum. In: Croti UA, Mattos SS, Pinto VC Jr, et al. Cardiologia e cirurgia cardiovascular pediátrica. 2ª ed. São Paulo: Roca; 2013. p. 587-602.
34. Franchi SM. Drenagem anômala total de veias pulmonares. In: Atik E. Cardiopatias congênitas: guia prático de diagnóstico, tratamento e conduta geral. São Paulo: Editora Atheneu; 2014. p. 127-40.
35. Rabanal LEM, Paulista PP, Pedra SRFF. Conexões anômalas dos retornos venosos pulmonar e sistêmico. In: Croti UA, Mattos SS, Pinto VC Jr, et al. Cardiologia e cirurgia cardiovascular pediátrica. 2ª ed. São Paulo: Roca; 2013. p. 341-60.
36. Everett AD, Lim DS. Congenital Heart Disease and Repair. 2nd ed. Charlottesville: Scientific Software Solutions; 2005.
37. Silva JP, Lopes LM, Silva LF. Síndrome do coração esquerdo hipoplásico. In: Croti UA, Mattos SS, Pinto VC Jr, et al. Cardiologia e cirurgia cardiovascular pediátrica. 2ª ed. São Paulo: Roca; 2013. p. 637-60.
38. Twedell JS, Hoffman GM, Ghanayem NS, et al. Hypoplastic left heart síndrome. In: Allen HD, Driscoll DJ, Shaddy RE, Feltes TF. Moss & Adams' Heart Disease in infants, children, and adolescents: including the fetus and Young adult. 8th ed. Philadelpia: Lippincott William & Wilkins; 2013. p. 1061-96.
39. Binotto MA, Aiello VD. Artesia tricúspide, Atresia mitral, Ventrículo único e afins. In: Atik E. Cardiopatias congênitas: guia prático de diagnóstico, tratamento e conduta geral. São Paulo: Editora Atheneu; 2014. p. 93-109.
40. Cavalcanti CV, Miura N, Hazin SM. Atresia tricúspide. In: Croti UA, Mattos SS, Pinto VC Jr, et al. Cardiologia e cirurgia cardiovascular pediátrica. 2ª ed. São Paulo: Roca; 2013. p. 711-24.
41. Epstein M. Tricuspid atresia, stenosis, regurgitation and Uhl's anomaly. In: Allen HD, Driscoll DJ, Shaddy RE, Feltes TF. Moss & Adams' Heart Disease in infants, children, and adolescentes: including the fetus and Young adult. 8th ed. Philadelpia: Lippincott William & Wilkins; 2013. p. 877-88.
42. Mesquita SMF. Tetralogia de Fallot. In: Atik E. Cardiopatias congênitas: guia prático de diagnóstico, tratamento e conduta geral. São Paulo: Editora Atheneu; 2014. p. 141-54.
43. Furlanetto G, Binotto MA. Tetralogia de Fallot. In: Croti UA, Mattos SS, Pinto VC Jr, et al. Cardiologia e cirurgia cardiovascular pediátrica. 2ª ed. São Paulo: Roca; 2013. p. 453-78.
44. Atik E, Marcial MLB. Atresia pulmonar com comunicação interventricular. In: Croti UA, Mattos SS, Pinto VC Jr, et al. Cardiologia e cirurgia cardiovascular pediátrica. 2ª ed. São Paulo: Roca; 2013. p. 479-92.
45. Jardim MFS. Atresia pulmonar com comunicação interventricular. In: Atik E. Cardiopatias congênitas: guia prático de diagnóstico, tratamento e conduta geral. São Paulo: Editora Atheneu; 2014. p. 172-86.
46. Atik E, Siqueira AWS. Atresia pulmonar com septo interventricular íntegro. In: Atik E. Cardiopatias congênitas: guia prático de diagnóstico, tratamento e conduta geral. São Paulo: Editora Atheneu; 2014. p. 155-69.
47. Nykanen GG. Pulmonary atresia and intact ventricular septum. In: Allen HD, Driscoll DJ, Shaddy RE, Feltes TF. Moss & Adams' Heart Disease in infants, children, and adolescentes: including the fetus and Young adult. 8th ed. Philadelpia: Lippincott William & Wilkins; 2013. p. 939-58.
48. Maeda WT. Anomalia de Ebstein. In: Atik E. Cardiopatias congênitas: guia prático de diagnóstico, tratamento e conduta geral. São Paulo: Editora Atheneu; 2014. p. 187-98.
49. Caliani JA, Simões LCN. Doença de Ebstein. In: Croti UA, Mattos SS, Pinto VC Jr, et al. Cardiologia e cirurgia cardiovascular pediátrica. 2ª ed. São Paulo: Roca; 2013. p. 749-60.

50. Franceschini IA, Hincapié MJ, Almeida VPC. Estenose Pulmonar. In: Croti UA, Mattos SS, Pinto VC Jr, et al. Cardiologia e cirurgia cardiovascular pediátrica. 2ª ed. São Paulo: Roca; 2013. p. 513-28.

51. Zorzanelli L. Estenose pulmonar. In: Atik E. Cardiopatias congênitas: guia prático de diagnóstico, tratamento e conduta geral. São Paulo: Editora Atheneu; 2014. p. 317-28.

52. Prieto LR, Latson L. Pulmonary Stnosis. In: Allen HD, Driscoll DJ, Shaddy RE, Feltes TF. Moss & Adams' Heart Disease in infants, children, and adolescentes: including the fetus and Young adult. 8th ed. Philadelpia: Lippincott William & Wilkins; 2013. p. 913-38.

53. Teles ACO, Souto-Maior MMM. Insuficiência cardíaca na infância. In: Croti UA, Mattos SS, Pinto VC Jr, et al. Cardiologia e cirurgia cardiovascular pediátrica. 2ª ed. São Paulo: Roca; 2013. p. 223-30.

54. Gripa A. Insuficiência cardíaca e choque. In: Ferreira EL, Vasconcelos MM. Cardiologia, série pediátrica. Rio de Janeiro: Guanabara Koogan; 2012. p. 87-98.

55. Cauduro AS. Insuficiência cardíaca congestiva pediátrica. In: Atik E. Cardiopatias congênitas: guia prático de diagnóstico, tratamento e conduta geral. São Paulo: Editora Atheneu; 2014. p. 3-17.

56. Mesquita SMFM. Comunicação interatrial. In: Atik E. Cardiopatias congênitas: guia prático de diagnóstico, tratamento e conduta geral. São Paulo: Editora Atheneu; 2014. p. 267-85. Costa AG, Duarte ML, Kraychete NC. Comunicação interatrial. In: Croti UA, Mattos SS, Pinto VC Jr, et al. Cardiologia e cirurgia cardiovascular pediátrica. 2ª ed. São Paulo: Roca; 2013. p. 223-30.

57. Gonçalves RC, Aiello VD. Comunicação interventricular. In: Atik E. Cardiopatias congênitas: guia prático de diagnóstico, tratamento e conduta geral. São Paulo: Editora Atheneu; 2014. p. 244-65.

58. Gonçalves RC, Zorzanelli L. Anomalias cardíacas congênitas com congestão pulmonar. In: Lopes AA. Cardiologia pediátrica. Barueri, SP: Manole; 2011. p. 244-56.

59. Lucas E. Cardiopatias acianóticas com hiperfluxo pulmonar. In: Ferreira EL, Vasconcelos MM. Cardiologia, série pediátrica. Rio de Janeiro: Guanabara Koogan; 2012. p. 194-206.

60. Sobrinho HLV. Defeito do septo atrioventricular. In: Atik E. Cardiopatias congênitas: guia prático de diagnóstico, tratamento e conduta geral. São Paulo: Editora Atheneu; 2014. p. 301-16.

61. Furlanetto BHSF, Martin TC. Defeito do septo atrioventricular. In: Croti UA, Mattos SS, Pinto VC Jr, et al. Cardiologia e cirurgia cardiovascular pediátrica. 2ª ed. São Paulo: Roca; 2013. p. 423-52.

62. Thomaz AM. Persistência do canal arterial. In: Atik E. Cardiopatias congênitas: guia prático de diagnóstico, tratamento e conduta geral. São Paulo: Editora Atheneu; 2014. p. 287-300.

63. Silva LPRG, Bembom MC, Silva MFAG, Silva PAG. Persistência do canal arterial. In: Croti UA, Mattos SS, Pinto VC Jr, et al. Cardiologia e cirurgia cardiovascular pediátrica. 2ª ed. São Paulo: Roca; 2013. p. 661-72.

64. Stewart LP. Persistência do canal arterial no prematuro. In: Ferreira EL, Vasconcelos MM. Cardiologia, série pediátrica. Rio de Janeiro: Guanabara Koogan; 2012. p. 186-92.

65. Kreuzig DL. Janela aortopulmonar. In: Atik E. Cardiopatias congênitas: guia prático de diagnóstico, tratamento e conduta geral. São Paulo: Editora Atheneu; 2014. p. 363-70.

66. Sallum FS, Gutiérrez JA, Ferreira WS. Cor triatriatum. In: Croti UA, Mattos SS, Pinto VC Jr, et al. Cardiologia e cirurgia cardiovascular pediátrica. 2ª ed. São Paulo: Roca; 2013. p. 391-400.

67. Fernandes FP, Kreuzig DL, et al. Cor triatriatum. In: Atik E. Cardiopatias congênitas: guia prático de diagnóstico, tratamento e conduta geral. São Paulo: Editora Atheneu; 2014. p. 353-62.

68. Viana FM. Estenose aórtica. In: Atik E. Cardiopatias congênitas: guia prático de diagnóstico, tratamento e conduta geral. São Paulo: Editora Atheneu; 2014. p. 329-39.

69. Bergman F. Cardiopatias acianóticas obstrutivas. In: Ferreira EL, Vasconcelos MM. Cardiologia, série pediátrica. Rio de Janeiro: Guanabara Koogan; 2012. p. 207-24.

70. Cavalini JF. Coarctação da aorta. In: Atik E. Cardiopatias congênitas: guia prático de diagnóstico, tratamento e conduta geral. São Paulo: Editora Atheneu; 2014. p. 341-52.

71. Batista G, Mendonça JT, Pavione MA, Nascimento TA. Coartação da aorta. In: Croti UA, Mattos SS, Pinto VC Jr, et al. Cardiologia e cirurgia cardiovascular pediátrica. 2ª ed. São Paulo: Roca; 2013. p. 603-20.

24 Cardiomiopatias em Pediatria

Camila Lucia Dedivitis Tiossi Wild
Jaqueline Wagenfuhr

DEFINIÇÃO

A primeira descrição de cardiomiopatia foi realizada, em 1891, por Krehl. O termo "cardiomiopatia" foi introduzido na literatura médica por Brigden, em 1957, no seu artigo "Uncommon myocardial diseases. The non-coronary cardiomyopathies", publicado na revista *Lancet*, no qual é discutida a dificuldade de classificação e a diversidade da doença. Goodwin, na década de 1960, definiu as cardiomiopatias como doenças primárias do músculo cardíaco[1]. A classificação, baseada em alterações da estrutura e função, foi introduzida em 1964, com as cardiomiopatias apresentando-se clinicamente de três maneiras: tipo congestivo, tipo constritivo e tipo obstrutivo. Com o passar do tempo, o termo "congestivo", em que o diagnóstico era feito com a manifestação dos sintomas de insuficiência cardíaca, foi substituído pelo termo "dilatada". Em relação ao termo "obstrutivo", como a maior apresentação é a hipertrofia ventricular idiopática, passou a ser chamado de "hipertrófico". O termo "constritivo/obliterativo" passou a ser denominado "restritivo"[2].

Em 1980, a WHO/ISFC Task Force[3] definiu o conceito de cardiomiopatia como sendo uma doença muscular de causa desconhecida. Alterações do miocárdio causadas por hipertensão sistêmica e pulmonar, e doenças valvares, coronária e congênitas tinham de ser excluídas. Classificou as cardiomiopatias em três grupos distintos: dilatada, hipertrófica e restritiva. Classificação que passou a ter grande aceitação entre a comunidade médica, sendo poucas as categorias de doenças não preenchidas em nenhum grupo.

Em 1995, a WHO/ISFCTask Force publicou novo artigo sobre a definição e classificação das cardiomiopatias, como sendo doenças do miocárdio com disfunção, classificando-as em: cardiomiopatia dilatada, cardiomiopatia hipertrófica, restritiva e cardiomiopatia arritmogênica do ventrículo direito (VD)[4,5].

Em 2006, a American Heart Association (AHA) definiu as cardiomiopatias como um grupo heterogêneo de doenças do miocárdio, associadas com uma disfunção mecânica e/ou elétrica que usualmente exibe uma inapropriada hipertrofia ou dilatação ventricular de causas variadas, frequentemente genéticas[6]. Nessa definição, as cardiomiopatias também incluíram as canulopatias do coração ou sistêmicas. A AHA não pretendeu definir as cardiomiopatias de acordo com suas apresentações clínicas.

Em 2008, a Sociedade Europeia de Cardiologia (ESC) redefiniu a cardiomiopatia como uma anormalidade estrutural ou funcional do miocárdio, resultando em dilatação, hipertrofia, restrição ou outro fenótipo cardiomiopático que não fosse causado por hipertensão arterial, doença coronariana, doença valvar ou doença congênita cardíaca. Assim, subdividiu as cardiomiopatias em dois tipos: familiar (genética) ou não familiar (não genética)[7].

Mais recentemente, as cardiomiopatias forem definidas no sistema MOGE(S)[8]. Nesse estudo de 2013, as cardiomiopatias necessitavam ter cinco atributos para sua definição: anormalidade estrutural e funcional (M), extensão do órgão envolvido (O), condição genética ou não (G), defeitos de natureza genética ou de etiologia indefinida (E), e inclusão em algum estágio de falência cardíaca ou intolerância ao esforço (S). O sistema MOGE(S) permite um resumo global do estado clínico e genético de uma família com cardiomiopatia herdada após a triagem ser concluída. O esquema tem o potencial para melhorar a caracterização de pacientes com cardiomiopatia e padronizar a comunicação de cardiomiopatia em estudos epidemiológicos. Trata-se de uma classificação complexa e de difícil uso na prática clínica.

Quando analisamos a evolução das definições de cardiomiopatias no decorrer do tempo, acreditamos que a mais fácil para se classificar a doença com a manifestação clínica continua sendo a de 1995, da WHO/ISFC Task Force. Essa classificação de cardiomiopatias tem resistido ao teste do tempo, podendo ser utilizada até hoje. A principal vantagem consiste no seu alinhamento entre a apresentação clínica e as estratégias terapêuticas. Entretanto, tal classificação limita-se pela falta de considerar a etiologia e pela exclusão de fenótipos leves ou intermediários que não se enquadram nos critérios diagnósticos convencionais[9]. Em nosso capítulo, utilizaremos essa classificação (Figura 24.1).

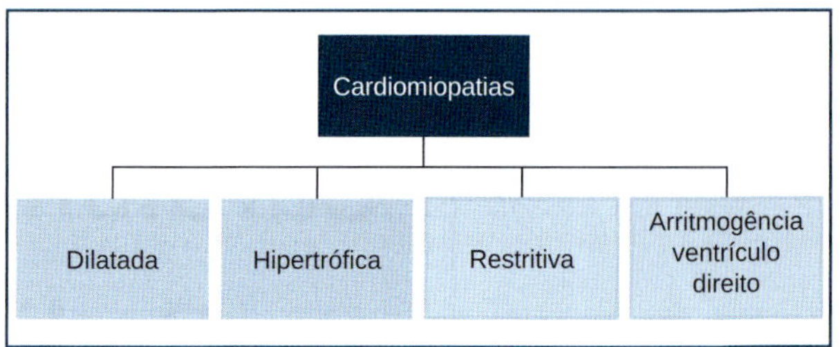

FIGURA 24.1 *Classificação das cardiomiopatias.*

CARDIOMIOPATIA DILATADA

Definição

Cardiomiopatia dilatada (CMD) define-se como uma doença primária do músculo cardíaco, com dilatação e alteração na função contrátil do ventrículo esquerdo (VE) ou de ambos os ventrículos[5]. Ela pode ser: idiopática, familiar/genética, viral e/ou imune, alcoólica/tóxica ou associada com doença cardiovascular reconhecida, cujo grau de disfunção do miocárdio não é explicado pelas condições de anormal sobrecarga ou extensa lesão isquêmica. Predomina a disfunção sistólica, havendo hipertrofia miocárdica reacional nas áreas não acometidas pelo processo de agressão miocárdica, podendo evoluir para a insuficiência cardíaca (IC) ou não (dilatação sem insuficiência), apresentar arritmias atrial e/ou ventricular e resultar em óbito em qualquer estágio da doença.

Dados Epidemiológicos

Cardiomiopatia dilatada (CMD) é uma doença rara em criança, sendo estimada sua incidência anual em 0,34/100.000 pessoas[10].

Fisiopatologia

A IC é uma síndrome com múltiplos fatores neuroendócrinos, incluindo a redução da atividade parassimpática e a ativação do sistema nervoso simpático (SNS) e do sistema renina-angiotensina (SRA). A estimulação adrenérgica predispõe a taquiarritmias ventriculares e morte súbita. Tais disfunções sistêmicas levam a uma disfunção intrínseca do músculo miocárdico, apoptose, remodelamento, e vasoconstrição periférica e coronariana, resultando em acúmulo de cálcio no miócito, morte celular e fibrose com hipertrofia ventricular[1,5]. As anormalidades do sistema nervoso autônomo (SNA), caracterizadas pela hiperestimulação adrenérgica, em detrimento da atividade vagal, que surgem inicialmente como um mecanismo adaptativo da disfunção ventricular objetivando manter a homeostase, contribuem de forma cardinal e deletéria para a perpetuação da doença.

A exposição prolongada à norepinefrina (NE) ocasiona vasoconstrição periférica, retenção de sódio e água, ativação do sistema neuro-humoral renina-angiotensina e dessensibilização dos receptores pós-sinápticos adrenérgicos, podendo causar arritmias malignas e morte súbita ou remodelamento ventricular com progressão da insuficiência por toxicidade direta, expressão dos sistemas de interleucinas e fator necrose tumoral alfa (TNFa), e consequente perda de cardiomiócitos devido à morte celular programada (apoptose) (Figura 24.2).

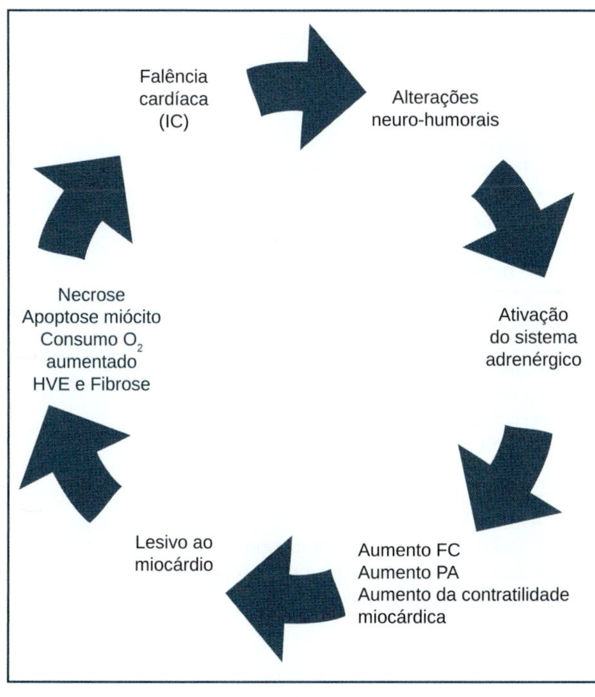

FIGURA 24.2 ***Esquema da fisiopatologia da IC.***
Siglas: FC = frequência cardíaca; PA = pressão arterial; HVE = hipertrofia de ventrículo esquerdo; IC = insuficiência cardíaca.

CLASSIFICAÇÃO DA INSUFICIÊNCIA CARDÍACA

Várias classificações têm sido propostas para estratificação da gravidade e adoção de condutas terapêuticas para IC em crianças e adolescentes, baseadas na etiologia e função cardíaca. A classificação funcional da New York Heart Association (NYHA), a mais difundida e aplicada em adultos, não pode ser considerada para lactentes e crianças menores. Assim, duas classificações propostas para essa faixa etária vêm sendo aplicadas[11,12]:

1. Classificação funcional de Ross, semelhante à classificação da New York Heart Association (NYHA), baseada em sintomas clínicos subjetivos, mas diretamente relacionada aos níveis séricos elevados de catecolaminas e densidade reduzida de β-receptores na membrana celular em quadros de IC;
2. Sistema de estadiamento da American Heart Association (AHA) e do American College of Cardiology (ACC), incluindo classe funcional e risco iminente de descompensação, razão pela qual foi adotado pela International Society for Heart and Lung Transplantation.

Nos Quadros 24.1 e 24.2 encontram-se a classificação de Ross e o sistema de estadiamento da IC em crianças e adolescentes.

QUADRO 24.1 ***Classificação funcional de Ross para insuficiência cardíaca em crianças.***

Classe	Interpretação
I	Assintomático
II	Taquipneia ou sudorese leve às mamadas, em lactentes, ou dispneia leve aos exercícios, em crianças maiores
III	Taquipneia ou sudorese acentuada às mamadas, em lactentes, ou dispneia acentuada aos exercícios, em crianças maiores
IV	Taquipneia, retrações intercostais, estridor ou sudorese em repouso

QUADRO 24.2 ***Sistema de estadiamento da insuficiência cardíaca em crianças (AHA e ACC).***

Estágio	Interpretação
A	Pacientes com risco para IC, com função cardíaca normal, sem sintomas de IC de sobrecarga de volume. Ex.: exposição a cardiotóxicos, miocardiopatia familiar hereditária
B	Pacientes com morfologia ou função cardíaca anormal, sem sintomas de IC
C	Pacientes com doença estrutural ou funcional, com IC anterior ou atual
D	Pacientes em estágio final de IC, necessitando de agentes inotrópicos contínuos, assistência circulatória, transplante ou cuidados hospitalares

QUADRO CLÍNICO

Manifestações clínicas são variáveis, dependentes de idade, velocidade de instalação do quadro, tipo de disfunção e ativação de mecanismos compensatórios. Classicamente, temos os seguintes sinais e/ou sintomas: taquicardia, taquipneia ou dispneia, hepatomegalia e cardiomegalia[11].

O diagnóstico da IC é fundamentalmente clínico, e tanto a história clínica como o exame físico são de suma importância.

No Quadro 24.3 são apresentados os principais dados clínicos encontrados em crianças e adolescentes em IC.

QUADRO 24.3 *Quadro clínico da insuficiência cardíaca nas diversas faixas etárias.*

- Recém-nascido:
  - História clínica:
    - Sudorese
    - Irritabilidade, choro intenso, cansaço aos esforços (mamar, defecar)
    - Desconforto respiratório
    - Recusa ou dificuldade alimentar, anorexia, náuseas, vômitos
    - Baixo ganho ponderal ou elevação abrupta de peso
  - Avaliação clínica:
    - Taquicardia, ritmo de galope
    - Taquipneia ou taquidispneia, retrações subcostais, estertoração pulmonar
    - Hepatomegalia
    - Cardiomegalia
    - Palidez, cianose ou cor acinzentada
    - Débito urinário reduzido
    - Anasarca
    - Redução dos pulsos periféricos
    - Pressão arterial elevada ou reduzida
- Lactentes:
  - História clínica:
    - Sudorese
    - Desconforto respiratório, tosse
    - Hipoatividade, letargia
    - Anorexia, náuseas, vômitos
    - Dor abdominal
    - Baixo ganho ponderal ou elevação abrupta de peso
  - Avaliação clínica:
    - Taquicardia ou ritmo de galope
    - Taquipneia ou taquidispneia, crepitações, sibilos, deformidades torácicas
    - Hepatomegalia
    - Cardiomegalia
    - Palidez, cianose ou cor acinzentada
    - Pulsos periféricos reduzidos, paradoxais ou alternantes
    - Débito urinário reduzido
    - Anasarca
    - Pressão arterial elevada ou reduzida
    - Gradientes pressóricos entre segmento corpóreo superior e inferior
    - *Ictus* desviado, impulsões sistólicas precordiais, sopros cardíacos
- Pré-escolares, escolares e adolescentes:
  - História clínica:
    - Graus variados de cansaço aos esforços
    - Baixo ganho ponderal ou ganho abrupto de peso
    - Anorexia
    - Ortopneia
  - Avaliação clínica:
    - Quadro semelhante ao encontrado em lactentes
    - Estertoração pulmonar, principalmente nas bases
    - Hepatomegalia
    - Ascite
    - Edema em membros inferiores
    - Anasarca

EXAMES SUBSIDIÁRIOS

Os métodos iniciais de investigação da IC consistem em: raio X de tórax, eletrocardiograma (ECG), ecocardiograma bidimensional com color Doppler (ECO) e exames de sangue (hemograma, eletrólitos, função hepática e renal, glicemia) – classe I recomendação[12].

No raio X de tórax, podemos avaliar área cardíaca e parênquima pulmonar.

O ECG pode fornecer informações úteis para o diagnóstico, etiologia, prognóstico e tratamento da IC. O ECG normal tem um valor preditivo negativo superior a 90% para excluir disfunção sistólica e torna o diagnóstico de IC improvável. Fibrilação atrial e sobrecarga atrial e/ou ventricular esquerda são achados eletrocardiográficos comuns em pacientes com IC. Bloqueio de ramo esquerdo e zona inativa em parede anterior, por outro lado, são bons preditores de disfunção sistólica. O eletrocardiograma é fundamental para o diagnóstico de bradiarritmias e taquiarritmias (principalmente fibrilação ou *flutter* atrial), que podem ser a causa ou fator precipitante de IC[13] (Figura 24.3).

O ECO é um exame de extrema importância para se avaliar as cavidades cardíacas, fluxos valvares, função ventricular e anatomia. Possibilita a avaliação de IC sistólica e diastólica, orientando na terapêutica e no prognóstico da doença. Aumentos no tamanho do diâmetro do VE, índices baixos de função diastólica e sistólica e regurgitação mitral são preditores da progressão da CMD[14] (Figura 24.4).

Dosagem de peptídeo natriurético tipo B (BNP) tem sido utilizada com classe de recomendação IIa, sendo importante para orientar a terapêutica nos casos de dilatação com função cardíaca normal. O BNP é um polipeptídeo liberado pelos miócitos ventriculares em resposta à sobrecarga de volume, sobrecarga de pressão e aumento da tensão parietal. Tanto a sua forma fisiologicamente ativa, o BNP, quanto o seu bioproduto inativo, o N-terminal pró-BNP, podem ser confiavelmente dosados. Diversos

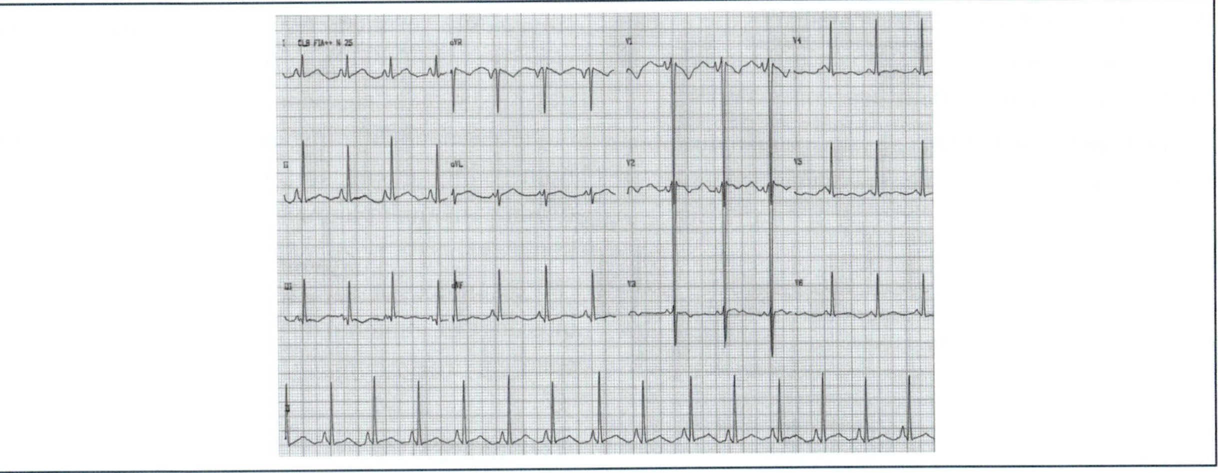

FIGURA 24.3 *ECG de uma criança de três anos: presença de sobrecarga biatrial e sinais de sobrecarga VE, com alteração da repolarização (ondas T achatadas em V4 a V6).*

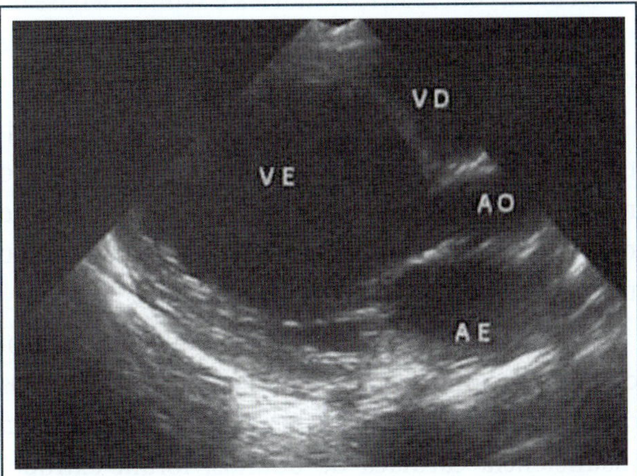

FIGURA 24.4 *Ecocardiograma evidenciando dilatação importante de VE.*

estudos têm demonstrado a sua grande utilidade na avaliação de pacientes com suspeita diagnóstica de IC na sala de emergência e em nível ambulatorial.

O BNP sofre a influência de diversos fatores (idade, índice de massa corpórea [IMC], função renal) que podem interferir na sua acurácia diagnóstica e requerer pontos de corte específicos. Além disso, o BNP pode estar elevado na ausência de IC em condições como hipertensão arterial sistêmica (HAS), valvulopatias, isquemia miocárdica, hipertrofia ventricular esquerda (HVE) e embolia pulmonar. A utilização de dois pontos de corte, um para "excluir" (valor preditivo negativo alto), outro para "confirmar" (valor preditivo positivo alto), e uma faixa intermediária, na qual outros diagnósticos deveriam ser considerados, tem sido recomendada e pode facilitar seu uso clínico[13].

Os níveis de BNP são particularmente úteis para distinguir pacientes com IC congestiva daqueles com doenças pulmonares primárias, em neonatos e crianças. Em IC aguda e descompensada, os níveis estão elevados e podem ser relacionados com a gravidade dos sintomas. Níveis de BNP > 100 pg/mL estão associados com IC congestiva em adultos e crianças. Níveis acima de 300 pg/mL são fortemente correlacionados com pior prognóstico, como óbito ou necessidade de transplante, do que sintomas ou achados ecocardiográficos[12].

Cintilografia cardíaca com gálio 67 deve ser utilizada na suspeita de inflamação miocárdica aguda, principalmente para ajudar no diagnóstico de etiologia viral da CMD.

Radioisótopos cardíacos (Gated) são coadjuvantes para mensurar a função ventricular, principalmente do lado direito quando o ecocardiograma tem dificuldade em sua análise.

Cintilografia miocárdica com I^{123}MIBG (metaiodo-benzil-guanidina marcada com iodo-123) apresenta um análogo da NE, que apresenta estrutura molecular similar e utiliza o mesmo mecanismo de captação (uptake-1) e estocagem nas vesículas das terminações nervosas pré-sinápticas. O método fornece informações diagnósticas em várias desordens autonômicas, auxiliando também na escolha da terapêutica mais adequada, especialmente nos pacientes com insuficiência cardíaca, cuja avaliação da atividade simpática tem implicações prognósticas extremamente relevantes. Nesse método, pode-se avaliar e quantificar a distribuição do radiotraçador no miocárdio. São realizados cálculos da relação coração-mediastino (RC/M), precoce e tardia, e da taxa de clareamento celular (*washout* – TW)[15].

No Quadro 24.4, estão expostos os métodos diagnósticos da IC na criança e seus níveis de evidência científica[12].

QUADRO 24.4 ***Métodos diagnósticos de IC na criança.***

Classe de Recomendação	Indicações	Nível de Evidência
Classe I	Radiografias de tórax Ecocardiograma Eletrocardiograma Exames laboratoriais	C B B C
Classe IIa	Cintilografia cardíaca com gálio 67: investigar processo inflamatório. Radioisótopos (*Gated*) BNP RM: para avaliar função e anatomia cardíaca Biópsia endomiocárdica para investigar etiologia	B B B B B
Classe IIb	Cintilografia I^{123}MIBG: para avaliar prognóstico	B

Sigla: RM = ressonância magnética.

Classes de recomendação: *Classe I* – consenso sobre a indicação do procedimento ou tratamento; *Classe IIa* – evidências favorecem a indicação do procedimento ou tratamento; *Classe IIb* – evidências não favorecem a indicação do procedimento ou tratamento; *Classe III* – não indicado o procedimento ou tratamento. **Níveis de Evidência:** A) Dados obtidos a partir de estudos randomizados de boa qualidade, que seguem as orientações do CONSORT, ou metanálises de grandes estudos randomizados, que seguem as orientações do CONSORT (*Consolidated Standards of Reporting Trials*); B) dados obtidos de um único ensaio clínico randomizado de boa qualidade, que segue a orientação do CONSORT ou de vários estudos não randomizados; C) dados obtidos de estudos que incluíram uma série de casos e dados obtidos do consenso e de opiniões de especialistas.

Prognóstico

A CMD é a cardiomiopatia mais comum no grupo pediátrico e uma das principais causas de IC e de transplante cardíaco. Apesar dos avanços médicos recentes, a sobrevida livre de eventos permanece baixa, com taxas elevadas ao redor de 46% de óbito ou necessidade de transplante em cinco anos[16]. Um número limitado de fatores de risco tem sido identificado para ajudar a prever os resultados, tais como: idade avançada no diagnóstico da doença, diminuição dos índices da função sistólica do ventrículo esquerdo (VE), aumento do diâmetro diastólico ventricular e piora no Doppler tecidual da parede septal.

TRATAMENTO

O tratamento da CMD é direcionado inicialmente para medidas de controle da IC.

A dieta com restrição hídrica e salina é a base do tratamento. A prevenção da anemia também se faz necessária e melhora o prognóstico do paciente[16].

A reposição com L-carnitina tem sido descrita como uma alternativa na CMD idiopática, sendo recomendada na dose de 100 mg/kg/dia[17], exceto nos casos de CMD decorrente de erros inatos do metabolismo.

O arsenal terapêutico inclui inotrópicos, vasodilatadores, diuréticos e betabloqueadores[18-19]. Os dados obtidos, a partir de grandes ensaios sobre a insuficiência cardíaca de adultos, foram extrapolados para a pediatria, embora existam diferenças significativas na fisiopatologia da insuficiência cardíaca e farmacocinética entre adultos e crianças. Infelizmente, há muito poucos estudos randomizados em crianças com insuficiência cardíaca crônica.

INOTRÓPICOS

Digoxina

Não é recomendada para pacientes com disfunção sistólica assintomática porque não alterou a sobrevida em grandes estudos de adultos com IC. O uso de digoxina é recomendado para pacientes com sintomas de IC, para aliviá-los. A dose usada é de 0,008 a 0,010 mg/kg/dia, dividida em duas vezes ao dia, com o máximo de 0,125 a 0,25 mg VO por dia. A dose de digoxina deve ser reduzida na suspeita de intoxicação digitálica ou insuficiência renal. Os sinais de intoxicação digitálica em criança são recusa alimentar, náuseas e vômitos frequentes.

Vasodilatadores

O inibidor da enzima conversora de angiotensina (ECA) (captopril, na dose de 0,5 a 1 mg/kg/dia, ou enalapril, de 0,1 a 0,5 mg/kg/dia) está indicado na presença de disfunção VE, mesmo assintomática. Nos casos de hipertrofia VE com função miocárdica normal, como na estenose aórtica, os inibidores da ECA não são recomendados na ausência de uma indicação não cardíaca, como a hipertensão arterial.

Diuréticos

Os diuréticos podem ser associados se forem observados sinais de retenção hídrica, como hepatomegalia, congestão pulmonar ou edemas. A furosemida é o diurético mais usado, na dose de 1 mg/kg/dose, dividida em duas vezes ao dia, podendo ser aumentada para três vezes ao dia. Para IC mais grave, essa dose pode ser aumentada para 2 mg/kg/dose, três vezes ao dia, ou um segundo agente, como a hidroclorotiazida, pode ser adicionado simultaneamente, na dose de 2 mg/kg/dia, dividida em duas vezes.

Betabloqueadores

Dentre os betabloqueadores, o carvedilol é o de maior eficácia(21). Trata-se de um betabloqueador não seletivo que tem ação antioxidante protetora para o miocárdio, além do efeito alfabloqueador, que inibe o sistema neuro-hormonal da IC. É uma medicação de primeira linha para o tratamento de IC em adultos e crianças(19,20). Seu uso ocasiona diminuição da cavidade ventricular, aumento da função ventricular, prevenção de arritmias cardíacas e diminuição da frequência cardíaca.

No Quadro 24.5, mais adiante, estão listadas as principais medicações e suas atuações.

NOVAS TERAPÊUTICAS

Levosimendana

A levosimendana, o mais estudado sensibilizador de cálcio lançado em diversos países para tratamento de IC aguda descompensada (ICAD), tem efeitos inotrópicos e vasodilatadores. Ao contrário dos inodilatadores clássicos, a levosimendana aumenta a eficiência miocárdica sem aumentar a demanda miocárdica de oxigênio, tem propriedades anti-hibernantes, aumenta o fluxo sanguíneo coronariano e não tem efeitos lusitrópicos negativos.

A administração precoce de levosimendana deve ser considerada em pacientes que permanecem sintomáticos e com dispneia em repouso, apesar da terapêutica inicial, principalmente aqueles com história de IC crônica ou em tratamento prolongado com betabloqueadores. A meia-vida da levosimendana gira em torno de uma a três horas. O medicamento é metabolizado no fígado, formando dois metabólitos ativos, OR-1855 e OR-1896, que têm uma meia-vida longa de 75 a 78 horas, são excretados pelos rins e prolongam a duração dos efeitos hemodinâmicos do fármaco original.

Os inotrópicos ou inodilatadores tradicionais, como os agonistas beta-adrenérgicos e inibidores da fosfodiesterase (PDE), reduzem as pressões de enchimento e aumentam do débito cardíaco (DC), melhorando os parâmetros hemodinâmicos e os sintomas do paciente. No entanto, na literatura especializada, esses agentes têm sido sistematicamente associados com maior mortalidade, qualquer que seja a dose empregada.

Em portadores de IC crônica avançada, à espera de transplante cardíaco, a levosimendana melhora a função renal por um período de três meses após a administração do medicamento.

O tratamento com levosimendana geralmente é iniciado com uma dose de ataque em *bolus* de 3 a 6 ug/kg, administrada durante 10 minutos, seguida por infusão contínua durante 24 horas de 0,05 a 0,2 ug/kg/min. No caso de paciente hipotenso, deve-se pular a dose de ataque ou associá-la a uma dose baixa de NE. Deve-se considerar a administração profilática de magnésio e potássio para evitar hipopotassemia e arritmia, a menos que haja alguma contraindicação, como insuficiência renal(21). O uso em crianças ainda necessita de estudos randomizados e multicêntricos, sendo utilizados em casos refratários ao tratamento convencional.

Nesiritide

Nesiritide é um BNP recombinante humano que atua de modo similar ao BNP endógeno. Sua principal ação é o aumento de monofosfato cíclico de guanosina (GMPc) no músculo e células endoteliais, ocasionando relaxamento muscular e vasodilatação arterial, venosa e coronariana. Indicado na IC congestiva sintomática. Seu uso em crianças ainda não está bem estabelecido, mas já há estudos de seu uso após cirurgia cardíaca pediátrica monitorada com cateter de artéria pulmonar (Swan-Ganz), em que o paciente recebeu uma dose em *bolus* de 2 ug/kg, seguida de infusão contínua de 0,01 ug/kg/min por 24 horas, determinando uma melhora da função cardíaca, com redução de pré-carga, pós-carga e pressão pulmonar[22].

Células-tronco

O uso de células tronco mesenquimais pode ser uma esperança na terapêutica da CMD em crianças[24]. Tem por finalidade proporcionar uma reestruturação do músculo miocárdico, levando à melhora da função cardíaca e redução da necessidade de transplante cardíaco ou terapias medicamentosas mais agressivas.

Transplante Cardíaco

O transplante cardíaco tem possibilitado sobrevida e melhora da qualidade de vida em crianças portadoras de cardiopatias congênitas complexas e cardiomiopatias refratárias à terapêutica convencional[24].

O transplante cardíaco é reconhecido como o melhor tratamento para a IC refratária, mesmo na ausência de estudos randomizados-controlados. Quando uma criteriosa seleção é utilizada para a escolha do doador e do receptor, há um significante aumento na sobrevida, na capacidade de exercício, no retorno ao trabalho e na qualidade de vida. Pacientes portadores de IC avançada, classes funcionais III ou IV, com sintomas graves, sem alternativa de tratamento clínico e com pior prognóstico, têm indicação para transplante cardíaco. O tratamento clínico deve ter otimização farmacológica e não farmacológica máximas[25].

CARDIOMIOPATIA HIPERTRÓFICA

Definição

O primeiro caso relatado de cardiomiopatia hipertrófica (CMH) foi em 1958, por Teare. Trata-se de uma doença usualmente genética de caráter autossômico dominante[26]. Duas características estão presentes nessa doença: 1) hipertrofia de VE e 2) disfunção dias-

QUADRO 24.5 *Medidas terapêuticas medicamentosas no controle da IC.*

Meta	Medidas	Medicamentos	Dose
Reduzir Congestão	1. Restrição de sal 2. Diuréticos 3. Inibidores ECA 4. BRA	Dieta Furosemida Hidroclorotiazida Captopril Enalapril Losartan* (uso em adultos)	< 2 g sal/dia 1 a 2 mg/kg/dia 1 a 2 mg/kg/dia 0,5 a 1 mg/kg/dia 0,1 a 0,5 mg/kg/dia 12,5 mg/dia
Regressão da HVE, prevenir fibrose miocárdica	1. Inibidores ECA 2. BRA 3. ARA	Captopril Enalapril Losartan* (uso em adultos) Espironolactona	0,5 a 1 mg/kg/dia 0,1 a 0,5 mg/kg/dia 12,5 mg/dia 1 a 2 mg/kg/dia
Tratar e prevenir isquemia miocárdica	1. Betabloqueadores 2. Procedimentos invasivos	Carvedilol Cateterismo cardíaco (RVM)	0,1 a 0,2 mg/kg/dia, dividida em 2 vezes
Melhorar Função Ventricular	1. Inotrópicos	Digoxina – menos usada, sempre doses baixas e com sintomas IC	0,008 a 0,001 mg/kg/dia, dividida em 2 vezes
Manter contração atrial e prevenir taquicardia	1. Betabloqueadores 2. Prevenir eventos TE	Carvedilol Anticoagulação (somente em casos específicos ou com FA)	0,1 a 0,2 mg/kg/dia, dividida em 2 vezes Heparina de baixo peso molecular
Novas terapêuticas	1. Inodilatador 2. BNP recombinante	Levosimendana – uso em crianças ainda necessita de maiores estudos Nesiritide – uso em crianças ainda necessita de maiores estudos	Ataque em *bolus* de 3 a 6 ug/kg em 10 min, seguido de infusão contínua durante 24 h de 0,05 a 0,2 ug/kg/min *Bolus* de 2 ug/kg/min, seguido de infusão contínua de 0,01 ug/kg/min durante 24 h

* Recomendado em adultos.
Siglas: BRA = bloqueador do receptor de angiotensina; HVE = hipertrofia ventrículo esquerdo; ARA = antagonista do receptor da aldosterona; RVM = revascularização miocárdica; FA = fibrilação/*flutter* atrial; TE = tromboembólicos.

tólica de VE; podendo se manifestar de duas formas: obstrutiva (CMHO) e não obstrutiva (CMHNO).

A CMHO é a forma mais usual, ocorrendo em cerca de 70% dos pacientes[27] (Figura 24.5).

Dados Epidemiológicos

A prevalência da CMH é estimada em um caso para cada 500 a 1.000 pessoas[27].

Fisiopatologia

Os mecanismos responsáveis pela progressão da CMH não estão claros, mas acredita-se que anormalidades moleculares e genéticas podem estar envolvidas. O exato mecanismo dessas anormalidades, que ocasiona lesão miocárdica e morte miocelular, não está definido. Alguns estudos conseguiram correlacionar anormalidades nas enzimas cardíacas com CMH e o estágio final de IC[28]. Pacientes com elevação de troponinas e CMH podem estar correlacionados com infarto agudo do miocárdio (IAM). A elevação de BNP também pode ocorrer nesses casos de isquemia miocárdica.

Centenas de mutações em mais de 27 genes foram identificadas na CMH. Betamiosina de cadeia pesada, ligação à miosina cardíaca, proteína C e troponina T são as mais vulgarmente proteínas afetadas, representando cerca de 60% a 70% de todos os casos de CMH. A CMH familiar responde por 50% dos casos, sendo os restantes devido às mutações[27].

1. Até o momento foram identificadas alterações em oito genes que codificam proteínas do sarcômero cardíaco:
2. Gene da cadeia pesada da betamiosina cardíaca (beta-MyHC) no cromossomo 14 (lócus q1);
3. Gene da troponina T cardíaca (cTNT) no cromossomo 1 (lócus q32);
4. Gene da alfa-tropomiosina no cromossomo 15 (lócus q2);
5. Gene da proteína C ligadora de miosina (MyBP -C) no cromossomo 19 (lócus p11.2);
6. Gene da troponina l cardíaca (TNNl3) no cromossomo 19 (lócus q23-q24.3);
7. Gene da cadeia leve da miosina reguladora (MYL2) no cromossomo 3 (lócus q23-q24.3);
8. Gene da cadeia leve da miosina essencial (MYL3) no cromossomo 3 (lócus p12.2 p21.3);
9. Gene da actina, ainda em estudo.

Quadro Clínico

A CMH pode permanecer assintomática por muitos anos. A sintomatologia irá depender da expressão genética da doença. O quadro clínico pode ser variável numa mesma família portadora de CMH. Os principais sintomas da CMH são: síncope, morte súbita e falência cardíaca[27,28].

Dependendo da morfologia do VE, podemos ter uma obstrução dinâmica na via de saída de VE, com gradiente. Tal fato só é observado durante o exercício, quando sintomas de tontura, palpitação e síncope são comuns. O sintoma mais dramático é a morte súbita, comum em jovens assintomáticos e sem ausculta cardíaca significante. O óbito ocorre predominantemente durante ou após o exercício físico extenuante e é explicado pela presença de arritmias malignas[28].

A função sistólica do VE encontra-se preservada por anos na maioria dos casos; contudo, a fibrose e hipertrofia ocasionam uma disfunção diastólica precoce.

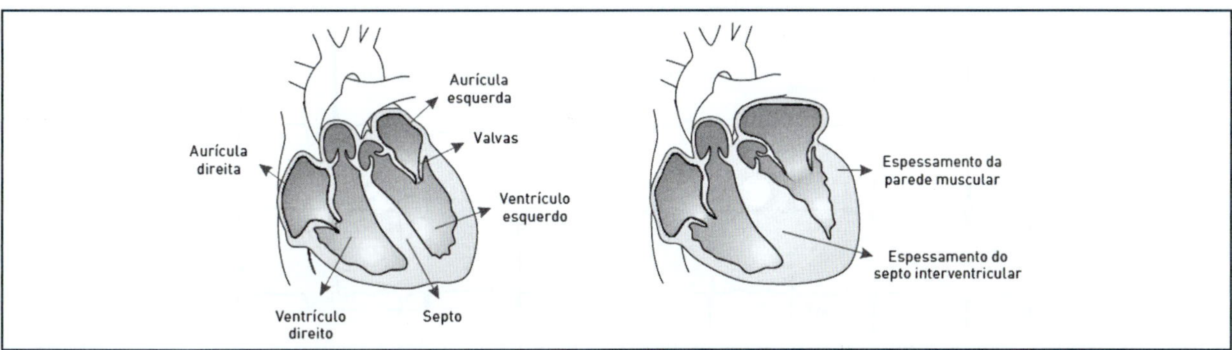

FIGURA 24.5 *Imagem evidenciando a hipertrofia septal assimétrica da CMH; comparação entre coração normal e com CMH.*

O estágio final da falência cardíaca na CMH apresenta quadro clínico similar ao da CMD; entretanto, não são evidenciadas grandes dilatações do VE (Quadro 24.6).

Exames Subsidiários

Os exames para o auxílio do diagnóstico são: ECG, ECO, Holter e cateterismo cardíaco.

ECG

A maioria dos pacientes (75% a 95%) apresenta alterações eletrocardiográficas compatíveis com hipertrofia de VE.

Hemibloqueio anterossuperior esquerdo (BDAS) ou bloqueio de ramo esquerdo (BRE) ocorre em 25% dos pacientes. Ondas T negativas profundas são típicas da CMHNO e ondas Q profundas (pseudoinfarto), da CMHO. Sobrecarga de VE (SVE) também é encontrada.

Complexos de baixa voltagem sugerem doenças de acúmulo, como amiloidose cardíaca.

O ECG normal não exclui CMH, mas sugere pouca manifestação da doença.

São considerados critérios eletrocardiográficos maiores para o diagnóstico: SVE, ondas Q profundas > 40 ms na parede inferolateral do VE e inversão da onda T ≥ 3 mm em V3 a V6, D1 e AVL e ≥ 5 mm em D2, D3 e AVF. Ondas T negativas gigantes em derivações precordiais são típicas de formas apicais. A SVE incide em cerca de 50% dos casos. Não é observada relação entre a localização e a distribuição da hipertrofia; e o padrão eletrocardiográfico, assim como a presença de ondas Q patológicas, não expressa a espessura septal. Empastamento inicial do QRS, associado a PR curto, pode não indicar síndrome de Wolff-Parkinson-White (Figura 24.6).

QUADRO 24.6 *Quadro clínico na CMH.*

Sinais e sintomas	Frequência
Assintomático	Muito comum
Dor no peito e dispneia	Pode ocorrer, principalmente na CMHO
Tontura e palpitação	Pode ocorrer, principalmente na CMHO
Síncope	Pode ocorrer, principalmente na CMHO
Morte súbita	Pode ocorrer, principalmente na CMHO
Sopro sistólico na via de saída de VE	Pode ocorrer na CMHO
Sopro sistólico mitral	Raro, indica regurgitação mitral secundária à obstrução dinâmica. Potencializado na manobra de Valsalva
Quarta bulha	Rara, indica aumento na pressão do átrio esquerdo

Ecocardiograma

Há um amplo espectro de achados morfológicos, variando de isolado espessamento da parede do VE de pouca dimensão até hipertrofias e espessuras de parede difusas e maciças. Uma espessura máxima > 30 mm da parede é um marcador de risco para morte súbita cardíaca. O VD é raramente envolvido.

O Doppler determina o aumento da velocidade do fluxo de saída do ventrículo esquerdo, calculando o gradiente de pressão nos casos de obstrução. É recomendado utilizar a manobra de Valsalva para se observar a presença de obstrução dinâmica. Nos pacientes em que há suspeita de CMH, é consenso a realização de ecocardiografia de estresse.

Aumento do átrio esquerdo, alteração no folheto anterior da valva mitral (achatamento) na ejeção

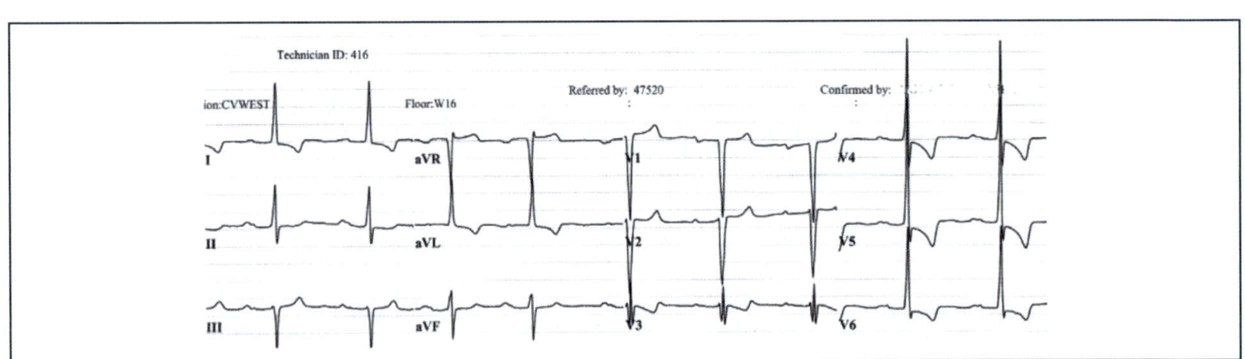

FIGURA 24.6 *ECG de adolescente, evidenciando ondas T negativas, BDAS e SVE.*

ventricular e alteração na fase de enchimento ventricular indicam disfunção diastólica do VE. A massa ventricular encontra-se aumentada (Figura 24.7).

Exame de Holter

O ECG de 24 horas é essencial para a estratificação do risco da CMH, sendo necessário para se detectar taquicardia ventricular não sustentada.

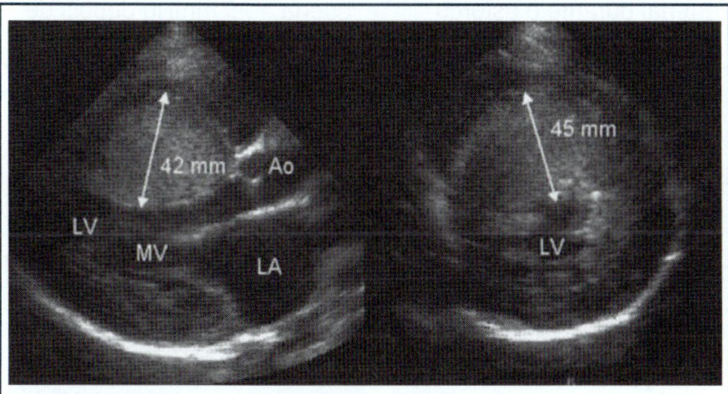

FIGURA 24.7 ***Imagem ecocardiográfica de CMH, com grande espessamento da parede septal.***
Fonte: adaptada de Prinz *et al.*[27]

Cateterismo cardíaco

Utilizado nos casos de suspeita de doença coronariana associada, para afastar doenças de acúmulo, por meio da biópsia e como terapêutica nos casos de obstrução.

TRATAMENTO

O tratamento baseia-se em relatos de casos e estudos de séries de casos. Estudos randomizados tornam-se inviáveis nessa patologia devido à baixa frequência na população.

Medidas gerais

É recomendado evitar a ingestão de substâncias como cafeína e álcool devido ao risco aumentado de arritmias.

Esportes profissionais, de alto desempenho e competitivos são contraindicados na grande maioria dos casos[26,27].

Farmacológico

O tratamento baseia-se segundo o tipo de CMH. No Quadro 24.7, estão expostas as principais opções farmacológicas.

QUADRO 24.7 ***Tratamento farmacológico da CMH, segundo o tipo.***

Cardiomiopatia hipertrófica não obstrutiva

Não sintomática

- Indicação farmacológica não é consenso
- Betabloqueadores podem ser usados

Sintomática

- Betabloqueadores: controle da FC e melhora da disfunção diastólica. Seu uso é consenso
  - Propranolol é o mais recomendado. Dose: 1 a 4 mg/kg/dia, fracionada de 8/8 h ou de 6/6 h
- Antagonistas de cálcio:
  - Verapamil: há evidência de que melhora a fibrose. Ajuda na insuficiência cardíaca diastólica. Uso em crianças com cautela devido a efeitos colaterais
- Diuréticos: utilizados nos casos de congestão ou hipertensão concomitante. Uso com restrição para evitar piora da disfunção diastólica
- Inibidor da ECA/antagonistas da angiotensina (BRA): utilizados nos casos de congestão ou hipertensão concomitante
- Antagonista do receptor da aldosterona: em alguns estudos, observada melhora da fibrose
  - Espironolactona pode ser utilizada
- Antiarrítmicos e anticoagulação: indicados nos casos em que haja FA ou *flutter* atrial concomitante
  - Amiodarona: dose de 5 a 20 mg/kg/dia, dividida de 12/12 h

Cardiomiopatia Hipertrófica Obstrutiva

Não sintomática

- Indicação farmacológica não é consenso
- Betabloqueadores podem ser usados

Sintomática

- Contraindicado medicações para reduzir a pré ou pós-carga (nitratos, inibidores da ECA, antagonistas do cálcio tipo nifedipina) devido à possibilidade de agravamento da obstrução da via de saída
- Contraindicado inotrópicos positivos
- Betabloqueadores: melhoram enchimento do VE, prolongando o período de enchimento diastólico, e reduzem a obstrução da via de saída devido a um efeito inotrópico negativo
- Antagonistas de cálcio
  - Verapamil: há evidência de que melhora a fibrose. Ajuda na insuficiência cardíaca diastólica. Uso em crianças com cautela, devido a efeitos colaterais
- Disopiramida
  - Primeira classe de antiarrítmico que atenua o gradiente de pressão na via de saída de VE
  - Atua por meio do aumento da ação inotrópica negativa, diminuindo a pressão diastólica final e melhorando o enchimento ventricular
- Cibenzolina
  - Também atua na redução do gradiente de pressão na via de saída de VE

O tratamento não farmacológico, quando não houver boa resposta terapêutica ou em pacientes de maior risco, baseia-se na indicação de miectomia, alcoolização septal e implante de cardioversor desfibrilador (CDI)[29]. Na Figura 24.8, encontramos as principais estratégias de tratamento da CMH.

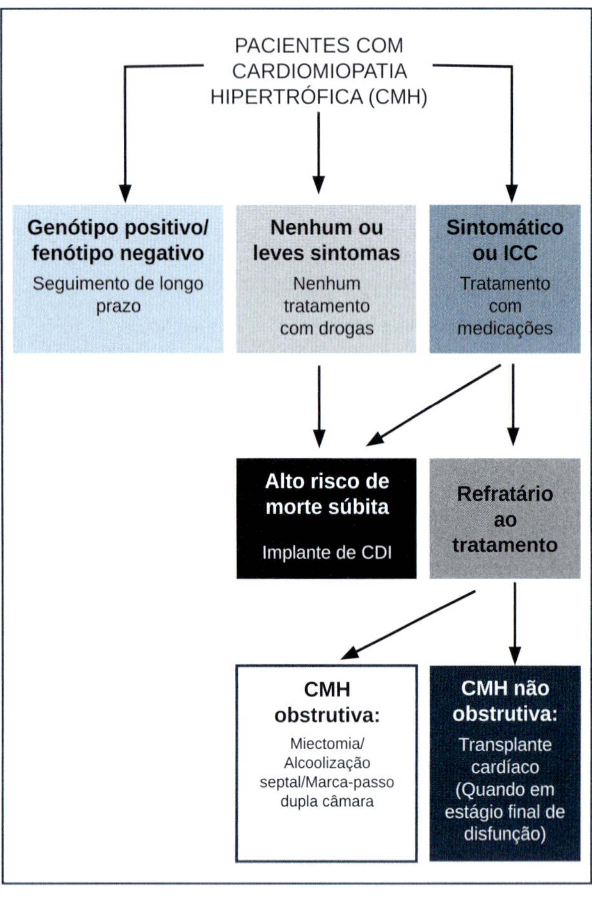

FIGURA 24.8 *Estratégias de tratamento dos subgrupos de portadores de CMH[29].*

DESFIBRILADOR INTERNO AUTOMÁTICO (CDI)

O uso de CDI alterou a sobrevida dos pacientes com CMH. A sua indicação baseia-se na estratificação de risco da doença exposta no Quadro 24.8. A presença de dois fatores de risco de primeiro grau indica o implante do CDI. Fatores de risco de segundo grau induzem a uma discussão individual sobre sua indicação[27].

Miectomia

A miectomia cirúrgica é utilizada nos casos de obstrução grave e, quando realizada em centros de experiência, apresenta baixa mortalidade (1-2%) e resultados bem favoráveis[29].

QUADRO 24.8 *Estratificação de risco da CMH.*

Fatores de risco de primeiro grau	Definição
História familiar positiva morte súbita	Casos de morte súbita < 45 anos de idade
Síncope recorrente	≥ dois incidentes
Hipertrofia de VE	≥ 30 mm em qualquer lado do VE
Resposta anormal da pressão arterial durante o esforço	Aumento < 20 mmHg ou queda > 20 mmHg depois de um aumento transitório
TV não sustentada no exame de Holter 24 h	≥ três consecutivos complexos QRS, com FC ≥ 120 bpm
Fatores de risco de segundo grau	
Fibrilação atrial ou *flutter* atrial	Qualquer tipo que não possa ser eliminado
Dilatação de AE	> 45 mm (com M-mode ECG)
Gradiente elevado na via de saída do VE	> 80 mmHg (modo Doppler)
Evidência de isquemia durante esforço	
Manifestação precoce da CMH	< 30 anos de idade
Ponte miocárdica próxima ao AE	Pacientes jovens (< 45 anos)
Marcador de fibrose miocárdica na RM	Fibrose em dois ou mais segmentos, num total de 17 segmentos VE

Ablação com Alcoolização Septal (ASA)

A alcoolização septal consiste na injeção de álcool no ramo septal da descendente anterior através de cateterismo. Esse procedimento ocasiona fibrose e cicatriz local, que reduz o gradiente, mas pode causar arritmias e bloqueio atrioventricular total[29].

O procedimento é bem aceito em um determinado grupo de pacientes e estudos recentes têm demonstrado não haver diferença significativa entre a miectomia e a ASA[30].

Algumas crianças podem ter uma hipertrofia concêntrica, e não somente septal assimétrica. Nesses pacientes, a miectomia não tem bom resultado e a ASA pode mostrar um resultado melhor[30].

CARDIOMIOPATIA RESTRITIVA

Definição

Cardiomiopatia restritiva define-se, com base na fisiologia do ventrículo restritivo, pela presença de volumes diastólicos normais ou reduzidos de um ou de ambos os ventrículos, volume sistólico normal ou reduzido e espessura ventricular mural normal. Caracterizada pela dificuldade de esvaziamento atrial, em decorrência da disfunção diastólica ventricular.

A fisiologia restritiva do VE apresenta um padrão de enchimento ventricular em que o aumento da rigidez do miocárdio determina um aumento abrupto da pressão ventricular, com pequenos aumentos de volume.

A cardiomiopatia restritiva pode ser idiopática ou associada a várias outras doenças sistêmicas, como esclerodermia, amiloidose, sarcoidose, erro inato do metabolismo (mucopolissacaridoses), e infiltração neoplásica e secundária à radioterapia.

Epidemiologia

A cardiomiopatia restritiva na infância é mais rara, ocorrendo em menos de 3% das cardiomiopatias[31,32]. A idade de apresentação varia de zero a 19 anos, mas a grande maioria ocorre entre as idades de dois a 11 anos, com uma média de quatro a sete anos. Alguns estudos sugerem uma predominância discreta no sexo feminino, não confirmada por outros estudos.

Genética

Mutações em cinco genes foram identificadas, podendo resultar em um fenótipo de cardiomiopatia restritiva[33-35]. Mutações da desmina, troponina I e RSK2 são descritas associadas à cardiomiopatia restritiva em crianças, e as mutações da lâmina A/C e transtirretina são associadas ao fenótipo da cardiomiopatia restritiva em adultos. A mutação da transtirretina que resulta em cardiomiopatia restritiva e amiloidose ocorre somente em adultos[36].

História Natural

O prognóstico da cardiomiopatia restritiva em crianças é grave e, sem a realização do transplante cardíaco, cerca de metade dos óbitos ocorre dentro do período de dois anos do diagnóstico. Em quatro anos do diagnóstico, a maioria das crianças necessita de um transplante cardíaco. Em um ano, até 80,5% estão livres do óbito ou do transplante cardíaco e, em cinco anos, diminui para 39%.

A pressão vascular pulmonar pode subir dentro de um curto período de tempo após o diagnóstico, sem sinais clínicos evidentes. Todos os pacientes com cardiomiopatia restritiva devem ser submetidos à avaliação seriada da resistência vascular pulmonar e à avaliação para um potencial transplante cardíaco o mais precoce possível, antes da descompensação hemodinâmica, com uma sobrevida melhor após o transplante.

A maioria dos óbitos em crianças com cardiomiopatia restritiva é causada pela insuficiência cardíaca rapidamente progressiva, com aumento da resistência vascular pulmonar, e a morte súbita ocorre em pouco mais de 1/4, a uma taxa de 7% ao ano. Crianças com risco de morte súbita geralmente não têm evidências de insuficiência cardíaca, mas frequentemente têm sinais e sintomas de isquemia miocárdica, com dor precordial, síncope e alterações eletrocardiográficas.

Apresentam também risco para eventos tromboembólicos. Fatores de risco para óbito por insuficiência cardíaca incluem o aumento do índice cardiotorácico no raio X de tórax, apresentação da doença em menores de cinco anos de idade, evidências clínicas e radiológicas de congestão venocapilar pulmonar, aumento do índice de resistência vascular pulmonar, dilatação atrial esquerda e pressão de enchimento ventricular elevada.

Etiologia

A miocardiopatia restritiva tem múltiplas causas, resultando de doenças miocárdicas, incluindo processos não infiltrativos e infiltrativos; doenças de depósito; doenças endomiocárdicas; miocardites; e no seguimento de transplantados cardíacos[37] (Quadro 24.9).

A patologia e histologia variam de acordo com o processo da doença subjacente. Em adultos, a amiloidose é a causa mais comum de cardiomiopatia restritiva no mundo ocidental, no entanto a amiloidose cardíaca é inédita em crianças. Nos trópicos, a endomiocardiofribrose é a causa mais comum em adultos e, provavelmente, em crianças também. Fora dos trópicos, a maioria dos casos de cardiomiopatia restritiva em crianças é a idiopática.

QUADRO 24.9 *Causas de cardiomiopatia restritiva em crianças e/ou adultos.*

Miocárdio	Endomiocárdio
Idiopática	Fibrose endomiocárdica
Familial	Síndrome hipereosinofílica (Löffler)
Esclerodermia	Fibroelastose endocárdica
Miocardite	Carcinoide
Transplante cardíaco	Câncer metastático
Pseudoxantoma elástico	Radiação
Cardiomiopatia diabética	Medicações – antracíclicos
Amiloidose	Serotonina
Sarcoidose	Metisergide
Doença de Gaucher	Ergotamina
Doença de Huler	Mercurias
Infiltração gordurosa	Busulfonas
Hemocromatose	
Doença de Fabry	
Doenças de depósito do glicogênio	
Cistinose (possível)	
Emery-Dreifuss	
Síndrome Coffin-Lowry	

Cardiomiopatia Restritiva Idiopática

Fora dos trópicos, a forma idiopática da cardiomiopatia restritiva é provalvemente a forma mais comum em crianças. Embora a história familiar seja positiva em apenas aproximadamente 30% dessa população, é provável a associação a uma base genética ou a predisposição para o desenvolvimento da doença.

As mutações no gene que codifica a desmina, um filamento proteico intermediário com papéis estruturais e funcionais importantes dentro das miolfibrilas dos miócitos cardíacos e esqueléticos, são conhecidas por causar cardiomiopatia restritiva associada a miopatia esquelética e anormalidades do sistema de condução cardíaca. As mutações são herdadas de forma autossômica dominante, mas mutações esporádicas não são infrequentes. As mutações no gene que codifica a troponina I têm sido identificadas em mais da metade dos adultos com a variante idiopática. Exemplos individuais dessas mutações têm sido relatados em crianças.

Fibrose Endomiocárdica e Cardiomiopatia Eosinofílica (Endocardite de Löffler)

A fisiologia ventricular restritiva pode ser causada por fibrose endocárdica, fibroelastose e trombose. Essas desordens são subclassificadas de acordo com a presença de eosinofilia, como nas doenças endomiocárdicas com ou sem hipereosinofilia. Infecções parasitárias, medicações e fatores inflamatórios e nutricionais estão implicados nas formas adquiridas da endomiocardiofibrose.

A fibrose endomiocárdica é endêmica em regiões tropicais e subtropicais da África, particularmente em Uganda e Nigéria, e na Índia, Ásia e Américas do Sul e Central, e pode representar até 1/4 dos óbitos relacionados a problemas cardíacos na África Equatorial. Isso é raro fora da região tropical. Adolescentes e adultos jovens frequentemente são os mais acometidos.

O início da doença geralmente é insidioso, com progressiva falência biventricular na maioria dos casos. O prognóstico é pobre e com quase metade dos óbitos em um ano. Tipicamente, as lesões de fibrose endomiocárdica causam incompetência das valvas atrioventriculares, ocasionando congestão pulmonar e insuficiência cardíaca direita.

Outras Doenças Infiltrativas e de Depósito

Várias doenças metabólicas com deficiências enzimáticas podem resultar em cardiomiopatia restritiva, incluindo desordens lisossomais, como na síndrome de Hurler, doença de Gaucher, doença de Fabry e nas doenças de depósito de glicogênio, que podem ser por desordens lisossomais ou resultar de deficiências enzimáticas citoplasmáticas.

Hemocromatose é uma doença primária ou secundária resultante da sobrecarga de ferro, com subsequente disfunção de múltiplos órgãos, incluindo o coração. A hemocromatose pode ser causa de cardiomiopatia restritiva ou mais comumente da cardiomiopatia dilatada.

Cistinose nefropática é uma doença autossômica recessiva que resulta em falência de múltiplos órgãos por acúmulo de cistina intracelular[39]. Dixit e Greifer[39] relataram o caso de um paciente, acompanhado desde a infância até a idade adulta, que desenvolveu uma cardiomiopatia com características restritivas com níveis altíssimos de cistina no miocárdio. A causa exata da fisiologia restritiva é incerta.

Sarcoidose é uma doença granulomatosa mais comum em adultos que em crianças. O processo granulomatoso inflamatório pode afetar o coração, resultando em cardiomiopatia restritiva. Pode ocorrer disfunção sistólica, pericardite, doença do sistema de condução cardíaca e morte súbita. Os testes diagnósticos para sarcoidose podem ser normais, requerendo exames mais acurados. A RM cardíaca e a tomografia com emissão de pósitrons são técnicas de imagem mais sensíveis e as mudanças parecem estar relacionadas com a atividade da doença.

Fisiopatologia

A cardiomiopatia restritiva é caracterizada por dilatação atrial importante e dimensões ventriculares geralmente normais. O enchimento diastólico ventricular está prejudicado em função das paredes ventriculares estarem excessivamente rígidas e com a sua complacência diminuída. A função contrátil ventricular é normal. A função diastólica é principalmente acometida pela complacência/rigidez e relaxamento ventricular.

Existem áreas de fibrose miocárdica e miócitos hipertróficos, ou o miocárdio pode estar infiltrado por vários materiais. A cardiomiopatia restritiva infiltrativa pode ser devido a condições tais como amiloidose, sarcoidose, hemocromatose, depósito de glicogênio, doença de Fabry (com depósito de glicoesfingolipídeos) ou infiltração neoplásica.

Manifestações clínicas

A cardiomiopatia restritiva em crianças frequentemente é mascarada por outra doença.

Inicialmente, os sintomas mais comuns parecem estar relacionados ao pulmão, tais como dispneia ao esforço, e as crianças maiores queixam-se de intolerância aos exercícios. Uma história comum é de infecções do trato respiratório recorrente ou asma. Encaminhado ao cardiologista eventualmente, quando é observada cardiomegalia ao raio X de tórax. Os achados no exame físico, com ascite, hepatomegalia e edema, geralmente são encaminhados primeiramente ao gastroenterologista e, após ele não encontrar causa gastrintestinal, com cardiomegalia no raio X de tórax é referenciado ao cardiologista. Na presença de sons cardíacos anormais, como sopros, ritmo de galope ou hiperfonese do componente pulmonar (P2), a referência ao cardiologista ocorre mais precocemente.

A IC congestiva (ICC) e síncope ocorrem em aproximadamente 10% das apresentações clínicas. A síncope está relacionada à isquemia, arritmias e tromboembolismo[39,40]. Isquemia e arritmias são a causa mais comum de síncope e morte súbita nessa população de pacientes[39]. A história familiar é infrequente, positiva em torno de 30% das crianças com cardiomiopatia restritiva. No Quadro 24.10, consta o sumário sobre a apresentação clínica pediátrica relatada na literatura inglesa[33,41].

QUADRO 24.10 ***Quadro clínico em crianças com cardiomiopatia restritiva.***

Quadro clínico	Incidência
História familiar positiva	30%
Manifestação respiratória (dispneia ao esforço, sibilância, tosse)	46%
Alteração no exame físico: ascite, hepatomegalia, edema, ritmo de galope, sopro cardíaco, hiperfonese de bulhas	19%
ICC	11%
Síncope	9%
Outros: morte súbita, palpitações, fadiga, eventos embólicos, história familiar	< 10%

Exame físico

Achados comuns incluem ritmo de galope e hiperfonese de P2, e também hepatomegalia, ascite e edemas.

EXAMES SUBSIDIÁRIOS

Raio X de Tórax

É anormal em aproximadamente 90% dos casos. As anormalidades mais comuns são: cardiomegalia, congestão pulmonar e derrame pleural ocasional.

Eletrocardiograma

É extremamente útil na avaliação da cardiomiopatia restritiva, sendo anormal em 98% dos casos. Os achados mais comuns são o alargamento atrial direito e/ou atrial esquerdo, além da depressão do segmento ST e anormalidades da onda ST-T.

Hipertrofia ventricular direita e/ou esquerda pode estar associada a anormalidades de condução. Podem ocorrer também fibrilação atrial e taquicardia supraventricular paroxística. Bloqueio atrioventricular total pode estar presente na cardiomiopatia restritiva familiar.

Monitoração com Holter

As avaliações com Holter são importantes para a análise do ritmo cardíaco e do segmento ST. Há relatos de pacientes com ECG mostrando padrão de isquemia e infarto, associado à queixa de dor precordial; e, na autópsia, confirmada a relação com isquemia, sendo uma causa importante de morbidade e mortalidade nessa população de pacientes[(34,42-44)].

Em estudos pediátricos foram relatadas arritmias, e aproximadamente 15% dos pacientes tinham arritmias e/ou distúrbios de condução[(32,39,41,45-48)]. *Flutter* atrial foi a arritmia mais comum, seguida de bloqueios atrioventriculares de segundo e terceiro graus. Outras arritmias foram descritas, tais como fibrilação atrial, taquicardias atriais, síndrome de Wolff-Parkinson-White com taquicardia supraventricular, bradicardia sinusal sintomática necessitando de marca-passo, taquicardia ventricular e torsade.

Ecocardiograma

O ecocardiograma normalmente faz o diagnóstico da cardiomiopatia restritiva.

O modo bidimensional (2-D) mostra dilatação importante das câmaras atriais, frequentemente superando o tamanho dos ventrículos. Tipicamente, a função sistólica ventricular esquerda é normal ou próxima ao normal, sem hipertrofia significativa ou dilatação ventricular. Comprometimento grave da função sistólica ventricular esquerda, com fração de encurtamento menor que 24%, pode ocorrer em até um terço das crianças.

Muitos pacientes com um marcador clínico para cardiomiopatia restritiva apresentam uma hipertrofia ventricular esquerda discreta, porém muitos casos podem representar parte de um espectro da doença proteica sarcomérica. Durante a avaliação ecocardiográfica, pesquisar a presença de trombos, geralmente em câmaras atriais. Trombos e eventos embólicos em pacientes pediátricos com cardiomiopatia restritiva ocorrem em aproximadamente 21%, relatados em sete estudos[(31,40,41,45,46,48,49)].

O padrão do Doppler apresenta achados de disfunção diastólica. O traçado do Doppler do fluxo de entrada da valva mitral mostra um aumento da velocidade da onda E, tempo de desaceleração encurtado e aumento da relação E/A. O Doppler tecidual ajuda a diferenciação entre cardiomiopatia restritiva e pericardite constritiva[(50,51)]. Na pericardite constritiva o ecocardiograma mostra aumento da espessura do pericárdio, e o estudo ao Doppler evidencia na fase de enchimento ventricular uma marcada variação respiratória. Estudos do Doppler também mostram achados de disfunção diastólica semelhantes aos observados na pericardite restritiva.

Cateterismo Cardíaco e Biópsia Endomiocárdica

O cateterismo é importante, particularmente antes da sua análise para transplante cardíaco.

A característica hemodinâmica é um profundo e rápido declínio no início da pressão diastólica ventricular precoce, com rápida ascensão de um platô no início da diástole, chamado de mergulho e platô ou o sinal da raiz quadrada. As pressões diastólica final ventricular esquerda, atrial esquerda e capilar pulmonar são marcadamente elevadas e usualmente 5 mmHg ou mais maiores que as pressões diastólicas finais em átrio direito e VD.

A sobrecarga de volume e exercícios acentua a diferença entre as pressões do lado direito e esquerdo.

A hipertensão pulmonar está frequentemente presente durante o início do cateterismo. Índices elevados da resistência vascular pulmonar são encontrados e tendem a ser progressivos durante o seguimento.

A biópsia endomiocárdica normalmente não é diagnosticada, porém é útil em casos de doenças de depósito ou infiltrações.

Tratamento

O prognóstico das crianças com cardiomiopatia restritiva, sem o transplante cardíaco, é pobre. O tratamento clínico para pacientes muito sintomáticos é de suporte até a realização do transplante cardíaco. Os diuréticos são úteis para pacientes com sinais e sintomas de congestão venosa pulmonar ou sistêmica, porém com muito critério, pois podem resultar em uma redução excessiva da pré-carga e em um colapso hemodinâmico.

O manejo cuidadoso dos fluídos tem um aspecto importante no tratamento. A digoxina não é indicada porque a função sistólica está normal. Os inibidores da enzima conversora da angiotensina (inibidores da ECA) podem reduzir a pressão sanguínea sistêmica, sem aumentar o débito cardíaco, portanto devem ser evitados. Os bloqueadores de canais de cálcio podem ser utilizados para aumentar a complacência diastólica.

Pela dilatação das câmaras atriais e propensão às arritmias atriais, é recomendada a anticoagulação profilática com warfarina e agentes antiplaquetários. Corticosteroides e agentes imunossupressores têm sido sugeridos. Marca-passo definitivo é indicado para bloqueio atrioventricular completo. O transplante cardíaco é o tratamento de escolha para a cardiomiopatia restritiva, de preferência precoce, antes de desenvolver hipertensão pulmonar importante.

A maioria dos pacientes deve ser avaliada e listada para o transplante no momento da apresentação da doença. Enquanto os pacientes aguardam na lista de transplante, devem ser monitorados com Holter a cada seis meses, além dos sinais e sintomas clínicos de isquemia, arritmias ventriculares ou distúrbios de condução. Cardiodesfibriladores implantáveis (CDI) deveriam ser implantados em pacientes com evidências de isquemia e arritmias ventriculares. Atividade física extenuante deve ser evitada.

As terapêuticas medicamentosas para a cardiomiopatia restritiva e os métodos de estratificação de risco para identificar aqueles pacientes com maior risco de tromboembolismo, progressão rápida da elevação da resistência vascular pulmonar e morte súbita ainda necessitam ser aprimorados.

CARDIOMIOPATIA ARRITMOGÊNICA VENTRICULAR DIREITA (DISPLASIA ARRITMOGÊNICA VENTRICULAR DIREITA)

Definição

Cardiomiopatia arritmogênica ventricular direita é uma doença miocárdica rara, de causa desconhecida, caracterizada pela troca progressiva parcial ou total do miocárdio ventricular direito por tecido fibroso e adiposo.

A parede do VD pode assumir a aparência fina como um papel, pela ausência total de tecido miocárdico; e, em outros pacientes, a espessura da parede ventricular direita pode ser normal ou próxima ao normal. O VE normalmente é poupado. Essa displasia ventricular direta está associada a arritmias ventriculares, IC e morte súbita.

Epidemiologia

A prevalência é de aproximadamente 1:5.000, porém estudos de famílias sugerem que os dados são subestimados pela dificuldade de determinar o diagnóstico clínico. Em crianças, a cardiomiopatia arritmogênica representa menos que 3% das cardiomiopatias[31,32].

A condição foi descrita, no entanto, em crianças a partir de um ano de idade, e a morte súbita é descrita tanto em adolescentes quanto em crianças menores. Existe uma predominância no sexo masculino. Se a doença é congênita ou adquirida é desconhecido, embora existam evidências a favor de um processo degenerativo adquirido. A doença parece ser prevalente no norte da Itália.

Etiologia

Estudos sistemáticos de famílias demonstram que essa cardiomiopatia é herdada em mais da metade dos casos. O modo de transmissão é usualmente autossômico dominante, com penetrância variável, porém também são reconhecidas formas autossômicas recessivas. Essas primeiras ideias dentro da base genética surgiram da descrição de uma síndrome autossômica recessiva caracterizada por cardiomiopatia, cabelo lanoso e querotoderma palmoplantar. Essas famílias afetadas vieram da ilha grega de Naxos. O fenótipo cardíaco demonstrou características clínicas e histopatológicas típicas. Outras famílias com fenótipo semelhante foram relatadas em outras áreas do Mediterrâneo, Índia e América do Sul.

Patologia

Nos estágios iniciais, os achados patológicos estão localizados nas regiões apical, de via de entrada e infundibular do VD, caracterizando o triângulo da displasia.

Com a progressão da doença, também há comprometimento em particular da parede posterolateral do VE, poupando a região septal. Em alguns casos, as anormalidades patológicas podem estar restritas ao VE.

Os achados macroscópicos mostram um adelgaçamento focal ou difuso da parede ventricular direita, com presença de aneurismas em até metade dos casos.

A histologia mostra atrofia miocárdica e substituição fibrogordurosa. Entre ilhas ou fios de miócitos sobreviventes, existem alterações degenerativas tais como miócitos vacuolizados, associados com infiltrado focal de células inflamatórias mononucleares. Em outros casos, observam-se os achados típicos, sem qualquer alteração macroscópica. A infiltração de tecido gorduroso transmural, sem substituição por tecido fibroso ou adelgaçamento mural, faz parte de um estágio inicial dessa condição, mas isso pode ser um achado normal, principalmente em mulheres mais velhas.

Quadro Clínico

O início dos sintomas pode ocorrer na infância, adolescência ou idade adulta, geralmente antes dos 20 anos, com história de palpitações ou episódios de síncope, ou ambos. A morte súbita pode ser o primeiro sinal da doença.

Um desequilíbrio da atividade adrenérgica deve ser um fator desencadeante de arritmias ventriculares fatais; durante o exercício físico tem-se um risco maior de morte súbita. Além desses sintomas, podem apresentar-se pré-síncope, palpitações e dor torácica. A grande maioria dos pacientes é assintomática, principalmente nos estágios iniciais da doença. Com a progressão da doença, o envolvimento miocárdico passa a ser biventricular, evoluindo com sinais de insuficiência cardíaca, inclusive dispneia aos esforços.

Exames Subsidiários

Não há um teste diagnóstico único, e sim exames baseados na presença de critérios maiores e menores que descrevem características estruturais, histológicas, eletrocardiográficas, arritmias e familiares (Quadro 24.11). O diagnóstico é definido na presença de dois critérios maiores ou um critério maior e dois menores, ou quatro critérios menores de diferentes categorias.

QUADRO 24.11 ***Critérios diagnósticos para cardiomiopatia arritmogênica do VD.***

	Maior	Menor
1. Disfunção global e/ou regional e alterações estruturais	Dilatação grave e ↓FE do VD, sem disfunção do VE	Dilatação global discreta do VD e/ou ↓FE VD, com VE normal
	Aneurismas no VD (áreas acinéticas ou discinéticas com diástole bojuda)	Dilatação segmentar do VD discreta
	Dilatação segmentar grave do VD	Hipocinesia regional do VD
2. Caracterização dos tecidos das paredes	Substituição fibrogordurosa do miocárdio na biópsia endomiocárdica	
3. Alterações na despolarização	Ondas épsilon ou prolongamento do QRS localizados (> 110 ms) em precordiais direitas (V1-V3)	Potenciais tardios (ECG)
4. Alterações na repolarização		Ondas T invertidas em V2 e V3 (Idade > 12 anos, ausência de BR)
5. Arritmias		Taquicardia ventricular tipo BRE (sustentada ou não sustentada) no ECG, exame de Holter ou teste de esforço
		ESV frequentes (> 1.000/24 h)
6. História familiar	Doença familiar confirmada na cirurgia ou no *post mortem*	História familiar de morte prematura (< 35 anos) pela suspeita da displasia de VD
		História familiar com diagnóstico clínico baseado nesses critérios

Siglas: FE = fração de ejeção; BRD = bloqueio do ramo direito; ESV = extrassístoles ventriculares.
Fonte: adaptado de Mackenna[52].

Raio X de Tórax

Geralmente, apresenta cardiomegalia ao raio X de tórax.

Eletrocardiograma

O ECG mostra ondas P apiculadas na derivação DII (hipertrofia atrial direita) e potências de VD diminuídas, ondas T invertidas em precordiais direitas, extrassístoles ventriculares ou taquicardia ventricular de morfologia de bloqueio de ramo esquerdo.

Ecocardiograma

O principal papel do ecocardiograma, sobretudo em crianças, é afastar cardiopatias congênitas, em particular a drenagem anômala de veias pulmonares e a anomalia de Ebstein. Os achados ecocardiográficos incluem dilatação seletiva do VD e hipocinesia; aneurismas; anormalidades regionais da mobilidade da parede, incluindo discinesia do segmento inferobasal do VD; aumento da ecogenicidade da banda moderadora; e hipertrabeculação apical do VD.

Ressonância magnética cardíaca

A ressonância magnética permite uma determinação acurada do volume e da função do VD. O realce tardio com gadolino mostra correlação com alterações fibroadiposas.

Biópsia endomiocárdica

A biópsia endomiocárdica tem baixa sensibilidade, pois as amostras geralmente são retiradas do septo interventricular, onde não apresenta acometimento da doença. O procedimento tem alto risco de complicações, tais como perfuração e tamponamento, pelo fato de a parede ventricular direita apresentar-se adelgaçada. A biópsia endomiocárdica não é mais considerada parte da investigação diagnóstica de rotina.

Tratamento

Pacientes sintomáticos com arritmias não fatais são tratados empiricamente com agentes antiarrítmicos, incluindo betabloqueadores e amiodarona. Os agentes betabloqueadores são efetivos para tratar sintomas relacionados à arritmia induzida pelo exercício, e o sotalol tem suprimido as taquicardias ventriculares em alta proporção desses pacientes. Os pacientes mais graves que evoluem com ICC seguem o tratamento habitual com diuréticos, inibidores da ECA e anticoagulação. Alguns pacientes podem tornar-se candidatos ao transplante cardíaco. Evitar atividades físicas extenuantes, apesar de estudos revelarem morte súbita ao repouso também. Para pacientes de alto risco para morte súbita está indicado o implante de cardiodesfibriladores (CDI). Os marcadores de risco propostos incluem: síncope sem causa definida, taquicardia ventricular sintomática, história familiar de morte súbita, envolvimento do VE em idade precoce e dilatação ventricular direita difusa.

Cardiomiopatia Não Compactada

Cardiomiopatia não compactada, também conhecida como VE não compactado, hipertrabeculação ventricular esquerda, miocárdio esponjoso ou cardiomiopatia espongiforme, que resulta em uma perda no processo de involução das trabeculações endomiocárdicas, que ocorre no final da décima semana da vida fetal.

O VE não compactado é uma desordem na morfogênese do miocárdio que resulta em múltiplas trabeculações proeminentes e recessos intertrabeculares profundos no miocárdio VE. É uma cardiomiopatia congênita, inicialmente descrita em crianças, mas também relatada em adultos.

As mutações nos genes G4.5, no cromossoma Xq28, podem ser responsáveis pela não compactação e resultarem nos espectros leves a graves da cardiomiopatia infantil, incluindo o VE não compactado isoladamente, bem como na síndrome de Barth. A síndrome de Barth consiste em uma cardiomiopatia dilatada (com fibroelastose endocárdica), miopatia esquelética, neutropenia (agranulocitopenia) com infecções repetidas, anormalidades mitocondriais, e tem herança recessiva ligada ao X. Muitos pacientes com síndrome de Barth morrem por ICC durante a infância.

O diagnóstico é realizado pelo ecocardiograma que mostra espessamento segmentar das paredes do VE, que consiste em duas camadas: uma camada epicárdica compactada fina e outra camada endocárdica não compactada, extremamente engrossada com trabeculações proeminentes e recessos profundos. Esse comprometimento ocorre geralmente nos segmentos apical e médio ventricular das paredes inferior e lateral.

A ressonância magnética cardíaca pode ser útil na diferenciação entre a cardiomiopatia não compactada de VE e a hipertrófica.

A doença afeta uniformemente o VE, com ou sem envolvimento ventricular direito, resultando em disfunção ventricular sistólica e diastólica, com consequente insuficiência cardíaca. Essa cardiomiopatia pode ocorrer associada a malformações cardíacas congênitas, porém em menor proporção. A recorrência familiar é relatada em mais de 25%, com uma forma menos grave de anormalidades. Recomenda-se avaliação de todos os membros da família.

A complicação mais comum é a ICC, e as menos comuns são eventos tromboembólicos, arritmia ventricular e síndrome de Wolf-Parkinson-White. É uma doença progressiva com piora da ICC, apesar da otimização do tratamento clínico. O tratamento consiste em terapêutica anticongestiva (digoxina, diuréticos, inibidores da ECA), vasodilatadores e betabloqueadores. A aspirina é recomendada nesse grupo de paciente e a anticoagulação oral com warfarina, em paciente com eventos tromboembólicos documentados. O transplante cardíaco é considerado em crianças refratárias ao tratamento medicamentoso. Pacientes com arritmias ventriculares podem se beneficiar com a implantação do CDI.

REFERÊNCIAS

1. Goodwin J. The frontiers of cardiomyopathy. Br Heart J. 1982;48:1-18.
2. Mady C, Fernandes F. Cardiomiopatias. Uma visão crítica do conceito da classificação. Arq Bras Cardiol. 1997;69(5):299-300.
3. WHO/ISFC. Report of the WHO/ISFC Task Force on the definition and classification of cardiomyopathies. Br Heart J. 1980;44:672-3.
4. WHO/ISFC. Report of the WHO/ISFC Task Force on the definition and classification of cardiomyopathies. Circulation. 1996;93:841-2.
5. Albanesi FM. Cardiomiopatias. Arq Bras Cardiol. 1998;71(2):95-107.
6. Maron BJ, et al. Contemporary definitions and classification of the cardiomyopathies: an American Heart Association scientific statement from the Council on Clinical Cardiology, Heart Failure and Transplantation Committee; Quality of Care and Outcomes Research and Functional Genomics and Translational Biology Interdisciplinary Working Groups; and Council on Epidemiology and Prevention. Circulation. 2006;113:1807-16.
7. Mayosi BM. Cardiomyopathies and myocardial disorders in Africa: present status and the way forward. Cardiovasc J Afr. 2013;24:65-71.
8. Arbustini E, et al. The MOGE(S) classification for a phenotype–genotype nomenclature of cardiomyopathy: endorsed by the World Heart Federation. J Am Coll Cardiol. 2013;62:2046-72.
9. Elliotti PM. Classification of Cardiomyopathies. Evolution or Revolution? J Am Coll Cardiol. 2013;62(22):2073-4.
10. Arola A, Jokinen E, Ruuskanen O, et al. Epidemiology of idiopathic cardiomyopathies in children and adolescents. Am J Epidemiol. 1997;146:385-93.
11. Abellan DM, Tiossi CLD. Miocardite Aguda. In: Carvalho WB, Troster EJ, Bousso A, orgs. Algoritmos em Terapia Intensiva Pediátrica, Neonatologia e Emergências Pediátricas. V. 1. São Paulo: Atheneu; 2007. p. 59-62.
12. Carvalho AMF. Atualização em Insuficiência Cardíaca na Infância. Rev Saúde Criança Adolesc. 2011;3(1):81-92.
13. Andrade JP, et al. III Diretriz de Insuficiência Cardíaca Crônica. Arq Bras Cardiol. 2009;93(1 Supl 1):1-71.
14. Molina KM, et al. Predictors of disease progression in pediatric dilated cardiomyopathy. Circ Heart Fail. 2013;6(6):1214-22.
15. Brito AS, Pantoja MR. Cintilografia com MIBG na IC. Rev SOCERJ. 2009;22(4):243-8.
16. Kammache I, et al. Anaemia is a predictor of early death or cardiac transplantation in children with idiopathic dilated cardiomyopathy. Cardiol Young. 2012;22:293-300.
17. Azeka E. O impacto da L-carnitina no estado nutricional da cardiomiopatia dilatada idiopática na infância. J Pediatr (Rio J). 2005;81(5):355-6.
18. Saxena A, Murty A, Juneja R. Clinical and Echocardiographic outcome in patients receiving carvedilol for treatment of dilated cardiomyopathy. Indian J Pediatr. 2013;80(7):549-54.
19. Mesquita EV, Jorge AJL. Tratamento da Insuficiência Cardíaca com Fração de Ejeção Normal. Arq Bras Cardiol. 2010;94(3):414-26.

20. Oflaz MB, et al. Effect of carvedilol therapy on cardiac autonomic control, QT dispersion and ventricular arrhythmias in children with dilated cardiomyopathy. Med Sci Monit. 2013;19:366-72.
21. Tavares M, et al. Uso de levosimendana em diversos quadros de insuficiência cardíaca aguda. Arq Bras Cardiol. 2008;90(3):231-5.
22. Behera SK, et al. Nesiritide improves hemodynamics in childres with dilated cardiomyopathy: a pilot study. Pediatr Cardiol. 2009;30:26-34.
23. Selem SM, Kaushal S, Hare JM. Stem cell therapy for pediatric dilated cardiomyopathy. Curr Cardiol Rep. 2013;15:369.
24. Azeka, et al. Transplante cardíaco no neonato e na infância. Resultados a médio prazo. Arq Bras Cardiol. 2000;74(3):197-202.
25. Andrade, et al. II Diretriz Brasileira de Transplante Cardíaco. Arq Bras Cardiol. 2010;94(1 Supl.1):e16-73.
26. Hamada M, Ikeda S, Shigematsu Y. Advances in medical treatment of hypertrophic cardiomyopathy. J Cardiol. 2014;64:1-10.
27. Prinz C, Farr M, Hering D, Horstkotte D, Faber L. The diagnosisand treatment of hypertrophic cardiomyopathy. Dtsch Arztebl Int. 2011;108(13):209-15.
28. Kubo T, et al. Significance of high-sensitivity cardiac troponin T in hypertrophic cardiomyopathy. J Am Coll Cardiol. 2013;62:1252-9.
29. Pfeifer MET. Cardiomiopatia hipertrófica, crianças e adolescentes. O exercício físico deve ser proibido? DERC. 2010; 9-12.
30. Kimmelstiel C. Alcohol Septal Ablation in Young Children: Addressing Large Gradients in Little People. Catheter Cardiovasc Interv. 2010;76:724-5.
31. Bertini E, Bosman C, Bevilacqua M, et al. Cardiomyopathy and multicore myopathy with accumulation of intermediate filaments. Eur J Pediatr. 1990;149:856-8.
32. Neudorf U, Bolte A, Lang D, et al. Diagnostic findings and outcome inchildren with primary restrictive cardiomyopathy. Cardiol Young. 1996;6:44-7.
33. Facher JJ, Regier EJ, Jacobs GH, et al. Cardiomyopathy in Coffin-Lowry syndrome. Am J Med Genet A. 2004;128A:176-8.
34. Sanna T, Dello Russo A, Toniolo D, et al. Cardiac features of Emery-Dreifuss muscular dystrophy caused by lamin A/C gene mutations. Eur Heart J. 2003:24:2227-36.
35. Golfarb LG, Park K-Y, CerveneKova L, et al. Missense mutations in desmin associated with familial cardiac and skeletel myopathy. Nat Genet. 1998;19:402-3.
36. Jacobson R, Ittmann M, Buxbaum JN, et al. Trasthyretinlle 122 and cardiac amyloidosis in Africa-Americans: 2 case reports. Tex Heart Inst J. 1997;24:45-52.
37. Pahl E, Miller SA, Griffith BP, et al. Occult restrictive hemodynamic after pediatric heart transplantation. J Heart Lung Transplant. 1995;14:1109-15.
38. Dixit MP, Greifer I. Nephropathic cystinosis associated with cardiomyopathy: A 27-year clinical follow-up. BMC Nephrol. 2002;3:8-16.
39. Rivenes SM, Kearney DL, Smith EO, et al. Sudden death and cardiovascular collapse in children with restrictive cardiomyopathy. Circulation. 2000;103:876-82.
40. Gewillig M, Mertens L, Moermann P, et al. Idiopathic restrictive cardiomyopathy in childhood. A diastolic disorder characterized by delayed relaxation. Eur Heart J. 1996;17:1413-20.
41. Denfield SW, Rosenthal G, Gajarski RJ, et al. Restrictive cardiomyopathies in childhood etiologies and natural history. Tex Heart Inst J. 1997;24:38-44.
42. Harris LC, Rodin AE, Nghiem QX. Idiopathic, nonobstructive cardiomyopathy in children. Am J Cardiol. 1968;21:153-65.
43. Erath GH, Graham TP, Smith CW, et al. Restrictive cardiomyopathy in an infant with massive enlargement and normal ventricular size and pump function. Cathet Cardiovasc Diagn. 1978;4:289-96.
44. Ishijima M, Kawai S, Okada R, et al. An autopsy case of cardiomyopathy with restrictive physiology in a child. Heart Vessels Suppl. 1990;5:70-3.
45. Lewis AB. Clinical profile and outcome of restrictive cardiomyopathy in children. Am Heart J. 1992;123:1589-93.
46. Cetta F, O'Leary PW, Seward JB, et al. Idiopathic restrictive cardiomyopathy in childhood: Diagnostic features and clinical course. Mayo Clin Proc. 1995;70:634-40.
47. Rapezzi C, Ortolani P, Binetti G, et al. Idiopathic cardiomyopathy in the young: Report of two cases. Int J Cardiol. 1990;29:121-6.
48. Weller RJ, Weintraub R, Addonizo LJ, et al. Outcome of idiopathic restrictive cardiomyopathy in children. Am J Cardiol. 2002;90:501-6.
49. Chen S, Balfour IC, Jureidini S. Clinical spectrum of restrictive cardiomyopathy in children. J Heart Lung Transplant. 2001;20:90-2.
50. Palka P, Lange A, Donnelly JE, et al. Differentiation between of restrictive cardiomyopathy and constrictive pericarditis by early diastolic Doppler myocardi-

al velocity gradient at the posterior wall. Circulation. 2000;102:655-62.

51. Rajagopalan N, Garcia MJ, Rodriguez L, et al. Comparison of new Doppler echocardiographic methods to differentiate constrictive pericardial heart disease and restrictive cardiomyopathy. Am J Cardiol. 2001;87:86-94.

52. Mackenna WJ, Thiene G, Nava A, et al. Diagnosis of arrhythmogenic right ventricular dysplaisa/cardiomyopathy. Task Force of the Working Group Myocardial and Pericardial Disease of the European Society of Cardiology and of the Scientific Council on Cardiomyopathies of the International Society and Federation of Cardiology. Br Heart J. 1994;71:215-8.

25 Anafilaxia

José Colleti Junior
Walter Koga

INTRODUÇÃO

O termo "anafilaxia" deriva das palavras gregas *ana* (contra) e *phylaxis* (proteção). O primeiro provável caso documentado de anafilaxia ocorreu em 2641 a.C., quando o faraó Menes morreu misteriosamente após ter sido picado por uma abelha ou vespa[1]. Nos dias atuais, o termo anafilaxia foi cunhado pelo Prof. Charles Robert Richet, prêmio Nobel de Medicina e Fisiologia, e pelo Dr. Paul Portier, em 1902, para descrever "sintomas que eram o oposto de imunidade"[2]. Nicolas Maurice Arthus foi o primeiro a descrever a anafilaxia experimentalmente em coelhos. John Auer, posteriormente, em 1911, ampliou essas observações iniciais e concluiu que a anafilaxia fatal, em modelos experimentais com coelhos, é causada por insuficiência cardíaca associada à deficiência na coagulação sanguínea. Ele também sugeriu que a anafilaxia pode ser diagnosticada somente quando a exposição a uma substância previamente tolerada causa graves sinais e sintomas numa nova exposição, o que implica que um certo fator é responsável pelos efeitos deletérios da segunda exposição[3]. Durou cerca de seis décadas até que o papel crucial da imunoglobulina E (imunoglobulina IgE) e dos mastócitos na anafilaxia fosse elucidado, por meio de modelos experimentais[4] e humanos[5].

A maioria dos casos de anafilaxia em humanos foi inicialmente descrita entre aqueles com hipersensibilidade a soro de cavalo, penicilina[6] ou picada de inseto[7], enquanto casos relacionados a alimentos eram raramente descritos há três décadas. Depois, embora fosse já bem conhecido que a adrenalina combatesse eficazmente a reação alérgica[8], foi apenas no início deste século que se estabeleceu que a adrenalina aplicada via intramuscular deveria ser a primeira escolha no tratamento da anafilaxia[9,10].

DEFINIÇÃO

Anafilaxia é definida atualmente como "uma grave reação alérgica de início rápido e que pode causar o óbito"[11-13]. Os sintomas iniciais nos pacientes pediátricos com anafilaxia envolvem principalmente o aparelho respiratório, em detrimento de alterações cardiocirculatórias. A presença de queda na pressão arterial média ou choque não é necessária para que o diagnóstico de anafilaxia seja satisfeito. Atualmente, não mais se recomenda o termo “anafilactoide”[14-16].

O paciente com diagnóstico de anafilaxia é potencialmente submetido a alterações nas atividades cotidianas e comprometimento da qualidade de vida, problemas de ordem psicossocial e ansiedade familiar[17]. O impacto da anafilaxia nos pacientes pediátricos e suas famílias é variável e vai desde mínimas alterações na rotina do paciente até o óbito. Ou ainda a anafilaxia pode passar despercebida se não for reconhecida ou diagnosticada ou se, apesar do diagnóstico, houver negação por parte do paciente e familiares da possibilidade da recorrência da anafilaxia.

Os impactos da anafilaxia podem ser reduzidos por medidas de longo prazo visando à redução do risco de novo episódio anafilático[17-19]. O objetivo dessas medidas é atingir um estágio de mínimo impacto na vida dos pacientes e cuidadores, na medida em que eles estejam esclarecidos dos riscos da anafilaxia, mas conscientes das medidas necessárias para minimizar a exposição a situações de risco e, caso haja falha nessas medidas preventivas, preparados para lidar com um episódio de anafilaxia.

EPIDEMIOLOGIA

A taxa real de ocorrência de anafilaxia na população em geral é desconhecida, principalmente devido à falta de diagnóstico por parte dos pacientes, cuidadores e profissionais da área de saúde. Apesar disso, a anafilaxia não é um evento raro e as ocorrências parecem estar aumentando, embora ocorram variações regionais[20]. A frequência geral de episódios de anafilaxia, segundo dados atuais do Colégio Americano de Alergia, Asma e Imunologia, está entre 0,05-2,0%[20-22]. Dados que devem ser conservadores, visto que os eventos anafiláticos são subestimados e, muitas vezes, não relatados[21].

A frequência de eventos anafiláticos aumentou, nas admissões hospitalares no Reino Unido, cerca de sete vezes em uma década[23]. As razões desse aumento não são claras, mas provavelmente relacionadas a maior incidência das doenças alérgicas, incluindo alergia alimentar, que ocorreu nas últimas três décadas. Diversos fatores afetam a incidência da anafilaxia. Atopia é um fator de risco para muitas causas de anafilaxia, incluindo anafilaxia induzida por alimentos.

Um levantamento de hospitalizações devido à anafilaxia induzida por alimentos na Austrália, de 1995 até 2005, revela uma tendência de aumento geral na anafilaxia, principalmente na faixa etária pediátrica (Figura 25.1).

A distribuição geográfica também influencia na incidência da anafilaxia. No hemisfério norte, os eventos são mais frequentes nas altas latitudes e o reverso é verdadeiro no hemisfério sul, implicando

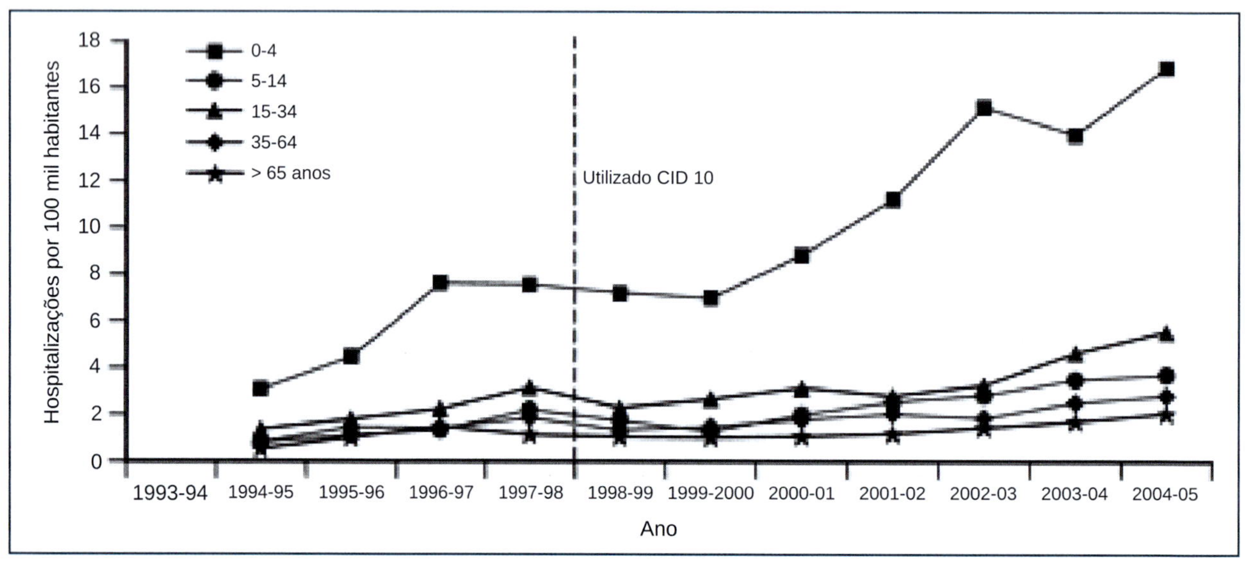

FIGURA 25.1 ***Admissões hospitalares na Austrália devido à anafilaxia induzida por alimentos por grupo etário, de 1993 a 2005.***
Fonte: adaptada de Poulos, *et al.*[114].

um provável papel da exposição à luz solar e dos níveis séricos de vitamina D[24].

Os eventos anafiláticos são mais frequentes em crianças do sexo masculino, mas, na puberdade, o inverso é verdadeiro. Após a menopausa, a incidência se iguala entre os sexos. Até o momento não têm sido descritas diferenças de predisposição racial ou étnica para eventos anafiláticos.

Anafilaxia raramente é considerada causa de morte para efeitos de saúde pública. A mortalidade por anafilaxia é provavelmente subestimada devido à baixa notificação, tendo em vista que muitas vezes não é diagnosticada devido à falta de história detalhada por parte das testemunhas visuais, falta de adequada investigação na cena do óbito, escassez de achados patológicos específicos na necropsia e falta de exames laboratoriais específicos para confirmação diagnóstica[20,25].

MECANISMO DE AÇÃO

O evento básico da anafilaxia é a degranulação dos mastócitos e basófilos. As manifestações clínicas são o resultado da atividade dos mediadores químicos liberados por essas células, como histamina e triptase[26] (Figura 25.2). Esses mediadores não só atuam nos órgãos-alvo, mas também recrutam outros agentes inflamatórios, incluindo o sistema complemento, o sistema de contato e a cascata da coagulação, que podem amplificar e modificar a natureza da fisiopatologia.

Na população pediátrica, o mecanismo fisiopatológico da anafilaxia geralmente envolve a imunoglobulina E (imunoglobulina IgE), receptores de alta afinidade para imunoglobulina IgE (FcεR1), mastócitos, basófilos, liberação de citocinas e mediadores da inflamação, como a histamina e a triptase[27] (Figura 25.3). Outros mecanismos imunológicos também existem, mas são menos frequentes.

Independentemente do mecanismo de ação, os mastócitos e basófilos desempenham um importante papel no início e amplificação da resposta aguda. A ativação da tirosinaquinase e o influxo de cálcio resultam na rápida liberação de mediadores pré-formados em grânulos como a histamina, triptase e carboxipeptidase A3. A ativação da fosfolipase A2, cicloxigenases e lipoxigenases ocasionam a produção de metabólitos do ácido araquidônico, incluindo prostaglandinas e leucotrienos, e a síntese do fator ativador de plaquetas. Adicionalmente, numerosas citocinas e quimiocinas são sintetizadas e liberadas[27] (Figura 25.3).

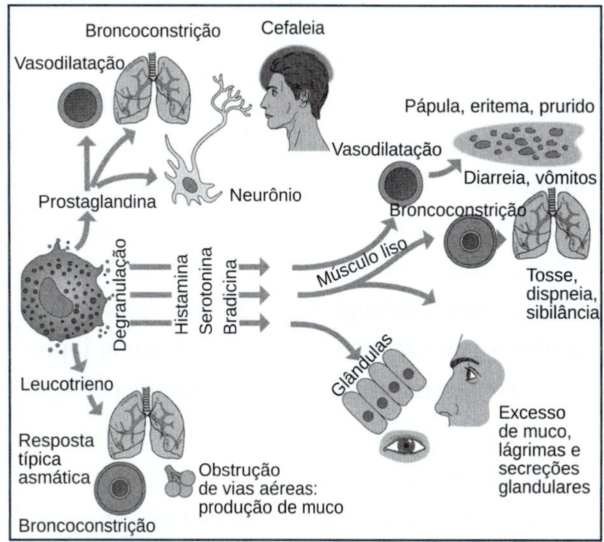

FIGURA 25.2 ***Fisiopatologia da anafilaxia. A degranulação do mastócito e seus efeitos nos diversos órgãos e sistemas.***

Fonte: Sibilano R *et al.*, 2014[26].

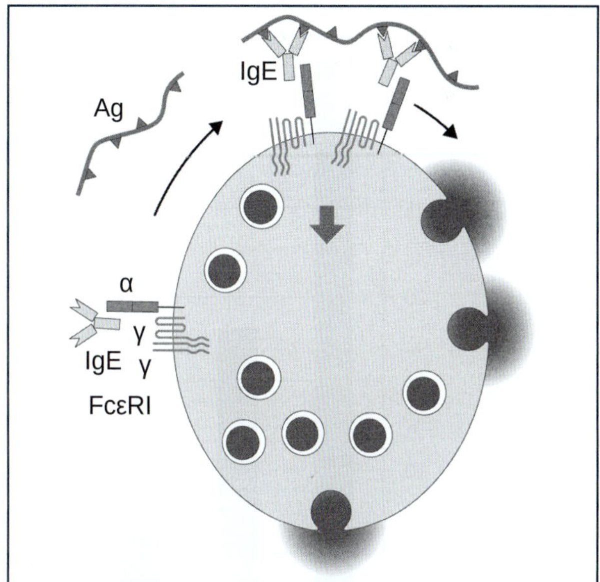

FIGURA 25.3 ***Antígenos ligados a IgE, expostos ao receptor de alta afinidade dos mastócitos (FcεRI), deflagrando a degranulação dos mastócitos e formação de novos mediadores inflamatórios.***

Fonte: adaptada de Parham S, 2009[116].

CAUSAS DE ANAFILAXIA (GATILHOS)

Na população pediátrica, com base em inquéritos e estudos de vigilância, os alimentos são a causa mais frequente de anafilaxia[28]. Amendoim, nozes, mariscos, peixes, leite e ovos são os gatilhos mais frequentes em muitos países (Figura 25.4). Outros desencadeadores incluem ferroada de insetos, como abelhas e vespas, e, mais raramente, saliva de insetos, como mosquitos[29]. Medicamentos envolvidos incluem antibióticos, como penicilinas e cefalosporinas; anti-inflamatórios não esteroides (AINH), como ibuprofeno; agentes antineoplásicos, como L-asparaginase; e gatilhos recentemente descobertos, como loperamida e contaminantes supersulfatados de condroitina na heparina[30,31].

No período perioperatório, a anafilaxia é mais comumente causada por suxametônio e outros bloqueadores/relaxantes neuromusculares, mas qualquer agente por via inalatória, intravenosa ou aplicado topicamente pode ser implicado nesse contexto[32].

Muito embora o látex seja extensamente usado em suprimentos médicos, há atualmente menos ocorrências anafiláticas do que havia nos anos 1990[28], mas ainda é causa frequente de eventos anafiláticos relacionados ao período perioperatório e internações hospitalares, e consequentes ao contato com mamadeiras, chupetas, brinquedos, bexigas e outros materiais que contém látex em sua composição, permanecendo um fator de risco[33,34].

Agentes biológicos, incluindo anticorpos monoclonais (como infliximabe e omalizumabe)[35,36], alérgenos usados em testes cutâneos (especialmente testes intradérmicos), testes de provocação ou imunoterapia alérgeno-específica (imunomodulação) são potenciais gatilhos desencadeadores de anafilaxia.

Vacinas frequentemente desencadeiam anafilaxia, como já extensamente documentado[37], provavelmente devido a excipientes como gelatina, dex-

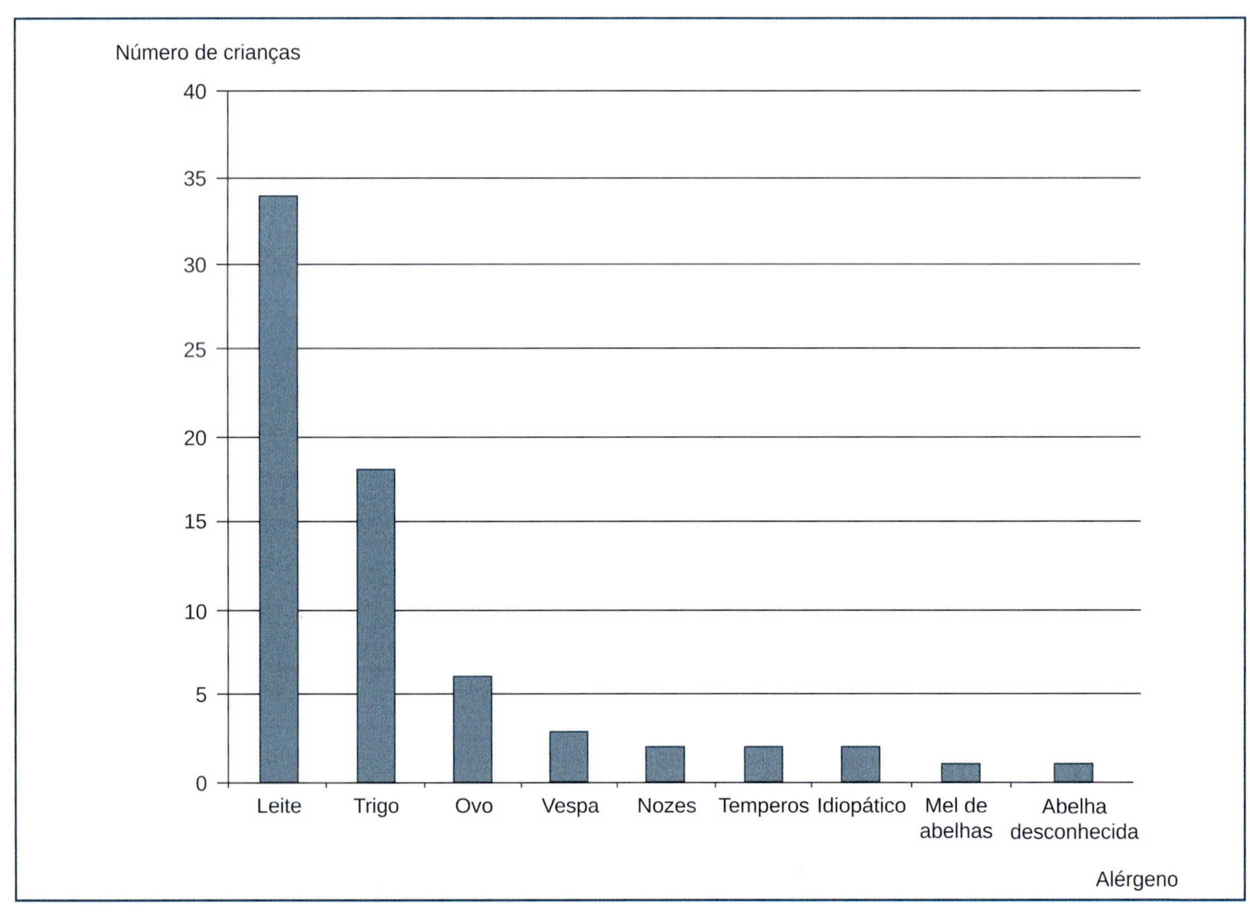

FIGURA 25.4 ***Causas de anafilaxia em crianças.***
Fonte: adaptada de Barzegar, *et al.*[115].

trano, polissorbato-80, proteína do ovo (presente na vacina da influenza e febre amarela) ou antimicrobianos, como neomicina ou polimixina B[37,38].

Na anafilaxia induzida por atividade física, o alimento é um frequente adjuvante. Células imunes sensíveis aos alimentos podem ser relativamente inócuas até que sejam redistribuídas por depósitos no intestino durante o exercício físico. Medicações como os AINH também podem ser gatilhos adjuvantes. Exposição simultânea ao ar frio e água fria também pode ser um gatilho adjuvante, associado à atividade física, ou pode desencadear anafilaxia de modo independente[39,40].

MANIFESTAÇÕES CLÍNICAS

As manifestações cutâneas e subcutâneas são as mais frequentes na anafilaxia e incluem urticária, angioedema, eritema e prurido. Em adultos, uma ou mais dessas manifestações estão presentes em 90% ou mais dos episódios. Em crianças, a incidência de manifestações cutâneas é ligeiramente menor. As manifestações respiratórias, como broncoespasmo, dispneia, estridor e rinite são a segunda em frequência e ocorrem em 40-60% dos casos[28]. Há uma clara associação entre episódios anafiláticos graves e mortalidade quando manifestações respiratórias estão presentes, especialmente em pacientes asmáticos. As manifestações cardiovasculares são as próximas em frequência, incluindo tontura, síncope, arritmia, angina e infarto do miocárdio, tendo-se que hipotensão ocorre em aproximadamente 30-35% dos casos. As manifestações gastrointestinais são quase tão frequentes quanto as cardiovasculares, sendo comuns náusea, vômito, dor abdominal e diarreia, principalmente se o antígeno foi ingerido[41] (Figura 25.5).

O padrão dos sintomas varia com a causa. Na anafilaxia desencadeada por alimentos, os sintomas dominantes são frequentemente respiratórios (edema laríngeo ou broncoespasmo), enquanto, nos casos de ferroada de abelha ou medicamentos intravenosos, os sintomas cardiovasculares predominam (hipotensão ou perda da consciência). Na anafilaxia perioperatória, os sintomas cutâneos ocorrem menos frequentemente, e o colapso cardiovascular é visto mais frequentemente do que em eventos fora da sala cirúrgica[42].

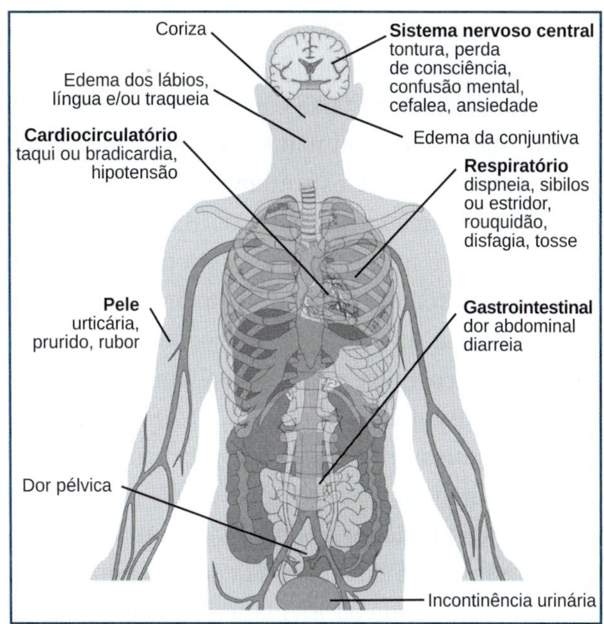

FIGURA 25.5 ***Manifestações clínicas na anafilaxia.***
Fonte: adaptada de <www.medicinenet.com>.

Os sintomas da anafilaxia usualmente se iniciam cerca de 5-30 minutos após a inoculação do antígeno, e cerca de duas horas após a ingestão do mesmo. Entretanto, pode haver um atraso de várias horas após a ingestão do antígeno até o aparecimento dos primeiros sintomas em algumas circunstâncias. Esse atraso tem sido notado mais comumente relacionado a episódios causados pela ingestão de carne vermelha, na qual pode haver o alérgeno alfa-1,3-galactose[43].

Há a percepção de que, quanto mais rápido for o início dos sintomas após a exposição ao alérgeno, mais grave é o evento anafilático[44].

Na população pediátrica, a anafilaxia ocorre mais frequentemente na comunidade do que no ambiente hospitalar, principalmente em casa[28,45]. O diagnóstico depende de uma história clínica bem feita, incluindo antecedentes de exposição à alérgenos e atividades anteriores aos sintomas, além da rápida progressão dos sinais e sintomas. Os sinais e sintomas e órgãos afetados diferem de um indivíduo para o outro, assim como podem diferir no mesmo indivíduo, de um episódio anafilático para outro. É impossível predizer inicialmente se um paciente irá responder prontamente ao tratamento, ir a óbito em minutos ou melhorar espontaneamente devido a mecanismos endógenos compensatórios, como a secreção de adrenalina, angiotensina II e endotelina I[45].

Por uma série de razões, os episódios de anafilaxia tendem a ser subnotificados[21,46]. Muitos episódios de anafilaxia na faixa etária pediátrica são episódios únicos e podem não ser reconhecidos como tal, especialmente se os sintomas forem leves e/ou transitórios. Pacientes dispneicos, disfóricos ou em choque podem não estar aptos para descrever seus sintomas. Sintomas cutâneos, como prurido, e sinais como eritema, urticária ou angioedema são úteis no diagnóstico. Entretanto, o envolvimento cutâneo está ausente ou é ignorado em 10-20% dos episódios anafiláticos[45,46], e pode não ser reconhecido se o prurido não for descrito ou se a pele do paciente não for devidamente examinada. Muitas vezes, a hipotensão não é documentada se não houver um manguito adequado para a idade do paciente ou se a primeira aferição da pressão arterial tiver sido feita após a administração de adrenalina.

Os responsáveis pela criança podem falhar em reconhecer um episódio anafilático se as mesmas forem portadoras de distúrbios neurológicos ou psiquiátricos. Anafilaxia num paciente reconhecidamente asmático, com sintomas respiratórios, pode não ser reconhecida se outros sintomas não forem reconhecidos e valorizados, tais como prurido, urticária ou tontura (sugestiva de choque iminente)[45,46].

O diagnóstico de anafilaxia na faixa etária pediátrica representa um desafio, visto que as crianças muitas vezes não conseguem descrever os sintomas e alguns sinais são difíceis de interpretar porque ocorrem também em crianças saudáveis, como regurgitação e diarreia[47].

MANIFESTAÇÕES CLÍNICAS MENOS COMUNS

Hipotensão sem Outras Manifestações

É exceção às apresentações clássicas da anafilaxia. Provavelmente, a apresentação mais emblemática seja o colapso cardiovascular com choque, que pode ocorrer imediatamente após a exposição ao antígeno e que pode não estar acompanhado de qualquer outra manifestação clínica. Em 5% dos pacientes que apresentam colapso cardiovascular, ocorrem alterações neurológicas como convulsões, espasmos musculares e perda de consciência[45,48].

Anafilaxia em Crianças com Náusea e Prurido no Palato

Tem sido demonstrado que crianças com alergia a alimentos, especialmente aquelas com asma, podem se apresentar inicialmente com sintomas frustros, como náusea e prurido no palato. Mas que podem rapidamente progredir para episódios graves e potencialmente fatais, com envolvimento do trato respiratório[45,48].

Anafilaxia Prolongada e Bifásica

Eventos anafiláticos podem seguir três diferentes padrões. O mais comum é um episódio agudo seguido de rápida resolução. Episódios anafiláticos podem também ser prolongados e protraídos, durando horas. Tal ocorre na alergia a medicamentos quando, após a administração oral, a absorção contínua por horas. E finalmente, pode ocorrer resolução seguida de recorrência, mesmo na ausência de exposição contínua ao antígeno (reação bifásica)[49].

A reação bifásica é caracterizada pela recrudescência dos sintomas, ocorrendo após uma remissão espontânea ou após terapia. É incomum e ocorre mais frequentemente após imunoterapia. A maioria desses episódios aparece cerca de oito horas após a resolução dos sintomas, mas podem reaparecer até cerca de 24 horas depois[45,49].

Anafilaxia com Bradicardia

Classicamente, a manifestação cardiovascular associada à anafilaxia é a taquicardia compensatória, em resposta a efetiva diminuição do volume intravascular. Esse sinal distingue eventos anafiláticos de reações vasodepressoras (vasovagais). Entretanto, constatou-se que eventos anafiláticos também podem se apresentar com bradicardia. Esse efeito não é esperado, entretanto a bradicardia pode ocorrer pela diminuição no enchimento ventricular durante o evento anafilático, que ativa barorreceptores no tecido ventricular e produz atividade vagal reflexa[45,50].

Eventos anafiláticos podem se associar com depressão miocárdica e diminuição no débito cardíaco. Raramente, o vasoespasmo arterial coronariano, na ausência de doença coronariana, pode produzir angina. Durante esses eventos, anormalidades eletrocardiográficas têm sido demonstradas[45,50,51].

Anafilaxia e Síncope

Outra manifestação mais rara de anafilaxia é a síncope. Há relatos após picadas por alguns insetos, anafilaxia induzida por exercícios e pacientes com mastocitose. Esses pacientes perdem a consciência sem apresentar qualquer outro sinal ou sintoma preliminar. Quando a anafilaxia não é reconhecida, essa apresentação clínica comumente induz a erros de avaliação, seguindo-se frequentemente exames neurológicos e cardiovasculares desnecessários[51].

DIAGNÓSTICO

O diagnóstico de anafilaxia é clínico. Assim, é importante uma história clínica detalhada que possa determinar a causa ou tipo de anafilaxia, sempre observando o início súbito, rápida progressão e envolvimento de múltiplos órgãos[45,50]. Em todas as faixas etárias, é altamente sugestivo o diagnóstico de anafilaxia quando qualquer um de três critérios clínicos é satisfeito, como apresentado na Figura 25.6[14].

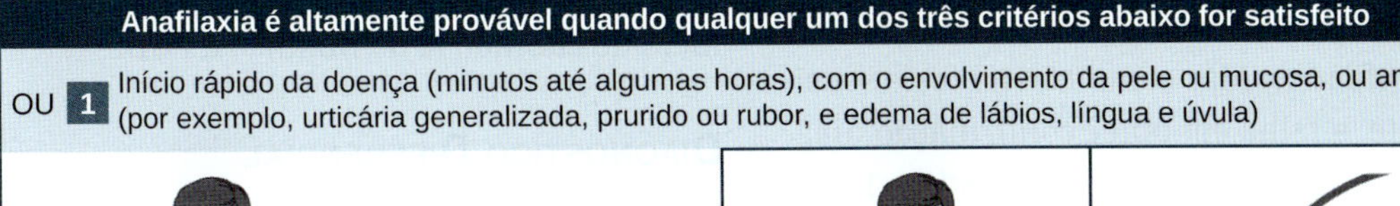

Anafilaxia é altamente provável quando qualquer um dos três critérios abaixo for satisfeito
OU 1 Início rápido da doença (minutos até algumas horas), com o envolvimento da pele ou mucosa, ou ambas (por exemplo, urticária generalizada, prurido ou rubor, e edema de lábios, língua e úvula)

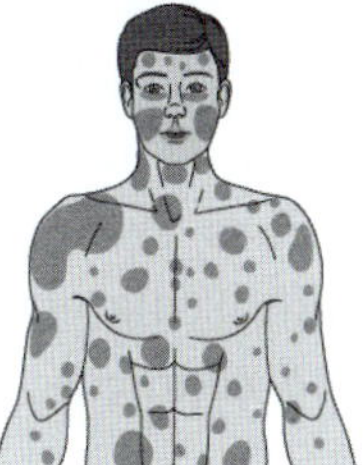

e pelo menos um dos seguintes:

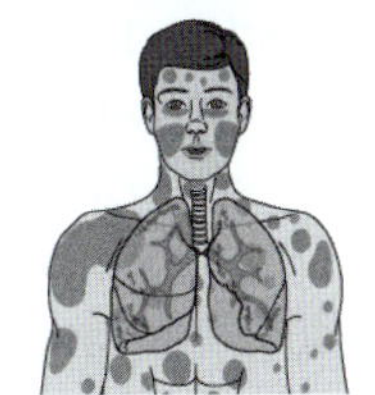

Súbito início de sintomas e sinais respiratórios (por exemplo, dispneia, sibilos, tosse, estridor, hipoxemia)

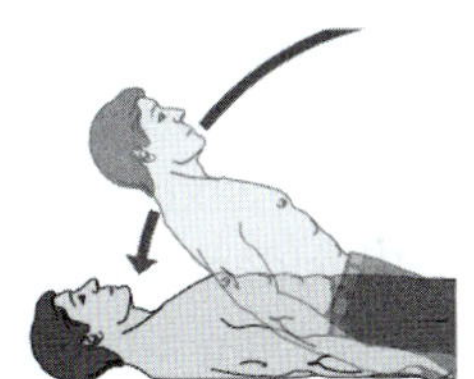

Súbita queda da pressão sanguínea ou sintomas de disfunção de órgãos (por exemplo, dor abdominal, vômitos)

OU 2 Dois ou mais dos seguintes, que ocorrem subitamente após a exposição a um provável alérgeno ou outro gatilho* para o paciente (de minutos até várias horas)

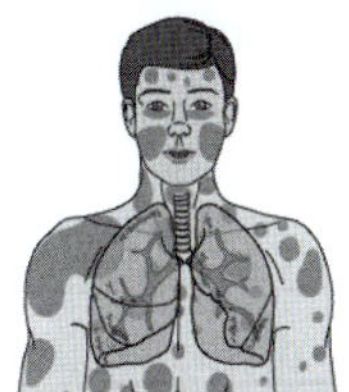

Sintomas e sinais de pele e mucosa súbitos (por exemplo, urticária generalizada, prurido e rubor, e edema de lábios, língua e úvula)

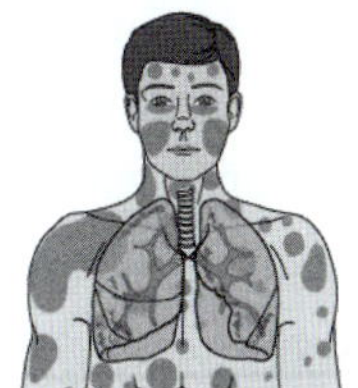

Sintomas e sinais respiratórios súbitos (por exemplo, dispneia, sibilos, tosse, estridor, hipoxemia)

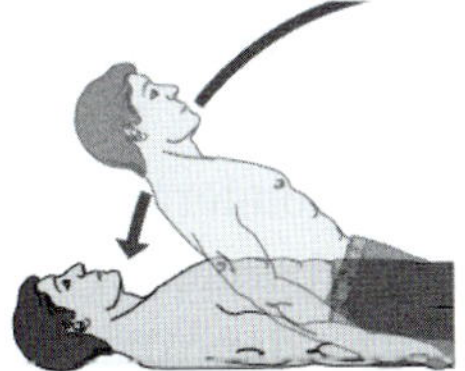

Súbita queda da pressão sanguínea ou sintomas de disfunção de órgãos (por exemplo, dor abdominal, vômitos)

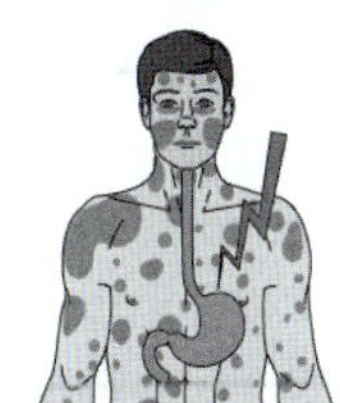

Sintomas gastrointestinais súbitos (por exemplo, dor abdominal, vômitos)

OU 3 Queda na pressão sanguínea após exposição a um alérgeno conhecido† para o paciente (de minutos até várias horas)

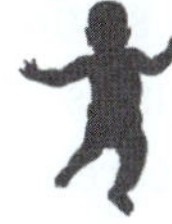

Crianças: baixa pressão sistólica (específica para a idade) ou queda de 30% na pressão sistólica‡

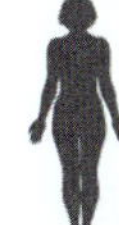

Adultos: pressão sanguínea menor que 90 mmHg ou queda de 30% da pressão basal do indivíduo

* Por exemplo: imunológico, mas IgE-independente ou não imunológico (ativação direta dos mastócitos)
† Por exemplo: após uma picada de inseto, a única manifestação de anafilaxia pode ser a queda da pressão sanguínea; ou, após imunoterapia alergênica, a única manifestação inicial de anafilaxia pode ser urticária generalizada
‡ Para crianças, baixa pressão sistólica é definida como < 70 mmHg desde um mês até um ano de idade; após um ano e até os 10 anos, < (70 mmHg + [2 x idade]); e < 90 mmHg dos 11 até os 17 anos. A frequência cardíaca normal varia de 80-140 bpm de um até dois anos de idade; de 80-120 bpm aos três anos de idade; e varia de 70-115 bpm após os três anos. Em crianças, o comprometimento respiratório é mais provável que hipotensão e choque, e o choque manifesta-se mais provavelmente por taquicardia que por hipotensão

FIGURA 25.6 ***Diagnóstico clínico da anafilaxia. Os três critérios clínicos para o diagnóstico da anafilaxia.***
Fonte: adaptada de Simons *et al.*[116].

A história deve incluir, se possível, o momento exato do início dos sintomas clínicos, sua progressão e tratamentos eventualmente efetuados anteriormente. É fundamental tentar identificar gatilhos que precederam os sintomas, sejam alérgenos, físicos ou idiopáticos. A anafilaxia idiopática tem um quadro típico, quase sempre começando com prurido das palmas das mãos e sola dos pés, progredindo para generalização do prurido e início de eritema, seguindo para sintomas gastrintestinais ou cardiovasculares[(45,50)]. A progressão, entretanto, tende a ser mais lenta que na anafilaxia mediada por imunoglobulina IgE. Testes laboratoriais podem confirmar se o evento é anafilático. Mas como não há teste sensível o suficiente, a falha em obter confirmação diagnóstica laboratorial não exclui o diagnóstico clínico de anafilaxia. É importante mencionar que vários episódios de anafilaxia podem ocorrer sem causa conhecida. A incidência de anafilaxia idiopática em adultos pode ser tão alta quanto 30-40%. Na faixa etária pediátrica, a incidência é bem menor, visto que, na maioria dos eventos, a causa é relacionada a alimentos[(52)].

Diagnóstico Laboratorial

Não há exame laboratorial suficientemente rápido, preciso ou específico para anafilaxia aguda[(53)]. Portanto, o diagnóstico de anafilaxia é preponderantemente clínico. Porém, alguns exames laboratoriais, quando disponíveis, podem ajudar a elucidar o diagnóstico, mesmo que os resultados só estejam disponíveis após o tratamento já instituído, já que não devemos postergá-lo. O exame laboratorial pode ajudar na confirmação da suspeita clínica, alimentar os sistemas de informação em saúde e orientar melhor a família do paciente e o médico alergista após a alta hospitalar.

Triptase e histamina: são, atualmente, os únicos marcadores de anafilaxia aguda disponíveis. Um aumento nos níveis plasmáticos de triptase entre 1-5 horas após o início dos sintomas de uma suspeita de reação de hipersensibilidade caracteriza uma anafilaxia imunoglobulina IgE mediada[(54)]. Em relação à anafilaxia relacionada a alimentos, os níveis plasmáticos de triptase podem não ajudar muito, tendo em vista que os mastócitos da mucosa contêm menos triptase que aqueles dos tecidos conjuntivos e, portanto, quando um antígeno é ingerido, liga-se aos mastócitos da mucosa, liberando menos triptase[(54-56)]. Por outro lado, os níveis plasmáticos de histamina são menos úteis para o diagnóstico, visto que sua elevação após o evento agudo dura apenas cerca de uma hora e a manipulação da amostra de sangue demanda cuidados especiais[(54,57)]. Entretanto, os metabólitos da histamina na urina podem durar até 24 horas e podem ser úteis como marcadores da anafilaxia[(57)].

Testes de ativação de basófilos: novos testes para avaliação da anafilaxia incluem a determinação da expressão de CD63 e CD203 em basófilos ativos (por meio de citometria de fluxo)[(58)] e PGD2[(59)].

Diagnóstico Diferencial

Muitas condições clínicas podem se apresentar com sinais e sintomas sugestivos de anafilaxia, como a reação vasovagal, síndromes eritematosas, doenças respiratórias ou cardiovasculares, intoxicações, distúrbios mastocitários e condições psicogênicas (Quadro 25.1).

Dilemas diagnósticos envolvem urticária generalizada, crise asmática, síncope, ataque de pânico e aspiração de corpo estranho[(60)]. Amendoim e nozes, além de serem conhecidos gatilhos de anafilaxia, também contam por boa parte dos casos de aspiração de corpo estranho[(61)].

O diagnóstico diferencial de anafilaxia também inclui síndromes de excesso de histamina, como, por exemplo, mastocitose sistêmica, urticária pigmentosa ou distúrbios de mastócitos clonais; síndromes pós-prandiais, como intoxicação escombroide e sensibilidade a sulfito ou glutamato sódico; e doenças não orgânicas, como disfunção da corda vocal, síndrome de Münchausen ou síndrome de Münchausen por procuração[(62)]. As chamadas síndromes eritematosas são raras em crianças. Outras entidades, como convulsão, acidente vascular cerebral ou outras formas de choque (hipovolêmico, cardiogênico ou séptico), devem ser consideradas.

As reações vasovagais são provavelmente as condições que mais se confundem com anafilaxia. Essas condições normalmente não estão associadas a urticária e dispneia; a pele está tipicamente fria e pálida e a frequência cardíaca está baixa. Entretanto, bradicardia após um breve período de taquicardia pode ocorrer na anafilaxia também, principalmente relacionada à alergia a venenos inoculados por insetos[63]. Pacientes com defeitos de condução cardíaca ou em uso de medicação simpatolítica podem apresentar bradicardia em vez de taquicardia durante um episódio de anafilaxia.

Síndromes eritematosas devem ser lembradas no diagnóstico diferencial de anafilaxia. Elas podem ser molhadas (associadas com sudorese), como na ingestão de alimentos picantes, ou secas, como no carcinoma metastático. A "resposta de rubor facial ao álcool", algumas vezes um indicador de malignidade, pode se apresentar como eritema, náusea e taquicardia após a ingestão de álcool e deve ser considerada entre os adolescentes. Até 36% da população asiática podem apresentar tal síndrome, predominantemente devido a deficiência geneticamente herdada da enzima aldeído desidrogenase 2[64].

Outras causas que podem se assemelhar à anafilaxia são: embolismo pulmonar, asma, aspiração de corpo estranho, intoxicação aguda, hipoglicemia, síndromes convulsivas e alterações da motilidade das cordas vocais. Mastocitose, angioedema hereditário e distúrbios psiquiátricos, como ansiedade aguda, também podem provocar confusão diagnóstica. Além disso, a anafilaxia tem sido descrita em associação com a síndrome coronária aguda – "síndrome de Kounis"[65]. A síndrome de Kounis foi descrita em 1991, quando Kounis relatou uma síndrome de dor torácica anginosa durante reações de hipersensibilidade.

QUADRO 25.1 *Diagnósticos diferenciais de anafilaxia.*

Dilemas diagnósticos comuns	Síndromes eritematosas
Asma	Síndrome carcinoide
Síncope	Epilepsia autonômica
Ataque de pânico/ansiedade	Carcinoma medular da tireoide
Urticária generalizada aguda	
Aspiração de corpo estranho	**Doenças não orgânicas**
Cardiovascular (infarto do miocárdio,	Disfunção das cordas vocais
trombose pulmonar)	Hiperventilação
Neurológicos (convulsão, acidente	Episódio psicossomático
vascular cerebral)	
Síndromes pós-prandiais	**Choque**
Escromboidose	Hipovolêmico
Glutamato	Cardiogênico
Sulfitos	Séptico
Intoxicação alimentar	Distributivo*
Excesso de histamina endógena	
Mastocitose/distúrbios clonais dos	**Outros**
mastócitos	Angioedema não alérgico
Leucemia basofílica	Angioedema hereditário tipos I, II & III
	Angioedema associado a inibidor de enzima conversora de angiotensina
	Síndrome da perda capilar sistêmica
	Síndrome do homem vermelho (vancomicina)
	Feocromocitoma (resposta paradoxal)

* Outros tipos de choque distributivo que não por anafilaxia.

Tratamento

Anafilaxia é uma emergência médica. O reconhecimento rápido da anafilaxia aguda e a implementação das medidas clínicas primárias e secundárias de prevenção são a chave de um tratamento adequado[45,48,50]. O tratamento e manejo da anafilaxia são pobres em evidências científicas se compararmos com, por exemplo, os pacientes portadores de asma ou rinite alérgica[66]. E deve continuar assim, pois não é razoável realizar estudos randomizados, controlados de comparação de terapêuticas, em pacientes na vigência de um quadro agudo de anafilaxia[67].

Abordagem Sistemática

Um protocolo escrito para o manejo adequado da anafilaxia é fundamental em todas as unidades de saúde (mesmo aquelas com baixo grau de complexidade – como descrito na Figura 25.7). O protocolo deve estar afixado em local visível e deve ser treinado pela equipe periodicamente.

Após o reconhecimento do evento anafilático, o tratamento se inicia com a rápida implementação do protocolo. Remove-se a exposição ao fator desencadeador, se possível (por exemplo, suspende-se qualquer medicação intravenosa que esteja sendo administrada), e avalia-se rapidamente os sistemas circulatório e respiratório, vias aéreas, estado mental e pele, e estima-se o peso corporal. Simultânea e rapidamente, chama-se ajuda, administra-se adrenalina intramuscular na região anterolateral média externa da coxa, e posiciona-se o paciente em decúbito dorsal (ou em outra posição de conforto se houver desconforto respiratório e/ou vômitos), com os membros inferiores elevados. Quando indicado, em qualquer momento, administra-se oxigênio suplementar, insere-se um cateter venoso e administram-se fluidos para expansão intravascular e inicia-se a ressuscitação cardiopulmonar, com compressão torácica sempre que necessário. Em intervalos frequentes e regulares, afere-se a pressão arterial, a frequência e função cardíaca, a respiração, a oxigenação e o eletrocardiograma (quando possível, iniciar monitoração não invasiva)[(45,68,69)].

Adrenalina

A Organização Mundial da Saúde (OMS) classifica a adrenalina como uma medicação essencial no tratamento da anafilaxia. Publicações da Organização Mundial de Alergia (OMA)[(45)] enfatizam a imediata administração de adrenalina como a medicação de primeira linha na anafilaxia[(45,47,48,60,66-71)].

A adrenalina salva vidas devido ao seu efeito vasoconstritor alfa-1 adrenérgico na maioria dos órgãos do corpo (o músculo esquelético é uma exceção importante) e possui a habilidade em prevenir e aliviar a obstrução de vias aéreas causada por edema da mucosa, além de prevenir e tratar hipotensão e choque[(72-76)]. Outras propriedades importantes na anafilaxia incluem as propriedades inotrópicas e cronotrópicas beta-1 adrenérgicas, levando ao aumento da força e frequência cardíacas, além dos efeitos agonistas beta-2 adrenérgicos que reduzem a liberação de mediadores, causando broncodilatação e alívio da urticária[(76)].

As evidências científicas mostram que a imediata administração de adrenalina como tratamento inicial da anafilaxia é mais forte que aquelas em relação ao uso de anti-histamínicos e corticosteroides[(71)]. Essas evidências consistem em estudos observacionais em anafilaxia[(72)]; estudos farmacológicos randomizados e controlados, realizados em pacientes em risco de anafilaxia[(76,78,79)]; estudos em modelos animais de anafilaxia[(78,79)]; estudos *in vitro*[(76,80)]; estudos retrospectivos, incluindo estudos epidemiológicos[(81)]; e estudos de casos fatais[(49,82-84)]. Esses últimos são particularmente convincentes nas evidências sobre a administração imediata de adrenalina na anafilaxia[(60,74-76)]. Por exemplo, em um estudo, somente 14% dentre 164 indivíduos com anafilaxia fatal receberam adrenalina antes da parada cardiorrespiratória[(85)]. O tempo médio para a parada cardiorrespiratória foi de cinco minutos após o diagnóstico ou intervenção terapêutica, 15 minutos após uma picada de inseto e 30 minutos após ingestão de alimentos[(85)].

Dose e Administração de Adrenalina

Diante de um diagnóstico fortemente sugestivo de anafilaxia, a adrenalina deve ser administrada por injeção intramuscular na região mediana anterolateral da coxa, na dose de 0,01 mg/kg de uma solução 1:1000 (1 mg/mL), até um máximo de 0,3 mg em crianças (0,5 mg em adultos)[(45,72,74,76,86)] (Tabela 25.1). O pico de concentração plasmática é atingido rapidamente. Não se deve aplicar adrenalina subcutânea para o tratamento da anafilaxia devido à demora em atingir níveis plasmáticos (Figura 25.8). Dependendo da gravidade do episódio e da resposta à injeção inicial, a dose pode ser repetida a cada cinco 15 minutos, se necessário. A maioria dos pacientes responde rapidamente a uma ou duas doses da correta administração de adrenalina intramuscular, entretanto mais que duas doses são eventualmente necessárias[(87,88)].

A adrenalina é subutilizada no tratamento da anafilaxia[(45,46,85)]. A falha em administrar prontamente a adrenalina está potencialmente associada a casos fatais, encefalopatia hipóxica e/ou isquêmica e anafilaxia bifásica, em que os sintomas podem recrudescer após uma até 72 horas após o desaparecimento dos sintomas iniciais, a despeito de não haver posterior exposição ao fator desencadeante[(87-89)].

A adrenalina intramuscular é o tratamento inicial mais seguro e eficaz para o tratamento da anafilaxia. Porém, em outros cenários clínicos, essa medida terapêutica pode ser ineficaz. Por exemplo, se o choque for iminente ou já está presente, a adrenalina deve ser administrada lentamente por via intravenosa, idealmente com a dose sendo titulada de acordo com a monitoração não invasiva da pressão arterial e frequência cardíaca. Se a parada cardíaca for iminente ou já ocorreu, um *bolus* intravenoso de

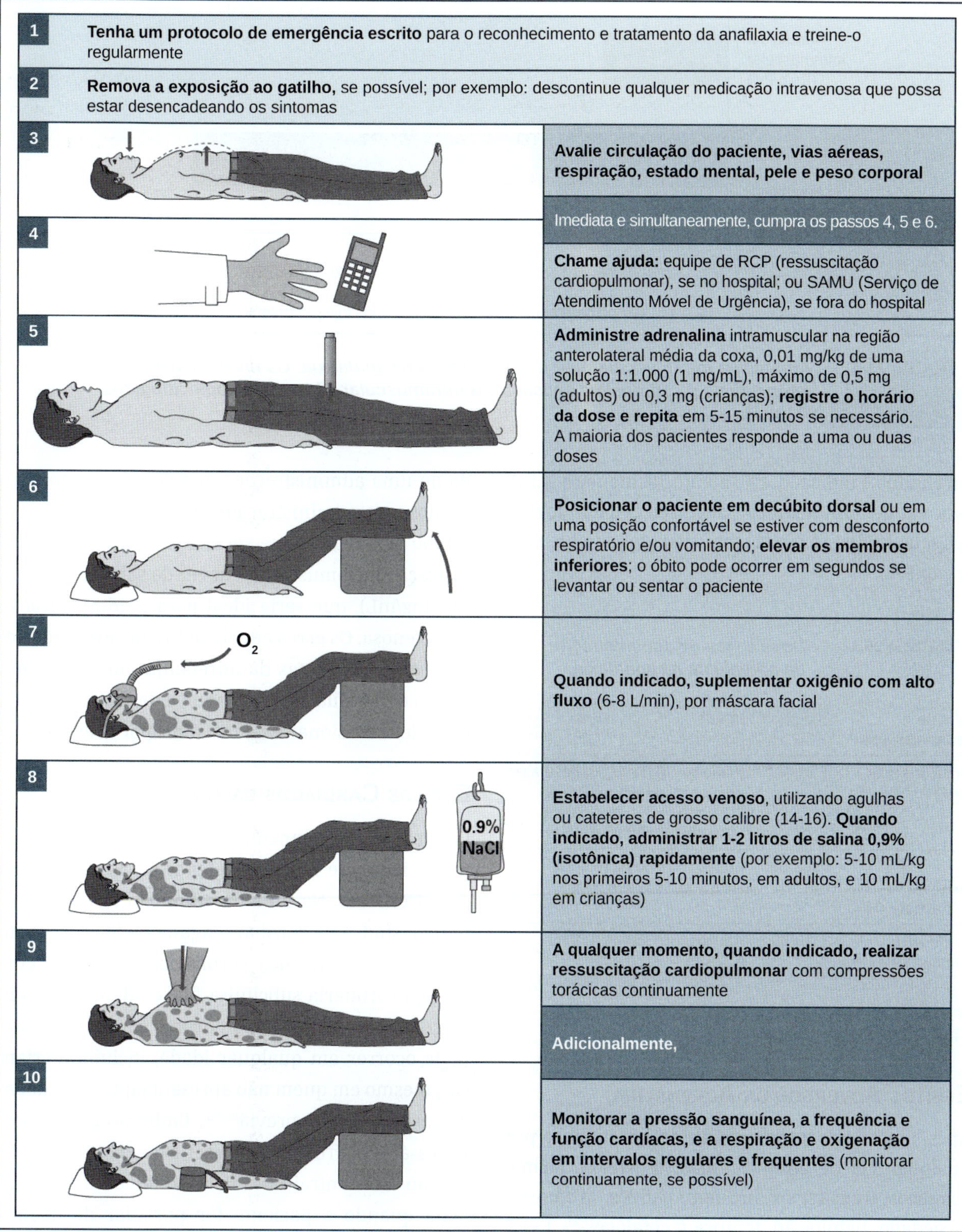

1
Tenha um protocolo de emergência escrito para o reconhecimento e tratamento da anafilaxia e treine-o regularmente
2
Remova a exposição ao gatilho, se possível; por exemplo: descontinue qualquer medicação intravenosa que possa estar desencadeando os sintomas
3
Avalie circulação do paciente, vias aéreas, respiração, estado mental, pele e peso corporal
Imediata e simultaneamente, cumpra os passos 4, 5 e 6.
4
Chame ajuda: equipe de RCP (ressuscitação cardiopulmonar), se no hospital; ou SAMU (Serviço de Atendimento Móvel de Urgência), se fora do hospital
5
Administre adrenalina intramuscular na região anterolateral média da coxa, 0,01 mg/kg de uma solução 1:1.000 (1 mg/mL), máximo de 0,5 mg (adultos) ou 0,3 mg (crianças); registre o horário da dose e repita em 5-15 minutos se necessário. A maioria dos pacientes responde a uma ou duas doses
6
Posicionar o paciente em decúbito dorsal ou em uma posição confortável se estiver com desconforto respiratório e/ou vomitando; elevar os membros inferiores; o óbito pode ocorrer em segundos se levantar ou sentar o paciente
7
O2
Quando indicado, suplementar oxigênio com alto fluxo (6-8 L/min), por máscara facial
8
0.9%
NaCl
Estabelecer acesso venoso, utilizando agulhas ou cateteres de grosso calibre (14-16). Quando indicado, administrar 1-2 litros de salina 0,9% (isotônica) rapidamente (por exemplo: 5-10 mL/kg nos primeiros 5-10 minutos, em adultos, e 10 mL/kg em crianças)
9
A qualquer momento, quando indicado, realizar ressuscitação cardiopulmonar com compressões torácicas continuamente
Adicionalmente,
10
Monitorar a pressão sanguínea, a frequência e função cardíacas, e a respiração e oxigenação em intervalos regulares e frequentes (monitorar continuamente, se possível)

FIGURA 25.7 ***Tratamento da anafilaxia. Esta Figura resume o tratamento inicial da anafilaxia, que é relativamente fácil e barato para implementação em qualquer unidade de saúde. Os passos 4, 5 e 6 devem ser realizados pronta e simultaneamente, assim que a anafilaxia for diagnosticada. As diretrizes recomendam iniciar a ressuscitação cardiopulmonar somente com compressão torácica, para depois iniciar as ventilações de resgate. Se minutos preciosos forem perdidos para iniciar o tratamento da anafilaxia, o manejo subsequente pode se tornar difícil[45].***

Fonte: adaptada de Simons *et al.*[116].

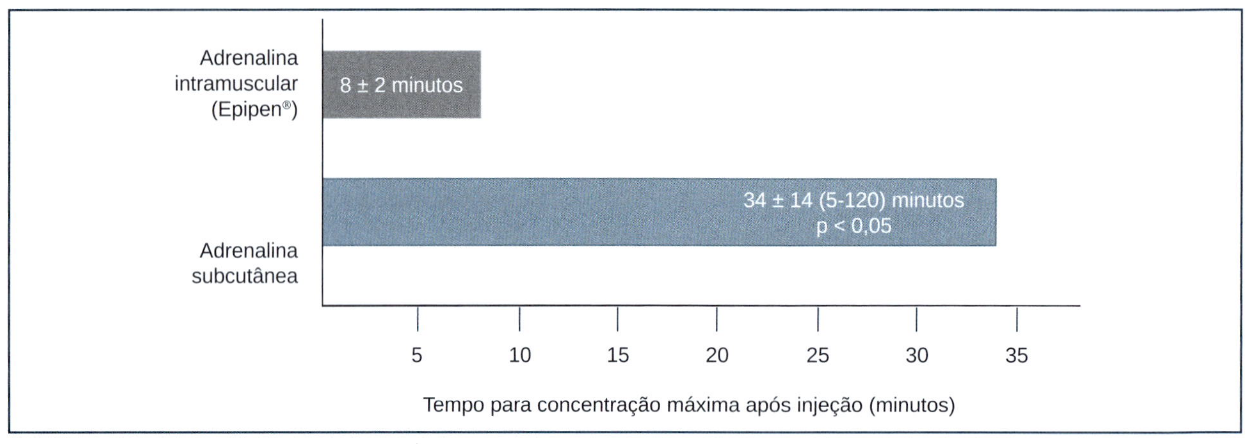

FIGURA 25.8 ***Adrenalina intramuscular* versus *subcutânea na anafilaxia. Os níveis plasmáticos terapêuticos da adrenalina aplicada via intramuscular são rapidamente atingidos.***
Fonte: adaptada de Simons[117].

adrenalina é indicado. Entretanto, de maneira geral, essa via de administração deve ser evitada devido aos seus efeitos adversos, como listados adiante neste capítulo.

TABELA 25.1 ***Dose e vias de administração da adrenalina na anafilaxia.***

Via de administração	Diluição	Idade	Dose
Intramuscular (IM)	1:1.000	12 anos e adultos 6-12 anos < 6 anos	0,01 mg/kg/dose até • 500 µg (0,5 mL) • 300 µg (0,2 mL) • 150 µg (0,15 mL)
Intravenosa (EV) ou Intraóssea (IC)	1:10.000	Adultos Crianças	• 50 µg (0,5 mL) • 1 µg/kg/dose
Adrenalina autoaplicável	1:1000	Adultos 10-25 kg > 25 kg	• 300 µg (0,3 mL) • 150 µg (0,15 mL) • 300 µg (0,3 mL)

Fonte: adaptada de Projeto Diretrizes AMB e CFM – Anafilaxia: Tratamento 2011.

Efeitos Adversos da Adrenalina

Após uma dose recomendada de adrenalina, por qualquer via de administração, os efeitos farmacológicos transitórios incluem palidez, tremores, ansiedade, palpitação, tontura e cefaleia[71,90]. Esses sintomas indicam que uma dose terapêutica foi atingida. Efeitos adversos graves, como arritmias ventriculares, crise hipertensiva e edema pulmonar, podem ocorrer após uma *overdose* de adrenalina. Normalmente, esses efeitos são relatados após uma administração intravenosa de adrenalina. Por exemplo, após uma infusão intravenosa muito rápida ou uma administração em *bolus*. Ou então, erro de dose na administração intravenosa da solução 1:1000 (1 mg/mL), que seria adequada para administração intramuscular, em vez da solução 1:10.000 (0,1 mg/mL), que seria ideal para a administração intravenosa. Os erros envolvendo a dose e via de administração corretas da adrenalina no tratamento inicial da anafilaxia, do choque e da parada cardíaca podem ocasionar eventos fatais por *overdose*[91].

Efeitos Cardíacos da Adrenalina

Como dito anteriormente, o coração é um órgão que potencialmente reage aos efeitos da administração da adrenalina. Na falta da administração de adrenalina, síndrome coronária aguda pode ocorrer em pacientes com doença coronária e naqueles cuja doença coronária subclínica fica evidente após um episódio anafilático[92,93]. Síndrome coronária aguda pode ocorrer em qualquer idade, incluindo crianças, mesmo em quem não apresenta qualquer doença cardiovascular prévia[92,93]. Embora atenção seja necessária e erros precisem ser evitados, a adrenalina não está contraindicada no tratamento da anafilaxia quando o paciente for portador de doença cardiovascular conhecida ou suspeita[93], embora a atenção seja necessária. Apesar de seu efeito beta-1 adrenérgico, a adrenalina na realidade aumenta o fluxo sanguíneo coronariano devido ao aumento na contratilidade miocárdica e na duração da diástole relativamente à sístole[94]. As preocupações sobre os efeitos adversos da adrenalina, portanto, precisam ser mais bem avaliadas, pois o risco de falência cardíaca na anafilaxia não tratada se sobrepõe[76,79,94].

Posicionamento do Paciente

Pacientes com anafilaxia não devem ser subitamente sentados, levantados ou colocados de pé. Ao contrário, devem ser deitados em decúbito dorsal com os membros inferiores elevados ou, se houver desconforto respiratório ou vômitos, devem ser colocados em posição confortável, mas com as extremidades inferiores elevadas. Tal procedimento tem por objetivos: 1) aumentar o retorno venoso (importante no choque distributivo); 2) prevenção da síndrome da veia cava vazia/ventrículo vazio, que pode ocorrer dentro de segundos quando pacientes com anafilaxia são colocados em posição supina. Pacientes com essa síndrome têm alta probabilidade de morte súbita. Além disso, podem não responder à administração da adrenalina, não importa a via de administração, pois a mesma não chega ao coração e, portanto, não consegue circular pelo corpo e promover seus efeitos terapêuticos[95].

Tratamento do Desconforto Respiratório

Para todos os pacientes com desconforto respiratório ou que estão recebendo múltiplas doses de adrenalina, deve-se suplementar oxigênio através de máscara facial ou por via orofaríngea. Também deve ser considerada a suplementação para qualquer paciente com anafilaxia que seja asmático ou portador de outra doença respiratória crônica ou cardiovascular[45,96]. A monitoração contínua da oximetria de pulso é desejável.

Tratamento da Hipotensão e Choque

Durante a anafilaxia, grandes volumes de fluidos potencialmente deixam a circulação do paciente e extravasam para o tecido intersticial, portanto a rápida infusão de solução salina 0,9% (isotônica) deve ser iniciada o mais precocemente possível, assim que o choque for reconhecido. O volume administrado e a velocidade de infusão devem ser regulados de acordo com os parâmetros monitorados, como a pressão arterial, frequência e função cardíacas, diurese. Todos os pacientes devem ser assistidos por equipe profissional habilitada, preferencialmente em ambiente de terapia intensiva.

Medicações de Segunda Linha

Embora a adrenalina seja um consenso como tratamento de primeira linha na anafilaxia, os protocolos e artigos publicados até o momento diferem em relação às recomendações para as medicações de segunda linha, como anti-histamínicos, agonistas beta-2 adrenérgicos e glicocorticoides. As evidências médicas para o uso dessas medicações no tratamento da anafilaxia, incluindo dosagem, baseiam-se na extrapolação do uso delas em outras doenças, como a urticária (anti-histamínicos) ou asma (agonistas beta-2 adrenérgicos). Há uma preocupação crescente com o fato de a administração de uma ou duas medicações de segunda linha poder potencialmente atrasar a administração da adrenalina, o tratamento de primeira escolha[71,79,94].

Anti-histamínicos H1

Na anafilaxia, os anti-histamínicos H1 aliviam o prurido, urticária, eritema, angioedema e os sintomas nasais e oculares, muito embora não devam ser substitutos da adrenalina porque não evitam o óbito, pois não previnem nem aliviam a obstrução de vias aéreas superiores, hipotensão ou choque[71]. Alguns protocolos não recomendam o uso de anti-histamínicos no tratamento da anafilaxia[60], devido à falta de evidências em ensaios randomizados controlados. Outros protocolos recomendam diversos anti-histamínicos em diferentes dosagens e vias intravenosas ou orais[97]. Em uma revisão sistemática da Cochrane, nenhuma evidência de alta qualidade foi encontrada em ensaios randomizados controlados que justifiquem o uso de anti-histamínicos H1 no tratamento da anafilaxia[98]. Há preocupações sobre seu lento início de ação relativamente ao da adrenalina, e sobre os potenciais efeitos deletérios sobre o sistema nervoso central, como, por exemplo, sonolência e prejuízo cognitivo causados pelos anti-histamínicos H1 de primeira geração em doses habituais[45,71].

Agonistas beta-2 adrenérgicos

Extrapolando o seu uso na asma aguda, os agonistas beta-2 adrenérgicos seletivos, como o salbutamol, são muitas vezes usados na anafilaxia como tratamento adjuvante para broncoespamo, tosse e dispneia. Embora sejam úteis para aliviar os sintomas das vias aéreas inferiores, essas medicações não podem substituir a adrenalina porque têm um efeito mínimo vasoconstritor (agonista alfa-1 adrenérgico) e não previnem ou aliviam edema laríngeo e obstrução de vias aéreas superiores, hipotensão ou choque[45,76,99].

Glicocorticoides

Extrapolando o seu uso na asma aguda, os glicocorticoides têm sido empregados na anafilaxia, embora seu início de ação seja lento, levando várias horas para apresentar efeitos sistêmicos. Potencialmente, eles podem evitar os sintomas da anafilaxia prolongada e prevenir a anafilaxia bifásica, muito embora não existam provas científicas. Uma revisão sistemática da Cochrane falhou em mostrar qualquer evidência em ensaios randomizados controlados em confirmar a eficiência de glicocorticoides no tratamento da anafilaxia, e levantou questões sobre seu uso inapropriado como medicação de primeira linha no lugar da adrenalina[100].

Anti-histamínicos H2

Um anti-histamínico H2 administrado concomitantemente a um anti-histamínico H1 pode potencialmente contribuir para a diminuição de rubor, cefaleia e outros sintomas[101]. Entretanto, os anti-histamínicos H2 são recomendados por apenas algumas diretrizes de anafilaxia. Há relatos em que a rápida administração de cimetidina está ligada ao aumento da hipotensão[70]. Há relatos de anafilaxia à ranitidina[102]. Embora haja estudos sobre o uso de anti-histamínicos H2 na anafilaxia, não há evidências de ensaios randomizados controlados, sem problemas metodológicos, que suportem seu uso na anafilaxia (Tabela 25.2)[101,103].

TRATAMENTO DA ANAFILAXIA REFRATÁRIA

Uma minoria de pacientes não responde ao tratamento inicial padrão da anafilaxia, com administração intramuscular de adrenalina; posicionamento em decúbito dorsal, com as extremidades inferiores elevadas; suplementação de oxigênio; ressuscitação fluídica intravenosa; e medicações de segunda linha. Esses pacientes, se possível, devem ser transferidos para unidades de terapia intensiva[45,103], onde há recursos humanos treinados no manejo de pacientes criticamente enfermos, além de equipamentos adequados para monitoração não invasiva contínua das funções vitais, promoção de ventilação pulmonar mecânica e manejo adequado do choque com medicações vasoativas em infusão contínua através de bombas de infusão; enfim, condições para melhorar o desfecho desse paciente[103].

Pessoal médico e paramédico que atua em áreas onde esse nível de complexidade não está disponível, deveria, se possível, receber treinamento para o manejo da anafilaxia refratária ao tratamento padrão inicial acima descrito. Idealmente, deveria receber treinamento em emergências médicas, incluindo ressuscitação cardiopulmonar[45].

Intubação Traqueal

Quando a intubação está indicada num paciente com anafilaxia, ela deve ser realizada pelo profissional disponível mais qualificado da unidade, porque pode ser difícil inserir o tubo intratraqueal em

TABELA 25.2 *Medicações de segunda linha (adjuvantes) na anafilaxia.*

Droga	Via de administração	Idade	Dose
Difenidramina	IV, IM ou VO	Adultos Crianças	• 25-50 mg • 0,5-1 mg/kg
Prometazina	IM e IV em casos graves	Adultos > 2 anos*	• 50 mg • 0,5 mg/kg/dose máx. 10 kg
Hidrocortisona	IM ou IV	Adultos e < 12 anos 6-12 anos 6 meses-6 anos < 6 meses	• 200 mg • 100 mg • 50 mg • 25 mg
Metilprednisona	IV	Adultos e crianças	• 1-2 mg/kg/dose máx. 60-80 mg
Prednisona	VO	Crianças e adultos	• 1-2 mg/kg/dose máx. 60-80 mg

* Não usar em < 2 anos pelo risco de depressão respiratória.
Fonte: adaptada de Projeto Diretrizes AMB e CFM – Anafilaxia: Tratamento 2011.

uma via aérea em que a mucosa pode apresentar sinais de edema e excesso de secreções, que podem dificultar a visualização da laringe, outros pontos anatômicos de referência e estruturas das vias aéreas superiores. O paciente deve ser pré-oxigenado durante três a quatro minutos antes da intubação traqueal. Quando a ventilação pulmonar mecânica não estiver disponível (por exemplo, unidades básicas de saúde), tentativas de ventilação com máscara e balão com reservatório autoinflável e oxigênio suplementar são frequentemente bem-sucedidas até o socorro adequado ser providenciado[(104)].

Vasopressores Intravenosos

Os pacientes com hipotensão e choque refratário ao tratamento inicial devem receber adrenalina intravenosa e, eventualmente, um vasopressor intravenoso adicional ou outra medicação adjuvante. Embora existam recomendações de doses iniciais, não há nenhuma recomendação estabelecida de doses para o tratamento da anafilaxia com essas medicações, porque a dose deve ser titulada de acordo com a resposta clínica, seguindo os parâmetros monitorados e observando o aparecimento de efeitos colaterais[(105)].

Medicações vasopressoras, suprimentos e equipamentos médicos, além de habilidade para lidar com os mesmos e monitorar os pacientes que recebem esses cuidados, não estão universalmente disponíveis. Mesmo em condições ideais, a taxa de mortalidade de pacientes recebendo esse nível de tratamento intensivo é alta. Erros de dose relacionados à administração dos vasopressores podem ocasionar arritmia ventricular, crise hipertensiva e edema pulmonar, e podem ser fatais, principalmente quando um agente vasopressor não é administrado por uma bomba de infusão e/ou não há contínua monitoração da pressão arterial, frequência e função cardíacas, e oximetria de pulso para guiar a titulação da infusão das medicações[(105)].

O glucagon, um polipeptídeo com efeitos cardíacos cronotrópicos e inotrópicos não dependentes da catecolamina, é algumas vezes necessário em pacientes que recebem bloqueadores beta-adrenérgicos, que apresentam hipotensão e bradicardia, e que não respondam adequadamente à administração de adrenalina[(106)]. Agentes anticolinérgicos são algumas vezes necessários em pacientes betabloqueados; por exemplo, atropina, naqueles com bradicardia persistente, ou ipratrópio, naqueles com broncoespasmo resistente à adrenalina[(96)].

Duração da Monitorização em Ambiente Hospitalar

A anafilaxia de longa duração é incomum, mas pode durar dias. A anafilaxia bifásica ocorre em 23% dos adultos e em até 11% em crianças[(49,88,103)]. Após o desaparecimento dos sintomas, a duração da monitoração e supervisão médica deve ser individualizada. Por exemplo, pacientes com comprometimento cardiovascular ou respiratório moderados devem ser monitorados por pelo menos quatro horas até, se indicado, oito a 10 horas ou mais; enquanto pacientes com anafilaxia grave ou prolongada podem requerer monitoração e intervenções por mais dias. Na realidade, as condições locais, como disponibilidade de leitos e de recursos humanos habilitados, frequentemente determinam a duração da monitoração que é possível[(103)].

MANEJO PÓS-ALTA

Após uma internação devido a episódio agudo de anafilaxia, o paciente e sua família devem ser devidamente orientados e educados para evitar um novo episódio anafilático e suas consequências. Basicamente essas orientações estão descritas no círculo da Figura 25.9.

Educação e Treinamento

O paciente deve ser educado para lidar com situações de emergência e informar às pessoas mais próximas da família, escola e trabalho sobre sua condição especial. Os familiares, professores e eventuais cuidadores devem ser treinados para injetar adrenalina intramuscular através de dispositivos autoinjetores disponíveis no mercado, que ativam uma dose padrão de acordo com a idade do paciente[(107)]. Caso não houver disponibilidade ou for financeiramente inviável para o paciente, uma seringa comum com uma dose calculada para o peso do paciente deve estar disponível.

O paciente pediátrico com diagnóstico de anafilaxia deve ter um plano escrito de emergência que deve carregar consigo com orientações sobre a administração da adrenalina e números de telefone para serem chamados (familiares, médico e hospi-

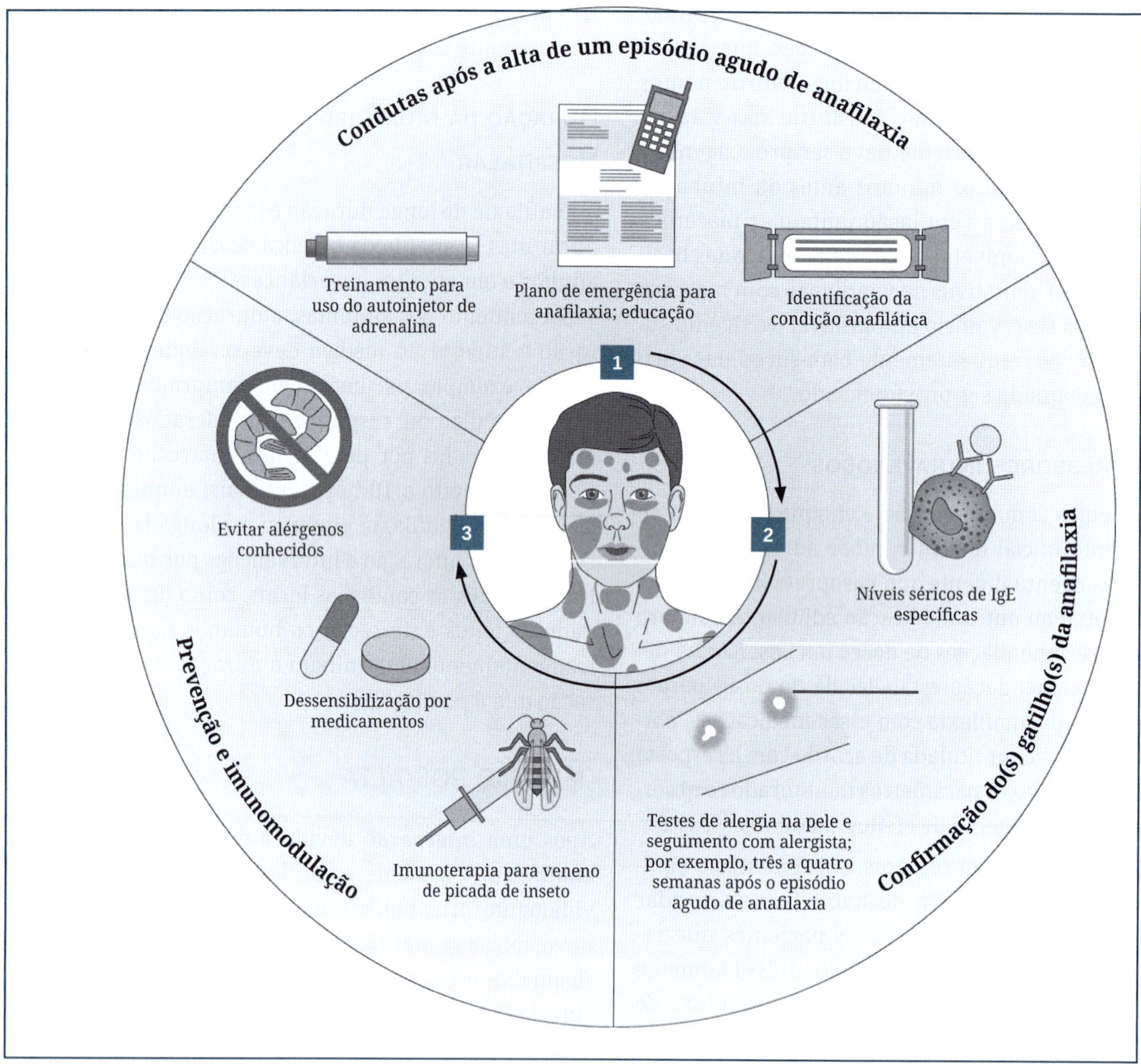

FIGURA 25.9 ***Manejo pós-alta do paciente. O painel 1 descreve logo após a alta de um episódio agudo de anafilaxia. O painel 2 refere-se à pesquisa do gatilhos da anafilaxia e devem ser realizados de três a quatro semanas após a alta. O painel 3 mostra as medidas de longo prazo a serem adotadas pelo paciente com histórico de anafilaxia. Por exemplo, evitar alimentos desencadeantes, tratamento com medicações ou imunomodulação.***

Fonte: adaptada de Simons *et al.*[116].

tal). Ele deve portar um bracelete ou outra forma de identificação indicando sua condição clínica.

Confirmação dos Gatilhos e Prevenção de Recorrências

Após a alta de um episódio de anafilaxia, o paciente deve ser referenciado a um médico especialista – alergista pediátrico –, que deverá fazer a investigação dos possíveis agentes desencadeadores (gatilhos) da anafilaxia. Deve-se pesquisar os níveis séricos de imunoglobulina IgE específica circulante e/ou realizar testes cutâneos (*prick-test*). Os testes cutâneos intradérmicos são úteis na investigação de anafilaxia induzida por picadas de insetos e alguns medicamentos, como os antibióticos betalactâmicos[108,109]. Testes cutâneos e dosagens de imunoglobulina IgE específicas negativos tem um alto valor preditivo negativo. Entretanto, testes positivos têm um valor preditivo positivo menor, porque a sensibilização alérgica sem sintomas é generalizada na população[110].

Dessa forma, previne-se a recorrência da anafilaxia, seja pela identificação do gatilho e a consequente exclusão dos alérgenos da vida do paciente, seja por tratamento por imunomodulação, que já está bem estabelecido em algumas situações, como no caso de picada de insetos[111]. Há um aumento nas recomendações para o uso da imunomodulação na anafilaxia desencadeada por alimentos[112].

O controle de doenças associadas é fundamental para evitar a recorrência da anafilaxia. Assim, pacientes portadores de asma, doenças cardiovasculares, mastocitose, desordens clonais dos mastócitos e outras doenças que coloquem o paciente em alto risco para episódios anafiláticos devem receber tratamento e controle clínico adequados.

Seguimento Ambulatorial de Longo Prazo

Para os pacientes em risco de recorrência da anafilaxia, visitas periódicas ao médico devem ser providenciadas, para revisar os conceitos e a técnica correta da aplicação da adrenalina intramuscular e discutir as maneiras de se evitar os gatilhos desencadeadores da anafilaxia individualmente. Eventualmente, deve-se ajustar a dose de medicamentos ou considerar a imunomodulação quando for pertinente e auxiliar os pacientes a controlarem adequadamente as doenças associadas, como asma, por exemplo.

Dessa forma, com constante vigilância, educação e seguimento clínico periódico, os pacientes podem melhorar sua condição de vida, diminuindo substancialmente a probabilidade de um novo episódio anafilático[113].

Referências

1. Ring J, Behrendt H. Anaphylaxis and anaphylactoid reactions. Clin Rev Allergy Immunol. 1999;17:387-99.
2. Portier MM, Richet C. De l'action anaphylactique de certains venims. Comptes Rendus des Seances Mem Soc Biol. 1902;54:170-2.
3. Auer J. Lethal cardiac anaphylaxis in the rabbit: fourth communication. J Exp Med. 1911;14:476-96.
4. Mota I. Passive cutaneous anaphylaxis induced with mast cell-sensitizing antibody. The role of histamine and 5-hydroxytryptamine. Life Sci. 1963;12:917-27.
5. Stanworth DR. Reagins. Br Med Bull. 1963;19:235-40.
6. Fellner MJ, Baer RL. Immunologic studies in a patient sensitive to tetracycline and penicillin. Arch Klin Exp Dermatol. 1966;224:157-67.
7. Peck GA. Insect sting anaphylaxis. Calif Med. 1963;99: 166-72.
8. Keeney EL. Histamine and the antihistaminic drugs. Calif Med. 1950;72:377-89.
9. Joint Task Force on Practice Parameters; et al. The diagnosis and management of anaphylaxis: an updated practice parameter. J Allergy Clin Immunol. 2005; 115:S483-523.
10. Sampson HA, Munoz-Furlong A, et al. Second symposium on the definition and management of anaphylaxis: summary report – second National Institute of Allergy and Infectious Disease, Food Allergy and Anaphylaxis Network symposium. Ann Emerg Med. 2006;47:373-80.
11. Johansson SGO, Bieber T, Dahl R, Friedmann PS, Lanier BQ, Lockey RF, et al. Revised nomenclature for allergy for global use: Report of the Nomenclature Review Committee of the World Allergy Organization, October 2003. J Allergy Clin Immunol. 2004;113:832-6.
12. Sampson HA, Munoz-Furlong A, Campbell RL, Adkinson NF Jr, Bock SA, Branum A, et al. Second symposium on the definition and management of anaphylaxis: summary report: Second National Institute of Allergy and Infectious Disease/Food Allergy and Anaphylaxis Network Symposium. J Allergy Clin Immunol. 2006;117:391-7.
13. Simons FER, for the World Allergy Organization. World Allergy Organization survey on global availability of essentials for the assessment and management of anaphylaxis by allergy/immunology specialists in healthcare settings. Ann Allergy Asthma Immunol. 2010;104:405-12.
14. Sampson HA, Munoz-Furlong A, Campbell RL, et al. Second symposium on the definition and management of anaphylaxis: summary report: Second National Institute of Allergy and Infectious Disease/Food Allergy and Anaphylaxis Network symposium. J Allergy Clin Immunol. 2006;117:391-7.
15. Simons FER. Anaphylaxis. 2008 Mini-primer on allergic and immunologic diseases. J Allergy Clin Immunol. 2008;121:S402-7.
16. Simons FER. Anaphylaxis, killer allergy: long-term management in the community. J Allergy Clin Immunol. 2006;117:367-77.
17. Akeson N, Worth A, Sheikh A. The psychosocial impact of anaphylaxis on young people and their parents. Clin Exp Allergy. 2007;37:1213-20.
18. Monga S, Manassis K. Treating anxiety in children with life-threatening anaphylactic conditions. J Am Acad Child Adolesc Psychiatry. 2006;45:1007-10.

19. Greenhawt MJ, Singer AM, Baptist AP. Food allergy and food allergy attitudes among college students. J Allergy Clin Immunol. 2009;124:323-7.
20. Tejedor Alonso MA, Moro Moro M, Múgica García MV. Epidemiology of anaphylaxis. Clin Exp Allergy. 2014 Dec 15. doi: 10.1111/cea.
21. Lieberman P, Camargo CA Jr, Bohlke K, et al. Epidemiology of anaphylaxis: findings of the American College of Allergy, Asthma and Immunology Epidemiology of Anaphylaxis Working Group. Ann Allergy Asthma Immunol. 2006;97:596-602.
22. Simons FER, Sampson HA. Anaphylaxis epidemic: fact or fiction? J Allergy Clin Immunol. 2008;122:1166-8.
23. Sheikh A, Hippisley-Cox J, Newton J, et al. Trends in national incidence, lifetime prevalence and adrenaline prescribing for anaphylaxis in England. J R Soc Med. 2008;101:139-43.
24. Hoyos-Bachiloglu R, Morales PS, et al. Higher latitude and lower solar radiation influence on anaphylaxis in Chilean children. Pediatr Allergy Immunol. 2014;25:338-43.
25. Jerschow E, Lin RY, Scaperotti MM, McGinn AP. Fatal anaphylaxis in the United States, 1999-2010: Temporal patterns and demographic associations. J Allergy Clin Immunol. 2014;134(6):1318-28.
26. Sibilano R, Frossi B, Pucillo CE. Mast cell activation: a complex interplay of positive and negative signaling pathways. Eur J Immunol. 2014;44(9):2558-66.
27. Peavy RD, Metcalf DD. Understanding the mechanisms of anaphylaxis. Curr Opin Allergy Clin Immunol. 2008;8:310-5.
28. Dibs SD, Baker MD. Anaphylaxis in children: a 5-year experience. Pediatrics. 1997;99:E7.
29. Golden DB. New directions in diagnostic evaluation of insect allergy. Curr Opin Allergy Immunol. 2014;14(4):334-9.
30. Ensina LF, de Lacerda AE, et al. Drug-induced anaphylaxis in children: Nonsteroidal anti-inflamatory drugs and drug provocation test. J Allergy Clin Immunol Pract. 2014;2(6):825.
31. National Clinical Guideline Centre (UK). Drug Allergy: Diagnosis and Management of Drug Allergy in Adults, Children and Young People. London: National Institute for Health and Care Excellence (UK); 2014 Sep.
32. Mertes PM, Volcheck GW. Anaphylaxis to Neuromuscular-blocking Drugs: All Neuromuscular-blocking Drugs Are Not the Same. Anesthesiology. 2015;122(1):5-7.
33. Kimata H. Latex allergy in infants younger than 1 year. Clin Exp Allergy. 2004;34:1910-5.
34. Levy DA, Leynadier F. Latex allergy: review of recent advances. Curr Allergy Rep. 2001;1:32-8.
35. Kolho K-L, Ruuska T, Savilahti E. Severe adverse reactions to infliximab therapy are common in young children with inflammatory bowel disease. Acta Paediatr. 2007;96:128-30.
36. Limb SL, Starke PR, Lee CE, et al. Delayed onset and protracted progression of anaphylaxis after omalizumab administration in patients with asthma. J Allergy Clin Immunol. 2007;120:1378-81.
37. Vanlander A, Hoppenbrouwers K. Anaphylaxis after vaccination of children: review of literature and recommendations for vaccination in child and school health services in Belgium. Vaccine. 2014;32:3147-54.
38. Chung EH. Vaccine allergies. Clin Exp Vaccine Res. 2014;3(1):50-7.
39. Du Toit G. Food-dependent exercise-induced anaphylaxis in childhood. Pediatr Allergy Immunol. 2007;18:455-63.
40. Fernando SL. Cold Induced anaphylaxis. J Pediatr. 2009;154:48.
41. Medveczky T. Lessons about food anaphylaxis. Clin Med. 2014;14(6):601-3.
42. Brockow K. Dilemmas of allergy diagnosis in perioperative anaphylaxis. Allergy. 2014;69(10):1265-6.
43. Scott PC, Thomas AEPM. Delayed Anaphylaxis to Red Meat in Patients with IgE Specific for Galactose alpha-1,3-Galactose (alpha-gal). Curr Allergy Asthma Rep. 2013;13(1):72-7.
44. Derinoz O, Bakirtas A, et al. Pediatricians manage anaphylaxis poorly regardless of episode severity. Pediatr Int. 2014;56:323-7.
45. Simons FE, Ardusso LR, Bilò MB, et al. International consensus on (ICON) anaphylaxis. World Allergy Organ J. 2014;7(1):9.
46. Sclar DA, Lieberman PL. Anaphylaxis: underdiagnosed, underreported, and undertreated. Am J Med. 2014;127(1 Suppl):S1-5.
47. Simons FER. Anaphylaxis in infants: can recognition and management be improved? J Allergy Clin Immunol. 2007;120:537-40.
48. Campbell RL, Li JT, et al. Emergency department diagnosis and treatment of anaphylaxis: a practice parameter. Ann Allergy Asthma Immunol. 2014;113(6):599-608.
49. Rohacek M, Edenhofer H, Birhcer A, Bingisser R. Biphasic anaphylactic reactions: occurrence and mortality. Allergy. 2014;69(6):791-7.
50. Zilberstein J, McCurdy MT, Winters ME. Anaphylaxis. J Emerg Med. 2014;47(2):182-7.
51. Brown SG. Cardiovascular aspects of anaphylaxis: implications for treatment and diagnosis. Curr Opin Allergy Clin Immunol. 2005;5(4):359-64.

52. Boden SR, Wesley Burks A. Anaphylaxis: a history with emphasis on food allergy. Immunol Rev. 2011;242(1):247-57.

53. Sheldon J, Philips B. Laboratory investigation of anaphylaxis: not as easy as it seems. Anaesthesia. 2015;70(1):1-5.

54. Bjornsson HM, Graffeo CS. Improving Diagnostic Accuracy of Anaphylaxis in the Acute Care Setting. West J Emerg Med. 2010;11(5):456-61.

55. Caughey GH. Tryptase genetics and anaphylaxis. J Allergy Clin Immunol. 2006;117(6):1411-4.

56. Schwartz LB. Diagnostic value of tryptase in anaphylaxis and mastocytosis. Immunol Allergy Clin North Am. 2006;26:451-63.

57. Simons FER, Frew AJ, Ansotegui IJ, et al. Risk assessment in anaphylaxis: current and future approaches. J Allergy Clin Immunol. 2007;120:S2-24.

58. Tammaro A, Narcisi A, et al. CD63 cell expression detected by flow-cytometric determination of basophil activation in allergic patients. Int J Immunopathol Pharmacol. 2012;25(4):1143-7.

59. Monneret G, Boumiza R, et al. Effects of prostaglandin D(2) and 5-lipoxygenase products on the expression of CD203c and CD11b by basophils. J Pharmacol Exp Ther. 2005;2(2);627-34.

60. Soar J, Pumphrey R, Cant A, Clarke S, et al. Emergency treatment of anaphylactic reactions: guidelines for healthcare providers. Resuscitation. 2008;77:157-69.

61. Johnson J, Malinovschi A, Alving K, et al. Ten-year review reveals changing trends and severity of allergic reactions to nuts and other foods. Acta Paediatr. 2014;103(8):862-7.

62. Bahna SL, Oldham JL. Munchausen stridor-a strong false alarm of anaphylaxis. Allergy Asthma Immunol Res. 2014;6(6):577-9.

63. Smallheer BA. Bee and wasp stings: reactions and anaphylaxis. Crit Care Nurs Clin North Am. 2013;25(2): 151-64.

64. Suddendorf RF. Research on alcohol metabolism among Asians and its implications for understanding causes of alcoholism. Public Health Rep. 1989;104(6):615-20.

65. Ralapanawa DM, Kularatne SA. A case of Kounis syndrome after a hornet sting and literature review. BMC Res Notes. 2014;7(1):867.

66. Simons FER, Ardusso LR, et al. World Allergy Organization Anaphylaxis Guidelines: 2013 update of the evidence base. Int Arch Allergy Immunol. 2013;162(3): 193-204.

67. Simons FER. Phamacologic treatment of anaphylaxis: can the evidence base be strengthened? Curr Opin Allergy Clin Immunol. 2010;10:384-93.

68. Pumphrey RSH. Fatal posture in anaphylactic shock. J Allergy Clin Immunol. 2003;112:451-2.

69. Field JM, Hazinski MF, Sayre MR, et al. Part 1: Executive summary: 2010 American Heart Association guidelines for cardiopulmonary resuscitation and emergency cardiovascular care. Circulation. 2010;122: S640-56.

70. Simons FE, Sampson HA. Anaphylaxis: Unique aspects of clinical diagnosis and management in infants (birth to age 2 years). J Allergy Clin Immunol. 2015; 135(5):1125-31.

71. Fineman SM. Optimal treatment of anaphylaxis: antihistamines versus epinephrine. Postgrad Med. 2014;126(4):73-81.

72. Abi Khalil M, Damak H, Décosterd D. Anaphylaxis and anaphylactic shock. Rev Med Suisse. 2014;10(438): 1511-5.

73. Wesley K. Give them the epinephrine: Pediatric anaphylaxis management in the prehospital setting. JEMS. 2014;39(1):26.

74. Lieberman PL. Recognition and first-line treatment of anaphylaxis. Am J Med. 2014;127(1 Suppl):S6-11.

75. Whiteside M, Fletcher A. Anaphylactic shock: no time to think. J R Coll Physicians Edinb. 2010;40:145-7.

76. Simons FE, Simons KJ. Epinephrine (adrenaline) in anaphylaxis. Chem Immunol Allergy. 2010;95:211-22.

77. Smith PL, Kagey-Sobotka A, Bleecker ER, et al. Physiologic manifestations of human anaphylaxis. J Clin Invest. 1980;66:1072-80.

78. McLean-Tooke APC, Bethune CA, Fay AC, Spickett GP. Adrenaline in the treatment of anaphylaxis: what is the evidence? BMJ. 2003;327:1332-5.

79. Kemp SF, Lockey RF, Simons FER. Epinephrine: the drug of choice for anaphylaxis. A statement of the World Allergy Organization. Allergy. 2008;63:1061-70.

80. Rawas-Qalaji M, Simons FER, Collins D, Simons KJ. Long-term stability of epinephrine dispensed in unsealed syringes for the first-aid treatment of anaphylaxis. Ann Allergy Asthma Immunol. 2009;102:500-3.

81. Cook VE, Chan ES. Anaphylaxis in the acute care setting. CMAJ. 2014;186(9):694.

82. Umasunthar T, Leonardi-Bee J, Hodes M, Turner PJ, et al. Incidence of fatal food anaphylaxis in people with food allergy: a systematic review and meta-analysis. Clin Exp Allergy. 2013;43(12):1333-41.

83. Jerschow E, Lin RY, Scaperotti MM, McGinn AP. Fatal anaphylaxis in the United States, 1999-2010: Temporal patterns and demographic associations. J Allergy Clin Immunol. 2014;134(6):1318-28.e7.

84. Epstein TG, Liss GM, Murphy-Berendts K, Bernstein DI. AAAAI/ACAAI surveillance study of subcutaneous immunotherapy, years 2008-2012: an update on fatal and nonfatal systemic allergic reactions. J Allergy Clin Immunol Pract. 2014;2(2):161-7.
85. Pumphrey RSH. Lessons for management of anaphylaxis from a study of fatal reactions. Clin Exp Allergy. 2000;30:1144-50.
86. Pastorino AC, Rizzo MC, Rubini N, Di Gesu RW, et al. Anafilaxia: Tratamento. Projeto Diretrizes AMB/CFM 2011.
87. Lee S, Bellolio MF, Hess EP, Campbell RL. Predictors of biphasic reactions in the emergency department for patients with anaphylaxis. J Allergy Clin Immunol Pract. 2014;2(3):281-7.
88. Rohacek M, Edenhofer H, Bircher A, Bingisser R. Biphasic anaphylactic reactions: occurrence and mortality. Allergy. 2014;69(6):791-7.
89. Grunau BE, Li J, Yi TW, Stenstrom R, Grafstein E, Wiens MO, et al. Incidence of clinically important biphasic reactions in emergency department patients with allergic reactions or anaphylaxis. Ann Emerg Med. 2014;63(6):736-44.
90. Yunker NS, Wagner BJ. A pharmacologic review of anaphylaxis. Plast Surg Nurs. 2014;34(4):183-9.
91. Kanwar M, Irvin CB, Frank JJ, Weber K, Rosman H. Confusion about epinephrine dosing leading to iatrogenic overdose: a life-threatening problem with a potential solution. Ann Emerg Med. 2010;55(4):341-4.
92. Kounis NG, Soufras GD, Hahalis G. Anaphylactic Shock: Kounis Hypersensitivity-Associated Syndrome Seems to be the Primary Cause. N Am J Med Sci. 2013;5(11):631-6.
93. Kounis NG. Coronary hypersensitivity disorder: the Kounis syndrome. Clin Ther. 2013;35(5):563-71.
94. Lieberman P. Use of epinephrine in the treatment of anaphylaxis. Curr Opin Allergy Clin Immunol. 2003;3:313-8.
95. Pumphrey RS. Fatal posture in anaphylactic shock. J Allergy Clin Immunol. 2003;112(2):451-2.
96. Campbell RL, Li JT, Nicklas RA, Sadosty AT. Emergency department diagnosis and treatment of anaphylaxis: a practice parameter. Ann Allergy Asthma Immunol. 2014;113(6):599-608.
97. Brown SGA, Mullins RJ, Gold MS. Anaphylaxis: diagnosis and management. Med J Aust. 2006;185:283-9.
98. Sheikh A, Ten Broek V, Brown SGA, Simons FER. H1-antihistamines for the treatment of anaphylaxis: Cochrane systematic review. Allergy. 2007;62:830-7.
99. Russell S, Monroe K, Losek JD. Anaphylaxis management in the pediatric emergency department: opportunities for improvement. Pediatr Emerg Care. 2010;26(2):71-6.
100. Choo KJL, Simons FER, Sheikh A. Glucocorticoids for the treatment of anaphylaxis. Cochrane Database Syst Rev. 2012;4:CD007596.
101. Nurmatov UB, Rhatigan E, Simons FE, Sheikh A. H2-antihistamines for the treatment of anaphylaxis with and without shock: a systematic review. Ann Allergy Asthma Immunol. 2014;112(2):126-31.
102. Chopra D, Arora P, Khan S, Dwivedi S. Anaphylaxis following intravenous ranitidine: a rare adverse reaction of a common drug. Indian J Pharmacol. 2014:46(2):234-6.
103. Simons FE, Ardusso RF, Bilò MB, et al. International consensus on (ICON) anaphylaxis. World Allergy Organ J. 2014;7(1):9.
104. Wallace DV. Anaphylaxis in the allergist's office: preparing your office and staff for medical emergencies. Allergy Asthma Proc. 2013;334(2):120-31.
105. Ellender TJ, Skinner JC. The use of vasopressors and inotropes in the emergency medical treatment of shock. Emerg Med Clin North Am. 2008;26(3):759-86.
106. Thomas M, Crawford I. Best evidence topic report. Glucagon infusion in refractory anaphylactic shock in patients on beta-blockers. Emerg Med J. 2005;22(4): 272-3.
107. Sheikh A, Simons FE, Barbour V, Worth A. Adrenaline auto-injectors for the treatment of anaphylaxis with and without cardiovascular collapse in the community. Cochrane Database Syst Rev. 2012;8:CD008935.
108. Strohmeier B, Aberer W, Bokanovic D, Komericki P, Sturm GJ. Simultaneous intradermal testing with hymenoptera venoms is safe and more efficient than sequential testing. Allergy. 2013;68:542-4.
109. Sanchez-Borges M, Thong B, Blanca M, Ensina LF, Gonzalez Diaz S, Greenberger PA, Jares E, Jee Y-K, Kase-Tanno L, Khan D, Park J-W, Pichler W, Romano A, Jaen MJ. Hypersensitivity reactions to non beta-lactam antimicrobial agents, a statement of the WAO special committee on drug allergy. World Allergy Organ J. 2013;6:18.
110. Lafuente A, Javaloyes G, Berroa F, Goikoetxea MJ, Moncada R, Nunez-Cordoba JM, Cabrera-Freitag P, D'Amelio C, Sanz ML, Gastaminza G. Early skin testing is effective for diagnosis of hypersensitivity reactions occurring during anesthesia. Allergy. 2013;68:820-2.
111. Antolín-Amérigo D, Moreno Aguilar C, Vega A, Alvarez-Mon M. Venom immunotherapy: an updated review. Curr Allergy Asthma Rep. 2014;14(7):449.
112. Begin P, Chinthrajah RS, Nadeau KC. Oral immunotherapy for the treatment of food allergy. Hum Vaccin Immunother. 2014;10(8):2295-302.

113. Järvinen KM, Celestin J. Anaphylaxis avoidance and management: educating patients and their caregivers. J Asthma Allergy. 2014;7:95-104.

114. Poulos L, et al. Trends in hospitalizations for anaphylaxis, angioedema, and urticaria in Australia, 1993-1994 to 2004-2005. J Allergy Clin Immunol. 2007;120(4):878-84.

115. Barzegar S, Rosita A, et al. Common causes of anaphylaxis in children: the first report of anaphylaxis registry in iran. World Allergy Organ J. 2010;3(1):9-13.

116. Parham P. The immune system. 3ra. New York. Garland Science, 2009.

117. Simons FE, Ardusso LR, et al.; World Allergy Organization. World allergy organization guidelines for the assessment and management of anaphylaxis. World Allergy Organ J. 2011;4(2):13-37.

118. Simons FE. First-aid treatment of anaphylaxis to food: focus on epinephrine. J Allergy Clin Immunol. 2004;113(5):837-44.

Seção III

DISTÚRBIOS RESPIRATÓRIOS

26 Insuficiência Respiratória Aguda

Márcia Eluiza Ellovitch
Silvia Fukugava
Toshio Matsumoto

INTRODUÇÃO

A insuficiência respiratória aguda está entre as condições clínicas que colocam em risco a vida e a qualidade de vida futura de nossos pacientes. Apesar dos grandes avanços no tratamento dessa importante entidade, o conhecimento de suas bases fisiopatológicas é o que nos permite reconhecê-la precocemente e instituir a melhor opção terapêutica para cada caso. Além disso, o conhecimento das particularidades anatômicas e fisiológicas da faixa etária neonatal e pediátrica é fundamental para predizer a evolução de certas doenças e também para direcionar o tratamento mais eficaz.

DEFINIÇÃO

Definimos insuficiência respiratória (IR) como a incapacidade do sistema respiratório como um todo em satisfazer as necessidades funcionais celulares, incluindo a captação de oxigênio (O_2), a eliminação do gás carbônico (CO_2) e, principalmente, em fornecer esses substratos à via final que é a célula, para que ela possa cumprir seus complexos papéis, entre eles: energético, nutricional e de equilíbrio acidobásico.

Para que não ocorra insuficiência respiratória, é necessária a integridade anatômica e funcional dos diversos órgãos e sistemas: centro respiratório, sistema nervoso central e periférico, conexões neuromusculares, músculos respiratórios, vias aéreas, parênquima pulmonar, barreira alvéolo-capilar, coração e fluxo sanguíneo pulmonar e sistêmico, hemoglobina para transportar o O_2 e hematose celular.

Quando o sistema respiratório falha em desempenhar sua atividade funcional, que é oxigenar a célula e eliminar o CO_2 proveniente de seu metabolismo, poderá ocorrer sequelas irreversíveis a órgãos vitais, como cérebro, rins, coração e os próprios pulmões, além do risco de morte. Como a insuficiência respiratória surge como complicação de várias doenças, é necessário manter um elevado grau de suspeita diagnóstica. Lembrar que um paciente pode tornar-se criticamente doente devido à insuficiência respiratória ou, estando criticamente doente, desenvolver complicações respiratórias fatais.

INCIDÊNCIA

Insuficiência respiratória é causa importante de morbimortalidade em crianças. É a principal causa de admissão em Unidades de Terapia Intensiva (UTI), seja como diagnóstico principal, seja como complicação de outra doença de base. Assim, sua real incidência é desconhecida e muitas vezes subestimada.

Quanto à idade, sabe-se que dois terços dos casos de insuficiência respiratória ocorrem no primeiro ano de vida, sendo 50% no período neonatal. Essa incidência notavelmente alta na primeira infância pode, em grande parte, ser atribuída à imaturidade estrutural, imunológica e funcional dos componentes de seu sistema respiratório, como será visto a seguir. Assim, os neonatos e lactentes jovens estão mais predispostos às doenças respiratórias e, ao mesmo tempo, menos preparados para suportá-las.

Além disso, deve ser considerada a grande influência de fatores perinatais, congênitos e genéticos do sistema respiratório e de seus órgãos associados, especialmente as anomalias cardíacas com hipo ou hiperfluxo pulmonar, que resultam em alterações hipoxêmicas e predispõem a infecções pulmonares de repetição. Compreende-se também a gravidade que uma simples laringite pode comprometer uma criança portadora de laringomalácia ou estenose subglótica congênita.

No Quadro 26.1, estão relacionadas as principais anomalias anatômicas mais associadas à insuficiência respiratória.

Nos países em desenvolvimento, certos fatores como a desnutrição, o ambiente físico inadequado, a ignorância e as condições socioeconômicas precárias estão diretamente associados à morbidade e mortalidade. Ainda nesses países, muitos casos de infecções pulmonares evoluem para a morte por falta de imunizações e cuidados médicos adequados. Somam-se a isso os altos índices de prematuridade que, indiretamente, refletem a baixa qualidade da assistência pré-natal e a perda precoce da amamentação.

Quanto ao sexo, não há diferenças significativas de modo geral, embora existam diferenças em algumas doenças específicas, como certas malformações congênitas.

Quanto às diferenças raciais, elas devem mais propriamente ser analisadas conjuntamente às condições socioeconômicas de cada grupo considerado.

Fatores ambientais como a poluição do ar e o hábito de fumar entre os pais associam-se também a um risco aumentado de doenças respiratórias nos filhos.

QUADRO 26.1 ***Anomalias mais frequentes que podem favorecer o desenvolvimento da insuficiência respiratória.***

Vias aéreas superiores
- atresia de coanas
- macroglossia (isolada ou associada à Síndrome de Beckwith-Wiedeman, ao hipotiroidismo congênito etc.)
- anomalia de Pierre-Robin
- cistos: supraglóticos (mais frequentes) ou subglóticos
- laringomalácia ou laringotraqueomalácia
- paralisia de cordas vocais (uni ou bilateral)
- estenose subglótica congênita
- hemangioma subglótico
- membrana laríngea congênita
- compressão extrínseca (anel vascular, teratoma, higroma cístico etc.)

Vias aéreas inferiores e parênquima pulmonar
- estenose brônquica
- fístulas
- cistos pulmonares
- doença adenomatoide cística
- enfisema lobar congênito
- hipoplasia e agenesia pulmonar
- linfangiectasias

Outras
- cardiopatias congênitas
- hérnia/paralisia/eventração diafragmática
- fístula tranqueoesofágica (isolada ou associada à atresia de esôfago)
- anomalias de caixa torácica (ausência de costelas, hemivértebras, distrofia torácica, esterno bífido etc.)
- miopatias

FATORES PREDISPONENTES

Em termos mecânicos, o sistema respiratório é constituído por uma série de bombas e tubos condutores, arquitetados para mover os gases de maneira mais eficiente para dentro e para fora dos pulmões (ventilação), e de um sistema de trocas entre o sangue venoso misto presente nos capilares pulmonares e o ar contido nos alvéolos (unidade de troca gasosa alveolocapilar).

O diafragma, principal bomba geradora de força, ao contrair-se durante a inspiração, diminui a pressão intrapleural, aspirando o ar para dentro dos pulmões, e aumenta a pressão intra-abdominal, promovendo a força de impulso para a expansão do gradil costal. Os músculos intercostais e músculos respiratórios acessórios funcionam como uma bomba auxiliar que contribui para a expansão do gradil costal, principalmente nos recém-nascidos, tendo um papel importante na estabilização das costelas, para que elas não sejam "sugadas" pela pressão negativa gerada pelo diafragma. E os músculos abdominais, quando necessário, podem agir como bombas de retaguarda numa expiração forçada.

A caixa torácica promove o suporte estrutural ósseo e cartilaginoso para a força de contração dos músculos respiratórios e também limita o volume pulmonar no final da expiração.

As vias aéreas conectam as unidades de trocas gasosas com o meio exterior, mas oferecem resistência ao fluxo aéreo tanto na inspiração como na expiração, e os tecidos conectivos elásticos atuam com grande força quando se recolhem na expiração.

Analisaremos a seguir as características próprias e normais dos recém-nascidos, lactentes e crianças maiores, que funcionam bem em situações habituais, mas que, sob *stress*, os tornam propensos a desenvolver insuficiência respiratória mais precoce e grave do que um adulto que sofresse dano comparável:

Sistema Condutor

Os sistemas condutores de ar da atmosfera até as unidades que promovem as trocas gasosas já estão presentes desde a vida intrauterina e completamente formados no RN a termo. Porém, o tamanho absoluto dessas vias aéreas e as relações anatômicas de suas estruturas são diferentes no recém-nascido, no lactente, na criança maior e no adulto. Essas diferenças de tamanho e da IR posição são importantes para a compreensão dos mecanismos de desenvolvimento da IR e para a colocação de vias aéreas artificiais, como será visto.

Respiração Nasal

A respiração é predominantemente nasal até o quarto ou sexto mês de vida (a idade em que o lactente deixa de ser um respirador nasal obrigatório é desconhecida e provavelmente deve ser variável). A obrigatoriedade da respiração nasal se deve ao fato de a língua ser relativamente grande e a mandíbula relativamente pequena, obstruindo a entrada de ar pela boca/orofaringe. Assim, nos recém-nascidos e lactentes jovens, uma obstrução nasal leve (por exemplo, resfriado simples) pode se tornar crítica e estar correlacionada à dificuldade respiratória durante o sono (quando há um relaxamento dos músculos auxiliares da respiração), apneias e síndrome de morte súbita infantil.

Além disso, as narinas oferecem uma resistência ao fluxo aéreo que corresponde de 11% a 41% do total, conforme a idade, sendo maior nos mais jovens. Esse efeito diminui proporcionalmente com o crescimento e alargamento dessa via aérea e com o uso acessório da boca em condições de *stress* respiratório conforme a criança cresce.

Estruturas Supraglóticas

As vias aéreas da criança são propensas à obstrução, pois as estruturas que as compõem, como a língua, as tonsilas e as adenoides são relativamente maiores que as do adulto.

Além disso, a epiglote do adulto é flexível e paralela à base da língua. Já a epiglote do lactente é mais longa e rígida, em forma de *U* ou *V*, e se projeta num ângulo de 45° em relação à parede anterior da faringe. Ela também está situada em posição mais cranial que no adulto, isto é, mais próxima ao palato, região em que a parte posterior da língua também se posiciona, estreitando assim a retrofaringe, e opondo mais resistência ao fluxo aéreo e maior dificuldade para intubação. As doenças que causam edema e inflamação nessa região, já fisiologicamente estreitada, manifestam-se de forma muito grave.

Laringe e Estruturas Subglóticas

Nos lactentes, a cartilagem tireoide é mais alta e próxima ao osso hioide do que no adulto, e a laringe também é situada mais cranialmente. Com o crescimento, a cartilagem tireoide e o osso hioide separam-se, verticalizando a epiglote e trazendo a laringe para uma posição mais caudal no pescoço. Desse modo, a entrada da laringe situa-se no nível de C3-C4 no lactente e de C4-C5 no adulto (Figura 26.1).

Na cartilagem cricoide, existe um sítio de estreitamento fisiológico nos lactentes (abaixo das cordas vocais), que se deve à projeção do arco inferior da cartilagem nesse local. Isso se torna insignificante com o crescimento, porém, no lactente, qualquer inflamação adicional nesse local pode causar IR grave, como ocorre nas laringotraqueobronquites virais ou nas laringites pós-extubação.

O brônquio fonte direito é mais inclinado que no adulto, predispondo a atelectasias por acúmulo de secreções e à intubação seletiva.

Tecido de Sustentação Pulmonar

O suporte cartilaginoso é essencial para a estabilidade das vias aéreas desde a traqueia até os brônquios segmentares. Após o nascimento a termo, a cartilagem aumenta em número até os dois meses de idade e depois em área até o final da infância. O mesmo ocorre com as fibras elásticas do tecido conectivo pulmonar, que são as responsáveis por manter abertas as pequenas vias aéreas (bronquíolos inferiores e terminais), as quais não possuem paredes musculares próprias e dependem totalmente do recolhimento elástico pulmonar durante a expiração.

Na criança, esse suporte é fraco se comparado com o do adulto, e possui menor quantidade de tecido de sustentação, especialmente nos recém-nascidos prematuros. Isso pode causar compressão dinâmica da traqueia e dos grandes brônquios na presença de altos fluxos expiratórios ou de resistência aumentada nas vias aéreas (bronquiolite, asma ou mesmo choro intenso).

Caixa Torácica

A caixa torácica do lactente tende a ser circular no plano horizontal, enquanto a do adulto é elipsoide. Assim, o diafragma insere-se obliquamente no adulto e quase horizontalmente no lactente (Figura 26.2). As linhas de força geradas por essa posição são menos eficientes e fazem com que o diafragma da criança desça menos com a contração. Há uma tendência a movimentar a parte inferior do tórax para dentro, ao invés de para baixo, comprometendo a expansibilidade dos pulmões.

Além disso, a caixa torácica do recém-nascido e do lactente jovem é também mais complacente, sofrendo retrações e deformidades mais facilmente, principalmente pelas seguintes características:

- Esterno mal ossificado e mais "mole" (base de sustentação instável para as costelas);
- Costelas mais complacentes e mais horizontalizadas;
- Músculos intercostais mal desenvolvidos, bem como o escaleno, portanto o movimento de alça de balde é prejudicado.

Apesar de a complacência específica da caixa torácica da criança ser maior que a do adulto ("mais mole"), a complacência dos pulmões é ligeiramente menor ("mais duros"), ou seja, músculos respiratórios menos eficientes precisam movimentar pulmões mais "duros" com ajuda de uma caixa torácica mais "mole".

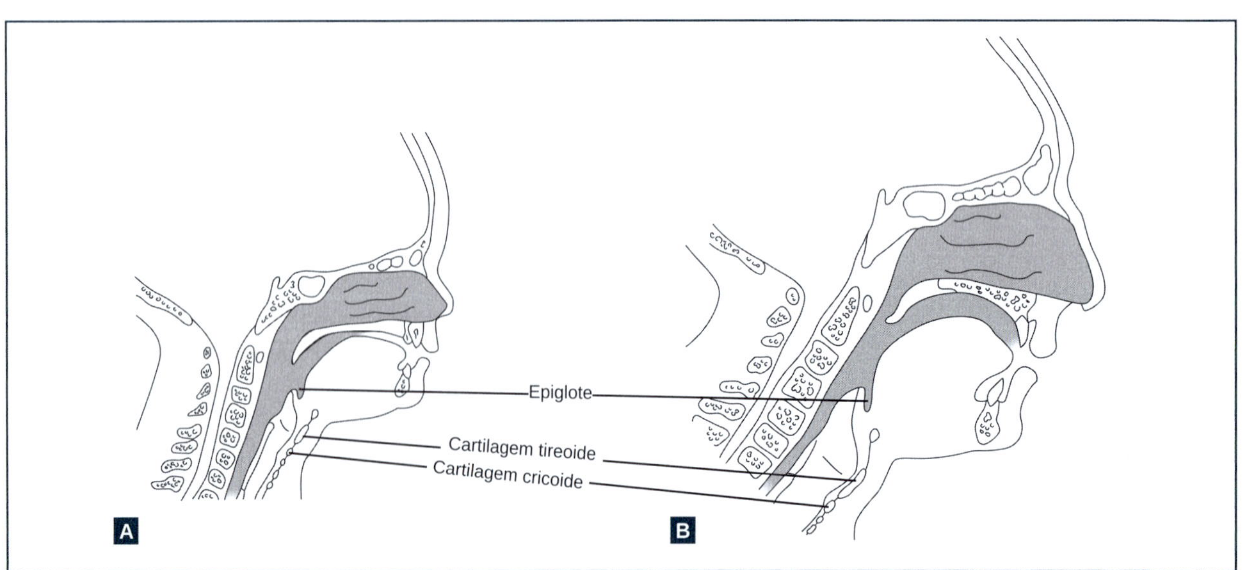

FIGURA 26.1 ***Corte sagital mostrando as diferenças anatômicas entre as vias aéreas superiores do recém-nascido (A) e do adulto (B).***

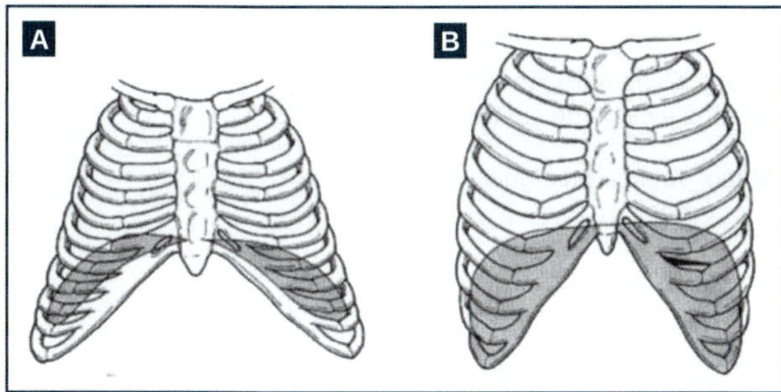

FIGURA 26.2 *O diafragma no recém-nascido é mais horizontalizado que o do adulto e, pela disposição anatômica, favorece a tração do gradeado costal (tiragem). (A) recém-nascido; (B) adulto.*

Por ser muito maleável, a caixa torácica do RN e do lactente se distorce facilmente quando a pressão pleural se torna progressivamente negativa ou quando a ação estabilizadora dos músculos intercostais for inibida.

Esse quadro pode ser observado nas doenças acompanhadas de enrijecimento pulmonar ou inibição (estafa) dos músculos intercostais quando ocorre um movimento da caixa torácica para dentro, enquanto o abdome se movimenta para fora durante a inspiração (balancim). As costelas superiores são aspiradas pelas pressões pleurais negativas, enquanto as costelas inferiores são empurradas para fora pela pressão abdominal positiva.

Para manter o volume corrente nessa situação, é necessário um movimento suficientemente grande do diafragma em direção caudal. No entanto, a eficiência da contração do diafragma na criança é menor que a do adulto. Além disso, a expansão torácica pode ser prejudicada por aumento do volume abdominal e rigidez ou flacidez dos músculos abdominais, situações comuns na faixa etária neonatal e pediátrica.

Resistência ao Fluxo de Ar

As vias respiratórias condutoras de ar e, em menor grau, a viscosidade do tecido pulmonar oferecem resistência à chegada do ar até os alvéolos.

A resistência a um dado fluxo é diretamente proporcional à variação de pressão necessária para gerar esse fluxo, ou seja, quanto maior a resistência de um sistema, mais pressão deve ser aplicada para gerar o mesmo fluxo.

Pela lei de Poiseuille, sabe-se que a resistência ao fluxo aéreo é inversamente proporcional à quarta potência do raio, e depende também do comprimento das vias aéreas, da viscosidade do gás inspirado e da velocidade do fluxo.

As vias aéreas estreitas da criança (menor raio) determinam maior resistência ao fluxo de ar, tanto na inspiração como na expiração, sendo menos resistente na inspiração devido ao aumento do calibre de vias aéreas durante a expansão pulmonar. Durante a fase de crescimento, as vias aéreas aumentam em diâmetro e comprimento, facilitando a entrada de ar e o trabalho respiratório.

Nas crianças com menos de cinco anos de idade, as vias aéreas periféricas determinam resistências muito elevadas, podendo ser até quatro vezes maiores que em outras idades. Com isso, lactentes podem apresentar um desconforto respiratório acentuado na vigência de processos obstrutivos (bronquiolite, asma). O menor volume pulmonar da criança (Figura 26.3) também contribui para o menor calibre das pequenas vias aéreas, por comprimi-las com mais facilidade.

A redução do calibre das vias aéreas, além de promover maior resistência, também propicia o aumento da velocidade do ar para satisfazer a demanda de fluxo. O aumento da velocidade do ar, por sua vez, pode gerar fluxos turbulentos, que também causam aumento na resistência das vias aéreas.

A viscosidade dos tecidos é relativamente alta, principalmente nos recém-nascidos ou em situações em que ocorre excesso de líquido no interstício pulmonar, como nas cardiopatias congênitas com hiperfluxo pulmonar e na displasia broncopulmonar.

Volume Pulmonar

Quanto mais jovem a criança, menor o número de alvéolos que ela possui. A hiperplasia alveolar ocorre durante toda a infância e cessa próximo aos oito anos de idade. Após isso, ocorre ainda aumento do tamanho dos alvéolos enquanto houver crescimento somático.

Assim sendo, a criança possui uma área de trocas gasosas menor que a do adulto, proporcionalmente à superfície corporal de ambos. Como o metabolismo da criança é mais acelerado, conclui-se que sua reserva pulmonar é mais limitada. O menor

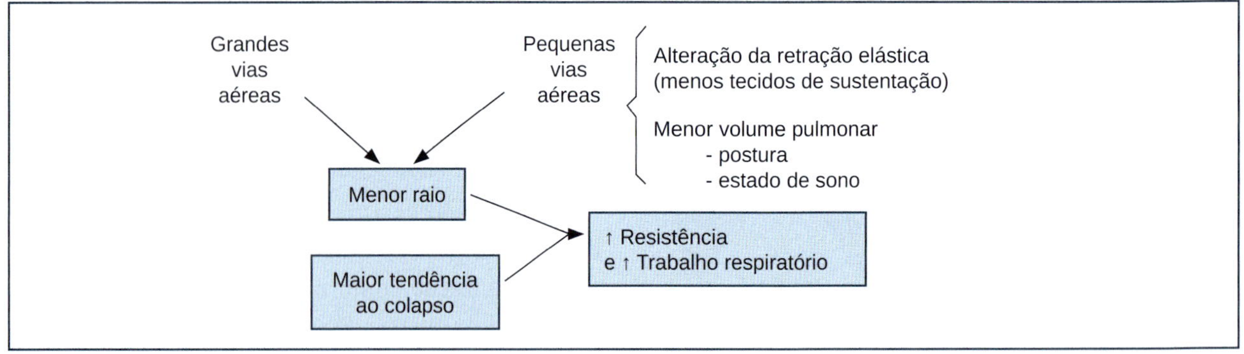

FIGURA 26.3 *Influência dos vários fatores sobre a resistência das vias aéreas e o trabalho respiratório.*

número de alvéolos e seu menor tamanho também contribuem para uma maior tendência ao colapso pulmonar.

A falta de ventilação colateral nas crianças também piora a tendência ao colapso: no pulmão do adulto, as vias colaterais de ventilação são bem desenvolvidas, protegendo o indivíduo, até certo ponto, da atelectasia difusa. Em lactentes e recém-nascidos, os poros de Khon (interalveolares) e os canais de Lambert (brônquio-alveolares) são pequenos, em menor número (ou inexistentes). Aparentemente, a ventilação colateral é inexistente ao nascimento. Os poros de Khon aparecem entre o primeiro e o segundo ano de vida e os canais de Lambert entre o sexto e o sétimo ano. Em doenças pulmonares, podem ainda aparecer canais interbronquiloares, que não existem no pulmão normal.

A falta de ventilação colateral dificulta a aeração de unidades obstruídas, favorecendo atelectasias, bem como o escape de ar de unidades hiperinsufladas, favorecendo quadros enfisematosos e volutraumas.

A postura também influencia o volume pulmonar: na posição supina (posição em que o lactente jovem passa a maior parte do tempo), o volume pulmonar e a capacidade residual funcional são menores que na posição ereta, em razão da pressão exercida pelo conteúdo abdominal e pela direção das forças de contração do diafragma.

A influência do sono sobre o volume pulmonar: O adulto dorme, em média, oito horas por dia, o lactente dorme aproximadamente 14 horas e o recém-nascido prematuro pode dormir até 20 horas por dia. Sabe-se que, durante a fase REM (*rapid eyes moviments*) do sono, a respiração é irregular e ocorre um relaxamento do tônus postural. A perda da atividade tônica dos músculos respiratórios durante o sono REM provoca uma queda na capacidade residual funcional (CRF) e, portanto, no volume pulmonar. Essa queda na CRF durante o sono REM pode chegar até 30% no recém-nascido, em comparação com o sono, e ocorre também em crianças, adolescentes e adultos, causando aumento no trabalho respiratório e diminuição discreta na PaO_2. Uma vez que a criança dorme mais tempo que o adulto e que sua fase de sono REM é mais prolongada (38% aos três meses de idade e somente 20% no adulto), existem consideráveis períodos de tempo em que a ventilação da criança é menos que ótima, mesmo sob condições normais (e pior ainda sob *stress* respiratório).

Nos recém-nascidos prematuros, a deficiência de surfactante também contribui para um menor volume pulmonar e tendência ao colapso.

Resistência à Fadiga

Os músculos respiratórios, como os demais músculos estriados do organismo, têm sua potência e resistência determinadas por: sua massa, suas propriedades de contração, pela capacidade oxidativa de suas fibras e pelo suprimento de energia que chega a esse músculo.

Há essencialmente dois tipos de fibras musculares: as fibras do tipo I, vermelhas, resistentes à fadiga, de contração lenta e altamente oxidativas; e as fibras do tipo II, brancas, que se fadigam rapidamente e são pouco oxidativas. É também relatado que a porcentagem de contração que um músculo pode exercer sem se fadigar é inversamente proporcional ao número de contrações por minuto.

Considerando-se que a frequência respiratória da criança é maior que a do adulto (maior número de contrações por minuto) e que a criança possui menor porcentagem de fibras do tipo I (resistentes à fadiga; sendo ao redor de 10% no recém-nascido prematuro, 25% no recém-nascido a termo e 40% aos três meses de idade, quando comparadas a 55% nos adultos), compreende-se ser a criança mais susceptível à fadiga dos músculos respiratórios.

Além disso, o suprimento de energia para os músculos respiratórios pode estar comprometido, visto que, na faixa etária pediátrica, frequentemente se lida com prematuros, crianças desnutridas, crianças com malformações digestivas ou tão gravemente enfermas que não toleram um aporte nutricional adequado.

Volumes Correntes

Lactentes e crianças jovens apresentam volumes correntes pequenos e relativamente fixos em relação ao seu tamanho corporal (6 a 8 mL/kg, podendo ser menor nos recém-nascidos prematuros, ao redor de 5 mL/kg), o que exige maior cuidado quando estiverem em ventilação mecânica. Nessa faixa etária, a caixa torácica ainda permanece no formato cilíndrico, o que dificulta o aumento anteroposterior do tórax, e o volume pulmonar depende basicamente da contração diafragmática (aumento ápice-caudal).

Como não conseguem aumentar a ventilação minuto por meio de maiores volumes correntes, a resposta compensatória é promovida pela taquipneia. Porém, como vimos, essas crianças têm capacidade limitada de sustentar por muito tempo esses movimentos respiratórios rápidos, ficando assim predispostas à falência respiratória.

Capacidade Residual Funcional (CRF)

A CRF aumenta com o crescimento durante a infância. Dessa forma, quanto menor a criança, menor o estoque de oxigênio intrapulmonar que ela possui para utilizar durante períodos de hipoventilação ou apneia. Lactentes apneicos apresentam quedas mais rápidas de saturação, como, por exemplo, durante uma sequência rápida de intubação. Por essa razão, as crianças precisam receber pré-oxigenação adequada e, eventualmente, por meio de ventilação sob pressão positiva.

Taxas Metabólicas

Lactentes apresentam uma taxa metabólica e de consumo de oxigênio duas vezes maior que a dos adultos (6 *versus* 3 mL/kg/min). O maior consumo de oxigênio associado com sua menor CRF resulta num menor tempo de apneia segura, que compromete condições como intubação, afogamento, fadiga respiratória e pausas respiratórias. Em um estudo de pré-oxigenação em intubações para cirurgias eletivas (pulmões normais), a média de tempo para a $SatO_2$ cair a 90% variou de 1,5 minuto, em crianças com menos de seis meses, até mais de seis minutos, em crianças com mais de 11 anos de idade.

Tônus Vagal

Recém-nascidos, lactentes e crianças jovens podem apresentar uma resposta vagal muito pronunciada à laringoscopia ou à aspiração de vias aéreas superiores e estômago. Como a hipóxia potencializa o risco de bradicardia, devem ser maximizados os esforços para manter a oxigenação antes e durante procedimentos como intubação e aspiração gástrica e de vias aéreas superiores. Jamais continuar esses procedimentos com a criança hipoxêmica; sempre oxigenar novamente antes.

Controle Central e Periférico da Respiração

A via ventilatória tem o centro respiratório cerebral como seu principal processador de dados. Para ele, afluem informações provenientes principalmente de quimiorreceptores centrais e periféricos, fusos musculares intercostais e diafragmáticos, e receptores de "irritantes" de vias aéreas. Essas informações são processadas e interpretadas rapidamente pelo centro respiratório, que então envia comandos eferentes apropriados, através dos nervos ventilatórios, para as vias aéreas, para os vasos sanguíneos pulmonares e para os músculos da caixa torácica.

A criança recém-nascida, principalmente prematura, está mais sujeita a apresentar respiração irregular e crises de apneia. Do mesmo modo, ela tende a apresentar um controle deficiente da respiração nos estados patológicos. Isso se deve à imaturidade dos centros respiratórios por carência de neurotransmissores e presença de reflexos inibitórios que desaparecem com o crescimento da criança. Além disso, apresenta maior período de sono, período esse que reduz o volume pulmonar.

Outros fatores na criança, como a hipotermia e a acidose, mostram efeito depressor sobre o controle do sistema nervoso central, o que reduz a ventilação minuto e as trocas gasosas, e predispõe a crises de apneia. O efeito depressor da hipotermia já foi muito bem demonstrado e tem muita relevância na criança pequena cuja superfície de perda calórica é relativamente maior, além de ter controle vasomotor inadequado e muitas vezes pouco tecido celular subcutâneo.

Hemoglobina Fetal

Durante os primeiros meses de vida, a hemoglobina presente no sangue da criança é apenas a hemoglobina fetal (HbF). Essa hemoglobina tem sua curva de dissociação deslocada para a esquerda em relação a do tipo A do adulto. Ela é mais ávida pelo oxigênio e, com isso, transporta mais oxigênio, porém libera esse oxigênio em menor quantidade para os tecidos. A menor capacidade da HbF em liberar oxigênio é, em parte, compensada por sua maior quantidade no recém-nascido (em torno de 16 g/100 mL). A presença dessa hemoglobina fetal é essencial para a vida intrauterina. O feto obtém toda a troca gasosa através da placenta, e a HbF, por sua maior avidez por oxigênio, consegue retirá-lo da circulação materna na interface placentária.

As hemácias com hemoglobina fetal são gradualmente metabolizadas com o passar dos meses, resultando na fase de anemia fisiológica (em torno do quarto mês de vida), o que estimula a produção de eritropoetina. A medula óssea, sob ação da eritropoetina, passa a produzir hemácias, agora com hemoglobina A. A fase da anemia pode agravar a hipóxia num paciente já crítico.

Aspectos Imunológicos

Ao nascimento, a criança deve possuir uma resposta imune por células T já bem desenvolvida. Culturas de linfócitos do cordão umbilical com fitohemaglutinina (PHA) mostram respostas equivalentes as de adultos normais. Porém, a imunidade humoral é deficiente em vários aspectos, predispondo os recém-nascidos e lactentes a vários agravos infecciosos do sistema respiratório.

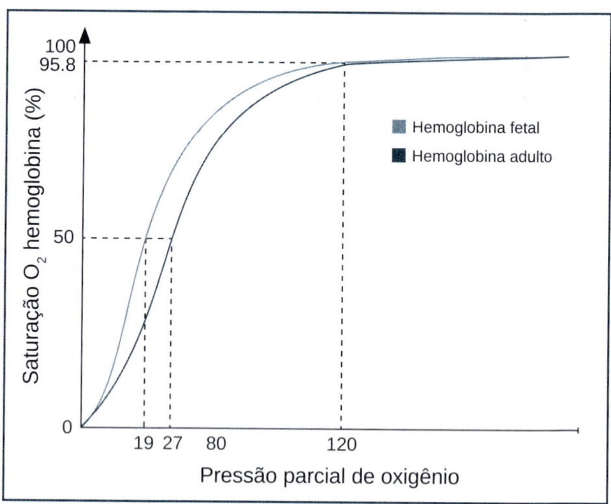

FIGURA 26.4 ***Curvas de dissociação da hemoglobina, para a hemoglobina fetal (traço azul) e para a hemoglobina tipo A (traço laranja); os pontos assinalados em ambas as curvas indicam a P50, isto é, o valor da PaO_2 quando 50% da hemoglobina estiver saturada. Notar que a hemoglobina fetal em uma P50 mais baixa, indicando que, para a mesma saturação da hemoglobina tipo A, a PaO_2 é mais baixa, ou seja, ela é mais ávida pelo oxigênio e o mantém mais ligado à hemoglobina e liberando menos para o sangue. Essas curvas são plotadas com pH 7,40 e numa temperatura de 37ºC.***

a. O neonato sintetiza predominantemente IgM, cujos níveis equivalentes aos do adulto somente serão atingidos no final do primeiro ano de vida.
b. O adulto começa a produzir IgG de cinco a 15 dias após a imunização, enquanto o lactente jovem demora em torno de 21 dias.
c. Entre três e seis meses de vida, o lactente passa pela chamada fase de "hipogamaglobulinemia transitória fisiológica": o IgG materno, adquirido através da placenta, já se encontra em níveis baixos, enquanto a produção de IgM, IgG e principalmente IgA secretória do lactente é ainda pouco expressiva.
d. Os polimorfonucleares dos lactentes jovens apresentam quimiotaxia consistentemente deficiente.

e. Também o sistema de complemento não é totalmente desenvolvido, contribuindo para defeitos de opsonização.

Para suprir todas essas deficiências, principalmente aquelas das mucosas (primeira barreira contra infecções virais e bacterianas), existe um suplemento imunitário, que é constituído pelo colostro e leite materno. Infelizmente, a amamentação é muitas vezes abandonada precocemente, privando o lactente jovem de mais uma de suas defesas.

No Quadro 26.2, estão resumidos os fatores mais importantes na gênese e gravidade da insuficiência respiratória na criança.

PROPRIEDADES MECÂNICAS DO SISTEMA RESPIRATÓRIO

Complacência

Complacência é a variação do volume decorrente de uma dada variação na pressão aplicada.

$$C\ (mL/cmH_2O) = \Delta\ Volume\ /\ \Delta\ Pressão$$

Quanto maior a complacência, mais volume se obtém por unidade de pressão aplicada. A complacência pulmonar estática (sem fluxo aéreo) é medida na prática determinando-se a pressão intrapleural por meio de um balão esofágico ao final da inspiração de um volume pré-determinado. São feitas várias medidas com diferentes volumes inspirados, podendo-se assim construir uma curva relacionando o volume pulmonar (V) às alterações de pressão (P).

A complacência pulmonar elástica é medida a partir da capacidade residual funcional, com um volume que corresponde ao volume corrente e expressa a "distensibilidade" do pulmão; essa medida é feita baseada em convenção.

A complacência pulmonar (C) depende tanto da elasticidade dos tecidos, como do volume inicial do pulmão antes de ser insuflado (capacidade residual funcional [CRF]). Logo, são necessárias grandes pressões para insuflar um pulmão a partir de um volume muito pequeno (Figura 26.5).

Para compararmos a complacência pulmonar em diferentes grupos etários, temos que utilizar como referência a mesma CRF. A complacência pulmonar dividida pela CRF é chamada de "complacência específica", que apresenta valores semelhantes em todas as faixas etárias (recém-nascido, criança e adulto).

O mesmo não ocorre com a complacência específica (corrigida pela superfície corporal) da caixa torácica. A caixa torácica do recém-nascido e da criança é muito mais complacente, ou seja, sofre maior variação de volume com a mesma pressão negativa aplicada pelos músculos respiratórios, deformando-se com mais facilidade.

A recíproca da complacência é a elastância (Elastância = Pressão/Volume), ou seja, quanto maior a complacência do sistema respiratório, menor a elastância, e vice-versa.

Resistência das Vias Aéreas à Entrada e Saída de Ar

Para superar o recolhimento elástico (*elastic recoil*) dos pulmões e a carga imposta pelo trajeto de ar das narinas até os alvéolos, é necessária uma pressão para forçar esse ar. Na respiração normal, isso é obtido pela pressão negativa gerada pelos músculos respiratórios, que cria uma diferença de pressão necessária para que o ar entre nos pulmões.

QUADRO 26.2 *Fatores importantes na gênese da insuficiência respiratória na criança.*

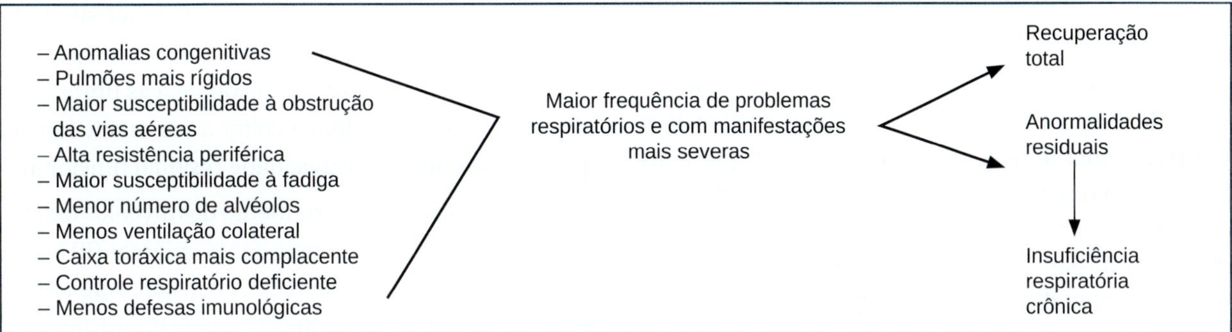

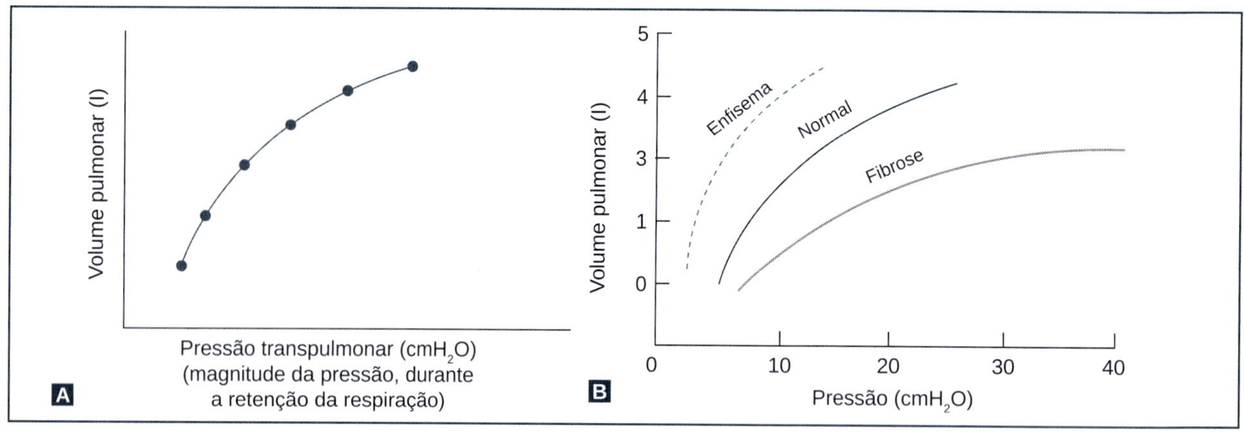

FIGURA 26.5 ***Curva de pressão e volume pulmonares.***

Curva de pressão x volume pulmonar (medida sob condições estáticas). Notar que, na porção correspondente à capacidade residual funcional (CRF) normal, pequenos aumentos na pressão são capazes de produzir grandes alterações de volume, facilitando o trabalho respiratório. Já nas porções em que a CRF está alterada, são necessárias grandes alterações de pressão para produzir pequenas alterações de volume.

Resistência é a carga imposta pelas vias aéreas pulmonares em resistir ao fluxo aéreo, e expressa uma variação de pressão por unidade de variação de fluxo. A resistência total resulta da soma das resistências das vias aéreas. As vias aéreas são constituídas por tubos condutores em série e em paralelo, tendo-se que o total na resistência em série é calculado pela soma das resistências em série, e o total na resistência em paralelo é calculado pela soma dos inversos das resistências em paralelo.

A resistência nos tubos condutores (ou diferença de pressão necessária para gerar um fluxo laminar) é regida pela lei de Poiseuille:

$$\text{Fluxo} = \frac{\Delta P\ \pi r^4}{8Ln}$$

Como Resistência = Pressão/Fluxo, então:

$$\text{Resistência} = \frac{8Ln}{\pi r^4}$$

Onde: n = viscosidade do gás inspirado, L = comprimento do tubo e r = raio do tubo.

Como o comprimento da via aérea num dado período de tempo é constante, assim como o valor de π (3,1415...), nota-se pela equação que o fator que mais influencia a resistência das vias aéreas é o raio do tubo: quanto menor o raio, maior a resistência ao fluxo (relativa ao raio elevado à quarta potência). Essa equação é validada para fluxos laminares. Quando a velocidade do fluxo aumenta, existe um valor limite de velocidade a partir do qual o fluxo passa de laminar para turbulento, o que aumenta ainda mais e desproporcionadamente a resistência das vias de condução aérea.

Apesar de essa equação não ser totalmente aplicável ao sistema respiratório, uma vez que é descrita para fluxo laminar e tubos retos, ela nos chama a atenção para o fato de que pequenas reduções no raio da via aérea causam imenso aumento na resistência do sistema respiratório.

Efeito Combinado da Resistência e da Complacência – Constante de Tempo

A constante de tempo (CT) do sistema respiratório é uma medida da rapidez de insuflação e exalação dos pulmões ou, em outras palavras, quanto tempo demora a pressão no alvéolo para se equilibrar com a pressão das vias aéreas proximais (com ou sem ventilação mecânica), e vice-versa.

O maior contribuinte para a expiração é o recolhimento elástico dos pulmões e da caixa torácica (elastância do sistema respiratório), e a maior força que se opõe à expiração é a resistência das vias aéreas. A expiração em condições normais se faz de forma passiva – os músculos respiratórios relaxam e o as fibras elásticas dos pulmões tendem a voltar a seu estado inicial, que é o do volume da capacidade residual funcional.

A insuflação e o esvaziamento dos alvéolos têm relação direta com a resistência das vias aéreas (R) e com a complacência pulmonar (C). A constante de tempo resulta do produto da complacência pela resistência.

CT (seg) = R (cmH_2O/L/seg) x C (L/cmH_2O)

Por meio desse cálculo, uma constante de tempo (CT) equivale ao tempo necessário (em segundos) para que o alvéolo receba ou libere 63% da pressão através das vias aéreas. Com 1 CT, 63% da pressão entram em equilíbrio e restam 37%. Com duas CT tem-se 63% + (63% de 37%), ou seja, cerca de 86% de equilíbrio e restam 14%. Com 3 CT, tem-se 86% + (63% de 14%), ou cerca de 95%, e assim por diante (Figura 26.6).

A resistência das vias aéreas no tempo inspiratório tende a ser menor que no expiratório, visto que, na expiração, as vias aéreas se estreitam fisiologicamente.

Existem segmentos com maior e menor constante de tempo no mesmo pulmão, estabelecida por diferentes resistências e complacências. Os alvéolos com CT menores se encherão e esvaziarão mais rapidamente que aqueles com maiores CT.

O conhecimento da CT nas diferentes doenças é determinante para estabelecer os parâmetros de ventilação pulmonar mecânica.

Se a fase expiratória do ventilador não der tempo suficiente para o esvaziamento completo do volume corrente nas doenças com CT elevadas, como nos processos obstrutivos, existe o risco de retenção de ar nos alvéolos (*air trapping*) e PEEP inadvertida. Já nas doenças com complacência pulmonar diminuída (como SARA e SDR do recém-nascido), a CT é baixa, os alvéolos se esvaziam rapidamente, permitindo aplicar tempos expiratórios curtos sem retenção de CO_2, e, portanto, maiores tempos inspiratórios para melhorar a oxigenação.

Distribuição do Gás Inspirado

Espaço morto

O ar que não participa das trocas gasosas é chamado de "espaço morto", que, por sua vez, é dividido em dois componentes: espaço morto anatômico e espaço morto alveolar.

- Espaço morto anatômico: é o volume de gás que preenche as vias aéreas compreendidas entre a boca/narina até o bronquíolo terminal (locais onde não existem estruturas para troca gasosa).
- Espaço morto alveolar: é o volume de ar alveolar que deixa de participar nas trocas gasosas por diminuição ou ausência de perfusão no alvéolo normalmente ventilado (embolia pulmonar, choque com diminuição do fluxo sanguíneo pulmonar, ou, em situação normal, nas áreas dependentes dos pulmões), ou por predomínio da ventilação sobre a perfusão (alvéolos hiperdistendidos, como nos processos obstrutivos; hipermetabolismo, como na febre; e mesmo em situação normal, nas áreas apicais ou não dependentes dos pulmões).
- Espaço morto fisiológico: chama-se de espaço morto fisiológico ou total (VD) a soma do espaço morto anatômico, mais o espaço morto alveolar.

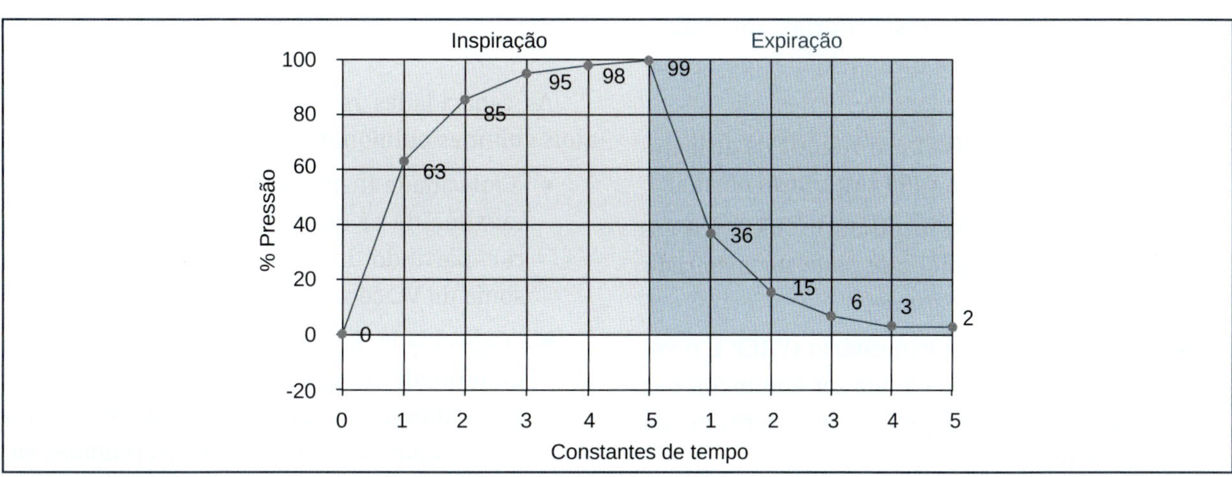

FIGURA 26.6 ***Constante de tempo e o equilíbrio de pressão.***
Quando o tempo inspiratório e o expiratório são suficientes, a pressão alveolar será plenamente equilibrada com o meio externo (respiração espontânea ou em ventilação mecânica).

O espaço morto fisiológico é difícil de ser medido, mas a relação do seu volume em relação ao volume corrente (VD/VT) pode ser calculada pela equação de Bohr modificada:

$$VD/VT = \frac{PaCO_2 - PeCO_2}{PaCO_2}$$

Onde: VD = volume do espaço morto; VT = volume corrente; $PaCO_2$ = pressão parcial de CO_2 no sangue arterial (obtida por meio da gasometria); $PeCO_2$ = pressão parcial de CO_2 no ar expirado (obtida por meio da capnometria).

A medida da diferença entre a $PaCO_2$ e a $PeCO_2$ pode ser útil na indicação de que existe um aumento do espaço morto fisiológico. A diferença arterial-expiratória final de CO_2 [$P(a\text{-}e)CO_2$] é normalmente de 2 a 3 mmHg, e aumentos nesses valores significam aumento do espaço morto fisiológico.

A fração VD/VT normal é de aproximadamente 0,3 em crianças e adultos, ou seja, o espaço morto total é 30% do volume corrente, significando, em última análise, que 30% do volume corrente não participam das trocas gasosas. Relações VD/VT acima de 60% são quase incompatíveis com ventilação espontânea, pois 60% de todo o esforço para manter o volume corrente serão "desperdiçados", sendo imperiosa a instituição de ventilação pulmonar mecânica para evitar a fadiga do paciente.

Volumes e capacidades pulmonares

A alteração do volume pulmonar pode ser vista pela espirometria. Os dados desse exame caracterizam diferentes condições respiratórias. São definidos os seguintes volumes e capacidades pulmonares (Figura 26.7):

- Volume corrente (VC): É o volume de ar inspirado ou expirado a cada respiração normal;
- Volume de reserva inspiratório (VRI): É o volume de ar adicional que pode ser inspirado além do volume corrente;
- Volume de reserva expiratório (VRE): É o volume de ar que pode ainda ser eliminado por uma expiração forçada após o término de uma expiração normal;
- Volume residual (VR): É o volume de ar que permanece nos pulmões mesmo após uma expiração forçada máxima.

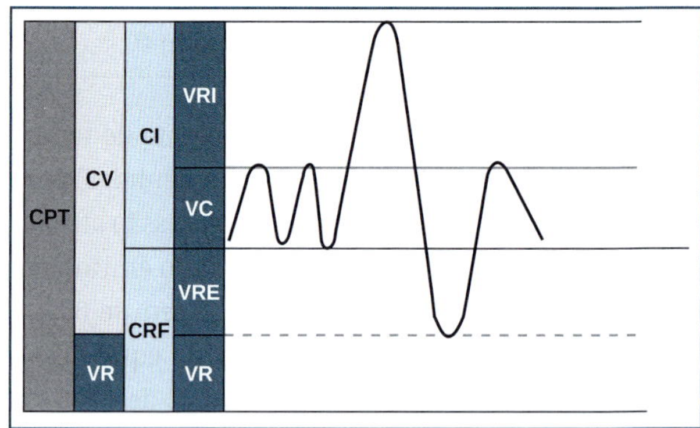

FIGURA 26.7 ***Volumes e capacidades pulmonares.***
Siglas: VR = volume residual é a quantidade de gás que permanece nos pulmões após uma expiração forçada, e não é exalado mesmo com esforço extremo da musculatura respiratória. VC = volume corrente é a quantidade de gás que entra ou que sai dos pulmões a cada respiração normal. VRI = volume de reserva inspiratório é a quantidade de gás que pode ser acrescentada ao VC através de uma inspiração forçada. VRE = volume de reserva expiratório é a quantidade de gás que pode ser exalada, além do VC, através de uma expiração forçada. CI = capacidade inspiratória é a soma do VC com o VRI. CRF = capacidade residual funcional é a quantidade de gás mantida nos pulmões após uma expiração normal, ou seja, é a quantidade de gás residente nos pulmões entre uma respiração normal (VC) e outra; a CRF consiste na somatória do VR e do VRE. CV = capacidade vital é a quantidade máxima de gás que pode ser exalada dos pulmões após uma inspiração forçada; é a soma do VRE, do VC e do VRI. CPT = capacidade pulmonar total é o máximo volume de gás que os pulmões podem conter, sendo a soma de todos os volumes acima. VF = volume de fechamento não é medido pela espirometria, mas reflete o volume mínimo pulmonar em que ocorre colapso das vias aéreas.

As capacidades referem-se à soma de dois ou mais volumes pulmonares:

- Capacidade Inspiratória (CI): É a quantidade máxima de ar que um indivíduo pode inspirar, partindo de uma expiração normal. É a soma do VC com o VRI.
- Capacidade Residual Funcional (CRF): É a quantidade de gás que permanece nos pulmões após uma expiração normal; ou seja, é a quantidade de gás residente nos pulmões entre uma respiração normal (VC) e outra. A CRF é o volume que efetivamente mantém contato com os capilares pulmonares e realiza as tro-

cas gasosas. A CRF consiste na somatória do VR e do VRE. É o resultado final de fatores físicos e anatômicos que, de um lado, favorecem o colapso dos pulmões e, de outro, favorecem sua expansão.

- Capacidade Vital: É a quantidade máxima de gás que pode ser exalada dos pulmões após uma inspiração forçada. É a soma do VRE, do VC e do VRI.
- Capacidade Pulmonar Total: É o máximo volume de gás que os pulmões podem conter (soma de todos os volumes, inclusive o residual.

Um volume em particular merece atenção especial:

- Volume Crítico de Fechamento (VCF):
    - Não é um volume medido durante a espirometria como descrito anteriormente. Durante a expiração forçada, além da redução do volume alveolar ocorre o colapso dinâmico das vias aéreas. No entanto o colapso ocorre antes de todo esvaziamento alveolar. O volume mínimo mantido após o colapso é conhecido como Volume crítico de fechamento. Utilizando técnicas de "lavagem" de gás inerte, durante manobras inspiratórias ou expiratórias, pode-se identificar um ponto no qual as vias aéreas condutoras começam a se colapsar. Se as vias aéreas se mantiverem fechadas, o ar alveolar acaba sendo reabsorvido levando a atelectasia, principalmente em determinadas áreas pulmonares, as zonas dependentes, quando o volume de pequenos alvéolos e vias aéreas é menor que a capacidade residual funcional. Esse volume crítico de fechamento no pulmão adulto está geralmente dentro da CRF, diferentemente da criança em que esse volume está próximo ou mesmo dentro do volume corrente. Se a ventilação ocorrer abaixo deste VCF, o ar não chegará àquelas regiões dos pulmões. Em outras palavras: a ventilação às regiões "fechadas" dos pulmões só irá ocorrer se o volume crítico de fechamento for excedido durante a respiração normal.
    - Em situações patológicas, o volume de fechamento pode estar presente até no volume corrente, e assim esses segmentos pulmonares estarão fechados durante todo o ciclo respiratório, causando hipoxemia.
    - Devido ao conhecimento dessa fisiologia é que foram criadas as pressões de distensão alveolares (PEEP e CPAP), com a finalidade de elevar a CRF acima do volume de fechamento e evitar o colapso pulmonar nas doenças em que essa CRF estiver prejudicada (como no edema pulmonar, doença das membranas hialinas do RN, SDRA e atelectasias). As pressões de distensão alveolares se aplicam em todo o pulmão e assim também distendem os bronquíolos pré-alveolares, que não possuem parede muscular e podem se colapsar. Por isso, pequenos níveis de PEEP ou CPAP também devem ser aplicados nos processos obstrutivos, para manter a patência desses bronquíolos terminais, favorecendo os alvéolos que não conseguem se esvaziar.

Circulação pulmonar

Para que ocorram as trocas gasosas normais, é necessário que a circulação pulmonar (Q) esteja intimamente relacionada à ventilação alveolar (V), numa estreita faixa de variação (V/Q), acima ou abaixo da qual essas trocas são muito prejudicadas.

O desenvolvimento da árvore circulatória acompanha a dicotomização das vias aéreas na vida intrauterina, e pode ser afetado por malformações nessa fase do desenvolvimento, como é o caso da hérnia diafragmática (hipertensão pulmonar por restrição do leito vascular).

Após o nascimento, ocorre uma rápida expansão anatômica dos pulmões, acompanhada de diminuição aguda da resistência vascular pulmonar, resultando em aumento do fluxo sanguíneo. Os fatores determinantes da mudança circulatória pulmonar pós-natal são: o rápido aumento da tensão de oxigênio na mistura gasosa que ventila o alvéolo (PAO_2) e o aumento na tensão de oxigênio do sangue arterial (PaO_2) que perfunde os vasos pulmonares.

Mediadores também estão envolvidos na vasodilatação pulmonar induzida pelo oxigênio, sobretudo a bradicinina. Entretanto, a bradicinina é inativada pela enzima conversora de angiotensina (ECA), que é minimamente ativa nos baixos níveis de PaO_2 do feto. A ECA tem seus níveis bastante aumentados após o nascimento e a exposição a altas concentrações de oxigênio, quando ocorre a queda nos níveis de bradicinina, principalmente nas primeiras horas após o início de ventilação e oxigenação. A bradicinina também estimula a produção local de PGI_2, um potente vasodilatador pulmonar.

As prostaglandinas PGE_1, PGA_1 e PGI_2 (prostaciclina) diminuem a resistência vascular pulmonar pela dilatação de veias e artérias pulmonares, e também são estimuladas pela expansão pulmonar após o parto.

O fator mais importante da manutenção da resistência pulmonar alta e, consequentemente, do fluxo pulmonar baixo é a hipóxia relativa nas doenças agudas.

A hipóxia pulmonar crônica intrauterina tem sido demonstrada em alguns modelos animais como responsável pelo aumento na camada muscular média de arteríolas pulmonares, resultando em hipertensão pulmonar e aumento da reatividade vascular pulmonar. Especula-se que essa seja a causa da hipertensão pulmonar persistente do recém-nascido humano.

Causas de Insuficiência Respiratória

Alterações em qualquer parte que integre o sistema respiratório, desde os centros respiratórios no SNC, pulmões, caixa torácica e até a circulação pulmonar, podem causar insuficiência respiratória.

As causas mais frequentemente implicadas de insuficiência respiratória estão listadas a seguir, excetuando-se as malformações congênitas, que já foram listadas no Quadro 26.1.

1. Causas relativas ao Sistema Nervoso Central (SNC):
   - Depressão por drogas (opiáceos, benzodiazepínicos, barbitúricos etc.);
   - Apneia primária da prematuridade;
   - Estado de mal convulsivo;
   - Aumento da pressão liquórica por:
     - ◊ Traumatismo cranioencefálico;
     - ◊ Infecções do SNC (meningite, encefalite etc.);
     - ◊ Hemorragia intracraniana;
     - ◊ Tumores.
   - Comas de diversas etiologias (hepático, renal, síndrome de Reye etc.);
   - Encefalopatia hipóxico-isquêmica;
   - Kernicterus;
   - Polineurite bulbar;
   - Síndrome de Ondine.
2. Causas relativas à medula, conexões neuromusculares e músculos:
   - Polineurite e polirradiculoneurite;
   - Poliomielite;
   - Tétano e botulismo;
   - Drogas curarizantes;
   - Inseticidas organosfosforados;
   - Hipofosfatemia, hipermagnesemia, paralisia hipocalcêmica;
   - Miastenia *gravis*, distrofia muscular por desuso, esclerose lateral amiotrófica;
   - Paralisia diafragmática.
3. Causas relativas às vias aéreas superiores:
   - Laringotraqueobronquite;
   - Epiglotite;
   - Difteria;
   - Corpo estranho;
   - Laringoespasmo reflexo (intubação, aspiração, afogamento);
   - Trauma (laringite e/ou paralisia de pregas vocais pós-intubação, fratura laríngea);
   - Tumores.
4. Causas relativas às vias aéreas inferiores e ao parênquima pulmonar:
   - Asma, bronquite, bronquiolite;
   - Coqueluche;
   - Pneumonias e broncopneumonias;
   - Doença pulmonar das membranas hialinas (DPMH);
   - Tuberculose;
   - Síndromes aspirativas e microaspirativas, como na doença do refluxo gastroesofágico;
   - Edema pulmonar cardiogênico e não cardiogênico;
   - Broncospasmos de outras etiologias (como inalação de fumaça);

- Secreções espessas (aspiração de mecônio, fibrose cística, bronquiectasias etc.);
- Pneumotórax;
- Derrames pleurais (piotórax, hemotórax , quilotórax e hidrotórax);
- Displasia broncopulmonar;
- Síndrome de quase afogamento;
- Perda de tecido pulmonar (lobectomia, pneumectomia);
- Embolia pulmonar;
- Parâmetros inadequados de ventilação pulmonar mecânica.

5. Causas relativas à caixa torácica:
   - Trauma;
   - Fadiga dos músculos respiratórios;
   - Paralisia do nervo frênico;
   - Eventração diafragmática;
   - Miopatias (por exemplo, síndrome de Werdnig-Hoffman);
   - Hipoventilação da obesidade (síndrome de Pickwick);
   - Deformidades torácicas, levando à perda de sua elasticidade, como na cifoescoliose grave.
6. Alterações circulatórias que afetam a relação V/Q:
   - Sepse, choque séptico, queimaduras e choques de outras etiologias;
   - Agentes circulantes (ácidos graxos, lecitinases, fatores de coagulação [CIVD]);
   - Sobrecarga de líquidos, com aumento da pressão hidrostática, insuficiência cardíaca congestiva.
7. Outras causas:
   - Distúrbios metabólicos (hipoglicemia, hipocalcemia, hipermagnesemia, hiponatremia);
   - Intoxicações exógenas (por exemplo, meta -hemoglobinemia);
   - Limitação ao movimento diafragmático (ascite, distensão abdominal, grandes hepatomegalias ou hepatoesplenomegalias).

As causas mais comuns de IR na criança são as infecções pulmonares, a obstrução das vias aéreas (bronquiolite e asma), a prematuridade, a septicemia, as cardiopatias congênitas e as alterações do sistema nervoso central.

Infecções, traumatismos e doenças imunológicas e inflamatórias podem levar à perda dos reflexos protetores das vias aéreas, de deglutição e de tosse, predispondo assim a complicações aspirativas e pneumonite química.

Por sua vez, a fadiga muscular e a hipóxia ou hipercapnia podem causar apneias e depressão do volume minuto, gerando mais hipóxia e mais hipercapnia e criando um círculo vicioso.

A sepse gera microelementos danosos ao metabolismo intermediário, que alteram a permeabilidade vascular sistêmica e pulmonar e, principalmente se acompanhada de hipotensão arterial e CIVD, pode causar falência respiratória, que deve ser prontamente identificada. Além disso, certos microrganismos, principalmente Gram-negativos, podem produzir pneumonite grave e até mesmo hemorragia alveolar (geralmente fatal).

As pneumonias e os quadros obstrutivos das vias aéreas inferiores estão entre os principais causadores de insuficiência respiratória na infância. A luz dos brônquios e bronquíolos pode ser grandemente reduzida por edema, acúmulo de secreções e/ou espasmo da musculatura lisa das paredes brônquicas, e os alvéolos podem estar colapsados ou preenchidos por secreções inflamatórias, tudo isso levando à hipoxemia, ao aumento do trabalho respiratório e, finalmente, à exaustão e hipercapnia.

Outro grupo de crianças que estão predispostas à instalação de IR é o das portadoras de cardiopatias congênitas. Essas malformações exercem seu papel deletério principalmente sobre o fluxo capilar pulmonar, afetando as trocas gasosas. As cardiopatias com hipofluxo pulmonar (como a Tetralogia de Fallot e a estenose pulmonar), cursam com hipoxemia e policitemia progressivas. As cardiopatias com hiperfluxo pulmonar (como os defeitos de septo ventricular) causam inundação do leito vascular pulmonar, levando a edema pulmonar, hipertensão pulmonar e insuficiência cardíaca congestiva, criando um círculo vicioso de aumento de trabalho cardíaco e respiratório. A lesão alveolar secundária à hipertensão do leito vascular causa produção excessiva de secreções e favorece infecções secundárias e pneumonias de repetição. Quando o fluxo pulmonar é extremamente elevado, pode ocorrer compressão dos brônquios pelos vasos pulmonares dilatados. Na ausculta pulmonar, aparecerão sibilos consequentes a essa compressão e a radiografia de tórax mostra hiperinsuflação pulmonar: é a chamada "asma cardíaca", por analogia. A compressão secundária dos brônquios e bronquíolos causará também acúmulo de secreções distalmente à obstrução, novamente favorecendo a instalação de infecções. Há ainda o grupo das cardiopatias cianogênicas, quando ocorre a mistura de sangue oxigenado e não oxigenado, que é entregue no ramo arterial sistêmico, o que aumenta o trabalho respiratório e o consumo de oxigênio, piora a hipoxemia, causando acidose e predispondo à fadiga. A acidose metabólica é um indicador de falência cardiorrespiratória. A hipoxemia e a acidose, por sua vez, aumentam a resistência vascular pulmonar, piorando assim a derivação intracardíaca, criando-se um círculo de eventos adversos.

Cardiopatias adquiridas, como arritmias, miocardites e derrames pericárdicos, são igualmente danosas, podendo levar secundariamente à insuficiência respiratória.

Os defeitos neuromusculares e deformidades da caixa torácica podem causar primariamente a IR, ou, em vigência de quadros respiratórios ou sistêmicos, precipitar a falência respiratória. Nas doenças do sistema nervoso central ou periférico e nas miopatias, pode ocorrer a perda dos reflexos protetores das vias aéreas superiores e da deglutição, predispondo à aspiração do conteúdo gástrico e pneumonite química ou infecciosa.

Os processos que causam aumento do volume abdominal podem resultar em disfunção da excursão diafragmática por distensão e/ou dor.

A baixa concentração de hemoglobina ou a diminuição em sua capacidade de transportar oxigênio resulta em inadequada liberação de oxigênio aos tecidos. A policitemia pode resultar em aumento na viscosidade sanguínea e até "entupimento" de capilares pulmonares e sistêmicos, prejudicando as trocas gasosas.

Os distúrbios metabólicos podem se manifestar como alterações no padrão respiratório, como, por exemplo: a acidose metabólica resulta em respirações rápidas e superficiais, e a hiperamonemia estimula diretamente o centro respiratório para produzir taquipneia com alcalose respiratória primária (e acidose metabólica secundária).

Tipos de Insuficiência Respiratória

Segundo Campbell, a insuficiência respiratória pode ser classificada em dois tipos, retentora ou não de CO_2:

- Tipo I: PaO_2 baixa e $PaCO_2$ normal ou baixa (insuficiência pulmonar);
- Tipo II: PaO_2 baixa e $PaCO_2$ elevada (insuficiência ventilatória).

Nessa classificação, todos os pacientes em IR são hipoxêmicos, mas nem todos apresentam hipercapnia. Os tipos I e II podem ocorrer em doenças diferentes ou na evolução de uma mesma doença.

Quando nos referimos a PaO_2 e $PaCO_2$ elevados ou diminuídos, entramos num terreno controverso. Para muitos autores, seria necessário uma PaO_2 inferior a 50 mmHg (na ausência de *shunt* intracardíaco, em pacientes de qualquer idade, respirando ar ambiente) ou uma $PaCO_2$ maior que 50 mmHg, ou ambas, para indicar IR.

Para outros autores, bastaria encontrar níveis de PaO_2 e $PaCO_2$ alterados em relação aos níveis esperados para cada faixa etária para caracterizar IR. Desse modo, teríamos IR de graus bem leves até os mais graves. No Quadro 26.3, a seguir, estão assinalados os valores normais esperados de PaO_2 e $PaCO_2$ para cada faixa etária.

QUADRO 26.3 ***Valores normais esperados para PaO_2 e $PaCO_2$ em mmHg (ar ambiente, nível do mar).***

Idade	Valor
Recém-nascido prematuro	50-60
Recém-nascido a terno	55-70
1 a 6 meses	60-80
6 meses a 1 ano	70-90
mais de 1 ano	80-97

$PaCO_2$ = 36-44 (em qualquer idade). Tende aos menores valores do recém-nascido.

Essa última classificação concorda bastante com os dados clínicos que são geralmente observados. Observar graficamente a evolução temporal da IR não tratada na Figura 26.8.

Nas fases iniciais da IR (hipoxemia, fases I e II, da Figura 26.8) ocorre a ativação de mecanismos de defesa para preservar a entrega de oxigênio e a retirada de gás carbônico dos tecidos. Esses mecanismos incluem o aumento do volume minuto e do

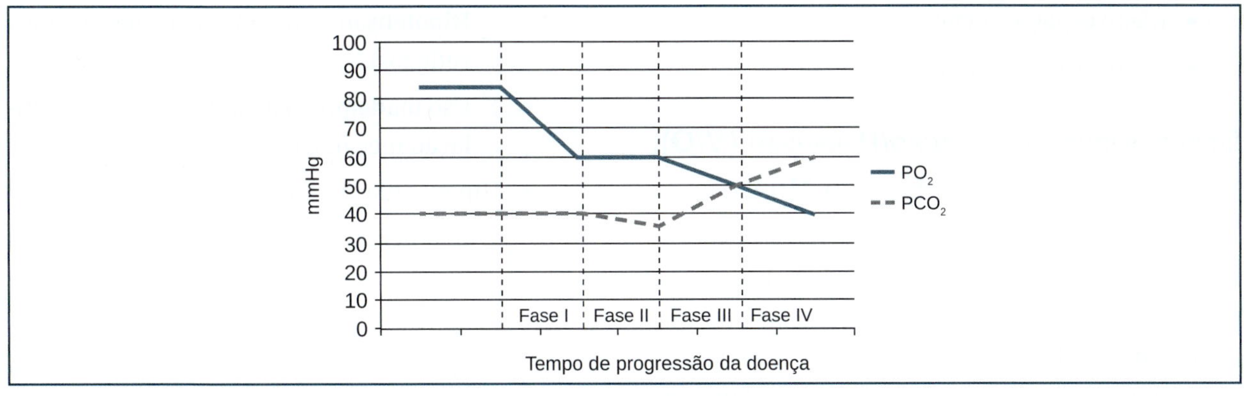

FIGURA 26.8 ***Evolução temporal da insuficiência respiratória.***

Na fase I, é observada uma hipoxemia decorrente de uma doença desencadeante qualquer. Na fase II, a PaO_2 se equilibra às custas dos mecanismos acima, com consequente diminuição da $PaCO_2$ e alcalose respiratória. Se não houver resolução do processo que a causou ou se a intervenção terapêutica for deficiente, a IR progredirá para as fases III e IV, de franca falência respiratória. Na fase III, a $PaCO_2$ se eleva novamente a "valores normais", mas essa fase é distinta da fase I devido à acentuada hipoxemia e início de acidose metabólica (anaerobiose). Já na fase IV, haverá hipercapnia progressiva, com acidose respiratória, e hipoxemia grave, com acidose metabólica superajuntada, fatais se não tratadas.

débito cardíaco (taquidispneia, taquicardia) e a ativação da autorregulação local da circulação pulmonar, desviando a circulação das áreas menos ventiladas para as mais ventiladas.

A insuficiência respiratória não deve ser avaliada apenas pelos dados gasométricos. O aumento de trabalho respiratório pode resultar em valores gasométricos considerados normais, mas o paciente estar em franca insuficiência respiratória. A respiração normal não consome muita energia, menos de 5% do consumo de oxigênio corpóreo total, entretanto o trabalho da musculatura nas situações de falência respiratória pode consumir até 50% desse consumo, ou seja, desperdiça-se muita energia para tentar manter valores gasométricos fisiológicos.

FISIOPATOLOGIA

Fisiologicamente, há três componentes principais no processo da respiração: a captação, o transporte e a oxigenação celular propriamente dita.

1. Captação: engloba os processos de ventilação alveolar e a troca de oxigênio e gás carbônico entre o gás alveolar e o sangue do capilar pulmonar. A oxigenação é o processo em que o oxigênio se difunde passivamente do alvéolo para o capilar pulmonar, no qual ele se liga à hemoglobina ou se dissolve no plasma.
2. O transporte do oxigênio captado nos pulmões até os tecidos (entrega de oxigênio).
3. A troca gasosa no nível celular ou consumo de O_2 é definida como a taxa em que o oxigênio é removido do sangue para uso pelos tecidos.

Alterações em qualquer dessas fases causará insuficiência respiratória (IR) e elas serão analisadas separadamente a seguir.

CAPTAÇÃO

Ventilação alveolar representa o deslocamento da massa de ar para dentro e para fora dos pulmões, desde a atmosfera até os alvéolos. É o produto do volume corrente pela frequência respiratória: VA = VC x FR.

O oxigênio contido no gás que chega aos alvéolos deverá então passar para os capilares pulmonares, de onde será transportado até as células.

Para que a captação seja efetiva, é necessário que haja Ventilação (V) e Perfusão (Q) dos pulmões, e que ambas se relacionem (V/Q).

Existe uma faixa de relação V/Q para que as trocas gasosas sejam efetivas e, além disso, a barreira alveolocapilar deve ser suficientemente permeável ao O_2 e CO_2 para que eles sejam captados pelo capilar adjacente.

As alterações nesses mecanismos levam à IR. São elas:

- Desequilíbrio ventilação/perfusão (V/Q);
- *Shunt* ou derivação;

- Efeito espaço morto;
- Distúrbios de difusão.

Desequilíbrio Ventilação/Perfusão (V/Q), Efeito *Shunt* e Efeito Espaço Morto

O equilíbrio V/Q depende de vários fatores: dos volumes pulmonares, da ventilação global e de sua parte efetiva (que é a ventilação alveolar), da uniformidade da distribuição gasosa nos alvéolos, do suprimento de sangue aos pulmões (e, portanto, do débito cardíaco), da distribuição adequada desse suprimento e do estabelecimento de uma relação apropriada com a ventilação.

O desequilíbrio V/Q é o mecanismo fisiopatológico mais frequentemente implicado na IR. No indivíduo normal, em condições basais, nem a ventilação alveolar nem a perfusão sanguínea são uniformes por todo o pulmão, variando fisiologicamente conforme a região do pulmão considerada (ápices ou bases) e com a posição do indivíduo (em pé, supino ou em prona), sendo essas variações menos acentuadas no recém-nascido. Esses segmentos pulmonares com relações V/Q distintas são conhecidas como "zonas de West".

Para fins práticos, pode-se considerar um pulmão ideal com dois compartimentos (unidade alveolocapilar), tendo-se que o alvéolo está bem ventilado e o capilar bem perfundido. A relação ideal entre eles (V/Q), do ponto de vista fisiológico, seria de 0,8, nas crianças maiores e adultos, e de 0,7, nos recém-nascidos a termo. Nessa relação, o sangue que passa por essa unidade alveolocapilar conseguiria uma troca gasosa plena com a pressão parcial do O_2 alveolar (PAO_2). O gradiente alveolocapilar de O_2 seria mínimo e a barreira para o CO_2 seria de praticamente zero, auxiliado pelo fato de o gás carbônico ser 20 vezes mais difusível que o oxigênio.

Os desvios progressivos da relação V/Q, quaisquer que sejam as causas, causarão IR:

a. Alterações primárias na ventilação:
   - Hiperventilação alveolar (↑V):
     - ◊ Metabolismo aumentado (febre, estados toxêmicos);
     - ◊ Acidose metabólica;
     - ◊ Fase inicial de processos pulmonares (asma, pneumonias) por mecanismos reflexos;
     - ◊ Hipotensão (também por mecanismos reflexos);
     - ◊ Uso inadequado de parâmetros de ventilação mecânica.
   - Hipoventilação alveolar (↓V):
     - ◊ Imaturidade dos centros respiratórios (prematuridade);
     - ◊ Coma, anestesia, depressão por drogas;
     - ◊ Processos relativos ao sistema nervoso central (SNC) em geral;
     - ◊ Doenças neuromusculares;
     - ◊ Fadiga ou falência dos músculos respiratórios;
     - ◊ Limitação dos movimentos diafragmáticos;
     - ◊ Pneumonias, broncopneumonias, doença pulmonar de membranas hialinas;
     - ◊ Edema pulmonar cardiogênico ou não cardiogênico (SARA).

b. Alterações primárias na perfusão (aumento/redução absoluta ou relativa da perfusão sobre a ventilação):
   - Condições que aumentam Q:
     - ◊ Cardiopatias com hiperfluxo pulmonar;
     - ◊ Estados hiperdinâmicos (febre, drogas vasoativas);
     - ◊ Insuficiência cardíaca congestiva.
   - Condições que diminuem Q:
     - ◊ Choque;
     - ◊ Embolia pulmonar (Q = zero);
     - ◊ Enfisema (por destruição do leito vascular pulmonar);
     - ◊ Obstrução à via de saída do VD (pneumotórax hipertensivo, alterações pericárdicas e no mediastino);
     - ◊ Cardiopatias com hipofluxo pulmonar;
     - ◊ Ventilação com pressão positiva e PEEP elevados.

Embora didaticamente divididos, como acima, os mecanismos fisiopatológicos frequentemente coexistem num mesmo paciente e o desbalanço entre eles causará maior ou menor grau de insuficiência respiratória.

Hiperventilação

Hiperventilação é definida como a ventilação alveolar excessiva, tendo como resultado a queda na $PaCO_2$ (hipocapnia) e do CO_2 expirado final; existe um comparável aumento na PaO_2 se o paciente estiver respirando em ar ambiente. Ocorre normalmente no exercício e em situações em que o paciente precisa compensar uma acidose metabólica ou uma hipoxemia leve a moderada. Ocorre também por mecanismos reflexos em situações de atelectasias ou outras condensações pulmonares.

Efeito espaço morto

O movimento para dentro e para fora dos pulmões pode ser excessivo (hiperventilação) ou insuficiente (hipoventilação) para suprir as necessidades metabólicas do organismo.

O nossa respiração é conhecida como de fundo cego, ou seja, o ar deve entrar e sair pela mesma via aérea. Decorrente disso, uma parte do volume corrente (VT) nunca chega aos alvéolos, preenchendo o espaço morto anatômico, que não participa normalmente das trocas gasosas, chamado de espaço morto anatômico.

À interação de todo o gás que não participa efetivamente das trocas gasosas chamamos de "espaço morto total" (VD) e a relação entre ele e o volume corrente (VD/VT) representa, portanto, a "ventilação desperdiçada", isto é, a proporção do volume corrente que não participa das trocas gasosas.

Assim, quando aumenta a proporção do espaço morto total (como nos processos obstrutivos), uma maior proporção da ventilação não contribuirá para a oxigenação e eliminação de CO_2, produzindo hipoxemia e hipercapnia. A ventilação alveolar pode ser compensada, até certo limite, pelo aumento da frequência respiratória, visto que:

$$VA = (VT-VD) \times FR$$

O aumento compensatório, tanto do volume corrente (VT) quanto da frequência respiratória (FR), demandará gasto adicional de energia e, portanto, maior consumo de oxigênio. A equação demonstra que, após certo ponto em que aumenta muito a "ventilação desperdiçada", é impossível ao paciente manter sozinho suas condições ventilatórias, sendo necessário algum tipo de intervenção externa.

No entanto, observa-se que a ventilação alveolar pode ocorrer mesmo quando o volume corrente for menor que o espaço morto, como visto nos aparelhos de ventilação de alta frequência.

Efeito *shunt*

Quando houver um predomínio da perfusão sobre a ventilação (geralmente, por hipoventilação), diz-se que ocorre um *shunt* parcial ou efeito *shunt*. Essa condição causa hipoxemia progressiva e tendência à retenção de CO_2. Essa retenção não ocorre sempre, pois existe um aumento reflexo da ventilação alveolar e/ou do débito cardíaco. Entretanto, nos casos em que ocorre comprometimento do *drive* respiratório, como coma, sedação, anestesia, doenças neuromusculares e fadiga dos músculos respiratórios, a hipoventilação resultante é conhecida como "vera" (verdadeira). Na hipoventilação vera, a troca gasosa alveolocapilar pulmonar é normal, mas, devido à hipoventilação, ocorrem hipoxemia e hipercapnia progressivas. A hipoxemia poderia ser corrigida com pequenos aumentos na concentração de oxigênio, mas a hipercapnia só poderá ser corrigida com aumento da ventilação, seja por mecanismos físicos ou medicamentosos, seja por meio de ventilação pulmonar mecânica.

Merece atenção que, nesses casos de efeito *shunt*, bem como no *shunt*, a circulação pulmonar tende a desviar o fluxo sanguíneo das áreas menos ventiladas para as mais ventiladas para otimizar a relação V/Q e melhorar as trocas gasosas.

Efeitos da mudança da FiO_2 sobre a relação V/Q

Durante a avaliação do intercâmbio gasoso pulmonar, deve-se levar sempre em conta os efeitos da concentração do oxigênio inspirado (FiO_2) sobre a ventilação e a perfusão. A mudança na FiO_2 pode afetar a relação V/Q por dois mecanismos: a vasoconstrição hipóxica e o colapso gradual de alvéolos.

A vasoconstricção hipóxica causa diminuição do fluxo sanguíneo para as unidades pulmonares pouco ventiladas (baixa relação V/Q) e é um dos principais mecanismos utilizados pelo organismo para a readequação da relação V/Q (o fluxo sanguíneo seria assim desviado para regiões mais bem ventiladas). Porém, quando se aumenta muito a FiO_2, a vasoconstricção pré-capilar pulmonar diminui e a perfusão nas áreas mal ventiladas volta a aumentar, piorando o efeito *shunt*, a mistura venosa e a hipoxemia. Tendo-se em conta a proporção de alvéolos pulmonares com baixa relação V/Q naquele momento, o efeito global pode ser de melhora ou de piora na PaO_2. Esse ciclo vicioso é quebrado quando se melhora a ventilação nessas áreas mal ventiladas (por exemplo, ventilação pulmonar mecânica, broncodilatadores).

Um segundo mecanismo que altera a relação V/Q quando se respira em um ambiente com altas concentrações de O_2 é um desbalanço entre o gás que é inspirado e o que é expirado num dado alvéolo. Quando se aumenta progressivamente a FiO_2, o nitrogênio – gás inerte e não absorvível dos alvéolos – vai sendo substituído por O_2, altamente absorvível. Sob FiO_2 elevadas (70-100%), grande parte do gás inspirado será absorvido pelo sangue (maior gradiente alveolocapilar), restando assim pouco gás (ou nenhum) para ser expirado. O alvéolo vai ficando "menor" a cada expiração e haverá colapso gradual desse alvéolo, transformando áreas de "efeito *shunt*" em *shunt* (áreas pouco ventiladas em áreas sem ventilação), piorando ainda mais a hipoxemia. Esse mecanismo fisiopatológico justifica o efeito aparentemente paradoxal de aumentar a FiO_2 e piorar a hipoxemia. Esse efeito será exacerbado se a quantidade de ventilação colateral disponível para a área afetada estiver ausente ou prejudicada. Na década de 1970 desenvolveu a CPAP, que possibilitou salvar a vida de milhares de prematuros. A aplicação de uma pressão positiva contínua nas vias aéreas impede o colapso alveolar, mantendo a área de troca com o uso de maiores concentrações de oxigênio.

Diversos estudos demonstram que unidades pulmonares com relação V/Q menor que 0,75 serão estáveis somente quando o paciente respirar ar ambiente. Como esses estudos foram realizados em adultos, pode-se supor que, nas crianças pequenas, ocorrerá instabilidade até com relações V/Q maiores, devido à carência de ventilação colateral e menor volume pulmonar, como já foi visto.

Esses dois fatores (vasoconstricção hipóxica e instabilidade alveolar sob elevadas FiO_2) devem ser sempre considerados no tratamento dos pacientes com IR.

Shunt ou Derivação

Denomina-se *shunt* à situação em que o alvéolo, apesar de não ser ventilado, continua sendo perfundido, ou seja, a relação V/Q = zero. É bastante comum que, em várias doenças, pequenas ou grandes partes do pulmão encontrem-se em *shunt*. Assim, o sangue venoso sistêmico atravessa o alvéolo não ventilado e retorna ao coração sem sofrer troca gasosa, como se não tivesse passado pelo pulmão. O sangue que retorna sem oxigenação se mistura ao sangue arterializado e causa hipoxemia.

Os *shunts* podem ser anatômicos intra ou extrapulmonares, como nas cardiopatias congênitas, fístulas arteriovenosas e síndrome hepatopulmonar; ou fisiopatológicos, como nas pneumonias, atelectasias e edema pulmonar.

No indivíduo normal, existe um *shunt* fisiológico (áreas pouco ventiladas dos pulmões) que se situa em torno de 3% a 4% do débito cardíaco, podendo chegar a 6-10% no recém-nascido. Destes, 2% correspondem a um *shunt* anatômico, através das veias brônquicas, veias pleurais e veias de Thebesius. Nas situações patológicas, a quantidade de *shunt* aumenta consideravelmente.

Com o aumento do *shunt*, ocorre piora progressiva da hipoxemia. Porém, a $PaCO_2$ se mantém normal ou pouco elevada pelo aumento compensatório na ventilação alveolar, eliminando o CO_2 pelas unidades ainda ventiladas. No entanto, esse aumento da VA não é suficiente para compensar totalmente a hipoxemia, que pode se tornar cada vez mais grave com o progredir da doença, resultando em estafa respiratória e hipercapnia secundária.

A relação sobre a magnitude do *shunt* e as alterações na PaO_2 e $PaCO_2$ foi demonstrada por Dantzker num pulmão hipotético ideal (sem desigualdade V/Q e com débito cardíaco e ventilação minuto constantes) (Figura 26.9).

Na Figura 26.10, pode-se observar o efeito do aumento da FiO_2 sobre a PaO_2 em pulmões com diferentes graus de *shunt*.

Com altos graus de *shunt*, mesmo os pequenos aumentos na PaO_2 podem elevar significativamente o conteúdo arterial de O_2, devido ao aumento da afinidade da hemoglobina pelo oxigênio no capilar pulmonar. Isso melhora o transporte de O_2 pela hemoglobina até os tecidos, podendo melhorar a oferta e diminuir a hipóxia tecidual. Por outro lado, as altas FiO_2 necessárias para produzir esse efeito poderão ser perigosamente tóxicas, além da possibilidade de aumentar o grau de *shunt* intrapulmonar.

Clinicamente, é muito difícil separar o grau de *shunt* do efeito *shunt*, a menos que o paciente seja

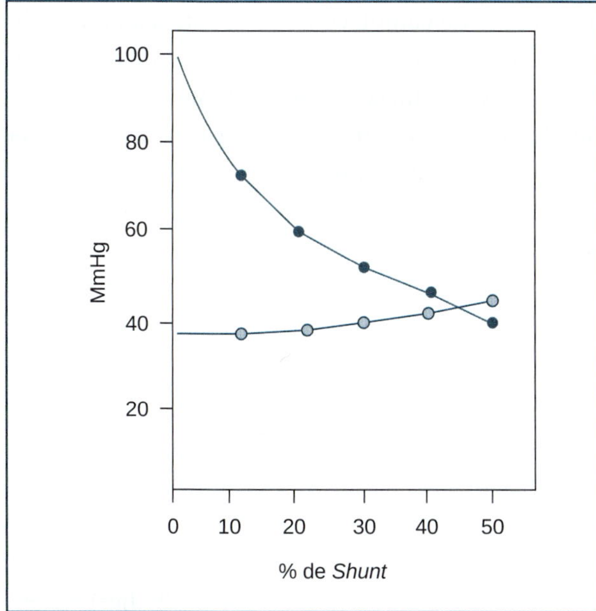

FIGURA 26.9 ***Efeito do aumento do shunt sobre a PaO_2.***

Variação da PaO_2 e $PaCO_2$ com graus variados de *shunt* num pulmão hipotético, segundo Dantzker.

Siglas: ••• = PO_2 arterial, °°° = PCO_2 arterial.

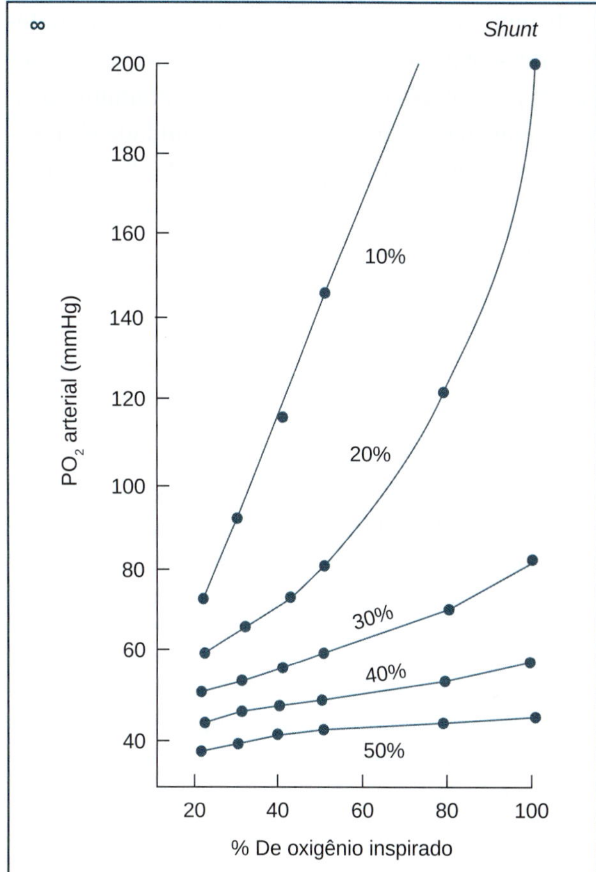

FIGURA 26.10 ***Relação entre a FiO_2 e a PaO_2, de acordo com o grau de shunt.***

Quanto maior o *shunt*, menor a elevação correspondente na PaO_2, mesmo em ambientes com FiO_2 progressivamente maiores, pois menos alvéolos estarão ventilados para proporcionar oxigenação ao sangue.

colocado em FiO_2 a 100% por tempo suficiente para que os alvéolos mal ventilados sofram uma lavagem do nitrogênio, estabelecendo uma condição de *shunt*, e a PO_2 alveolar atinja seu nível final.

Distúrbios de Difusão

Chama-se "difusão" à troca de gases entre o alvéolo e o capilar pulmonar. A difusão depende:

- Do gradiente do gás entre o alvéolo e o sangue capilar;
- Da barreira alveolocapilar;
- Da reação fisioquímica entre os gases e a hemoglobina.

Desse modo, a difusão poderia estar comprometida:

- Pela redução do *tempo* de equilíbrio entre os gases alveolares e o sangue do capilar pulmonar que banha o alvéolo. Esse tempo de equilíbrio é extremamente rápido, ocupando apenas 1/3 do tempo que o sangue leva para percorrer o alvéolo (o que habitualmente leva menos de um segundo). Isso significa que, em condições normais, existe uma grande reserva de tempo para as trocas gasosas.
- Pela redução na diferença de pressão entre os gases do alvéolo e do sangue capilar pulmonar, pois a velocidade de difusão depende da diferença de pressão entre os dois compartimentos.
- Pelo espessamento da barreira alveolocapilar. As trocas gasosas poderiam ser prejudicadas nos casos de espessamento extremo da barreira alveolocapilar, uma vez que os gases demorariam mais para atravessá-la.
- Pela redução da área disponível para trocas, como ocorre em várias doenças e, num grau mais grave, na hipoplasia pulmonar congênita (primária ou associada à hérnia diafragmática).

A velocidade de difusão depende diretamente da pressão direcional do gás (diferença entre a pressão parcial desse gás no alvéolo e no sangue venoso misto que passa pelo capilar). Depende também do coeficiente de solubilidade e do tamanho da molécula desse gás. Segundo a lei de Graham, "a difusão de um gás através de um líquido é diretamente proporcional ao seu coeficiente de solubilidade e inversamente proporcional à raiz quadrada de sua densidade". Assim, o CO_2 é mais difusível que o O_2 e o nitrogênio não é absorvido pelo sangue.

A capacidade de difusão do O_2 e CO_2 é também influenciada pelo tempo que os gases levam para se combinar com a hemoglobina (formas normais ou anormais) e pela presença de anemia ou policitemia.

A espessura da membrana alveolocapilar (ao redor de um micra) pode estar consideravelmente aumentada em algumas doenças ou ter sua estrutura profundamente alterada em outras doenças.

As doenças mais associadas aos distúrbios de difusão:

- Espessamento da membrana alveolocapilar por transudatos e exsudatos, como no edema pulmonar cardiogênico, na síndrome do DRA (SARA), em pneumonias intersticiais e na doença de membranas hialinas;
- Colagenoses, especialmente o lúpus eritematoso sistêmico, a artrite reumatoide juvenil, a poliarterite nodosa e a esclerodermia;
- Fibroses causadas por drogas (por exemplo, bussulfan, 6-mercaptopurina, methotrexate, bleomycina);
- Condições associadas com hipertensão pós-capilar mantida e edema pulmonar recorrente, com subsequente organização dos líquidos no interstício e espaço alveolar;
- Outras doenças, como pneumoconioses, linfangite carcinomatosa e fibrose idiopática, são mais vistas em adultos e cursam com insuficiência respiratória crônica.

No entanto, estima-se que a hipoxemia causada exclusivamente por um distúrbio difusional só ocorreria quando a capacidade de difusão para o O_2 caísse para 1/6 ou menos do valor normal. O espessamento da barreira alveolocapilar aumenta a distância para a difusão, prolongando o tempo de equilíbrio, mas, como o tempo de passagem pelo alvéolo é relativamente longo para as trocas gasosas, esse equilíbrio poderia ser completado.

Nas doenças em que a arquitetura pulmonar encontra-se alterada, ocorrem distorções regionais e irregulares de complacência e resistência, afetando a ventilação e a perfusão nesses locais, de modo que a relação V/Q estaria também alterada. De fato, nessas doenças, o desequilíbrio V/Q constitui a causa mais importante de hipoxemia, sendo difícil quantificar a participação dos distúrbios de difusão. A alteração de difusão poderia ter papel adicional na gênese da hipoxemia nos grandes edemas pulmonares (cardiogênicos ou não), mas, mesmo nesses casos, a hipoxemia é decorrente mais da alteração da complacência pulmonar com comprometimento da relação V/Q.

Os distúrbios de difusão geralmente estão combinados a outros fatores na gênese da hipoxemia. Na maioria desses casos, mantidas a ventilação e a perfusão normais, pequenos aumentos na FiO_2 seriam capazes de abolir a hipoxemia decorrida pelo distúrbio difusional existente.

O distúrbio de difusão pode ficar evidente durante o exercício físico. Ocorre uma piora na hipoxemia (ao contrário do que ocorre nos pequenos desequilíbrios V/Q), provavelmente porque o sangue circula mais rápido pelos pulmões, diminuindo o tempo de exposição da hemácia ao O_2 alveolar.

ENTREGA DE O_2

O oxigênio captado através dos pulmões tem que ser transportado até as células, onde ocorrerá a oxigenação celular mitocondrial. A efetividade dessa função final depende da circulação do sangue, ou seja, do débito cardíaco (DC) e da quantidade de oxigênio que é transportado (conteúdo arterial de O_2-CaO_2). Ou seja:

$$\text{Entrega } O_2 = DC \times CaO_2$$

Onde: DC – Débito cardíaco = (Volume sistólico × Frequência cardíaca).

CaO_2 – Conteúdo Arterial de O_2 = (O_2 ligado à hemoglobina + O_2 dissolvido no sangue arterial).

O débito cardíaco (DC) influencia tanto a captação de O_2 em nível pulmonar, como a distribuição de O_2 e nutrientes para as células, alvo final de todo esse processo.

Na insuficiência respiratória de causa pulmonar, a oferta de O_2 aos tecidos poderá ser compensada por um aumento do débito cardíaco. Entretanto, nos pacientes gravemente enfermos, o DC pode se tornar muito variável, como no choque, sendo afetado por falhas em outros órgãos e sistemas e também pelo tratamento com ventilação pulmonar mecânica. Nosso organismo dispõe de alguns mecanismos compensatórios, que, em situações de baixo débito, promove uma redistribuição do fluxo sanguíneo para os órgãos mais "nobres" ou críticos, como o cérebro e o próprio coração. Ocorre também um aumento na taxa de extração de O_2 nos tecidos. Essas compensações podem não ser eficientes ou estar prejudicadas, como nos estados infecciosos. O baixo débito cardíaco causará tanto baixa perfusão pulmonar, comprometendo a relação V/Q e a captação de O_2, como baixa perfusão sistêmica, causando acidose metabólica Para compensar o déficit tecidual de O_2, além de fornecer um suplemento de O_2, é necessário melhorar também o débito cardíaco para tentar evitar a hipoxia progressiva, a deterioração e a irreversibilidade do choque. O conhecimento dessa variável hemodinâmica auxilia na decisão terapêutica e evita o uso inadequado de concentrações excessivas de O_2 e de parâmetros de ventilação mecânica.

Conteúdo de O_2 do Sangue Arterial (CaO_2)

Compreende todo o oxigênio transportado pelo sangue, tanto dissolvido como combinado com a hemoglobina.

$$CaO_2 = SatO_2 \times Hb \times 1{,}34 + 0.0031 \times PaO_2$$

O valor de CaO_2 é expresso em vol%, ou seja, mL de O_2/100 mL sangue. A maior parte do CaO_2 é transportado ligado à hemoglobina (Hb). Cada molécula de Hb contém quatro sítios de ligação de O_2 e cada grama de Hb completamente saturada transporta 1,34 mL de O_2. O CaO_2 é prejudicado na presença de anemia muito importante, e a entrega de O_2 para os tecidos acaba sendo parcialmente compensada pelo aumento do DC. Mesmo assim, a terapia transfusional nos pacientes anêmicos deve ser judiciosa, sempre pesando os riscos e os benefícios do procedimento. A transfusão é considerada quanto maior a gravidade do caso e a necessidade de O_2 ou de ventilação mecânica, e também nas cardiopatias congênitas cianogênicas.

A quantidade de hemoglobina saturada ($SatO_2$) sofre influência dos fatores que regem a curva de dissociação da oxi-hemoglobina. A avidez da hemoglobina pelo O_2 pode ser alterada por diversos fatores. Quando a hemoglobina está mais ávida pelo O_2, ela libera menos oxigênio e, consequentemente, a PaO_2 fica mais reduzida, prejudicando a oferta para os tecidos. Nessa condição, a curva de dissociação da hemoglobina se desloca para a esquerda, indicando que, para a mesma saturação, a PaO_2 é menor. O oposto ocorre quando a hemoglobina fica menos ávida pela hemoglobina. Os principais fatores que a desviam da curva de dissociação para a direita (Hb menos ávida por O_2) são: a acidose, a hipertermia e a hipercapnia; e os fatores que desviam essa curva para a esquerda (Hb mais ávida por O_2) são: a hipotermia, a alcalose, a diminuição da enzima 2-3-DPG intraeritrocitária (por exemplo, sangue estocado) e a hemoglobina fetal.

A parte de O_2 dissolvida no sangue é muito baixa, e pode ser calculada pela PaO_2 multiplicada por 0,0031, que é o coeficiente de solubilidade do gás O_2 no sangue. Sua contribuição para a oxigenação tissular é imediata, porém mínima. No entanto, em nível tissular, existem condições que favorecem a hemoglobina liberar mais O_2, como a presença de um pH mais ácido e a hemoglobina bastante saturada. O oxigênio consumido pela célula reduz a PaO_2 e também a saturação de Hb (de acordo com a curva de dissociação), criando condições para que a hemoglobina fique mais ávida por oxigênio quando estiver passando pela circulação pulmonar.

CONSUMO E APROVEITAMENTO

Uma vez que sangue oxigenado que passa pelos tecidos deixa parte de seu O_2, o conteúdo de O_2 do sangue venoso misto (CvO_2) será menor, e é afetado pelo consumo de O_2 nos tecidos. Quanto maior o consumo de O_2, menor o CvO_2. O cálculo de consumo de O_2 pode ser realizado segundo a equação de Fick.

Equação de Fick: $VO_2 = DC\ (CaO_2 - CvO_2)$

Onde: VO_2 = Consumo de O_2; DC = Débito cardíaco; O_2 = Conteúdo de O_2 do sangue arterial; CvO_2 = Conteúdo de O_2 do sangue venoso misto.

O consumo de O_2 reflete o metabolismo tecidual; quando este aumenta (como ocorre nos casos de febre, infecções, queimaduras e traumatismos), o CvO_2 diminui. Esse sangue muito menos oxigenado retornará aos alvéolos para captar mais oxigênio que o normal e, dependendo dos fatores associados, poderá acentuar a hipoxemia (o sangue venoso pouco oxigenado que passa pelo capilar pulmonar vai assim influenciar secundariamente o CaO_2).

Quanto maior o efeito *shunt* que o pulmão apresenta (menor relação V/Q), maior a influência do CvO_2 sobre a hipoxemia, pois mais sangue não oxigenado será adicionado ao sangue arterial.

Tem sido considerado outro fator relacionado ao metabolismo periférico que poderia afetar as trocas gasosas. Esse fator é o fornecimento calórico. Quando o fornecimento calórico sob a forma de carboidratos é excessivo, a produção de CO_2 (VCO_2) aumenta. Isso está determinado pelo índice metabólico do combustível utilizado como substrato, ou seja, produção de CO_2 (VCO_2) em relação ao consumo de O_2 (VO_2) para aquele substrato (o índice metabólico dos carboidratos é maior que das gorduras, produzindo mais CO_2). O aumento da VCO_2 determinará aumento na $PaCO_2$, a menos que haja um aumento proporcional na ventilação-minuto. No entanto, nem sempre um paciente gravemente enfermo é capaz de tolerar e manter esse esforço ventilatório extra sem auxílio de ventilação mecânica.

AVALIAÇÃO E DIAGNÓSTICO DO PACIENTE EM INSUFICIÊNCIA RESPIRATÓRIA

O reconhecimento e avaliação da IR deve ser baseada sempre em dados clínicos e laboratoriais. O principal fundamento para o pronto diagnóstico consiste em conhecer e correlacionar as doenças, sua evolução e sua fisiopatologia, mantendo um alto grau de suspeita nas situações clínicas que frequentemente se complicam com IR. O diagnóstico precoce, associado a medidas terapêuticas apropriadas são fatores essenciais na evolução, cura ou ocorrência de sequelas sistêmicas irreversíveis (principalmente no cérebro, coração, rins e nos próprios pulmões).

Os critérios clínicos, embora de fundamental importância, são gerais, pois não conseguem abranger todas as causas de IR na faixa etária pediátrica. Estabelecer o diagnóstico de IR depende também do local do sistema orgânico envolvido na lesão, entre eles o sistema respiratório superior e o inferior, inabilidade do sistema nervoso central ou periférico, os músculos respiratórios, a circulação e a hemoglobina. Na literatura e na prática clínica, existem diversos sistemas de pontuação para servir de guia na avaliação desses pacientes. Porém, o diagnóstico deve incluir determinações fisiológicas seriadas dos gases sanguíneos, pois a IR não se enquadra em definições clínicas mais simples, e os sinais e sintomas variam com a causa básica e a idade da criança.

A IR pode ter início agudo ou insidioso. Sinais clínicos inexplicáveis podem estar presentes, como confusão mental, ansiedade, sonolência, dispneia ou estados comatosos. As crianças consideradas de risco devem ser continuamente observadas por pessoal experiente e tratadas de acordo.

Embora as manifestações clínicas possam muitas vezes correlacionar-se com a gravidade da IR, nunca devem ser tomadas isoladamente como escala de graduação. Uma criança pode apresentar hipoxemia grave sem cianose clínica detectável se ela estiver muito anêmica. A cianose depende da porcentagem de hemoglobina não saturada, mas, em casos de anemia grave, essa porcentagem pode estar abaixo da que provoca a cianose. Em certos casos, podemos observar o paciente com grave desconforto respiratório e iminência de estafa, mas apresentando valores gasométricos considerados adequados. É uma condição indicativa de suporte ventilatório mecânico, pois o paciente está utilizando uma energia demasiada para tentar manter os gases sanguíneos dentro da normalidade. O mesmo cuidado ocorre quando a criança apresenta episódios repetidos de apneia com risco de parada cardiorrespiratória (gasometrias podem ser normais no momento da coleta).

Os sinais e sintomas do paciente em IR podem ser respiratórios e extrarrespiratórios e incluem:

- Gerais
  - Sudorese;
  - Anorexia;
  - Náuseas;
  - Fadiga;
  - Hipoatividade;
  - Hiporreatividade.
- Respiratórios
  - Taquipneia – geralmente é o sintoma inicial;
  - Bradipneia ou apneia: evolução temporal da taquipneia por estafa ou mesmo como sinal inicial nos quadros neurológicos ou neuromusculares;

- Sibilos, gemido expiratório, roncos e estertores;
- Ruídos respiratórios diminuídos, ausentes ou com distribuição desigual ou anormal;
- Batimento de aletas nasais;
- Tiragens e retrações da parede torácica;
- Cianose: pode ser um sinal tardio nas crianças com anemia e é de difícil avaliação no recém-nascido, a não ser que seja muito evidente (o recém-nascido normal apresenta uma discreta cianose periférica que se acentua no frio e neste caso, a cor das mucosas pode identificar melhor a cianose do que a cor do leito ungueal). A avaliação da cianose está ainda exposta ao erro do observador – por exemplo: a luz branca pode falsear o grau da cianose, acentuando-a. A palidez cutânea (vasoconstricção hipóxica) é um sinal mais frequente e precoce que a cianose;
- História prévia de manipulação de vias aéreas, tais como endoscopia, intubação prolongada e traqueostomia;
- Anormalidades na voz, estridor laríngeo;
- Traqueísmo ou cornagem;
- Presença de secreções volumosas e/ou espessas;
- Presença de massas extrínsecas nas vias aéreas como enfisema subcutâneo, tumorações no pescoço;
- História prévia de reações alérgicas graves (edema de glote);
- Incapacidade de tolerar a posição horizontal;
- Devemos lembrar ainda que os padrões respiratórios são de pouca confiança no período neonatal ("pouca" caixa torácica para reagir ao *stress* respiratório) e que os prematuros tendem a respirar irregularmente.

■ Cardiovasculares
- Taquicardia e palidez que podem progredir posteriormente para bradicardia, cianose e parada cardiorrespiratória;
- Aumento da pressão arterial inicialmente, que pode ser seguida por hipotensão e sinais de choque;
- Pulso paradoxal maior que 12 mmHg;
- Arritmias cardíacas.

■ Sistema nervoso:
- Mal-estar, irritabilidade, sono alterado;
- Cefaleia;
- Confusão mental;
- Convulsões;
- Resposta à dor diminuída ou ausente;
- Hipotonia dos músculos esqueléticos;
- Depressão dos reflexos tendinosos;
- Coma.

Com o intuito de facilitar a avaliação clínica rápida e direcionar o tratamento, diferenciando os casos mais graves dos menos graves, foram criados vários quadros de pontos para serem utilizados como guias em algumas situações que cursam com IR. Esses quadros são úteis tanto para avaliação inicial do caso, como para o acompanhamento da doença e da resposta ao tratamento.

No período neonatal, é utilizado o boletim de Silverman-Anderson para avaliação do desconforto respiratório. São avaliados cinco parâmetros e para cada um é dada uma nota de 0 a 2. A soma igual a zero indica nenhum desconforto e um total de 10 indica desconforto respiratório extenuante (Quadro 26.4).

QUADRO 26.4 ***Boletim de Silverman e Anderson.***

Parâmetros	0	1	2
Gemência	Ausente	Audível com estetoscópio	Audível sem estetoscópio
Batimento da asa de nariz	Ausente	Discreto	Acentuado
Tiragem intercostal intercostais	Ausente	Três últimos espaços intercostais	Mais de três espaços
Retração esternal	Ausente	Discreta	Acentuada
Balanço	Ausente	Discreto	Acentuado

Neste boletim, são observados cinco sinais clínicos respiratórios do recém-nascido para avaliação do grau de desconforto respiratório. A soma < 4 indica desconforto leve; valores de 4 a 7 indicam IR moderada que requer suporte ventilatório; e um valor $\geq$ 7 indica franca falência respiratória.
Obs: o balanço se refere ao movimento em oposição do tórax e abdome. Na inspiração, o abdome aumenta de volume pela contração diafragmática, mas o tórax, em vez de se expandir, sofre uma retração, indicando que os pulmões não estão expandindo. Na expiração, ocorre o movimento oposto.

A gravidade do desconforto respiratório apresentado por crianças com obstrução das vias aéreas, associada à laringite ou laringotraqueobronquite viral, pode ser avaliada por meio do escore para crupe de Downes e Raphaely (Quadro 26.5).

O estado de mal asmático (EMA) pode ser avaliado por um escore clínico e fisiológico segundo os critérios de gravidade de Wood-Downes, modificado por Raphaely (Quadro 26.6).

Nos casos de falência neuromuscular e, especialmente na síndrome de Guillain-Barré, que é de instalação mais aguda, outros sinais e sintomas pertinentes devem ser levados em conta para se avaliar o risco da criança desenvolver IR fatal, tais como reflexos de tosse e náusea fracos ou ausentes; mecanismo de deglutição ineficiente quando a criança for colaborativa. A mensuração da capacidade vital pode ser útil, e se estiver abaixo de 12 mL/kg pode também ser indicativo de assistência ventilatória.

EFEITOS DA HIPOXEMIA

As reservas de O_2 do organismo são incapazes de manter a vida por mais que alguns minutos se o suprimento for interrompido. Se houver uma parada circulatória haverá perda de consciência em cerca de 10 segundos, devido ao elevado consumo de O_2 pelo cérebro. No caso de apneia, no indivíduo sem lesão pulmonar, a hipoxemia grave e inconsciência poderão demorar de 90 segundos (em ar ambiente) até cerca de três minutos (se houver inalação prévia de O_2 a 100%). O tempo de sobrevida dos órgãos durante a hipóxia dependerá de vários fatores como diferenças inerentes a cada órgão (por exemplo, o fígado e os rins são mais resistentes à hipóxia que o cérebro e o miocárdio), consumo e armazenamento de O_2, acúmulo de metabólitos, conteúdo arterial de O_2 e mecanismos compensatórios presentes (por exemplo, uma PaO_2 de 37 mmHg poderia resultar em danos cerebrais permanentes, porém um au-

QUADRO 26.5 *Escore de Downes e Raphaely.*

Sistema de pontos para avaliação clínica da obstrução das vias aéreas superiores associada à laringite ou à laringotraqueobronquite viral			
Pontos	**0**	**1**	**2**
Sons inspiratórios	Normais	MV rude, com roncos	Prolongados
Estridor	Nenhum	Inspiratório	Ins e expiratório
Tosse	Nenhuma	Retrações e tiragens supraesternais	Retrações e tiragens supraesternais, intercostais e subdiafragmáticas
Cianose	Nenhuma	Em ar ambiente	Em Fio_2 = 40%

Neste escore são avaliados quatro sinais clínicos, sendo graduados de 0 a 2 pontos. Uma soma de 4 ou mais pontos indica uma obstrução de vias aéreas moderada, que necessita terapêutica adequada, como inalações com adrenalina, corticoides quando indicados. Uma soma de 7 ou mais pontos, persistindo por 30 minutos apesar da terapêutica já instituída, indica a necessidade urgente de instalação de uma via aérea artificial.

QUADRO 26.6 *Escore de Downes e Raphaely para avaliação do estado de mal asmático (EMA).*

Sistema de pontos para avaliação clínica da asma			
Pontos	**0**	**1**	**2**
Cianose	Nenhuma	Em ar ambiente	Em Fio_2 = 40%
Sons inspiratórios	Normais	Desiguais	Diminuídos ou ausentes
Uso de músculos acessórios	Não	Moderado	Acentuado
Sibilos expiratórios	Nenhum	Moderados	Acentuados
Função cerebral	Normal	Deprimida ou agitação	Coma

O escore avalia cinco sinais clínicos graduados e 0 a 2. A soma de até 5 pontos indica um EMA como moderado; de 5 a 6 pontos como grave; e 7 pontos ou mais como muito grave, podendo ser indicativo de ventilação pulmonar mecânica.

mento de duas vezes o fluxo sanguíneo cerebral permitiria que a PaO_2 caísse até 27 mmHg antes que esse dano ocorresse).

A hipoxemia afeta todo o organismo e desencadeia vários mecanismos compensatórios para aliviar os seus efeitos. Os sinais e sintomas clínicos que observamos são resultantes da própria hipoxemia/hipóxia e outros dos mecanismos compensatórios.

- Efeitos sobre o sistema nervoso central:
  - Haverá progressivamente agitação e angústia, depressão da consciência, confusão mental, delírios e finalmente a inconsciência.
- Efeitos sobre o sistema respiratório:
  - Aumento da ventilação alveolar por aumento da frequência respiratória (FR) e/ou do volume corrente (VC), que se traduz clinicamente por taquipneia, acompanhada ou não de dispneia e hiperpneia. Nas crianças pequenas, devida a grande complacência da caixa torácica causa deformações (retrações) sem gerar volumes correntes adequados. Nessas crianças pode ser observada uma taquipneia extrema.
- Efeitos sobre o sistema cardiovascular:
  - Aumento do débito cardíaco (DC), com taquicardia que evolui para bradicardia;
  - Inicialmente é observada uma hipertensão arterial, seguida de hipotensão quando a hipoxemia se agrava;
  - Aumento da pressão na artéria pulmonar e da resistência vascular pulmonar. Esse efeito parece ser mediado pelo simpático, não requer a inervação vagal intacta, mas estudos em animais sugerem que outros mecanismos (talvez locais) possam estar envolvidos, pois a vasoconstricção ocorre mesmo em cães vagotomizados e simpatectomizados. Além disso, a vasoconstricção localizada (a que ocorre nos alvéolos menos ventilados) é um dos mecanismos de readaptação da relação V/Q nesses locais;
  - Aumento do fluxo sanguíneo cerebral (resposta vascular local);
  - Vasoconstricção periférica (palidez cutânea – um dos primeiros sinais clínicos de hipoxemia);
  - Miocardite tóxica, com posterior insuficiência cardíaca congestiva (ICC). A hipóxia tem efeito deletério sobre a fibra miocárdica, diminuindo sua eficiência, principalmente se associada à acidose e ao trabalho cardíaco já previamente aumentado (choque, cardiopatias congênitas). Com o decorrer do tempo e piora do grau de lesão, a ICC é agravada e o fornecimento de O_2 aos tecidos diminui cada vez mais, piorando a própria hipóxia e criando um círculo vicioso difícil de ser resolvido.
- Efeitos metabólicos:
  - Aumento do metabolismo anaeróbico, que pode ser irregular e deficiente no paciente criticamente doente.
  - Efeitos hematológicos:
  - Aumento da concentração da hemoglobina nas hipóxias crônicas, como nas cardiopatias congênitas cianogênicas.
- Efeitos da hiperoxia:
  - Aumenta a depuração de gás alveolar, podendo causar um colapso alveolar;
  - A hiperoxia não altera a circulação pulmonar agudamente, como já foi bastante demonstrado em animais de experimentação. Cronicamente, pode causar fibrose pulmonar e remodelamento.

EFEITOS DAS ALTERAÇÕES DE $PACO_2$

- Sobre o sistema nervoso central:
  - O CO_2 é o principal fator que afeta o pH intracelular.
  - A $PaCO_2$ é um dos principais determinantes do fluxo sanguíneo cerebral (FSC). A hipercapnia causa aumento do FSC por vasodilatação. Inicialmente, a vasodilatação cerebral, em conjunto com um aumento do débito cardíaco, serve para proteger o cérebro da hipoxia, mas, com o progredir da hipercapnia, instala-se o edema cerebral, extremamente lesivo. Por outro lado, a hipocapnia e alcalose respiratória reduzem o fluxo sanguíneo cerebral, causando lesões isquêmicas, por vezes irreversíveis.

- O CO_2 afeta a pressão liquórica devido às variações no FSC.
- O CO_2 em excesso tem efeito narcótico, e a $PaCO_2$ acima de 80-90 mmHg causará inconsciência. A $PaCO_2$ acima de 70 mmHg é capaz de diminuir muito o *drive* respiratório, piorando a ventilação e retendo ainda mais o CO_2.
- A hipercapnia apresenta sintomas e sinais neurológicos como cefaleia, tonturas, confusão mental e convulsões.
- A hipocapnia causa hiperexcitabilidade neuronal e muscular pela redução de cálcio ionizado e perda de potássio intracelular na alcalose respiratória.
- Elevações moderadas da $PaCO_2$ aumentam o *drive* respiratório central, aumentando a frequência e amplitude das respirações espontâneas.

- Sobre o sistema respiratório:
  - A hipercapnia aumenta a tensão de CO_2 no liquor, diminuindo o pH liquórico, o que estimula quimiorreceptores centrais, aumentando a ventilação alveolar. A hipercarbia abrupta e severa pode resultar em depressão respiratória.
  - O aumento na $PaCO_2$ desvia a curva de dissociação da oxi-hemoglobina para a direita.
  - A retenção de CO_2 tem efeito vasoconstrictor local nos pulmões; em áreas hipoventiladas, essa vasoconstricção reduz o fluxo sanguíneo local, desviando o sangue para áreas mais bem ventiladas, porém pode piorar a hipoxemia. Na artéria pulmonar, o efeito vasoconstrictor da hipercapnia (acidose respiratória) pode ser muito deletério.
  - A redução da $PaCO_2$ abaixo de 32 mmHg pode provocar apneia em pacientes deprimidos (coma, anestesia). Nos pacientes acordados, não há um limiar de apneia para a hipocapnia, visto que ocorre estimulação constante do sistema reticular ativador.
- Sobre o sistema cardiocirculatório:
  - $PaCO_2$ entre 40 e 80 mmHg aumenta o DC, mas o efeito direto do CO_2 sobre o músculo cardíaco é depressor e, em níveis acima de 80 ou abaixo de 25 mmHg, provoca depressão da função cardíaca, podendo levar à falência total.
  - As arritmias são comuns (principalmente, extrassistolia ventricular multifocal) tanto nas hipocarbias como nas hipercarbias muito intensas. Na hipocapnia, pode ocorrer fibrilação ventricular, especialmente se houver uso concomitante de digitálicos. A redução súbita de uma $PaCO_2$ cronicamente elevada também pode causar arritmias.
  - A hipercapnia leva a uma vasoconstricção arteriolar, causando aumento da pressão arterial sistêmica e pulsos amplos. Ao mesmo tempo, provoca uma vasodilatação direta dos capilares cutâneos, que é responsável pela coloração rósea da pele e das mucosas, e por extremidades quentes.
- Sobre o sistema autonômico:
  - A hipercarbia causa aumento dos níveis de catecolaminas – por isso, a vasoconstricção arteriolar e o aumento da PA sistêmica e do débito cardíaco.
- Sobre os rins:
  - O aumento da $PaCO_2$ causa constrição das arteríolas glomerulares aferentes, com diminuição da filtração glomerular.
  - Nas retenções crônicas de CO_2, os rins alteram sua taxa de excreção de bicarbonato para compensar o pH sanguíneo.
- Sobre os eletrólitos:
  - A hipercapnia provoca perda de potássio intracelular e aumento do potássio plasmático.
  - Na hipocapnia podem ocorrer tremores musculares e tetania, tanto por redução da fração ionizada de cálcio como por excitabilidade neuronal direta.

AVALIAÇÃO FISIOLÓGICA E LABORATORIAL

A avaliação clínica do paciente em IR pelos parâmetros listados anteriormente é de suma importância, porém é também imprescindível que sejam realizadas avaliações laboratoriais seriadas. Isso permite que a IR seja mais bem classificada e quantificada e o tratamento continuamente avaliado.

Análise dos Gases Arteriais

A análise dos gases sanguíneos é um método rotineiro e rápido para avaliar e acompanhar a evolução do paciente em IR. Obviamente, na interpretação dos dados obtidos devem ser considerados, além dos valores da PaO_2 e $PaCO_2$, os dados clínicos do paciente, pois mesmo um paciente com IR pode apresentar dados gasométricos considerados aceitáveis para cada faixa etária (Quadro 26.3)

O analisador de gases sanguíneos possui eletrodos de leitura direta para PO_2, PCO_2 e pH, sendo os demais dados, como o bicarbonato e a saturação, calculados por algoritmos incorporados no processador da máquina. Por outro lado, os oxímetros de pulso medem a saturação da hemoglobina através das diferenças espectrofotometrais entre a hemoglobina oxigenada e a reduzida. Os oxímetros de pulso mais comuns são os de reflexão, que podem sofrer erros de leitura quando estão presentes outras classes de hemoglobinas como a meta-hemoglobina e a carboxi-hemoglobina. Mas como essas situações são raras, esses oxímetros são satisfatórios para uso rotineiro. A oximetria de pulso tem uma faixa de leitura confiável, não sendo exata em saturações abaixo de 40% e também em estados de perfusão periférica muito lentificada e na parada cardíaca.

Obtenção de amostra sanguínea para gasometrias

A amostra de sangue para análise *in vitro* pode ser obtida por meio de três técnicas principais: punção arterial, cateterização arterial ou amostra de sangue capilar arterializado. Essas técnicas servem para medições intermitentes, usadas comumente na prática clínica. Embora existam eletrodos percutâneos e intravasculares para medição contínua de PO_2, PCO_2 e $SatO_2$, eles exigem técnicas mais sofisticadas e não trazem grandes vantagens, ficando mais restritos para uso.

Punção arterial percutânea: É o método mais utilizado. A correta técnica de coleta vai garantir a confiabilidade da leitura da gasometria. O volume da amostra de sangue depende de cada analisador, mas habitualmente um mínimo de 0,5 mL, colhido em recipiente (geralmente seringa) com heparina liofilizada (heparina liquida acidifica e dilui a amostra) e sem entrar em contacto com o ar. Se houver bolhas de ar na amostra, elas devem ser retiradas rapidamente, pois pode haver contaminação com os gases do ar, alterando os resultados.

Cateterização arterial: A colocação de linhas arteriais em crianças e em recém-nascidos pode ser realizada, utilizando-se a artéria umbilical ou outras artérias superficiais, como radial, ulnar, pediosa ou tibial posterior. Pode ser realizada por cateterização direta (umbilical), punção transcutânea ou dissecção.

Amostra de sangue capilar arterializado: É mais útil nas crianças em que a fase mais aguda da doença já tenha sido superada ou em crianças com doenças pulmonares crônicas. Sua vantagem reside na menor espoliação de sangue e na preservação das artérias. Ainda assim, deve-se coletar ocasionalmente uma amostra de sangue por punção arterial para conferir a confiabilidade da gasometria capilar. O sangue capilar arterializado pode ser obtido por meio de punção com uma lanceta nos seguintes locais: face lateral ou medial do calcanhar (não utilizar a curvatura posterior), e faces laterais das falanges distais dos dedos e dos artelhos. A extremidade escolhida deve ser aquecida por três minutos para que ocorra vasodilatação. Não se deve comprimir ou garrotear o local da coleta para não aumentar a pressão venosa capilar e não contaminar a amostra com líquido intersticial. Há uma boa correlação entre pH e pCO_2 capilar e arterial, mas, para a PO_2, essa correlação é menos confiável, principalmente quando acima de 60 mmHg.

Embora o índice de complicações seja baixo, as amostras capilares apresentam algumas desvantagens:

1. Exigem aparelhagem para leitura micrométrica;
2. Estão mais sujeitas a erros na técnica de coleta;
3. Só são confiáveis em pacientes sem alterações significativas da perfusão periférica;
4. É difícil uma coleta sem exposição da amostra ao ar;
5. Devido ao pequeno volume da amostra (0,1 a 0,2 mL), qualquer bolha de ar alterará muito os resultados.

Avaliação da Oxigenação, *Shunt* e Desequilíbrio V/Q

Como vimos, a hipóxia na IR pode ser devido à presença de *shunt*, distúrbios de difusão e desequilíbrio V/Q. A distinção fisiopatológica nem sempre é necessária na prática, porém a quantificação desses distúrbios é importante para a tomada de decisões terapêuticas, para a reavaliação da eficácia dessas decisões e para o estadiamento e acompanhamento do processo patológico e suas complicações.

Diferença Alvéolo-arterial de O_2 – $D(A\text{-}a)O_2$

Quando as trocas gasosas são normais, existe uma expectativa de aumento da PaO_2 de acordo com a FiO_2 oferecida. O gradiente alveolar (A) – arterial(a) de O_2 é uma medida que permite avaliar o prejuízo das trocas gasosas no pulmão, em relação ao oxigênio oferecido e o que está presente no sangue arterial. É a diferença entre a pressão parcial de O_2 alveolar (PAO_2) e a pressão parcial de O_2 no sangue arterial (PaO_2).

$$D(A\text{-}a)O_2 = PAO_2 - PaO_2$$

A PaO_2 é medida na gasometria arterial, enquanto a PAO_2 é calculada usando-se a Equação do Gás Alveolar:

Na respiração, o ar atmosférico passa através das vias aéreas até chegar aos alvéolos e, durante a passagem, sofre um condicionamento; ele é filtrado, aquecido e umidificado. Quando o gás é umidificado, significa que o gás vapor d'água foi adicionado ao gás inspiratório. O vapor d'água com saturação de 100%, a 37°C, exerce uma pressão equivalente a 47 mmHg, ou seja, agora parte da pressão barométrica é ocupada pela pressão de vapor d'água. A equação do gás alveolar reflete esse condicionamento e calcula a real pressão parcial de O_2 alveolar que estará em contato com o capilar pulmonar para as trocas gasosas. Nessa equação, são considerados a FiO_2 administrada (0,21 em ar ambiente), PB (pressão atmosférica), PH_2O (pressão parcial de vapor d'água: 47 mmHg a 37°C), $PaCO_2$ (na verdade, seria a $PACO_2$, mas, por questões práticas, utiliza-se o valor de $PaCO_2$, que em condições normais tem valor equivalente) e R (quociente respiratório). O quociente respiratório correlaciona a produção de CO_2 em relação ao consumo de O_2 (VCO_2/VO_2), e é de aproximadamente 0,8 em repouso, mas varia com a utilização relativa entre carboidratos, gorduras e proteínas da dieta, atividade física e situações de estresse, como, por exemplo, sepse. Como as trocas gasosas alveolares são um processo dinâmico, corrigir a $PaCO_2$ pelo R é importante, pois corrige a $PaCO_2$ (medida estática) para o real valor. Se for considerado 0,8, significa que o capilar pulmonar retira 1 mol de O_2 e acrescenta 0,8 mol de CO_2. Assim, o valor real da $PaCO_2$ não é a $PaCO_2$, mas $PaCO_2/R$.

$$PAO_2 = (PB - PH_2O) \times FiO_2 - (PaCO_2 \div R)$$

A $D(A\text{-}a)O_2$ calculada com a PAO_2 dessa fórmula pode ser diferente do real em torno de 10 mmHg. Isso decorre da simplificação da equação, sem considerar cálculos mais rigorosos e a imprecisão de variáveis independentes, principalmente a FiO_2 e R. Porém, é muito útil pela simplicidade, podendo ser calculada seriadamente, o que minimizaria os erros.

O aumento da FiO_2 leva a um aumento tanto da PAO_2 como da PaO_2. No entanto, a PAO_2 tende a ter um aumento desproporcional em relação à PaO_2, resultando em aumento na diferença A-a.

Os cálculos de $D(A\text{-}a)O_2$ devem ser feitos sempre sob a mesma FiO_2, para finalidades de acompanhamento da doença e de seu tratamento. Costuma-se fazer as medições sempre em ar ambiente e sob O_2 a 100%.

A $D(A\text{-}a)O_2$ após O_2 a 100% é considerada um dos melhores parâmetros para se avaliar as trocas gasosas, por se correlacionar com as alterações do parênquima pulmonar. O paciente é mantido numa atmosfera de 100% de O_2 durante 20 a 30 minutos. A PAO_2 ficará estabilizada num nível elevado de O_2, criando um gradiente alvéolo-capilar de O_2 tão alto, que a difusão de O_2 será três a quatro vezes mais rápida que com ar atmosférico, e a PaO_2 e conteúdo de O_2 do sangue serão máximos, mesmo nos capilares correspondentes a alvéolos pouco insuflados. Com isso, a influência dos distúrbios difusionais e a quase totalidade do efeito *shunt* são reduzidas, e pode ser avaliada a magnitude do *shunt*.

Valores normais da $D(A\text{-}a)O_2$:

- Em FiO_2 de 21% = 5 a 15 mmHg, em crianças maiores, podendo chegar a 50-60 nos recém-nascidos prematuros;
- Em FiO_2 de 1,0 (100%) = 50 a 100 mmHg.

Os valores da $D(A\text{-}a)O_2$ estarão sempre elevados quando a hipoxemia for resultante de desequilíbrio V/Q, por *shunt* pulmonar ou intracardíaco ou por alteração de difusão, e pode chegar a 500 mmHg ou até mais. A medida seriada desse gradiente é útil para monitorar a gravidade do quadro e avaliar a terapêutica instituída.

Nas situações de hipoventilação vera (por exemplo, depressão do SNC), com pulmões e circulação normais, a $D(A\text{-}a)O_2$ é normal apesar da hipoxemia e hipercapnia, uma vez que não existe prejuízo nas trocas gasosas, mas sim na ventilação pulmonar (volume minuto insuficiente para suprir as demandas metabólicas).

Índice PaO_2/FiO_2

Esse índice é mais simples que a $D(A\text{-}a)O_2$ e comumente utilizado, mas também pode avaliar o grau de prejuízo das trocas gasosas. Ele correlaciona a PaO_2 obtida com a FiO_2 oferecida. Um índice PaO_2/FiO_2 normal está entre 300 a 500. Valores menores que 300 indicam trocas gasosas anormais, e abaixo de 200 indicam hipoxemia grave. Da mesma maneira que em outras fórmulas, os índices sequenciais são úteis para avaliar a gravidade da doença ou resposta ao tratamento.

O índice de oxigenação correlaciona-se com a magnitude do efeito *shunt* e do *shunt* nos pulmões:

- Entre 200 e 300: 10% a 20% de *shunt*;
- Entre 100 e 200: 20% a 40% de *shunt* (grave);
- Menor que 100: > 40% de *shunt* (gravíssimo, risco de morte).

Índice de Oxigenação

O índice de oxigenação é mais utilizado nos casos de SDRA ou em recém-nascidos com hipertensão pulmonar persistente.

$$IO = \frac{\text{Pressão média nas vias aéreas} \times FiO_2}{PaO_2}$$

Índices elevados (≥ 25) indicam falência respiratória grave, necessitando intervenções mais agressivas.

Cálculo do *Shunt*

O efeito *shunt* não é distinguível do *shunt*, e seus efeitos combinados são calculados como uma fração do débito cardíaco que não é oxigenada, usando-se a equação de Berggren:

$$Qs/Qt = \frac{(CcO_2 - CaO_2)}{(CcO_2 - CvO_2)}$$

Onde: Qs/Qt = fração de *shunt*; CcO_2 = conteúdo de O_2 do capilar pulmonar; CaO_2 = conteúdo arterial de O_2; CvO_2 = conteúdo de O_2 do sangue venoso misto.

A equação de Berggren é útil, mas deve ser considerada com cuidado porque está sujeita a erros no cálculo. Para o cálculo do Qs/Qt é necessária uma amostra de sangue venoso misto, geralmente obtida por cateter com balão na artéria pulmonar. No entanto, na maioria das vezes não se dispõe de um cateter em artéria pulmonar em crianças, sendo utilizado o valor da PvO_2 do sangue de um cateter venoso central, localizado na entrada do átrio direito. Essa é uma fonte potencial de erros, pois não considera as variações do débito cardíaco. Não se tem também acesso ao sangue do capilar pulmonar, e o CcO_2 acaba sendo estimado pela pressão parcial de O_2 alveolar (PAO_2). Tem-se que considerar que o paciente possua hemoglobina normal e que ela esteja completamente saturada.

Visto que se precisa usar a PAO_2 nos cálculos (em substituição à PaO_2), esses cálculos devem ser feitos sempre usando 100% de O_2 inspirado. A menos que seja ofertado O_2 a 100% por um período adequado de tempo, pode-se superestimar o resultado do *shunt*.

Outra equação para o cálculo de *shunt* é a equação de Riley modificada, por meio da qual também se calcula o *shunt* como uma fração do débito cardíaco que não é oxigenada:

$$Qs/Qt = \frac{(D(A\text{-}a)O_2 \times 0{,}0031)}{[(D(A\text{-}a)O_2 \times 0{,}0031) + C(a\text{-}v)O_2]_2}$$

Onde: $C(a\text{-}v)O_2$ representa a diferença do conteúdo de O_2 arteriovenoso misto, o que implica também coleta de sangue obtida com o cateter na artéria pulmonar. Como o fator $D(A\text{-}a)O_2$ x 0,0031 será sempre muito pequeno após O_2 a 100%, conclui-se que o *shunt* irá variar conforme as alterações do $C(a\text{-}v)O_2$ e os fatores que o modificam, como o débito cardíaco, o consumo de O_2 e a curva de dissociação da oxi-hemoglobina.

Um cálculo aproximado e simplificado do *shunt* pode ser feito, dividindo-se a $D(A\text{-}a)O_2$ por 20:

$$Shunt\ (\%) = D(A\text{-}a)O_2 \div 20$$

Essa derivação parte do princípio de que, sob O_2 a 100%, o *shunt* esperado seria de 5% do débito cardíaco para cada 100 mmHg de $D(A\text{-}a)O_2$. Esse cálculo é também inexato, pois não leva em consideração o débito cardíaco (ou o considera normal para qualquer paciente). Porém, como os demais índices, serve para fins clínicos comparativos em medidas seriadas.

De todas essas equações, a mais confiável seria a de Berggren, desde que coletado sangue venoso misto da artéria pulmonar.

Avaliação da Ventilação Alveolar

Ventilação é o movimento dos gases para dentro e para fora dos pulmões, e tem a finalidade de renovar continuamente o ar alveolar, e depende da frequência respiratória e do volume corrente efetivo, que é o volume corrente (VC) menos o volume do espaço morto (VD).

$$VA = (VC - VD) \times FR$$

O volume do espaço morto (VD) pode estar grandemente aumentado em doenças obstrutivas, como a asma, e seu cálculo é interessante para quantificar a gravidade da doença, pois o VD representa, em outras palavras, uma "ventilação desperdiçada".

A relação entre o VC e o VD (porcentagem de "ventilação desperdiçada") pode ser calculada pela equação de Bhor:

$$VD/VC = \frac{(PaCO_2 - PECO_2)}{PaCO_2}$$

Onde: $PECO_2$ representa a PCO_2 no ar expirado.

Em pacientes sob ventilação mecânica, a $PECO_2$ pode ser medida diretamente na saída da cânula traqueal, por meio de aparelhos de capnometria. Em crianças em ventilação espontânea, a coleta do $PECO_2$ é mais complicada e feita só em estudos científicos, tendo-se que a criança deve expirar por no mínimo sete minutos em saco de Douglas conectado à válvula de Rudolph. A seguir, colhe-se uma amostra do gás expirado para dosagem do CO_2 num aparelho de gasometria ou num capnômetro.

O valor do espaço morto situa-se ao redor de 30% do volume corrente em situações normais. Na insuficiência respiratória, pode chegar a 50-60%, indicando que grande parte do volume corrente não está participando das trocas gasosas e o esforço do paciente está sendo desperdiçado, aumentando seu trabalho respiratório e o consumo de oxigênio.

Na prática, podemos avaliar a ventilação alveolar (VA) pela simples medida da P_aCO_2. Isso porque, pela fórmula:

$$VA = \frac{(k \times VCO_2)}{PaCO_2}$$

Onde: k é uma constante e a VCO_2 é a produção de CO_2.

Desse modo, em situações em que não haja alteração do consumo de gás carbônico, a ventilação alveolar é inversamente proporcional à $PaCO_2$. Quando a $PaCO_2$ estiver aumentada, tem-se hipoventilação alveolar e, quando a $PaCO_2$ estiver diminuída, tem-se hiperventilação alveolar.

Avaliação das Trocas Gasosas em Nível Tissular, Consumo e Extração de Oxigênio

Não existe até o momento um método satisfatório para determinar a suficiência ou não da oxigenação tecidual. Pode-se calcular um consumo de oxigênio para o paciente como um todo, mas não em cada órgão ou partes deles separadamente.

Consumo de oxigênio

Representa a taxa em que o O_2 é removido do sangue para ser utilizado pelos tecidos. Pode ser medido diretamente ou calculado. Ambas as medidas se baseiam no fato de que todo oxigênio não utilizado pelos tecidos passa da circulação arterial para a venosa.

O consumo de O_2 global (VO_2) pode ser calculado por um rearranjo da equação de Fick:

$$VO_2\ (mL\ O_2/min) = DC \times (CaO_2 - CvO_2)$$

Nessa fórmula, o DC (débito cardíaco) tem que ser medido diretamente (por termodiluição, por exemplo), o que não é rotineiro na prática pediátrica, bem como a dosagem do O_2 no sangue venoso misto na artéria pulmonar.

Extração de oxigênio

É a vertente da relação entre a oferta (DO_2) e o consumo (VO_2) de oxigênio. É comumente expressa como a taxa de extração de O_2, que é a proporção do O_2 arterial que é removido do sangue, à medida que ele passa através da microcirculação:

$$\text{Taxa de extração de } O_2 = \frac{(CaO_2 - CvO_2)}{CaO_2}$$

A taxa normal de extração de O_2 varia de 0,25 a 0,30. Nos estados patológicos, a taxa de extração de O_2 deveria aumentar para suprir a demanda metabólica. Porém, nem sempre isso acontece, pois nesses casos mediadores locais podem estar prejudicando o aproveitamento do O_2 pelas células.

A avaliação do consumo e extração de O_2 no paciente, além das dificuldades técnicas, representa uma medida global, calculada a partir do sangue venoso misto proveniente de uma ampla variedade de tecidos, cada um com seu fluxo sanguíneo e índices metabólicos diferentes. Assim, por uma medida global, é impossível dizer se um determinado tecido ou órgão sofre hipoxia. Considera-se então que uma extração de O_2 muito baixa indica seguramente níveis reduzidos de oxigenação tecidual, mas um índice normal não significa necessariamente que todos os tecidos estarão com uma oferta satisfatória de oxigênio.

A verificação clínica e laboratorial do funcionamento de cada órgão (coração, rins, cérebro, fígado) acaba sendo da maior utilidade clínica, além de ser mais facilmente realizada.

RESUMO DA AVALIAÇÃO DA CRIANÇA EM INSUFICIÊNCIA RESPIRATÓRIA

Deve incluir:

- Quadro clínico e dados vitais: FC, FR, pressão arterial, pulso, sintomas respiratórios, estado de consciência etc.
- Gasometria: PaO_2 abaixo do esperado para a faixa etária em ar ambiente, $PaCO_2$ maior que 45 mmHg em qualquer idade; nas cardiopatias cianogênicas, $PaO_2 \leq 30$ mmHg.
- Radiografia de tórax.
- Determinação dos eletrólitos e da hemoglobina.
- Avaliação da ventilação alveolar: medida da $PaCO_2$ e, se possível, da relação VD/VT.
- Cálculo da $D(A\text{-}a)O_2$ e do *shunt* pelas fórmulas já vistas:
  - *Shunt* leve: até 15%;
  - *Shunt* moderado: de 15-25%;
  - *Shunt* grave: acima de 25%;
  - Fazer esses cálculos sempre na mesma FiO_2.
- Eletrocardiograma e ecocardiograma: procurar sinais de hipertensão pulmonar, isquemia, insuficiência cardíaca incipiente, arritmias.
- Na suspeita de infecções: culturas de sangue, urina e liquor (quando indicado).
- Broncoscopia: na suspeita de corpo estranho ou malformações e para retirada de secreções espessas na falha de métodos fisioterápicos.
- Espirometria à beira do leito quando houver colaboração da criança. Pode ser realizada por meio de um espirômetro portátil, com traçado do volume corrente (VC), da capacidade vital (CV) e do FEV1 (volume expiratório forçado de um segundo). Se as condições permitirem, o teste deve ser repetido para confirmação dos resultados após a criança ter descansado por alguns minutos. Se houver obstrução das vias aéreas, repetir o FEV1 após 15 minutos da inalação de um broncodilatador.

  Valores normais: VC = 6 a 8 mL/kg;
  CV = 50 a 70 mL/kg;
  FEV1 = cerca de 80% da capacidade vital.
- Avaliar a funcionalidade dos órgãos individualmente, o que pode refletir a suficiência ou não de sua oxigenação.

TRATAMENTO DA INSUFICIÊNCIA RESPIRATÓRIA

Abordagem Inicial

As intervenções realizadas no paciente, frente aos sinais de desconforto ou insuficiência respiratória, visam apoiar ou restaurar a oxigenação e a ventilação adequadas. A insuficiência respiratória está relacionada como a principal causa de parada cardiorrespiratória na faixa etária pediátrica; assim sendo, toda criança com risco ou insuficiência respiratória presente deve ser monitorada com muita atenção, independentemente de necessitar de alguma intervenção.

O tratamento inicial envolve a permeabilização das vias aéreas, a oxigenoterapia, a ventilação assistida, a manutenção da circulação adequada, a otimização do transporte de oxigênio, o tratamento da doença de base, a fisioterapia e o suporte nutricional.

Permeabilização das Vias Aéreas

Garantir a permeabilização das vias aéreas é o primeiro passo da abordagem no paciente em IR. Essas técnicas são hoje amplamente divulgadas, principalmente nos cursos referentes à ressuscitação cardiorrespiratória. As manobras envolvem: 1) o posicionamento da cabeça para retificação das vias aéreas; 2) promover a abertura das vias aéreas; e 3) a aspiração de vias aéreas, caso seja necessária.

Posicionamento da cabeça do paciente

A obstrução das vias aéreas pode ocorrer pelo posicionamento inadequado da cabeça devido à flexão do pescoço e, em crianças sonolentas ou inconscientes, em decorrência de relaxamento da mandíbula, deslocamento posterior da língua em direção à parede posterior da faringe e colapso da hipofaringe. Por isso, é importante posicionar corretamente a cabeça da criança, com o objetivo de alinhar os eixos oral, traqueal e faríngeo. Em recém-nascidos e lactentes jovens, como o occipício é proeminente, facilita a flexão da cabeça e obstrução das vias aéreas. A colocação de um coxim sob os ombros, suficiente para estender a cabeça, auxilia no seu posicionamento adequado. Nas crianças maiores, o occipício deixa de ser proeminente e a colocação do coxim deve mudar então para ficar sob o occipício, observando que haja alinhamento da parte anterior do ombro com o meato auditivo.

Abertura das vias aéreas

Uma vez que o paciente esteja posicionado, é realizada a manobra para abertura das vias aéreas, a seguir, descreveremos duas manobras.

Inclinação da cabeça com levantamento da mandíbula

Consiste na discreta hiperextensão do pescoço, por meio da leve rotação da cabeça para trás, com uma das mãos, associada à elevação do mento, com abertura da boca, realizada pelo dedo indicador da outra mão. Essa manobra é a mais frequentemente utilizada, entretanto deve ser evitada em pacientes vítimas de trauma, nos quais pode haver lesão de coluna cervical.

Tração da mandíbula

Trata-se da manobra de elevação do ângulo da mandíbula, com abertura da boca, realizada por três dedos de ambas as mãos. Essa manobra está indicada em pacientes vítimas de trauma quando houver suspeita de lesão da coluna cervical.

Aspiração de vias aéreas

Para garantir a permeabilização das vias aéreas, é necessário que elas estejam livres de acúmulo de secreções, muco ou sangue. Normalmente, a aspiração das vias aéreas com uma sonda flexível é suficiente para promover uma remoção adequada, entretanto, na presença de secreção espessa ou fragmentos de dentes (vítima de trauma), pode ser necessária a utilização de dispositivo rígido e calibroso.

Dispositivos de Manutenção das Vias Aéreas

Alguns pacientes não sustentam as vias aéreas e necessitam de dispositivos para estabilizar e manter a sua permeabilidade.

Via aérea orofaríngea – cânula orofaríngea ou de Guedel

Apresentada em diversos tamanhos (Figura 26.11), é útil para a permeabilização de vias aéreas naqueles pacientes em que o desabamento de partes moles (por exemplo, língua) pode causar uma obstrução que não é resolvida com o posicionamento adequado da cabeça. Não é bem tolerada por crianças conscientes, estando indicada apenas nas inconscientes. Pode ser introduzida com auxílio de um depressor da língua, ou invertida e depois girada em 180°. Para a escolha do tamanho adequado, deve-se medir a distância do lábio ao ângulo da mandíbula.

Via aérea nasofaríngea – cânula nasofaríngea

Pode ser utilizada em crianças conscientes, ou mesmo com comprometimento do nível de consciência, que apresentam diminuição do tônus faríngeo ou da coordenação, que causa obstrução das vias aéreas superiores. O comprimento adequado da cânula é a distância entre a ponta do nariz até o lóbulo da orelha, e seu diâmetro externo não deve ser volumoso a ponto de empalidecer as aletas nasais. Um

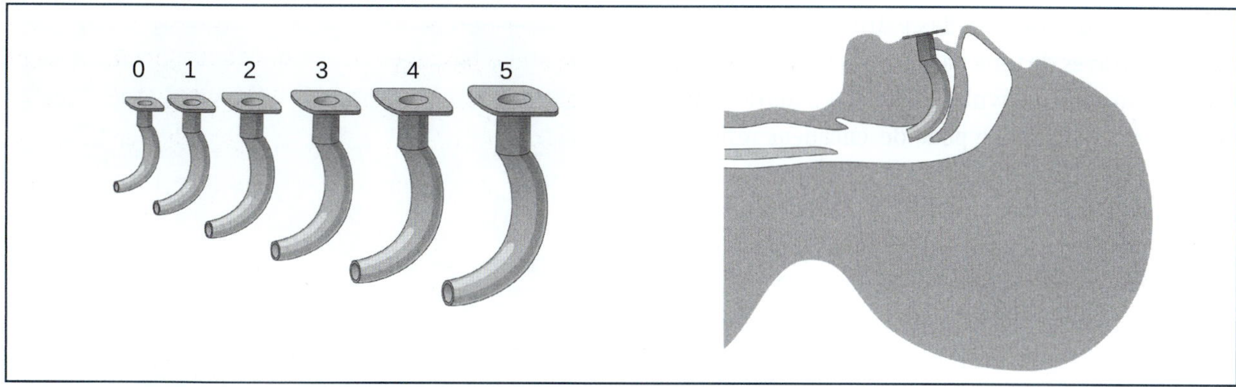

FIGURA 26.11 *Cânula orofaríngea (Guedel).*

tubo traqueal encurtado pode ser utilizado como cânula nasofaríngea; a vantagem dessa adaptação é que sua maior rigidez serve para manter a permeabilidade das vias aéreas mesmo quando houver hipertrofia de adenoides. O procedimento consiste em lubrificação da cânula, inserindo-a em direção posterior perpendicular ao plano da face e de maneira gentil, para não irritar a mucosa ou lacerar o tecido adenoideano, causando sangramento ao longo do assoalho da nasofaringe. Cânulas muito compridas podem provocar bradicardia por estímulo vagal durante sua inserção, bem como lesar a epiglote ou cordas vocais. Além disso, a irritação da laringe ou da faringe pode estimular a tosse e provocar vômitos ou laringoespasmo. Está contraindicado o seu uso em fratura basilar do crânio, fistula liquórica e coagulopatia.

Oxigenação e Ventilação

Como a oferta e a demanda de oxigênio estão comprometidas em qualquer situação de enfermidade grave, seu fornecimento deve ocorrer assim que as vias aéreas estiverem pérvias.

Fontes de oxigênio

O oxigênio como gás medicinal pode ser obtido por meio de duas fontes:

- Uma rede central com terminais instalados na parede, contínua, controlada por uma válvula redutora, com pressão suficiente para o funcionamento de aparelhos de ventilação mecânica (geralmente com mínimo de 35 PSI) ou para instalação de fluxômetros.
- Cilindros de oxigênio disponíveis de 3 a 50 m^3 que operam com alta pressão de até 2.900 PSI.

O tempo de duração do cilindro depende da sua capacidade de armazenamento e do fluxo utilizado.

Dispositivos Utilizados para Oferta de Oxigênio

Sistemas de baixo fluxo

Cânula nasal

A cânula nasal (Figura 26.12) possui dois pequenos tubos de aproximadamente 1 cm de comprimento que se encaixam no vestíbulo de cada narina e é muito apropriada para o fornecimento de baixos fluxos de O_2 por longo período. Deve estar conectada a um umidificador de bolha sempre que o fluxo exceder a 4 L/min.

Cateter nasal

O cateter nasal (Figura 26.13) é um tubo de pequeno calibre, feito de um polímero plástico macio e dotado

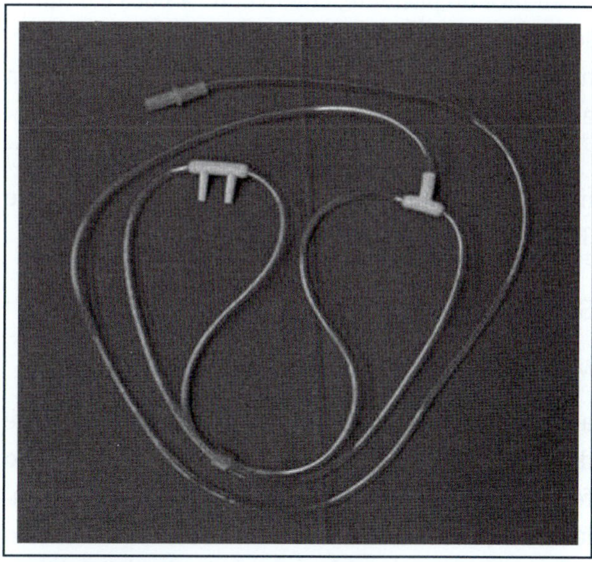

FIGURA 26.12 ***Cânula nasal.***

de vários furos em uma das extremidades. Deve ser inserido através de uma das narinas até que possa ser visualizado atrás da úvula. O cateter é mais desconfortável do que a cânula e pode desencadear reflexo de vômito, principalmente se for colocado mais abaixo. Em razão do trauma na cavidade nasal desencadeado pela sua presença, existe uma hipersecreção de muco que facilita o crescimento de bactérias. A fixação do cateter na face, se não for devidamente supervisionada, pode ser responsável por lesões tanto na área de colocação de adesivos como nas bordas do nariz.

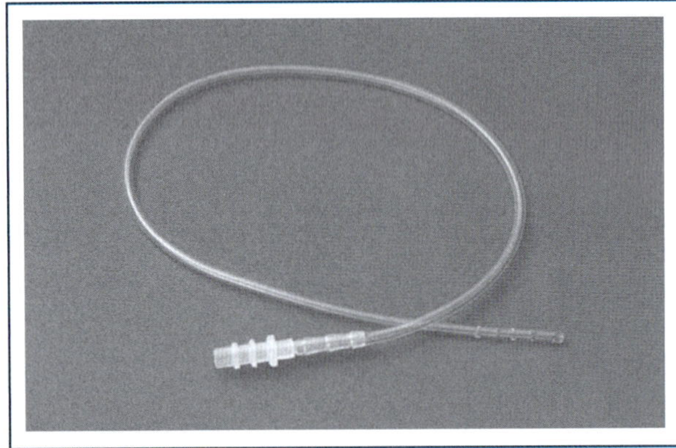

FIGURA 26.13 *Cateter nasal.*

Máscara simples

A máscara simples (Figura 26.14) é utilizada em situações em que o paciente é colaborativo, e sempre considerando a possibilidade da ocorrência de vômitos e o risco de aspiração.

É apresentada em diversos tamanhos, adequados à face do paciente, envolvendo a boca e o nariz, sem cobrir os olhos. Apresenta perfurações que permitem a inalação de ar ambiente na inspiração e a eliminação do gás exalado.

O fluxo de oxigênio utilizado varia de 6 a 10 L/min, garantindo uma concentração de oxigênio de 30% a 60%.

Sistemas de alto fluxo

Máscara de reinalação parcial

a máscara de reinalação parcial (Figura 26.15) difere da máscara simples por apresentar um reservatório fechado de oxigênio, entretanto, não possui válvula entre o reservatório e a máscara. O reservatório permanece preenchido por oxigênio, mas durante a expiração parte do gás exalado (gás carbônico) é

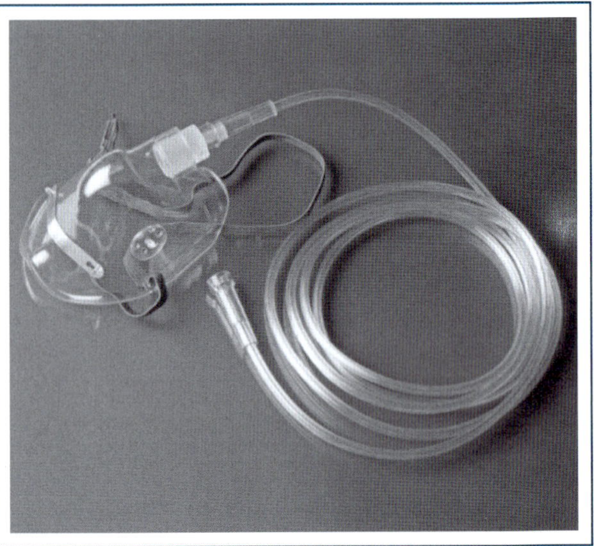

FIGURA 26.14 *Máscara simples.*

direcionada ao reservatório, diminuindo sua concentração de oxigênio. Durante a inspiração ocorre também entrada de ar ambiente pelos orifícios laterais (que não possuem válvula). A fração inspirada de oxigênio varia de 50% a 60%, utilizando-se um fluxo de 10 a 12 L/min.

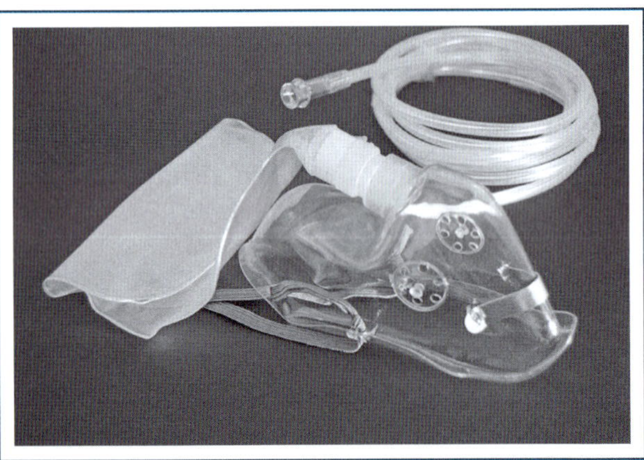

FIGURA 26.15 *Máscara de reinalação parcial.*

Máscara não reinalante

A máscara não reinalante (Figura 26.16) difere da máscara de reinalação parcial por apresentar mecanismo de válvula entre o reservatório e a máscara, e nos orifícios laterais de saída do ar expirado. Dessa forma, o ar expirado não retorna ao reservatório, permitindo inspiração de altas concentrações de oxigênio (100%). A presença de válvulas nos orifícios laterais permite a saída do ar exalado, sem entrada de ar ambiente na inspiração. O fluxo utilizado é de 10 a 15 L/min.

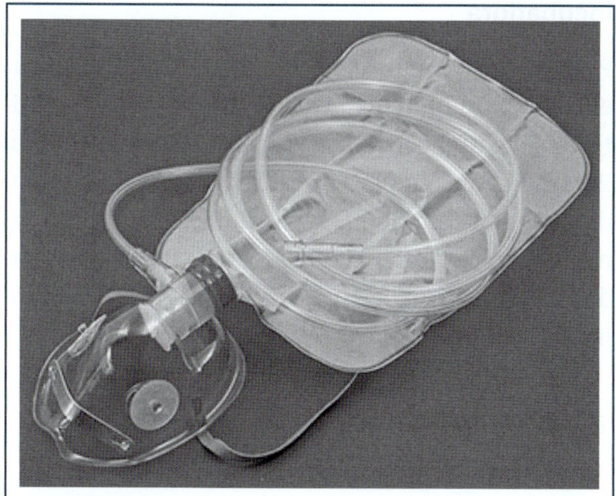

FIGURA 26.16 *Máscara não reinalante.*

Máscara com sistema tipo Venturi

É constituída por uma máscara acoplada a uma traqueia, em que, na outra extremidade, é conectada uma válvula. Esta possui diferentes cores que correspondem a orifícios de diferentes tamanhos. Cada válvula propicia uma determinada concentração de oxigênio a um determinado fluxo. As frações inspiradas de oxigênio variam de 45% a 50% (conforme a válvula). O fluxo que deverá ser utilizado está especificado na válvula (Figura 26.17).

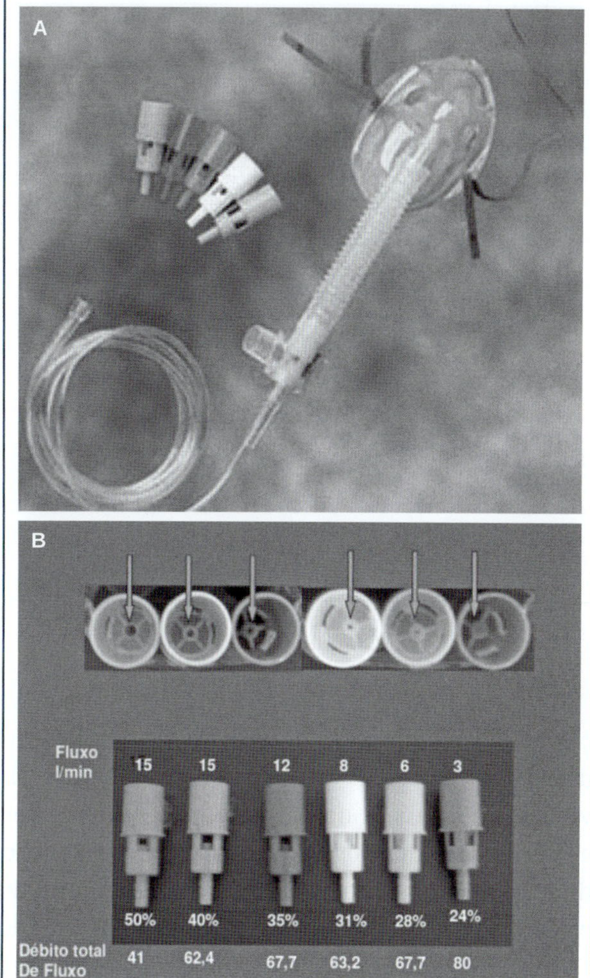

FIGURA 26.17 *(A) e (B) Máscara tipo Venturi.*

Tendas

Tenda facial ou tenda de Hudson

A parte superior desta tenda não fica em contato com a face do paciente (Figura 26.18). Tem como vantagens ser bem tolerada e permitir acesso à face do paciente para aspiração de vias aéreas. Entretanto, fornece concentração instável de oxigênio, com oferta máxima de 40%. O fluxo é de 10 a 15 L/min.

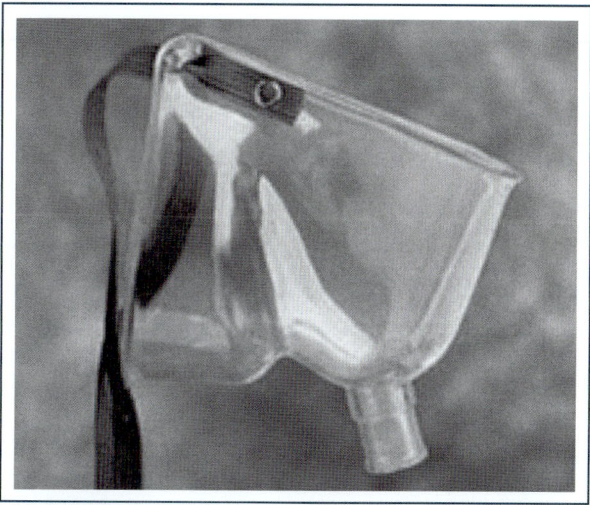

FIGURA 26.18 *Tenda facial ou tenda de Hudson.*

Oxitenda

Envolve toda a parte superior do corpo do paciente (Figura 26.19). Não deve ser fechada na abertura que fica sobre o tórax da criança (para evitar retenção de gás carbônico). Permite frações inspiradas de oxigênio de até 50%, mas pouco estáveis. O fluxo utilizado deverá ser elevado e ajustado conforme a oxigenação desejada. A FiO_2 deve ser conferida por um oxímetro.

Capacete ou halo

No primeiro, a entrada de O_2 é perpendicular, acima da base, favorecendo um fluxo turbulento e FiO_2 instável (Figura 26.20). No segundo, a fonte de O_2 é um tubo em T de grande calibre, paralelo à base do sistema, produzindo um fluxo organizado em dire-

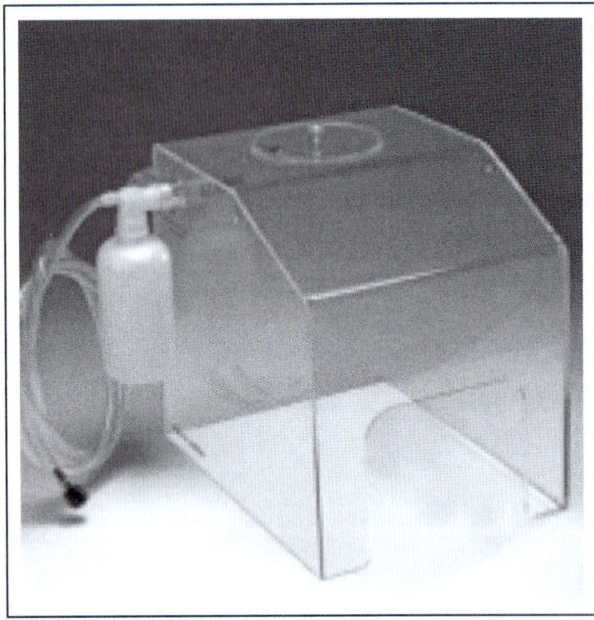

FIGURA 26.19 *Oxitenda.*

ção ao ápice do halo, estabilizando a concentração de O_2. Permite a saída de CO_2 pelo topo deste. Envolve apenas a cabeça do paciente, não devendo ser colocado ao redor do pescoço para evitar retenção de CO_2. Apresenta concentração de oxigênio mais estável que a oxitenda e a FiO_2 pode chegar a 80%. O fluxo utilizado é de 10 a 15 L/min e a FiO_2 deve ser medida para o ajuste do fluxo conforme a necessidade. É bem tolerado apenas em recém-nascidos e lactentes jovens.

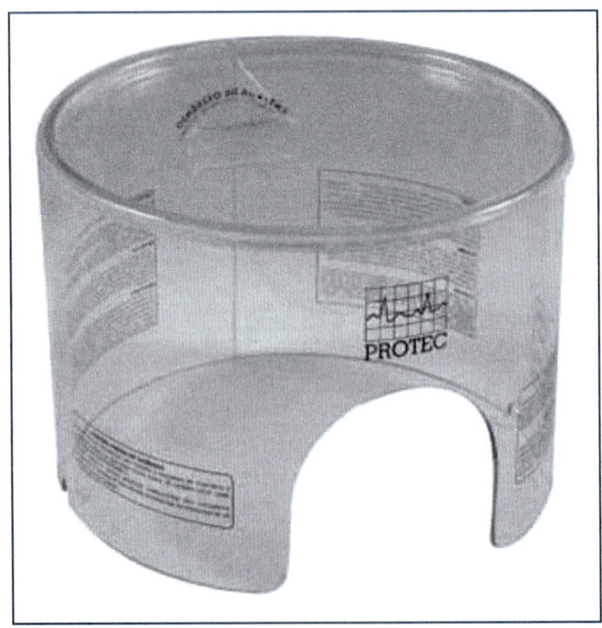

FIGURA 26.20 *Capacete.*

Incubadora

Produz uma condição térmica adequada e possui entrada para fonte externa de oxigênio, que permite variar a sua concentração no interior da cúpula. Pode oferecer uma FiO_2 teórica de 70% a 85% quando utilizada com alto fluxo e bandeira sinalizadora na posição vertical, mas apresenta extrema variação de FiO_2 devido à abertura das portas, quase sempre inevitável.

QUADRO 26.7 *Dispositivos para oferta de oxigênio*

Sistema de oferta	Oxigênio (%)	Fluxo (L/min)
	Sistemas de Baixo Fluxo	
Cânula nasal	22 a 60, dependente do tamanho do paciente e do fluxo	0,25 a 4
Máscara de oxigênio	35 a 60	6 a 10
	Sistemas de alto fluxo	
Tenda facial	< 40	10 a 15
Capuz de oxigênio	80 a 90	10 a 15
Tenda de oxigênio	> 50	> 10
Máscara reinalante com reservatório	50 a 60	10 a 12
Máscara não reinalante com reservatório	95	10 a 15
Máscara de Venturi	25 a 60 (válvulas específicas)	Variável

Outras formas de ofertar oxigênio

O oxigênio pode ser aplicado sob a forma de câmaras hiperbáricas, utilizadas com sucesso em situações bem definidas, mas sem aplicação rotineira na insuficiência respiratória.

O oxigênio também pode ser administrado em associação com o gás hélio. O hélio é um gás inerte e apresenta uma viscosidade semelhante à do ar ambiente, porém com densidade muito mais baixa. Essa baixa densidade permite que o gás atravesse as vias aéreas mais suavemente, de modo mais laminar e menos turbulento que o ar ou o oxigênio. A aplicação clínica com sucesso da mistura hélio/O_2 ocorre nas doenças com grande resistência de vias aéreas (doenças pulmonares obstrutivas). A mistura que proporciona um fluxo mais laminar é aquela com maior porcentagem de hélio (80% de hélio com

20% de O_2). Quando for necessária maior concentração de O_2, habitualmente até 40%, a fração relativa de hélio se reduz proporcionalmente, reduzindo o efeito desejado da mistura.

Umidificação

Umidade indica a quantidade de vapor d'água contida no gás. O gás inalado normalmente é umidificado, e isso é realizado de modo muito eficaz pelas vias aéreas superiores. No entanto, essa eficiência pode ser comprometida por vários fatores, como desidratação, inspiração de gases secos, taquipneia e respiração bucal. Quando a umidificação é insuficiente, a secreção torna-se mais viscosa, diminui a atividade ciliar, reduz a ação de surfactante, reduz o calibre das vias aéreas e aumenta a retenção de secreções, favorecendo obstruções. Sempre que possível, o gás oferecido durante o tratamento deve oferecer um mínimo de umidade (30-35 mg H_2O/L), por meio de dispositivos como umidificadores aquecidos.

Aerossolterapia

Consiste na inalação intermitente e a subsequente deposição de partículas aéreas no pulmão. As partículas são produzidas por um nebulizador e inspiradas por meio de máscaras ou sondas traqueais, fazendo uso de fluxo contínuo ou pressão positiva intermitente.

Existem cinco fatores que influenciam a penetração e deposição de partículas aerossolizadas:

- Gravidade;
- Atividade cinética das moléculas gasosas;
- Impactação inercial;
- Natureza física da partícula;
- Ventilação do paciente.

Partículas de 1 a 2 µm de tamanho são capazes de penetrar na unidade alveolar com 95% a 100% de retenção. Partículas de 2 a 5 µm se depositam nos bronquíolos e condutos das vias aéreas, e partículas maiores se depositam quase sempre nas vias aéreas superiores.

Os medicamentos aerossolizados habitualmente utilizados são broncodilatadores, mucolíticos, antimicrobianos e corticoides. Os nebulizadores convencionais apresentam como principal inconveniente a pouca deposição de partículas, sendo gradualmente substituídos pelos novos, que apresentam desempenho mais adequado, como os inaladores dosimetrados com espaçadores, indicados para menores de oito anos. Nas crianças com mais de oito anos e que são capazes de gerar altos fluxos inspiratórios, estão indicados os dispositivos de pó seco.

Hidratação

A alimentação via oral deve ser suspensa no paciente com desconforto respiratório moderado, devido ao risco de vômitos, distensão abdominal e aspiração do conteúdo gástrico. No entanto, a fluidoterapia não deve ser negligenciada para que não ocorra desidratação.

Um acesso venoso deve ser instalado para a administração de fluidos, garantindo a oferta adequada às suas necessidades.

Fisioterapia respiratória

A fisioterapia respiratória mostrou nas últimas décadas sua importância como técnica fundamental no tratamento coadjuvante de doenças respiratórias. Pode ser classificada em ativa e passiva, sendo a primeira exemplificada por técnicas ativas na mobilização de secreções. A fisioterapia passiva é feita por meio de técnicas de mobilização passiva de secreção, como, por exemplo, a drenagem postural.

Nas crianças com atelectasias pulmonares, tanto as técnicas ativas como as passivas apresentam papel terapêutico relevante.

A fisioterapia respiratória envolve manuseio fisioterápico abrangente, como percussão pulmonar, vibração, drenagem postural e exercícios com hiperinsuflação.

Insuficiência respiratória não responsiva às medidas iniciais

Quando o paciente persistir com desconforto respiratório, com sinais clínicos que indicam que a permeabilização de vias aéreas e a oferta de alta concentração de oxigênio não foram suficientes para garantir a oxigenação e ventilação do paciente, deve-se proceder à ventilação assistida com pressão positiva.

Em situações de emergência, a abordagem inicial de escolha é a ventilação com bolsa-válvula-máscara. E quando o paciente necessitar de uma via aérea estável e segura, deve-se proceder à intubação traqueal.

Quando a intubação não for possível, como na situação de via aérea difícil, pode-se utilizar alternativamente a máscara laríngea e, em raros casos, proceder à cricotireoidostomia. Em geral, os pacientes que necessitam de intubação traqueal são colocados em ventilação pulmonar mecânica.

Em casos selecionados, métodos de ventilação não invasiva poderão trazer benefícios, prevenindo a intubação.

Ventilação com bolsa-válvula-máscara

O dispositivo bolsa-válvula-máscara (Figura 26.21) é utilizado para fornecer ventilação com pressão positiva a pacientes com necessidade de suporte ventilatório, sendo o principal dispositivo para ventilação durante a reanimação cardiopulmonar.

O paciente é posicionado corretamente, com a cabeça em posição olfativa, sem hiperestender o pescoço, e mantendo a abertura de vias aéreas. Coloca-se a máscara de tamanho adequado na face. A bolsa do dispositivo é pressionada para fornecer o volume corrente necessário para o tórax expandir.

A técnica para abrir as vias aéreas e ajustar a máscara na face é chamada de técnica do "C e E". O terceiro, o quarto e o quinto dedos de uma mão (formando um E) são posicionados ao longo da mandíbula, elevando-a para frente e para cima; essa elevação deve ser feita cautelosamente nos pacientes com suspeita de trauma cervical. Ao mesmo tempo, o polegar e o dedo indicador da mesma mão (formando um C) fazem uma vedação para segurar a máscara contra a face da criança. Deve-se evitar exercer pressão abaixo do queixo, pois pode causar compressão e obstrução das vias aéreas. Pode ser necessária a atuação de duas pessoas para a ventilação com bolsa-válvula-máscara quando a vedação adequada da máscara só for obtida com a técnica do "C e E" utilizando-se as duas mãos; assim, a outra pessoa fica responsável pela ventilação. A vedação adequada da máscara pode ser dificultosa se as mãos do profissional forem pequenas demais para realizar a técnica corretamente, se houver resistência significativa das vias aéreas ou complacência pulmonar reduzida ou se for necessária imobilização da coluna cervical.

A frequência de ventilação será de 12-20 por minuto, administrada lentamente por cerca de um segundo, observando-se a elevação do tórax.

Durante a ventilação, é comum ocorrer distensão gástrica, principalmente se houver obstrução parcial de vias aéreas, diminuição da complacência pulmonar ou pressão ventilatória excessiva.

A distensão gástrica pode interferir na eficácia da ventilação e causar regurgitação. Isso pode ser minimizado evitando-se criar pressões inspiratórias de pico muito altas e tempo inspiratório (compressão da bolsa) longo (por cerca de um segundo).

A máscara transparente possibilita a observação da cor dos lábios da criança, a presença de condensação do ar (indica exalação) e a observação de regurgitação ou vômito, evitando a aspiração desse conteúdo para os pulmões. A máscara de tamanho adequado engloba a face, desde a ponta do nariz até a cissura do queixo, devendo haver uma vedação hermética para que a concentração de oxigênio inspirado não diminua e a ventilação seja eficaz.

Existem dois tipos básicos de bolsas de ventilação: autoinsuflável e insuflável por fluxo. A bolsa mais utilizada em manobra de ressuscitação é a autoinsuflável. A bolsa insuflável por fluxo é mais utilizada em anestesia e requer treinamento prévio na manipulação de suas válvulas. As bolsas autoinsufláveis devem estar disponíveis em tamanhos adequados a todas as faixas etárias. Em recém-nascidos a termo, lactentes e crianças, a bolsa de ressuscitação deve ter capacidade mínima de 450-500 mL, mas independentemente do tamanho da bolsa, deve-se sempre observar a expansão torácica para fornecer somente a ventilação necessária. As bolsas autoinsufláveis sem reservatório, quando acopladas a uma fonte de oxigênio, fornecem no máximo 40% de FiO_2, enquanto as bolsas com reservatório, com fluxo de oxigênio adequado para encher o reservatório (10-15 L/min), podem fornecer uma FiO_2 próxima a 100%. Antes de iniciar a ventilação com bolsa-máscara, confirmar se o oxigênio está conectado adequadamente à bolsa.

Volume corrente e pressão de vias aéreas excessivos podem reduzir o débito cardíaco, por redução do retorno venoso, aumento da pós-carga do coração direito e elevação da pressão intratorácica. Além disso, pode haver complicações de escape de ar, como o pneumotórax. Para minimizar o risco dessa complicação, muitas bolsas possuem válvula de segurança (*pop off*) que limitam a pressão aplicada (habitualmente 35-45 cm H_2O).

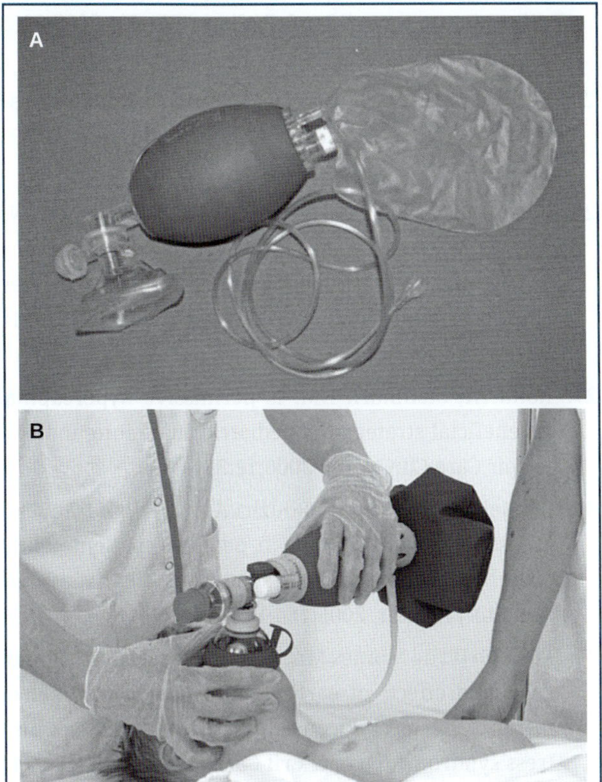

FIGURA 26.21 *(A) e (B) Sistema de bolsa-válvula-máscara.*

Ventilação mecânica convencional e ventilação não invasiva

A ventilação mecânica convencional é um suporte vital para pacientes com insuficiência respiratória aguda (Capítulo 38, Ventilação Pulmonar Mecânica Convencional em Pediatria). Necessita de uma via aérea segura, como intubação traqueal ou traqueostomia, sendo, portanto, uma abordagem invasiva. As estratégias de ventilação mecânica podem influenciar o curso da doença pulmonar. Existe uma grande preocupação de que a ventilação pulmonar mecânica não deve agredir e lesar ainda mais os pulmões, comprometendo o prognóstico e gerando sequelas, muitas vezes irreversíveis. Conhecer o mecanismo fisiopatológico da insuficiência respiratória e adequar a estratégia ventilatória é essencial. A estratégia utilizada numa doença obstrutiva difere muito da adotada em um processo restritivo. A monitoração contínua do paciente, envolvendo evolução clínica, laboratorial e de imagem, permite a adequação da estratégia utilizada.

Nos últimos anos, a ventilação não invasiva tem sido destacada como opção no tratamento da insuficiência respiratória, podendo ser aplicada principalmente para tentar evitar a ventilação pulmonar mecânica e, após a extubação, na tentativa de evitar a reintubação (Capítulo 36, "Ventilação Pulmonar Mecânica Não Invasiva").

Tratamento da doença de base

O tratamento da doença de base frente aos sinais e sintomas exuberantes da insuficiência respiratória não pode ser negligenciado. A investigação para diagnóstico da causa básica deve ser imediata, pois o diagnóstico precoce pode ser decisivo no prognóstico do paciente. Causas como infecções, intoxicações, pneumotórax e aspiração de corpo estranho devem ser prontamente reconhecidas, assim como o início do tratamento adequado. O tratamento da doença de base pode evitar ou amenizar a progressão da insuficiência respiratória, poupando o paciente de medidas mais agressivas.

REFERÊNCIAS

1. Barrington KJ, Finer NN. Inhaled nitric oxide for respiratory failure in preterm infants. Cochrane Libr. 2002;2. Disponível em: <http://www.update-software.com/abstracts/ab000509.htm>.
2. Bateman ST, Arnold JH. Acute respiratory failure in children. Curr Opin Pediatr. 2000;12:233-7.
3. Bhuta T, Clark RH, Handerson-Smart DJ. Rescue high frequency oscillatory ventilation vs conventional ventilation for infants with severe pulmonary dysfunction born at or near term. Cochrane Libr. 2002;2. Disponível em: <http://www.update-software.com/Abstracts/ab000437.htm>.
4. Ellovitch MEF. Insuficiência respiratória aguda. In: Hirchheimer MR, Matsumoto T, Carvalho WB. Terapia intensiva pediátrica. 2ª ed. São Paulo: Atheneu; 1997. p. 254-84.
5. Flenady VJ, Gray PH. Chest physiotherapy for preventing morbidity in babies being extubated from mechanical ventilation. Cochrane Libr. 2002;2. Disponível em: <http://www.update-software.com/Abstracts/AB000283.htm>.
6. Gnanaratnem J, Finer NN. Neonatal acute respiratory failure. Curr Opin Pediatr 1999; 12:227-32.

7. Greenough A. Expanded use of surfactant replacement therapy. Eur J Pediatr. 2000;159:635-40.
8. Keszler M, Durand DJ. Neonatal high-frequency ventilation. Past, present, and future. Clin Perinatol. 2001;28(3):579-607.
9. Krause MF, Hoehn T. Chest physiotherapy in mechanically ventilated children: A review. Crit Care Med. 2000;28(5):1648-51.
10. Matthews BD, Noviski N. Management of oxygenation in pediatric acute hypoxemic respiratory failure. Pediatr Pulmonol. 2001;32(6):459-70.
11. McIntyre RC Jr, Pulido EJ, et al. Thirty years of clinical trials in acute respiratory distress syndrome. Crit Care Med. 2000;28(9):3314-31.
12. Oliveira NF, Daniel DA Filho. Tratamento da insuficiência respiratória aguda. In: Hirchheimer MR, Matsumoto T, Carvalho WB. Terapia intensiva pediátrica. 2ª ed. São Paulo: Atheneu; 1997. p. 285-91.
13. Rimensberger PC. Noninvasive pressure support ventilation for acute respiratory failure in children. Schweiz Med Wochenschr. 2000;130:1880-6.
14. Rotta AT, Gunnarsson B. A comparison of lung protective ventilation strategies in a rabbit model of acute lung injury. Crit Care Med. 2001;29:2176-84.
15. Rotta AT. Ventilação oscilatória de alta frequência. In: Felix VN. Atualização em medicina intensiva. São Paulo: Sopati; 2002. Vol. 4.
16. Shapiro MB, Anderson HL, Bartlett RH. Respiratory failure. Conventional and high-tech support. Surg Clin North Am. 2000;80(3):871-83.
17. Sokol J, Jacobs SE, Bohn D. Inhaled nitric oxide for acute hypoxemic respiratory failure in children and adults. Cochrane Libr. 2002:2. Disponível em: <http://www.update-software.com/Abstracts/ab002787.htm>.
18. Soll RF, Dargaville P. Surfactant for meconium aspiration syndrome in full term infants. Cochrane Libr. 2002;2. Disponível em: <http://www.update-software.com/Abstracts/ab002054.htm>.
19. Steinhorn DM, Green TP. The treatment of acute respiratory failure in children: A historical examination of landmark advances. J Pediatrics. 2001;139:604-8.
20. Varughese M, Patole S, Shama A, Whitehall J. Permissive hypercapnia in neonates: The case of the good, the bad, and the ugly. Pediatric Pulmonol. 2002;33:56-64.
21. Wolfson MR, Shaffer TH. Liquid assisted ventilation update. Eur J Pediatr. 1999;158(Suppl 1):S27-31.
22. Fioretto JR, Rebello CM. Ventilação Oscilatória de Alta Frequência em Pediatria e Neonatologia. Rev Bras Ter Intensiva. 2009;21(1):96-103.
23. Imai Y, Slutsky AS. High-frequency oscillatory ventilation and ventilator-induced lung injury. Crit Care Med. 2005;33(3 Suppl):S129-34.
24. Loh LE, Chan YH, Chan I. Ventilação não invasiva em crianças: uma revisão. J Pediatr (Rio J.). 2007;83(2 Suppl):s91-9.
25. Sinderby C, Beck J. Neurally adjusted ventilatory assist for infants in critical condition. Ped Health. 2009; 3(4):297-301.
26. Beck J, Gottfried SB, Navalesi P, Skrobik Y, Comtois N, Rossini M, et al. Electrical activity of the diaphragm during pressure support ventilation in acute respiratory failure. Am J Respir Crit Care Med. 2001; 164:419-24.
27. Rotta AT, Steinhorn DM. Is permissive hypercapnia a beneficial strategy for pediatric acute lung injury? Respir Care Clin N Am. 2006;12:371-87.
28. Ben Jaballah N, Mnif K, Bouziri A, et al. High-frequency oscillatory ventilation in pediatric patients with acute respiratory distress syndrome – Early rescue use. Eur J Pediatr. 2005;164:17-21.
29. Fioretto JR, de Moraes MA, Bonatto RC, et al. Acute and sustained effects of early administration of inhaled nitric oxide to children with acute respiratory distress syndrome. Pediatr Crit Care Med. 2004;5:469-74.
30. Roussous C, Koutsoukou A. Respiratory Failure. Eur Respir J. 2003;22 Suppl 47:3s-14s.
31. Tobin MJ. Respiratory muscles in disease. Clin Chest Med. 1998;9:263-86.
32. Nagler J. Emergency airway management in children: unique pediatric considerations. UpToDate. 2015.
33. Don GW, Kurjavainen T, Broome C, et al. Site and mechanics of spontaneous, sleep-associated obstructive apnea in infants. J Appl Physiol. 2000;89:2453.
34. Westhorpe RN. The position of the larynx in children and its relationship to ease of intubation. Anaesth Intensive Care. 1987;15:384.
35. Jhon SD, Swischuck LE. Stridor and upper airway obstruction in infants and children. Radiographics. 1992; 12:625.
36. Griscom NT, Wohl ME. Dimensions of the growing trachea related to age and gender. AJR AM J Roentgenol. 1986;146:233.
37. Dalal PG, Murray D, Messner AH, et al. Pediatric laryngeal dimensions: an aged-based analysis. Anesth Analg. 2009;108:1475.
38. Ackerman GL, Arruda JAL. Desequilíbrio eletrolítico e ácido-básico na Insuficiência Respiratória. Clin Med AM N. 1983;67(3):679.

39. Balk R, Bone R. Classificação da insuficiência respiratória aguda. Clin Med AM N. 1983;67(3):579.

40. Burri PH. Fetal and postnatal development of the lung. Annu Rev Physiol. 1984;46:617.

41. Dantzker DR, Wagner PD, West JB. Instability of lung units with low V/Q ratios during O_2 brething. J Appl Physiol. 1975;38:886.

42. Muller NL, et al. Mecânica da caixa torácica e dos músculos respiratórios em lactentes. Clin Ped AM N. 1979;26(3):503.

43. Romaldini H. Trocas gasosas e relação ventilação/perfusão. J Pneumol. 1982;8(1):50.

44. Wagner PD, Dantzker DR, et al. Distribution of ventilation-perfusion ratios in patients with interstitial lung disease [abstract]. Chest. 1976;69:256.

45. Wagner PD, Dantzker DR, et al. Distribution of ventilation-perfusion ratios in asthma. Am Rev Respir Dis. 1975;111:940.

46. Weigelt JA, Jackson GL, Mitchell RA. Effects of 100 per cent inspired oxygen on shunt calculation. Curr Surg. 1980;37:211.

47. West JB. Ventilation-perfusion relationships. Am Rev Respir Dis. 1977;116:919.

48. Papatamelos C, et al. Developmental changes in chest wall compliance in infancy and early childhood. J Appl Physiol. 1995;78:179.

49. Theodore AC. Oxygenation and mechanisms of hypoxemia. UpToDate. 2015 Apr.

50. Trachsei D, et al. Oxygenation index predicts outcome in children with acute hypoxemic respiratory failure. Am J Respir Crit Care Med. 2005;172:206.

51. Rodriguez-Rosin R, Roca J. Mechanisms of hypoxemia. Intensive Care Med. 2005;31:1017.

52. Rosen IM, Manaker S. Oxygen delivery and consumption. UpToDate. 2015 Apr.

27

Síndrome do Desconforto Respiratório Agudo

Werther Brunow de Carvalho
Alexandre T. Rotta

INTRODUÇÃO

A síndrome do desconforto respiratório agudo (SDRA) é uma doença da medicina moderna e tem apresentado um grande progresso em relação ao entendimento da definição, patogênese, fisiopatologia e suporte ventilatório. Reconhece-se que, nos últimos anos, houve avanços importantes na otimização de suporte ventilatório, entretanto o desenvolvimento de um tratamento farmacológico específico para SDRA continua sendo um grande desafio[1,2]. A possibilidade de sobrevida é determinada pela gravidade da lesão pulmonar, a extensão da disfunção de órgãos não pulmonares, as condições médicas preexistentes e a qualidade do suporte multiorgânico.

NOVA DEFINIÇÃO DE BERLIM

Recentemente, em 2012, a definição de síndrome do SDRA foi revista pela European Society of Intensive Care Medicine, American Thoracic Society e Society of Critical Care Medicine, objetivando uma nova ferramenta que pudesse excluir as limitações da definição de 1994, da American-European Consensus Conference.

Essa nova definição criou um critério de agudização do início da doença, reclassificou os critérios de oxigenação, incluiu valores de pressão expiratória final positiva (PEEP) mínima, redefiniu critérios de exclusão baseados na presença de edema hidrostático e reformulou os critérios radiológicos (Quadro 27.1).

Essa definição adiciona uma melhora significante, sendo mais simples do que as definições prévias. Acredita-se que ela possa apresentar uma melhora adicional com a utilização de dados além das primeiras 24 horas, para reclassificar a gravidade da doença.

A Conferência de Consenso sobre lesão pulmonar aguda em pediatria foi criada e realizada objetivando definir a SDRA pediátrica e analisar fatores predisponentes, etiologia e fisiopatologia, além de fazer recomendações baseadas em evidência sobre o tratamento. Ressalta-se que, para a definição de hipoxemia, indica-se adotar o índice de oxigenação (IO) preferencialmente à utilização da relação PaO_2/FiO_2.

QUADRO 27.1 ***Definição de Berlim de SDRA.***

SDRA			
Tempo	Dentro de uma semana de uma agressão clínica conhecida ou piora dos sintomas respiratórios		
Imagem radiográfica ou tomografia de tórax	Opacidades bilaterais – não completamente explicadas por derrames, colapso lobar/pulmonar ou nódulos		
Origem do edema	Não devido a causas cardíacas ou sobrecarga de volume. Avaliação objetiva (ex.: ecocardiografia) é necessária na ausência de fatores de risco para SDRA		
Oxigenação	**Leve**	**Moderada**	**Grave**
PaO_2/FiO_2 PEEP ≥ 5 cmH_2O	300-201 com PEEP/CPAP/VNI	200-101 com PEEP	< 100 com PEEP
Mortalidade estimada	~ 25%	~ 35%	~ 45%
Mortalidade São Paulo – Brasil	0%	14-15%	41%

Fonte: adaptado de Ranieri *et al.*; Ferguson *et al.*; Barreira *et al.*[3,4,5].

$$IO = \frac{PMVA \times FiO_2}{PaO_2}$$

Onde: PMVA = Pressão média de vias aéreas; FiO_2 = Fração inspirada de oxigênio; PaO_2 = Pressão parcial de oxigênio arterial

Quando não houver possibilidade de se obter a PaO_2, pode-se utilizar o índice de saturação da oxigenação (ISO), de acordo com a Tabela 27.1.

$$ISO = \frac{PMVA \times FiO_2}{SatO_2}$$

TABELA 27.1 ***Quantificação da hipoxemia por meio do IO e ISO para classificar o grau de gravidade da SDRA pediátrica em pacientes submetidos à ventilação pulmonar mecânica (VPM).***

	Leve	Moderada	Grave
IO	4 a ~ 8	8 a ~ 16	> 16
ISO	5 a 7,5	7,5 a 12,3	> 12,3

O Consenso de Berlim, que utiliza os novos limiares da relação PaO_2/FiO_2, categorizou diferentes níveis de gravidade da SDRA e utilizou essa divisão para o manejo terapêutico relacionado à gravidade da lesão (Figura 27.1).

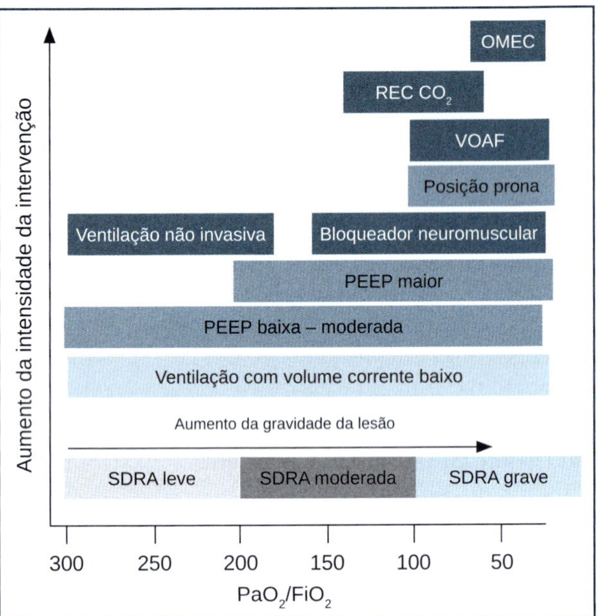

FIGURA 27.1 ***Opções terapêuticas potenciais de acordo com a gravidade da SDRA. O manejo evidenciado nos quadros verde-escuros representa uma opinião do Consenso de Berlim, mas que necessita confirmação em pesquisas clínicas prospectivas. Este é um modelo de figura com as informações disponíveis atualmente.***

Fonte: adaptada de Ferguson *et al.*[6].

A partir do diagnóstico de SDRA, indica-se a estratégia de ventilação protetora, utilizando volumes correntes (VC) baixos. Entretanto, sabe-se atualmente que essa estratégia é também utilizada em pacientes com risco de desenvolvimento de SDRA, podendo mesmo ser utilizada durante o período intraoperatório de pacientes com pulmões normais. Além disso, não se conseguiu desenvolver até o momento qualquer intervenção farmacológica específica para a SDRA. É reconhecida na literatura a natureza heterogênea da SDRA, devido a uma variedade de doenças associadas e também de alterações patológicas subjacentes, existindo casos em que a apresentação clínica é idêntica, embora não haja um fator de risco identificado, sendo eles chamados de "pseudo-SDRA"[7,8]. A pesquisa recente de Gibelin *et al.*[8] indica que a síndrome de "pseudo-SDRA", sem um fator identificado, está associada com uma taxa de mortalidade maior do que a SDRA "pura". Os autores enfatizam a necessidade de sempre pesquisar a causa da falência respiratória, utilizando tomografia computadorizada, lavado broncoalveolar e biopsia pulmonar em alguns casos.

INCIDÊNCIA

Não cremos que a epidemiologia da SDRA pediátrica seja similar à dos adultos, pois estudos recentes sugerem que esse conceito não é verdadeiro[9-11]. Esse fato implica que a susceptibilidade em relação à mortalidade na SDRA em pediatria pode ser diferente em relação aos pacientes adultos. Estudos que utilizaram a definição da Conferência de Consenso Americana e Europeia demonstraram uma prevalência de 0,86% a 7,8% das admissões em unidade de terapia intensiva (UTI) pediátrica[12-18] e de 5% a 20% dos pacientes submetidos à VPM[9,13,16,17,19,20]. Recentemente, Schouten *et al.*[21] publicaram uma revisão sistemática e uma metanálise sobre a incidência e mortalidade na SDRA em crianças e concluíram que esta tem uma baixa incidência, mas uma mortalidade elevada. A pesquisa também indica que a incidência e a mortalidade não se alteraram nas últimas décadas e que a mortalidade depende da região geográfica (países desenvolvidos ou em desenvolvimento) em que a pesquisa foi realizada. A mortalidade elevada descrita na década de 1980 ficou reduzida significantemente nas duas últimas décadas. Provavelmente, essa modificação é devido à mudança nas estratégias ventilatórias e à melhora dos cuidados intensivos nos pacientes graves. Duas pesquisas, realizadas recentemente na cidade de São Paulo[5,22], confirmaram que a mortalidade se mantém alta, mas a incidência é baixa. Panico *et al.*[22] encontraram, como achado, que as crianças com SDRA representam aproximadamente 5% de todas as crianças que necessitam VPM e 3% das que necessitam admissão na UTI pediátrica. Confirmou-se que o número de disfunções orgânicas está associado com uma maior mortalidade. Essa pesquisa analisa a pressão de condução e conclui que esta influencia a mortalidade em crianças com SDRA.

ETIOLOGIA/FATORES DE RISCO

A etiologia da SDRA é bastante diversa e pode ser grosseiramente dividida em causas que ocasionam uma lesão pulmonar direta (por exemplo, broncopneumonia) ou uma lesão pulmonar indireta (por exemplo, trauma grave) (Quadro 27.2).

QUADRO 27.2 *Etiologia da SDRA.*

Lesão pulmonar direta	Lesão pulmonar indireta
Broncopneumonia Aspiração de conteúdo gástrico Contusão pulmonar Embolia gordurosa Lesão por inalação tóxica Acidentes de submersão Lesão de reperfusão	Sepse (causa mais frequente em pediatria) Politraumatismo com choque Pancreatite Lesão aguda pulmonar associada com transfusão sanguínea Circulação extracorpórea

Várias condições podem predispor o desenvolvimento da SDRA e a presença de comorbidade pode ser preditiva em relação à evolução. Pacientes com história de doença hepática, disfunção do ventrículo direito e tumores malignos ativos têm um maior risco de óbito quando apresentam SDRA.

A presença da disfunção de múltiplos órgãos é um preditor importante de óbito na SDRA, com relevância maior do que a hipoxemia refratária, pois esta é uma causa menos comum de óbito comparativamente à falência multiorgânica, que é a principal causa de óbito na SDRA.

PATOGÊNESE

De acordo com os achados e colocações de Katzenstein *et al.*[23], o dano alveolar difuso (DAD) é uma reação inespecífica do pulmão frente a vários agentes agressores. O denominador comum é a lesão endotelial e alveolar, que determina um extravasamento de fluidos e células, progredindo para uma fibrose intersticial pulmonar. O dado patológico mais característico da fase aguda do DAD é a presença de membrana hialina sobre a superfície interna dos alvéolos. Esse é um aspecto bastante discutido em relação à necessidade da presença de membrana hialina para o diagnóstico de DAD. A última definição de SDRA de Berlim não se incluiu o dado patológico relacionado ao DAD, sendo justificado devido ao fato da escassa correlação entre SDRA com os achados de DAD pós-óbito[6]. Entretanto, muitos autores consideram o DAD como o achado histológico mais característico da SDRA[3,23-28]. A relevância do DAD na SDRA se deve a publicações recentes que demonstram as diferenças clínicas e evolutivas entre pacientes com SDRA e DAD em relação aos outros pacientes, incluindo a SDRA com pneumonia[29].

Resumidamente, a patogênese da SDRA envolve três fases: exsudativa/inflamatória, proliferativa e fibrótica (Figura 27.2).

A SDRA pode ser exacerbada pela utilização da VPM (Figura 27.3) e por infecção intra-hospitalar, ocasionando lesão pulmonar induzida pela VPM (LPI_{VPM}) e pneumonia associada à VPM.

A lesão pulmonar se desenvolve lentamente, fato que permite um tempo para impedir a progressão da lesão pulmonar aguda em estágios precoces, reduzindo a chance de desenvolver a SDRA. Os tratamentos atuais para SDRA são de suporte e aplicados após a lesão pulmonar estar bem estabelecida[32,33].

Existem vários mecanismos que podem ter um efeito protetor em relação à patogênese da SDRA (Figura 27.4).

Na SDRA secundária, o trauma, o choque hemorrágico ou a sepse podem desencadear uma síndrome de resposta inflamatória sistêmica (SRIS) e ocasionar um aumento da permeabilidade capilar, que resulta em desativação do surfactante, e, associado com o preenchimento alveolar, altera a mecânica alveolar, ocasionando colapso e expansão repetitivos do alvéolo (RACE). A lesão tecidual pulmonar ocasionada pelo RACE pode ser exacerbada pelo desenvolvimento de concentrações que geram estresse entre os alvéolos preenchidos de ar e os alvéolos que são ou colapsados[34] ou preenchidos de edema[35]. Desse modo, a ventilação heterogênea pode criar concentradores de estresse que também podem causar tensão excessiva nas paredes alveolares e, em combinação com o RACE, determinar uma lesão pulmonar progressiva[36,37].

Ocorrem, como fenômenos centrais na SDRA, a desregulação da inflamação, atividade e acúmulo inadequados de leucócitos e plaquetas, ativação descontrolada das vias de coagulação e alteração da permeabilidade das barreiras epiteliais e endoteliais do alvéolo.

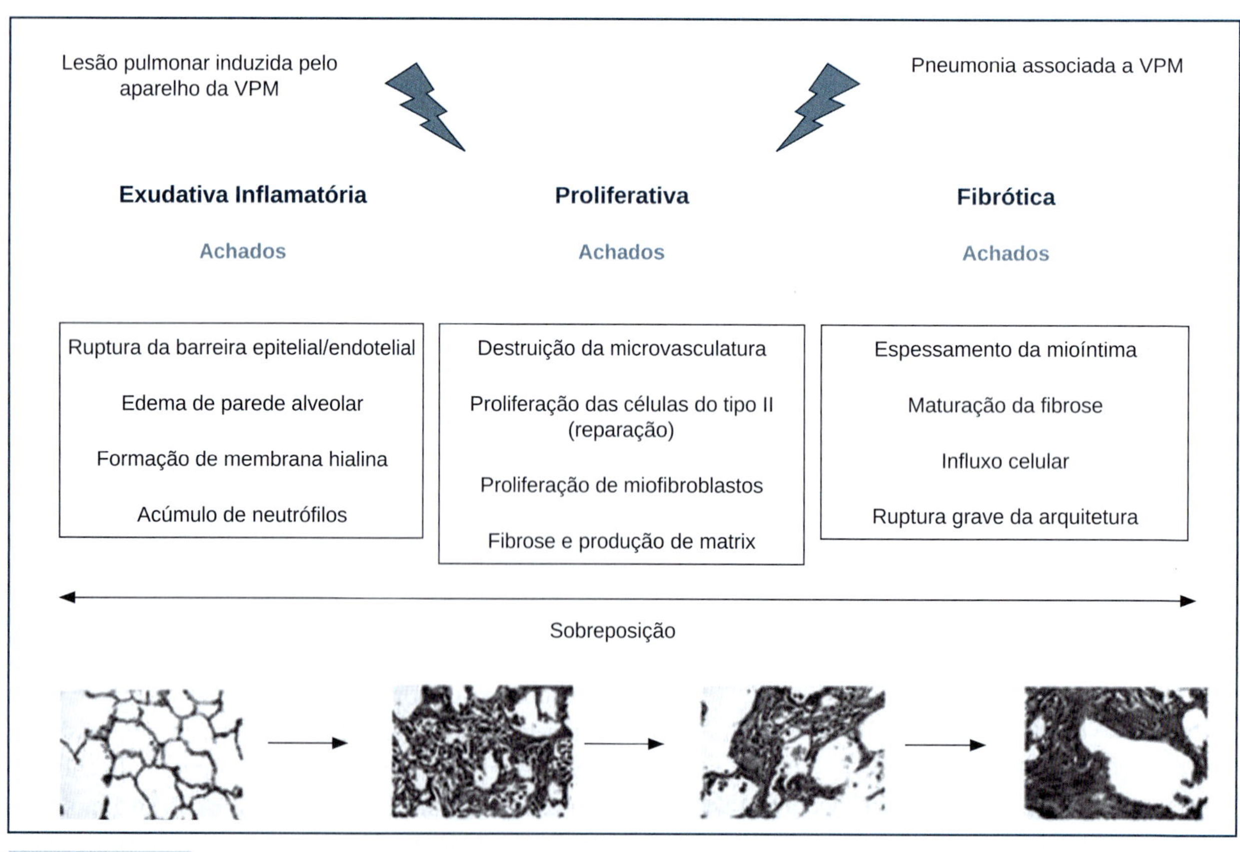

FIGURA 27.2 ***Patogênese da SDRA.***
Fonte: adaptada de Howell *et al.*[30].

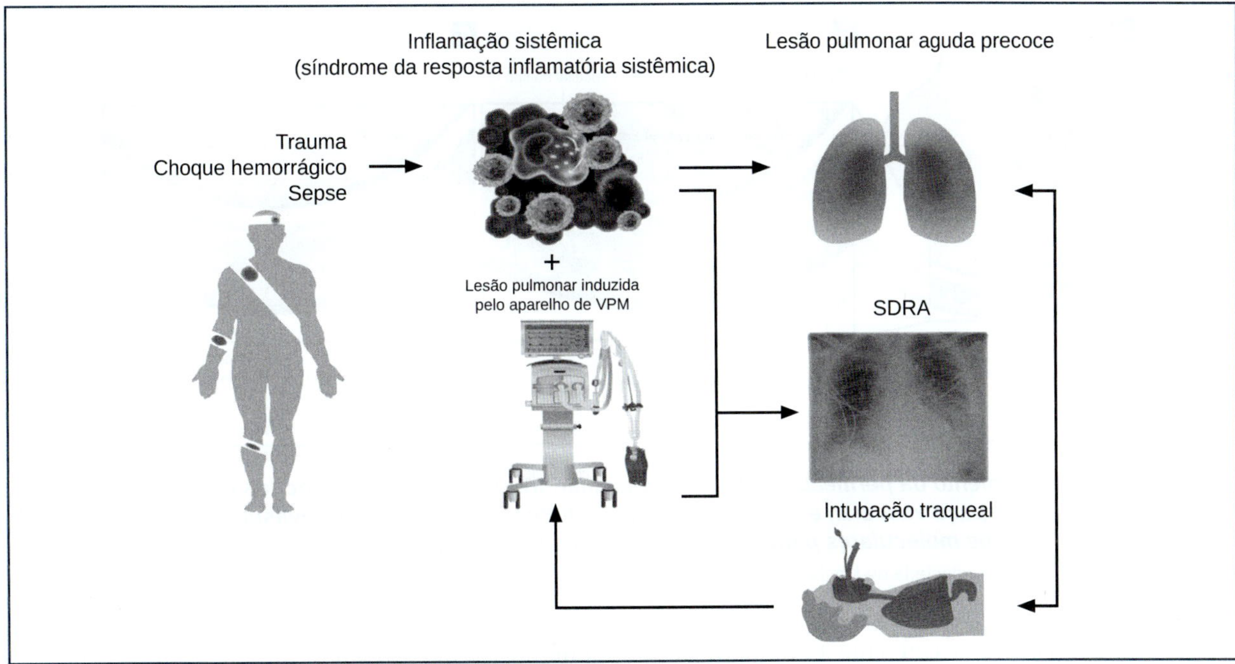

FIGURA 27.3 ***Sequência de eventos para o desenvolvimento da SDRA a partir da lesão inicial.***
Fonte: adaptada de Nieman *et al.*[31].

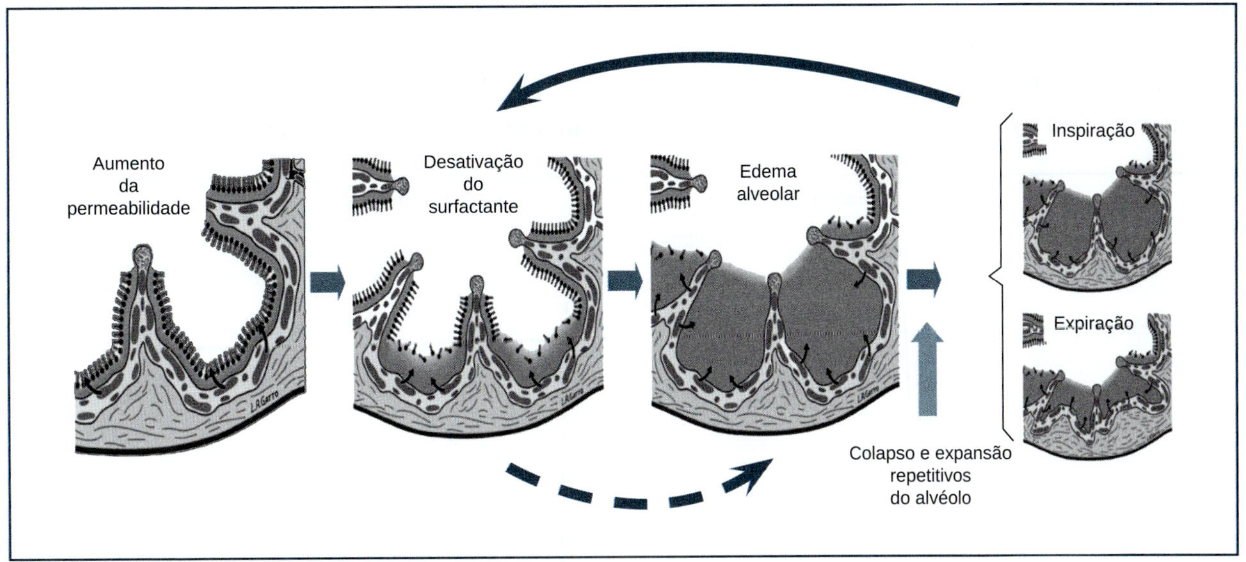

FIGURA 27.4 ***Tétrade patológica da lesão pulmonar aguda, tendo como ápice a SDRA.***
Fonte: adaptada de Nieman *et al.*[31].

A fase exsudativa é caracterizada histologicamente por uma lesão alveolar difusa, com um aumento da permeabilidade da barreira microvascular, resultando em acúmulo de um fluido rico em proteína, que é um achado fundamental de inflamação aguda e um mecanismo central na fisiopatologia da SDRA (Figura 27.5A).

O aumento da permeabilidade também está associado com a transferência de leucócitos e hemácias para o espaço alveolar, assim como com as células reguladoras de citocinas. Uma variedade de mediadores, vias e sistemas moleculares contribuem para a alteração endotelial alveolar e a permeabilidade epitelial. A caderina endotelial vascular é uma proteína que adere à junção celular, sendo fundamental para a manutenção da integridade da barreira endotelial na microvasculatura pulmonar. A ruptura da ligação homofílica da caderina endotelial vascular desestabiliza a função da barreira microvascular pulmonar (Figura 27.5B).

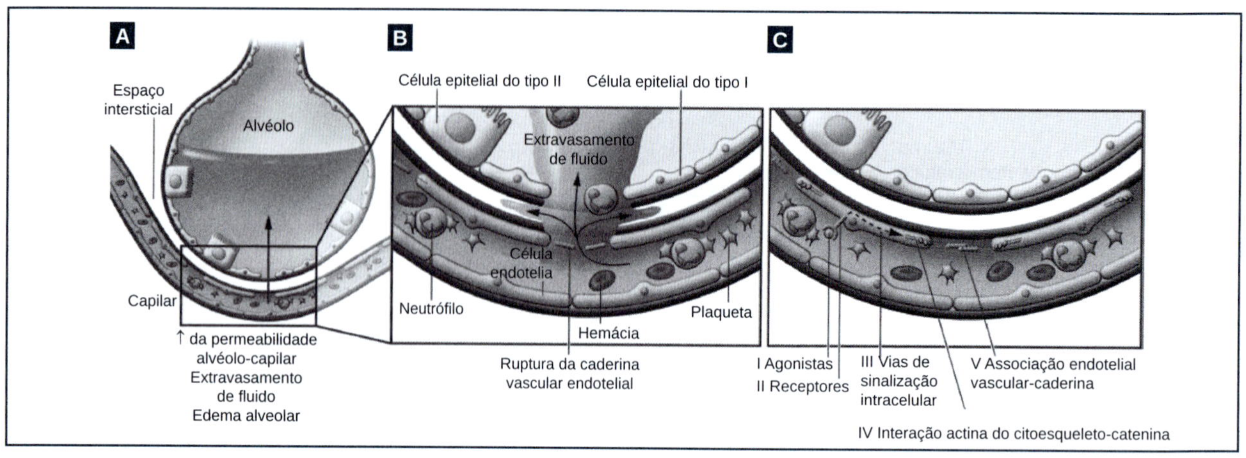

FIGURA 27.5 ***Aumento da permeabilidade microvascular, transferência de leucócitos e eritrócitos para o espaço vascular, e desestabilização da função da barreira microvascular pulmonar (alvos moleculares para novas terapêuticas na SDRA).***

Fonte: adaptada de Matthay et al.[38].

Anticorpos contra a caderina endotelial vascular desestabilizam agonistas como fator de necrose tumoral, trombina e fator de crescimento endotelial vascular, e sinais leucocitários poderão interromper a ligação da caderina endotelial vascular e induzir a formação de edema pulmonar. A estabilização da ligação da caderina endotelial vascular (Figura 27.5C), por meio de manipulação genética ou prevenção da dissociação de uma fosfatase, a partir da caderina endotelial vascular, diminui a proteína e leucócitos no lavado broncoalveolar em modelo de camundongo com injeção de lipopolissacáride.

Os estados patológicos na SDRA consistem em três estágios que apresentam uma superposição temporária e/ou espacial (Figura 27.6).

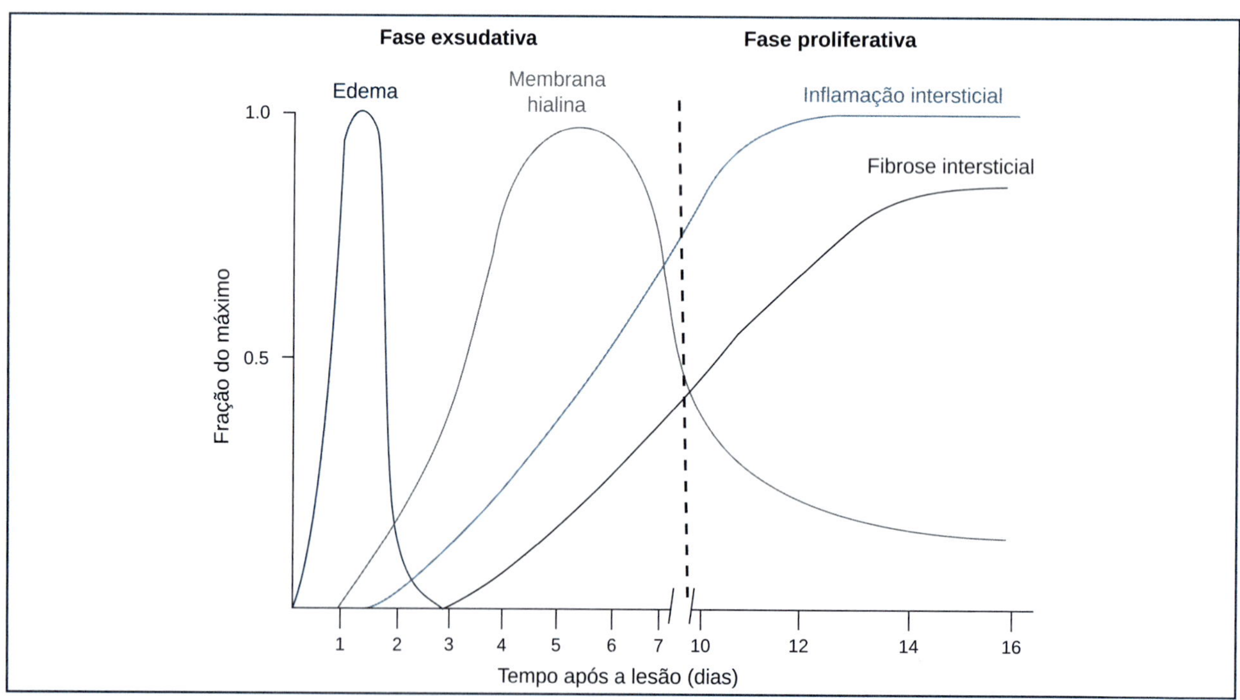

FIGURA 27.6 ***Evolução temporal da lesão pulmonar aguda. Na fase precoce, o alvéolo está preenchido com um fluido rico em proteína. Ao redor do quinto/sétimo dia, existe a proliferação das células epiteliais do tipo II, determinando repitelização e restauração da estrutura alveolar, ou fibrose progressiva e falência respiratória hipóxica irreversível.***

Figura: adaptada de Katzenstein *et al.*)[23].

Independentemente da idade, a LPA é caracterizada por uma agressão inicial que pode ser, por exemplo, sepse ou pneumonia, que desencadeia mecanismos mediados por células que acionam a cascata de mediadores inflamatórios. Estes últimos ocasionam uma alteração na integridade e na função da barreira alveolocapilar. Macrófagos alveolares secretam interleucinas, além de fator de necrose tumoral alfa (TNFα), que estimulam e ativam neutrófilos, os quais, por sua vez, liberam moléculas pró-inflamatórias (oxidantes, proteases, fator ativador de plaqueta [FAP], leucotrienos) (Figura 27.7).

O influxo de fluido rico em proteínas para o espaço alveolar ocasiona a inativação de surfactante, com consequente aumento da tensão superficial alveolar, com a ocorrência de atelectasias e diminuição da complacência pulmonar. Na membrana basal dos alvéolos, ocorre a formação de membrana hialina, que é rica em proteína e fibrina. Pode haver formação de trombos nos pequenos vasos pulmonares, que decorrem da ativação de fatores pró-coagulantes e da inibição da fibrinólise. A lesão pulmonar inicial é seguida por reparação, remodelamento e alveolite fibrosante.

PRINCÍPIOS DA MECÂNICA DO SISTEMA RESPIRATÓRIO

A pressão elástica (Pelast) do sistema respiratório possui dois componentes: a pressão necessária para distender o pulmão e a requerida para distender a parede torácica. A elastância (1/complacência = pressão aplicada Pelast / VC fornecido) da parede torácica (E_{PT}) e a do pulmão (E_P) funcionam mecanicamente em série e a sua somatória é igual à elastância do sistema respiratório (E_{SR}) como um todo. Na prática, a pressão gerada pelo aparelho de VPM (P_{VPM}) é medida no circuito do aparelho e é considerada a pressão de condução (*drive pressure*) e a P_{VPM} é habitualmente utilizada para avaliar a possibilidade de LPI_{VPM}. A P_{VPM} tem como referência a pressão ambiente e, portanto, reflete o gradiente de pressão através do sistema respiratório como um todo (através do pulmão e da parede torácica). A pressão transpulmonar (P_{TP}) é a pressão através do pulmão e a variável que define o grau de distensão pulmonar e a possibilidade de LPI_{VPM}.

A elastância (dureza) relativa do pulmão e da parede torácica define em que proporção a pressão

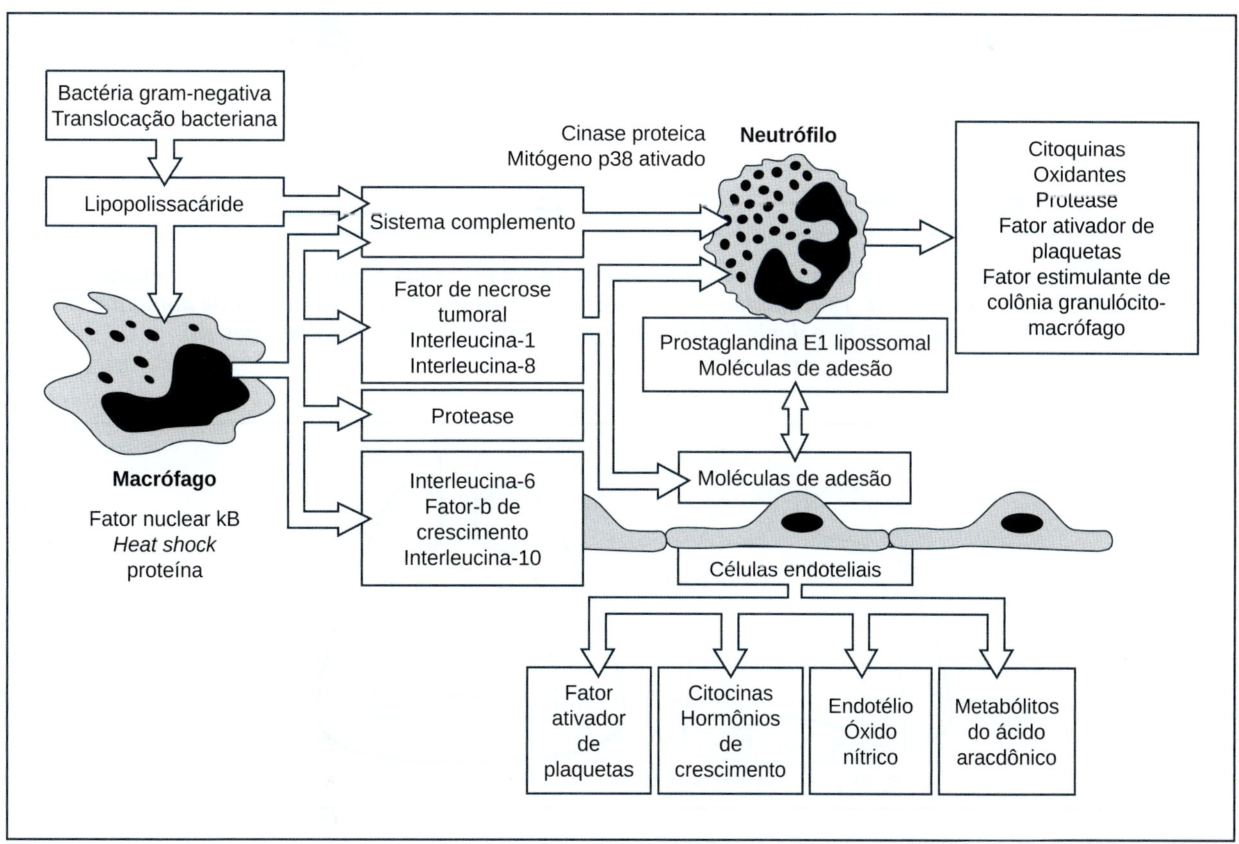

FIGURA 27.7 *Mediadores e antimediadores envolvidos na resposta inflamatória na SDRA.*

de via aérea é utilizada para distender a parede torácica e qual é a proporção utilizada para distender os pulmões (Figura 27.8).

Exemplificando, se a E_{PT} for duas vezes maior do que a pulmonar, então 2/3 da pressão da via aérea são utilizados para distender a parede torácica e 1/3 para distender os pulmões.

A pressão transmural (P_{tm}) do pulmão, que representa o estresse no parênquima pulmonar, é igual à pressão alveolar (P_{alv}) – pressão pleural (P_{pl}); entretanto, a pressão da via aérea analisada isoladamente pode não representar de maneira correta o estresse no parênquima pulmonar, pois diversas variáveis afetam a sua medida, independentemente das forças mecânicas lesivas que atuam no pulmão. Durante a VPM, a pressão da via aérea distende o pulmão e a parede torácica em série. Um aumento na elastância da parede torácica, como com edema da parede torácica, cifoescoliose e hipertensão intra-abdominal, está habitualmente associado com aumentos na pressão pleural, e mais força é necessária para distender a parede torácica. Portanto, dependendo da pressão pleural, a mesma mensuração da pressão de abertura da via aérea (P_{ao}) pode estar associada com níveis diferentes da pressão transpulmonar (P_{tp}) e, consequentemente, ter diferentes implicações em relação à lesão do pulmão (Figura 27.9).

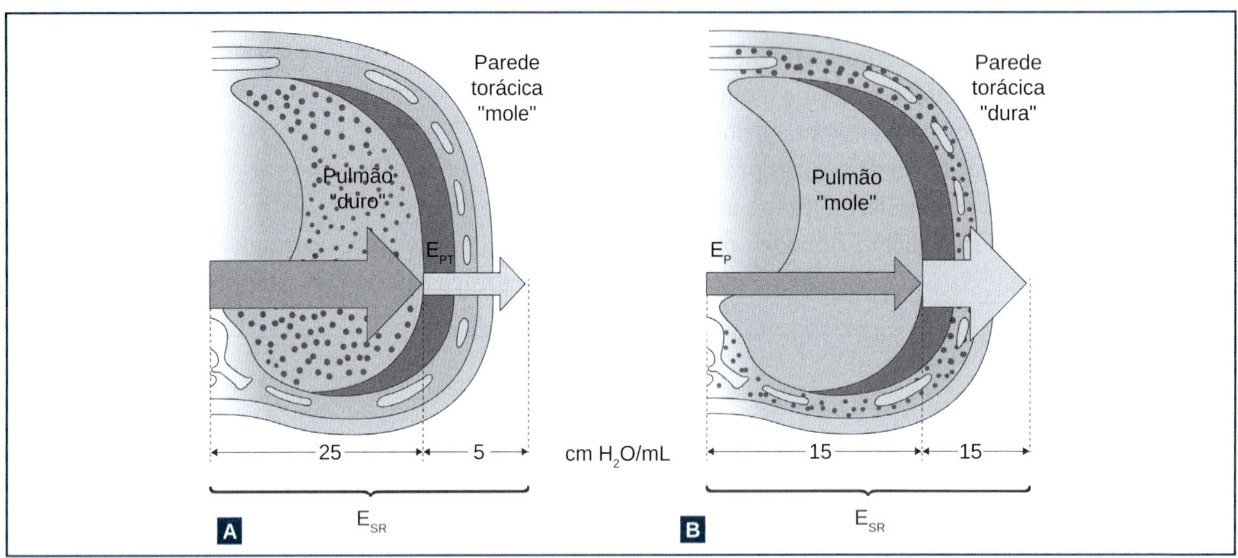

FIGURA 27.8 ***Elastância do sistema respiratório é igual à soma de seus componentes: E_{SR} = elastância dos pulmões (E_P) + a elastância da parece torácica (E_{PT}). A mesma E_{RS} pode aumentar por um aumento da E_P e diminuição da E_{PT} (A) ou por uma EP e EPT idênticas (B).***

Fonte: adaptada de Gattinoni *et al.*[39].

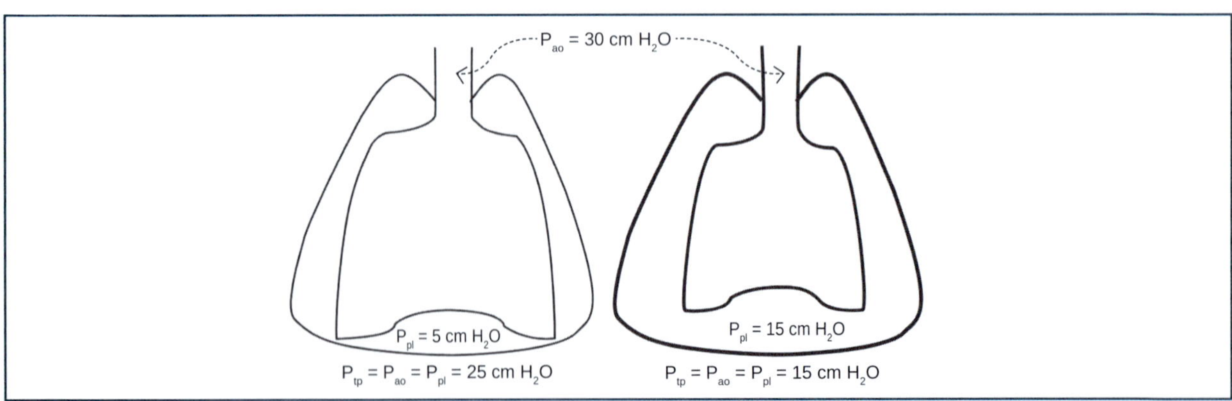

FIGURA 27.9 ***Pressão transpulmonar na SDRA.***

Fonte: adaptada de Sahetya *et al.*[40].

Ressaltando, a pressão isolada da via aérea pode gerar uma interpretação errônea. A mesma pressão medida na via aérea pode estar associada com diferentes P_{tp}, dependendo das P_{pl} individuais. Essas diferentes P_{tp} representam diferentes níveis de estresse no parênquima pulmonar, os quais podem ser mal interpretados quando se avalia apenas a pressão da via aérea. Portanto, a P_{tp} fornece uma medida mais acurada do estresse no parênquima pulmonar e permite o uso de parâmetros relacionados à VPM, de acordo com a mecânica pulmonar individual.

A circulação pulmonar está envolvida em diferentes estágios da SDRA, de acordo com a progressão da síndrome clínica. Em primeiro, a lesão da microvasculatura pulmonar ocasiona um aumento da permeabilidade vascular, determinando o edema pulmonar. Segundo, podem desenvolver-se microtrombos intravasculares, devido ao desbalanço entre a atividade pró-coagulante e a fibrinolítica. Terceiro, a diminuição acentuada na capacidade residual funcional (CRF) pode aumentar a resistência vascular pulmonar (RVP). Quarto, a utilização de ventilação com pressão positiva pode induzir volumes pulmonares elevados em algumas regiões, determinando a compressão dos vasos alveolares e, consequentemente, aumentando a RVP, o que resulta em uma CRF regional maior, a qual também aumenta a RVP. E quinto, a vasoconstrição pulmonar hipóxica pode aumentar a RVP. Todos esses mecanismos podem contribuir para a alteração da RVP, que pode ocorrer dentro de 48 horas após o início da SDRA, como demonstrado recentemente[41,42]. Todos esses mecanismos estão resumidos na Figura 27.10.

Uma elevação na RVP tem sido relacionada como um preditor prognóstico ruim na SDRA. Na presença de um aumento agudo da pós-carga de ventrículo direito (VD), devido ao aumento da RVP, existe a tentativa de compensação ventricular por aumento no volume sistólico e diastólico final. Caso o aumento da pós-carga seja substancial, altera-se a função sistólica de VD, com alteração da cinética do septo interventricular, resultando em diminuição do débito cardíaco e em *cor pulmonale* aguda, com falência de VD e choque.

TRATAMENTO

Apesar de a SDRA ter sido descrita há quase cinco décadas e de ser uma causa importante de morbidade e mortalidade em UTI pediátrica em todo o mun-

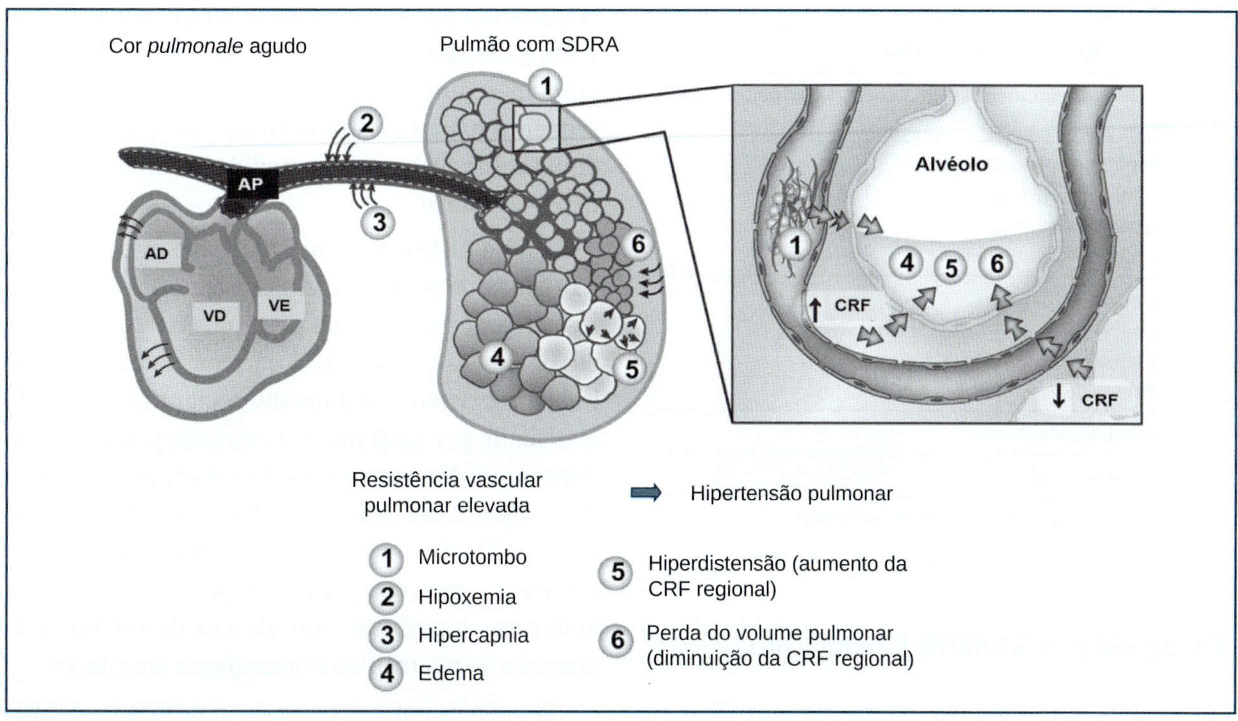

FIGURA 27.10 ***Vários mecanismos que contribuem para um aumento na resistência vascular pulmonar e hipertensão pulmonar que pode ocorrer na presença de SDRA moderada para grave.***
Fonte: adaptada de Guérin *et al.*[43].

do, ela não dispõe de um tratamento farmacológico específico. Entretanto, avanços no entendimento da sua patogênese e fisiopatologia proporcionaram a evolução de terapias de suporte com impacto no desfecho de pacientes acometidos por essa doença (Quadro 27.3).

Muitas modalidades disponíveis para o manejo da SDRA não se mostraram eficazes ou ainda não foram propriamente testadas na prática clínica, especialmente em crianças, apesar do sucesso em estudos preliminares em laboratório. Isso se deve, primariamente, ao fato de que os pacientes com SDRA são uma população extremamente heterogênea, que necessita ser avaliada em estudos com amostras grandes, consumindo recursos significativos e exigindo grande capacidade de integração entre os centros participantes.

QUADRO 27.3 *Estratégias terapêuticas na SDRA.*

Controle do fator etiológico (sepse, choque etc.)
Ventilação Mecânica ▪ Exposição controlada ao oxigênio ▪ Prevenção de barotrauma e volutrauma (volume corrente e DP) ▪ Prevenção do atelectrauma (PEEP) ▪ Tempo inspiratório adequado
Administração criteriosa de fluidos
Otimização hemodinâmica e de aporte de oxigênio tecidual
Suporte não convencional ▪ Cânula nasal de alto fluxo ▪ Ventilação não invasiva ▪ Ventilação de alta frequência
Terapia medicamentosa ▪ Surfactante ▪ Óxido nítrico e outros vasodilatadores ▪ Corticosteroides e outros anti-inflamatórios
Terapia de posição prona
Suporte nutricional
Suporte psicológico (paciente e familiares)
Oxigenação de membrana extracorpórea (ECMO)

CONTROLE DO FATOR ETIOLÓGICO

Apesar de a SDRA não ter tratamento específico, os seus fatores etiológicos podem ser tratados ou controlados. Os pacientes com choque hipovolêmico devem ser prontamente identificados e tratados com rápida reposição de volume, para minimizar o impacto na evolução e manutenção da síndrome, e aqueles com processos infecciosos agudos de abdome devem ser tratados com antibióticos e intervenção cirúrgica precoce, quando indicada. Da mesma forma, pacientes com choque séptico ou pneumonias que evoluem para SDRA devem ser prontamente tratados com expansão intravascular e antibióticos, pois o tratamento do fator causador é fundamental para o sucesso no manejo da lesão pulmonar subsequente.

OXIGENOTERAPIA

Os pacientes com SDRA apresentam, por definição, hipoxemia (índice de oxigenação ≥ 4 ou índice de saturação de oxigênio ≥ 5)[44]. Por esse motivo, a administração de oxigênio é indicada no manejo da fase inicial da insuficiência respiratória aguda (IRA). A hipoxemia grave da SDRA deve-se ao curto-circuito (*shunt*) intrapulmonar, em que zonas não ventiladas, em decorrência de edema, atelectasia ou consolidação, continuam a receber aporte sanguíneo apesar de serem incapazes de participar da oxigenação.

A oxigenoterapia por máscara ou cânula nasal convencional pode ocasionar uma melhora sintomática do paciente na fase inicial da insuficiência respiratória aguda. Entretanto, a rápida progressão natural da SDRA, com diminuição da complacência pulmonar, aumento do trabalho respiratório e subsequente exaustão, faz com que a oxigenoterapia tenha valor apenas como medida de alívio sintomático temporário.

A administração de oxigênio, apesar de simples, não é livre de efeitos adversos. A exposição contínua a altas concentrações de oxigênio ($FiO_2 \geq 0,6$) pode ocasionar lesão pulmonar, mesmo na ausência de lesão preexistente. O dano pulmonar decorrente da toxicidade por oxigênio é ocasionado pelos radicais livres e substâncias reativas do oxigênio, como o radical superóxido (O_2), radical hidroxila (OH), radical peroxila (HOO^-) ou ainda o superóxido de hidrogênio (H_2O_2), que são gerados espontaneamente em ambientes hiperóxidos ou através de produtos da ativação de neutrófilos e macrófagos alveolares.

O pulmão normal reage às agressões oxidativas por meio de uma série de enzimas (superóxido dismutase, glutation peroxidase, glutation redutase, catálase) ou antioxidantes (vitaminas C e E e albumina, entre outras), sendo capaz de tolerar altas concentrações de oxigênio por vários dias. No pulmão lesado, a exposição a concentrações moderadas de oxigênio, que não são nocivas a pulmões normais, pode ocasionar agravamento do dano tecidual pulmonar, mesmo quando a exposição ao oxigênio for limitada a apenas algumas horas. Esse fenômeno decorre de um desequilíbrio entre estímulos oxidativos e mecanismos de proteção antioxidantes, encontrados em estados de LPA.

VENTILAÇÃO PULMONAR MECÂNICA

A VPM continua sendo a principal modalidade de suporte para pacientes com SDRA, e é necessária na maioria dos casos. Apesar disso, as indicações para instituição de VPM nesses casos são vagas, baseando-se em um conjunto de dados clínicos (dispneia, taquipneia, uso e fadiga de musculatura ventilatória acessória, sudorese e má perfusão, entre outros fatores), laboratoriais (acidose, hipoxemia, hipercapnia) e radiológicos (piora do infiltrado alveolar). Uma tentativa de objetivar os critérios para a instituição da VPM é a chamada "regra dos 50", na qual uma PaO_2 inferior a 50 mmHg e uma $PaCO_2$ superior a 50 mmHg, com uma FiO_2 de 50%, caracterizam pacientes que provavelmente necessitam de suporte ventilatório. Esses critérios, entretanto, identificam aqueles graves e com falência respiratória iminente. Um dos pontos importantes no tratamento da SDRA é a identificação precoce dos pacientes com comprometimento respiratório, de forma que a VPM possa ser iniciada antes de um estado extremo de falência respiratória.

A heterogeneidade da distribuição da doença pulmonar em pacientes com SDRA torna a VPM um desafio para a equipe multidisciplinar. Na SDRA típica, áreas gravitacionalmente dependentes do pulmão apresentam denso infiltrado inflamatório alveolar e intersticial, edema, detritos celulares, atelectasia e consolidação, enquanto as áreas não dependentes são relativamente poupadas (Figura 27.11). Ao contrário do pulmão sadio com tensão superficial homogênea, em que o VC se dispersa de maneira equilibrada entre diferentes segmentos pulmonares, na SDRA o VC segue a via de menor impedimento, com tendência a distender exageradamente os alvéolos mais complacentes (não dependentes), ao mesmo tempo em que falha no recrutamento de alvéolos nas áreas dependentes (Figura 27.12).

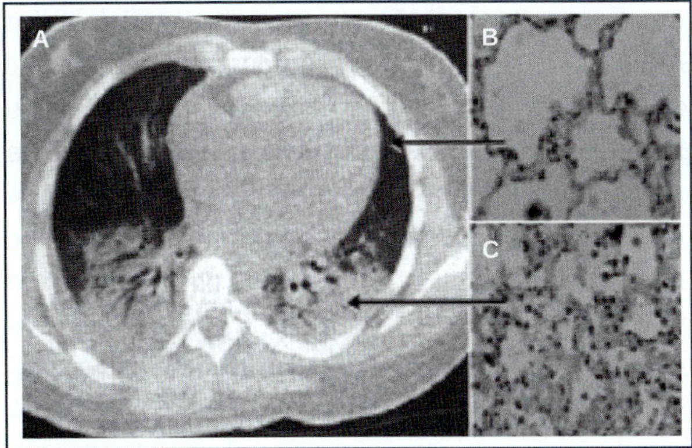

FIGURA 27.11 *Padrão de envolvimento pulmonar heterogêneo típico da SDRA. (A) Corte de tomografia computadorizada de paciente com SDRA. (B) Alvéolos não dependentes apresentam infiltrado inflamatório leve e arquitetura praticamente normal. (C) Alvéolos dependentes apresentam atelectasia, denso infiltrado inflamatório, hemorragia e edema.*

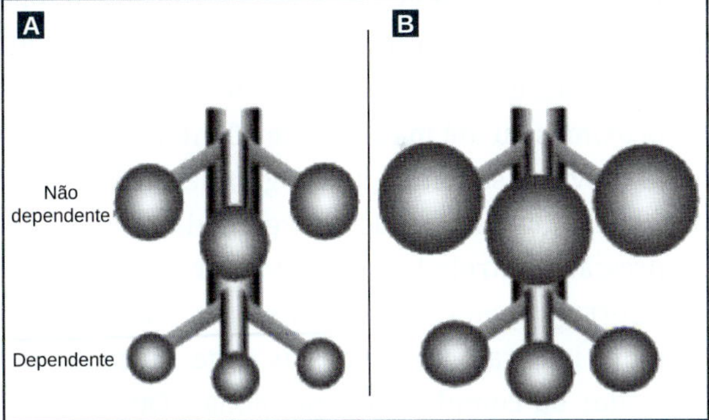

FIGURA 27.12 *Representação do volume alveolar durante a expiração (A) e inspiração (B) na SDRA. Alvéolos dependentes colapsam durante a expiração com PEEP inadequada. Alvéolos não dependentes sofrem hiperinsuflação durante a inspiração com altos VC.*

VOLUME CORRENTE

A VPM é muito mais do que uma terapia de suporte utilizada para dar tempo à resolução da doença pulmonar. A estratégia ventilatória utilizada é capaz de influenciar a progressão da doença pulmonar na SDRA. A utilização de VC inadequadamente altos em modelos experimentais demonstrou lesão pulmonar, mesmo em pulmões normais. Em modelos com SDRA, um VC tolerável em pulmões normais (10 mL/kg) está associado à progressão e à piora da lesão pulmonar, pois, em estados de baixa complacência pulmonar, o VC moderado ou alto pode levar à distensão exagerada de alvéolos, marcada pelo ponto de inflexão superior da relação entre volume e pressão estática de via aérea[45]. Com a utilização desse princípio, Amato *et al.*[46] demonstraram uma significativa redução da mortalidade de pacientes com SDRA tratados com uma estratégia de pulmão aberto, que incluía VC menor do que 6 mL/kg e PEEP acima do ponto de inflexão inferior. A seguir, um estudo multicêntrico norte-americano, envolvendo 861 pacientes com SDRA, mostrou uma redução de 22% da mortalidade de pacientes tratados com VC menor (6 mL/kg), em comparação com o VC tradicional (12 mL/kg)[47].

Não existem, até o momento, estudos clínicos prospectivos que testem a hipótese de que a utilização de menor VC resulta em benefício na população pediátrica. Um estudo retrospectivo de 398 crianças com SDRA, em um único centro norte-americano, sugere que o uso de VC entre 6 e 10 mL/kg não tem correlação geral com mortalidade, e que a taxa de mortalidade decresce em pacientes tratados com VC próximos ou até maiores que 10 mL/kg[48]. Entretanto, deve-se salientar que a grande maioria dos pacientes naquele estudo foi ventilada num modo de pressão controlada, na qual a geração de volumes correntes elevados por meio da aplicação de pressões inspiratórias modestas é, na verdade, um indicador da complacência pulmonar. Ou seja, pacientes com melhor complacência pulmonar (que, por consequência, têm SDRA menos severa e um melhor prognóstico) são capazes de aceitar um VC elevado, enquanto pacientes com SDRA grave e pior complacência pulmonar recebem VC menores, explicando assim a associação entre melhor desfecho nos pacientes tratados com VC mais alto[48]. Mais recentemente, a hipótese de que a simples redução de VC para 6 mL/kg na SDRA não seja universalmente eficaz ou necessária foi testada por meio da análise de dados de 3.562 pacientes envolvidos em nove estudos randomizados previamente reportados[49]. Nesse estudo, a pressão motriz inspiratória (ΔP), que é diretamente proporcional ao VC e inversamente proporcional à complacência do sistema respiratório, foi a variável que melhor estratificou o risco de morte em adultos com SDRA[49]. Uma redução na ΔP, por meio da modificação de parâmetros ventilatórios (redução de VC e/ou aumento da PEEP), é fortemente associada a um decréscimo da mortalidade[49].

Considerando que a recomendação da utilização de menores VC e de limitação da ΔP tem forte embasamento fisiológico, experimental e clínico (em adultos), pacientes pediátricos com SDRA devem ser submetidos à VPM com VC inicial de aproximadamente 6 mL/kg, até que dados específicos para essa população estejam disponíveis. Pacientes com complacência pulmonar muito reduzida podem necessitar de VC ainda menores, enquanto pacientes com um volume pulmonar funcional mais elevado (e melhor complacência) podem receber um VC mais elevado, sem que isso aumente significativamente a ΔP e a morbimortalidade.

PRESSÃO EXPIRATÓRIA FINAL POSITIVA (PEEP)

O uso da PEEP tem como objetivo principal evitar que alvéolos menos complacentes (e com uma capacidade de fechamento mais elevada) colapsem ao término da expiração. O uso excessivo da PEEP aumenta o risco de pneumotórax, gera hiperinsuflação de alguns segmentos pulmonares e pode causar efeitos adversos hemodinâmicos por aumento da pressão intratorácica e diminuição do retorno venoso (pré-carga). O uso da PEEP inadequadamente baixa faz com que alvéolos de baixa complacência colapsem a cada expiração, sendo reabertos a cada inspiração. Esses repetidos fechamento e abertura de alvéolos durante o ciclo ventilatório têm sido associados à progressão da lesão pulmonar (atelectrauma).

A PEEP com nível adequado para manter o volume pulmonar durante a expiração está associada a desfechos fisiológicos favoráveis. O nível ideal de PEEP durante o uso de VPM por pacientes com SDRA tem sido alvo de interesse. O uso indiscriminado de PEEP alta está associado a uma alta incidência de pneumotórax, presumivelmente porque esses pacientes foram ventilados sem limitação de VC, resultando em distensão alveolar patológica durante a inspiração. Por outro lado, o uso profilático de PEEP mais baixa (8 cmH_2O) para pacientes com risco de desenvolver SDRA não mostrou benefício protetor. Entretanto, estratégias que aplicam PEEP adequada, evitando superdistensão alveolar, são capazes de prevenir a geração de substâncias pró-inflamatórias (biotrauma) que podem adversamente afetar a sequência de progressão da lesão pulmonar, bem como causar dano a órgãos distantes da via de entrada dessas substâncias na circulação.

Na prática clínica, pacientes pediátricos com SDRA grave devem ser ventilados com PEEP capaz de manter um volume pulmonar adequado no final da expiração. Esse valor é geralmente maior do que 8 cmH_2O e menor do que 20 cmH_2O. A PEEP deve ser aumentada lentamente (em alíquotas de 2 a 3 cmH_2O) para otimizar a oxigenação (saturação entre 88-92%, com FiO_2 inferior a 0,6%), a insuflação pulmonar observada na radiografia ou tomografia computadorizada, ou ainda a curva de complacência do sistema ventilatório.

Os pacientes com anasarca grave ou outras lesões restritivas torácicas (queimaduras circunferenciais), bem como pacientes com pressão abdominal excessiva, podem necessitar de PEEP mais elevadas. Uma estratégia que limita o VC, concomitantemente à aplicação de uma PEEP ideal, geralmente resulta em redução do volume minuto, com consequente hipercapnia, mesmo com aumento da frequência respiratória. Nas estratégias com hipercapnia permissiva (hipoventilação controlada) é aceita uma elevação de $PaCO_2$ de até 80 mmHg, desde que o pH seja mantido acima de 7,25[50]. Essas estratégias são bem toleradas em adultos, mas podem ter efeitos adversos e não foram testadas adequadamente em crianças.

MODO DE VENTILAÇÃO

Os aparelhos de VPM convencionais modernos oferecem uma crescente variedade de modos de ventilação para o paciente com SDRA. Entretanto, conceitualmente, a maioria dos modos de ventilação para a SDRA é semelhante, pois são ciclados por tempo e limitados por volume ou pressão. Um modo ciclado por tempo e limitado por volume significa que o ciclo (inspiração e expiração) é controlado por tempo (tempo inspiratório e frequência respiratória), tendo-se que, durante a fase inspiratória do ciclo, certo volume predeterminado pelo operador é administrado. Um modo ciclado por tempo e limitado por pressão significa que o ciclo (inspiração e expiração) é controlado por tempo (tempo inspiratório e frequência respiratória), tendo-se que, durante a fase inspiratória do ciclo, uma pressão predeterminada pelo operador é administrada.

Na ventilação limitada por volume, o VC administrado a cada inspiração gera certa pressão na via aérea (que é medida e controlada nos aparelhos de VPM atuais). Da mesma forma, na ventilação limitada à pressão, a aplicação de um gradiente de pressão entre o aparelho de VPM e a via aérea resulta na entrada de certo VC, que pode ser medido e controlado. Independentemente do modo utilizado, é importante enfatizar que nenhum modo de suporte ventilatório é clinicamente superior ao outro no manejo de pacientes com SDRA.

A ventilação ciclada a tempo e limitada à pressão (controlada, assistida-controlada, mandatória intermitente ou mandatória intermitente com suporte de pressão) foi frequentemente utilizada nos anos 1990 porque o formato de onda de pressão de via aérea, nessa modalidade, é quadrado (Figura 27.13). Como a pressão média de via aérea (MAP) é a área sob a curva de pressão x tempo, a onda quadrada da ventilação à pressão gera uma MAP mais elevada do que a de uma curva triangular, o que pode ser vantajoso na SDRA.

Nas modalidades limitadas à pressão, o VC é diretamente proporcional à complacência pulmonar. Assim, uma piora súbita de complacência resultaria em uma redução de VC, enquanto um aumento de complacência resultaria em elevação do VC. Na ventilação ciclada a tempo e limitada por volume (controlada, assistida-controlada, mandatória intermitente ou mandatória intermitente com suporte de pressão), o operador determina o VC exato a ser administrado a cada ciclo mandatório do ventilador. A medição da pressão gerada por esse volume é uma indicação da complacência pulmonar na SDRA. Um pico de pressão inspiratório que aumenta ao longo do tempo para um determinado volume geralmente indica piora da complacência. De maneira análoga, uma diminuição do pico de pressão inspiratório geralmente indica uma melhora da complacência. Esse modo ventilatório tradicionalmente exibe um formato de onda de pressão triangular (Figura 27.3). Entretanto, os aparelhos modernos de VPM oferecem o modo chamado de pressão regulada com volume controlado (PRVC), em que o formato de onda de pressão, nesse modo é semelhante ao formato quadrado de um modo controlado por pressão. Assim, o uso da PRVC tem muito boa aceitação no manejo de pacientes pediátricos com SDRA.

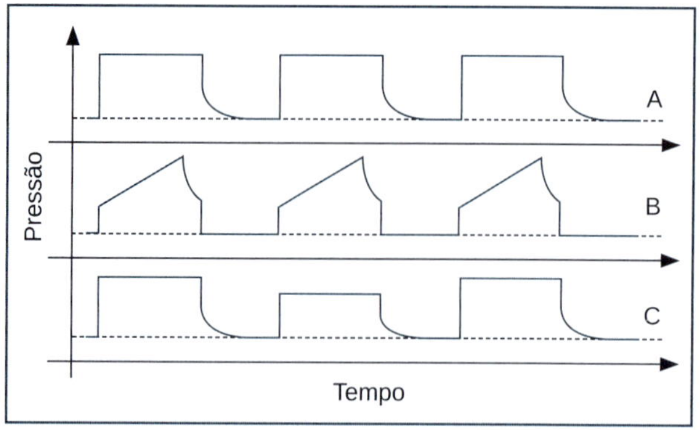

FIGURA 27.13 *Curvas de pressão e tempo em diversos modos de VPM convencional. A ventilação mandatória sincronizada independente por pressão (A) apresenta uma curva "quadrada", enquanto a ventilação mandatória sincronizada independente por volume (B) tem uma curva "triangular". A ventilação tipo pressão regulada por volume controlado (C), ou PRVC, usa padrões de fluxo inspiratório ideais, ajustados automaticamente a cada ciclo, resultando em uma onda de pressão "quadrada" e assegurando que o VC selecionado seja administrado de forma a atingir o menor pico de pressão possível.*

VENTILAÇÃO NÃO CONVENCIONAL

Ventilação de Alta Frequência (VAF)

As modalidades de VPM que utilizam frequências suprafisiológicas, geralmente entre 150 e 900 ciclos/min, são conhecidas coletivamente como VAF. Vários tipos de VAF estão disponíveis; a ventilação com pressão positiva de alta frequência (VPPAF), ventilação a jato de alta frequência (VAFJ) e ventilação oscilatória de alta frequência (VAFO) têm utilização na prática clínica[51,52]. Estudos clínicos com VPPAF e VAFJ não mostraram resultados favoráveis em comparação com ventilação convencional no tratamento da SDRA. Entretanto, a aplicação da VAFO tem forte suporte em estudos de modelos experimentais para o tratamento da SDRA e, suficiente evidência clínica para justificar seu uso em situações selecionadas[45,53].

Durante a utilização da VAFO, VC que se aproximam ao espaço morto são colocados e retirados ativamente da via aérea, com uma frequência entre 3 e 15 Hz (180 a 900 ciclos/min), por meio do movimento de um pistão ou de um diafragma. A provável vantagem da VAFO é baseada nos pequenos VC oferecidos em cada ciclo e, consequentemente, uma baixa variação de volume e pressão ao nível do alvéolo. Com esse modo de suporte ventilatório é possível ventilar os pacientes com SDRA em uma "zona de segurança", o que evita tanto a hiperinsuflação alveolar na inspiração quanto o fechamento e a reabertura cíclica de alvéolos na expiração (Figura 27.14).

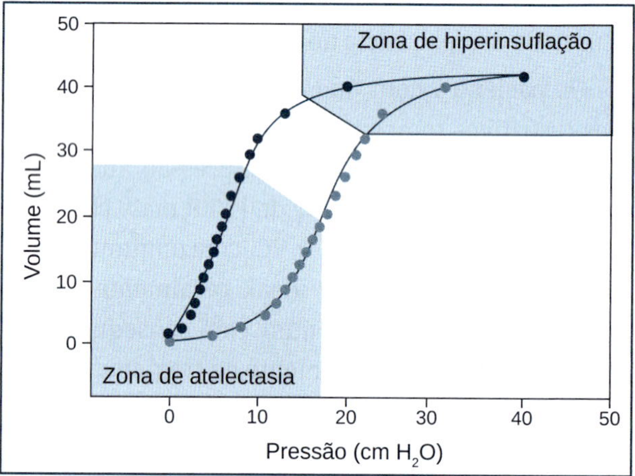

FIGURA 27.14 *Relação entre pressão estática de via aérea e volume em um coelho de 3 kg com deficiência de surfactante induzida por lavagem salina. As zonas de atelectasia e de hiperinsuflação devem ser evitadas durante a VPM.*

A oxigenação e a ventilação são controladas independentemente na VAFO. O controle da MAP determina o estado de insuflação pulmonar e, consequentemente, a oxigenação. O controle da amplitude de oscilação determina indiretamente o VC de cada ciclo respiratório e, consequentemente, a eficiência da ventilação (eliminação de CO_2).

Dessa forma, a VAFO é ideal para as situações nas quais o paciente com SDRA tem piora da complacência pulmonar e hipoxemia, resultando na necessidade de reduzir-se o VC durante a ventilação convencional, com a finalidade de evitar uma pressão de platô inspiratória elevada. A constatação de que a VAFO pode influenciar de forma favorável os mecanismos inflamatórios pulmonares, em modelos experimentais, bem como reduzir a incidência de doença pulmonar crônica, é responsável pelo entusiasmo por essa modalidade e pelo seu uso precoce nesses casos. A aplicação da VAFO em pacientes adultos com SDRA não se mostrou vantajosa em comparação com uma estratégia convencional protetora[32,33]. Apesar disso, a VAFO continua tendo papel importante no tratamento da SDRA pediátrica, especialmente quando a aplicação de uma estratégia convencional protetora falha em manter oxigenação e ventilação adequadas[44]. O uso da VAFO para o paciente pediátrico com SDRA exige sedação profunda e relaxamento neuromuscular, uma vez que movimentos inspiratórios espontâneos interferem na mecânica do movimento de gás.

VENTILAÇÃO NÃO INVASIVA COM PRESSÃO POSITIVA

A aplicação da pressão positiva contínua de vias aéreas (CPAP) e da pressão positiva em dois níveis (BiPAP) em pacientes com SDRA pode atenuar, temporariamente, a redução de capacidade residual funcional responsável pela hipoxemia progressiva característica dessa doença. Como a hipoxemia na SDRA responde apenas de forma transitória a incrementos de FiO_2, e considerando que a aplicação da ventilação não invasiva com pressão positiva (VNIPP) está associada a uma melhora da mecânica ventilatória e da oxigenação, alguns intensivistas e fisioterapeutas têm utilizado esse suporte ventilatório, na tentativa de reduzir a necessidade de intubação intratraqueal e VPM invasiva. Entretanto, essa modalidade foi analisada em estudos não controlados e relatos ocasionais. O uso da VNIPP para pacientes de risco não previne o desenvolvimento da SDRA.

A VNIPP ocasiona uma transitória melhora da oxigenação, mas não está associada com redução da necessidade de intubação (aproximadamente 50% dos pacientes com LPA, submetidos à VNIPP, evoluem com necessidade de VPM), permanência hospitalar ou mortalidade em pacientes com SDRA. A utilização da VNIPP no tratamento da IRA decorrente da SDRA está associada à incidência de efeitos adversos. Assim, o uso da mesma na profilaxia e no tratamento de pacientes com IRA decorrente da SDRA não apresenta evidência clínica definida.

CÂNULA NASAL DE ALTO FLUXO

A oxigenoterapia por meio de cânula nasal de alto fluxo (CNAF) tem ganhado crescente aceitação no tratamento de pacientes adultos, pediátricos e neonatais com insuficiência respiratória aguda hipoxêmica. Essa técnica utiliza fluxos de gás geralmente maiores que 6 L por minuto (LPM), administrado através de uma cânula nasal não oclusiva. Fluxos de gás em torno de 10 a 14 LPM são frequentemente administrados em crianças e fluxos de até 60 LPM têm sido usados em adultos. Fluxos tão altos como os usados durante a terapia com CNAF necessitam de um equipamento especial para que a mistura de gás seja devidamente condicionada (aquecida e umidificada). O aparato de CNAF deve ter a capacidade de umidificar a mistura de gás até próximo de 100% de umidade relativa e aquecer essa mistura a uma temperatura que se aproxime à do paciente[54]. Isso requer um aquecedor e umidificador especial, pois os aparatos comumente usados com cânulas nasais simples (umidificador por borbulhamento) não são capazes de condicionar o gás de maneira adequada. Outra exigência do equipamento de CNAF é que a tubulação entre o umidificador e o paciente seja aquecida, evitando dessa forma a condensação que ocorreria pelo esfriamento rápido da mistura gasosa hidratada e aquecida.

Os mecanismos de ação da terapia com CNAF são: 1) suplementação de oxigênio usando a via aérea superior como reservatório, 2) decréscimo do trabalho inspiratório relativo à resistência da via aérea superior, 3) "lavagem" do dióxido de carbono residual no espaço morto anatômico pelo alto fluxo de gás fresco, 4) facilitação do funcionamento do sistema mucociliar pela administração de gás umidificado e aquecido, e 5) geração de pressão positiva, que é geralmente menor que 2 cmH_2O se a cânula for de tamanho adequado (não oclusiva)[55]. Esse último mecanismo é o menos importante do ponto de vista clínico.

Terapia com CNAF é clinicamente equivalente à VNIPP em neonatos[56], diminui a necessidade de intubação de crianças com bronquiolite ou pneumonite viral[57] e está associada a uma menor mortalidade e menor necessidade de intubação em pacientes adultos com SDRA moderada ou grave[58]. Essa técnica é bastante bem tolerada, principalmente em pediatria, sendo considerada mais confortável que uma máscara facial ou nasal oclusiva, como a utilizada em VNIPP.

TERAPÊUTICA MEDICAMENTOSA

Surfactante Exógeno

O sucesso da terapêutica com surfactante exógeno para neonatos prematuros, com síndrome da membrana hialina, associado ao fato de que o sistema surfactante está alterado na LPA, instigou os intensivistas a pensarem no possível papel dessa substância para o tratamento da SDRA. Entretanto, o uso de surfactante nebulizado em pacientes adultos não se mostrou efetivo em melhorar a oxigenação, reduzir o tempo de VPM ou a mortalidade. O uso de surfactante administrado de forma usual (intratraqueal) em pacientes pediátricos com SDRA resulta em melhora de oxigenação e complacência pulmonar, e pode estar associada a uma redução de morbidade e mortalidade[59].

Apesar de controversa, a administração de surfactante exógeno em pacientes pediátricos com SDRA pode ser utilizada com uma terapia de resgate em pacientes gravemente hipoxêmicos refratários a estratégias protetoras de VPM.

Óxido Nítrico e Outros Vasodilatadores

O óxido nítrico (ON) é um potente vasodilatador que pode ser administrado por via inalatória, com um efeito de relaxamento vascular pulmonar, sem efeitos de vasodilatação sistêmicos. Durante sua migração da cavidade alveolar, através das paredes dos vasos sanguíneos, o ON ocasiona um relaxamento direto da camada muscular, antes de alcançar o lúmen vascular, onde é rapidamente desativado ao se ligar à hemoglobina, resultando na formação de meta-hemoglobina (Figura 27.15). Essa afinidade com a hemoglobina leva à desativação do ON ainda na circulação pulmonar, impedindo que exerça efeitos vasodilatadores sistêmicos.

O efeito vasodilatador pulmonar do ON, associado à vasculatura alvo, adjacente a áreas ventiladas do pulmão, faz com que o efeito resultante da sua administração inalatória seja uma redução da resistência vascular pulmonar e uma diminuição do desequilíbrio entre a relação V/Q, com consequente melhora da oxigenação.

O uso de ON para neonatos com hipertensão pulmonar é comprovadamente bem-sucedido, com diminuição de morbidade e redução da necessidade de suporte com circulação extracorpórea (ECMO). Entretanto, o entusiasmo pelo uso dessa modalidade

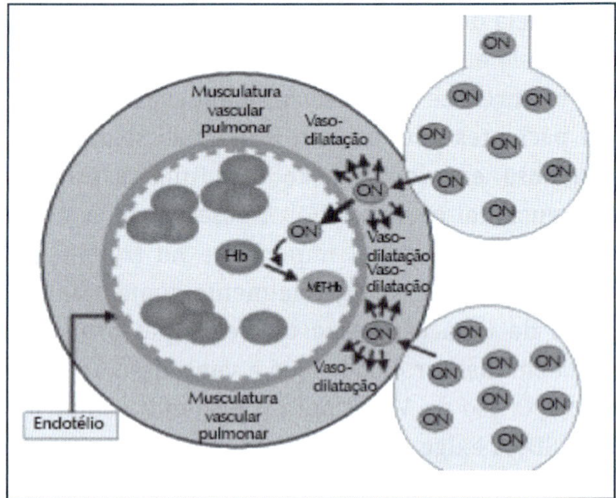

FIGURA 27.15 ***Administração de óxido nítrico (ON) por via inalatória. O ON passa através da superfície alveolar e transita pela camada muscular do vaso sanguíneo pulmonar, onde promove vasodilatação direta. Ao entrar no lúmen vascular, o ON é captado pela hemoglobina (Hb) onde é desativado, formando meta-hemoglobina (Met-Hb).***

terapêutica na SDRA é reduzido[60]. Apesar de a administração de ON proporcionar uma melhora transitória da oxigenação, esse benefício tem curta duração e não se reflete em um ganho objetivo. O uso de ON para o tratamento da SDRA não reduz a mortalidade ou o tempo de VPM e, portanto, não pode ser recomendado como um tratamento de rotina na prática clínica. Ele pode ser utilizado como terapia de exceção no resgate temporário de pacientes com hipoxemia refratária a intervenções convencionais.

O tratamento de pacientes com SDRA com outras medicações vasodilatadoras, como prostaglandina E1, prostaciclina, hidralazina e nitroprussiato de sódio, também não apresenta benefícios claros. Essas drogas ainda têm a desvantagem adicional de ser capazes de promover vasodilatação sistêmica e piora da relação V/Q.

Corticosteroides

A lesão pulmonar aguda na SDRA é primariamente resultante de um processo inflamatório agressivo, razão pela qual os intensivistas consideraram medicações anti-inflamatórias em geral, e particularmente corticosteroides, alternativas terapêuticas lógicas. Entretanto, o uso de corticosteroides não previne o aparecimento de SDRA nem apresenta benefícios quando empregados na fase inicial do quadro clínico. Os corticosteroides parecem estar associados a um aumento desproporcional de mortalidade em pacientes adultos com SDRA quando utilizados após a segunda semana de evolução da doença[61].

Outras Medicações Moduladoras da Inflamação

Apesar de apresentarem resultados promissores em modelos experimentais de LPA, o benefício das medicações não esteroides com efeito anti-inflamatório, como indometacina, ibuprofeno, procisteína, lisofilina e cetoconazol, não foi demonstrado na prática clínica. O uso dessas medicações no tratamento de pacientes com SDRA, portanto, não pode ser recomendado.

OXIGENAÇÃO DE MEMBRANA EXTRACORPÓREA (ECMO)

A ECMO consiste no uso de um complexo circuito de cânulas vasculares, tubos, bombas, oxigenador, aquecedor e sistema de monitoração, para propiciar suporte ventilatório (no caso de ECMO venovenosa) ou cardioventilatório (no caso de ECMO venoarterial). Mais de 45 mil pacientes pediátricos e neonatais foram submetidos à ECMO em todo o mundo, com uma sobrevida geral próxima a 63%. A efetividade da ECMO é muito dependente do diagnóstico de base: ECMO reduz a mortalidade de neonatos com hipertensão pulmonar persistente, secundária à aspiração de mecônio (sobrevida de 94%), mas mostra resultados bem mais modestos em crianças com SDRA (sobrevida de 52%). Estudos clínicos com o uso de ECMO ou de um sistema extracorpóreo de eliminação de dióxido de carbono, com adultos com SDRA, não mostraram uma clara redução na mortalidade. Entretanto, os resultados da terapia com ECMO, no registro internacional de suporte extracorpóreo em pediatria e SDRA refratária a todas as formas de tratamento, sugerem um benefício do uso dessa técnica em casos selecionados.

A indicação para ECMO para o tratamento da SDRA se restringe a pacientes com o grau mais severo de falência pulmonar aguda, que é potencialmente reversível, mas não é responsivo a nenhum outro método de tratamento convencional e não convencional menos invasivo.

TERAPÊUTICA DE POSICIONAMENTO

A simplicidade e o baixo custo do uso da posição prona, associados aos relatos de melhora da oxigenação em 60% a 70% dos pacientes com SDRA, popularizaram o uso dessa modalidade terapêutica. Vários mecanismos têm sido propostos para explicar os efeitos desse posicionamento, como a melhora da relação V/Q, o aumento do volume pulmonar ao final da expiração e as mudanças regionais de ventilação associadas a alterações mecânicas da parede torácica. Entretanto, a melhora da oxigenação não necessariamente se traduz em redução de mortalidade na SDRA.

Em 2001, Gattinoni *et al.*[62] reportaram os resultados de um estudo multicêntrico e controlado, no qual pacientes com SDRA foram randomizados a receber tratamento convencional (posição supina) ou tratamento na posição prona por seis ou mais horas por dia, durante 10 dias. Nesse estudo, apesar de haver uma melhora na oxigenação, o uso da posição prona não resultou na redução de mortalidade. Um estudo multicêntrico[63], com crianças com LPA, demonstrou resultados semelhantes. Mais recentemente, um estudo em adultos com SDRA grave, submetidos precocemente à posição prona por longos períodos de tempo, resultou em uma significativa redução da mortalidade, comparado a pacientes tratados na posição supina[64]. Em pediatria, o uso da posição prona está associado a uma melhora transitória de oxigenação, mas não previne ou atenua o avanço da lesão pulmonar em pacientes com SDRA. Essa estratégia não é recomendada como rotina na UTI pediátrica, mas pode ser considerada em crianças com SDRA grave e hipoxemia refratária.

PREVENÇÃO E DIAGNÓSTICO DE INFECÇÃO SECUNDÁRIA

O paciente com SDRA, pela necessidade de intubação intratraqueal e do uso de VPM por períodos prolongados, tem risco elevado de infecções pulmonares secundárias. O diagnóstico precoce e o tratamento adequado dessas infecções são importantes, pois as pneumonias secundárias agem como uma agressão pró-inflamatória adicional na SDRA.

O diagnóstico radiológico das infecções pulmonares secundárias de pacientes com SDRA é complicado devido às anormalidades radiológicas preexistentes. O diagnóstico clínico também é um desafio, pois os sinais como a febre, a leucocitose e o aumento de secreções traqueais podem fazer parte da doença de base. Na prática clínica, o diagnóstico precoce pode ser feito por meio da integração de alterações radiológicas, aspecto e celularidade das secreções traqueais, e exames de culturas (aspirado traqueal, lavado broncoalveolar e hemocultura). Assim como nas demais infecções hospitalares, a prevenção é a melhor maneira de reduzir o risco de infecções pulmonares secundárias. O isolamento de pacientes imunocomprometidos e dos portadores de doenças contagiosas, e o uso de precauções universais de contato, bem como a lavagem frequente de mãos, são métodos simples e efetivos. O uso criterioso de antimicrobianos, baseado no antibiograma de organismos isolados por cultura ou em dados epidemiológicos locais, também é importante para a prevenção de infecções secundárias.

MONITORAÇÃO DO PACIENTE

O paciente com SDRA representa um estrato relativamente grave da população de uma UTI pediátrica. Assim, esses pacientes requerem um alto nível de monitoração, para que os dados e as informações sejam obtidos e integrados em tempo real na individualização da estratégia de tratamento.

Os pacientes com SDRA requerem, com frequência, a colocação de cateter arterial para a monitoração contínua de pressão arterial, bem como para a obtenção de gasometria arterial seriada. O cateter venoso central com dois a três lúmens é empregado para administração de fluidos e medicamentos, e para medição contínua da pressão venosa central. Uma sonda vesical permite a medição precisa das perdas urinárias e o controle do balanço hídrico. A oximetria de pulso contínua é utilizada para a avaliação da oxigenação em tempo real, assim como a análise das curvas de dióxido de carbono exalado proporciona uma medida contínua da ventilação, perfusão pulmonar e espaço morto.

A monitoração ventilatória por meio de interface gráfica permite uma visualização em tempo real de uma série de parâmetros ventilatórios derivados de pressão, fluxo, tempo e volume. A ecocardiografia seriada é uma boa maneira de monitorar o grau de enchimento atrial (pré-carga) e pode também monitorar a função cardíaca em diferentes combinações de medicações inotrópicas e estados de expansão intravascular. O cateter de artéria pulmonar (Swan-Ganz) tem pouca utilidade no paciente com SDRA sem comprometimento cardíaco de base, e o uso desses cateteres raramente altera o manejo baseado em dados obtidos com a tecnologia auxiliar descrita anteriormente.

REFERÊNCIAS

1. Shafeeq H, Lat I. Pharmacotherapy for acute respiratory distress syndrome. Pharmacotherapy. 2012; 32(10):943-57.
2. Spieth PM, Zhang H. Pharmacological therapies for acute respiratory distress syndrome. Curr Opin Crit Care. 2014;20(1):113-21.
3. Ranieri VM, Rubenfeld GD, et al. Acute respiratory distress syndrome: the Berlin Definition. JAMA. 2012; 307(23):2526-33.
4. Ferguson ND, Kacmarek RM, Chiche JD, et al. Screening of ARDS patients using standardized ventilator settings: influence on enrollment in a clinical trial. Intensive Care Med. 2004;30(6):1111-6.
5. Barreira ER, Munoz GO, Cavalheiro PO, et al. Epidemiology and outcomes of acute respiratory distress syndrome in children according to the Berlin definition: a multicenter prospective study. Crit Care Med. 2015;43(5):947-53.
6. Ferguson ND, Fan E, Camporota L, et al. The Berlin definition of ARDS: an expanded rationale, justification, and supplementary material. Intensive Care Med. 2012;38(10):1573-82.
7. Guérin C, Thompson T, Brower R. The ten diseases that look like ARDS. Intensive Care Med. 2015;41(6): 1099-102.
8. Gibelin A, Parrot A, Maitre B, et al. Acute respiratory distress syndrome mimickers lacking common risk factors of the Berlin definition. Intensive Care Med. 2016;42(2):164-72.
9. Erickson S, Schibler A, Numa A, et al. Acute lung injury in pediatric intensive care in Australia and New Zealand: a prospective, multicenter, observational study. Pediatr Crit Care Med. 2007;8(4):317-23.
10. Zimmerman JJ, Akhtar SR, Caldwell E, et al. Incidence and outcomes of pediatric acute lung injury. Pediatrics. 2009;124(1):87-95.
11. Thomas NJ, Jouvet P, Willson D. Acute lung injury in children–kids really aren't just "little adults". Pediatr Crit Care Med. 2013;14(4):429-32.
12. Yu WL, Lu ZJ, Wang Y, et al. The epidemiology of acute respiratory distress syndrome in pediatric intensive care units in China. Intensive Care Med. 2009;35(1): 136-43.

13. López-Fernández Y, Martínez-de Azagra A, de la Oliva P, et al. Pediatric Acute Lung Injury Epidemiology and Natural History Study: Incidence and outcome of the acute respiratory distress syndrome in children. Crit Care Med. 2012;40(12):3238-45.
14. Hu X, Qian S, Xu F, et al. Incidence, management and mortality of acute hypoxemic respiratory failure and acute respiratory distress syndrome from a prospective study of Chinese paediatric intensive care network. Acta Paediatr. 2010;99(5):715-21.
15. Zhu YF, Xu F, Lu XL, et al. Mortality and morbidity of acute hypoxemic respiratory failure and acute respiratory distress syndrome in infants and young children. Chin Med J (Engl). 2012;125(13):2265-71.
16. Dahlem P, van Aalderen WM, Hamaker ME, et al. Incidence and short-term outcome of acute lung injury in mechanically ventilated children. Eur Respir J. 2003;22(6):980-5.
17. Kneyber MC, Brouwers AG, Caris JA, et al. Acute respiratory distress syndrome: is it underrecognized in the pediatric intensive care unit? Intensive Care Med. 2008;34(4):751-4.
18. Li Y, Wang Q, Chen H, et al. Epidemiological features and risk factor analysis of children with acute lung injury. World J Pediatr. 2012;8(1):43-6.
19. Bindl L, Dresbach K, Lentze MJ. Incidence of acute respiratory distress syndrome in German children and adolescents: a population-based study. Crit Care Med. 2005;33(1):209-312.
20. De Luca D, Piastra M, Chidini G, et al. The use of the Berlin definition for acute respiratory distress syndrome during infancy and early childhood: multicenter evaluation and expert consensus. Intensive Care Med. 2013;39(12):2083-91.
21. Schouten LR, Veltkamp F, Bos AP, et al. Incidence and Mortality of Acute Respiratory Distress Syndrome in Children: A Systematic Review and Meta-Analysis. Crit Care Med. 2015 Oct 27. [Epub ahead of print.]
22. Panico FF, Troster EJ, Oliveira CS, et al. Risk Factors for Mortality and Outcomes in Pediatric Acute Lung Injury/Acute Respiratory Distress Syndrome. Pediatr Crit Care Med. 2015;16(7):e194-200.
23. Katzenstein AL, Bloor CM, Leibow AA. Diffuse alveolar damage–the role of oxygen, shock, and related factors. A review. Am J Pathol. 1976;85(1):209-28.
24. Ashbaugh DG, Bigelow DB, Petty TL, et al. Acute respiratory distress in adults. Lancet. 1967;2(7511):319-23.
25. Ferguson ND, Davis AM, Slutsky AS, et al. Development of a clinical definition for acute respiratory distress syndrome using the Delphi technique. J Crit Care. 2005;20(2):147-54.
26. Murray JF, Matthay MA, Luce JM, et al. An expanded definition of the adult respiratory distress syndrome. Am Rev Respir Dis. 1988;138(3):720-3.
27. Cardinal-Fernández P, Esteban A, Thompson BT, et al. ARDS: lessons learned from the heart. Chest. 2015; 147(1):7-8.
28. Fernández Mondéjar E, Gordo Vidal F. Acute respiratory distress syndrome. Conclusions and perspectives in the future. Med Intensiva. 2007;31(3):133-5.
29. Cardinal-Fernández P, Correger E, Villanueva J, et al. Distrés respiratorio agudo: del síndrome a la enfermedad. Medicina Intensiva. 2015;xxx(xx)xxx-xxx.
30. Howell DCJ, Bellingan GJ. Acute Lung Injury and Acute Respiratory Distress Syndrome (ALI/ARDS). In: McLuckie A, et al, editors . Respiratory Disease and its Management. Springer Dordrecht Heidelberg London New York; 2009. p. 1-17.
31. Nieman GF, Gatto LA, Bates JH, et al. Mechanical Ventilation as a Therapeutic Tool to Reduce ARDS Incidence. Chest. 2015;148(6):1396-404.
32. Ferguson ND, Cook DJ, Guyatt GH, et al. High-frequency oscillation in early acute respiratory distress syndrome. N Engl J Med. 2013;368(9):795-805.
33. Young D, Lamb SE, Shah S, et al. High-frequency oscillation for acute respiratory distress syndrome. N Engl J Med. 2013;368(9):806-13.
34. Retamal J, Bergamini BC, Carvalho AR, et al. Non-lobar atelectasis generates inflammation and structural alveolar injury in the surrounding healthy tissue during mechanical ventilation. Crit Care. 2014;18(5):505.
35. Perlman CE, Lederer DJ, Bhattacharya J. Micromechanics of alveolar edema. Am J Respir Cell Mol Biol. 2011;44(1):34-9.
36. Kollisch-Singule M, Emr B, Smith B, et al. Mechanical breath profile of airway pressure release ventilation: the effect on alveolar recruitment and microstrain in acute lung injury. JAMA Surg. 2014 Nov;149(11):1138-45.
37. Steinberg JM, Schiller HJ, Halter JM, et al. Alveolar instability causes early ventilator-induced lung injury independent of neutrophils. Am J Respir Crit Care Med. 2004;169(1):57-63.
38. Matthay MA, Ware LB, Zimmerman GA. The acute respiratory distress syndrome. J Clin Invest. 2012;122(8):2731-40.
39. Gattinoni L, Chiumello D, Carlesso E, et al. Bench-to-bedside review: chest wall elastance in acute lung injury/acute respiratory distress syndrome patients. Crit Care. 2004;8(5):350-5.
40. Sahetya SK, Brower RG. The promises and problems of transpulmonary pressure measurements in acute

respiratory distress syndrome. Curr Opin Crit Care. 2016;22(1):7-13.

41. Bull TM, Clark B, McFann K, et al. Pulmonary vascular dysfunction is associated with poor outcomes in patients with acute lung injury. Am J Respir Crit Care Med. 2010;182(9):1123-8.
42. Cepkova M, Kapur V, Ren X, et al. Pulmonary dead space fraction and pulmonary artery systolic pressure as early predictors of clinical outcome in acute lung injury. Chest. 2007;132(3):836-42.
43. Guérin C, Matthay MA. Acute cor pulmonale and the acute respiratory distress syndrome. Intensive Care Med. 2016 Jan 13. [Epub ahead of print.]
44. The Pediatric Acute Lung Injury Consensus Conference Group. Pediatric Acute Respiratory Distress Syndrome: Consensus Recommendations From the Pediatric Acute Lung Injury Consensus Conference. Pediatr Crit Care Med. 2015.
45. Rotta AT, Gunnarsson B, Fuhrman BP, et al. Comparison of lung protective ventilation strategies in a rabbit model of acute lung injury. Crit Care Med. 2001;29:2176-84.
46. Amato MB, Barbas CS, Medeiros DM, et al. Effect of a protective-ventilation strategy on mortality in the acute respiratory distress syndrome. N Engl J Med. 1998;338:347-54.
47. The Acute Respiratory Distress Syndrome Network. Ventilation with lower tidal volumes as compared with traditional tidal volumes for acute lung injury and the acute respiratory distress syndrome. N Engl J Med. 2000;342:1301-8.
48. Khemani RG, Conti D, Alonzo TA, Bard RD 3rd, Newth CJ. Effect of tidal volume in children with acute hypoxemic respiratory failure. Intensive Care Med. 2009;35:1428-37.
49. Amato MB, Meade MO, Slutsky AS, et al. Driving pressure and survival in the acute respiratory distress syndrome. N Engl J Med. 2015;372:747-55.
50. Rotta AT, Steinhorn DM. Is permissive hypercapnia a beneficial strategy for pediatric acute lung injury? Respir Care Clin N Am. 2006;12:371-87.
51. Wiswell TE, Graziani LJ, Kornhauser MS, et al. High-frequency jet ventilation in the early management of respiratory distress syndrome is associated with a greater risk for adverse outcomes. Pediatrics. 1996;98:1035-43.
52. Clark RH, Gerstmann DR, Null DM Jr, et al. Prospective randomized comparison of high-frequency oscillatory and conventional ventilation in respiratory distress syndrome. Pediatrics. 1992;89:5-12.
53. Arnold JH, Hanson JH, Toro-Figuero LO, et al. Prospective, randomized comparison of high-frequency oscillatory ventilation and conventional mechanical ventilation in pediatric respiratory failure. Crit Care Med. 1994;22:1530-9.
54. Lee JH, Rehder KJ, Williford L, et al. Use of high flow nasal cannula in critically ill infants, children, and adults: a critical review of the literature. Intensive Care Med. 2013;39:247-57.
55. Dysart K, Miller TL, Wolfson MR, et al. Research in high flow therapy: mechanisms of action. Respir Med. 2009;103:1400-5.
56. Yoder BA, Stoddard RA, Li M, King J, Dirnberger DR, Abbasi S. Heated, humidified high-flow nasal cannula versus nasal CPAP for respiratory support in neonates. Pediatrics. 2013;131:e1482-90.
57. Schibler A, Pham TM, Dunster KR, et al. Reduced intubation rates for infants after introduction of high-flow nasal prong oxygen delivery. Intensive Care Med. 2011;37:847-52.
58. Frat JP, Thille AW, Mercat A, et al. High-flow oxygen through nasal cannula in acute hypoxemic respiratory failure. N Engl J Med. 2015 Jun 4;372(23):2185-96.
59. Willson DF, Thomas NJ, Markovitz BP, et al. Effect of exogenous surfactant (calfactant) in pediatric acute lung injury: a randomized controlled trial. JAMA. 2005;293:470-6.
60. Adhikari NK, Dellinger RP, Lundin S, et al. Inhaled nitric oxide does not reduce mortality in patients with acute respiratory distress syndrome regardless of severity: systematic review and meta-analysis. Crit Care Med. 2014;42:404-12.
61. Steinberg KP, Hudson LD, Goodman RB, et al. Efficacy and safety of corticosteroids for persistent acute respiratory distress syndrome. N Engl J Med. 2006; 354:1671-84.
62. Gattinoni L, Tognoni G, Pesenti A, et al. Effect of prone positioning on the survival of patients with acute respiratory failure. N Engl J Med. 2001;345:568-73.
63. Curley MA, Hibberd PL, Fineman LD, et al. Effect of prone positioning on clinical outcomes in children with acute lung injury: a randomized controlled trial. JAMA. 2005;294:229-37.
64. Guerin C, Reignier J, Richard JC, et al. Prone positioning in severe acute respiratory distress syndrome. N Engl J Med. 2013;368:2159-68.

28

Síndrome do Desconforto Respiratório do Recém-nascido

Edna Maria de Albuquerque Diniz

INTRODUÇÃO

A transição da circulação intrauterina para a extrauterina exige uma série de adaptações que, por vezes, no recém-nascido (RN), particularmente o pré-termo (PT), ocorre com maiores dificuldades. O RNPT, pela sua própria condição de imaturidade orgânica, principalmente pulmonar, apresenta uma morbidade maior que o RN a termo, sendo os problemas respiratórios as causas mais frequentes de admissão em UTI neonatal. Entre essas causas, destaca-se a síndrome de desconforto respiratório (SDR), também denominada doença das membranas hialinas (DMH)[3,8].

A SDR é a causa principal de insuficiência respiratória no recém-nascido pré-termo (RNPT) de muito baixo peso (MBP), sendo a causa principal de mortalidade. Resulta primariamente da deficiência de surfactante, uma substância que forra as vias aéreas terminais e a superfície alveolar[8].

A SDR pode ser agravada por múltiplos fatores, entre eles a própria prematuridade, sendo sua incidência inversamente proporcional à idade gestacional[5,8,10].

Com a introdução do surfactante exógeno para o tratamento da SDR[7], avanços têm sido feitos no sentido de reconhecer mais precocemente as gestantes de alto risco e poder atuar por meio do uso de corticoides na gestação e de um melhor atendimento aos RNs de risco em sala de parto e na UTI neonatal.

Embora a incidência da SDR possa ter diminuído nos centros mais avançados, onde há regionalização dos serviços obstétricos e neonatais, o mesmo não tem sido observado em outros serviços de neonatologia, com poucos recursos de atendimento ao RN.

Sabe-se que cerca de 50% dos óbitos que ocorrem no período neonatal estão relacionados às doenças respiratórias, participando a SDR em 70% a 80% dos casos durante a primeira semana de vida. Sua incidência e gravidade se relacionam com a diminuição da idade gestacional ao nascimento, sendo sua evolução mais grave no sexo masculino. Nos Estados Unidos, afeta aproximadamente 20 a 30 mil RNs a cada ano. Cerca de 50% dos RNs entre 26 e 28 semanas de gestação desenvolvem SDR, enquanto 20% a 30% dos RNPTs de 30 a 31 semanas têm a doença[5,8].

Além da prematuridade, outros fatores de risco podem contribuir na sua evolução, como o descolamento prematuro da placenta; rotura prematura das membranas, associada ou não à corioamnionite e eritroblastose fetal; asfixia perinatal; diabetes materno (classes A, B e C, segundo a classificação de Priscila White); gemelaridade; partos traumáticos; uso de anestésicos e/ou analgésicos; cesárea eletiva; hipovolemia; hipotermia; alterações metabólicas (hipoglicemia); choque; e hipoxemia prolongada.

O reconhecimento e a prevenção desses fatores de risco contribuirão não só para a diminuição da incidência da doença, mas também para menor morbidade e mortalidade[3].

PATOGÊNESE E FISIOPATOLOGIA[5,9-14,24,27]

Para um tratamento adequado da SDR e uma melhor avaliação da função respiratória após o nascimento, é importante lembrar alguns aspectos do desenvolvimento pulmonar do RN.

O desenvolvimento pulmonar no humano ocorre em cinco estágios bem definidos: embrionário, pseudoglandular, canalicular, sacular e alveolar. O primeiro estágio corresponde ao período embrionário, no qual o pulmão surge como um botão da faringe aos 26 dias e vai até o 52º dia após a concepção. Nesse período formam-se os dois brotos bronquiais e a traqueia, a qual se separa do esôfago através do desenvolvimento do septo traqueoesofágico. Várias subdivisões vão ocorrendo, com desenvolvimento de vasos e do epitélio respiratório inicial. O estágio pseudoglandular é assim chamado devido a sua aparência observada em secções histológicas, nas quais se identificam estruturas arredondadas semelhantes a glândulas. Esse estágio se inicia no 52º dia e se estende até a 16ª semana de vida. Durante esse período, ocorre acentuada subdivisão do sistema aéreo de condução, e vários fatores de crescimento e mediadores químicos começam a diferenciar o epitélio primordial traqueal em células epiteliais tipo II, necessárias para o desenvolvimento alveolar e secreção de surfactante. As estruturas mais periféricas constituem os bronquíolos terminais, os quais vão se diferenciar em bronquíolos respiratórios e dutos alveolares. A maturação do sistema imunológico se inicia antes do nascimento. Por volta da 14ª semana de gestação, os linfócitos T já estão presentes no sistema respiratório. O estágio canalicular se inicia da 17ª à 26ª semana de gestação e se caracteriza pelo aparecimento de canais vasculares ou capilares que crescem para formar uma rede de capilares ao redor das vias aéreas. Por volta da 21ª semana, aparecem os primeiros corpúsculos lamelares em determinadas células que revestem o epitélio alveolar. Entre a 22ª e a 24ª semanas de gestação (feto com cerca de 500 g), os corpúsculos estão mais desenvolvidos e as células que os contêm vão se diferenciando em células alveolares do tipo II. Da 24ª à 26ª semana (feto com cerca de 700 g), o amadurecimento anatômico e bioquímico pulmonar é cada vez mais acelerado, atingindo um nível tal que torna possível a sobrevida extrauterina. O estágio seguinte do desenvolvimento pulmonar é denominado período sacular, que se inicia na 26ª à 36ª semana de gestação. Entre a 26ª e a 28ª semanas, o feto (peso de 900 g) já está mais bem preparado para respirar; as células alveolares, maduras, do tipo II, secretam ativamente o surfactante. Da 26ª à 30ª semanas, a diferenciação de todos os tipos celulares, bem como o desenvolvimento bioquímico e o amadurecimento de todas as partes das vias aéreas e do parênquima pulmonar – que não ocorrem simultaneamente –, sofre influências de substâncias hormonais, isto é, corticosteroides, tiroxina, prolactina e outras de procedência materna e placentária.

Entre a 30ª e a 33ª semanas de gestação, inicia-se a alveolarização, isto é, as paredes alveolares contêm capilares, células alveolares do tipo I e grande número de células alveolares do tipo II (pneumócito do tipo II). Da 34ª à 36ª semana de gestação, a verdadeira alveolarização (período alveolar) ocorre num ritmo de amadurecimento progressivo e rápido. O pulmão aumenta em volume com a aquisição de novas unidades alveolares. Nessa fase, fatores adversos como asfixia e alterações no fluxo sanguíneo pulmonar poderão afetar profundamente a função pulmonar.

Ao término da gestação, o tecido pulmonar tem as paredes alveolares finas, constituídas por um plexo de capilares com pouco tecido intersticial no nível alveolar. As células alveolares do tipo I estão estreitamente aderidas à parede epitelial do capilar. Nas áreas de união entre essas células (tipo I), observa-se a presença das células alveolares do tipo II, em cujo citoplasma existe grande quantidade de corpúsculos lamelares, onde se produz e se armazena o surfactante pulmonar (SP)[8,20].

No Quadro 28.1 consta a classificação dos estágios de desenvolvimento pulmonar humano.

QUADRO 28.1 ***Classificação dos estágios de desenvolvimento pulmonar humano.***

Estágio	Tempo de ocorrência	Significado
Embrionário	Do 26º ao 52º dia de gestação	Desenvolvimento da traqueia e dos brônquios principais
Pseudoglandular	De 52 dias a 16 semanas	Desenvolvimento das vias de condução remanescentes
Canilacular	De 17 a 26 semanas	Desenvolvimento do leito vascular e dos ácinos
Sacular	Da 26ª à 36ª semana	Complexidade crescente dos sáculos
Alveolar	De 36 semanas ao termo	Desenvolvimento dos alvéolos

A função primária do surfactante é diminuir a tensão superficial na interface ar-líquido alveolar e nos bronquíolos distais, promovendo a expansão pulmonar durante a inspiração e prevenindo o colapso alveolar ao final da expiração. Além dessas propriedades biofísicas, o surfactante também tem um papel importante nas defesas pulmonares do hospedeiro.

O SP é uma mistura complexa de lipídios (cerca de 90%) e proteínas (10%), semelhante em todas as espécies animais. Entre os lipídios, 80% a 90% são fosfolipídios, dos quais a fosfatidilcolina é quantitativamente a mais importante, contribuindo com 70% a 80% do total, dos quais 70% estão presentes como dipalmitoilfosfatidilcolina (DPPC). Durante a respiração, dióxido de carbono e água estão presentes na superfície alveolar, criando uma interface líquida com o ar inalado. De acordo com a lei de Laplace ($P = 2T/r$), essa atração levaria ao colapso alveolar, porém, na presença do surfactante, as moléculas de água são afastadas na superfície alveolar, prevenindo o colapso alveolar durante a expiração e diminuindo a tensão superficial (T) de 75 para 25 din/cm durante a insuflação. Outros fosfolipídios são, principalmente, fosfatidilcolina insaturada e fosfatidilglicerol (PG), constituindo 25% a 45% do surfactante endógeno; fosfatidiletanolamina; fosfatidilinositol; e esfingomielina. Quantidades pequenas de palmitato e lipídios neutros estão também presentes no surfactante endógeno.

A molécula do surfactante contém ainda quatro tipos distintos de proteínas, denominadas proteínas A e D (hidrofílicas) e B e C (hidrofóbicas), que são exclusivamente associadas ao pulmão.

A proteína A do surfactante (SP-A) é uma glicoproteína não sérica, constituindo a principal e mais abundante proteína do surfactante (cerca de 5%). É uma proteína solúvel em água, com propriedades imunomoduladoras e de atividade de superfície. A SP-A aumenta a função fagocítica dos macrófagos alveolares e a resistência do complexo surfactante lipídico contra inibidores de atividade de superfície das células alveolares do tipo II.

A proteína B (SP-B) constitui 1% do surfactante. É um pequeno polipeptídio, catiônico e hidrofóbico, contendo cerca de 70 aminoácidos. É firmemente ligada com fosfolipídios surfactantes e formas de mielina tubular, na presença de SP-A, fosfolipídios e cálcio. Essa proteína altera a organização das membranas fosfolipídicas, aumentando suas propriedades tensoativas, além de aumentar a entrada de fosfolipídios *in vitro* nas células do tipo II e a eficácia do surfactante exógeno em pacientes com SDR.

A SP-B e a SP-A, em combinação com fosfolipídios e íons cálcio, formam a mielina tubular após a secreção do surfactante na interface ar-líquido alveolar.

A proteína C (SP-C) é um proteolipídio hidrofóbico que melhora a adsorção da superfície dos fosfolipídios, sendo relativamente abundante no surfactante, e a proteína D (SP-D) tem propriedades imunomoduladoras.

A síntese de lipídios e apoproteínas surfactantes ocorre inicialmente no retículo endoplásmico (proteínas) e no aparelho de Golgi (lipídios) da célula alveolar do pneumócito do tipo II. Esses lipídios recentemente sintetizados irão formar os corpúsculos lamelares, os quais constituem a forma de armazenamento do surfactante intracelular. Quando os corpúsculos lamelares são eliminados da célula por meio de exocitose, os fosfolipídios são reorganizados em forma de mielina tubular espontaneamente, na interface ar-líquido alveolar, onde as moléculas se orientam de uma forma favorável, isto é, energeticamente, com os grupos acil dirigidos, para o espaço aéreo, e a parte cefálica (*head group*), para a superfície da fase aquosa. Após um ou mais ciclos ventilatórios, o material surfactante retorna para dentro do compartimento aquoso, onde forma vesículas bilaminares, as quais são estruturalmente muito estáveis. Essas vesículas podem ser fagocitadas pelos macrófagos ou retornar para o interior da célula alveolar do tipo II e novamente ser recicladas. Portanto, constatam-se dois compartimentos do surfactante pulmonar: o compartimento intracelular e o extracelular. O surfactante intracelular compreende, basicamente, os corpúsculos lamelares no interior dos pneumócitos do tipo II[7].

A reserva de surfactante alveolar aumenta com a idade gestacional e a sua deficiência ao nascimento constitui o fator precipitante para a SDR, embora outros fatores de má adaptação fisiológica ou do desenvolvimento interajam para produzir e agravar a doença.

No RNPT, a dificuldade para respirar ao nascimento pode ser resultado da elevada tensão superficial (T) do líquido pulmonar fetal, da musculatura frágil e do esforço respiratório fraco. Além disso, a própria imaturidade estrutural dos pulmões permite a penetração de proteínas plasmáticas nos espaços aéreos.

A deficiência de surfactante pulmonar quer primária, quer secundária, conduz a uma série de eventos, caracterizados por:

- Aumento da tensão superficial, no nível alveolar, na interface ar-líquido e, segundo a lei de Laplace ($P = 2T/r$), aumento da pressão necessária para manter o alvéolo aberto;
- Atelectasia alveolar progressiva, com curto circuito intrapulmonar direito-esquerda (D-E), através do forame oval (FO) e do canal arterial (CA).

A hipoxemia e a hipoperfusão pulmonar originam lesão do epitélio alveolar, aumentando a permeabilidade dos capilares, com edema intersticial e transudação de plasma ou sangue para os espaços alveolares, resultando na clássica membrana hialina, referida pelos patologistas em necrópsias.

No Quadro 28.2, podemos verificar os principais componentes do sistema surfactante pulmonar.

QUADRO 28.2 ***Componentes do surfactante pulmonar.***

Componentes	Quantidade (%)
Lipídeos	90-95
Fosfolípides	
Fosfatidilcolina saturada	45
Fosfatidilcolina insaturada	20
Fosfatidilglicerol	8
Outros fosfolípides	5
Lipídeos neutros	10
Outros lipídeos	2
Proteínas	5-10
Levemente associado (principalmente o soro)	0-5
Surfactante apoproteínas	
Proteínas hidrofílicas PS-A, PS-D*	2-4
Proteínas hidrofílicas PS-B, PS-C*	1-2

Siglas: PS-A, PS-B, PS-C, PS-D = proteínas do surfactante A, B, C e D.
Fonte: adaptado de Rooney[30].

O Quadro 28.3 resume as principais funções do surfactante pulmonar.

QUADRO 28.3 ***Funções do surfactante.***

- Previne o colapso do pulmão durante a deflação (expiração)
- Diminui o trabalho de respiração (consumo de oxigênio)
- Otimiza a área da superfície para a troca gasosa, combinando ventilação-perfusão
- Otimiza a complacência pulmonar (baixos volumes pulmonares e volumes pulmonares elevados)
- Protege o epitélio pulmonar e facilita a limpeza de material estranho
- Evite o vazamento do fluido capilar para os alvéolos
- Defende contra microrganismos (infecção)

PATOLOGIA

Na necropsia, os pulmões são muito pouco arejados e pesados. Os achados patológicos observados precocemente na evolução da SDR são atelectasias, edema pulmonar, congestão vascular pulmonar, hemorragia pulmonar e evidência de lesão direta ao epitélio pulmonar. As alterações histológicas incluem presença de membranas hialinas e espaços alveolares fechados.

QUADRO CLÍNICO[5,28,29]

As manifestações clínicas na SDR são variáveis e dependentes da idade gestacional do RN. Os sinais e sintomas clínicos principais são: no pulmão – gemido expiratório, taquipneia, batimentos de asas do nariz, tiragem intercostal e subcostal, e diminuição global do murmúrio vesicular; no sistema cardiovascular – cianose, palidez e má perfusão periférica. A progressão desse quadro clínico conduz à falência respiratória e ao óbito na maioria dos casos, nas primeiras 72 horas de vida, se não houver intervenção terapêutica adequada.

DIAGNÓSTICO

Para o diagnóstico clínico da SDR é importante o conhecimento da história materna familiar e obstétrica e as condições de nascimento, além da identificação dos fatores de risco mais determinantes da SDR, como a prematuridade e o peso baixo de nascimento.

Além dos sintomas, observa-se radiologicamente um aspecto reticulogranular de intensidade variada: leve (grau I), moderado (grau II), grave (grau III) e opacidade total (grau IV).

No grau I, podem ser observados broncogramas aéreos mínimos estendendo-se fora do mediastino no grau II e alcançando a periferia no grau III, e a opacificação total dos campos pulmonares no grau IV. A imagem cardíaca é normal nos graus I e II, pouco perceptível no grau III e impercerceptível no grau IV (Figuras 28.1 e 28.2).

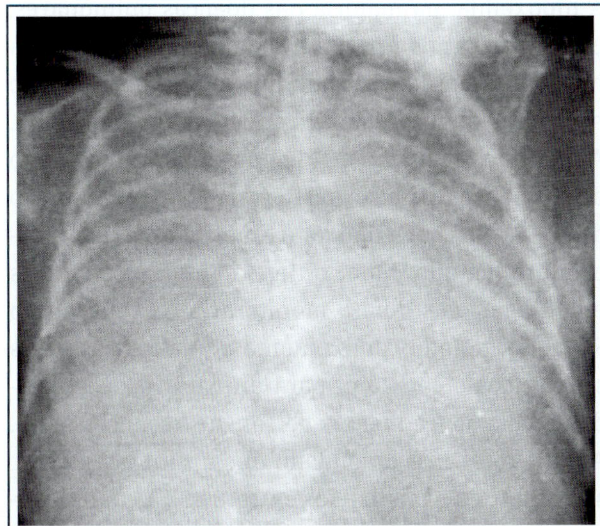

FIGURA 28.1 *SDR grau III. Observe que a imagem cardíaca é pouco perceptível.*

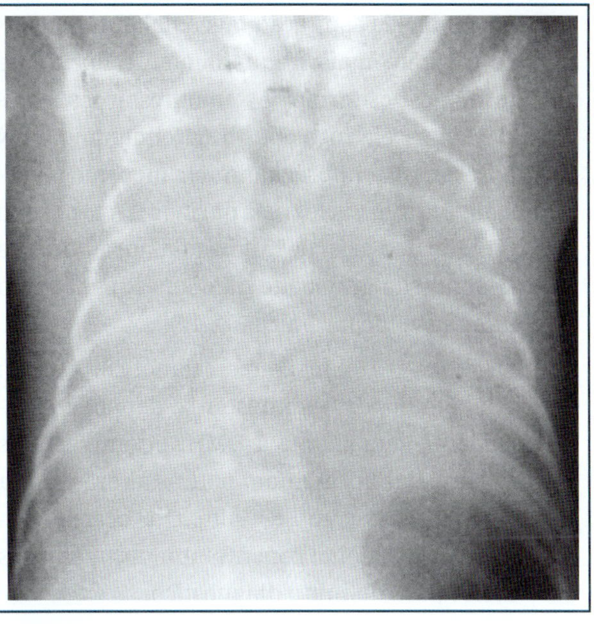

FIGURA 28.2 *SDR grau IV. Observe a opacificação total dos campos pulmonares e que a imagem cardíaca é imperceptível.*

Diagnóstico Diferencial[5,9]

No diagnóstico diferencial, é importante destacar:

1. Taquipneia transitória do RN ou síndrome do pulmão úmido: ocorre habitualmente em RN de termo – que não necessita de mais que 40% a 50% de FIO_2 para manter a PaO_2 – e desaparece em geral nas primeiras 24 horas de vida.
2. Pneumonias: especialmente aquelas produzidas pelo estreptococo beta-hemolítico do grupo B, cuja incidência é elevada em vários centros médicos. Os RNs em geral são de termo, apresentam precocemente um quadro clínico de insuficiência respiratória de difícil diagnóstico diferencial com a SDR. O tratamento com penicilina deve ser iniciado o mais precocemente possível, além de assistência ventilatória adequada.
3. Persistência da circulação fetal (PCF): ocorre mais frequentemente em RN de termo e pós-termo. Caracteriza-se por hipertensão e aumento da resistência vascular pulmonar, shunt D-E através do FO e do CA, em ausência de doença pulmonar ou cardíaca estrutural. O tratamento visa à diminuição da RVP através da ventilação mecânica.

4. Síndrome de aspiração meconial (SAM): ocorre também mais frequentemente no RN de termo e pós-termo. As manifestações clínicas aparecem logo após o nascimento e o RN apresenta-se impregnado por mecônio, especialmente na pele, nas narinas e no cordão umbilical. O grau de hipoxemia normalmente depende da gravidade da doença, bem como de sua evolução clínica.
5. Cardiopatias congênitas cianóticas (CCC): também podem manifestar-se de modo clinicamente semelhante à DMH; porém, os RNs cardiopatas apresentam poucas alterações na PaO_2, mesmo com FIO_2 alta. O ecocardiograma bidimensional constitui um dos melhores meios para definir o diagnóstico.

TRATAMENTO[5,28,29]

As medidas terapêuticas na SDR são dirigidas para manter uma oxigenação adequada (PaO_2 entre 50-70 mmHg), ventilação adequada ($PaCO_2$ < 50 mmHg) e saturação de O_2 ($SatO_2$ entre 89% a 92%), além da administração de surfactante exógeno e medidas gerais de manutenção térmica, calórica e hídrica.

Recomendações Gerais

1. Manter o RN em ambiente térmico neutro, para reduzir o consumo de oxigênio e a produção de CO_2. Para isso, pode ser utilizada incubadora ou, mais apropriadamente, berço de calor radiante, com monitores acoplados.
2. Reconhecer e tratar a hipotensão e/ou o choque que ocorre com mais frequência em RNs gravemente doentes. Ambas as manifestações contribuem para o aumento da vasoconstricção do leito capilar, acidose metabólica e oligúria. A hipovolemia poderá afetar a perfusão pulmonar e periférica, tornando ineficaz a assistência ventilatória. A determinação da pressão arterial (PA) nessas crianças é primordial e pode ser realizada mediante técnicas diretas ou indiretas. A estimativa da PA pela técnica de Doppler é largamente usada nas UTIs neonatais. Sendo um método não invasivo, afere principalmente a pressão sistólica.
3. Oferta hidroeletrolítica para o RNPT adequada, em geral volume de 80 mL/kg/dia de soro glicosado no primeiro dia de vida; 100 mL/kg/dia no segundo dia; e 110 a 120 mL/kg/dia a partir do terceiro dia de vida, aumentando gradualmente 10 mL/kg/dia até alcançar um volume de 150 mL/kg, considerando sempre as perdas insensíveis, perdas urinárias, produção de água endógena e idade gestacional. O volume de infusão de glicose (VIG) pode ser utilizado no valor de 4 a 6 mg/kg/min.
4. Os eletrólitos, sódio e potássio, são acrescentados ao soro de manutenção a partir do terceiro dia de vida nas doses de 3 e 2,5 mEq/kg/dia, respectivamente. A incidência de hipocalcemia nesses casos pode ser elevada não só pela prematuridade, mas também pela menor concentração do parato-hormônio. Também ocorrem fosfatemia elevada (produzida pelo dano celular resultante da hipoxemia) e níveis altos de calcitonina. A hipocalcemia deve ser tratada mesmo que assintomática e, para tanto, o cálcio é administrado na forma de gluconato a 10%, intravenoso (IV) (18-54 mg/kg/dia ou 2-6 mL/kg/dia).
5. A hiperbilirrubinemia ocorre frequentemente, sendo indispensáveis as dosagens das bilirrubinas e a indicação precoce da fototerapia[5,9].

OXIGENOTERAPIA E ASSISTÊNCIA RESPIRATÓRIA[1-5,11,28,29]

A hipoxemia, na maioria das doenças pulmonares, pode ser corrigida pelo aumento da FiO_2. Na SDR, a hipoxemia é produzida por hipoventilação, bloqueio na difusão dos gases e curto circuito circulatório D-E. A monitorização da PaO_2 pode ser obtida por meio da oximetria de pulso: a determinação da saturação de O_2 ($Sat.O_2$) por meio da oximetria de pulso constitui um método importante, não invasivo, simples e de menor custo para monitorar a oxigenação do RN. Esse método complementa a análise dos gases sanguíneos e contribui para diminuir a necessidade de coletas frequentes de sangue desnecessárias. Atualmente, é recomendado que a saturação de O_2 seja mantida mais baixa, entre 89-92%, não ultrapassando 92%, para evitar estresse oxidativo. É importante lembrar que RNs prematuros submetidos a períodos prolongados de oxigenoterapia (sete a 10 dias), mesmo em FiO_2 de 25% a 40%, podem desenvolver retinopatia da prematuridade, sendo necessário controles oftalmológicos periódicos.

A maioria dos RNs com SDR requer algum tipo de assistência respiratória, o que poderá inicialmente ser realizado por meio da pressão positiva contínua (CPAP) ou através de ventilação mecânica não invasiva (por exemplo, nIPPV).

O CPAP (*Continuous Positive Airway Pressure*) pode ser usado o mais precocemente possível já na sala de parto, associado ou não com surfactante exógeno, ou sempre que o RN necessitar de FiO_2 igual ou maior que 40% para manter a PaO_2 acima de 50 mmHg. O CPAP ainda pode ser usado após extubação para minimizar a falha de extubação. A utilização precoce do CPAP pode prevenir a progressão da insuficiência respiratória na maioria dos RNPTs com respiração espontânea e também naqueles RNs cujas mães receberam corticoide no pré-natal[1,2,3].

Há várias maneiras de aplicar o CPAP, sendo mais frequentemente utilizados tubos nasais bilaterais curtos (prongs nasais). O CPAP pode ser realizado colocando uma das extremidades do circuito numa coluna de água, com profundidade conhecida (Bubble CPAP), através de aparelhos de ventilação mecânica (CPAP em ventilador) ou em aparelhos específicos, como Babypap® e Infant Flow driver® (nCPAP).

Inicia-se o CPAP com uma pressão de 5 a 6 cmH_2O, aumentando de 2 em 2 cm até o máximo de 10 cm, sempre monitorizando a saturação de oxigênio e/ou dosando simultaneamente os gases sanguíneos a cada mudança de pressão, visando manter a PaO_2 entre 50 a 70 mmHg. Vários estudos têm analisado os efeitos do uso precoce de CPAP em relação à ventilação mecânica tradicional, como o COIN (CPAP ou *nasal intubation at birth*), o qual comparou CPAP *versus* intubação traqueal precoce em 610 RNPTs com idades gestacionais entre 25 e 29 semanas. Foram elegíveis somente os RNs com respiração espontânea e leve a moderada insuficiência respiratória. Os autores constataram que não houve diferença significativa em relação à mortalidade e à necessidade de oxigênio com 36 semanas de idade gestacional. Porém, os RNs do grupo CPAP usaram menos surfactante e se mantiveram menor tempo em ventilação mecânica. Achados semelhantes foram encontrados no estudo SUPPORT (Surfactant Positive Pressure and Oxygen Randomized Trial) e também na Vermont Oxford Network Delivery Room Management (VON DRM), que também compararam a estabilização inicial em CPAP *versus* intubação, surfactante profilático e ventilação mecânica. Esse último estudo incluiu ainda um terceiro braço, que foi intubação, surfactante profilático e extubação rápida para CPAP. Os resultados desses três estudos foram semelhantes, não havendo diferença estatisticamente significativa em relação ao uso de CPAP precoce e o risco de morte ou necessidade de O_2 com 36 semanas de idade gestacional. A técnica InSurE (Intubação-Surfactante-Extubação) seguida pelo CPAP constitui um método bastante utilizado nas diversas Unidades Neonatais e tem se mostrado eficaz na redução da necessidade de ventilação mecânica e, consequentemente, na diminuição da DBP.

Em RNPT extremo, o uso de CPAP, mesmo que precoce, pode falhar e, nesses casos, pode ser utilizada a assistência ventilatória não invasiva, sendo a mais utilizada a nIPPV (*nasal Inspiratory Positive Pressure Ventilation*). Os parâmetros utilizados geralmente são: PPI = 15-16 mmHg; FR = 8-10 ipm; FiO_2 < 40%; PEEP = 5-6 cmH0. Essa técnica pode ser utilizada também na prevenção da falha da extubação.

Alguns RNPTs, particularmente os de muito baixo peso, podem necessitar de intubação e ventilação mecânica, principalmente na presença de crises frequentes de apneia; PaO_2 menor que 50 mmHg em FiO_2 maior ou igual a 60%; hipoventilação acentuada, isto é, $PaCO_2$ maior que 65 mmHg em duas amostras consecutivas; e pH < 7,10. Os ventiladores mecânicos usados no RN geralmente são os de fluxo contínuo, limitados a pressão e ciclados a tempo. A utilização de respiradores microprocessados para o paciente com insuficiência respiratória é de grande importância porque permite um acompanhamento melhor da resposta pulmonar à terapêutica utilizada, com controles adequados do volume tidal, da pressão média das vias aéreas e do FiO_2. Alguns serviços de neonatologia têm iniciado a ventilação mecânica de alta frequência no RN com SDR, com bons resultados na maioria dos casos[10,16,19].

Uma ventilação mecânica adequada deve permitir que o RN mantenha a PaO_2 acima de 50 mmHg, a $PaCO_2$ entre 35 e 45 mmHg, e o pH entre 7,30 e 7,45.

A monitorização contínua dos gases sanguíneos a cada mudança dos ajustes ventilatórios é indispensável, devendo tais ajustes serem realizados individualmente.

É importante a observação clínica e gasométrica do RN, pois, na presença de uma súbita alteração, deve-se verificar toda a aparelhagem, a obstrução ou perda do tubo endotraqueal e a presença de pneumotórax. A retirada da ventilação mecânica deve ser feita com cautela, diminuindo-se progressivamente os parâmetros respiratórios: pressão inspiratória, FiO_2, PEEP e FR (nessa sequência).

Em alguns RNs, o desmame da ventilação mecânica é difícil e lenta, devendo-se observar a presença de pneumonias, atelectasias, displasia broncopulmonar e persistência do CA.

Após a extubação, aspirar as vias aéreas, colocar em CPAP ou nIPPV (*nasal Inspiratory Positive Pressure Ventilation*), para diminuir a falha da extubação, particularmente nos RNs de muito baixo peso[4,5,9,16,19,27].

SURFACTANTE EXÓGENO

O surfactante exógeno na SDR tem sido utilizado com duas finalidades principais: profilática e no tratamento da doença pulmonar estabelecida.

Na forma profilática, tem sido indicado mais frequentemente em RNPT de muito baixo peso (< 28 semanas de idade gestacional) imediatamente e até 10 a 20 minutos após o nascimento, para evitar ou amenizar a evolução da SDR.

O uso do surfactante profilático tem a vantagem teórica de repor o *pool* do surfactante endógeno na grande maioria dos RNs prematuros, antes da instalação da SDR, podendo diminuir o uso de ventilação mecânica prolongada e o biotrauma secundário. O surfactante também se distribui de forma mais uniforme quando administrado imediatamente após o nascimento, ainda com os pulmões cheios de líquidos. Entretanto, a utilização do surfactante exógeno na terapêutica da doença estabelecida tem a vantagem de eliminar o risco potencial de tratar RN que não tenha deficiência de surfactante.

Os surfactantes derivados de animais são denominados "surfactantes naturais", contêm as proteínas B e C e são extratos lipídicos ou lavados de pulmões de animal porcino ou bovino. Quando se administra o surfactante por via intratraqueal, ocorre uma distribuição rápida através dos espaços aéreos. Nas primeiras duas horas, o surfactante desaparece rapidamente e mistura-se ao surfactante endógeno, entrando no *pool* de secreção, reciclagem e catabolismo.

Devido à presença das proteínas B e C, os surfactantes naturais são melhores que os sintéticos, pois têm ação eficaz, melhoram as trocas gasosas, permitem a retirada mais rapidamente do suporte respiratório e reduzem a ocorrência de pneumotórax e enfisema intersticial, quando comparados com os surfactantes sintéticos sem proteínas. No momento, existem dois tipos de surfactante exógeno sintético que já estão sendo utilizados em humanos. Esses surfactantes contêm as proteínas B e C recombinantes. O Surfaxin® (lucinactant) contém um peptídeo denominado KL4 que parece mimificar a proteína B do surfactante combinado com fosfolípides. O outro surfactante sintético é o Venticute®, que contém a proteína C recombinante (rSP-C). Ambos têm demonstrado ser efetivos e potencialmente satisfatórios, embora mais estudos sejam necessários para melhores esclarecimentos sobre sua real eficácia. No Quadro 28.4 estão listados os principais surfactantes exógenos existentes no mercado.

Critérios de Indicação

Administrar o surfactante o mais precocemente possível, sendo o ideal nas primeiras horas de vida e antes de completar a 24ª hora.

- RN pré-termo IG ≤ 28 semanas-profilático (15 a 20 minutos de vida).
- RN pré-termo IG ≥ 28 semanas, que apresenta insuficiência respiratória progressiva, necessita de FiO_2 ≥ 40% para manter PaO_2 ≥ 50 mmHg e/ou saturação > 90%, e evolui com piora clínica, radiológica e gasométrica. Nesse caso, deverá receber surfactante e, se possível, ser extubado o mais precocemente possível e colocado no CPAP.

Dose de Tratamento

A dose inicial recomendada é de 100 a 200 mg/kg de surfactante exógeno. A dose inicial de surfactante porcino (Poractant alfa – Curosurf®) de 200 mg/kg (2,5 mL/kg) é melhor que 100 mg/kg do bovino (4 mL/kg) ou do porcino (1,25 mL/kg).

Uma segunda ou terceira dose pode ser administrada se houver evidência de insuficiência respiratória progressiva, como requerimento de maiores concentrações de oxigênio e/ou necessidade de manutenção de intubação em ventilação mecânica (FiO_2 > 40%, PaO_2 > 50, $SatO_2$ > 90%, relação PaO_2/PAO_2 de 0,33), sendo recomendada a dose de 100 mg/kg.

Administrar o surfactante por via endotraqueal ou por técnica menos invasiva, em alíquota única, em decúbito dorsal, mantendo a cabeça do RN na posição neutra.

Utilizar cânula traqueal com injetor lateral ou por intermédio de cânula com dispositivo para adaptação de seringa (na ausência desses, transfixar a cânula endotraqueal com uma agulha grossa e, após a instilação da droga, cortar o segmento do pertuito).

A administração deve ser feita em *bolus*, de maneira contínua, evitando a ocorrência de refluxo pela cânula ou boca e a obstrução da cânula.

No momento, há grande interesse na administração do surfactante de forma menos invasiva. Uma alternativa ao método INSURE tem sido desenvolvido e referido como Técnica MIST (*Minimally Invasive Surfactant Therapy*). A técnica MIST ou LISA (*Less Invasive Surfactant Administration*) propõe a administração de surfactante exógeno através de uma sonda fina tipo nasogástrica, que, além de ser mais barata, poupa o recém-nascido da exposição a insuflações pulmonares com pressão positiva, deletérias ao pulmão prematuro, enquanto permanece no CPAP. Uma sonda orogástrica número 6 ou 8 é introduzida na traqueia sob visualização direta por laringoscopia, auxiliada por uma pinça de Magill. Essa sonda é introduzida cerca de 1 a 2 cm abaixo das cordas vocais, seguida da remoção do laringoscópio. O surfactante exógeno será administrado na dose de 200 mg/kg em *bolus*, em 30 a 60 segundos, seguida da instilação de 1 a 2 mL de ar, considerando o espaço morto do cateter de instilação, que é retirado imediatamente após. Nessa técnica, o suporte com CPAP nasal não será interrompido. Se a introdução do cateter não for possível em 30 segundos, uma nova tentativa será realizada pelo menos após um minuto.

Os RNs que evoluírem com apneia grave e bradicardia (FC < 100 bpm), associada a dessaturação menor que 80% por mais de 20 segundos, receberão ventilação com pressão positiva através de dispositivo bolsa-valva-máscara, devendo-se aguardar a melhora clínica; e se não houver melhora, deverão ser intubados e colocados em ventilação mecânica[1-5,7,10,14,15,17,18,20-23,25,26,29].

Cuidados com o Paciente[5,29]

Evitar a ocorrência de intubação seletiva e manter a ponta da cânula traqueal cerca de 1,0 cm acima da carina.

QUADRO 28.4 *Tipos de surfactante.*

Tipo de surfactante: Genérico (comercial)	Composição*		Vantagens	Desvantagens
	DPPC %	Proteína		
Surfactantes sintéticos				
Colfosceril (Exosurf®)	84,5	Nenhuma	Nenhum risco de doença	Baixa resistência à inativação
Pumactant (ALEC®)	70	Nenhuma	Menor rejeição imunológica Baixo custo Formulação definida	Ausência de proteínas B e C Melhora gasométrica lenta
Lucinactant (Surfaxin®)	70	Sinapultide (KL-4) equivalente a SP-B	Contém proteínas B e C recombinantes	
rSP-C (Venticute®)	67	rSP-C		
Surfactantes naturais modificados				
Bovino Surfactante TA (Surfacten®)	53 50	B C	Contém proteínas B e C	▪ Podem conter mediadores pró-inflamatórios ▪ Podem ser imunogênicos
Suíno (Poractant alfa)	85	B C		

* Obtido de lavado pulmonar. Siglas: BC = proteínas B e C do surfactante; DPPC = dipalmitoil fosfatidilcolina; rSP-C = proteína C recombinante do surfactante; SP = proteína do surfactante.
Fonte: adaptado de Zanelli[31].

Monitorizar as condições hemodinâmicas (frequência cardíaca, amplitude do pulso, perfusão periférica e pressão arterial sistêmica). Na presença de hipotensão e/ou choque, corrigir e estabilizar o paciente antes da administração do surfactante[6,29].

Após o tratamento, evitar a aspiração da cânula traqueal na primeira hora após o tratamento. Realizar controle radiológico após seis horas da administração, e monitorização contínua da oxigenação arterial por meio da oximetria de pulso e/ou pela coleta de gasometria arterial após uma e seis horas do tratamento.

A necessidade de novas doses pode ocorrer se houver piora clínica, radiológica e gasométrica, com necessidade de aumento dos parâmetros ventilatórios. Devem-se afastar outras causas de insuficiência respiratória, como persistência do canal arterial e pneumotórax. Recomenda-se um mínimo de oito horas entre duas doses, e um número máximo de três doses até 48 horas após a primeira dose. O paciente deverá apresentar estabilidade hemodinâmica antes do retratamento e a dose deverá ser sempre de 100 mg/kg, independentemente da dose utilizada no início.

Alguns RNs com SDR não respondem bem à terapêutica com surfactante exógeno, havendo somente um aumento transitório dos níveis de surfactante na interface ar-líquido alveolar. As principais causas relatadas são: baixas concentrações, devido à diluição por edema; captação excessiva pelo parênquima pulmonar; sequestração dentro das membranas hialinas ou dentro dos espaços atelectásicos; excessiva clivagem do surfactante; e/ou alguma combinação desses mecanismos. Além disso, o surfactante exógeno pode ser mal distribuído ou pode não entrar nas vias metabólicas requeridas para manutenção da atividade de superfície. Hipertensão pulmonar persistente, doença pulmonar restritiva (hipoplasia pulmonar, edema intersticial grave) e outras doenças pulmonares são associadas com má resposta ao surfactante exógeno.

COMPLICAÇÕES

Na SDR, as complicações observadas são resultantes da própria imaturidade do desenvolvimento pulmonar, como também das múltiplas terapêuticas usadas.

As complicações imediatas estão mais relacionadas às próprias técnicas de cuidados respiratórios. Essas complicações observadas na fase aguda da SDR podem conduzir a processos crônicos, afetando orofaringe, nariz, laringe, vias aéreas e o Sistema Nervoso Central.

Entre as complicações observadas na SDR, podem ser citadas como mais importantes:

- Displasia broncopulmonar (DBP) ou doença pulmonar crônica;
- Pneumotórax, pneumomediastino e enfisema intersticial;
- Retinopatia da prematuridade (ROP);
- Persistência do canal arterial (PCA);
- Hemorragia cerebral intraventricular (HCIV).

Outras complicações são aquelas relacionadas ao uso de cateter umbilical e possibilidades de sepse, fenômenos trombóticos (artéria renal, aorta, artéria mesentérica) e isquemia de vasos periféricos.

A coagulopatia de consumo pode também ser observada nesses RNs, geralmente como complicação da fase final de processos sépticos graves.

As complicações observadas em longo prazo na SDR estão mais relacionadas ao uso de técnicas de ventilação. São descritas lesões de nariz (intubação nasotraqueal), orofaringe, laringe, traqueia e pulmões.

Têm sido relatadas, ainda, anormalidades dos dentes incisivos, desde mudança da coloração até ausência parcial dos dentes por causa da pressão de tubos endotraqueais e do laringoscópio.

PREVENÇÃO

Além de um pré-natal adequado e de prevenção da prematuridade, o uso de corticosteroides na prevenção de SDR tem mostrado uma redução significante de sua incidência. Os benefícios da terapêutica com glicocorticoides incluem:

1. Menor incidência de DMH entre os RNs com idade gestacional entre a 28ª e a 34ª semanas de gestação;
2. Menor gravidade da DMH quando ela ocorre;
3. Maior sobrevivência de RNPT.

PROGNÓSTICO[5,6,29]

A sobrevida dos RNs com SDR está fundamentalmente relacionada à gravidade da doença, à idade gestacional e à utilização de técnicas terapêuticas adequadas.

Em longo prazo, tem sido constatada uma maior sensibilidade a processos respiratórios, incluindo bronquite, particularmente naqueles RNs que necessitaram de assistência ventilatória prolongada. Sequelas neurológicas são descritas nos RNs de menor idade gestacional, tais como hidrocefalia, diplegia espástica ou quadriplegia. Maior correlação com sequelas neurológicas graves é constatada naquelas crianças com história de convulsões e HIC no período neonatal, bem como nos RNs de peso muito baixo.

REFERÊNCIAS

1. Dargaville PA, Aiyappan A, De Paoli AG, et al. Minimally-invasive surfactant therapy in preterm infants on continuous positive airway pressure. Arch Dis Child Fetal Neonatal Ed. 2013;98:F122-6.
2. Dargaville PA. Innovation in Surfactant Therapy I: Surfactant Lavage and Surfactant Administration by Fluid Bolus Using Minimally Invasive Techniques. Neonatology. 2012;101:326-36.
3. Davis PG, Morley CJ, Owen LS. Non-invasive respiratory support of preterm neonates with respiratory distress: Continuous positive airway pressure and nasal intermittent positive pressure ventilation. Semin Fetal Neonatal Med. 2009;14:14-20.
4. Diblasi RM. Nasal Continuous Positive Airway Pressure (CPAP) for the Respiratory Care of the Newborn Infant. Respir Care. 2009;54(9):1209-35.
5. Diniz EMA, Vaz FAC. Síndrome do Desconforto Respiratório. In: Vaz FAC, Diniz EMA, Ceccon MEJR, Krebs VLJ, editores. Neonatologia. Barueri: Manole; 2011. p. 127-45. [Coleção Pediatria. Instituto da Criança HC-FMUSP. Schvartsman BGS, Maluf PT Jr, editores.]
6. Doyle LW, Anderson PJ. Pulmonary and Neurological Follow-up of Extremely Preterm Infants. Neonatology. 2010;97:388-94.
7. Fujiwara T, Robertson B. Pharmacology of exogenous surfactant. In: Robertson B, editor. Pulmonary Surfactant: from molecular biology to clinical practice. Amsterdam: Elsevier; 1992. p. 61-92.
8. Goldenberg RI, Culhane JF, Lams JD, Romero R. Epidemiology and causes of preterm birth. Lancet. 2008;371: 75-84.
9. Holme N, Chetcuti P. The pathophysiology of respiratory distress syndrome in neonates. Paediatr Child Health. 2012;22:507-12.
10. Jobe AH. Surfactant: The Basis for Clinical Treatment Strategies. Bancalari E (editor), Polin RA (consulting editor). The Newborn Lung: Neonatology Questions and Controversies. Philadelphia: Saunders; 2008. p. 73-98.
11. Jobe AH. Lung Maturation: the Survival Miracle of very Low Birth Weight Infants. Pediatr Neonatol. 2010;51(1):7-13.
12. Lakshminrusimha S. The Pulmonary Circulation in Neonatal Respiratory Failure. Clin Perinatol. 2012;39: 655-83.
13. Liggins GC, Howie RN. A controlled trial of antepartum glucocorticoid treatment for prevention of the respiratory distress syndrome in premature infants. Pediatrics. 1972;50:515-25.
14. Lyra PPR, Diniz EMA. The importance of Surfactant on the development of neonatal pulmonary diseases. Clinics (Sao Paulo). 2007;62:181-90.
15. Mercier CE, Soll RF. Clinical trials of natural surfactant in respiratory distress syndrome. Clin Perinatol. 1993;20:711-35.
16. Morris I, Adappa R. Minimizing the risk of respiratory distress syndrome. Paediatr Child Health. 2012;22:513-7.
17. Moya F, Sinha S, Gadzinowski J, et al. One-year follow -up of very preterm infants who received lucinactant for prevention of respiratory distress syndrome: results from 2 multicenter randomized, controlled trials. Pediatrics. 2007;119:e1361.
18. Nakhshab M, Tajbakhsh M, Khani S, Farhadi R. Comparison of the Effect of Surfactant Administration during Nasal Continuous Positive Airway Pressure with that of Continuous Positive Airway Pressure alone on complications of Respiratory Distress Syndrome: A Randomized Controlled Study. Pediatr Neonatol. 2015;56:88-94.
19. Pfister RH, Soll RF. Initial Respiratory Support of Preterm Infants. The role of CPAP, the INSURE Method, and Noninvasive Ventilation. Clin Perinatol. 2012;39:459-81.
20. Polin RA, Carlo WA; Committee on Fetus and Newborn. Surfactant Replacement Therapy for Preterm and Term Neonates with respiratory Distress. Pediatrics. 2014;135(1):156-63.
21. Ramanathan R. Early surfactant therapy and noninvasive ventilation. J Perinatol. 2007;27(Suppl 1): S33-7.
22. Rojas-Reyes MX, Morley CJ, Soll R. Prophylactic versus selective use of surfactant in preventing morbidity and mortality in preterm infants [review]. Cochrane Database Syst Rev. 2012;(9):1-69.

23. Sandri F, Plavka R, Ancora G, Simeoni U, Stranak Z. Prophylactic or early selective surfactant combined with nCPAP in very preterm infants. Pediatrics. 2010;125:e1402-9.

24. Schnapf BM, Kirley SM. Fetal Lung Development. In: Walsh BK, Czervinske MP, DiBlasi RM, editors. Perinatal and Pediatric Respiratory Care. 3rd ed. St. Louis, Missouri; 2010. p. 1-12.

25. Sinha SK, Lacaze-Masmonteil T, Valls i Soler A, Wiswell TE, et al. A Multicenter, Randomized, Controlled Trial of Lucinactant versus Poractant alfa among very premature infants at High Risk for Respiratory Distress Syndrome. Pediatrics. 2005;115:1030-8.

26. Singh N, Hawley KL, Viswanathan K. Efficacy of Porcine Versus Bovine Surfactants for Preterm Newborns with Respiratory Distress Syndrome: Systematic Review and meta-analysis. Pediatrics. 2011;128: e1588-95.

27. Speer CP. Role of Inflammation in the Pathogenesis of Acute and Chronic Neonatal Lung Disease. In: Bancalari E (editor), Polin RA (consulting editor). The Newborn Lung: Neonatology Questions and Controversies. Philadelphia: Saunders; 2008. p. 166-86.

28. Subiramanian S, Sweet DG. Management of neonatal respiratory distress syndrome. Paediatr Child Health. 2012;22:518-22.

29. Sweet DG, Carnielli V, Greisen G, Hallman M, Ozek E, et al. European Consensus Guidelines on the management of Neonatal Respiratory Distress Syndrome in Preterm Infants-2010 Update. Neonatology. 2010;97:402-17.

30. Rooney AS. The surfactant system and lung phospholipid biochemistry. Am Rev Respir Dis. 1985;131(3): 439-60.

31. Zanelli AS, Kaufman D. Cap. 16. Surfactant Replacement. In: Perinatal and Pediatric Respiratory Care. 3rd ed. St. Louis, Missouri: Saunders, 2010.

29 Síndrome da Aspiração de Mecônio, Hemorragia Pulmonar e Hipertensão Pulmonar Persistente do Recém-nascido

Marta Maria Galli Bozzo Mataloun
Laura Emília Monteiro Bigelli Cardoso

INTRODUÇÃO

Hipertensão pulmonar do recém-nascido (RN) é uma importante causa de insuficiência respiratória no período neonatal, foi inicialmente descrita em 1967, em RN a termo, com hipoxemia grave, sem alterações do parênquima pulmonar[1]. Em 1969, Gersony *et al.* descreveram a fisiopatologia da síndrome de hipertensão pulmonar persistente (SHPPRN), associada com a presença de *shunt* D-E através do ducto arterioso e do forame oval e parênquima pulmonar normal, utilizando a denominação "persistência da circulação fetal"[2].

O termo "hipertensão pulmonar persistente do RN" foi utilizado pela primeira vez em 1976, para descrever um grupo de RN com hipertensão pulmonar grave, RX com parênquima pulmonar normal e *shunt* D-E através do ducto arterioso, demonstrado com cateterismo cardíaco[3]. A nomenclatura para essa síndrome tem variado desde sua descrição inicial, tendo-se que o termo inicial, "persistência de circulação fetal", não é preciso, devido à ausência da placenta e expansão pulmonar após o nascimento, ausentes durante o período fetal[3].

A síndrome de hipertensão pulmonar persistente no recém-nascido é o resultado de uma falência nas alterações circulatórias vasculares pulmonares, que ocorrem durante a transição da vida intrauterina para a vida extrauterina, durante o nascimento[4]. Pode estar associada com diversas doenças pulmonares ou cardíacas, ou pode ocorrer como idiopática ou primária do RN. A forma mais comum é a presença de vasoconstrição pulmonar, associada a vasos pulmonares estruturalmente normais; neste último caso, é denominada "hipertensão pulmonar persistente do RN"[5].

É importante ressaltar que existem diferentes formas de hipertensão pulmonar no período neonatal, como podemos observar na classificação para doença vascular hipertensiva pulmonar na infância, proposta recentemente (Quadro 29.1)[6].

Como podemos observar, entre as várias causas de hipertensão pulmonar na infância – listadas por The Tracking Outcomes and Practice in Pediatric Pulmonary Hypertension (TOPP)[7], o qual realizou estudo observacional, global, sobre hipertensão pulmonar na infância –, temos a displasia broncopulmonar, hérnia diafragmática congênita, hipoplasia pulmonar congênita e trissomia do 21.

Neste capítulo, abordaremos principalmente a SHPP do RN, devido à falência na adaptação da vasculatura pulmonar às alterações que ocorrem na fase de transição entre a vida intrauterina e o nascimento.

Também discutiremos brevemente a SHP associada à displasia broncopulmonar.

FISIOPATOLOGIA DA HIPERTENSÃO PULMONAR PERSISTENTE DO RN

Fisiologia das Alterações Cardiovasculares que Ocorrem durante o Período de Transição da Vida Fetal para o Período Pós-natal

A síndrome de hipertensão pulmonar persistente do RN representa uma falência dos mecanismos adaptativos que ocorrem ao nascimento[8]. Durante o período fetal, uma grande porcentagem do fluxo sanguíneo que chega ao átrio direito (AD) é direcionada para o átrio esquerdo (AE), através do forame oval (FO), e do AE para o ventrículo esquerdo (VE) e aorta, compondo a maior porção do débito cardíaco. Apenas 5-15% do sangue que chega ao coração direito circula nos pulmões, pois a resistência vascular pulmonar (RVP) é elevada, e uma porção do fluxo sanguíneo que chega ao ventrículo direito (VD) e artéria pulmonar vai para a aorta, através do ducto arterioso. Durante esse período, a placenta é o órgão responsável pelas trocas gasosas, e não os pulmões[8,9]. O tônus vascular pulmonar é mantido por um equilíbrio entre fatores vasoconstrictores e vasodilatadores. Durante o período fetal, baixas tensões de PaO_2 (em torno de 30 mmHg), altos níveis circulantes de endotelina-1 e tromboxane, potentes substâncias vasoconstrictoras, são responsáveis pela manutenção de elevada resistência vascular pulmonar. Nesse sentido, também a serotonina aumenta a RVP fetal.

A endotelina-1 tem um papel importante sobre a vasculatura pulmonar. É sintetizada pelas células endoteliais vasculares e é um potente vasoconstrictor, atuando por meio de dois receptores: o receptor endotelina A (ET-A) e o receptor de endotelina-B (ET-B). O ET-A tem um papel de vasoconstricção e o ET-B, de vasodilatação. A vasodilatação pulmonar produzida através do receptor endotelina B (ET-B) é mediada pelo óxido nítrico derivado do endotélio (NO)[5]. É importante ressaltar que a produção de agentes vasodilatadores, como o NO, é baixa no período fetal. No entanto, durante esse período, ocorre um aumento da expressão pulmonar das óxido nítrico sintases e da guanilato ciclase solúvel, concomitantemente ao aumento da idade gestacional. Essas enzimas são importantes componentes da via do óxido nítrico-GMP cíclico. O sistema óxido nítrico-GMP cíclico é um dos principais mecanismos para reduzir a resistência vascular pulmonar e facilitar a transição cardiovascular fetal para a neonatal. O NO estimula a guanilato ciclase solúvel, na musculatura lisa vascular, a converter a guanosina trifosfato nucleotídeo em GMP cíclico (guanosina monofosfato cíclica). O aumento nos níveis de GMP cíclico na musculatura vascular reduz a entrada de Ca++ na musculatura lisa, produzindo um relaxamento da musculatura lisa vascular pulmonar. Nessa via, a fosfodiesterase 5 está envolvida no metabolismo do GMP cíclico na vasculatura pulmonar, reduzindo o GMP cíclico e, consequentemente, a duração da vasodilatação.

Os níveis de guanilato ciclase solúvel são baixos durante a fase canalicular e início da fase sacular, o que explica por que os RNPT com IG < 29 semanas têm uma resposta ruim ao NO[5].

Outra importante via que produz vasodilatação pulmonar é a via da prostaciclina. No final da gestação e logo após o nascimento, há um aumento dos níveis da prostaciclina. Ela estimula a adenilato-ciclase a aumentar os níveis de AMP cíclico, que, de forma similar ao GMP cíclico, produz relaxamento da vasculatura pulmonar, por meio da redução dos níveis de cálcio intracelular. Nessa via, a fosfodiesterase 3 leva à metabolização do AMP cíclico, diminuindo a duração do seu efeito sobre a vasodilatação pulmonar[8,9] (Figura 29.1).

Conforme a gestação progride, os mediadores da vasodilatação pulmonar tornam-se dominantes.

A circulação pulmonar fetal torna-se mais responsiva aos efeitos vasodilatadores do oxigênio a partir de 31 semanas[8].

Ao nascimento, com a distensão mecânica pulmonar e o simultâneo aumento dos níveis de PaO_2 e do pH, bem como da diminuição dos níveis de $PaCO_2$ pulmonares, observa-se uma redução importante da resistência vascular pulmonar, com um consequente aumento, em torno de 10 vezes, do fluxo sanguíneo pulmonar[8,9]. Simultaneamente, com o clampeamento do cordão umbilical e retirada da placenta, ocorre uma elevação na pressão arterial sistêmica. Observa-se então um aumento importante no fluxo sanguíneo pulmonar, com aumento da pressão do AE e fechamento do forame oval. Também com a redução da RVP, há uma reversão do fluxo através do canal arterial, que, na vida fetal era D-E, passa a ser então E-D.

O aumento da oxigenação produz o fechamento do CA. O endotélio vascular libera várias substâncias vasoativas, com um importante papel nesse momento de transição. Há um aumento importante das concentrações de NO nessa fase[5,10].

Fisiopatologia e Patogênese da HPPRN

Quando os mecanismos fisiológicos para adaptação da circulação vascular pulmonar não ocorrem, no momento do nascimento, a resistência vascular pulmonar mantém-se elevada, resultante da vasoconstricção e remodelamento estrutural da vasculatura pulmonar ou da obstrução intravascular ou hipoplasia pulmonar, com persistência de fluxo sanguíneo através do canal arterial (CA) e/ou forame oval (FO), com resultante *shunt* extrapulmonar e hipoxemia grave.

Vários autores demonstraram que alterações na síntese do óxido nítrico contribuem para o desenvolvimento da HPPNRN[5,9,10,11].

A hipertensão pulmonar persistente do RN pode ser primária ou idiopática ou secundária a certas patologias durante o período neonatal, como malformações congênitas (hipoplasia pulmonar), hérnia diafragmática congênita, síndrome de aspiração de mecônio, pneumonias, taquipneia transitória do RN e asfixia perinatal. Outras causas descritas, mais raras e graves são: displasia alvéolo-capilar; doença de membrana hialina, causada por mutações no gene da produção da proteína-B do surfactante; e falência respiratória devido à deficiência de proteína A3 do cassete, ligado ao ATP, da síntese do surfactante (ABCA3)[5].

Durante a gestação, estresse perinatal, corioamnionite, febre materna, gestante portadora de estreptococo do grupo B, lesões vasculares placentárias e crescimento intrauterino restrito, bem como fumo, ingestão de medicações anti-inflamatórias não esteroides no último trimestre gestação, obesidade e diabetes maternos aumentam o risco de SHPPRN[5,8,9]. Estudos observaram também associação do uso de alguns antidepressivos, como os inibidores da recaptação da prostaglandina, durante a gestação com SHPPPRN, no entanto outros não observaram esse efeito[5].

Estudos observacionais têm associado cesárea eletiva a um aumento da incidência de SHPPRN[9,11,12].

Hipertensão pulmonar persistente do RN primária ou idiopática

Esta síndrome caracteriza-se por falência dos mecanismos adaptativos ao nascimento, com consequente manutenção da resistência vascular pulmonar, *shunt* D-E através do forame oval ou canal arterial, e hipoxemia importante. Normalmente, não há comprometimento do parênquima pulmonar. Vários estudos, usando modelos experimentais de hipertensão pulmonar induzida por fechamento precoce do canal arterial, intraútero, observaram que ocorre uma disfunção endotelial, com redução da produção de óxido nítrico endógeno[7].

São causas de HPPRN primária: uso de medicações anti-inflamatórias e antidepressivos inibidores da prostaglandina durante a gestação, policitemia e asfixia perinatal.

Pneumonia e sepse

A SHPPRN pode ser causada por pneumonia ou sepse, devido a estreptococo do grupo B e bactérias Gram-negativas. Esses organismos liberam toxinas que causam hipertensão pulmonar, por liberação de tromboxane e endotelinas, todas elas potentes substâncias vasoconstrictoras.

Síndrome de aspiração de mecônio

A hipoxemia grave e a acidose parecem ser os mecanismos mais prováveis de HPPRN devido à aspiração de mecônio. Outra causa poderia ser a liberação de citoquinas e tromboxane durante o processo inflamatório causado pela presença de mecônio nas vias aéreas, com consequente aumento da vasoconstrição pulmonar. Alguns estudos descreveram espessamento da musculatura vascular pulmonar em RN com suspeita de aspiração de mecônio intraútero, com resultantes alterações estruturais pulmonares[5,8].

Hérnia diafragmática congênita

Diminuição da vasculatura pulmonar, hipertensão pulmonar grave e hipoplasia pulmonar são características da hipertensão pulmonar observada nos RN com hérnia diafragmática congênita. Nessa situação, além da disfunção endotelial, há intensa proliferação das células endoteliais das artérias pulmonares[7].

Hipertensão pulmonar e displasia broncopulmonar (hipertensão pulmonar em doenças que ocorrem durante o desenvolvimento pulmonar)

Hipertensão pulmonar é comum entre RN prematuros com displasia broncopulmonar (DBP). Sua presença é associada com elevada mortalidade (30-40%), especialmente se permanecer durante os primeiros meses de vida[10].

O crescimento pulmonar normal é dependente da sinalização que ocorre entre o epitélio pulmonar, fatores humorais do parênquima, endotélio e a vasculatura pulmonar[9]. A ruptura desse equilíbrio, bem como do endotélio vascular nessa fase, que se caracteriza por uma janela crítica do crescimento capilar e alveolar, tem sido implicada na fisiopatologia da hipertensão pulmonar associada à DBP[8]. Durante a formação do septo alveolar, na fase de alveolização, os capilares pulmonares imaturos são duplos e, nesse momento, fundem-se para formar uma única membrana capilar[11]. A ruptura desse mecanismo tem implicações em curto e longo prazos sobre a fisiologia vascular pulmonar. Também, nesse sentido, o fator de crescimento do endotélio vascular (VEGF) tem um papel fundamental no desenvolvimento e na função endotelial. A inibição do VGEF durante o período fetal produz interrupção da alveolização, bem como do desenvolvimento vascular[12].

As células endoteliais são extremamente suscetíveis às agressões oxidantes, como estresse perinatal, hiperoxia pós-natal, inflamação e ventilação mecânica. Ocorre uma redução da angiogênese, com consequente redução da área da superfície vascular pulmonar, com elevação da resistência vascular pulmonar. Vários estudos experimentais, utilizando inibidores da angiogênese, observaram que a mesma é necessária para a alveolização durante o desenvolvimento pulmonar, e uma ruptura do crescimento vascular pulmonar interrompe a alveolização. A doença vascular pulmonar na DBP tem características resultantes de alterações durante o desenvolvimento pulmonar, como alteração na angiogênese, *shunt* em vasos intrapulmonares e redução da alveolização, produzindo uma elevação do tônus vascular pulmonar e uma reatividade anormal desses vasos. Concomitantemente, ocorrem alterações estruturais pulmonares, como alterações das paredes dos vasos e redução do número das artérias pulmonares. Estudos também sugerem que essas alterações estejam associadas com alterações no fator de crescimento do endotélio vascular (VEGF).

É importante também lembrar que eventos fetais podem interferir na angiogênese, com alterações estruturais das vias aéreas e vasculares pulmonares, aumentando a suscetibilidade ao desenvolvimento de formas tardias de hipertensão pulmonar. Por exemplo, a hipóxia fetal aumenta a suscetibilidade a desenvolver hipertensão pulmonar tardia após exposição à hiperoxia[7].

Trissomia do 21

Além da HP, devido a malformações cardíacas, é descrita uma estrutura pulmonar anormal, caracterizada por diminuição da alveolização e da vasculatura pulmonar, com persistência da rede capilar dupla. Esses fatores sugerem que a função pulmonar nas crianças com trissomia do 21 é limitada, com redução da superfície de troca gasosa e aumento de risco para o desenvolvimento de HP.

Diagnóstico

Quadro clínico da SHPPRN

Suspeita-se de SHPPRN quando o recém-nascido de termo ou pré-termo tardio apresenta insuficiência respiratória, com taquidispneia, cianose e gemência, com labilidade da oxigenação. Normalmente, uma hipoxemia desproporcional à gravidade da doença parenquimatosa sugere o diagnóstico. Como muitas vezes ocorre concomitantemente com outras doenças pulmonares, tais como taquipneia transitória do RN, síndrome de aspiração de mecônio, pneumonias, sepse e hérnia diafragmática congênita, necessita-se a realização de exame ecocardiográfico para confirmação.

Exames

Radiografia de tórax

Pode ser normal, sem alterações do parênquima pulmonar. Pode ser secundária a várias patologias pulmonares, conforme descrito anteriormente, e nessas situações observa-se comprometimento do parênquima pulmonar.

Gases arteriais

Alguns autores sugerem a utilização do teste de hiperóxia ou teste com oxigênio suplementar. Nesse teste, se durante a administração de oxigênio, houver uma elevação de 20 mmHg na PaO_2 ou em 10% na saturação de O_2, poder-se-ia suspeitar de SHPP e descartar cardiopatia congênita[8]. No entanto, com insuficiência respiratória grave e doenças parenquimatosas com *shunts* intrapulmonares, poder-se-ia não obter esses resultados, mesmo em se tratando de HPP secundária a doenças parenquimatosas.

Utilizando-se oxímetro de pulso, simultaneamente em membro superior direito (pré-ductal) e membro inferior esquerdo (pós-ductal), obtendo-se uma diferença de saturação > 5-10%, poder-se-ia suspeitar de HPP. A ausência dessa diferença não exclui esse diagnóstico, pois o RN com canal arterial fechado e um *shunt* no forame oval pode não apresentar essa diferença. Por outro lado, uma menor saturação pós-ductal também pode ser observada em malformações cardíacas.

Ecocardiograma

A realização de um ecocardiograma é necessária para o diagnóstico preciso de hipertensão pulmonar do RN, como também para descartar uma cardiopatia congênita e para auxiliar no manejo terapêutico[5,8].

Ao ecocardiograma, podem-se observar *shunts* D-E ou bidirecionais através do canal arterial e/ou do forame oval, presença de regurgitação de válvula tricúspide e elevada pressão sistólica de ventrículo direito (VD) e de artéria pulmonar, por meio da medida da velocidade ao Doppler[5,8,13].

Presença de *shunt* D-E no nível do forame oval (FO) e/ou do canal arterial (CA) sugere uma predominância de *shunt* extrapulmonar, portanto o uso de vasodilatadores pulmonares está indicado. Já um *shunt* D-E no CA e um E-D em FO sugerem uma disfunção VE, comumente vista em sepse e asfixia perinatal[5]. Estudos têm associado a presença de disfunção de VE com pior evolução[14].

Novos parâmetros ecocardiográficos estão sendo utilizados para avaliar hipertensão pulmonar na ausência de regurgitação tricúspide, bem como predizer evolução e mortalidade[15].

Outros exames

Alguns autores têm sugerido a utilização do peptídeo antinatriurético atrial tipo B para o auxílio no diagnóstico da SHPPRN, mas sua interpretação necessita ser mais bem elucidada[5].

Manejo

Geral

Devemos manter o RN aquecido, para conservar a temperatura em zona térmica neutra, e hidratado; e corrigir alterações metabólicas como hipoglicemia, hipocalcemia, acidose e policitemia. É extremamente recomendável evitar a acidose, pois estudos demonstraram exacerbação da vasoconstrição pulmonar com pH < 7,25.

Manipulação mínima, sedação e analgesia são também recomendadas[5].

Devido aos *shunts*, qualquer estímulo doloroso e táctil pode produzir hipoxemia, além do fato de que, com a sedação e a analgesia, reduz-se o consumo de oxigênio. No entanto, essas medicações podem causar hipotensão. Paralisia muscular deve ser evitada[5,8].

No manejo da HPPRN moderada e grave, deve-se lembrar de que os pulmões e o coração estão interconectados e são interdependentes[8]. Para a reversão dos *shunts* extrapulmonares D-E necessita-se reduzir a pressão arterial pulmonar e manter a pressão arterial sistêmica em níveis normais para a idade gestacional[5,8]. Administração de volume, dopamina, dobutamina e epinefrina pode ser utilizada. No entanto, a dopamina e epinefrina não são vasoconstritoras sistêmicas seletivas e podem produzir vasoconstrição pulmonar em doses elevadas[5,8].

Estudo analisando biomarcadores em RN com IG > 34 semanas, com SHPP, entre um grupo de RN que morreram e/ou necessitaram de ECMO com o grupo que sobreviveu e não necessitou de ECMO, observou que os RN com SNAPPE II < 40 não necessitaram de ECMO, como também não houve mortalidade nesse grupo, independentemente da função do VE. Por outro lado, os que tinham SNAPPE II ≥ 40 e reposição hídrica, com volumes > 100 mL/kg em bolos, tiveram maior mortalidade. Os autores sugerem que entre os RN com SHPP e SNAPPE II ≥ 40, a reposição hídrica seja mais conservadora[14].

O objetivo da estratégia ventilatória é recrutar alvéolos atelectásicos para melhorar a ventilação/perfusão e, consequentemente, a oxigenação. Por outro lado, é importante evitar a hiperinsuflação, que também pode aumentar a resistência vascular pulmonar. Kinsella *et al.* descreveram que a ventilação de alta frequência oscilatória melhora a resposta ao óxido nítrico em RN com SHPP secundária a doenças parenquimatosas, como síndrome de aspiração de mecônio[16].

Surfactante

Deve ser considerado em RN com SHPP com doença parenquimatosa, como síndrome de aspiração de mecônio e pneumonia[9].

Óxido nítrico

O óxido nítrico (NO) é um vasodilatador pulmonar seletivo, produzido endogenamente, que estimula a atividade da guanilato ciclase, aumentando os níveis do GMP cíclico, o qual media a vasodilatação pulmonar.

O NO, ao ser inalado, atinge o espaço alveolar e difunde-se para a musculatura lisa vascular da artéria pulmonar, produzindo vasodilatação por aumentar os níveis de GMP cíclico intracelulares na musculatura lisa. O aumento nos níveis de GMP cíclico na musculatura lisa vascular reduz a entrada de Ca++ na mesma, produzindo um relaxamento da musculatura lisa vascular pulmonar. Após difundir-se para o lúmen arterial pulmonar, o NO liga-se à hemoglobina e é inativado, limitando o seu efeito na circulação pulmonar. Também se distribui preferencialmente para as áreas pulmonares ventiladas, resultando em melhora da perfusão dessas áreas e otimizando a relação ventilação/perfusão.

Estudos clínicos randomizados, avaliando a eficácia do uso de NO em RN termo ou PT > 34 semanas, com insuficiência respiratória devido à SHPP, têm observado uma melhora da oxigenação nesses pacientes. Uma metanálise, que incluiu sete ensaios clínicos randomizados, analisando o uso de NO em RNT ou PT > 34 semanas, com SHPP, relatou uma redução da necessidade de ECMO e/ou da mortalidade nesses RN com o uso do NO. Também observou uma melhora da oxigenação após 30-60 minutos da introdução do NO. No entanto, não observou redução da mortalidade. Concluiu que o uso do NO é recomendado nessa população[17]. Também foi realizada uma metanálise avaliando o uso de NO em RNPT < 34 semanas, com insuficiência respiratória grave, não se observando melhora da evolução clínica nem da mortalidade[18].

Tem sido recomendado o uso de NO em RNT ou PT > 34 semanas, com SHPP, com índice de oxigenação > 15-20 e sinais ecocardiográficos de hipertensão pulmonar[17-19]. Atualmente, a dose recomendada inicial é de 20 ppm. Se houver uma resposta com aumento da oxigenação, inicialmente reduz-se gradativamente a FiO_2 até 0,6. Após manutenção de níveis de oxigenação adequados, com FiO_2 = 0,6, inicia-se a redução do NO, numa velocidade de 5 ppm a cada quatro horas. Quando se chega a uma administração de 5 ppm de NO, reduz-se 1 ppm a cada quatro horas, até a dose de 1 ppm. Doses maiores que 20 ppm não estão associadas a melhores resultados e estão associadas com efeitos adversos, como meta-hemoglobinemia. É importante ressaltar que 40% dos RN com SHPP não respondem ao NO, devido a diferentes causas. Nesses RN, devemos analisar se estamos realmente recrutando áreas pulmonares que estão atelectasiadas, e reavaliar a ventilação mecânica, utilizando técnicas para melhorar o recrutamento alveolar ou associar ventilação de alta frequência. Deve-se ressaltar que o NO não atinge adequadamente áreas atelectasiadas[5,8,9,15,19]. Outro fator que pode interferir na resposta ao NO é o tratamento prévio com elevadas concentrações de O_2 associado ao estresse oxidativo.

Inibidores da fosfodiesterase

As fosfodiesterases são um grupo de enzimas que hidrolizam o GMP cíclico e o AMP cíclico.

A fosfodiesterase 5 está presente no pulmão, sendo o mais importante mediador do relaxamento muscular vascular pulmonar mediado pelo óxido nítrico.

Sildenafil é um inibidor da fosfodiesterase 5, com consequente aumento nas concentrações do GMP cíclico, produzindo vasodilatação pulmonar. Em uma metanálise realizada utilizando dois estudos em centros que não tinham acesso à utilização de óxido nítrico, o uso enteral de sildenafil mostrou melhora significante da oxigenação, sem efeitos adversos[9,19-22].

Também um estudo de série de 36 casos, em RN com SHPP, utilizando sildenafil contínuo endovenoso, observou uma melhora na oxigenação após quatro horas de infusão[23]. O uso de sildenafil na ausência de NO tem se mostrado útil, no entanto são necessários mais estudos para recomendar sua utilização.

Milrinone

O milrinone é um inibidor da fosfodiesterase 3. É um agente inotrópico que causa também redução da pós-carga. Existem poucos estudos na literatura analisando o uso de milrinone e hipertensão pulmonar, mas eles mostram uma melhora da oxigenação quando associado ao NO. É importante ressaltar que são séries de casos, portanto são necessários ensaios clínicos randomizados para elucidar o seu uso nessa síndrome[5,8,9,19,24,25].

Bloqueadores de endotelina

O bosentan é um antagonista não específico dos receptores A e B da endotelina, e poderia ter um papel no manejo da HPPRN. São necessários ensaios clínicos randomizados para elucidar o seu uso nessa síndrome[10].

A síndrome de hipertensão pulmonar persistente do RN é multifatorial, tendo-se que fatores de risco que levam a uma falência na adaptação da circulação vascular pulmonar ao nascimento, como cesárea, síndrome de aspiração de mecônio, fumo e uso de drogas maternas, podem ser evitados. Também são necessárias pesquisas sobre o papel das doenças relacionadas ao desenvolvimento pulmonar, como a DBP e o aumento da frequência da SHP nessa doença. Novas ferramentas para diagnóstico estão sendo desenvolvidas, bem como o aperfeiçoamento de sua abordagem.

SÍNDROME DE ASPIRAÇÃO DE MECÔNIO

Introdução

Apesar da incidência da síndrome de aspiração de mecônio estar diminuindo, provavelmente devido ao melhor acompanhamento e monitorização fetal durante a assistência pré-natal, o seu impacto sobre a evolução neonatal mantém-se importante.

Aproximadamente em 3-14% dos nascimentos, observa-se líquido amniótico meconial, tendo-se que, desses RN, 1,5-5% desenvolvem síndrome de aspiração de mecônio (SAM)[26]. Um aspecto relevante é que a síndrome de aspiração meconial (SAM) é associada a uma mortalidade de 4%, contribuindo para 2% dos óbitos perinatais.

Definição

A síndrome de aspiração de mecônio (SAM) ocorre quando, após a passagem do mecônio para o líquido amniótico, este espalha-se para os pulmões. A SAM tem sido definida por critérios clínicos: insuficiência respiratória caracterizada por taquipneia; tiragem intercostal; retrações esternais e diafragmática; gemência em um recém-nascido (RN) com história de líquido amniótico meconial ao nascimento; necessidade de oxigenoterapia para manter saturação adequada de oxigênio (≥ 92%) desde as primeiras duas horas de vida e com duração de pelo menos até 12 horas de vida; e ausência de malformações congênitas das vias aéreas, pulmões ou coração[27].

Alguns autores têm proposto um critério para avaliar a gravidade da SAM: a) leve – necessidade de fração inspirada de oxigênio (FiO_2) < 40% por menos que 48 horas de vida; b) moderada – necessidade de fração inspirada de oxigênio (FiO_2) > 40% por mais de 48 horas, sem síndrome de extravazamento de ar associada; e c) grave – necessidade de ventilação mecânica > 48 horas e frequentemente associada com síndrome de hipertensão pulmonar[28].

O mecônio é constituído por vários componentes originários principalmente do trato digestivo, como saliva, suco gástrico e pancreático, muco, bile, ácidos biliares, debris, lanugem, sangue e vérnix fetal. Normalmente, o mecônio é estéril, sendo inoculado por bactérias após o parto.

Raramente, observa-se líquido amniótico meconial entre 20-32 semanas de gestação. Acredita-se que, com o amadurecimento do trato gastrintestinal, ocorre um aumento dos níveis de motilina e da inervação colinérgica colônica, podendo-se assim explicar a maior incidência de líquido amniótico meconial entre os recém-nascidos de termo e pós-termo[26].

A passagem de mecônio pode ocorrer secundária a um estresse intraútero, com resultante hipoxia e acidose fetal, produzindo relaxamento do esfíncter anal.

Devido aos fatores explicados anteriormente, essa passagem do mecônio ocorre mais frequentemente em RN a termo e pós-termo, do que nos prematuros[29]. A baixa incidência de líquido amniótico meconial nos RN pré-termos, provavelmente é devido a baixos níveis de motilina, imaturidade do TGI, com menor peristalse e pequena quantidade de mecônio no TGI[26].

Fatores de risco associados ao estresse fetal, como hipóxia, gestante fumante ou drogadicta, restrição de crescimento intrauterino, pré-eclâmpsia e corioamnionite, hipertensão arterial e diabetes *mellitus* materno, aumentam as concentrações de cortisol e fator liberador de corticotropina fetais, os quais aumentam as concentrações de motilina e a inervação colinérgica colônica, predispondo a passagem do mecônio do TGI para o líquido amniótico[26,29].

A SAM é multifatorial, com vários processos fisiopatológicos concomitantes, como obstrução mecânica das vias aéreas, inativação do surfactante, processo inflamatório pulmonar e hipertensão pulmonar persistente, conforme descrito no item anterior.

A presença de mecônio nas vias aéreas e no pulmão pode causar obstrução parcial ou completa das vias aéreas, produzindo então áreas de atelectasias, nas quais as vias aéreas estão totalmente preenchidas pelo mecônio, e áreas de hiperexpansão regional, nas quais o mecônio preenche parcialmente as vias aéreas de condução, permitindo que uma quantidade de ar entre nos alvéolos, mas dificultando sua saída, produzindo assim um mecanismo de válvula, além de um desequilíbrio nas trocas gasosas e na relação ventilação-perfusão[3].

A presença de mecônio no parênquima pulmonar dificulta a troca gasosa, com consequente hipoxemia.

O mecônio é um potente ativador da cascata inflamatória[30]. Várias evidências sugerem que os diferentes componentes químicos do mecônio podem ser tóxicos e induzir processo inflamatório e apoptose. Também se observa uma pneumonite química, com presença de infiltrado inflamatório.

Vários estudos experimentais, utilizando modelos animais de SAM, descrevem a presença de um infiltrado inflamatório, apoptose, aumento da reatividade das vias aéreas e da produção de prostaglandinas e tromboxane. No entanto, necessita-se ainda elucidar o mecanismo que inicia a cascata inflamatória[30-32].

Os pesquisadores sugerem que substâncias pró -inflamatórias presentes no mecônio podem induzir diretamente inflamação pulmonar, ou indiretamente através da interleucina (IL-8)[32]. Acredita-se também que a hipóxia devido à aspiração meconial e a própria oxigenoterapia intensifiquem o processo inflamatório. Também se observou a ativação do sistema complemento durante esse quadro, sendo ele responsável por importantes respostas inflamatórias, bem como através da ativação do sistema oxidativo[30]. Acredita-se que o processo inflamatório seja a causa da pneumonite observada na SAM[29].

Alguns estudos têm demonstrado que o mecônio intensifica o crescimento bacteriano *in vitro*, com aumento de risco de infecção intra-amniótica na presença de líquido amniótico meconial. Também tem sido descrita inibição da atividade fagocítica pelos macrófagos alveolares, tornando os RN com síndrome de aspiração de mecônio mais suscetíveis à infecção. No entanto, um estudo de coorte, analisando a evolução de RN a termo, internados em unidade de terapia intensiva neonatal, com síndrome de aspiração de mecônio, não observou incidência elevada de sepse nesses RN, observando hemocultura positiva em apenas 2,5% deles[33]).

O mecônio depositado nos alvéolos causa também a inativação do surfactante, por inibir as suas propriedades de redução da tensão superficial, levando a uma insuficiência respiratória por deficiência secundária de surfactante[29]. Portanto, o RNT, mesmo com quantidades adequadas de surfactante, pode desenvolver insuficiência respiratória na SAM, agravada por uma deficiência de surfactante devido à inativação do mesmo pelo mecônio presente nas vias aéreas[29].

A SAM grave pode ser complicada também por SHPP, causada, em parte, pela hipoxemia e pela acidose e, em parte, pela liberação dos mediadores vasoativos, da cascata inflamatória, como prostaglandinas, leucotrienos e tromboxane[3,29].

Diagnóstico

Deve-se suspeitar de SAM na presença de insuficiência respiratória, em RN com líquido amniótico meconial ou mecônio espesso em vias aéreas, que necessite de oxigênio desde as duas primeiras horas de vida e por pelo menos 12 horas.

O diagnóstico, além de clínico, é confirmado por imagem radiológica, podendo observar-se desde infiltrado difuso e assimétrico em todo o pulmão, na presença de pneumonite química, como imagens grosseiras de condensação difusas em todo o parênquima pulmonar. Devemos estar atentos por imagens de pneumomediastino e pneumotórax, bem como de enfisema intersticial, que podem ocorrer na SAM[29].

É importante a realização também de ecocardiograma, para avaliar a associação com hipertensão pulmonar persistente.

Manejo Clínico

a) Na sala de parto, na presença de líquido amniótico meconial e/ou mecônio espesso, são recomendados:

a.1) Monitorização intraparto de todas as mães de alto risco e o seu feto;

a.2) Comunicação dos fatores de risco, monitorização para a equipe que atenderá o RN na sala de parto;

a.3) **Não** aspirar orofaringe ou nasofaringe do RN, no momento do parto, no períneo;

a.4) Após o nascimento do RN, avaliar se ele está deprimido por meio da FC, esforço respiratório e tônus;

a.5) No RN vigoroso, aspirar boca e nariz;

a.6) Todo RN deprimido com líquido amniótico meconial, independentemente da consistência do mecônio, deve ser intubado e realizada aspiração traqueal, aspirando-se diretamente a cânula traqueal. Se houver mecônio em traqueia, é necessário reavaliar a necessidade de aspiração traqueal por mais de uma vez. A aspiração traqueal não pode demorar mais do que cinco segundos após a intubação;

a.7) Colocar oxímetro de pulso, de acordo com as normas da reanimação neonatal;

a.8) Se o RN estiver bradicárdico ou não atingiu a saturação recomendada, deve-se iniciar a ventilação com pressão positiva e seguir as orientações da reanimação neonatal[26,27,29].

b) Na unidade neonatal:

A maioria dos RN com líquido amniótico meconial nasce bem e pode permanecer com os pais no alojamento conjunto. Mas os sintomas respiratórios podem demorar algumas horas para se iniciar, sendo necessária monitorização nas primeiras horas de vida[23,29].

Em RN com SAM, na unidade neonatal, inicialmente tem-se como objetivos a manutenção das condições gerais, como manutenção da temperatura corpórea na zona térmica neutra, hidratação, glicemia adequada e equilíbrio acidobásico, corrigindo-se a acidose e tratando-se a insuficiência respiratória.

É necessária a monitorização de frequência cardíaca, oximetria de pulso e pressão arterial sistêmica.

b.1) Ventilação mecânica

Por meio de quadro clínico, gasometria e monitorização, avalia-se a necessidade da ventilação mecânica e os ajustes nos parâmetros ventilatórios. Deve-se enfatizar que, na SAM, observa-se uma redução na complacência pulmonar, um aumento na resistência das vias aéreas, com resultante aumento na constante de tempo e um aumento na capacidade residual funcional.

Estudo experimental, com modelo de aspiração meconial, não observou diferenças entre o uso de ventilação mecânica convencional ou de alta frequência oscilatória (VAF-O) nesses animais[30]. No entanto, Kinsella *et al.* observaram melhor oxigenação em RN com SAM associada à hipertensão pulmonar quando utilizaram VAF-O e NO[15].

b.2) Antibioticoterapia

Devido à descrição de alguns estudos sobre a possibilidade de aumento de risco de infecção em RN com SAM, discute-se a introdução de antibioticoterapia profilática. Goel *et al.* realizaram ensaio clínico randomizado, em RN com SAM, analisando o uso de antibioticoterapia profilática. Não observaram diferença na incidência de sepse precoce (10,8% sem antibioticoterapia e 8,2% com antibioticoterapia) e tardia, gravidade da insuficiência respiratória, e necessidade e duração de ventilação mecânica. Os autores concluíram que não há benefícios na administração de rotina de antibioticoterapia profilática em RN com líquido amniótico meconial, especialmente assintomático[34].

b.3) Surfactante

Devido à inativação do surfactante pelo mecônio, vários autores têm analisado o efeito da administração do surfactante na SAM. Nesse sentido, uma metanálise, compreendendo quatro ensaios clínicos randomizados, envolvendo 326 RN com SAM, observou uma diminuição da gravidade da insuficiência respiratória, com redução na necessidade de ECMO (oxigenação por membrana extracorpórea) nos RN com SAM que receberam surfactante (risco relativo = 0,64, com intervalo confiança - 0,46 - 0,91), embora não tenha observado efeito sobre a mortalidade[35]. Estudos recomendam a dose de 200 mg/kg endotraqueal de surfactante em RN com SAM, com insuficiência respiratória grave.

Alguns estudos têm analisado o efeito de realizar lavagem pulmonar com surfactante diluído com salina, com o objetivo de retirar o mecônio do pulmão, além da reposição do surfactante inativado. Esse procedimento teria como objetivo interromper a patogênese da doença causada pelo mecônio. Para analisar a eficácia desse procedimento, realizou-se uma metanálise em RN com SAM, com idade gestacional > 35 semanas, utilizando-se surfactante diluído. No entanto, foram incluídos apenas três estudos, e somente dois compararam RN que foram submetidos à lavagem com surfactante diluído e RN que receberam ventilação mecânica e cuidados gerais. Não se observou redução da mortalidade, duração da ventilação mecânica ou necessidade de ECMO. Observou-se uma redução da mortalidade ou necessidade de ECMO, quando avaliadas conjuntamente. São necessários mais estudos para recomendar esse procedimento, apesar de parecer beneficiar a evolução[36,37].

Outro aspecto importante em relação à reposição de surfactante na SAM é o desenvolvimento de novos surfactantes com características que os tornem resistentes à inativação pelo mecônio.

b.4) Óxido nítrico

O uso de óxido nítrico para tratamento de SAM está indicado na presença da síndrome de hipertensão pulmonar persistente. Nessa situação, tratá-la de acordo com orientações do item anterior deste capítulo.

b.5) Oxigenação por membrana extracorpórea (ECMO)

A indicação de oxigenação por membrana extracorpórea para RN com idade gestacional maior que 34 semanas, com insuficiência respiratória, tem como objetivo oferecer suporte cardiorrespiratório para facilitar a adaptação das alterações que ocorrem no período logo após o nascimento, até que os pulmões se recuperem da lesão causada pelo oxigênio, do barotrauma e das alterações ocasionadas pela aspiração de mecônio. No entanto, com o advento de novas terapias, como óxido nítrico, surfactante, novas modalidades ventilatórias e abordagem multiprofissional, as indicações para ECMO têm diminuído nos Estados Unidos[8].

Hemorragia Pulmonar no Período Neonatal

A hemorragia pulmonar (HP) é a descarga de fluido sanguinolento através da boca, nariz ou tubo endotraqueal, acompanhado de insuficiência respiratória rapidamente progressiva com hipoxemia, hipercapnia e acidose respiratória, com aumento das necessidades de suporte ventilatório, queda do hematócrito e imagens densas à radiografia dos pulmões[38] (Figura 29.2).

O sangramento é o resultado do extravasamento de eritrócitos dos capilares pulmonares para dentro dos alvéolos. É uma forma extrema de edema pulmonar hemorrágico, resultante do aumento da

QUADRO 29.1 ***Classificação da doença hipertensiva vascular pediátrica (Panamá).***

Categoria	Descrição
1	Doença hipertensiva vascular pulmonar pré-natal ou do desenvolvimento
2	Mal adaptação vascular pulmonar perinatal
3	Doença cardiovascular pediátrica
4	Displasia broncopulmonar
5	Doença hipertensiva vascular pulmonar pediátrica isolada
6	Doença hipertensiva vascular pulmonar pediátrica multifatorial em síndromes de malformações congênitas
7	Doença pulmonar pediátrica
8	Doença tromboembólica pediátrica
9	Exposição hipóxica-hipobárica pediátrica
10	Doença vascular pulmonar pediátrica associada a desordens de outros sistemas

Fonte: del Cerro *et al.*[6].

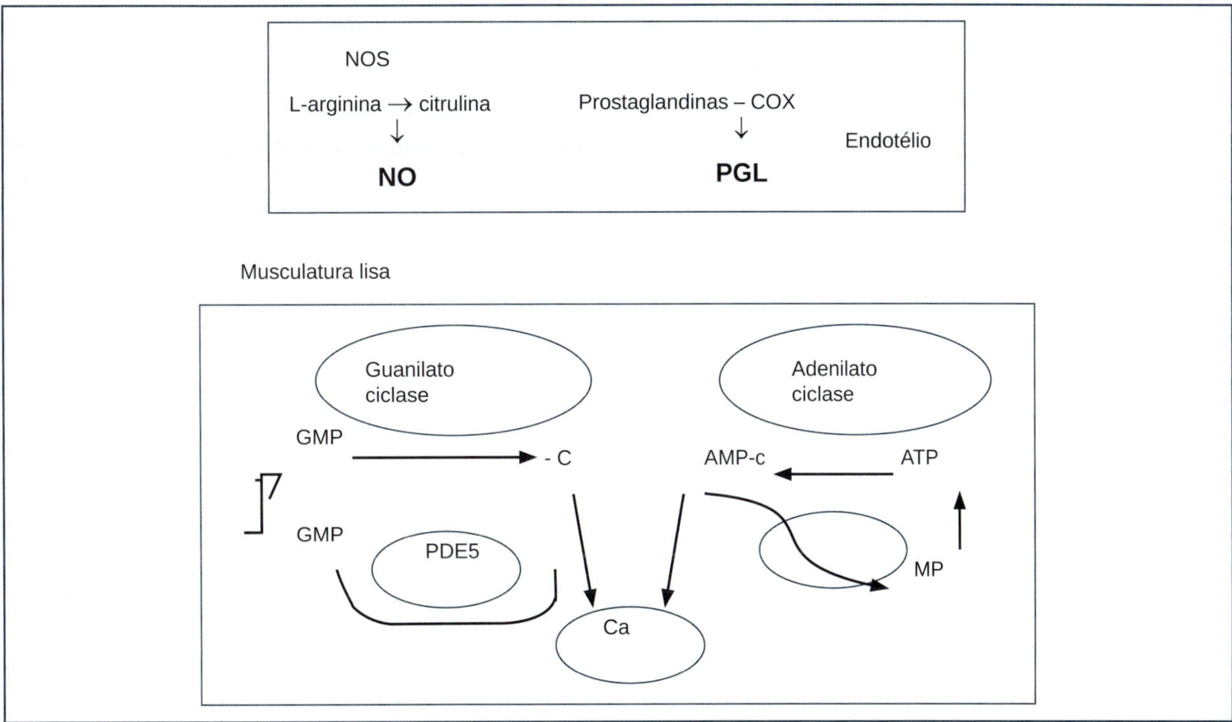

FIGURA 29.1 *Mecanismos NO, GMP-cíclico e AMP-cíclico na vasculatura pulmonar.*

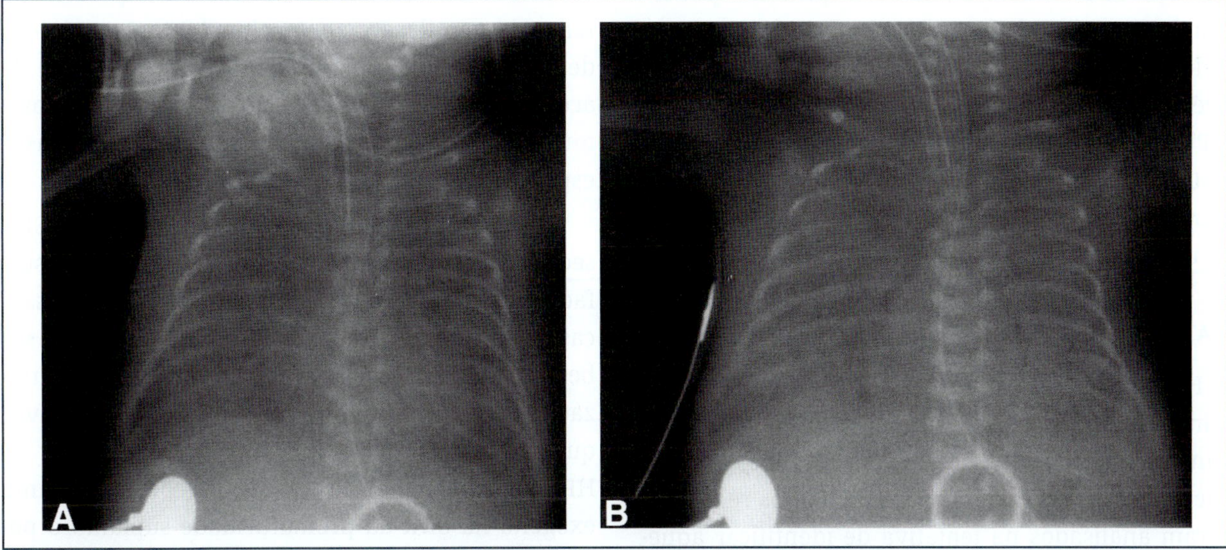

FIGURA 29.2 ***Radiografia antes e após HP. Radiografia de tórax de um recém-nascido prematuro (24 semanas de idade gestacional) com síndrome de desconforto respiratório grave. (A) antes da hemorragia pulmonar e (B) após a hemorragia pulmonar, mostrando aumento de opacidade por todos os campos pulmonares.***
Fonte: Papworth[38].

pressão hidrostática nos capilares pulmonares, secundária à falência do ventrículo esquerdo[39]), e da alta permeabilidade capilar.

A HP é um evento precoce na evolução clínica neonatal, ocorrendo entre 40 e 72 horas de vida[39-41]. Em geral, acomete recém-nascidos prematuros extremos que apresentaram intercorrências clínicas, como asfixia e síndrome do desconforto respiratório, que recebeu surfactante pulmonar; sepse; hipotermia; e choque[38,39]. Em recém-nascidos a termo ou pré-termo tardios, a ocorrência de HP é mais comum nas primeiras 12 horas de vida e está relacionada à asfixia perinatal, síndrome de aspiração meconial e choque[40]. Este capítulo ficará restrito à HP no recém-nascido prematuro.

A incidência de HP varia bastante entre os centros neonatais. Entre recém-nascidos de muito baixo peso (RNMB), incidências de 3% a 32% foram descritas, conforme o autor[38,42,43]. Em estudo nacional, Ferreira encontrou prevalência de 6,7 casos para 1.000 nascidos vivos, acometendo 8% de RNMBP e 11% de recém-nascidos de extremo baixo peso (RNEBP).

Vários estudos descreveram fatores de risco associados à ocorrência de HP, tanto antenatais como pós-natais.

Fatores Antenatais

Várias ocorrências antenatais podem modificar o risco para HP no recém-nascido. Intercorrências durante o pré-natal, como doença hipertensiva da gestação, mau passado obstétrico, restrição do crescimento fetal e descolamento da placenta podem aumentar o risco de HP no recém-nascido. Por outro lado, corioamnionite e uso de corticosteroide podem acelerar a maturação pulmonar e reduzir o risco de HP[38,39,43]. Berger considera o uso de corticosteroide antenatal como fator protetor da HP, por promover aumento da produção de surfactante pulmonar e mudanças estruturais nos vasos pulmonares fetais.

Fatores Pós-natais

A HP é um evento que ocorre durante a evolução clínica de recém- nascidos prematuros extremos durante a primeira semana de vida. Dessa forma, características dos pacientes e tratamentos recebidos foram analisados na tentativa de identificar aqueles que poderiam sinalizar maior risco e direcionar condutas pertinentes, com o objetivo de evitar a HP.

A Figura 29.3 mostra as relações de risco entre vários fatores de risco e a ocorrência de HP. Os autores desse estudo consideram a intubação e ventilação com pressão positiva na sala de parto e o uso de hemoderivados como fatores de risco muito importantes para o desenvolvimento de HP.

A ventilação mecânica é um fator de risco isolado muito importante. Em estudo de Bhandari, todos os bebês que apresentaram HP estavam ou estiveram em ventilação mecânica antes do episódio de sangramento.

Alguns autores associaram a gravidade clínica à HP. Assim, utilizaram o SNAPPE II, que é um índice clínico do risco de mortalidade neonatal, e descreveram maior risco de HP em pacientes com índice maior/igual a 24[40].

Outros autores relacionaram a HP ao uso de surfactante pulmonar, principalmente quando foram realizadas mais de uma dose[42,44]. A grande e rápida melhora na complacência pulmonar altera o *shunt* pelo canal arterial, que passa a ser esquerdo-direito. A persistência do canal arterial com *shunt* esquerdo-direito aumenta a pressão nos capilares pulmonares e propicia o edema hemorrágico[45].

Tratamento

O tratamento do paciente com HP consiste em medidas de suporte ventilatório e hemodinâmico necessárias. Recomenda-se aumento da pressão de vias aéreas, principalmente pressão expiratória, ou ventilação de alta frequência nos casos em que houver falha da ventilação convencional[41,46]. A reposição de hemácias e volume circulante deve ser feita de acordo com a apresentação clínica e exames laboratoriais, assim como fatores de coagulação em casos específicos.

Alguns pacientes desenvolvem quadro de SDR secundária após HP, devido à inativação do surfactante pela presença de sangue alveolar. Nesses casos, a reposição de surfactante exógeno pode ser benéfica. Embora possa parecer paradoxal, a utilização de surfactante no tratamento da HP, uma vez que também é considerado potencial causador da HP, o efeito benéfico da terapêutica com surfactante exógeno na SDR da prematuridade suplanta o potencial risco de HP[44].

A instilação intratraqueal de epinefrina (solução 1:10.000) foi utilizada associada ao aumento da pressão de vias aéreas[41,46], transfusão de hemoderivados e reposição de surfactante para casos de SDR secundária, com resultados positivo.

Prognóstico

Recém-nascidos prematuros extremos que apresentaram HP têm alta taxa de mortalidade, tanto no momento da hemorragia quanto nos dias subse-

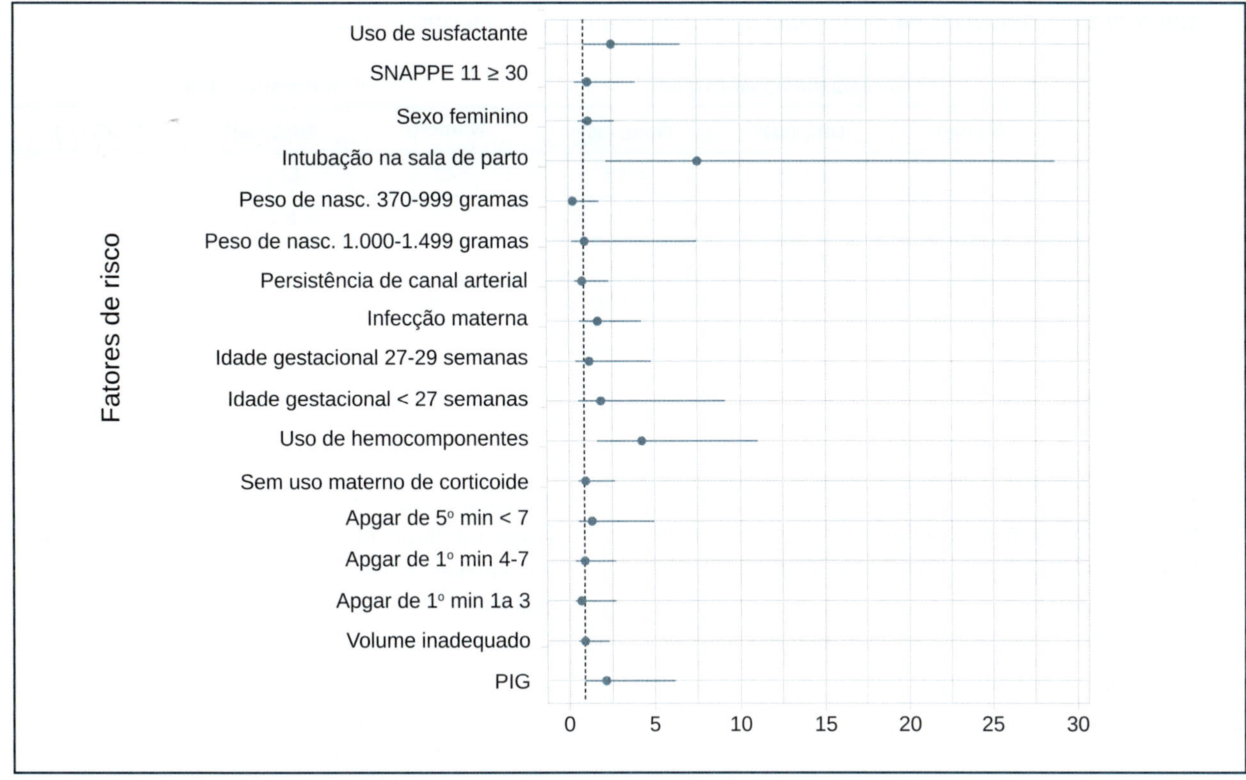

FIGURA 29.3 ***Odds ratio* e *fatores de risco para HP.***
Fonte: Ferreira *et al.*[43]

quentes. Dados da literatura apontam taxas de mortalidade de 47% a 90%[42].

Os pacientes que sofreram HP necessitam maior suporte ventilatório e estão sujeitos à hipoxia e acidose, fatores relacionados a pior prognóstico respiratório e do neurodesenvolvimento (Tabela 29.1).

Assim, a gravidade da HP e a resposta ao tratamento influenciam a taxa de mortalidade e a morbidade em curto e longo prazos (Tabela 29.2).

Embora a HP seja um evento pouco frequente nas unidades neonatais, a incidência tende a aumentar com o nascimento de bebês cada vez mais imaturos e menores, que necessitam de reanimação agressiva na sala de parto, ventilação invasiva e reposição de surfactante exógeno.

Cuidados no pré-natal para evitar o nascimento prematuro e monitoramento do crescimento e vitalidade fetais, além do uso de corticosteroide, podem otimizar os cuidados pós-natais ao recém-nascido e reduzir a ocorrência de evento tão catastrófico.

TABELA 29.1 ***Fatores associados com o prognóstico de hemorragia pulmonar 6 a em recém-nascidos.***

	OR bruto (95% IC)	OR ajustado (95% CI)
Tempo de ventilação mecânica ≥ 10 dias	25.7 (3.22 to 204.8)	33.1 (3.43 to 318.6)
Tempo de CPAP nasal ≥ 10 dias	2.44 (0.72 to 8.27)	3.35 (0.91 to 12.44)
Uso de oxigênio com 28 dias	2.35 (0.82 to 6.73)	1.87 (0.60 to 5.82)
Uso de oxigênio com 36 semanas	7.67 (2.06 to 28.48)	8.23 (1.89 to 35.9)
HPIV graus 3 e 4	3.57 (1.51 to 8.43)	2.48 (0.98 to 6.33)
Óbito	7.24 (2.22 to 15.73)	6.20 (2.74 to 14.04)
Tempo de internação (dias)* (média ± DP)	110.8 ± 82.6	78 ± 66.4

Siglas: HPIV = hemorragia perintraventricular; DP = desvio padrão; *p≤0,01.
Fonte: Ferreira *et al.*[43].

TABELA 29.2 *Gravidade da hemorragia pulmonar relacionada com DPC e óbito.*

	Hemorragia pulmonar (n = 84)			Controles (n = 159)		
	Número	DPC (%)*	Óbito (%)†	Número	DPC (%)*	Óbito (%)‡
Leve	23	6 (32)	4 (17)	43	12 (29)	1 (2)
Moderada	22	12 (63)	3 (14)	43	8 (22)	6 (14)
Grave	39	9 (64)	25 (64)	73	19 (33)	15 (20)
Todos	84	27 (62)	32 (38)	159	39 (28)	22 (14)

* DPC (Doença pulmonar crônica) é relatada como porcentagem de sobreviventes†
‡ Óbito é porcentagem de todos os pacientes.
Fonte: Pandit *et al.*[42].

REFERÊNCIAS

1. Robertson B. Idiophatice pulmonary hypertension in infancy and childhood. Acta Pathol Microbiol Scand A. 1971;79(3):217-27.
2. Gersony WM. Neonatal pulmonary hypertension: pathophysiology, classification and etiology. Clin Perinatol. 1984;11(3):517-24.
3. Parker TA, Kinsella JP. Respiratory Failure in the Term Newborn. In: Gleason CA, Devaskar SU. Avery's Diseases of the Newborn. 9th ed. Philadelphia: Ed. Elsevier Saunders. p. 647-57.
4. Abman SH, Baker C, Gien J, Mourani P, Galambos C. The Robyn Barst Memorial Lecture: Differences between the fetal, newborn and adult pulmonary circulations: relevance for age-specific therapies (2013 Grover Conferencies Series). Pulm Circ. 2014;4(3):424-40.
5. Nair J, Lakshminrusimha S. Update on SHHP: Mechanisms and treatment. Semin Perinatol. 2014;38:78-91.
6. del Cerro MJ, Abman S, Diaz G, Freudenthal H, Freudenthal F, Harikrishnan S, Haworth SG, et al. A consensus approach to the classification of pediatrica pulmonary hypertensive vascular disease: report from the PVRI Taskforce, Panama 2011. Pulm Circ. 2011;1(2):286-98.
7. Berger RM, Beghetti M, Humpl T, Raskob GB, Ivy DD, Jing Z-C, Bonnet D, Schultze-Neick I, Brast RJ. Clinical features of paediatric pulmonary hypertension: a registry study. Lancet. 2012;379:537-46.
8. Konduri GG, Kim UO. Advances in the diagnosis and management of Persistent Pulmonary Hypertension of the Newborn. Pediatr Clin North Am. 2009;56:579-600.
9. Steinhorn RH. Neonatal Pulmonary Hypertension. Pediatr Crit Care Med. 2010;11(2 Suppl):S79-84.
10. Cabral JEB, Belik J. Persistent pulmonary hypertension of the newborn: recent advances in pathophysiology and treatment. J Pediatr (Rio J.). 2013;89:226-42.
11. Dukarm RC, Morin FC 3rd, Russel JA, Steinhorn RH. Pulmonary and systemic effects of the phosphodiesterase inhibitor dipyridamole in newborn lambs with persistent pulmonary hypertension. Pediatr Res. 1998;44(6):831-7.
12. Storme L, Aubry E, Rakza T, et al. Pathophysiology of persistent pulmonary hypertension of the newborn: impact of the perinatal environment. Arch Cardiovasc Dis. 2013;106:169-77.
13. Khemani E, McElhinney DB, Rhein L, Andrade O, Lacro RV, Thomas KC, Mullen MP. Pulmonary artery hypertension in formerly premature infants with bronchopulmonary dysplasia: clinical features and outcomes in the surfactant era. Pediatrics. 2007;120(6):1260-9.
14. Mydam J, Zidan M, Choutai NS. A Comprehensive Study of Clinical Biomarkers, Use of Inotropic Medications and Fluid Resuscitation in Newborns with Persistent Pulmonary Hypertension. Pediatr Cardiol. 2015;36:233-9.
15. Aggarwal S, Natarajan G. Echocardiographic correlates of persistent pulmonary hypertension of the newborn. Early Hum Dev. 2015;91:285-9.
16. Kinsella JP, Truog WE, Walsh WF, et al. Randomized, multicenter trial of inhaled nitric oxide and high-frequency oscillatory ventilation in severe, persistent pulmonary hypertension of the newborn. J Pediatr. 1997;131:55-62.
17. Finer NN, Barrington KJ. Nitric oxide for respiratory failure in infants born at or near term. Cochrane Database Syst Rev. 2006;18(4):CD000399. doi: 10.1002/14651858.CD000399.pub2.
18. Barrington KJ, Finer NN. Nitric oxide for respiratory failure in preterm infants. Cochrane Database Syst Rev. 2010. doi: 10.1002/14651858.CD000509.pub4.
19. Porta N, Steinhorn RH. Pulmonary Vasodilatador Therapy in the NICU: Inhaled nitric oxide, sildenafil and other vasodilating agents. Clin Perinatol. 2012; 39:149-64.

20. Shah PS, Ohlsson A. Sildenafil for pulmonary hypertension in neonates. Cochrane Database System Rev. 2011 Aug;10(8):CD005494.
21. Baquero H, Soliz A, Neira F, Venegas ME, Sola A. Oral sildenafil in persistent pulmonary hypertension of the newborn. Pediatrics. 2006;117:1077-83.
22. Vargas-Origel A, Gómez-Rodriguez G, Aldana-Valenzuela C, Vela-Huerta MM, Alárcon-Santos SB, Amador -Licona N. The use of sildenafil in persistent pulmonary of the newborn. Am J Perinatol. 2010;27:225-30.
23. Steinhorn RH, Kinsella JP, Pierce C, Butrous G, Dilleen M, Oakes M, Wessel D. Intravenous sildenafil in the Treatment of Neonates with Persistent Pulmonary Hypertension. J Pediat. 2009;155:841-7.
24. James AT, Corcoran JD, Macnamara PJ, Franklin O, El -Khuffash AF. The effect of milrinone on right and left ventricular function when used as a rescue therapy for term infants with pulmonary hypertension. Cardiol Young. 2015;1-10. doi: 10.1014/S1047951114002698.
25. Bassler D, Kreutzer K, MacNamara P, Kirpalani H. Milrinone for Persistent Pulmonary Hypertension of the newborn. Cochrane Database Syst Rev. 2010;(11). doi: 10.1002/14651858.CD007802.pub2.
26. Bhat R, Vidyasagar D. Delivery room management of meconium-stained infant. Clin Perinatol. 2012; 817-31.
27. Vain NE, Szyld EG, Prudent LM, Wiswell TE, Aguilar AM, Vivas NI. Oropharingeal and nasopharingeal suctioning of meconium-stained neonates before delivery of their shoulders: multicentre, randomized controlled trial. Lancet. 2004;364:597-602.
28. Cleary GM, Wiswell TE. Meconium-stained amniotic fluid and the meconium aspiration syndrome: an update. Pediatr Clin North Am. 1998;45:511-29.
29. Walsh M, Fanaroff JM. Meconium Stained Fluid: An Approach to the mother and the baby. Clin Perinatol. 2007;34:653-65.
30. Lindenskov PHH, Castelheim A, Saugstad OD, Mollnes TE. Meconium Aspiration Syndrome: Possible Pathophysiological Mechanisms and Future Potential Therapies. Neonatology. 2015;107:225-30.
31. Lindenskov PH, Castelheim A, Aamodt G, Saugstad OD. Meconium induced IL-8 production and intratracheal albumin alleviated lung injury in newborn pigs. Pediatr Res. 2005;57:371-7.
32. Kytola J, Kaapa P, Uotila P. Meconium aspiration stimulates cycloxygenases-2 and nitric oxide synthase 2 expression in rat lungs. Pediatr Res. 2003;53:731-6.
33. Singh BS, Clark RH, Powers RJ, Spitzer AR. Meconium aspiration syndrome remains a significant problem in the NICU: outcomes and treatment patterns in term neonates admitted for intensive care during a ten year period. J Perinatol. 2009;29:497-503.
34. Goel A, Nangia S, Saili A, Garg A, Sharma S, Randhawa VS. Role of prophylatic antibiotics in neonates born through meconium-stained amniotic fluid (MSFA) – a randomized controlled trial. Eur J Pediatr. 2015;174:237-43.
35. EL Shahed AI, Dagarville PA, Ohlsson A, Soll R. Surfactant for meconium aspiration syndrome in term and preterm late. Cochrane Libr. 2014;issue 12.
36. Dagarville P. Innovation in Surfactant Therapy I: Lavage and surfactant administration by bolus using minimally invasive techniques. Neonatology. 2012;101:326-36.
37. Hans S, Choi HJ, Soll R, Dagarville P. Lung lavage for meconium aspiration syndrome in newborn infants. Cochrane Libr. 2013;issue 4.
38. Papworth S. Pulmonary haemorrhage. Curr Opin Pediatr. 2001;11:167-71.
39. Cole VA, Normand IC, Reynolds EO, Rivers RP. Pathogenesis of hemorrhagic pulmonary edema and massive pulmonary hemorrhage in the newborn. Pediatrics. 1973;51:175-87.
40. Berger TM, Allred EN, Van Marter LJ. Antecedents of clinically significant pulmonary hemorrhage among newborn infants. J Perinatol. 2000;2:295-300.
41. Bhandari V, Gagnon C, Rosenkrantz T, Hussain N. Pulmonary hemorrhage in neonates of early and late gestation. J Perinat Med. 1999;27:369-75.
42. Pandit PB, O'Brien K, Asztalos E, Colucci E, Dunn MS. Outcome following pulmonary haemorrhage in very low birthweight neonates treated with surfactant. Arch Dis Child Fetal Neonatal Ed. 1999;81:F40-4.
43. Ferreira CH, Carmona F, Martinez FE. Prevalence, risk factors and outcomes associated with pulmonary hemorrhage in newborns. J Pediatr (Rio J.). 2014;90:316-22.
44. Raju TN, Langenberg P. Pulmonary hemorrhage and exogenous surfactant therapy: a metaanalysis. J Pediatr. 1993;123:603-10.
45. Garland J, Buck R, Weinberg M. Pulmonary hemorrhage risk in infants with a clinically diagnosed patent ductus arteriosus: a retrospective cohort study. Pediatrics. 1994;94:719-23.
46. Yen TA, Wang CC, Hsieh WS, Chou HC, Chen CY, Tsao PN. Short-term Outcome of Pulmonary Hemorrhage in Very-Low-Birth-Weight Preterm Infants. Pediatr Neonatol. 2013;54:330,334.

30

Pneumonia Grave

Cristina Ryoka Miyao Yoshioka
Alfredo Elias Gilio
João Paulo Becker Lotufo

INTRODUÇÃO

Estima-se que em países desenvolvidos cerca de 3% a 18% de todas as admissões hospitalares, em crianças, sejam por pneumonia; e aproximadamente 17% a 44% das internações com diagnóstico de pneumonia sejam causadas por *Streptococcus pneumoniae*(1). Nos países em desenvolvimento, a pneumonia corresponde a aproximadamente 20% a 40% das internações(2).

Nessas regiões, as pneumonias são mais frequentes e mais graves do que nos países desenvolvidos, e são responsáveis por 1/5 das mortes em crianças menores de cinco anos de idade(3). Calcula-se que, nos países em desenvolvimento, por volta de cinco milhões de crianças abaixo dessa faixa etária morrem anualmente de pneumonia. Destas, um milhão são acometidas pelo *Streptococcus pneumoniae.*

O Brasil, segundo o Boletim da Organização Mundial da Saúde de 2008, está entre os quinze países de maior incidência de pneumonia, com 0,11 episódios/criança/ano em menores de cinco anos de idade, o que equivale a 1,8 milhão de casos/ano(4).

No Brasil, no período de 2000 a 2008, ocorreram 7.129.291 internações por pneumonias (CID-10, J12 e J18), 45% delas em menores de cinco anos, o que resultou em uma frequência média anual de 2.100 internações/100.000 habitantes.

As intervenções para reduzir a morbidade e mortalidade por pneumonia em países em desenvolvimento incluem a implantação dos programas de vacinação (*Haemophilus influenzae* tipo b, *Streptococcus pneumoniae e Influenzae*) e o uso adequado dos algoritmos para diagnóstico e tratamento dos casos de pneumonia. Muitos países ainda enfrentam desafios nessas estratégias, limitados pelos baixos recursos econômicos(5).

Principalmente, para auxiliar os países com altas taxas de morbimortalidade por pneumonia, tem-se tentado identificar alguns fatores preditores de pior prognóstico. Destacam-se: idade menor que 12 meses; prematuridade; comorbidades; desmame precoce; desnutrição; anemia; infecção intra-hospitalar; coinfecção viral; acidose metabólica; rebaixamento do nível de consciência; presença de gemência, cianose, palidez ou tiragem intercostal; e presença de fumante domiciliar(6).

Pela Organização Mundial de Saúde (World Health Organization – WHO), pneumonia grave é definida como o caso que apresente tosse ou dificuldade respiratória, associado a um ou mais dos seguintes critérios[7]:

a. Cianose central;
b. Inabilidade de aceitação por via oral;
c. Convulsão, letargia ou rebaixamento do nível de consciência;
d. Desconforto respiratório grave.

ETIOLOGIA

Os agentes etiológicos de pneumonia variam conforme a faixa etária, estado nutricional, doença de base e vários fatores ambientais, mas as duas bactérias predominantes são o *Streptococcus pneumoniae e Haemophilus influenzae* tipo b (Hib). Com a introdução das vacinas conjugadas para Hib e pneumococo, houve um declínio importante das pneumonias causadas por esses dois agentes (principalmente, o *Haemophilus*), mas o pneumococo ainda continua sendo o agente bacteriano predominante[8].

A prevalência de coinfecção viral é de aproximadamente 23-33%[1,9].

A partir de quatro a cinco anos de idade, o *Mycoplasma pneumoniae e Chlamydia pneumoniae* tornam-se agentes importantes. Segundo estudos recentes, são responsáveis por até um terço das pneumonias adquiridas na comunidade[10].

Os vírus são responsáveis por 30-67% das etiologias das pneumonias adquiridas na comunidade, sendo as principais a influenza A, vírus sincicial respiratório e parainfluenza tipo 1.

Pneumonia é a principal complicação das infecções pelo vírus da influenza, particularmente nas crianças de alto risco. Coinfecção entre vírus influenza e algumas bactérias, como *Staphylococcus aureus* e *Streptococcus pneumoniae*, podem resultar em casos muito graves e, às vezes, rapidamente fatais[1,11].

Nos lactentes menores de um ano de idade, 77% das pneumonias são de etiologia viral, comparados a 59% nos maiores de dois anos de idade. Alguns estudos nesta faixa etária chegam a 90% de etiologia viral, incluindo em importância também o metapneumovírus (hMPV)[1,12].

Etiologia em Situações Específicas

Pneumonia hospitalar é definida como aquela que ocorre após 48 horas de internação. Nos pacientes que estão submetidos à ventilação mecânica, a pneumonia que ocorre após 48 horas de ventilação mecânica é denominada "pneumonia associada à ventilação mecânica"[13].

As pneumonias hospitalares estão entre as infecções hospitalares mais frequentes e se associam com altas taxas de mortalidade e aumento dos custos hospitalares. No Brasil, em um estudo de prevalência de pneumonia hospitalar em hospital com 100 leitos ou mais, a pneumonia foi a infecção hospitalar mais prevalente, correspondendo a 28,9% de todas as infecções hospitalares. Dessas infecções, 50% ocorreram em pacientes que estavam submetidos à ventilação mecânica[14,15].

As taxas de pneumonias associadas à ventilação mecânica, notificadas ao National Nasocomial Infection Surveillance System (NNISS), do Center for Disease Control (CDC), dos Estados Unidos, no período de 1992 a 2001, mostram valores de 4,3 a 16,2/1.000 pacientes/dia. As menores taxas encontram-se nas Unidades de Terapia Intensiva Pediátrica (UTIP) e as maiores, nas Unidades de Trauma[16].

A etiologia das pneumonias hospitalares varia conforme o tempo de internação. Quando ocorre nos primeiros cinco dias da internação, predominam *Streptococcus pneumoniae, Haemophilus influenzae e Staphylococcus aureus,* com padrão de sensibilidade da comunidade. Nas pneumonias que ocorrem após cinco dias de internação, predominam os agentes da flora hospitalar, como *Pseudomonas aeruginosa, Sthaphylococcus aureus* resistentes, *Enterobacter sp, Klebisiella pneumoniae* e *Escherichia coli.* Outros agentes a serem considerados são: os vírus respiratórios, principalmente o vírus respiratório sincicial, e outras bactérias, como *Mycoplasma pneumoniae, Chlamydia pneumoniae* e *Legionella pneumophila.* Assim, a antibioticoterapia, nesses casos, deve levar em conta as características da flora local, os padrões de sensibilidade bacteriana e a presença de comorbidades, além dos potenciais efeitos adversos, presença de insuficiência renal e/ou hepática e os custos[17,18].

As etiologias a serem consideradas nas pneumonias em pacientes imunocomprometidos são: virais (citomegalovírus, varicela zoster, herpes simplex, herpesvírus tipo 6, adenovírus), fungos (*Pneumocystis jirovecii*, aspergilus, espécies de cândida, histoplasmose e blastomicose, *Cryptococcus neoformans*), bactérias (além dos agentes habituais, incluem pseudômonas, *Mycobaterium tuberculosis* e micobacterioses atípicas, *Legionella pneumophila*, espécies de *Capnocytophaga*), parasitas (toxoplasma *gondii* e *Cryptosporidium parvum*)[19].

Quadro Clínico

A gravidade da pneumonia e suas complicações podem estar relacionadas com a virulência do agente etiológico, o número de microrganismos que causam a infecção ou a integridade do sistema imunológico do hospedeiro. A detecção precoce dos casos graves de pneumonia à internação é essencial para reduzir a mortalidade.

A indicação de internação por pneumonia varia conforme a idade, associação com comorbidades e fatores clínicos, incluindo a gravidade da doença. As principais indicações são:

1. Lactentes menores de três a seis meses (exceto quando se suspeita de etiologia viral ou *Chlamydia trachomatis* e a criança está relativamente assintomática e não toxêmica);
2. Criança de qualquer idade, na qual existe a incapacidade de a família tratar no domicílio;
3. Hipoxemia com saturação < 90% em ar ambicntc;
4. Desidratação ou incapacidade de manter hidratação por via oral;
5. Toxemia ou quadro séptico;
6. Falha na terapêutica ambulatorial;
7. Comorbidades associadas (por exemplo, pneumopatia, cardiopatia, neuropatias, imunodeficiências);
8. Pneumonia complicada (derrame pleural, pneumonia necrosante, abscessos, pneumatocele, pneumotórax).

A decisão de tratar uma criança com pneumonia em Unidade de Terapia Intensiva (UTI) deve ser individualizada e baseada nos dados clínicos e laboratoriais e nos achados radiológicos. Geralmente, a internação em UTI está indicada nas seguintes situações[20]:

1. Necessidade de suporte ventilatório;
2. Sinais de insuficiência respiratória iminente (letargia, aumento do desconforto respiratório e/ou exaustão, com ou sem hipercapnia);
3. Apneia recorrente ou respiração lenta e irregular;
4. Comprometimento cardiovascular, com taquicardia e/ou hipotensão progressiva que requer ou é refratária à fluidoterapia;
5. Crianças com dois ou mais dos seguintes parâmetros:
   - FR > 70/min em < 12 meses ou > 50/min em > 12 meses;
   - Apneia;
   - Aumento do trabalho respiratório progressivo (retração, dispneia, batimento de asa de nariz, gemência);
   - Relação $PaO_2/FiO_2 < 250$;
   - Acometimento de múltiplos lobos;
   - Alteração do nível de consciência;
   - Hipotensão;
   - Efusão pleural;
   - Associação com comorbidades (por exemplo, anemia falciforme, imunodeficiências, imunossupressão);
   - Acidose metabólica.

A seguir abordaremos as principais complicações das pneumonias.

DERRAME PLEURAL

Derrame pleural é o acúmulo anormal de líquido entre os folhetos pleurais: parietal e visceral. Nas crianças, a maioria dos derrames pleurais é de origem infecciosa e está associado à pneumonia bacteriana. Por essa razão, são denominados "derrames pleurais parapneumônicos". Ocorrem com mais frequência em crianças menores de dois anos de idade e há um discreto predomínio no sexo masculino. Em estudos prospectivos, tem-se observado um aumento da incidência de efusão pleural ao longo dos últimos anos. As taxas variam de 2% a 12% dos casos internados[21,22].

Empiema corresponde à presença de pus no espaço pleural e traduz o espectro evolutivo final de um derrame parapneumônico complicado. O desenvolvimento de empiema pleural é determinado pelo balanço entre a resistência do hospedeiro, virulência do agente e tempo do início da doença e do tratamento[23].

Agentes Etiológicos

O agente etiológico mais comum das pneumonias com derrame pleural, em todas as faixas etárias, exceto no período neonatal, é o *Streptococcus pneumoniae.* No Brasil, assim como em vários outros países que utilizam rotineiramente a vacina conjugada para *Haemophilus influenzae* tipo b, esse agente etiológico teve a sua importância muito reduzida nos últimos anos. O *Staphylococcus aureus* deve ser lembrado, especialmente nas crianças menores de um ano de idade. Nas crianças maiores de cinco anos de idade, o *Mycoplasma pneumoniae* é um agente que pode ser responsável pela pneumonia com derrame. Alguns estudos relatam a *Mycoplasma pneumoniae* como segundo agente mais frequente nessa faixa etária.

Fisiopatologia

Nos processos parapneumônicos, o exsudato pleural pode apresentar três fases distintas de evolução[24,25].

Primeiro estágio (exsudativo): as células mesoteliais iniciam resposta inflamatória, com recrutamento celular e produção de moduladores. Há injúria vascular e aumento de permeabilidade capilar. O líquido extravascular se acumula quando a capacidade absortiva da pleura, pelo seu débito linfático, for superada. Nessa fase, o líquido acumulado tende a ser fluido e estéril. É caracterizado pela baixa contagem de leucócitos, lactato desidrogenase (DHL) 1.000 UI, e glicose e pH normais. Esse estágio dura de 24 a 72 horas.

Segundo estágio (fibrinopurulento): a presença de bactérias no espaço pleural desencadeia a ativação da cascata de complemento. Há migração de neutrófilos e distúrbio na balança entre a coagulação e a fibrinólise, resultando na formação de uma membrana de fibrina na superfície pleural, que predispõe à aderência e loculações, impedindo a drenagem de líquido infectado. Durante esse estágio, o pH diminui (acúmulo de CO_2 e ácido lático), a glicose diminui (aumento da glicólise dos polimorfonucleares fagocitários e metabolismo bacteriano) e a DHL aumenta (lise celular). Esse estágio dura de sete a 10 dias.

Terceiro estágio (organização): é caracterizado pelo crescimento e pela proliferação de fibroblastos e capilares no exsudato pleural, produzindo uma membrana espessada e inelástica (duas a quatro semanas após a infecção primária). Essa membrana compromete a expansibilidade pulmonar.

Com a introdução de terapêutica precoce e adequada, esses estágios podem ser abortados.

Quadro Clínico

As manifestações clínicas dependem da extensão do processo infeccioso. Geralmente, apresenta-se com febre persistente, mal estar, anorexia, tosse, dor torácica, posição antálgica e dispneia. Pode haver perda de peso em casos de curso insidioso e prolongado[25-27].

Ao exame físico pode-se observar taquipneia, com respiração superficial, tiragem intercostal e diminuição do murmúrio vesicular, que também pode estar presente em pacientes sem complicações. Nas crianças com derrame pleural à inspeção, pode-se encontrar uma escoliose discreta (posição antálgica sobre o lado acometido, causada pela dor proveniente do envolvimento da pleura parietal); redução da expansibilidade do hemitórax comprometido; frêmito toracovocal diminuído ou abolido; macicez à percussão; ausculta da voz diminuída ou abolida; egofonia ou voz caprina, que é uma voz anasalada, percebida no limite superior do derrame (em pequenos derrames); e submacicez ou macicez na percussão sobre a coluna vertebral adjacente ao derrame (sinal do Signorelli). Nos derrames pleurais volumosos, geralmente com volumes maiores do que 1.000 mL, pode ser evidenciado um desvio do mediastino, causando compressão pulmonar. Hipoalbuminemia é comum em crianças com grandes derrames.

Avaliação Radiológica

Radiografia de tórax

Os sinais radiológicos de efusão pleural incluem desde discreto velamento do ângulo do seio costofrênico, que desenha uma curva de convexidade para baixo, chamada de curva de Damoiseau (sinal do menisco), associado a uma escoliose, até velamento total do hemitórax acometido, com alargamento dos espaços intercostais e desvio contralateral do mediastino (Figuras 30.1 e 30.2).

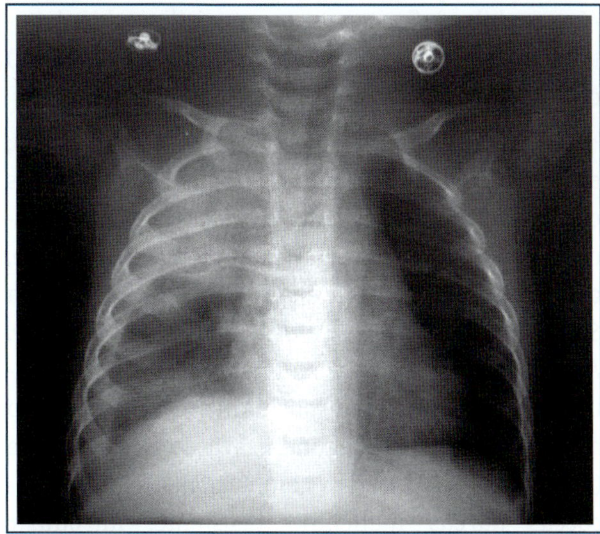

FIGURA 30.1 *Pneumonia e lobo superior direito, com derrame pleural e pneumatocele.*

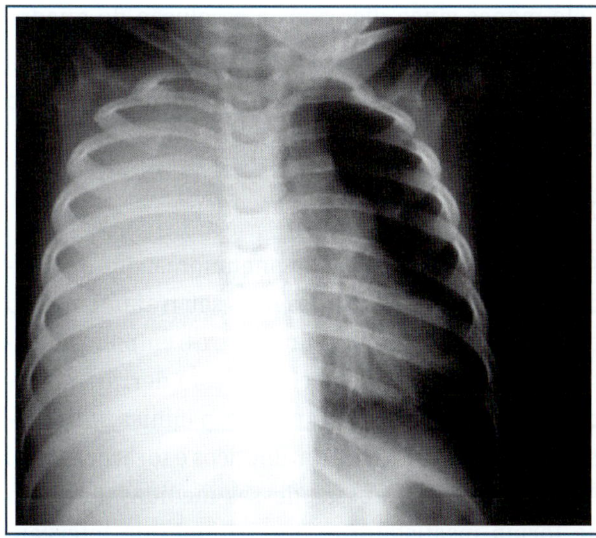

FIGURA 30.2 *Pneumonia à direita, com derrame pleural extenso e deslocamento contralateral do mediastino.*

Na radiografia em perfil, pode-se observar o desaparecimento parcial ou total da imagem do diafragma do lado afetado. Em derrames subpulmonares, a imagem radiológica é de uma "falsa" elevação da cúpula frênica, lembrando que a porção mais alta da cúpula é mais lateralizada que a da cúpula normal.

A radiografia em decúbito lateral, com raios horizontais, permite diferenciar o derrame pleural do espessamento pleural e permite quantificar o fluido pleural nos casos duvidosos[25,27].

Derrames pleurais maiores que 1 cm em crianças são considerados suficientes para que se possa realizar a toracocentese.

A presença de nível líquido no espaço pleural sugere a presença de gás liberado pelo microrganismo, pneumotórax, perfuração visceral ou fístula broncopleural[27].

Ultrassonografia

É útil na confirmação de derrame pleural, principalmente em casos com velamento em hemitórax à radiografia de tórax. É útil também na detecção de loculações e septações, na quantificação das efusões, na avaliação da natureza da efusão e na determinação do local de toracocentese ou inserção de dreno.

As vantagens em relação à tomografia inclui a rápida avaliação, sem exposição à radiação e sem sedação[25].

Entretanto, é um exame que depende basicamente da experiência do radiologista, especialmente em crianças pequenas.

Tomografia computadorizada

Não é rotina o seu uso em casos de efusão pleural, mas pode ser útil em casos complicados de falha terapêutica, antes de procedimentos cirúrgicos como a toracotomia ou toracoscopia, para delineamento anatômico e exclusão de abscessos[25].

Análise do líquido pleural

A análise bioquímica do líquido pleural sugere efusão pleural complicada, com necessidade de drenagem, quando pH < 7,0, glicose < 40 mg/dL ou DHL > 1.000 UI. A contagem de células em derrames complicados é geralmente > 50.000 células/μL[22,25].

Análise microbiológica do líquido pleural

O material obtido do líquido pleural sempre deve ser enviado para cultura. A positividade varia de 25% a 49% dos casos[22].

Além da cultura aeróbia para bactérias, a análise de antígenos pelo método de aglutinação em látex, contraimunoeletroforese e reação em cadeia de polimerase (PCR) são de grande importância, principalmente nos casos de uso de antibioticoterapia prévia[22,28].

Hemocultura

A hemocultura deve ser realizada em todas as crianças com derrame pleural parapneumônico. É positiva em cerca de 10% a 22% das crianças[26,29].

Tratamento

Na literatura, existem controvérsias importantes em relação ao tratamento de escolha (clínico e/ou cirúrgico), assim como sobre quando indicar tratamento cirúrgico (precoce ou na falha terapêutica). Na maioria dos casos de pneumonia na presença efusão pleural, é indicada a internação. A determinação dos estágios de evolução do processo parapneumônico pleural é essencial na determinação do tratamento[30].

Durante a fase exsudativa, o tratamento fundamenta-se no uso de antibioticoterapia adequada por via endovenosa. A escolha do antibiótico deve ser baseada na faixa etária, nos fatores de risco envolvidos e, quando possível, nos achados microbiológicos[22,25].

Sendo o *Streptococcus pneumoniae* o agente principal, nas crianças sem toxemia, com estado geral preservado, com padrão radiológico de pneumonia lobar, segmentar ou broncopneumonia associado a pequenos derrames, o antibiótico de escolha é a penicilina cristalina[31]. Considerações farmacocinéticas e farmacodinâmicas sugerem que a terapia de pneumonia pneumocócica causada por *Streptococcus pneumoniae* com CIM de até 4 μg/mL com β-lactâmicos é eficaz. Nas crianças, sugere-se que doses de 100.000 à 200.000 UI/kg/dia, divididas em quatro a seis doses, têm alcançado níveis terapêuticos[32]. Para cepas de resistência intermediária (CIM = 4 μg/mL), pode-se dobrar a dose de penicilina (200.000 UI/kg/dia, em quatro doses diárias), obtendo-se nível terapêutico para tratamento adequado mesmo na presença de efusão pleural complicada[33]. Uma opção é a ampicilina na dose de 200 mg/kg/dia, por via endovenosa, em quatro doses diárias.

Vale ressaltar que o tempo de febre pode prolongar-se por mais de uma semana na presença de derrame pleural, sem necessariamente significar falha terapêutica. Na ausência de resposta clínica em 72 horas após o início do tratamento e, principalmente, se houver piora clínica, considerar a cobertura para *Haemophilus influenzae* com amoxicilina-clavulanato, cefalosporina de segunda geração (cefuroxime) ou terceira geração (ceftriaxone ou cefotaxime).

Nas crianças que são admitidas com toxemia, comprometimento do estado geral e/ou com outras complicações radiológicas associadas, como abscessos, pneumatoceles ou pneumonia necrosante, considerar a cobertura além do pneumococo para *Staphylococcus aureus* e *Haemophilus influenzae*. Assim, a antibioticoterapia inicial poderá ser oxacilina, associada à cefalosporina de terceira geração ou cefalosporina de segunda geração isoladamente (cefuroxima). Nos casos com suspeita de *Staphylococcus aureus* meticilino resistente, introduzir vancomicina.

Não existe uma padronização do tempo de antibioticoterapia endovenosa, mas, para muitos autores, é ideal que se utilize o esquema parenteral até pelo menos cinco dias após a resolução do quadro febril.

A toracocentese deve ser esvaziadora quando houver presença de um derrame volumoso.

Tratamento cirúrgico

A principal complicação da pneumonia, que demanda ação da equipe cirúrgica para seu tratamento, é o derrame pleural parapneumônico e o empiema pleural. A maior parte dos pacientes com derrame pleural parapneumônico tem evolução clínica satisfatória quando tratada com antibióticos e toracocentese. Alguns pacientes, apesar dessas medidas, evoluem de forma insatisfatória, necessitando de intervenção cirúrgica para a resolução da doença pleural. As alternativas cirúrgicas são a drenagem fechada sob selo de água, toracoscopia e decorticação[34,35].

Em condições normais, todo o fluido secretado no espaço pleural é reabsorvido. Há um fluxo de líquido capilar sistêmico para o espaço pleural e da cavidade pleural para o capilar pulmonar, conforme as leis de Starling. Noventa por cento dessa reabsorção são feitas pela pleura visceral e os 10% restantes, pela via linfática. Ao contrário dos transudatos, onde o acúmulo de líquido no espaço pleural se dá por aumento da pressão hidrostática do capilar pulmonar ou da diminuição da pressão oncótica do plasma, o derrame parapneumônico é um exsudato que se forma por aumento da permeabilidade capilar pulmonar, com perda proteica para o espaço pleural.

A análise bioquímica de amostra do líquido pleural é utilizada e muito difundida a partir dos clássicos trabalhos de Light, que procurou estudar a incidência de derrames parapneumônicos e identificar, por meio desses parâmetros bioquímicos, os pacientes que necessitariam de tratamento cirúrgico o mais precocemente possível.

O tratamento cirúrgico do empiema pleural apresenta algumas controvérsias quanto ao momento de intervenção e o tipo de proposição adotada. Geralmente, o tratamento cirúrgico dos derrames pleurais leva em conta a fase de evolução, de acordo com o que foi descrito anteriormente. Apesar de a classificação anatomopatológica ser universalmente aceita, diversos são os critérios utilizados no período pré-operatório para caracterizar em qual das fases se encontra o empiema parapneumônico. O quadro radiológico, a análise bioquímica do líquido pleural e o tempo de evolução, entre outros, são alguns dos critérios adotados para inferir a fase anatomopatológica da doença. No Hospital Universitário da Universidade de São Paulo, utilizamos a ultrassonografia como método diagnóstico para apontar a situação anatomopatológica da doença e propõe-se uma classificação dos derrames parapneumônicos segundo esse método e, com isso, orientar a escolha da alternativa de tratamento. O Quadro 30.1 mostra a classificação ultrassonográfica e os respectivos achados.

QUADRO 30.1 ***Classificação e achado ultrassonográfico.***

Classificação	Achado ultrassonográfico
1	Derrame livre
2	Derrame com pouca septação
3	Derrame espesso, septado e com grumos
4	Derrame loculado, com múltiplos septos, debris
5	Derrame loculado, espessamento pleural, saco empiemático, encarceramento pulmonar

A correlação entre os achados ultrassonográficos e a fase anatomopatológica da doença está apontada no Quadro 30.2.

QUADRO 30.2 ***Fase anatomopatológica e achado ultrassonográfico.***

Fase anatomopatológica	Achado ultrassonográfico
Exsudativa	1 ou 2
Fibrinopurulenta	3 ou 4
Crônica	5

Na fase aguda do empiema, indica-se toracocentese ou drenagem com dreno tubular multiperfurado sob selo de água. Os pacientes com empiemas pleurais crônicos requerem toracotomia para decorticação cirúrgica. Nos pacientes cuja doença pleural assume posição intermediária, entre as fases exsudativa e crônica organizada, a loculação, septação e aderência podem ser desfeitas pela videolaparoscopia (Quadro 30.3).

QUADRO 30.3 ***Fase anatomopatológica e alternativa proposta.***

Fase anatomopatológica	Alternativa proposta
Aguda exsudativa	Drenagem ou toracocentese
Fibrinopurulenta	Videotoracoscopia
Crônica	Decorticação pulmonar

Após a drenagem torácica, pós-operatória ou para tratamento dos derrames na fase aguda, o dreno deve permanecer até que seu débito seja baixo, geralmente menor que 50 mL em 24 horas, e o aspecto do líquido drenado não apresente grumos ou fibrina em grande quantidade. Para a retirada do dreno, não é necessário sedar a criança, mas deve-se tracionar o dreno de modo a evitar sofrimento para o paciente ou que o ar atmosférico penetre na cavidade pleural. O curativo oclusivo deve permanecer por 24 horas antes de ser trocado, para possibilitar a reacomodação das fibras dos músculos intercostais e permitir, assim, o fechamento do orifício de entrada do dreno torácico.

PNEUMONIA NECROSANTE

A pneumonia necrosante é uma complicação pulmonar rara, embora apresente incidência crescente, e que está associada à desvitalização do tecido pulmonar durante a infecção, com aparecimento subsequente de focos de necrose e liquefação em áreas de consolidação pulmonar.

O padrão epidemiológico da pneumonia parece estar mudando, especialmente na Europa e na América do Norte, onde a incidência de formas necrosantes está em ascensão. Em adultos, a necrose pulmonar costuma estar ligada ao abuso de álcool, diabetes *mellitus* e deficiência nutricional. Na pediatria, todavia, essa doença vem sendo descrita em crianças menores previamente saudáveis, sem fatores predisponentes expressivos(36).

Em adultos, a maior parte dos autores atribui uma prevalência de pneumonia necrosante da ordem de 2,5% a 3% dos casos. Geralmente, esses casos referem-se a doentes que apresentavam empiemas e que foram submetidos à videolaparoscopia. Estudos pediátricos, apesar de apresentarem casuísticas pequenas, descrevem prevalências que variam de 5,1% a 46%, conforme a população estudada. No nosso serviço do Hospital Universitário da Universidade de São Paulo, encontramos 31 casos de um total de 131 crianças (24%) com diagnóstico de pneumonia complicada. Especula-se que a incidência crescente se deva à maior vigilância para essa complicação, aliada a um maior uso de tomografia computadorizada de tórax nesses casos. A crescente incidência de pneumonia necrosante ocorre em paralelo ao aumento na incidência de derrames parapneumônicos complicados, que, por sua vez, parece estar relacionado a uma mudança de perfil de virulência e sensibilidade dos microrganismos causadores de infecção pulmonar, além da possível associação com a introdução da vacina antipneumocócica, que poderia ter favorecido a seleção de cepas mais agressivas.

Classicamente, a pneumonia necrosante é considerada uma complicação secundária às infecções pulmonares por *Streptococcus pneumoniae*, especialmente aquelas causadas pelos sorogrupos 3, 14 e 19. Entretanto, também pode estar associada às pneumonias causadas por outros agentes etiológicos, como *Streptococcus viridans, Staphylococus aureus, Haemophylus influenzae, Streptococcus pyogenes, Mycoplasma pneumoniae, Legionella pneumophila, Aspergillus sp, Klebsiella pneumoniae, Pseudomonas aeruginosa* e *Fusobacterium*, entre outros(37).

Quando a pneumonia necrosante é causada por um agente anaeróbico, a necrose geralmente fica confinada a um segmento ou lobo pulmonar, podendo, entretanto, acometer os pulmões como um todo.

As infecções causadas por *S. aureus* merecem uma análise especial. A pneumonia estafilocócica ocorre mais frequentemente em crianças menores de um ano de idade, em idosos e em pacientes com fatores de risco. O *Staphylococcus aureus* apresenta grande potencial para promover necrose, supuração e formação de abscessos. A pneumonia necrosante causada por *Staphylococcus aureus*, em alguns casos, está associada com a presença dos genes da Panton-Valentine Leukocidin, que codificam a produção de citotoxinas, que causam necrose tecidual intensa e destruição de leucócitos pela formação de poros na membrana celular(38).

A fisiopatologia da pneumonia necrosante não está completamente estabelecida. Pode desenvolver-se pela agressividade do agente etiológico, que destrói o tecido pulmonar pelas suas enzimas proteolíticas; por uma resposta inflamatória exacerbada do hospedeiro, mediada por citocinas ou por infarto pulmonar de um segmento ou lobo pulmonar, causada por uma trombose simultânea do suprimento arterial pulmonar e da circulação brônquica, resultando em necrose tecidual maciça. Tais infartos extensos são diferentes da doença tromboembólica, na qual somente a artéria pulmonar é ocluída e o infarto é localizado perifericamente.

As manifestações clínicas são semelhantes às de uma pneumonia grave. A suspeita de pneumonia necrosante, entretanto, deve ser considerada nos casos que apresentem quadros prolongados com febre e toxemia, associados à empiema pleural, pneumotórax e piopneumotórax. Em algumas casuísticas, essa associação ocorre em até 94% dos casos. A ocorrência de fístula broncopleural, provavelmente resultante da extensão da pneumonia necrosante, até a periferia do pulmão necrosado, também é frequente, chegando a 63%(39).

O diagnóstico depende essencialmente dos estudos radiológicos. A radiografia de tórax, habitualmente evidencia lesões radioluscentes em áreas de consolidação pulmonar. A tomografia computadorizada de tórax, por sua vez, é mais sensível e é o método que define melhor a presença de necrose, mostrando áreas de acometimento alveolar entremeadas com várias cavidades com liquefação. A tomografia de tórax é mais sensível do que o raio X para a identificação da pneumonia necrosante (Figuras 30.3, 30.4, 30.5 e 30.6).

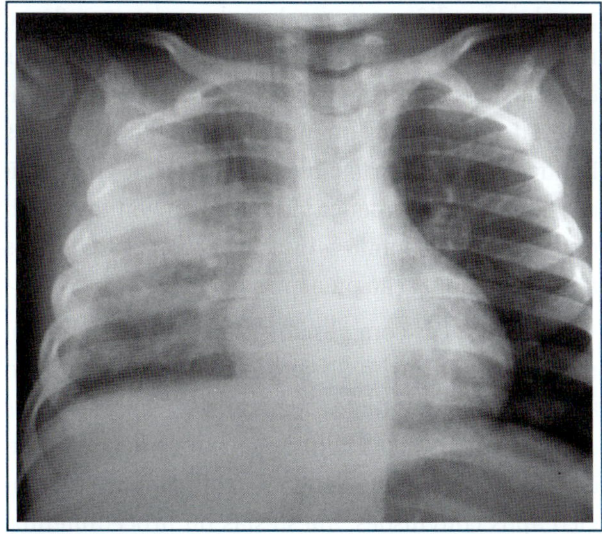

FIGURA 30.3 *Evolução 1: pneumonia extensa à direita, com derrame pleural e pneumatocele.*

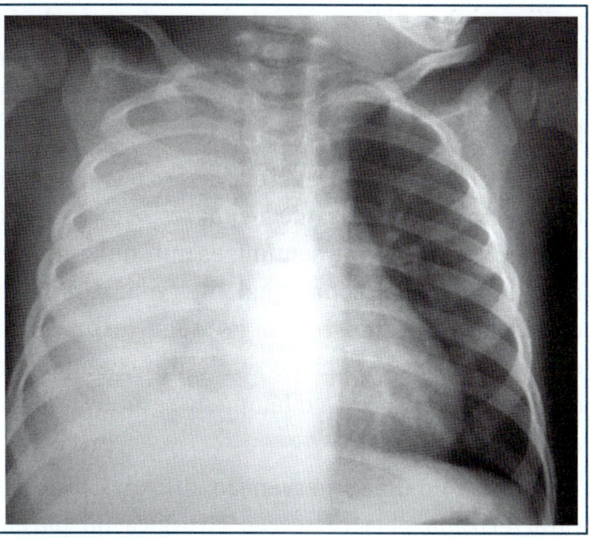

FIGURA 30.4 *Evolução 2: velamento total do hemitórax direito.*

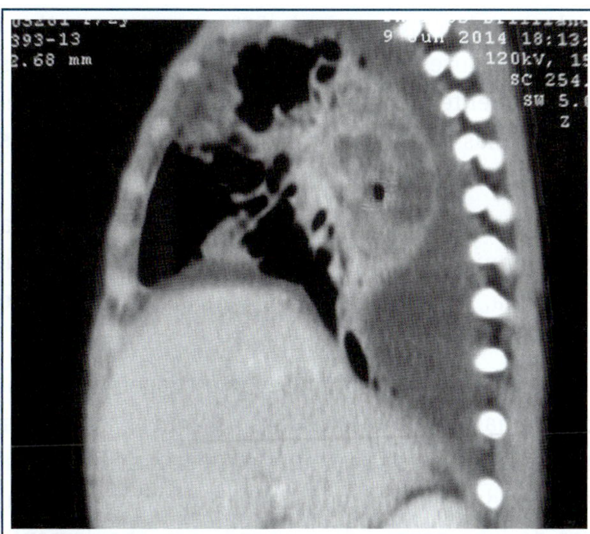

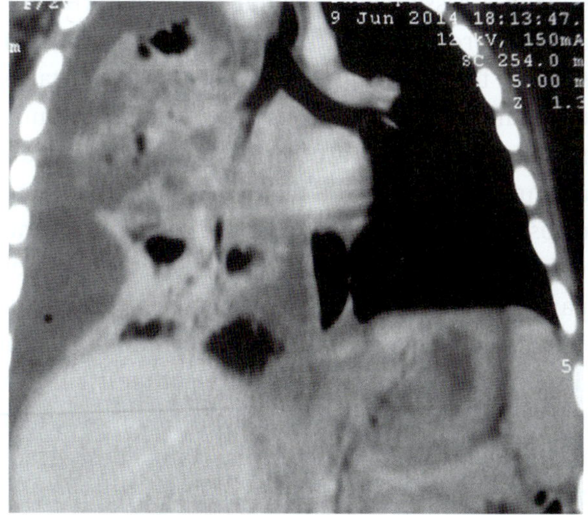

FIGURAS 30.5 E 30.6 *Tomografia de tórax, evidenciando condensação extensa e formação de várias áreas de necrose.*

O tratamento da pneumonia necrosante depende fundamentalmente de condutas conservadoras associadas ou não a intervenções invasivas mais radicais.

O manejo conservador, com antibioticoterapia em altas doses e drenagem pleural, pode resultar em preservação parenquimatosa e reexpansão posterior do pulmão, especialmente em crianças. Entretanto, nos pacientes submetidos ao tratamento exclusivamente conservador, com frequência são necessárias múltiplas drenagens e, ocasionalmente, drenagem torácica aberta. Muitos autores afirmam que o tratamento conservador pode prolongar o curso da doença, levando à internação prolongada, e, consequentemente, favorecendo o surgimento de bactérias multirresistentes.

A antibioticoterapia parenteral inicial empírica deve ter atividade contra o *Streptococcus pneumoniae* e *o Staphylococcus aureus*. Pode-se iniciar a terapia com cefalosporina de segunda geração (cefuroxima) ou oxacilina associada à ceftriaxone. A duração é determinada pela resposta clínica, mas geralmente o tempo de tratamento é de pelo menos quatro semanas ou de pelo menos duas semanas após a melhora clínica e o desaparecimento da febre. Quando houver suspeita de *Staphylococcus aureus* resistente à oxacilina, são opções a vancomicina, a teicoplanina e a linezolida.

As principais controvérsias sobre o tratamento da pneumonia necrosante dizem respeito à conduta mais radical. Nesse sentido, os questionamentos habituais recaem sobre qual intervenção aplicar e em que momento realizá-la. Além disso, ainda existe considerável debate se a estratégia mais intervencionista abrevia o tempo de resolução dessa afecção.

A ideia de uma intervenção cirúrgica precoce, caracterizada pela ressecção cirúrgica do parênquima necrosado, foi proposta pela primeira vez na década de 1970 e já foi considerada a melhor abordagem para a pneumonia necrosante em adultos. Em crianças, essa conduta é sempre questionável porque a ressecção pulmonar pode comprometer a função respiratória no futuro. Diversos pesquisadores têm definido a realização de conduta intermediária, menos invasiva que uma toracotomia, recomendando a toracoscopia vídeo assistida para a limpeza da cavidade pleural e remoção dos tecidos necróticos. Essa abordagem aparentemente reduz o tempo de internação e pode preservar um parênquima pulmonar ainda potencialmente funcional. No nosso serviço, em função dos recursos disponíveis e da experiência da equipe cirúrgica, temos realizado, em casos selecionados, segmentectomia, lobectomia ou pneumectomia desregrada naqueles casos com evolução clínica prolongada e desfavorável.

Uma das complicações imediatas mais frequentes é o aparecimento de fístula broncopleural. Essa intercorrência ocorre, conforme o autor estudado, em até 70% dos pacientes. O manejo clínico da fístula pode ser difícil, pois compromete intensamente a ventilação e, muitas vezes, requer a introdução de sistema de aspiração torácica contínua.

O prognóstico geral é razoável, sendo descritas taxas de morbimortalidade da ordem de 1% em serviços bem estruturados.

ABSCESSO PULMONAR

O abscesso pulmonar é definido como uma cavidade circunscrita de parede espessada, com conteúdo purulento e diâmetro geralmente maior que 2 cm, resultante de uma infecção pulmonar. Podem ser classificados em primários ou secundários. São considerados primários quando ocorrem em pacientes hígidos e, secundários, quando ocorrem em crianças com alguma doença de base (congênita ou adquirida), predispondo à infecção, obstrução de vias aéreas, embolização ou aspiração[40].

Em crianças com abscessos a partir de pneumonias comunitárias, o *Streptococcus pneumoniae* é o agente mais frequente, seguido do *Staphylococcus aureus*. Em crianças com neuropatias acompanhadas de disfagia, e presença de refluxo gastroesofágico após convulsões, anestesias ou procedimentos odontológicos, o papel dos anaeróbios é importante. Os anaeróbios mais frequentes são: *Peptostreptococcus sp., Bacteroides sp., Prevotella sp. e Veillonella sp.*, que são isolados em 30% a 60% desses casos. Vale ressaltar que mais de 50% desses anaeróbios são produtores de β-lactamase. Quando adquiridos em ambiente hospitalar, há envolvimento de enterobactérias e de *Pseudomonas aeruginosa*, às vezes multirresistentes[41,42].

As manifestações clínicas são semelhantes às da pneumonia com febre, tosse, dispneia, dor torácica, anorexia, hemoptise e hálito pútrido. O curso pode ser insidioso.

O abscesso pulmonar deve ser suspeitado quando a imagem de consolidação for persistente por tempo não usual, a pneumonia persistir de forma arredondada ou quando houver aumento do volume do lobo acometido (sugerido por abaulamento da cissura).

O diagnóstico pode ser sugerido por radiografia de tórax, demonstrando uma cavidade com um mínimo de 2 cm de diâmetro, com parede espessada e nível líquido. Em aproximadamente 20% dos casos, não se evidencia imagem compatível com a radiografia de tórax. É frequente a associação com derrame parapneumônico. A tomografia computadorizada é útil para evidenciar a extensão da doença, anomalias de base e presença ou ausência de corpo estranho.

Em muitos casos, a broncoscopia é diagnóstica e terapêutica, por facilitar a remoção do corpo estranho ou promover a drenagem de fluido purulento se esta não ocorrer espontaneamente.

No diagnóstico diferencial, estão incluídos tuberculose, nocardiose, infecção fúngica, abscesso amebiano, tumores, sarcoidose e infarto pulmonar.

O tratamento é semelhante ao da pneumonia necrosante e 80% a 90% dos casos resolvem-se apenas com antibioticoterapia prolongada, uma vez que o fator obstrutivo seja removido.

A terapêutica antimicrobiana inicial é geralmente empírica e parenteral, com cobertura para *Streptococcus pneumoniae, Staphylococcus aureus* e anaeróbios. A penicilina cristalina pode não ser eficaz em mais de 50% dos anaeróbios pela produção destes da enzima β-lactamase. Pode-se introduzir a clindamicina, metronidazol ou carbapenem. Assim, os esquemas antimicrobianos iniciais podem ser clindamicina e ceftriaxone, ou cefuroxima associada a metronidazol.

Em casos de falha terapêutica, é necessária a aspiração ou drenagem percutânea. Na cultura realizada por aspiração percutânea, a identificação do agente etiológico ocorre em mais de 90% dos casos. A drenagem pode ser necessária se o abscesso for maior que 4 cm de diâmetro, causar desvio de mediastino e compressão de via aérea, ou resultar em dependência ventilatória. A ressecção ou lobectomia é raramente necessária e, na maioria dos casos, deve ser considerada apenas após três semanas de antibioticoterapia endovenosa.

A complicação mais frequente é a hemorragia intracavitária, causando hemoptise ou vômica e disseminação da infecção para outras partes do pulmão. Outras complicações incluem empiema, fístula broncopleural, sepse, abscesso cerebral e secreção inapropriada de hormônio antidiurético.

PNEUMATOCELES

São resultantes de lesões bronquiolar e alveolar, com passagem de ar para o interstício pulmonar e com formação de cistos de paredes finas contendo ar. Pode também ser decorrente de trauma torácico, ventilação pulmonar mecânica ou aspiração. Na maioria dos casos, resolvem-se espontaneamente[43].

Porém, em alguns casos, as pneumatoceles podem persistir por três a 15 meses ou cursar com complicações. São associadas frequentemente com *Staphylococcus aureus*, mas podem ser causadas por *S. pneumoniae, H. influenzae, E. coli* e *Klebsiella*.

Define-se como pneumatoceles simples, não complicadas, quando são menores do que 50% do hemitórax e não causam sintomas clínicos de desconforto respiratório. A pneumatocele complicada apresenta pelo menos um dos seguintes achados: persistência de sinais e sintomas de infecção recorrente, tamanho maior que 50% do hemitórax, persistência de atelectasia, abscessos recidivantes ou presença de fístula broncopleural. Nesses casos, a drenagem com cateter deve ser o procedimento indicado (Figuras 30.7 e 30.8).

PNEUMOTÓRAX

O pneumotórax caracteriza-se pelo acúmulo de ar entre os folhetos parietais e viscerais da pleura. Como complicação das pneumonias, pode ocorrer após punção torácica, uso de ventilação mecânica, por meio de fístula broncopleural ou de forma espontânea.

Os sintomas do pneumotórax variam de acordo com a extensão do colapso pulmonar, grau de pressão intrapleural, velocidade de instalação do processo, e idade da criança e sua reserva respiratória. Geralmente, apresenta-se com taquipneia súbita, com dor pleurítica e variado grau de insuficiência respiratória e até cardiovascular. Ao exame físico, com diminuição da expansibilidade pulmonar, timpanismo à percussão e diminuição ou ausência de murmúrio vesicular.

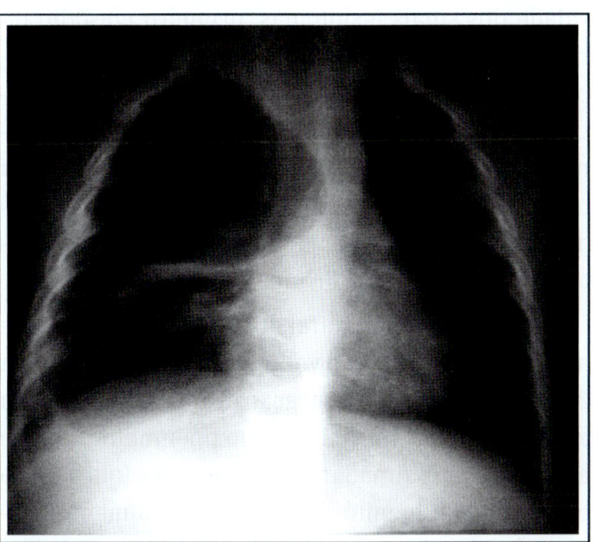

FIGURA 30.7 ***Pneumonia com várias pneumatoceles.***

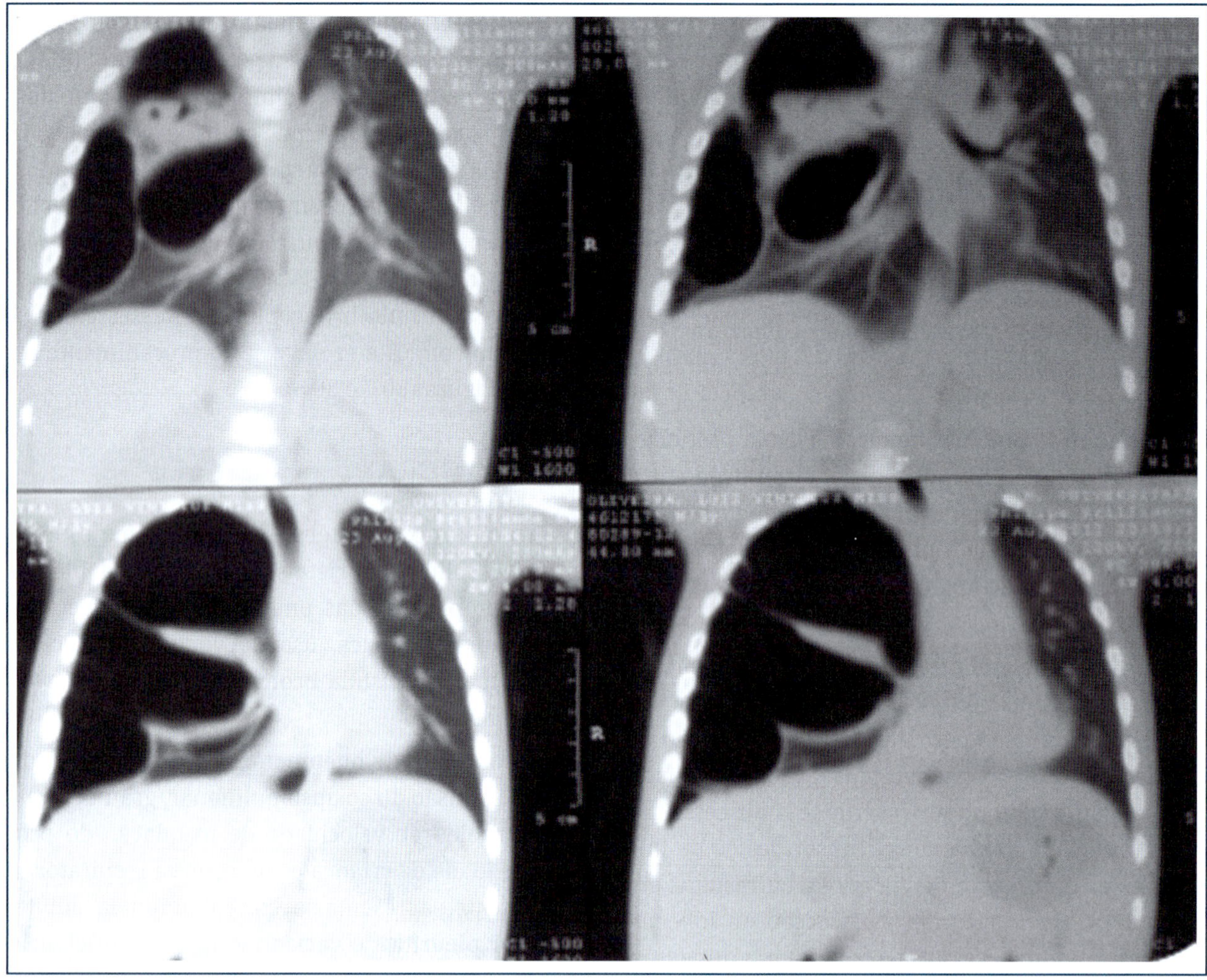

FIGURA 30.8 *Radiografia evolutiva da pneumonia, com várias pneumatoceles.*

No pneumotórax, são fatores a serem considerados na abordagem terapêutica: o tamanho, intensidade dos sinais e sintomas, primeiro episódio ou recorrência, simples ou complicado (por exemplo, com hemotórax ou infecção), doenças de base associadas e uso de ventilação mecânica. Assim, o tratamento pode ser desde conservador até toracotomia com ressecção pulmonar e pleurectomia. Os casos de pneumotórax pequeno podem resolver-se espontaneamente em cerca de uma semana.

O clareamento natural do espaço pleural ocorre a uma taxa de 1,25% do volume do hemitórax a cada 24 horas. Com a administração de oxigênio a 100%, a absorção do gás intrapleural do pneumotórax pode aumentar aproximadamente sete vezes (quase 10% do volume do hemitórax/dia). Esse tratamento conservador funciona pela diminuição da pressão alveolar de nitrogênio, forçando passivamente a absorção de ar da cavidade pleural para os alvéolos.

Os casos de pneumotórax com colapso pulmonar maior que 5%, recorrente, sintomático ou em uso de ventilação mecânica, geralmente necessitam de drenagem cirúrgica.

Em casos graves, o pneumotórax pode evoluir para pneumotórax hipertensivo associado a colapso pulmonar, restrição do retorno venoso pelo aumento de pressão intratorácica e evolução com instabilidade hemodinâmica, necessitando de drenagem cirúrgica de urgência.

REFERÊNCIAS

1. Michelow IC, Olsen K, Lozano J, et al. Epidemiology and clinical characteristics of community-acquired pneumonia in hospitalized children. Pediatrics. 2004;113:701-7.
2. McIntash K. Community acquired pneumonia in children. N Engl J Med. 2002;346(6):429-37.

3. Mac Cracken GH. Etiology and treatment of pneumonia. Pediatr Infect Dis J. 2000;19(4):373-7.
4. Rudan I, Boschi-Pinto C, Biloglav Z, Mulholland K, Campbell H. Epidemiology and etiology of childhood pneumonia. Bull World Health Organ. 2008;86:408-16.
5. Obaro SK, Madhi AS. Bacterial pneumonia vaccines and childhood pneumonia: are we winning, refining, or redefining? Lancet Infect Dis. 2006;6:150-61.
6. Tiewsoh K, Lodha R, Pandey RM, Broor S, Kalaivani M, Kabra SK. Factors determining the outcome of children hospitalized wih severe pneumonia. BMC Pediatr. 2009;9:15.
7. World Health Organization. Pocket Book of Hospital are for Children: Guidelines for Managment of Common Illnesses With Limited Resources. 2nd ed. Geneva, Switzerland: WHO Press; 2013.
8. Levine OS, O'Brien, Deloria-Knoll, et al. The pneumonia etiology research for child health Project: a 21st century childhood pneumonia etiology study. Clin Infect Dis. 2012;54(Suppl 2):S93-101.
9. Cevey-Macherel M, Galetto-Lacour A, Gervaix A, et al. Etiology of community-acquired pneumonia in hospitalized children based on WHO clinical guidelines. Eur J Pediatr. 2009;168(12):1429-36.
10. Baer G, Engelcke G, Abele-Horn M, et al. Role of Chlamydia pneumonia and Mycoplasma pneumonia as causative agents of community-acquired pneumonia in hospitalized children and adolescents. Eur J Clin Microbiol Infect Dis. 2003;22(12):742-5.
11. Dawood FS, Chaves SS, Pérez A, et al. Complications and associated bacterial coinfections among children hospitalized with seasonal or pandemic influenza, United States, 2003-2010. J Infect Dis. 2014;209:686.
12. Cilla G, Onate E, Perez-Yarza EG, et al. Viruses in communty-acquired pneumonia in children aged less than 3 years old: high rate of viral coinfection. J Med Virol. 2008;80(10):1843-9.
13. Sociedade Brasileira de Pneumonia e Tisiologia. Diretrizes brasileiras para o tratamento das pneumonias adquiridas no hospital e das associadas à ventilação mecânica. J Bras Pneumol. 2007;33(Supl 1):S1-30.
14. Gilio AE, Bousso A. Pneumonia em situações especiais. In: Schvartsman BGS, Maluf PT Jr. Doenças respiratórias. Pediatria – Instituto da Criança do Hospital das Clínicas. 2ª ed. Editora Manole; 2011. p. 290-313.
15. Prade SS, Oliveira ST, Rodriguez R, et al. Estudo brasileiro da magnitude das infecções hospitalares e hospitais terciários. Rev Controle Infec Hosp. 1995;2(2):11-25.
16. National Nasocomial Infections Surveillance (NNIS). National Nasocomial Infections Surveillance (NNIS) System Report, data Summary from January 1992-June 2001 issued August 2001. Am J Infect Control. 2001;29:404-21.
17. Fagon JY, Chastre J, Wolff M, Gervais C, Parer-Aubas S, Stephan F, et al. (AV trial group). Invasive and noninvasive strategies for management of suspected ventilator-associated pneumonia. Ann Intern Med. 2000;132(8):621-30.
18. Kollef MH. Prevention of hospital-associated pneumonia and ventilator-associated pneumonia. Crit Care Med. 2004;32(6):1396-405.
19. Stokes DC. Pulmonary Infections in Immunocompromised Pediatric Host. In: Kending's Disorders of the Respiratory Tract in Children. 7th ed. 2006.
20. Barson WJ. Pneumonia in children: inpatient treatment. Up To Date; 2014. [Last literature review version: June 30, 2014.]
21. Yu D, Buchvald F, Brandt B, Nielsen KG. Seventeen-year study shows rise in parapneumonic effusion and empyema with higher treatment failure after chest tube drainage. Acta Paediatr. 2014;103:93.
22. Bradley JS, Byington CL, Shah SS, et al. The management of community-acquired pneumonia in infants and children older than 3 months of age: clinical practice guidelines by the Pediatric Infectious Diseases Society and the Infectious Diseases Society of America. Clin Infect Dis. 2011;53:e25.
23. Tuomanen EI, Austrian R, Masure HR. Pathogenesis of pneumococcal infection. N Engl J Med. 1995;332:1280.
24. Harris M, Clark J, Coote N, et al. British Thoracic Society guidelines for the management of community acquired pneumonia in children: update 2011. Thorax. 2011;66 Suppl 2.
25. Balfour-Lynn IM, Abrahamson E, Cohen G, et al. BTS guidelines for the management of pleural infection in children. Thorax. 2005;60 Suppl 1:i1.
26. Byington CL, Spencer LY, Johnson TA, et al. An epidemiological investigation of a sustained high rate of pediatric parapneumonic empyema: risk factors and microbiological associations. Clin Infect Dis. 2002;34:434.
27. Wheeler JG, Jacobs RF. Pleural effusions and empyema. In: Feigin RD, Cherry JD, Demmler-Harrison GJ, Kaplan SL, editors. Textbook of Pediatric Infectious Diseases. 6th ed. Philadelphia: Saunders; 2009. p. 325.
28. Le Monnier A, Carbonnelle E, Zahar JR, et al. Microbiological diagnosis of empyema in children: comparative evaluations by culture, polymerase chain reaction, and pneumococcal antigen detection in pleural fluids. Clin Infect Dis. 2006;42:1135.

29. Buckingham SC, King MD, Miller ML. Incidence and etiologies of complicated parapneumonic effusions in children, 1996 to 2001. Pediatr Infect Dis J. 2003; 22:499.
30. Jaffé A, Balfour-Lynn IM. Management of empyema in children. Pediatr Pulmonol. 2005;40:148.
31. Yoshioka CRM, Martinez MB, Brrandileone MCC, Ragazzi B, Guerra MLL, Santos SR, Shieh HH, Gilio AE. Analysis of invasive pneumonia-causing strains os Streptococcus pneumoniae: serotypes and antimicrobial susceptibility. J Pediatr (Rio J). 2011;87(1):70-5.
32. Giachetto G, Pirez MC, Nanni LP, Martinez A, Montana A, Algorta G, et al. Ampicillin and penicillin concentration in sérum and pleural of hospitalized children with community-aquired pneumonia. Pediatr Infect Dis J. 2004;23:625-9.
33. Heffelfinger JD, Dowell SF, Jorgensen JH, Klugman KP, Mabry LR, Musher DM, et al. Management of community-acquired pneumonia in the era of pneumococcal resistance: a report from the Drug-Resistant Streptococcus pneumonia Therapeutic Working Group. Arch Intern Med. 2000;160:1399-408.
34. Kurt BA, Winterhalter KM, Connors RH, et al. Therapy of parapneumonic effusions in children: video-assisted thoracoscopic surgery versus conventional thoracostomy drainage. Pediatrics. 2006;118:e547.
35. Sonnappa S, Cohen G, Owens CM, et al. Comparison of urokinase and video-assisted thoracoscopic surgery for treatment of childhood empyema. Am J Respir Crit Care Med. 2006;174:221.
36. Penner C, Maycher B, Long R. Pulmonary gangrene. A complication of bacterial pneumonia. Chest. 1994; 105(2):567-73.
37. Musher DM. Streptococcus pneumoniae. In: Mandell GL, Bennett JE, Dolin R, editors. Principles and Pratice of Infectious Diseases. 7th ed. Philadelphia, PA: Elsevier Churchill Livingstone; 2005. p. 2392-411.
38. Gillet Y, Issartel B, Vanhens P, Fournet JC, Lina G, Bes M, Vandenesch F, Piemont Y, Brousse N, Floret D, Etienne J. Association between Staphylococcus aureus strains carrying gene for Panton-Valentine leucocidin and highly lethal necrotizing pneumonia in young immunocompetent patients. Lancet. 2002; 359:753-9.
39. Sawicki GS, Lu FL, Valim C, et al. Necrotizing pneumonia is an increasingly detected complication of pneumonia in children. Eur Respir J. 2008;31:1285-91.
40. Chan PC, Huang LM, Wu PS, et al. Clinical management and outcome of childhood lung abscess: a 16 year experience. J Microbiol Immunol Infect. 2005; 38:183-8.
41. Tan TQ, Seilheimr DK, Kaplan SL. Pediatric lug abscesso: clinical management and outcome. Pediatric Infect Dis J. 1995;14:51-5.
42. Yen CC, Tang RB, Chen SJ, Chin TW. Pediatric lung abscess: a retrospective review of 23 cases. J Microbiol Immunol Infect. 2004;37:45-9.
43. Kunyoshi V, Cataneo DC, Cataneo AJ. Complicated pneumonias with empyema and/or pneumatocele in children. Pediatr Surg Int. 2006;22:186.

31

Estado de Mal Asmático

José Oliva Proença Filho
Norberto Antonio Freddi

O estado de mal asmático é uma das principais causas de doença aguda em crianças e uma das principais indicações para a admissão em Unidade de Terapia Intensiva Pediátrica (UTIP)[1-5]. A mortalidade é rara após uma criança chegar ao atendimento médico, mas a morbidade pode ser elevada, com algumas crianças exigindo dias ou semanas de internação e de recuperação. Além disso, mesmo as crianças com asma leve ou intermitente podem ter exacerbações graves, que requerem admissão na UTIP[6], de modo que prever quem irá progredir para uma exacerbação mais grave é desafiante. Vários fatores de risco foram identificados, mas nenhuma combinação pode suficientemente prever a probabilidade de uma criança em particular desenvolver uma exacerbação mais grave.

A asma brônquica é a doença pulmonar obstrutiva mais comum e também a doença crônica mais frequente na infância. Cerca de 80% das crianças asmáticas desenvolvem os primeiros sintomas antes dos cinco anos de idade. Apesar dos avanços sobre o conhecimento da fisiopatologia e da terapêutica específica, a gravidade da asma parece estar aumentando. Várias explicações para o crescimento na taxa de mortalidade têm sido feitas, incluindo poluição ambiental, complicações cardíacas devido ao aumento do uso de terapia inalatória com b-agonistas, tratamento médico inadequado e subestimação da gravidade do ataque, pelos próprios pacientes ou parentes, o que ocasiona retardo na procura de ajuda. De fato, as evidências apontam para medicação inadequada, particularmente a subutilização de corticoide, e a falta de reconhecimento da gravidade do ataque como sendo os fatores mais importantes. A mortalidade de pacientes asmáticos que são intubados e recebem ventilação pulmonar mecânica ainda permanece alta.

Portanto, pelo exposto acima, fica evidente que, para melhorar o prognóstico das crianças com asma, é imperativo um melhor reconhecimento da gravidade da doença, juntamente com um tratamento mais agressivo da crise na emergência, além de um tratamento de manutenção apropriado e uma orientação adequada ao paciente e sua família.

CONCEITO E CLASSIFICAÇÃO DA CRISE

A asma é definida como uma doença inflamatória crônica das vias aéreas, que afeta indivíduos susceptíveis, caracterizada por:

1. Obstrução intermitente ao fluxo aéreo, reversível espontaneamente ou com tratamento;
2. Inflamação das vias aéreas, na qual muitas células têm um papel importante, em particular, os mastócitos e os eosinófilos;
3. Aumento da reatividade das vias aéreas a uma variedade de estímulos – hiper-reatividade brônquica;
4. Episódios recorrentes de sibilância, dispneia, aperto no peito e tosse, particularmente à noite e pela manhã ao acordar.

A asma aguda na criança pode ser classificada, segundo a intensidade da crise, em leve/moderada, grave e muito grave (Tabela 31.1)[7]. Estado de mal asmático é a condição de um paciente em insuficiência respiratória progressiva devido à asma, que não responde às doses iniciais de broncodilatadores por via inalatória.

Os asmáticos graves são minoria, mas representam a maior parcela em utilização de recursos. A vantagem na asma aguda grave é que o diagnóstico é aparente, na maioria das vezes, e o tratamento é iniciado de imediato. A gravidade do quadro é evidenciada pela hiperinsuflação torácica, uso da musculatura acessória e retrações intercostais. A maioria dos pacientes é taquicárdica, com sibilos difusos, e apresenta hiperventilação. Quando o tórax é silencioso, a hipoventilação está presente e a catástrofe é iminente, com o paciente desenvolvendo parada cardiorrespiratória se medidas terapêuticas urgentes não forem tomadas. Por outro lado, principalmente no lactente < 1 ano de idade, com síndrome do "bebê chiador", o diagnóstico já não é tão evidente; outras doenças – como bronquiolite, hiper-reatividade brônquica pós-bronquiolite, síndrome aspirativa eventual ou habitual e displasia broncopulmonar – podem ser responsáveis por um quadro respiratório que simula um ataque de asma aguda grave. O problema do diagnóstico errôneo é que as medidas terapêuticas usadas na crise asmática nem sempre são benéficas para os pacientes com outras doenças.

Pacientes que falham em reverter os sintomas com broncodilatadores e corticosteroides e que necessitam de internação na Unidade de Terapia Intensiva representam o grupo com asma quase fatal. Esses pacientes são asmáticos mal controlados que possuem risco de desenvolver novos episódios de asma quase fatal e morte súbita. Numerosos estudos têm tentado identificar fatores comuns a esses pacientes. Eles têm identificado como fatores de risco: história de um episódio de asma quase fatal, admissão prévia em Unidade de Cuidados Intensivos, $PaCO_2$ > 45 mmHg, uso de ventilação pulmonar mecânica, aumento do uso de b_2-adrenérgico, falta de percepção da gravidade da doença e tratamento de manutenção inadequado. Pacientes com história de internações anteriores em UTIs e aqueles que necessitaram de suporte ventilatório mecânico são os que têm o maior risco de evolução fatal[8,9].

Finalmente, há um pequeno subgrupo de pacientes que têm asma leve, que apresenta subitamente um quadro de obstrução grave das vias aéreas de início agudo – também conhecido como "asma aguda asfixiante" –, sem necessariamente possuir uma história anterior de episódios de asma quase fatal. Esse quadro pode evoluir para parada cardiorrespiratória na sala de emergência ou no domicílio, antes da procura do atendimento médico. Se a circulação espontânea for restabelecida, esses pacientes necessitam intubação e ventilação mecânica, caracteristicamente por curtos períodos e com pressões inspiratórias mais baixas do que normalmente visto no estado de asma aguda muito grave.

FISIOPATOLOGIA

O conhecimento das alterações fisiopatológicas que ocorrem no paciente com mal asmático é importante para otimizar o tratamento, o que aumenta a probabilidade de reverter um processo que pode se tornar rapidamente fatal. Como já foi mencionada no texto acima, a asma é caracterizada por uma obstrução difusa e reversível das vias aéreas inferiores, causada por inflamação e edema das vias aéreas, espasmo da musculatura lisa dos brônquios e bronquíolos e tampões mucosos.

Um dos mais importantes avanços, nos últimos 20 anos, tem sido o reconhecimento da asma como uma doença inflamatória. Infiltrados submucosos de linfócitos e eosinófilos, vistos nas biopsias de traqueia e brônquios de pacientes asmáticos, parecem correlacionar-se com a gravidade da doença. Mastócitos, linfócitos T e células epiteliais são ativados e produzem citocinas pró-inflamatórias. Mediadores, tais como histamina, leucotrienos, fator ativador

TABELA 31.1 ***Classificação da intensidade da crise de asma aguda na criança*.***

	Leve/moderada	Grave	Muito grave
Dispneia	Ausente ou leve Fala frases completas Deambula	Moderada Fala frases incompletas Lactente: choro curto Dificuldade para se alimentar	Intensa Fala frases curtas Posição semissentada Maior dificuldade para se alimentar
Estado Mental	Normal	Normal ou Agitado	Agitado, confuso ou sonolento
Frequência Respiratória†	Aumentada ou Normal	Aumentada	Aumentada
Musculatura Acessória	Retrações leves ou ausentes Retração intercostal	Moderadas retrações: • subcostais • esternocleidomastóideo	Retrações acentuadas
Ausculta	Sibilos no final da expiração	Sibilos ins/expiratórios	Murmúrio inaudível Pobre entrada de ar
PFE (% previsto)	> 50%	30-50%	< 30%
SpO_2 (ar ambiente)	> 95%	91-95%	< 90%
PaO_2 (ar ambiente)	> 60 mmHg	Ao redor de 60 mmHg	< 60 mmHg
$PaCO_2$ (ar ambiente)	< 40 mmHg	< 45 mmHg	> 45 mmHg

* A presença de vários parâmetros, mas não necessariamente todos, indica a classificação da crise.

† Tabela de frequência respiratória em crianças normais:
< 2 meses = < 60 movimentos/minuto; 2-12 meses = < 50 movimentos/minuto;
1-5 anos = < 40 movimentos/minuto; e 6-8 anos = < 30 movimentos/minuto.

Fonte: Koninckx *et al.*[35].

plaquetário e outros, são achados nas vias aéreas e na circulação sistêmica em concentrações aumentadas. Além das alterações inflamatórias, a destruição epitelial torna as vias aéreas dos pacientes asmáticos hiperirritáveis. A via aérea, cronicamente inflamada e hiperirritável, é susceptível à obstrução aguda desencadeada por fatores como exposição à alérgenos, infecções do trato respiratório, irritantes ambientais (incluindo fumaça de cigarro), exercício, estresse emocional e drogas. Além disso, a inflamação causa hipertrofia e estimulação de glândulas mucosas, levando à hipersecreção, com formação de tampões mucosos. O reconhecimento do papel da inflamação na asma aguda grave e da necessidade da administração precoce de corticosteroides para suprimir o processo inflamatório de base é muito importante; os broncodilatadores podem salvar a vida por aliviarem a broncoconstrição, mas não combatem o problema primário subjacente, que é a inflamação.

Na asma brônquica, a principal alteração que ocorre é um aumento da resistência ao fluxo de ar, principalmente na expiração, e, de maneira menos intensa, também na inspiração. Isso leva a um acúmulo de ar dentro dos alvéolos, aumentando a capacidade residual funcional. Ocorre uma retenção (aprisionamento) de ar dentro dos pulmões, levando a um aumento da PEEP (pressão expiratória final positiva) intrínseca, também conhecida como auto-PEEP (Figura 31.1). O aumento da resistência ocorre devido à contração da musculatura lisa dos brônquios, edema da mucosa brônquica e secreção dentro da luz dos brônquios. Nas crianças com menos de dois anos de idade, que já possuem um aumento fisiológico da resistência das vias aéreas por menor calibre dos brônquios, o quadro clínico geralmente é mais grave. Ao contrário do que ocorre durante a respiração normal, no estado de mal asmático a atividade da musculatura inspiratória pode persistir durante a expiração, aumentando significativamente a carga de trabalho dos músculos respiratórios e a fadiga[10].

Os pulmões, durante o estado de mal asmático, apresentam-se hiperinsuflados. É importante lembrar que essa hiperinsuflação não é homogênea. Há também áreas que permanecem normais e áreas

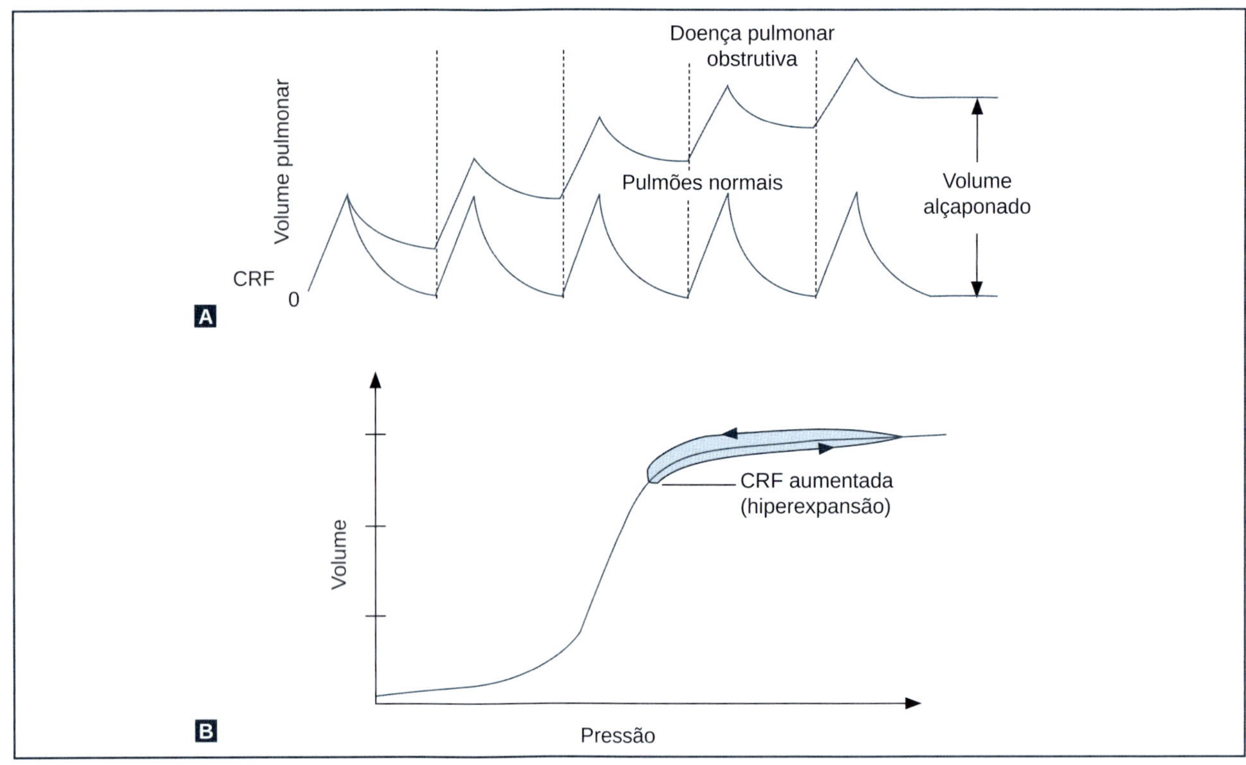

FIGURA 31.1 ***Desenvolvimento de PEEP intrínseco e aumento da capacidade residual funcional (CRF) no estado de mal asmático.***

atelectasiadas por obstrução total dos brônquios. O tempo expiratório fica mais prolongado pela dificuldade em exalar o ar que sai dos pulmões. Essa heterogeneidade fisiopatológica que ocorre nas doenças obstrutivas deve ser levada em conta quando for indicada a ventilação pulmonar mecânica, para se evitar lesões nas áreas sadias dos pulmões.

As alterações gasométricas no estado de mal asmático são devido a desequilíbrios na relação ventilação/perfusão (V/Q), incluindo *shunt* intrapulmonar (atelectasias) e aumento do espaço morto (aprisionamento de ar), resultantes da obstrução das pequenas vias aéreas por secreção, edema e broncoconstrição. As alterações gasométricas iniciais são hipoxemia e hipocapnia (devido à taquipneia compensatória). Atelectasia causa áreas com diminuição da ventilação, mas adequada perfusão pulmonar, o que causa a hipoxemia. A obstrução da via aérea final causa hiperdistensão alveolar e aumento do espaço morto. Apesar de o aumento do espaço morto alterar a relação entre o volume corrente e o volume do espaço morto (Vd/VT), a hipocapnia persiste porque o volume minuto (frequência respiratória x volume corrente) aumenta. Para compensar, há aumento do trabalho dos músculos respiratórios (intercostal e diafragmático) que, na evolução, podem entrar em fadiga. A partir desse momento, o aumento do volume minuto não consegue mais compensar e ocorre hipercapnia com acidose respiratória. Pela hipoxemia, ocorre acidose metabólica láctica. Finalmente, a acidose passa a ser mista e se desenvolve a falência respiratória (Figura 31.2).

A hiperinsuflação dinâmica pode causar graves consequências cardiopulmonares no estado de mal asmático. A presença de grandes volumes pulmonares comprime a vasculatura pulmonar e aumenta a pós-carga do ventrículo direito, o que pode comprometer a sua função. As flutuações na pressão pleural produzem efeitos nos vasos intratorácicos e no retorno venoso para o átrio direito. Pela grande pressão negativa intratorácica observada durante a inspiração, a pós-carga do ventrículo esquerdo é aumentada e a pressão sistólica diminuída. A variação exagerada na pressão sistólica, associada com variação da pressão intratorácica durante a inspiração, é denominada "pulso paradoxal". Uma queda da pressão sistólica na inspiração maior que 10 a 15 mmHg está associada com diminuição importante da função respiratória nas crianças com doença obstrutiva

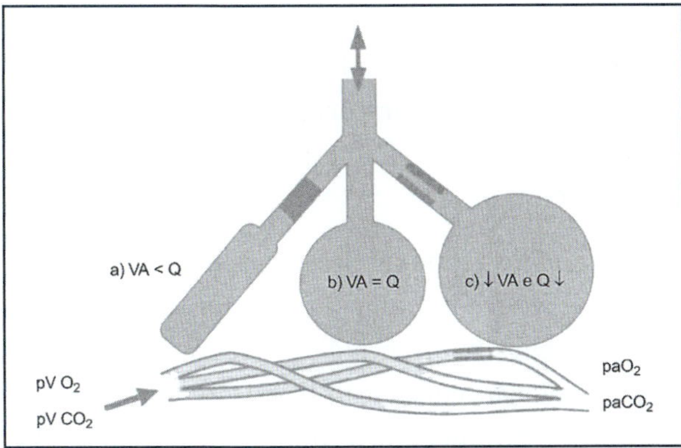

FIGURA 31.2 ***Heterogeneidade fisiopatológica que ocorre nas doenças obstrutivas. Algumas áreas do pulmão apresentam desequilíbrio na relação ventilação/perfusão.***

Siglas: VA = ventilação alveolar, Q = perfusão, pvO_2 = pressão venosa de oxigênio, paO_2 = pressão arterial de oxigênio, $pvCO_2$ = pressão venosa de dióxido de carbono, $paCO_2$ = pressão arterial de dióxido de carbono.

das vias aéreas inferiores e é um indicador de gravidade da crise de asma aguda grave.

O conhecimento da fisiopatologia do estado de mal asmático é de fundamental importância para traçarmos a adequada estratégia ventilatória quando indicada. Por exemplo, pelo tempo expiratório longo e pela resistência aumentada nas crises de asma brônquica, concluímos que o tempo inspiratório e o expiratório durante a ventilação pulmonar mecânica devem ser mais longos que o normal.

AVALIAÇÃO DA GRAVIDADE DA CRISE

O atendimento imediato e a rápida avaliação do estado clínico são necessários para determinar os tratamentos apropriados e os níveis de monitoramento em crianças com estado de mal asmático[11]. Avaliação dos sinais e sintomas observados pode ser útil na determinação do grau de gravidade da crise (Tabela 31.1 e Quadro 31.1). Sempre que possível, essa avaliação deve ser feita sem aumentar a ansiedade do paciente, pois o choro aumenta o fluxo de ar turbulento e o trabalho respiratório, e pode tornar a avaliação clínica mais desafiadora. Para determinar os tipos e níveis de cuidados adequados, outros testes e avaliações também podem ser úteis em certas situações.

QUADRO 31.1 ***Sinais e sintomas de doença grave.***

Subjetivos	Objetivos
Dispneia	Frequência respiratória
Aumento do trabalho respiratório	Frequência cardíaca
Uso da musculatura acessória	Oximetria de pulso
Diminuição ou ausência dos sons respiratórios	
Grau e duração dos sibilos	
Habilidade de falar sentenças ou contar até dez	
Nível de consciência	
Ansiedade e diaforese	

Gasometria

A gasometria é frequentemente obtida em crianças com estado de mal asmático e é usada para prever a iminente falência respiratória nessa população. No entanto, o resultado da gasometria não deve ser usado para substituir o julgamento clínico do médico que está prestando atendimento ao paciente[1,5]. Crianças com asma aguda, mais comumente têm hipocarbia ou normocarbia na gasometria. A $PaCO_2$ crescente pode indicar falência respiratória iminente, embora modestos graus de hipercarbia podem ser bem tolerados em crianças não intubadas com estado de mal asmático[8]. A tomada de decisão clínica nessa população deve ser dependente de uma combinação de fatores, e não ditada principalmente pelo resultado da gasometria. Além disso, o médico não deverá ser tranquilizado pela ausência de acidose respiratória. Mesmo na ausência de acidose respiratória, uma criança sonolenta e lutando para respirar deve ser submetida à intubação endotraqueal. Da mesma forma, uma criança acordada e alerta, com taquipneia, aumento do trabalho respiratório e acidose respiratória, normalmente não requer intubação. É importante salientar que a coleta da gasometria ou de outros exames laboratoriais não deve atrasar o início do tratamento da crise de asma[8].

Radiografia de Tórax

A radiografia de tórax de rotina não é indicada para todas as crianças com estado de mal asmático. Geralmente, essas radiografias não ajudam no atendimento clínico dessa população e apenas raramente revelam achados que são úteis no tratamento de crianças com estado de mal asmático[12]. Contudo, existem certas situações clínicas em que a radiografia pode ser útil. Especificamente, uma radiografia de tórax deve ser obtida quando a causa dos sibilos não for clara ou quando houver suspeita de pneumonia ou barotrauma (pneumotórax ou pneumomediastino).

TRATAMENTOS DE PRIMEIRA LINHA

Os tratamentos de primeira linha ou convencionais do estado de mal asmático consistem em: oxigênio suplementar, para hipoxemia; salbutamol (albuterol) em aerossol, para broncodilatação; e corticosteroides, para edema e inflamação das vias aéreas. O tratamento da crise de asma aguda grave (estado de mal asmático) deve ser iniciado de imediato após a criança ser rapidamente avaliada. A intensidade do tratamento irá depender da gravidade do quadro clínico e da resposta ao tratamento inicial (Tabela 31.2)[13]. Qualquer criança em estado de mal asmático que não responder ao tratamento inicial com b_2-agonista por via inalatória, corticoide e oxigênio deve ser fortemente considerada para admissão em uma UTI. Essas crianças requerem um acompanhamento atento do seu estado clínico, incluindo monitorização cardiorrespiratória contínua.

Oxigênio

A frequência de hipoxemia em crianças com estado de mal asmático é maior do que em adultos. Essas crianças têm um risco mais elevado de desequilíbrio na relação ventilação-perfusão, por causa de diferenças na mecânica pulmonar relacionadas com a idade, incluindo uma capacidade residual funcional/capacidade pulmonar total menor e uma complacência da parede torácica e resistência via aérea periférica maior[1]. Esse descompasso pode ser exacerbado inicialmente por broncodilatadores e pode causar dessaturação durante as fases iniciais do tratamento. A oximetria de pulso deve ser obtida e oxigênio umidificado deve ser administrado para manter a saturação pelo menos > 92% nos casos graves. O tratamento com oxigênio melhora o seu fornecimento aos tecidos periféricos, incluindo os músculos respiratórios; facilita a broncodilatação; e reduz a vasoconstrição. A diminuição da saturação de oxigênio no ar ambiente está associada com a necessidade de hospitalização nessa população[4,13].

TABELA 31.2 *Classificação dos tratamentos de estado de mal asmático.*

Tratamentos convencionais ou de primeira linha	Dosagem/tipo/meta
Nebulização contínua com salbutamol	10 a 30 mg/hora
Corticosteroides (metilprednisolona ou prednisona)	2 a 4 mg/kg/dia, dividida a cada seis a 12 horas
Oxigênio suplementar	Para manter a saturação > 92%
Tratamentos adicionais	**Dosagem/tipo/meta**
Nebulização com ipratrópio	0,125 a 0,5 mg a cada 20 minutos por três doses
Magnésio endovenoso	25 a 75 mg/kg (no máximo 2 g) ao longo de 20 minutos
Tratamentos de segunda linha	**Dosagem/tipo/meta**
Pressão positiva não invasiva (VNI)	Titular para conforto do paciente
Terbutalina endovenosa	0,5 a 4 µg/kg/min
Tratamentos de resgate	**Dosagem/tipo/meta**
Intubação	Ventilação controlada à pressão ou ventilação regulada à pressão e controlada a volume (PRVC)
Cetamina	Carga de 2 mg/kg, seguida de infusão de 0,5 a 2 mg/kg/hora
Anestésicos inalatórios	Halotano ou isoflurano
Heliox	60% a 80% de hélio/20 a 40% de O_2
Suporte extracorpóreo	Suporte de vida extracorpóreo ou depuração de CO_2 extracorpóreo

Agonistas β_2-adrenérgicos

Os agonistas b_2-adrenérgicos administrados por via inalatória, intermitente ou continuamente, são as drogas de escolha para reverter o broncospasmo nas exacerbações de asma aguda. A oferta dessas drogas por via oral não está indicada nos quadros de estado de mal asmático. Os b_2-adrenérgicos causam relaxamento da musculatura lisa por estimulação direta dos receptores b_2-adrenérgicos localizados nas vias aéreas (central e periférica), aumento da depuração mucociliar, diminuição do edema das vias aéreas e inibição da liberação de mediadores pelos mastócitos. A via inalatória é o meio mais efetivo de fornecimento dos agonistas b_2-adrenérgicos.

O salbutamol (albuterol) é o agonista b-adrenérgico de escolha para o tratamento da crise de asma aguda. É o mais seletivo b_2-adrenérgico quando comparado com outros agonistas semelhantes, como o fenoterol e o isoproterenol, e produz broncodilatação com menos efeitos colaterais sobre o sistema cardiovascular e neurológico. Quando administrado por via inalatória, produz uma broncodilatação no interior de cinco minutos e o efeito persiste por três a quatro horas[13].

Três inalações de salbutamol, espaçadas a cada 20 a 30 minutos, são preconizadas como tratamento inicial. A dose recomendada por inalação é de 0,15 mg/kg (± 1 gota/2 kg – dose máxima de 20 gotas ou 5 mg). O fenoterol pode ser utilizado, na indisponibilidade do salbutamol, na dose de 1 gota/3 kg (máximo de 10 gotas) por inalação. Na criança com asma aguda grave que não responde ao tratamento inicial, nebulização contínua com salbutamol (0,5 mg/kg/hora, mais ou menos 2 gotas/kg/hora, com dose mínima de 10 mg/hora, mais ou menos 40 gotas/hora, e dose máxima de 30 mg/hora, mais ou menos 120 gotas/hora) pode ser feita até que ocorra melhora dos sintomas[14,15]. Esses pacientes devem ser monitorados rigorosamente para identificar precocemente efeitos adversos, como, por exemplo, taquicardia, arritmias, elevação da creatinina fosfoquinase sérica e hipocalemia.

A administração sistêmica de agentes b-adrenérgicos geralmente não oferece nenhuma vantagem sobre a via inalatória e usualmente causa mais efeitos adversos. A via subcutânea deve ser reservada para pacientes com broncospasmo severo que não são capazes de cooperar com o tratamento por via inalatória ou nos casos em que haja dificuldade de a droga atingir o local de ação (hipoventilação). A epinefrina é a droga de escolha para uso subcutâneo e a dose preconizada é de 0,01 mg/kg (adrenalina 1:1000 = 0,01 mL/kg – dose máxima de 0,3 a 0,5 mg).

Todos os agentes b-adrenérgicos podem causar efeitos colaterais, os quais são frequentemente relacionados à dose e via de administração. A interrupção do tratamento devido aos efeitos colaterais raramente ocorre. Os efeitos adversos incluem tremores, ansiedade, náuseas, vômitos, taquicardia, arritmias, hipertensão, hipotensão e, raramente, isquemia de miocárdio. Esses agentes podem também diminuir a saturação de oxigênio por aumentar a perfusão de áreas pulmonares pobremente ventiladas. Efeitos metabólicos adversos como hipocalemia, hiperglicemia, hipofosfatemia, rabdomiólise e aumento do lactato sérico podem ocorrer. Consequentemente, pacientes recebendo tratamento prolongado com agentes b-adrenérgicos devem ter monitoramento contínuo da frequência e ritmo cardíaco, frequência respiratória, oximetria de pulso e pressão sanguínea (pressão arterial invasiva é considerada se infusão endovenosa contínua estiver sendo usada). Eletrólitos séricos, glicose sanguínea e gasometria devem ser solicitados quando for necessário.

Corticosteroides

É importante lembrar que a asma é uma doença inflamatória das vias aéreas. Os broncodilatadores podem salvar a vida, mas não combatem o problema primário subjacente, que a inflamação. A inflamação das vias aéreas está associada com hiper-reatividade brônquica, hiperemia, extravasamento microvascular, edema de mucosa e exsudação plasmática. Portanto, uso de corticosteroides é muito importante na asma aguda de crianças, para combater a inflamação que causa estreitamento das vias aéreas, provocando obstrução ao fluxo de ar. O uso precoce nas crises agudas graves de asma previne a progressão do episódio, diminui a taxa de hospitalização e reduz a morbidade.

Os corticosteroides devem ser receitados precocemente no curso do tratamento, especialmente para as crianças com crises de asma aguda de intensidade moderada a grave, aquelas dependentes de corticoides ou que não respondem completamente à terapia inicial com b_2-adrenérgicos por via inalatória. Há pouca evidência publicada sobre a duração e dosagem de corticosteroides para o tratamento do estado de mal asmático em crianças. A duração do tratamento é tipicamente direcionada pela gravidade da crise e a rapidez de resposta ao tratamento[1,5,16]. Se o tratamento com corticosteroides durar mais que sete dias, é recomendado diminuir lentamente a dose diária[13].

Atualmente, as diretrizes do National Heart, Lung and Blood Institute recomendam a administração de corticosteroides por via sistêmica, em vez da via inalatória[11]. A administração por via oral pode ser utilizada se a criança tolerar, mas, no estado de mal asmático, a via endovenosa é preferida. As crianças que receberam altas doses de b_2-adrenérgicos podem desenvolver diminuição na absorção gástrica e vômitos; assim, nesses pacientes, a administração endovenosa pode ser preferível. As diretrizes sugerem que 2 mg/kg/dia de prednisona ou metilprednisolona sistêmica podem ser usados para asma aguda, mas não oferecem recomendações para crianças em insuficiência respiratória[11]. Nessa população de crianças com doença mais grave (estado de mal asmático), com desconforto respiratório importante, alguns autores sugerem o uso da metilprednisolona por via endovenosa, como corticosteroide de escolha, em dosagens mais elevadas, como 4 mg/kg/dia. Não há evidências de que esse aumento da dose seja superior, no entanto a prática da utilização dessa dosagem mais elevada parece ser generalizada[17]. Após 24 horas, a manutenção é de 1 a 2 mg/kg/dia, dividida em doses a cada seis a 12 horas. Após melhora da crise, a medicação pode ser dada por via oral por mais cinco a sete dias (1 a 2 mg/kg/dia de prednisolona ou prednisona, em dose única pela manhã ou dividida a cada 12 horas).

Os efeitos colaterais dos corticosteroides, embora raros quando usados por curtos períodos, incluem hiperglicemia, hipertensão, hipocalemia, retenção hídrica, úlcera péptica, alterações do humor, formação de catarata, síndrome de Cushing e supressão adrenal. Neuromiopatias podem ocorrer em crianças tratadas com corticosteroides e agentes bloqueadores neuromusculares.

Hidratação

A falta de ingestão suficiente de líquidos e o aumento das perdas insensíveis, devido ao trabalho respiratório extra e à taquipneia, podem ocasionar leve a moderada desidratação na criança com asma aguda. A desidratação, se presente, deve ser corrigida, mas a oferta de soluções intravenosas deve ser cuidadosamente monitorada para prevenir a administração excessiva. O velho ditado de se hidratar generosamente os pacientes com quadros respiratórios deve ser evitado. A asma aguda grave está associada com um aumento da secreção do hormônio antidiurético, da permeabilidade capilar, do edema peribrônquico e do líquido intersticial ao redor dos bronquíolos. A hiper-hidratação, combinada com esses efeitos, pode resultar em edema pulmonar, agravando o quadro de insuficiência respiratória.

TRATAMENTOS DE SEGUNDA LINHA

Tratamentos de segunda linha devem ser considerados, mas eles devem ser aditivos, e não substituir as terapias de primeira linha. Existem vários tratamentos de segunda linha disponíveis, no entanto poucos estudos comparativos foram realizados, e nenhum deles demonstrou ser superior a qualquer um dos outros[1-5]. Na ausência de bons tratamentos baseados em evidência, a utilização dessas terapias é altamente variável e depende de práticas de locais e preferências do médico que está assistindo a criança. No entanto, é possível determinar um *ranking* de terapias nessa população quando se examina a literatura (Quadro 31.1). Por exemplo, o tratamento com magnésio ou ipratrópio tem se mostrado eficaz no início do curso da doença e não nas fases tardias, enquanto terapias tais como a terbutalina e a ventilação não invasiva têm se mostrado efetivas durante todo o curso da doença de uma criança. Outros tratamentos têm uma base fraca de evidência, tais como, a anestesia inalatória e o heliox, devendo ser usados apenas como terapias de resgate.

Anticolinérgicos

Os anticolinérgicos inalados inibem a constrição brônquica mediada por estímulos parassimpáticos. O brometo de ipratrópio, um derivado quaternário da atropina, é atualmente o único agente anticolinérgico aprovado para uso como broncodilatador.

É praticamente isento de efeitos colaterais, já que menos de 1% do inalado é absorvido, o que torna a droga segura mesmo em altas doses. Os únicos efeitos colaterais relatados são tosse, boca seca e, raramente, constrição brônquica paradoxal. Significativa resposta broncodilatadora tem sido observada com um minuto de inalação, com o pico do efeito ocorrendo em 30 a 60 minutos; a meia-vida é de três a quatro horas. O brometo de ipratrópio aumenta os efeitos broncodilatadores dos agentes b-adrenérgicos na asma aguda. Os resultados benéficos parecem depender da idade do paciente (as crianças parecem se beneficiar mais que os adultos), bem como da gravidade das crises de asma (a melhora é mais intensa naqueles pacientes com obstrução mais severa ao fluxo de ar). Há uma boa base de evidência para segurança e eficácia de doses frequentes de brometo de ipratrópio (cada 20 a 30 minutos), usadas juntamente com b_2-agonista nas primeiras duas horas de um ataque de asma aguda grave. Os benefícios são mais aparentes na maioria dos pacientes graves[18].

A dose e a frequência de administração do brometo de ipratrópio ainda não estão bem estabelecidas. É sugerido o uso de 10 gotas (125 mg) por inalação em crianças < 10 kg e de 20 gotas (250 mg) em maiores de 10 kg. Frequentes doses a cada 20 a 30 minutos, juntamente com b_2-adrenérgico no mesmo nebulizador, devem ser usadas nas primeiras horas após admissão. A dose de ipratrópio, de acordo com a resposta clínica, deve ser posteriormente espaçada para quatro a seis horas ou descontinuada. Doses mais altas (500 mg) têm sido usadas sem aumento da incidência de efeitos adversos. O brometo de ipratrópio tem sido preconizado em crianças com crises graves de asma aguda ou naquelas que não respondem bem à inalação somente com b_2-adrenérgicos.

Sulfato de Magnésio

O uso de sulfato de magnésio endovenoso tem sido mostrado, por vários investigadores, que aumenta a broncodilatação em pacientes com asma aguda que inicialmente respondem pobremente ao tratamento com b_2-adrenérgicos. O efeito broncodilatador do magnésio é provavelmente secundário ao bloqueio dos canais de cálcio, o que provoca relaxamento da musculatura dos brônquios. Mecanismos adicionais de ação incluem diminuição na liberação de acetilcolina na junção neuromuscular, inibição da degranulação dos mastócitos e potencialização dos efeitos dos b_2-adrenérgicos. Os efeitos sedativos e de diminuição da ansiedade do sulfato de magnésio podem também ter um papel na redução da obstrução ao fluxo de ar.

Atualmente, os dados disponíveis não suportam o uso de rotina do magnésio no tratamento da asma aguda, mas o sulfato de magnésio pode ser considerado na asma aguda grave não responsiva ao tratamento agressivo normalmente preconizado com b_2-adrenérgicos e corticoide[19]. A dose recomendada é de 25 a 75 mg/kg (máximo de 2 g), diluída a uma concentração de 60 mg/mL (máximo de 200 mg/mL), por via endovenosa, infundida lentamente em 20 minutos, com monitoração da frequência cardíaca e da pressão arterial. Concentração de magnésio de 4 mg/dL é provavelmente necessária para alcançar uma significativa broncodilatação. Os efeitos colaterais do uso do sulfato de magnésio incluem sedação, rubor e calor facial. Bradicardia e hipotensão podem ocorrer com infusões rápidas. Fraqueza muscular, depressão respiratória, anormalidades no sistema de condução cardíaca e perda dos reflexos tendinosos profundos indicam toxicidade ao magnésio (> 12 mg/dL).

Terbutalina

Se o paciente não responder à terapia inalatória e/ou subcutânea e houver preocupação sobre a piora da insuficiência respiratória, agentes b-adrenérgicos endovenosos devem ser experimentados. A terbutalina tem sido a droga de escolha para a terapia endovenosa na maioria centros, mas o salbutamol também pode ser usado e é a droga preferida para a terapia endovenosa em alguns serviços. Uma dose de ataque de terbutalina, por via endovenosa, de 10 µg/kg é infundida em 10 minutos, seguida por uma infusão contínua de 0,5 µg/kg/min, que pode ser acrescida de 0,2 µg/kg/min a cada 20 a 30 minutos, até o máximo de 4 µg/kg/min, de acordo com a resposta terapêutica e os efeitos colaterais. A monitoração continua do ECG e dos eletrólitos duas vezes ao dia é necessária. Os níveis de potássio sérico são geralmente baixos após múltiplas doses de β_2-agonistas e o potássio deve ser reposto. O salbutamol pode ser usado no lugar da terbutalina com a mesma dose de ataque e de infusão contínua, sendo a única variação a dose máxima de 5 μg/kg/min. Os broncodilatadores por via inalatória devem ser continuados enquanto o paciente estiver recebendo agentes b-adrenérgicos por via endovenosa. Quando ocorrer melhora, a infusão endovenosa deve ser diminuída antes da redução dos agentes broncodilatadores inalatórios.

Ventilação Não Invasiva com Pressão Positiva

A ventilação não invasiva com pressão positiva (VNI) é cada vez mais utilizada no cuidado de crianças com estado de mal asmático. Uma intervenção precoce demonstrou melhorar os resultados e, potencialmente, evitar a intubação endotraqueal nessa população[20-22]. A VNI melhora a condição das crianças com estado de mal asmático, prevenindo o colapso das vias aéreas durante a exalação e, desse modo, diminuindo a carga sobre os músculos respiratórios fatigados. A pressão positiva pode manter as pequenas vias aéreas abertas e reduzir a variação de pressão dos alvéolos necessária para iniciar a inspiração, pelo fornecimento de uma pressão expiratória contínua. Adicionar pressão inspiratória melhora a dispneia e as trocas gasosas, aumentando os volumes correntes espontâneos. A redução do trabalho inspiratório durante a respiração espontânea, a prevenção da atelectasia, a melhora da depuração das secreções das vias aéreas e, mesmo, como um meio de fornecimento de broncodilatadores por via inalatória são os prováveis benefícios do uso da VNI com pressão positiva em crianças asmáticas. A VNI tem o benefício adicional de preservar a via aérea natural da criança e, assim, potencialmente evitar algumas das complicações da intubação endotraqueal.

No entanto, o uso da VNI requer um acompanhamento atento por profissionais treinados. Um dos preditores primários de sucesso com o uso da VNI é o envolvimento de profissionais que são treinados e se sentem confortáveis com o cuidado das crianças que recebem VNI. O início dessa terapia deve ser realizado de forma gradual, com especial atenção, para evitar qualquer aumento da ansiedade na criança provocado tanto pela interface (máscara) quanto pelo fluxo de ar. Encontrar uma máscara de tamanho adequado pode ser um desafio por causa da grande variação no tamanho e forma do rosto das crianças. Outros desafios do uso de VNI no paciente pediátrico incluem: necessidade de cooperação por parte da criança e aparelhos adequados, principalmente para menores de quatro anos de idade. As crianças acima dos quatro anos de idade, com insuficiência respiratória aguda associada à asma aguda grave, são as que apresentam resultados mais promissores com o uso da VNI. A sedação deve ser usada com moderação e cautela porque pode, potencialmente, reduzir a capacidade respiratória já sobrecarregada de uma criança com asma aguda grave. Os profissionais devem observar também as crianças de perto para possíveis complicações da terapia, incluindo a lesão de pele por pressão, a distensão gástrica e o desenvolvimento de barotrauma.

A VNI com pressão positiva é fornecida ao paciente pediátrico através de uma interface (inicialmente, temos dado preferência à máscara nasal) e de um aparelho que forneça ventilações mecânicas com pressão positiva. O ideal é que as ventilações com pressão positiva sejam sincronizadas com o esforço inspiratório do paciente e limitadas à pressão. A pressão de suporte geralmente é o modo mais utilizado. Deve-se iniciar a VNI com pressões relativamente baixas, que devem ser aumentadas gradativamente (2 cmH_2O de cada vez), conforme necessário. Esse início gradual é importante para que os pacientes tolerem mais facilmente a ventilação não invasiva e se sintam mais confortáveis (IPAP de 6 a 8 cmH_2O e EPAP de 2 a 4 cmH_2O, com diferencial mínimo de 2 a 4 cmH_2O). O IPAP (pressão aérea positiva inspiratória) varia geralmente, conforme a necessidade, de 8 a 20 cmH_2O e o EPAP (pressão aérea positiva expiratória) de 2 a 8 cmH_2O. Se sedação for necessária, a cetamina em dose baixa, de 0,2 a 0,5 mg/kg, devido seu efeito broncodilatador, pode ser associada. Usualmente, a melhora da insuficiência respiratória nos pacientes que se beneficiam da VNI ocorre, em média, em duas horas; quando isso não acontece, a intubação endotraqueal e a ventilação mecânica invasiva podem ser necessárias.

Cetamina

A cetamina é um agente anestésico dissociativo, com potente efeito broncodilatador. Uma vez que produz sedação, analgesia, anestesia e amnésia, juntamente com broncodilatação, é frequentemente usada na asma aguda grave como parte da sequência rápida de intubação e para sedação e broncodilatação em pacientes submetidos à ventilação mecânica[23]. Há relatos do uso de cetamina em doses baixas (0,2 a 0,5 mg/kg) para evitar a intubação e a ventilação mecânica invasiva.

Reações disfóricas (em até 50% dos adultos e em 10% das crianças), estridor transitório e laringospasmo são os efeitos colaterais mais significativos da cetamina. Outros efeitos colaterais encontrados são aumentos de frequência cardíaca, pressão arterial, pressão intracraniana, salivação, secreções das vias aéreas e tônus da musculatura esquelética.

A cetamina pode ser usada em crianças com asma grave refratária a outras medicações[1-5]. Uma dose baixa, de 0,2 a 0,5 mg/kg, pode ser usada na criança extubada, como teste terapêutico, quando a indicação de intubação for iminente. Se a criança responder, a intubação e a ventilação mecânica podem ser evitadas. Se a intubação for necessária, uma dose de ataque endovenosa de 1 a 2 mg/kg é dada, seguida pela infusão contínua de 0,5 a 2 mg/kg/hora para sedação durante a ventilação mecânica. O início da ação é em um a dois minutos e a duração do efeito é de 10 a 30 minutos quando dada em dose única. A atropina, para bloquear o aumento das secreções das vias aéreas e da salivação, e o benzodiazepínico, para evitar alucinações, podem ser associados quando a cetamina for utilizada.

TRATAMENTOS DE RESGATE

Ventilação Pulmonar Mecânica

A asma aguda grave altera a mecânica respiratória, causando aumento heterogêneo da resistência da via aérea, o qual produz oclusão prematura da via aérea, hiperinsuflação dinâmica e aumento do PEEP intrínseco (auto-PEEP). Essas anormalidades aumentam o trabalho da respiração e podem causar fadiga da musculatura respiratória e insuficiência respiratória, que põem em risco a vida do paciente. A ventilação mecânica é frequentemente considerada o último recurso no tratamento de crise de asma que ameace a vida. No paciente com hiperinsuflação e aprisionamento de ar, a ventilação mecânica pode piorar o desequilíbrio da relação ventilação/perfusão e a hiperinsuflação dinâmica. As taxas de morbidade e mortalidade relacionadas à crise de asma aguda grave continuam decrescendo, em consequência da utilização de estratégias ventilatórias que visam à redução da hiperinsuflação alveolar[9,24]; então, torna-se importante que médicos assistentes tenham entendimento de como o aprisionamento de ar *(air-trapping)* possa ocorrer, seja mensurado e limitado. Os óbitos são mais comumente o resultado de uma das complicações desse aprisionamento de ar, incluindo-se barotrauma, hipotensão e acidose respiratória refratária[25,26].

Indicações

A avaliação clínica é fundamental porque muitos pacientes que se apresentam com hipercapnia não requerem intubação traqueal e ventilação mecânica; então, a decisão de intubar não deve ser baseada somente nas trocas gasosas, devendo ser, principalmente, fundamentada no julgamento clínico de deterioração do paciente[27-29].

- Marcadores de deterioração clínica incluem:
- Piora do desconforto respiratório;
- Fadiga progressiva – aumento dos níveis de dióxido de carbono ($PaCO_2$ > 5 mm Hg/hora) ou sua normalização em pacientes com hipocapnia prévia;
- Alteração de consciência (letargia, Escala de Coma de Glasgow < 12 ou agitação), interferindo com o fornecimento de oxigênio ou com a terapia para a crise asmática;
- Hipoxemia refratária (PaO_2 < 60 mmHg; SpO_2 < 90%) não corrigida com máximo fornecimento de oxigênio;
- Tórax silencioso;
- Falha em reverter a acidose respiratória, a despeito de intensiva terapia;
- Instabilidade hemodinâmica;
- Parada respiratória ou profunda bradipneia;
- Parada cardíaca.

Deve-se monitorar a deterioração clínica por meio do exame físico, oximetria de pulso e gasometria arterial. O momento exato para indicar a intubação traqueal é primordialmente uma decisão clínica. Esse procedimento pode agravar o broncospasmo, e a ventilação com pressão positiva aumenta o risco de depressão circulatória e barotrauma. As principais complicações mais frequentemente observadas são: hipotensão, dessaturação de oxigênio, enfisema subcutâneo, pneumotórax e parada cardíaca.

Intubação Traqueal

A intubação de um paciente com doença obstrutiva da via aérea inferior é um desafio significante para o médico intensivista[13,29]. O procedimento, já que é de alto risco, deve ser realizado pelo médico mais experiente disponível. A sequência rápida de intubação é o método de escolha e inclui os seguintes passos:

- A criança deve ser pré-oxigenada com oxigênio a 100% com máscara, BIPAP ou "AMBU" de forma gentil (oito ciclos respiratórios);
- Realizar pré-medicação com lidocaína IV 1 a 2 mg/kg, dois a cinco minutos antes da intubação (diminui reflexo simpático, náusea e vômitos) e atropina IV 0,01 a 0,02 mg/kg, (dose mínima 0,1 mg) um a dois minutos antes da intubação, para crianças de um a cinco anos que irão receber succinilcolina (diminui a bradicardia devido ao reflexo vagal à laringoscopia);
- Na indução para intubação optar por: cetamina 1 a 2 mg/kg IV ou etomidato 0,2 a 0,3 mg/kg IV;
- Para realizar o relaxamento muscular usar: succinilcolina 1 a 2 mg/kg IV ou rocurônio 0,6 a 1,2 mg/kg IV. A succinilcolina, um relaxante muscular despolarizante, é o preferido se não houver contraindicações, na dose de 2 mg/kg se o peso for < 20 kg e 1 mg/kg se o peso for > 20 kg, por causa de seu rápido início de ação e duração curta. O rocurônio, por seu rápido início de ação (30 a 60 segundos) e ausência de efeitos hemodinâmicos, é o relaxante muscular não despolarizante preferido nos casos em que a succinilcolina é contraindicada. O vecurônio, na dose de 0,08 a 0,1 mg/kg IV, pode ser usado no lugar do rocurônio, por ser mais barato e não necessitar de refrigeração, apesar da duração de sua ação ser mais longa;
- Não usar manobra de Sellick;
- Intubar por via orotraqueal e usar cânula com o maior diâmetro possível ou com *cuff* (para minimizar o escape de ar devido ao provável uso de altas pressões inspiratórias);
- Após a intubação deve-se ter cuidado de não hiperventilar manualmente, procedimento comum após muitas intubações de emergência.
- Deve-se monitorar a pressão arterial e saturação de oxigênio logo após a intubação e o uso de pressão positiva. O fluxo de ar expiratório severamente obstruído da criança asmática necessita de um tempo expiratório extremamente longo. Portanto, a diminuição da saturação após a colocação da cânula pode ser causada mais pela diminuição do débito cardíaco, devido à retenção de gás e altas pressões no interior do tórax, do que pela inadequada ventilação. Acentuada hipotensão não é incomum após o procedimento de intubação em crianças asmáticas – frequentemente é o resultado de hiperinsuflação pulmonar, que causa diminuição do retorno venoso para o coração. Além disso, a hipotensão é intensificada pelos efeitos vasodilatadores e depressores de miocárdio dos sedativos e relaxantes musculares usados durante o procedimento. A hipotensão deve melhorar com administração de volume e diminuição da frequência das ventilações mecânicas. A contribuição da hiperinsuflação na hipotensão pode ser avaliada pela observação da resposta da pressão arterial a uma repentina redução da frequência do ventilador ou um período de apneia. Em alguns pacientes em estado de mal asmático, a pressão manual sobre a caixa torácica durante a expiração pode ser necessária para aliviar uma hiperinsuflação maciça. A radiografia de tórax deve ser solicitada logo após a intubação, para afastar um pneumotórax hipertensivo, se a hipotensão e/ou a hipoxemia não responderem rapidamente à infusão de líquidos e às alterações nos parâmetros da ventilação mecânica.

O fluxo de ar expiratório severamente obstruído na criança com grave obstrução de via aérea necessita de um tempo expiratório extremamente longo para ser exalado por completo. Portanto, após a intubação, deve-se ter o cuidado de não hiperventilar manualmente, procedimento comum após muitas intubações de emergência. A diminuição da saturação após a colocação da cânula endotraqueal pode ser causada mais pela diminuição do débito cardíaco, devido à retenção de gás e altas pressões geradas no interior do tórax, do que pela inadequada ventilação.

Os sedativos e relaxantes musculares podem intensificar a hipotensão, por causa de seus efeitos vasodilatadores e depressores de miocárdio. A hipotensão, quando presente, deve melhorar com a administração de volume e diminuição da frequência respiratória do ventilador. A contribuição da hiperinsuflação na hipotensão pode ser avaliada observando-se a resposta da pressão arterial a uma redução repentina da frequência respiratória ou a um período de apneia. Em alguns pacientes, a pressão manual sobre a caixa torácica durante a expiração pode ser necessária para aliviar uma hiperinsuflação maciça. Se a hipotensão e/ou a hipoxemia não respondem rapidamente à infusão de líquidos e à alteração nos parâmetros da ventilação mecânica, um pneumotórax hipertensivo deve ser considerado.

Estratégia Protetora

O objetivo da ventilação mecânica na asma aguda grave é duplo: garantir suficiente troca gasosa até que a obstrução da via aérea seja revertida e minimizar as complicações associadas com o suporte ventilatório. A escolha correta das variáveis da ventilação mecânica deve levar em conta as alterações fisiopatológicas que ocorrem no interior do pulmão. Acentuado aumento na resistência das vias aéreas e na constante de tempo são aspectos característicos da mecânica respiratória nas doenças obstrutivas de vias aéreas inferiores.

A constante de tempo é o produto da complacência estática e da resistência da via aérea e reflete o tempo necessário para ocorrer o equilíbrio entre as pressões da via aérea proximal e do alvéolo. A doença obstrutiva de via aérea inferior é caracterizada por uma constante de tempo aumentada, portanto é necessário um tempo, tanto inspiratório como expiratório, relativamente longo durante a ventilação mecânica para que as pressões da via aérea proximal e dos alvéolos se aproximem durante a inspiração e expiração. O aumento da constante de tempo expiratória é bem mais acentuado em relação à constante de tempo inspiratória, por causa da maior obstrução ao fluxo aéreo na expiração.

Ao contrário das doenças que comprometem a complacência estática, com constantes de tempo reduzidas, tais como a síndrome do desconforto respiratório agudo, que podem ser manuseadas com frequências respiratórias relativamente altas, as doenças que afetam a resistência das vias aéreas, como, por exemplo, a asma, requerem frequências baixas para uma adequada ventilação. Insuficiente tempo inspiratório acarretará diminuição no volume corrente, enquanto, se não houver tempo suficiente para exalar o ar inspirado, ocorrerá um esvaziamento alveolar incompleto, chamado de "hiperinsuflação dinâmica". A retenção desse ar nos pulmões gera uma pressão positiva no final da expiração, denominada auto-PEEP ou PEEP intrínseco. As estratégias de ventilação mecânica para pacientes com asma aguda grave devem incluir frequências respiratórias relativamente baixas, com longos tempos expiratórios.

Darioli e Perret[30] introduziram o conceito de hipoventilação controlada para pacientes adultos com asma, usando frequências respiratórias e volumes correntes mais baixos que o utilizado na ventilação tradicional, e acharam uma diminuição dramática na frequência de barotrauma e morte quando compararam com controles históricos. Eles usaram um volume corrente menor do que 8 a 12 mL/kg, na tentativa de limitar o pico de pressão inspiratória abaixo de 50 cmH_2O. Se esse limite fosse ultrapassado, eles reduziam ainda mais o volume corrente e permitiam o aumento da $PaCO_2$. Não houve mortes nessa série, apesar da hipercapnia e acidose. Esse conceito, com o passar do tempo, foi sendo amplamente aceito e tem melhorado o prognóstico de pacientes asmáticos. A hipoventilação controlada (hipercapnia permissiva) também tem sido relatada em crianças com asma, com bons resultados[31-33].

Parâmetros Ventilatórios

A hipercapnia permissiva e as estratégias de proteção pulmonar devem ser usadas ao mesmo tempo para permitir suficiente exalação e minimizar a hiperinsuflação dinâmica; por conseguinte, diminuindo o risco de barotrauma e instabilidade hemodinâmica[13,30,33]. Embora esse conceito seja uma constante nos artigos, os parâmetros iniciais utilizados para ventilar pacientes pediátricos com doença pulmonar obstrutiva de via aérea inferior ainda são um ponto de discordância na literatura, pois seus valores ainda diferem muito de um autor para outro.

Modos de ventilação – com a diminuição da ênfase sobre a normalização dos níveis de $PaCO_2$, a maioria tem preferido como modo inicial as formas de ventilação controladas à pressão, com padrão de fluxo desacelerante. A pressão de suporte (PS) e a pressão regulada volume controlado (PRVC) são as modalidades de ventilação mais usadas no paciente pediátrico.

Volume corrente – quando examinamos a literatura, deparamos-nos, na maioria das vezes, com a orientação de volume corrente baixo na ventilação de pacientes com doença pulmonar obstrutiva. A utilização da hipoventilação controlada vem possibilitando o uso de volume corrente baixo (iniciar com 5 a 6 mL/kg do peso predito), tolerando-se níveis mais altos de dióxido de carbono (hipercapnia permissiva), minimizando a ocorrência de hiperinsuflação e o risco de barotrauma.

Pressão inspiratória – ao discutirmos a pressão inspiratória, seria melhor a utilização da pressão de platô como parâmetro do que a pressão de pico, uma vez que essa reflete a pressão na via aérea no fim da inspiração sob a condição de nenhum fluxo de gás (uma medida que estima pressão alveolar); seu valor deve ser menor que 30 cmH_2O durante a ventilação mecânica, para evitar a hiperdistensão alveolar. Entretanto, devido à dificuldade e até à impossibilidade de se medir a pressão de platô em pacientes com doença obstrutiva, na maioria das Unidades de Terapia Intensiva Pediátricas no Brasil, nós discutiremos os limites de pressão de pico mais utilizados na literatura.

A maioria dos artigos define limites de pressão de pico em torno de 30 a 40 cmH_2O como sendo um nível suficientemente alto para gerar o volume corrente desejado, mas ainda tolerável em termos de risco para barotrauma. Sarnaik *et al.*[(34)], em uma revisão retrospectiva, utilizaram limites de pressões de pico de 25 a 30 cmH_2O para pacientes pediátricos de um a cinco anos de idade e valores de 30 a 35 cmH_2O para crianças acima de cinco anos de idade.

Frequência respiratória (tempo inspiratório e expiratório) – há uma aceitação geral de frequências respiratórias baixas, ao redor de 12 a 16 ventilações/minuto, para pacientes abaixo de cinco anos e 10 a 12 ventilações/minuto em pacientes acima de cinco anos. Uma frequência respiratória inicial ao redor de 12 parece ser o consenso entre a maioria dos autores, podendo ser alterada para cima ou para baixo, dependendo da gravidade do quadro obstrutivo e da necessidade de tempo expiratório maior ou menor para permitir a exalação completa. Permitir um tempo expiratório adequado (suprafisiológico de quatro a nove segundos) é primordial para evitar a retenção de gás. A determinação da frequência respiratória está intimamente relacionada ao grau de obstrução, podendo ser bastante dinâmica. Quanto mais grave a obstrução, mais prolongado deve ser o tempo expiratório e menor a frequência respiratória. Quando respeitamos a relação entre a inspiração e a expiração (I:E) recomendada, ao redor de 1:3 a 1:4, e trabalhamos com um tempo inspiratório normal para a idade ou até um pouco maior, ao redor de 0,75 a 1,5 segundos, dependendo da faixa etária, para ajudar a gerar o volume corrente ideal, certamente precisaremos trabalhar com uma frequência respiratória baixa para permitir essa conjunção.

Pode-se avaliar se o tempo expiratório é adequado e, por conseguinte, ajustar a frequência respiratória do ventilador: auscultando-se o término dos sibilos antes da próxima inspiração (embora, em pacientes com asma aguda grave, os sibilos possam durar 10 segundos ou mais), pela observação na fase expiratória do retorno à linha de base da curva fluxo-tempo (Figuras 31.3 e 31.4) ou pelo aparecimento do platô na forma de onda da capnografia (Figura 31.5. Quando a obstrução ao fluxo de ar melhora, o traçado das curvas de fluxo-tempo e da capnografia tende a se normalizar; assim como a diferença entre as pressões inspiratórias de pico e de platô indica melhora na dinâmica respiratória.

Pressão expiratória final positiva (PEEP) – um dos pontos de maior discordância entre os especialistas, no que se refere à ventilação de pacientes pediátricos com asma, é a utilização de PEEP extrínseco. Por se tratar de uma doença em que existe uma grande resistência à exalação de ar, parece clara a recomendação de iniciar a ventilação com baixos níveis de PEEP, ao redor de 4 a 5 cmH_2O. No entanto, mais recentemente, surgiram na literatura relatos de utilização de valores de PEEP acima do fisiológico que, paradoxalmente, estão associados com melhora da hiperinsuflação e redução da pressão média de vias aéreas. Devi-

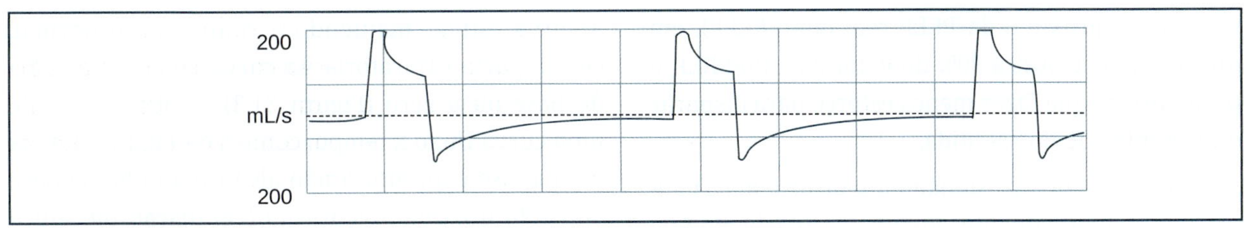

FIGURA 31.3 *Quando monitoramos a curva Fluxo x Tempo, podemos ajustar parâmetros ventilatórios e, progressivamente, aumentar a frequência do ventilador mecânico, enquanto a curva estiver mantendo configuração normal, com a parte expiratória da curva voltando a zero (linha de base).*

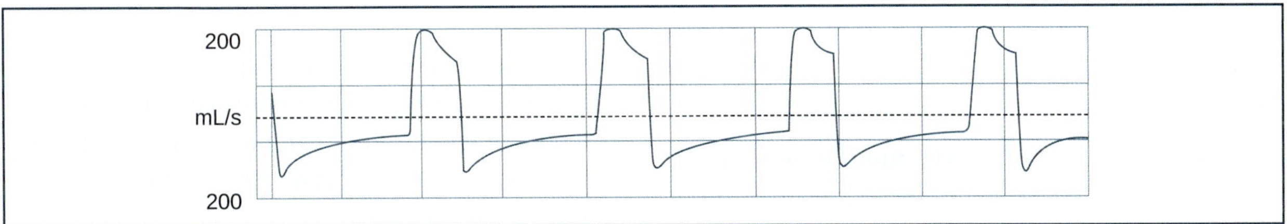

FIGURA 31.4 *A fase expiratória da curva Fluxo x Tempo não alcança o zero (linha de base) antes da próxima ventilação mecânica, indicando aprisionamento de ar (auto-PEEP). Nesse caso, deve-se diminuir a frequência respiratória do ventilador mecânico para permitir a exalação completa e o retorno à linha de base da fase expiratória antes da próxima ventilação mecânica.*

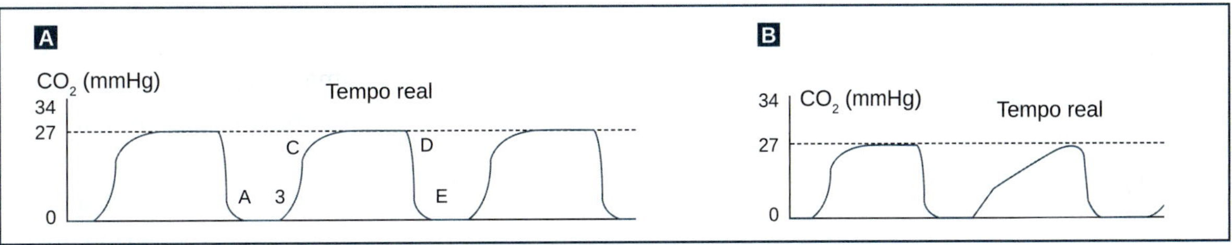

FIGURA 31.5 *A capnografia, nos pacientes sem alterações ventilatórias, mostra um formato de um quadrado, apresentando um platô durante a expiração (A). No paciente com doença obstrutiva de via aérea inferior, quando o tempo expiratório não é suficiente para exalar todo o volume corrente, a capnografia mostra um aumento constante do CO_2 expirado não atingindo um platô (B).*

do à grande resistência presente nas vias aéreas de pacientes com doença pulmonar obstrutiva, existe uma dificuldade em exalar todo o volume corrente inspirado. Normalmente, os pacientes precisam de tempo expiratório com mais de duas vezes o valor normal para permitir que o fluxo de ar cesse por completo durante a expiração. É consenso a realização de medidas para facilitar essa saída de ar dos pulmões, e uma dessas medidas é a utilização de PEEP abaixo do fisiológico. Paralelamente a esse consenso, vem aumentando o número de trabalhos mostrando que a administração de PEEP em valores superiores ao fisiológico, porém abaixo do valor da auto-PEEP, é capaz de melhorar a sincronia do paciente com o ventilador e reduzir o esforço inspiratório e o aprisionamento de ar.

A melhora da sincronia do paciente com o aparelho deve-se ao fato de que, para o paciente disparar um ciclo de pressão assistida ou de suporte, ele tem de gerar uma pressão negativa em relação à PEEP de base. Quando o paciente tem auto-PEEP, a PEEP a que ele está submetido é maior do que a PEEP de base programada, logo ele tem mais dificuldade para gerar a pressão negativa que dispare a pressão de suporte/assistida. Se colocarmos a PEEP programada mais próximo da PEEP real (auto-PEEP), em torno de 2/3 ou 50% a 80% do valor da auto-PEEP, o paciente terá que fazer menos esforço para disparar uma respiração ou assistida.

A melhora do aprisionamento de ar é mais controversa e, teoricamente, advém da capacidade que uma PEEP maior teria de manter a via aérea terminal aberta por mais tempo durante a expiração, evitando assim a oclusão precoce e o aprisionamento de ar. A PEEP extrínseca pode prevenir o colapso da via aérea, por mantê-la aberta. Nesse caso, a PEEP extrínseca poderia ser mais útil para a obstrução mais severa, incluindo os pacientes que não respiram espontaneamente.

Fração inspirada de oxigênio (FiO_2) – deve-se ofertar a fração de oxigênio necessária para manter inicialmente a SpO_2 > 92% (entre 92% a 96%) e a PaO_2 > 60 mmHg.

Hipercapnia permissiva – estratégia ventilatória com redução do volume minuto por meio da diminuição do volume corrente, frequência respiratória e/ou pressão inspiratória do ventilador, que permite elevação do dióxido de carbono (CO_2) até duas vezes o valor normal ($PaCO_2 \leq 90$). Vem sendo recomendada em pacientes com obstrução das vias aéreas inferiores ventilados mecanicamente Mesmo essa acentuada hipercapnia é usualmente bem tolerada pela criança na ausência de pressão intracraniana elevada, desde que o pH seja > 7,10 e a oxigenação adequada (SpO_2 > 90%, com $FiO_2 \leq 0,6$). A intenção dessa estratégia ventilatória é reduzir a hiperinsuflação pulmonar e minimizar o volutrauma e a depressão cardiocirculatória.

Monitoração

Os pacientes asmáticos em ventilação mecânica devem ser monitorados periodicamente, com o objetivo de: adequar os parâmetros ventilatórios às alterações fisiológicas presentes, identificar a hiperinsuflação alveolar (pressão de platô e auto-PEEP) e calcular a resistência de vias aéreas[31-33].

A curva fluxo x tempo é a mais facilmente utilizada para adequar os parâmetros ventilatórios (tempo expiratório adequado) e identificar a auto-PEEP. A sua monitoração permite ajustar parâmetros ventilatórios e, progressivamente, aumentar a frequência das ventilações mecânicas, enquanto a curva estiver mantendo a configuração normal, com a parte expiratória da curva voltando à linha de base ou a zero (Figura 31.3). A observação de uma curva fluxo x tempo, como a da Figura 31.4, na qual a fase expiratória não alcança a linha de base antes da próxima inspiração (ventilação mecânica mandatória), diagnostica o aprisionamento de ar e a auto-PEEP. Indica um tempo expiratório curto, e a frequência das ventilações mecânicas mandatórias deve ser diminuída para permitir a exalação de todo o volume corrente, minimizando a hiperinsuflação alveolar.

Estratégias para evitar a hiperinsuflação alveolar, utilizando frequência e volumes correntes baixos, podem levar à hipercapnia. A hipercapnia permissiva deve ser monitorada para manter a $PaCO_2$ < 90 mmHg e o pH > 7,1.

Sedação

A criança com hipercapnia, recebendo ventilação mecânica, necessita de sedação e analgesia para evitar a taquipneia e a falta de sincronia com o aparelho de ventilação mecânica. A infusão contínua de cetamina (agente anestésico dissociativo, com atividade broncodilatadora) associada ou não ao midazolam é o esquema mais usado em pacientes pediátricos asmáticos[27]. O fentanil associado ao midazolam é outro esquema que pode ser usado em crianças, sem risco de hipotensão. É sugerido iniciar com a menor dose e titular para o efeito desejado:

- Cetamina 0,3 a 2 mg/kg/hora (broncodilatador), pode ser utilizada dose de ataque de 2 mg/kg[35];
- Midazolam 0,4 a 6 µg/kg/min;
- Fentanil 1 a 3 µg/kg/hora. Deve-se dar uma dose inicial de 1 a 2 µg/kg;
- Não usar morfina – libera histamina;
- Não usar meperidina – libera histamina.

Bloqueadores Neuromusculares

A utilização de bloqueadores neuromusculares deve ser reservada para aqueles pacientes cuja ventilação adequada não pode ser alcançada com níveis aceitáveis de pressão inspiratória[29]. A incidência de complicações neurológicas observada em pacientes asmáticos que recebem ventilação mecânica pode possivelmente ser diminuída, evitando-se o uso prolongado de bloqueadores neuromusculares. A fraqueza muscular grave e prolongada (polineuromiopatia do doente grave) tem sido observada em adultos e crianças que recebem ventilação mecânica, corticosteroides e bloqueadores neuromusculares. Embora os bloqueadores neuromusculares tenham sido fortemente implicados, a exata etiologia para essa complicação ainda não é conhecida. Por isso, é desejável limitar a duração e a profundidade do bloqueio neuromuscular em pacientes com doença pulmonar obstrutiva recebendo corticosteroides. Portanto, bloqueadores neuromusculares devem ser evitados ou, se extremamente necessários, devem ser utilizados pelo menor tempo possível durante a ventilação mecânica. O rocurônio e o vecurônio são os mais utilizados. Não usar o pancurônio, o atracúrio e o cisatracúrio, devido ao risco alto de liberação de histamina.

Desmame

O desmame da ventilação mecânica invasiva deve ser iniciado assim que a criança apresente melhora do quadro respiratório. Tal melhora pode ser notada por meio de dados clínicos (como a ausculta pulmonar), dados gasométricos ou monitoração da mecânica pulmonar. Quando ocorrer melhora do broncospasmo e o pico de pressão inspiratório for < 30 cmH_2O, a sedação deve ser descontinuada e o desmame, preferencialmente com pressão de suporte, deve ser acelerado, a fim de precocemente proceder à extubação. Poucos pacientes necessitam de um desmame prolongado. Nos casos de dificuldade de progredir o desmame ventilatório, avaliar a possibilidade de fraqueza da musculatura ventilatória por polineuropatia associada ao uso de corticoide e curare.

Heliox

O heliox é uma mistura de hélio e oxigênio disponível em proporções de 60% a 80% de hélio e 20% a 40% de oxigênio. A mistura não tem efeito broncodilatador ou anti-inflamatório, entretanto, por ser uma mistura menos densa que o ar, produz uma redução na resistência da via aérea ao fluxo de ar e menos turbulência. Portanto, pode diminuir o trabalho da respiração e retardar a fadiga muscular e a subsequente falência respiratória, até que a concomitante terapêutica broncodilatadora e anti-inflamatória torne-se efetiva. O heliox pode também aumentar a deposição periférica da medicação administrada por aerossol nos pulmões das crianças com asma e, desse modo, aumentar a broncodilatação.

Embora os estudos sugiram efeitos benéficos do uso de heliox na asma grave, há certa preocupação quanto à sua utilização no estado de mal asmático. Visto que há somente 20% a 40% de oxigênio na mistura, a oxigenação pode ser comprometida. Portanto, o heliox pode ser considerado um tratamento adicional na criança asmática quando a falência respiratória é iminente, mas a oxigenação ainda é adequada. O início da ação do heliox é ao redor de dois minutos. Para ser utilizado durante a ventilação mecânica, é necessário um cilindro de hélio e um misturador[35,36].

Anestésicos Inalatórios

Os anestésicos inalatórios, tais como isoflurano e halotano, administrados pelo equipamento de anestesia (o que limita o uso), podem ser utilizados para possível controle do broncospasmo refratário às medidas terapêuticas habituais. Deve-se evitar o uso dos anestésicos inalatórios por mais de 12 horas[35,36].

ECMO

O ECMO tem sido considerado em casos extremos de estado de mal asmático. O oxigenador de membrana extracorpóreo pode ser utilizado como terapia de resgate; a indicação existe quando há falha nas terapêuticas habituais e alternativas[36,37].

CONCLUSÃO

A maioria das crianças com doença pulmonar obstrutiva responde muito bem ao tratamento farmacológico padrão. Na criança que não responde a esse esquema terapêutico inicial, pode-se tentar evitar a intubação com o uso da ventilação não invasiva, que está associada com bons resultados e poucas complicações.

A intubação e a ventilação mecânica estão associadas com morbidade e mortalidade significativas e devem ser retardas, se possível. O manejo da ventilação mecânica, de acordo com princípios baseados na fisiopatologia da doença pulmonar obstrutiva de via aérea inferior, tem resultado em diminuição da morbidade e mortalidade.

REFERÊNCIAS

1. Werner HA. Status asthmaticus in children. Chest. 2001;119:1913-29.
2. Chipps BE, Murphy KR. Assessment and treatment of acute asthma in children. J Pediatr. 2005;147:288-94.
3. Mannix R, Bachur R. Status asthmaticus in children. Curr Opin Pediatr. 2007;19:281-87.
4. Kercsmar CM. Acute inpatient care of status asthmaticus. Respir Care Clin N Am. 2000;6:155-70.
5. Smith SR, Strunk RC. Acute asthma in the pediatric emergency department. Pediatr Clin North Am. 1999;46:1145-65.
6. Carroll CL, Schramm CM, Zucker AR. Severe exacerbations in children with mild asthma. J Asthma. 2008;45:513-7.
7. Sociedade Brasileira de Pneumologia e Tisiologia (SBPT). Diretrizes da Sociedade Brasileira de Pneumologia e Tisiologia para o Manejo da Asma. J Bras Pneumol. 2012 abr;38 Supl 1:S1-46.
8. Bigham NT, Brilli RJ. Status Asthmaticus. In: Roger's Textbook of Pediatric Intensive Care. 4th ed. Philadelphia: Nichols DG Editor; 2008. p. 686-96.
9. Rubin BK, Pohanka V. Beyond the guidelines: Fatal and near-fatal asthma. Paediatr Respir Rev. 2012;13:106-11.
10. Kaminsky DA. Peripheral lung mechanics in asthma: Exploring the outer limits. Pulm Pharmacol Ther. 2011;24:199-202.
11. Department of Health and Human Services, National Heart, Lung and Blood Institute. National asthma education and prevention program expert panel report 3: guidelines for the diagnosis and management of asthma. Publication 08-4051. Bethesda, MD: U.S. Department of Health and Human Services; 2007. Available at: <http://www.nhlbi.nih.gov/guidelines/asthma/asthgdln.pdf>.
12. Hederos CA, Janson S, Andersson H, et al. Chest X-ray investigation in newly discovered asthma. Pediatr Allergy Immunol. 2004;15:163-5.
13. Carrol CL, Sala KA. Pediatric Status Asthmaticus. Crit Care Clin. 2013;29:153-66.
14. Carroll CL, Schramm CM, Zucker AR. Slow responders to IV b2-adrenergic receptor agonist therapy: defining a novel phenotype in pediatric asthma. Pediatr Pulmonol. 2008;43:627-33.
15. Andrews T, McGintee E, Mittal MK, et al. High-dose continuous nebulized levalbuterol for pediatric status asthmaticus: a randomized trial. J Pediatr. 2009;155:205-10.
16. Bhogal SK, McGillivray D, Bourbeau J, et al. Early administration of systemic corticosteroids reduces hospital admission rates for children with moderate and severe asthma exacerbation. Ann Emerg Med. 2012;60:84-91.
17. Giuliano JS, Faustino EV, Li S, et al. Corticosteroid therapy in critically ill pediatric asthmatic patients. Pediatr Crit Care Med. 2013 Jun;14(5):467-70.
18. Plotnick LH, Ducharme FM. Combined inhaled anticholinergic agents e b_2-agonists for initial treatment of acute asthma in children. Cochrane Database Syst Rev. 2001;3.
19. Cheuk DK, Chau TC, Lee SL. A meta-analysis on intravenous magnesium sulphate for treating acute asthma. Arch Dis Child. 2005;90:74-7.
20. Basnet S, Mander G, Andoh J. Safety, efficacy, and tolerability initiation of noninvasive positive pressure ventilation in pediatric patients admitted with status asthmaticus: A pilot study. Pediatr Crit Care Med. 2012;13(4):393-8.
21. Beers SL, Abramo TJ, Bracken A, et al. Bi-level positive airway pressure in the treatment of status asthmaticus in pediatrics. Am J Emerg Med. 2007;25(1):69.
22. Thill PJ, Macguire JK, Baden HP, et al. Noninvasive positive-pressure ventilation in children with low airway obstruction. Pediatr Crit Care Med. 2004;5:337-42.
23. Petrillo TM, Fortenberry JD, Linzer JF, et al. Emergency department use of ketamine in pediatric status asthmaticus. J Asthma. 2001;38:657-64.
24. Bloom B, Cohen RA. Summary health statistics for U.S. children: National Health Interview Survey, 2006. Vital Health Stat. 2007;234:1-79.
25. Pendergrafit TB, Stanford RH, Beasley R, Stempel DA, Roberts C, Mc Laughling T. Rates and characteristics of intensive care unit admission and intubations among asthma – related hospilatization. Ann Allergy Asthma Imunol. 2004;93:29-35.
26. Santanilla JI, Daniel B, Yeow M-E. Mechanical Ventilation. Emerg Med Clin North Am. 2008;(26):849-82.
27. Stather DR, Stewart TE. Clinical Review: Mechanical ventilaton in severe asthma. Crit Care. 2005 Sep; 9(6):581-7.
28. Desmond B, Kisson NT. Acute Asthma. Pediatric Crit Care Med. 2001;2(2):151-63.

29. Brenner B, Corbridge T, Kazzi A. Intubation and Mechanical Ventilation of the Asthmatic Patient in Respiratory Failure. J Emerg Med. 2009;37(2S):S23-34.

30. Darioli R, Perret C. Mechanical controlled hypoventilation in status asthmaticus. Am Rev Respir Dis. 1984; 129(3):385-7.

31. Rotta AT, Steinhorn DM. Conventional mechanichal ventilation in pediatrics. J Pediatr. 2007;83(2): 100-8.

32. Malmstrom K, Kaila M, Korhoner K, et al. Mechanichal ventilation in children with severe asthma. Pediatr Pulmonol. 2001;31:405-11.

33. Marunvanda S, Rotta AT. Mechanical ventilation Strategies in Children. Pediatric Health. 2008;2(3): 301-14.

34. Sarnaik AP, Daphtary KM, Meert KL, Lieh-Lai MW, Heidemann SM. Pressure-controlled ventilation in children with severe status asthmaticus. Pediatr Crit Care Med. 2004;5(2):133-8.

35. Koninckx M, Buysse C, Hoog M. Management of status asthmaticus in Children. Paediatr Respir Rev. 2013;14:78-85.

36. Kissoon N, Rimensberg P, Bohn D. Ventilation Strategies and Adjunctive Therapy in Severe Lung Disease. Pediatr Clin North Am. 2008;55:709-33.

37. Hebbar KB, Petrillo-Albarano T, Coto-Puckett W, Heard M, Rycus PT, Fortenberry JD. Experience with use of extracorporeal life support for severe refractory status asthmaticus in children. Crit Care. 2009;13:R29.

32

Bronquiolite Viral Aguda

Werther Brunow de Carvalho
Nilton Ferraro Oliveira

INTRODUÇÃO E DEFINIÇÃO

Em crianças com idade inferior a dois anos, a bronquiolite viral aguda (BVA) é a principal causa de hospitalização por infecção respiratória aguda que afeta as vias aéreas inferiores. O vírus sincicial respiratório (VSR) é o principal agente causal, embora outros vírus também estejam envolvidos, seja isoladamente, seja como coinfecção.

Trata-se de uma infecção que não resulta em uma resposta imune que protege contra novas reinfecções.

O conhecimento do agente causal terá um impacto insignificante no manejo do paciente, portanto o diagnóstico de BVA é eminentemente clínico. No entanto, há grande heterogeneidade entre os vários países quanto ao diagnóstico da BVA. Na América do Norte, a presença de sibilos expiratórios é o principal sinal clínico e, no Reino Unido, é a presença de ruídos pulmonares anormais. Uma das definições diagnósticas mais aceitas foi proposta por McConnochie, que considera a BVA o primeiro episódio de angústia respiratória aguda com sibilos, precedida por uma afecção catarral sintomas de vias aéreas superiores (rinite, tosse, com/sem febre), que afeta as crianças com idade inferior a dois anos, mas que de preferência ocorre no primeiro ano de vida. Dentro de um intervalo de quatro a seis dias do início, o trato respiratório inferior fica completamente envolvido, com sinais clínicos de tosse e taquipneia, hiperinsuflação, retrações torácicas, crepitação difusa e sibilos.

Parte da controvérsia sobre o diagnóstico da BVA provém de um grande número de condições que mimetizam a BVA e devem ser dela diferenciadas.

A maioria dos casos de BVA é leve e autolimitada, e os sintomas persistem durante três a sete dias. A maioria dos casos pode ser acompanhada clinicamente em casa com medidas sintomáticas. O tratamento farmacológico das crianças com BVA é uma prática frequente, embora ainda não haja consenso universal sobre as melhores opções terapêuticas.

Apesar dessa evolução benigna, alguns pacientes necessitam de hospitalização para administração de oxigênio suplementar, aspiração das vias aéreas ou alimentação enteral ou parenteral. Uma minoria desses pacientes com BVA hospitalizados pode experimentar insuficiência respiratória e necessitar de suporte ventilatório.

No hospital, o VSR, assim como os outros agentes causais implicados com a BVA, pode ser transmitido entre os pacientes, portanto a adoção de medidas de controle é necessária.

EPIDEMIOLOGIA

A BVA é a síndrome respiratória grave mais comum em crianças < 2 anos de idade, com um pico de incidência ocorrendo em < 12 meses de idade. Apresenta-se em proporções epidêmicas, com aumentos na prevalência durante o outono e inverno. No inverno, BVA é uma das causas mais frequentes da hospitalização infantil. A BVA é geralmente autolimitada, com uma baixa taxa de mortalidade (< 1%). Nos Estados Unidos, observa-se o óbito de duas crianças entre 100 mil habitantes vivos de crianças com complicações associadas à BVA. Em crianças com alto risco de apresentarem BVA grave (prematuros, imunocomprometidos e com displasia broncopulmonar ou doença cardíaca congênita), a BVA pode ser observada na forma de doença prolongada e com uma taxa de mortalidade tão elevada quanto 30% dos casos[1]. Em países desenvolvidos, enquanto a taxa de mortalidade em crianças previamente saudáveis é baixa, a BVA está associada com alta morbidade. Mais da metade dos pacientes com BVA apresentarão episódios recorrentes de sibilância e asma até os 7-11 anos de idade.

MICROBIOLOGIA E PATÓGENOS

Uma grande variedade de agentes (parainfluenza, adenovírus, influenza, *Mycoplasma pneumoniae*, rinovírus, *Chlamydia pneumoniae*, metapneumovírus humano [MPVH] e coronavírus) pode causar infecção no trato respiratório inferior, no entanto o VSR (com subtipos A e B) é, de longe, o agente mais frequentemente envolvido com a doença[2]. As taxas de coinfecção, particularmente em crianças jovens hospitalizadas, podem chegar a 30%, sendo as combinações VSR+MPVH ou VSR+rinovírus as mais comuns[3,4].

Os agentes virais mais comumente envolvidos são descritos a seguir.

Vírus Sincicial Respiratório

Classifica-se o VSR, principalmente com base na expressão de superfície da glicoproteína G, em dois grandes grupos: subtipo A (o mais comum) e subtipo B. O subtipo A é encontrado na maioria dos casos graves. Geralmente, em uma determinada época há predominância de um sobre o outro subtipo. Esse vírus cresce idealmente em um pH de 7,5 e, embora seja sensível à temperatura, em luvas contaminadas com o VSR provenientes de secreção nasal, o VSR é recuperado em até > 1 hora após a contaminação. Devido a essa estabilidade, em ambiente hospitalar, o VSR pode ser considerado um agente nosocomial. A via de contágio parece ser o contato com secreção ocular ou nasal. Anticorpos séricos são formados para oferecer alguma proteção contra a infecção pelo VSR. Altos níveis de anticorpos maternos estão associados com menores taxas de infecção em recém-nascidos (RNs). Administração profilática de anticorpos tem sido eficaz em reduzir, mas não em eliminar, a doença grave por VSR. Em seres humanos e em animais com deficiências de células T, a infecção é mais grave e a replicação do VSR maior.

Estima-se que o VSR infecte 70% de todas as crianças no primeiro ano de vida, mas apenas 22% delas desenvolvem sintomas. Ao redor de 2-5% das crianças infectadas necessitam ser internadas e, destas, 20% podem requerer internação na unidade de terapia intensiva pediátrica (UTIP).

Os sintomas persistem por até 12 dias, mas em até 9% dos pacientes sintomáticos podem continuar por até 28 dias, mas com dificuldade de respiração e alimentação por aproximadamente 6-7 dias. A maioria das crianças com BVA, independentemente da sua gravidade, recupera-se sem sequelas. A incidência de sibilância recorrente diminui com o passar do tempo e é mais comum até os cinco anos. Não se sabe se a sibilância recorrente é secundária às lesões causadas pela infecção provocada ou se há uma predisposição genética ou interferência de fatores ambientais.

Metapneumovírus Humano

O metapneumovírus humano (MPVH) foi descrito pela primeira vez em 2001 em 28 crianças holandesas com BVA. Um paramixovírus foi isolado nessas crianças e identificado como um novo membro da família de vírus metapneumovírus. Um estudo sorológico mostrou que todas as crianças maiores de 5 anos de idade apresentam anticorpos anti-MPVH, sugerindo um alto nível de exposição comunitária. Esse vírus esteve provavelmente circulando entre humanos durante os últimos 50 anos. O vírus MPVH tem distribuição universal, sobretudo durante o outono e inverno em climas temperados. Ele está associado com várias apresentações clínicas, tais como BVA, exacerbação de asma e doença obstrutiva das vias aéreas, pneumonia e, ocasionalmente, infecções graves em pacientes imunocomprometidos. Uma forma grave de BVA pode ser causada por infecção combinada com MPVH e VRS.

Dos novos tipos de metapneumovírus, o MPVH é o primeiro conhecido a infectar o homem. O MPVH foi identificado no aspirado da nasofaringe de crianças e adultos com infecção do sistema respiratório em vários países. A síndrome clínica das crianças com infecção respiratória varia de leve até BVA e sintomas de pneumonia. Os sinais e sintomas do MPVH são febre (67%), tosse (100%), rinorreia (92%), retrações (92%), sibilância (83%), vômitos (25%) e diarreia (8%). A infecção por MPVH causa: BVA (67%), pneumonia (17%) e otite média aguda (50%). O tempo médio de internação é de quatro a cinco dias, e um terço dos pacientes que estavam no hospital é > 7 dias. Quando a reação em cadeia da polimerase (PCR) é executada, o MPVH é encontrado em 1,5-10% das crianças que tinham apresentado uma infecção no sistema respiratório de causa inexplicada. Na maioria das vezes, o MPVH afeta as crianças com menos de dois anos de idade, predominantemente entre o terceiro e quinto meses. As epidemias de MPVH ocorrem em momentos diferentes dos daquelas relacionadas aos outros vírus. Devido a sua heterogeneidade, diversas reinfecções de MPVH podem ocorrer no mesmo paciente, especialmente em idosos e imunocomprometidos. Em um estudo prospectivo, que avaliou 208 crianças com menos de três anos de idade, o MPVH foi identificado em 12 crianças (6%) que foram hospitalizadas devido à infecção aguda do sistema respiratório; o VRS foi encontrado em 118 (57%) e a gripe por influenza A foi encontrada em 49 (24%)[5]; a BVA foi diagnosticada em oito (68%) e a pneumonia foi diagnosticada em duas (17%) das crianças infectadas com MPVH. Entre crianças com infecção com VSR, a BVA foi diagnosticada em 99 (84%) e a pneumonia foi diagnosticada em 30 (25%). Nenhum dos pacientes com infecção por MPVH necessitou ser tratado em uma UTIP, no entanto 15% das pessoas com o VSR e gripe A precisaram ser tratadas em UTIP. Portanto, MPVH é uma importante causa de doença em lactentes jovens, com manifestações clínicas semelhantes, mas menos graves, quando comparada ao VRS. Em outro estudo prospectivo, o MPVH foi encontrado em 14% de uma amostra de 749 crianças < 2 anos de idade e estava em segundo lugar, atrás apenas do VRS (76%) em termos de frequência. Terapia com O_2 foi necessária em 58% dos pacientes, embora a ventilação mecânica fosse necessária apenas para uma criança. O tempo de internação foi de 5±3 dias.

Rinovírus

Embora as doenças provocadas pelo rinovírus não estejam completamente definidas, a infecção pelo rinovírus é a principal causa de crises de asma em crianças e adultos. Durante o primeiro ano de vida, uma taxa de infecção duas vezes maior pelo VRS é associada a sibilos quando comparada à infecção causada pelo rinovírus. No terceiro ano de vida, o rinovírus foi encontrado em 42% dos 180 episódios de sibilância, em comparação com 16% para o VSR, 8% para parainfluenza e 4% para outros vírus. A incidência de MPVH não foi investigada. Fatores de risco para sibilância, quando avaliada em crianças com idade de três anos, incluíram fumo passivo [*odds ratio* (OR), 2,1]; irmãos mais velhos (OR, 2,5); sensibilização alérgica de alimentos com um ano de idade (OR, 2,0); qualquer doença respiratória sem sibilância na infância, de moderada a grave (OR, 3,6); e pelo menos um episódio de sibilância associado a VRS (OR, 3,0), rinovírus (OR, 10) e/ou não o combinado rinovírus/VRS (OR, 3,9) durante a infância. A infecção por rinovírus também foi o mais forte preditor de sibilância subsequente aos três anos de idade (OR, 6,6; $p < 0{,}0001$). Além disso, cerca de 63% dos RNs que sibilaram durante o rinovírus em todas as estações do ano continuaram a apresentar sibilância no terceiro ano de vida, em comparação com os 20% de todos os outros RNs (OR, 6,6; $p < 0{,}0001$). Ainda é indeterminado se fatores do hospedeiro, tal como resposta imunológica inata, predispõem à doença mais severa e sibilância ou se episódios repetidos de doenças respiratórias virais podem causar sibilância devido à indução de lesões pulmonares.

FATORES DE RISCO

Há vários fatores de risco (Quadro 32.1), para internação devido à BVA ou infecção pelo VRS, identificados em diversos estudos populacionais; entre eles incluem-se a displasia broncopulmonar, a doença pulmonar crônica, a doença cardíaca congênita, a doença cardíaca com instabilidade hemodinâmica, a prematuridade com diferentes valores de risco dependendo da idade gestacional, a presença de irmãos mais velhos e a exposição ao fumo de tabaco durante a gravidez. Em alguns estudos, a idade de ocorrência da doença (menos de 3-6 meses) também tem sido considerada um fator de risco. A presença de displasia broncopulmonar ou de doença pulmonar crônica, a idade < 10 a 12 semanas quando da ocorrência da doença, a BVA em crianças do sexo masculino, a presença de irmãos que frequentam escola e a exposição ao fumo de tabaco durante a gravidez são os principais fatores de risco para RNs prematuros[6]. Outros fatores presentes em alguns poucos estudos são a amamentação por menos de dois meses, o baixo peso ao nascimento ou retardo de crescimento intrauterino, frequência em creches e história de problemas neurológicos[6].

A sazonalidade da infecção pelo VRS em diferentes áreas geográficas foi também analisada. Nas regiões equatoriais existem casos durante todo o ano. Na América do Norte, as epidemias começam entre setembro e janeiro, sendo mais tarde no ano quanto mais ao norte. Na América Central e na América do Sul, começa a partir de dezembro a maio, sendo mais tarde no ano quanto mais ao sul. Na Europa, a partir de outubro a janeiro, começando mais cedo ao redor do mar Báltico. Na África, ela varia de norte a sul. Na África do Sul, as epidemias começam em janeiro, com ocorrência de atraso do seu início quanto mais se seguir para o norte. Na Guiné, há casos durante todo o ano. No sul da Ásia e em todo o Pacífico, geralmente tem início em março ou nos meses seguintes. Na Austrália, o início é em março e abril. Nota-se que, na prática, a BVA ocorre durante todo o ano, já que em áreas com grandes contingentes de viajantes internacionais, eles podem trazer a doença consigo do "inverno" de seu país de origem para outro país em outra época do ano[7].

As estimativas da frequência das consultas e atendimentos de urgência por BVA são baseadas na revisão das bases de dados dos Estados Unidos, e variam entre 4% e 20% para a realização de consultas e 2,6% para o caso de emergência. O risco de internação devido à BVA nos dois primeiros anos de vida varia de acordo com a sazonalidade, as áreas geográficas e os sistemas de saúde, variando entre 1% e 3,5%. O risco de BVA no primeiro ano de vida é de quatro a seis vezes maior do que no segundo ano[6]. O risco de hospitalização para prematuros (< 32 semanas) é entre 4,4% e 18%. Os prematuros entre 33 e 35 semanas de idade gestacional têm um risco de internação devido à insuficiência respiratória por

QUADRO 32.1 ***Fatores de risco de piora clínica da bronquiolite aguda.***

Apresentação inicial	Taquipneia (RR > 60-80 bpm ou retrações) Hipóxia (SaO_2 90-95%) Dificuldade de alimentação ou desidratação
Idade	Idade < 12 meses (quanto mais jovem a criança, maior o risco)
Comorbidades	Displasia broncopulmonar Doença cardíaca congênita Fibrose cística Imunodeficiência
Prematuridade	Idade gestacional < 36 semanas
Outros	Desnutrição Pobreza Superpopulação Pais e/ou familiares que fumam Predisposição genética à infecção pelo VRS

Siglas: RR = frequência respiratória; SaO_2 = saturação arterial de oxigênio; VSR = vírus respiratório sincicial.

VSR, entre 5,7% e 7,9%. Nesses estudos, a insuficiência respiratória aguda baixa devido à VSR representa cerca de metade das internações por causa de problemas respiratórios[8,9]. A taxa de internação de crianças com displasia broncopulmonar variou amplamente entre 7,3% e 42%, sugerindo uma heterogeneidade significativa na classificação desse fator de risco[6]. Para as crianças com doença pulmonar crônica, a taxa de admissão varia entre 6% e 12%; para as crianças com doença cardíaca congênita, entre 1,6% e 9,8%; e entre as crianças com doença cardíaca congênita complexa ou com aumento do fluxo sanguíneo pulmonar, a taxa de internação variou entre 2% e 9,8%. A hospitalização por BVA tem aumentado nos últimos 20 anos, talvez refletindo o aumento da sobrevida de RNs com comorbidades, que podem predispô-los à BVA, e a popularização do uso do oxímetro de pulso para identificar a hipoxemia e caracterizar melhor a gravidade da doença.

PREDISPOSIÇÃO GENÉTICA

Provavelmente, existem mais de 10 milhões de variações no genoma humano e a forma mais comum de variação genética é a ocorrência de polimorfismos de nucleotídeo único (SNP). Eles são facilmente identificados e ocorrem em mais de 1% da população. Em princípio, o SNP não altera o fenótipo, mas pode afetar a função de um gene que determina a suscetibilidade a uma doença, como a BVA, ou alterar a resposta a um tratamento medicamentoso, por exemplo. A variabilidade da BVA quanto à apresentação clínica tem uma base poligênica, e os dados epidemiológicos e clínicos não suportam um modelo de herança mendeliana clássica. Diversos polimorfismos de genes associados fisiopatologicamente com o processo da BVA já foram implicados com a variabilidade da doença, mas não há certeza até o momento do papel real desses genes polimórficos com a BVA[5]. Ainda se estuda e se discute a associação entre a BVA e a asma; não se sabe se a infecção desencadeia a asma diretamente ou como resultado de uma base genética comum; a BVA apenas precede a asma em crianças já predispostas[10].

PATOGÊNESE

É muito importante considerar que, do ponto de vista da patogênese, a BVA é muito diferente da asma, e que essas diferenças respondem pelas particularidades clínico-evolutivas e de resposta à terapia proposta. Após o contato direto do paciente com secreções respiratórias contaminadas, a infecção se espalha para dentro dos pulmões até as vias aéreas inferiores. A BVA caracteriza-se pela infecção e necrose do epitélio bronquiolar, com infiltração no espaço peribronquiolar de células inflamatórias (linfócitos, células plasmáticas e macrófagos) e o consequente edema submucoso. Em paralelo, proliferam-se células caliciformes responsáveis pela produção de muco excessivo, que é mal eliminado pelas células epiteliais não ciliadas, que surgem no processo de regeneração.

Consequentemente a essas mudanças, formam-se então os *plugs* de muco carregados com detritos celulares, que levam a áreas de estreitamento e bloqueio dos bronquíolos, causando obstrução das vias aéreas, que ocasiona hiperinsuflação, aumento da resistência das vias aéreas, atelectasia e desequilíbrio ventilação-perfusão, que caracterizam a BVA. Em lactentes jovens, as áreas de atelectasia podem ser mais comumente encontradas em razão da escassez de poros e canais colaterais, como também pela suplementação de oxigênio em altas concentrações. Note-se que a broncoconstrição da musculatura lisa brônquica parece ter pouca participação no curso da doença e não tem sido descrita.

Os pulmões dos RNs são particularmente sensíveis a esse processo obstrutivo por causa de suas pequenas vias aéreas, pelo volume de fechamento de vias aéreas elevado, pela insuficiente ventilação colateral, pela maior reatividade da musculatura lisa das vias aéreas e pela ausência de imunidade ativa contra o VSR, bem como de outros vírus respiratórios.

A fase de recuperação da doença começa após alguns dias, com a regeneração das células epiteliais da membrana basal. O epitélio ciliar recupera-se lentamente em até várias semanas.

Estudos indicam que a resposta imune pode ter um impacto importante sobre a doença. A infecção viral ativa o sistema imunitário e aumenta a secreção de vários mediadores, com ação sobre neutrófilos, eosinófilos e células T ativadas. No entanto, a resposta inflamatória observada na via aérea de crianças com BVA é diferente da observada em crianças com asma e alergias. No trato respiratório de crianças com infecções pelo VRS, os neutrófilos são células importantes e, por outro lado, os eosinófilos são células importantes em crianças com asma. Além disso, foi demonstrado que a inflamação com infiltração neutrófilica, mas não a inflamação eosinofílica, está relacionada com a gravidade de um primeiro episódio de BVA em lactentes. Além disso, as células epiteliais respiratórias infectadas liberam citocinas e quimosinas, como interferon e interleucinas 4, 8 e 9, que são encontrados em altas concentrações nas secreções respiratórias dos pacientes com BVA, aumentando o recrutamento celular para infecção das vias aéreas e amplificando a resposta imune.

DIAGNÓSTICO

Manifestações Clínicas e o Curso Clínico Típico

A BVA geralmente ocorre no inverno, mas, como já relatado, pode ser observada em qualquer época do ano. Os pais costumam relatar o convívio do paciente em creches ou com crianças usuárias de creches; podem relatar também que houve contato prévio com pessoas com sintomas de doenças respiratórias. No início da doença, as crianças apresentam-se com rinorreia abundante e normalmente tosse, juntamente com má ingestão de alimentos (4-6 dias após o início dos sintomas). O grau de febre em bebês depende do microrganismo infectante. As crianças com BVA causada por VSR apresentam relatos de febre no momento da consulta (≥ 38,5°C em cerca de 50% dos pacientes), e aquelas com BVA causada por vírus influenza ou parainfluenza normalmente têm uma febre > 39°C.

Ao exame físico, os lactentes com BVA costumam apresentar febre, taquipneia, taquicardia e sinais de desconforto respiratório, tais como batimento de asa nasal e uso da musculatura respiratória acessória. O Escore de Wood-Downes pode ser utilizado para avaliar o grau de gravidade da BVA (Quadro 32.3). O exame pulmonar mostra frequentemente sibilos inspiratórios e expiratórios, estertores crepitantes ou roncos, e uma fase expiratória prolongada[11]. Outros achados comuns são presen-

QUADRO 32.2 *Síndromes clínicas dos adenovírus.*

Sistema	Manifestações clínicas
Aparelho respiratório	Trato respiratório superior Faringite Coriza Trato respiratório inferior Laringotraqueobronquite Tosse Bronquiolite aguda Pneumonia
Ocular	Conjuntivite com doença respiratória Conjuntivite folicular aguda Ceratoconjuntivite epidêmica Peste *Pharyngoconjunctival*
Trato gastrointestinal	Diarreia Hospedeiro imunocomprometido, hepatite
Urinária	Cistite hemorrágica
Sistema nervoso	Meningite asséptica Meningoencefalite, encefalite Mielite, paralisia flácida aguda Miosite
Pele	*Rash*
Infecções disseminadas (recém-nascidos imunocomprometidos)	Falência de múltiplos órgãos

ça concomitante de conjuntivite, otite média aguda e rinite. Muitos RNs têm um abdome distendido devido à hiperinsuflação pulmonar. Hipoxemia leve-moderada, que é detectada por meio de oximetria de pulso ou gasometria arterial, correlaciona-se com a taquipneia (> 50 resp/min) e é um preditor de doença grave.

Outro achado importante é a ocorrência de apneia, que pode ser o sintoma de apresentação, principalmente entre os RNs com menos de seis semanas ou prematuros, com incidência variável entre 1,2% e 23,8% em lactentes internados devido à BVA por VSR.

Diagnóstico Diferencial

Os seguintes diagnósticos diferenciais devem ser considerados: doença cardíaca congênita, refluxo gastresofágico, aspiração de corpo estranho, pneumonia aspirativa, pneumonia por *Chlamydia sp*, micoplasma sp, pneumonias virais e por outros patógenos atípicos. O Quadro 32.4 mostras as manifestações clínicas características e seus principais agentes.

Estudos Laboratoriais

Alguns estudos laboratoriais são necessários quando a história e o exame físico são consistentes com a BVA.

O hemograma não é característico. A ocorrência de leucocitose discreta, com um diferencial celular normal, é frequentemente encontrada em lactentes com BVA. A contagem diferencial pode estar deslocada para formas jovens apenas devido ao estresse. Na gasometria arterial, observa-se a retenção de CO_2 apenas em casos graves.

Teste Viral

Diversos vírus podem ser detectados a partir de amostras de secreção de nasofaringe e de lavado broncoalveolar ou tecido pulmonar, pelas técnicas

QUADRO 32.3 *Escore de Wood-Downes.*

Pontuação	Sibilos	Retração	Frequência respiratória	Frequência cardíaca	Ventilação (entrada de ar)	Cianose
0	Nenhum	Nenhuma	< 30	< 120	Boa e simétrica	Não
1	Final da expiração	Subcostal e intercostal inferior	31-45	> 120	Regular e simética	Sim
2	Toda a expiração	1 + supraclavicular e aleta nasal	40-60		Muito reduzida	
3	Inspiratório e expiratório	2 + intercostal superior e supraesternal	> 60		Tórax silencioso	

Os escores mais altos de cada coluna são somados para atingir o escore total: 1-3, leve; 4-7, moderado; 8-14, grave.
Fonte: adaptado de Wood *et al.*[11].

QUADRO 32.4 *Manifestações clínicas e agentes etiológicos da pneumonia.*

Manifestações clínicas	Agente etiológico
Clássica	Vírus, *Chlamydia* e *Mycoplasma pneumoniae*
Sibilos	Vírus (vírus sincicial respiratório)
Mialgia	Vírus (influenza), *M. pneumoniae*
Desconforto	Vírus (+ parainfluenza)
Conjuntivite	Clamídia, adenovírus
Abscessos cutâneos	*Staphylococcus aureus*
Lesões cutâneas púrpuras	*Pseudomonas aeruginosa*
Tosse paroxística	Clamídia
Otite média aguda	*Streptococcus pneumoniae* tipo B *Haemophilus influenzae*
Derrame/empiema	*S. pneumoniae*/*S. aureus*
Início súbito	S. aureus

de imunofluorescência direta pela coloração de anticorpos, ELISA (*enzyme-linked immunosorbent assay*), PCR ou cultura direta. O diagnóstico da etiologia viral pode ser usado para limitar o uso inadequado de antibióticos.

Estudos de Imagem

A radiografia de tórax muitas vezes demonstra achados inespecíficos, incluindo hiperinsuflação, infiltrados intersticiais difusos e/ou peribrônquicos, e atelectasias. A BVA não é uma doença do espaço alveolar e, portanto, quando o verdadeiro infiltrado alveolar é observado, a ocorrência de pneumonia bacteriana secundária deve ser suspeitada. A radiografia de tórax geralmente é útil para o diagnóstico diferencial de doenças cardíacas congênitas, pneumonia lobar, insuficiência cardíaca congestiva ou aspiração de corpo estranho (Quadro 32.5).

TRATAMENTO

Gravidade da BVA – Avaliação Clínica e Critérios de Admissão

A escassez de instrumentos clínicos confiáveis para avaliar a gravidade da BVA na prática clínica é evidente. Alguns parâmetros têm sido propostos para identificar a presença de uma forma severa da BVA (aquela com necessidade de suporte de oxigênio ou ventilação assistida) ou de prever as complicações que podem resultar em situação de risco de vida, tais como insuficiência respiratória ou apneia, e

QUADRO 32.5 ***Pneumonias – etiologia e padrões radiológicos mais frequentes.***

Etiologia	Padrão Radiológico
Pneumonia viral	Infiltrado intersticial difuso Hiperinsuflação
S. pneumoniae pneumonia	Achados clínicos nem sempre correspondem ao achados radiológicos Consolidação lobar é frequente em crianças mais velhas (condensação homogênea/presença de broncograma aéreo) Reação pleural e derrame não são raros A resolução radiológica pode ser concluída após várias semanas de resolução clínica
Pneumonia estreptocócica	Broncopneumonia difusa Derrame pleural: pode ocorrer Resolução radiológica: pode durar semanas
Pneumonia estafilocócica	Em um primeiro momento, uma imagem de broncopneumonia inespecífica pode ser vista Em breve, a infiltração torna-se mais homogênea e envolve um lobo ou hemitórax No segundo filme, as formas podem aparecer como broncopneumonia, bem delimitadas e não associadas a imagens nodulares Durante a evolução, derrame pleural e empiema pleural podem ser vistos *Pyopneumothorax* e pneumatoceles de tamanhos variados são frequentes
Pneumonia por *H. influenzae* tipo B	Geralmente, distribuição segmentar ou lobar Lado direito predominante Derrame pleural é mais frequente do que a pneumonia pneumocócica Pneumatoceles podem estar presentes
Mycoplasma pneumoniae pneumonia	Broncopneumônica ou padrão intersticial Denso infiltrado unilateral em aproximadamente 75% dos casos, sendo mais frequentes envolvendo os lobos inferiores Pneumonia lobar não é frequente Linfadenopatia hilar em cerca de um terço dos casos Acometimento pleural pode ocorrer
Pneumonia por *Chlamydia trachomatis*	Hiperinsuflação
	Intersticial ou infiltrado alveolar difuso

justificar a hospitalização. Esses parâmetros foram estudados e avaliados separadamente ou em grupo na forma de escores clínicos.

Um parâmetro clínico isolado provavelmente tem menos valor do que um conjunto de fatores combinados para predizer a gravidade de uma doença. Um escore clínico para BVA pode ter um tríplice objetivo: discriminar a gravidade, predizer hospitalizações ou permitir a avaliação da eficácia de um tratamento proposto. Os sistemas de escore para BVA disponíveis atualmente apresentam níveis distintos de complexidade e níveis variáveis de validação e confiabilidade (muitos deles não estão validados ainda), e é por esses fatos que a maior parte das *guidelines* não recomenda a sua utilização para avaliar a gravidade da doença ou prever a internação.

Os critérios individuais, que avaliam a gravidade clínica e que podem ocasionar internação hospitalar, podem ser apresentados em três grupos:

1. Critérios cuja presença está na origem das formas mais graves (idade, comorbidades).
2. Os sintomas relatados na história médica, tais como: presença de apneia espontânea ou durante a realização de procedimentos (fisioterapia respiratória); evolução clínica sem melhora do desconforto respiratório; presença de distúrbios digestivos (anorexia, vômitos); e sinais encontrados durante o exame físico demonstrando a intensidade da dificuldade respiratória, tais como frequência respiratória, utilização de musculatura respiratória acessória, cianose ou palidez, sibilância, assimetria do murmúrio vesicular e estado de consciência prejudicado.
3. Dados relacionados com o ambiente ou contexto familiar caracterizando a dificuldade de manter a criança em casa durante o episódio de BVA.

Recentemente, McCallum *et al.*, em 2012[12], determinaram a validade e a confiabilidade de dois sistemas de pontuação para a avaliação da gravidade de um episódio de BVA (Tal e Tal-Modificado), porém a utilidade para identificar a presença de uma forma grave da BVA (previsão de necessidade de oxigênio) é limitada.

O julgamento clínico continua a ser o critério padrão-ouro para internação hospitalar e não pode, neste momento, ser substituído por critérios objetivos. Vários fatores diferentes devem ser analisados para a tomada de decisão, em vez de um conjunto de critérios.

A possibilidade de internação é sugerida em pacientes:

- Menores de 4-6 semanas de idade;
- Ingestão de líquido abaixo de 50% do habitual;
- A ocorrência de algum grau de desidratação;
- Crianças com letargia;
- História de apneia prévia;
- A taquipneia definida por faixa de idade.

Evidências clínicas de:

- Maior trabalho respiratório (grunhido, batimento de asa nasal, retrações ou cianose);
- Saturação de oxigênio variando entre menos de 90% a menor ou igual a 92% em ar ambiente;
- Presença de comorbidades: doença cardíaca clinicamente significativa, hipertensão arterial pulmonar, doença neuromuscular, pacientes dependentes de oxigênio, paciente devido à doença pulmonar, imunodeficiência, doença pulmonar crônica, história de prematuridade, síndrome de Down;
- Quando o diagnóstico for duvidoso;
- Quando o início dos sintomas for inferior a 24-48 horas e houver rápida evolução da sintomatologia;
- O nível socioeconômico do paciente, caracterizando paciente exposto ao risco de não ser corretamente tratado e/ou observado em casa;
- Fatores geográficos e dificuldades de transporte;
- Competência dos pais ou cuidadores para avaliar a gravidade da criança.

A saturação de oxigênio (SaO_2) é o parâmetro que melhor prediz uma piora clínica (os trabalhos relatam pontos de corte que variam de menos de 90% a menor ou igual a 92%). Em resumo, o diagnóstico de BVA e sua gravidade estão fortemente apoiados na avaliação médica do histórico e do exame físico, e não dependente de qualquer diagnóstico clínico específico ou da realização de teste de diagnóstico. Portanto, uma avaliação médica seriada e comparativa é recomendada.

Os critérios para uma possível internação em UTIPs incluem os seguintes aspectos[13]:

- Incapacidade de manter a SaO_2 apesar do crescente suporte de oxigênio;
- Deterioração da condição respiratória, com sinais de crescente desconforto respiratório ou iminente falência respiratória (esgotamento);
- O paciente apresenta apneias recorrentes.

Terapêutica de Apoio

Todas as medidas de apoio, divulgadas na literatura na forma de comentários, opinião de peritos e relatórios de consensos, carecem de provas científicas irrefutáveis e a maioria delas é baseada no senso comum e na extrapolação dos tratamentos realizados em outras doenças respiratórias. A monitoração adequada e a hidratação e oxigenação eficientes são a espinha dorsal do tratamento da BVA há mais de 50 anos.

1. Monitoração cuidadosa, principalmente entre os mais doentes e nas crianças de alto risco, é importante, uma vez que a piora clínica ao longo do tempo pode sinalizar a necessidade de um suporte de oxigenoterapia/ventilatório mais agressivo, e a introdução adequada de suporte ventilatório (máscara Venturi; ventilação com pressão positiva contínua nas vias aéreas, aplicada em face/faringe; ou mesmo ventilação pulmonar mecânica) é importante para evitar maiores complicações.
2. Manutenção da hidratação e nutrição. É essencial manter a oferta oral/enteral de fluidos ou, quando a alimentação não for tolerada, fluidos administrados por via IV. Embora a hidratação varie significativamente entre as instituições, em cerca da metade dos pacientes com BVA não complicados pode requerer fluidos IV. Não existem dados suficientes para garantir que a ingestão de líquidos por sonda enteral seja tão seguro quanto a hidratação parenteral. A fluidoterapia intravenosa é indicada quando houver situações que podem promover risco de aspiração, como, por exemplo, quando a frequência respiratória for superior a 60-70 ciclos por minuto ou quando houver a utilização de musculatura respiratória acessória. O objetivo é a manutenção do paciente hidratado e normovolêmico.
3. Assegurar a oxigenação. Não há um consenso sobre qual o nível de oxigênio suplementar que deva ser oferecido. No entanto, a recomendação é de se iniciar a oxigenoterapia se a SaO_2 estiver menor ou igual a 92% e mantê-la acima de 94% com a menor fração inspirada de oxigênio possível.
4. A limpeza das vias aéreas nasais. Lavar as narinas com soro fisiológico, seguido ou não de aspiração nasal, é indicado e essa manobra deve ser realizada antes das nebulizações e mamadas.
5. Evitar situações e fatores que podem piorar os sintomas, como febre, choro e agitação, uma vez que aumentam o trabalho respiratório e comprometem a capacidade ventilatória dos pacientes muito doentes.
6. Embora não haja nenhuma evidência para apoiar, algumas diretrizes sugerem manter a criança em decúbito elevado a 30°, com uma ligeira hiperextensão e lateralização da cabeça.

Terapêutica Medicamentosa

Medicações agonistas β_2

O uso de agonistas β_2 não foi ainda cientificamente definido como recomendado para uso, uma vez que a maioria dos estudos não encontrou nenhuma diferença entre o grupo experimental utilizando broncodilatadores, especialmente albuterol, e o grupo controle. Em alguns estudos em que há algumas diferenças, elas são clínica e estatisticamente insignificantes e contraditórias. Por outro lado, no cenário clínico, o uso de agonistas β_2 continua a ser uma prática quase universal no tratamento de crianças com BVA, pelo menos numa base experimental[14,15].

Na infecção pelo VSR, a redução do diâmetro das vias aéreas e o consequente chiado resultam de alterações fisiopatológicas distintas da asma, como já referido. Portanto, o grau de broncoconstrição varia consideravelmente entre os pacientes. Como os agonistas β_2 ajudam a aliviar o broncoespasmo, o grau da eficácia de seu uso está diretamente relacionado à participação da broncoconstrição ao chiado (ou seja, quanto maior a contribuição, maior a eficácia do agonista). Em um julgamento clínico, se o uso de β_2 agonista não produzir melhora clínica imediatamente ou se uma piora clínica for observada em até 60 minutos após a inalação, o seu uso deve ser descontinuado. É importante ressaltar que os agonistas β_2 aumentam o fluxo sanguíneo das mucosas, ocasionando edema e espessamento da parede das vias aéreas, o que pode agravar os sibilos e a dificuldade respiratória. Além disso, o seu uso excessivo pode aumentar o consumo de oxigênio e, por conseguinte, agravar ainda mais a insuficiência respiratória.

Adrenalina

Devido a sua atividade agonista α-adrenérgica, a adrenalina tem um efeito vasoconstritor que contribui para reduzir o edema de mucosa intersticial; e devido a sua atividade β-adrenérgica, exerce efeito de abertura das pequenas vias aéreas para aliviar a obstrução do fluxo aéreo[(14)].

Dois tipos de adrenalina (racêmica e L-epinefrina) são estudados com diferentes doses e intervalos. A dosagem varia de 0,03 a 0,1 mg/kg. A maioria dos estudos aplica entre uma a três doses, com intervalos a cada 30 minutos. A duração do tratamento varia de uma única dose até doses repetidas a cada quatro horas, de acordo com a situação clínica[(16)].

Uma revisão da Cochrane Collaboration de 2004, revisada recentemente, em 2011, refere que os efeitos da adrenalina, quando comparados aos do placebo, em pacientes internados, não são favoráveis (escore clínico, frequência respiratória, saturação de oxigênio e tempo de permanência); ainda com pacientes internados nessa mesma revisão sistemática, contrastando com os resultados da adrenalina em relação ao placebo, demonstrou-se que a adrenalina, em comparação ao salbutamol, apresenta resultados favoráveis (escore clínico, frequência respiratória, saturação de oxigênio e tempo de permanência)[(17,18)]; em pacientes ambulatoriais, os resultados favoreceram a adrenalina quando comparada ao placebo em relação à taxa de admissão no primeiro dia e escore clínico, mas não em relação à frequência respiratória e saturação de oxigênio; ainda em pacientes ambulatoriais, os resultados favoreceram a adrenalina em comparação com o salbutamol, em relação ao escore clínico e à frequência respiratória, mas não em relação à taxa de admissão no primeiro dia e à saturação de oxigênio[(18)]. Os autores concluíram que a adrenalina é superior ao placebo quanto a resultados de curto prazo em pacientes ambulatoriais, especialmente nas primeiras 24 horas de atendimento e que não havia nenhuma evidência para recomendar o uso de adrenalina em tratamento hospitalar de BVA[(18)].

De modo semelhante ao uso de broncodilatadores inalatórios no tratamento da BVA, o uso rotineiro de adrenalina não é aconselhável, mas é aceita a aplicação de teste terapêutico e posterior tratamento se houver uma resposta clínica positiva bem documentada.

Anticolinérgicos

Os resultados obtidos com o uso de anticolinérgicos (brometo de ipratrópio) no tratamento de BVA são muito limitados. Uma revisão sistemática publicada na Cochrane, em 2005[(19)], refere, de modo geral, não haver coerência entre os estudos dessa revisão sobre a falta de efeito de anticolinérgicos, por si só, ou em combinação com β_2 agonistas, para alcançar melhoria nas variáveis objetivas ($SatO_2$, PE, tempo de internação hospitalar). Em resumo, os anticolinérgicos não foram superiores aos agonistas β_2, por si sós, e não melhoraram os resultados quando utilizados em combinação.

Corticoides inalatórios e sistêmicos

Não obstante o papel dominante da inflamação na patogênese da obstrução das vias aéreas da BVA, o uso de esteroides inalados e sistêmicos é também uma questão controversa na terapêutica da BVA. Existe uma boa quantidade de provas de boa qualidade metodológica que demonstram a falta de efeito de corticosteroides para diminuir o tempo de internação hospitalar, os sintomas clínicos, a porcentagem de crianças que necessitam internação hospitalar por BVA[(14,20)] e a sibilância pós-BVA. O subgrupo de crianças com BVA que estejam recebendo ventilação pulmonar mecânica pode, entretanto, se beneficiar do uso de esteroides pela diminuição discreta no tempo de duração da ventilação pulmonar mecânica[(21,22)].

Adrenalina e corticosteroides inalatórios em combinação

devido a uma possível sinergia entre estes dois agentes terapêuticos, esta combinação foi examinada em um grande estudo canadense nos departamentos de emergência, por meio da administração de epinefrina nebulizada e dexametasona oral. Os autores mostraram uma redução significativa das taxas de admissão e internações hospitalares e de permanência hospitalar no sétimo dia. Esses achados carecem de confirmação posterior em outros estudos.

DNAse humana recombinante por aerossol

DNAse é uma medicação mucolítica administrada por nebulização que atua reduzindo a viscosidade do muco e, consequentemente, melhorando a eliminação de secreção das vias aéreas e a função pulmonar. Ela tem sido amplamente utilizada em pacientes com fibrose cística. Há dois RCTs publicados que avaliam os efeitos da DNAse humana recombinante nebulizada para o tratamento de crianças com infecção pelo VSR e que demonstram que a DNase recombinante não é útil para o tratamento da BVA. O uso dessa terapêutica pode estar indicado em infecções complicadas por atelectasia e secreções brônquicas espessas com formação de *plug* de muco.

Ribavirina

Ribavirina é uma medicação antiviral que inibe a síntese de proteínas estruturais do vírus, reduzindo a replicação viral e a resposta da imunoglobulina E. Na sequência da primeira emoção em relação a essa medicação, surgiram questões problemáticas relacionadas ao seu alto custo, questões logísticas, possíveis efeitos teratogênicos e baixa eficácia clínica. Uma revisão da Cochrane Collaboration publicada em 2007, que é uma atualização de uma versão anterior, publicada em 2004[23], concluiu que a única diferença significativa em relação ao placebo é o menor tempo de ventilação pulmonar mecânica[24]. Também foi detectada alguma melhora no tempo de internação e menor probabilidade de insuficiência respiratória, porém sem significância estatística. Em resumo, no que se refere ao uso da ribavirina para a terapêutica da BVA, há uma predominância dos riscos sobre as vantagens (algumas melhorias em algumas variáveis, não consistente em estudos e marginal na maioria dos casos). Sua utilização pode ser considerada para os RNs prematuros, com doença cardíaca com prejuízo hemodinâmico e imunossuprimidos[25].

Antibióticos

Apesar de o risco de bacteremia em pacientes com BVA ser muito baixo (0% a 3,7%), ainda assim, devido à presença de febre, suspeita de coinfecção bacteriana, baixa idade e presença de comorbidades, as crianças com BVA acabam por receber antibioticoterapia. No entanto, com as informações clínicas disponíveis, não há nenhum benefício no tratamento rotineiro da BVA com antibióticos e seu uso rotineiro não é recomendado nesses pacientes[26]. Por outro lado, a indicação de antibióticos, especialmente em BVA grave que necessita de ventilação pulmonar mecânica, é justificada; deve-se documentar uma provável infecção bacteriana secundária como infecção do trato urinário[27], pneumonia, sinusite e otite média aguda, que acabam por estar presentes em mais de 50% dos pacientes de algumas séries de casos[26]. O potencial anti-inflamatório e o efeito imunomodulador dos macrolídeos em BVA por VSR já foi abordado em alguns trabalhos[28,29]. No entanto, o efeito benéfico da claritromicina e azitromicina parece ser limítrofe e o interesse de uso clínico deve estar restrito à possibilidade de coinfecção por bactérias atípicas[30-32].

Inalação com solução salina hipertônica a 3%

solução salina hipertônica (3%) diminui a viscosidade e melhora a elasticidade, pois quebra os laços iônicos dentro o muco gel; reidrata o muco e melhora suas propriedades reológicas; faz com que ocorra um fluxo osmótico da água na camada de muco, absorvendo água da mucosa e submucosa e reduzindo o edema na parede, além de provocar tosse e expectoração e melhorar a função ciliar. Em resumo, a solução salina hipertônica aumenta o depuração mucociliar das secreções das vias aéreas. Os estudos sugerem que o uso de solução salina hipertônica, juntamente com broncodilatadores, é um tratamento eficaz e seguro em lactentes com BVA, melhorando o quadro clínico e diminuindo o tempo de permanência hospitalar de pacientes com BVA[14,33]. A solução salina hipertônica (3%) pode ser utilizada em nebulizações com 2 ou 4 mL, em associação com broncodilatadores, ou 1,5 mg de adrenalina ou terbutalina 5 mg, usando um nebulizador de jato com O_2 ou ultrassônico. As doses foram repetidas a cada seis ou oito horas por até cinco dias ou alta hospitalar[34].

Critérios de alta hospitalar

de maneira idêntica, como na decisão quanto à internação hospitalar, o julgamento clínico continua a ser o aspecto fundamental para a decisão de alta hospitalar e até agora não há nenhum critério objetivo para substituí-lo. Um plano minucioso e personalizado de alta médica deve ser proposto e acordado com os pais/cuidadores. No momento da alta hospitalar, eles também devem ter sido devidamente informados sobre a evolução da BVA e informados de quando e por que eles devem procurar o serviço de saúde novamente. Para garantir a estabilidade clínica antes da alta hospitalar, a oximetria de pulso deve ser mantida após a remoção do suporte de oxigênio por até 12 horas, incluindo um período de sono.

A alta hospitalar deve, então, ser levada em consideração quando:

- Frequência respiratória (FR) for adequada para a idade do paciente, sem evidências clínicas de crescente desconforto respiratório.
- Saturação de oxigênio for normal em ar ambiente. Embora não haja nenhuma prova de boa qualidade dos limites específicos para apoiar as decisões de alta, os limites inferiores aceitáveis para SaO_2 variam de 90% a 94% em ar ambiente.
- Ingestão líquida e alimentar adequada, o que significa mais de 75% da ingestão habitual.
- Os pais/cuidadores forem capazes de limpar e manter as vias aéreas permeáveis.

COMPLICAÇÕES

Apneia

A presença de apneia também é ligada a várias outras infecções do trato respiratório em crianças que apresentam síndromes clínicas análogas à BVA. No entanto, parece que a apneia é mais comum com infecção pelo VSR. O mecanismo de apneia na BVA guarda semelhanças com a apneia da prematuridade e a apneia reflexa das vias aéreas superiores, embora haja relatos com a hipótese de que o VSR tenha efeito direto sobre o SNC[35]. Como já relatado anteriormente, a observação de uma apneia pode ser tanto um critério diagnóstico de uma forma grave de BVA quanto uma indicação da necessidade de internação hospitalar[36].

A incidência de apneia em pacientes com BVA varia entre 1,2% e 23,8% e diz respeito, principalmente, aos pacientes menores de dois meses de idade e com história de prematuridade[37]. Embora nas primeiras 48 horas as apneias relacionadas com BVA tendem a se resolver[38], a recidiva da apneia pode estar associada com procedimentos tais como intubação traqueal e ventilação com pressão positiva nas vias aéreas ou terapêutica medicamentosa[39].

A fim de estimular a respiração e diminuir a apneia em crianças nascidas pré-termo, tem-se utilizado metilxantinas (como cafeína, teofilina e aminofilina), apesar de não haver nenhum estudo controlado sobre o uso de metilxantinas na BVA. Objetivando impedir uma medida mais invasiva, sua utilização poderia ser justificada[40].

Entre as possibilidades terapêuticas para superar a apneia, além da terapêutica medicamentosa, pode ser necessário utilizar ventilação pulmonar mecânica por meio dos modos CPAP ou BiPAP. Essas alternativas têm sido propostas como passo intermediário antes da instituição da ventilação invasiva, especialmente em pacientes com frequentes crises de apneia. Essas opções têm a vantagem de evitar a intubação traqueal e reduzir as suas consequências deletérias, como broncoconstrição, broncorreia, atelectasias e infecção bacteriana secundária[40,41].

Insuficiência Respiratória Aguda

Além do uso em pacientes com apneia refratária, o suporte respiratório pode ser necessário para os pacientes com insuficiência respiratória. Suporte respiratório é indicado nos pacientes com hipóxia gradual e/ou refratária, com hipercapnia e com crescente desconforto respiratório grave secundário à BVA. Os fatores que são identificados em literatura com a necessidade de suporte respiratório (CPAP e/ou intubação traqueal) são: idade jovem (menos de dois meses), baixo peso ao nascer (menos de 2,2 kg), filho de mãe que fumou durante a gravidez, com início dos sintomas respiratórios menos de um dia antes da admissão, presença de apneia grave, retratações pulmonares marcadas, saturação arterial de oxigênio $< 85\%$ em ar ambiente e insuficiente ingestão oral[14].

Diferentes tipos de suporte respiratório têm sido utilizados em BVA, mas ainda não há provas claras de qual modo de ventilação deva ser selecionado para uso. CPAP ou BiPAP são geralmente usados como uma alternativa a meio passo antes da ventilação invasiva. O CPAP ajuda a reduzir o trabalho de respiração, impedindo o colapso dinâmico das vias aéreas durante o ciclo respiratório, evitando atelectasia e melhorando a distribuição de gás nas diversas áreas pulmonares.

Heliox

O heliox é uma mistura de gases (hélio e oxigênio) e a proporção de uso mais comum é 79% de hélio e 21% de oxigênio. O gás hélio tem uma densidade sete vezes menor do que o nitrogênio e substituindo o ar inspirado por hélio; isso resulta em uma mistura gasosa cuja densidade é menor que a do ar. Essa menor densidade resulta em um maior fluxo de ar laminar, menor resistência das vias aéreas e menor dispêndio de energia mecânica para a ventilação pulmonar mecânica, ocasionando uma redução do trabalho respiratório do paciente. Isso pode ser muito útil principalmente em pacientes graves para evitar a piora da insuficiência respiratória e a intubação. No entanto, os resultados obtidos até agora não correspondem às expectativas iniciais[42]. Tem sido demonstrada apenas uma melhoria no escore clínico na primeira hora após o início do tratamento, sem redução da taxa de intubação traqueal, dos dias de ventilação pulmonar mecânica ou do tempo de internação na UTI[43].

Fisioterapia Respiratória

A fisioterapia respiratória ajuda, em teoria, os RNs com BVA no apuramento de secreções das vias aéreas e na diminuição do trabalho respiratório. No entanto, independentemente da modalidade de fisioterapia torácica utilizada (vibração e percussão expiratória forçada ou técnicas), não se demonstra melhora nos parâmetros respiratórios, nas necessidades de oxigênio e duração da internação ou nos efeitos colaterais graves[14].

Ventilação Mecânica Convencional

Quando a ventilação pulmonar mecânica invasiva for necessária, com o objetivo de minimizar o risco de aprisionamento de ar e evitar o barotrauma, recomenda-se uma estratégia ventilatória com hipercapnia e hipoxemia permissivas. O modo de ventilação recomendado é a ventilação com pressão controlada e os parâmetros iniciais devem ser de uma frequência respiratória baixa, tempos inspiratório curto e expiratório prolongado, e uma pressão inspiratória máxima tão baixa quanto possível, para manter um volume corrente adequado. O uso de pressão expiratória final positiva (PEEP) deve ser cauteloso em valores normais para a idade e, quando necessário, deve-se titular a PEEP em acréscimos sucessivos discretos, com monitoração de auto-PEEP.

Utilização de Surfactante Exógeno

O surfactante pulmonar dos RNs com BVA grave apresenta alterações qualitativas e quantitativas. Em uma revisão sistemática recente[44], os RNs com BVA grave em ventilação pulmonar mecânica que receberam surfactante tiveram melhora do escore clínico de insuficiência respiratória e menor tempo de ventilação pulmonar mecânica e de permanência na UTIP; eles também obtiveram efeitos positivos na oxigenação e ventilação, mas de curta duração. Apesar dessas evidências sugestivas de um efeito benéfico com a suplementação de surfactante, os dados ainda não justificam a terapêutica rotineira com reposição de surfactante[45].

VOAF e ECMO

Em alguns poucos casos que não respondem à ventilação pulmonar mecânica convencional e à reposição de surfactante, principalmente aqueles em que ocorre pneumonia por VSR e evolução para SARA, tem sido usada a ventilação oscilatória de alta frequência (VOAF); e em casos refratários a todos os métodos anteriores, a circulação extracorpórea com oxigenador de membrana (ECMO) pode ser benéfica, com altas taxas de sobrevivência, embora com morbidade significativa.

Óxido Nítrico Inalatório

Em uma pesquisa recente com uso de ecocardiografia Doppler em pacientes com BVA, foi demonstrado que a pressão arterial pulmonar (PAP) estava significativamente aumentada nos indivíduos com bronquiolite *versus* controle, e que 27% dos pacientes com bronquiolite podem ter PAP > 25 mmHg. Nesses pacientes, o tempo de internação hospitalar foi significativamente maior. No entanto, tendo em conta as evidências atuais, o uso de óxido nítrico (NO) deve ser reservado para os casos graves de BVA intratável com ventilação pulmonar mecânica convencional. Deve notar-se que não existem evidências de que o NO possa ser benéfico nem como vasodilatador pulmonar nem como broncodilatador[46].

Prevenção

Como as opções terapêuticas atuais do tratamento da BVA são essencialmente de suporte e sintomáticas, não existindo terapêutica antiviral eficiente, a prevenção passa a ser a melhor estratégia de cuidado, principalmente em subgrupos de grande risco.

Medidas de Controle de Infecção

Embora o VSR apresente um curto tempo de sobrevida nas mãos, nas superfícies dos materiais o VSR pode sobreviver por mais de 24 horas, tornando possível a transmissão nosocomial e demandando, portanto, isolamento e medidas de prevenção adequadas. Essas medidas incluem medidas de prevenção por contato e isolamento, lavagem das mãos e uso de máscaras, luvas e aventais, todas recomendadas por evidências indiretas. Levando-se em conta o risco de infecção por VSR e por outros vírus que causam AB, algumas medidas baseadas na experiência clínica e no consenso são as seguintes:

Lavagem rotineira e adequada das mãos, antes e após contato com o paciente e com os materiais e equipamentos ao redor do leito. Pode-se usar luvas, máscaras e aventais, que devem ser colocados e retirados com cautela e técnica. O uso de luvas, aventais e máscaras não substitui a lavagem das mãos e recomenda-se a sua utilização se estiver previsto um contato direto com o paciente.

Desinfeção do estetoscópio exclusivo do paciente antes e após o uso.

Isolamento desses pacientes em quartos individuais ou coletivos, específicos para pacientes infectados pelo VSR, evitando assim visitas e tendo pessoal específico e dedicado para o atendimento.

A educação para a saúde impõe o controle do tabagismo passivo e o incentivo à amamentação, além de treinar e orientar os pais quanto ao respeito a essas medidas.

Imunoprofilaxia (Palivizumab®)

A imunoprofilaxia da BVA por VSR pode ser realizada por meio de duas técnicas: utilização de vacinas (imunização ativa) e uso de imunoglobulinas por via parenteral (imunização passiva). Os esforços no sentido de obter uma vacina eficaz persistem sem resultados positivos. A imunização passiva contra o VSR pode ser feita com o uso de anticorpos monoclonais, o Palivizumab®, aprovado pela Food and Drug Administration dos Estados Unidos em 1998. O Palivizumab® é administrado por via intramuscular na dose de 15 mg/kg uma vez a cada 30 dias, por um máximo de cinco meses, durante os meses de epidemia do VSR. Entre os diferentes grupos de alto risco de RNs, as taxas de hospitalização devido à RSV foram reduzidas de 39% a 82%, em relação ao grupo controle. Sua utilização é indicada principalmente para a população de crianças de alto risco, como aquelas com doença cardíaca congênita, importante comprometimento hemodinâmico, doença pulmonar crônica da prematuridade e nascimento antes de 32 semanas de gestação.

Referências

1. Holman RC, Shay DK, Curns AT, et al. Risk factors for bronchiolitis-associated deaths among infants in the United States. Pediatr Infect Dis J. 2003;22:483-90.
2. Wright AL, Taussig LM, Ray CG, et al. The Tucson Children's Respiratory Study. II. Lower respiratory tract illness in the first year of life. Am J Epidemiol. 1989;129(6):1232-46.
3. Hall CB, Weinberg GA, Iwane MK, et al. The burden of respiratory syncytial virus infection in young children. N Engl J Med. 2009;360(6):588-98.
4. Paranhos-Baccalà G, Komurian-Pradel F, Richard N, et al. Mixed respiratory virus infections. J Clin Virol. 2008;43(4):407-10.
5. Mulet JF, Rodríguez de Torres BO. Viral induced bronchiolitis and genetics. An Pediatr (Barc). 2010;73(4): 159-61.
6. Ochoa Sangrador C, González de Dios J; Grupo de Revisión del Proyecto aBREVIADo (BRonquiolitis-Estudio de Variabilidad, Idoneidad y ADecuación). Consensus conference on acute bronchiolitis (II): epidemiology of acute bronchiolitis. Review of the scientific evidence. An Pediatr (Barc). 2010;72(3):222.e1-222.e26.
7. Stensballe LG, Devasundaram JK, Simoes EA. Respiratory syncytial virus epidemics: the ups and downs of a seasonal virus. Pediatr Infect Dis J. 2003;22(2 Suppl):S21-32.

8. Boyce TG, Mellen BG, Mitchel EF Jr, Wright PF, Griffin MR. Rates of hospitalization for respiratory syncytial virus infection among children in medicaid. J Pediat. 2000;137:865-70.
9. Diez Domingo J, Ridao Lopez M, Ubeda Sansano I, et al. Incidencia y costes de la hospitalización por bronquiolitis y de las infecciones por virus respiratorio sincitial en la Comunidad Valenciana. Anos 2001 y 2002. An Pediatr (Barc). 2006;65:325-30.
10. Janssen R, Bont L, Siezen C, Hdemaekers H, Ermers M, Doornbos G, et al. Genetic susceptibility to respiratory syncytial virus bronchiolitis is predominantly associated with innate inmune genes. J Infect Dis. 2007;196:826-34.
11. Wood DW, Downes JJ, Lecks HI. A clinical scoring system for the diagnosis of respiratory failure. Preliminary report on childhood status asthmaticus. Am J Dis Child. 1972;123(3):227-8.
12. McCallum GB, Morris PS, Wilson CC, et al. Severity scoring systems: Are they internally valid, reliable and predictive of oxygen use in children with acute bronchiolitis? Pediatr Pulmonol. 2012 Sep 4. doi: 10.1002/ppul.22627.
13. Nebot MS, Teruel GC, Cubells CL, et al. Acute bronchiolitis clinical practice guideline: recommendations for clinical practice. An Pediatr (Barc). 2010;73(4):208.e1-10.
14. González de Dios J, Ochoa Sangrador C; Grupo de Revisión del Proyecto aBREVIADo (BRonquiolitis-Estudio de Variabilidad, Idoneidad y Adecuación). Consensus conference on acute bronchiolitis (IV): Treatment of acute bronchiolitis. [Review of scientific evidence]. An Pediatr (Barc). 2010;72(4):285.e1-285.e42.
15. Gadomski AM, Brower M. Broncodilatadores para bronquiolite. Cochrane Database Syst Rev. 2010 Dec 8;(12):CD001266.
16. Langley JM, Smith MB, LeBlanc JC, et al. Racemic epinephrine compared to salbutamol in hospitalized young children with bronchiolitis; a randomized controlled clinical trial. BMC Pediatr. 2005;5:7.
17. Hartling L, Wiebe N, Russell K, et al. Epinephrine for bronchiolitis. Cochrane Database Syst Rev. 2004;1:CD003123.
18. Hartling L, Bialy LM, Vandermeer B, et al. Epinephrine for bronchiolitis. Cochrane Database Syst Rev. 2011;(6):CD003123.
19. Everard ML, Bara A, Kurian M, et al. Anticholinergic drugs for wheeze in children under the age of two years. Cochrane Database Syst Rev. 2005;3:CD001279.
20. Fernandes RM, Bialy LM, Vandermeer B, et al. Glucocorticoids for acute viral bronchiolitis in infants and young children. Cochrane Database Syst Rev. 2010 Oct 6;(10):CD004878.
21. van Woensel JB, van Aalderen WM, de Weerd W, et al. Dexamethasone for treatment of patients mechanically ventilated for lower respiratory tract infection caused by respiratory syncytial virus. Thorax. 2003;58(5):383-7.
22. van Woensel JB, Vyas H; STAR Trial Group. Dexamethasone in children mechanically ventilated for lower respiratory tract infection caused by respiratory syncytial virus: a randomized controlled trial. Crit Care Med. 2011;39(7):1779-83.
23. Ventre K, Randolph AG. Ribavirin for respiratory syncytial virus infection of the lower respiratory tract in infants and young children. Cochrane Database Syst Rev. 2007;1:CD000181.
24. Ventre K, Randolph A. Ribavirin for respiratory syncytial virus infection of the lower respiratory tract in infants and young children. Cochrane Database Syst Rev. 2004;4:CD000181.
25. Schuh S. Update on management of bronchiolitis. Curr Opin Pediatr. 2011;23(1):110-4.
26. American Academy of Pediatrics (AAP). Subcommittee on Diagnosis and Management of Bronchiolitis. Diagnosis and management of bronchiolitis. Pediatrics. 2006;118(4):1774-93.
27. Spurling GK, Doust J, Del Mar CB, et al. Antibiotics for bronchiolitis in children. Cochrane Database Syst Rev. 2011;(6):CD005189.
28. Andrade MA, Hoberman A, Glustein J, Paradise JL, Wald ER. Acute otitis media in children with bronchiolitis. Pediatrics. 1998;101(4 Pt 1):617-9.
29. Shazberg G, Revel-Vilk S, Shoseyov D, et al. The clinical course of bronchiolitis associated with acute otitis media. Arch Dis Child. 2000;83:317-9.
30. Tahan F, Ozcan A, Koc N. Clarithromycin in the treatment of RSV bronchiolitis: a double-blind, randomised, placebo-controlled trial. Eur Respir J. 2007;29:91-7.
31. Kneyber MC, van Woensel JB, Uijtendaal E, et al. Azithromycin does not improve disease course in hospitalized infants with respiratory syncytial virus (RSV) lower respiratory tract disease: a randomized equivalence trial. Pediatr Pulmonol. 2008;43:142-9.
32. Korppi M. Macrolides and bronchiolitis in infants. Eur Respir J. 2007;29(6):1283-4.
33. Mandelberg A, Amirav I. Hypertonic saline or high volume normal saline for viral bronchiolitis: mechanisms and rationale. Pediatr Pulmonol. 2010;45: 36-40.
34. Tal G, Mandelberg I, Dalal K, et al. Association between common Toll like receptor 4 mutations and se-

vere respiratory syncytial vírus disease. J Infect Dis. 2004;189:2057-63.

35. Mitchell I, Barclay RP, Railton R, et al. Frequency and severity of apnoea in lower respiratory tract infection in infancy. Arch Dis Child. 1983;58:497-9.

36. Ng YT, Cox C, Atkins J, et al. Encephalopathy associated with respiratory syncytial virus. J Child Neurol. 2001;16:105-8.

37. Ralston S, Hill V. Incidence of apnea in infants hospitalized with respiratory syncytial virus bronchiolitis: a systematic review. J Pediatr. 2009;155(5):728-33.

38. Anas N, Boettrich C, Hall CB, et al. The association of apnea and respiratory syncytial virus infection in infants. J Pediatr. 1982;101:65-8.

39. Sajit NT, Steggall M, Padmakumar B. Apnoeas in bronchiolitis: is there a role for caffeine? Arch Dis Child. 2005;90(4):438.

40. Al-balkhi A, Klonin H, Marinaki K, et al. Review of treatment of bronchiolitis related apnoea in two centres. Arch Dis Child. 2005;90(3):288-91.

41. Donlan M, Fontela PS, Puligandla PS. Use of continuous positive airway pressure (CPAP) in acute viral bronchiolitis: a systematic review. Pediatr Pulmonol. 2011;46(8):736-46.

42. Reuben AD, Harris AR. Heliox for asthma in the emergency department: a review of the literature. Emerg Med J. 2004;21:131-5.

43. Liet JM, Ducruet T, Gupta V, et al. Heliox inhalation therapy for bronchiolitis in infants. Cochrane Database Syst Rev. 2010 Apr 14;(4):CD006915.

44. Dargaville P, South M, McDougall P. Surfactant abnormalities in infants with severe viral bronchiolitis. Arch Dis Child. 1996;75:133-6.

45. Jat KR, Chawla D. Surfactant therapy for bronchiolitis in critically ill infants. Cochrane Database Syst Rev. 2012 Sep 12;9:CD009194.

46. Fitzgerald D, Davis GM, Rohlicek C, et al. Quantifying pulmonary hypertension in ventilated infants with bronchiolitis: a pilot study. J Paediatr Child Health. 2001;37:64-6.

33

Via Aérea Difícil

Regina Grigolli Cesar
Cacilda Rosa Barbosa Dias

INTRODUÇÃO

O reconhecimento de uma via aérea difícil (VAD) é fundamental para a segurança do paciente durante procedimentos que visam garantir uma adequada ventilação, como em anestesia e na insuficiência respiratória.

Via aérea difícil é comumente definida como uma situação na qual um pediatra experiente encontra dificuldade em ventilar com máscara facial, realizar laringoscopia, intubar ou, em situações de emergência, conseguir uma via aérea cirúrgica[1].

A falha no seu reconhecimento e a inabilidade em obter uma via aérea segura podem ter consequências desastrosas[2]. Em adultos, a incidência de intubações difíceis é de 1% a 4%, e a situação extrema de não conseguir intubar nem ventilar está presente em 0,1% a 0,3% dos casos. A incidência de casos de via aérea difícil (VAD) em crianças é desconhecida, mas é considerada rara[3], e felizmente a maioria dos casos são previsíveis, permitindo um adequado planejamento[4,5]. Mirghassemi, Soltani e Abtahi[6], em estudo prospectivo de 511 pacientes pediátricos, em preparo para anestesia geral, encontraram uma incidência de 3% de dificuldade na laringoscopia, e todos os casos difíceis tinham no máximo três meses de idade. Heinrich *et al.*[7], analisando retrospectivamente 11.219 pacientes pediátricos intubados sob anestesia geral, encontraram uma incidência global de 1,35% de visualização precária da laringe à laringoscopia direta (Cormack-Lehane III e IV). Ohkawa[8] reviu 8.249 casos de crianças intubadas para procedimentos anestésicos, encontrando uma incidência de aproximadamente 2%, pouco acima de 1% para os casos não previstos, variando de acordo com a faixa etária, conforme resumido na Tabela 33.1.

TABELA 33.1 ***Valores absolutos e relativos (em %) de casos de intubação difícil e de dificuldade na intubação não prevista, em 8.249 crianças, relatados por Ohkawa[8].***

		Intubação difícil		Dificuldade não prevista	
Idade (anos)	*N*	N_1	%	N_2	%
< 1	1.617	16	0,99	11	0,68
1 a 13	5.579	26	0,47	9	0,16
> 13	1.053	6	0,57	3	0,28
Total	8.249	48	2,03	23	1,13

Crianças com fissura palatina podem apresentar dificuldades no momento da intubação em cerca de 4,7% (ou até 7%, se menores de seis meses). Há grupos de crianças com síndromes ou doenças raras nas quais é esperada VAD, conforme será abordado adiante.

A abordagem adequada da via aérea difícil tem a finalidade de evitar a hipóxia, que pode ser um sério agravante às condições clínicas do doente. Para isso, é necessário manter uma oxigenação adequada e a integridade do fluxo aéreo; reconhecer o problema e sua gravidade; ter agilidade para a ação adequada; e prevenir eventos adversos que venham ocasionar maiores danos ao paciente, como lesão cerebral, parada cardiorrespiratória, trauma de via aérea, traqueostomia desnecessária ou evitável, e até o óbito.

A via aérea difícil pode se caracterizar por uma dificuldade na técnica de ventilação (dificuldade de adaptação da máscara, de manutenção do fluxo ou obstrução de via aérea) e dificuldade na laringoscopia (impossibilidade de expor a glote com laringoscopia direta) ou na intubação. Assegurar a permeabilidade da via aérea de um paciente dispneico é sempre um desafio pelo risco de uma VAD[9].

O desenvolvimento de novos equipamentos permitiu uma abordagem, com técnicas alternativas de controle das vias aéreas, principalmente o da via aérea difícil.

Previsibilidade

Um dos maiores desafios é antecipar a possibilidade de uma VAD antes da intubação da criança. Alguns sinais e sintomas que podem ser sugestivos incluem taquipneia, estridor laríngeo[10], uso de musculatura acessória, choro fraco ou ausente ou história de apneia obstrutiva do sono.

Malformações congênitas, determinadas ou não por alterações cromossômicas, e mucopolissacaridoses e algumas lesões adquiridas são condições previsíveis de VAD. Essas condições estão resumidas no Quadro 33.1.

QUADRO 33.1 ***Condições previsíveis de VAD em pediatria.***

Condições congênitas	**Características**
Síndrome de Pierre-Robin	Fissura palatina, micrognatia, macroglossia, glossoptose. Sinais e características fenotípicas podem melhorar com a idade
Síndrome de Treacher-Collins	Micrognatia, aplasia de osso zigomático, atresia de coanas, fissura palatina. Dificuldade em abordar via aérea pode piorar com a idade
Síndrome de Goldenhar	Hipoplasia hemifacial, anomalias de coluna cervical, hipoplasia mandibular. Dificuldade em abordar via aérea pode piorar com a idade
Mucopolissacaridoses	Espessamento progressivo de tecidos devido à deposição de mucopolissacárides nas vias aéreas. A incidência geral de VAD nesses casos pode chegar a 25%
Malformações congênitas cervicais (higroma cístico; grandes cistos de ducto tireoglosso)	Podem alterar drasticamente a conformação das vias aéreas, principalmente quando corrigidas tardiamente
Síndrome de Down	Alguns pacientes podem apresentar alterações como instabilidade atlanto-occipital, estreitamento da região subglótica, macroglossia e boca pequena
Condições adquiridas	**Características**
Laringomalácia	Causa mais comum no período neonatal. Se a criança não apresentar sinais de desconforto respiratório ou dificuldade de deglutição, a conduta pode ser expectante. Se início agudo de estridor, sem causa aparente, necessita avaliação pormenorizada da via aérea em centro cirúrgico, com broncoscopia
Pós-infecciosas	Epiglotite, laringite aguda grave, traqueíte, abscesso retrofaríngeo, difteria, bronquite, pneumonia
Pós-cirúrgicas	Cirurgias craniofaciais, fixação cervical
Traumas	Trauma maxilofacial, fratura ou instabilidade da coluna cervical, lesão de laringe
Processos inflamatórios	Espondilite anquilosante, artrite reumatoide
Obstrutivas	Edema, tumores e neoplasias de vias aéreas altas e baixas, corpo estranho na via aérea baixa ou alta
Endocrinopatias	Obesidade, diabete melito, acromegalia
Outras	Queimaduras extensas, radioterapia, obstrução ou edema deslocamento posterior da língua, gestação

Anamnese

Dados importantes da história clínica incluem um histórico prévio de intubação difícil. A anamnese com a família pode identificar o padrão respiratório durante o sono (roncos, histórico de apneia), dificuldades alimentares, cansaço durante a amamentação, choro de padrão anormal ou piora do desconforto durante agitação ou exercício.

Exame Clínico

Características anatômicas como micrognatia, assimetria facial (principalmente mandibular), limitação à abertura da boca e da movimentação do pescoço, e macroglossia merecem atenção. Sinais de sintomas respiratórios e aumento do trabalho respiratório devem ser observados.

Entretanto, em neonatos e lactentes, sinais sutis de hipoplasia mandibular podem passar despercebidos se o paciente não for visualizado em perfil lateral[3].

Escores de avaliação da dificuldade de intubação, entre eles, o escore de Mallampati[2,11], não estão validados para crianças, com uma elevada probabilidade (50%) de falsos positivos[12]. Como o exame depende da compreensão e colaboração do paciente, o exame pode ficar impossibilitado em crianças à beira do leito[13].

Investigação Complementar

Em casos agudos de insuficiência respiratória, exames adicionais e de imagem são pouco utilizados. Mesmo em casos eletivos, a maioria das crianças não coopera, a não ser que seja anestesiada para realizar o exame de imagem.

Quando os procedimentos de ventilação forem realizados em pacientes de risco, mas o cenário for controlado, como no pré-operatório de procedimentos cirúrgicos eletivos, ou quando a história clínica revelar antecedentes de VAD, o procedimento pode ser programado antecipadamente, até mesmo para ser discutido com os pais e o próprio paciente. Infelizmente, nem todas as situações são tão controladas e, eventualmente, podemos nos deparar com um cenário no qual a via aérea se apresenta difícil, sem ser prevista.

Quando o procedimento for realizado por um profissional experiente, a primeira tentativa de ventilação já pode ser suficiente para o diagnóstico da VAD.

Peculiaridades das Vias Aéreas da Criança

Embora a abordagem da via aérea difícil em pediatria teoricamente seja a mesma da do adulto[26], merecem atenção as diferenças entre as estruturas da via aérea do neonato e da criança em relação às do adolescente e ao adulto, que orientarão a escolha do dispositivo e a adequada técnica de sua utilização[27].

Houston *et al.*[22] alertam para o cuidado no uso de dispositivos desenvolvidos originalmente para adultos e adaptados para uso pediátrico, sem dados suficientes que sustentem seu uso nessa população.

Não existem até o momento evidências obtidas em grandes estudos multicêntricos que sustentem a substituição de laringoscópios-padrão pelos novos dispositivos, tanto na rotina como nas intubações difíceis[3].

Existe um grande número e variedade de dispositivos, e a orientação para sua escolha depende do tamanho do dispositivo em relação à abertura da boca, especialmente em crianças menores[3].

A escolha do tamanho de cânulas deve basear-se no diâmetro do anel crinoide, e não na abertura glótica. As lâminas retas devem ser preferidas para uso do laringoscópio, pois garantem um maior controle da epiglote, expondo as cordas vocais com mais facilidade. Isso possibilita melhor visualização do ângulo da base da língua com a abertura da glote, que é mais agudo na criança. A colocação de um coxim sob a região occipital em lactentes e crianças pode facilitar a retificação e exposição das vias aéreas quando da extensão do pescoço. No entanto, as crianças que apresentam uma proeminência occipital mais evidente, como o neonato e lactente jovem, requerem um posicionamento diferente para o procedimento. Nesses casos, é desnecessária a colocação do coxim sob a região occipital por ser mais proeminente. A extensão exagerada do pescoço pode causar colapso da via aérea mais rapidamente do que no adulto. Uma leve extensão da via aérea ou mantê-la em posição neutra torna-a mais patente. A respiração nasal infantil requer atenção especial para evitar compressão extrínseca da via aérea durante a ventilação com bolsa-valva-máscara.

As principais características das vias aéreas na faixa etária pediátrica são descritas a seguir.

No período neonatal, como a respiração é caracteristicamente nasal, obstruções nasais significativas, como na atresia de coanas, podem ser fatais se não diagnosticadas e tratadas prontamente. Em recém-nascidos (RN) prematuros, o comprimento da traqueia é de apenas 2 a 3 cm e, nos de termo, 4 cm, sendo particularmente necessária a avaliação cuidadosa do posicionamento do tubo intratraqueal para diagnóstico precoce e prevenção do deslocamento do mesmo.

A membrana cricotireóidea no recém-nascido mede 2,6 mm de comprimento por 3 mm de largura, enquanto, no adulto, alcança em média 13,7 mm de comprimento por 12,4 mm de largura.

O RN tem uma taxa metabólica basal maior, resultando em uma necessidade de oxigênio significativamente maior do que os adultos (6 a 7 mL/kg/min contra 3 a 4 mL/kg/min em adultos), e proporcionalmente menor tolerância à apneia[28]. Além disso, a capacidade residual funcional é muito menor nessa faixa etária. A relação entre a ventilação alveolar e a capacidade residual funcional é de 5:1 em neonatos e 1:1,5 em adultos, resultando em um volume significativamente menor para armazenamento de oxigênio, como, por exemplo, antes da indução anestésica. Mesmo com pré-oxigenação adequada, a saturação de oxigênio pode cair abaixo de 90% após 100 segundos de apneia em neonatos, contra dados experimentais de até 400 segundos em idade escolar. Na prática clínica, atingir uma ótima pré-oxigenação pode ser difícil (ventilação com bolsa-valva-máscara prejudicada pela não cooperação do paciente), aumentando ainda mais o risco de rápida dessaturação e requerendo um manejo mais acurado da via aérea nessa faixa etária.

Outro aspecto importante é a produção de gás carbônico em taxa mais alta, que exige mais ventilação alveolar do que em adultos (100 a 150 mL/kg/min, contra 60 mL/kg/min). Devido aos seus menores volumes pulmonares, isso somente pode ser atingido com frequências respiratórias maiores.

O tórax de um neonato tem maior componente cartilaginoso, as costelas são mais horizontalizadas e os órgãos abdominais ocupam um maior volume relativo. Essas características não permitem grande extensão do diafragma durante a ventilação; além disso, a maior complacência pulmonar pode resultar em mais lesões por hiperdistensão em neonatos e crianças sob ventilação pulmonar mecânica. Crianças apresentam o diâmetro da via aérea menor e mais curto. A língua é relativamente grande na cavidade orofaríngea, o que implica maior risco de obstrução[29]. O uso de dispositivo oral de vias aéreas pode ser benéfico nessas condições.

Em lactentes menores de quatro meses, a epiglote está situada entre C1 e C3. Após o sexto mês de vida, passa a se situar entre C3 e C4, enquanto, em adultos, situa-se entre C3 e C6. Em crianças, a epiglote tem localização mais posteriorizada, sendo longa, flexível, estreita e angulada em direção oposta à traqueia. Ela se torna mais rígida durante o desenvolvimento da criança.

Além das dimensões nitidamente menores em crianças pequenas, existem diferenças significativas em relação à orientação e posição da laringe. O osso hioide e a cartilagem crinoide são mais proeminentes que a cartilagem tireoide, o que torna mais difícil a identificação exata dos pontos de referência para o procedimento. Lembrando ainda que a quantidade de tecido adiposo é bem maior nas crianças[30]. A laringe da criança tem forma de funil – diferentemente da do adolescente e do adulto, que apresentam a laringe com forma de cilindro – e tem posição mais cefálica (no nível de C3 e C4)[13] do que nos adultos (ao nível de C4 a C5), resultando em uma localização mais alta da língua e em um ângulo mais agudo de visualização da laringe, levando a uma percepção da laringe "anteriorizada", o que dificulta a laringoscopia.

A angulação da cartilagem tireoidea é maior e a laringe pode ser parcialmente obstruída pelo osso hioide. A membrana cricotireóidea é pequena e curta, dificultando a cricotireoidostomia. As artérias e veias normalmente passam pela porção apical da membrana, vindo pelas laterais e se anastomosam na linha média, de modo que os procedimentos devem ser realizados na porção central e inferior da membrana[31].

A parte mais estreita das vias aéreas está abaixo das cordas vocais, no nível da cartilagem crinoide, justificando o uso de cânulas sem *cuff*. No adolescente e no adulto, a porção mais estreita da via aérea se localiza na enseada glótica, na altura das cordas vocais, diâmetro que limita a largura da cânula traqueal. Como a região subglótica é mais ampla, o uso de cânulas com *cuff* impede o vazamento de ar por essa região.

Reconhecimento da VAD

A via aérea pode apresentar-se difícil já durante as manobras de ventilação com bolsa-válvula-máscara. Isso pode ser observado quando, seguindo uma boa técnica de ventilação, não existir uma boa amplitude de movimentação torácica, mesmo com o paciente bem posicionado e com máscara de tamanho adequado e bem acoplada à face. A dificuldade pode surgir mais adiante, no momento da laringoscopia direta, quando a visualização da via aérea pode não ser satisfatória, dificultando o procedimento de intubação. Finalmente, a dificuldade pode surgir na tentativa de progressão da cânula pela fenda glótica. Em qualquer uma das situações, se uma dificuldade respiratória estiver presente, oxigênio deve ser administrado continuamente, pois, se a hipercarbia pode ser bem tolerada, a hipóxia é geralmente deletéria[14].

Uma vez reconhecida a via aérea difícil, pode ser escolhido um dispositivo que facilitará a permeabilização da via aérea do paciente. Felizmente, a situação "não consigo intubar, não consigo ventilar" é muito rara. Considerando-se que a ventilação por máscara está otimizada e que foi tentada a permeabilidade da via aérea por uma máscara laríngea, então a abordagem deve ser implementada por uma via aérea cirúrgica. Nesse contexto, as tentativas de laringoscopia e intubação podem ser consideradas um desperdício de tempo valioso[15].

DISPOSITIVOS

Os dispositivos utilizados na permeabilização da via aérea podem ser classificados em:

1. Dispositivos coadjuvantes na laringoscopia e intubação;
2. Dispositivos supraglóticos;
3. Dispositivos infraglóticos.

Dispositivos Coadjuvantes na Laringoscopia e Intubação

Dispositivos coadjuvantes da laringoscopia permitem que a via aérea seja mais bem visualizada em relação aos laringoscópios comuns (de visualização direta), alguns gerando imagens ampliadas. Há também dispositivos que auxiliam a intubação traqueal propriamente dita. Alguns desses dispositivos, listados no Quadro 33.2, serão descritos a seguir.

QUADRO 33.2 ***Alguns dispositivos coadjuvantes na laringoscopia e intubação.***

Laringofibroscópios de fibra óptica		Macintosh
		Truview EVO2
Fibroscópios (FOBs)		
Videolaringoscópios		Bullard Elite™
		Glidescope™
		Storz DCI,
		Truview PCD™
		Airtraq™
		Pentax AWS→
Estiletes introdutores e trocadores de tubos	*Intubating fiberoptic stylets*	VOIS
		Bonfils
	Lighted stylets ou *light wand*	Trachlight e Trachlite
	Características de FOB e de *light wand*	Shikani Optical Stylet (SOS)
Fios-guia para troca de cânula e intubação às cegas		Aintree catheter
		Frova
		Gum elastic bougie
		Airway-exchange catheter

Laringoscópios de fibra óptica

Laringoscópio de fibra óptica Macintosh

O termo "lâmina Macintosh" é geralmente utilizado para qualquer lâmina curva. Contudo, desde a descrição original em 1943, existem vários modelos de Macintosh que se distinguem pelo formato de lâmina reta ou curva, pela altura e forma da borda e pela posição e tipo de luz[16].

Lâminas para os laringoscópios de fibra óptica Macintosh podem ser reutilizáveis (aço inoxidável) ou descartáveis (plástico rígido). Os laringoscópios de fibra óptica podem ser rígidos ou flexíveis (Figuras 33.1 e 33.2). Um feixe de fibra óptica de grande diâmetro, selado dentro da lâmina, transmite a luz da lâmpada de xenônio do manete à porção distal da lâmina, garantindo intensa iluminação branca para a intubação traqueal. Não possui fendas para reter fluídos e resíduos, permitindo descontaminação fácil, sem desmontagem.

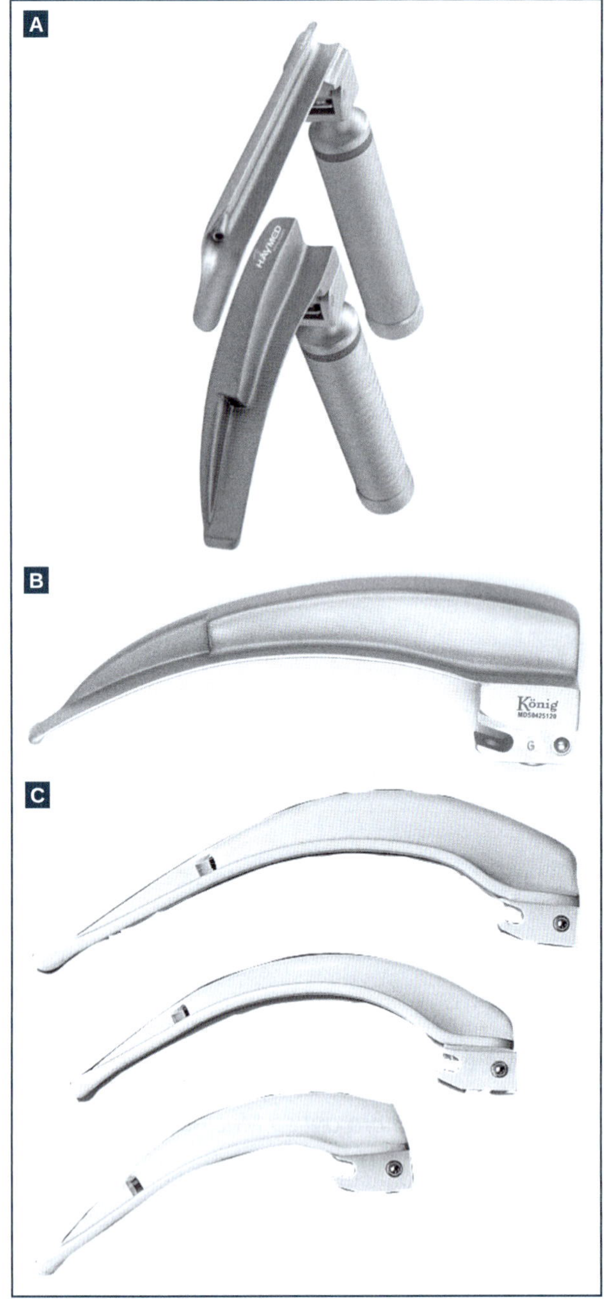

FIGURA 33.1	***(A) Laringoscópio rígido de fibra ótica Macintosh; (B) lâmina de aço inox reutilizável; (C) lâminas descartáveis (plástico rígido).*** Fonte: <http://www.medicalexpo.com/prod/haymed/macintosh-laryngoscope-blades-flexible-tip-fiber-optic-78432-492014.html>

Componentes

- Estilete em aço inoxidável;
- Dispositivo para fixação endotraqueal do tubo e insuflação de O_2;
- Adaptador para acoplagem universal de cabos de laringoscópios da série verde.

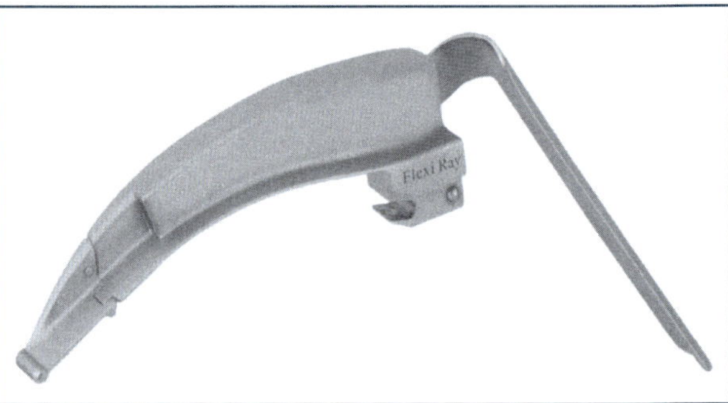

FIGURA 33.2	***Laringoscópio flexível de fibra ótica Macintosh.*** Fonte: <http://www.medicalexpo.com/prod/haymed/macintosh-laryngoscope-blades-flexible-tip-fiber-optic-78432-492014.html>

Características

- Dispensa a mobilização cervical;
- Permite visualização por fibroscopia;
- Pode ser utilizado em casos de suspeita de lesão cervical.

Laringoscópio Truview EVO2™ (Figura 33.3)

Características

- Visualização da via aérea por meio de lente;
- Permite conexão a sistemas de endoscopia;
- Entrada para O_2.

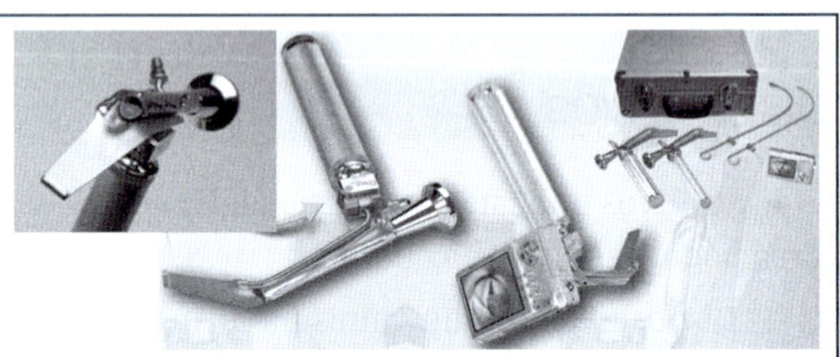

FIGURA 33.3	***Laringoscópio Truview EVO2™ (Truphatek International Ltd, Netanya, Israel).*** *Fontes*: <http://www.truphatek.com/product.php?ID=27>, <http://www.truphatek.com/files/files/Truview%20EVO2%20brochure.pdf>

Fibroscópios

Enquanto o papel da videolaringoscopia ainda não está completamente definido, o uso do fibroscópio tradicional com fibra óptica (*fiberoptic bronchoscope* – FOB), "padrão-ouro" na VAD em adultos[15], continua sendo insubstituível, especialmente em crianças[3], quando realizado por um profissional habilitado.

Existem diversos tipos de fibroscópios, denominados em língua inglesa *Laryngo fiberscopes, naso-Laryngoscope* ou *rhino-laryngo fiberscopes*, que podem ser rígidos, flexíveis ou ainda semiflexíveis, com fonte de luz portátil ou não (Figuras 33.4, 33.5 e 33.6) e com diâmetros adequados a cada faixa etária pediátrica e condição neonatal (Quadro 33.3).

QUADRO 33.3 ***Diâmetros externos (em milímetros) de fibroscópios, de acordo com a faixa etária pediátrica e a condição neonatal.***

Faixa etária	Diâmetro externo (mm)	Indicações
Neonatal	2,2	Prematuros, RN e lactentes
Pediátrico (*mais versátil*)	2,9-3,1	Neonatos, lactentes e crianças ≤ 6-8 anos
Pediátrico – adolescentes	4,0-5,6	Crianças > 8 anos e adolescentes

Nota: a discrepância entre o diâmetro externo do fibroscópio e o interno da cânula deve ser a mínima possível (para que a cânula não se prenda nas aritenoides).

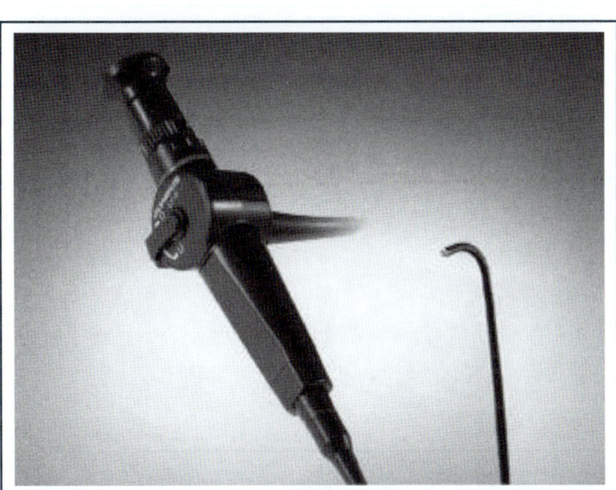

FIGURA 33.4 ***Olympus LF-P→.***
Fonte: <http://medical.olympusamerica.com/products/small-diameter-intubation-lf-p>

Características

- Principal abordagem da via aérea difícil: deve ser usada precocemente;
- Permite intubação cega ou sob visualização (*sem distorção da anatomia*);

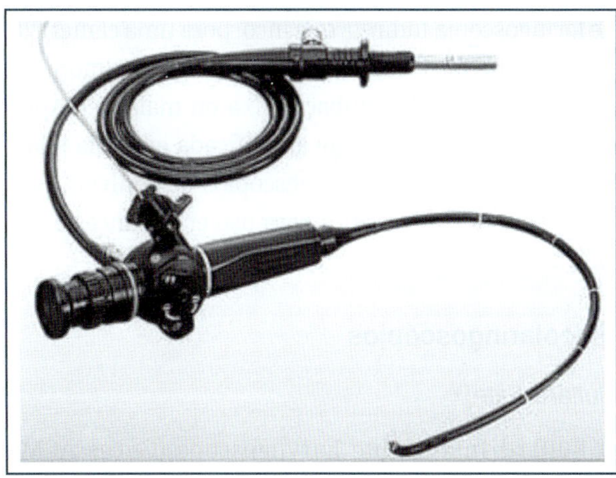

FIGURA 33.5 ***Olympus ENF-T3→.***
Fonte: <http://medical.olympusamerica.com/products/laryngoscope/rhino-laryngo-fiberscope-enf-t3>

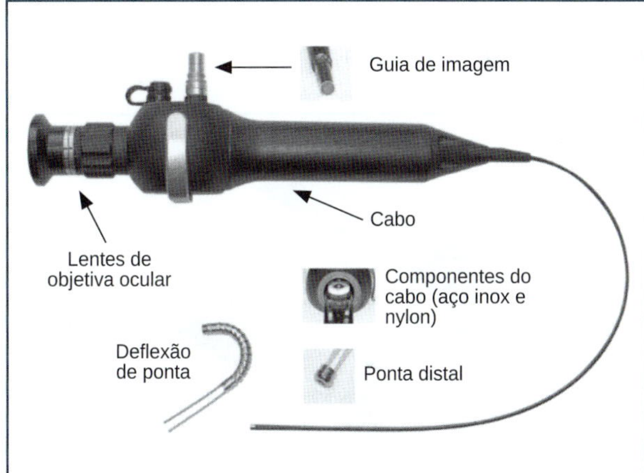

FIGURA 33.6 ***Naso-laringoscópio flexível BR Surgical (LLC, Jacksonville, Florida, EUA).***
Fonte: <http://www.brsurgical.com/cms/images/pdf/abr_flexnaso.pdf>

- Permite visualização de traumas e anormalidades congênitas;
- Intubação oral ou nasal;
- Menos traumática do que a intubação com laringoscópio;
- Excesso de secreções e sangue limitam seu uso;
- Duas entradas auxiliares: vias para sucção e oxigenação ou passagem de fio guia;
- Em pacientes intubados, permite acessar atelectasias, lesões, hemorragia pulmonar e realização de lavagem bronquíolo-alveolar.

Como alternativa, na ausência de profissional habilitado a realizar a fibroscopia, existe uma nova categoria de laringoscopia indireta que incorpora uma câmera de vídeo ou um feixe coerente de fibras ópticas[1], montado em uma lâmina de intubação fixa ou maleável. Apresenta a imagem da laringe amplificada em uma tela[3]. Dentre todos os videolaringoscópios disponíveis, pelo menos oito são adequados para uso em crianças e têm sido alvo de revisões recentes na literatura[3].

Videolaringoscópios

Bullard Elite™

O Bullard Infant Elite Laryngoscope (Gyrus ACMI, Inc. [a consolidated subsidiary of Olympus based in the U.S.] Southborough, MA, USA) (Figura 33.7) possui uma lâmina curva, uma fonte de luz por fibra óptica e um estilete para o tubo endotraqueal. Estudos recentes com manequins de treinamento[17,18] revelaram melhores taxas de sucesso na intubação do que quando utilizado Airtraq™.

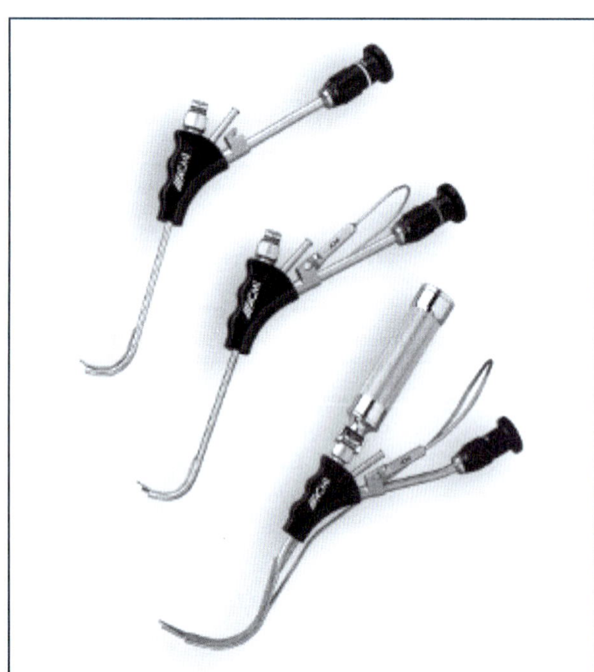

FIGURA 33.7 ***Bullard Elite Laryngoscope.***
Fonte: <http://www.hellotrade.com/gyrus-acmi-surgical-and-endoscopy/bullard-elite-laryngoscopes-products.html>

Glidescope™, Storz DCI, Truview PCD™

O Glidescope (Saturn Biomedical System Inc., Burnbaby, Canadá), o Storz DCI Video-laryngoscope (Karl Storz, Tuttlingen, Alemanha) e o Truview PCD™ (Truphatek International Ltd, Netanya, Israel) são videolaringoscópios que requerem um estilete para guiar a cânula traqueal através das cordas vocais (Figuras 33.8, 33.9 e 33.10). Diferem entre si quanto à flexibilidade e forma da lâmina, qualidade do vídeo, disponibilidade e custo. Embora sejam de fácil utilização, menos frágeis e dispensem a necessidade de visualização direta, não têm a versatilidade dos FOB e não podem ser utilizados para intubação nasal, nem para posicionar um bloqueador brônquico ou um tubo de duplo lúmen.

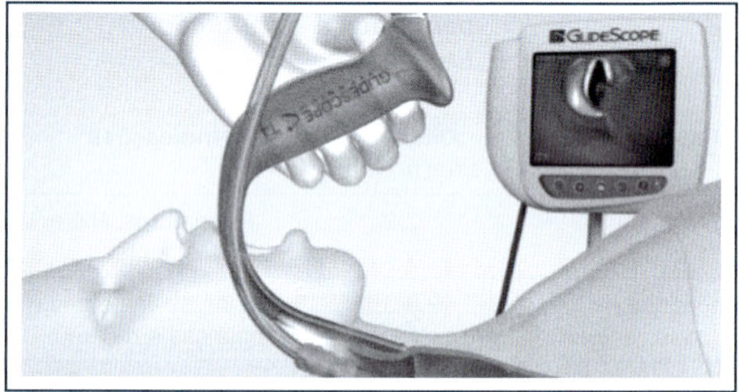

FIGURA 33.8 ***Glidescope™.***
Fonte: http://verathon.com/products/glidescope

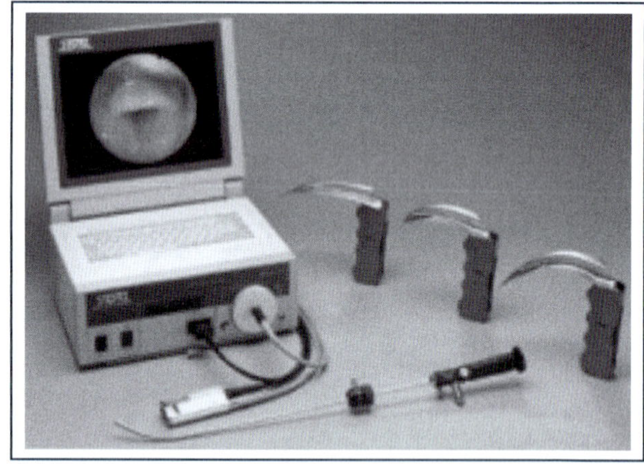

FIGURA 33.9 ***Storz DCI.***
Fonte: http://vam.anest.ufl.edu/airwaydevice/storz/

Airtraq™, Pentax AWS→

Assim como o Pentax Airway Scope→ (Pentax AWS→) (Pentax Corporation, Tóquio, Japão) (Figura 33.11), o Airtraq™ (Prodol Meditec, Vizcaya, Espanha) é um la-

1 Um conjunto de cordões de fibra óptica individuais, montados em conjunto, de modo que a orientação relativa das fibras individuais é mantida ao longo do comprimento do pacote, resultando na saída de uma imagem preservada. (Vide: <http://www.photometrics.com/resources/learningzone/fiberoptics.php>)

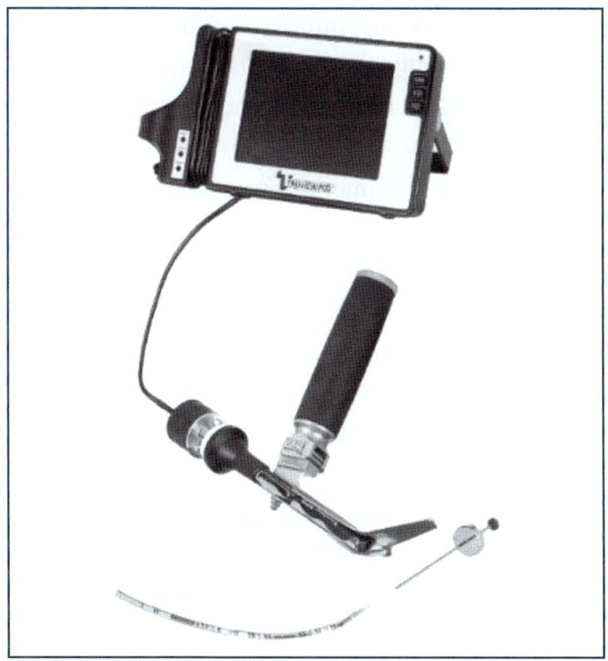

FIGURA 33.10 *Truview PCD™.*

ringoscópio óptico desenvolvido para laringoscopia indireta (Figuras 33.12 e 33.13). Ambos possuem uma lâmina óptica com um canal lateral que guia a cânula traqueal em direção à glote. Quando estudados em manequins de treinamento, o dispositivo do Pentax possibilita intubação mais rápida[19].

O Airtraq™ é um dispositivo de baixo custo (relativamente aos demais dispositivos) que pode ter um papel na assistência de intubações pré-hospitalares[20] e nas unidades de emergência e terapia intensiva pediátricas, especialmente na VAD.

Características

- Dispositivo para intubação com alta definição de imagem;
- Permite visão panorâmica ampliada da via aérea, sem necessidade de monitor externo;
- Formato anatômico;

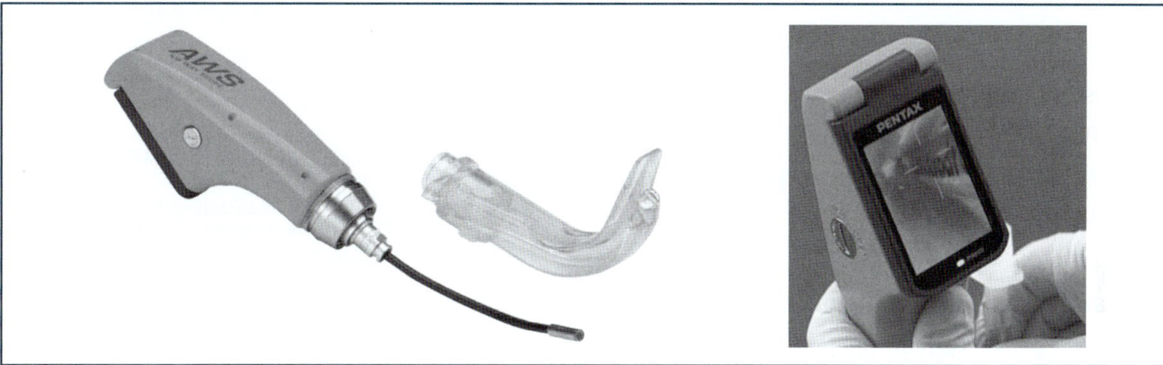

FIGURA 33.11 *Pentax AWS→.*

Fonte: <www.ambu.nl/Admin/Public/Download.aspx?File=Files/Billeder/MediaDB/Originals/IE%20Pentax%20 493206001%20V02%200312.pdf>

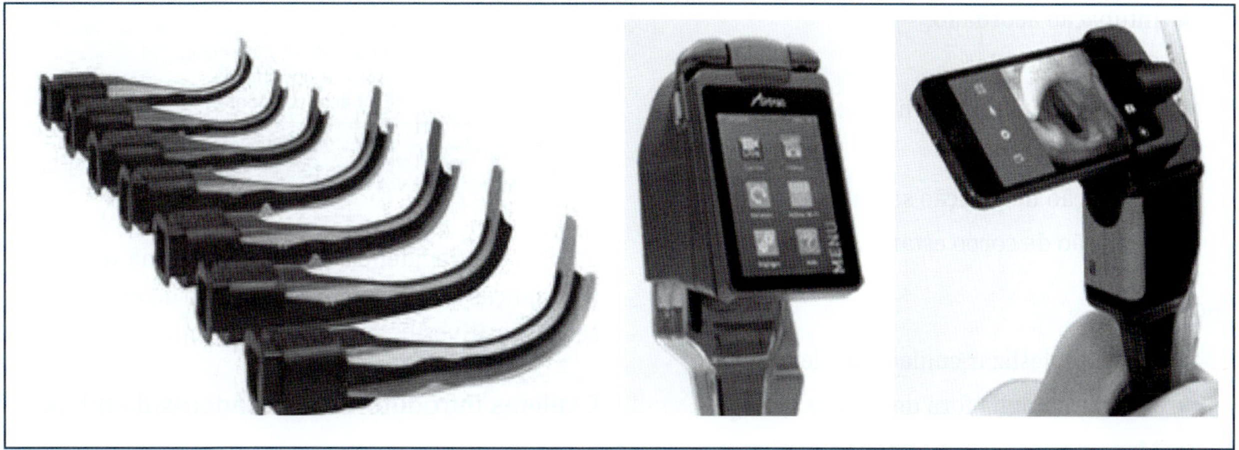

FIGURA 33.12 *Airtraq™.*

Fonte: http://www.airtraq.com/index.php?option=com_frontpage&Itemid=318.

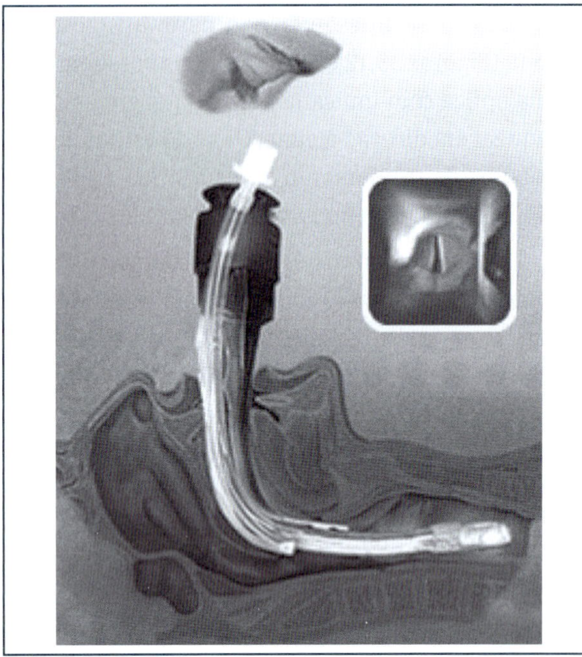

FIGURA 33.13 *AirtraqTM.*
Fonte: <www.airtraq.com>

- Fácil manuseio;
- Menos traumático por não necessitar hiperextensão;
- Facilita a introdução da cânula por meio de um canal guia;
- Baixo custo;
- Descartável, evitando contaminação cruzada;
- *Wireless vídeo system* opcional (adequado para treinamento).

Indicações

- Resgate de falha de laringoscopia direta;
- Intubação acordado;
- Obesos mórbidos;
- Coluna cervical imobilizada;
- Politrauma;
- Intubação na posição sentada;
- Remoção de corpo estanho.

Técnica

- Inserir e deslizar cuidadosa e lentamente;
- Manter a língua fora do eixo da laringe;
- Manter o dispositivo na linha média;
- Para a exposição das cordas vocais, a ponta do dispositivo pode ser colocada na valécula (técnica de Macintosh) ou sob a epiglote (técnica de Miller);
- Após locada a ponta, levantar suavemente o dispositivo;
- Avançar lentamente o tubo sem girar o dispositivo;
- Se o tubo colidir com a aritenoide, retroceder o dispositivo e deslizar só a cânula.

Sims e von Ungern-Sternberg[15] apresentaram um resumo das características de alguns videolaringoscópios, conforme apresentado no Quadro 33.4.

QUADRO 33.4 ***Principais características de quatro dos diversos videolaringoscópios disponíveis para uso pediátrico.***

GlidescopeTM	Sem guia; Não pode ser utilizado para laringoscopia direta; Requer a introdução da cânula traqueal para então guiá-la até a abertura da glote; Grande campo de visão.
AirtraqTM	Com guia; Único uso (descartável); Dispositivo de visão é uma ocular (não um vídeo); Relativamente desajeitado (volumoso); Pode haver dificuldade de introdução da cânula traqueal até a glote; Dificuldade em perceber se há resistência à progressão da cânula devido ao canal guia ou ao estreitamento na altura da cartilagem cricoide.
Storz DCI	Pode ser utilizado para laringoscopia direta e para o ensino; Uma abertura da boca de 5 mm é suficiente; Pode necessitar maior proximidade da glote para sua visualização, dificultando a passagem da cânula; Não é ergonômico; Embaça facilmente.
Truview PCD InfantTM	Permite administração de O_2; Poucos relatos sobre experiência clínica.

A baixa incidência de dificuldade na intubação de crianças compromete a avaliação da eficácia desses dispositivos[15].

Estiletes introdutores e trocadores de tubos

Diversos estiletes estão disponíveis para as faixas etárias pediátricas e podem ser utilizados de modo similar ao FOB[21].

VOIS, Bonfils Intubating Fibrescope (BIF)

Dois dispositivos baseados em estiletes são o Video -optical Intubation Stylet (VOIS) (Dr. Marcus Weiss, Zurique, Suíça) (Figura 33.14) e o Bonfils Intubating Fibrescope (BIF) (Karl Storz, Tuttlingen, Alemanha), também conhecido como Bonfils Intubation Stylet (Figura 33.15). Enquanto o VOIS é flexível e sua utilização lembra a de um broncoscópio, o Bonfils é rígido, tornando a passagem mais fácil pelas estruturas faríngeas[15], e compreende um estilete curvo com fibra óptica e uma peça ocular montada no cabo, que infelizmente embaça com facilidade[15]. O Bonfils para uso pediátrico permite a passagem de cânulas de 2,5 a 3,5 mm de diâmetro interno, garante uma visualização da glote melhor que na laringoscopia padrão, mas a abordagem retromolar requer prática e há maior taxa de insucesso na intubação[3]. Houston *et al.*[22] alertam para o cuidado que se deve dispensar ao uso de dispositivos desenvolvidos originalmente para adultos e adaptados ao uso pediátrico, como é o caso do Adult Bonfils, sem dados suficientes sustentando seu uso nessa população.

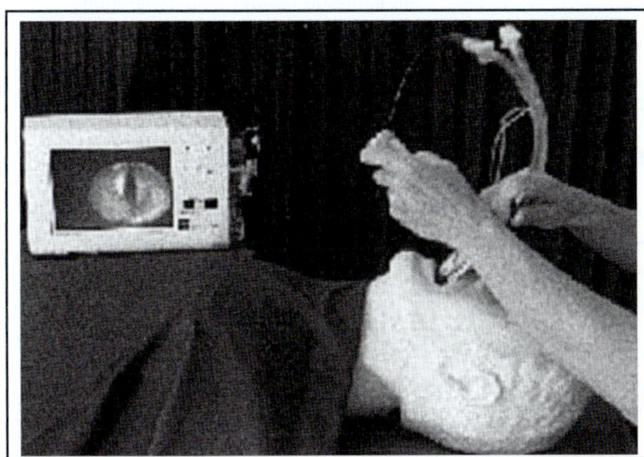

FIGURA 33.14 ***Video-optical Intubation Stylet (VOIS).***
Fonte: Weiss *et al.*[37].

Características

- Baseia-se na visualização da laringe;
- Menor estimulação do que na laringoscopia direta;
- Pode substituir o fibroscópio óptico;
- Portátil, leve, flexível;
- Tamanhos adulto e pediátrico;
- Entrada para O_2.

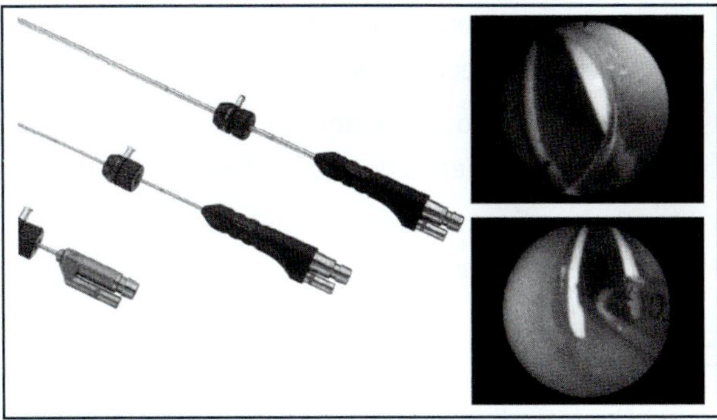

FIGURA 33.15 ***Bonfils Intubating Fibrescope (BIF) ou Bonfils Intubation Stylet.***
Fonte: <https://www.google.com.br/webhp?sourceid=chrome-instant&ion=1&espv=2&ie=UTF-8#q=storz%20dci%20video-laryngoscope>

Contraindicações

Assim como na broncoscopia por fibra óptica: excesso de secreções.

Técnica

- Com a mandíbula elevada, o estilete é inserido, mantendo-o na linha média, e deve ser progredido lentamente;
- Identificar a base da língua, a epiglote e então a laringe;
- Introduzir a cânula sobre o estilete até a traqueia: a localização pode ser confirmada visualmente.

Trachlight e Trachlite

Lighted stylets, também conhecidos como “fios-guia luminosos” (Figura 33.16).

Características

- Baseiam-se na transiluminação do pescoço: menor estimulação que na laringoscopia direta;
- Dispositivos leves e portáteis;
- Selecionáveis de acordo com o tamanho da cânula (até 2 mm);
- Indicados em vias aéreas reconhecidamente difíceis (malformações, secreções, sangue);
- Lesões de vias aéreas são incomuns;
- Podem ser utilizados com laringoscopia direta ou cega (*mobilidade limitada do pescoço*);

- Podem ser usados mesmo na presença de sangue ou secreções abundantes;
- Insucesso pode ser devido à estenose subglótica, fechamento de cordas vocais;
- Podem ficar retidos na valécula ou nas dobras ariepiglóticas;

Contraindicações

- Contraindicados para lesões de VAS, como tumores, infecções e suspeita de corpos estranhos;
- Na situação "não consigo intubar, não consigo oxigenar";
- Desvio lateral da glote;
- Doenças da laringe;
- Condições que limitem a transmissão da luz pela porção anterior do pescoço.

Técnica

- Diminuir a luminosidade da sala;
- Elevar a mandíbula, inserir o estilete e mantê-lo na linha média;
- Procurar o foco luminoso mais intenso no centro do pescoço (dispensa visualização da laringe);
- A luz diminui durante a passagem pelo esôfago, mas isso pode não ocorrer em crianças;
- Após atingir o ponto mais iluminado, introduzir a cânula na traqueia e checar o posicionamento.

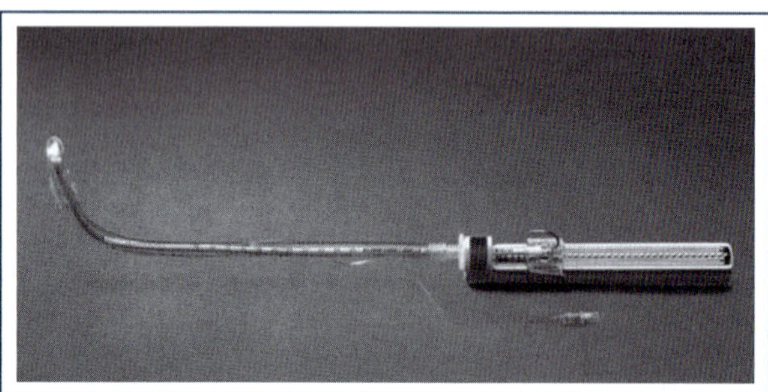

FIGURA 33.16 ***Trachlight.***
Fonte: Imagem cedida pela CELMAT Produtos para Saúde.

Shikani Optical Stylet (SOS)

O Shikani Optical Stylet (SOS) (Figura 33.17) combina características de um FOB com as de uma *light wand*. Em estudo prospectivo controlado, provocou menos lesão mucosa em adultos quando comparado ao Glidescope→[23].

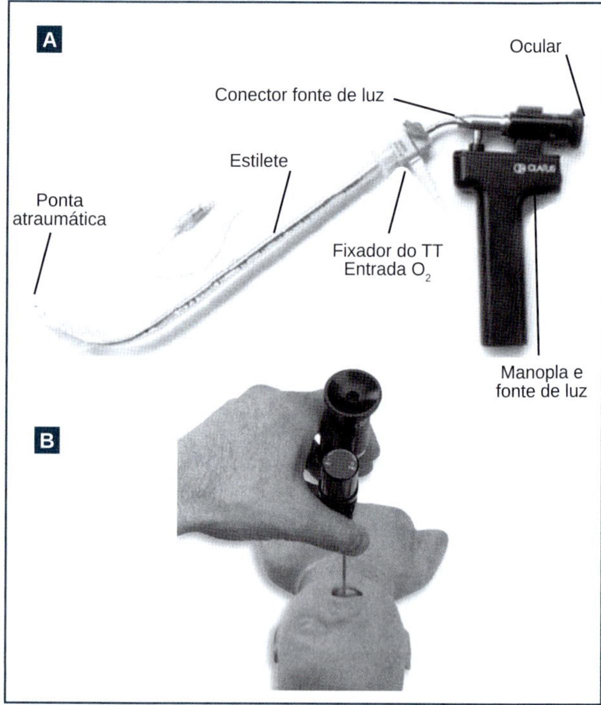

FIGURA 33.17 ***Shikani Optical Stylet (SOS).***
Fonte da Figura 33.17A: <http://www.viaaereadificil.com.br/fibroscopia/fibroscopia1.htm>
Fonte da Figura 33.17B: <http://www.sharn.com/shikani-optical-stylet-set-with-led-light-source-and-adjustable-tube-stop-pediatric/p/SH14877>

Fios-guia para troca de cânula e intubação às cegas

Aintree catheter (Figura 33.18)

Características

- Fio guia para troca de cânula (*ou intubação em casos não complicados*);
- Permite passagem de fibroscópio de até 3,2 mm, protegendo-o;
- Suporta cânulas ≥ 7 mm;
- Rap-Fit® removível: permite acoplamento de dispositivo ventilatório;
- Ponta do cateter não provoca traumas;
- Marcas em centímetros permitem colocação de cânulas curtas com precisão.

Frova intubating introducers (Figura 33.19)

Características

- "Intubação às cegas";
- Permite simples troca de cânulas;

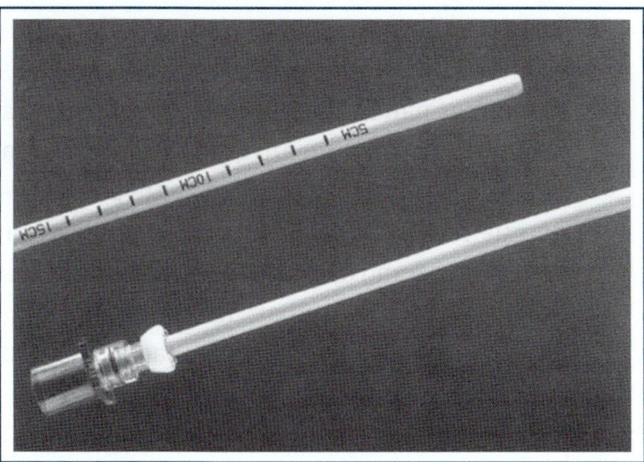

FIGURA 33.18 ***Aintree catheter.***
Fonte: Catálogo publicado pela Cook® Products For The Difficult Airway.

- Extremidade flexível permite pinçamento da epiglote;
- Cateter flexível com memória;
- Ponta angulada a 45° facilita a passagem pela glote;
- Ponta arredondada não traumatiza estruturas;
- Material graduado em centímetros, radiopaco, facilita posicionamento.

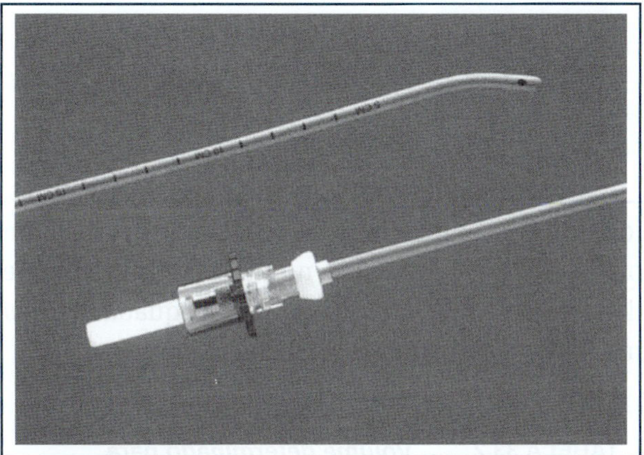

FIGURA 33.19 ***Frova intubating introducers.***
Fonte: Catálogo publicado pela Cook® Products For The Difficult Airway.

Gum elastic bougie, Airway-exchange catheter (Figura 33.20)

Características

- Utilização simples com laringoscópio;
- Pode ser locado às cegas e utilizado como guia para inserção da cânula;
- Idealizado para troca de cânulas;
- Pode ser utilizado para intubação direta se a cânula não passar pela laringe (passar sobre o cateter);
- Alguns têm um lúmen central permitindo oxigenação ou inserção através de fio guia;
- Alta taxa de sucesso;
- Baixo risco de trauma.

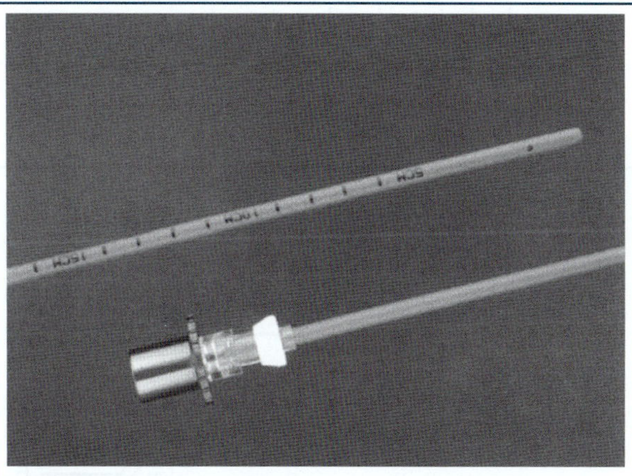

FIGURA 33.20 ***Airway-exchange catheter.***
Fonte: Catálogo publicado pela Cook® Products For The Difficult Airway.

Dispositivos Supraglóticos

Dispositivos supraglóticos são caracterizados por serem posicionados externamente à glote, mantendo a via aérea pérvia ao criar um selo em torno da laringe[(24)]. Seguindo o sucesso da máscara laríngea, diversos dispositivos supraglóticos, como a máscara laríngea Pro Seal, o tubo laríngeo e o Combitube, dentre outros, têm se mostrado úteis na abordagem das vias aéreas, tanto na rotina quanto em situações emergenciais[(25)].

Máscara laríngea

A máscara laríngea (ML) é um importante dispositivo desenvolvido na década de 1980 por Archie Brain, um anestesiologista britânico. Fabricado em diversos tamanhos, ela se adaptou às necessidades da faixa etária pediátrica com sucesso[(25,32)] (Figura 33.21). Utilizado inicialmente apenas por anestesistas, a ML rapidamente tornou-se um dispositivo indispensável no manejo da via aérea difícil.

Componentes

1. Conector proximal com diâmetro externo macho padrão de 15 mm;

2. Tubo condutor largo, flexível, transparente para visualização da secreção;
3. Manguito pneumático que se amolda à hipofaringe, sela com as estruturas supraglóticas da laringe e tem o lúmen voltado para a abertura glótica;
4. Válvula de retenção unidirecional que retém o ar insuflado no manguito;
5. Balão piloto, o qual indica a pressão aproximada do interior do manguito;
6. Tubo de enchimento que permite a passagem de ar para dentro e para fora do manguito.

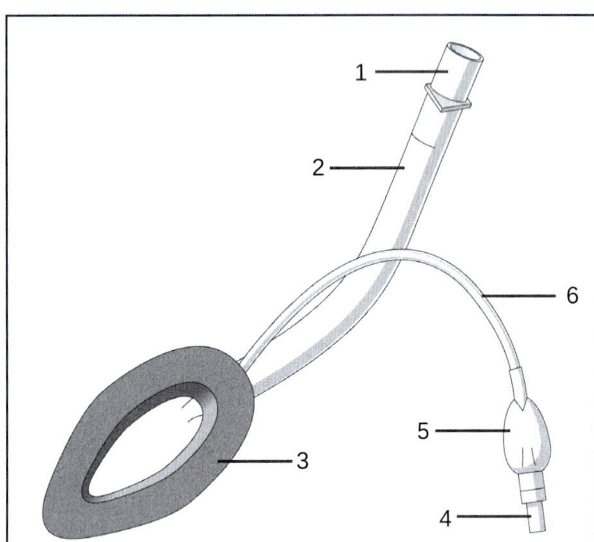

FIGURA 33.21 ***Máscara laríngea.***

Fonte: <http://www.viaaereadificil.com.br/mascara_laringea/ML_p/mascara_laringea.htm>

Há também uma linha de referência longitudinal preta, contínua com a face convexa do tubo, que indica o correto posicionamento da sonda laríngea, que deve estar voltada para o nariz do paciente.

Vantagens

- Dispensa o uso do laringoscópio; sua inserção é rápida; possibilita o controle da via aérea; acomoda-se na hipofaringe sem dificuldades; e sua ponta se aloja no esfíncter esofagiano superior, permitindo a continuidade da via aérea inferior com o meio exterior por meio de um tubo semelhante à sonda endotraqueal.

Indicações

- Como conduto para intubação com fibra óptica em paciente acordado;
- Como conduto para intubação com fibra óptica em paciente anestesiado que pode ser ventilado mas não intubado; como via aérea para prosseguir procedimento quando houver uma situação não emergencial (paciente anestesiado que não pode ser intubado, mas pode ser ventilado); como dispositivo salva-vidas quando "não consigo intubar, não consigo ventilar"; como conduto para intubação quando "não consigo intubar, não consigo ventilar".

O posicionamento adequado da máscara laríngea é mostrado na Figura 33.22.

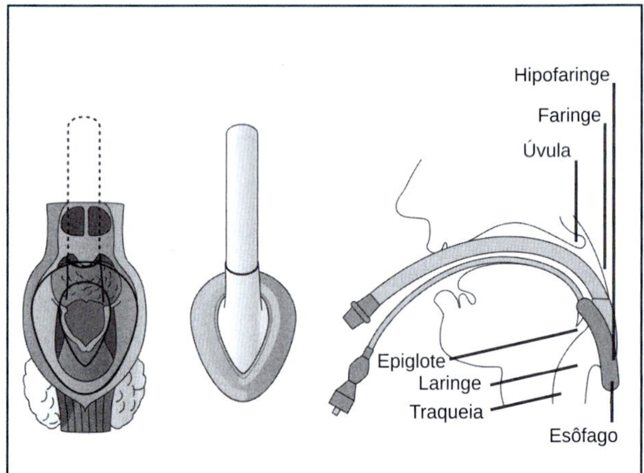

FIGURA 33.22 ***Posicionamento da máscara laríngea.***

Fonte: <http://www.viaaereadificil.com.br/mascara_laringea/ML_p/mascara_laringea.htm>

As ML são disponíveis em vários tamanhos, identificados por números para uso de acordo com o peso do paciente. Cada número tem um volume determinado para a insuflação adequada de seu manguito, conforme resumido na Tabela 33.2.

TABELA 33.2 ***Volume determinado para a insuflação adequada do manguito.***

Número	Peso do paciente (kg)	Volume máximo do *cuff* (mL)
1,0	< 5	4
1,5	5-10	7
2,0	10-20	10
2,5	20-30	14
3,0	30-50	20
4,0	50-70	30
5,0	> 70	40

Intubação por fibra óptica através de máscara laríngea

Intubação às cegas via ML tem sido descrita em crianças com via aérea difícil. Essa técnica não é confiável e tem grande potencial de trauma; deve ser tentada somente se não houver fibroscópio disponível. Quando disponível, inserir a ML com o paciente respirando espontaneamente; ao aprofundar a anestesia, introduzir o fibroscópio dentro da ML até visualizar as cordas vocais. Dirigir o fibroscópio para dentro da traqueia e visualizar a carina. A partir de então, haverá três formas de realizar a intubação traqueal:

A. Deslizar o tubo sobre o fibroscópio

O tubo pode ser colocado com antecedência sobre o fibroscópio, deslizando sobre este para dentro da traqueia através da máscara laríngea (Figura 33.23). A dificuldade está em retirar a ML e o fibroscópio sem deslocar a cânula. Uma maneira é encaixar dois tubos traqueais, com um conector macho/fêmea, ou usar um tubo longo ("Portex").

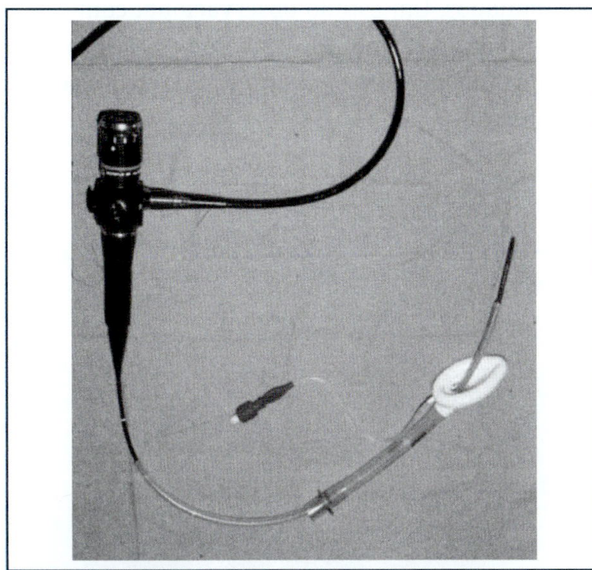

FIGURA 33.23 ***Material utilizado para intubação por fibroscopia através de máscara laríngea. Fonte: Walker, Ellwood[5].***

B. Técnica com fio guia

Um fio guia longo, em forma de "J", é introduzido através do canal de sucção do fibroscópio. O fibroscópio é introduzido na traqueia, acoplado com o fio guia e um dispositivo para troca de tubos. Após a introdução, o fio guia é mantido e o fibroscópio retirado com cuidado (Figura 33.24).

Se o fibroscópio for grande para o calibre da traqueia, a ponta dele deve ser locada sobre as cordas vocais para então deslizar o fio guia para dentro da traqueia, sob visualização direta.

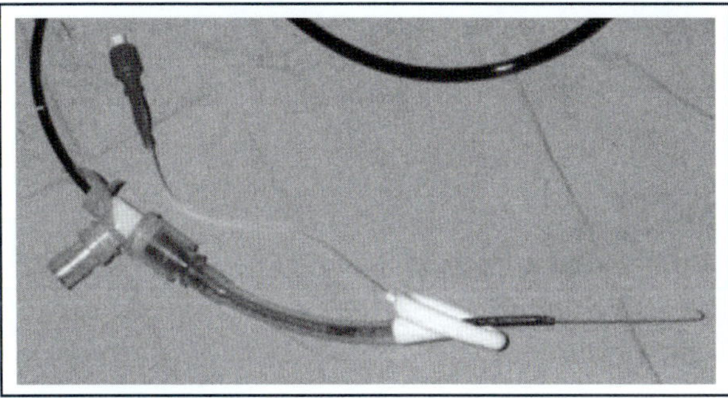

FIGURA 33.24 ***Material utilizado para intubação por fibroscopia através de máscara laríngea, com fio guia.***
Fonte: Walker, Ellwood[5].

Após a remoção do fibroscópio, introduzir o dispositivo para troca de tubos (Cook) através do fio guia e por dentro da máscara laríngea. Uma vez locado, o fio guia será removido e a posição do dispositivo trocador poderá ser checada por capnografia. Retira-se a ML e então se introduz uma cânula sobre o dispositivo trocador.

A vantagem dessa técnica é que pode ser usada em crianças de qualquer idade. Após a introdução do tubo trocador, a cânula poderá ser facilmente trocada.

C. Usando um tubo trocador sem fio guia

Um fibroscópio de fibra óptica ultrafino é lubrificado com solução salina e um cateter trocador é colocado sobre ele.

O broncoscópio passa através da máscara laríngea e o tubo trocador avança sobre a laringe sob visualização direta. A ML é então removida e uma cânula é introduzida sobre o tubo trocador para dentro da traqueia.

Máscara laríngea Pro Seal

A máscara laríngea Pro Seal (Figura 33.25) facilita a ventilação com pressão positiva e permite a proteção da via aérea. Este dispositivo permite a passagem de sonda gástrica através do seu tubo. A técnica para a inserção desse dispositivo é fácil e rápida, com grande probabilidade de sucesso já na primeira tentativa de inserção em crianças[33].

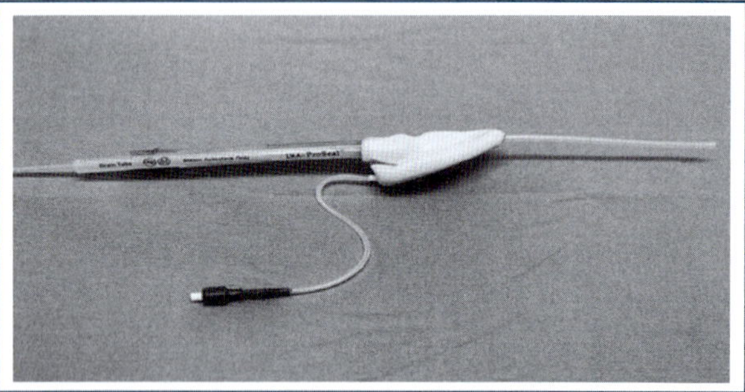

FIGURA 33.25 *Máscara laríngea Pro Seal.*

Técnica para a inserção

- Certifique-se de que a máscara esteja totalmente desinsuflada antes do uso;
- Lubrifique a porção posterior da máscara para facilitar o deslizamento contra o palato;
- Segure a máscara laríngea como se fosse uma caneta, com o indicador entre o manguito e o tubo;
- Se a máscara estiver alinhada, a linha preta ao longo o tubo, que indica o lado convexo da máscara, servirá de referência apontando sempre em direção ao nariz do paciente;
- A máscara laríngea é introduzida com a ponta do manguito pressionando o palato duro, de forma que a progressão para a hipofaringe se faça com seu coxim deslizando contra o palato;
- A fixação da máscara é então realizada após a confirmação da adequada posição.

Apesar de ser um dispositivo de fácil manipulação, algumas restrições a sua utilização devem ser levadas em consideração:

- Riscos de regurgitação: pacientes sem jejum, portadores de hérnia de hiato, obstrução intestinal, obesidade mórbida, gravidez, politrauma (estomago cheio);
- Baixa complacência e/ou alta resistência à ventilação: fibrose pulmonar, doença pulmonar obstrutiva crônica, obesidade mórbida, broncospasmo, edema pulmonar, trauma torácico;
- Instabilidade cervical por trauma cervical ou politrauma;
- Impossibilidade de abertura da boca: espondilite anquilosante, artrite reumatoide;
- Doenças faríngeas: abscessos, hematoma, ruptura tecidual;
- Obstrução laríngea ou abaixo dela;

Tubo laríngeo

Outro dispositivo supraglótico desenvolvido para manter a via aérea pérvia durante anestesia e emergências de vias aéreas é o tubo laríngeo (Figura 33.26). O tubo é de silicone, com fundo distal fechado, apresentando dois *cuffs*: um proximal à orofaringe, mais largo, e outro menor, esofágico distal, que podem ser insuflados simultaneamente pela mesma via[34]. Permanece ao longo da orofaringe com a ponta mais distal acima do esôfago. Possui marcas que indicam a posição correta quando alinhado com os incisivos superiores (Figura 33.27). Há duas saídas, o que facilita a ventilação.

Existem vários tamanhos (de 0 até 5) que podem ser utilizados desde o neonato até o adulto, mas disponíveis somente do 3 ao 5.

Estudos com o uso desse dispositivo em crianças são limitados. Um estudo observacional com crianças de dois até 12 anos mostrou que esse dispositivo permite uma via aérea patente, rápida e com poucas complicações.

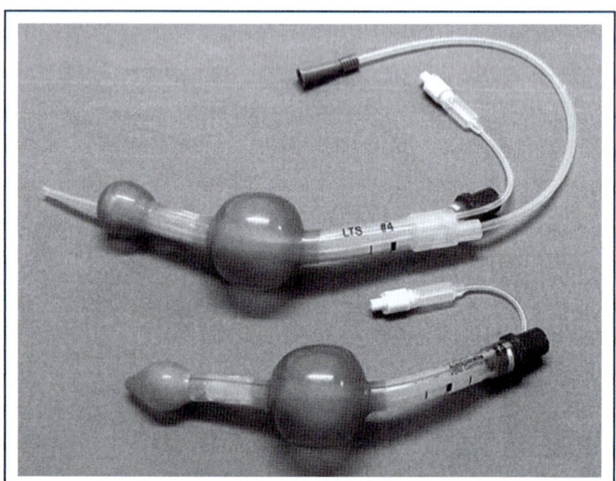

FIGURA 33.26 *Tubo laríngeo.*
Fonte: Walker, Ellwood[5].

Cobra PLA (*perilaryngeal airway*)

É um dispositivo perilaríngeo, introduzido em 2003. Possui uma cabeça alargada, que lembra uma cabeça de cobra com a extremidade flexível, e um *cuff*

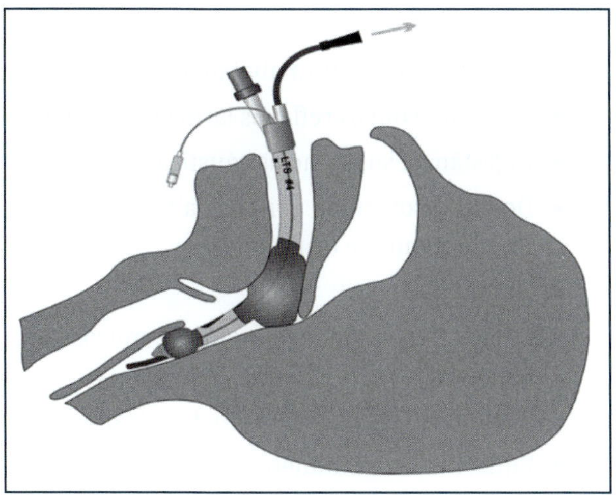

FIGURA 33.27 *Posição ideal do Tubo Laríngeo.*
Fonte: <http://www.viaaereadificil.com.br>

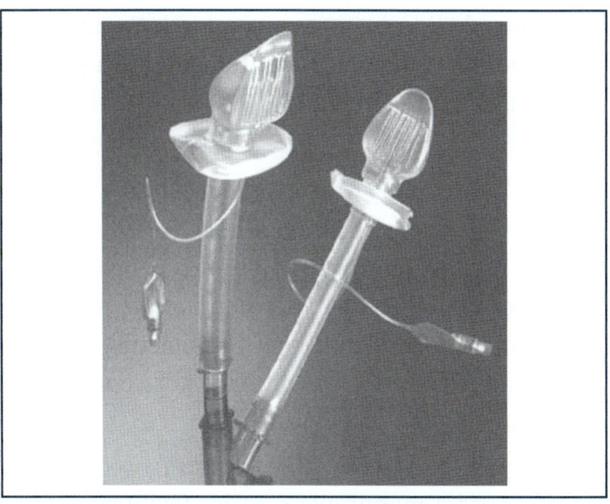

FIGURA 33.28 *Cobra PLA (Perilaryngeal Airway).*
Fonte: Mihai, Knottenbelt(34).

proximal que, quando insuflado, ocupa a porção mais inferior da orofaringe e repousa na entrada da glote. Apresenta um lúmen único com *cuff* de baixa pressão e alto volume e vários diâmetros internos. É disponível em oito tamanhos, sendo quatro de uso pediátrico (Tabela 33.3).

TABELA 33.3 *Tamanho (número) do dispositivo de acordo com o peso (em kg).*

Número	Peso do paciente (kg)
0,5	2,5 a 7,5
1,0	7,5 a 15
1,5	16 a 30
2,0	30 a 60

Não há evidências que comprovem ser um dispositivo melhor que a máscara laríngea e, portanto, não é recomendado para o uso rotineiro em pediatria. Apesar da existência dos tamanhos pediátricos, não se observam estudos avaliando esse dispositivo em crianças (Figura 33.28).

Combitube

É outro dispositivo supraglótico disponível. Este dispositivo foi desenvolvido por Frass, em 1987, e tem ação de obturador esofágico e tubo traqueal. Apresenta duplo lúmen com dois balonetes, um proximal (orofaríngeo) e outro distal (traqueal) (Figura 33.29A).

Um lúmen age como obturador esofágico com fundo cego e possui várias perfurações na altura da faringe. Outro, com a extremidade distal aberta como se fosse um tubo traqueal (Figura 33.29B).

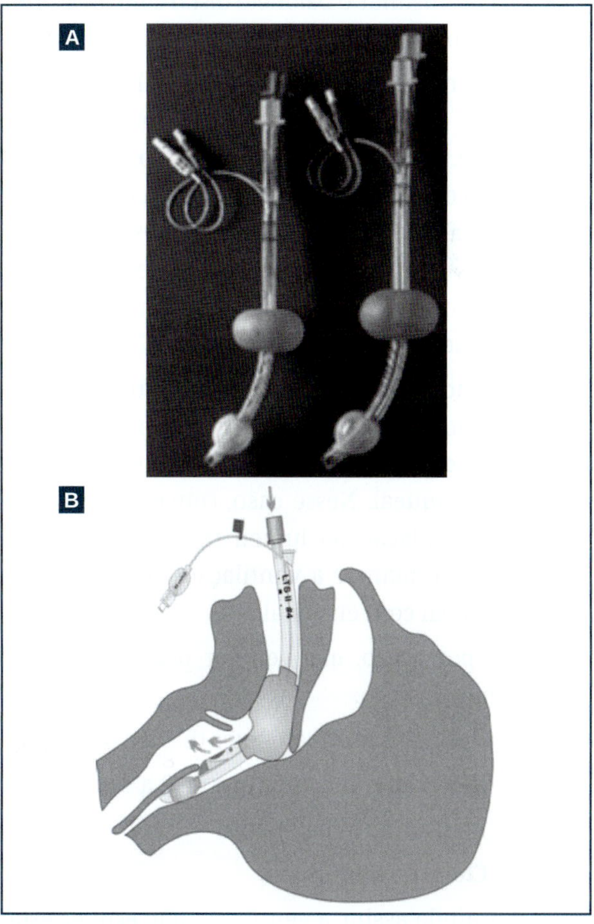

FIGURA 33.29 ***(A) Combitube; (B) Posição adequada do Combitube.***
Fonte: White, *et al.*(24).

É introduzido às cegas e proporciona uma adequada ventilação, independentemente de a posição ser esofágica ou traqueal.

Técnica de inserção

1. Paciente em decúbito dorsal horizontal, com o pescoço em posição neutra. O profissional fica ao lado da cabeça do paciente, põe o seu polegar na orofaringe do paciente, pinça a língua contra a mandíbula e abre boca do paciente o máximo possível.
2. Quando possível, utilizar o laringoscópio para elevar a mandíbula e assim facilitar a inserção e diminuir o risco de complicações.
3. O Combitube é inserido às cegas até a marca de referência estar alinhada com os incisivos. Se houver resistência à progressão, mudar a técnica. Insuflar o balonete proximal (orofaríngeo) com 40 a 85 mL, no modelo 37F, e 40 a 100 mL, no 41F, selando as cavidades oral e nasal. Insuflar o balonete distal com 5 a 12 mL, para o Combitube 37F, e 5 a 15 mL, para o 41F.
4. Testar a ventilação no lúmen azul, mais longo (cuja extremidade distal termina em fundo cego). Se a ausculta pulmonar for positiva, é sinal de que o Combitube ganhou posição esofágica, o que ocorre em 94% a 99% das vezes. Se os sons pulmonares não forem audíveis, provavelmente o Combitube ganhou posição traqueal.
5. Quando ventilar pelo lúmen azul e os sons pulmonares estiverem ausentes e ocorrer distensão gástrica, o Combitube assumiu a posição traqueal. Nesse caso, conectar o sistema de ventilação ao lúmen transparente, mais curto, e manter a ventilação como um tubo traqueal convencional.
6. Se, por acaso, não ventilar pelo lúmen azul nem o branco:
   - Desinsuflar os balonetes distal e proximal;
   - Retroceder o Combitube de 2 a 3 cm;
   - Reinsuflar os balonetes;
   - Checar a ventilação.
7. Se, ainda assim, a ventilação não estiver estabelecida, reinserir o Combitube ou procurar outra alternativa.

Contraindicações

- Pacientes com altura abaixo de 1,40 m;
- Pacientes com os reflexos laríngeos presentes;
- Ingestão de substâncias cáusticas;
- Doença esofagiana conhecida (neoplasia, varizes, estenose e trauma);
- Dor ou disfagia;
- Edema, laceração, hematoma de mucosa orofaríngea;
- Edema de língua, laceração de esôfago;
- Enfisema subcutâneo, pneumomediastino, pneumoperitônio;
- Lesão de seio piriforme.

Dispositivo i-gel™

O i-gel™ (Intersurgical Inc., Berkshire, UK) é um dispositivo supraglótico com desenho anatômico de máscara, feito de um gel termoplástico de alta elasticidade e firmeza (Figura 33.30). Foi desenhado anatomicamente para se encaixar às estruturas perilaríngeas e hipofaríngeas, sem o uso de um *cuff* inflável, o que torna a inserção mais fácil, com menor risco de compressão dos tecidos, com estabilidade após a inserção e sem mudança de posição devido à insuflação de *cuff*. Também existe a vantagem da simplicidade e do menor custo desse dispositivo.

Lee *et al.*[35], em estudo prospectivo randomizado, ao compararem i-gel™ com a máscara laríngea (LMA Classic) na anestesia geral de crianças, encontraram uma equivalente *leak pressure*, mas uma inserção mais rápida e uma melhor visualização glótica com i-gel™ em crianças com peso variando de 6 a 30 kg.

Dispositivos Infraglóticos em Pediatria

A utilização de equipamentos infraglóticos é uma manobra emergencial a ser empregada em condições especiais e pode, quando bem aplicada, ser salvadora de vidas. Pouco se tem escrito sobre a utilização desses equipamentos na faixa etária pediátrica. A maioria desses equipamentos é desenhada para utilização em adultos ou adolescentes, e muitos não se aplicam às crianças menores. As diferenças anatômicas da laringe da criança, e o fato da membrana cricotireóidea ser muito pequena, principalmente nos neonatos, criam dificuldades crescentes na aplicação desses materiais em pediatria (muitas vezes, contraindicando sua utilização).

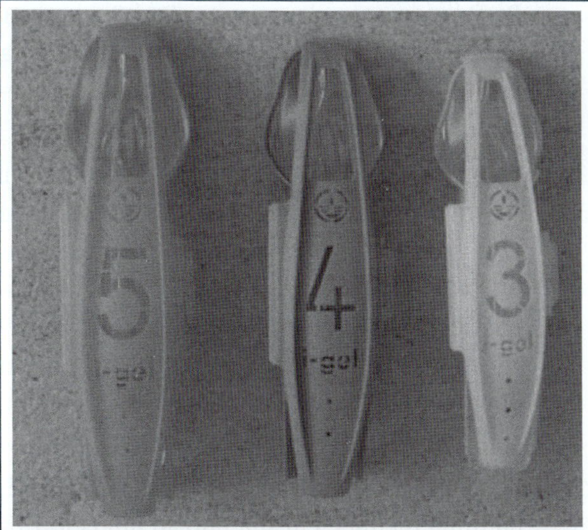

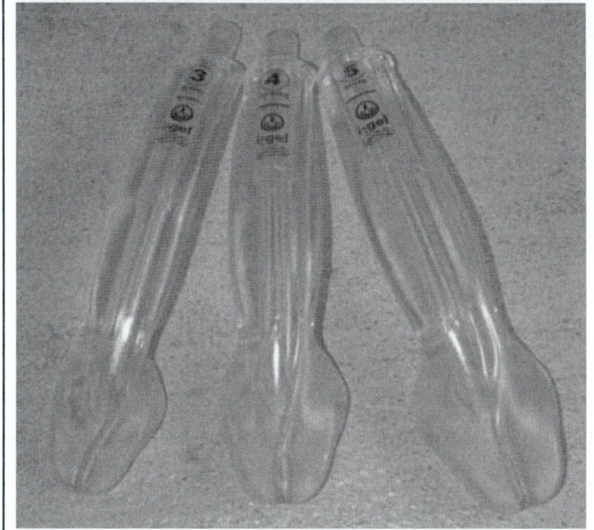

FIGURA 33.30 *I-Gel™.*
Fonte: White, et al.[24].

Esses equipamentos foram desenvolvidos de maneira a permitir que profissionais de diversas especialidades médicas, como anestesistas e intensivistas, utilizem o dispositivo sem que haja a necessidade de procedimento cirúrgico propriamente dito. São indicados quando a ventilação com bolsa-válvula-máscara e a intubação orotraqueal não foram bem-sucedidas e a oxigenação do paciente não é possível, isto é, quando a utilização de dispositivos supraglóticos não está proporcionando ventilação ou oxigenação satisfatória. Condições como obstrução das vias aéreas, traumatismo maxilofacial severo, corpo estranho em laringe, edema de estruturas das vias aéreas, infecções (por exemplo, epiglotite), angioedema e queimaduras de vias aéreas são condições que mais exigem o procedimento.

A contraindicação mais importante à utilização desses dispositivos é o trauma de laringe em que há fratura ou ruptura de traqueia, com retração da traqueia distal em direção ao mediastino. Contraindicações relativas são, além das crianças menores de cinco anos, os distúrbios de coagulação, sangramentos importantes, anomalias anatômicas e edemas ou hematomas da região anterior do pescoço (prejudicando a marcação dos pontos anatômicos de referência)[36].

Intubação retrógrada

É uma técnica de intubação para via aérea difícil que fornece um excelente resultado, já que possibilita a inserção de um tubo endotraqueal convencional, facilitando as manobras de oxigenação e ventilação posteriores ao procedimento. É um procedimento trabalhoso e não deve ser realizado em circunstâncias emergenciais, a menos que o operador seja experiente o bastante para realizá-lo com rapidez.

Técnica

A técnica para os dispositivos de intubação retrógrada (Cook® Critical Care, EUA) (Figura 33.31) pode ser assim descrita:

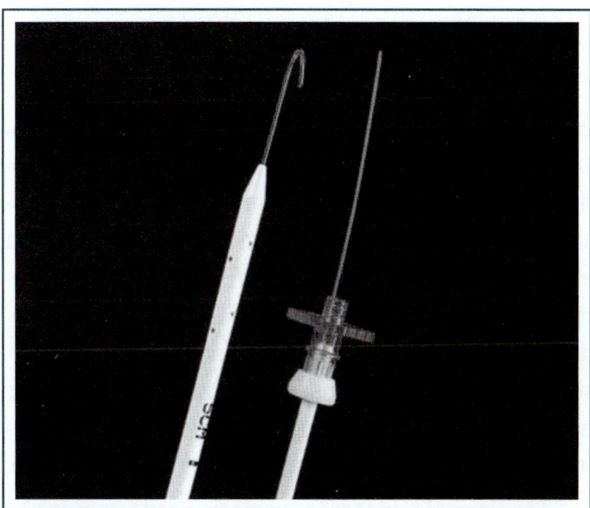

FIGURA 33.31 ***Kit de intubação retrógrada.***
Fonte: Catálogo publicado pela Cook→ Products For The Difficult Airway.

1. Posicionamento da criança. Se não houver lesão cervical, estender o pescoço de modo a permitir o acesso à laringe e à traqueia. Pode-se utilizar um coxim sob a região cervical;

2. Palpar as referências anatômicas. Localizar o centro da cartilagem tireóidea com o dedo indicador e deslizá-lo caudalmente até encontrar a membrana cricotireóidea;
3. Puncionar a membrana em direção cefálica, na linha média e em sua porção inferior. Utilizar uma seringa com água e inserir a agulha com leve pressão negativa no embolo, de modo a perceber um borbulhamento de ar quando atingir a traqueia;
4. Introduzir o fio guia, delicadamente, até que ele se exteriorize pela boca ou pelo nariz. Uma pinça de Magill pode ajudar nesta etapa. Puxar o fio guia até atingir o limite induzido por uma pinça Kelly na porção distal do fio guia;
5. Introduzir o tubo endotraqueal, delicadamente, até sentir uma resistência ao se atingir a região da membrana cricotireóidea;
6. Tracionar o fio guia, delicadamente, enquanto se faz uma pressão no sentido caudal no tubo endotraqueal, até que o fio guia saia completamente pelo orifício de punção e o tubo endotraqueal possa ser movido na traqueia;
7. Fixar o tubo endotraqueal e iniciar as medidas de oxigenação/ventilação.

Cricotireoidotomia por punção percutânea

É a inserção de um dispositivo através da membrana cricotireóidea por meio de uma punção percutânea. Diversos dispositivos são utilizados, desde a introdução de cateteres utilizados em infusões intravenosas até dispositivos especificamente projetados para essa finalidade (Figura 33.32). A utilização de materiais mais rígidos evita dobras e angulações que podem piorar a ventilação e oxigenação. Quando se inserir cateteres intravenosos (Figura 33.33), utilizar cateteres 16-18 Gauge, para lactentes e crianças menores, e cateteres 12-16, para adultos e adolescentes.

Técnicas de inserção variam desde a punção simples até a utilização da técnica de Seldinger, com fio guia. Dilatadores podem ser utilizados.

Técnica

A técnica para os dispositivos de cricotireoidotomia por punção (Nonkinkable wire-coiled® (Cook Critical Care, EUA), Ventilation-Catheter® (VBM, Alemanha)) é descrita abaixo:

a. Posicionamento da criança. Se não houver lesão cervical, estender o pescoço de modo a permitir o acesso à laringe e à traqueia. Pode-se utilizar um coxim sob a região cervical;

b. Palpar as referências anatômicas. Localizar o centro da cartilagem tireóidea com o dedo indicador e deslizá-lo caudalmente até encontrar a membrana cricotireóidea. Nos recém-nascidos ou lactentes pequenos, em decorrência das dificuldades já citadas, a punção pode ser realizada diretamente na traqueia, na localização normal de uma traqueostomia;

c. Puncionar a membrana em direção caudal, na linha média e em sua porção inferior. Utilizar uma seringa com água e inserir a agulha com leve pressão negativa no embolo, de modo a perceber um borbulhamento de ar quando atingir a traqueia;

d. Avançar o cateter e retirar a agulha. Confirmar novamente o borbulhamento de ar com a seringa;

e. Fixar o cateter e iniciar as medidas de oxigenação/ventilação.

A técnica para os dispositivos de cricotireoidostomia por punção, que utilizam a técnica de Seldinger (Arndt Emergency Cricothyrotomy Set® – Cook Critical Care, Melker Cricothyrotomy Set® – Cook Critical Care) (Figuras 33.34 e 33.35), é descrita a seguir:

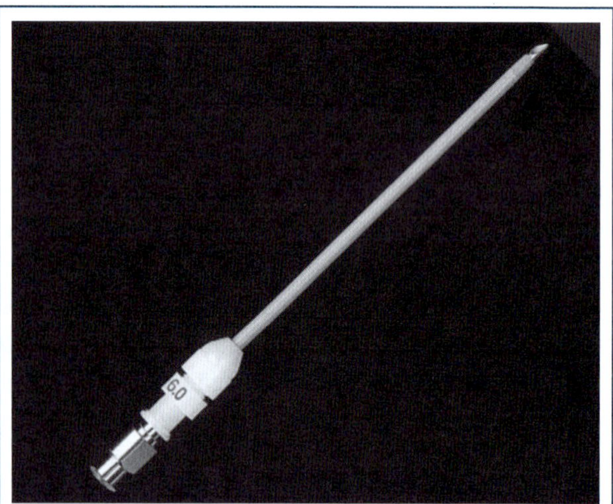

FIGURA 33.32 ***Cateter transtraqueal de via aérea de emergência.***
Fonte: Catálogo publicado pela Cook→ Products For The Difficult Airway.

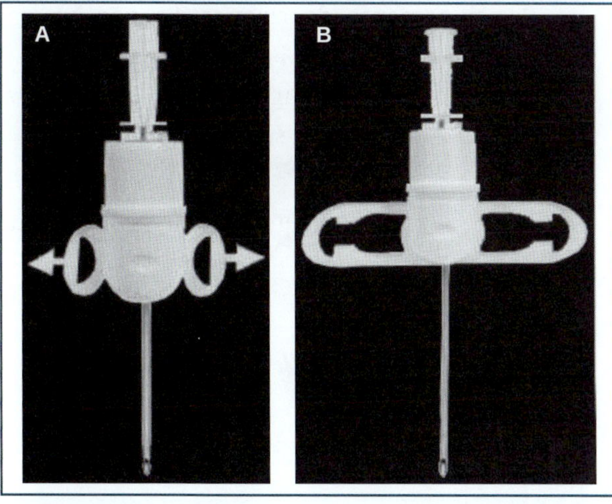

FIGURA 33.33 ***(A) Cateteres Ravussin de 16G; (B) 14G para cricotireotomia por punção.***

Fonte: Catálogo publicado pela VBM Germany.

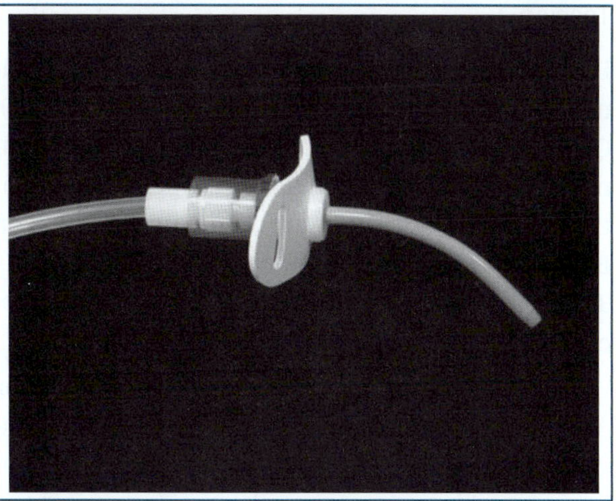

FIGURA 33.34 ***Arndt emergency cricothyrotomy catheter set.***

Fonte: Catálogo publicado pela Cook® Products For The Difficult Airway.

a. Posicionamento da criança. Se não houver lesão cervical, estender o pescoço de modo a permitir o acesso à laringe e à traqueia. Pode-se utilizar um coxim sob a região cervical;

b. Palpar as referências anatômicas. Localizar o centro da cartilagem tireóidea com o dedo indicador e deslocá-lo caudalmente até encontrar a membrana cricotireóidea;

c. Puncionar a membrana em direção caudal, na linha média e em sua porção inferior. Utilizar uma seringa com água e inserir a agulha com leve pressão negativa no embolo, de modo a perceber um borbulhamento de ar quando atingir a traqueia;

d. Introduzir o fio guia em direção caudal e retirar a agulha;

e. Introduzir o dilatador, dilatar o orifício de entrada e retirar o dilatador;

f. Introduzir o cateter e remover o fio guia;

g. Fixar o cateter e iniciar as medidas de oxigenação/ventilação.

Traqueostomia por punção percutânea

São dispositivos elaborados para prover uma via aérea de largo calibre, capaz de substituir uma cânula endotraqueal. Podem ter ou não balonetes. Podem ser colocados através da membrana cricotireóidea ou no local tradicional de traqueostomia.

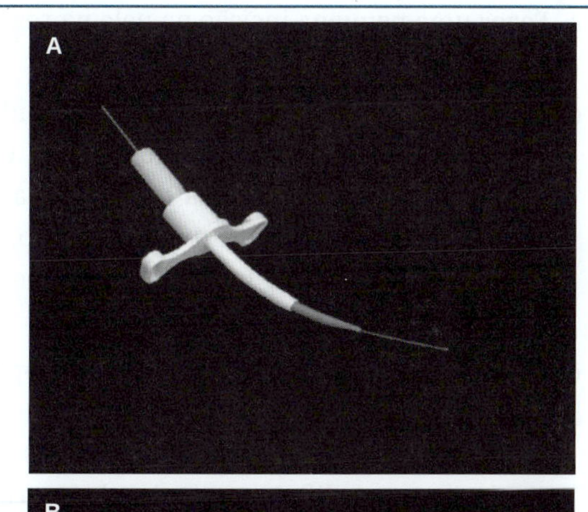

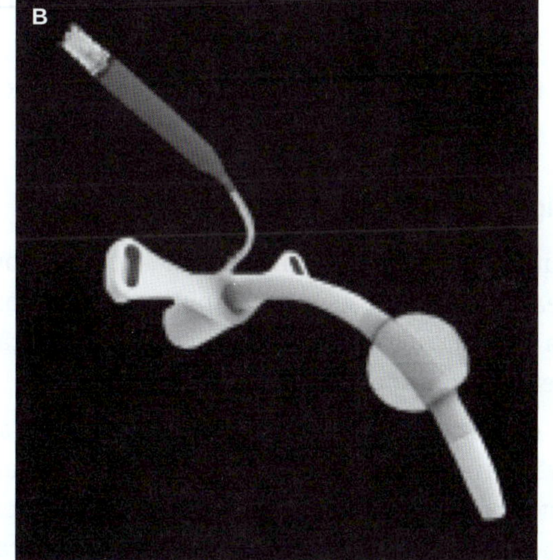

FIGURA 33.35 ***kit cateter de cricotirotomia de emergência Melker. (A) desinsuflado; (B) insuflado.***

Fonte: Catálogo publicado pela Cook→ Products For The Difficult Airway.

Técnica

Dispositivos de traqueostomia por punção percutânea como Portex Pedia-Trake™ kit (Portex, EUA), QuickTrach® (Rusch Inc, EUA), Ciaglia Blue Rhino→ G2 Advanced Percutaneous Tracheostomy Introducer (Cook Critical Care), Dolphin BT™ Ciaglia Balloon-Assisted Tracheostomy Introducer (Figuras 33.36, 33.37 e 33.38) requerem uma técnica de colocação que segue os seguintes passos:

a. Posicionamento da criança. Se não houver lesão cervical, estender o pescoço de modo a permitir o acesso à laringe e à traqueia. Pode-se utilizar um coxim sob a região cervical;
b. Palpar as referências anatômicas. Localizar o centro da cartilagem tireóidea com o dedo indicador e deslizá-lo caudalmente até encontrar a membrana cricotireóidea;
c. Fazer uma pequena incisão na pele na região escolhida;
d. Puncionar a membrana em direção caudal, na linha média e em sua porção inferior. Utilizar uma seringa com água e inserir a agulha com leve pressão negativa no embolo, de modo a perceber um borbulhamento de ar quando atingir a traqueia;
e. Cada dispositivo possui uma técnica própria para a inserção da cânula dentro da traqueia. O operador deve conhecer os dispositivos disponíveis e se qualificar na técnica de inserção da cânula;
f. Fixar a cânula e iniciar as medidas de oxigenação/ventilação.

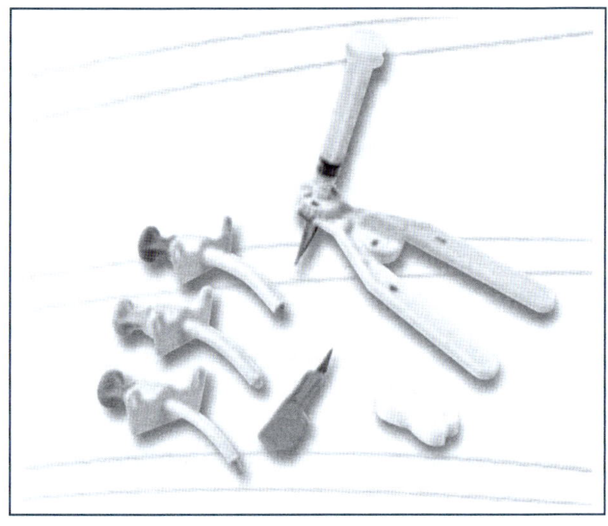

FIGURA 33.36 ***Pedia-Trake™: sistema de via aérea de emergência para aplicações pediátricas.***
Fonte: <http://www.gazit.co.il/gweb/ajaxplorer/data/files/medical/%D7%A7%D7%91%D7%A6%D7%99%20PDF/Portex.Tracheostomy.Filters.HME.pdf>

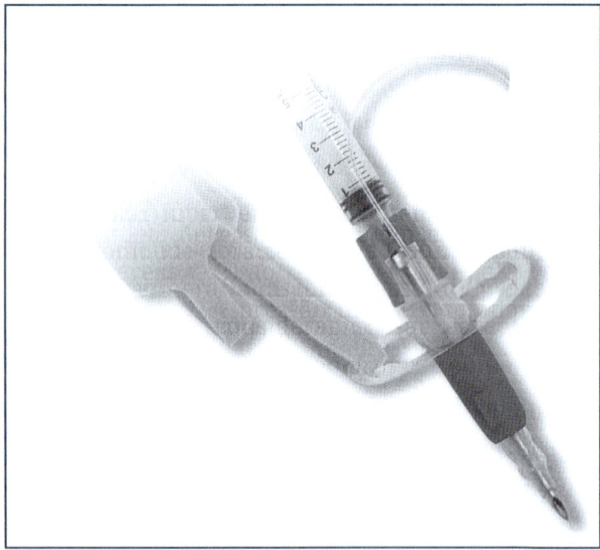

FIGURA 33.37 ***Quicktrach®.***
Fonte: Catálogo publicado pela VBM Germany.

Oxigenação e Ventilação

A utilização de dispositivos como tubos endotraqueais convencionais ou de cânulas de traqueostomia facilitam a etapa seguinte, que é a oxigenação e a ventilação do paciente.

A utilização de cateteres ou agulhas, em vista de seu reduzido calibre, impõe dificuldades nas etapas posteriores, particularmente relacionadas à ventilação. A ventilação espontânea, nesses casos, raramente possibilita um *clearance* adequado do CO_2. A oxigenação é adequada por meio do uso de oxigênio em altas concentrações.

A ventilação manual em sistemas de baixa pressão, por meio do uso de bolsa-máscara, pode ser realizada com o uso de adaptadores (pode-se utilizar o conector de um tubo endotraqueal 3,0 mm ID diretamente no cateter ou utilizar uma seringa Luer lock de 3 mL, sem o embolo, com o conector de um tubo endotraqueal 7,5 mm ID). O dispositivo Enk Oxygen Flow Modulation Set® (Cook Critical Care, EUA) (Figura 33.39), permite a modulação da ventilação por meio da oclusão dos orifícios laterais do dispositivo.

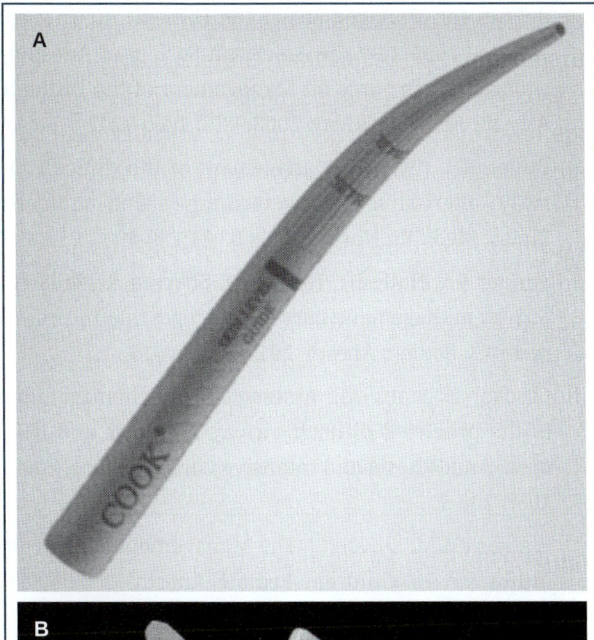

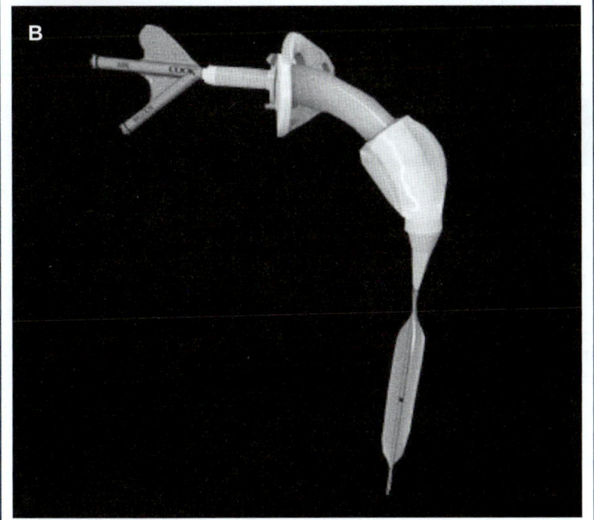

FIGURA 33.38 ***Kit de traqueostomia percutânea. (A) Ciaglia Blue Rhino, (B) Ciaglia Blue Dolphin.***

Fonte: Catálogo publicado pela Cook→ Products For The Difficult Airway.

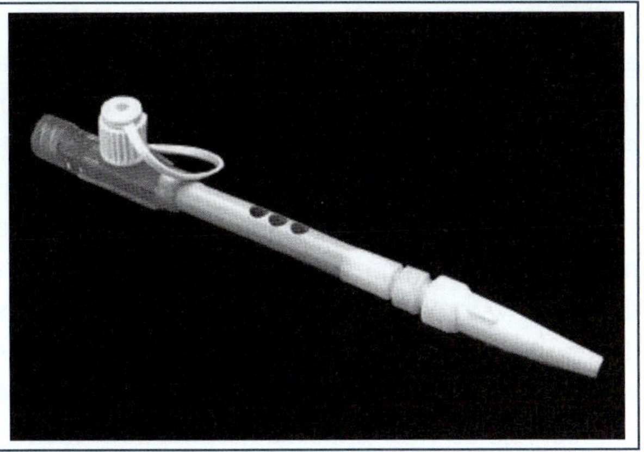

FIGURA 33.39 ***Kit de modelador de fluxo de oxigênio Enk.***

Fonte: Catálogo publicado pela Cook® Products For The Difficult Airway.

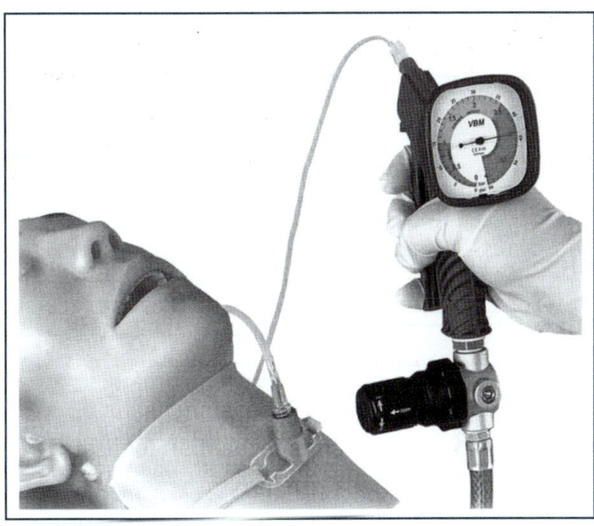

FIGURA 33.40 ***Jet Ventilation: Manujet III.***

Fonte: catálogo publicado pela VBM Germany.

A ventilação também pode ser realizada em sistemas de alta pressão. Em adultos e adolescentes, utilizar um fluxo de 15 L/min (oxigênio a 58 psi). Para crianças menores, utilizar fluxos de 10-12 L/min (oxigênio a 25-35 psi). Se possível, utilizar nesses casos, um equipamento (Jet ventilator system® Manujet III) (Figura 33.40) que possibilite limitar as pressões inspiratórias para diminuir os riscos de barotrauma.

Em todos os modos de ventilação, a fase expiratória da respiração deve ser observada e suficiente para permitir um adequado esvaziamento pulmonar. Se o tempo expiratório não for suficientemente longo, principalmente nos processos obstrutivos de vias aéreas superiores, pode ocorrer hiperinsuflação e, consequentemente, pneumotórax, pneumomediastino e enfisema subcutâneo.

ESCOLHA DO DISPOSITIVO PARA VAD

A escolha dos dispositivos para organizar um *kit* de VAD utilizada na emergência e na unidade de terapia intensiva pediátrica depende da disponibilidade de cada serviço, pois alguns são de elevado custo.

Em resumo, não existe a melhor abordagem da VAD, mas é importante adquirir experiência por meio de treinamento com os dispositivos disponíveis, objetivando a melhor abordagem de cada caso em particular[3]. Uma sugestão de um fluxograma possível está representada na Figura 33.41. Sunder *et al.*[3] sugerem a criação de uma equipe multidisciplinar de especialistas em vias aéreas (otorrinolaringologistas, anestesiologistas e intensivistas) para planejar com a equipe de cuidados primários a abordagem da VAD, com desenvolvimento de algoritmos de atendimento e monitoramento que gerem dados como *feedback* dos resultados obtidos. A criação de um "Serviço de VAD" em cada hospital pode melhorar essa abordagem, minimizando a morbidade.

REFERÊNCIAS

1. American Society of Anesthesiologists Task Force on Management of the Difficult Airway. Practice Guidelines for Management of the Difficult Airway: an updated report by the American Society of Anesthesiologists Task Force on Management of the Difficult Airway. Anesthesiology. 2003;98(5):1269-1277.
2. Butler KH, Clyne B. Management of the difficult airway: alternative airway techniques and adjuncts. Emerg Med Clin North Am. 2003;21:259-89.
3. Sunder RA, Haile DT, Farrell PT, Sharma A. Pediatric airway management: current practices and future directions. Pediatr Anesth. 2012;22;1008-15.
4. Crocker K, Black AE. Assessment and management of the predicted difficult airway in babies and children. Anaesthesia and Intensive Care Medicine. 2009; 10(4):200-5.
5. Walker RWM, Ellwood J. The Management of difficult intubation in children. Pediatr Anesth. 2009;19(1): 77-87.

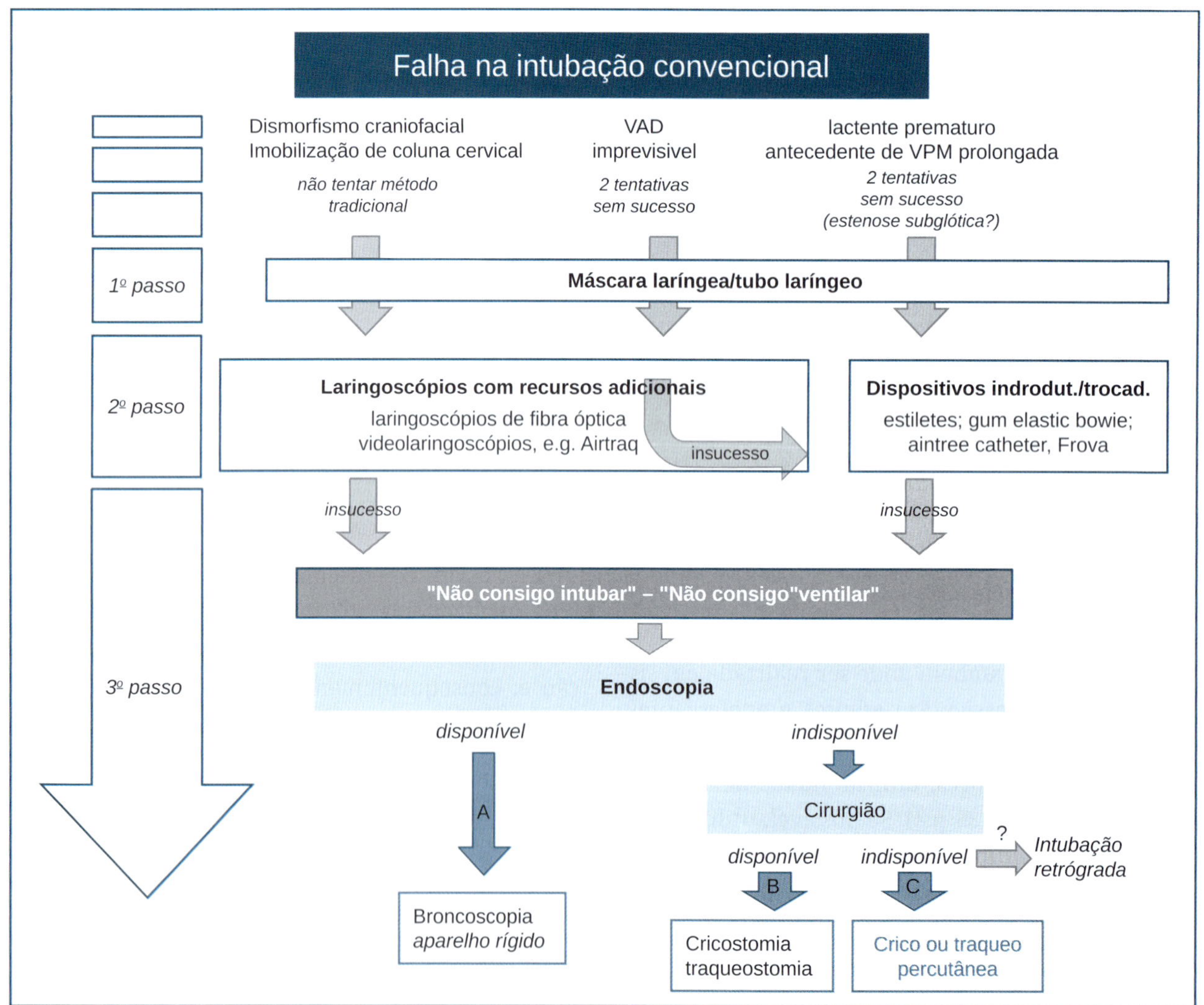

FIGURA 33.41 ***Sugestão de fluxograma para abordagem da VAD na emergência e na terapia intensiva pediátricas.***
Fonte: Cesar[38].

6. Mirghassemi A, Soltani AE, Abtahi M. Evaluation of laryngoscopic views and related influencing factors in a pediatric population. Paediatr Anaesth. 2011 Jun;21(6):663-7.
7. Heinrich S, Birkholz T, Ihmsen H, Irouschek A, Ackermann A, Schmidt J. Incidence and predictors of difficult laryngoscopy in 11,219 pediatric anesthesia procedures. Paediatr Anaesth. 2012 Aug;22(8):729-36.
8. Ohkawa S. Incidence of Difficult Intubation in Pediatric Population. Annual Meeting of American Society of Anesthesiologists. Anesthesiology. 2005;103:A1362.
9. Liess BD, Scheidt TD, Templer JW. The difficult airway. Otolaryngol Clin North Am. 2008;41:567-80.
10. Boseley ME, Hartnick CJ. A useful algorithm for managing the difficult pediatric airway. Int J Pediatr Otorhinolaringol. 2007;71:1317-20.
11. Orebaugh SL. Difficult airway management in the emergency department. J Emerg Med. 2002;22(1):31-48.
12. Caen A de, Duff J, Coovadia AH, Luten R, Thompson AE, Hazinski MF. Airway Management. In: Nichols DG, editor. Pediatric Intensive Care. Philadelphia, PA: Lippincott Williams & Wilkins; 2008. p. 303-22.
13. Anshuman S, Greenberg RS, Gooden CK, Johnson Y, Karsli C, Olomu P, Schears GJ, Swanson VC, Young DA, Dalal PG. Pediatric Airway workshop. Best Pract Res Clin Anaesthesiol. 2005;19(4):581-93.
14. Thompson AE. Pediatric Airway Management. In: Fuhrman BP, Zimmerman J, editors. Pediatric Critical Care. 3rd ed. Philadelphia, PA: Mosby Elsevier; 2006. p. 485-509.
15. Sims C, von Ungern Sternberg BS. The normal and the challenging pediatric airway. Pediatr Anaesth. 2012;22:521-6.
16. Macintosh RR. A new laryngoscope. Lancet. 1943;1:205.
17. Kalbhenn J, Boelke AK, Steinmann D. Prospective model-based comparison of different laryngoscopes for difficult intubation in infants. Paediatr Anaesth. 2012 Aug;22(8):776-80.
18. Legrand MA, Steinmann D, Priebe HJ, Mols G. Comparison of Bullard and Airtraq laryngoscopes with conventional laryngoscopy in a manikin study of simulated difficult intubation. Eur J Anaesthesiol. 2012 Jul;29(7):343-50.
19. Tampo A, Suzuki A, Sako S, Kunisawa T, Iwasaki H, Fujita S. A comparison of the Pentax Airway Scope™ with the Airtraq™ in an infant manikin. Anaesthesia. 2012 Aug;67(8):881-4.
20. Lewis AR, Hodzovic I, Whelan J, Wilkes AR, Bowler I, Whitfield R. A paramedic study comparing the use of the Airtraq, Airway Scope and Macintosh laryngoscopes in simulated prehospital airway scenarios. Anaesthesia. 2010 Dec;65(12):1187-93.
21. Doherty JS, Froom SR, Gildersleve CD. Pediatric laryngoscopes and intubation aids old and new. Paediatr Anaesth. 2009 Jul;19 Suppl 1:30-7.
22. Houston G, Bourke P, Wilson G, Engelhardt T. Bonfils intubating fibrescope in normal paediatric airways. Br J Anaesth. 2010;105(4):546-7.
23. Phua DS, Mah CL, Wang CF. The Shikani optical stylet as an alternative to the GlideScope® videolaryngoscope in simulated difficult intubations--a randomised controlled trial. Anaesthesia. 2012 Apr;67(4):402-6.
24. White MC, Cook TM, Stoddart PA. A critique of elective pediatric supraglottic airway devices [review article]. Pediatr Anaesth. 2009;19(1):55-65.
25. Bein B, Scholz J. Supraglottic airway devices. Anaesthesia. 2009;64:687-97.
26. Carr RJ, Beebe DS, Belani KG. The difficult pediatric airway. Seminars in Anesthesia, Perioperative Medicine and Pain. 2001;20(3):219-27.
27. Ondik MP, Kimatian S, Carr MM. Management of the difficult airway in the pediatric patient. Operative Techniques in Otolaryngology. 2007;18:121-6.
28. Fiadjoe J, Stricker P. Pediatric difficult airway management: current devices and techniques. Anesthesiol Clin. 2009;27:185-95.
29. Bew S. Managing the difficult airway in children. Anaesthesia and Intensive Care Medicine. 2006;7(5):172-4.
30. Coté CJ, Hartnick CJ. Pediatric transtracheal and cricothyrotomy airway devices for emergency use: which are appropriate for infants and children? Pediatr Anaesth. 2009;19(1):66-76.
31. Hlava N, Wiener-Kronish J, Campbell L. Intensivist Management of Difficult Airway Problems. Clin Pulm Med. 2005;12(5):309-18.
32. Brambrink AM, Braun U. Airway management in infants and children. Best Pract Res Clin Anaesthesiol. 2005;19(4):675-97.
33. Ghai B, Wig J. Comparison of different techniques of laryngeal mask placement in children. Curr Opin Anaesthesiol. 2009;22:400-4.
34. Mihai R, Knottenbelt G, Cook TM. Evaluation of the revised laryngeal tube suction: the laryngeal tube suction II in 100 patients. Br J Anaesth. 2007;99(5):734-9.
35. Lee JR, Kim MS, Kim JT, Byon HJ, Park YH, Kim HS, Kim CS. A randomised trial comparing the i-gel (TM) with the LMA Classic (TM) in children. Anaesthesia. 2012 Jun;67(6):606-11.
36. Mittal MK. Needle cricothyroidotomy with percutaneous transtracheal ventilation. 2010. Disponível

em: <http://www.uptodate.com/contents/needle–cricothyroidotomy–with–percutaneous–transtracheal–ventilation>

37. Weiss M, Kern K, Gerber ACh. Management of Left-Sided Double Lumen Tube Placement using a Video-Optical Intubation Stylet. The Internet Journal of Anesthesiology. 1999;3(3).

38. Cesar RG. VAD da Criança [aula]. Curso de Pós-Graduação lato sensu em Medicina Intensiva Pediátrica e Neonatal. Módulo: Via aérea difícil. AMIB; 2014.

34

Doença Pulmonar Crônica

Joaquim Carlos Rodrigues
Thiago Caldi de Carvalho

INTRODUÇÃO

As doenças pulmonares crônicas ou as doenças crônicas com acometimento pulmonar representam atualmente uma parcela significativa de pacientes que são internados em unidades de terapia intensiva ou semi-intensiva, principalmente por exacerbações ou complicações da doença pulmonar. O conhecimento dessas doenças e suas complicações pulmonares são fundamentais para a abordagem desses pacientes em situações de emergência e quando exigem cuidados relacionados ao desenvolvimento de insuficiência respiratória e necessidade de suporte ventilatório ou cuidados intensivos especializados. Neste capítulo, serão descritas as principais doenças pulmonares crônicas que podem necessitar de cuidados intensivos, por agudização ou complicações da doença pulmonar, e as doenças crônicas que cursam com complicações pulmonares relacionadas à doença de base. Será dado enfoque principalmente ao diagnóstico e tratamento de urgência das principais complicações na faixa etária pediátrica.

FIBROSE CÍSTICA

Fibrose cística (FC) é uma doença de herança autossômica recessiva complexa, com acometimento multisistêmico, que afeta primordialmente a função dos tecidos exócrinos e evolui de forma crônica e progressiva, com extensão até a idade adulta[1,2]. O gene da FC é denominado "gene regulador do transporte transmembrana da fibrose cística" (gene CFTR – *cystic fibrosis transmembrane conductance regulator*) e codifica a produção da proteína CFTR[2]. A função primária dessa proteína, regulada pelo AMP cíclico, é trabalhar como um canal de cloro, controlando o conteúdo líquido na superfície apical epitelial através da secreção de cloro e inibição da absorção de sódio, mantendo assim a homeostase de íons e fluido[1,3]. Atualmente, são conhecidas cerca de duas mil mutações nesse gene que levam à fibrose cística, sendo a mais comum a chamada DF508, que ocorre por uma deleção da fenilanina no códon 508. Existe, portanto, uma grande heterogeneidade no espectro de mutações no gene CFTR, o que explica a diversidade fenotípica e a gravidade da doença[1] (Figura 34.1).

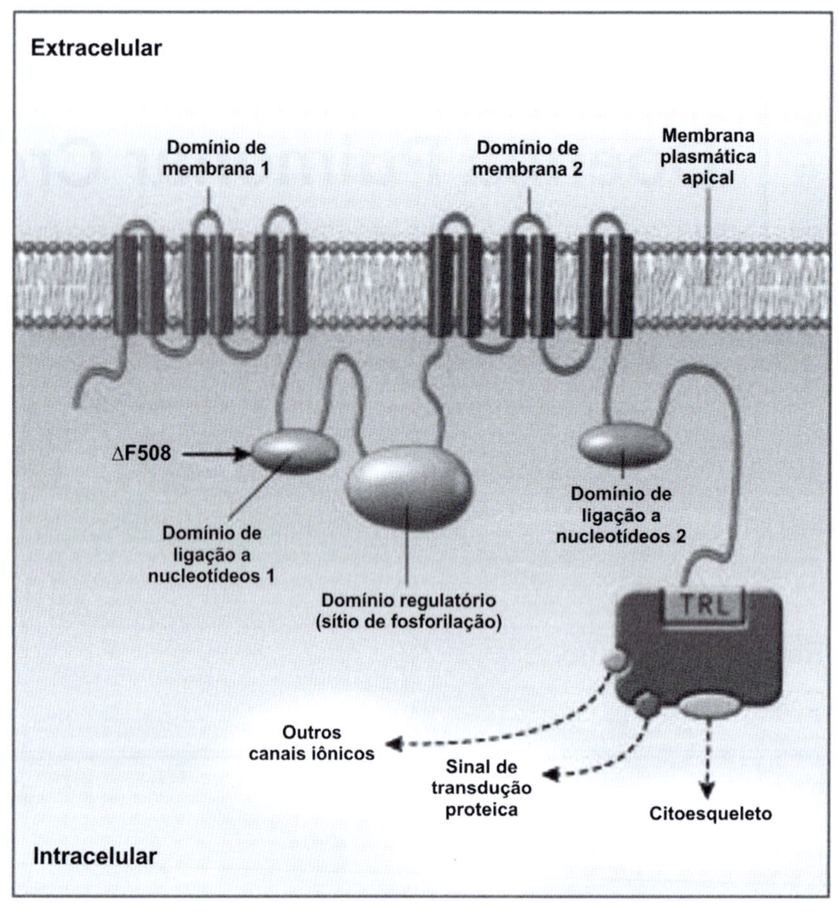

FIGURA 34.1 *Estrutura hipotética da proteína CFTR. O sequenciamento da proteína CFTR demonstrou que ela forma um canal de cloro regulado pelo AMP cíclico na membrana celular, contendo cinco domínios. A ativação da proteína CFTR ocorre quando um agonista se liga especificamente a um receptor de membrana acoplado de membrana acoplado à proteína G, que estimula a enzima adenilciclase a aumentar a concentração de AMPC, que, por sua vez, fosforila a proteinoquinase A, a qual transfere a ativação para o domínio R. A fosforilação do domínio R pelo AMPc tem uma função reguladora da atividade do canal, e a ligação do ATP e da hidrólise dos domínios de ligação de nucleotídeos controla a abertura e o fechamento do canal. A mutação DF508 está localizada na superfície do primeiro domínio de ligação de nucleotídeos com o ATP da CFTR.*

Os principais sinais de alerta para o diagnóstico de fibrose cística são[1,2,4]:

- Quadro clínico caracterizado por: tosse crônica, pneumonias de repetição, bronquiolite persistente, dificuldade no ganho de peso ou desnutrição, presença de esteatorreia, desidratação hiponatrêmica;
- Diagnóstico: quadro clínico compatível e duas dosagens de cloro no suor > 60 mmol/L;
- Teste de triagem – imunotripsina reativa (IRT) – alterado: altos índices de falso-positivos; deve ser repetido em até quatro semanas de vida e, se persistir alterado, realizar o teste do suor; íleo meconial está relacionado a falso-negativos do IRT;
- Casos atípicos: manifestação pulmonar leve, sem insuficiência pancreática; presença de sinusopatia crônica; polipose nasal; pancreatite; esterilidade masculina – muitas vezes, com diagnóstico apenas na vida adulta.

A ação defeituosa da proteína CFTR nas glândulas mucosas faz com que não ocorra transporte adequado de cloro da célula para o lúmen glandular, impedindo a reidratação adequada do fluído luminal e levando à formação de secreções mais viscosas[3]. Isso ocasiona a obstrução dos ductos dessas glândulas e perda de sua função[3]. A proteína CFTR também estimula a troca de cloro e bicarbonato[3]. A perda dessa função acarreta secreção defeituosa de bicarbonato pelos ácinos pancreáticos e redução do pH no líquido da superfície epitelial de outros tecidos[3]. O íon bicarbonato é crucial para a expansão normal das mucinas porque forma complexos com esses íons[3]. O defeito na secreção de bicarbonato causa agregação das mucinas nos órgãos afetados, tendendo a permanecerem agregadas, pobremente solubilizadas e menos transportáveis[3].

A redução do volume de líquido na superfície da via aérea causa falha no transporte mucociliar e nos mecanismos inatos de defesa pulmonar[2,3]. Por outro lado, o microambiente mucoso hipóxico estimula a produção de biofilmes bacterianos[3,4]. Dessa maneira, os pacientes com FC são inábeis em clarear efetivamente as bactérias inaladas e, consequentemente, apresentam uma grande susceptibilidade à colonização e infecção endobrônquica por bactérias e outros agentes, sendo a infecção broncopulmonar crônica a maior causa do dano pulmonar progressivo[5]. Em adição, ocorre uma resposta inflamatória excessiva aos diferentes patógenos[5].

A inflamação das vias aéreas é um marcador da doença pulmonar na FC[5]. Comparados com indivíduos normais, os fluidos das vias aéreas de pacientes com FC mostram um aumento do número de neutrófilos e de citocinas pró-inflamatórias[5]. Esses fenômenos, combinados com a infecção bacteriana, determinam a formação progressiva de secreção crônica mucopurulenta, bronquiectasias, insuficiência respiratória crônica e óbito dos pacientes com FC[1,2,5]. Paralelamente, existe um declínio progressivo e variável na função pulmonar[1,2,4] (Figura 34.2).

Nos primeiros anos de vida, os pacientes têm seu trato respiratório geralmente colonizado pelo *Staphylococcus aureus*[6]. Em seguida, aparece a colonização pela *Pseudomonas aeruginosa* não mucoide, que, com o passar dos anos, muda seu fenótipo para a cepa mucoide por produzir uma substância denominada "alginato"[6]. Outros agentes que podem

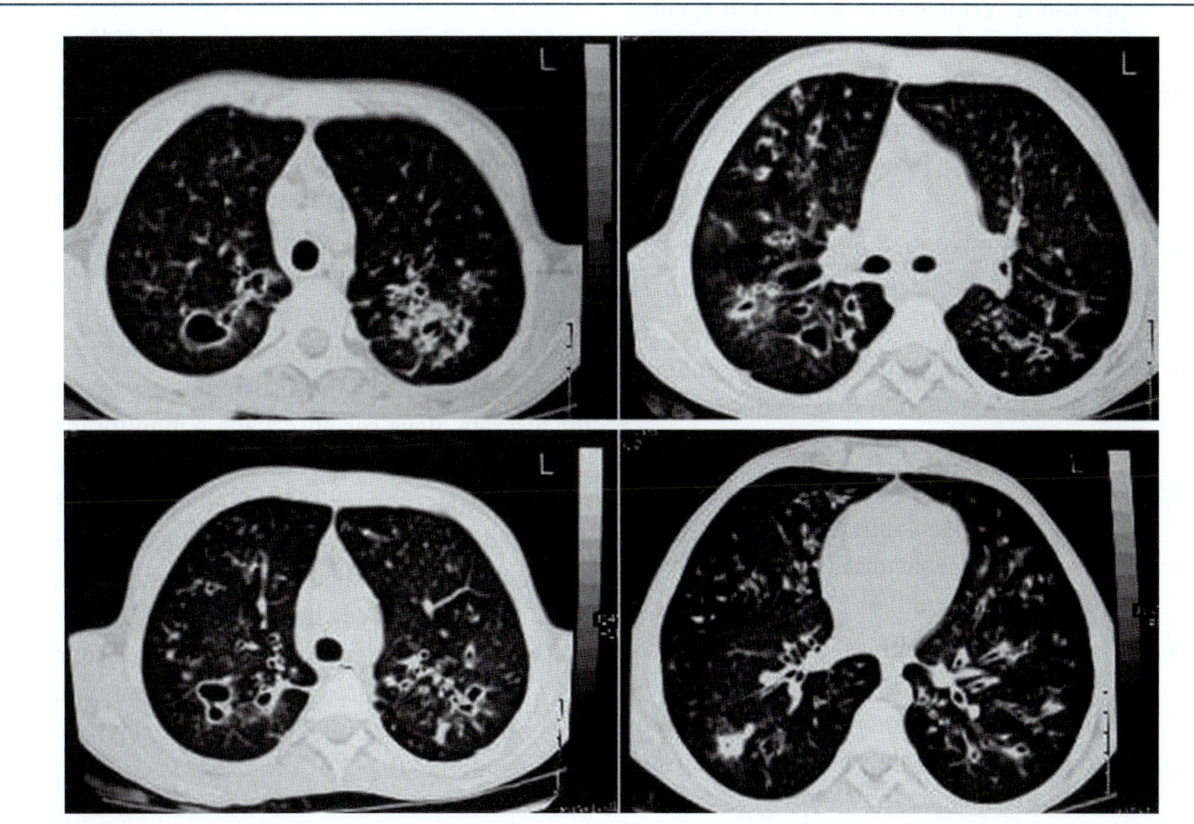

FIGURA 34.2 ***Imagens tomográficas de tórax de criança portadora de fibrose cística. Observam-se bronquiectasias de aspecto cístico bilaterais e áreas de aprisionamento de muco.***
Fonte: coleção dos autores.

colonizar o trato respiratório desses doentes são: *Haemophilus influenzae, Escherichia coli, Klebsiella, Serratia*, complexo *Burkholderia cepacia* e *Stenotrophomonas maltophilia*[6]. A infecção por cepas do complexo *Burkholderia cepacia* pode ocasionar uma aceleração no declínio da função pulmonar ou um quadro fulminante, com disseminação hematogênica e óbito, na chamada "síndrome da cepacia"[2,6].

Com o objetivo de preservar e estabilizar a função pulmonar dos pacientes com FC, foram desenvolvidas diferentes estratégias para a terapêutica da doença respiratória. Várias opções de intervenção terapêutica podem ser utilizadas conjuntamente, de acordo com diretrizes e consensos atuais no manejo da FC, e podem incluir[4,6-10]:

- Protocolos para a tentativa de erradicação precoce da *Pseudomonas aeruginosa*, quando da sua detecção inicial, por meio de antibioticoterapia parenteral e inalatória;
- Antibioticoterapia inalada para os pacientes colonizados cronicamente por *Pseudomonas aeruginosa* (tobramicina ou colimicina), para supressão do crescimento bacteriano e, consequentemente, da inflamação;
- Tratamento das exacerbações pulmonares com antibioticoterapia apropriada oral ou parenteral, baseada nas culturas e nos antibiogramas;
- Redução da inflamação pulmonar pelo uso de antibióticos macrolídeos (azitromicina, claritromicina);
- Tratamento da aspergilose broncopulmonar alérgica (ABPA), quando diagnosticada, pelo uso de antifúngico e corticoterapia oral;
- Identificação e tratamento precoce da infecção por agentes não habituais, como *Burkholderia cepacia*, micobactérias atípicas e *Stenotrophomonas maltophilia*;
- Uso de drogas mucoativas, como a dornase alfa, ou solução salina hipertônica, associadas às técnicas de fisioterapia respiratória e de mobilização das secreções e uso de broncodilatadores quando indicados.

A principal complicação dos pacientes com FC enfrentada em unidades de terapia intensiva e semi-intensiva é a exacerbação da infecção pulmonar cujo tratamento deve ser baseado em alguns princípios: seguir o diagnóstico microbiológico por meio das culturas e antibiogramas do escarro ou secreção de orofaringe; utilizar altas doses de antibióticos, preferentemente bactericidas, por 14 dias; evitar monoterapia para o tratamento da infecção por *Pseudomonas aeruginosa*, para evitar o aparecimento de resistência; monitorizar os efeitos colaterais das drogas usadas[9,10].

Os antibióticos mais usados no combate ao estafilococo são a oxacilina e as cefalosporinas de primeira e segunda geração[4,6]. Vancomicina, teicoplanina e linezolida devem ser reservadas para cepas de estafilococo meticilino resistentes[6]. Para o tratamento intravenoso da infecção por *Pseudomonas aeruginosa*, recomenda-se o uso da associação de um aminoglicosídeo (amicacina ou tobramicina) com uma cefalosporina de terceira/quarta geração (ceftazidima) ou piperacilina/ticarcilina ou piperacilina-tazobactam ou carbapenêmico (imipenem, meropenem)[6,9,10]. Ceftriaxona e cefotaxima não devem ser utilizadas, mesmo se houver sensibilidade *in vitro*, pois não apresentam boa ação anti-*Pseudomonas aeruginosa*[6]. A associação mais frequentemente usada no nosso meio é de amicacina com ceftazidima[6].

Outras complicações pulmonares frequentes relacionadas à fibrose cística são o pneumotórax e a hemoptise[1,4]. O pneumotórax ocorre devido ao rompimento de bronquiectasias, com acúmulo de ar no espaço pleural, cujo tratamento consiste em drenagem preferencialmente com cateter pigtail, caso ocorra um acúmulo significativo de ar no tórax e/ou desconforto respiratório do paciente[1,4]. A hemoptise por ruptura de vasos pulmonares, quando for discreta, deve ser observada e monitorada com avaliação do coagulograma e devem ser suspensas as medicações inalatórias até melhora do quadro[4,8]. A hemoptise é considerável se ultrapassar a eliminação de 300 mL de sangue por dia ou houver queda significativa da taxa de hemoglobina[4,8]. Nessa situação, deve-se considerar a realização de broncoscopia e angiografia para localização do sangramento, para uma possível embolização angiográfica do vaso acometido[4,8].

BRONQUIOLITE OBLITERANTE

A bronquiolite obliterante (BO) é uma doença crônica obstrutiva rara que ocorre após uma lesão grave do trato respiratório e que resulta em obliteração das pequenas vias aéreas[11-15]. A BO tem várias etiologias, mas, em crianças, a principal causa é a infecciosa[11,12]. Vários vírus têm sido implicados com BO, tais como: vírus sincicial respiratório (VSR), parainfluenza, influenza e adenovírus. O adenovírus foi relacionado às formas mais graves da doença, particularmente os sorotipos 3, 7 e 21[12,13]. A BO pós-infecciosa é mais prevalente especialmente em algumas regiões da Ásia e no cone sul da América do Sul (sul do Brasil, Uruguai, Argentina e Chile)[13]. No Quadro 34.1, estão sumarizadas as principais causas de BO[14].

QUADRO 34.1 ***Quadro 34.1 – Etiologia da bronquiolite obliterante.***

- Pós-infecciosa: adenovírus (tipo 3, 7 e 21), vírus sincicial respiratório (VSR), influenza, parainfluenza, citomegalovírus, sarampo, Mycoplasma pneumoniae
- Pós-transplante de medula óssea ou pulmão
- Doenças autoimunes: artrite reumatoide, síndrome de Sjögren, lúpus eritematoso juvenil
- Inalação de substâncias tóxicas: NO_2, NH3, partículas minerais e orgânicas
- Pneumonite de hipersensibilidade
- Aspiração: doença do refluxo gastroesofágico, corpo estranho, lipídeos
- Drogas: penicilamina, cocaína
- Síndrome de Stevens-Johnson
- Idiopática

Quadro Clínico

A BO pós-infecciosa é caracterizada por inflamação e fibrose dos bronquíolos terminais, com estreitamento parcial ou completo do lúmen das pequenas vias aéreas[13,16]. A forma anatomopatológica mais comum encontrada em material de biópsia é a BO constritiva, com graus variados de inflamação e obliteração das vias aéreas terminais[16]. Os sintomas iniciais da doença incluem aqueles relacionados à infecção viral aguda de vias aéreas inferiores, que evoluem de forma persistente por semanas ou meses e determinam o quadro de taquipneia, hipoxemia, estertores, sibilância, aumento do diâmetro anteroposterior do tórax, baqueteamento digital e, eventualmente, cianose[11,13].

Diagnóstico

A tomografia de tórax, aliada ao quadro clínico e à evolução do desconforto respiratório, é atualmente o exame subsidiário mais importante para o diagnóstico de BO, onde os principais achados são: padrão de perfusão em mosaico, bronquiectasias, espessamento de paredes brônquicas, aprisionamento aéreo e atelectasias[13,16]. A presença de padrão de perfusão em mosaico é o principal achado radiológico na BO[12,13] (Figura 34.3). A função pulmonar é muito comprometida em crianças com BO, tendo-se que a espirometria e a pletismografia geralmente mostram um distúrbio ventilatório obstrutivo grave e fixo das vias aéreas, com nenhuma ou pouca resposta a broncodilatador[13,16]. Nos parâmetros, evidencia-se: redução da capacidade vital forçada, do VEF1, do FEF 25-75% e da condutância; aumento da resistência das vias aéreas e do volume residual, traduzindo a presença de aprisionamento aéreo[13,16]. Observa-se também redução da capacidade de exercício físico em testes de caminhada e de função cardiopulmonar[12].

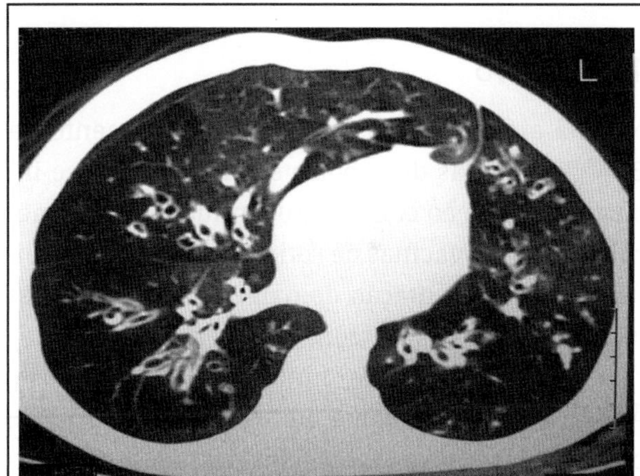

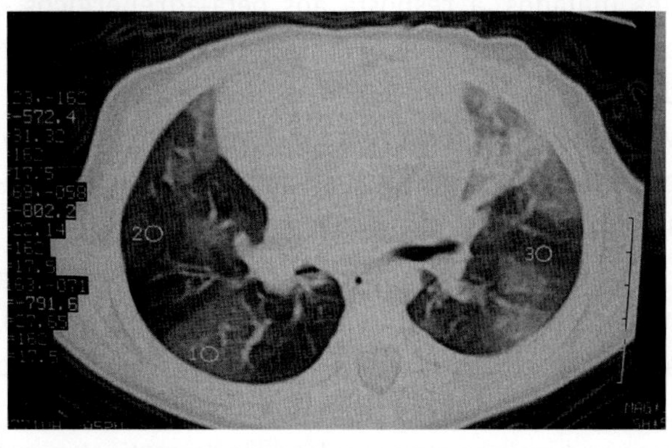

FIGURA 34.3 ***Imagens tomográficas de tórax de crianças com bronquiolite obliterante. Observam-se imagens de atenuação em mosaico e presença de bronquiectasias.***
Fonte: coleção dos autores.

Os critérios para o diagnóstico de BO estão especificados no Quadro 34.2[16]. A biópsia deve ser considerada apenas quando houver necessidade de confirmação histológica, sendo atualmente indicada excepcionalmente[16].

QUADRO 34.2 ***Critérios diagnósticos de BO pós-infecciosa.***

- História de bronquiolite aguda em lactente previamente hígido
- Obstrução das vias aéreas, detectada pelo exame físico e/ou função pulmonar, que persiste por mais de seis semanas após o evento inicial, mesmo com uso de broncodilatadores e corticoides
- Tomografia de tórax com padrão de perfusão em mosaico e/ou bronquiectasias
- Exclusão de outras doenças obstrutivas crônicas (asma grave, fibrose cística, displasia broncopulmonar, aspiração de corpo estranho, pneumonia aspirativa associada a refluxo gastroesofágico, traqueomalácea, tuberculose, imunodeficiências)
- Biópsia pulmonar quando necessário

Tratamento

Não há ainda um consenso para o tratamento da BO[11,12]. Medidas de suporte são importantes e incluem: vacinação contra vírus influenza, pneumococos e outras vacinas de rotina; fisioterapia respiratória; suplementação de oxigênio nos pacientes hipoxêmicos, com ou sem hipertensão pulmonar secundária; e suporte nutricional adequado[16]. Apesar do uso frequente de broncodilatadores de curta e longa ação, associados ou não a corticoides inalados, a resposta aos beta-adrenérgicos é ausente ou muito pequena devido à obstrução fixa desses pacientes[12,16]. Em estudo recente, observou-se uma resposta funcional aguda ao tiotrópio, com melhora significativa da obstrução e do aprisionamento aéreo[17].

Quanto ao uso de corticoides para reduzir a hiperreatividade brônquica no tratamento da BO, alguns centros utilizam corticoide oral por tempo prolongado e outros preferem corticoide inalado para prevenir os efeitos colaterais da corticoterapia sistêmica[13,16]. A pulsoterapia endovenosa foi proposta em estudo recente para reduzir os efeitos colaterais da administração de corticoides por via oral por tempo prolongado[18]. Nesse estudo, crianças tratadas com doses de 30 mg/kg/dia de metilprednisolona, em ciclos mensais de três dias consecutivos, demonstraram melhora clínica por redução do número de exacerbações, do uso de oxigenoterapia e do número de internações[16,18].

DISCINESIA CILIAR

A discinesia ciliar é o nome genérico atribuído às doenças respiratórias nas quais ocorrem alterações estruturais e/ou disfunção ciliar, com consequente dano no transporte mucociliar, resultando em doenças oto-sinus-pulmonares[19-21]. Essas alterações podem ser primárias (congênitas ou geneticamente determinadas) ou secundárias, decorrentes de agressões externas ao epitélio respiratório[19,20]. Estima-se uma incidência aproximada da discinesia ciliar primária de 1/10.000 a 1/20.000, sendo mais frequente em crianças com malformações cardíacas ou dextrocardia e malformações do tubo digestivo[19,22].

A discinesia ciliar primária é uma doença autossômica recessiva. Análises de rastreamento genético feitas em afetados e em seus familiares referem vários *loci* potenciais de localização nos cromossomos 3p, 4q, 5p, 7p, 10p, 11q, 13q, 15q, 16p, 17q e 19q[19]. Análises ainda de familiares com deficiência específica de braços de dineína mostram alterações nos cromossomos 8q e16p e, nos familiares com *situs inversus*, alterações nos cromossomas 8q e 19q[20,21]. A doença é muito heterogênea; os 200 tipos de proteína existentes no cílio dificultam os estudos de localização dos defeitos genéticos, por isso alguns genes isolados representam uma pequena parcela da casuística de pacientes afetados[20,21].

Os cílios normais estão dispostos à semelhança dos pelos de um pincel e estão presos aos corpos basais em fileira, logo abaixo da membrana celular[22,23]. A estrutura ciliar em corte axial (Figura 34.4) apresenta[22,23]:

- Nove pares de microtúbulos periféricos: os elementos subfibra (A) e subfibra (B) de cada díade estão unidos entre si por vínculos de uma proteína conhecida como nexina. No microtúbulo (A) estão os braços de dineína externos e internos;
- Dois microtúbulos centrais ligados por uma ponte e circundados por uma membrana (bainha central);

- Espículas estriadas que se conectam dos túbulos centrais para os periféricos.

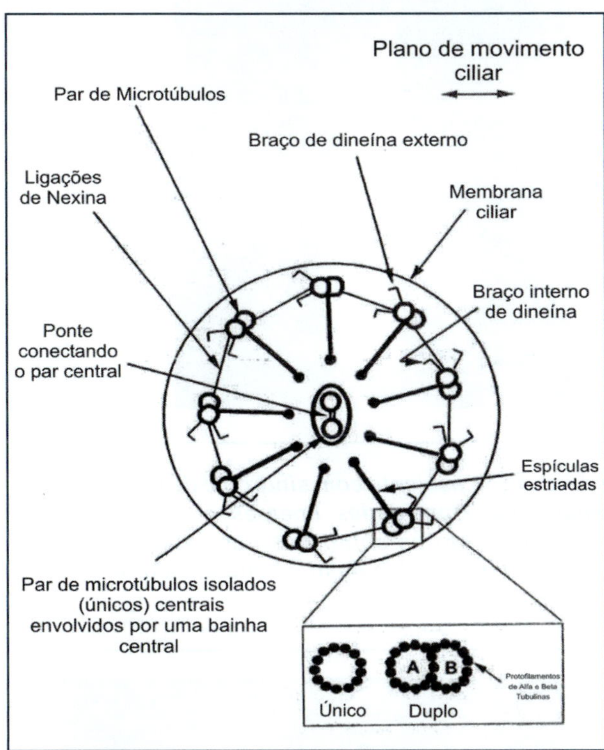

FIGURA 34.4 ***Estrutura ciliar em corte axial.***
Fonte: modificada de Cowan[50].

As alterações ultraestruturais na discinesia ciliar primária podem incluir[23,24]:

- Defeitos nos braços de dineína, ausência dos braços internos e/ou externos de dineína, redução dos braços de dineína pela metade, braços de dineína curtos e retos em vez de curvos;
- Ausência de espículas estriadas e bainha central;
- Microtúbulos centrais ausentes, sendo substituídos por um microtúbulo externo;
- Defeitos das ligações de nexina, causando desarranjo dos microtúbulos;
- Microtúbulos centrais e bainha central ausente;
- Cílios de tamanho duplicado;
- Corpos basais ausentes ou com redução do número de cílios;
- Cílios com estrutura normal, porém imóveis.

Manifestações Clínicas

O transporte mucociliar constitui um dos mais importantes mecanismos de defesa das vias aéreas, tendo-se que prejuízos na depuração mucociliar aumentam o risco de infecções e de inflamação no sistema respiratório[20,23]. O diagnóstico requer um alto índice de suspeição clínica pelos pediatras desde o período neonatal.

A suspeita clínica e o diagnóstico precoce são fundamentais para reduzir a morbidade e prevenir o desenvolvimento de complicações.

Deve-se suspeitar de discinesia ciliar nas seguintes situações[21,24]:

- Crianças com doença compatível com discinesia ciliar primária, sem uma causa definida, tal como fibrose cística ou imunodeficiências;
- Desconforto respiratório em neonatos de termo;
- Bronquiectasias e/ou doença supurativa das vias aéreas de etiologia desconhecida, mesmo sem *situs inversus*;
- Tosse crônica persistente;
- Sinusite crônica ou recorrente;
- Otite média crônica ou otites graves recorrentes;
- *Situs inversus* com ou sem cardiopatia congênita associada;
- História familiar de discinesia ciliar primária.

A síndrome de Kartagener é uma rara malformação congênita, com incidência aproximada de um para 40 mil nascimentos[20]; caracteriza-se pela tríade: *situs inversus*, bronquiectasias e sinusopatia crônica[20]. O *situs inversus* costuma ocorrer em cerca de 50% dos pacientes com discinesia ciliar[23]. A síndrome de Kartagener é uma forma grave de discinesia ciliar, com imotilidade ciliar e de flagelos, o que determina infecções respiratórias crônicas e de repetição, de caráter supurativo, e infertilidade[23,24]. As bronquiectasias, geralmente bilaterais e principalmente basais, são decorrentes da alteração no transporte mucociliar, com estase de secreções brônquicas, o que ocasiona infecção e inflamação nas vias aéreas e, consequentemente, lesão e destruição da cartilagem brônquica[21,24]. As Figuras 34.5 e 34.6 mostram os aspectos radiológicos e tomográficos do tórax nessa síndrome.

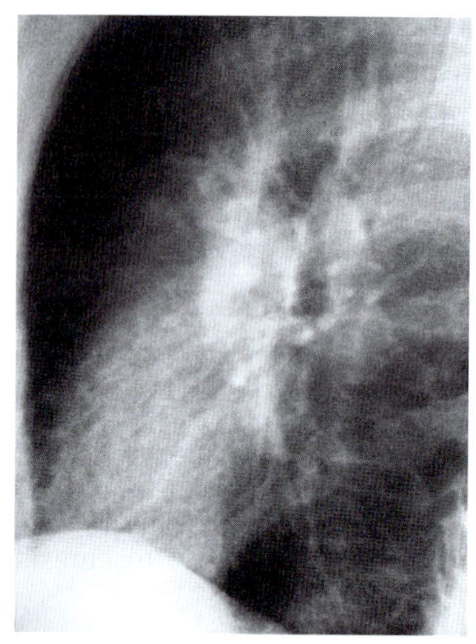

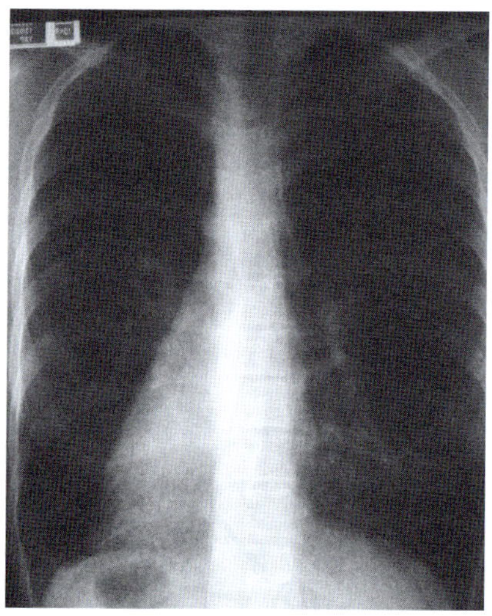

FIGURA 34.5 *Radiografias de tórax posteroanterior e de perfil de paciente com síndrome de Kartagener: pulmões hiperinsuflados e hipertransparentes. Opacidades lineares e arredondadas distribuídas pelo parênquima pulmonar, obliterando os contornos dos vasos arteriais, bem evidentes nas bases. Destro posição cardíaca e bolha gástrica situada à direita.*

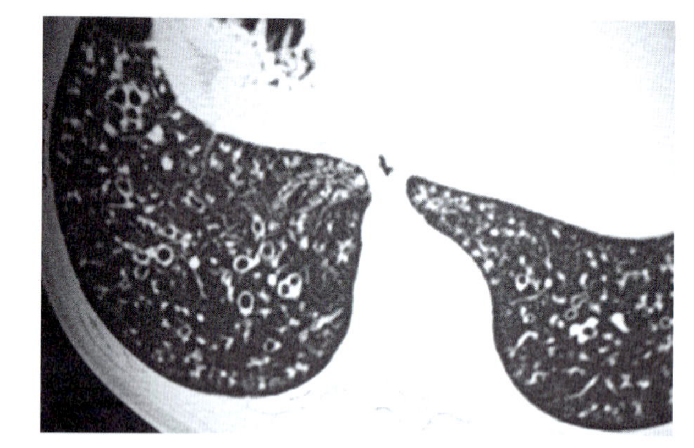

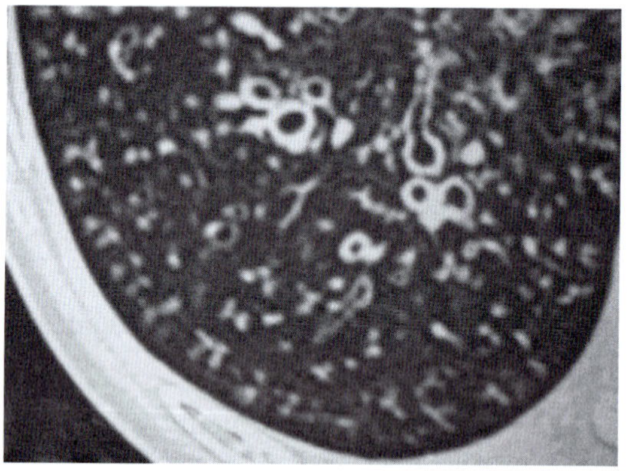

FIGURA 34.6 *Tomografia computadorizada em alta resolução (TCAR) de paciente com síndrome de Kartagener: imagens com padrão em "árvore em brotamento", brônquios espessados e ectasiados. Bronquioloectasias com impactações mucoides, configurando o aspecto em "árvore em brotamento". Bronquiectasias císticas, varicosas e lineares no lobo médio.*

Diagnóstico Laboratorial

O teste de triagem mais simples para o diagnóstico de discinesia ciliar primária é o teste da sacarina, que, por ser colaborativo, só pode ser efetuado em crianças maiores de cinco a seis anos[20,24]. Um teste de triagem mais sofisticado é a determinação da concentração do óxido nítrico nasal expirado. As suas concentrações nas vias aéreas superiores de indivíduos normais variam de 200 a 2.000 partes por bilhão (ppb), sendo muito superior aos níveis no trato respiratório inferior (4-160 ppb)[20,24]. Nos pacientes com discinesia ciliar primária, as concentrações de NO exaladas da região nasossinusal são muito baixas[21], supostamente por incapacidade genética de produzi-lo.

Os pacientes que apresentarem o teste da sacarina alterado (maior que 30 minutos) ou o teste do óxido nítrico nasal alterado (menor que 250 partes por bilhão) devem ser submetidos ao estudo da frequência do batimento ciliar, do padrão de onda ciliar e da ultraestrutura dos cílios[25]. O material para análise detalhada da ultraestrutura e função ciliar pode ser obtido por biópsia da mucosa nasal ou por escovado nasal. Este último é de mais fácil realização, tem menor custo e morbidade, e permite a obtenção de material para observação *in vivo* da atividade ciliar[25]. Considera-se que existe discinesia ciliar quando a frequência dos batimentos ciliares for menor do que 11 Hz (11 ciclos/segundo)[25].

A discinesia ciliar primária é uma doença geneticamente heterogênea e múltiplos lócus cromossômicos tem sido implicados[20]. Há perspectivas atuais para detecção da anomalia genética. Duas mutações gênicas que controlam a estrutura dos braços externos de dineína, DNAI1 e DNAH5, são responsáveis por 10% e 28% das mutações descritas, respectivamente[58]. Atualmente, estão disponíveis testes de biologia molecular capazes de detectar essas mutações por meio do sequenciamento de regiões codificantes (éxons) e regiões próximas não codificantes (íntrons) dos genes DNAI1 (éxons 1, 16, 17) e DNAH5 (éxons 34, 50, 63, 76, 77)[20,22].

O tratamento consiste em antibioticoterapia nas exacerbações respiratórias, utilizando sempre que possível agentes com ação contra os agentes prevalentes nas secreções respiratórias, além de culturas e sensibilidade antimicrobiana quando possível[20,26]. Nos pacientes portadores de bronquiectasias de caráter supurativo, deve-se orientar antibioticoterapia profilática e fisioterapia respiratória contínua[20,26]. É importante a educação dos pacientes e familiares, orientação para evitar alérgenos ambientais e fumo, e estimular a prática de exercícios físicos[20,26]. Deve-se recomendar a vacinação pneumocócica e a imunização anual contra a gripe[20]. A discinesia ciliar, apesar da alta morbidade, tem baixa mortalidade[19], e os pacientes portadores de bronquiectasias com doença supurativa crônica podem ter um comprometimento importante da sua qualidade de vida. Nessa situação, tratando-se de bronquiectasias localizadas e quando todos os recursos clínicos se esgotaram, excepcionalmente indica-se ressecções cirúrgicas lobares[20].

DEFICIÊNCIA DE ALFA-1 ANTITRIPSINA (AAT)

A deficiência da glicoproteína alfa-1antitripsina (AAT) é um distúrbio genético, com herança autossômica dominante, em que ocorrem diversas manifestações clínicas que afetam especialmente os pulmões e o fígado. A principal função da AAT é inibir uma série de enzimas proteolíticas, entre elas a tripsina, a elastase neutrofílica e a protease-3, as quais conferem, quando ativas, dano tecidual[28].

Estudos epidemiológicos internacionais mostraram que a deficiência de AAT afeta um em cada 2-5 mil indivíduos[27]. A molécula de AAT é produzida principalmente no fígado e, em menor quantidade, nos macrófagos e no epitélio brônquico. Desses locais, atinge a circulação e alcança os pulmões onde exerce sua função antielastolítica[28].

Quadro Clínico

A deficiência de AAT causa predominantemente doença pulmonar e doença hepática, mas pode afetar outros órgãos e sistemas em menor frequência. Devido ao grande intervalo entre o início dos sintomas e a identificação da doença por estudo genético, deve-se ficar atento ao reconhecimento da deficiência de AAT como causa de doença pulmonar, pois o diagnóstico precoce pode ser de suma importância para o prognóstico futuro. Dados como enfisema pulmonar de início precoce e história familiar de enfisema pulmonar devem ser muito valorizados[28].

Os sintomas mais prevalentes com a evolução da doença são dispneia aos esforços (84% dos pacientes), sibilância relacionada a infecções respiratórias (76%), sibilância na ausência de infecções (65%), expectoração (50%) e tosse crônica (42%)[29]. A deficiência grave da AAT predispõe à doença pulmonar obstrutiva crônica, especialmente o enfisema panacinar[29].

É importante enfatizar que a AAT é considerada uma proteína de fase aguda, e seus níveis séricos podem estar aumentados em quadros inflamatórios. Em relação à doença hepática, a deficiência de AAT tem sido associada à colestase neonatal e à cirrose de desenvolvimento precoce, que pode progredir para o carcinoma hepatocelular[29]. A deficiência de AAT é uma das principais causas de transplante hepático na pediatria[29].

Diagnóstico

O diagnóstico de deficiência de AAT envolve o reconhecimento de padrões clínicos de doença e a identificação das alterações laboratoriais correspondentes.

Níveis de AAT abaixo de 11 micromol/L (correspondente a 50 a 80 mg/dL, dependendo do método utilizado na dosagem) são considerados insuficientes na proteção pulmonar, aumentando, assim, o risco do desenvolvimento do enfisema pulmonar[30].

O diagnóstico genético por genotipagem, disponível em laboratórios especializados, é um método utilizado tanto para a confirmação diagnóstica, nos casos em que haja discrepância entre os níveis séricos de AAT e o fenótipo identificado, quanto para a identificação de variantes raras[30].

O diagnóstico de deficiência de AAT, portanto, é confirmado quando níveis séricos de AAT estão reduzidos em concomitância com um fenótipo sabidamente relacionado à doença. Devido à herança genética, há necessidade de se fazer *screening* em todos os membros da família tão logo seja feito o diagnóstico de um paciente.

Quanto aos exames de imagem (radiografia de tórax e tomografia computadorizada de tórax), a deficiência de AAT caracteriza-se por[28,31]:

- Sinais de hiperinsuflação (rebaixamento e retificação das cúpulas diafragmáticas, aumento do diâmetro anteroposterior do tórax e aumento do espaço aéreo retroesternal);
- Redução da trama broncovascular e áreas de hipertransparência, ambas de predomínio nas bases. Essas alterações, contudo, podem ser difusas[28];
- Presença de bronquiectasias (principalmente, evidenciadas em tomografia computadorizada de tórax);
- Alterações tomográficas classicamente descritas em bases pulmonares, porém podem se estender até os ápices.

Tratamento

Deve-se preventivamente estimular a interrupção do tabagismo e do contato com tabagistas, pois o tabagismo ativo e passivo está relacionado com a aceleração da doença pulmonar. O tratamento atual disponível para a doença pulmonar secundária à deficiência de AAT consiste na infusão intravenosa periódica de concentrados da proteína purificados a partir de plasma humano; tal reposição visa a elevar os níveis séricos de AAT e, assim, reconstituir a defesa pulmonar contra a elastólise tecidual[32].

A infusão de 60 mg/kg semanalmente é a dose mais comumente empregada; regimes com 100 ou 120 mg/kg a cada 14 dias também mostraram-se eficazes para obter um nível protetor de parênquima pulmonar, tornando-se assim uma opção para diminuir os incômodos das aplicações semanais e, consequentemente, conduzir à melhora da adesão[32].

Portanto, têm-se buscado outras formas de administração, bem como terapias que não envolvam reposição de AAT exógena, seja por meio da estimulação da produção endógena da molécula, seja pelo uso de outros fármacos. Alguns estudos sugerem a via inalatória como forma alternativa de reposição de AAT, com maior facilidade de administração e redução da dose. Tem sido promissoras as terapêuticas voltadas para a inibição da polimerização, com redução do acúmulo hepático de polímeros e o consequente aumento dos níveis séricos de AAT[32].

DOENÇA FALCIFORME

A doença falciforme é uma doença hereditária autossômica recessiva, caracterizada pela mutação na cadeia betaglobina, com a substituição de um ácido glutâmico por valina, proporcionando assim alterações fisioquímicas na hemoglobina. Como consequência desse defeito, ocorre anemia hemolítica crônica e fenômenos de vasoclusão.

As principais manifestações clínicas presentes na doença são: infecções, sequestro esplênico, crise álgica, priapismo, crise aplástica, acidente vascular cerebral, síndrome torácica aguda, hepatopatia, cardiopatia, necrose asséptica de cabeça de fêmur, hepatopatia, retinopatia e glaucoma, colecistopatia, insuficiência renal e úlceras em membros. Neste capítulo, serão destacadas as principais manifestações pulmonares: síndrome torácica aguda e hipertensão pulmonar.

Síndrome Torácica Aguda (STA)

A STA é uma denominação utilizada para a combinação entre quadro de dor torácica, sintomas respiratórios (taquipneia, sibilância, tosse e desconforto respiratório), febre (maior que 38,5°C) e aparecimento de uma nova imagem alterada na radiografia de tórax. Pode ser acrescida ao diagnóstico a presença de hipoxemia, reiterando que a mesma deve ser abaixo do nível basal previamente fora do conhecido nos períodos de crises.

As principais etiologias da STA são: infecção, infarto pulmonar e embolia gordurosa. A etiologia infecciosa é preponderante nos menores de nove anos de idade, se comparados aos adolescentes e adultos[33]. Nessa faixa etária ocorre maior incidência de infecções por vírus, enquanto, entre 10 e 19 anos, predomina a infecção por *Mycoplasma pneumoniae* e *Chlamydophila pneumoniae*; e, nos adultos, é mais comum a infecção bacteriana, particularmente por pneumococos.

A STA é uma das principais causas de óbito na doença falciforme. Um conjunto de ações deve ser realizado pronta e concomitantemente para otimizar o tratamento desses pacientes, que, em linhas gerais, consiste de:

- Manter a euvolemia, tendo-se o cuidado de corrigir a desidratação e evitar também as rápidas correções volêmicas, as quais podem conduzir a uma sobrecarga cardíaca e ao edema pulmonar;
- Antibioticoterapia de amplo espectro, sugerindo-se a associação de cefalosporina de terceira geração com macrolídeo, por exemplo;
- Suporte respiratório: engloba desde oxigenoterapia, visando oximetria de pulso ≥ 92%; ventilação não invasiva nos pacientes com desconforto respiratório importante e sem melhora com oxigenoterapia convencional; fisioterapia respiratória profilática, evitando formação de atelectasias, que podem piorar o quadro pulmonar; e uso de broncodilatadores, principalmente nos que apresentam antecedente de sibilância ou o diagnóstico de asma;
- Corticoterapia, que pode ser útil nos casos moderados, porém prejudicial se o uso for prolongado ou houver retirada súbita, podendo causar efeito rebote ou insuficiência adrenal;
- Analgesia, para prevenir a hipoventilação secundária, a dor e a formação de atelectasias;
- Transfusão sanguínea, com finalidade de incrementar a oxigenação.

O seguimento clínico fora das crises é essencial e condutas como imunização atualizada e, em alguns casos, uso de antibioticoterapia profilática, são medidas que podem diminuir a incidência da STA.

Hipertensão Pulmonar (HP)

A HP é uma complicação grave que aumenta o risco de óbito nos pacientes com doença falciforme. O diagnóstico é difícil, pois sintomas como dispneia, palpitação e fadiga, que muitas vezes são decorrentes do grau de anemia, também podem estar presentes nos pacientes com HP[34].

Para minimizar o diagnóstico tardio, o exame físico deve atentar para:

- Avaliação das veias jugulares, as quais podem estar distendidas na HP;
- Ausculta cardíaca, em que é possível encontrar um componente da segunda bulha no foco pulmonar aumentado, um clique sistólico pulmonar, e um murmúrio da regurgitação tricúspide junto à borda esternal direita inferior, o qual é intensificado com a inspiração.

É importante avaliar, durante as consultas de rotina, a oximetria de pulso em repouso e após esforço (teste de caminhada de seis minutos, por exemplo). Quedas de mais de 4% na oximetria ao esforço exigem ampliação na investigação clínica[34].

Recomendam-se os seguintes exames complementares:

- Radiografia de tórax. Embora a radiografia de tórax não tenha boa acurácia para a detecção da HP, ela pode fornecer dados indiretos sugestivos de HP, tais como: congestão de vasos pulmonares, abaulamento da artéria pulmonar e aumento de ventrículo direito;
- Eletrocardiografia (ECG). O ECG pode ser normal nos casos de HP leve, porém pode evidenciar alterações que indicam hipertrofia ventricular direita, desvio de eixo à direita e ampliação atrial direita nos casos moderados e graves de HP;
- Ecocardiografia transtorácica. O método habitualmente utilizado para estimar a pressão arterial pulmonar sistólica, baseia-se na medida da velocidade do jato regurgitante tricúspide (VRT), com velocidade expressa em m/s e em um valor de pressão atrial direita[34].

A American Thoracic Society sugere avaliar a HP na doença falciforme, utilizando os seguintes critérios[34]:

1. Valores de VRT maiores ou iguais a 3 m/s indicam necessidade de se realizar cateterização do coração direito.

2. Valores de VRT entre 2,5 e 2,9 m/s indicam dois caminhos a seguir:
   - Incrementar medidas de suporte clínico (medicamentos e transfusão) nos pacientes assintomáticos e diminuir o intervalo de reavaliações clínicas e laboratoriais;
   - Nos pacientes que apresentam algum sintoma compatível com HP, solicitar, por exemplo, a dosagem de peptídeo natriurético cerebral (BNP) e o peptídeo natriurético N-terminal-pró-cerebral (NT-proBNP). Se aumentados, eles indicam uma doença cardíaca do lado direito, a qual, acrescida dos sintomas clínicos, indica a necessidade de realizar a cateterização cardíaca direita.

O tratamento da HP em pacientes com anemia hemolítica crônica é de suporte, otimizando o controle do processo hemolítico subjacente. Estudos menores e não controlados que empregaram terapias vasculares avançadas também relataram algum benefício(35). O controle de suporte inclui o uso da hidroxiureia e, naqueles que apresentam baixa resposta ou alguma contraindicação ao uso da mesma, sugere-se o regime de transfusão sanguínea crônica. O uso de vasodilatadores pulmonares fica restrito aos casos em que foi comprovada a HP, por meio do cateterismo do coração direito, e que apresentam grau importante da doença(35).

VASCULITES

As vasculites sistêmicas são doenças raras. O sistema respiratório pode estar envolvido em todas as vasculites sistêmicas, porém em grau variável de frequência. As vasculites pulmonares são normalmente acompanhas das seguintes manifestações sistêmicas: febre, astenia, perda de peso, artralgias, manifestações renais e exantema.

A despeito do grande número de doenças nesse grupo, será dado enfoque àquelas que acometem com maior frequência o trato respiratório. Destacam-se, assim, as vasculites associadas à presença de anticorpos anticitoplasma de neutrófilos (vasculites ANCA+), tais como granulomatose de Wegener (GW), síndrome de Churg-Strauss (SCS) e poliangeíte microscópica.

Granulomatose de Wegener

A granulomatose de Wegener (granulomatose com poliangeíte – GPA) é caracterizada, na sua forma clássica, por vasculite sistêmica, com inflamação granulomatosa necrosante dos tratos respiratórios superior e inferior, além de vasculite necrosante sistêmica e glomerulonefrite necrosante(36). As principais manifestações respiratórias dessa doença são:

a. Nariz, seios da face e ouvidos: secreção purulenta pós-nasal, dor nas regiões de seios da face, lesões nasais, obstrução nasal, alteração do olfato, rinosinusopatia crônica, epistaxe e otites médias(37). Na evolução crônica, as principais complicações são: perfuração de septo nasal, perda auditiva, otite serosa e paralisia facial(37). Esses sinais e sintomas são muito frequentes no cotidiano do pediatra, porém essa hipótese diagnóstica não deve ser descartada, principalmente quando diante de uma doença do trato respiratório superior que não responde ao tratamento preconizado; em casos que houver piora clínica considerável, com sequelas importantes; e quando houver outros sintomas sistêmicos associados(37).
b. Trato respiratório inferior: os pacientes podem ser desde assintomáticos até apresentar hemorragia alveolar maciça, com insuficiência respiratória aguda(37). Segundo relato de Akikusa *et al.*, cerca de 80% dos pacientes apresentaram acometimento pulmonar, tendo-se que destes cerca 45% apresentaram hemorragia pulmonar e 20% insuficiência respiratória aguda(38). A hemorragia alveolar difusa é o quadro mais temido nessa doença, devendo ser urgentemente tratada devido ao alto risco de óbito. Nessa situação, a dispneia é o sinal principal, mas também ocorrem tosse, anemia, hipoxemia e hemoptise. A hemoptise não só acontece devido à capilarite pulmonar, como também por embolia pulmonar e trombose venosa profunda(37).

A doença pode acometer a região traqueobrônquica e causar estenose subglótica, com risco de necessidade de traqueostomia(37). Nessa situação, o estridor pode ser observado no exame físico. Outras consequências são: fístulas traqueoesofágicas, traqueobronquiomalácia, pseudotumores inflamatórios e estenose traqueal e brônquica(37).

Diagnóstico

Nos exames de imagem, principalmente na tomografia de tórax, pode-se encontrar: atelectasias, nódulos (único ou múltiplos, difusos; podem ser cavitados e com limites bem definidos), lesões cavitárias, infiltrados e opacificações pulmonares em padrão de vidro fosco[37].

O exame laboratorial mais importante é a dosagem do anticorpo anticitoplasma de neutrófilos (padrão central) – c-ANCA, o qual é muito específico para a doença. A biópsia tecidual de seios nasais apresenta comumente sinais de inflamação crônica e necrose granulomatosa. Outros exames podem complementar a investigação e serem úteis no seguimento clínico: biópsia pulmonar, lavado broncoalveolar, prova de função pulmonar e gasometria arterial.

Síndrome de Churg-Strauss

A síndrome de Churg-Strauss é uma vasculite granulomatosa que cursa com importante eosinofilia periférica, infiltrado pulmonar transitório, sinusopatia, mono ou polineuropatia, lesões cutâneas, eosinofilia extravascular e asma. Acomete indivíduos com asma e frequentemente com rinite alérgica, sendo assim também conhecida como angeíte alérgica e granulomatose alérgica. Essa pode ser considerada a fase inicial da doença. Em um segundo momento, há presença de infiltrados eosinofílicos tissulares e eosinofilia periférica e, por último, apresenta as vasculites necrosantes e as pneumonites migratórias[39].

Para o diagnóstico, deve-se levar em conta a história clínica de alergia do paciente, eosinofilia periférica, biópsia tecidual (presença de infiltrado granulomatoso ou eosinofílico) e p-ANCA. As principais alterações radiológicas são: infiltrado pulmonar transitório, derrame pleural, linfadenopatia hilar bilateral, nódulos pulmonares bilaterais e padrão de acometimento intersticial. Zwerina *et al.* descreveram que os infiltrados pulmonares transitórios são mais frequentes na faixa etária pediátrica, quando comparados aos dos adultos (88% *versus* 59%)[39].

Poliangeíte Microscópica

A poliangeíte microscópica é uma vasculite necrotizante de pequenos vasos (vênulas, capilares e arteríolas), não granulomatosa, que leva à glomerulonefrite segmentar e focal e é associada a uma vasculite sistêmica generalizada. Outra característica é a possibilidade da hemorragia alveolar difusa causada pela capilarite alveolar, que é expressa clinicamente por hemoptise, dificuldade respiratória e anemia. O paciente com acometimento pulmonar pode também apresentar: hemoptise, pleurisia, derrame pleural, fibrose pulmonar, dispneia e broncoespasmo.

O diagnóstico sorológico é mais difícil que o da granulomatose de Wegener, porém pode apresentar títulos elevados de p-ANCA (padrão periférico) e c-ANCA (padrão central).

O tratamento das vasculites ANCA positivo visa atualmente à indução da remissão. A corticoterapia e ciclofosfamida são a base do tratamento e, nos casos refratários, pode-se utilizar plasmaférese e anticorpos monoclonais (rituximab). É importante lembrar que corticoides e ciclofosfamida causam imunodepressão, predispondo o paciente a infecções respiratórias por germes oportunistas, sendo recomendada a profilaxia contra o *Pneumocistis jiroveci.*

Púrpura de Henoch-Schonlein

É a vasculite mais comum na infância, acometendo pequenos vasos, e é caracterizada pelo depósito de imunocomplexos de IgA. Costuma ser precedida por uma infecção de vias aéreas superiores. Raramente pode cursar com hemorragia pulmonar e pneumonite intersticial. A hemorragia pulmonar é secundária à disrupção alveolocapilar pelos complexos imunes circulantes. Em alguns casos, a hemorragia alveolar difusa pode ser importante a ponto de necessitar de ventilação mecânica e transfusão de concentrado de hemácias. Nos casos de hemorragia grave, além da corticoterapia, deve-se utilizar a ciclofosfamida.

Síndrome de Goodpasture

A síndrome de Goodpasture é uma doença autoimune em que os autoanticorpos contra a cadeia alfa-3 do colágeno tipo IV se ligam às membranas basal, alveolar e glomerular, causando hemorragia pulmonar e glomerulonefrite proliferativa.

Os sintomas respiratórios ocorrem em dois terços dos pacientes, sendo mais comuns em pacientes jovens do gênero masculino. Os sintomas mais comuns são: dispneia, dor torácica, broncoespasmo, hemoptise e tosse. Acrescidos de sintomas sistêmicos, como: febre, tremores e sudorese intensa.

Os achados radiológicos são inespecíficos e no teste de difusão pulmonar pode-se observar aumento da capacidade de difusão, em consequência da presença de hemoglobina no espaço alveolar (hemorragia alveolar). A broncoscopia com lavado broncoalveolar pode ser útil na investigação de processo infeccioso concomitante.

Doença de Behçet

A doença de Behçet acomete vasos de qualquer calibre, tanto arteriais quanto venosos. O envolvimento arterial pulmonar geralmente ocorre nos ramos proximais de maior calibre, podendo levar a quadros de hemoptise, devido à fístula da artéria com os brônquios e à obstrução venosa. Quando houver rotura de aneurismas, as possíveis consequências são: hemoptise, áreas de hemorragia, pneumonia, trombose venosa profunda e embolia pulmonar.

Pode ocorrer também: estenose brônquica, doença obstrutiva de vias aéreas, bronquite crônica, fibrose, derrame pleural e infarto pulmonar. Na radiografia torácica, pode-se observar opacidades bem definidas, ou em padrão reticulonodular, e perda de volume pulmonar.

COLAGENOSES

As principais doenças do colágeno com acometimento pulmonar são o lúpus eritematoso juvenil (LEJ) e a dermatomiosite juvenil (DMJ)

A dermatomiosite juvenil (DMJ) é caracterizada por uma vasculopatia sistêmica, autoimune, com envolvimento predominantemente muscular e cutâneo, mas que pode também acometer outros órgãos, incluindo os pulmões[40]. É a miopatia mais comum em crianças, representando 85% das miopatias inflamatórias idiopáticas na infância[40,41]. Sua incidência é de aproximadamente 3,2 por milhão de habitantes, ocorrendo com maior frequência em indivíduos do gênero feminino, na proporção de 3:13,4[41]. A mediana de início da doença é de sete anos e o diagnóstico segue os critérios clássicos de Bohan e Peter[41,42].

O envolvimento pulmonar na DMJ é variado e inclui principalmente pneumonias devido à imunossupressão; pneumonias de causa aspirativa, como complicação da disfagia relacionada à fraqueza muscular; doença pulmonar intersticial (DPI), resultante do comprometimento inflamatório do compartimento intersticial e vascular e por processos microaspirativos crônicos; pneumonites por drogas utilizadas no tratamento da doença sistêmica, particularmente o metotrexato; e insuficiência respiratória decorrente da fraqueza muscular generalizada nos pacientes com atividade da doença[41,43,44]. Esses envolvimentos podem ocorrer em qualquer fase da doença e são indicadores relacionados ao aumento de morbidade e mortalidade[43,44]. A DPI pode ser evidenciada em até 50% dos pacientes com DMJ e está associada a menor taxa de sobrevida em adultos com dermatomiosite (DM)[43]. Pode ser insidiosa e assintomática, entretanto pode evoluir de forma rapidamente progressiva e fatal[43]. Clinicamente, o comprometimento intersticial se traduz por taquidispneia e hipoxemia, que pioram aos esforços[43] (Figura 34.7).

As pneumonias relacionadas à DMJ podem ter relação com a fraqueza muscular esquelética típica da doença, levando a processos aspirativos por alterações na dinâmica ventilatória, assim como pela dismotilidade esofágica e a consequente disfagia, presentes nesses indivíduos[41,44]. Elas podem ser também secundárias ao tratamento da doença, particularmente a corticoterapia e uso de imunossupressores. A pneumonite induzida por drogas é pouco frequente em pacientes pediátricos, devendo ser um diagnóstico de exclusão[42,44].

Os achados tomográficos são semelhantes aos encontrados em outras doenças reumáticas, com predomínio de padrão de doença intersticial, como opacidades em vidro fosco, irregularidades pleurais marginais, linhas subpleurais e faveolamento aéreo, e estão relacionados ao estágio evolutivo da doença[43,44]. Nos casos de pneumopatia aguda por infecção ou aspiração, podem ser encontradas lesões de doença de vias aéreas[43,44].

O tratamento da doença pulmonar é determinado pelo tipo de acometimento pulmonar e por fatores associados à doença sistêmica (gravidade, atividade da doença e refratariedade ao tratamento, entre outros), podendo envolver corticoterapia, imunossupressores, antibioticoterapia e suporte ventilatório, além do tratamento específico da DMJ sistêmica[41,43,44].

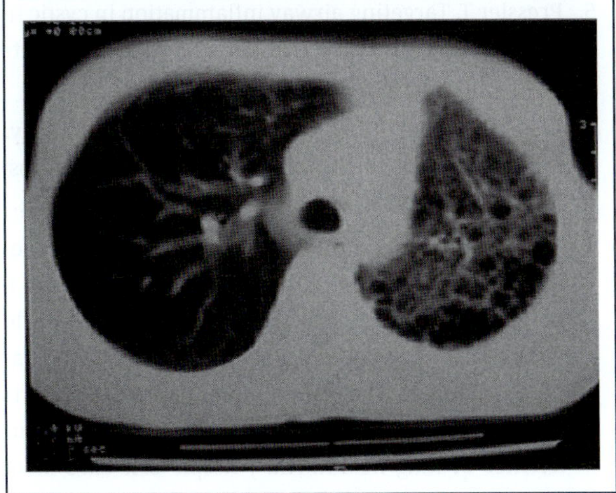

FIGURA 34.7 *Imagem tomográfica de tórax de paciente com dermatomiosite juvenil e doença pulmonar intersticial.*

Lúpus Eritematoso Juvenil

O lúpus eritematoso sistêmico (LES) é uma doença autoimune, complexa, multissistêmica, na qual estão envolvidos predisposição genética e fatores ambientais. Caracteriza-se pela desregulação da resposta imune, com perda da tolerância imunológica; desregulação das imunidades inata e adaptativa; produção de vários autoanticorpos; formação e deposição de imunocomplexos, que contribuem para o dano tecidual; e perda funcional de diferentes órgãos[(45,46)]. O lúpus eritematoso sistêmico juvenil (LESJ) é a denominação do lúpus que se inicia antes dos 18 anos e acomete de 10% a 20% de todos os pacientes com lúpus eritematoso sistêmico (LES)[(45,46)]. A incidência do LESJ é de 0,3 a 0,9 por 100 mil crianças e adolescentes, com predomínio do sexo feminino (6:1) na fase puberal[(45)].

O envolvimento pulmonar no LESJ é extremamente variável, podendo acometer cerca de 80% dos pacientes, dependendo da metodologia utilizada na avaliação[(46,47)]. Doença pleural é o acometimento intratorácico mais frequente tanto no LES quanto no LESJ[(46,47)]. Pneumonite lúpica, síndrome do pulmão encolhido e doença intersticial difusa também ocorrem no LESJ, assim como hemorragia pulmonar, que é potencialmente mais fatal no LESJ que nos adultos[(46,47)]. Em alguns casos, porém, o acometimento pulmonar é agudo, grave, e constitui o quadro inicial do LESJ, com elevado risco de morte, como ocorre na hemorragia pulmonar aguda[(46,48)].

As infecções pulmonares são relativamente comuns e apresentam elevado risco de quadros graves, com necessidade de tratamento intensivo, e óbito[(47-49)]. Doença subclínica, com pouca ou nenhuma sintomatologia, também é frequente[(46)]. Na avaliação da função pulmonar, assim como nos adultos, a diminuição da DLCO é o parâmetro mais alterado (variando de 26% a 67%), seguido do distúrbio restritivo (variando de 0% a 50%), enquanto o distúrbio obstrutivo foi observado em menos de 10% dos pacientes, nesses estudos[(46,47)].

Pleurite, com ou sem derrame pleural, é o acometimento intratorácico mais observado, tanto no LES quanto no LESJ. Ocorre em cerca de 30% dos pacientes com LESJ em algum momento do curso da doença[(45,47)]. Geralmente, trata-se de pequeno derrame pleural, mas quando muito volumoso pode ser secundário. Outras causas de derrame devem ser afastadas, como envolvimento renal, cardíaco ou devido à infecção[(47)].

Pneumonite lúpica é rara em crianças, contudo pode ser a apresentação inicial do LESJ. O início dos sintomas é abrupto e na radiografia torácica observam-se infiltrados intersticiais e alveolares, predominantemente basais, associados a derrame pleural em 50% dos casos[(46,47)]. O diagnóstico é complexo, pois o quadro é inespecífico e outras causas de infiltrado pulmonar devem ser excluídas, especialmente pneumonia e embolia pulmonar[(46,47)]. Muitas vezes, a hipótese diagnóstica de pneumonite só é feita quando não houver resposta aos antibióticos (geralmente, de amplo espectro) e nenhum agente etiológico tenha sido identificado. O diagnóstico é confirmado com a melhora do quadro após a introdução ou aumento da terapêutica imunossupressora[(46,47)].

Síndrome do pulmão encolhido (*shrinking lung*) também ocorre raramente em crianças e adolescentes. Cursa com dispneia progressiva, taquipneia e dor pleurítica[(46,47)]. A radiografia mostra acentuada diminuição do volume pulmonar e elevação das cúpulas diafragmáticas, sem alteração do parênquima pulmonar[(46,47)]. A etiologia ainda é controversa, mas acredita-se que ocorra acometimento do músculo diafragma[(46,47)].

A hemorragia pulmonar aguda é uma das formas mais graves de envolvimento pulmonar e pode ocorrer em qualquer momento do curso da doença, inclusive ser o quadro inicial[(48)]. Tosse, dispneia, taquicardia, hipoxemia, infiltrado alveolar ou intersticial difuso ao exame de imagem e queda aguda da hemoglobina (diminuição de 1 g/dL) são achados sugestivos desse diagnóstico[(48)]. Hemoptise é frequente, raramente maciça, mas não é obrigatória. A broncoscopia pode evidenciar sangramento ativo e macrófagos com hemossiderina no lavado broncoalveolar, o que confirma o diagnóstico[(48)]. Os episódios de hemorragia aguda podem ser recorrentes, apesar da imunossupressão[(48)]. Devido à gravidade e alto índice de mortalidade, a suspeição precoce, abordagem agressiva (frequentemente com necessidade de cuidados intensivos), ventilação mecânica, imunossupressão e antibióticos de amplo espectro têm melhorado a sobrevida dos pacientes[(48)].

Infecção é uma preocupação frequente em pacientes com LESJ, pela imunossupressão decorrente da terapêutica medicamentosa, mas também por particularidades da doença, com alteração da resposta imune[(47,49)]. As pneumonias são relativamente comuns no LESJ, apresentam ampla variação da gravidade e elevado risco de quadros graves e óbito[(46,47)]. Pneumonia pode ser causada por vírus, bactérias e agentes oportunistas, entre os quais citomegalovírus, *Candida sp* e *Aspergillus sp*. Infecções por *Pneumocystis jiroveci* são pouco frequentes, apesar de imunossupressão agressiva[(46,49)]. *Mycobacterium tuberculosis* é um importante patógeno em nosso meio e representa grande desafio diagnóstico nesses pacientes, pois pode mimetizar manifestações clínicas da doença[(47)]. Tuberculose pode influenciar na morbimortalidade do LES e, por vezes, ser achado de necropsia, sem diagnóstico prévio[(47)].

REFERÊNCIAS

1. Ratjen F, McColley SA. Update in cystic fibrosis 2011. Am J Respir Crit Care Med. 2012;185(9):933-6.
2. Mogayzel PJ Jr, Flume PA. Update in cystic fibrosis 2010. Am J Respir Crit Care Med. 2011;183(12):1620-4.
3. Scurati-Manzoni E, Fossali EF, Agostoni C, Riva E, Simonetti GD, Zanolari-Calderari M, Bianchetti MG, Lava SA. Electrolyte abnormalities in cystic fibrosis: systematic review of the literature. Pediatr Nephrol. 2014;29(6):1015-23.
4. Davies JC, Ebdon AM, Orchard C. Recent advances in the management of cystic fibrosis. Arch Dis Child. 2014;99(11):1033-6.
5. Pressler T. Targeting airway inflammation in cystic fibrosis in children: past, present, and future. Paediatr Drugs. 2011;13(3):141-7.
6. Waters V, Smyth A. Cystic fibrosis microbiology: Advances in antimicrobial therapy. J Cyst Fibros. 2015;28:S1569-993.
7. Flume PA, O'Sullivan BP, Robinson KA, Goss CH, Mogayzel PJ Jr, Willey-Courand DB, Bujan J, Finder J, Lester M, Quittell L, Rosenblatt R, Vender RL, Hazle L, Sabadosa K, Marshall B; Cystic Fibrosis Foundation, Pulmonary Therapies Committee. Cystic fibrosis pulmonary guidelines: chronic medications for maintenance of lung health. Am J Respir Crit Care Med. 2007;176:957-69.
8. Smyth AR, Bell SC, Bojcin S, Bryon M, Duff A, Flume P, Kashirskaya N, MunckA, Ratjen F, Schwarzenberg SJ, Sermet-Gaudelus I, Southern KW, Taccetti G, Ullrich G, Wolfe S; European Cystic Fibrosis Society. European Cystic Fibrosis Society Standards of Care: Best Practice guidelines. J Cyst Fibros. 2014 May;13 Suppl 1:S23-42.
9. Young DC, Zobell JT, Stockmann C, Waters CD, Ampofo K, Sherwin CM, Spigarelli MG. Optimization of anti-pseudomonal antibiotics for cystic fibrosis pulmonary exacerbations: V. Aminoglycosides. Pediatr Pulmonol. 2013;48(11):1047-61.
10. Hurley MN, Cámara M, Smyth AR. Novel approaches to the treatment of Pseudomonas aeruginosa infections in cystic fibrosis. Eur Respir J. 2012;40(4):1014-23.
11. de Blic J, Deschildre A, Chinet T. Post-infectious bronchiolitis obliterans. Rev Mal Respir. 2013;30(2):152-60.
12. Champs NS, Lasmar LM, Camargos PA, Marguet C, Fischer GB, Mocelin HT. Post-infectious bronchiolitis obliterans in children. J Pediatr (Rio J). 2011;87(3):187-98.
13. Fischer GB, Sarria EE, Mattiello R, Mocelin HT, Castro -Rodriguez JA. Post infectious bronchiolitis obliterans in children. Paediatr Respir Rev. 2010;11(4):233-9.
14. Moonnumakal SP, Fan LL. Bronchiolitis obliterans in children. Curr Opin Pediatr. 2008;20(3):272-8.
15. Kurland G, Michelson P. Bronchiolitis obliterans in children. Pediatr Pulmonol. 2005;39(3):193-208.
16. Tomikawa SO, Rodrigues JC. Current research on pediatric patients with bronchiolitis obliterans in Brazil. Intractable Rare Dis Res. 2015;4(1):7-11.
17. Teixeira MF, Rodrigues JC, Leone C, Adde FV. Acute bronchodilator responsiveness to tiotropium in postinfectious bronchiolitis obliterans in children. Chest. 2013;144(3):974-80.

18. Tomikawa SO, Adde FV, da Silva LV Filho, Leone C, Rodrigues JC. Follow-up on pediatric patients with bronchiolitis obliterans treated with corticosteroid pulse therapy. Orphanet J Rare Dis. 2014;9:128.
19. Pifferi M, Di Cicco M, Piras M, Cangiotti AM, Saggese G. Up to date on primary ciliary dyskinesia in children. Early Hum Dev. 2013;89 Suppl 3:S45-8.
20. Lucas JS, Burgess A, Mitchison HM, Moya E, Williamson M, Hogg C; National PCD Service, UK. Diagnosis and management of primary ciliary dyskinesia. Arch Dis Child. 2014;99(9):850-6.
21. Boon M, Jorissen M, Proesmans M, De Boeck K. Primary ciliary dyskinesia, an orphan disease. Eur J Pediatr. 2013;172(2):151-62.
22. Bush A, Chodhari R, Collins N, Copeland F, Hall P, Harcourt J, Hariri M, Hogg C, Lucas J, Mitchison HM, O'Callaghan C, Phillips G. Primary ciliary dyskinesia: current state of the art. Arch Dis Child. 2007;92(12):1136-40.
23. Ferkol TW, Leigh MW. Ciliopathies: the central role of cilia in a spectrum of pediatric disorders. J Pediatr. 2012;160(3):366-71.
24. Leigh MW, Zariwala MA, Knowles MR. Primary ciliary dyskinesia: improving the diagnostic approach. Curr Opin Pediatr. 2009;21(3):320-5.
25. Olm MA, Kögler JE Jr, Macchione M, Shoemark A, Saldiva PH, Rodrigues JC. Primary ciliary dyskinesia: evaluation using cilia beat frequency assessment via spectral analysis of digital microscopy images. J Appl Physiol. 2011;111(1):295-302.
26. Campbell R. Managing upper respiratory tract complications of primary ciliary dyskinesia in children. Curr Opin Allergy Clin Immunol. 2012;12(1):32-8.
27. Stoller JK, Aboussouan LS. Alpha1-antitrypsin deficiency. Lancet. 2005;365(9478):2225-36.
28. American Thoracic Society; European Respiratory Society. American Thoracic Society/European Respiratory Society statement: standards for the diagnosis and management of individuals with alpha-1 antitrypsin deficiency. Am J Respir Crit Care Med. 2003;168(7):818-900.
29. McElvaney NG, Stoller JK, Buist AS, Prakash UB, Brantly ML, Schluchter MD, et al. Baseline characteristics of enrollees in the National Heart, Lung and Blood Institute Registry of alpha 1-antitrypsin deficiency. Alpha 1-Antitrypsin Deficiency Registry Study Group. Chest. 1997;111(2):394-403.
30. American Thoracic Society, European Respiratory Society. American Thoracic Society/European Respiratory Society statement: standards for the diagnosis and management of individuals with alpha-1 antitrypsin deficiency. Am J Respir Crit Care Med. 2003;168:818.
31. Shaker SB, Stavngaard T, Stolk J, Stoel B, Dirksen A. Alpha1- antitrypsin deficiency. 7: Computed tomographic imaging in alpha1-antitrypsin deficiency. Thorax. 2004;59(11):986-91.
32. Soy D, de la Roza C, Lara B, Esquinas C, Torres A, Miravitlles M. Alpha-1-antitrypsin deficiency: optimal therapeutic regimen based on population pharmacokinetics. Thorax. 2006;61(12):1059-64.
33. Vichinsky EP, Neumayr LD, Earles AN, et al. Causes and outcomes of the acute chest syndrome in sickle cell disease. National Acute Chest Syndrome Study Group. N Engl J Med. 2000;342:1855.
34. Klings ES, Machado RF, Barst RJ, et al. An official American Thoracic Society clinical practice guideline: diagnosis, risk stratification, and management of pulmonary hypertension of sickle cell disease. Am J Respir Crit Care Med. 2014;189:727.
35. Barnett CF, Hsue PY, Machado RF. Pulmonary hypertension: an increasingly recognized complication of hereditary hemolytic anemias and HIV infection. JAMA. 2008;299:324-31.
36. Falk RJ, Gross WL, Guillevin L, et al. Granulomatosis with polyangiitis (Wegener's): an alternative name for Wegener's granulomatosis. Arthritis Rheum. 2011;63:863.
37. Polychronopoulos VS, Prakash UB, Golbin JM, et al. Airway involvement in Wegener's granulomatosis. Rheum Dis Clin North Am. 2007;33:755.
38. Akikusa J, Schneider R, Harvey E, Hebert D, Thorner PS, Laxer RM, et al. Clinical features and outcome of pediatric Wegener's granulomatosis. Arthritis Care Res. 2007;57(5):837-44.
39. Zwerina J, Eger G, Englbrecht M, Manger B, Schett G. Churg-Strauss syndrome in childhood. A systematic literature review and clinical comparison with adult patients. Semin Arthritis Rheum. 2009;39(2):108-15.
40. Hallowell RW, Ascherman DP, Danoff SK. Pulmonary manifestations of polymyositis/dermatomyositis. Semin Respir Crit Care Med. 2014;35(2):239-48.
41. Feldman BM, Rider LG, Reed AM, Pachman LM. Juvenile dermatomyositis and other idiopathic inflammatory myopathies of childhood. Lancet. 2008;371:2201-12.
42. Sato JO, Sallum AM, et al. A Brazilian registry of juvenile dermatomyositis: onset features and classification of 189 cases. Clin Exp Rheumatol. 2009;27(6):1031-8.

43. Morinishi Y, Oh-Ishi T, Kabuki T, Joh K. Juvenile dermatomyositis: clinical characteristics and the relatively high risk of interstitial lung disease. Mod Rheumatol. 2007;17:413-7.

44. Laccarino L, Ghirardello A, Bettio S, Zen M, Gatto M, Punzi L, Doria A. The clinical features, diagnosis and classification of dermatomyositis. J Autoimmun. 2014;48-49:122-7.

45. Midgley A, Watson L, Beresford MW. New insights into the pathogenesis and management of lupus in children. Arch Dis Child. 2014;99:563-7.

46. Lilleby V, Aaløkken TM, Johansen B, et al. Pulmonary involvement in patients with childhood-onset systemic lupus erythematosus. Clin Exp Rheumatol. 2006;24:203-8.

47. Carmier D, Marchand-Adam S, Diot P, et al. Respiratory involvement in systemic lupus erythematosus. Rev Mal Respir. 2010;27:e66-78.

48. Araujo DB, Borba EF, Silva CA, et al. Alveolar hemorrhage: distinct features of juvenile and adult onset systemic lupus erythematosus. Lupus. 2012;21:872-7.

49. Silva MF, Ribeiro AS, Fiorot FJ, et al. Invasive aspergillosis: a severe infection in juvenile systemic lupus erythematosus patients. Lupus. 2012;21:1011-6.

50. Cowan MJ, Gladwin MT, Shelhamer JR. Disorders of ciliary motility. Am J Med Sci 2001;321:3-10.

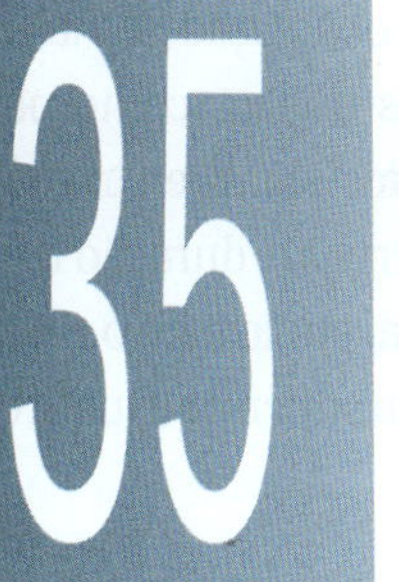

35 Obstrução das Vias Aéreas Superiores

WERTHER BRUNOW DE CARVALHO

INTRODUÇÃO

Uma obstrução significativa da via aérea superior na criança poderá ter como consequência uma falência respiratória, seguida de parada cardíaca em poucos minutos de evolução, configurando-se uma situação que necessita uma resposta médica imediata e agressiva. Mesmo pacientes com obstruções parciais da via aérea podem piorar rapidamente, exigindo um cuidado rigoroso de suporte, pois pode ser necessário um manejo mais agressivo da via aérea para que ela se torne permeável.

ETIOLOGIA

As obstruções agudas das vias aéreas superiores podem ser ameaçadoras da vida, tendo como causa mais comum de obstrução a laringotraqueobronquite.

As causas de obstrução das vias aéreas superiores podem ser congênitas ou adquiridas. Como causas congênitas, enumeramos no Quadro 35.1, a seguir, várias etiologias de acordo com a localização anatômica.

QUADRO 35.1 ***Causas congênitas de obstrução das vias aéreas superiores.***

Nariz e nasofaringe	▪ Atresia de coanas ▪ Encefalocele nasal ▪ Tumor (ex: hamartoma e dermoide) ▪ Deformidades craniofaciais
Cavidade oral e orofaringe	▪ Macroglossia (ex: sd Down, hipotireoidismo, sd Beckwith-Wiedmann, sd Pierre-Robin) ▪ Tumor faríngeo (ex: higroma cístico, hemangioma) ▪ Deformidades craniofaciais, incluindo micrognatia (Treacher-Collins, Pierre-Robin, sd rubéola congênita) ▪ Deformidades craniofaciais envolvendo a musculatura facial
Hipofaringe	▪ Agenesia ou disfunção neuromuscular ▪ Tumores supraglóticos ▪ Laringomalácia
Pescoço	▪ Alterações da coluna cervical (ex: defeito de Arnold-Chiari, hemivértebra, encefalocele) ▪ Tumores (ex: higroma cístico, hemangioma)

continua >>

>> *continuação*

QUADRO 35.1	*Causas congênitas de obstrução das vias aéreas superiores.*
Laringe	■ Paresias, paralisia de cordas voais, fenda laríngea ■ Membrana laríngea ■ Estenose subglótica ■ Hemangioma subglótico
Traqueia cervical	■ Traqueomalácia ■ Estenose traqueal ■ Hemangioma traqueal ■ Fístula traqueoesofágica alta

É importante que seja realizado o diagnóstico diferencial das principais causas de obstrução de vias aéreas superiores e, para tal, podemos utilizar como parâmetros: idade avaliando o início dos sinais e sintomas, de que forma se manifestou a obstrução, duração da doença antes da manifestação clínica, etiologia e o nível anatômico da obstrução da via aérea superior (Quadro 35.2).

AVALIAÇÃO

A avaliação inicial da criança com sinais e sintomas de obstrução das vias aéreas superiores deve ser

QUADRO 35.2 ***Diagnóstico das principais causas de obstrução das vias aéreas superiores.***

	Idade média/pico de incidência	**Início**	**Duração da doença antes da manifestação clínica**	**Etiologia**	**Nível de obstrução**
Paralisia unilateral de cordas vocais	Recém-nascido ou pós--toracotomia (qualquer idade)	Gradual	Nenhuma; lesão ao nascimento (habitualmente com lesão do plexo braquial) ou pós-toractomia	Lesão de um nervo laríngeo recorrente ou causa desconhecida	Glótica
Fendas, cistos , membranas, hipoplasia ou malacia de laringe	Recém-nascido	Gradual	Nenhuma; estridor variável	Desconhecida	Laringe
Neoplasias: Linfangioma de língua, rabdomiossarcoma de palato, linfossarcoma de adenoides	Recém--nascido até a adolescência	Gradual orofaringe	Variável	Desconhecida	Desconhecida
Epiglote	Todas as idades/2-7 anos	Rápido	6-12 h, disfagia, estridor, retrações, salivação	Bacteriana. Primeiramente *H. influence*	Supraglótica, também pode ser glótica, subglótica
Laringotraqueobronquite	1 mês-7 anos/ 12-24 meses	Progressão/ Lenta	24-72 h, após IVAS rouquidão, estridor, retrações, chiado	Viral, Parainfluence-75%, VSR-9% Influenza A e B-7%	Região subglótica, brônquio principal
Edema subglótico pós-extubação	≥ 3 meses/ 1-4 anos	Rápido	Com 1-2 h da extubação	Edema secundário ao tubo traqueal, intubação traumática, cirurgia de cabeça e pescoço	Subglótica
Estenose subglótica (adquirida)	Todas as idades/1-6 meses	Gradual	Habitualmente 2 semanas após a intubação traqueal	Lesão isquêmica da mucosa de traqueia devido à pressão do tubo, reação a compostos plásticos	Subglótica
Traqueobronquiomalacia (congênita)	Nascimento/ 15 meses 1-3 meses	Gradual	Variável – pode se suspeitar do diagnótico com episódios repetidos de apneia, bradicardia e pneumonia recorrente	Congênita – secundária a fístula, anel vascular, compressão ou idiopática Adquirida – secundária a traqueostomia ou intubação	Traqueia extratorácica ou intratorácica e/ou brônquio fonte

continua >>

>> *continuação*

QUADRO 35.2 ***Diagnóstico das principais causas de obstrução das vias aéreas superiores.***

	Idade média/pico de incidência	Início	Duração da doença antes da manifestação clínica	Etiologia	Níved de obstrução
Hipertrofia de adenoides e/ou amígdalas	≥ 6 meses	Crônico	Faringe	Faringe	Faringe
Abscesso retrofaríngeo, periadenoidiano	≥ 5 anos	Progressiva com faringe	2-14 dias, anos maioria com 3-7 dias; adenoidite por *Staphylococcus aureus*, disfagia	Bacteriana *Streprtococcus* β do grupo A	Faringe
Edema de úvula	Todas as idades	Rápido	Com 1-2 h da extubação	Edema secundário a trauma, anafilaxia	Faringe
Corpo estranho	≥ 6 meses/1-3 anos	Súbito em 80% dos casos	Imediato a 3 semanas (média 8 dias); tosse; dispneia, cianose	Matéria orgânica < 90% metal ou plástico = 5%	84% no brônquio fonte (direito: esq. = 1.4:1), 15% na traqueia
Malformação congênita: estenose subglótica	Nascimento aos 12 meses	Gradual	Variável; estridor e retrações; frequentemente apresenta-se inicialmente como uma LTB com IVAS	Desconhecida	Mais comum no nível do anel cricoide
Estenose de traqueia	11 meses 2 mês a 3 anos	Gradual	Variável; estridor e retrações; frequentemente apresenta-se inicialmente como uma obstrução grave com IVAS ou traqueobronquite	Desconhecida; lesão rara exceto quando associada com anel vascular ou compressão	Mais comum no nível do anel cricoide
Paralisia bilateral de cordas vocais	Recém-nascido	Súbita ou gradual	Nenhuma; estridor grave	Habitualmente associada com mielomeningocele e malformação de Arnold-Chiari	Glótica

realizada por meio de uma rápida observação da condição respiratória, identificando aquelas crianças que necessitam ressuscitação (*Recognition of respiratory distress and failure. Pediatric Advanced live Support*, 2011). As condições que necessitam intervenção imediata são:

- Obstrução completa da via aérea superior;
- Obstrução parcial rapidamente progressiva da via aérea superior;
- Falência respiratória.

Não existe movimento de ar efetivo naquela criança com obstrução completa, portanto não é audível a fala nem a tosse. A presença de sons respiratórios indica que a via aérea está patente, embora possa estar com uma obstrução parcial. Quando existe uma obstrução parcial extratorácica da via aérea, as respirações são habitualmente ruidosas na fase inspiratória, com a presença de estridor. A piora do desconforto respiratório, com diminuição da entrada de ar e/ou piora da hipoxemia, sugere que a obstrução é rapidamente progressiva.

Dois dados da história pregressa são importantes: o início dos sintomas e a presença de febre. A presença de febre é altamente sugestiva de etiologia infecciosa, com a possibilidade diagnóstica de epiglotite, traqueíte bacteriana, abscesso retrofaríngeo ou abscesso peritonsilar. Um início súbito sugere a presença de um corpo estranho ou uma reação alérgica. A rápida progressão clínica é indicativo de doença grave.

FISIOPATOLOGIA

O estridor pode se originar de um estreitamento em qualquer nível da via aérea. No entanto, existem situações em que estão envolvidos vários níveis da via aérea. O local da obstrução e a natureza da estrutura anatômica de suporte, além da velocidade do fluxo na via aérea e do esforço respiratório do paciente, influenciam as características do estridor (Figura 35.1).

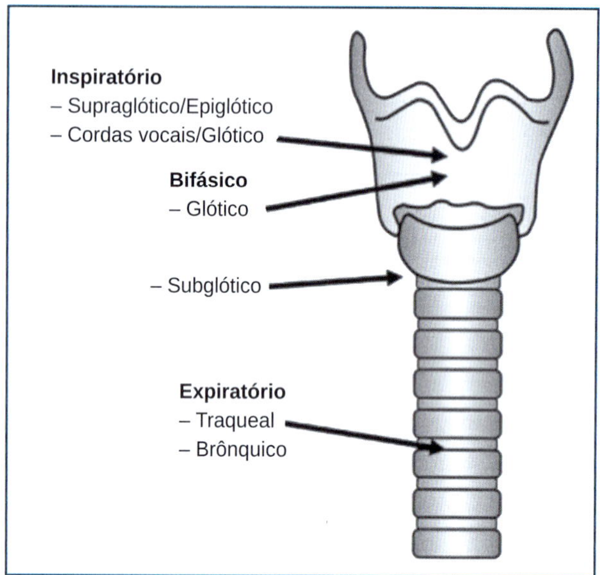

FIGURA 35.1 ***Níveis de obstrução e sua correlação com a fase respiratória do estridor.***
Fonte: adaptada de Ida *et al.*[5].

O estridor é mediado por dois princípios básicos: pela lei de Poiseuille e pelo princípio de Bernoulli. A lei de Poiseuille descreve as relações das variáveis envolvidas no fluxo laminar de um fluido através de um tubo. A equação é descrita como:

$$Q = \frac{\Delta P \pi r^4 /}{8 \eta L}$$

Onde:
ΔP = diferencial de pressão; Q = taxa de fluxo; r = raio; L = comprimento do tubo; η = viscosidade.

Devido à diminuição da área de secção transversal, a velocidade do fluxo de gás aumenta e induz o efeito do princípio de Bernoulli. Esse princípio coloca que, à medida que a velocidade do fluxo de gás aumenta, a pressão determinada pelo fluxo de gás diminui. A aplicação do princípio de Bernoulli na via aérea da criança que apresenta um estreitamento indica que um aumento na velocidade do fluxo de gás determina uma pressão negativa no interior do lúmen, precipitando o colapso das vias aéreas. Essa alteração resulta na mudança do fluxo laminar para turbulento, que cria um efeito de ressonância vibratória nos tecidos, caracterizado em termos sonoros como estridor, que pode ocorrer durante a inspiração, a expiração e nas duas fases da respiração.

Durante a inspiração, o fluxo de ar é gerado por uma queda na pressão intratraqueal e intratorácica para níveis abaixo da pressão atmosférica extratorácica. Baseada na lei de Poiseuille, a resistência é inversamente proporcional à quarta potência do raio da via aérea. Como a pressão necessária para criar o fluxo depende diretamente da resistência da via aérea, uma redução de 50% mais que triplica a resistência, exigindo uma pressão mais elevada para gerar o mesmo fluxo na via aérea. Portanto, uma pressão intratorácica negativa maior deve ser gerada pelo paciente com obstrução da via aérea superior, resultando em retrações da parede torácica, desenvolvimento de pulso paradoxal (aumento da pressão diferencial entre a aorta torácica e abdominal, presente em ventrículo esquerdo com um aumento da pós-carga) e colapso dinâmico das vias extratorácicas, piorando a obstrução da via aérea (Figura 35.2).

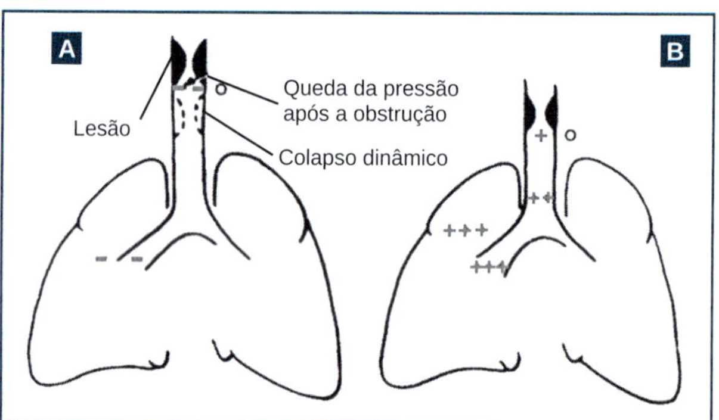

FIGURA 35.2 ***Efeitos durante as fases respiratórias da obstrução extratorácica. (A) Inspiração: durante a inspiração, a pressão intratraqueal negativa, relativa à pressão atmosférica, ocasiona um colapso dinâmico das vias aéreas extratorácicas, piorando, portanto, os efeitos mecânicos da lesão obstrutiva extratorácica.)B) Expiração.***
Fonte: adaptada de Loughlin *et al.*[7].

Quando se avalia a fisiopatologia dos quadros obstrutivos de via aérea superior, deve ser destacado um ciclo vicioso que se instala, devido à presença do colapso dinâmico das vias aéreas (Figura 35.3).

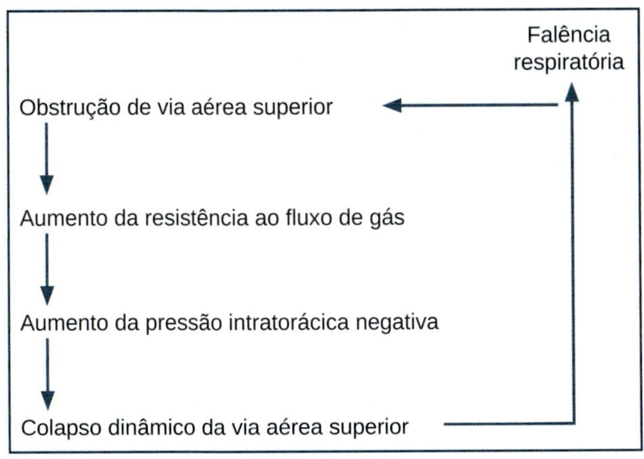

FIGURA 35.3 *Ciclo vicioso nas doenças obstrutivas agudas das vias aéreas superiores.*

DIAGNÓSTICO

A ausência de sintomas ou de sinais clínicos da doença, na história prévia de quadros obstrutivos de vias aéreas superiores, indica a possibilidade de um quadro agudo, no qual se inclui também o diagnóstico de aspiração de corpo estranho. O Quadro 35.3 mostra os itens que devem ser investigados para o diagnóstico.

QUADRO 35.3 *Diagnóstico da obstrução das vias aéreas superiores.*

- História pregressa
- Exame físico (pescoço, faringe e tórax)
- Leucograma
- Radiografia lateral de pescoço e anteroposterior de tórax
- Aplicação de escores (Downes, escala de Westley)

Os achados do exame físico da criança variam de acordo com a gravidade da obstrução da via aérea. Os casos leves, com inflamação limitada à região da laringe, apresentam apenas estridor com agitação e tosse rouca. Vários casos podem apresentar estridor bifásico (inspiratório/expiratório). A ocorrência de hipóxia e óbito devido à laringotraqueobronquite é muito rara. A maioria dos pacientes com laringotraqueobronquite pode ser tratada em regime domiciliar, tendo como objetivo a terapêutica para o alívio dos sintomas de obstrução de vias aéreas.

O diagnóstico da laringotraqueobronquite é clínico e inclui a realização de radiografias, que são úteis para excluir outros diagnósticos, mas raramente são úteis para se realizar o diagnóstico. As radiografias anteroposterior e lateral do pescoço demonstram um estreitamento subglótico, com o sinal clássico de "chama de vela".

AVALIAÇÃO LABORATORIAL

No caso da laringotraqueobronquite, o hemograma geralmente demonstra um número de leucócitos dentro dos valores de referência, entretanto pode ocorrer linfocitose ou leucopenia.

Nos casos leves, a oximetria de pulso mostra uma saturação periférica de oxigênio (SpO_2) dentro dos valores de normalidade, tendo-se que a hipoxemia é observada nos casos graves e moderados. A utilização da oximetria de pulso pode não demonstrar uma boa sensibilidade. Um estudo demonstrou uma correlação ruim entre hipóxia e frequência respiratória para determinar a gravidade clínica do paciente. A razão disso decorre do fato de que é necessário haver uma importante (grande) obstrução de via aérea para que ocorra hipóxia.

Não é necessário realizar um exame gasométrico arterial, a menos que existam sinais incipientes de fadiga ventilatória. Não se recomenda a realização de endoscopia de rotina, pois pode adicionar um trauma maior na área subglótica previamente inflamada e precipitar a necessidade de intubação traqueal. A endoscopia seria recomendada quando o diagnóstico de crupe estiver sendo questionado de uma maneira relevante.

AVALIAÇÃO CLÍNICA DA GRAVIDADE

Qualquer criança com desconforto respiratório, com ou sem respiração ruidosa, pode apresentar obstrução da via aérea. Os pacientes com obstrução da via aérea superior habitualmente apresentam estridor inspiratório, mas também pode ser bifásico. Entretanto, o estridor pode não estar presente quando da avaliação do grau de gravidade da obstrução e se manifestar de maneira silenciosa caso o fluxo de ar estiver quase ausente (Figura 35.4).

Devem ser ressaltados alguns aspectos importantes para o clínico que se encontra diante de uma criança com suspeita de obstrução das vias aéreas:

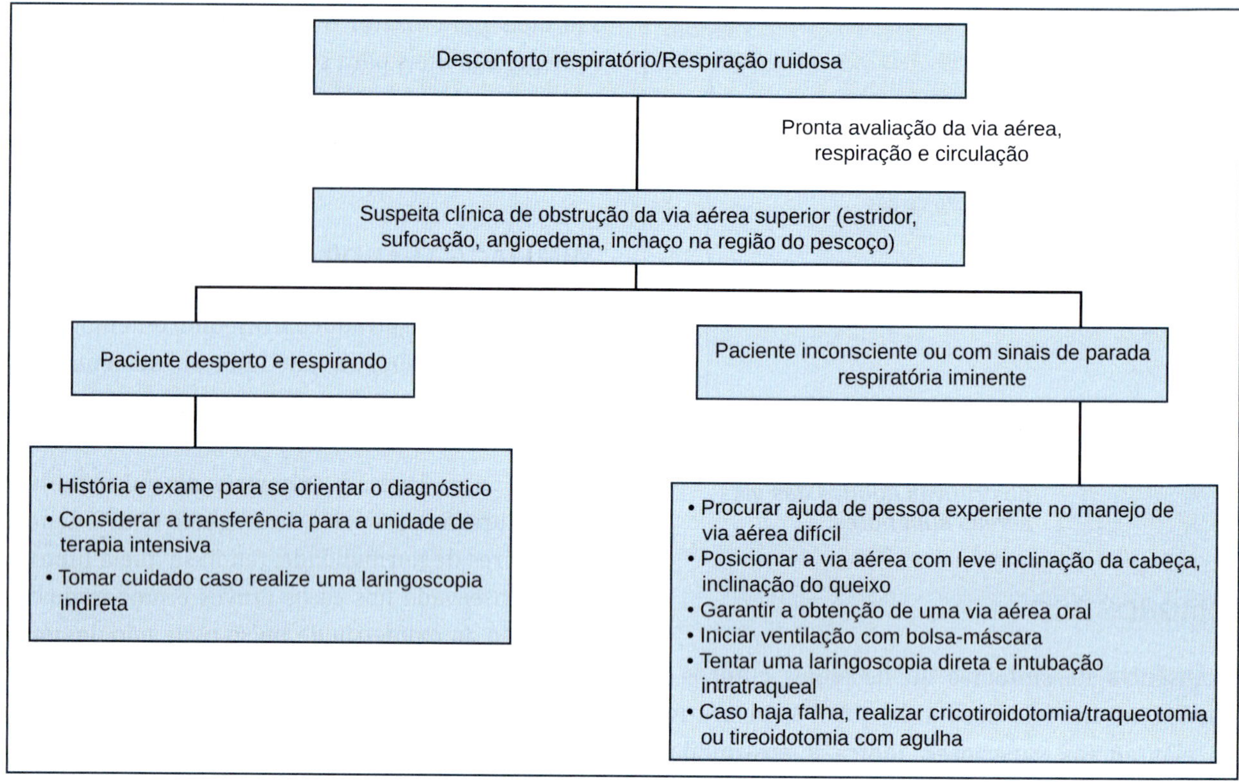

FIGURA 35.4 ***Fluxograma para o manejo da obstrução aguda da via aérea superior.***
Fonte: adaptada de Mandal *et al.*, 2015[8].

- Deixar a criança junto com os pais ou cuidadores em uma posição confortável e ambiente não ameaçador.
- Não utilizar o abaixador de língua e Não realizar tentativas para acesso intravenoso ou coleta de sangue para exames laboratoriais.
- Não pressionar uma máscara facial para fornecer oxigênio; tentar utilizar um método de fornecimento menos ameaçador. O oxigênio deve ser administrado para diminuir o trabalho respiratório, mesmo que a saturação esteja próxima aos limites normais.
- Não sedar a criança até que se obtenha uma via aérea segura.
- A oximetria de pulso é um indicador ruim da gravidade da obstrução, especialmente quando se fornece a suplementação de oxigênio.

Existem alguns fatores que devem ser considerados para se avaliar a probabilidade de internação hospitalar da criança com o diagnóstico de laringotraqueobronquite (Quadro 35.4).

QUADRO 35.4 ***Fatores que aumentam a probabilidade de internação hospitalar.***

1.	História de obstrução grave da via aérea antes da avaliação
2.	História prévia de crupe grave ou alteração estrutural de via aéra (ex.: estenose subglótica)
3.	Idade menor do que seis meses
4.	Grau de desconforto respiratório (estridor em repouso = observação ou admissão)
5.	Aceitação inadequada de fluidos
6.	Ansiedade dos pais ou responsáveis
7.	Proximidade da residência para o hospital/aspectos relacionados ao transporte
8.	Avaliação na emergência durante o período noturno
9.	Retorno ao pronto-socorro antes de 24 horas da alta
10.	Reposta ruim do tratamento inicial
11.	Diagnóstico incerto

Podem ser utilizados sistemas de escore clínico para avaliação da condição clínica relacionada à gravidade da criança. Dentre esses escores, delineamos o escore de obstrução de vias aéreas superiores de Downes (Quadro 35.5).

QUADRO 35.5 ***Escore de obstrução de vias aéreas superiores de Downes, 1989.***

Sinais clínicos/ pontos	0	1	2
Estridor	Nenhum	Inspiratório	Inspiratório e Expiratório
Tosse	Nenhuma	Rouca	Latido
Retrações e batimento de asa de nariz	Nenhuma	Retração supraesternal e batimento de asa de nariz	Retração supraesternal, intercostal e batimento de asa de nariz
Cianose	Ausente	Em ar ambiente	Com O_2 40%
Sons respiratórios inspiratórios	Normal	Áspero, com chiado ou roncos	Demorado, lento

Outro escore é o de Westley, 1978, que é baseado em cinco sinais clínicos (estridor inspiratório, retrações da musculatura ventilatória, entrada de ar, cianose em ar ambiente e nível de consciência), com o valor zero representando o escore mínimo (Quadro 35.6).

QUADRO 35.6 ***Escore de Westley: Crupe[16].***

Sintoma	Escore
Estridor inspiratório	
Nenhum	0
Em repouso, com estetoscópio	1
Em repouso, sem estetoscópio	2
Retrações	
Nenhuma	0
Leve	1
Moderada	2
Grave	3
Entrada de ar	
Normal	0
Diminuída	1
Diminuição importante	2
Cianose em ar ambiente	
Nenhuma	0
Com agitação	4
Em repouso	5
Nível de consciência	
Normal	0
Alterado	5

Considera-se crupe leve um escore de 0 a 2; moderada, de 3 a 5; grave, de 6 a 11; e uma situação ameaçadora à vida, de 12 a 17.

Os escores também são úteis na avaliação da efetividade do tratamento instituído, pois pode-se acompanhar a variação de pontuação, de acordo com a intervenção terapêutica.

O reconhecimento precoce do padrão de sinais e sintomas pode orientar o provável diagnóstico e propiciar um ganho de tempo fundamental para o médico do setor de emergência e/ou UTI detalhar a sua avaliação e o plano de cuidado do paciente. Os seguintes sinais podem ajudar em relação à possibilidade do diagnóstico (Quadro 35.7):

QUADRO 35.7 ***Sinais apresentados pelo paciente e os possíveis diagnósticos.***

Sinais	Possibilidade diagnóstica
Início súbito	Corpo estranho na via aérea, anafilaxia
Estridor com tom baixo e suave	Epiglotite, corpo estranho na via aérea, traqueíte
Aparência toxemiada, com febre alta	Epiglotite, traqueíte, abscesso retrofaríngeo ou peritonsilar
Tremores, boca aberta, posição de sentar para a frente	Epiglotite, abscesso retrofaríngeo
Voz abafada com disfagia	Abscesso tonsilar/peritonsilar
Epistaxe, pescoço taurino, imunização incompleta	Difteria
Edema dos lábios, *rash* eritematoso com prurido	Anafilaxia/edema angioneurótico
Sangramento, equimose ou enfisema subcutâneo	Trauma (fechado/penetrante)
História anterior de intubação traqueal	Estenose subglótica
Estridor intermitente, com evidência maior ao choro/ alimentação e diminuição na posição prona	Malácia da via aérea

TRATAMENTO

O tratamento pode incluir a utilização de umidificação, vasoconstritores e glicocorticoides (Quadro 35.8).

Na criança desidratada, administrar, se possível, líquidos por via oral ou, então, fluidos por via intravenosa, caso haja necessidade. Também se pode adicionar o tratamento de fisioterapia respiratória para os casos em que existe a presença de obstrução tra-

QUADRO 35.8 ***Tratamento da obstrução das vias aéreas superiores.***

■ Umidificação
■ Oxigenoterapia umidificada (FiO_2 40% a 60%)
■ Aspiração cuidadosa das secreções das vias aéreas superiores
■ Monitorar a saturação de pulso de O_2
■ Venóclise para a correção e manutenção da hidratação
■ Utilização de vasoconstritores (adrenalina 1:1000)
■ Utilização de corticoides
■ Utilização da mistura hélio-oxigênio

queobrônquica por aumento do muco e para os casos com colapsos (atelectasias) pulmonares associados.

O Quadro 35.9, a seguir, resume alguns tratamentos específicos, de acordo com o diagnóstico da obstrução das vias aéreas superiores em pacientes pediátricos.

QUADRO 35.9 ***Tratamentos específicos para a obstrução das vias aéreas superiores em pediatria.***

Condição	Tratamento
Angina de Ludwig	Penicilina cristalina ou clindamicina
Epiglotite	Ceftriaxone ou ampicilina
Abscesso perifaríngeo	Drenagem cirúrgica, antibioticoterapia (clindamicina, penicilina cristalina)
Difteria	Soro antidiftérico (SAD), eritromicina ou penicilina
Edema angioneurótico	Adrenalina 1:10.000 – 0,01 mL/kg SC ou IM, corticosteroides
Estenose traqueal	Dilatação broncoscópica, reparação cirúrgica, ressecção por laser
Paralisia de corda vocal	Cirurgia, traqueostomia
Tumores	Ressecção endoscópica/cirúrgica, radiação, ressecção a laser
Papilomatose	Ressecção endoscópica a frio ou a laser, antiviral (cidofovir).

O uso de corticoide no crupe pode ser feito por via intravenosa ou intramuscular, sendo utilizado dexametasona a cada seis horas (0,15 mg/kg/dose; dose total = 0,6 mg/kg) ou budesonida por via inalatória em nebulização nos casos leves (dose: 1 mg em 30 minutos).

Nos quadros infecciosos com desconforto respiratório alto, é necessário utilizar antimicrobianos, como nos casos de abscesso retrofaríngeo, traqueíte bacteriana, epiglotite e laringite diftérica.

A adrenalina por via inalatória é utilizada em crianças com crupe moderada a grave, e pode reduzir o número de intubações traqueais ou de traqueostomia. A adrenalina racêmica (2-2,5%) é utilizada na dose de 0,5 mL, diluída em 2,5 mL de solução salina a 0,9%, ou pode ser utilizada a adrenalina 1:1000 na dose 0,3-0,5 mL/kg (máximo 5 mL). A adrenalina 1:1000 é tão efetiva e segura quanto a utilização da adrenalina racêmica.

Analgésicos e antitérmicos podem ser utilizados para reduzir a febre ou o desconforto da criança.

Não existe uma base científica para a utilização de antitussígenos e descongestionantes, não tendo, portanto, indicação na criança com crupe.

A intubação traqueal pode ser necessária nos quadros graves que não respondem ao tratamento médico. Em crianças com mais idade e colaborativas, pode ser utilizada a escala de Mallampati para se avaliar o grau de dificuldade em relação ao procedimento da intubação (Figura 35.5).

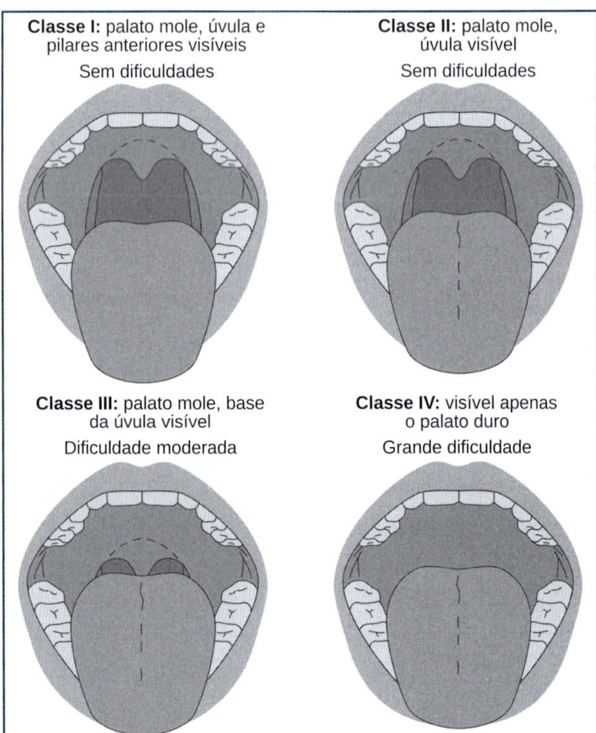

FIGURA 35.5 ***Escala de Mallapati para a avaliação da dificuldade de intubação traqueal.***
Fonte: adaptada de Witten[17].

As principais indicações para a inserção de uma via aérea artificial são os quadros de obstrução com risco de vida ou falência respiratória aguda, ocasionada por alterações cardiorrespiratórias, neuromusculares ou do sistema nervoso. A via orotraqueal é a de escolha, por ser mais fácil e rápida e permitir a colocação de um tubo com um diâmetro interno maior, que também permite melhor aspiração de secreções das vias aéreas. A intubação de emergência por via orotraqueal deve ser realizada utilizando um protocolo de sequência de intubação rápida.

A traqueostomia pode ser eventualmente indicada em crianças com alterações congênitas das vias aéreas, neoplasias, vítimas de inalação de fumaça ou que apresentam trauma extenso de laringe ou traqueia. A cânula utilizada deve ser de material inerte (silicone) e de tamanho apropriado. A fixação adequada do tubo é realizada com uso de cadarços, não podendo estar frouxo (risco de decanulação) nem apertado (risco de lesão cutânea). Deve ser assegurado que a cânula está intraluminal e que o posicionamento da extremidade da cânula é correto, sem estar seletiva. Observar também a possível presença de hemorragia e permeabilidade das vias aéreas após o procedimento. Raramente, temos utilizado tubos de traqueostomia com balonete em pediatria.

ERROS MAIS COMUNS DURANTE A AVALIAÇÃO E O TRATAMENTO DA CRIANÇA COM OBSTRUÇÃO DE VIAS AÉREAS SUPERIORES

- Separar a criança dos pais durante a avaliação inicial ou quando da administração de oxigênio ou medicamentos por via inalatória;
- Subestimar o grau de desconforto respiratório;
- Realizar procedimentos médicos e de enfermagem (obtenção de sinais vitais, exames de laboratório e radiografias), aumentando a agitação e o desconforto respiratório da criança;
- Insistir na obtenção de estudos radiológicos quando o diagnóstico pela anamnese e quadro clínico é evidente;
- Retardo no estabelecimento de uma via aérea artificial ou local com falta de equipamento apropriado para realizar o procedimento;
- Médico não treinado adequadamente para o estabelecimento da via aérea artificial durante o transporte e/ou atendimento da criança na sala de emergência;
- Utilização de tubo intratraqueal de material inadequado ou com diâmetro interno maior do que o necessário.

ASPIRAÇÃO DE CORPO ESTRANHO

A aspiração de corpo estranho é uma causa significante de morbidade e mortalidade em pediatria, sendo responsável por 5% a 10% dos acidentes com óbito em crianças de um a três anos de idade. A taxa de incidência é de cerca de 1:15.000 crianças por ano nos Estados Unidos. A aspiração tem sido relatada em lactentes bem jovens, a partir de seis semanas de idade. Quando ocorre em crianças com mais idade, existe eventualmente a possibilidade de obter informações relacionadas ao histórico do evento. Nessa faixa etária, é mais provável a aspiração de objetos não orgânicos, como pequenas peças de plástico (tampas de caneta, pedaços de brinquedo), contrariamente às crianças mais jovens, que tendem a aspirar materiais orgânicos, especialmente sementes e pedaços de vegetais ou carnes.

A maioria dos responsáveis ou pais relata que a criança apresentou um evento de engasgo (sufocação), caracterizado habitualmente por tosse violenta que perdura vários minutos ou até mesmo horas após o evento. É fundamental tentar obter detalhes do material que possa ter sido aspirado, assim como seu tamanho e até mesmo o grau de cozimento dos alimentos antes da aspiração. Esses dados são importantes durante a investigação, mesmo que a criança tenha tido uma boa recuperação. Aproximadamente em 15% dos casos não se consegue obter uma história definida do episódio de engasgo. Essas crianças apresentam um quadro de tosse recorrente ou persistente, com ou sem chiado ou febre.

EXAME FÍSICO

A maioria das crianças não tem evidência de desconforto respiratório. No exame físico, pode-se encontrar uma expansão torácica desigual ou ausculta do murmúrio vesicular também desigual, ou ainda constatar a presença de chiado expiratório monofônico. Infelizmente, em alguns casos o exame físico pode ser normal.

A aspiração de corpo estranho é uma das situações de emergência mais comuns em pediatria. Um atraso em seu diagnóstico e identificação pode determinar uma evolução complicada, inclusive para o óbito. De acordo com vários estudos, o brônquio fonte direito é o local mais comum de obstrução, sendo a laringe o menos comum. Os sinais clínicos dependem da localização do corpo estranho, de acordo com o Quadro 35.10.

QUADRO 35.10 ***Sinais e sintomas relacionados a diferentes localizações do corpo estranho.***

Localização	Sinais e Sintomas
Supraglótico	Tosse, dispneia, salivação, alterações da voz
Laringe	Estridor, tosse, alterações da voz, dificuldade respiratória grave
Traqueia intratorácica	Chiado expiratório, roncos inspiratórios
Traqueia extratorácica	Estridor inspiratório, roncos expiratórios
Brônquio	Tosse, chiado ou outros sons localizados, dificuldade respiratória

Fonte: adaptado de Wagner *et al.*[24].

A obstrução total da traqueia por corpo estranho implica quadro agudo de grande dificuldade respiratória, podendo ser necessário realizar a manobra de Heimlich para a sua retirada.

A tosse é o sintoma mais comum, seguido por chiado, desconforto respiratório e cianose. O achado físico clássico de diminuição do murmúrio vesicular no lado acometido está presente em aproximadamente 60% dos casos.

INVESTIGAÇÃO

Todos os casos com suspeita de aspiração de corpo estranho devem ser criteriosamente examinados e avaliados, de acordo com a condição clínica do paciente. O fluxograma a seguir orienta os passos a serem seguidos para o paciente com suspeita de aspiração de corpo estranho (Figura 35.6).

RADIOGRAFIA DE TÓRAX

A radiografia de tórax deve ser obtida em todos os casos suspeitos de aspiração de corpo estranho, mesmo na ausência de sintomas clínicos. A radiografia pode ser normal em aproximadamente 30% dos casos, mas que não excluem a possibilidade de

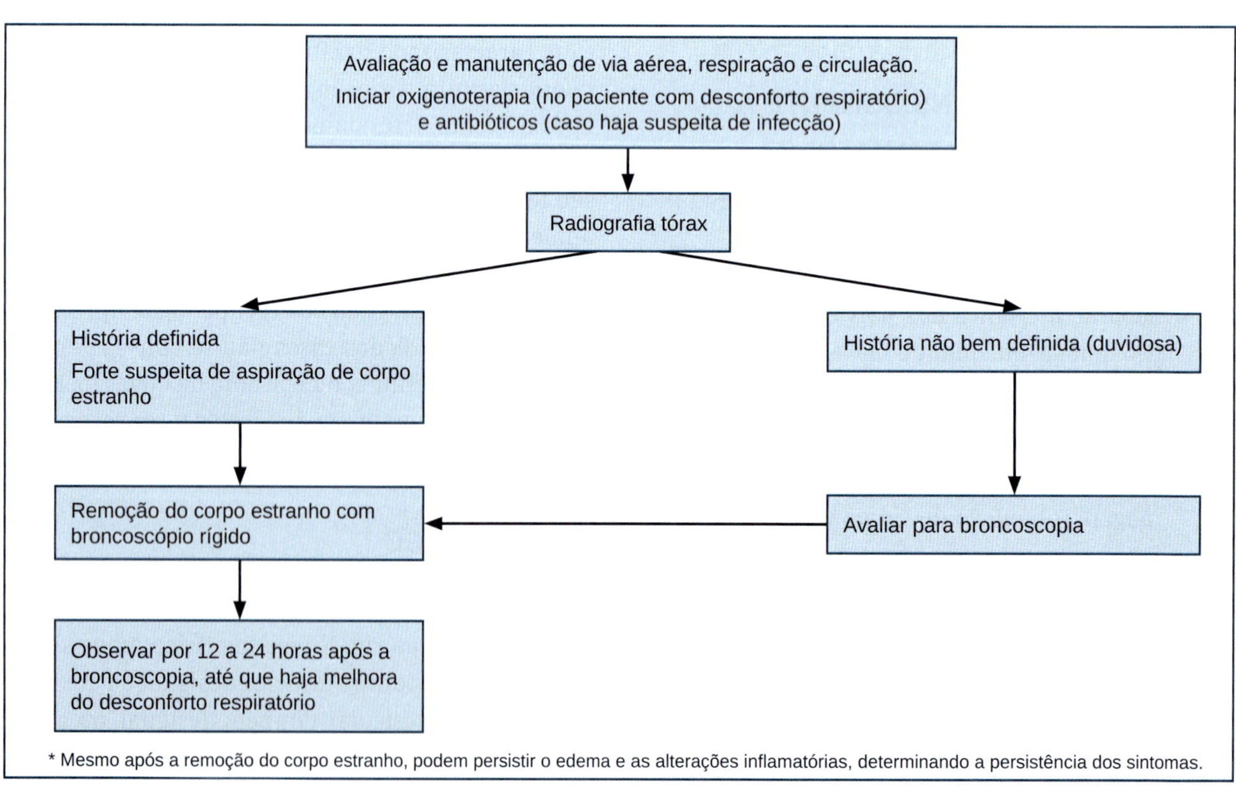

FIGURA 35.6 ***Fluxograma: abordagem da criança com a suspeita de aspiração de corpo estranho.***

corpo estranho. O Quadro 35.11, a seguir, explica os achados radiográficos, de acordo com os tipos de obstrução brônquica que possam ocorrer.

QUADRO 35.11 ***Quatro tipos de obstrução brônquica que esclarecem os achados radiográficos na aspiração de corpo estranho.***

Tipo de obstrução	Fisiologia	Achados radiográficos
Valvular com curto-circuito do fluxo de gás	Obstrução parcial da inspiração e expiração: existe aeração além do local da obstrução, mesmo se diminuída	Normal
Valvular seletivo	Entrada de ar na inalação, mas pouca saída de ar na expiração	Hiperinsuflação do pulmão acometido
Valvular com mecanismo de movimento para cima e para baixo	Obstrução parcial, na qual existe um prolapso intermitente do objeto	Desvio do mediastino para o lado do pulmão acometido, com atelectasia e colapso precoces
Valvular fechado	Obstrução completa do brônquio, sem aeração da inspiração e expiração	Consolidação do segmento envolvido, com possível colapso

Fonte: adaptado de Zur *et al.*[25].

Obter sempre imagens durante a inspiração e a expiração para se identificar a hiperinsuflação ou outros achados patológicos, tais como:

- Hiperinsuflação ou perda de volume no lado acometido. Isso é visualizado de modo mais efetivo quando se compara lado a lado o filme na inspiração e na expiração. No entanto, essas radiografias somente são possíveis caso o paciente seja colaborativo para realizar as manobras inspiratória e expiratória;
- Enfisema obstrutivo;
- No caso de aspiração de corpos orgânicos, estes podem ser visíveis em cerca de 8% a 10% dos casos;
- Infiltrados;
- Atelectasia;
- Escape de ar ou pneumotórax.

BRONCOSCOPIA

O propósito da broncoscopia é realizar uma investigação definitiva. Quando existe uma alta probabilidade de presença de corpo estranho, a broncoscopia rígida é o exame de escolha, desde que o objeto possa ser removido com a utilização de fórceps óptico. Quando existe uma incerteza em relação à presença de corpo estranho, a broncoscopia flexível pode ser realizada, pois permite uma inspeção mais fácil e detalhada das vias aéreas inferiores.

MANEJO

A prevenção ainda é a medida mais efetiva, orientando os pais e cuidadores para tomarem o cuidado de não oferecer para crianças pequenas alimentos orgânicos, tais como amendoim, castanha, feijão não pré-cozido e sementes de modo geral. É necessário manter um alto grau de suspeita para evitar o atraso no diagnóstico, e a aspiração de corpo estranho deve ser sempre considerada em toda criança com sintomas respiratórios não habituais ou persistentes.

O planejamento da abordagem ao paciente depende de muitos fatores, incluindo a sua condição clínica geral, o cenário em que está ocorrendo o fato e a possibilidade de atendimento de saúde hospitalar da criança. No cenário domiciliar, quando ocorrer um episódio de aspiração de corpo estranho, os pais, ou cuidador, devem acionar o sistema de emergência solicitando ajuda. Independentemente da solicitação, deve-se iniciar as manobras de suporte básico de vida, de acordo com as orientações delineadas na Figura 35.7.

Quando a criança apresentar um histórico de quadro bem definido de engasgo (sufocação), com a possibilidade ter havido uma aspiração de corpo estranho, deve ser realizada a broncoscopia, mesmo se a radiografia de tórax for considerada sem anormalidades. Caso o episódio de engasgo (sufocação) seja com líquidos ou alimentos liquefeitos, e a criança apresentar uma recuperação completa após o episódio, não existe nenhuma necessidade de ação médica imediata, apenas reavaliar a criança dentro de cinco a sete dias. A possibilidade de aspiração é muito pouco provável na medida em que a criança não desenvolva os sintomas esperados e o exame físico e a radiografia permaneçam normais.

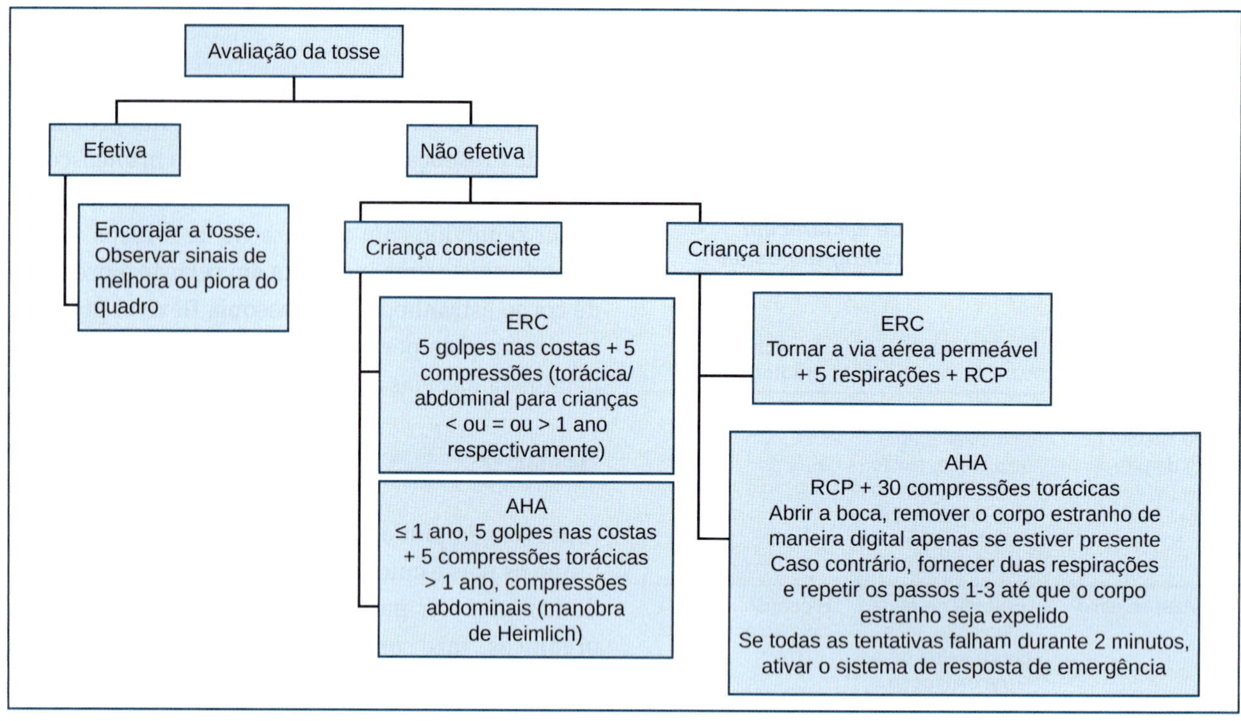

FIGURA 35.7 ***Fluxograma para atendimento de emergência da criança com corpo estranho na via aérea.***
Siglas: ERC = European Ressuscitation Council; RCP = reanimação cardiopulmonary; AHA = American Heart Association.

Quando não houver uma história bem esclarecida de engasgo e o exame físico e a radiografia forem normais, considerar uma reavaliação sete dias depois. O corpo estranho que fica inserido de maneira apertada na via aérea pode provocar, após algumas semanas, a formação de grande quantidade de pus na porção distal da obstrução. Quando for realizada a remoção desse corpo estranho, deve estar disponível um dispositivo de aspiração logo após a sua retirada.

EVOLUÇÃO

O retardo diagnóstico está associado com uma morbidade importante, geralmente manifestada por pneumonia recorrente e bronquiectasia. Mesmo após a remoção do corpo estranho, pode haver a persistência de alguns sintomas. Habitualmente, mais de 30% dos pacientes apresentam uma combinação de tosse e chiado, que podem ser tratados com broncodilatadores e corticoides por via inalatória.

A persistência dos sintomas e as alterações radiográficas são mais prováveis que ocorram em crianças que aspiraram material orgânico (presumivelmente, devido à associação com a formação de granuloma), quando existir retardo diagnóstico ou, então, se o corpo estranho estiver localizado no brônquio fonte esquerdo.

O exame de tomografia computadorizada, logo antes ou após a remoção de um corpo estranho que tenha permanecido por um longo período, pode mostrar a presença de bronquiectasia. Com a remoção do corpo estranho, poderá até haver a resolução da bronquiectasia. É importante manter um acompanhamento ambulatorial de todas as crianças que tenham tido um episódio de aspiração de corpo estranho, principalmente naquelas em que houve comprometimento pulmonar ou que persistam com sintomas clínicos respiratórios.

REFERÊNCIAS

Obstrução de Vias Aéreas Superiores

1. Bjornson C, Russell K, Vandermeer B, et al. Nebulized epinephrine for croup in children. Cochrane Database Syst Rev. 2013 Oct 10;10:CD006619.
2. Bjornson CL, Johnson DW. Croup in children. CMAJ. 2013;185(15):1317-23.
3. Carvalho WB. Obstrução das vias aéreas superiores. In: Rozov T, editor. Doenças Pulmonares em Pediatria – Diagnóstico e Tratamento. 2ª ed. Ed. Atheneu; 2011. p. 839-52.

4. Carvalho WB. Obstrução de vias aéreas superiores/Aspiração de corpo estranho. In: Carvalho WB, Souza RL, Souza N, editores. Emergência e Terapia Intensiva Pediátrica. 3ª ed. Ed. Atheneu; 2014. p. 167-78.
5. Ida JB, Thompson DM. Pediatric stridor. Otolaryngol Clin North Am. 2014;47(5):795-819.
6. Johnson DW. Croup. BMJ Clin Evid. 2014;pii:0321.
7. Loughlin GM, Taussig LM. Upper airway obstruction. Semin Respir Med. 1979;1(2):131-46.
8. Mandal A, Kabra SK, Lodha R. Upper Airway Obstruction in Children. Indian J Pediatr. 2015;82(8):737-44.
9. Moore M, Little P. WITHDRAWN: Humidified air inhalation for treating croup. Cochrane Database Syst Rev. 2011 Jun 15;(6):CD002870.
10. Moraa I, Sturman N, McGuire T, et al. Heliox for croup in children. Cochrane Database Syst Rev. 2013 Dec 7;12:CD006822.
11. Petrocheilou A, Tanou K, Kalampouka E, et al. Viral croup: diagnosis and a treatment algorithm. Pediatr Pulmonol. 2014;49(5):421-9.
12. Pfleger A, Eber E. Management of acute severe upper airway obstruction in children. Paediatr Respir Rev. 2013;14(2):70-7.
13. Recognition of respiratory distress and failure. In: Chameides L, et al, editors. Pediatric Advanced Life Support Provider Manual. Dallas: American Heart Association; 2011. p. 37.
14. Russell KF, Liang Y, O'Gorman K, et al. Glucocorticoids for croup. Cochrane Database Syst Rev. 2011 Jan 19;(1):CD001955.
15. Sasidaran K, Bansal A, Singhi S. Acute upper airway obstruction. Indian J Pediatr. 2011;78(10):1256-61.
16. Westley CR, Cotton EK, Brooks JG. Nebulized racemic epinephrine by IPPB for the treatment of croup: a double-blind study. Am J Dis Child. 1978;132(5):484-7.
17. Witten CE. Anyone can intubate. 4ª ed. San Diego: KW Publication; 2004.
18. Zoorob R, Sidani M, Murray J. Croup: an overview. Am Fam Physician. 2011;83(9):1067-73.

Aspiração de Corpo Estranho no Trato Respiratório

1. Carvalho WB. Corpo estranho em vias aéreas. In: Rozov T, editor. Doenças Pulmonares em Pediatria – Diagnóstico e Tratamento. 2ª ed. Ed. Atheneu; 2011. p. 853-8.
2. Carvalho WB. Obstrução de vias aéreas superiores/Aspiração de corpo estranho. In: Carvalho WB, Souza RL, Souza N, editores. Emergência e Terapia Intensiva Pediátrica. 3ª ed. Ed. Atheneu; 2014. p. 167-78.
3. Digoy GP. Diagnosis and management of upper aerodigestive tract foreign bodies. Otolaryngol Clin North Am. 2008;41(3):485-96.
4. Friedman EM. Tracheobronchial foreign bodies. Otolaryngol Clin North Am. 2000;33(1):179-85.
5. Hegde SV, Hui PK, Lee EY. Tracheobronchial foreign bodies in children: imaging assessment. Semin Ultrasound CT MR. 2015;36(1):8-20.
6. Holinger LD. Foreign bodies of the airway. In: Berman RE, Kliegman RM, Jenson HD, editors. Nelson Textbook of Pediatrics. 17th ed. Saunders; 2004:1410-11.
7. Iversen RH, Klug TE. Need for more clear parental recommendations regarding foreign body aspiration in children. Dan Med J. 2012;59(9):A4498.
8. Jaswal A, Jana U, Maiti PK. Tracheo-bronchial foreign bodies: a retrospective study and review of literature. Indian J Otolaryngol Head Neck Surg. 2014;66(Suppl 1):156-60.
9. Karakoç F, Karadağ B, Akbenlioğlu C, et al. Foreign body aspiration: what is the outcome? Pediatr Pulmonol. 2002;34(1):30-6.
10. Lima JA, Fischer GB. Foreign body aspiration in children. Paediatr Respir Rev. 2002;3(4):303-7.
11. Mansour Y, Beck R, Danino J, et al. Resolution of severe bronchiectasis after removal of long-standing retained foreign body. Pediatr Pulmonol. 1998;25(2):130-2.
12. Paksu S, Paksu MS, Kilic M, et al. Foreign body aspiration in childhood: evaluation of diagnostic parameters. Pediatr Emerg Care. 2012;28(3):259-64.
13. Pérez-Frías J, Caro-Aguilera P, Pérez-Ruiz E, et al. Foreign body management. Combined bronchoscopy in a Paediatric Pulmonology Unit. An Pediatr (Barc). 2010;72(1):67-71.
14. Poirer MP, Ruddy RM. Acute upper airway foreign body removal: the choking child. In: Henretig FM, King C, editors. Textbook of Pediatric Emergency Procedures. Williams & Wikins; 1997. p. 621-7.
15. Radhakrishna SM, Nagler J. Images in emergency medicine. Foreign body aspiration. Ann Emerg Med. 2007;49(6):822:9.
16. Rodríguez H, Passali GC, Gregori D, et al. Management of foreign bodies in the airway and oesophagus. Int J Pediatr Otorhinolaryngol. 2012;76 Suppl 1:S84-91.
17. Salih AM, Alfaki M, Alam-Elhuda DM. Airway foreign bodies: a critical review for a common pediatric emergency. World J Emerg Med. 2016;7(1):5-12.
18. Shapiro NL, Kaselonis GL. Tracheobronchial foreign body management in an acutely ill neonate. Int J Pediatr Otorhinolaryngol. 2000;52(1):75-7.

19. Shlizerman L, Mazzawi S, Rakover Y, et al. Foreign body aspiration in children: the effects of delayed diagnosis. Am J Otolaryngol. 2010;31(5):320-4.

20. Shubha AM, Das K. Tracheobronchial foreign bodies in infants. Int J Pediatr Otorhinolaryngol. 2009;73(10):1385-9.

21. Srivastava G. Airway foreign bodies in children. Clin Pediatr Emerg Med. 2010;11(2):67-72.

22. Stenklyft PH, Cataletto ME, Lee BS. The pediatric airway in health and disease. In: Gausche-Hill M, Fuch S, Yamamoto L, editors. APLS: The Pediatric Emergency Resource. 4th ed. Jones & Bartlett; 2004. p. 64-6.

23. Swischuck LE, editor. Foreign bodies in the lower airway. In: Emergency Imaging of the Acutely ill or Injured Child. 4th ed. Lippincott Williams & Wilkins; 2000. p. 88-94.

24. Wagner MH. Foreign body aspiration. In: Loughlin GM, Eigen H, editors. Respiratory Disease in Children. Diagnosis and Management. Baltimore: Williams & Wilkins; 1994. p. 343-50.

25. Zur KB, Litman RS. Pediatric airway foreign body retrieval: surgical and anesthetic perspectives. Paediatr Anaesth. 2009;19 Suppl 1:109-17.

36

Ventilação Pulmonar Mecânica Não Invasiva

Werther Brunow de Carvalho
Cintia Johnston
Arnaldo Prata Barbosa

HISTÓRICO

A aplicação de pressão positiva de forma não invasiva foi realizada pela primeira vez, em 1937, por Alvan Barach, que demonstrou que a pressão positiva contínua em vias aéreas (CPAP), fornecida por meio de uma máscara facial, poderia ser útil no tratamento do edema agudo pulmonar.

No final da década de 1970 e início da década de 1980, dois modos de ventilação não invasiva (VNI) com pressão positiva (utilizando máscara facial ou nasal) foram introduzidos na prática clínica: a CPAP, com a finalidade inicial de melhorar as trocas gasosas de pacientes com insuficiência ventilatória aguda (IVA) hipoxêmica; e a ventilação com pressão positiva intermitente (VPPI), objetivando manter em repouso os músculos respiratórios dos pacientes com insuficiência ventilatória crônica (IVC), decorrente de doenças neuromusculares e da doença pulmonar obstrutiva crônica (DPOC).

Durante a década de 1980, houve um aumento progressivo na utilização das técnicas de suporte ventilatório não invasivo, tanto nas situações clínicas agudas como nas crônicas, de tal maneira que a VNI é considerada um suporte ventilatório de primeira linha para a maioria dos casos de insuficiência ventilatória.

TERMINOLOGIA

A VNI é o suporte ventilatório sem o uso de prótese invasiva (cânula intratraqueal ou traqueostomia), e inclui vários modos ventilatórios que podem ser aplicados por meio de diferentes modelos de interfaces (máscaras e prongas nasais, entre outras).

É necessário conhecer os diferentes modos ventilatórios, os sistemas de aplicação e as nomenclaturas. Encontram-se as seguintes nomenclaturas na literatura: ventilação não invasiva, ventilação não invasiva com pressão positiva, ventilação não invasiva com pressão de suporte, ventilação com máscara facial, ventilação mecânica não invasiva, ventilação não invasiva com dois níveis de pressão e os seus acrônimos VNI, VNIPP, VNIPS, CPAP e BiPAP.

A terminologia que será utilizada neste texto é **ventilação não invasiva (VNI)**, excluindo a forma de ventilação não invasiva com pressão negativa. Esse método de suporte ventilatório, quando aplicado em dois níveis de pressão (*bilevel*), envolve uma assistência inspiratória, na qual uma pressão maior do que a pressão inspiratória fisiológica é aplicada às vias aéreas, assim como uma pressão expiratória positiva final (PEEP), o que permite gerar um gradiente de distensão nas vias aéreas. Quando for aplicada a CPAP, é fornecida uma pressão maior do que a pressão atmosférica em todo o ciclo respiratório, sem a possibilidade de gerar um gradiente de distensão nas vias aéreas. Os efeitos da VNI e da CPAP na pressão no nível da boca, no volume corrente e na pressão esofágica são comparados com relação à respiração espontânea (Figura 36.1).

Os aparelhos de ventilação pulmonar mecânica (VPM) desenhados especificamente para a VNI fornecem uma pressão positiva inspiratória na via aérea (IPAP) e uma pressão positiva expiratória final nas vias aéreas (EPAP). A EPAP é o nível de pressão expiratória e é sinônimo de pressão expiratória final positiva (PEEP). Na maioria dos aparelhos de VPM, utilizados nas unidades de cuidados intensivos, o parâmetro *pressão inspiratória* está acima do nível da PEEP.

A VNI em dois níveis de pressão (BiPAP) fornece uma pressão suporte (PSV) na fase inspiratória e uma PEEP. Os níveis de IPAP e EPAP são ajustados separadamente, com o aparelho trocando de IPAP para EPAP por meio das alterações de sensibilidade do aparelho (preferencialmente a fluxo). A diferença entre IPAP e EPAP (gradiente de pressão) representa o nível de suporte de pressão não invasiva, o que irá determinar o volume corrente (VC) do paciente.

As respirações correntes durante a VNI podem ser descritas pelo disparo da respiração (variável de disparo), pelo que dirige o fluxo de gás (variável de alvo) e pelo término da respiração (variável de ciclo). Os tipos de respiração de maior frequência de aplicação, durante a VNI com dois níveis de pressão, podem ser os seguintes:

- Pressão suporte: o paciente desencadeia o disparo, modo com alvo à pressão e ciclado a fluxo;
- Pressão assistida: o paciente desencadeia o disparo, modo com alvo à pressão e ciclado a tempo;
- Pressão controlada: o aparelho desencadeia o disparo, modo com alvo à pressão e ciclado a tempo;
- Volume assistido: o paciente desencadeia o disparo, modo com alvo a fluxo e ciclado a volume;
- Volume controlado: o aparelho desencadeia o disparo, modo com alvo a fluxo e ciclado a volume.

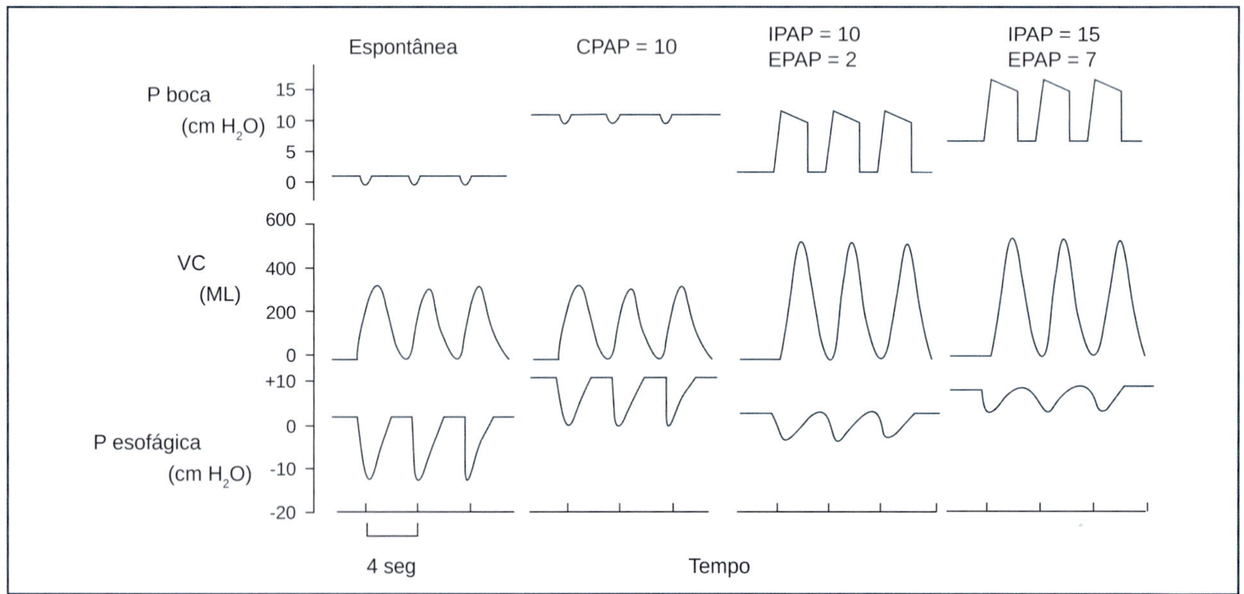

FIGURA 36.1 *Efeitos da ventilação não invasiva comparando os modos ventilatórios* **bilevel** *e CPAP com a respiração espontânea quanto as variáveis fisiológicas: pressão no nível da boca, volume corrente e pressão esofágica.*

Siglas: P_{boca} = pressão no nível da boca; VC = volume corrente (mL/kg); $P_{esofágica}$ = pressão esofágica; CPAP = pressão contínua nas vias aéreas; IPAP = pressão positiva inspiratória (cmH_2O); EPAP = pressão positiva expiratória final (cmH_2O).

FISIOPATOLOGIA DO FORNECIMENTO DE OXIGÊNIO NA FALÊNCIA VENTILATÓRIA

O sistema ventilatório inclui uma membrana para as trocas gasosas e uma bomba ventilatória. Quando houver falha na função dessas estruturas (Figura 36.2), pode ser necessário um suporte com VPM invasiva ou VNI, aplicado com o objetivo de diminuir o trabalho respiratório e reverter a hipoxemia e a acidose respiratória.

A entrega de oxigênio (DO_2) é o produto entre o débito cardíaco (DC) e o conteúdo arterial de oxigênio (CaO_2). O CaO_2 é o produto da saturação arterial de oxigênio (SaO_2) pela concentração de hemoglobina, multiplicada por uma constante, refletindo a capacidade de ligação do oxigênio à hemoglobina.

$$DO_2 = DC \times CaO_2$$

$$CaO_2 = (SaO_2 \times Hb \times 1{,}34) + (PaO_2 \times 0{,}0031)$$

DETERMINANTES DAS TROCAS DE OXIGÊNIO

A respiração é um processo que envolve a troca de oxigênio e gás carbônico entre o paciente e o ambiente. Após a entrada de oxigênio nos pulmões, na inspiração, ocorre uma difusão passiva do oxigênio para o sangue arterial. A DO_2 depende da capacidade de carreamento do oxigênio pelo sangue, isto é, do conteúdo de hemoglobina e da cinética de dissociação. O oxigênio difunde-se dos capilares para as células, onde é utilizado. Simultaneamente à troca de oxigênio, a troca do gás carbônico é completada pela sua remoção do sangue para os alvéolos, onde posteriormente é exalado, completando o ciclo ventilatório normal.

A falência ventilatória e uma DO_2 inadequada podem resultar no mau funcionamento de qualquer aspecto do "aparato ventilatório". Uma diminuição do transporte convectivo de oxigênio e uma extração aumentada de oxigênio pelos tecidos podem ocasionar uma diminuição progressiva na saturação venosa de oxigênio (SvO_2), uma dessaturação arterial rápida e um fornecimento insuficiente de oxigênio para os tecidos.

OXIGENAÇÃO

Em condições normais, a pressão de oxigênio alveolar dirige a difusão do oxigênio para o sangue arterial, que é então medido clinicamente como a PaO_2. A transferência do oxigênio inspirado e a remoção do gás carbônico poderão estar limitadas se houver uma lesão alveolar ou agressão aos músculos ventilatórios, aos corpos carotídeos ou ao centro respiratório.

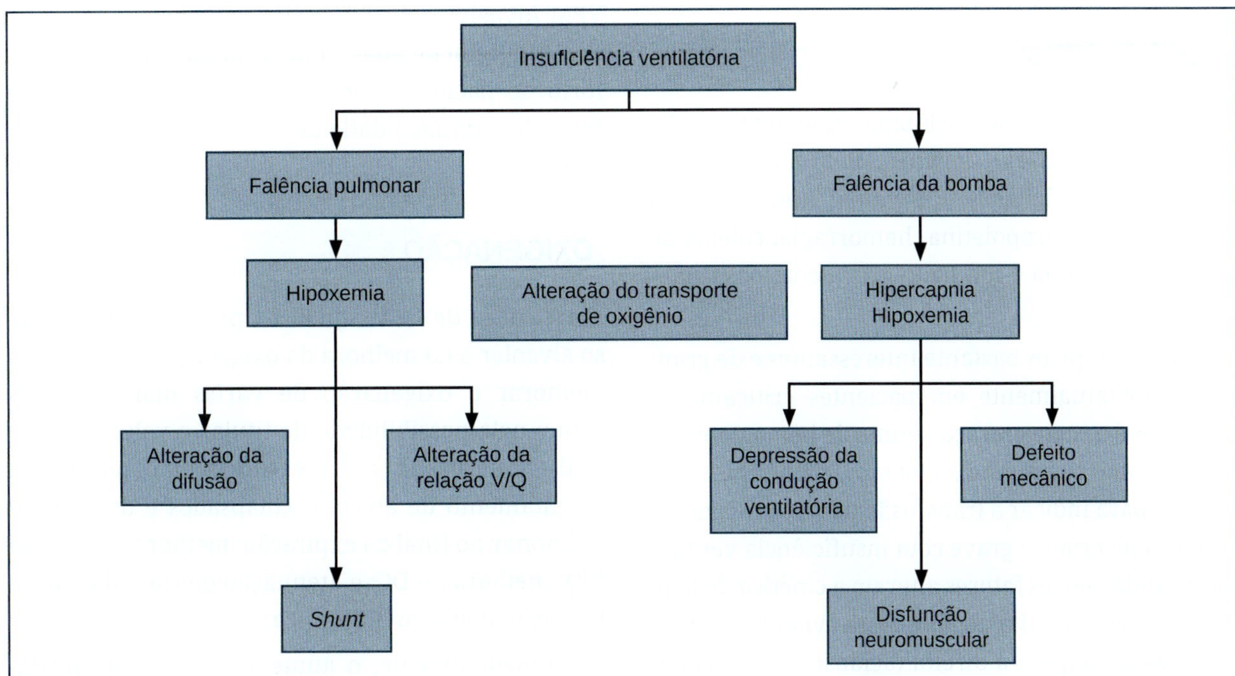

FIGURA 36.2 ***Origens e causas da falência ventilatória aguda.***

A hipoxemia arterial pode ser desencadeada por hipoventilação alveolar (depressão ventilatória, fraqueza dos músculos ventilatórios ou doença obstrutiva da via aérea), mas também por uma barreira na difusão, como ocorre no edema pulmonar, ou a partir da alteração da relação ventilação/perfusão (V/Q). A ventilação inadequada de alvéolos bem perfundidos ou a redução da perfusão de alvéolos bem ventilados é a causa mais frequente de dessaturação da oxigenação arterial.

A PaO_2 e a SaO_2 são os principais indicadores da hipoxemia arterial, adicionalmente com avaliação clínica, pH, lactato, pH mucoso, SvO_2, alterações na PCO_2 e na relação DO_2/VO_2, que são utilizados para monitorar a condição tecidual de oxigênio. Embora frequentemente utilizada para monitorar a troca gasosa, a PaO_2 não fornece uma informação suficiente sobre a adequação do DO_2. Quando se suspeita de uma alteração grave na relação V/Q como causa da hipoxemia, a relação PaO_2/FiO_2 é um bom índice de oxigenação, sendo facilmente calculada. Os valores da PaO_2 e da SaO_2 também podem ser normais em uma criança grave que está anêmica ou que tenha um DC baixo, tornando-se parâmetros não confiáveis na detecção da hipoxia tecidual. Nessas situações, a SvO_2 mista, quando muito baixa (menor que 70%), pode ser um indicador mais adequado de oxigenação tecidual do que a PaO_2 ou a SaO_2.

HEMOGLOBINA

A concentração da hemoglobina circulante é o determinante primário do CaO_2. Por várias razões (inflamação, deficiência nutricional, diminuição da produção da eritropoietina, hemorragia, coletas de sangue), a anemia é um dado prevalente nas crianças graves.

Um dos tópicos bastante interessantes e de grande debate atualmente em pacientes criticamente enfermos é a "concentração ótima de hemoglobina". Temos, como regra geral, adotado o valor abaixo de 7,0 g/dL para indicar a transfusão de concentrado de glóbulos na criança grave com insuficiência ventilatória aguda. Vários fatores alteram a cinética de ligação do oxigênio à hemoglobina, desviando a curva de dissociação para a direita (acidose, hipertermia) ou para a esquerda (diminuição de 2,3-DPG, hipofosfatemia, alcalose, HbF), tendo-se que a hemoglobina libera mais facilmente o oxigênio (desvio para a direita) ou menos facilmente (desvio para a esquerda).

DÉBITO CARDÍACO

Além da otimização da oxigenação e da concentração de hemoglobina, a obtenção de um valor adequado de DO_2 no paciente com falência ventilatória necessita da manutenção de um DC normal. A disfunção cardíaca pode resultar de uma doença cardíaca subjacente, de uma DO_2 insuficiente para a circulação coronariana, que pode ser precipitada por anemia, comprometimento da contratilidade miocárdica a partir dos efeitos das citocinas inflamatórias e de uma condição fluídica intravascular inadequada, ou ainda de uma combinação desses fatores.

EFEITOS FISIOLÓGICOS DA APLICAÇÃO DA VNI

Os benefícios fisiológicos da VNI, de acordo com vários estudos, incluem a melhora na oxigenação, diminuição do trabalho ventilatório, melhora da relação V/Q, diminuição da fadiga e aumento da ventilação-minuto. Alguns desses efeitos fisiológicos positivos podem ser sustentados, conferindo um possível benefício em longo prazo.

Comparativamente à IT (intubação traqueal) e VPM invasiva, existem ainda vantagens adicionais da VNI, relacionadas com a simplicidade, o conforto do paciente, a possibilidade de deglutição e fala, além da facilidade de início, implementação e retirada.

OXIGENAÇÃO

A aplicação de CPAP ajuda na prevenção do colapso alveolar e na melhora da oxigenação. A VNI pode melhorar a oxigenação de várias maneiras, tais como: pela possibilidade de titular o valor da FiO_2; redistribuição da água extravascular pulmonar; recrutamento de alvéolos colapsados e do volume pulmonar no final da expiração; melhora na relação V/Q; melhora do DC; e atenuação do trabalho ventilatório e dilatação brônquica.

Adicionalmente, o aumento na pressão média de vias aéreas, que ocorre com a aplicação do IPAP, pode melhorar a transferência de oxigênio nos pulmões em crianças com doença parenquimatosa; um efeito que pode ser ampliado pela aplicação de pressão positiva na via aérea durante a expiração.

FUNÇÃO PULMONAR

A aplicação da VNI aumenta a capacidade residual funcional (CRF), abrindo os alvéolos colapsados e diminuindo, portanto, o *shunt* intrapulmonar da direita para esquerda, com melhora da oxigenação (Figura 36.3). Adicionalmente, o aumento na CRF pode melhorar a complacência pulmonar, diminuindo o trabalho ventilatório.

A aplicação de pressão positiva inspiratória na via aérea e o suporte de pressão inspiratória podem aumentar o esforço muscular inspiratório e a ventilação alveolar. O aumento na pressão expiratória final, pela aplicação de PEEP/CPAP, pode desviar a ventilação para uma porção mais complacente da curva pressão/volume e diminuir o trabalho ventilatório.

A CPAP pode diminuir a resistência ao fluxo, tanto na via aérea superior quanto na inferior, e também pode reduzir o limiar para o trabalho ventilatório, que deve ser realizado antes que ocorra o fluxo de gás. A combinação de diminuição do trabalho ventilatório e aumento do fornecimento de oxigênio pode permitir ao paciente um aumento na ventilação-minuto (Duke *et al.*, 1999). Nos pacientes com crise de asma, a aplicação de CPAP com máscara tem demonstrado diminuir a pressão transdiafragmática (Pdi), o produto pressão-tempo para os músculos inspiratórios e diafragma, e o tempo inspiratório fracional.

A hiperinsuflação dinâmica que ocorre na criança com bronquiolite aguda e asma pode ocasionar encurtamento dos músculos acessórios intercostais e do diafragma, diminuindo a sua eficiência e resistência e aumentando o trabalho total realizado pelo sistema ventilatório. A aplicação de PEEP pode anular a PEEP intrínseca (PEEPi) em pacientes com hiperinsuflação dinâmica, e a ventilação com pressão de suporte nesses pacientes pode também diminuir a PEEPi.

Em 1994, Appendini *et al.*[2] demonstraram, em pacientes com exacerbação aguda da doença pulmonar obstrutiva crônica, que a aplicação de CPAP por máscara ou PEEP em um nível de 80% a 90% da PEEPi diminui a sobrecarga inspiratória, sem aumentar a hiperinsuflação.

Em relação à diminuição da Pdi e excursão corrente da Pdi, a combinação de PEEP e PSV é superior a qualquer modalidade isoladamente, enquanto a aplicação de CPAP é superior à ventilação espontânea isolada.

Em alguns pacientes com doença pulmonar obstrutiva crônica, a CPAP aplicada após a resolução da falência ventilatória aguda pode aumentar o espaço morto alveolar, por distensão dos espaços aéreos e compressão da microvasculatura adjacente, além de aumentar a $PaCO_2$.

FUNÇÃO CARDÍACA

A diminuição da agitação e do desconforto ventilatório pode reduzir as necessidades de oxigênio do miocárdio.

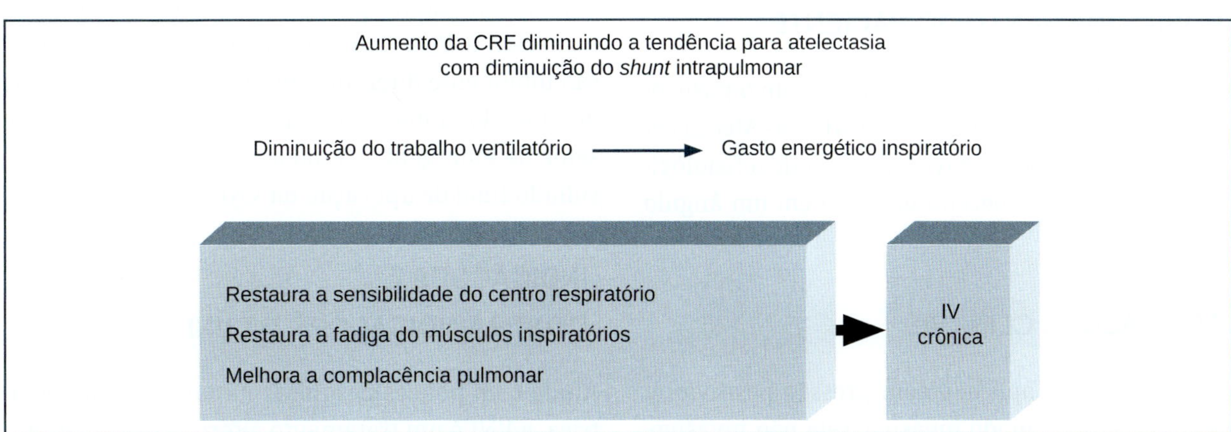

FIGURA 36.3 *Ventilação não invasiva com pressão positiva. Mecanismos de ação.*

Embora um aumento na pressão média de vias aéreas possa ter benefícios em relação à oxigenação, um aumento excessivo pode diminuir o retorno venoso, o débito cardíaco (DC) e a pressão arterial.

Os efeitos na pós-carga de ventrículo esquerdo e direito também podem ser potencialmente benéficos, mas dependem do mecanismo fisiológico cardiovascular subjacente.

Em 1994, Confalonieri *et al.*, utilizando BiPAP por máscara nasal (IPAP = 8-20 cmH_2O, mediana = 15, EPAP = 3-8 cmH_2O, mediana = 4), ventilaram 57 pacientes consecutivos, não selecionados, que apresentavam insuficiência ventilatória aguda. Antes da aplicação do BiPAP, sete pacientes estavam com a pressão sistólica menor que 100 mmHg, 38 estavam taquicárdicos, 21 estavam com hipertensão e 20 apresentavam arritmias. Após 24 horas da aplicação de BiPAP, apenas três pacientes demonstravam uma diminuição na pressão sanguínea.

A pressão sistólica transmural de ventrículo esquerdo é um determinante da pós-carga do ventrículo esquerdo. Em 1995, Naughton *et al.* avaliaram os efeitos da triagem de CPAP (0 a 10 cmH_2O) em um período de 75 minutos em 15 pacientes com insuficiência cardíaca congestiva (ICC) e em nove pessoas saudáveis. Observaram que a pressão sistólica transmural do ventrículo esquerdo diminuía significativamente nos pacientes com ICC em CPAP, não se alterando no grupo-controle. Entretanto, o índice cardíaco avaliado por meio de ecocardiografia com Doppler diminuía significativamente no grupo-controle, em que foi aplicada a CPAP, mas não no grupo com ICC.

POSICIONAMENTO DO PACIENTE

Poucos estudos até o momento avaliaram o posicionamento do paciente durante a VNI, mas Meduri *et al.* sugerem que possa haver um benefício fisiológico ao se elevar a cabeceira da cama em um ângulo de 45° ou mais.

APLICAÇÕES CLÍNICAS

A VPM pode ser aplicada com pressão positiva ou negativa, seja de modo invasivo, seja não invasivo. Atualmente, tem aumentado o interesse científico e clínico na VNI, em face da possibilidade de essa modalidade de VPM reduzir e/ou evitar alguns riscos e complicações da VPM invasiva, assumindo assim um papel relevante no manejo da insuficiência ventilatória aguda.

Na última década, aumentou o interesse clínico e científico na VNI, frente aos benefícios de sua aplicação, que evita a IT e está associada a menor morbidade (diminui o risco de pneumonia, de lesão associada à VPM; possui menor necessidade de sedação e apresenta menor desenvolvimento de complicações relacionadas com a via aérea superior) e mortalidade.

Independentemente das diferenças básicas entre falência ventilatória e falência da bomba ventilatória, a VNI tem sido aplicada para esses dois tipos de falências. Outra aplicação da VNI é a de facilitar o desmame da ventilação mecânica, permitindo uma extubação mais precoce.

A VNI pode ser aplicada mais precocemente do que a intubação traqueal na evolução temporal da falência ventilatória, e ainda ser realizada fora da UTI. Entretanto, é importante identificar precocemente os pacientes que provavelmente não terão sucesso com a VNI, para evitar um atraso na intubação traqueal.

UTILIZAÇÃO HOSPITALAR DA VNI

O modelo de cuidados hospitalares difere de país para país e de hospital para hospital (privado *versus* público) e, portanto, a qualidade da monitoração, do treinamento de pessoal e dos equipamentos disponíveis, assim como a disponibilidade do número de médicos, enfermeiras e fisioterapeutas varia dependendo do hospital e do local onde está sendo fornecida a VNI. Esses recursos e disponibilidades são totalmente diferentes quando analisamos áreas de cuidados intensivos, cuidados intermediários e setor de emergência, e podem interferir com o resultado final da aplicação da VNI.

INDICAÇÕES E CONTRAINDICAÇÕES DA VNI

Ainda com poucas pesquisas na faixa etária pediátrica, a VNI é um tratamento alternativo para crianças com desconforto ventilatório agudo, sendo um suporte ventilatório efetivo e seguro. Entretanto, devido à escassez de estudos em pediatria, ainda não se pode responder a questões fundamentais sobre sua eficácia para diversas doenças. As indicações de uso da VNI em pediatria ocorrem tanto na fase aguda e intra-hospitalar (Quadro 36.1), como na fase crônica (contínua), com possibilidade de aplicação domiciliar.

QUADRO 36.1 ***Indicações da ventilação não invasiva em pediatria.***

▪ Insuficiência ventilatória crônica agudizada
▪ Enfermidades neuromusculares: atrofia espinal, doença de Duchenne
▪ Fibrose cística: fase pré-transplante e de exacerbação
▪ Síndrome da apneia obstrutiva do sono
▪ Insuficiência ventilatória aguda hipoxêmica
▪ Pneumonia
▪ Insuficiência ventilatória pós-extubação
▪ Asma aguda grave
▪ Edema agudo de pulmão
▪ Insuficiência ventilatória aguda no paciente oncológico

Provavelmente, a aplicação mais bem documentada da VNI em pacientes pediátricos é no tratamento da hipoventilação associada às alterações crônicas restritivas da parede torácica, incluindo nesse grupo as doenças neuromusculares (Quadro 36.2).

QUADRO 36.2 ***Indicações de ventilação não invasiva domiciliar.***

▪ Atelectasia/pneumonia de repetição
▪ Capacidade vital menor do que 40%
▪ Diminuição de 25% da capacidade vital em decúbito
▪ Saturação da Hb menor que 95% durante o dia, sem a presença de doença ventilatória aguda
▪ Registro noturno do oxímetro de pulso de aspecto patológico
▪ Saturação da Hb inferior a 90% durante um período superior a uma hora
▪ Episódios de bradicardia secundários à dessaturação para pacientes neuromusculares

A utilização da VNI para crianças com câncer que desenvolvem falência ventilatória grave é um novo campo de aplicação dessa modalidade e que está se expandindo muito rapidamente em virtude dos resultados promissores que estão sendo obtidos, particularmente nos pacientes que apresentam alterações malignas hematológicas.

Uma boa parte dos pacientes com neutropenia pode desenvolver infecções pulmonares graves, que são frequentemente fatais, além de, durante o período de imunodepressão, estarem também sujeitos a outras complicações ventilatórias, como hemorragia alveolar, síndrome de extravasamento capilar e toxicidade pela radiação ou toxicidade relacionada com a utilização de drogas.

A IT aumenta o risco de mortalidade nesses casos devido à maior possibilidade de se desenvolver uma nova infecção ou de se superporem infecções em um paciente previamente infectado. Nessa situação, a VNI apresenta-se como uma alternativa interessante porque diminui o risco de complicações.

A maioria das pesquisas em pacientes com câncer é limitada àqueles que apresentam acometimento hematológico, com poucos dados disponíveis para pacientes com tumores sólidos.

Existem dois aspectos importantes para o sucesso da VNI nos pacientes com câncer: 1) relacionado com a experiência e treinamento da equipe multiprofissional (intensivistas pediátricos e fisioterapeutas) que aplica a VNI; 2) a precocidade da intervenção. Tem sido demonstrado que apenas a aplicação precoce da VNI é capaz de melhorar a sobrevida, devendo a modalidade ser aplicada mesmo fora do ambiente da UTI (enfermaria oncológica).

Para diminuir a incidência de falha da VNI, devemos conhecer as condições clínicas que contraindicam de maneira absoluta essa estratégia ventilatória (Quadro 36.3).

ONDE PODE SER REALIZADA A VENTILAÇÃO NÃO INVASIVA COM PRESSÃO POSITIVA

A utilização da VNIPP oferece uma possibilidade de suporte ventilatório para as crianças com falência respiratória, particularmente em relação à versatilidade do local onde será utilizado e a presteza para se realizar a intervenção. Como o uso da VNIPP não requer a utilização de musculorrelaxante e frequentemente também de sedativos, a ventilação pode ser iniciada fora da unidade de terapia intensiva (UTI).

QUADRO 36.3 ***Contraindicações da ventilação não invasiva na insuficiência ventilatória aguda.***

Absolutas
• Instabilidade hemodinâmica (choque) • Arritmias com alteração hemodinâmica • Hemorragia digestiva alta ou vômitos. Distensão abdominal • Trauma cranioencefálico, com pneumoencéfalo ou rinoliquorraquia, e cirurgia da face ou seios paranasais • Pneumotórax não drenado • Pneumonia com pneumatocele • Paralisia de cordas vocais • Não cooperação do paciente • Ausência ou depressão do estímulo ventilatório • Secreções no sistema ventilatório abundantes • Infecção de cavidades paranasais ou oculares (contraindicação temporal) • Cirurgia recente de esôfago, estômago ou orofacial
Relativas
• Distúrbio significante da troca gasosa, com necessidade de altas FiO_2 • Obesidade mórbida (> 200% do peso corpóreo ideal) • Adaptação inadequada à interface • Excitação psicomotora, com necessidade de sedação • Apesar de haver um grande número de contraindicações absolutas, a maioria dos casos que contraindicam a VNI constitui aqueles em que a equipe multiprofissional assume que a opção de IT imediata é a melhor para o paciente. • Portanto, para ter uma indicação precisa de VNI, é necessário estar alerta em relação aos dados clínicos, ter conhecimento completo desse modo de suporte ventilatório, ter estrutura adequada para seu uso e ter compreensão ampla da sua aplicação clínica

A possibilidade de realizar a VNIPP fora da UTI é uma opção atrativa, pois minimiza os problemas relacionados à disponibilidade de leitos nas UTI, além dos altos custos associados aos cuidados nessas unidades. Adicionalmente, existe uma familiarização do seu uso na criança com maior nível de estresse.

Os determinantes-chave para a escolha do local para a realização da VNIPP são principalmente as condições estruturais do setor (Quadro 36.4).

EQUIPAMENTOS NECESSÁRIOS

O sucesso da VNI depende em grande parte da seleção adequada de uma interface, de aparelho de VPM e dos parâmetros selecionados nesse aparelho. É fundamental que a equipe clínica que utiliza esse equipamento tenha um treinamento adequado, protocolos específicos e conhecimento da fisiologia e fisiopatologia das diversas alterações que indicam o uso da VNI.

QUADRO 36.4 ***Fatores a serem considerados na determinação do local para a realização da ventilação não invasiva com pressão positiva.***

▪ Local da equipe com treinamento e conhecimento relacionado à ventilação não invasiva
▪ Equipe adequada disponível 24 horas por dia
▪ Acesso rápido para intubação intratraqueal e ventilação mecânica invasiva
▪ Gravidade da falência respiratória e avaliação da possibilidade de sucesso
▪ Facilitação em relação à monitoração

Durante a última década, tivemos um progresso tecnológico relacionado à interface para a aplicação da VNI. As características desejáveis de uma interface adequada para o uso da VNI estão colocadas no Quadro 36.5.

QUADRO 36.5 ***Características desejáveis de uma interface para VNI.***

▪ Espaço morto pequeno
▪ Transparente
▪ Pouco peso (leve)
▪ Fácil de fixar
▪ Selo adequado, com uma baixa pressão facial
▪ Descartável e fácil de limpar
▪ Não irritante (não alergênica)
▪ Custo baixo
▪ Vários tamanhos: adulto e pediátrico/neonatal
▪ Adaptável às variações da anatomia facial
▪ Habilidade de uma remoção rápida
▪ Mecanismo antiasfixia
▪ Compatível com uma grande variedade de aparelhos de VPM

Fonte: adaptado de Hess[21].

As interfaces mais habitualmente utilizadas em pediatria são a oronasal e a nasal, com as suas vantagens e desvantagens, de acordo com o Quadro 36.6.

Na prática clínica, dispomos de diversos aparelhos de VPM que podem ser utilizados para a aplicação da VNI. O Quadro 36.7, a seguir, enumera algumas considerações na seleção desse aparelho.

Existem três tipos de circuitos habitualmente utilizados nos aparelhos com pressão positiva para

QUADRO 36.6 ***Vantagens e desvantagens de várias interfaces para VNI.***

Interface	Vantagens	Desvantagens
Máscara nasal	Menor risco de aspiração Facilidade de depuração de secreções Menor sensação de claustrofobia Possibilita alimentação VO Fácil de colocar e fixar Menor espaço morto	Extravasamento pela boca Resistência maior através da passagem nasal Menos efetiva com obstrução nasal Irritação nasal e rinorreia Boca seca
Máscara oronasal	Melhor controle do extravasamento de gás Mais efetiva em respiradores bucais	Aumento do espaço morto Claustrofobia Aumento do risco de aspiração Aumento da dificuldade para falar e se alimentar Asfixia com o mau funcionamento do aparelho de VPM
Máscara de face total	Pode ser mais confortável para alguns pacientes Mais fácil para colocar (fixar) Menor possibilidade de lesão facial	Maior espaço morto Potencial para ressecamento dos olhos Não é possível fornecer medicamentos por aerossol

Fonte: adaptado de Hess[21].

QUADRO 36.7 ***Considerações relacionadas à seleção de um aparelho de VPM para VNI.***

- Compensação de extravasamento de gás
- Gatilho (disparo e ciclo acoplado ao padrão respiratório do paciente)
- Reinalação
- Fornecimento de oxigênio
- Monitoração
- Alarmes (segurança *versus* incômodo)
- Portabilidade (tamanho compacto)
- Duração da bateria
- Comprovação na prática
- Custo

a VNI. Os circuitos com duplo ramo têm válvula inspiratória e expiratória e condutos separados para os gases inspiratórios e expiratórios, como aqueles habitualmente utilizados nos aparelhos de VPM empregados na UTI. Para os aparelhos portáteis, utiliza-se um circuito de um único ramo, com uma válvula de exalação próxima ao paciente. A válvula expiratória está ativamente fechada durante a fase inspiratória, para prevenir a perda do volume corrente fornecido. Como a válvula expiratória está localizada próxima ao paciente, a possibilidade de reinalação é minimizada. Esses aparelhos são habitualmente utilizados para ventilação domiciliar. Para os aparelhos com dois níveis de pressão, utiliza-se o circuito de um único ramo. Um orifício para extravasamento de gás está presente, que funciona como uma exalação passiva para o paciente. Em algumas configurações, o orifício está incorporado ao circuito em uma localização próxima ao paciente; em outras configurações, ele está incorporado à interface.

Uma função importante dos aparelhos para VNI é a sua habilidade relacionada à compensação de extravasamento de gás. Alguns aparelhos são capazes de detectar um extravasamento não intencional e ajustar o fluxo para acomodar o extravasamento. A ventilação com pressão controlada, mas não a ventilação com volume controlado, determina uma importante compensação clínica do extravasamento.

EQUIPAMENTOS DESENVOLVIDOS PARA A VNI

TRILLOGY 100, PHILIPS RESPIRONICS® (FIGURA 36.4)

Equipamento de suporte a vida que atende a população pediátrica com peso ≥ 5 kg, possuindo modalidades controladas à pressão e a volume. Oferece as tecnologias Auto-Trak (sistema que promove a otimização paciente- aparelho e compensações de fugas/perdas) e suporte de pressão garantida de volume médio (AVAPS), a última sendo exclusiva das modalidades controladas à pressão. Esse equipamento é autônomo em relação à necessidade de ar comprimido e oxigênio, podendo ser utilizado em ambiente hospitalar ou domiciliar. É possível suplementar o oxigênio diretamente no equipamento. Possui tela gráfica de monitoração dos parâmetros administrados, cartão de memória Secure Digital (SD), que armazena todas as variáveis da ventilação determinada e realizada pelo paciente, possibilitando a análise do suporte ventilatório e proporcionando uma melhor assistência, principalmente no ambiente domiciliar. Esse equipamento possui uma bateria interna e uma bateria destacável que juntas permitem, em média, seis horas de utilização. Também existe a possibilidade do uso de bateria externa.

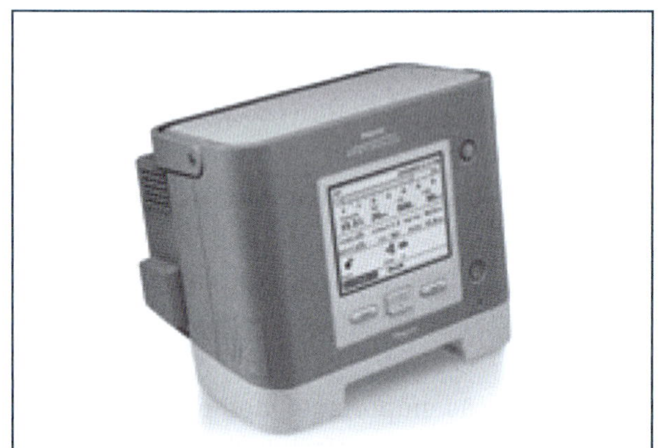

FIGURA 36.4 *Trillogy 100, Philips Respironics®.*

BiPAP Vision®, Respironics (Figura 36.5)

Aparelho desenvolvido exclusivamente para VNI, ventila pacientes a partir de 4 kg; é autônomo, sem necessitar de ar comprimido para seu funcionamento. Possui tela gráfica para a monitoração dos parâmetros ajustados, dispõe das modalidades CPAP, S/T e PAV, além de sistema de disparo a fluxo, que promove sincronia paciente-aparelho. Dispõe da tecnologia Auto-Trak e fornece assistência ventilatória segura, devido aos inúmeros alarmes disponíveis, e tem como uma de suas vantagens não requerer nenhum ajuste de compensação quando houver aumento de escape.

BiPAP Synchrony®, Respironics (Figura 36.6)

Equipamento desenvolvido exclusivamente para VNI, ventila pacientes a partir de 30 kg e não necessita de ar comprimido para seu funcionamento; possui tela gráfica para monitoração dos parâmetros administrados, tecnologias Auto-Trak e AVAPS e modalidades controladas à pressão.

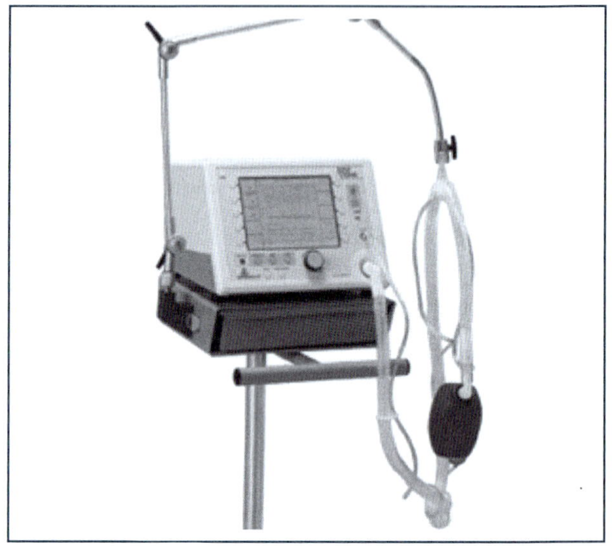

FIGURA 36.5 *BiPAP Vision®, Respironics.*

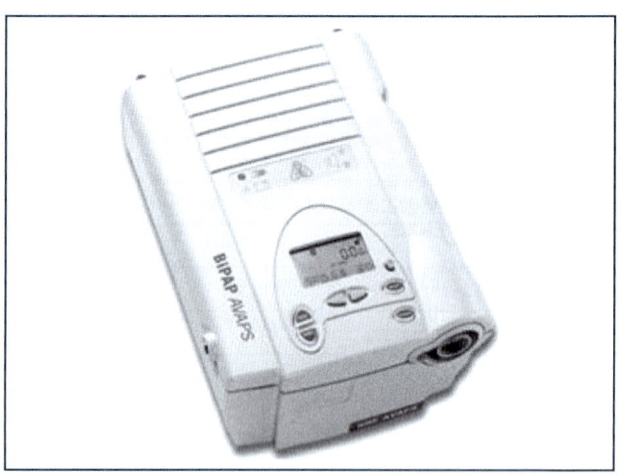

FIGURA 36.6 *BiPAP Synchrony®, Respironics.*

BiPAP Focus®, Philips Respironics (Figura 36.7)

Equipamento desenvolvido para aplicação da VNI, que ventila a partir de 30 kg, possui a tecnologia Auto-Trak e bateria interna que manterá a ventilação do paciente em caso de interrupção de energia, possibilitando dessa forma o transporte intra-hospitalar do paciente, sem interrupção do suporte ventilatório. Tem tela gráfica para monitoração dos parâmetros e alarmes automaticamente ajustadas; possui fácil e rápida adaptação da interface ao paciente, não havendo necessidade de ajustes recorrentes.

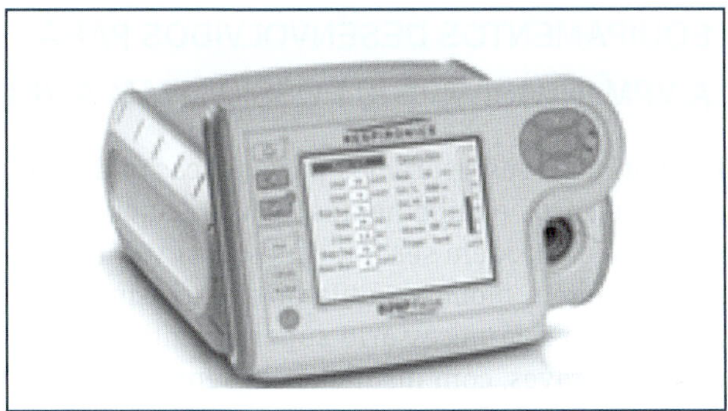

FIGURA 36.7 *BiPAP Focus®, Philips Respironics.*

BiPAP V60®, Philips Respironics (Figura 36.8)

Equipamento projetado para o ambiente hospitalar, que alia os altos padrões de VNI e ventilação invasiva; destinado à população pediátrica com peso ≥ 20 kg, e possui modalidades à pressão, tecnologias Auto-Trak e AVAPS. Pode ser fornecida suplementação de oxigênio, possibilitando leitura em porcentagem. Sua tela gráfica em *touch screen* possibilita monitoração completa dos parâmetros fornecidos ao paciente (curvas de fluxo, volume e pressão, e alarmes que proporcionam maior segurança durante o suporte ventilatório).

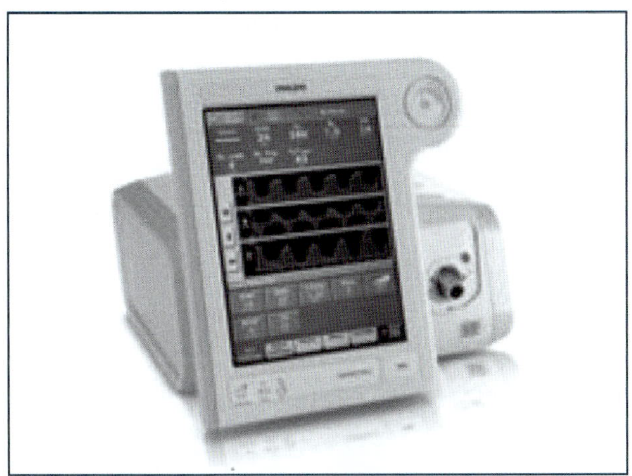

FIGURA 36.8 *BiPAP V60®, Philips Respironics.*

REMstar CFLEX®, Philips (Figura 36.9)

Equipamento desenvolvido para aplicação da VNI, que ventila a partir de 30 kg no modo CPAP, oferecendo pressões positivas contínuas que variam de 4 a 20 cmH_2O, ajustável ao paciente; possui tecnologia Auto-Trak Sensitivity, que rastreia cada ciclo respiratório e detecta o início da inspiração e da expiração, mesmo na presença de fugas na máscara, e responde disparando o C-Flex para proporcionar alívio da pressão, de forma adaptável e de acordo com a necessidade do paciente. Possui bateria interna que manterá a ventilação do paciente em caso de interrupção de energia.

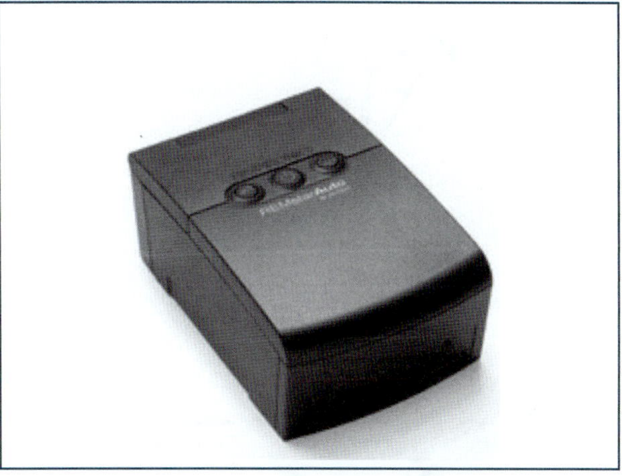

FIGURA 36.9 *REMstar CFLEX®, Philips.*

Stellar 100/150®, ResMed (Figura 36.10)

É um equipamento que se destina à ventilação de pacientes adultos e pediátricos não dependentes, com respiração espontânea (com peso ≥ 13 kg). Pode ser utilizado para VNI ou para a VPM invasiva em pacientes traqueostomizados, com e sem balonete intratraqueal (*cuff*), sendo utilizado em ambiente hospitalar ou domiciliar.

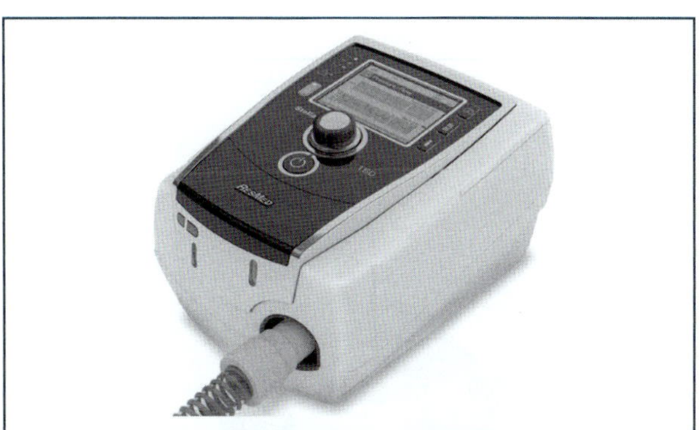

FIGURA 36.10 *Stellar 100/150®, ResMed.*

Carina®, Dräger (Figura 36.11)

É um equipamente para VNI considerado confortável para o paciente; é compacto e de fácil transporte. Reconhece as mudanças das condições pulmonares, proporcionando um melhor sincronismo do equipamento com a respiração do paciente. Apresenta diversos modos de ventilação para respiração espontânea e mandatória; possui um misturador integrado que disponibiliza concentrações de oxigênio de 21% a 100%, e possibilita ventilar com volume corrente abaixo de 100 mL.

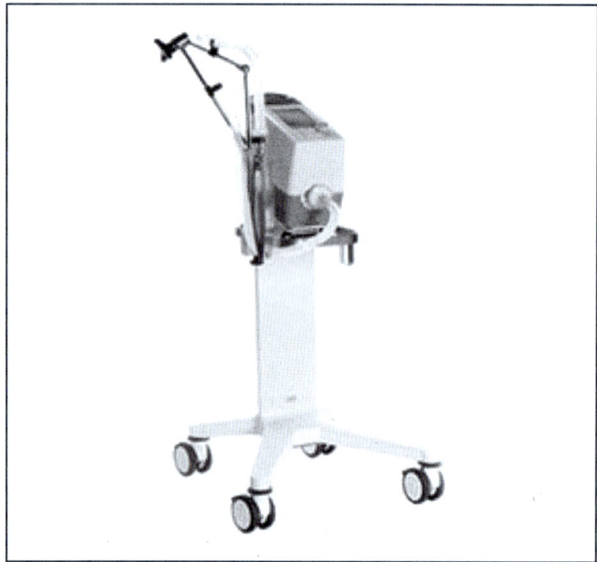

FIGURA 36.11 *Carina®, Dräger.*

VPAP III ST-A Quicknav (Figura 36.12)

Equipamento elaborado para ser utilizado de forma não invasiva; de fácil manuseio, monitora e compensa fugas de maneira automática, e permite disparo eficiente que facilita a sincronização paciente/ventilador, possibilitando maior conforto.

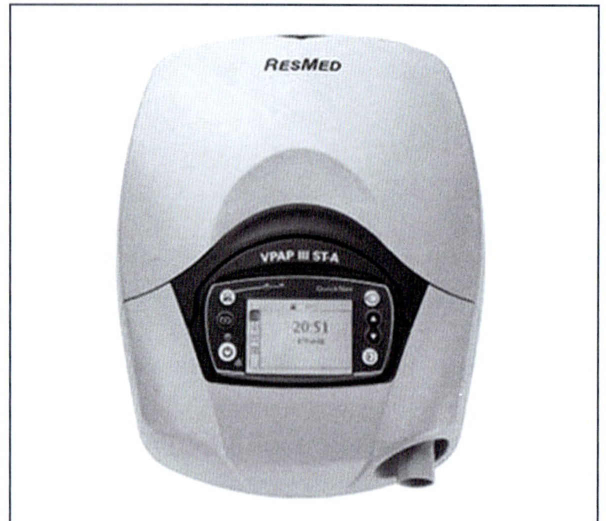

FIGURA 36.12 *VPAP III ST-A Quicknav.*

EQUIPAMENTOS DESENVOLVIDOS PARA A VPM INVASIVA QUE POSSIBILITAM A VNI

Existem diversos aparelhos para aplicação da VNI; dentre eles, os equipamentos de VPM cujos modos ventilatórios podem ser utilizados para VNI ou possuem também modos ventilatórios exclusivos para a VNI. Caso seja necessário suporte ventilatório de crianças graves, com insuficiência ventilatória aguda (IVA) moderada a grave, geralmente se utilizam os equipamentos destinados à VPM, pois eles são mais seguros no fornecimento de oxigênio (O_2) e possibilitam uma monitoração mais segura dos parâmetros e um melhor controle da exalação do CO_2 (devido à utilização de circuito ativo, ou seja, um ramo inspiratório e um ramo expiratório).

A evolução tecnológica dos aparelhos de VPM ampliou as possibilidades de intervenção e monitoração, aumentando a segurança na ventilação. A utilização da VNI é crescente e os aparelhos que fornecem a possibilidade de ventilar de forma não invasiva os pacientes estão cada vez mais disponíveis.

Evita 4® Dräger (Figura 36.13)

È um aparelho controlado a volume e à pressão que pode ser usado em pacientes adultos, pediátricos e neonatos (opcional).

Volume corrente: adulto de 100-2.000 mL, pediátrico de 20-300 mL e neonatal de 3-100 mL.

Existe a possibilidade de usar a ventilação não invasiva, que é opcional, com capacidade de compensar perdas de 30 L/min.

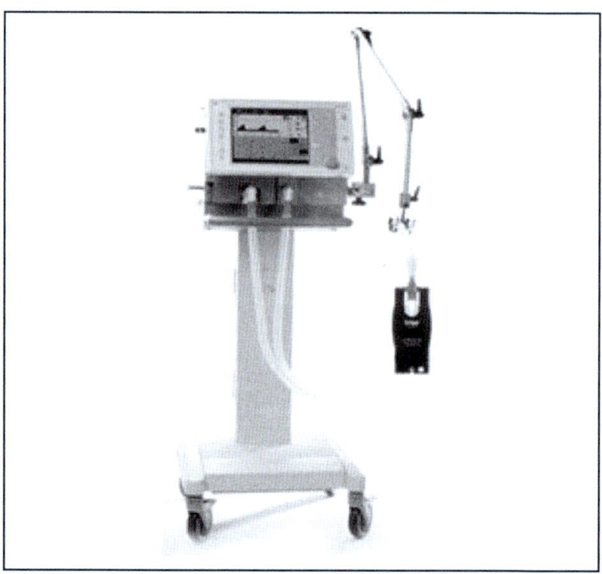

FIGURA 36.13 *Evita 4® Dräger.*

Evita XL® Dräger (Figura 36.14)

É um aparelho controlado a volume e à pressão que pode ser usado em pacientes adultos, pediátricos e neonatos (opcional).

Volume corrente: adulto de 100-2.000 mL, pediátrico de 20-300 mL e neonatal de 3-100 mL.

Existe a possibilidade de usar a ventilação não invasiva, que é opcional, com capacidade de compensar perdas de 30 L/min.

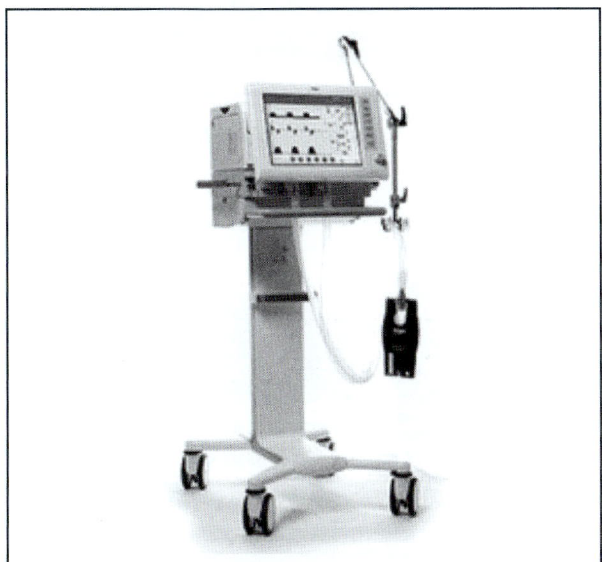

FIGURA 36.14 *Evita XL® Dräger.*

Savina® Dräger (Figura 36.15)

É um aparelho controlado a volume e à pressão que pode ser usado em pacientes adultos e pediátricos.

Dispõe de volume corrente de 50-2.000 mL, com possibilidade de usar ventilação não invasiva, com capacidade de compensar perdas de 25 L/min.

Babylog 8000 plus® Dräger (Figura 36.16)

Este aparelho foi projetado para ventilação de RNs prematuros e de termo, e crianças com peso corpóreo até 20 kg.

Possui uma sincronização sensível e precisa, e características de adaptação contínuas que trabalham em conjunto para possibilitar o suporte ventilatório necessário, permitindo ótimos níveis de respiração espontânea, facilitando o processo de desmame e protegendo o bebê de efeitos adversos, como volutrauma ou atelectasia.

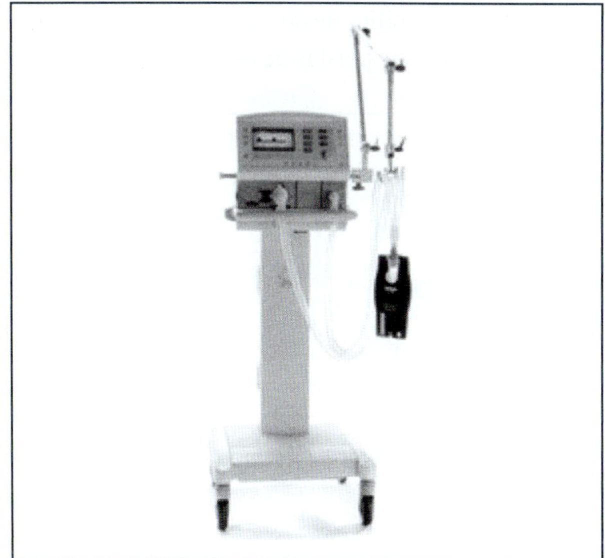

FIGURA 36.15 *Savina® Dräger.*

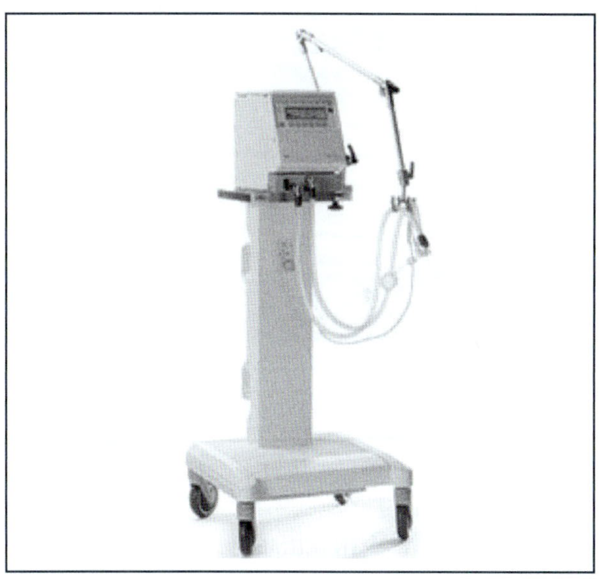

FIGURA 36.16 *Babylog 8000 plus® Dräger.*

Inter 5 Intermed® (Figura 36.17)

É um aparelho controlado a fluxo que pode ser usado em pacientes adultos, pediátricos e neonatos.

Volume corrente: adulto e pediátrico de 10-2.000 mL.

Existe a possibilidade de usar a VNI, com capacidade de compensar perdas de 40 L/min.

Inter 5 Plus Intermed® (Figura 36.18)

É um aparelho controlado a fluxo que pode ser usado em pacientes adultos, pediátricos e neonatos.

Volume corrente: adulto e pediátrico de 10-2.000 mL.

Existe a possibilidade de usar a VNI, com capacidade de compensar perdas de 40 L/min.

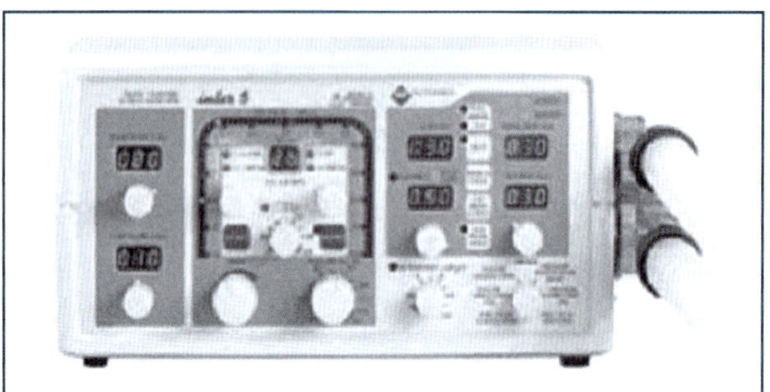

FIGURA 36.17 *Inter 5 Intermed®.*

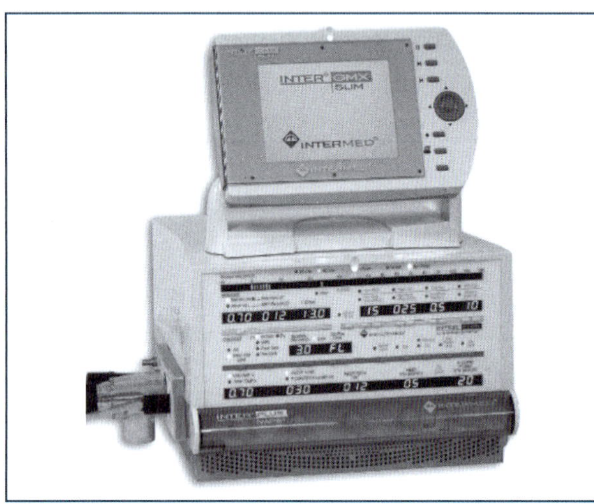

FIGURA 36.18 *Inter 5 Plus Intermed®.*

Interplus VAPS Intermed® (Figura 36.19)

É um aparelho controlado a fluxo que pode ser usado em pacientes adultos, pediátricos e neonatos.

Possui o modo pressão de suporte, com volume corrente garantido (VAPS).

Volume corrente: adulto e pediátrico de 10-2.000 mL.

Existe a possibilidade de usar a VNI, com capacidade de compensar perdas de 40 L/min.

Dixtal® 3010 Philips (Figura 36.20)

Possibilita ventilação controlada a volume e *à* pressão em diversos modos ventilatórios no público adulto, pediátrico e neonatal.

Volume corrente de 20-2.500 mL.

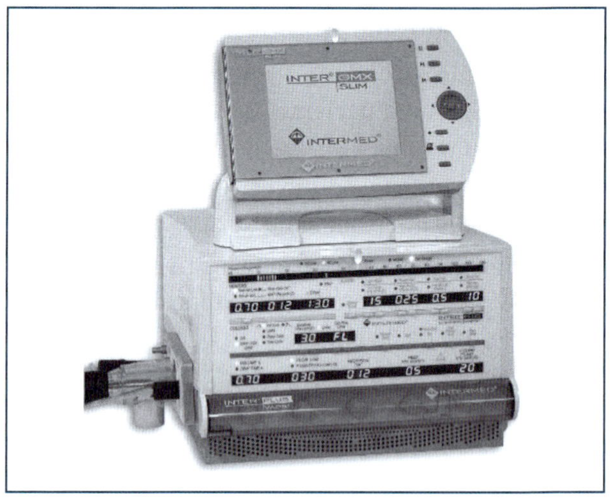

FIGURA 36.19 *Interplus VAPS Intermed®.*

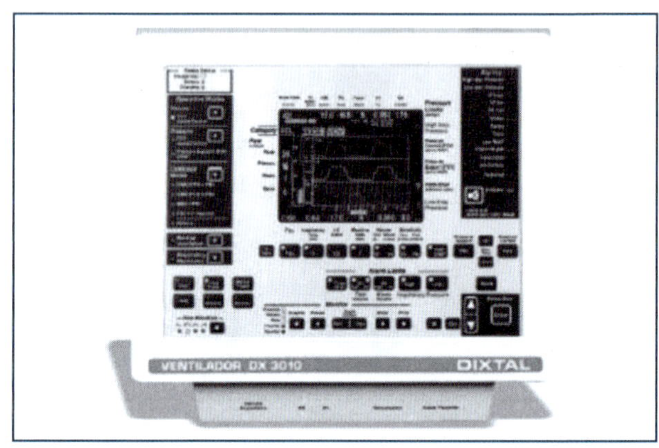

FIGURA 36.20 *Dixtal® 3010 Philips.*

Existe a possibilidade de usar VNI, com capacidade de compensar perdas.

Dixtal® 3012 Philips (Figura 36.21)

Este foi desenhado para ser usado em hospitais e em lugares onde se presta atendimento, sob supervisão de profissionais da saúde, a pacientes adultos, pediátricos, infantis e neonatos, inclusive prematuros, que necessitam de suporte ventilatório invasivo ou não invasivo.

Possibilita ventilação controlada a volume e à pressão em diversos modos ventilatórios, e possui compensações de fuga.

VS III Resmed® (Figura 36.22)

Aparelho desenvolvido para uso invasivo e não invasivo, podendo ser utilizado na população adulta e pediátrica de forma eficiente, tanto em ambiente

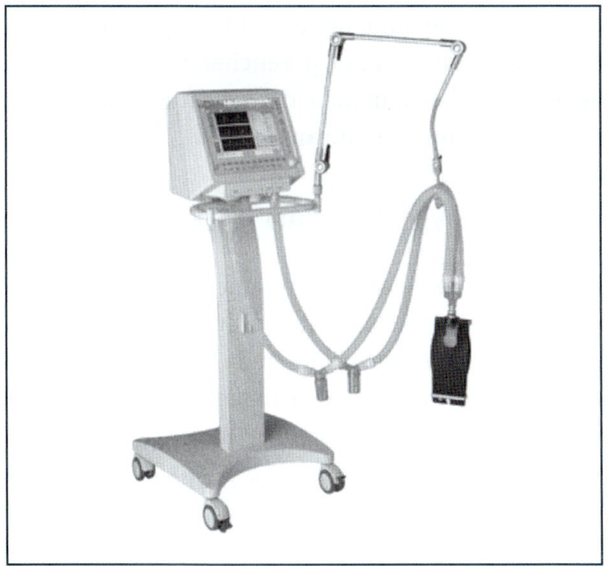

FIGURA 36.21 *Dixtal® 3012 Philips.*

hospitalar, quanto em ambiente domiciliar. Permite ventilação com modos à pressão e a volume, possui válvula exalatória e pode ser utilizado com circuito simples ou duplo. Fornece informação quanto ao volume corrente exalado, resposta rápida para alívio da pressão expiratória e compensação automática de fugas, e sua bateria interna possibilita sua utilização de duas a quatro horas.

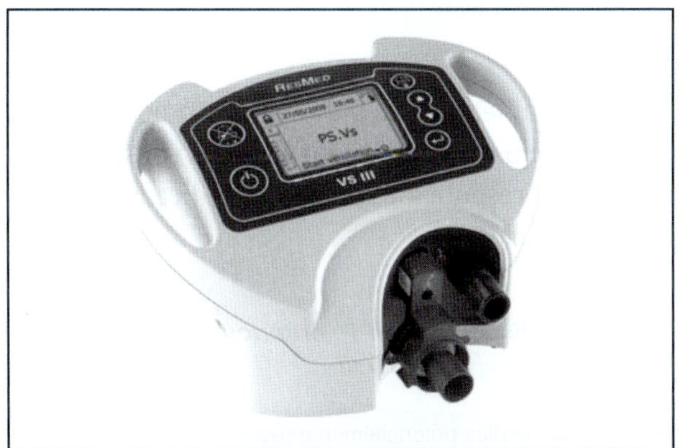

FIGURA 36.22 *VS III Resmed®.*

Servo i-Universal Maquet® (Figura 36.23)

Aparelho de ventilação que possibilita ventilação controlada a volume e *à* pressão em diversos modos ventilatórios no p*ú*blico pediátrico/neonato (0,5-30 kg) e adulto (10-250 kg). Com volume corrente em crianças de 2-350 mL, e em adultos de 100-4.000 mL.

Possui capacidade de compensar perdas em crianças, 15 L/min, e em adultos, 50 L/min.

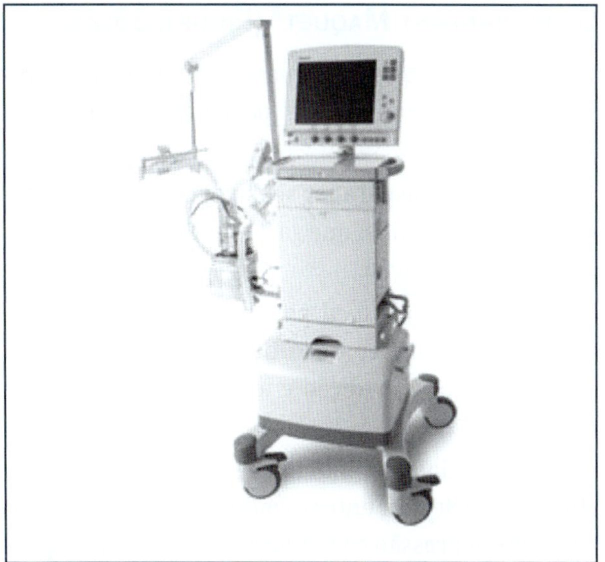

FIGURA 36.23 *Servo i-Universal Maquet®.*

Servo-S Maquet® (Figura 36.24)

Aparelho de ventilação que possibilita ventilação controlada a volume e à pressão em diversos modos ventilatórios; ideal tanto para pacientes adultos como pediátricos e neonatais.

Os aparelhos de ventilação Servo-S possuem a tecnologia já comprovada SERVO, que oferece ventilação mecânica de vanguarda em uma grande variedade de instalações e serviços hospitalares. Por meio de uma plataforma modular, o SERVO-s oferece diferentes possibilidades de ventilação, adaptando-se a todos os tipos de tratamento; pode combinar ventilação invasiva e não invasiva no mesmo equipamento.

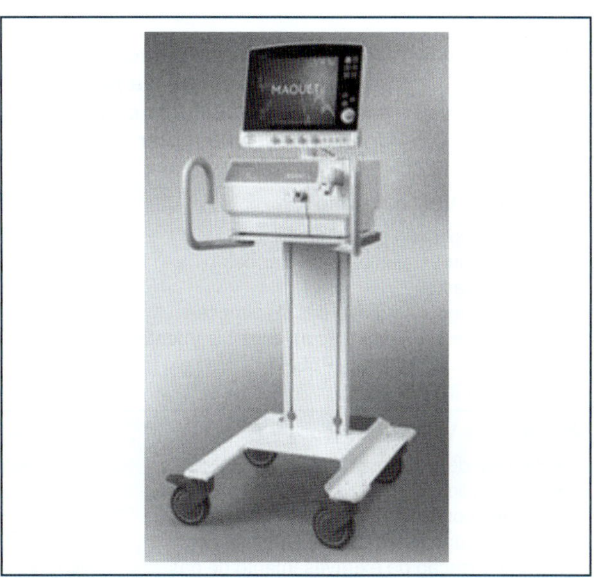

FIGURA 36.24 *Servo-S Maquet®.*

Servo i-infant Maquet® (Figura 36.25)

É um aparelho que amplia as características e funções para tratamento de pacientes neonatais e pediátricos.

Possui um disparador sensível que proporciona uma resposta rápida, que garante comodidade e sincronia na ventilação.

A opção VNI é fácil para adultos e crianças, e proporciona compensação de fugas sensível e cômoda, mediante medição e ajuste em uma mesma respiração.

Para cuidados ventilatórios de longo prazo, o clínico deve decidir entre as modalidades controlada a volume, à pressão e ventilação com pressão suporte (VPS). Existem vantagens e desvantagens relacionadas a esses modos (Quadro 36.8).

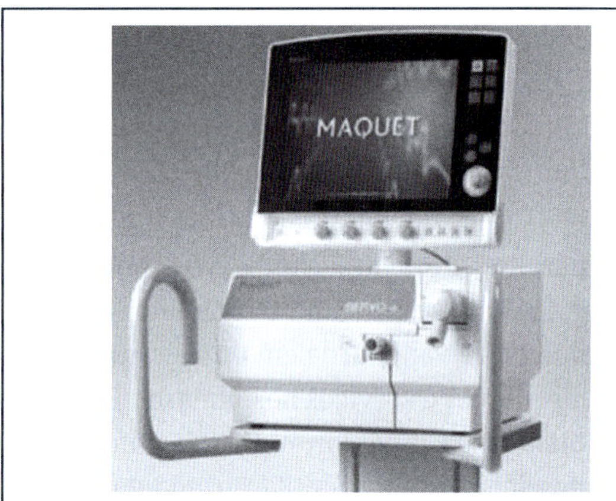

FIGURA 36.25 *Servo i-infant Maquet®.*

QUADRO 36.8 ***Comparação da ventilação controlada a volume e à pressão para VNI em pacientes com doença neuromuscular.***

Aparelho de VPM a Volume
- Mais complicado para sua utilização
- Grandes intervalos para os alarmes
- VC constante
- Possível empilhamento das respirações
- Não existe compensação do extravasamento de gás
- Pode ser utilizado sem PEEP
- Minimiza a reinalação

Aparelho de VPM à Pressão
- Simples de se utilizar
- Alarmes limitados
- Volume corrente variável
- Possível empilhamento das respirações
- Compensação do extravasamento de gás
- PEEP sempre presente
- É possível a reinalação

Uma vantagem teórica da VPS é que ela varia o fluxo inspiratório para preencher as necessidades relacionadas à demanda do paciente, o que pode melhorar o conforto durante a VNI.

INÍCIO DA VENTILAÇÃO NÃO INVASIVA

Até o presente, não existem indicações claras sobre o melhor momento para se iniciar a VNI em crianças com falência respiratória aguda, mas ela pode ser antecipada em pacientes criticamente enfermos.

Antes da indicação da VNI, necessita-se obter e avaliar vários critérios clínicos e laboratoriais, conforme o Quadro 36.9, a seguir

QUADRO 36.9 ***VNIPP: medidas de monitoração fundamentais antes de iniciar a VNI.***

- Frequência cardíaca
- Pressão arterial
- Frequência respiratória
- Utilização da musculatura acessória
- Sons respiratórios
- Gasometria arterial
- Saturação de O_2 pela oximetria de pulso
- Radiografia de tórax

É fundamental antes da aplicação dos critérios para o início da VNI (Quadro 36.10) verificar se o paciente apresenta alguma contraindicação médica para o seu uso.

QUADRO 36.10 ***VNIPP: critérios para o início da VNI.***

- Condição médica potencialmente reversível
- pH < 7,35
- $PaCO_2$ > 45 mmHg (6,5 kPa)
- PaO_2 (ar ambiente) < 50 mmHg (7 kPa) ou PaO_2 (em oxigenoterapia) < 70 mmHg
- Relação PaO_2/FiO_2 < 300
- Frequência respiratória > 20, a 30% do valor normal para a idade
- Permitir um tempo para se avaliar a terapêutica médica padrão instituída
- Aproveitar a "janela de oportunidade" para o início
- Sem contraindicações para a utilização da VNI

Desde que a VNI necessita uma integridade do centro respiratório e um esforço adequado do paciente, aguardar um período de tempo muito longo para iniciar o suporte adiciona um risco, pois a criança pode se tornar fadigada, o que pode determinar uma falha no tratamento e a necessidade de se utilizar a VPM convencional.

Temos utilizado o seguinte protocolo, descrito a seguir, para o início da VNI.

PROTOCOLO PARA INÍCIO DA VNIPP

- Iniciar no modo ventilatório espontâneo, com PSV com pressões e volumes baixos e frequência de *backup*;
- Iniciar com parâmetros baixos (IPAP 8-12 cmH_2O, EPAP 3-5 cmH_2O, VC 6-8 mL/kg, FR *back up* 12-16 cpm);
- Aumentar a IPAP gradualmente (de 2 em 2 cmH_2O), de acordo com a tolerância da criança, e EPAP de 1 cmH_2O a cada passo;
- Objetivos
  - ↓ Dispneia
  - ↓ FR
  - ↑ VC;
- Adequar a sincronia aparelho VPM-paciente;
- Iniciar suplementação de O_2 para manter uma SpO_2 > 90%;
- Verificar extravasamento de gás. Ajustar a interface;
- Umidificação adequada;
- Aquecimento adequado dos gases (34°C);
- Considerar sedação leve se a criança tiver agitação;
- Avaliar o paciente com frequência à beira do leito;
- Análise dos gases sanguíneos de uma a duas horas após a instituição da VNI.

DESMAME DA VNI

Avaliar a possibilidade de desmame da VNI após 24 horas da sua instituição. Seguir os seguintes passos:

- Reduzir gradualmente os parâmetros. Reduzir inicialmente a FiO_2, a seguir a IPAP e posteriormente a EPAP;
- Intercalar quatro horas de VNI/duas horas de suporte com O_2, caso o paciente se mantenha estável;
- Intercalar duas horas de VNI/quatro horas de suporte com O_2;
- Se **não houver** aumento do trabalho respiratório e o paciente mantiver o VC e a SpO_2, retirar a VNI e adicionar suporte com oxigenoterapia, se necessário.

UMIDIFICAÇÃO

Assim como com a criança em respiração espontânea, os pacientes submetidos à VNI necessitam uma umidificação e um aquecimento adequado do ar inspirado. A VNI fornece o ar inspirado em uma taxa de fluxo elevada, que pode sobrepujar os mecanismos habituais de umidificação da via aérea. O fornecimento inadequado de gás tem sido associado com alteração anatômica e funcional da mucosa nasal (atividade ciliar, secreção de muco, fluxo sanguíneo nasal e aumento da resistência da via aérea). Existem também efeitos negativos em relação à tolerância à VNI quando o paciente respira um ar umidificado de maneira inadequada (Quadro 36.11).

QUADRO 36.11 ***Efeitos do fornecimento inadequado de gases durante a VNI.***

▪ Aumento da resistência das vias aéreas no nível do nariz
▪ Lesão estrutural e funcional da mucosa nasal
▪ Aumento do trabalho respiratório
▪ Dificuldade para intubação traqueal
▪ Desconforto e uma aderência ruim à VNI

Entretanto, os valores higrométricos ótimos da umidade absoluta e relativa, relacionados às diferentes aplicações de VNI, não estão ainda estabelecidos. A análise da necessidade de umidificação durante a VNI deve considerar os seguintes parâmetros: a) extravasamento (fuga) de gás; b) interface para o fornecimento do suporte; c) tipo de aparelho de VPM; d) temperatura ambiente; e) temperatura dos gases inalados e câmara de vaporização utilizada; f) fluxo de ar e pressão na entrada do sistema de umidificação; e g) tipo de sistema de umidificação.

Um aumento da resistência da via aérea no nível do nariz é uma consequência imediata de grandes escapes de gás durante a VNI, utilizando máscara nasal. Consequentemente, existe uma resposta vasoconstritora na mucosa nasal e a possibilidade de insucesso desse suporte em cenários com pacientes crônicos, e falha da VNI em melhorar a troca gasosa e o desconforto respiratório em situações agudas.

O aumento da resistência da via aérea no nariz determina uma diminuição significante da pressão efetiva transmitida para a nasofaringe e, consequentemente, para a via aérea distal (Figura 36.26).

O profissional de saúde (médico, fisioterapeuta, enfermeira, paramédico) deve ter o cuidado estrito de ajustar a umidificação dos gases inalados dependendo do tipo de interface e do padrão de extravasamento de gás. Para facilitar a troca gasosa e proteger o tecido pulmonar, os gases inspirados necessitam estar na temperatura corpórea quando atingirem a superfície alveolar. Na prática clínica, os parâmetros de temperatura dos umidificadores aquecidos são baseados na tolerância do paciente.

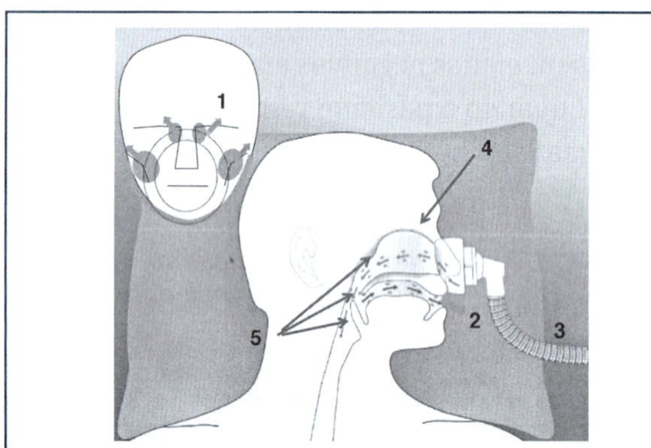

FIGURA 36.26 ***Efeitos fisiopatológicos do extravasamento de gás em relação ao fornecimento de gás nas vias aéreas superiores e o seu impacto na resistência de via aérea no nível do nariz e vasoconstrição da mucosa. (1) Extravasamento de gás não intencional (observe as setas); (2) extravasamento de gás não intencional através da boca; (3) fluxo unidirecional; (4) resistência da via aérea no nível do nariz; (5) vasoconstrição e ressecamento das mucosas.***

Fonte: adaptada de Rodriguez *et al.*, 2012.

A escolha de um umidificador aquecido (HH) ativo ou um filtro com mistura aquecida (HME) pode ter repercussão em relação à mecânica respiratória (VC, volume-minuto e trabalho respiratório, com consequente alteração na troca gasosa). Para a utilização na VNI, maiores desvantagens têm sido observadas com o emprego de HME, comparativamente à utilização de HH (Quadro 36.12).

QUADRO 36.12 ***Vantagens e desvantagens da utilização de HH e HME durante a VNI.***

Sistema	Vantagens	Desvantagens
HME	Relação custo/benefício Uso fora do cenário da UTI Elimina a condensação no circuito Não necessita eletricidade	Aumento do espaço morto Eficácia diminuída nos casos de extravasamento de gás A eficácia depende da temperatura ambiente e corporal Pode determinar um aumento da resistência das vias aéreas em pacientes com grande quantidade de secreção e sangramento do trato respiratório
HH	Determina um menor trabalho respiratório do que a HME Tem um efeito limitado ou nenhum efeito na ventilação do espaço morto, de tal maneira que a retenção de CO_2 é mínima Atinge um valor de umidade relativa e absoluta suficiente para o fornecimento adequado do gás Clinicamente efetiva, especialmente nos pacientes com falência respiratória hipercápnica aguda leve a grave	Menor eficácia com temperatura ambiente elevada Necessita eletricidade O desempenho varia de acordo com os diferentes sistemas

FORNECIMENTO DE AEROSSOL DURANTE A VPM NÃO INVASIVA

Igualmente, os sistemas que utilizam nebulizadores e MDIp (inalador dosimetrado pressurizado) podem ser empregados durante a VPM não invasiva. Os parâmetros ótimos para maximizar o fornecimento da medicação com MDIp não foram ainda relatados, mas uma resposta broncodilatadora significante foi observada quando se forneceu albuterol por MDI (inalador dosimetrado) em pacientes estáveis recebendo VPM não invasiva com a utilização de máscara facial[34].

Utilizando-se o modelo experimental de bancada, Chatmongkolchart *et al.*[9] observaram que existe uma variação de cinco vezes (5-25% da dose) na quantidade de albuterol fornecido através do nebulizador a jato, dependendo do local de colocação do nebulizador no circuito, dos parâmetros de pressão positiva inspiratória e expiratória e da frequência respiratória. O maior fornecimento de albuterol (25%) ocorreu quando o nebulizador foi colocado mais próximo ao paciente (entre a porção de escape de gás e a conexão para o paciente), quando a pressão inspiratória era mais elevada (20 cmH_2O) e a pressão expiratória era baixa (5 cmH_2O).

FISIOTERAPIA RESPIRATÓRIA

Os fisioterapeutas estão frequentemente envolvidos na avaliação da criança submetida à VNI, dando suporte e tratando pacientes dentro e fora da UTI. Atualmente, existe um envolvimento mais amplo dos fisioterapeutas com esse suporte não invasivo em todo o mundo e também em nosso país.

A VNI pode ocasionar uma diminuição do trabalho respiratório e um aumento de complacência pulmonar dinâmica, volume corrente e capacidade inspiratória, com consequente melhora dos gases sanguíneos. A fisioterapia pode ser realizada nas crianças em VNI, sendo preferível que os pacientes cooperem com as manobras, para um potencial maior de melhora na mecânica pulmonar e na expectoração de secreções.

As evidências atuais sugerem que existe a necessidade de uma avaliação sistemática detalhada de cada paciente, a verificação dos potenciais efeitos benéficos e adversos das técnicas de fisioterapia empregadas, e a potencialidade de melhora e estabilidade do paciente, tornando todo o procedimento seguro e efetivo.

FATORES PREDITIVOS RELACIONADOS AO SUCESSO OU FALHA DA VNI

A falha da VNI é definida como a necessidade de intubação intratraqueal. É muito importante reconhecer precocemente quando a VNI falhou. A sua eficiência depende da indicação, do equipamento adequado e do tipo de paciente. O reconhecimento dos fatores de risco e indicadores de falha é importante para evitar a insistência nesse tipo de suporte ventilatório, retardando assim a intubação traqueal.

FATORES DE RISCO PARA A FALHA DA VNI

Escolha Inadequada da Interface

A VNI, em neonatologia e pediatria, pode ser realizada por meio de diversas interfaces (prongas nasais, e máscaras nasais e faciais). A escolha inadequada da interface acarreta problemas técnicos, como vazamentos de ar em torno da interface, podendo levar à irritação ocular, lesão na pele, dor, desconforto, agitação, irritabilidade e necessidade de níveis maiores de sedação. Esses efeitos podem resultar em descontinuidade e falha da VNI.

Agitação e Falta de Cooperação

A cooperação do paciente é importante para o sucesso da VNI. A agitação logo após a aplicação da interface muitas vezes pode associar-se com a falha da VNI. Isso se deve à dificuldade da sincronização do paciente com o aparelho de ventilação pulmonar mecânica (VPM).

Assincronia

A coordenação paciente-aparelho de VPM é um fator muito importante, especialmente em crianças. Bernet *et al.*[4] observaram que, dos 18 pacientes que falharam no uso da VNI, quatro foram por assincronia com a ventilação, devido à agitação que não respondeu com sedação leve.

Apneia

Campion *et al.*[6], num estudo sobre fatores preditivos para a falha de VNI, avaliaram 101 lactentes, com média de idade de 49 dias e diagnóstico de bronquiolite viral aguda, e relatam que a apneia foi um fator de risco para a falha da VNI.

Características Demográficas

Idade

Em pediatria e neonatologia, a menor idade mostra-se como um fator de risco para a falha da VNI.

Peso

O menor peso está correlacionado com os índices de falha da VNI. Colunga *et al.*[11] avaliaram as características demográficas de lactentes em uso da VNI e observaram que o menor peso foi fator preditivo para a falha da VNI. Em seu estudo, o grupo que apresentou falha obteve uma média de peso de 6,3 kg e no grupo com sucesso foi de 9,6 kg.

Escore de Gravidade

Essouri *et al.*[15], em seu estudo de cinco anos em uma unidade de cuidados intensivos (UTI) pediátrica, avaliaram o PRISM II *(Pediatric Risk of Mortality)* e o PELOD *(Paediatric Logistic Organ Disfunction)* de dois grupos, sendo o primeiro que obteve falha da VNI e o segundo, sucesso. Observaram que o primeiro grupo apresentou maiores valores nos índices quando comparados aos do segundo grupo (PRISM II 13 *versus* 9; PELOD 12 *versus* 5).

Bernet *et al.*[4] avaliaram fatores para o sucesso e falha da VNI em lactentes e crianças em IVA; o valor de PIM 2 (*Pediatric Index of Mortality II)* foi maior no grupo que falhou a VNI (média de 3,35). Em contrapartida, o grupo que obteve sucesso apresentou uma média de PIM 2 de 2,90.

A seguir, fluxograma de Fatores de Risco para a Falha da VNI (Figura 36.27).

INDICADORES DE FALHA DA VNI

Pressão Arterial de Oxigênio (PaO_2)

A PaO_2 é um bom parâmetro à resposta da VNI. Caso o paciente apresente a PaO_2 menor que 65 mmHg, com necessidade de uma fração inspirada de oxigênio (FiO_2) maior ou igual a 0,6, é indicativo de falha da VNI.

Pressão Arterial de Gás Carbônico ($PaCO_2$)

Essouri *et al.*[15] analisaram a $PaCO_2$ antes e duas horas após a realização da VNI no grupo falha *versus* sucesso (Figura 36.28), demonstrando que o grupo falha apresentou uma $PaCO_2$ maior que o grupo sucesso (50,6 *versus* 47,6 mmHg) antes da realização da VNI. Esses valores aumentaram após duas horas da VNI nos grupos (56,9 *versus* 44,1 mmHg).

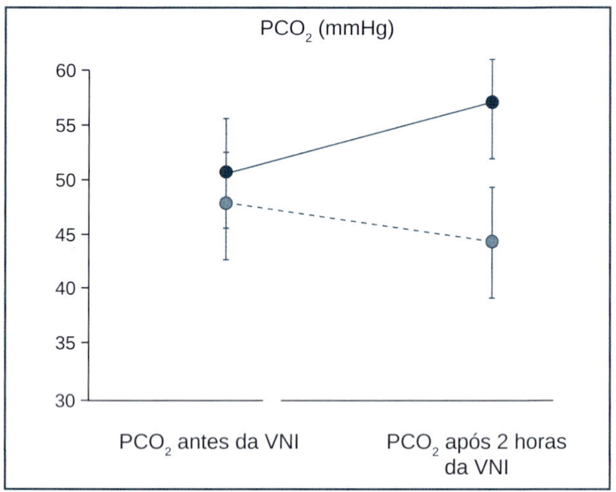

FIGURA 36.28 ***Evolução da média do $PaCO_2$ em pacientes que evoluíram com sucesso e falha da VNI.***
Fonte: adaptada de Essouri *et al.*[15].

No estudo observacional de Colunga *et al.*[11] com 116 lactentes, foram observadas as variações dos níveis de $PaCO_2$ com seis à 24 horas de VNI. O grupo que falhou obteve um valor maior de $PaCO_2$ nas primeiras seis horas, comparado ao grupo sucesso (65,9 *versus* 46,5 mmHg). O valor da $PaCO_2$ aumentou após 24 horas de VNI no grupo falha, enquanto o grupo sucesso manteve o valor de $PaCO_2$ (78,1 *versus* 46,5 mmHg).

Fração Inspirada de Oxigênio (FiO_2)

Bernet *et al.*[4], estudando crianças com idade média de 3,4 anos, avaliaram os fatores preditivos para falha *versus* sucesso da VNI. O grupo que falhou a VNI necessitou de valores de FiO_2 maiores (0,8%) do que o grupo sucesso (0,4%). O nível de FiO_2 após uma hora de VNI pode ser um fator preditor para o sucesso.

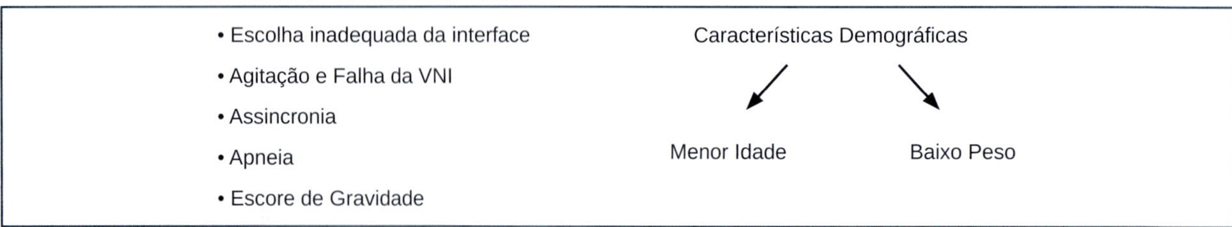

FIGURA 36.27 ***Fluxograma dos fatores de risco para a falha da VNI.***

Relação PaO_2/FiO_2

Villanueva *et al.*[46] avaliaram os efeitos da VNI em 23 pacientes de 36,7 meses, com IVA hipoxêmica e hipercapnica e após a extubação. Após o uso da VNI, houve melhora significativa da relação PaO_2/FiO_2. Yanez *et al.*[47], no estudo controlado e randomizado multicêntrico realizado em Santiago no Chile, com 50 pacientes com idade de um mês a 15 anos com IVA, em que 25 receberam VNI e 25 receberam tratamento convencional. A relação PaO_2/FiO_2 após uma hora de tratamento melhorou significativamente no grupo que recebeu VNI.

No estudo de Jaber *et al.*[25], com 72 pacientes, 24 falharam o uso da VNI após cirurgia abdominal. Dos itens avaliados para predizer critérios para a falha, a relação PaO_2/FiO_2 foi menor no grupo falha, comparada com a do grupo sucesso, estabelecendo uma média, respectivamente, de 123 *versus* 194 mmHg antes do uso da VNI, e 138 *versus* 253 mmHg após uma hora de uso da VNI (Figura 36.29).

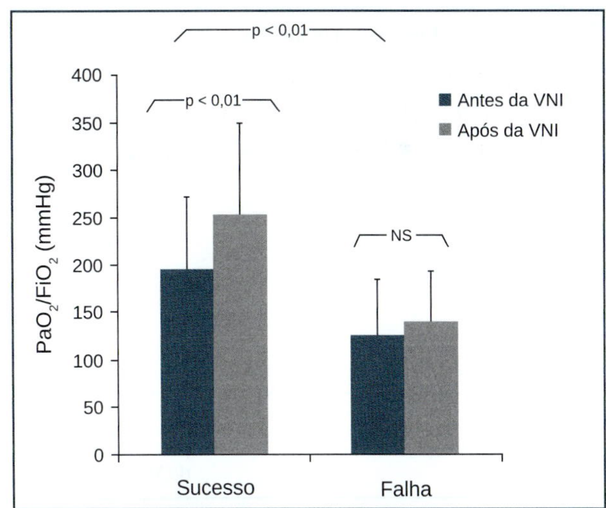

FIGURA 36.29 ***Relação PaO_2/FiO_2 obtida antes e após VNI nos grupos sucesso e falha.***
Fonte: traduzida de Essouri *et al.*[15].

pH

O estudo de Prado *et al.*[38], com 14 pacientes pediátricos que utilizaram VNI, demonstrou que a diminuição do pH para valores menores que 7,25, após a instituição da VNI, indica um fator de risco para falha da mesma.

Bernet *et al.*[4] estudaram 42 crianças antes e uma hora após a realização da VNI. Comparando o grupo falha *versus* sucesso, o valor do pH foi menor no grupo falha antes da VNI (7,28 *versus* 7,25) e após uma hora da VNI (7,33 *versus* 7,32).

A Figura 36.30 ilustra a taxa de falha da VNI em quatro ensaios clínicos randomizados. Os três estudos indicados pelas barras pretas foram os quais a VNI foi utilizada em insuficiência respiratória aguda leve a moderada, enquanto a barra cinza indica o estudo em que a VNI foi utilizada em insuficiência respiratória aguda grave.

Frequência Respiratória (FR)

Essouri *et al.*[15] avaliaram a variação da FR no grupo falha *versus* sucesso da VNI. A FR foi maior no grupo falha, tanto antes quanto duas horas após a VNI, sendo 54 *versus* 49,3 incursões por minuto (ipm), e 52,4 *versus* 37,5 ipm, respectivamente (Figura 36.31).

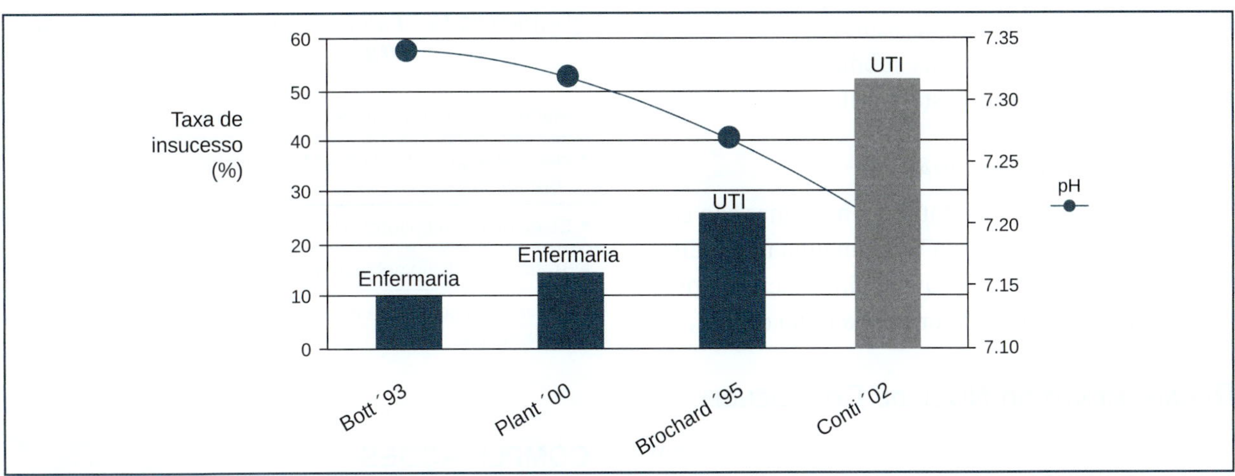

FIGURA 36.30 ***Taxa de falha da VNI em quatro ensaios clínicos randomizados.***
Fonte: traduzida de Nava *et al.*, 2006.

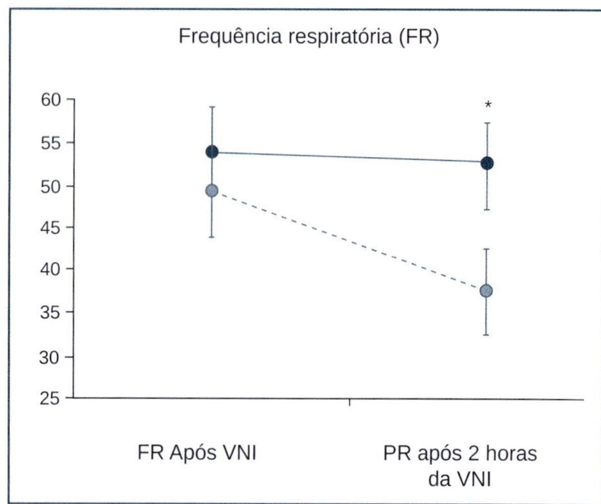

FIGURA 36.31 ***Evolução da média de frequência respiratória do grupo sucesso e falha da VNI durante e após duas horas de VNI.***
Fonte: adaptada de Essouri *et al.*[15]

Num ensaio clínico randomizado, avaliando os efeitos da VNI em 16 crianças com 12 anos, com obstrução das vias aéreas inferiores, o grupo que utilizou a VNI e teve sucesso da mesma respondeu com uma diminuição significativa da FR.

Saturação de Pulso de Oxigênio (SpO_2)

Mehta avaliou os efeitos na SpO_2 após o uso da VNI numa série retrospectiva com 28 pacientes pediátricos com idade entre quatro meses a 16 anos, que apresentaram IVA hipoxêmica por pneumonia. Verificou que a piora da oxigenação e queda da SpO_2 foi evidenciada nos pacientes com falha da VNI.

Sinais de Desconforto Respiratório

Ativação da musculatura acessória e/ou respiração paradoxal, além de tiragens subdiafragmática e intercostal, indica má resposta à VNI.

Instabilidade Hemodinâmica

O uso de medicações vasoativas e arritmias são contraindicações para o uso da VNI. Em uma metanálise, Agarwal *et al.*[1] enfatizam que a diminuição da pressão arterial (PA) foi um fator para a falha da VNI.

Rebaixamento do Nível de Consciência

Uma pontuação de 10 na escala de coma de Glasgow indica rebaixamento do nível de consciência, que contraindica a aplicação da VNI e favorece a indicação de intubação intratraqueal.

O estudo multicêntrico (37 hospitais) analisou 221 pacientes após a extubação traqueal, que foram randomizados para a utilização da VNI. Dos pacientes que falharam, uma das causas identificadas foi a alteração do nível de consciência, tornando o paciente incapaz de tolerar a VNI (Figura 36.32).

Inibidores de Falha da VNI

- PaO_2 < 65 mmHg
- ↑ PaO_2
- FiO_2 > 0,6
- ↑ Relação PaO_2/FiO_2
- ↓ do pH

- ↑ da FR
- ↓ da SpO_2
- Sinais de DR
- Instabilidade Hemodinâmica
- Rebaixamento do nível de consciência

FIGURA 36.32 ***Fluxograma dos indicadores de falha da VNI.***
Siglas: VNI = ventilação não invasiva; PaO_2 = pressão de oxigênio alveolar; $PaCO_2$ = pressão parcial de gás carbônico no sangue; FiO_2 = fração inspirada de oxigênio; pH = potencial de hidrogênio; FR = frequência respiratória; SpO_2 = saturação de pulso de oxigênio; DR = desconforto respiratório.

FATORES-CHAVE PARA O SUCESSO DA VNI

Existem alguns fatores a serem levados em consideração antes, durante e após a aplicação da VNI (Quadro 36.13).

QUADRO 36.13 ***Fatores-chave para o sucesso da VNI.***

▪ Manutenção geral e limpeza do material
▪ Habilidade para reconhecer os problemas e agir corretamente
▪ Selecionar e monitorar o paciente adequadamente
▪ Tratar a condição subjacente agressiva e rapidamente
▪ Manter prontidão para a intubação imediata quando houver falha da VNI

COMPLICAÇÕES

A VNIPP é um tipo de suporte ventilatório seguro e bem tolerado pela grande maioria dos pacientes. O problema frequentemente observado está relacionado à utilização das interfaces, mas podem ocorrer outras complicações menos frequentes, como as listadas no Quadro 36.14.

QUADRO 36.14 ***Complicações do uso da ventilação não invasiva com pressão positiva.***

▪ Desconforto e piora transitória inicial
▪ Claustrofobia
▪ Eritema ou ulceração da base do nariz (mas frequente)
▪ Pequenas irritações ou úlceras de pele
▪ Epistaxes
▪ Necrose facial
▪ Lesão da asa do nariz (pronga nasal)
▪ Dermatite irritativa
▪ Úlcera
▪ Dor de ouvido e de cavidades sinusais
▪ Conjuntivite irritativa
▪ Sinusite
▪ Distensão abdominal com insuflação gástrica
▪ Vômitos
▪ Aspiração de conteúdo gástrico para as vias aéreas inferiores
▪ Remoção inadvertida da máscara (risco potencial de vida)
▪ Hiperinsuflação pulmonar
▪ Ressecamento oral*
▪ Ressecamento nasal*
▪ Barotrauma (muito raramente)
▪ Hipotensão
▪ Síndrome compartimental abdominal

* Riscos que podem ser reduzidos com o uso de umidificadores.

REFERÊNCIAS

1. Agarwal R, Aggarwal AN, Gupta D, et al. Role of noninvasive positive-pressure ventilation in postextubation respiratory failure: a meta-analysis. Respir Care. 2007;52(11):1472-9.
2. Appendini L, Patessio A, Zanaboni S, et al. Physiologic effects of positive end-expiratory pressure and mask pressure support during exacerbations of chronic obstructive pulmonary disease. Am J Respir Crit Care Med. 1994;149:1069-76.
3. Barach AL, Martin J, Eckman M. Positive pressure respiration and its application to the treatment of acute pulmonary edema. Am Rev Respir Dis. 1937;9:754-95.
4. Bernet V, Hug MI, Frey B. Predictive factors for the success of noninvasive mask ventilation in infants and children with acute respiratory failure. Pediatr Crit Care Med. 2005;6(6):660-4.
5. Brochard L. Mechanical ventilation: invasive versus noninvasive. Eur Respir J Suppl. 2003;47:38s-46s.
6. Campion A, Huvenne H, Leteurtre S, et al. Non-invasive ventilation in infants with severe infection presumably due to respiratory syncytial virus: feasibility and failure criteria. Arch Pediatr. 2006;13(11):1404-9.
7. Carvalho WB, Johnston C, Barbosa A. Ventilação não invasiva em Pediatria e Neonatologia. Editora Atheneu; 2006.
8. Carvalho WB, Horigoshi NK. Conceitos Básicos e Contra indicações da VNIPP. In: Ventilação Não Invasiva em Neonatologia e Pediatria. Vol 1. São Paulo: Editora Atheneu; 2007. [Série Terapia Intensiva Pediátrica e Neonatal.]
9. Chatmongkolchart S, Schettino GP, Dillman C, et al. In vitro evaluation of aerosol bronchodilator delivery during noninvasive positive pressure ventilation: effect of ventilator settings and nebulizer position. Crit Care Med. 2002;30(11):2515-9.
10. Codazzi D, Nacoti M, Passoni M, et al. Continuous positive airway pressure with modified helmet for treatment of hypoxemic acute respiratory failure in infants and a preschool population: a feasibility study. Pediatr Crit Care Med. 2006;7(5):455-60.
11. Colunga JM, et al. Predictive factors of non invasive ventilation failure in critically ill children: a prospective epidemiological study. Intensive Care Med. 2009;35:527-36.
12. Drews RE. Critical issues in hematology: anemia, thrombocytopenia, coagulopathy, and blood product transfusions in critically ill patients. Clin Chest Med. 2003;24:607-22.
13. Duggan CJ, Castle WD, Berend N. Effects of continuous positive airway pressure breathing on lung volume and distensibility. J Appl Physiol (1985). 1990;68:1121-6.
14. Elliot MW. Noninvasive ventilation for acute respiratory disease. Br Med Bull. 2005;72:83-97.
15. Essouri S, Chevret L, Durand P, et al. Noninvasive positive pressure ventilation: five years of experience in a pediatric intensive care unit. Pediatr Crit Care Med. 2006;7(4):329-34.
16. Essouri S, Durand P, Chevret L, et al. Physiological effects of noninvasive positive ventilation during acute moderate hypercapnic respiratory insufficiency in children. Intensive Care Med. 2008;34(12):2248-55.

17. Esteban A, et al. Noninvasive positive-pressure ventilation for respiratory failure after extubation. N Engl J Med. 2004;350:2452-60.
18. Ferreira JC, Chipman DW, Hill NS, Kacmarek RM. Bilevel vs Ventilators providing noninvasive ventilation: Effect of System leaks: A COPD Lung Model Comparison. Chest. 2009;136(2):448-56.
19. Garpestad E, Hill NS. Noninasive ventilation for acute lung injury? How often should we try, how often should we fail? Crit Care. 2006;10:147.
20. Gonzaga CS, Silva DCB, Alonso CFR, Oliveira CAC, Torreão LA, Troster EJ. Ventilação não invasiva em crianças com insuficiência respiratória aguda – uma revisão sistemática. Einstein (São Paulo). 2011;9(1 Pt 1):90-4.
21. Hess DR. Noninvasive ventilation in neuromuscular disease: equipment and application. Respir Care. 2006;51(8):896-911.
22. Hill NS. Complications of noninvasive positive pressure ventilation. Respir Care 1997; 42:432-42.
23. Hill NS. Complications of noninvasive ventilation. Respir Care. 2000;45:480-1.
24. Hill NS. Noninvasive ventilation for immunocompromised patients. N Engl J Med. 2001;344:522-4.
25. Holanda MA, et al. Ventilação não invasiva com pressão positiva em pacientes com insuficiência respiratória aguda: fatores associados à falha ou ao sucesso. J Pneumol. 2001;27(6):301-9.
26. Hotchkiss JR, Marini JJ. Noninvasive ventilation. An emerging supportive technique for the emergency department. Ann Emerg Med. 1998;32:470-9.
27. Jaber S. Outcomes of patients with acute respiratory failure after abdominal surgery treated with noninvasive positive pressure ventilation. Chest. 2005;128:2688-95.
28. Johnston C, Casotti PM, Lima BCP. Ventilação não invasiva: conceitos básicos. In: Fisioterapia Pediátrica Hospitalar. São Paulo: Editora Atheneu; 2012.
29. Junior CT, Carvalho CRR. III Consenso Brasileiro de Ventilação Mecânica. Ventiladores mecânicos. J Bras Pneumol. 2007;33(Supl 2):S71-91.
30. Levy MM. Pathophysiology of oxygen delivery in respiratory failure. Chest. 2005;128(5 Suppl 2):547S-53S.
31. Loh LE, Chan YH, Chan I. Noninvasive ventilation in children: a review. J Pediatr (Rio J.). 2007;83(2 Suppl):S91-9.
32. Meduri GU. Noninvasive positive-pressure ventilation in patients with chronic obstructive pulmonary disease and acute respiratory failure. Curr Opin Crit Care. 1996;2:35-46.
33. Mehta S, Hill NS. Non invasive ventilation. Am J Respir Crit Care Med. 2001;163:540-77.
34. Nava S, Karakurt S, Rampulla C, et al. Salbutamol delivery during non-invasive mechanical ventilation in patients with chronic obstructive pulmonary disease: a randomized controlled study. Intensive Care Med. 2001;27(10):1627-35.
35. Nava S, Ceriana P. Causes of failure of noninvasive mechanical ventilation. Respir Care. 2004;49(3):295-303.
36. Ódena MP, Lasaosa C. Ventilación no invasiva. An Pediatr (Barc). 2003;59:155-80.
37. Parkes SN, Bersten AD, Holt AW, et al. Noninvasive assisted ventilation in hypercapnic respiratory failure. Anaesth Intensive Care. 1993;21:111-5.
38. Prado FA, et al. Ventilación no invasiva como tratamiento de la insuficiencia respiratoria aguda en pediatría. Rev Méd Chile. 2005;133:525-33.
39. Santiago ICM, Meireles FMS, Kuehner CP, Almeida MA. Conhecimento e experiência de fisioterapeutas sobre ventilação não invasiva. RBPS (Fortaleza). 2011;24(3):214-20.
40. Schettino GPP, Reis MAS, et al. III Consenso Brasileiro de Ventilação Mecânica – Ventilação mecânica não invasiva com pressão positiva. J Bras Pneumol. 2007;33(Supl 2):S92-105.
41. Silva DCB, Foronda FAK, Troster EJ. Ventilação não invasiva em pediatria. J Pediatr (Rio J.). 2003;79(Supl 2):S161-8.
42. Stefano N, et al. Time of non-invasive ventilation. Intensive Care Med. 2006;32:361-70.
43. Teague WG. Noninvasive ventilation in the pediatric intensive care unit for children with acute respiratory failure. Wiley-Liss, Inc.; 2003.
44. Teague WG. Noninvasive positive pressure ventilation: current status in pediatric patients. Paediatr Respir Rev. 2005;6:52-60.
45. Thill PJ, et al. Noninvasive positive-pressure ventilation in children with lower airway obstruction. Pediatr Crit Care Med. 2004;5(4):337-42.
46. Villanueva AM, Spuñes SP, Solas MLA, et al. Aplicación de ventilación no invasiva en una unidad de cuidados intensivos pediátricos. An Pediatr (Barc). 2005;62:13-9.
47. Yanez LJ, et al. A prospective, randomized, controlled trial of noninvasive ventilation in pediatric acute respiratory failure. Pediatr Crit Care Med. 2008;9(5):484-9.
48. Duke GJ, Bersken AD. Non invasive ventilation for adult acute respiratory failure. Part II. Crit Care Resusc. 1999;Jun 1(2):210.

49. Naughton MT, Rahman MA, Hara k, Floral JS, Brasdley TD. Effect of continuous positive airway pressure on intrathoracic and left ventricular transmural pressures in patients with congestive heart failure. Circulation. 1995; 91(6):1725-31.

INTERNET (ACESSO LIVRE)

1. American Thoracic Society, European Respiratory Society, European Society of Intensive Care Medicine, Société de Réanimation de Langue Française. International Consensus Conferences in Intensive Care Medicine: noninvasive positive pressure ventilation in acute respiratory failure. Intensive Care Med. 2001;163:283-91. Disponível em: <http://ajrccm.atsjournals.org/cgi/reprint/163/1/283>.
2. Cheifetz IM. Invasive and noninvasive pediatric mechanical ventilation. Respir Care. 2003;48:442-53. Disponível em: <http://www.rcjournal.com/contents/04.03/04.03.0442.pdf>.
3. Garfield MJ, Howard-Griffin RM. Noninvasive ventilation for severe thoracic trauma. Br J Anaesth. 2000;85:788-90. Disponível em: <http://bja.oxfordjournals.org/cgi/reprint/85/5/788>.
4. Jubran A, Mathru M, Dries D, et al. Continuous recordings of mixed venous oxygen saturation during weaning from mechanical ventilation and the ramifications thereof. Am J Respir Crit Care Med. 1998;158:1763-9. Disponível em: <http://ajrccm.atsjournals.org/cgi/reprint/158/6/1763>.
5. Liesching T, Kwok H, Hill NS. Acute application of noninvasive positive pressure ventilation. Chest. 2003;124:699-713. Disponível em: <http://www.chestjournal.org/cgi/reprint/124/2/699>.
6. Meduri GU, Cook TR, Turner RE, et al. Noninvasive positive pressure ventilation in status asthmaticus. Chest. 1996;110:767-74. Disponível em: <http://www.chestjournal.org/cgi/reprint/110/3/767>.
7. Mehta S, Hill N. Noninvasive ventilation. Am J Respir Crit Care. 2001;163:540-77. Disponível em: <http://ajrccm.atsjournals.org/cgi/reprint/163/2/540>.
8. Meyer TJ, Hill NS. Noninvasive positive pressure ventilation to treat respiratory failure. Ann Intern Med. 1994;120:760-70. Disponível em: <http://www.annals.org/cgi/content/full/120/9/760>.

37

Ventilação Pulmonar Mecânica Convencional em Neonatologia

Milton Harumi Miyoshi

INTRODUÇÃO

Ao longo das últimas duas décadas houve um grande interesse na busca de medidas mais efetivas para o controle da insuficiência respiratória do neonato, como o uso mais consistente do corticoide pré-natal, a diminuição da exposição à ventilação invasiva com pressão positiva contínua nasal (CPAP), o aprimoramento dos ventiladores mecânicos com incorporação da tecnologia de microprocessamento, o refinamento das estratégias de tratamento com surfactante e a melhor compreensão dos fatores responsáveis pela lesão pulmonar.

Hoje, poucos bebês morrem primariamente de insuficiência respiratória por doença pulmonar; os óbitos decorrem predominantemente de outras complicações da prematuridade, como sepse e hemorragia peri/intraventricular (HPIV). Embora a redução da mortalidade ainda seja uma meta importante, o foco mudou para o controle da persistente alta incidência da displasia broncopulmonar (DBP)[1].

Apesar da falta de dados inequívocos, mudanças substanciais na prática clínica tornaram-se evidentes nos últimos anos, resultando na redução do número de bebês que recebem ventilação do suporte respiratório nos recém-nascidos (RN) em cuidados intensivos. Atualmente, a maioria dos neonatos que recebe ventilação invasiva é muito menor e mais imatura do que aqueles ventilados há uma década. Esses pacientes muitas vezes necessitam de ventilação por longos períodos por motivos não diretamente relacionados com a doença pulmonar, como apneia e sepse. Embora a ventilação de alta frequência tenha se mostrado promissora em reduzir a lesão pulmonar, resultados inconsistentes e preocupações contínuas sobre os perigos da hiperventilação inadvertida têm limitado a sua aceitação como terapia de primeira linha em RN com insuficiência respiratória.

Para os que necessitam de ventilação mecânica, está disponível uma nova geração de aparelhos microprocessados, com recursos tecnológicos avançados que permitem a sincronização da ventilação mecânica com a espontânea. Ainda mais promissor é o advento de modalidades "volume-alvo", que permitem o controle do volume corrente (VC) ofertado durante a ventilação mecânica[2].

FATORES ASSOCIADOS COM O APARECIMENTO DE LESÃO PULMONAR

Está cada vez mais evidente que o processo de lesão pulmonar começa cedo, já na vida intrauterina, devido a infecções pré-natais, e se perpetua após o nascimento por causa da ventilação mecânica, do uso de concentrações elevadas de oxigênio, dos distúrbios hidroeletrolíticos, da desnutrição e dos processos infecciosos[3]. Todos esses fatores causam inflamação no pulmão, convergindo num caminho comum que leva à lesão pulmonar e crescimento desordenado de pulmão imaturo.

- **Prematuridade:** as mudanças na prática da neonatologia nas últimas décadas, com intervenções mais fisiológicas, conduziram ao aumento da sobrevida de prematuros extremos. Essa melhoria no cuidado resultou no surgimento de uma população de crianças mais propensas a sofrer lesão pulmonar. Os pulmões desses bebês apresentam estrutura básica para a troca rudimentar de gases, não existindo, ainda, os verdadeiros alvéolos. As células epiteliais não desenvolveram a capacidade plena para produzir e secretar o surfactante, e as vias aéreas, com frequência, estão preenchidas de líquido por causa da imaturidade da barreira alvéolo-capilar. Além disso, a caixa torácica é instável por causa do desenvolvimento incompleto da estrutura musculoesquelética, e o centro respiratório é incapaz de manter a respiração espontânea efetiva.
- **Oxigênio:** a lesão pulmonar induzida pelo oxigênio é deflagrada pela produção excessiva de radicais tóxicos, como superóxido, peróxido de hidrogênio e radicais livres. O RN, em especial o prematuro, é mais vulnerável a esse tipo de lesão porque os sistemas antioxidantes ainda não se desenvolveram completamente. Os metabólitos ativos do oxigênio provocam dano tecidual por meio da oxidação de enzimas, inibição das proteases e da síntese de DNA, diminuição da síntese de surfactante e indução da peroxidação lipídica. Até o momento, não se conseguiu identificar nenhuma terapia eficaz que possa prevenir os efeitos adversos do oxigênio ou aumentar as defesas antioxidantes do bebê. Até que esses agentes sejam disponíveis, a aplicação de estratégias para minimizar o uso de oxigênio em prematuros é essencial.
- **Ventilação com pressão positiva:** os dois principais fatores relacionados com o aparecimento da lesão pulmonar durante a ventilação mecânica são a instabilidade alveolar, gerando atelectasias, e a hiperdistensão regional. O termo "atelectrauma" refere-se à lesão pulmonar provocada pelos ciclos repetidos de colapso e reinsuflação alveolar. Durante a ventilação mecânica, sabe-se que a perda progressiva do volume dos pulmões, com surgimento de áreas atelectáticas, não é apenas consequência, mas também causa de lesão pulmonar. Dessa forma, estratégias ventilatórias que utilizam baixas pressões ao final da expiração (PEEP) associam-se com maior lesão pulmonar. Atribui-se o termo "volutrauma" à lesão causada pela hiperdistensão das estruturas pulmonares, consequente ao uso de altos volumes correntes durante a ventilação mecânica. Acredita-se que o estiramento das vias aéreas terminais e do endotélio capilar dê origem à lesão, aumentando a permeabilidade capilar, com extravasamento de fluídos ricos em proteínas com inativação do surfactante e aumento e liberação de mediadores inflamatórios. Assim, a baixa complacência pulmonar, associada à caixa torácica relativamente complacente, faz com que o prematuro, durante a ventilação mecânica, fique sujeito tanto ao atelectrauma como ao volutrauma.
- **Infecção:** as ligações entre a infecção e a lesão pulmonar são complexas. A inflamação intra-amniótica (corioamnionite) diminui a incidência de síndrome do desconforto respiratório (SDR) por amadurecimento do pulmão. Por outro lado, interrompe o desenvolvimento e o crescimento do pulmão, resultando na formação de menos alvéolos e vasos sanguíneos. Dessa forma, a corioamnionite predispõe o pulmão prematuro à lesão aguda por fatores pós-natais, tais como a ventilação mecânica, que contribui para o desenvolvimento da DBP. Presume-se que o sequestro de células inflamatórias nos pulmões e a liberação de mediadores inflamatórios sejam os mecanismos responsáveis pela lesão. Ensaios

clínicos com antibióticos pré-natais têm mostrado benefícios marginais, sugerindo cautela no uso imprudente da antibioticoterapia.

- **Biotrauma:** uma série de evidências clínicas e experimentais tem mostrado que a produção de mediadores inflamatórios seja a via final comum dos vários processos envolvidos na lesão pulmonar aguda. Supõe-se que os mediadores inflamatórios desencadeiem uma série de reações inflamatórias em cascata que culmina com a lesão tecidual local e à distância, contribuindo com a falência de múltiplos órgãos.

ESTABILIZAÇÃO E CUIDADOS DE SUPORTE AO RN EM INSUFICIÊNCIA RESPIRATÓRIA

Hoje, com o advento do surfactante exógeno e de novas técnicas ventilatórias, consegue-se, na grande maioria dos casos, o controle da fase aguda da insuficiência respiratória. Deve-se lembrar, no entanto, que o emprego desses recursos isoladamente ou instituídos tardiamente está fadado ao insucesso. Nesse contexto, a execução das práticas para proteger o pulmão imaturo deve-se iniciar já na sala de parto[4].

Cuidados na sala de parto

a asfixia perinatal é um dos principais fatores que limitam a sobrevida dos neonatos que cursam com insuficiência respiratória, em particular, do prematuro. Assim, diante do nascimento de um RN prematuro, é fundamental a presença na sala de parto de uma equipe de profissionais com experiência na reanimação neonatal. Caso o paciente necessite de manobras de reanimação, procurar utilizar uma técnica ventilatória "gentil", uma vez que o processo de lesão pulmonar (baro/volutrauma) inicia-se ao nascimento, mesmo após curtos períodos de ventilação. Colocar em prática os seguintes princípios durante a ventilação com pressão positiva na sala de parto[5]:

- Conferir periodicamente o funcionamento dos equipamentos para ventilação com pressão positiva. Dar preferência ao ventilador mecânico manual em "T", em vez do balão autoinflável, pois permite o controle do PIP (pressão inspiratória de pico) e PEEP.
- Não ventilar de forma agressiva. Procurar aplicar somente uma pressão suficiente para obter expansão torácica mínima.
- Monitorar e controlar os níveis de pressão aplicada: PIP e PEEP.
- Esforçar-se para manter uma ventilação com ritmo constante. Assim que possível, substituir a ventilação manual pela mecânica.
- Iniciar a ventilação com oxigênio a 40% (21% no PT tardio e no TERMO). Aumentar a concentração de oxigênio só se não houver melhora com as concentrações anteriores. Após a estabilização inicial e de acordo com a monitoração pela oximetria de pulso, procurar ajustar a concentração de oxigênio oferecida através de um *blender*. Saturação de oxigênio esperada nos primeiros minutos de vida: 70% a 80% até 5 minutos, 80% a 90% entre cinco e 10 minutos, e entre 85% e 95% após 10 minutos.

Previna a Hipotermia

Sabe-se que os mecanismos de compensação contra mudanças de temperatura ainda são pouco desenvolvidos no período neonatal. Portanto, todo RN está sob risco de apresentar hipotermia, especialmente o prematuro. Colocar em prática os seguintes princípios para prevenir a hipotermia:

- Aumentar a temperatura da sala de parto para 26°C;
- Garantir o funcionamento da fonte de calor radiante;
- Recepcionar o RN em campos aquecidos;
- Envolver o bebê em filme plástico poroso (Magipack®) ou saco de polietileno (30 x 50 cm), sem secar o corpo;
- Secar a cabeça e colocar touca de algodão.
- Os neonatos pré-termos de extremo baixo peso, muitas vezes, mesmo com os cuidados acima, não conseguem manter-se normotérmicos. Nesses casos, aconselha-se o emprego das incubadoras de dupla parede com sistema de umidificação controlada. Esforçar-se para manter a temperatura na superfície abdominal do paciente ao redor de 36,5°C. Por outro lado, procurar evitar a ocorrência de hipertermia.

Avaliar a Necessidade de Suporte Hemodinâmico

Na presença de tempo de enchimento capilar superior a três segundos, pressão arterial média (PAM) abaixo de 30 mmHg, FC persistentemente acima de 160 bpm, débito urinário abaixo de 1 mL/kg por hora (após 12 horas de vida) ou acidose metabólica (BE < -10 e lactato ≥ 22,5 mg/dL), adotar as seguintes medidas:

- Caso haja evidências de perda de volume sanguíneo ao nascimento, administrar 10 mL/kg de solução salina a 0,9%, IV, em 30 a 60 minutos. Repetir a infusão desse volume 1 a 2 vezes, se persistirem os sinais de insuficiência cardiovascular. Lembrar-se de que em geral esses pacientes são prematuros sob risco de apresentarem HPIV e DBP. Portanto, deve-se ter cuidado na manipulação de volume, evitando-se os excessos!
- Se não houver evidências de perda sanguínea durante o processo de nascimento ou se persistirem os sinais de insuficiência cardiovascular após expansão de volume, começar com a infusão de dobutamina (5 a 20 mcg/kg por minuto) e se necessário associar dopamina (5 a 10 mcg/kg por minuto). Se não houver estabilização do estado hemodinâmico, iniciar infusão contínua de adrenalina (0,05 a 0,3 mcg/kg por minuto), a seguir, se necessário, associar hidrocortisona (1 mg/kg por dose a cada 12 horas) durante três dias.
- Procurar manter o hematócrito na fase aguda da doença respiratória em torno de 40%.
- Ajustar a oferta de líquidos entre 50 a 70 mL/kg por dia nas primeiras 48 horas e, nos dias subsequentes, entre 100 a 150 mL/kg por dia. Procurar ajustar a oferta de acordo com os seguintes princípios:
  - Respeitar a perda fisiológica de peso nos primeiros dias de vida, ou seja, de 3% a 5% ao dia ou cerca de 15% até o quinto dia de vida.
  - Manter o débito urinário entre 1 a 3 mL/kg por hora e o sódio sérico entre 135 e 145 mEq/L.

Afastar Processo Infeccioso

Uma das principais causas que desencadeiam o trabalho de parto prematuro são as infecções antenatais. Assim, procurar afastar o processo infeccioso por meio da avaliação de leucogramas, proteína-C reativa e hemoculturas seriadas. Realizar a primeira coleta desses exames entre 12 e 24 horas de vida. Se o concepto foi exposto a uma situação de alto risco infeccioso (corioamnionite, amniorrexe prolongada, infecção materna etc.) ou se os exames laboratoriais vierem alterados ou na presença de algum sinal clínico sugestivo de sepse, introduzir antibioticoterapia sistêmica (penicilina + aminoglicosídeo). Após 72 horas, reavaliar a necessidade ou não da continuidade da antibioticoterapia.

MONITORIZAÇÃO

Os distúrbios respiratórios no período neonatal apresentam caráter extremamente dinâmico, com variações frequentes na sua gravidade. Dessa forma, o suporte respiratório ministrado num dado momento pode não ser adequado noutro momento, seja em minutos ou em horas. Portanto, os parâmetros clínicos e laboratoriais devem ser monitorados periodicamente.

- Avalie a cada três horas a evolução do desconforto respiratório por meio do escore respiratório (Figura 37.1) e dos níveis de gases sanguíneos. Infelizmente, o boletim de Silverman-Andersen (Quadro 37.1) é falho para avaliar e acompanhar a insuficiência respiratória nos prematuros de extremo baixo peso.
- A cianose não é confiável para estimar os níveis de hipoxemia. A cianose torna-se clinicamente perceptível quando os níveis de hemoglobina reduzida superam 4 a 5 g por dL. Assim, nos casos de anemia, a cianose pode não ser aparente mesmo na vigência de hipoxemia; por outro lado, na policitemia pode existir cianose com níveis normais de oxigenação. Além disso, no período neonatal o aparecimento da cianose é tardio e quase sempre o paciente encontra-se em fase avançada da hipoxemia. Tal fato decorre da presença da hemoglobina fetal que apresenta a curva de dissociação desviada para a esquerda.
- Existe relação estreita entre os aparelhos respiratório e cardiovascular; as alterações em um dos aparelhos levam ao comprometimento de outro, e vice-versa. Assim, além do respiratório, monitorizar o estado hemodinâmico cui-

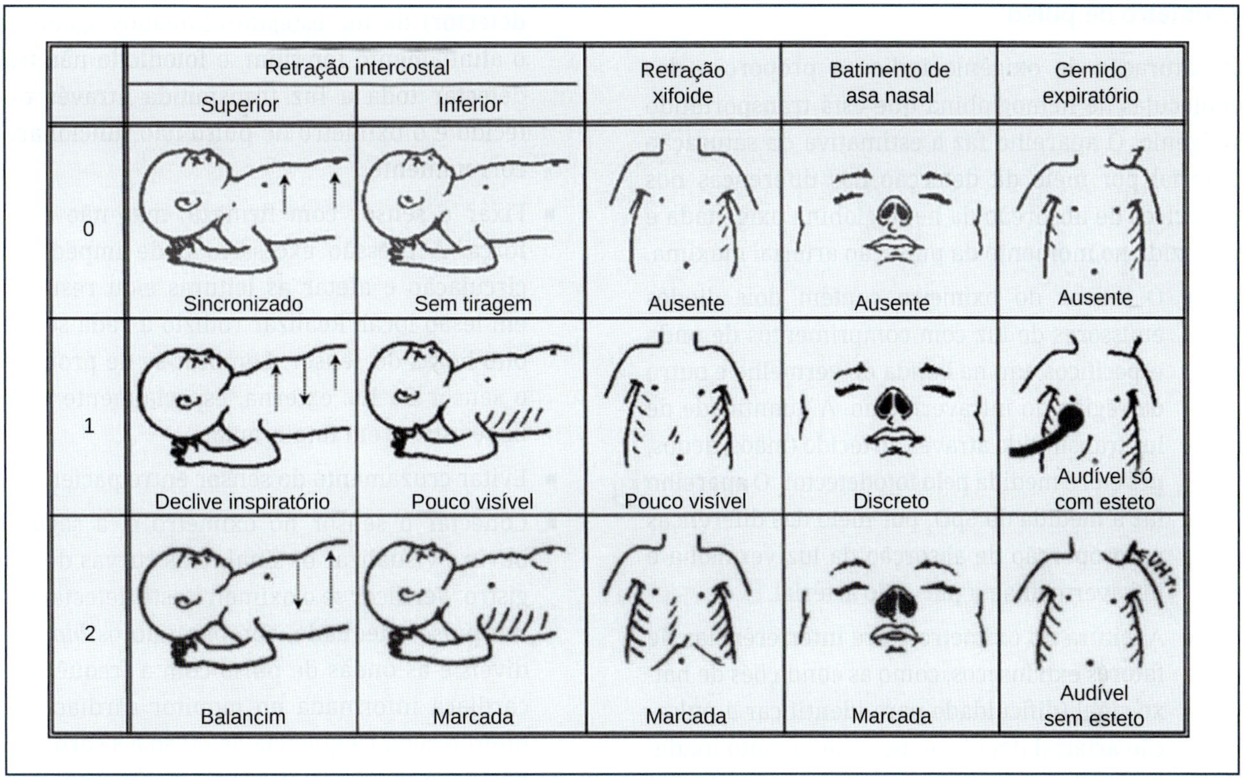

	Retração intercostal		Retração xifoide	Batimento de asa nasal	Gemido expiratório
	Superior	Inferior			
0	Sincronizado	Sem tiragem	Ausente	Ausente	Ausente
1	Declive inspiratório	Pouco visível	Pouco visível	Discreto	Audível só com esteto
2	Balancim	Marcada	Marcada	Marcada	Audível sem esteto

FIGURA 37.1 ***Boletim de Silverman & Andersen para avaliar a gravidade da insuficiência respiratória.***
Fonte: adaptada de Silverman, Andersen[23].

QUADRO 37.1 ***Escore de gravidade da insuficiência respiratória de Downes.***

Escore respiratório	**0**	**1**	**2**
Frequência respiratória	40 a 60/minuto	60 a 80/minuto	> 80/minuto
Necessidade de O_2	Nenhum	FiO_2 £ 50%	FiO_2 > 50%
Retrações torácicas	Nenhum	Leve a moderada	Grave
Gemido expiratório	Nenhum	Com estímulo	Repouso
Murmúrio vesicular	Bem audível	Diminuído	Pouco audível
Idade gestacional	> 34 semanas	30 a 34 semanas	< 30 semanas

Fonte: adaptado de Downes *et al.*[24].

dadosamente, atentando para as alterações na frequência cardíaca, pressão arterial, tempo de enchimento capilar e temperatura corpórea.

- Os valores da gasometria obtidos por punção de artéria periférica nem sempre refletem os níveis reais de oxigenação. Já que, durante as punções pode ocorrer queda nos níveis de oxigenação, devido à dor e agitação.
- Atentar para os locais de coleta da gasometria ou de fixação do sensor do oxímetro de pulso, se em regiões pré ou pós-ductais. Nos primeiros dias de vida, o bebê encontra-se em fase da circulação transicional (circulação fetal → circulação adulta). Nesse período devido à presença de *shunt* bidirecional pelo canal arterial e/ou forâmen oval, os níveis de oxigenação são variáveis nas regiões pré e pós-ductais. As gasometrias pré-ductais refletem melhor as consequências das doenças do parênquima pulmonar, enquanto as pós-ductais são as consequências de alterações dos vasos pulmonares (hipertensão pulmonar).

Oxímetro de pulso

A saturação de oxigênio indica a proporção das moléculas de hemoglobina que está transportando oxigênio. O aparelho faz a estimativa da saturação arterial por meio da detecção das diferenças nos espectros de absorção da hemoglobina oxigenada e reduzida no momento da pulsação arterial máxima.

- O sensor do oxímetro contém dois diodos emissores de luz com comprimentos de onda específicos, um na banda do vermelho e outro da região do infravermelho. A quantidade de luz transmitida através do tecido (mãos, dedos, pés etc) é medida pelo fotodetector. O aparelho faz a medida da SpO_2 por meio das diferenças na proporção de absorção da luz vermelha e infravermelha na pulsação arterial.
- A leitura do oxímetro sofre interferências de fatores extrínsecos, como as condições de baixo sinal (dificuldade para identificar a pulsação arterial devido ao posicionamento inadequado do sensor ou estado de baixa perfusão) ou artefatos (movimento excessivo ou luz ambiente – fototerapia). Para determinar se o oxímetro está detectando pulsos válidos ou sinais de interferência, a forma das ondas de pulso e os *bip* de pulso audíveis devem coincidir com cada batimento cardíaco.
- A alta concentração na circulação de carboxi -hemoglobina (registro artificialmente alto da SpO_2) ou meta-hemoglobina (registro artificialmente baixo da SpO_2) é o fator intrínseco que interfere na leitura do aparelho. A hemoglobina fetal tem maior afinidade pelo oxigênio do que a hemoglobina adulta, assim ele se torna totalmente saturado em níveis menores de PaO_2.
- A faixa de melhor correlação entre a saturação de oxigênio medida pelo oxímetro e a PaO_2 é entre 75% e 95%. Portanto, a oximetria de pulso não é precisa para monitorar estado de hipoxemia grave e hiperóxia.
- Montar todos os equipamentos e assegurar o funcionamento normal.
- Fixar o sensor no local desejado (palma da mão, dorso do pé ou no pulso) antes de conectá-lo ao aparelho. Anotar o local escolhido se região pré ou pós-ductal.
- Ao fixar o sensor, certificar-se se os diodos emissores (fotoemissor) e o receptor (fotodetector) de luz estejam alinhados. Quando o alinhamento for ruim, o fotodiodo não irá detectar toda a luz transmitida através do tecido e o oxímetro de pulso não funcionará corretamente.
- Fixar o sensor com firmeza, mas não com força. A pressão excessiva pode impedir a circulação e afetar as leituras e/ou resultar em lesão local. Realizar rodízio a cada seis a oito horas do sensor. Lembrar-se de protejer o sensor da luz externa, especialmente se o bebê estiver em fototerapia.
- Evitar cruzamento do sensor entre pacientes.
- Conectar o sensor no oxímetro e, a seguir, ouvir e visualizar os sinais e as curvas de registro. Verificar se o oxímetro está detectando um pulso adequado, comparando os *bip* audíveis e as ondas de pulso com a frequência cardíaca informada no monitor cardíaco. A diferença da frequência de pulso e a cardíaca não deve ser superior a cinco batimentos por minuto. Caso haja dificuldades em obter as ondas de pulso perfeitas, checar as condições hemodinâmicas. A movimentação do sensor e as contrações musculares podem simular as ondas de pulso e levar aos registros de saturação incorretos.
- Ajustar os limites superior e inferior de alarme para SpO_2 (89% e 96%) e frequência de pulso (100 e 160). Procurar ajustar a intensidade do suporte respiratório para manter a SpO_2 alvo entre 90% e 95%.
- Ao documentar a SpO_2, frequência respiratória, frequência cardíaca, atentar para o estado do bebê (por exemplo, chorando, dormindo, acordado e tranquilo, em alimentação, submetido a algum procedimento e tipo e intensidade de suporte respiratório).
- O uso de monitores não invasivos não descarta a necessidade de coletas periódicas de gasometrias arteriais.

Limites dos gases sanguíneos esperados no período neonatal

- Independentemente da forma utilizada para oferecer o oxigênio, deve-se tomar alguns cuidados. Ajustar o suporte respiratório para manter os seguintes níveis gasométricos:

- pH: 7,25 e 7,40;
- PaO_2: 50 e 70 mmHg;
- $PaCO_2$: 40 e 60 mmHg;
- SaO_2: 90% e 95%;
- SpO_2: 90% e 95%.

- Deve-se ter um controle rigoroso da quantidade de oxigênio oferecida. A fração inspirada de oxigênio (FiO_2) pode ser estimada por meio de nomogramas ou fórmulas. No entanto, é de grande importância dispor de aparelhos que analisam a concentração de oxigênio na mistura gasosa (analisadores de oxigênio). Tais aparelhos permitem conhecer exatamente a concentração de oxigênio que está sendo empregada, e possibilitam variações da sua concentração dentro de faixas muito estreitas. Deve-se lembrar de calibrar adequadamente o oxímetro e colocar o sensor no nível das narinas.
- Umidificação e aquecimento: sempre oferecer oxigênio umidificado e aquecido para evitar o aumento da perda insensível d'*água e lesão da mucosa respiratória. No processo de umidificação do gás, é importante* ter cuidado na assepsia do material para evitar infecção por germes que normalmente se desenvolvem em ambientes úmidos.

VENTILAÇÃO NÃO INVASIVA

A ventilação não invasiva (VNI) refere-se a qualquer técnica que utiliza pressão constante ou variável para fornecer suporte ventilatório sem a intubação traqueal[6]. Além da CPAP, uma variedade de alternativas de VNI é descrita, com destaque para ventilação com pressão positiva intermitente nasal sincronizada (VPPISn), com os movimentos respiratórios espontâneos ou não (VPPIn).

A utilização da CPAP com ou sem surfactante tem sido aceita gradativamente como meio mais eficaz para reduzir o risco de lesão pulmonar. O seu emprego é fundamentado nos seguintes efeitos sobre o aparelho respiratório:

- Aumenta a capacidade residual funcional (CRF), adequando os distúrbios da relação ventilação-perfusão. Como resultado, diminui o *shunt* intrapulmonar e melhora a oxigenação arterial.
- Previne o colapso alveolar e melhora a complacência pulmonar. Em consequência, aumenta o volume corrente efetivo, estabiliza a ventilação minuto e diminui o trabalho respiratório.
- Estabiliza a caixa torácica e otimiza a atividade do diafragma, adequando a sua contratilidade.
- Preserva a função do surfactante alveolar, prevenindo os ciclos repetidos de colapso e insuflação das vias aéreas distais.
- Redistribui o líquido pulmonar.
- Estabiliza e aumenta o diâmetro das vias aéreas superiores, evitando sua oclusão e diminuindo sua resistência.
- Reduz a resistência inspiratória por aumentar o calibre das vias aéreas, o que torna possível a oferta de maior volume corrente para uma determinada pressão, diminuindo, assim, o trabalho respiratório.

Baseando-se nesses efeitos, a CPAP é utilizada com frequência no tratamento de RN com insuficiência respiratória. Na fase aguda da SDR, a aplicação precoce da CPAP parece diminuir a necessidade de suporte ventilatório mais agressivo. O seu emprego precoce desde o nascimento em RN pré-termos de risco, em associação com o corticoide antenatal e o surfactante exógeno, parece aumentar a sobrevida sem a DBP[7,8]. O efeito benéfico mais evidente é observado durante a fase de retirada da ventilação mecânica, quando o seu emprego por meio de dispositivos nasais facilita a extubação traqueal, diminuindo a ocorrência de atelectasia, episódios de apneia e necessidade de reintubação[9]. Em relação aos equipamentos utilizados para fornecer a CPAP (ventilador, CPAP de bolhas e CPAP de fluxo variável), até o momento, não há evidências concretas de que um seja superior ao outro. Quanto à interface entre o sistema CPAP e as vias aéreas do RN, os estudos têm mostrado que as prongas de pequenos cateteres binasais funcionam melhor que as de cateter único ou nasofaríngeo. Uma das preocupações levantadas com o uso precoce da CPAP é o retardo na administração do surfactante. Alguns centros têm utilizado a estratégia INSURE (intubar → surfactante → extubar para CPAP) para evitar a ventilação invasiva. Esse método, comparado com o uso seletivo e tardio do surfactante, associou-se com menor necessidade de ventilação mecânica nos primeiros dias de vida e diminuição da incidência de síndrome de escape de ar e DBP. Entretanto, essas vantagens não foram observadas quando se comparou o método com o uso precoce da CPAP[10].

A VPPISn tem sido provada ser superior à CPAP na redução da taxa de falha de extubação traqueal[11]. Além disso, alguns estudos mostraram que a VNI pode ser um modo alternativo à intubação traqueal e ventilação invasiva na falha da CPAP em crianças com SDR[12]. Hoje, observa-se um gradativo aumento do uso da VNI na prática clínica, no entanto o seu lugar no arsenal terapêutico ainda não está totalmente definido. Existem ainda poucos dispositivos concebidos especificamente para ser utilizados na VNI. Também não há um consenso sobre as melhores configurações do ventilador para serem usadas nessa modalidade; por exemplo, não está claro se a sincronização é melhor do que as formas não sincronizadas de VNI[13].

Precisa-se de uma melhor base técnica para uso da VNI em RN, como equipamentos e interfaces adequados a esses pacientes, além de mais provas da sua efetividade para incorporá-lo no manejo da insuficiência respiratória neonatal.

Prática com a CPAP Nasal

Em nosso meio, pelo custo relativamente baixo, o emprego da CPAP tem sido estimulado. No entanto, essa recomendação deve ser analisada com ressalvas, pois, muitas vezes, sob alegação de falta de recursos, a aplicação da CPAP é realizada por meio de técnicas artesanais e com materiais improvisados. Tal quadro pode ocultar outras deficiências estruturais, como as de recursos humanos. Já que para se obter sucesso com o emprego da CPAP é fundamental o empenho, muitas vezes desgastante, da equipe multiprofissional na adequação e manutenção do sistema e, principalmente, na vigilância contínua do paciente. Ao se decidir pelo uso de CPAP, colocar em prática os seguintes princípios:

- Indicar a CPAP nas seguintes condições:
  - RN com peso inferior a 1.500 g, a qualquer sinal de aumento do trabalho respiratório. Instalar a CPAP precocemente, se possível, desde o nascimento, na sala de parto após estabilização inicial.
  - RN com peso superior a 1.500 g, mantendo SpO_2 abaixo de 90% em oxigênio inalatório igual ou superior a 40%.
  - Pós-extubação traqueal para todos os RN com peso inferior a 1.500 g.
  - Apneia neonatal.
- Preferir aplicar a CPAP por meio de pronga nasal, por não ser um método invasivo e pela facilidade de uso. Escolher o tamanho da pronga de tal forma que não haja escape de gases pelas narinas. Não utilizar a CPAP através de cânula traqueal, principalmente no RN de muito baixo peso. Já que a cânula impõe um grande trabalho resistivo, em especial as de menor diâmetro, predispondo a fadiga e, em consequência, episódios de apneia.
- Fazer a proteção das narinas e do lábio superior com curativo hidrocoloide.
- Certificar-se de que a umidificação e o aquecimento dos gases estão adequados.
- Aspirar previamente a oro e a nasofaringe e instalar uma sonda gástrica nº 8 ou 10, mantendo-a sempre aberta para descompressão do estômago.
- Verificar periodicamente a adaptação da pronga às narinas, a permeabilidade das vias aéreas superiores, a posição do pescoço e o aspecto da asa e do septo nasal quanto à presença de isquemia e necrose. Vigiar atentamente a posição da pronga nas narinas, evitando que a mesma comprima as narinas na região do septo. Essas intercorrências são as principais causas de falhas no emprego da CPAP.
- Iniciar com pressão de 5 cmH_2O, fluxo de 6 L por minuto e FiO_2 de 0,30. Logo após a instalação da CPAP, observar os seguintes parâmetros:
  - Caso não haja melhora do desconforto respiratório, aumentar inicialmente a pressão e, a seguir, o fluxo.
  - Se $SpO_2 < 90\%$, aumentar a FiO_2 (até 0,40) e, a seguir, a pressão.
  - Observar a oscilação da pressão de vias aéreas (monitor de pressão proximal) a cada movimento respiratório. Se a oscilação de pressão em relação à linha de base for superior a 2 cmH_2O, aumentar o fluxo e, a seguir, a pressão.

- Se o volume pulmonar for inferior a oito costelas posteriores na avaliação radiológica, aumentar a pressão até atingir o volume pulmonar adequado (Figura 37.2).

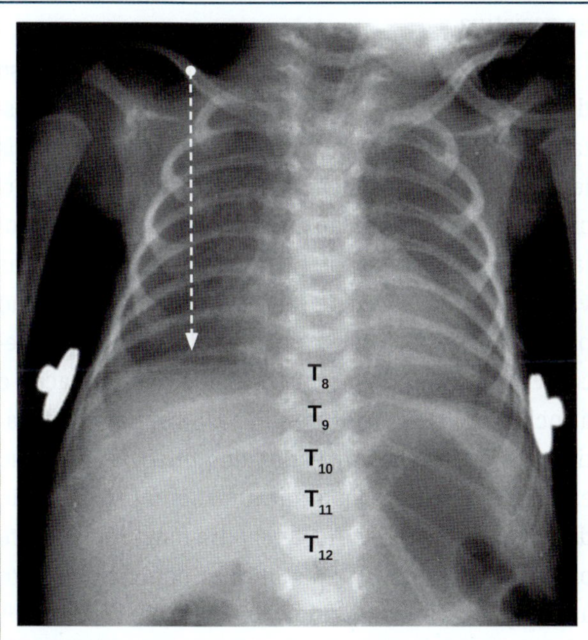

FIGURA 37.2 ***Avaliação radiológica do volume pulmonar. Considerar um volume pulmonar adequado quando a cúpula diafragmática direita, no nível da linha hemiclavicular, atingir entre oito a nove costelas posteriores, ou seja, entre a oitava e a nona vértebras torácicas (T_8 e T_9). Para distinguir as vértebras torácicas, identificar a última costela; esta se insere na 12ª vértebra torácica (T_{12}).***

- Caso haja algum sinal de comprometimento hemodinâmico, instituir medidas para melhorar a desempenho cardiovascular (expansor de volume e/ou drogas vasoativas) e, se necessário, diminuir a pressão. Se não houver melhora do quadro, suspender a CPAP e iniciar a ventilação mecânica.

■ Após os ajustes acima, realizar os reajustes norteados pela análise periódica dos valores da SpO_2 na oximetria de pulso e da gasometria arterial:

- Se SpO_2 < 90% ou PaO_2 < 50 mmHg, certificar-se se o volume pulmonar na radiografia torácica está adequado e afastar as seguintes situações: pressão e/ou fluxo no circuito insuficiente, pronga de tamanho inadequado, deslocamento da pronga, obstrução de vias aéreas por secreção e perda de pressão em vias aéreas por abertura da boca. Procurar corrigir essas causas; se não houver melhora do quadro, suspender a CPAP e iniciar a ventilação mecânica invasiva, e considerar a administração do surfactante.
- Se SpO_2 > 95% ou PaO_2 > 70 mmHg, reduzir gradativamente a FiO_2 e a pressão. Suspender a CPAP se o RN mantiver respiração espontânea efetiva, com parâmetros gasométricos aceitáveis em FiO_2 < 0,40 e pressão de 4 cmH_2O.

■ Considerar falha da CPAP nas seguintes situações:

- $PaCO_2$ > 65 mmHg.
- Dois ou mais episódios de apneia por hora que necessitem de ventilação com pressão positiva para revertê-los.
- Acidose (pH < 7,20).

VENTILAÇÃO INVASIVA

Cada ventilador funciona de maneira diferente e é apenas uma ferramenta nas mãos do profissional; uma ferramenta que pode ser bem utilizada ou não. Assim, é fundamental que o usuário esteja familiarizado com as características específicas de seu equipamento (*orientar-se pelos manuais de seus respectivos equipamentos*). Estabelecer um plano de metas da ventiloterapia, implementando a estratégia de proteção do pulmão que vise à otimização do volume pulmonar, evitando tanto a hiperinsuflação (volutrauma) como a sequência colapso-reinsuflação das vias aéreas (atelectrauma), tolerando a hipercapnia moderada e mantendo os valores de oxigenação arterial dentro de limites estritos, além de adotar uma atitude agressiva para reduzir o suporte ventilatório, tendo sempre em mente a extubação traqueal[14].

Durante cerca de três décadas, o equipamento mais utilizado para tratar a insuficiência respiratória neonatal foi o ventilador de fluxo contínuo, limitado à pressão e ciclado a tempo (TCPL). Os avanços na tecnologia de microprocessadores e o desenvolvimento de sensores de fluxo capazes de detectar pequenas variações de volume viabilizaram equipamentos que possibilitaram uma série de novas modalidades ventilatórias, como ventilação mandatória intermitente sincronizada (SIMV), assistido-controlado (AC), ventilação com pressão de suporte (PSV) e ventilação "volume alvo". Mesmo no tradicional TCPL, essa nova tecnologia tornou possível um ajuste mais fino dos parâmetros ventilatórios. No entanto, não é possível a ventilação com pressão suporte nesses equipamentos por terem a concepção de circuito de alça aberta, não sendo realizada a leitura da curva de fluxo do paciente nem o volume corrente exalado do paciente. A SIMV é uma modificação técnica da IMV convencional, na qual o aparelho libera as ventilações assistidas na frequência predeterminada, imediatamente após o início do esforço inspiratório espontâneo do paciente. Se, no entanto, o esforço respiratório não for detectado, dentro de certo tempo estabelecido, o aparelho fornece ventilações mecânicas controladas na frequência predeterminada. Portanto, ao contrário do AC, nesse modo os ciclos respiratórios assistidos são intercalados com as respirações espontâneas, que recebem somente o suporte da PEEP. No modo AC, o aparelho fornece um suporte ventilatório com pico de pressão e tempo inspiratório predeterminado, em resposta ao esforço respiratório espontâneo (ciclos assistidos). Se o paciente não realizar um esforço inspiratório em um determinado período de tempo, o equipamento fornece ventilações mecânicas controladas na frequência predeterminada (ciclos controlados). Portanto, nesse modo de ventilação, todos os ciclos respiratórios espontâneos são assistidos. A princípio, é o paciente quem comanda a frequência, mas, se a frequência espontânea cair abaixo da "frequência de apoio", o aparelho entra com os ciclos controlados até que a frequência do paciente supere a "frequência de apoio". A PSV é uma forma de suporte ventilatório que auxilia o paciente durante a respiração espontânea, facilitando o esforço respiratório durante a fase inspiratória, quando o aparelho fornece uma determinada pressão positiva. Nessa modalidade, o paciente inicia e termina o ciclo respiratório assistido. A utilização clínica dessa estratégia visa a diminuir o trabalho respiratório, com uma menor sobrecarga muscular, assim como a possibilidade de fadiga. Atualmente, no período neonatal, essa técnica tem sido empregada em conjunto com a SIMV na fase de retirada da ventilação mecânica, assistindo as respirações espontâneas, com objetivo de diminuir os episódios de hipoxemia e bradicardia decorrentes do aumento da carga resistiva.

A nossa compreensão de como otimizar o uso desses novos equipamentos tem melhorado constantemente, porém permanece ainda em ritmo mais lento do que o da inovação tecnológica. Ao proporcionar melhor interação entre as ventilações controladas e espontâneas, os modos assistidos teriam as vantagens potenciais de oferecer maior conforto ao paciente e de facilitar a retirada da ventilação mecânica, diminuindo, assim, o tempo de ventilação e a incidência de DBP. No entanto, a revisão sistemática dos estudos controlados demonstrou que essa estratégia ventilatória diminuiu somente a duração da ventilação, com vantagens para o modo AC sobre o SIMV. Não se observou qualquer benefício quanto à redução de mortalidade, DBP ou lesão cerebral[15]. Apesar da falta de evidência definitiva de superioridade em relação ao IMV tradicional, os benefícios da ventilação assistida são geralmente aceitos e a maioria das UTI neonatais tem adotado essas técnicas[16]. A escolha entre SIMV e AC é, até certo ponto, uma questão de preferência pessoal. Na realidade, há pouca diferença entre os dois na fase aguda da insuficiência respiratória, especialmente no prematuro extremo ou gravemente doente que tem pouco ou nenhum esforço respiratório próprio, ou no paciente que está fortemente sedado ou até mesmo paralisado. Sob essas circunstâncias, estamos na realidade fornecendo ventilação controlada, independentemente da seleção do modo de ventilação. As diferenças entre SIMV, AC e PSV tornam-se mais pronunciadas a partir do momento que o bebê apresenta respiração espontânea, em particular durante a fase do desmame, e são especialmente importantes nos prematuros intubados com tubos traqueais estreitos. Ventilação prolongada com baixas frequências no SIMV deve ser evitada nessas crianças, em que se impõe um indesejável aumento do trabalho respiratório por elevada carga resistiva imposta pelo tubo traqueal. Esse problema pode ser minimizado ao se assistir os ciclos de respiração espontânea durante a SIMV com PSV[17].

Devido ao reconhecimento de que o volume, e não a pressão inspiratória (PIP), é o principal determinante da lesão pulmonar, a maioria dos profissionais tende agora a manter de forma estrita a monitoração e o controle do VC ofertado[18]. No modo TCPL tradicional, o ajuste do PIP determina o VC que se deseja administrar. No entanto, esse volume irá flutuar de acordo com as variações na mecânica pulmonar, ou seja, um menor volume de gás será entregue nas condições de baixa complacência, enquanto, nas situações de melhora da complacência, o volume ofertado será maior. Essas alterações importantes são mais abruptas nas primeiras horas de vida, em resposta à reabsorção do líquido pulmonar fetal, e após a terapia com surfactante. Por causa dessas mudanças constantes, um suporte "ótimo" num dado instante pode ser "péssimo" noutro momento, de modo que é fundamental a presença de um profissional vigilante que ajuste continuamente os parâmetros ventilatórios. A disponibilidade do sensor de fluxo nos ventiladores de nova geração tornou possível a monitoração em tempo real do VC e se transformou em um instrumento valioso no auxílio dos ajustes de PIP, PEEP e tempo inspiratório. Já que os ajustes do PIP, baseados somente na observação clínica da expansibilidade torácica, mostraram-se equivocados para avaliar o VC ofertado. A localização do sensor de fluxo é crítica, sendo recomendada para uso neonatal a posição proximal junto à entrada do tubo traqueal.

A escolha do VC ideal ainda é motivo de estudo. A maioria dos especialistas adota valores entre 4 a 6 mL/kg. VC exalado de 4 a 5 mL/kg é apropriado no prematuro típico com SDR. Bebês prematuros extremos exigem VC perto de 6 mL/kg para compensar o volume do sensor de fluxo. Da mesma forma, volumes entre 6 e 8 mL/kg devem ser mantidos em bebês ventilados cronicamente devido ao aumento do espaço morto anatômico e fisiológico que ocorre com o avançar da idade.

Apesar dos avanços do modo TCPL, associado ao AC, SIMV, PSV e à monitoração do VC, a hipocapnia e a hiperventilação inadvertida continuam sendo um problema comum na prática diária. Nesse sentido, a ventilação "volume alvo" surge como perspectiva para diminuir a lesão pulmonar e cerebral, evitando o volutrauma e diminuindo os episódios de hipocapnia. A ventilação "volume alvo" reúne uma variedade de modos híbridos resultantes de modificações da TCPL que combinam as vantagens da ventilação, limitando a pressão com os benefícios de controlar o VC ofertado. Esses modos são projetados para oferecer e manter um VC predeterminado ("volume alvo"), ajustando automaticamente os níveis do PIP ou do tempo inspiratório. Várias formas de ventilação "volume alvo" têm mostrado ser viáveis e seguras mesmo em prematuros de extremo baixo peso, com destaque para volume garantido (VG), pressão regulada volume controlado (PRVC), volume assistido pressão de suporte (VAPS) e volume controlado (VC). O modo VG, o mais avaliado em RN, fornece desmame automático da pressão de pico, em resposta à melhora da complacência pulmonar e do esforço respiratório (autodesmame). Estudos utilizando essa técnica demonstraram menos oscilações no VC ofertado, necessidade de menor PIP, menos episódios de hipocapnia e menores níveis de citocinas inflamatórias. A revisão sistemática dos estudos controlados mostrou vantagens da ventilação "volume alvo" em reduzir tempo de ventilação, episódios de hipocapnia, pneumotórax, complicações neurológicas graves (HPIV grave e leucomalácia periventricular), além de aumentar a sobrevida sem DBP[19]. Esses resultados parecem promissores, no entanto, até que se tenha evidências mais concretas quanto à segurança e confiabilidade desses equipamentos nas condições de uso prolongado e aos efeitos no longo prazo, é apropriado que essa estratégia seja utilizada judiciosamente somente por aqueles adequadamente treinados para a sua aplicação.

Também é crítico que o VC ofertado seja distribuído de forma uniforme em um pulmão aerado. Esse fato não tem sido muito apreciado na prática diária e exige uma atenção especial. Na presença de áreas persistentes de atelectasia, mesmo os VC considerados fisiológicos, entrando na porção de alvéolos ainda abertos, conduzirão inevitavelmente à hiperexpansão dessa região, com subsequente volutrauma e biotrauma. A porção colapsada do pulmão também será danificada, como resultado da sequência dos ciclos de colapso-insuflação pelas forças de cisalhamento (atelectrauma). Assim, os benefícios de qualquer estratégia ventilatória não podem ser obtidos sem a garantia de que o volume corrente seja distribuído uniformemente ao longo dos pulmões.

Em termos práticos, a adequação do volume pulmonar, utilizando o conceito "pulmão aberto"[20], é conseguida por meio da aplicação adequada da pressão expiratória final positiva (PEEP). Por uma variedade de razões, o neonatologista ainda mantém o medo de usar níveis adequados de pressão expiratória final. Lentamente, essa cultura da "PEEP-fobia" vai sendo superada, mas ainda permanece como um dos principais obstáculos para otimizar a prática da ventilação mecânica. É importante entender que não existe um único nível de PEEP "seguro". Em vez disso, a pressão expiratória final ideal deve ser adaptada para o grau de lesão pulmonar (isto é, a complacência pulmonar).

Para crianças com pulmões normais e, portanto, complacência normal, PEEP de 3 cmH_2O é adequada e PEEP de 5 cmH_2O pode resultar em expansão excessiva dos pulmões, com comprometimento do retorno venoso e do débito cardíaco e, em consequência, alterações nos fluxos sanguíneos cerebral e sistêmico. Por outro lado, pulmões com áreas extensas de atelectasia podem exigir níveis de 8 a 10 cmH_2O ou mais para alcançar um recrutamento alveolar adequado para melhorar o desequilíbrio entre ventilação e perfusão.

Uma vez estabilizado o volume pulmonar, recomenda-se, desde que as condições clínicas permitam, uma atitude agressiva para reduzir o suporte ventilatório, tendo sempre em mente a extubação traqueal. Durante todo o processo, deve-se evitar a hipocapnia e a hiperóxia por estarem associadas ao maior risco de DBP, leucomalácia periventricular e retinopatia da prematuridade. Se o bebê se apresentar clinicamente estável e com os valores de gases sanguíneos aceitáveis, em $FiO_2 < 0,40$ e FR < 20 resp/min, a extubação traqueal pode ser bem-sucedida, mesmo em prematuros extremos. Não se recomenda utilizar a triagem com a CPAP através da cânula traqueal antes da extubação, mesmo que seja por curto período de tempo, especialmente em RN prematuros de muito baixo peso, pelo aumento do trabalho resistivo imposto pela cânula. As chances de sucesso no processo de retirada da ventilação parecem aumentar com o uso das xantinas[21] e da VNI pós-extubação.

Embora a ventilação convencional tenha contribuído decisivamente para a redução da mortalidade dos RN com SDR, em cerca de um terço dos bebês ventilados observam-se complicações, como a síndrome de escape de ar e a DBP. Na tentativa de reduzir a morbimortalidade relacionada com a ventilação e com a própria prematuridade, surgiu a ventilação de alta frequência (VAF). A VAF é uma técnica que opera com frequências respiratórias entre 600 a 800 ciclos por minuto e volumes correntes próximos ou abaixo do volume do espaço morto anatômico. Dentre as várias formas de VAF descritas, a mais estudada em neonatologia é a ventilação de alta frequência oscilatória (VAFO). As vantagens da VAFO sobre a ventilação convencional foram comprovadas em pesquisas com modelos experimentais. O uso da VAFO resultou em insuflação pulmonar mais homogênea, melhor oxigenação e menor intensidade da lesão pulmonar. Tais fatos criaram a expectativa de que essa modalidade, quando instituída precocemente no curso da insuficiência respiratória do RN, poderia prevenir ou reduzir a lesão pulmonar, melhorando, assim, o prognóstico desses pacientes. A revisão sistemática dos estudos clínicos controlados que avaliaram a eficácia do uso eletivo da VAFO em modificar a evolução clínica dos pacientes portadores de SDR não comprovou claramente essa tese. Observou-se uma pequena vantagem da VAFO sobre a IMV no sentido de reduzir a incidência de DBP. Entretanto, a VAFO não alterou a mortalidade e, além disso, observou-se uma tendência ao aumento de complicações neurológicas, como HPIV e leucomalácia periventricular nos pacientes que receberam essa modalidade ventilatória. Baseando-se na falta de evidências conclusivas de que a VAFO seja superior à convencional como modo primário de assistência respiratória e da possível associação dessa modalidade com complicações neurológicas, no momento essa técnica deve ser reservada para as situações de falha da ventilação convencional[22].

Prática com a Ventilação Invasiva

Avaliando a necessidade de ventilação pulmonar mecânica

No dia a dia da UTI neonatal, para a maioria dos recém-nascidos que cursa com insuficiência respiratória, basta o recurso da ventilação convencional. Para a instalação e a condução da ventiloterapia, seguir os passos norteados nas Figuras 37.3, 37.4 e 37.5.

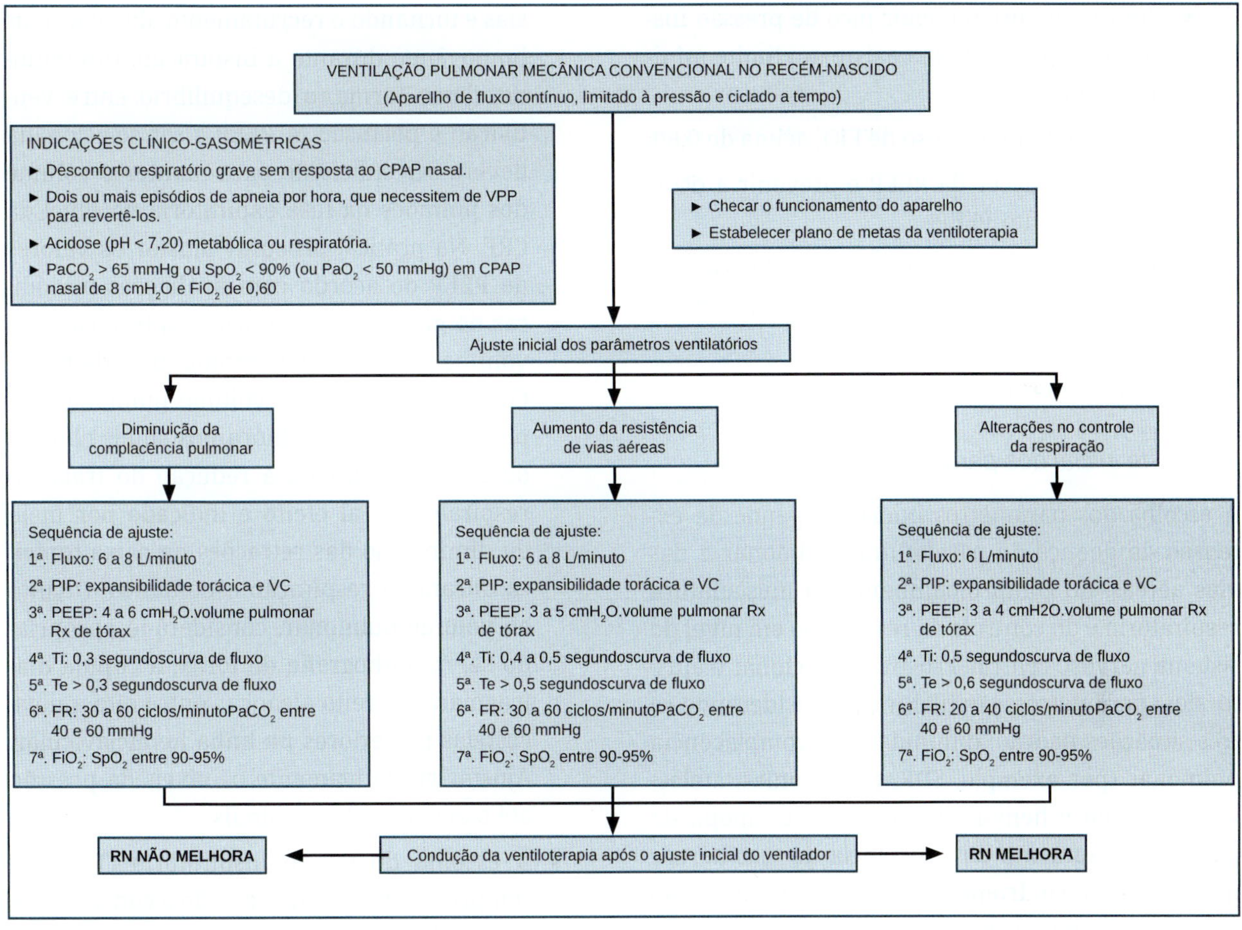

FIGURA 37.3 *Fluxograma – ajuste dos parâmetros ventilatórios.*

1 Checar o funcionamento do aparelho

Para checar o funcionamento do aparelho, ocluir totalmente a via de saída para o paciente no "Y" do circuito e observar o movimento do mostrador de pressão gerada pelo ventilador. Se o aparelho dispuser do sensor de fluxo, executar o teste com o sensor conectado no "Y". Caso não se observe movimento desse mostrador ou se a velocidade com que a pressão sai da linha de base até o limite estabelecido for lenta ou se o limite de pressão não for atingido, checar os problemas listados abaixo, procurando corrigi-los ou, se necessário, trocar de aparelho:

- Escape de gás pelo circuito ou pelo jarro umidificador;
- Válvula expiratória mal ajustada ou furada;
- Sistema elétrico desligado;
- Rede de gases com pressão insuficiente para a operação do ventilador;
- Defeito interno do ventilador por problemas na parte hidráulica ou no sistema de microprocessamento.

2 Estabelecer plano de metas da ventiloterapia

Adotar uma estratégia ventilatória que vise à otimização do volume pulmonar, evitando tanto a atelectasia como a hiperinsuflação, tolerando hipercapnia moderada e mantendo os valores de oxigenação arterial dentro de limites estritos, além de adotar uma atitude agressiva para reduzir o suporte ventilatório, tendo sempre em mente a extubação traqueal. Colocar em prática os seguintes princípios de proteção pulmonar:

- Sempre que possível, utilizar terapias auxiliares, como o surfactante;
- Procurar sempre individualizar a estratégia ventilatória;

- Utilizar sempre o menor pico de pressão inspiratória possível. Não existe um limite mínimo seguro;
- Limitar o tempo de uso de FiO_2 acima de 0,60;
- Não se esquecer da PEEP e prevenir a ocorrência do auto-PEEP;
- Aceitar a acidose respiratória na fase aguda da doença – "hipercapnia permissiva" ($PaCO_2$ máxima de 65 mmHg);
- Nunca retardar o início do desmame.

3 Ajuste inicial dos parâmetros ventilatórios

A escolha dos parâmetros iniciais depende da extensão da doença do parênquima pulmonar e das vias aéreas, do comprometimento da musculatura respiratória e do controle da respiração em nível do sistema nervoso central. Procurar direcionar o ajuste dos parâmetros ventilatórios considerando-se três situações padrão: diminuição da complacência pulmonar (por exemplo, SDR, pneumonias, atelectasias, edema e hemorragia alveolar, e hipoplasia pulmonar); aumento da resistência de vias aéreas (por exemplo, síndrome de aspiração de mecônio [SAM], síndrome do pulmão úmido ou taquipneia transitória, DBP, secreção em vias aéreas e edema intersticial); e alterações no controle da respiração, seja no nível da musculatura respiratória, seja no nível do sistema nervoso central (por exemplo, apneia da prematuridade, encefalopatia hipóxico-isquêmica, drogas depressoras do sistema nervoso central e malformações neurológicas, entre outras). Procurar lembrar-se dos seguintes princípios:

- O ajuste da PIP determina o VC que se deseja administrar. Assim, nas situações em que prevalece a diminuição da complacência pulmonar ou aumento da resistência das vias aéreas, o ajuste do limite de pressão deverá ser maior, e vice-versa. Tais ajustes devem ser monitorados constantemente por meio da observação clínica do movimento do tórax e, se disponível, do VC ofertado. A PIP adequada deve ser aquela que promova uma amplitude de movimento torácico de aproximadamente 0,5 cm na altura do terço médio do esterno ou um VC entre 4 a 6 mL/kg (considerar sempre o VC expirado).
- A PEEP estabiliza o volume pulmonar durante a expiração, evitando a formação de atelectasias e tornando o recrutamento alveolar mais homogêneo durante a inspiração. Diminuindo, dessa forma, o desequilíbrio entre ventilação e perfusão. A PEEP a ser selecionada deverá ser suficiente para manter o volume dos pulmões na fase expiratória no nível da CRF. Na prática, procurar ajustar os valores de PEEP de acordo com avaliações periódicas do grau de desconforto respiratório e do volume pulmonar nas radiografias de tórax. Com a otimização do volume pulmonar, espera-se que haja melhora nos sinais clínicos de desconforto, com a redução do trabalho respiratório. Tal efeito é indicado por meio da diminuição das retrações na caixa torácica durante a respiração espontânea. Quanto ao volume pulmonar, considerá-lo apropriado se, na radiografia de tórax, a cúpula diafragmática direita alcançar entre oito a nove costelas posteriores na linha hemiclavicular. Ajustar gradativamente os níveis da pressão até o encontro desses sinais.
- A escolha do tempo inspiratório (Ti) deve sempre levar em consideração a constante de tempo do sistema respiratório. Assim, para que a pressão aplicada nas vias aéreas proximais se equilibre em toda a área pulmonar, são necessários cerca de cinco constantes de tempo. Esse tempo é necessário para que ocorra o enchimento completo dos alvéolos, otimizando, assim, as trocas gasosas. Como a constante de tempo é o produto da complacência e da resistência pulmonar, o ajuste do Ti varia de acordo com a doença de base que indicou a ventilação mecânica. Dessa forma, nas situações de diminuição de complacência (por exemplo, SDR), tempos curtos, entre 0,2 e 0,3 segundo, serão suficientes. Por outro lado, quando houver aumento da resistência (por exemplo, SAM) serão necessários tempos mais prolongados, por volta de 0,5 segundo. O ajuste fino do Ti só será possível se dispuser da monitoração da curva de fluxo. Ou seja, escolher valores de Ti para manter o fluxo inspiratório em zero por um mínimo de tempo possível.
- A escolha do tempo expiratório (Te) também deve levar em consideração a constante de

tempo do sistema respiratório. Recomenda-se que o Te dure, no mínimo, 3 a 5 constantes de tempo para que o alvéolo se esvazie até o volume determinado pela CRF. Quando se ventila com tempos expiratórios inferiores a 3 a 5 constantes de tempo, a expiração é incompleta e há aprisionamento de gás no interior dos alvéolos ao término da expiração, sendo esse fenômeno denominado "auto-PEEP". A superdistensão alveolar decorrente do auto-PEEP desencadeia queda da complacência pulmonar e do volume corrente, além de compressão dos capilares alveolares, com hipoxemia e hipercapnia.

- A frequência respiratória (FR) é um dos principais determinantes do volume minuto e, portanto, da ventilação alveolar. Dessa maneira, a seleção da FR relaciona-se diretamente com a manutenção da pressão parcial de gás carbônico alveolar e arterial. Após os ajustes do volume corrente por meio da PIP, do volume pulmonar por meio da PEEP e do tempo de enchimento alveolar por meio do Ti, a escolha da FR depende dos valores da $PaCO_2$ obtidos na gasometria. Ajustar a frequência para manter os níveis de $PaCO_2$ entre 40 e 60 mmHg.

4 *Condução da ventiloterapia após o ajuste inicial*

Uma vez ajustados os parâmetros do aparelho, é fundamental verificar se eles estão adequados ao paciente em questão. A adequação dos parâmetros ventilatórios só é possível com a monitoração contínua do paciente, principalmente dos gases sanguíneos e, se possível, da mecânica pulmonar. Logo após conectar o RN ao ventilador, avaliar as seguintes condições:

- Verificar periodicamente os níveis de umidificação e aquecimento dos gases e as condições da cânula traqueal, como permeabilidade, fixação e posição da sua ponta nas vias aéreas.
- Sinais clínicos de aumento do trabalho respiratório (agitação e retrações da caixa torácica) e cianose.
- Estado hemodinâmico: pulsos, perfusão periférica, pressão arterial, débito urinário e frequência cardíaca.
- Gasometria arterial: a análise dos gases sanguíneos, aliada aos parâmetros clínicos ainda é o melhor indicador da necessidade de modificações do suporte ventilatório. Procurar manter os seguintes valores:
  - pH > 7,20 nas primeiras seis horas de vida e, a seguir, acima de 7,25;
  - $PaCO_2$ entre 40 e 60 mmHg;
  - PaO_2 entre 50 e 70 mmHg ou SpO_2 entre 90% e 95%.

  Nota: Atentar para os locais de coleta da gasometria, se em sítios pré (membro superior direito e segmento cefálico) ou pós-ductais (membros inferiores e artéria umbilical).
- Radiografia de tórax: observar se a ponta da cânula traqueal está entre a primeira e a terceira vértebra torácica, se o volume pulmonar (VP) atinge entre oito a nove costelas posteriores no nível da linha hemiclavicular direita; e afastar complicações como enfisema intersticial pulmonar (EIP), pneumotórax (Ptx) e atelectasias.
- Volume corrente: ajustar os parâmetros ventilatórios (PIP, PEEP e Ti) para manter o VC expirado entre 4 a 6 mL/kg.
- Após checar as situações acima, procurar enquadrar o paciente nas seguintes situações: RN não melhora (Figura 37.4) e RN melhora (Figura 37.5).

5 *O que fazer quando o RN não vai bem?*

5A RN persiste com sinais de aumento do trabalho respiratório, apesar da correção da hipoxemia e da hipercapnia

- Verificar a permeabilidade das vias aéreas: posição da cânula traqueal e secreção.
- Instituir protocolo de manipulação mínima.
- Avaliar a necessidade de administrar analgésicos: fentanil (1 a 2 mcg/kg por hora, IV contínuo; pode-se aumentar a dose, se necessário, a cada três dias, até o máximo de 4 mcg/kg por hora) ou morfina (dose de ataque: 100 mcg/kg, IV, e, após uma hora, 10 a 15 mcg/kg por hora, IV contínuo).

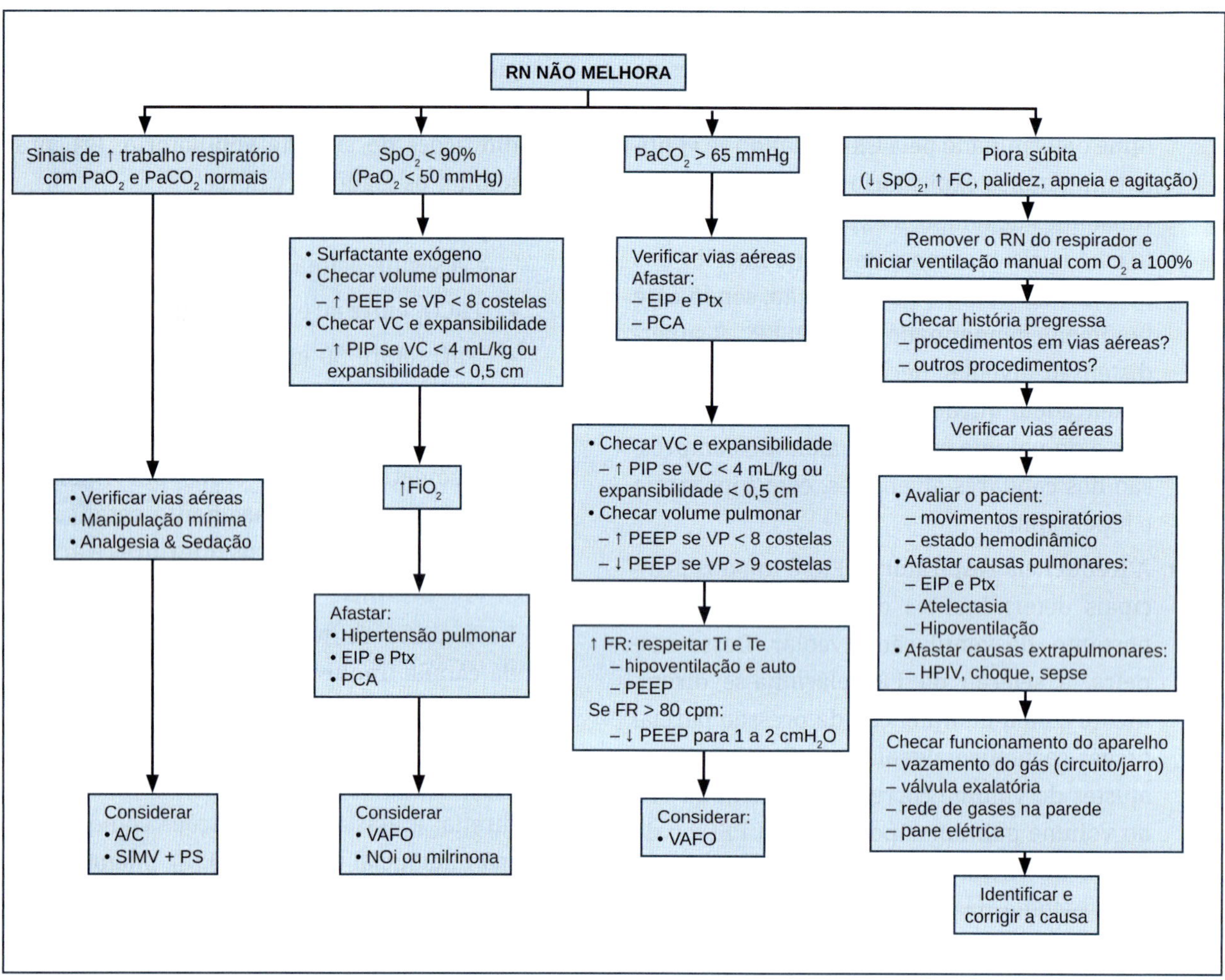

FIGURA 37.4 ***Fluxograma – conduta no RN que não apresenta melhora após ajuste inicial da ventilação mecânica.***

- Avaliar a necessidade de associar sedativos: midazolan (1 a 5 mcg/kg por hora, IV contínuo).
- Considerar o uso da ventilação sincronizada: AC ou SIMV associada à PSV.

5B RN mantém hipoxemia (SpO_2 < 90% ou PaO_2 < 50 mmHg)

- Considerar o uso do surfactante exógeno caso haja evidências de comprometimento do parênquima pulmonar na avaliação radiológica.
- Ajustar a PEEP por meio da avaliação do volume pulmonar pela radiografia de tórax. Se volume pulmonar inferior a oito costelas, aumentar a PEEP em 1 a 2 pontos por vez. Se utilizar níveis acima de 8 cmH_2O, atentar para as repercussões hemodinâmicas.
- Se após o ajuste da PEEP não houver melhora do quadro, aumentar a FiO_2. Evitar uso prolongado de concentrações de oxigênio acima de 60%, em virtude dos riscos de atelectasia, por lavagem de nitrogênio, e de lesão pulmonar, por excesso de radicais livres.
- Se necessário, ajustar a PIP até obter volume corrente entre 4 a 6 mL/kg ou uma elevação da caixa torácica de cerca de 0,5 cm.
- Se, apesar dos ajustes acima, o RN mantiver hipoxemia, afastar hipertensão pulmonar persistente neonatal, persistência do canal arterial (PCA), enfisema intersticial e pneumotórax. Considerar uso de estratégias alternativas como a VAF e vasodilatadores pulmonares (óxido nítrico inalatório ou milrinona ou sildenafil).

5C. RN mantém hipercapnia ($PaCO_2$ > 65 mmHg)

- Verificar a permeabilidade das vias aéreas: posicionamento da cânula traqueal, oclusão ou semioclusão da cânula por secreção.

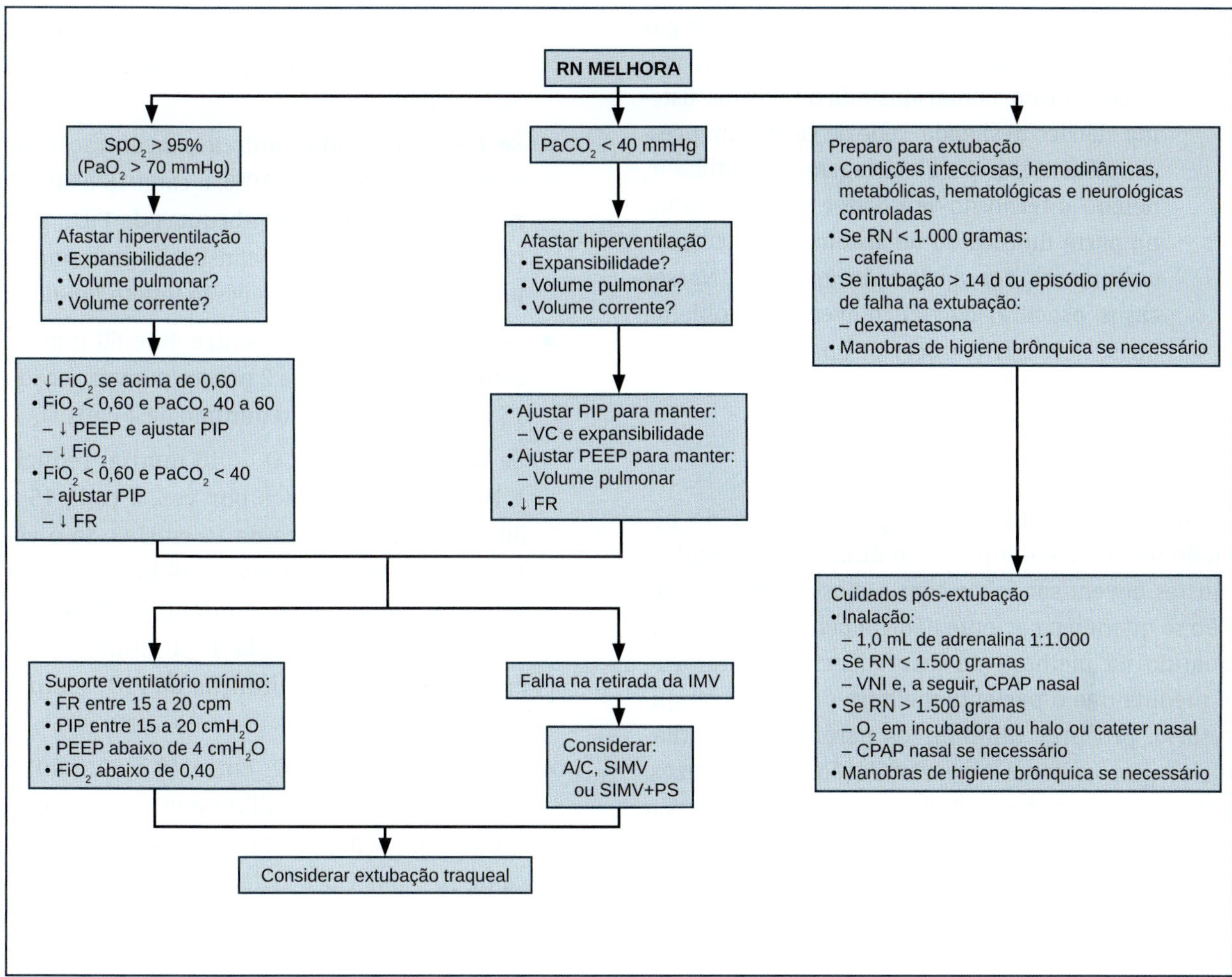

FIGURA 37.5 *Fluxograma – processo de desmame da ventilação mecânica.*

- Afastar as seguintes condições: edema pulmonar por PCA, enfisema intersticial e pneumotórax.
- Ajustar a PIP até a adequação da expansibilidade torácica e do VC.
- Se volume pulmonar acima de nove costelas à radiografia de tórax, diminuir a PEEP em 1 a 2 pontos.
- Caso não haja melhora após os ajustes acima, aumentar a FR. Atentar para os limites mínimos dos tempos inspiratórios e expiratórios a fim de evitar a hipoventilação e o aparecimento do fenômeno do auto-PEEP. Caso o ajuste da FR fique acima de 80 cpm, diminuir o nível da PEEP para 2 cmH_2O.
- Se, apesar dos ajustes acima, o RN mantiver hipercapnia, considerar uso da ventilação de alta frequência.

5D RN apresenta piora súbita do estado cardiorrespiratório (hipoxemia, bradicardia, palidez, má perfusão, agitação e apneia)

- Interromper imediatamente a ventilação mecânica e iniciar a ventilação manual e oxigênio a 100%. A seguir, investigar a causa da piora.
- Afastar os problemas clínicos que levam à deterioração aguda, como hipoventilação, obstrução parcial ou total da cânula traqueal, deslocamento da cânula traqueal (extubação ou intubação seletiva), enfisema intersticial, pneumotórax e complicações clínicas extrapulmonares, como sepse, choque e HPIV.
- Verificar o funcionamento do aparelho, ocluindo totalmente a via de saída para o paciente e observando o movimento do mostrador das pressões geradas pelo ventilador. Caso não se observe o movimento desse mostrador,

checar os seguintes problemas: escape de gás pelo circuito ou pelo jarro-umidificador, válvula expiratória mal ajustada ou furada, sistema elétrico desligado, rede de gases com pressão insuficiente para a ciclagem do ventilador, defeito interno do ventilador por problemas na parte fluídica ou no sistema de microprocessamento dos ajustes do aparelho. Nesses casos, procurar corrigir o eventual problema ou, se necessário, trocar de aparelho.

6 O que fazer quando o RN responde à ventiloterapia

Lembrar-se de que a ventilação mecânica no período neonatal é um processo dinâmico, no qual os ajustes devem ser feitos com a mesma intensidade não só quando o paciente não vai bem, mas também quando há melhora da insuficiência respiratória. À medida que o paciente melhora do quadro respiratório, procurar diminuir os parâmetros ventilatórios para evitar a hiperventilação. Muitas vezes, a demora na correção da hipocapnia ou hiperóxia pode ser mais lesiva do que a persistência de hipoxemia ou hipercapnia moderadas. Ao reduzir o suporte ventilatório, dar preferência às mudanças pequenas e constantes do que a decréscimos grandes e esporádicos dos parâmetros do ventilador. Normatizar o processo de retirada da ventilação pulmonar mecânica e policiar constantemente os sinais de hiperventilação. A seguir, estão listados os parâmetros de alerta e os ajustes do suporte ventilatório:

- Expansibilidade torácica acima de 0,5 cm: diminuir a PIP;
- VC acima de 8 mL/kg: diminuir a PIP;
- Volume pulmonar na radiografia torácica acima de nove costelas: diminuir a PEEP;
- PaO_2 acima de 70 mmHg: diminuir inicialmente a FiO_2 (até 0,60) e, a seguir, a PEEP;
- SpO_2 pela oximetria de pulso acima de 95%: diminuir inicialmente a FiO_2 (até 0,60) e, a seguir, a PEEP;
- $PaCO_2$ abaixo de 40 mmHg: diminuir os parâmetros na seguinte sequência, PIP, FR e a PEEP.

6A RN mantém hiperóxia (SpO_2 > 95% ou PaO_2 > 70 mmHg)

- Evitar hiperventilação, observando a expansibilidade torácica, VC e volume pulmonar na radiografia de tórax. Caso o RN esteja no modo AC, considerar passar para o modo SIMV + PSV.
- Se FiO_2 > 0,60, diminuir a concentração de oxigênio em cerca de 10%, a cada 15 a 30 minutos. Evitar reduções abruptas da FiO_2, pois pode desencadear vasoconstrição pulmonar e hipoxemia de difícil reversão (efeito *flip-flop*).
- Se FiO_2 < 0,60 e $PaCO_2$ entre 40 e 60 mmHg, reduzir a PEEP em 1 a 2 pontos por vez, a cada 15 a 30 minutos, até o mínimo de 4 cmH_2O.
- Se FiO_2 < 0,60 e $PaCO_2$ < 40 mmHg, reduzir a PIP em 1 a 2 pontos por vez, a cada 15 a 30 minutos, até cerca de 15 cmH_2O. Se o volume corrente e a expansibilidade torácica estiverem adequados, diminuir a FR em 2 a 4 pontos por vez a cada 15 a 30 minutos e continuar com a diminuição da FiO_2 sempre que possível.
- Se FiO_2 < 0,60 e $PaCO_2$ entre 40 e 60 mmHg, uma vez ajustadas a PEEP e a PIP, continuar a redução na concentração de oxigênio em cerca de 10% por vez a cada 15 a 30 minutos, até 30% a 40%.

6B RN mantém hipocapnia ($PaCO_2$ < 40 mmHg)

- Evitar hiperventilação, observando a expansibilidade torácica, VC e volume pulmonar na radiografia de tórax. Caso o RN esteja no modo AC, considerar passar para o modo SIMV + PSV.
- Se PIP > 25 cmH_2O, expansibilidade pulmonar normal ou excessiva e SpO_2 > 95% ou PaO_2 > 70 mmHg, diminuir a pressão em cerca de 1 a 2 cmH_2O por vez a cada 15 a 30 minutos, até que atinja um VC entre 4 e 6 mL/kg.
- Se PIP < 25 cmH_2O, expansibilidade pulmonar normal e SpO_2 entre 90% e 95% ou PaO_2 entre 50 e 70 mmHg, reduzir a FR em 2 a 4 pontos por vez a cada 15 a 30 minutos, até 20 movimentos por minuto.
- Se PIP < 25 cmH_2O, FR < 20 ciclos por minuto, expansibilidade pulmonar normal ou excessiva e SpO_2 > 95% ou PaO_2 > 70 mmHg, diminuir a PIP em cerca de 1 a 2 cmH_2O por vez a cada 15 a 30 minutos, até que atinja um VC 4 e 6 mL/kg.

- Falha na retirada da ventilação invasiva: em alguns pacientes, especialmente, os prematuros abaixo de 1.000 g, à medida que se procede a redução da FR do aparelho, observa-se episódios de queda de saturação e bradicardia. Esses episódios ocorrem quando a frequência é ajustada abaixo de 30 resp/min. A principal causa é o aumento do trabalho resistivo imposto pela cânula traqueal. Nessas situações e caso não seja possível a extubação traqueal, considerar o uso da modalidade sincronizada AC ou SIMV associada a PSV.

7 *Como proceder à extubação traqueal*

Procurar estabelecer um protocolo para a extubação traqueal. Seguir as seguintes coordenadas:

- Considerar a extubação traqueal se o RN mantiver o quadro respiratório estável, por no mínimo 6 horas, com os seguintes parâmetros ventilatórios: FR < 20 resp/min, PIP < 20 cmH_2O, PEEP de 4 cmH_2O e FiO_2 < 0,40.
- O paciente deve estar estável em relação aos seguintes sistemas:
  - Hemodinâmico: PA, perfusão periférica e FC devem situar-se nos limites da normalidade, sem suporte ou sob infusão mínima de drogas vasoativas;
  - Infeccioso: se o paciente apresentar o diagnóstico de sepse e/ou meningite e/ou enterocolite necrosante, essas infecções devem estar controladas;
  - Hematológico: o RN deve ter um hematócrito mínimo de 35% para preservar a capacidade carreadora de oxigênio;
  - Metabólico: o paciente deve estar euglicêmico e com níveis normais de sódio, potássio, cálcio e magnésio;
  - Neurológico: verificar se o RN é capaz de manter a respiração espontânea de maneira rítmica e regular. Se o paciente for portador de alguma lesão cerebral, a extensão da afecção não deve comprometer o funcionamento do centro respiratório.
- Não realizar a triagem com o CPAP através da cânula traqueal antes da extubação, mesmo que seja por curto período de tempo, especialmente em prematuros de muito baixo peso.
- Utilizar citrato de cafeína (5 a 8 mg/kg por dia, por via oral ou endovenosa) para estímulo do centro respiratório, aumento da contratilidade da musculatura respiratória e pela diminuição do risco de DBP nos prematuros com peso ao nascer inferior a 1.000 g logo após a estabilização das condições cardiorrespiratórias (entre o terceiro e o quinto dia de vida).
- Administrar corticoide para prevenir o edema de laringe e/ou subglótico nos RN que permaneceram intubados por períodos superiores a duas semanas ou que apresentaram falha na extubação devido à obstrução de vias aéreas superiores. Iniciar com dexametasona 0,1 mg/kg por dose, três doses, sendo a primeira cerca de quatro horas antes da extubação e as duas subsequentes a cada oito horas após a extubação. Nos casos de extubação não planejada, ministrar a primeira dose logo após a extubação e as duas doses subsequentes a cada oito horas.

8 *Cuidados pós-extubação*

- Manter o jejum por cerca de duas horas após o procedimento.
- Realizar inalação com 1,0 mL da solução milesimal de L-adrenalina, imediatamente após a extubação; repetir se necessário a cada quatro horas. Monitorar o paciente cuidadosamente em relação aos efeitos sistêmicos da adrenalina, como taquicardia, arritmias cardíacas e hipertensão arterial, entre outros.
- Utilizar os seguintes suportes ventilatórios após a extubação traqueal:
  - Se peso inferior a 1.500 g, colocar o RN em VNI. Ajustar os parâmetros nos seguintes níveis: IPAP entre 15 a 20 cmH_2O, FR entre 15 a 20 resp/min, EPAP entre 4 a 6 cmH_2O e FiO_2 suficiente para manter a SpO_2 entre 90% e 95%. Diminuir os parâmetros gradativamente; se o RN estável, com IPAP < 10 cmH_2O e FR < 10 resp/min, iniciar CPAP nasal com pressão de 4 a 6 cmH_2O e FiO_2 suficiente para manter a SpO_2 entre 90% e 95%. Se o RN apresentar episódios de apneias mesmo com ajustes da CPAP, considerar retorno à ventilação não invasiva.

- Se peso superior a 1.500 g, optar por CPAP nasal ou oxigênio em incubadora ou cateter nasal, de acordo com a evolução da doença de base, o grau de desconforto respiratório, as alterações gasométricas e o estado hemodinâmico.

Prática com a Ventilação Assistida

Qual a melhor estratégia: AC ou SIMV?

- Optar pelo modo AC na fase aguda da doença, quando é necessário um alto suporte ventilatório;
- Na fase de retirada do paciente da ventilação mecânica, é preferível utilizar o modo SIMV associado com a PSV.
- Cuidados com o ventilador – ao se optar pelo modo sincronizado, certificar-se dos seguintes cuidados:
- Ficar atento para as condições que aumentam o tempo de compressão do circuito devido ao prolongamento do tempo de resposta do sistema. Assim, procurar utilizar circuitos e jarros umidificadores recomendados para recém-nascidos. E observar se não há vazamento de gás pelo circuito e conexões.
- Afastar fatores que podem gerar autodisparos, principalmente nos aparelhos que utilizam disparo a fluxo, como secreção, condensação de vapor d'água no circuito e escape de gás em volta da cânula traqueal.

Escolha do método de disparo da válvula – existem poucos dados que comparam os vários tipos de disparo da válvula que inicia o ciclo respiratório. Atualmente, o mercado dispõe somente de aparelhos que empregam o fluxo e a pressão como método de disparo, sendo o primeiro o mais utilizado na neonatologia. É fundamental que toda a equipe, incluindo a médica, de enfermagem e de fisioterapia, esteja familiarizada com o manejo do aparelho disponível, evitando o seu manuseio incorreto.

Como ajustar os parâmetros ventilatórios?

- Tempo inspiratório: manter por volta de 0,3 segundo;
- Frequência de apoio: 30 a 60 resp/min;
- Pressões: utilizar as mesmas recomendações da TCPL convencional. Para o cálculo da pressão de suporte inicial, utilizar o seguinte princípio: 50% do diferencial entre a PIP e a PEEP.

Como ajustar a sensibilidade? Antes de conectar o aparelho ao paciente, testar a sensibilidade seguindo os seguintes passos:

- Colocar inicialmente no modo AC e ajustar o botão da sensibilidade para posição de máxima sensibilidade.
- Simular o autodisparo manipulando o circuito. A seguir, ajustar (diminuir) gradativamente a sensibilidade até que não ocorra mais a autodisparo.
- Conectar o aparelho ao paciente e, a seguir, examinar o padrão respiratório e as condições de oxigenação.
- Certificar-se se o paciente desencadeia todos os ciclos respiratórios, observando atentamente o sinal luminoso no visor do aparelho.
- O paciente deve ficar mais confortável, diminuindo o grau de desconforto respiratório. Inicialmente, a frequência ainda permanece alta, diminuindo gradativamente à medida que aumenta o volume minuto.
- Caso persistam os sinais de dificuldade respiratória, checar novamente o nível de sensibilidade e o funcionamento do aparelho. Verificar o nível do suporte de pressão e, se necessário, ajustá-lo para as condições do paciente. Procurar manter os valores do VC entre 4 a 6 mL/kg.
- Após o ajuste inicial, o nível da sensibilidade não deve ser modificado, mesmo na fase de retirada da ventilação mecânica, com intuito de aumentar o esforço respiratório como estratégia de treinamento da musculatura respiratória. Pois essa manobra pode aumentar o tempo de resposta e propiciar o aparecimento da expiração ativa.

Ajustes posteriores:

- Modo AC: ajustar periodicamente os valores da PIP e da PEEP, procurando manter o VC entre 4 a 6 mL/kg. Manter o ajuste da frequência de apoio sempre abaixo da espontânea. Pode-se optar pela SIMV quando a FiO_2 alcançar valores abaixo de 0,60.
- Modo SIMV: ajustar periodicamente os valores da PIP e da PEEP para manter o VC entre 4

a 6 mL/kg. Controlar os valores da frequência de apoio, visando manter a $PaCO_2$ entre 40 e 60 mmHg. Associar o modo PSV quando a frequência de apoio atingir 30 resp/min.

CONCLUSÃO

A fim de se obter sucesso na ventiloterapia neonatal, faz-se necessário muito mais do que a presença de equipamentos sofisticados na unidade. É preciso implementar métodos efetivos que estimulem a incorporação da prática baseada em evidências. Deve-se lembrar de que tal prática não deve ficar restrita à equipe médica, uma vez que, numa UTI neonatal, só a ação médica não é suficiente para se alcançar o êxito; é fundamental a presença de uma equipe de enfermagem, de fisioterapia respiratória e de outros profissionais treinados no atendimento ao RN em ventilação mecânica. O salto de qualidade só será possível quando houver um compromisso da equipe multiprofissional que lida com RN criticamente doente em melhorar a infraestrutura de atendimento e avançar nos conhecimentos dos mecanismos que levam à insuficiência respiratória nesses neonatos, procurando sempre antecipar a suas necessidades, evitando os excessos e as iatrogenias.

REFERÊNCIAS

1. Jobe AH. What is BPD in 2012 and what will BPD become? Early Hum Dev. 2012;88:S27-8.
2. Hummler H, Schulze A. New and alternative modes of mechanical ventilation in neonates. Semin Fetal Neonatal Med. 2009;14:42-8.
3. Clark RH, Slutsky AS, Gertsmann DR. Lung protective strategies of ventilation in the neonate: what are they? Pediatrics. 2000;105:112-4.
4. Sharek PJ, Baker R, Litman F, Kaempf J, Burch K, Schwarz E, et al. Evaluation and development of potentially better practices to prevent chronic lung disease and reduce lung injury in neonates. Pediatrics. 2003;111:e426-31.
5. Perlman JM, Wyllie J, Kattwinkel J, et al. Part 11: Neonatal resuscitation: 2010 international consensus on cardiopulmonary resuscitation and emergency cardiovascular care science with treatment recommendations. Circulation. 2010;122:S516-38.
6. Mahmoud RA, Roehr CC, Schmalisch G. Current methods of non-invasive ventilatory support for neonates. Paediatr Respir Rev. 2011;12:196-205.
7. Rojas-Reyes MX, Morley CJ, Soll R. Prophylactic versus selective use of surfactant in preventing morbidity and mortality in preterm infants [review]. The Cochrane Library, Issue 3, 2012.
8. Fischer HS, Bührer C. Avoiding endotracheal ventilation to prevent bronchopulmonary dysplasia: A meta-analysis. Pediatrics. 2013;132:e1351-60.
9. Davis PG, Henderson-Smart DJ. Nasal continuous positive airways pressure immediately after extubation for preventing morbidity in preterm infants. The Cochrane Library, Issue 4, 2002.
10. Rojas-Reyes MX, Morley CJ, Soll R. Prophylactic versus selective use of surfactant in preventing morbidity and mortality in preterm infants [review]. The Cochrane Library, Issue 3, 2012.
11. Davis PG, Lemyre B, De Paoli AG. Nasal intermittent positive pressure ventilation (NIPPV) versus nasal continuous positive airway pressure (NCPAP) for preterm neonates after extubation. The Cochrane Library, Issue 4, 2008.
12. Meneses J, Bhandari V, Alves JG. Nasal intermittent positive-pressure ventilation vs nasal continuous positive airway pressure for preterm infants with respiratory distress syndrome. A systematic review and meta-analysis. Arch Pediatr Adolesc Med. 2012;166:372-6.
13. Bancalari E, Claure N. Non-invasive ventilation of the preterm infant. Early Hum Dev. 2008;84:815-9.
14. Clark RH, Gerstmann DR, Jobe AH, Moffitt ST, Slutsky AS, Yoder BA. Lung injury in neonates: causes, strategies for prevention, and long-term consequences. J Pediatr. 2001;139:478-86.
15. Greenough A, Dimitriou G, Prendergast M, Milner AD. Synchronized mechanical ventilation for respiratory support in newborn infants. The Cochrane Library, Issue 1, 2008.
16. van Kaam AH, Rimensberger PC, Borensztajn D, De Jaegere AP; of the Neovent Study Group. Ventilation practices in the neonatal intensive care unit: A cross-sectional study. J Pediatr. 2010;157:767-71.
17. Reyes ZC, Claure N, Tauscher MK, D'Ugard C, Vanburskirk S, Bancalari E. Randomized, controlled trial comparing synchronized intermittent mandatory ventilation and synchronized intermittent mandatory ventilation plus pressure support in preterm infants. Pediatrics. 2006;118:1409-17.
18. Davis PG, Morley CJ. Volume control: a logical solution to volutrauma? J Pediatr. 2006;149:290-1.
19. McCallion N, Davis PG, Morley CJ. Volume-targeted versus pressure-limited ventilation in the neonate. The Cochrane Library, Issue 11, 2010.

20. Lachmann B. Open up the lung and keep the lung open. Intensive Care Med. 1992;18:319-21.
21. Henderson-Smart DJ, Davis PG. Prophylactic methylxanthines for extubation in preterm infants. The Cochrane Library, Issue 3, 2008.
22. Cools F, Askie LM, Offringa M, Asselin JM, Calvert SA, Courtney SE, Dani C, Durand DJ, Gerstmann DR, Henderson-Smart DJ, Marlow N, Peacock JL, Pillow JJ, Soll RF, Thome UH, Truffert P, Schreiber MD, Van Reempts P, Vendettuoli V, Vento G; for PreVILIG collaboration. Elective high-frequency oscillatory versus conventional ventilation in preterm infants: a systematic review and meta-analysis of individual patients' data. Lancet. 2010;375:2082-91.
23. Silverman WA, Andersen DH. Pediatrics. 1956;17:1-10.
24. Downes JJ, et al. Clin Pediatr. 1970;9:325-31.

38 Ventilação Pulmonar Mecânica Convencional em Pediatria

Toshio Matsumoto
Werther Brunow de Carvalho

Um aparelho de ventilação pulmonar mecânica é simplesmente
uma máquina, um sistema de elementos relacionados,
projetados para alterar, transmitir e direcionar a energia aplicada
de uma maneira predeterminada para realizar um trabalho útil.
– Robert L. Chatburn

A ventilação pulmonar mecânica (VPM) é seguramente um dos maiores avanços no cuidado do paciente crítico. Desde a utilização do pulmão de aço na grande epidemia de poliomielite nas décadas de 1940 e 1950, muito foi acrescentado para o desenvolvimento da VPM.

Apesar de o pulmão de aço ter salvo muitas vidas, ficou patente a dificuldade de se manipular o paciente no seu interior, o que tornou a ventilação com pressão positiva mais atrativa. Nos anos seguintes, o desenvolvimento da VPM caminhou na proporção da revolução tecnológica.

Na década de 1960 surgiram os primeiros aparelhos de VPM no mercado para aplicação em pacientes adultos. Eram aparelhos pneumáticos, com sistemas mais precisos de liberação de gás e com facilidade de uso, e já se definiam alguns modos de ventilação utilizados até hoje.

Na década de 1970 os aparelhos ganharam a possibilidade de maior interface com o paciente, quando foi introduzida a ventilação mandatória intermitente e a ventilação mandatória intermitente sincronizada.

Na década de 1980 surgiram os aparelhos de VPM microprocessados, incorporando a computação para controle preciso da liberação de gás.

Na década de 1990 ampliou-se a interação máquina-paciente: válvulas sofisticadas de liberação de fluxo, controladas por sistemas de retroalimentação, possibilitaram uma flexibilidade e grande variabilidade de padrão de fluxo.

No século XXI os avanços tecnológicos permitiram aparelhos versáteis que podem ser configurados para pacientes desde neonatais até adultos, sem prejuízo no desempenho. São desenvolvidos sistemas avançados de interação paciente-aparelho de VPM, como o NAVA (Neurally Adjusted Ventilatory Assist), que possibilitam maior sincronia e adequação da ventilação, de acordo com o esforço respiratório do paciente.

A história da ventilação pulmonar mecânica em pediatria seguiu um curso paralelo. Nos anos 1960, faltava um aparelho de VPM específico para uso neonatal/pediátrico. A adaptação dos primeiros aparelhos de VPM para uso pediátrico foi mal sucedida e desencorajadora. Os aparelhos forneciam um volume corrente mínimo, ao redor de 100 mL, o que era excessivo para crianças pequenas. Até então, os aparelhos de VPM ofereciam basicamente o modo controlado ou assisto/controlado. A frequência respiratória mais alta da criança, aliada ao seu pequeno volume corrente, tornava os sistemas de demanda de fluxo inapropriados para o uso pediátrico, sendo necessária a sedação profunda ou paralisia muscular. Os sistemas de disparo e liberação de fluxo eram precários e demorados, tornando a ventilação um esforço demasiado. Quando a criança tentava respirar espontaneamente, o disparo do aparelho não ocorria no momento adequado e o fluxo demorava a ser liberado. O resultado era "briga com o aparelho de VPM", aumento do trabalho respiratório, fadiga e barotraumas. Pode-se dizer que o grande estímulo para a VPM pediátrica veio de um presidente dos Estados Unidos, John F. Kennedy. A perda de um filho prematuro, devido à doença de membrana hialina, tornou-se um desafio a ser vencido. George Gregory desenvolveu um sistema conhecido como pressão positiva contínua em vias aéreas (CPAP), que mantinha uma pressão aumentada nas vias aéreas, permitindo maior estabilidade alveolar e melhora nas trocas gasosas. Não era, no entanto, um aparelho de VPM, mas apenas um dispositivo. O princípio dos aparelhos de VPM para uso pediátrico foi baseado num sistema utilizado em anestesia (Figura 38.1). A solução para a dificuldade em proporcionar uma respiração espontânea adequada surgiria de um sistema bastante utilizado em anestesia, o T de Ayre. O fluxo de gás, com o anestésico inalatório, é mantido de modo contínuo e o paciente pode respirar espontaneamente através desse fluxo (Figura 38.1). O anestesista, ocluindo uma das saídas do T de Ayre, promove uma respiração com pressão positiva, ou seja, mandatória. Nesse sistema, o número de respirações mandatórias é controlado pelo anestesista, de acordo com a avaliação clínica do paciente. Se o paciente apresentar qualquer sinal de hipoventilação ou apneia, a frequência das respirações com pressão positiva pode ser aumentada. Aquilo que os anestesistas faziam manualmente foi incorporado aos aparelhos de VPM pediátricos, sendo primeiramente apresentado por Robert R. Kirby e colaboradores em 1972. Esse tipo de circuito é utilizado, com modificações, até os dias de hoje. Esses aparelhos de VPM rapidamente ganharam campo, tornando-se o protótipo dos aparelhos de VPM neonatais, estendendo o seu uso aos pacientes pediátricos.

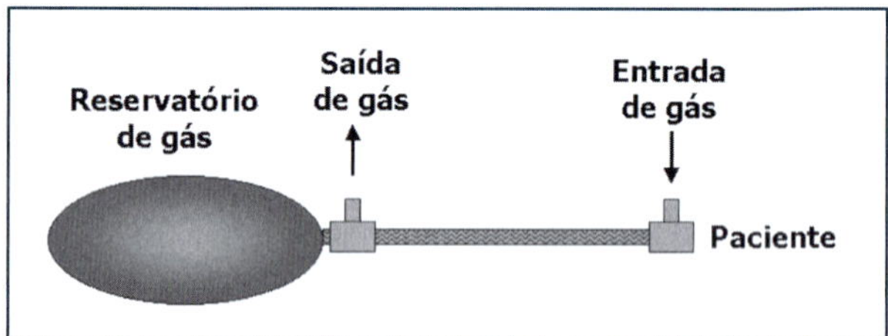

FIGURA 38.1 *Diagrama do T Ayre: O fluxo de gás entra pelo T e supre a inspiração espontânea do paciente e também o reservatório. Se o outro T (saída de gás) for ocluído, o gás é comprimido no circuito, gerando uma pressão que promoverá uma respiração mandatória para o paciente. Quando o T ocluído for liberado, o paciente pode respirar espontaneamente de novo.*

Em pediatria, lidamos com pacientes com peso inferior a 1 kg até pacientes que podem ser considerados adultos, pesando mais de 100 kg. Os aparelhos de VPM pediátricos são problemáticos em pacientes acima de 10 kg. E, no nosso meio, o melhor é dispor de um aparelho versátil que possa suprir toda a extensão da faixa pediátrica.

As inovações tecnológicas foram gradualmente sendo incorporadas nos aparelhos de VPM, existindo no mercado uma variedade de tipos e marcas, que frequentemente confundem o usuário na escolha do ventilador mais adequado. Entender a classificação de um aparelho de VPM é, então, fundamental. Chatburn apresenta uma classificação bastante elegante, baseada em princípios físicos e matemáticos, para a plena compreensão de como o aparelho de VPM trabalha e também para a compreensão dos modos ventilatórios utilizados. Para entender como os aparelhos de VPM funcionam e diferenciá-los, temos que rever e entender as bases físicas da VPM.

A energia aplicada nada mais é do que a pressão dos gases (ar e oxigênio comprimido). Essa pressão é alterada pelo circuito de controle do aparelho de VPM e liberada de modo predeterminado para o paciente.

A pressão liberada deve vencer a carga resistiva (resistência) das vias aéreas e a carga elástica (complacência) pulmonar do paciente.

RESISTÊNCIA

Resistência é definida como a relação entre pressão e fluxo, ou seja, a pressão necessária para obter um determinado fluxo. Quanto maior a resistência, maior a pressão necessária para se obter o mesmo fluxo.

Como Resistência = Pressão / Fluxo, então Pressão = Fluxo x Resistência. Com isso, definimos que a pressão necessária para vencer as vias aéreas do paciente é igual ao produto entre o fluxo e a resistência de vias aéreas. Em outras palavras, quanto maior a resistência ou quanto maior o fluxo de ar nas vias aéreas, maior a pressão aplicada.

COMPLACÊNCIA

Complacência é definida como a relação entre volume e pressão, ou seja, a variação de volume em relação à pressão aplicada. Quanto maior a complacência, maior o volume obtido com a mesma pressão aplicada.

A recíproca da complacência é a elastância (pressão/volume) ou seja, quanto maior a complacência menor a elastância e vice-versa.

Como Complacência = Volume / Pressão, então Pressão = Volume / Complacência. Agora temos a definição da pressão necessária para vencer a complacência pulmonar. A pressão necessária para obter um determinado volume está diretamente relacionada à complacência.

CONSTANTE DE TEMPO

Um conceito importante não apenas na VPM, mas também na fisiologia respiratória é o de constante de tempo. A nossa respiração é em fundo cego, ou seja, o ar entra e sai pela mesma via. Desse modo, obrigatoriamente o ar deve entrar e sair em tempos diferentes (inspiração/expiração). O tempo necessário ou a rapidez com que o volume ou a pressão sejam transmitidos do início da via aérea até o alvéolo (inspiração), ou vice-versa (expiração), tem dependência direta com a constante de tempo.

O conceito de constante de tempo foi baseado na analogia do sistema respiratório com um circuito elétrico constituído por um capacitor e uma resistência. Nesse circuito, o capacitor recebe uma carga elétrica, e a resistência regula o fluxo de elétrons para o capacitor. O tempo de carregamento do capacitor, por sua vez, ocorre de acordo com a sua capacitância. Agora, quando o capacitor descarrega, ele o faz através da resistência, e o tempo que leva para descarregar também dependerá da resistência oferecida e da capacitância. A constante de tempo desse tipo de circuito pode ser obtida pelo produto da resistência com a capacitância. A resultante equivale a uma unidade de constante de tempo. E por meio de cálculo matemático, a cada constante de tempo uma porcentagem fixa (~63%) da carga elétrica é carregada no capacitor ou descarregada pelo capacitor no circuito. Se a cada constante de tempo 63% da carga é carregada ou descarregada, então com duas constantes de tempo mais 63% da carga restante (37%) é carregada/descarregada, totalizando cerca de 86%, ou [63% + (63% x 37%)]. Com três somam-se outros 63% da carga restante (14%) e assim por diante (Figura 38.2).

Uma analogia pode ser realizada com o sistema respiratório. A resistência das vias aéreas é equivalente à resistência do circuito elétrico e a complacência pulmonar é equivalente à capacitância. O cálculo da CT resulta então da multiplicação da complacência pela resistência.

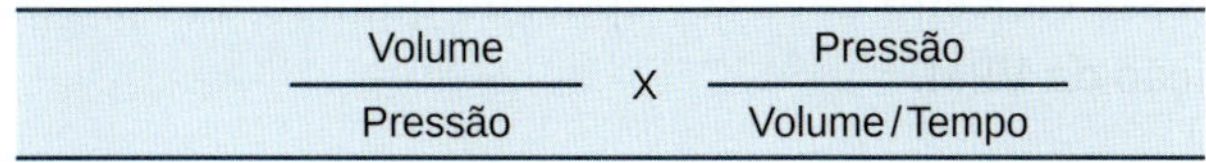

$$\frac{\text{Volume}}{\text{Pressão}} \times \frac{\text{Pressão}}{\text{Volume / Tempo}}$$

A resistência pode ser analisada como um regulador de fluxo (volume/tempo). Se a resistência for alta, ela limitará o fluxo inspiratório ou expiratório, o que significa maior tempo para que o volume de gás seja preenchido (inspiração) ou esvaziado (expiração). A carga elétrica pode ser substituída pelo volume ou pela pressão recebida pelo pulmão. Na ins-

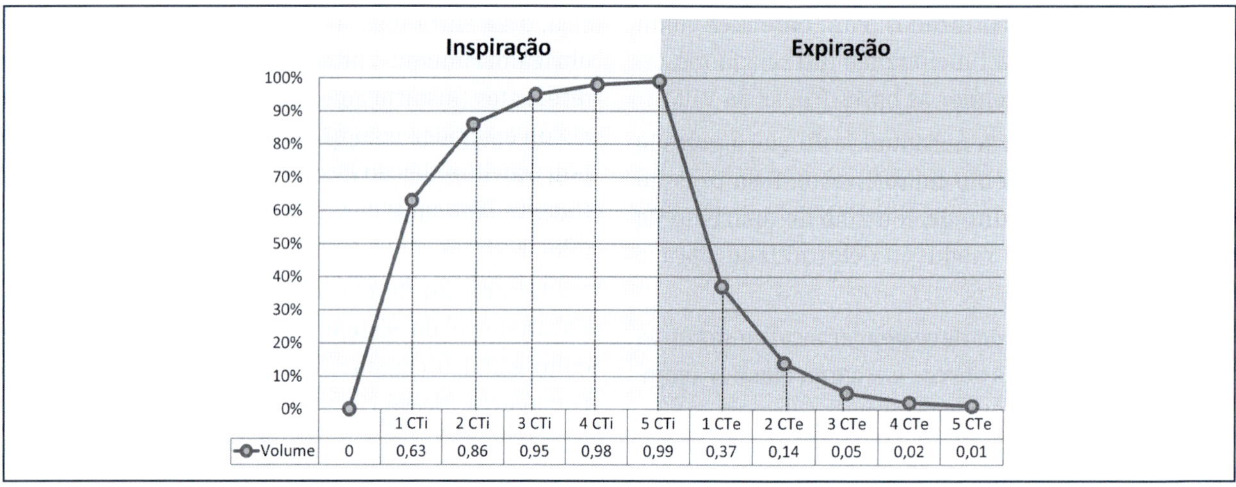

FIGURA 38.2 ***Constante de tempo inspiratória e expiratória.***
Este gráfico é uma ilustração da influência da constante de tempo no equilíbrio de volume (ou pressão). Na respiração normal, o volume corrente deve ser inspirado e depois ser exalado. O tempo necessário para que esse volume atinja os alvéolos irá depender da resistência e complacência do sistema respiratório, ou seja, a CT. A cada constante de tempo, 63% do volume entram (inspiração) ou saem (expiração) do pulmão. Tanto na inspiração como na expiração são necessários cerca de 5 constantes de tempo para que haja equilíbrio entre o volume oferecido e o recebido (inspiração) e entre o recebido e o exalado (expiração) pelo sistema respiratório. No entanto, o valor da constante de tempo inspiratória (CTi) pode diferir da constante de tempo expiratória (CTe), principalmente nos processos obstrutivos. A implicação direta desse fato é que, se ocorrer uma inspiração antes que todo o volume tenha sido exalado, haverá um acúmulo progressivo do volume pulmonar, ou seja, também de pressão (auto PEEP*). Por outro lado, tempos inspiratórios muito curtos podem não permitir que o sistema respiratório receba todo volume/pressão oferecido.

* Esse fenômeno não será observado no manômetro do aparelho de VPM, apenas por meio da monitorização de mecânica pulmonar ou pela manobra de pausa expiratória.

piração, o volume (ou pressão) recebido pelo pulmão deve vencer a resistência das vias aéreas e a complacência pulmonar. O tempo decorrido para que ocorra esse equilíbrio (transmitir todo volume ou toda a pressão) fica, portanto, na direta relação com a CT. Na expiração, o volume (ou pressão) recebido pelo pulmão deve também vencer a resistência das vias aéreas quando ocorre o esvaziamento alveolar.

A constante de tempo relata a rapidez de equilíbrio do sistema respiratório. Assim, uma constante de tempo alta implica equilíbrio do sistema mais demorado. Por outro lado, uma constante de tempo mais baixa levará a um equilíbrio mais rápido. Esse conceito deve ser aplicado quando da aplicação da VPM.

EQUAÇÃO MOTRIZ

De modo simplista, o sistema respiratório é representado como um sistema unicompartimental, constituído por uma resistência (cânula endotraqueal e vias aéreas) e uma câmara elástica (pulmões e parede torácica). A pressão transrespiratória necessária para criar um fluxo e um volume pulmonar deve vencer a resistência das vias aéreas e a complacência pulmonar (Figura 38.3). A pressão transrespiratória pode então ser dividida em dois componentes: 1) aquela necessária para vencer a resistência de vias aéreas, e 2) aquela necessária para vencer a complacência. A pressão de cada componente é derivada de: Resistência = Pressão / Fluxo, então Pressão = Fluxo x Resistência; e Complacência = Volume / Pressão, então Pressão = Volume / Complacência. A soma dessas duas pressões equivale à pressão total, ou pressão transrespiratória.

Pressão total = (Fluxo x Resistência) + (Volume / Complacência)

Essa é equação motriz, o princípio básico de funcionamento dos aparelhos de VPM (Figura 38.3).

A resistência e a complacência são cargas razoavelmente fixas, presentes durante a inspiração e a expiração, e são chamadas de “parâmetros”. Fluxo, Pressão e Volume variam em relação ao tempo e são chamados de “variáveis”. Quando uma determinada variável é estabelecida como controlada, ela é chamada de “variável independente”. As outras

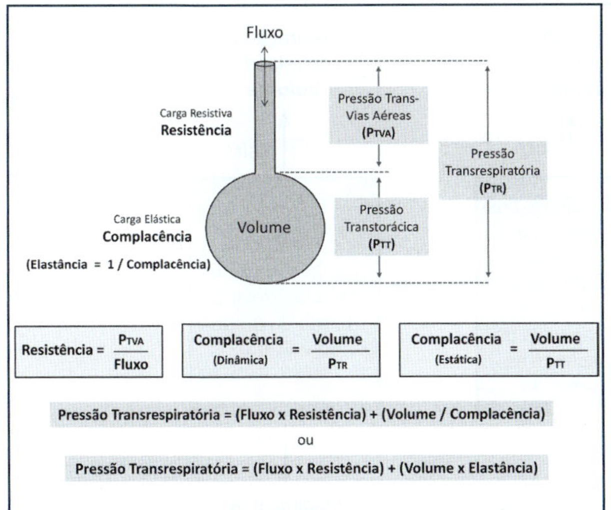

FIGURA 38.3 ***A equação motriz correlaciona as variáveis (pressão, volume e fluxo) com os parâmetros (complacência e resistência). Ela define que a pressão deve vencer a resistência, gerando um fluxo que irá deslocar um volume de acordo com a complacência.***

Pressão transvias aéreas = Pressão de vias aéreas – Pressão pulmonar

Pressão transtorácica = Pressão pulmonar – Pressão na superfície corporal

duas variáveis tornam-se "variáveis dependentes", ou seja, irão variar de acordo com a variável independente. Por exemplo, na ventilação pressão controlada, a Pressão é a variável independente, sendo controlada pelo aparelho de VPM. O Fluxo, nesse caso, será controlado pela Pressão ou, em outras palavras, dependerá da pressão e será aquele fluxo necessário para atingir a pressão estabelecida. O Volume, por sua vez, irá alterar de acordo com o fluxo liberado. Assim acontecerá também se fixarmos o Volume ou o Fluxo.

Esses dados se aplicam perfeitamente ao funcionamento de um aparelho de VPM.

O ventilador só consegue controlar uma variável por vez, é a variável de controle. O ventilador pode fixar pressão, volume ou fluxo. Quando nenhuma dessas variáveis é controlada, então dizemos que o aparelho de VPM controla o tempo. O aparelho de VPM pode controlar várias variáveis, mas sempre uma por vez. Assim, é possível o controle de uma variável no início do ciclo respiratório e de outra variável no final do ciclo.

Chatburn descreve as variáveis de maneira muito didática, o que facilita o entendimento da operação de um aparelho de VPM.

As variáveis são classificadas como variáveis de controle, fase e condicionais. A variável de controle é aquela controlada pelo ventilador. A variável de fase é aquela controlada durante uma das fases do ciclo respiratório do paciente. A variável condicional é aquela que o aparelho de VPM seleciona para liberar uma respiração (entre dois ou mais tipos) segundo uma determinada condição, de acordo com um algoritmo prévio da máquina.

VARIÁVEL DE CONTROLE

Para conhecer qual é a variável de controle, é necessário ter noções sobre o esquema do circuito pneumático e eletrônico do aparelho de VPM. A variável de controle pode ser reconhecida pelas características das formas de onda de pressão e de volume durante a inspiração frente a variações de resistência e complacência (Figura 38.4).

Forma de onda é o aspecto visual da curva em relação ao tempo. A característica da curva é definida matematicamente. As formas de onda básicas são: retangular (quadrada), rampa (ascendente/descendente), exponencial e senoidal. Para cada controle de variável, pode haver mais de um tipo de forma de onda.

As variáveis de controle são:

1. Pressão: quando o aparelho de VPM controla pressão, a pressão é a variável mantida naquele padrão predeterminado, independentemente das alterações de resistência e/ou complacência impostas. O volume e o fluxo, por sua vez, são variáveis chamadas de "dependentes da pressão". As formas de onda possíveis com esse controle são: retangular e exponencial.
2. Volume: quando o aparelho de VPM controla volume, este é predeterminado e, quando liberado, o aparelho de VPM deve monitorizar esse volume e controlar a sua forma de onda. A forma de onda de volume não deve sofrer variação apreciável frente às alterações de resistência e complacência impostas. A pressão e o fluxo são as variáveis dependentes. As formas de onda possíveis com esse controle são: rampa ascendente e senoidal.
3. Fluxo: neste caso, o aparelho de VPM libera um padrão de fluxo predeterminado e o

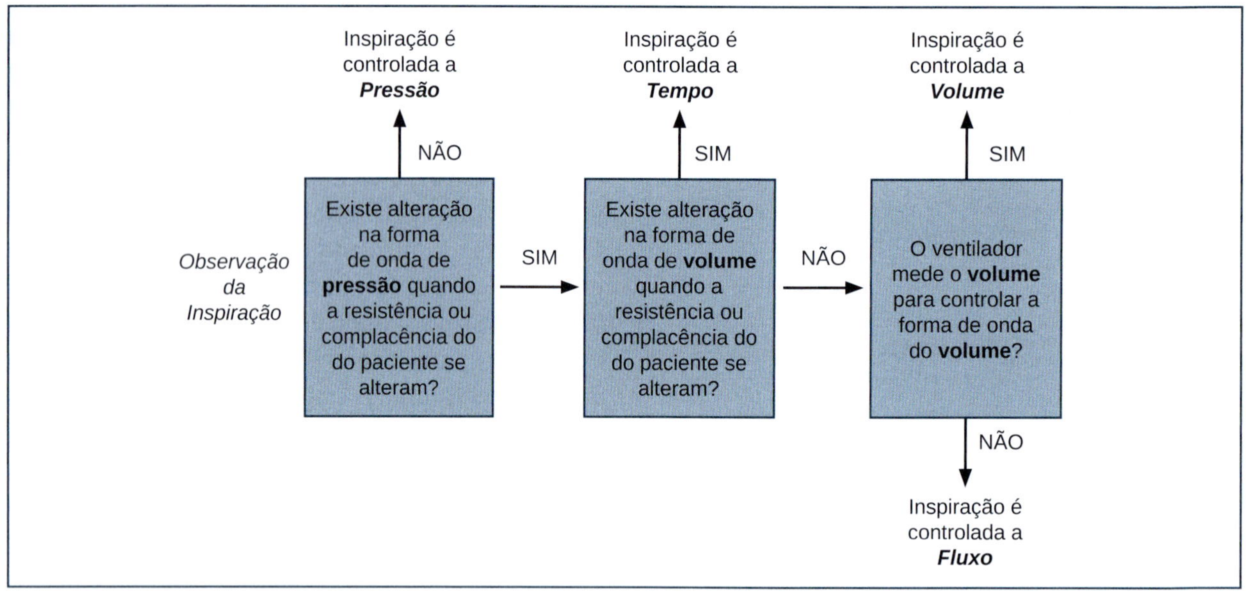

FIGURA 38.4 *A análise das formas de onda, de acordo com as cargas impostas diante do aparelho de VPM durante uma inspiração, define a variável de controle (de acordo com Chatburn).*

mantém constante, independentemente das alterações de resistência e/ou complacência impostas. O volume e a pressão passam a ser as variáveis dependentes. Na verdade, a maioria dos ventiladores controla o fluxo, mas ainda assim são chamados de "volumétricos". A razão é simples: como é liberado um fluxo determinado por um período de tempo, basta integrar fluxo com tempo, que teremos volume (Fluxo é uma derivativa de Volume, ou Fluxo = Volume/Tempo, ou ainda, Volume = Fluxo x Tempo). Para afirmar que o ventilador controla volume é necessário que ele faça a leitura do volume que está sendo liberado e utilize isso para controlar a forma de onda. A Figura 38.5 mostra as curvas de uma respiração mandatória pressão controlada ou volume (fluxo) controlado.

O fluxo é a variável de controle que tem maiores opções de formas de onda: retangular, senoidal, rampa (ascendente e descendente) e exponencial (Figura 38.5).

4. Tempo: quando nenhuma das variáveis anteriores é determinada pelo aparelho de VPM, ou seja, durante o ciclo respiratório as formas de onda de pressão, volume e fluxo variam com a variação da resistência e/ou complacência impostas, então o aparelho de VPM está controlando Tempo. Nesse controle de variável nenhuma forma de onda é definida.

VARIÁVEIS DE FASE

Uma vez definida a variável de controle e a forma de onda associada, passa-se a entender os eventos do ciclo respiratório ou o período entre o início de uma respiração e o início da próxima. O ciclo respiratório pode ser dividido em quatro fases: mudança de expiração e inspiração, inspiração, mudança da inspiração e expiração, e expiração. Assim, determinamos o início, o que é sustentado, o término e o que acontece entre as respirações. Cada fase é determinada por uma variável, seja pressão, volume, fluxo ou tempo, que agora é chamada de "variável de fase" (Figura 38.6).

VARIÁVEL DE DISPARO (*TRIGGER*)

A variável que determina o início da inspiração é denominada "variável de disparo". A inspiração se inicia quando uma das variáveis atinge um valor predeterminado. As variáveis geralmente utilizadas são tempo, pressão e fluxo.

Tempo: a inspiração se inicia quando decorre um período de tempo programado para a máquina, independentemente do esforço respiratório do paciente.

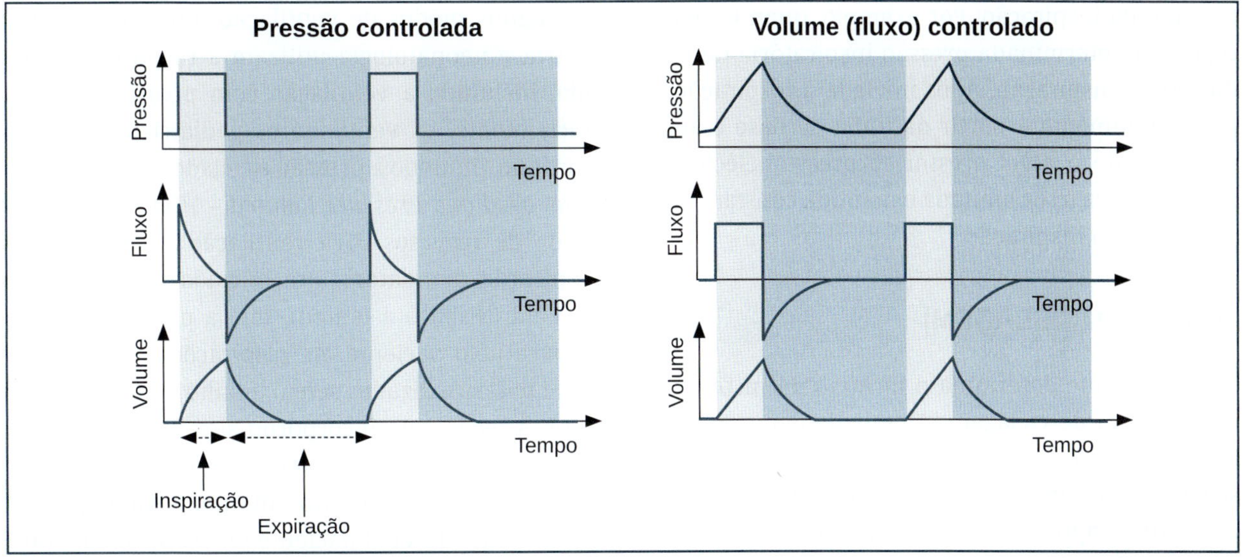

FIGURA 38.5 ***Características de respiração pressão controlada e volume controlado. (A) Quando a inspiração é pressão controlada, como o fluxo é variável dependente, ele deve ser liberado para gerar um padrão de fluxo que produza a curva de pressão estabelecida, no caso uma forma de onda quadrada. O padrão de fluxo gerado é em forma de rampa descendente. O volume acompanha o padrão de fluxo liberado. (B) Apesar de chamada de "volume controlado", a maioria dos aparelhos de VPM controla fluxo, e o volume é consequente da sua integração com o tempo (V = F x T). Quando o fluxo controlado tem um padrão de onda quadrada, a pressão gerada tem um padrão de rampa ascendente.***

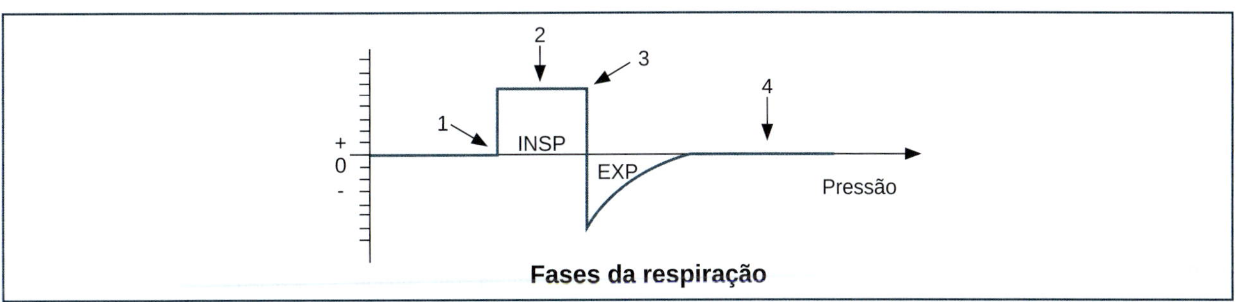

FIGURA 38.6 ***As variáveis de fase caracterizam o ciclo respiratório desde o início de uma respiração até o início da próxima. (1) Início (disparo, trigger); (2) alvo; (3) término (ciclagem); e (4) expiração (linha de base).***

Pressão: o aparelho de VPM mede a variação de pressão da linha de base; a inspiração é iniciada quando ocorre uma queda pressórica da linha de base que atinge o nível de sensibilidade. Esse recurso é utilizado para detectar os esforços espontâneos do paciente e também na ventilação mandatória assistida e espontânea com pressão suporte.

Fluxo: O aparelho de VPM faz a leitura de fluxo que será entregue para o paciente e compara com a leitura de fluxo depois que passou pelo paciente. Se o paciente não apresentar nenhum esforço inspiratório, não existirá nenhuma diferença entre os dois fluxos (ramo inspiratório e ramo expiratório). Quando o paciente inspirar, o fluxo no ramo expiratório será menor, e, se a diferença medida atingir um valor pré-estabelecido, a inspiração é iniciada.

ALVO

O tempo inspiratório é definido como o intervalo desde o início da inspiração até o início da expiração. Após o início da inspiração, as variáveis (fluxo, volume e pressão) aumentam os seus valores em relação à linha de base (maior diferença em relação à linha de base), mas podem ser manipuladas pelo ventilador durante a inspiração. Variável de alvo é a variável que será controlada, ou seja, que não poderá ultrapassar um valor preestabelecido até o término da inspiração. Por exemplo, quando se deseja uma determinada pressão inspiratória de pico durante a inspiração. Após iniciada a inspiração, a pressão aumenta a partir da linha de base e, uma vez atingido o nível pressórico preestabelecido, a pressão passa a ser limitada e mantida constante até o término da inspiração.

TÉRMINO (CICLAGEM)

A variável que determina o término da inspiração é a variável de ciclagem. Alguns denominam esta fase de disparo expiratório, considerando ser a passagem da fase inspiratória para a expiratória. Esse conceito é importante para diferenciar as variáveis de alvo e de ciclo. Quando dizemos "é ciclado", estamos nos referindo à variável que determina o término da inspiração, por exemplo: a inspiração termina quando decorre um tempo programado (ciclado a tempo) ou é atingida uma pressão preestabelecida (ciclado à pressão). Quando dizemos "alvo", estamos nos referindo à variável que é atingida e controlada durante a inspiração, mas não determina o seu final.

EXPIRAÇÃO (LINHA DE BASE)

É a variável da fase expiratória da respiração. Chamada de variável de linha de base (Figura 38.7), a partir da qual se iniciam as respirações. A pressão é a variável mais utilizada como variável de linha de base.

VENTILAÇÃO MANDATÓRIA *VERSUS* VENTILAÇÃO ESPONTÂNEA

Conhecendo-se as variáveis de fase, podemos definir os tipos de respiração (Quadro 38.1).

Ventilação espontânea é definida como a ventilação iniciada e terminada pelo paciente, ou seja, as variáveis de disparo inspiratório e de ciclo são determinadas pelo paciente. Se essas duas condições não são satisfeitas, a ventilação é mandatória.

A ventilação mandatória pode ser iniciada pelo paciente, sendo denominada de "mandatória assistida". O paciente inicia, mas o término é determinado pelo aparelho de VPM.

A ventilação espontânea, por sua vez, pode ser com suporte. É iniciada e terminada pelo paciente, mas limitada pelo aparelho de VPM.

Alguns modos de ventilação utilizados em pediatria e neonatologia utilizam a respiração assistida, incluindo a ventilação com pressão suporte. Inicialmente, os ventiladores pediátricos de fluxo contínuo, limitado à pressão e ciclado a tempo (*Time Controlled and Pressure Limited* – TCPL) não dispunham de recursos para ventilação assistida. Toda respiração mandatória era iniciada pelo aparelho de VPM (disparo a tempo), sem a possibilidade de disparo pelo paciente. As respirações espontâneas eram todas realizadas sem o auxílio do aparelho de VPM. A tecnologia incorporou sistemas de disparo (*trigger*) nesses mesmos ventiladores para permitir a respiração assistida. No entanto, a interação entre aparelho de VPM-paciente nesses sistemas sofre com o projeto antigo, que, apesar de efetivo, é limitado no aparelho de VPM pediátrico. Somente nos aparelhos de VPM tecnologicamente mais avançados foi incorporada a ventilação com pressão suporte, permitindo que mesmo recém-nascidos prematuros usufruam desse recurso.

QUADRO 38.1 ***Tipos de respiração definidos pelas características de disparo, alvo e ciclo.***

Tipo de Respiração	Disparo	Alvo	Ciclo
Mandatória	Máquina	Máquina	Máquina
Mandatória Assistida	Paciente	Máquina	Máquina
Espontânea	Paciente	Paciente	Paciente
Espontânea com Suporte	Paciente	Máquina	Paciente

ESQUEMA DE CONTROLE DO APARELHO DE VPM

O aparelho de VPM libera a variável de controle de acordo com o seu esquema de controle, que é o circuito constituído pelo sistema pneumático, sensores, válvulas e processadores que gerenciam como as variáveis são liberadas e controladas. Isso depende obviamente da tecnologia utilizada no sistema.

O esquema de controle pode ser de *loop* (alça) aberto ou fechado.

A Figura 38.6 mostra o esquema desses dois *loops*.

O esquema de alça fechada proporciona uma liberação mais precisa das variáveis (pressão, volume, fluxo), sendo possível obter-se não somente os parâmetros entregues para o paciente, como os dados expiratórios, tais como *peak flow*, volume corrente e volume minuto. Torna a ventilação mais segura e otimizada, o que pode ser traduzido em redução do trabalho respiratório do paciente.

Os aparelhos de VPM pediátricos (fluxo contínuo) apresentam um esquema de alça aberta. São eficientes e comprovados após tantos anos de uso. No entanto, são limitados em recursos, o que faz muita diferença durante a ventilação de um paciente grave.

PRESSÃO CONTROLADA *VERSUS* PRESSÃO LIMITADA

Nos ventiladores de fluxo contínuo, limitados à pressão, a ventilação não é pressão controlada. Na verdade, esses aparelhos controlam o fluxo liberado, mas não a pressão. Durante a inspiração, a pressão é limitada por uma válvula de alívio, mantendo a pressão inspiratória de pico num platô preestabelecido. No entanto, a partir do momento em que a válvula de alívio abre para manter o limite pressórico, parte do fluxo é desviada para o meio ambiente, resultando em menor fluxo para o paciente. Em outras palavras, na ventilação pressão limitada a variável de controle é o fluxo, mas a variável de fase (inspiração) é a pressão que está sendo limitada. Na pressão controlada com fluxo livre (sem limitação do fluxo liberado), o ventilador libera e controla o fluxo para manter a forma de onda de pressão durante toda a inspiração, a fim de manter a pressão estabelecida (a variável de controle nesse caso é pressão). O sistema que melhor gerencia uma ventilação pressão controlada é o de alça fechada (Figura 38.7), diferente da pressão limitada, em que basta um sistema mais simples de alça aberta.

INDICAÇÕES DE VENTILAÇÃO PULMONAR MECÂNICA NA UTI

A VPM é um dispositivo de suporte vital, estando indicado nas situações em que o sistema respiratório deixa de satisfazer adequadamente as trocas gasosas e passa a comprometer a vida do paciente. A insu-

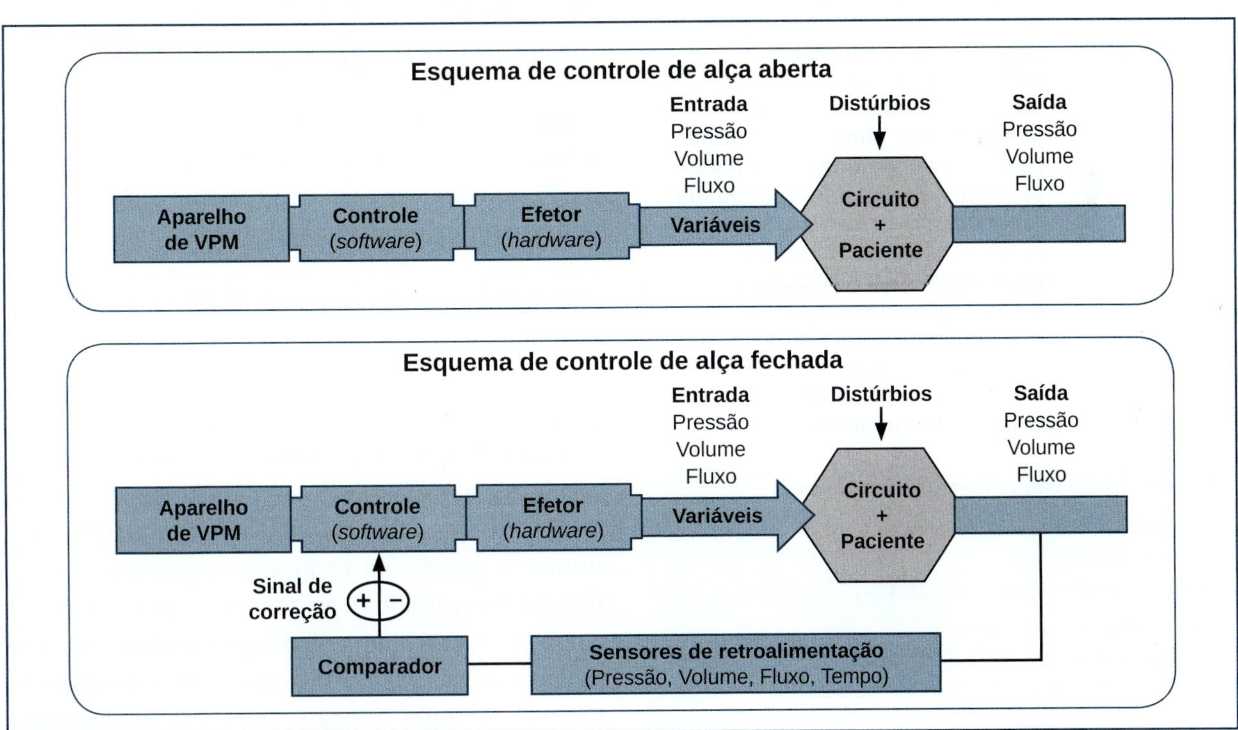

FIGURA 38.7 ***Na alça aberta, o operador estabelece os ajustes das variáveis que serão liberados pelo aparelho de VPM. Uma vez liberadas, essas variáveis interagem com o sistema respiratório do paciente, podendo sofrer alterações significativas (por exemplo, na presença de vazamento no circuito respiratório).***

No esquema de alça fechada, existe um sistema de retroalimentação de dados (sensores) que informa as alterações sofridas após a interação com o sistema respiratório. Esses dados são comparados com aqueles estabelecidos pelo operador e, por meio de sinais de correção, as variáveis (pressão, volume e fluxo) podem ser liberadas mais precisamente como estabelecidas.

ficiência respiratória aguda na infância é frequente, sendo a principal causa de óbito em crianças menores de cinco anos. Cerca de dois a três milhões de crianças morrem por ano no mundo em decorrência de problemas respiratórios. No entanto, a VPM não está restrita às doenças pulmonares como insuficiência respiratória, estando também indicada em outras condições clínicas. A VPM é um suporte vital, o que implica indicação criteriosa, experiência clínica e conhecimento adequado do equipamento utilizado.

Os principais objetivos da VPM podem ser resumidos no Quadro 38.2.

QUADRO 38.2 ***A VPM interfere diretamente na relação ventilação/perfusão e, consequentemente, nas trocas gasosas pulmonares. O trabalho respiratório do paciente pode ser aliviado ou mesmo substituído pelo trabalho da máquina. Por alterar o volume pulmonar, interfere na relação pressão/volume, o que pode melhorar a complacência pulmonar e resistência de vias aéreas. Atualmente, existe uma grande preocupação de proteger o pulmão da agressão potencial da VPM. A busca de valores gasométricos ditos satisfatórios pode ocasionar uma maior lesão pulmonar, impedindo a adequada regeneração e cicatrização da agressão inicial. É também objetivo da VPM a busca da melhor relação entre parâmetros fisiológicos e parâmetros de ventilação, ou seja, manter o suporte vital e a melhor recuperação pulmonar.***

Objetivos da Ventilação Pulmonar Mecânica
a. Manter as trocas gasosas pulmonares Reverter a hipoxemia Aliviar a acidose respiratória aguda
b. Aliviar o desconforto respiratório Reduzir o gasto energético da respiração Reverter a fadiga dos músculos respiratórios
c. Controle da ventilação Reduzir a pressão intracraniana Estabilizar a parede torácica
d. Alterar as relações de pressão/volume Prevenir e reverter atelectasias Melhorar a complacência Prevenir lesões futuras
e. Permitir a cicatrização pulmonar e de vias aéreas

MODOS DE VENTILAÇÃO

As variáveis (fluxo, pressão, volume), liberadas pelo esquema de controle do aparelho de VPM, suprem parte do volume minuto inspiratório do paciente. Na equação motriz, a pressão total é composta pelos músculos respiratórios e pelo aparelho de VPM. Portanto, o paciente pode realizar desde nenhum esforço respiratório, dependendo totalmente do aparelho de VPM, até todo o trabalho respiratório, recebendo apenas a mistura de gases do aparelho de VPM (Figura 38.8). O modo de ventilação determina como o aparelho de VPM irá oferecer esse suporte por meio da composição das variáveis de controle, fase e condicionais. De outra maneira, o modo de ventilação define como é gerenciado o início, a inspiração propriamente dita, o término da inspiração e a fase expiratória (variável de linha de base).

Muitos autores classificam o suporte ventilatório em volume ou pressão controlada. Na verdade, isso indica a variável de controle manipulada pelo aparelho de VPM durante o modo de ventilação.

MODOS CONVENCIONAIS DE VENTILAÇÃO PULMONAR MECÂNICA

Chamamos de modos convencionais aqueles mais comumente utilizados e aceitos pela prática. O modo de ventilação deveria ter uma definição que pudesse ser explicada por leis físicas e matemáticas, e não simplesmente por uma sigla de interesse médico apenas. Existe uma proposição de alteração da terminologia dos modos, abandonando algumas terminologias consideradas dúbias ou incorretas. Essa proposição considera sequencialmente a variável de controle (pressão, volume ou tempo), o padrão respiratório (espontâneo ou mandatório), o padrão de disparo (paciente, máquina ou combinado) e, por último, o padrão da respiração espontânea (assistida ou não assistida). No entanto, a prática clínica consagrada acaba impedindo que eventuais mudanças necessárias de terminologia sejam colocadas em uso. Por exemplo, pressão expiratória final positiva (PEEP) e CPAP. Ambos representam uma pressão positiva mantida na fase expiratória. No entanto, PEEP é aplicada quando a respiração é mandatória e CPAP quando a respiração é espontânea. O problema recai no modo IMV, no qual se permitem respirações mandatórias e espontâneas; então a mesma pressão positiva poderia ser chamada de PEEP e CPAP.

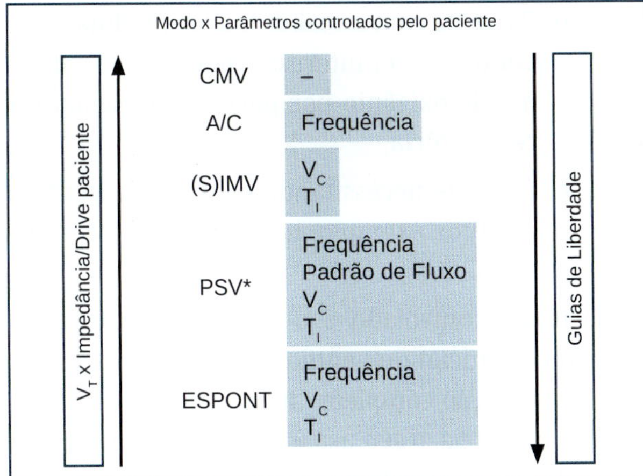

FIGURA 38.8 ***O modo de ventilação depende das condições clínicas do paciente em vencer as cargas impostas ao sistema respiratório. O modo de ventilação permite um grau de liberdade para o paciente respirar e mesmo interagir com o ventilador, possibilitando o controle pelo paciente de alguns parâmetros. Num extremo temos o modo VMC (modo controlado), em que todas as respirações são mandatórias, e, caso o paciente apresente respiração espontânea, esta não é reconhecida pelo aparelho de VPM. No outro extremo temos a respiração espontânea (modo CPAP), em que todas as respirações são do paciente e, portanto, também todo o trabalho respiratório.***

Siglas: V_C = volume corrente; T_I = tempo inspiratório.

Os modos convencionais mais conhecidos são: a) Modo Espontâneo; b) Modo Controlado e Assisto/ Controlado; c) Modo IMV e SIMV; e d) Modo Pressão Suporte.

Para melhor compreensão dos modos, é interessante definir a janela de tempo, que é o tempo de cada ciclo respiratório programado pelo aparelho de VPM. Esse tempo é calculado como 60 segundos divididos pela frequência respiratória mandatória do aparelho de VPM (Figura 38.9). A cada início de janela de tempo existe uma respiração mandatória programada. Nas respirações espontâneas não existe janela de tempo, uma vez que as respirações são controladas pelo paciente.

ESPONTÂNEO

No modo espontâneo propriamente dito, o paciente realiza todo o trabalho respiratório, mesmo quando estabelecido um nível pressórico de linha de base, modo denominado CPAP (Figura 38.10). O aparelho fornece apenas o fluxo de gás com determinada concentração de oxigênio. Como não existe respiração liberada pela máquina, não existem janelas de tempo.

Nos aparelhos de fluxo contínuo, o fluxo estabelecido deve suprir a demanda do paciente, inclusive o seu *peak flow* inspiratório. Se o fluxo contínuo for insuficiente, o paciente poderá reinalar o gás que acabou de exalar no circuito. Por outro lado, se o fluxo contínuo estabelecido for muito alto, a demanda inspiratória será suprida, mas esse fluxo alto poderá oferecer maior resistência à exalação do paciente, propiciando a geração de auto-PEEP.

Nos aparelhos com fluxo de demanda, o esforço respiratório do paciente deve ser reconhecido pelo aparelho de VPM para que a válvula de fluxo libere o fluxo inspiratório. O ajuste inadequado da sensibilidade e as características inerentes ao sistema de disparo podem impor maior trabalho respiratório

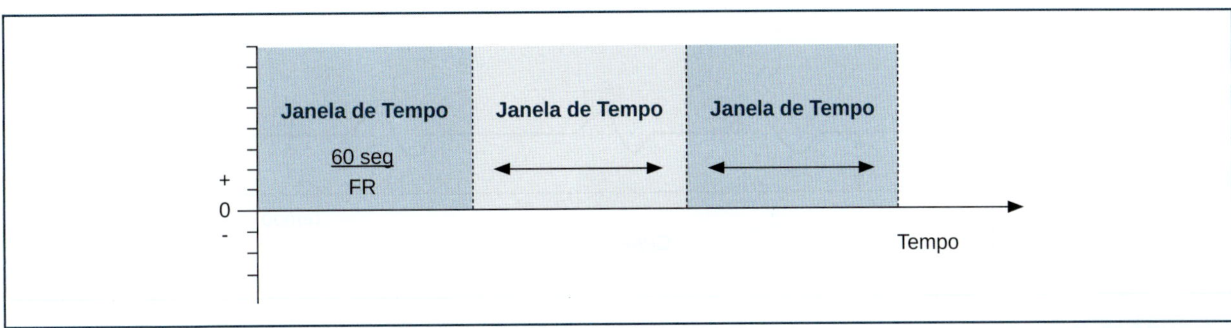

FIGURA 38.9 ***Janela de tempo equivale ao tempo de cada ciclo respiratório definido para o aparelho de VPM em relação às respirações mandatórias. Cada janela de tempo equivale a 60 seg/FR.***

para o paciente. No entanto, existem aparelhos mais recentes que são mais sensíveis e com válvulas de demanda mais rápidas que oferecem um fluxo mais adequado, com ajustes finos automáticos respiração a respiração.

Em pediatria, o modo espontâneo acaba sendo pouco utilizado no paciente intubado. O pequeno calibre do tubo traqueal utilizado impõe maior resistência nas vias aéreas, elevando o trabalho respiratório, fato que pode prejudicar a retirada do paciente da VPM.

MODO CONTROLADO E ASSISTIDO/ CONTROLADO (A/C)

O modo denominado "controlado" foi o primeiro a ser incorporado aos aparelhos de VPM, sendo caracterizado por liberar apenas respirações mandatórias, sem reconhecer qualquer esforço respiratório do paciente (Figura 38.11). Todo o trabalho respiratório é realizado pela máquina, tornando esse modo interessante em algumas situações clinicas:

a. Paciente em apneia;
b. Paciente com volume minuto insuficiente para suprir as demandas metabólicas;
c. Paciente com fadiga da musculatura respiratória ou instabilidade do *drive* respiratório;
d. Paciente com instabilidade hemodinâmica, em que seria interessante o menor consumo de oxigênio por parte da musculatura respiratória;
e. Paciente necessitando controle da ventilação (por exemplo, hiperventilação controlada).

O modo controlado é o preferido por muitos como modo inicial de ventilação do paciente (adulto), até avaliação completa das suas condições clínicas. Em pediatria, o seu uso é limitado nos pacientes com esforços respiratórios espontâneos, mas poderia ser utilizado nos pacientes que apresentam alguma das condições relacionadas acima. Assim mesmo, pode ser necessário o uso de sedação vigorosa e até curarização.

O modo assisto/controlado permite que o paciente receba respirações mandatórias assistidas, disparadas pelos esforços respiratórios espontâneos (Figura 38.12). Caso não exista nenhum esforço respiratório do paciente ou caso o aparelho de VPM não detecte o seu esforço respiratório, não haverá a possibilidade de respirações assistidas (mandatória assistida ou espontânea com suporte). Assim sendo, os modos A/C, IMV, SIMV, SIMV+PSV operam como modo controlado, liberando apenas as respirações mandatórias programadas pela frequência respiratória estabelecida no aparelho de VPM.

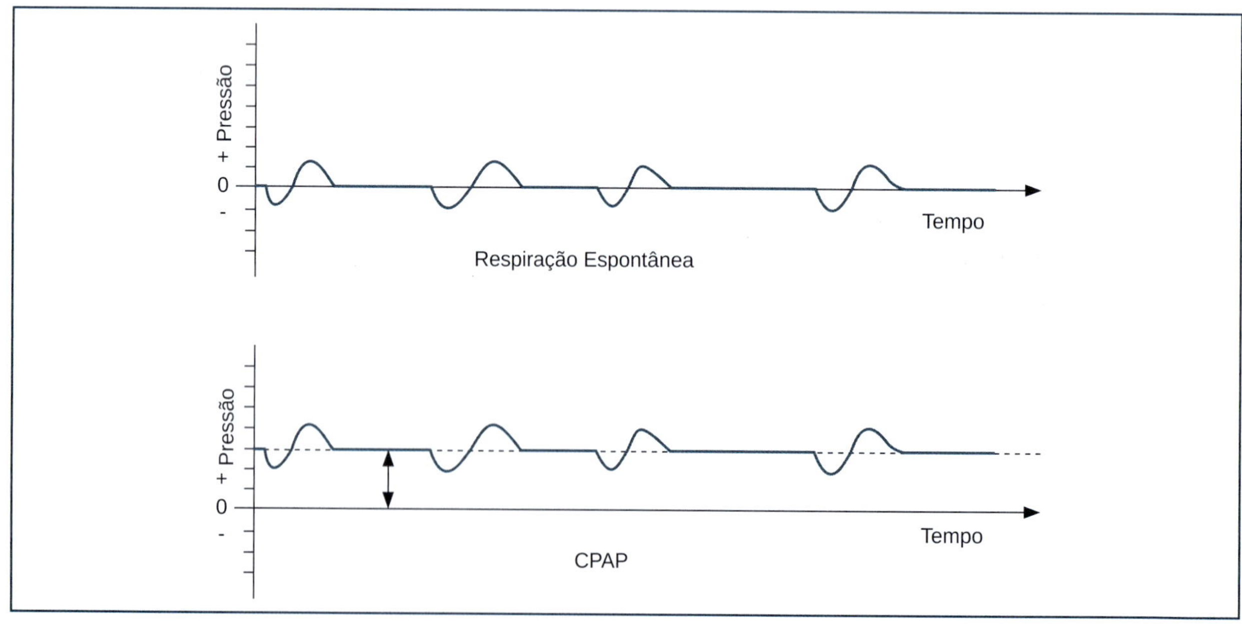

FIGURA 38.10 *A respiração espontânea é realizada sem acréscimo de pressão de linha de base, ou seja, o paciente respira espontaneamente sob a pressão atmosférica. O modo CPAP acrescenta um nível pressórico acima da pressão atmosférica para o paciente respirar.*

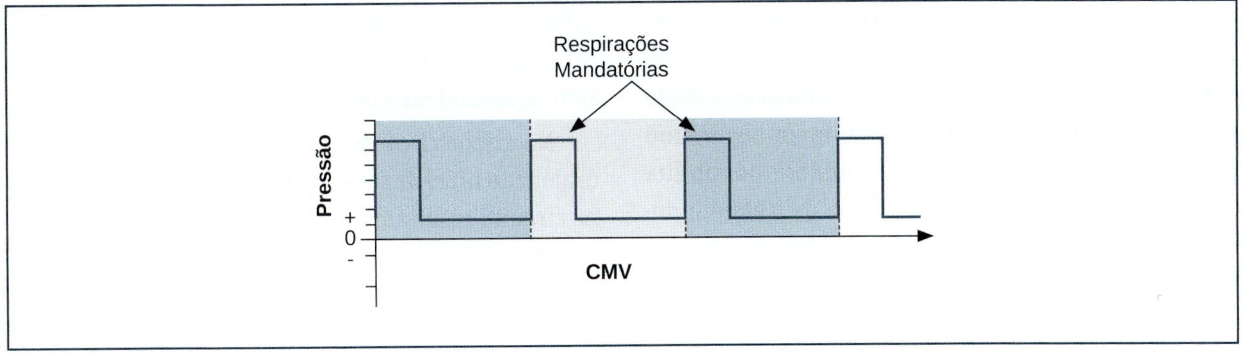

FIGURA 38.11 ***No modo ventilação mandatória controlada (CMV) existe apenas respirações mandatórias que são iniciadas a cada início de janela de tempo.***

A interação paciente-aparelho de VPM é essencial para sincronia, conforto e menor trabalho respiratório do paciente. O aparelho de VPM deveria "entender" a respiração do paciente para satisfazer as suas necessidades ventilatórias. Um dos principais motivos de estresse no paciente em VPM é ele respirar contra um sistema fechado; em outras palavras, é o paciente apresentar um esforço inspiratório e não obter o fluxo de gás do circuito respiratório. A detecção do esforço respiratório espontâneo do paciente é um ponto crítico de todo aparelho de VPM. Em tese, o aparelho deveria ser capaz de detectar todo esforço respiratório por mais débil que fosse. A rápida detecção do esforço respiratório espontâneo promove um menor trabalho respiratório do paciente e maior conforto, minimizando a "briga" com o aparelho de VPM. A sensibilidade e o tempo de resposta de disparo do aparelho de VPM são características importantes na interação paciente-aparelho de VPM.

O tempo decorrido entre a detecção do esforço respiratório do paciente e a liberação do fluxo de demanda é dito "tempo de resposta de disparo".

SENSIBILIDADE

É um limiar de alguma variável programada no aparelho de VPM que deve ser alcançado pelo esforço respiratório espontâneo do paciente, promovendo o disparo do ciclo respiratório.

Os dois sistemas mais conhecidos e utilizados são aqueles que detectam o esforço por meio de: a) variação de pressão, e b) variação de fluxo de vias aéreas. Existem outros sistemas, como o da variação de bioimpedância torácica e a monitoração da pressão esofagiana, mas menos utilizados na prática clínica. É interessante que o paciente realize o menor trabalho respiratório possível para atingir o nível de sensibilidade estabelecido. Um novo sistema de reconhecimento do esforço respiratório do pacien-

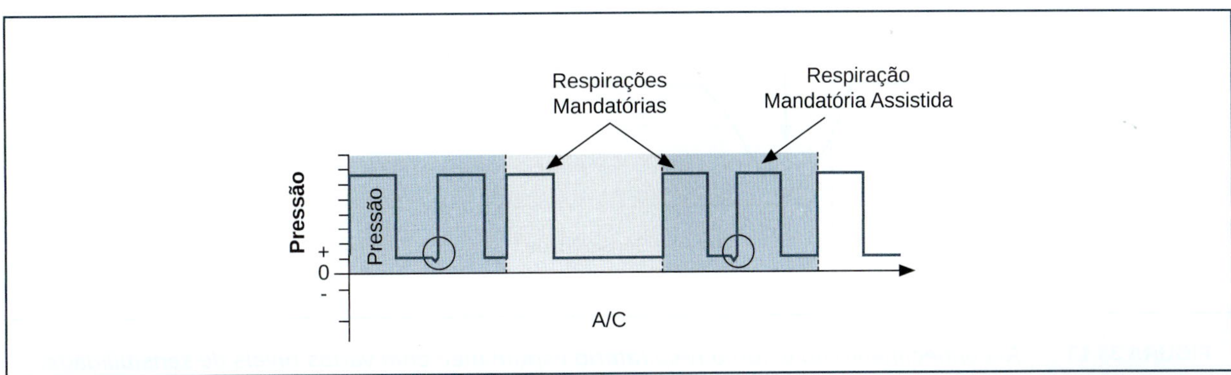

FIGURA 38.12 ***No modo A/C, o ventilador libera uma respiração mandatória programada pela frequência respiratória estabelecida na máquina. Quando o aparelho de VPM detectar um esforço respiratório do paciente, será liberada uma respiração mandatória assistida, aumentando o número de respirações mandatórias liberadas pelo aparelho de VPM (mandatória + mandatória assistida).***

te tem sido introduzido. Esse sistema, denominado NAVA® (*Neurally Adjusted Ventilatory Assist*), capta a atividade elétrica diafragmática e utiliza esse dado para alimentar o ventilador. Esse reconhecimento do esforço respiratório é mais rápido e possibilita melhor sincronia paciente-aparelho de VPM e independe da variação de pressão ou fluxo no circuito respiratório. O seu uso em pediatria, entretanto, ainda carece de estudos.

Quando inspira, o paciente obtém o ar do circuito respiratório, criando uma pressão mais negativa no circuito. O aparelho de VPM pode monitorar a pressão de linha de base ou então o fluxo de base liberado no circuito. É estabelecido um nível de sensibilidade para detectar o esforço respiratório. No caso de variação de pressão, o nível de sensibilidade é a pressão abaixo da linha de base, que o esforço do paciente deve atingir para que o aparelho de VPM reconheça a respiração espontânea. Quanto mais distante da linha de base for estabelecida a sensibilidade, mais demorado será o reconhecimento do esforço ou mesmo não será reconhecido (Figura 38.13). Por outro lado, quanto mais próxima da linha de base estiver à sensibilidade, mais rapidamente o aparelho de VPM detectará o esforço respiratório do paciente. No entanto, a sensibilidade extrema pode significar autodisparo do aparelho de VPM. Como regra prática, o aparelho de VPM deve ser programado para estar o mais sensível possível, sem desencadear autodisparos.

No disparo a pressão, outro fator muito importante além do nível de sensibilidade é o fluxo estabelecido no circuito respiratório durante a respiração espontânea do paciente. O grau de deflexão negativa gerada pelo esforço inspiratório depende diretamente do fluxo estabelecido (Figura 38.13). A deflexão na curva de pressão, associada ao nível de sensibilidade, define a rapidez com que o ventilador detecta o esforço respiratório do paciente. Muitos aparelhos mecânicos são versáteis e podem ser utilizados em todas as faixas etárias, mas devem ser configurados adequadamente para cada tipo de paciente. Por exemplo, o fluxo estabelecido no circuito respiratório na configuração adulto pode ser muito alto para o paciente neonatal, e impossibilitar os modos de ventilação que dispõem de respirações assistidas. Por outro lado, uma configuração neonatal num paciente adulto pode gerar autodisparos, prejudicando a ventilação do paciente.

Historicamente, os aparelhos de VPM que detectavam o esforço pela variação de fluxo tinham o mérito de reconhecer o esforço respiratório mais rapidamente. No disparo a fluxo, o aparelho de VPM monitora o fluxo de base liberado no circuito respiratório antes e depois do paciente. Quando o pacien-

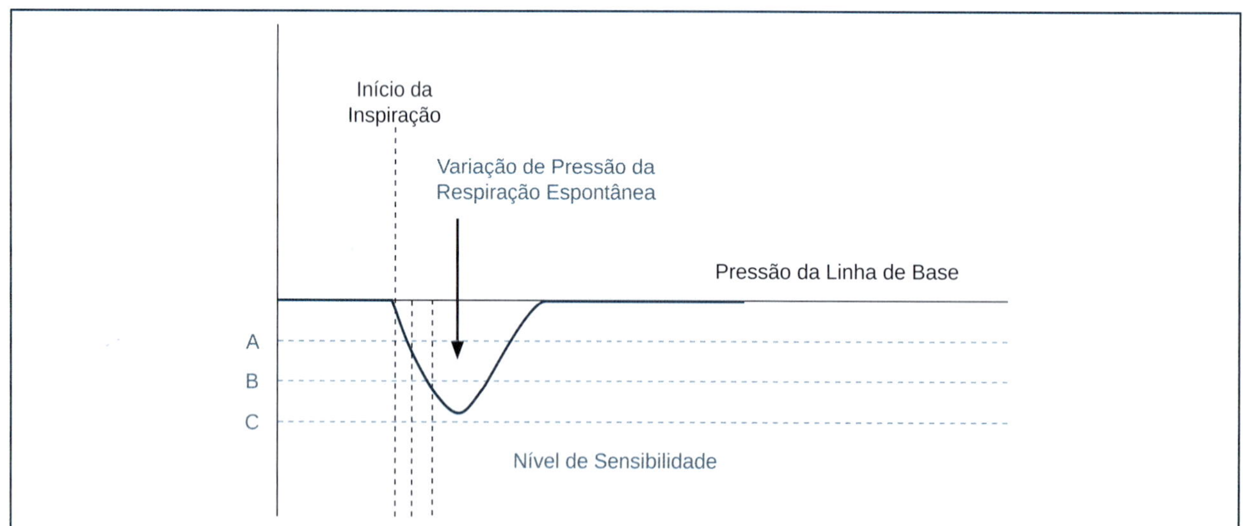

FIGURA 38.13 ***Reconhecimento do esforço respiratório espontâneo com vários níveis de sensibilidade. A linha tracejada longa mostra o início da inspiração. As outras duas linhas tracejadas mostram o tempo de demora até que o aparelho de VPM reconheça a inspiração do paciente. (A) Nível de sensibilidade estabelecido próximo à linha de base. O aparelho de VPM detecta o esforço logo após o início da inspiração. (B) Quando estabelecido mais distante da linha de base, a detecção do esforço é mais demorada. (C) Nessa condição, o nível de sensibilidade não irá detectar o esforço respiratório do paciente.***

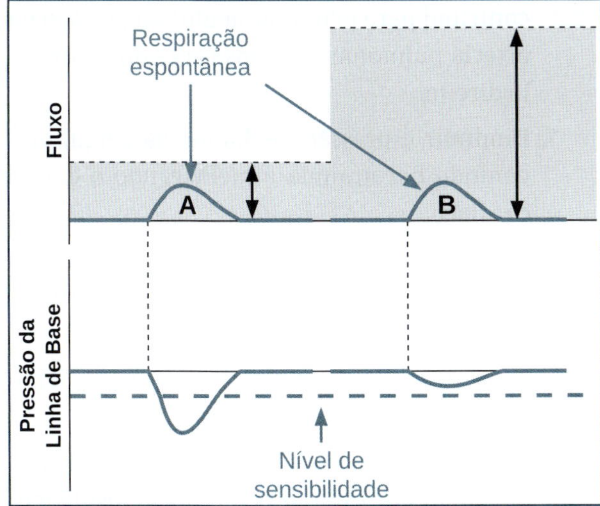

FIGURA 38.14 ***Relação entre o fluxo estabelecido no circuito respiratório e a deflexão negativa gerada pelo esforço inspiratório do paciente. (A) O fluxo estabelecido no circuito é um fluxo suficiente para suprir a curva de fluxo gerada pela inspiração do paciente, e resulta numa deflexão negativa da curva de pressão que pode ser detectada pelo nível de sensibilidade. (B) Quando é estabelecido muito alto, o fluxo no circuito supre a mesma curva de fluxo inspiratório do paciente, porém a deflexão negativa criada é mais tênue e insuficiente para atingir o nível de sensibilidade, ou seja, o aparelho de VPM não irá detectar esse esforço.***

te inspira, retira um volume de gás desse fluxo, e o fluxo resultante monitorizado no ramo expiratório é menor que o monitorado no ramo inspiratório. O nível de sensibilidade de fluxo é definido pela diferença desses fluxos. Assim sendo, quanto menor o fluxo de diferença estabelecida, maior a sensibilidade para reconhecer o esforço.

No entanto, existem hoje no mercado aparelhos de VPM que utilizam a variação de pressão sem serem mais lentos na detecção do esforço espontâneo que aqueles que utilizam a variação de fluxo.

TEMPO DE RESPOSTA DE DISPARO

Existe uma demora normal esperada desde a origem neural do estímulo respiratório que gera a contratura dos músculos respiratórios até a entrada de ar nas vias aéreas. Essa demora é maior ainda quando o paciente é colocado em VPM. Nessa interação, a demora é maior porque o gás que o paciente obtém durante a respiração assistida depende de o aparelho de VPM reconhecer o esforço respiratório do paciente e depois liberar, por meio da válvula de demanda, o gás para as vias aéreas. O paciente inicia a contração da musculatura respiratória gerando uma queda pressórica da linha de base (pressão negativa) até o aparelho de VPM reconhecer esse esforço e liberar o fluxo de gás para suprir a demanda inspiratória. Quando o gás é liberado, espera-se que a pressão de linha de base aumente novamente. O tempo que decorre entre o início da queda pressórica da linha de base (esforço espontâneo do paciente) até o retorno a esse ponto (fluxo inspiratório liberado pelo aparelho de VPM) é definido, por muitos autores, de "tempo de resposta de disparo" do ventilador mecânico. É interessante que esse tempo seja o menor possível, o que resulta em melhor sincronização paciente-aparelho de VPM e menor trabalho respiratório.

O tempo de resposta é medido em milissegundos e considera-se que os aparelhos de VPM deveriam apresentar um tempo de resposta máximo de 100 ms. Os aparelhos de VPM de última geração, dependendo da configuração, permitem um tempo de resposta inferior a 100 ms.

MODO IMV

A ventilação mandatória intermitente (IMV) é um modo em que o aparelho de VPM libera um número preestabelecido de ventilações mandatórias, mas permite que o paciente respire espontaneamente.

O modo IMV é originário dos circuitos de fluxo contínuo desenvolvidos para uso pediátrico.

INDICAÇÕES

A IMV tem duas indicações básicas: suporte ventilatório convencional e desmame de VPM.

Nos anos 1980, em hospitais nos Estados Unidos, cerca de 70% dos serviços utilizavam IMV ou SIMV como o método inicial de VPM, e 90% o utilizavam durante o desmame de VPM. Já um estudo publicado em 2000 mostrou que em 412 unidades de terapia intensiva, pesquisadas na América do Norte, América do Sul, Espanha e Portugal, englobando 1.638 pacientes com insuficiência respiratória em uso de VPM, com média de idade de 61 anos, 47% foram tratados com A/CMV e 46% com SIMV.

Quando da introdução de IMV, os trabalhos clínicos realizados eram geralmente dirigidos no sentido de compará-la com os modos então utilizados, CMV e A/CMV. Muitas das discussões originadas naquela época eram decorrentes de dificuldades técnicas dos primeiros aparelhos, que foram aprimorados no decorrer dos anos, principalmente com o advento dos aparelhos microprocessados. Assim, foram relatadas as seguintes vantagens proporcionadas pela IMV:

1. Evitar alcalose respiratória, uma vez que, usando frequências mandatórias menores, o centro respiratório do paciente controlaria a maior ou menor necessidade de respirações espontâneas suplementares.
2. Reduzir a necessidade de sedação e/ou relaxantes musculares, principalmente em crianças, que não se adaptam aos aparelhos que oferecem apenas modo CMV e A/CMV.
3. Facilitar o desmame, por ser um modo de respiração mais fisiológico e que permite que o paciente retorne gradualmente a seus parâmetros basais.
4. Prevenir atrofia da musculatura respiratória, uma vez que o paciente mantém o esforço próprio.
5. Melhorar a troca gasosa, pela melhor distribuição pulmonar do gás inalado. Teoricamente, a respiração espontânea favorece a distribuição do gás às áreas dependentes (posteriores), pela ação do diafragma, e a ventilação pulmonar mecânica para as áreas não dependentes (anteriores), raciocinando com o paciente em posição supina. Assim, um modo de ventilação que proporcione as duas formas de distribuição do gás determinaria uma VPM mais homogênea.
6. Melhorar a função cardíaca, pela diminuição da pressão intrapleural, com aumento do retorno venoso, e manutenção do débito cardíaco e da pressão arterial sistêmica. O menor número de ventilações mandatórias contribui para evitar aumentos da pressão da artéria pulmonar e da pós-carga do ventrículo direito.
7. Diminuir a pressão média de via aérea, prevenindo barotrauma e melhorando o débito cardíaco.

Os críticos na época chegaram a chamar o modo IMV de falência respiratória intermitente; relatavam os seguintes inconvenientes, entre outros:

1. Maior trabalho respiratório em um paciente já com o estado geral comprometido.
2. Retenção de gás carbônico não percebida por fadiga ou por esforço respiratório insuficiente e pelo aumento do trabalho muscular.
3. Fadiga muscular.
4. Desmame prolongado, se o médico reduzir a frequência das ventilações mandatórias de forma muito gradual. Isso provavelmente aconteceu nos primeiros tempos de aplicação do método, quando os médicos ainda não estavam familiarizados com o IMV nem dispunham dos atuais recursos técnicos.
5. Maior probabilidade de descompensação cardíaca em pacientes com função ventricular comprometida ou com hipertensão pulmonar severa, quando o aumento do retorno venoso pode ocasionar falência miocárdica aguda ou edema agudo de pulmão. Diminuição proibitiva do volume minuto nos casos de pacientes com respirações espontâneas ineficazes, em que se estabeleceu uma frequência respiratória mandatória muito baixa.

Nos dias de hoje, a tecnologia incorporada aos aparelhos mecânicos possibilitou menor trabalho respiratório do paciente, com melhor interação paciente-aparelho de VPM. O modo IMV acaba recebendo melhorias, como o modo SIMV, e vários problemas relacionados ao modo IMV foram minimizados.

SIMV (VENTILAÇÃO MANDATÓRIA INTERMITENTE SINCRONIZADA)

A sincronização da respiração espontânea com a mandatória foi vista como um aperfeiçoamento, pois minimizaria a "briga" incômoda do paciente com o aparelho de VPM, que acontecia quando as respirações mandatórias ocorriam principalmente na fase expiratória espontânea e também quando o paciente não recebia o fluxo suficiente para a sua demanda. A sincronização foi possibilitada pela incorporação de sensores monitorizados por circuitos eletrônicos e, mais recentemente, por microprocessadores.

A sincronização possibilita que seja liberado um maior número de respirações sincronizadas (mandatória assistida), sem, no entanto, alterar a frequência respiratória preestabelecida (Figura 38.15). Para tal, o aparelho de VPM utiliza um algoritmo de sincronização que tem a função de escolher qual respiração deve ser liberada: respiração espontânea, mandatória ou mandatória após esforço do paciente (sincronizada), sem alterar a frequência respiratória preestabelecida. O algoritmo da Figura 38.16 ilustra como a sincronização pode ser realizada.

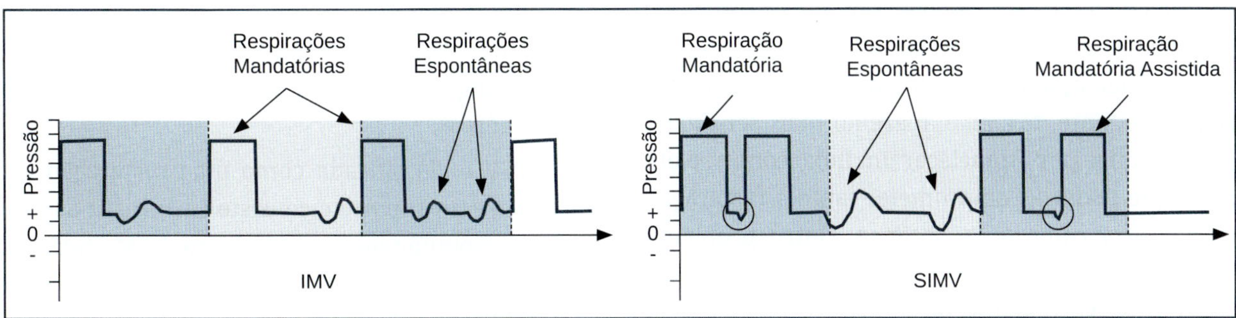

FIGURA 38.15 *No modo IMV o ventilador libera as respirações mandatórias a cada início de janela de tempo, de acordo com a frequência respiratória estabelecida. O paciente pode respirar espontaneamente sem nenhuma interação com as respirações mandatórias. O modo SIMV opera como no modo IMV, porém quando o ventilador detectar o esforço respiratório do paciente, um algoritmo incorporado seleciona qual respiração terá curso, mandatória assistida ou espontânea. O número total de respirações mandatórias (mandatória + mandatória assistida) de permanecer inalterada em relação à estabelecida na máquina.*

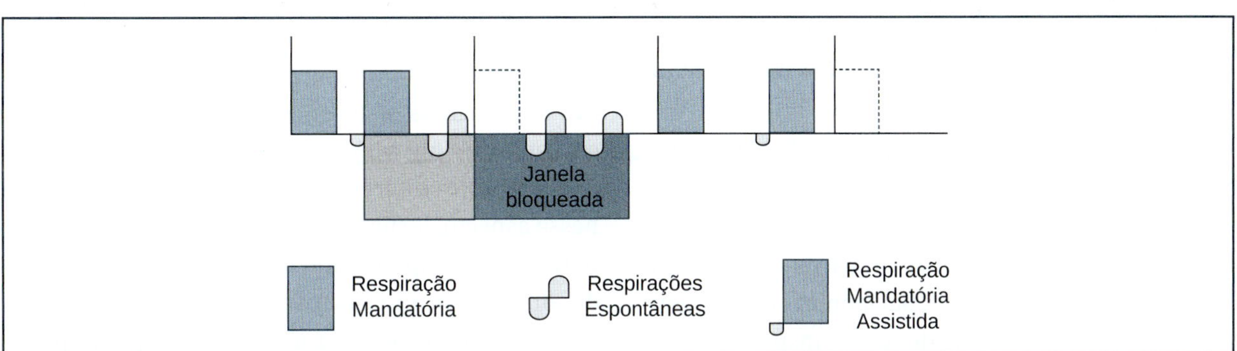

FIGURA 38.16 *Algoritmo de sincronização do modo SIMV. O aparelho de VPM divide a respiração em janelas de tempo (frequência respiratória estabelecida dividida por 60 segundos), definindo a duração de cada ciclo de respiração mandatória. A cada início de uma janela de tempo está programada a liberação de uma respiração mandatória. Se o paciente não apresentar nenhum esforço respiratório, a cada início de janela de tempo ocorrerá uma respiração mandatória e, consequentemente, a frequência respiratória será aquela preestabelecida. Se o aparelho de VPM detectar um esforço do paciente, em qualquer momento da janela de tempo, ele irá liberar uma respiração mandatória assistida (iniciada pelo paciente) e o restante dessa janela estará bloqueado para qualquer respiração mandatória, permitindo apenas espontânea, se houver. No início da janela de tempo seguinte estaria programada uma respiração mandatória, mas esta não será liberada uma vez que foi antecipada na janela anterior. Essa janela só permitirá respirações espontâneas, se houver. Na próxima janela ocorrerá a respiração programada e essa janela liberará nova respiração mandatória assistida, se houver respiração espontânea detectada pelo ventilador. Assim, pode haver sincronização das respirações espontâneas, sem alterar a frequência respiratória preestabelecida no aparelho de VPM.*

A sincronização nos circuitos de fluxo contínuo de aparelhos pediátricos convencionais pode ser dificultosa. A leitura de variação de fluxo nos circuitos de fluxo contínuo simplesmente não é realizada, pela própria concepção do circuito de alça aberta (Figura 38.7). Normalmente, o esforço espontâneo é detectado pela variação de pressão da linha de base. Nesse caso, a sensibilidade de disparo está diretamente relacionada ao valor do fluxo contínuo. Como o esforço é detectado pela deflexão negativa da linha de base, essa deflexão será maior e mais rápida quanto menor o fluxo contínuo, possibilitando, assim, a detecção mais rápida do esforço respiratório. No entanto, tornar o aparelho mais sensível é problemático por estabelecer um fluxo contínuo em nível que poderia comprometer tanto a respiração mandatória como a espontânea. Outro problema encontrado é a instabilidade da linha de base provocada por vazamentos ou linha de base suja pela vibração de água condensada no circuito respiratório. Nesses casos, o aparelho pode detectar falsos esforços respiratórios e promover maior desconforto para o paciente.

Quando é utilizado um sistema externo para detecção da respiração espontânea, como, por exemplo, cápsula de Graseby (transdutor de pressão abdominal), a limitação fica no tempo de resposta de disparo do aparelho. A detecção pode ser até muito rápida, mas o tempo que o aparelho despende para fechar a válvula expiratória pode comprometer a sincronização.

Se não houver nenhum sistema para sincronização, a adaptação e o conforto do paciente poderiam ser melhorados com ajustes harmônicos da frequência respiratória e redução do tempo inspiratório.

Apesar da vantagem teórica do modo SIMV em relação ao IMV, existem poucos estudos em pediatria comprovando a sua superioridade na prática clínica. Um estudo multicêntrico, comparando IMV e SIMV e utilizando a cápsula de Graseby, mostrou que o modo SIMV era no mínimo mais efetivo que o IMV. Cleary, em estudo randomizado com neonatos, mostrou uma taxa de assincronia de 52% no modo IMV e menor que 1% no modo SIMV.

Os avanços tecnológicos (válvulas de demanda rápidas, sensores e microprocessadores) tornaram a ventilação assistida em pediatria uma realidade, promovendo melhor interação máquina-paciente. Os aparelhos de VPM de fluxo contínuo podem ser considerados obsoletos.

VENTILAÇÃO COM PRESSÃO DE SUPORTE

A ventilação com pressão de suporte (PSV), apesar de introduzida nos anos 1980 e com ampla aceitação em pacientes adultos, foi aplicada com maior entusiasmo em pacientes pediátricos somente anos mais tarde. O interesse nessa ventilação aumenta por ser a única que efetivamente auxilia a respiração espontânea, facilitando ao paciente vencer a carga resistiva imposta pela cânula traqueal e resistência de vias aéreas.

A PSV é classificada como uma respiração espontânea com suporte e consiste em assistir as respirações espontâneas do paciente em VPM (invasiva e não invasiva), com um nível preestabelecido de pressão. Esse modo não assegura o volume corrente em cada respiração nem uma frequência respiratória de reserva. O ventilador mecânico garante apenas o nível pressórico, exigindo maior complexidade da interação paciente-aparelho de VPM. O aparelho mecânico deve reconhecer o esforço respiratório do paciente, liberar um fluxo de gás que eleve a pressão da linha de base até o nível predeterminado e, finalmente, reconhecer que o paciente terminou a inspiração e cessar a liberação do fluxo. Essa interação é gerenciada pelo ventilador mecânico por meio de sensores, algoritmos e critérios. Equipamentos de fabricantes diferentes se diferenciam justamente nesse aspecto, tornando alguns mais adequados que outros. Os equipamentos que utilizam um circuito de alça aberta são incapazes de reconhecer quando o paciente termina a inspiração, o que impossibilita a incorporação desse modo nesses aparelhos mecânicos.

A Figura 38.17 mostra as características da respiração espontânea com pressão suporte.

A PSV pode ser utilizada em todo modo de ventilação que permita respiração espontânea (Figura 38.18). Muitos estudos confirmam o benefício da PSV. O nível de pressão utilizado varia desde aquele que auxilia o paciente a vencer a resistência imposta pelo circuito respiratório e tubo intratraqueal (habitualmente com suporte de até 8-10 cmH_2O), até aquele nível pressórico que fornece volumes correntes equivalentes aos da ventilação mandatória

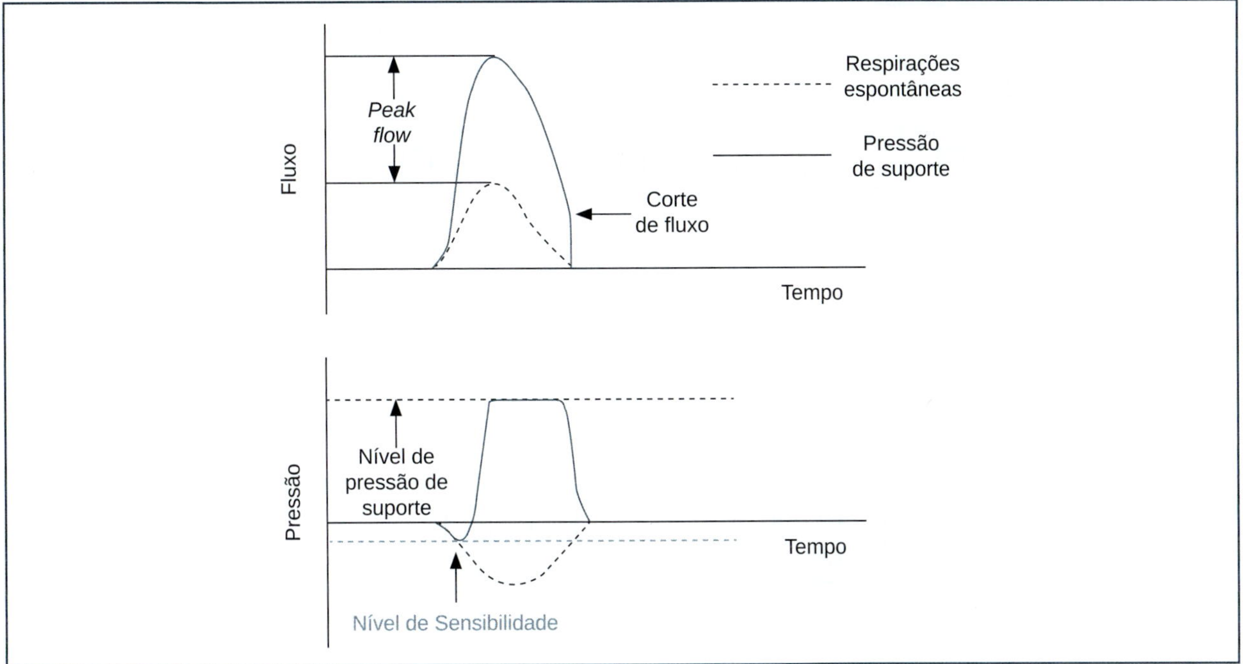

FIGURA 38.17 *Características da ventilação com pressão suporte. O esforço respiratório do paciente é detectado quando a deflexão negativa atinge o nível de sensibilidade (disparo a pressão). O aparelho de VPM deve então liberar o fluxo necessário para elevar a linha de base até o nível de pressão suporte preestabelecido. Enquanto o paciente inspira, o padrão de fluxo liberado para manter o nível de pressão suporte é dependente da forma de onda do fluxo inspiratório do paciente. O fluxo aumenta inicialmente a partir da linha de base, atinge o máximo (*peak flow*) e depois cai até o final da inspiração. O ventilador mecânico então deve reconhecer que o paciente está terminando a inspiração, utilizando a leitura de* peak flow *para esse propósito. Quando a ventilação com pressão suporte foi introduzida, um critério utilizado foi de 25% do* peak flow*. Isso significa que o aparelho mecânico monitora a curva de fluxo liberado e, após o* peak flow *ser atingido, o aparelho de VPM aguarda até que ele caia a 25% do seu valor para cessar o fluxo e terminar a respiração. Assim sendo, a ventilação com pressão suporte é definida como um modo de ventilação ciclado a fluxo. Muitos aparelhos mecânicos atualmente não utilizam um critério fixo de corte de fluxo para terminar a inspiração. O critério de corte, baseado na leitura da curva de fluxo liberado para o paciente, pode ser manual ou automaticamente alterado de acordo com as condições pulmonares do paciente. No entanto, para segurança da ventilação, devem estar incorporados outros critérios de corte de fluxo. Habitualmente, é associado o critério de pressão (quando a pressão ultrapassa um valor limite acima da pressão preestabelecida) e também o de tempo inspiratório decorrido (caso a inspiração ultrapasse um tempo maior que o definido pelo aparelho de VPM).*

(também chamado de "pressão suporte máxima"). A resposta clínica fica evidente quando, após instituir a pressão suporte, o paciente em VPM muda o padrão respiratório, fica mais confortável, reduz a sua frequência respiratória e tolera, muitas vezes, a redução dos parâmetros da respiração mandatória e a necessidade de sedação ou mesmo curarização.

A PSV pode ser prejudicada em algumas condições clínicas, como baixa complacência pulmonar (baixo volume corrente), alta resistência de vias aéreas (baixo *peak flow*), frequência respiratória aumentada (tempo inspiratório curto) e esforço inspiratório débil (disparo prejudicado). Vazamentos no circuito respiratório também podem prejudicar a pressão suporte porque o fluxo que alimenta o vazamento é interpretado como sendo demanda do paciente.

Como vimos, a PSV depende muito da interação paciente-aparelho de VPM. Se os mecanismos de retroalimentação (servocontrolados) não forem rápidos o suficiente para entender a respiração espontânea, e liberar e corrigir o fluxo oferecido,

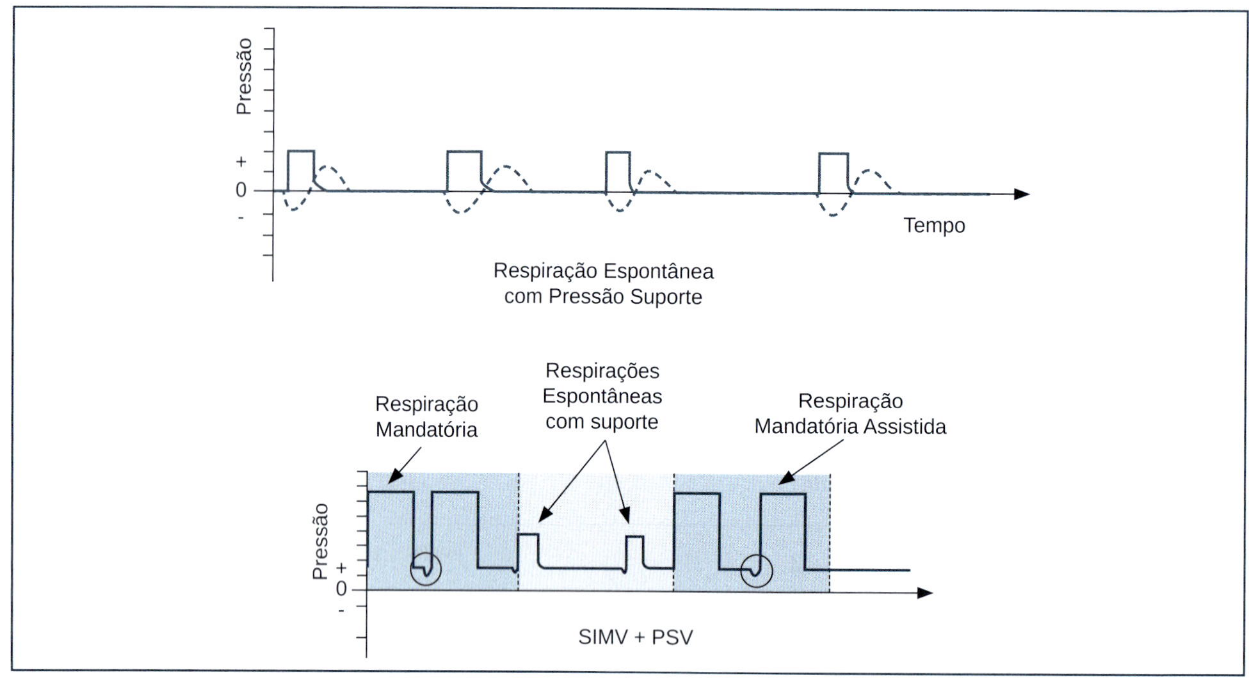

FIGURA 38.18 ***No modo espontâneo, notar o padrão da respiração espontânea (linha tracejada) e o padrão da respiração espontânea com suporte (linha contínua). O trabalho respiratório do paciente (área abaixo da linha de base) é reduzido com a aplicação da pressão suporte. No modo SIMV+PSV, o aparelho de VPM pode liberar uma respiração mandatória assistida ou uma respiração espontânea com suporte, de acordo com o seu algoritmo incorporado de sincronização.***

de acordo com o padrão de fluxo inspiratório do paciente, a respiração com pressão suporte ficará comprometida.

MacIntyre *et al.* descrevem as características relacionadas à interação paciente-aparelho de VPM que podem comprometer a PSV (Figura 38.19). A eficiência da pressão suporte é determinada pelos sistemas de gerenciamento dessas variáveis envolvidas na interação paciente-aparelho de VPM.

A interação paciente-aparelho de VPM é essencial para sincronia, conforto e menor trabalho respiratório do paciente. Particularmente, o critério de corte de fluxo da pressão suporte merece atenção especial, pois deve ocorrer exatamente quando o paciente termina a inspiração (disparo expiratório). Apesar do critério baseado numa porcentagem fixa do *peak flow* ser efetivo, não interage com as condições clínicas do paciente ou do circuito respiratório. Du *et al.* descrevem um sofisticado sistema automático de disparo automático que utiliza a análise da constante de tempo e pressão supraplatô. A pressão supraplatô (pressão acima do nível estabelecido de suporte) ocorre quando houver demora no término inspiratório, sendo decorrente da força de recolhimento do sistema respiratório ou contratura da musculatura expiratória. Essas duas variáveis fornecem ao sistema de controle um disparo expiratório programado. Quanto maior a constante de tempo e maior a pressão supraplatô, maior a sensibilidade de disparo expiratório (término da respiração com suporte). Assim sendo, tendo como exemplo um processo pulmonar obstrutivo (aumento da constante de tempo), o sistema entende que o valor de fluxo para término da inspiração é com uma porcentagem menor de *peak flow*, ou seja, um fluxo mais alto. Isso promove maior sincronia com o término da respiração do paciente e evita uma pressão supraplatô. O sistema possibilita que o fluxo seja terminado em 10% a 55% do *peak flow* inspiratório. Os dados obtidos nesse estudo de bancada sugerem uma boa sincronia da PSV.

Os aparelhos de VPM atuais utilizam sistemas servocontrolados, computadorizados e válvulas de demanda de fluxo confiáveis e muito rápidas para permitir uma interação paciente-aparelho de VPM mais adequada. A Figura 38.20 mostra como o aparelho de VPM pode interagir com o paciente por meio das respirações liberadas e a válvula de fluxo de demanda.

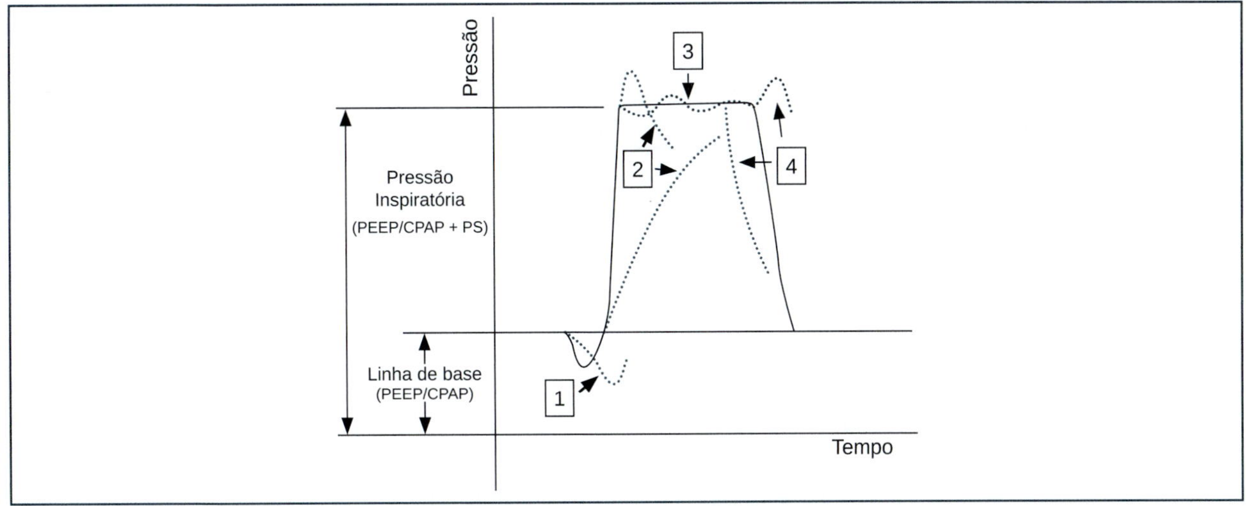

FIGURA 38.19 ***Interação paciente-aparelho de VPM. Problemas potenciais da PSV.***

(1) O aparelho de VPM deve reconhecer imediatamente o esforço respiratório espontâneo do paciente. A duração e o grau da deflexão negativa implicam o tempo de resposta de disparo do aparelho mecânico. Se o aparelho mecânico demorar a reconhecer e liberar o fluxo inspiratório, tanto maior será a duração e a deflexão negativa, resultando em maior trabalho respiratório do paciente. (2) Quando o aparelho de VPM detectar o esforço respiratório, ele liberará um fluxo para atingir o nível de suporte (pressão inspiratória de pico equivale à pressão da linha de base + pressão suporte). Se o fluxo elevar a pressão rapidamente, esta pode, eventualmente, ultrapassar a pressão desejada (*overshoot*), provocando o término precoce da respiração (critério de pressão para término de suporte). Em contrapartida, se o fluxo liberado for muito baixo, a pressurização será muito lenta, prejudicando o nível de suporte. (3) A manutenção do platô pressórico, durante a inspiração do paciente, é reflexo direto dos mecanismos servocontrolados do aparelho de VPM. O aparelho de VPM deve liberar o fluxo, monitorar a pressão alvo e corrigir o fluxo de acordo. A presença de flutuações pressóricas no platô indica um mecanismo pouco preciso do aparelho de VPM. (4) É um ponto chave da pressão suporte, pois é o momento em que o aparelho mecânico define como término da respiração espontânea do paciente. Se o paciente terminar de respirar e o aparelho mecânico ainda estiver liberando fluxo, ocorrerá um sobressalto pressórico, indicando que o paciente está exalando ativamente. Nesse caso, o fluxo deixará de ser liberado pelo critério de pressão ou tempo. Caso o aparelho de VPM termine precocemente o suporte e cesse a liberação de fluxo, o paciente continuará com o esforço inspiratório, resultando em maior trabalho respiratório. O critério de término da inspiração é baseado na leitura da curva inspiratória de fluxo do paciente, e o aparelho mecânico define, de modo fixo ou variável, em que porcentagem do *peak flow* a máquina deve interromper o fluxo e terminar a inspiração.

UMIDIFICAÇÃO EM VENTILAÇÃO PULMONAR MECÂNICA

A umidificação é essencial para a preservação das vias aéreas. No entanto, é comum ser pouco valorizada no paciente em VPM. Uma das razões dessa negligência é o desconhecimento da importância da umidificação.

Umidade se refere à quantidade de vapor d'água presente no gás. Vapor d'água é a água na forma gasosa, ou seja, na forma molecular. A umidade é expressa de três maneiras: umidade absoluta, umidade relativa e ponto de orvalho.

UMIDADE ABSOLUTA

Umidade absoluta é a quantidade real de vapor d'água num litro de gás, sendo medida em mg/L. A quantidade de vapor d'água que o gás pode conter é limitada e depende da temperatura. Quanto maior a temperatura, maior a quantidade de vapor d'água que o gás pode conter. A quantidade máxima que o gás pode conter é chamada de "capacidade máxima" (Figura 38.21).

UMIDADE RELATIVA

Umidade relativa indica quanto o gás está saturado de vapor d'água. Ela é dada em porcentagem, sendo calculada pela seguinte equação:

$$\frac{\text{Quantidade real de vapor d'água} \quad \times 100}{\text{Capacidade máxima}}$$

PONTO DE ORVALHO

Ponto de orvalho é a temperatura em que o gás está com 100% de saturação (ou 100% de umidade relativa). Caso a temperatura caia abaixo dessa temperatura, o gás reduz a sua capacidade de conter vapor

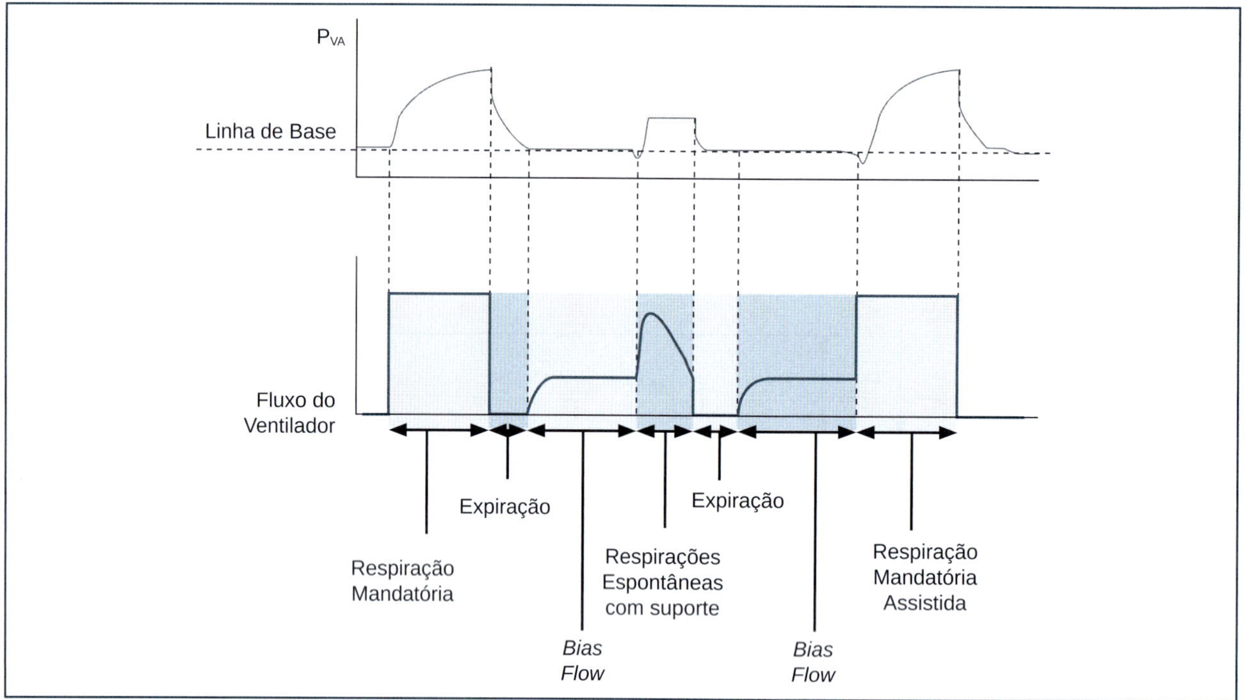

FIGURA 38.20 ***Padrão de fluxo de aparelhos mecânicos atuais. Neste exemplo, inicialmente o fluxo em onda quadrada é liberado para a respiração mandatória. Em seguida, o fluxo cai substancialmente para evitar qualquer resistência para o fluxo expiratório do paciente, o que ocorre sempre quando é liberada qualquer respiração do aparelho mecânico. O fluxo retorna então para o fluxo de base (*****bias*****) e ocorre uma respiração espontânea com suporte. Notar novamente a queda de fluxo quando o paciente exala para evitar resistência expiratória. A próxima respiração liberada pelo aparelho mecânico é uma mandatória assistida. Todo o fluxo necessário para as respirações provém da válvula de demanda de fluxo, que será modulado a partir do fluxo de base gerenciado pelos sistemas servocontrolados. O fluxo de base (*****bias flow*****) permite um rápido reconhecimento de esforços respiratórios do paciente e a válvula libera rapidamente o fluxo necessário para satisfazer a respiração programada***

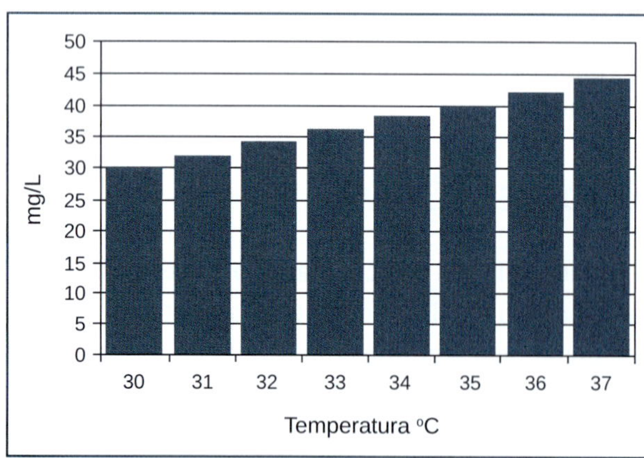

FIGURA 38.21 ***Capacidade máxima de vapor d'água (mg de H_2O por litro de gás) em relação à temperatura.***

d'água, e a quantidade desse vapor que não pode mais ser contido se condensa, tornando-se água líquida. A umidade relativa nessa nova temperatura continua 100% saturada, mas com menor quantidade de vapor d'água (Figura 38.21). Por outro lado, quando a temperatura se eleva, aumenta a capacidade de conter vapor d'água e a umidade relativa ficará mais baixa.

As vias aéreas superiores têm funções essenciais em adequar o gás inalado para que ele atinja os alvéolos em condições ideais. Durante a inspiração, o gás no seu trajeto pela nasofaringe é filtrado, aquecido e umidificado, graças à sua exposição à grande superfície de membrana mucosa altamente vascularizada e úmida. Contribui para a eficácia dessas funções a arquitetura peculiar da nasofaringe. A umidificação é um processo ativo e tem consumo de energia. O gás inalado é gradualmente aquecido e umidificado. O ponto em que o gás atinge a temperatura corpórea central e está com 100% de saturação de vapor d'água é chamado de "limite de saturação isotérmica". No adulto em condições normais, encontra-se entre a quarta e quinta geração de brônquio subsegmentar. Abaixo desse ponto, a temperatura e o conteúdo de água são mantidos razoavelmente constantes (37°C e 44 mg H_2O/L).

Na expiração, as vias aéreas recuperam parte da umidade e calor do ar exalado, e parte é perdida para o ambiente.

Quando o paciente é intubado, as vias aéreas superiores são desviadas do trajeto do gás alveolar. As vias aéreas irão continuar condicionando o gás, mas o limite de saturação isotérmica será deslocado para áreas mais baixas (brônquios subsegmentares de maior geração). Além disso, o gás com condicionamento deficiente poderá provocar ruptura da integridade da superfície mucosa de vias aéreas. Essa mucosa apresenta características próprias que facilitam a depuração de partículas e microrganismos por meio do movimento mucociliar. O muco, elemento importante dessa depuração, depende da umidade ótima para exercer a sua função. O gás frio, mesmo quando saturado (100%), tem efeitos potencialmente desastrosos. Para chegar a condições ótimas, esse gás deve ser aquecido e receber mais vapor d'água para alcançar o condicionamento ideal, retirando calor e umidade durante o seu trajeto e consumindo maior energia do organismo. As secreções ficam mais ressecadas e espessas, podendo obstruir e aumentar a resistência das vias aéreas. As secreções acumuladas favorecem a contaminação por bactérias patogênicas e a infecção pulmonar nosocomial. Se houver a persistência da inadequação da umidade, ocorrerá prejuízo da depuração mucociliar, com parada do movimento ciliar e até lesão celular.

Portanto, oferecer um gás com temperatura e umidade que não prejudiquem os mecanismos fisiológicos de condicionamento do gás é um padrão de cuidado aceito mundialmente. Normalmente, esse cuidado é oferecido por sistemas de umidificação do tipo ativo e passivo.

O sistema de umidificação ativa é fornecido pelos umidificadores aquecidos e o passivo, pelo HME (*Heat and Moisture Exchanger – trocador de calor e umidade*), conhecido também como "nariz artificial".

Branson relata as vantagens e desvantagens desses sistemas (Quadro 38.3).

UMIDIFICADORES AQUECIDOS

São sistemas que utilizam uma placa de aquecimento e um reservatório de água para condicionamento do gás. Utilizam um sistema servocontrolado para manter a temperatura estável da água, independentemente do fluxo de passagem de gás. Existe uma discussão de qual seria a melhor temperatura de saída do gás. No adulto em condições normais, o gás após a passagem pela nasofaringe está com 29-32°C e com quase 100% de saturação e chega na carina com 32-34°C. Assim, no paciente intubado, alguns defendem que a temperatura do gás no circuito respiratório deveria estar ao redor de 32-34°C. Em relação à umidade, a American National Standards Institute (ANSI) e a American Association of Respiratory Care recomendam um mínimo de 30 mgH_2O/L, e a International Organization for Standardization (ISO) recomenda um mínimo de 33 mgH_2O/L.

No entanto, dependendo das condições ambientais, a temperatura que chega às vias aéreas é muito menor do que a de saída do umidificador. A umidade é perdida na forma de condensado no circuito respiratório. E quanto maior a diferença de temperatura

QUADRO 38.3 *Vantagens e desvantagens dos sistemas de umidificação.*

Sistema	Vantagens	Desvantagens
Umidificador aquecido	Aplicação universal (neonatos até adultos) Faixa larga de temperatura e umidade Alarmes Segurança Confiabilidade Eliminação de condensado com o circuito com fio aquecido	Custo Uso de água Risco de contaminação do circuito Superaquecimento Pequeno risco de queimaduras/choque elétrico
Nariz artificial	Custo Operação passiva Uso simples Eliminação de condensado Portátil	Não aplicável a todos os pacientes Risco de oclusão Aumento do espaço morto Aumento da resistência

de saída em relação às vias aéreas, maior volume de água é acumulado no circuito. A água no circuito pode prejudicar o paciente caso entre nas vias aéreas (às vezes, com aspiração maciça) e também por maior risco de contaminação devido a aberturas frequentes do circuito respiratório para drenagem.

Outro fator que prejudica a umidificação é quando o gás entra no reservatório do umidificador com temperatura alta e pouca umidade. Como o gás já está com temperatura mais alta, não necessita ser muito mais aquecido e apenas um pouco de umidade acaba sendo acrescentado a ele.

UMIDIFICADOR COM CIRCUITO COM FIO AQUECIDO

Este sistema utiliza um fio aquecido servocontrolado no ramo inspiratório (alguns também no ramo expiratório) para otimizar a temperatura e manter a umidificação em níveis mais fisiológicos, além de evitar condensações inconvenientes no circuito. O princípio desse sistema é fazer o gás sair do reservatório a 37°C e com 100% de saturação e ter a temperatura mais elevada (39-40°C) durante a passagem pelo circuito respiratório através de um fio aquecido. Quando o gás é aquecido, aumenta a sua capacidade de conter vapor d'água, portanto a umidade relativa ficará menor até chegar ao tubo intratraqueal. Assim sendo, não haverá condensação no circuito respiratório, mantendo-se o circuito "seco". O gás então entra no paciente através do tubo intratraqueal e a sua temperatura começa a cair gradualmente, chegando à traqueia com o condicionamento fisiológico (37°C, 44 mg H_2O). A manutenção dessa condição propicia uma melhor depuração mucociliar, secreções mais fluidas e menor necessidade de aspirações. Por ser um sistema mais elaborado, necessita de pessoal mais habilitado no manuseio, pois não se trata de simples troca, como o nariz artificial. Os modelos podem ser de configuração manual ou automática para controle da temperatura. Os modelos automáticos facilitam bastante o uso do sistema com fio aquecido.

NARIZ ARTIFICIAL

É um sistema de umidificação passiva, ou seja, não necessita de nenhuma fonte de energia para umidificação, o que o torna bastante atrativo, além do baixo custo e da facilidade de uso. Ele é instalado entre a cânula intratraqueal e o circuito respiratório, utilizando o ar expirado como fonte de calor e umidade. O nariz artificial é constituído de uma membrana com característica hidrofílicas ou hidrofóbicas que retém parte do calor e umidade do ar exalado, que são adicionados ao gás que está sendo inalado. No entanto, pelas próprias características do sistema, o nível de umidificação será sempre abaixo do fisiológico (± 30 mg H_2O a 37°C).

Várias pesquisas questionam por quanto tempo tais dispositivos podem ser usados sem perder seu efeito e ocasionar lesão ao paciente. A recomendação do fabricante é de troca a cada 24 horas, mas não há embasamento científico para a mesma. A maioria das pesquisas com aquecedores artificiais e filtros trocadores de calor e umidade foi realizada em pacientes adultos.

As principais contraindicações estão relacionadas a seguir:

- Presença de secreção abundante/espessa.

  Risco de obstrução total do nariz artificial, necessidade de trocas frequentes.
- Volume corrente muito pequeno (< 0,15 L) ou muito grande (> 1,0 L).

  Perda de eficiência da umidificação. Aumento significativo do espaço morto com pequeno volume corrente.
- Resistência aumentada de vias aéreas.

  Maior trabalho respiratório.
- Volume corrente expiratório < 70% do volume corrente inspiratório (por exemplo, fístula broncopleural).

  Perda da eficiência da umidificação.
- Hipotermia.

  Perda de eficiência da umidificação, maior perda de calor.
- Terapêutica com aerossol.

  Necessita retirada do nariz artificial.

* Não utilizar o nariz artificial com umidificador aquecido.

Um dos grandes obstáculos para o uso de nariz artificial é a presença de secreção pulmonar espessa. Existe a recomendação de substituir o nariz artificial por um umidificador aquecido se houver duas aspirações traqueais seguidas com secreção espessa. O método de Suzukawa pode ser utilizado para avaliar a consistência da secreção aspirada:

- Fina (fluida): a sonda de aspiração fica livre de secreções após a aspiração, somente com o vácuo.
- Moderada: a sonda de aspiração apresenta secreções aderidas na parede após a aspiração, mas fica livre após aspiração de água.
- Espessa: a sonda de aspiração apresenta secreções aderidas na parede após a aspiração e continuam aderidas mesmo após aspiração de água.

Apesar de ser bastante utilizado em adultos, o seu uso em pediatria não é muito recomendado pelos riscos de obstrução e aumento da resistência de vias aéreas. As indicações do nariz artificial em pediatria ficam restritas à anestesia e ao transporte do paciente intubado.

REFERÊNCIAS

1. AARC Consensus Statement on the Essentials of Mechanical Ventilators. Respir Care. 1992;37:1026-69.
2. Álvarez AC, Cid JLH. Programación de la ventilación mecánica. An Pediatr (Barc). 2003;59(1):59-81.
3. ACCP Consensus Conference. Chest. 1993;104:1833-59.
4. Ambalavanan N, Carlo W. Hypocapnia and hypercapnia in respiratory management of newborn infants. Clin Perinatol. 2001;28:517-31.
5. Auten RL, Vozelli M, Clark RH. Volutrauma: What is it, and how do we avoid it? Clin Perinatol. 2001;28:505-15.
6. Barrington KJ, Bull D, Finer NN. Randomized trial of nasal synchronized intermittent mandatory ventilation compared with continuous positive airway pressure after extubation of very low birth weight infants. Pediatrics. 2001;107:638-41.
7. Baumer JH. International randomized controlled trial of patient triggered ventilation in neonatal respiratory distress syndrome. Arch Dis Child Fetal Neonatal Ed. 2000;82:F5-10.
8. Beresford MW, Shaw NJ, Manning D. Randomized controlled trial of patient triggered and conventional fast ventilation in neonatal respiratory distress syndrome. Arch Dis Child Fetal Neonatal Ed. 2000;82:F14-8.
9. Bernstein F, Mannino FL, Heldt GP, et al. Randomized multicenter trial comparing syncronized and conventional intermittent mandatory ventilation in neonates. J Pediatrics. 1996;128:453-63.
10. Bhuta T, Henderson-Smart DJ. Eletronic article: elective HFOV vs. CV in preterm infants with pulmonary dysfunction systematic review and metanalyses. Pediatrics. 1997;100(5):e6.
11. Bhutani VK, Sivieri EM. Clinical use of pulmonary mechanics and waweform graphics. Clin Perinatol. 2001;28:487-503.
12. Bignall S, Dixon P, Quinn C, Kitney R. Monitoring interactions between spontaneous respiration and mechanical inflations in preterm neonates. Crit Care Med. 1997;25:545.
13. Bohn D. Mechanical ventilation in pediatrics. Curr Opin Crit Care. 2000;6:66-70.
14. Boyer A, Thierry G, Lasry S, et al. Long-term mechanical ventilation with hygroscopic heat and moisture exchangers used for 48 hours. A prospective clinical, hygrometric, and bacteriologic study. Crit Care Med. 2003;31(3):823-9.
15. Branson RD. Humidification for patients with artificial airways. Respir Care. 1999;44(6):630-42.
16. Butler R, Keenan SP, Inman KJ, Sibbald WJ, Block G. Is there a preferred technique for weaning the difficult-to-wean patient? A systematic review of the literature. Crit Care Med. 1999;27:2331-6.
17. Carlo WA, Stark AR, Bauer C, et al. Effects of minimal ventilation in a multicenter randomized controlled trial of ventilator support and early corticosteroid therapy in extremely low birth weight infants. Pediatrics. 1999;104:S738.
18. Chatburn RL. Classification of Mechanical Ventilators. In: Tobin MJ, editor. Principles and Practice of Mechanical Ventilation. McGraw-Hill, Inc.; 1994.
19. Chatburn RL. Physical basis of mechanical ventilation. In: Tobin MJ, editor. Principles and Practice of Mechanical Ventilation. 3rd ed. McGraw-Hill, Inc.; 2013.
20. Chatmongkolchart S, Williams P, Kacmarek RM. Evaluation of inspiratory rise time and inspiration termination criteria in new-generation mechanical ventilators: a lung model study. Respir Care. 2001; 46(7):666-77.
21. Chen JY, Ling UP, Chen JH. Comparison of synchronized and conventional intermittent mandatory ventilation in neonates. Acta Paediatr Jpn. 1997;39:578-83.
22. Clark RH, Gerstmann DR, Null DM Jr, et al. Prospective randomized comparison of high frequency oscillatory and conventional ventilation in respiratory distress syndrome. Pediatrics. 1992;89:5-12.
23. Clark RH. High frequency ventilation. J Pediatr. 1994; 124:661-9.

24. Clark RH, Slutsky AS, Gerstmann DR. Lung protective strategies of ventilation in the neonate: What are they. Pediatrics. 2000;105:112.

25. Cleary JP, Bernstein G, Mannino FL, Heldt GP. Improved oxygenation during synchronized mandatory ventilation in neonates with respiratory distress syndrome: a randomized, crossover study. J Pediatr. 1995;126(3):407-11.

26. Courtney SE, Durand DJ, Asselin JM, et al. High-frequency oscillatory ventilation versus conventional mechanical ventilation for very-low-birth-weight infants. N Engl J Med. 2002;347:643-52.

27. Donn SM, Greenough A, Sinha SK. Patient triggered ventilation. Arch Dis Child. 2000;83:F225-6.

28. Donn SM, Sinha SK. Controversies in patient-triggered ventilation. Clin Perinatol. 1998;25(1):49-61.

29. Du Hl, Amato MBP, Yamada Y. Automation of expiratory trigger sensitivity in pressure support ventilation. Respir Care Clin N Am. 2001;7(3):503-7.

30. Esteban A, Alia T, Gordo F, Apezteguia C, Palizas F, Cide D, Goldwaser R, Soto L, Bugedo G, Rodrigo C, Pimentel J, Raimondi G, Tobin MJ. How is mechanical ventilation employed in the intensive care unit? An international utilization review. Am J Respir Crit Care Med. 2000;161:1450-8.

31. Edwards SM, Matthews PC. Current modes of conventional ventilation in intensive care. Br J Anaesth. 2002;2(2):41-4.

32. Ferragut CMR. Ventilación mecánica controlada y asistida-controlada. An Pediatr (Barc). 2003;59(1):82-102.

33. Frantz ID 3rd, Troche BI, Roberts JL, Dela Cruz TV, Costa E. Randomized multicenter trial comparing synchronized and conventional intermittent mandatory ventilation in neonates. J Pediatr. 1996;128:453-63.

34. Garfield MJ. Non-invasive ventilation. BJA CEPD. 2001;1:142-5.

35. Gerstmann DR, Monton SD, Stoddard RA, et al. The Provo multicenter early high frequency oscillatory ventilation trial: improved pulmonary and clinical outcome in respiratory distress syndrome. Pediatrics. 1996;98:1044-57.

36. Gittermann MK, Pusch C, Gitterman AR, et al. Early nasal continuous positive airway pressure treatment reduces the need for intubation in very low birth weight infants. Eur J Pediatr. 1997;156:394-8.

37. Goldsmith JP, Karotkyn EH. Assisted ventilation of the neonate. 3rd ed. Philadelphia: Saunders; 1996.

38. Greenough A, Milner AD, Dimitriou G. Synchronized ventilation for respiratory support in newborn infants. Cochrane Database Syst Rev. 2000;2:CD000456.

39. Greenough A. Nuevas tendencias en ventilación mecánica. An Esp Pediatr. 2002;56:121-6.

40. Greenough A. Uptade on patient-triggered ventilation. Clin Perinatol. 2001;28:533-47.

41. Aly HZ. Nasal prongs continuous positive airway pressure: a simple yet powerful tool. Pediatrics. 2001;108(3):759-61.

42. Harris TR, Wood BR. Physiologic principles. In: Goldsmith JP, Karotkin EH, editors. Assisted ventilation in the neonate. 3rd ed. Philadelphia: WB Saunders; 1996. p. 21-64.

43. Henderson-Smart DJ, Bhuta T, Cools F, et al. Elective high frequency oscillatory ventilation versus conventional ventilation for acute pulmonary dysfunction in preterm infants. Cochrane review. In: The Cochrane Library. Issue 2. Oxford: Update Software, 2001.

44. Hernando JM. Recomendaciones sobre ventiloterapia convencional neonatal. An Esp Pediatr. 2001;55: 244-50.

45. Herrera CM, Gerhardt T, Claure N, et al. Effects of volume-guaranteed synchronized intermittent mandatory ventilation in preterm infants recovering from respiratory failure. Pediatrics. 2002;110:529-33.

46. Hifo Study Group. Randomized study of high frequency oscillatory ventilation in infants with severe RDS. J Pediatr. 1993;122(4):609-19.

47. Holbrook PJ, Guiles SP. Response time of four pressure support ventilators: effect of triggering method and bias flow. Respir Care. 1997;42(10):952-9.

48. Hummler H, Gerhardt T, Gonzalez A, Claure N, Everett R, Bancalari E. Influence of different methods of synchronized mechanical ventilation on ventilation, gas exchange, patient effort, and blood pressure fluctuations in premature neonates. Pediatr Pulmonol. 1996;22:305-13.

49. Johnson AH, Peacock JL, Greenough A, et al. High-frequency oscillatory ventilation for the prevention of chronic lung disease of prematurity. N Engl J Med. 2002;347:633-42.

50. Johnson B, Katz-Salomon M, Faxelius G, et al. Neonatal care of very-low-birthweight in special-care units and neonatal intensive-care units in Stockholm. Early nasal continuous positive pressure versus mechanical ventilation: gain and losses. Acta Paediatr Suppl. 1997;419:4-10.

51. Kacmarek RM. Patient-ventilator interactions. Curr Opin Crit Care. 2000;6:30-7.

52. Keenan JP, Salyer J. Pediatric Mechanical Ventilation Technology. Respir Care Clin N Am. 1996;2:487-508.

53. Kezler M, Modanlou HD, Brudno DS, etal. Multicenter controlled clinical trial of high frequency jet ventila-

tion in preterm infants with uncomplicated RDS. Pediatrics. 1997;100(4):593-9.

54. Keszler N, Durand DJ. Neonatal high-frequency ventilation: past, present, and future. Clin Perinatol. 2001;28:579-607.
55. Kirby RR. Intermittent mandatory ventilation. In: Stock MC, Perel A, editors. Handbook of Mechanical Ventilatory Support. 2nd ed. Williams & Wilkins; 1997.
56. Kirby, RR, Robinson EJ, Shulz J, de Lemos RA. Continuous flow as an alternative to assisted or controlled ventilation in infants. Anesth Analg. 1972;51(6):871-5.
57. Lelouche F, Maggiore SM, Deye N, et al. Effect of the humidification device on the work of breathing during noninvasive ventilation. Intensive Care Med. 2002;28:1582-9.
58. Lemaur MEV, Álvarez JML, Jorge RG, et al. Ventilación mandatoria intermitente. An Pediatr (Barc). 2003;59(1):82-102.
59. Lyubsys A, Norsted T, Jonzon A, Sedin G. Trigger delay in infant ventilators. Ups J Med Sci. 1997;102:109-19.
60. MacIntyre N, Nishimura M, Usada Y, et al. The Nagoya conference on system design and patient-ventilator interactions during pressure support ventilation. Chest. 1990;97:1463-6.
61. Mammel MC, Bing DR. Mechanical ventilation of the newborn – An overview. Clin Chest Med. 1996;17: 603-11.
62. Manczur T, Greennough A, Rafferty GF. Comparison of the pressure time product during synchronous intermittent mandatory ventilation and continuous positive airway pressure. Arch Dis Child. 2000;83:265-7.
63. Mariani G, Cifuentes J, Carlo WA. Randomized trial of permissive hypercapnia in preterm infants. Pediatrics. 1999;104:1082.
64. Martin RF, Carlo WA, Chatburn RL. Mechanical ventilation in the neonatal and pediatric setting. In: Tobin MJ, editor. Principles and practice of mechanical ventilation. New York: McGraw-Hill; 1994. p. 514.
65. McGettigan MC, Adolph VR, Ginsberg HG, Goldsmith JP. New ways to ventilate newborns in acute respiratory failure. Pediatr Clin North Am. 1998;45:475-509.
66. Mrozec JD, Bendel-Stenzel EM, Meyers PA, Bing DR, Connett JE, Mammel MC. Randomized controlled trial of volume-targeted synchronized ventilation and conventional intermittent mandatory ventilation following initial exogenous surfactant therapy. Pediatr Pulmonol. 2000;29:11-8.
67. Moriette G, Paris-Llado J, Walti H, et al. Prospective randomized multicenter comparison of high frequency oscillatory ventilation ad conventional ventilation in preterm infants of less than 30 weeks with respiratory distress syndrome. Pediatrics. 2001;107:263-72.
68. Musante G, Schulze A, Gerhardt T, et al. Proportional assist ventilation decreases thoracoabdominal asynchrony and chest wall distortion in preterm infants. Pediatr Res. 2001;49:175-80.
69. Olsen SL, Thibeault DW, Truog WE. Crossover trial comparing pressure support with synchronized intermittent mandatory ventilation. J Perinatol. 2002;22:461-6.
70. Pardou A, Vermeylen D, Muller ME, et al. High frequency ventilation and conventional mechanical ventilation in newborn babies with respiratory distress syndrome a prospective randomized trial. Intensive Care Med. 1993;19:406-10.
71. Pelosi P, Solca M, Ravagnan I, et al. Effects of heat and moisture exchangers on minute ventilation, ventilatory drive, and work of breathing during pressure-support ventilation in acute respiratory failure. Crit Care Med. 1996;24(7):1184-8.
72. Perales AB, Garzón GMR, Acosta NJL, et al. Ventilación mecánica neonatal. An Pediatr (Barc). 2003;59(4): 352-92.
73. Piotrowski A, Sobaia W, Kawczynski P. Patient-initiated, pressure-regulated volume-controlled ventilation compared with intermittent mandatory ventilation in neonates: A prospective, randomised study. Intensive Care Med. 1997;23:975.
74. Quinn MW, Boer RC, Ansari N, et al. Stress response and mode of ventilation in preterm infants. Arch Dis Child Fetal Neonatal Ed. 1998;78:195-8.
75. Plant PK, Owen JL, Elliott MW. Early use of non-invasive ventilation for acute exacerbations of chronic obstructive pulmonary disease on general respiratory wards: a multicentre randomized controlled study. Lancet. 2000;355:1931-5.
76. Rettwitz-Volk W, Veldman A, Roth B, et al. A prospective randomized multicenter trial of high frequency oscillatory ventilation compared with conventional ventilation in preterm infants with distress syndrome receiving surfactant. J Pediatr. 1998;132:249-54.
77. Rimensberger PC, Beghetti M, Hanquinet S, et al. Intention high frequency oscillation with early lung volume optimization improves pulmonary outcome in very birth weight infants with respiratory distress syndrome. Pediatrics. 2000;105:1202-8.
78. Rimensberger PC. Neonatal respiratory failure. [Miscellaneous]. Curr Opin Pediatr. 2002;14(3):315-21.
79. Rodríguez JP. Recomendaciones sobre ventilación de alta frequência en el recién nacido. An Esp Pediatr. 2002;57(3):238-43.

80. Rubio JAS, Matute EP, Pozo MAM, et al. Modalidades de suporte. An Pediatr (Barc). 2003;59(1):82-102.
81. Sasson CSH. Intermittent mandatory ventilation. In: Tobin MJ, editor. Principles and Practice of Mechanical Ventilation. 1st ed. McGraw-Hill, Inc.; 1994.
82. Schulze A, Bancalari E. Proportional assist ventilation in infants. Clin Perinatol. 2001;28:561-79.
83. Schulze A, Gerhardt T, Musante G, et al. Proportional assist ventilation in low birth weight infants with acute respiratory disease: A comparison to assist/control and conventional mechanical ventilation. J Pediatr. 1999;135:339-44.
84. Shukla HK, Munoz KDH, Atakent Y, et al. Rapid estimation of insertional length of endotracheal intubation in newborn infants. J Pediatr. 1997;131:561-4.
85. Sinha SK, Donn SM, Gavey J, et al. Randomised trial of volume controlled versus time cycled, pressure limited ventilation in preterm infants with respiratory distress syndrome. Arch Dis Child. 1999;77:F202.
86. Sinha SK, Donn SM. Volume-controled ventilation: variations on a theme. Clin Perinatol. 2001;28:547-60.
87. Suchomski SJ, Cummings JJ. A randomized trial of inhaled versus intravenous steroids in ventilator-dependent preterm infants. J Perinatol. 2002;22:196-203.
88. Thome U, Kossel H, Lipowsky G, et al. Randomized comparison of high frequency ventilation with high rate intermittent positive pressure ventilation in preterm infants with respiratory failure. J Pediatr. 1999;135:39-46.
89. Tobin MJ, Jubran A, Laghi F. Patient-ventilator interaction. Am J Respir Crit Care Med. 2001;163:1059-63.
90. Tobin MJ. Advances in mechanical ventilation. New Engl J Med. 2001;344(26):1986-96.
91. Torres FM, Sanmartín MF, Sánchez JMM. Son necesarias más evidencias para aplicar la ventilación de alta frecuencia oscilatoria? An Esp Pediatr. 2002;57:70-1.
92. Tromachot L, Leone M, Razzouk K, et al. Randomized clinical trial of extended use of a hydrophobic condenser humidifier: 1 vs. 7 days. Crit Care Med. 2002;30(1):232-7.
93. Troster EJ. Avaliação da mecânica respiratória. In: Kopelman B, Miyoshi M, Guinsburg R, editores. Distúrbios respiratórios no período neonatal. 1ª ed. São Paulo: Atheneu; 1998. p. 267-70.
94. Van Marter LJ, Allerd EM, Pagano M, et al. Do clinical markers of barotrauma and oxygen toxicity explain interhospital variation in rates of chronic lung disease? Pediatrics. 2000;105:1194-201.
95. Weisman IM, Rinaldo RM, Rogers RM, Sanders MH. Intermittent Mandatory Ventilation. Am Rev Respir Dis. 1983;127:641-7.
96. Wild M, Alagesan K. PEEP and CPAP. Br J Anaesth. 2001;1(3):89-92.
97. Wolkoff LI, Narula P. Issues in neonatal in pediatric oxygen therapy. Respir Care Clin N Am. 2000; 6:1-14.
98. Yamada Y, Du HL. Analysis of the mechanisms of expiratory asynchrony in pressure support ventilation: a mathematical approach. J Appl Physiol. 2000;88(6):2143-50.
99. Restrepo RD, Walsh BK. Humidification during invasive and noninvasive mechanical ventilation. Respir Care. 2012;57(5):782-8.
100. Lellouche F, Qader S, Taillé S, Lyazid A, Brochard L. Influence of ambient temperature and minute ventilation on passive and active heat and moisture exchangers. Respir Care. 2014;59(5):637-43.
101. Wilkes AR. Humidification in intensive care: Are we there yet? Respir Care. 2014;59(5):790-3.
102. Heulitt MJ. Update in neonatal and pediatric mechanical ventilation: Patient ventilator interactions. Can J Respir Ther. 2011;47(2):29-38.
103. Murias G, Villagra A, Blanch L. Patient-ventilator dyssynchrony during assisted invasive mechanical ventilation. Minerva Anestesiol. 2013;79:434-44.

39 Ventilação de Alta Frequência

Paulo Sergio Lucas da Silva
Marcelo Cunio Machado Fonseca

INTRODUÇÃO

A ventilação mecânica é uma intervenção de proteção à vida, porém seu uso não é isento de complicações. Entre elas, está aquela associada à lesão pulmonar induzida pelo ventilador e a falência de órgãos e sistemas consequente, o que determinou o desenvolvimento do que denominamos "ventilação pulmonar protetora", que se tornou o padrão de cuidado atual.

O barotrauma refere-se à ruptura de alvéolos das pequenas vias aéreas, em decorrência da aplicação de altas pressões inspiratórias. Recentemente, esse paradigma se tornou questionável com a introdução do conceito de volutrauma, em que a hiperdistensão alveolar ocorre provavelmente como resultado de um excesso de volume, e não pela pressão *per se*. Por outro lado, há um grande corpo de evidências indicando que a ventilação, mesmo com baixos níveis de volume pulmonar, também pode contribuir para a lesão.

Na doença alveolar difusa, os alvéolos localizados em zonas mais dependentes frequentemente atingem o volume crítico de fechamento no final da expiração, resultando em colapso, seguido da reabertura alveolar durante a inspiração. A repetição cíclica dessa sucessão de colapso e reabertura dos alvéolos gera forças de estresse capazes de causar danos, os quais denominamos "atelectrauma". Acredita-se que essas lesões descritas são em sua maioria de causa mecânica. No entanto, há evidências de que esses fatores mecânicos podem também levar a lesões desencadeadas por mediadores inflamatórios da resposta celular. Esse mecanismo, conhecido como "biotrauma", contribui para a gênese da falência de órgãos e está relacionado à exacerbação da resposta inflamatória e à produção local de citocinas.

Dessa forma, a ventilação mecânica não deve ser vista como uma intervenção terapêutica que visa apenas a oferecer suporte ao paciente até a resolução da doença de base. Considerando os fatores acima descritos, parece evidente que deve ser evitados tanto a hiperdistensão como o fechamento e abertura cíclicos das unidades terminais. Froese sugere que há uma janela de segurança na relação pressão-volume do sistema respiratório, uma área situada entre uma zona inferior (atelectasia) e uma zona superior (hiperdistensão) (Figura 39.1)[1]. Idealmente, o volume corrente (V_T) deve situar-se nessa área, por meio do estabelecimento de um nível de PEEP acima do ponto de inflexão inferior da curva e redução das pressões de platô, para se evitar a hiperdistensão.

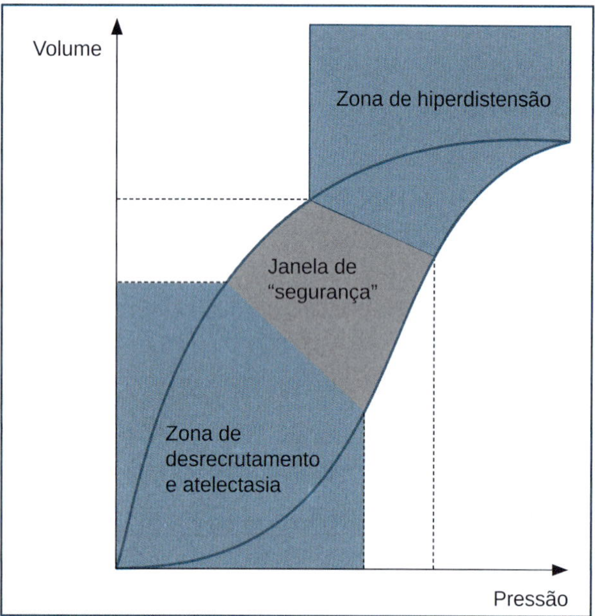

FIGURA 39.1 ***Curva pressão-volume do sistema respiratório, indicando as zonas de lesão pulmonar induzida pelo ventilador e a "zona de segurança". Fonte: adaptada de Duval* et al.[2].**

No pulmão doente, desorganizado, a janela de segurança pode ser muito estreita para comportar os volumes correntes (V_T) convencionais. A ventilação de alta frequência (VAF) utiliza V_T muito pequenos, a variações estritas de pressão intratorácica e com independência entre ventilação e oxigenação, parecendo ser uma modalidade ventilatória ideal para promover a ventilação dentro dessa zona de segurança[2].

Não há um consenso em relação à definição da VAF, entretanto há três características que a distinguem:

- Frequência variando de 5 a 50 Hz (1 Hz = 1 ciclo/s, portanto 300 a 3.000 ciclos/min);
- Inspiração e expiração ativas;
- V_T iguais ou menores que o espaço morto anatômico (normalmente, estimado em menos de 2 mL/kg)[3].

As frequências respiratórias extremamente elevadas e os baixos volumes correntes seguem um princípio análogo à definição da difusão do gás:

$$V_A = (A\ 3/2\ \eta L) / (P_1 - P_2)$$

Onde A é a área de superfície para a difusão do gás, η corresponde à propriedade do gás, L é a distância para a difusão e P_1-P_2 é a pressão de difusão através da membrana.

Observe que, segundo essa equação, nem frequência respiratória nem volume corrente são importantes para a troca gasosa alveolar[3]. Embora haja diferenças de desenhos, os ventiladores atualmente disponíveis para alta frequência apresentam mecânicas ventilatórias similares. Cada aparelho de ventilação aplica uma pressão de distensão contínua (PDC) para manter a expansão pulmonar e impor pequenos volumes correntes em uma frequência rápida.

TRANSPORTE DE GÁS DURANTE A VENTILAÇÃO DE ALTA FREQUÊNCIA (FIGURA 39.2)[4]

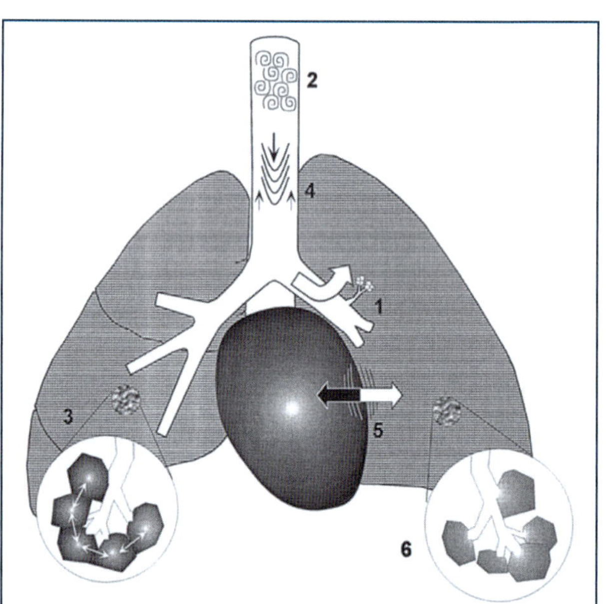

FIGURA 39.2 ***Mecanismos propostos para o transporte de gás durante a ventilação de alta frequência. (1) Ventilação alveolar direta; (2) dispersão longitudinal (Taylor); (3) pêndulo; (4) perfil de velocidade assimétrica; (5) mistura cardiogênica; (6) difusão molecular.***

Fone: adaptada de Krishnan, Brower[4]

Os conceitos tradicionais de transporte de gás no pulmão não conseguem explicar apropriadamente como ocorre a ventilação alveolar adequada durante a VAF, com seus V_T menores que o espaço morto anatômico (V_D). Vários mecanismos de mistura de gases podem contribuir para o transporte de gás durante a VAF, descritos brevemente a seguir:

1. Ventilação Alveolar Direta (*Bulk Flow*) – Ventilação Direta do Alvéolo Proximal

Alguns alvéolos situados na árvore traqueobrônquica proximal recebem um fluxo direto de gás fresco inspirado, levando à troca gasosa por mecanismos tradicionais de convecção ou *bulk flow*.

2. Dispersão Longitudinal (Taylor)

A superfície de contato entre dois gases, que é mais plana e mais convexa em baixas velocidades, passa a apresentar um formato de espícula à medida que a velocidade aumenta. Isso acarreta um deslocamento linear maior da área mais central da coluna de gás, permitindo um transporte mais efetivo do que aquele proporcionado apenas por difusão. As bifurcações da árvore brônquica produzem dispersão turbulenta da coluna laminar de moléculas de gás, contribuindo para uma troca gasosa adicional. Além disso, parte do gás se mistura com o gás localizado no alvéolo, o que aumenta a troca gasosa que ocorreria pelo simples fluxo de massa.

3. Mecanismo de Pêndulo

Nem todas as regiões do pulmão apresentam a mesma complacência e resistência. Unidades alveolares circunvizinhas com diferentes constantes de tempo insuflam e esvaziam em diferentes velocidades. Devido a essa assincronia, pode haver fluxo de gás entre essas unidades, um efeito conhecido como "mecanismo pendular". Até mesmo pequenos volumes de gás podem alcançar um grande número de regiões e alvéolos por meio desse mecanismo.

4. Perfis de Velocidade Assimétrica

O gás que se movimenta pela via aérea sob condições de fluxo laminar apresenta um perfil parabólico. O gás mais próximo à parede traqueobrônquica tem uma velocidade mais baixa que aquele localizado no centro do lúmen da via aérea. Esse perfil de velocidade parabólica é geralmente mais pronunciado durante a fase inspiratória da respiração por causa das diferenças nas taxas de fluxo. Com a repetição dos ciclos respiratórios, o gás localizado no centro da via aérea avança ainda mais no pulmão, enquanto o gás localizado na margem (próximo à parede da via aérea) se move em direção oposta.

5. Mistura Cardiogênica

A agitação mecânica originada na contração cardíaca contribui para a mistura gasosa, especialmente nas unidades pulmonares periféricas que estão em contato próximo ao coração.

6. Difusão Molecular

Assim como em outros modos de ventilação, este mecanismo desempenha um importante papel ao promover a mistura de ar nos bronquíolos terminais e alvéolos, próximos à membrana alvéolo-capilar.

MODALIDADES DE VENTILAÇÃO DE ALTA FREQUÊNCIA (VAF)

VAF: é o termo utilizado para a ventilação mecânica convencional (VMC), com frequências respiratórias acima de 60/min (≥ 1 Hz) até um valor superior de 150-180/min. O volume corrente empregado é maior do que o espaço morto, a expiração é passiva e a forma da onda de pressão na via aérea é variável. À medida que se aumenta a frequência, pode se comprometer o volume corrente fornecido, devido a uma inspiração ou expiração incompleta, ocorrendo aprisionamento de gás (*air trapping*). Consequentemente, a ventilação/minuto pode diminuir com o emprego de frequências maiores[5].

Há quatro formas básicas de VAF em neonatos e crianças:

- *Ventilação de alta frequência com pressão positiva (high-frequency positive pressure ventilation –* ***HFPPV****)*
- *Ventilação de alta frequência em jatos (high-frequency jet ventilation –* ***HFJV****)*
- *Ventilação de alta frequência por interrupção de fluxo (high-frequency flow interrupter –* ***HFFI****)*
- *Ventilação de alta frequência oscilatória (high-frequency oscillatory ventilation –* ***HFOV****)*

A **VAF** foi introduzida no início de 1970, dando continuidade às experiências realizadas por Sjostrand e Oberg[6]. Esses investigadores utilizaram frequências mais altas e V_T menores, a fim de eliminar o efeito das variações respiratórias sobre os reflexos dos seios carotídeos. O aumento do volume do espaço morto foi superado por meio da insuflação de gás diretamente na traqueia. Os autores encerraram a pesquisa com V_T de 3-4 mL/kg, altas taxas de fluxo e frequências entre 60-100 ciclos/min. A expiração foi passiva e dependente do recolhimento elástico do pulmão e parede torácica.

O método foi denominado **HFPPV**. A HFPPV se tornou obsoleta e passou a ser raramente utilizada nos dias atuais, uma vez que novos equipamentos especificamente desenhados se tornaram amplamente utilizados.

A **HFJV** se caracteriza por utilizar pressão limitada, ser ciclada a tempo e por interrupções do fluxo contínuo de gás. A frequência varia de 240 a 660 respirações/min. Esse modo de ventilação é usado em paralelo com um ventilador convencional, que, por sua vez, fornece uma PEEP e respirações convencionais intermitentes com uma frequência de 2 a 10 respirações/min ("suspiros") para a prevenção de atelectasias (Figura 39.3).

A **HFJV** foi inicialmente introduzida por Sanders para facilitar a troca de gás durante a broncoscopia[7]. Em 1977, Klain e Smith[8], combinando esse método às observações de Sjostrands, introduziram a ventilação transtraqueal de alta frequência a jato. Gases sob alta pressão, ou "jatos", foram introduzidos através de um pequeno cateter inserido no tubo endotraqueal. Um V_T de 2-5 mL/kg foi selecionado em alta frequência (100-200 ciclos/min). O uso associado de um sistema de alto fluxo contínuo permitiu o aprisionamento de gás adicional por meio do efeito Venturi (Figura 39.4). Uma complexa interação entre a velocidade do jato, tempo inspiratório, tipo de bico e características do sistema determinam o volume de gás aprisionado. Como este último não pode ser controlado pelo operador, torna-se difícil manipular precisamente o V_T a ser ofertado. Respirações convencionais são, por vezes, utilizadas para auxiliar na reinsuflação pulmonar. Durante a HFJV, as altas taxas de fluxo não permitem uma umidificação ideal, aumentando o risco de traqueobronquite necrosante[2].

Na HFJV, os pulsos de alta velocidade são injetados na via aérea proximal, através de um conector especial, ou ainda na porção distal da traqueia,

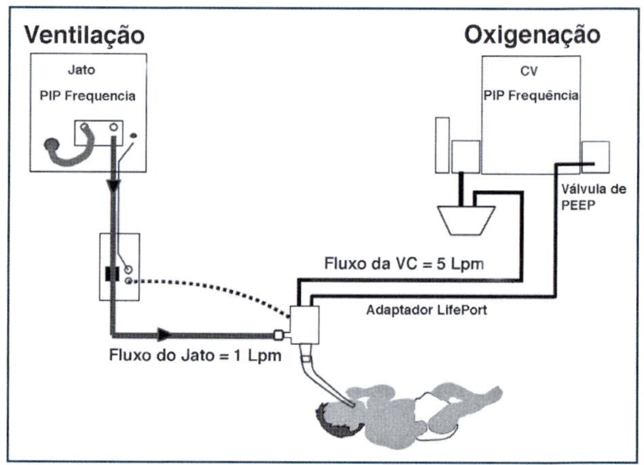

FIGURA 39.3 ***HFJV em paralelo com a VMC.***
Fonte: adaptada de Wung[9].

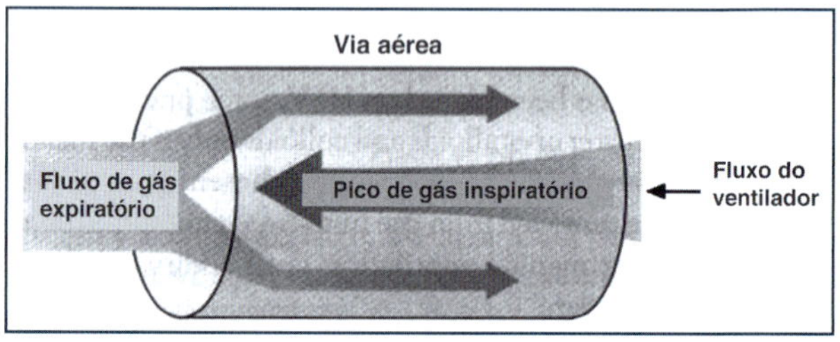

FIGURA 39.4 ***Efeito da corrente na ventilação de alta frequência a jato. As pulsações do jato empurram o gás no centro para adiante; isso faz com que o gás localizado ao longo da parede das vias aéreas seja empurrado para trás.***
Fonte: adaptada de Mesiano *et al.*[3].

também usando um adaptador intratraqueal especial. Os ajustes do aparelho de ventilação mecânica são similares àqueles utilizados na ventilação com pressão positiva intermitente. A amplitude é estabelecida pelo ajuste da pressão inspiratória e PEEP. O operador estabelece a pressão inspiratória para as respirações a jato e convencionais, PEEP, frequência de respirações a jato (geralmente, 420 resp/min), tempo inspiratório da válvula do jato (geralmente 0,02 segundos) e FiO_2. A exalação é passiva e depende do recolhimento elástico da parede torácica e do pulmão.

Atualmente, a HFJV é usada basicamente em situações que exijam mínima movimentação das vias aéreas superiores, tais como cirurgia de laringe[2].

HFFI é semelhante à HFJV, porém utilizando um mecanismo diferente de controle de gás. Uma barra ou bola giratória com uma pequena abertura é colocada no percurso do gás em alta pressão. Conforme a barra ou bola giram, um pequeno pulso de gás penetra na via aérea. A expiração, mais uma vez, é passiva.

Em 1980, Bohn *et al.*(10) e Butler *et al.*(11) demonstraram que era possível promover uma troca gasosa adequada por meio de oscilações nas vias aéreas, empregando uma frequência de 15 Hz. As oscilações podiam ser geradas por meio de uma membrana de alto-falante ou, ainda, por uma bomba com pistão impulsionado eletronicamente. Anteriormente, Lunkenheimer *et al.*(12) haviam observado uma ventilação adequada em cães quando se utilizou frequências de 20-40 Hz. Esse método foi denominado HFOV já que as oscilações geradas necessitavam de ondas de pressão.

A HFOV se caracteriza pela utilização de volumes correntes menores do que aqueles da HFJV. Uma pressão de distensão média das vias aéreas (PMVA) é fornecida por meio de um fluxo contínuo que atravessa uma válvula de restrição variável localizada no ramo expiratório, e a pressão oscila em torno dessa PMVA, mantendo o volume pulmonar estável e controlável. A PMVA na HFOV funciona de modo similar ao CPAP na ventilação mecânica convencional (VMC), já que fornece uma pressão de recrutamento alveolar, regulando assim a oxigenação.

Em outras palavras, na HFOV, o recrutamento e a oxigenação são mantidos pela aplicação de uma PMVA relativamente elevada, enquanto a ventilação é fornecida por meio de oscilações de pressão superimpostas (amplitudes de pressão oscilatória [delta p ou ΔP]), que, por sua vez, são fornecidas através de um pistão de diafragma dirigido eletronicamente a uma frequência de 3-15 Hz(13) (Figuras 39.5 e 39.6). HFOV é a única forma de ventilação de alta frequência na qual a expiração é um processo ativo. Isso significa que a saída de CO_2 é mais facilitada pelos gradientes de pressão produzidos a cada movimento retrógrado do pistão do ventilador do que pelo recolhimento pulmonar ou envolvimento da musculatura esquelética. Como resultado, a ventilação alveolar pode ser atingida durante a HFOV, usando volumes correntes na faixa de 1-3 mL/kg, mesmo em pulmões com complacência muito comprometida(13).

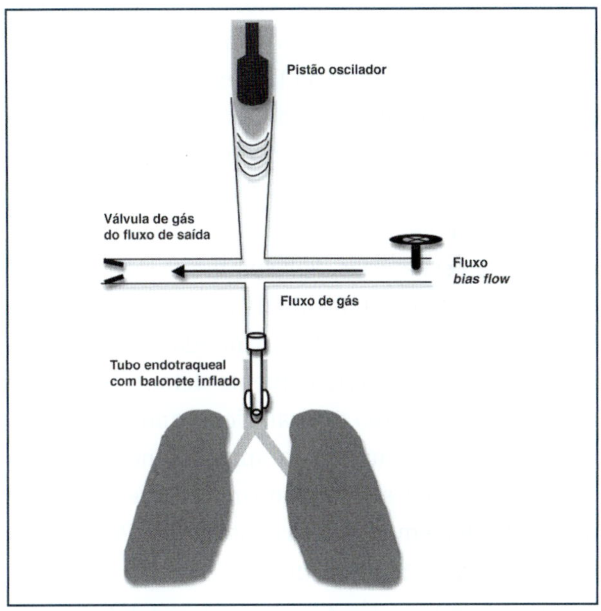

FIGURA 39.6 ***Desenho básico de um aparelho de alta frequência oscilatória. O*** *bias flow* ***é movido rapidamente por um pistão acionado.***

Fonte: adaptada de Liu *et al.*(15)

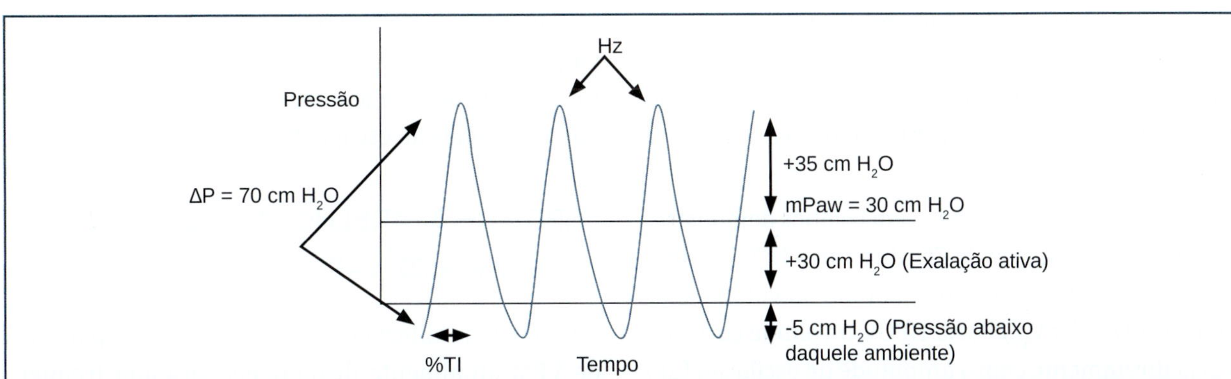

FIGURA 39.5 ***Onda de pressão, no circuito proximal, na ventilação oscilatória de alta frequência. A pressão oscila igualmente acima e abaixo da mPaw. Tanto o fluxo inspiratório quanto o expiratório são ativamente impulsionados pelo diafragma do oscilador.***

Sigla: TI = tempo inspiratório.

Fonte: adaptada de Derdak(14).

CONTROLE DAS TROCAS GASOSAS NA HFOV

As configurações do oscilador incluem o ajuste *Power* (Alimentação), responsável pela magnitude do deslocamento da membrana do pistão; frequência (*f*), em Hertz (Hz); relação inspiração:expiração (I:E); posição da membrana; comprimento e diâmetro do tubo endotraqueal (TET); e presença de escape pelo TET. O TET constitui a maior sobrecarga de trabalho para o oscilador e é um importante determinante do V_T[16,17] (Figura 39.7). O V_T é proporcional à área da secção transversal interna do tubo endotraqueal, considerando que a impedância do TET excede a impedância pulmonar[18,19]. O aumento do diâmetro interno (variação: 2,5 a 4,0 mm) do TET proporciona um aumento da pressão de transmissão[20]. Adicionalmente, o tubo endotraqueal distorce e atenua muito as ondas de pressão oscilatórias. Por sua vez, a relação I:E é um importante componente da quantidade de pressão (e volume corrente) transmitida ao alvéolo[13]. Os estudos têm consistentemente demonstrado que a limitação do tempo expiratório, usando uma relação I:E de 1:1, promove um aprisionamento de gás alveolar que pode ser maior do que aquele verificado no mostrador em certas circunstâncias. Portanto, a relação deve ser mantida inferior a 1:2[13].

Recomenda-se que *f* e *power* sejam estabelecidos de acordo com a idade do paciente, configurações do ventilador e observação dos movimentos no tórax. Essa recomendação tem sido adotada na prática clínica, utilizando o *f* e ajuste *power* de um modo dependente do peso e da idade, com base nos ensaios clínicos randomizados e nos estudos de coorte observacionais[21]. Desse modo, ΔP (amplitudes de pressão oscilatória), frequência, PMVA e relação I:E são parâmetros diretamente controlados pelo operador (Figura 39.8)

Experimentos realizados em coelhos demonstraram que a eliminação de CO_2 durante a HFOV é uma função da frequência e do quadrado do volume corrente ($VCO_2 = f \times V_T^2$)[22]. Na HFOV, o volume corrente varia diretamente com a amplitude de oscilação (ΔP) e inversamente com a frequência (Hz)[13]. Ao se reduzir a frequência, o tempo total do ciclo é efetivamente prolongado, o que aumenta a eliminação de CO_2, proporcionado pelo maior tempo inspiratório e maior volume corrente[13]. Embora muito das pesquisas iniciais em HFOV envolvesse o uso de amplas variações de frequência, a eliminação satisfatória de CO_2 pode ocorrer com várias combinações de *f* e V_T^2, com maiores frequências e uma menor pressão ventilatória quando em condições de menor impedância pulmonar[13].

O recrutamento alveolar durante a HFOV é diretamente relacionado à PMVA e à relação I:E[23]. Uma diferença importante entre a HFOV e a VMC é que a HFOV oferece a PMVA como uma forma de pressão de distensão contínua, o que maximiza a área de superfície alveolar disponível para troca gasosa durante o ciclo respiratório. No pulmão com parênquima comprometido, a HFOV produz uma melhor oxigenação e um maior volume pulmonar médio, se comparados aos da VMC, ou seja, com PMVA equivalente, desde que a PMVA seja estabelecida acima da pressão de abertura do pulmão[24].

Se a HFOV for empregada no curso inicial da doença (precoce), em que a histerese da curva pressão-volume é preservada, a realização de uma manobra de recrutamento pode posicionar o pulmão no ramo de deflação da curva pressão-volume, onde o volume pulmonar (e oxigenação) é mantido com uma menor PMVA. Uma cuidadosa redução da PMVA, deixando-a num patamar um pouco acima da pressão de fechamento pulmonar, obterá uma melhor resposta da histerese da curva pressão-volume, permitindo uma oxigenação satisfatória às custas da menor pressão possível. Na prática, isso corresponde ao menor valor de PMVA capaz de manter os ganhos da oxigenação após uma manobra de recrutamento. A maior capacidade da HFOV de conseguir a melhor resposta na histerese da curva pressão-volume é componente-chave do seu uso racional na abordagem da doença alveolar difusa e nas síndromes de escape de ar.

TIPOS DE APARELHOS DE VENTILAÇÃO MECÂNICA DE VAF

Embora haja diferenças de desenhos, os aparelhos de VPM atualmente disponíveis para alta frequência apresentam mecânicas ventilatórias similares. Cada aparelho de ventilação aplica uma pressão de distensão contínua (PDC) para manter a expansão pulmonar e impor pequenos volumes correntes em uma frequência muito alta.

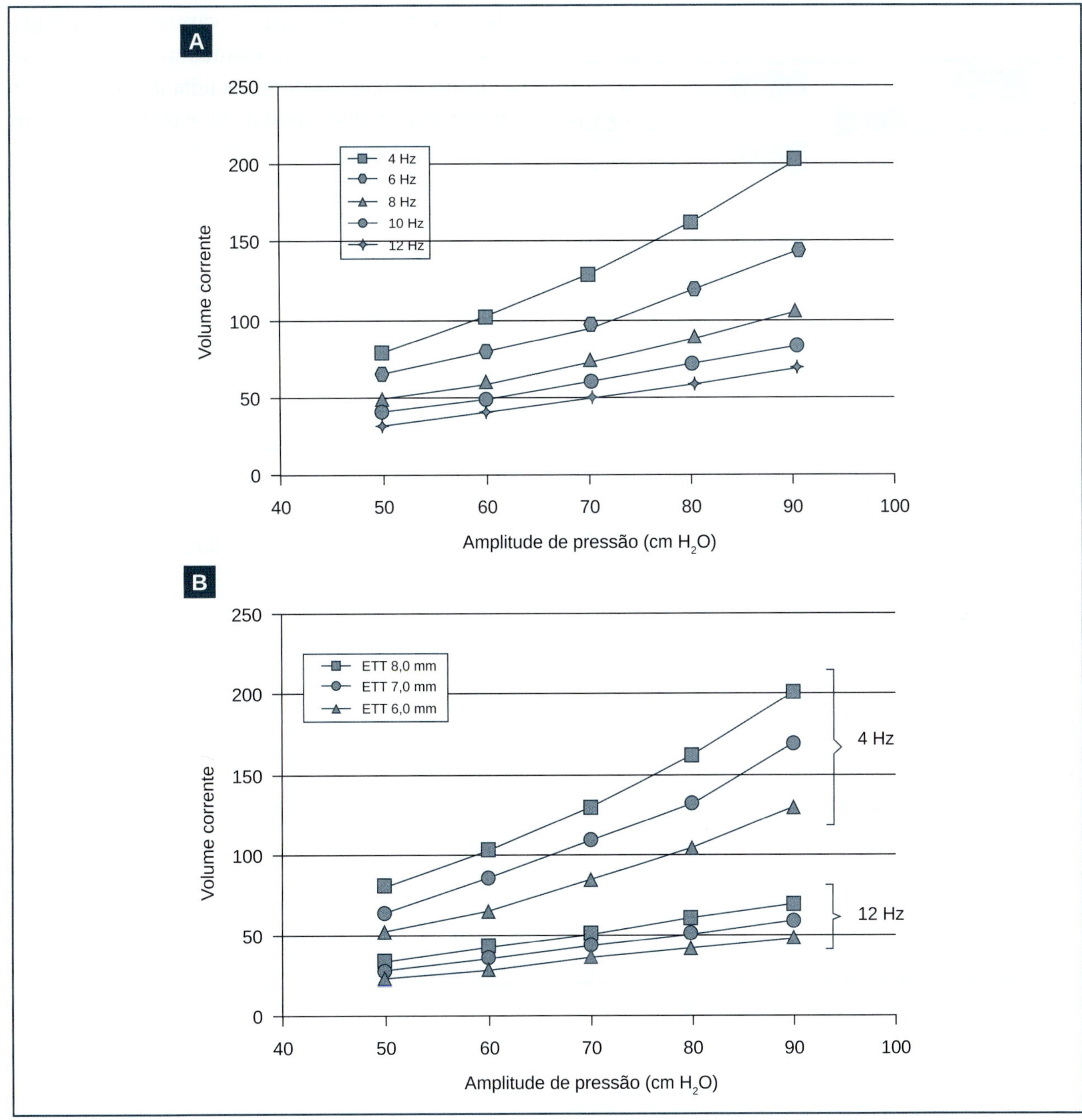

FIGURA 39.7 ***(A) Efeito de frequência (4, 6, 8, 10 e 12 Hz) e amplitude de pressão (50, 60, 70, 80 e 90 cm H_2O) sobre o volume corrente. Os dados foram obtidos durante a ventilação de alta frequência de oscilação em um pulmão de teste. Pressão média das vias aéreas,*** **bias flow,** ***diâmetro interno do tubo do endotraqueal (TET), relação tempo inspiratório/expiratório e complacência pulmonar foram mantidos constantes em 30 cmH_2O, 30 L/min, 8,0 mm, 1:2 e 30 mL/cmH_2O, respectivamente. (B) Efeito do diâmetro interno do TET (6, 7 e 8 mm) sobre o volume corrente em diferentes frequências (4 e 12 Hz) e amplitudes de pressão (50, 60, 70, 80 e 90 cmH_2O). Como em A, todas as demais variáveis foram mantidas constantes.***
Fonte: adaptada de Hager *et al.*[17].

Os ventiladores de alta frequência disponíveis atualmente variam em relação às formas de onda de pressão, consistência da relação I:E durante a variação das frequências, e relação entre a PMVA exibida e a pressão média real de vias aéreas[17]. A maioria dos experimentos clínicos com HFOV envolvem o SensorMedics 3100A (CareFusion Corporation, Yorba Linda, CA), que foi aprovado para uso em neonatos em 1991 e para crianças mais velhas em 1995 (Figura 39.8). Mais recentemente, o ventilador de alta frequência oscilatória SensorMedics 3100B tornou-se disponível para uso em pacientes pediátricos

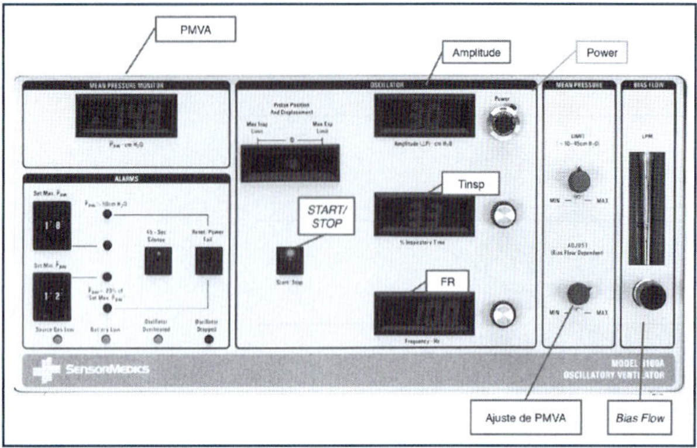

FIGURA 38.8 *Ventilador SensorMedics 3100A – painel de controle.*

(> 35 kg) e adultos. O modelo 3100B difere do 3100A pela maior potência eletromagnética, o que produz uma aceleração mais rápida para atingir a máxima pressão oscilatória. Essa evolução no aparelho permite um *bias flow* (fluxo de base) máximo, o que possibilita oferecer uma maior PMVA.

1. Osciladores a pistão: o pistão move uma coluna de gás rapidamente, para dentro e para fora, criando um *bias flow* que fornece gás renovado constantemente. Exemplos: Stefan SHF 3000, Hummingbird V e Dufour OHF1.
2. Oscilador "verdadeiro": utiliza uma membrana de alto-falante como gerador da movimentação do gás, também constantemente renovado por um *bias flow*. Seu único inconveniente é não permitir o uso de VMC de maneira combinada. Exemplos: SensorMedics 3100A e 3100B.
3. Interruptores de fluxo:
   - Uma válvula interrompe o fluxo inspiratório de gás. Exemplo: InfantStar.
   - Alto fluxo inspiratório que oscila por rápidas mudanças na válvula expiratória. Expiração ativa é garantida por um sistema Venturi, a jato. Exemplo: Babylog 8000.

EVIDÊNCIA EM PEDIATRIA

A HFOV tem sido utilizada principalmente em neonatos. Em alguns deles, a HFOV é usada como modo ventilatório de primeira linha, por ser o pulmão prematuro altamente susceptível à lesão.

A taxa de uso de HFOV em unidades de cuidados intensivos pediátricos varia entre 3% e 30% de todas as crianças ventiladas[21]. Essa utilização relativamente baixa pode ser explicada por vários fatores. Em primeiro lugar, a falta de equipamentos ou a descrença do profissional, decorrente da falta de evidência de seu benefício. Em segundo lugar, e talvez ainda mais importante, é que muitos aspectos da HFOV pediátrica ainda precisam ser esclarecidos, incluindo, entre outros, a identificação dos pacientes que têm maior probabilidade de se beneficiar dela, o momento de indicação (precoce *versus* resgate), configurações ideais do oscilador e monitoramento durante a HFOV.

Em 1994, Arnold *et al.*[25] publicaram os resultados de um estudo avaliando o uso de HFOV em pediatria. Nos anos seguintes, grande parte dos dados relacionados à aplicação da HFOV fora do período neonatal originaram-se de série de casos. Esses relatos sugerem que a HFOV pode ser utilizada de forma segura e que a seu emprego está associado a uma melhora da oxigenação e ventilação, sem piora na síndrome de escape de ar. Apesar da grande expectativa, a HFOV ainda é primariamente usada como uma terapia de resgate em crianças com doença alveolar difusa e, em menor frequência, em crianças com síndrome de escape de ar ou patologias obstrutivas das vias aéreas inferiores.

Pacientes com doença alveolar difusa se caracterizam por apresentar distúrbios de oxigenação e radiografias de tórax com opacidades bilaterais (SDRA, contusão pulmonar, pneumonia), enquanto os pacientes com doenças obstrutivas das vias aéreas inferiores geralmente têm problemas ventilatórios traduzidos por um aumento da resistência das vias aéreas e hiperinflação na radiografia de tórax.

Indicações de HFOV

As indicações de HFOV ainda não estão bem definidas e, geralmente, dependem das preferências pessoais do profissional. Em geral, a HFOV é indicada somente como uma abordagem de resgate quando ocorre insucesso com a VMC. Um grupo de investigadores avaliou o uso precoce de HFOV[23]. Nesse pequeno estudo observacional de 26 pacientes, verificou-se que o grupo de pacientes que havia sido transferido para a HFOV dentro das primeiras 24 horas de VMC apresentou taxa significativamente maior de sobrevida de 30 dias (58,8 *versus* 12,5%). Alguns autores sugerem que a HFOV deva ser indicada se a oxigenação permanecer gravemente comprometida (definida como $SaO_2 < 88\%$ e/ou $PaO_2 < 50$ mmHg, em uma $FIO_2 > 0,6$)[18], apesar da aplicação da VMC associada à estratégia protetora pulmonar (isto é, limitando o pico de pressão inspiratória em até 30-35 cmH_2O, com nível adequado de PEEP) em crianças com lesão pulmonar aguda/SDRA. Alternativamente, pode-se utilizar o índice de oxigenação (IO) para se indicar a HFOV, embora um limite específico ainda necessite ser determinado[(21)].

Para aqueles pacientes com doença pulmonar obstrutiva, não há recomendação em relação à HFOV. Alguns autores sugerem que a HFOV deve ser indicada quando houver acidose respiratória refratária, apesar do emprego otimizado de medidas conservadoras, tais como nebulização ou administração intravenosa de broncodilatadores, uso de Heliox ou uso de PEEP para permeabilizar as vias aéreas[(21)].

Não há contraindicações conhecidas para o emprego da HFOV, embora a sua segurança tenha sido questionada em pacientes com traumatismo cranioencefálico grave, com base no pressuposto de que as altas pressões intratorácicas são propagadas para o cérebro e, assim, podem comprometer a circulação cerebral[(21)]. No entanto, essa hipótese tem sido refutada por estudos em animais e clínicos.

O efeito da HFOV sobre a mortalidade foi comparado com o da VMC em dois ensaios clínicos randomizados (RCT)[(26,27)]. No maior estudo, 58 pacientes com insuficiência respiratória aguda ou barotrauma, e um índice de oxigenação (IO) > 13, foram randomizados para HFOV (n = 29). O principal achado foi que a HFOV não melhorou a sobrevida (HFOV 66% *versus* VMC 59%) ou o total de dias em ventilação mecânica (HFOV 20 ± 27 *versus* VMC 22 ± 17), em comparação com aqueles pacientes que receberam VMC. No entanto, a percentagem de sobreviventes necessitando de oxigênio suplementar aos 30 dias foi significativamente menor no grupo que recebeu HFOV (21% *versus* 59%). Além disso, a mortalidade foi de apenas 6% (n = 1/17) em pacientes que foram exclusivamente manejados com HFOV, enquanto foi de 42% (n = 8/19) naqueles pacientes que falharam na VMC e que haviam sido transferidos para a HFOV. A mortalidade em pacientes que foram exclusivamente manejados com VMC foi de 40% (n = 4/10). Samransamruajkit *et al.*[(27)] relataram os resultados de um pequeno estudo comparando HFOV (n = 7 pacientes) com VMC (n = 9 pacientes) na SDRA. Nesse estudo, a sobrevida foi maior nos pacientes que receberam HFOV (71%), em comparação à VMC. Ambos os RCTs não foram reproduzidos até o momento, mas várias instituições descreveram suas experiências (limitadas) com HFOV. Nesses centros, a sobrevida global variou entre 40% e 90%[(2)].

O maior estudo de coorte compreendeu 10 centros pediátricos, envolvendo um total de 232 pacientes[(28)]. A mortalidade aos 30 dias foi de 30% para os pacientes com doença respiratória obstrutiva do trato inferior relacionada ao vírus sincicial, e de 59% para pacientes com doença cardíaca congênita. O IO dentro das 24 horas do início da HFOV e a presença de imunossupressão foram fatores preditores independentes de mortalidade. Um IO ≥ 42, com 24 horas, previu uma mortalidade com *odds ratio* de 20,8, sensibilidade de 62% e especificidade de 93%. A aplicabilidade do IO como preditor de desfecho em pacientes recebendo HFOV foi confirmada por outros autores[(29,30)]. Alguns associaram os resultados adversos à falta de melhora do IO em pelo menos 20% após seis horas da passagem para HFOV[(31,32)].

Apesar da preocupação de que a ventilação em altas frequências possa exacerbar o aprisionamento de ar dinâmico em doenças obstrutivas do trato respiratório inferior, a HFOV também tem sido utilizada no tratamento de bronquiolite devido a vírus sincicial respiratório[(33,34)]. Um pequeno número de série de casos tem relatado a aplicação bem-sucedida de HFOV usando a estratégia *open lung* (pulmão aberto) em lactentes jovens com bronquiolite[(33,34)]. A aplicação de uma PMVA relativamente alta nesse contexto clínico deriva da observação de que uma menor PMVA pode, de fato, promover uma piora da hiperinsuflação, criando "pontos de estrangulamento" que impedem o fluxo expiratório[(35)]. Os investigadores utilizaram uma frequência de 10-11 Hz e relação I: E de 0,33, com amplitude de pressão inicial (DP) na faixa de 35-50 cmH_2O. Todos os pacientes sobreviveram sem o desenvolvimento de pneumotórax atribuível à HFOV e sem a necessidade de ECMO.

Outras condições – A experiência com a utilização de HFOV para o tratamento de doenças das vias aéreas inferiores em pacientes pediátricos é limitada. Em um relato de caso, a HFOV foi aplicada com sucesso em uma criança com estado de mal asmático[(36)]. Os autores conseguiram um *clearance* de CO_2 ideal usando uma estratégia *open lung* com os seguintes parâmetros: PMVA de 20 cmH_2O, baixa frequência (6 Hz), I:E 0,33 e ΔP relativamente alto (65-75 cmH_2O nas primeiras 24 horas de terapia), sem escape de ar aparente.

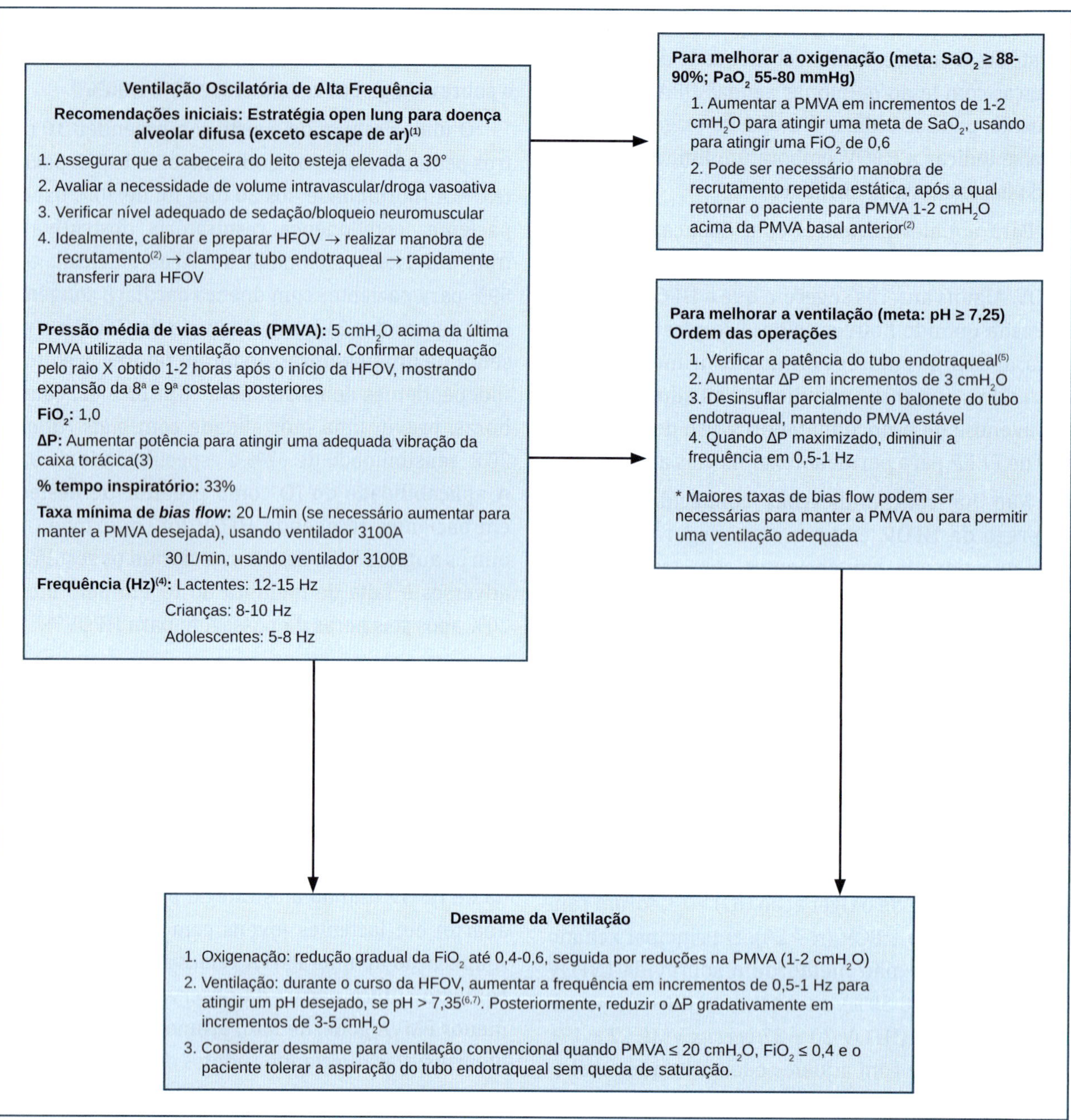

FIGURA 39.9 ***Transição de uma criança criticamente enferma do suporte ventilatório mecânico convencional para HFOV. Início, manutenção e parâmetros de desmame da HFOV. (1) Ver o texto para as modificações da estratégia com escape de ar. (2) Manobras de recrutamento podem precipitar o comprometimento hemodinâmico agudo e não devem ser realizadas rotineiramente em pacientes com hipotensão e escape de ar ativo. É aconselhável uma cuidadosa monitorização hemodinâmica e as manobras de recrutamento devem ser interrompidas caso ocorra hipotensão. (3) Magnitude e extensão das vibrações da caixa torácica variarão de acordo com a complacência da parede torácica e/ou abdome. (4) Para maximizar os efeitos protetores da HFOV, a manutenção da frequência deve ter como meta o limite superior de cada variação, baseada na idade. (5) A aspiração em um pulmão com baixa complacência pode resultar em rápida dessaturação. Recomenda-se a pré-oxigenação. (6) Este protocolo considera hipercapnia permissiva com uma meta de pH ≥ 7,25. Essa abordagem não é recomendada se houver claras contraindicações para hipercapnia permissiva (por exemplo, hipertensão intracraniana). (7) O aumento da frequência pode afetar a oxigenação, devido à redução da porcentagem do tempo inspiratório. Monitorar a oxigenação cuidadosamente, conforme a frequência é ajustada para cima.***

Fonte: adaptada de Ventre[37].

DIRETRIZES DE HFOV EM PEDIATRIA (FIGURA 39.9)

A HFOV, como terapia de resgate, é geralmente iniciada quando os seguintes critérios são preenchidos: 1) falência ventilatória com pressões de platô de 30 cmH_2O, apesar do uso de hipercapnia permissiva por pelo menos duas horas (falência ventilatória), *ou* 2) índice de oxigenação ≥ 13, demonstrado em duas gasometrias arteriais em um período de seis horas (falência de oxigenação)[2]. No entanto, a decisão de iniciar a HFOV pode ocorrer precocemente, com base na avaliação clínica. Essa abordagem pode ser a mais indicada, considerando que há um pequeno número de ensaios clínicos randomizados (RCT), utilizando HFOV em pacientes adultos e pediátricos, que sustentam que essa modalidade ventilatória apresenta uma maior taxa de sucesso quando aplicada no curso inicial da doença[25,38,39]. Deve-se destacar que a HFOV permanece como a forma de VAF mais amplamente utilizada na prática clínica atual. Dependendo da causa base, três diferentes estratégias podem ser empregadas:

1. Estratégia de volume pulmonar elevado ou open lung ("pulmão aberto")

Projetada para recrutar rapidamente e manter o volume pulmonar ótimo em pacientes com doença alveolar difusa ou hemorragia pulmonar. Teoricamente, a VAF fornece uma estratégia de ventilação *open lung* por minimizar a abertura e fechamento cíclico do alvéolo, preservar o volume pulmonar expiratório final e, ainda, evitar a hiperdistensão do parênquima no final da inspiração, por meio da limitação do volume corrente e da pressão transpulmonar (Figura 39.10).

O volume pulmonar é o principal determinante da oxigenação na doença alveolar difusa durante a HFOV. Simplificando, a PaO_2 aumenta linearmente com o volume pulmonar até um determinado ponto, a partir do qual os alvéolos se tornam hiperdistendidos[21]. Tal fato sugere que se deve considerar a estratégia *open lung* (ou seja, abrir o pulmão e mantê-lo aberto) na doença alveolar difusa, utilizando-se de repetidas manobras de recrutamento (MR), quando se modifica o modo ventilatório para HFOV. Adicionalmente, as pressões oscilatórias são menos atenuadas nos pulmões com atelectasias, expondo assim as vias aéreas a maiores ondas de pressões lesivas[21,41].

Embora estudos em animais tenham mostrado uma melhora da complacência pulmonar e uma menor formação de membrana hialina quando se aplica manobras de recrutamento, os estudos clínicos pediátricos não relatam o uso dessa estratégia. O debate científico continua em curso com relação ao uso e eficácia das MR. Nem todas as doenças pulmonares são passíveis de recrutamento, e o potencial de recrutamento pulmonar é altamente variável[42]. Contudo, não há até o momento estudos clínicos que estabeleçam os efeitos benéficos das MR durante a HFOV em pediatria. Um estudo avaliou o uso de MR em que foram comparadas quatro diferentes abordagens: um aumento gradual da pressão durante um período de seis minutos; uma insuflação dinâmica sustentada de 20 segundos ou insuflação dinâmica sustentada de 20 segundos, repetida seis vezes; e uma abordagem padrão (ajustando a pressão média de vias aéreas diretamente no início). Esse estudo mostrou que o aumento de pressão passo a passo deve ser considerado quando se deseja otimizar o recrutamento do volume pulmonar durante a HFOV, uma vez que incorpora não somente a pressão, mas também uma duração adequada da MR[43]. Outro benefício, pelo menos teórico, é que as MR permitiriam que a oscilação ocorresse no ramo de deflação da curva pressão-volume, evitando, pelo menos parcialmente, a hiperinsuflação deletéria e a atelectasia[21]. Com essa abordagem, é possível se aplicar uma menor PDC, para manter um determinado volume pulmonar no ramo de inflação pulmonar em consequência da histerese do sistema respiratório[21].

Quando se transfere o paciente da VMC para a HFOV, a PMVA na HFOV é geralmente estabelecida em 5 cmH_2O acima daquela que estava sendo empregada na VMC. Tal manobra tem como objetivo manter o recrutamento decorrente da atenuação da pressão pelo tubo endotraqueal. A amplitude (DP) é determinada pelo ajuste do controle POWER, enquanto se observa a presença de vibrações adequadas da parede torácica, constatada pela visualização de vibrações na região inguinal[13]. Frequências de 12-15 Hz são geralmente usadas em lactentes pequenos, enquanto frequências menores, na faixa de 3-8 Hz, são geralmente usadas em crianças maiores e adultos[13], com o propósito de se promover uma ventilação adequada utilizando os ventiladores de HFOV disponíveis no mercado.

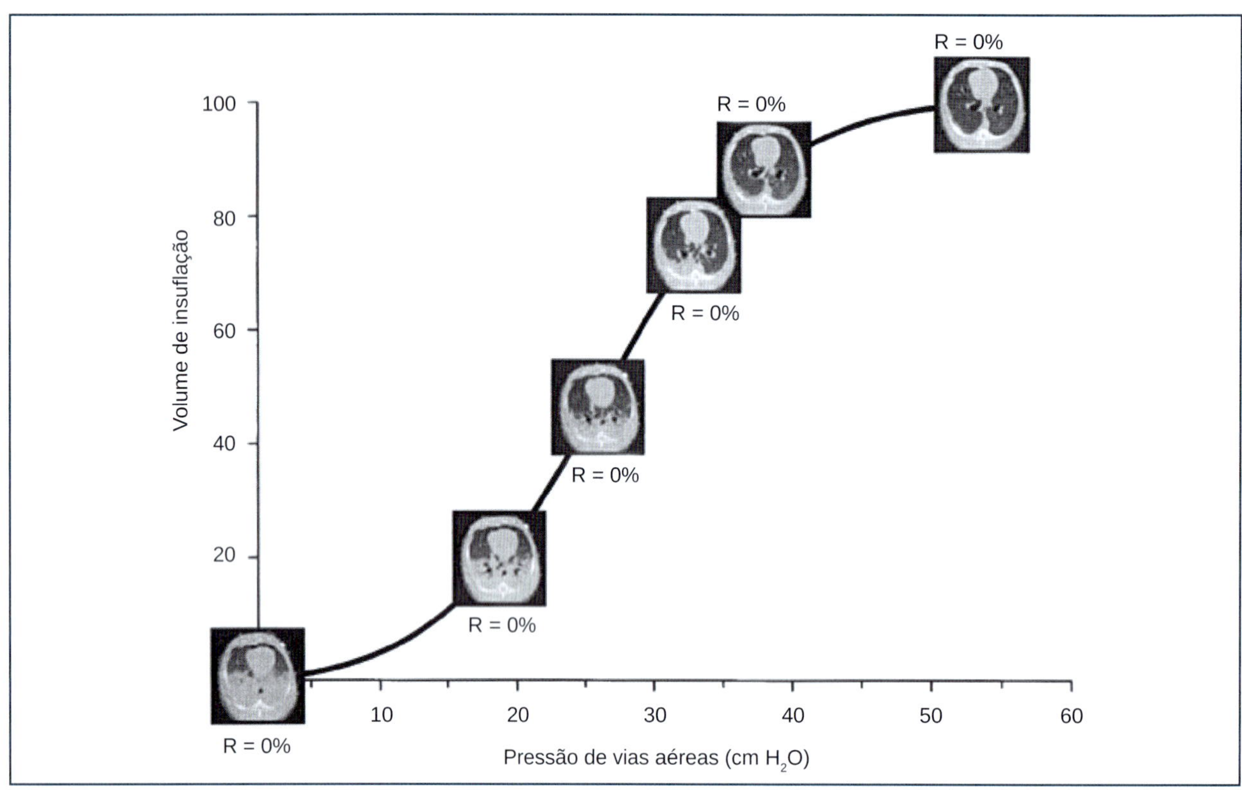

FIGURA 39.10 ***Estratégia* open lung *na SDRA. Recrutamento alveolar ao longo da curva pressão-volume em um modelo animal experimental de SDRA, mostrando aumentos substanciais na aeração de unidades pulmonares dependentes. "R" indica a porcentagem de recrutamento total que ocorre nas diferentes pressões de vias aéreas. Em pressões elevadas de vias aéreas, regiões não dependentes podem ser vulneráveis à hiperdistensão.***

Fonte: adaptada de Gattinoni *et al.*[40].

Para o emprego de uma estratégia ventilatória *open lung*, a PMVA deve ser gradualmente aumentada, com incrementos de 1-2 cmH_2O, tendo como meta a redução da $FiO_2 \leq 0,6$, enquanto se mantém uma saturação arterial de oxigênio ≥ 90%. O próximo passo para confirmar que o paciente atingiu um grau satisfatório de recrutamento alveolar é titular a FiO_2 para baixo, com o objetivo de alcançar uma PMVA que permita manter saturações de oxigênio estáveis ≥ 88-90%, com $FiO_2 \leq 0,6$, sem evidência de hiperinflação ou comprometimento hemodinâmico. Uma vez atingido esse objetivo, é possível obter a melhor resposta na histerese pulmonar, já que muitas regiões do pulmão se encontram preservadas no curso inicial da doença (ver Figura 39.1). Alternativamente, após um breve período de uso com volume de recrutamento agressivo, a PMVA pode ser reduzida para um valor acima da pressão de fechamento, assegurando-se um volume corrente adequado. Essa adequação do recrutamento alveolar pode ser avaliada pela radiografia torácica que mostra ambos os hemidiafragmas na altura da nona costela posterior.

Quando o paciente puder manter de modo mais consistente a SaO_2 alvo em FiO_2 de 0,5-0,6, é possível iniciar lentas e gradativas reduções da PMVA, em decrementos de 1-2 cmH_2O, desde que as saturações de oxigênio permaneçam estáveis. Uma vez que haja melhora da complacência e normalização das forças de superfície, o pulmão se tornará menos propenso ao colapso (fechamento), possibilitando a manutenção do volume pulmonar à medida que a PMVA está sendo reduzida. Deve-se notar que a aspiração endotraqueal deve ser minimizada e as desconexões desnecessárias do circuito devem ser evitadas até a melhora da complacência pulmonar.

Na presença de hipercapnia, deve-se garantir inicialmente um grau apropriado de insuflação pulmonar e a patência do tubo endotraqueal. A sequência de passos direcionados para minimizar a hipercapnia envolve: 1) aumentar a DP, com incrementos de 3 cmH_2O, até que o ajuste *power* tenha sido maximizado; 2) diminuir a frequência em titulações de 0,5-1 Hz; e 3) desinsuflar parcialmente o balonete do tubo endotraqueal, se disponível, para permitir a saída adicional de CO_2. Nesse último caso, a redução da PMVA deve ser corrigida com um aumento no *bias flow*, conforme necessário, para manter uma PMVA estável[13].

2. Estratégia de baixo volume na síndrome do escape de ar

A abordagem inicial é idêntica àquela descrita para a estratégia *open lung*. Na sequência, a PDC é reduzida até que ocorra a interrupção do escape de ar. São tolerados menores valores de SaO_2 (hipoxemia permissiva) e maiores valores de FiO_2. O pulmão é recrutado com aumentos gradativos na PMVA, tendo como objetivo atingir uma $FiO_2 \leq 0,6$ e $SaO_2 \geq 88$-90%; posteriormente, a PMVA e a DP são reduzidas para um ponto abaixo da "pressão de escape", que corresponde ao valor no qual o borbulhamento de ar não seja mais visualizado no tubo de toracostomia, caso esteja presente[13].

A partir desse ponto, a hipóxia deve ser abordada. Iniciar preferencialmente com aumento da FiO_2 para 0,8 antes de se aumentar a PMVA. Em pacientes com síndrome de escape de ar, devem ser evitadas as manobras de recrutamento após início de HFOV. Se a pressão de escape for relativamente baixa, pode ser necessário tolerar $FiO_2 > 0,6$, com $SO_2 \geq 85\%$ e hipercapnia, tolerando um pH ≥ 7,25, com o objetivo de proporcionar uma troca gasosa satisfatória minimizando a pressão alveolar[13]. Em modelo animal de pneumotórax, frequências elevadas e tempos inspiratórios curtos também podem minimizar o escape de ar durante a HFOV[44]. Uma vez que as radiografias de tórax indiquem melhora do escape de ar por 24-48 horas, muitos pacientes estarão aptos para ser submetidos à HFOV, conforme a estratégia descrita para a doença alveolar difusa.

3. Estratégia de vias aéreas abertas nas doenças obstrutivas de vias aéreas

O emprego da HFOV em condições de aumento da resistência de vias aéreas e constantes de tempo prolongados, tais como na doença obstrutiva de vias aéreas de origem viral, continua sendo debatido pelo risco de *air-trapping* dinâmico, resultante da saída inadequada de ar durante a expiração (observado na HFJV)[21].

A pressão de distensão alveolar contínua é aplicada para recrutar e permeabilizar as vias aéreas até que a $PaCO_2$ começar a diminuir, impedindo que os alvéolos relativamente saudáveis sejam expostos a pressões elevadas. Uma vez que as vias aéreas estejam abertas[21], a FiO_2 é estabelecida em 100% e a PDC em 2 cm acima da PMVA utilizada na VMC. Se necessário, a PDC é aumentada de acordo com a SaO_2 e, diferentemente da estratégia *open lung*, é também incrementada conforme a $PaCO_2$[2]. Como a PDC é aplicada ao longo de todo o ciclo respiratório, as vias aéreas se abrem, seu diâmetro se estabiliza e a resistência diminui durante a expiração[2]. A limitação ao fluxo depende do diâmetro das vias aéreas de menor calibre, que são dependentes do volume pulmonar. Assim, a limitação ao fluxo pode ser minimizada na presença de um maior volume pulmonar. Além disso, vias aéreas pequenas e abertas permitem uma melhor propagação das oscilações para as partes mais distais aos alvéolos. A PDC também exerce um efeito sobre a ventilação[2]. A fase expiratória ativa auxilia ainda na movimentação do gás presente no alvéolo. Uma vez que as vias aéreas estejam abertas, deve-se estar atento ao desenvolvimento de hiperinsuflação, considerando que alvéolos com complacência normal serão submetidos a uma PDC relativamente elevada[2]. Pela mesma razão, manobras de recrutamento adicionais não devem ser realizadas. Cada aumento na PDC deve ser monitorizado pela medida de $PaCO_2$, que avalia qual nível de PDC promove a abertura das vias aéreas e a redução da $PaCO_2$[2]. Deve-se suspeitar de hiperdistensão quando ocorrer um comprometimento cardiocirculatório. Nesse caso, a estabilidade hemodinâmica pode ser restabelecida por meio da redução da PDC ou pela administração de fluidos. O grau de hiperinsuflação pulmonar observado na radiografia não deve ser usado para modificar a pressão de distensão constante[2].

DESMAME DA HFOV

O desmame da HFOV deve ser considerado quando as trocas gasosas e a mecânica pulmonar são consideradas adequadas para a transição para a VMC. Alguns pesquisadores relataram sucesso na extubação de neonatos diretamente da HFOV[45,46], porém esse procedimento é difícil de ser realizado em crianças maiores e adultos, já que esses pacientes são menos propensos a tolerar um nível de sedação que permitiria a respiração espontânea durante a HFOV, e a respiração espontânea desses pacientes pode despressurizar significativamente o circuito, resultando em desrecrutamento alveolar recorrente. Em geral, quando se observar melhora clínica e for possível a redução da PMVA para ≤ 20 cmH_2O, a FiO_2 para ≤ 0,4 e o paciente tolerar a aspiração endotraqueal sem queda significativa da SaO_2, é possível avaliar a resposta do paciente à ventilação convencional[13]. Esse procedimento pode ser realizado com ventilação manual (se necessário, com o auxílio de um pneumotacômetro acoplado), enquanto se avaliam as pressões, o volume corrente e a relação I:E necessários para manter uma SaO_2 adequada.

MONITORIZAÇÃO DURANTE A HFOV

A monitorização é realizada com dados habitualmente disponíveis para avaliar a resposta do paciente à HFOV: oximetria de pulso, análises dos gases sanguíneos, ΔP e radiografia de tórax. A radiografia é frequentemente utilizada para avaliar o volume de insuflação pulmonar ótimo, mas essa abordagem ainda não foi validada[21]. Gasometrias arteriais sequenciais podem avaliar as metas de ventilação e oxigenação, isto é, se a hipercapnia e hipoxemia permissivas estão sendo atingidas. Monitorização de CO_2 transcutâneo (P_{tCO2}) é também uma alternativa não invasiva. Ferramentas para determinar a PDC ótima, como a tomografia por impedância elétrica e a pletismografia respiratória por indutância, ainda estão em desenvolvimento[21].

EVIDÊNCIA CLÍNICA NO PERÍODO NEONATAL

As indicações clínicas para o uso de HFV no período neonatal são:

1. Na falha da VMC
    - Complacência reduzida;
    - Síndrome do desconforto respiratório (SDRA), Figura 39.11;
    - Síndrome de aspiração de mecônio;
    - Displasia broncopulmonar;
    - Pneumonia;
    - Atelectasia;
    - Hipoplasia pulmonar;
    - Hérnia diafragmática congênita.
2. Síndrome do escape de ar
    - Enfisema pulmonar intersticial;
    - Pneumomediastino;
    - Fístula broncopleural.
3. Outros
    - Terapêutica de resgate na hipertensão pulmonar primária persistente;;
    - Enfisema lobar grave
    - Cirurgias em região de laringe e traqueia;
    - Utilização para facilitar a estabilidade durante cirurgias com toracoscopia no período neonatal;
    - Pós-operatório de cirurgia cardíaca;
    - Desmame da ventilação mecânica em RN pré-termo, utilizando tubo nasofaríngeo.

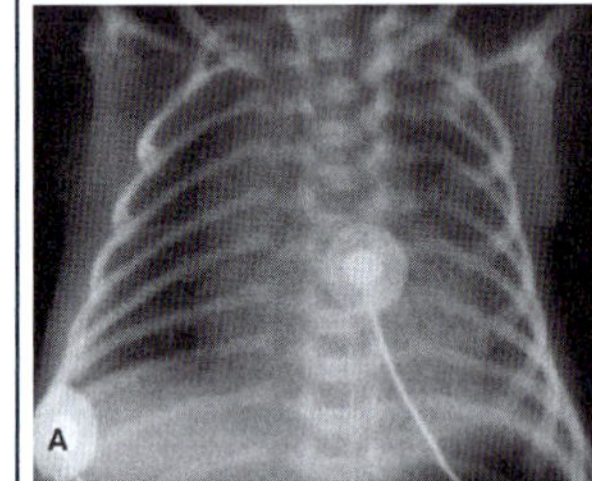

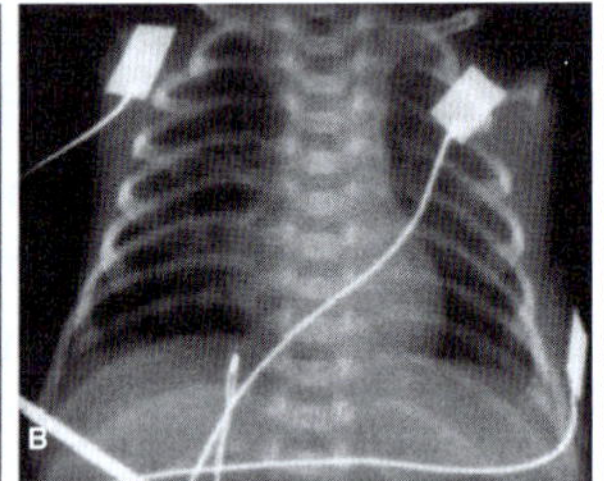

FIGURA 39.11 ***Radiografias de tórax no prematuro com SDR realizadas no dia 2 de suporte ventilatório. Ventilação mecânica convencional (A)* versus *HFOV (B).***
Fonte: adaptada de Helbich *et al.*[67]

HFJV – a abordagem de neonatos em HFVJ é complicada e requer experiência da equipe. Embora os princípios básicos sejam os mesmos da VMC, na qual a oxigenação é uma função da PMVA e a ventilação determinada pela amplitude e frequência, há outros aspectos que necessitam ser contemplados, tais como lidar com o aparelho de VMC.

Há poucos estudos de qualidade comparando HFJV eletiva com a VMC em prematuros. Os resultados de dois estudos clínicos randomizados, comparando HFJV com VMC, mostraram resultados conflitantes. Um estudo de 73 neonatos pré-termos (peso de nascimento entre 500-2.000 g), com síndrome do desconforto respiratório (SDR), 95% dos quais haviam recebido terapêutica com surfactante, não mostrou diferenças entre os dois grupos nas taxas de escape de ar pulmonar, necessidade para oxigenação ou ventilação com 36 semanas de idade gestacional, duração dos dias com suplementação de oxigênio, e tempo de internação[47]. Os neonatos que receberem HFJV apresentaram maior probabilidade de ter hemorragia intraventricular grau IV, leucomalácia periventricular ou morrerem (17% *versus* 7%). Outro estudo multicêntrico com 130 prematuros (peso de nascimento variando de 700 a 1.500 g), que receberam terapêutica com surfactante, não mostrou diferenças na taxa de mortalidade, incidências de retinopatia da prematuridade, escape de ar pulmonar e hemorragia intraventricular grave[48]. Os neonatos no grupo que recebeu HFJV tiveram menor probabilidade de necessitar de oxigênio com 36 semanas de idade gestacional ou domiciliar após a alta, quando comparados a neonatos que receberam VMC[48].

Embora esses estudos não tenham mostrado benefício na redução da mortalidade, a última revisão da Cochrane Database Systematic Reviews, que incluiu apenas três estudos clínicos, mostrou benefício na redução de doença pulmonar crônica. Estima-se uma média de sete neonatos tratados com HFV para se prevenir um que tenha doença pulmonar crônica com 36 semanas[49]. Entretanto, merece preocupação o aumento observado na taxa de lesão cerebral aguda em um dos estudos.

HFOV – uma metanálise de 10 estudos clínicos com 3.229 pacientes prematuros com SDR não mostrou diferença no desfecho entre HFOV e VMC. A média da idade gestacional dos neonatos incluídos foi 27,3 ± 3,8 semanas e peso de nascimento de 989 ± 315 g. Aproximadamente 13% dos neonatos tinham um peso de nascimento menor que o percentil 10 para a idade gestacional e 56% haviam recebido corticosteroides antenatal. Os resultados revelaram que, em nove estudos, não havia diferenças nos três desfechos primários analisados entre os pacientes que receberam HFOV ou VMC. Estes desfechos foram: displasia broncopulmonar (DBP) ou óbito com 36 semanas de idade gestacional (RR 1,0, 95% CI 0,88-1,13), hemorragia intracraniana grave ou óbito e/ou leucomalácia periventricular cística (RR 1,0, 95% CI 0,88-1,13) e evento neurológico adverso grave ou DBP com 36 semanas de idade gestacional (RR 0,98, 95% CI 0,91-1,05)[50].

Uma metanálise de 17 estudos clínicos envolvendo 3.652 neonatos não evidenciou benefício na mortalidade aos 28-30 dias de vida [RR 1,09 (95% CI 0,88, 1,35)] ou 36-37 semanas [RR 0,98 (95% CI 0,83, 1,14)], no uso de oxigênio aos 28-30 dias [RR 0,98 (95% CI 0,88, 1,10)]. Houve uma tendência para maiores taxas de hemorragia intraventricular grave e leucomalácia periventricular nessa revisão. Os autores concluíram que não há uma evidência clara de que HFOV ofereça importantes vantagens em relação à VMC quando utilizada como estratégia ventilatória inicial para tratar prematuros com disfunção pulmonar aguda[51].

HFFI – Thome *et al.*[52] randomizaram 284 pacientes entre 24 e 29 semanas de gestação para receberem HFFI eletiva ou VMC. Os autores não observaram diferenças na taxa de DBP com 30 ou 36 semanas, comparando HFFI e VMC (88% *versus* 88% aos 30 dias; 25% *versus* 23% com 36 semanas). Craft *et al.*, em 2003[53], compararam o uso de HFFI eletiva com VMC em 46 prematuros < 1.000 g e não encontraram diferença nos dias em ventilação ou taxa de DBP entre os grupos. Embora os resultados de estudos em animais sugerissem que a ventilação de alta frequência pudesse reduzir a lesão pulmonar quando comparada à VMC[54], a maioria dos estudos em prematuros humanos com SDR não mostrou benefícios significativos com qualquer uma das formas de HFV em comparação com a VMC, principalmente em relação à redução da taxa de mortalidade ou à incidência de DBP.

Há poucos dados na literatura comparando a terapia de resgate com HFV e VMC. Um estudo multicêntrico randomizou 182 pacientes (idade gestacional < 35 semanas e peso de nascimento > 500 g), com enfisema intersticial pulmonar ou de risco para desenvolverem enfisema intersticial pulmonar para receber HFOV ou VMC[55]. Não houve diferenças na taxa de mortalidade, necessidade de ventilação com pressão positiva intermitente aos 28 dias de vida ou nas incidências de enfisema intersticial pulmonar ou escape pulmonar (pneumotórax, pneumomediastino) entre os dois grupos. Pacientes sem enfisema intersticial que receberam HFOV tiveram um menor risco de desenvolver escape de ar (RR 0,73, 95% CI 0,55 a 0,96), comparados a pacientes em VMC. Entretanto, a taxa de hemorragia intraventricular de qualquer grau foi maior no grupo HFOV (RR 1,77, 95% CI 1,06 a 2,96).

Em outro estudo de 144 pré-termos com enfisema intersticial pulmonar, os pacientes foram selecionados para receber HFJV ou VMC[56]. O estudo mostrou que não houve diferença na mortalidade global entre os dois grupos (RR 1,07, 95% CI 0,67 a 1,72), mas mostrou uma tendência na redução da incidência de DBP no grupo HFJV (RR 0,77, 95% CI 0,54 a 1,07).

Pardou *et al.*, em 1993[57], avaliaram a HFFI como estratégia de resgate em 22 neonatos com SDR. Os autores observaram uma menor tendência para DBP aos 28 dias e 36 semanas de idade gestacional nos neonatos recebendo VMC, embora não fosse estatisticamente significativa (63% *versus* 80% aos 28 dias, 25% *versus* 40% com 36 semanas).

Esses dados não permitem uma conclusão definitiva em relação à terapêutica de resgate com HFV, especialmente considerando que esses estudos foram realizados antes de uma ampla disponibilidade da terapia com surfactante.

A transição da VMC para HFV deve ser decidida pelo médico, de acordo com sua experiência.

VAF NO RECÉM-NASCIDO

Estratégia de Baixa Pressão

A estratégia de baixa pressão é adequada quando a indicação for extravasamento de gás (pneumotórax, enfisema intersticial). A pressão inspiratória positiva (PIP) deve ser 10% a 15% abaixo da empregada na VMC e a PEEP deve ser de 3 a 6 cmH_2O, observando-se que, na presença de doença pulmonar subjacente, pode ser necessário um valor mais elevado. O tempo inspiratório deve ser selecionado no valor mínimo de 0,02 segundos. A frequência ótima da HFJV depende da estimativa da constante de tempo do paciente (a frequência habitualmente varia de 360 a 420 resp/min para permitir um tempo expiratório adequado).

Quando houver resolução do extravasamento de gás, mas permanecer como problema predominante a baixa complacência (atelectasia), a estratégia ventilatória deve ser alterada para a de obter um volume ótimo.

Estratégia de Volume Ótimo

Esta estratégia é adequada para a maioria das situações, especialmente nos RNs com SDR. O objetivo dessa estratégia é melhorar a relação ventilação/perfusão e evitar a possibilidade de recrutamento e desrecrutamento que ocorre na VMC. A PMVA deve ser aumentada de 10% a 15% pelo aumento da PEEP. A PIP inicialmente deve permanecer a mesma que estava sendo utilizada na VMC, avaliando-se o movimento adequado da parede torácica. Seleciona-se uma frequência de suspiro de *background* de 5 resp/min, com um tempo inspiratório de 0,3 a 0,5 segundos, e a PIP selecionada em um valor tão elevado quando possível, sem interrupção da ventilação a jato. Durante a fase precoce da SDR, selecionar uma frequência de 420 a 500 resp/min, com um tempo inspiratório de 0,02 segundos. Conforme ocorra melhora da complacência pulmonar, a frequência é reduzida para se evitar o aprisionamento de gás. Caso não haja possibilidade de desmame da FiO_2, deve-se aumentar a PEEP. A frequência de suspiro de *background* ou a PIP não deve ser aumentada como um meio primário de aumento da PMVA; é mais seguro aumentar a PEEP. A partir do momento em que o volume pulmonar estiver otimizado, a complacência poderá melhorar rapidamente, observada pela melhora dos movimentos da parede torácica e do valor da $PaCO_2$. A partir desse momento, diminuir a PIP para evitar a hipocapnia, monitorando a $PaCO_2$ continuamente. Não diminuir a PMVA até que a FiO_2 esteja em 0,3 a 0,4. A avaliação por meio da radiografia ajuda na identificação de expansão pulmonar adequada ou de hiperinsuflação.

A efetividade da HFJV na síndrome da aspiração de mecônio é muito variável. Na fase aguda, quando as grandes vias aéreas estão obstruídas, ela pode ser inefetiva porque o fluxo do jato fica impedido na região acima dos debris que ocluem a via aérea. Quando os efeitos inflamatórios são predominantes e existe inativação do surfactante, a HFJV é efetiva, devendo ser realizada a estratégia de alto volume, com o cuidado de evitar o aprisionamento de gás e a hiperinsuflação (resistências altas de vias aéreas necessitam frequências mais baixas, habitualmente entre 300 a 360 resp/min). A HFJV ajuda a mobilizar secreções, o que exige aspirações mais frequentes das vias aéreas.

O desmame da HFJV é iniciado pela redução da FiO_2 até 0,3, seguido pela alteração da PEEP. A PIP é reduzida quando a PCO_2 estiver baixa ou normal ou na presença de movimentação excessiva da parede torácica. Caso seja necessária a manutenção da PMVA quando a PIP for reduzida, aumentar a PEEP para compensar essa redução de PIP. A frequência do aparelho não é reduzida como um meio de desmame, mas caso esteja acima de 420 resp/min e haja melhora da complacência e/ou resistência das vias aéreas, essa alteração pode ser necessária. As crianças podem ser retiradas da HFJV diretamente para a aplicação de pressão positiva contínua em vias aéreas (CPAP) quando a PIP estiver de 10 a 12 cmH_2O e a PEEP, de 6 cmH_2O. Quando a PIP e a PEEP estiverem acima desses valores, o desmame para a VMC pode ser realizado utilizando uma PIP 10% a 15% maior do que a previamente utilizada na HFJV[58].

HFOV

Este modo de ventilação é utilizado quando a VMC não conseguir manter uma troca gasosa adequada; de outro modo, um nível de CO_2 aceitável sem a utilização de uma PIP elevada (> 30 cmH_2O) (Figura 39.12).

As principais vantagens nesse modo de ventilação são: melhora na oxigenação, com a utilização de uma PMVA maior do que a utilizada na VMC; e melhor remoção do CO_2 em RN com complacência pulmonar muito baixa que necessita de uma PIP elevada para obter um volume corrente adequado. As desvantagens da HFOV são: não funciona quando o recém-nascido respira espontaneamente; risco de hiperventilar facilmente o paciente e induzir hipocapnia; não diferenciar entre a criança estar respirando ou se está apta para o desmame[60]; e alguns equipamentos, como o SensorMedics 3100A, não fornecem nenhum *feed-back* para o clínico, tendo poucos alarmes relacionados a uma ventilação adequada e não tendo sistema de alarme para avisar, por exemplo, um acotovelamento da cânula intratraqueal e uma inadequação de gás fornecido para o recém-nascido.

Iniciando a HFOV

Os seguintes princípios básicos devem ser considerados: o volume pulmonar é produzido e mantido por uma PMVA contínua e elevada de aproximadamente 10 a 20 cmH_2O, e não por apenas uma pressão expiratória final de aproximadamente 5 cmH_2O; o volume corrente fornecido é aproximadamente igual ao volume do espaço morto (aproximadamente 2 mL/kg); a frequência de ciclagem do aparelho é muito maior do que a utilizada na VPM convencional (5-15 Hz). O tempo inspiratório selecionado no aparelho deve ser de 33% do ciclo oscilatório e o fluxo selecionado no recém-nascido entre 8 e 15 L/min.

Três principais parâmetros de controle ajustados:

1. Frequência de 12-15 Hz para recém-nascido pré-termo e 8-12 Hz para recém-nascidos de

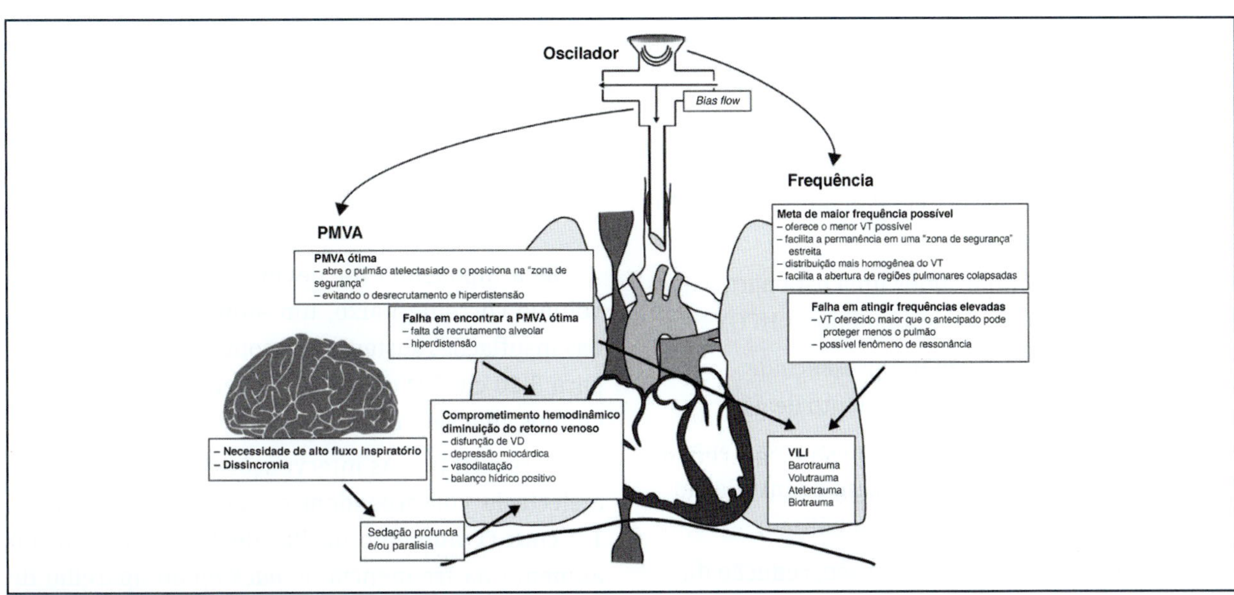

FIGURA 39.12 ***Possíveis mecanismos que contribuem para benefício ou prejuízo com a HFOV.***

Siglas: PMVA = pressão média de vias aéreas; VD = ventrículo direito; VT = volume corrente; PMVA = pressão média de vias aéreas.

Fonte: adaptada de Goffi *et al.*[59].

termo. A frequência também pode alterar a $PaCO_2$ e o raciocínio aqui é inverso daquele que utilizamos durante a VPM convencional. Durante a HVOF, com a redução da frequência, é mais provável que haja queda da $PaCO_2$; e com o aumento da frequência, um aumento da $PaCO_2$. Com utilização do aparelho Drager Babylog 8000+, a alteração da frequência tem mais efeitos na $PaCO_2$ do que a alteração do delta de pressão.

2. A PMVA é iniciada com valores pouco maiores do que os utilizados na VPM convencional (2-4 cmH_2O), fazendo uma triagem progressiva de aumento até se obter uma $SpO_2 > 90\%$, com uma $FiO_2 \leq 0,6$. Caso se aumente excessivamente a PMVA, a oxigenação poderá piorar. A avaliação por meio de radiografia de tórax poderá fornecer alguma informação sobre a insuflação pulmonar ou extravasamento de gás.
3. A amplitude de pressão (delta P) é a alteração na pressão que está conduzindo a alteração no volume corrente fornecido ao paciente. Quanto maior o delta P, mais CO_2 é removido. O melhor modo para iniciar esse parâmetro é selecionar um valor baixo e aumentar gradativamente até que se percebam movimentos da parede torácica, que progridem até a virilha. A queda da $PaCO_2$ pode se reduzir fácil e rapidamente para níveis perigosos, sendo necessária a monitoração estrita do CO_2 (monitoração com CO_2 transcutâneo).

   Para a HFOV ser segura e efetiva, seus parâmetros necessitam ser avaliados e reajustados regularmente.

A seguir, disponibilizamos uma lista para a avaliação dos recém-nascidos submetidos à HFOV[61].

Hipoxemia:	Avaliar a presença de extravasamento de gás;
	Aumentar cuidadosamente a PMVA no caso de insuflação pulmonar subótima;
Cuidado:	hiperdistensão, redução da pressão arterial;
	Avaliar a redução da PMVA se o tórax estiver hiperinsuflado.
Hiperoxemia:	Diminuir a FiO_2 para valores adequados de saturação de pulso; Diminuir cuidadosamente a PMVA (1 cmH_2O por vez).
Hipercapnia:	Avaliar a possibilidade de extravasamento de gás;
	Avaliar a insuflação pulmonar ótima por meio da radiografia de tórax;
	Aumentar a amplitude;
	Amplitude não deve exceder três vezes a PMVA;
	Diminuir a frequência respiratória;
Atenção:	A diminuição dos Hz resulta em um delta P distal maior (estresse de cisalhamento).
Hipocapnia:	Assegurar-se de uma insuflação pulmonar ótima;
	Diminuir a amplitude;
	Aumentar a frequência.
Hiperinsuflação:	Diminuir a PMVA;
	Diminuir a frequência;
	Avaliar a descontinuação da HFOV.
Hipotensão:	Avaliar a possibilidade de hiperinsuflação;
	Diminuir a PMVA;
	Considerar utilizar suporte inotrópico;
	Avaliar a possibilidade de descontinuação da HFOV.

Se a hipoxemia for devido à atelectasia ou um volume corrente baixo, um aumento na PMVA ou das insuflações sustentadas, com aumento da PMVA para 5-10 cmH_2O durante um período de até 30 segundos, tem sido recomendado[62].

Para a HFJV – As intervenções terapêuticas para atelectasia compreendem o aumento da PEEP de 1-2 cmH_2O, aumento da PIP de 1-2 cmH_2O ou um aumento na frequência de *back-up* do aparelho de VPM de 5-10 rpm.

Para hiperinsuflação durante a HFJV, as intervenções são: diminuição da PEEP, diminuição da frequência ou aumento do tempo expiratório.

Para correção da hipercapnia na HFJV, a pressão média de vias aéreas pode ser alterada pela variação na PEEP, PIP ou relação I:E. Por exemplo: se existir hiperinsuflação, a pressão média das vias aéreas deve ser diminuída pelo decréscimo na PEEP, na PIP ou na frequência, enquanto o tempo expiratório é aumentado. Se existir uma diminuição da vibração torácica durante a HFJV, deve-se aumentar a PIP[52].

A utilização da HFV pode ocasionar um aumento inadvertido na capacidade residual funcional, que ocasiona um aumento no espaço morto funcional e a consequente alteração na eliminação de CO_2. Uma diminuição na frequência do aparelho ou na relação inspiração:expiração pode diminuir o aprisionamento de gás. Uma diminuição na PMVA também pode ser efetiva na redução do acúmulo de gás. Contrariamente, a hiperinsuflação dos pulmões pode ocasionar uma alteração na relação ventilação/perfusão e hipercapnia.

Complicações

As principais complicações descritas por uso de HFOV são barotrauma, hipotensão e obstrução do tubo endotraqueal[69]. O pneumotórax pode não ser percebido imediatamente frente à dificuldade de ausculta decorrente do ruído intenso do aparelho de ventilação mecânica, e também pelo volume corrente muito reduzido utilizado. Como se trata de um evento possível deve ser mantida sempre alto grau de suspeita para essa eventualidade. A presença de assimetria vibratória no corpo com a oscilação pressórica emitida do aparelho pode ser um sinal de pneumotórax[68], assim como a presença de hipotensão e hipoxemia. Na suspeita, deve ser solicitada uma radiografia de tórax. O pneumotórax hipertensivo é uma condição que exige intervenção imediata através de drenagem cirúrgica, ou punção de alívio até a chegada do profissional que realizará a drenagem.

A oclusão de cânula endotraqueal pode promover aumento rápido da $PaCO_2$ e deve ser desobstruída de imediato. O uso de HFOV demanda vigilância contínua e atenta para essas complicações. Manter as vias aéreas patentes, promover adequada umidificação e aspirar secreções são importantes durante o uso desse método de ventilação.

Ventilação Percussiva de Alta Frequência (High Frequency Percussive Ventilation – HFPV)

Embora esse modo de ventilação esteja sendo usado na prática clínica há várias décadas, a sua utilização em pediatria tem se limitado a pacientes com lesão inalatória por fumaça, com poucos estudos em doença alveolar difusa[63].

HFPV é uma forma de VAF com um único ventilador disponível (Percussionaire Corporation, Sandpoint ID). Esse ventilador coordena os parâmetros da ventilação convencional e da HFOV, fornecendo um volume corrente subfisiológico, oscilatório e ciclado a tempo, com frequências de aproximadamente 3 Hz a pelo menos 15 Hz, que, por sua vez, são superimpostas a volumes correntes (10-15 L/min) ciclados a tempo e limitados à pressão cuja magnitude é determinada pelo pico de pressão inspiratória (PIP) e PEEP (CPAP). Ao contrário da HFOV[64], HFPV insufla o pulmão gradualmente até um volume pulmonar selecionado, antes de entrar em um "equilíbrio oscilatório", ventilando o pulmão continuamente com volumes correntes percussivos programados. Uma característica única do HFPV é a presença de um pistão pneumático (Phasitron™). Esse pistão encontra-se situado na extremidade do tubo endotraqueal e atua como um mecanismo de Venturi deslizante, produzindo uma interface dinâmica com as vias respiratórias, na qual o fluxo pulsátil é entregue aos pulmões. Durante a HFPV, o operador controla PIP, PEEP (CPAP), tempo inspiratório, tempo expiratório, frequência percussiva e frequência "convencional". Os proponentes da HFPV defendem que esse modo ventilatório melhora o *clearence* convectivo de CO_2, enquanto aumenta a difusão de oxigênio por meio do fluxo de alta velocidade, de modo similar a todos os modos de VAF[64]. Adicionalmente, acredita-se que as ondas percussivas promovam o *clearence* e a mobilização das secreções e debris das vias aéreas, um processo que seria potencializado pelo recolhimento periódico do pulmão. Esse argumento é a base para o emprego de HFPV em pacientes com lesão pulmonar inalatória, embora os estudos avaliando o impacto de HFPV sobre a incidência de infecção tenham mostrado resultados controversos.

Evidências em Adultos

Em 2013, foram publicados dois grandes RCT comparando o uso da HFOV com a VMC, com estratégia protetora pulmonar em pacientes com SDRA moderada-severa[65,66]. Os resultados desses RCT foram desapontadores. O estudo OSCILLATE[65], com 548 pacientes, foi especificamente desenhado para testar a introdução precoce da HFOV, objetivando o recrutamento pulmonar com a estratégia *open lung* e PMVA elevadas. Esse estudo encontrou um aumento da mortalidade no grupo HFOV, comparado ao VMC, com estratégia protetora pulmonar que empregou uma PEEP relativamente elevada e permitiu o uso da HFOV apenas como tratamento de resgate (mortalidade hospitalar 47% *versus* 35%; risco relativo de óbito com HFOV 1,33; IC95% 1,09-1,64; P = 0,005). O estudo OSCAR[66], avaliando 795 pacientes, não encontrou nenhuma diferença entre HFOV e VMC na mortalidade aos 30 dias (41,7 *versus* 41,1%; p = 0,85) e na mortalidade hospitalar (50,1% *versus* 48,4%).

REFERÊNCIAS

4. Froese AB. High-frequency oscillatory ventilation for adult respiratory distress syndrome: let's get it right this time! Crit Care Med. 1997 Jun;25(6):906-8.
5. Duval EL, van Vught AJ. High frequency oscillatory ventilation in children: an overview. Respir Med CME. 2009;(2):155-61.
6. Mesiano G, Davis GM. Ventilatory strategies in the neonatal and paediatric intensive care units. Paediatr Respir Rev. 2008 Dec;9(4):281-8; quiz 288-9.
7. Krishnan JA, Brower RG. High-frequency ventilation for acute lung injury and ARDS. Chest. 2000 Sep;118(3):795-807.
8. Boros SJ, Bing DR, Mammel MC, Hagen E, Gordon MJ. Using conventional infant ventilators at unconventional rates. Pediatrics. 1984 Oct;74(4):487-92.
9. Sjostrand U. Review of the physiological rationale for and development of high-frequency positive-pressure ventilation--HFPPV. Acta Anaesthesiol Scand Suppl. 1977;64:7-27.
10. Sanders RD. Two ventilating attachments for bronchoscopes. Del Med J. 1967;39:170-5.
11. Klain M, Smith RB. High frequency percutaneous transtracheal jet ventilation. Crit Care Med. 1977 Nov-Dec;5(6):280-7.
12. Wung JT. High Frequency Ventilation (HFV). [Accesso 10 nov 2014.] Disponível em: <www.son.org.tw/db/Filedown/124.pdf>.
13. 10. Bohn DJ, Miyasaka K, Marchak BE, Thompson WK, Froese AB, Bryan AC. Ventilation by high-frequency oscillation. J Appl Physiol Respir Environ Exerc Physiol. 1980 Apr;48(4):710-6.
14. Butler WJ, Bohn DJ, Bryan AC, Froese AB. Ventilation by high-frequency oscillation in humans. Anesth Analg. 1980 Aug;59(8):577-84.
15. Lunkenheimer PP, Rafflenbeul W, Keller H, Frank I, Dickhut HH, Fuhrmann C. Application of transtracheal pressure oscillations as a modification of "diffusing respiration". Br J Anaesth. 1972 Jun;44(6):627.
16. Ventre KM, Arnold JH. High frequency oscillatory ventilation in acute respiratory failure. Paediatr Respir Rev. 2004 Dec;5(4):323-32.
17. Derdak S. High-frequency oscillatory ventilation for acute respiratory distress syndrome in adult patients. Crit Care Med. 2003 Apr;31(4 Suppl):S317-23.
18. Liu LL, Aldrich JM, Shimabukuro DW, Sullivan KR, Taylor JM, Thornton KC, et al. Special article: rescue therapies for acute hypoxemic respiratory failure. Anesth Analg. 2010 Sep;111(3):693-702.
19. Gavriely N, Solway J, Loring SH, Butler JP, Slutsky AS, Drazen JM. Pressure-flow relationships of endotracheal tubes during high-frequency ventilation. J Appl Physiol. 1985 Jul;59(1):3-11.
20. Hager DN, Fessler HE, Kaczka DW, Shanholtz CB, Fuld MK, Simon BA, et al. Tidal volume delivery during high-frequency oscillatory ventilation in adults with acute respiratory distress syndrome. Crit Care Med. 2007 Jun;35(6):1522-9.
21. Niederer PF, Leuthold R, Bush EH, Spahn DR, Schmid ER. High-frequency ventilation: oscillatory dynamics. Crit Care Med. 1994 Sep;22(9 Suppl):S58-65.
22. Hirao O, Iguchi N, Uchiyama A, Mashimo T, Nishimura M, Fujino Y. Influence of endotracheal tube bore on tidal volume during high frequency oscillatory ventilation: a model lung study. Med Sci Monit. 2009 Jan;15(1):MT1-4.
23. Pillow JJ, Sly PD, Hantos Z, Bates JH. Dependence of intrapulmonary pressure amplitudes on respiratory mechanics during high-frequency oscillatory ventilation in preterm lambs. Pediatr Res. 2002 Oct;52(4):538-44.
24. Kneyber MC, van Heerde M, Markhorst DG. Reflections on pediatric high-frequency oscillatory ventilation from a physiologic perspective. Respir Care. 2012 Sep;57(9):1496-504.
25. Boynton BR, Hammond MD, Fredberg JJ, Buckley BG, Villanueva D, Frantz ID 3rd. Gas exchange in healthy rabbits during high-frequency oscillatory ventilation. J Appl Physiol. 1989 Mar;66(3):1343-51.
26. Pillow JJ, Neil H, Wilkinson MH, Ramsden CA. Effect of I/E ratio on mean alveolar pressure during high-frequency oscillatory ventilation. J Appl Physiol. 1999 Jul;87(1):407-14.

27. Kolton M, Cattran CB, Kent G, Volgyesi G, Froese AB, Bryan AC. Oxygenation during high-frequency ventilation compared with conventional mechanical ventilation in two models of lung injury. Anesth Analg. 1982 Apr;61(4):323-32.
28. Arnold JH, Hanson JH, Toro-Figuero LO, Gutierrez J, Berens RJ, Anglin DL. Prospective, randomized comparison of high-frequency oscillatory ventilation and conventional mechanical ventilation in pediatric respiratory failure. Crit Care Med. 1994 Oct;22(10):1530-9.
29. Fedora M, Klimovic M, Seda M, Dominik P, Nekvasil R. Effect of early intervention of high-frequency oscillatory ventilation on the outcome in pediatric acute respiratory distress syndrome. Bratisl Lek Listy. 2000;101(1):8-13.
30. Samransamruajkit R, Prapphal N, Deelodegenavong J, Poovorawan Y. Plasma soluble intercellular adhesion molecule-1 (sICAM-1) in pediatric ARDS during high frequency oscillatory ventilation: a predictor of mortality. Asian Pac J Allergy Immunol. 2005 Dec;23(4):181-8.
31. Arnold JH, Anas NG, Luckett P, Cheifetz IM, Reyes G, Newth CJ, et al. High-frequency oscillatory ventilation in pediatric respiratory failure: a multicenter experience. Crit Care Med. 2000 Dec;28(12):3913-9.
32. Lochindarat S, Srisan P, Jatanachai P. Factors effecting the outcome of acute respiratory distress syndrome in pediatric patients treated with high frequency oscillatory ventilation. J Med Assoc Thai. 2003 Aug;86 Suppl 3:S618-27.
33. Rosenberg RB, Broner CW, Peters KJ, Anglin DL. High-frequency ventilation for acute pediatric respiratory failure. Chest. 1993 Oct;104(4):1216-21.
34. Sarnaik AP, Meert KL, Pappas MD, Simpson PM, Lieh-Lai MW, Heidemann SM. Predicting outcome in children with severe acute respiratory failure treated with high-frequency ventilation. Crit Care Med. 1996 Aug;24(8):1396-402.
35. Anton N, Joffe KM, Joffe AR. Inability to predict outcome of acute respiratory distress syndrome in children when using high frequency oscillation. Intensive Care Med. 2003 Oct;29(10):1763-9.
36. Medbo S, Finne PH, Hansen TW. Respiratory syncytial virus pneumonia ventilated with high-frequency oscillatory ventilation. Acta Paediatr. 1997 Jul;86(7):766-8.
37. Duval EL, Leroy PL, Gemke RJ, van Vught AJ. High-frequency oscillatory ventilation in RSV bronchiolitis patients. Respir Med. 1999 Jun;93(6):435-40.
38. Bryan AC, Slutsky AS. Long volume during high frequency oscillation. Am Rev Respir Dis. 1986 May; 133(5):928-30.
39. Duval EL, van Vught AJ. Status asthmaticus treated by high-frequency oscillatory ventilation. Pediatr Pulmonol. 2000 Oct;30(4):350-3.
40. Ventre KM, Arnold JH. High Frequency Oscillatory Ventilation. In: Wheeler DS, Wong HR, Shanley T., orgs. Pediatric Critical Care Medicine. 2nd ed. V. 4. London: Springer-Verlag; 2014. p. 175-94.
41. Clark RH, Yoder BA, Sell MS. Prospective, randomized comparison of high-frequency oscillation and conventional ventilation in candidates for extracorporeal membrane oxygenation. J Pediatr. 1994 Mar;124(3):447-54.
42. Mehta S, Lapinsky SE, Hallett DC, Merker D, Groll RJ, Cooper AB, et al. Prospective trial of high-frequency oscillation in adults with acute respiratory distress syndrome. Crit Care Med. 2001 Jul;29(7):1360-9.
43. Gattinoni L, Caironi P, Pelosi P, Goodman LR. What has computed tomography taught us about the acute respiratory distress syndrome? Am J Respir Crit Care Med. 2001 Nov 1;164(9):1701-11.
44. Sakai T, Kakizawa H, Aiba S, Takahashi R, Yoshioka T, Iinuma K. Effects of mean and swing pressures on piston-type high-frequency oscillatory ventilation in rabbits with and without acute lung injury. Pediatr Pulmonol. 1999 May;27(5):328-35.
45. Boynton BR, Villanueva D, Hammond MD, Vreeland PN, Buckley B, Frantz ID 3rd. Effect of mean airway pressure on gas exchange during high-frequency oscillatory ventilation. J Appl Physiol. 1991 Feb;70(2):701-7.
46. Pellicano A, Tingay DG, Mills JF, Fasulakis S, Morley CJ, Dargaville PA. Comparison of four methods of lung volume recruitment during high frequency oscillatory ventilation. Intensive Care Med. 2009 Nov;35(11):1990-8.
47. Ellsbury DL, Klein JM, Segar JL. Optimization of high-frequency oscillatory ventilation for the treatment of experimental pneumothorax. Crit Care Med. 2002 May;30(5):1131-5.
48. Courtney SE, Durand DJ, Asselin JM, Hudak ML, Aschner JL, Shoemaker CT. High-frequency oscillatory ventilation versus conventional mechanical ventilation for very-low-birth-weight infants. N Engl J Med. 2002 Aug 29;347(9):643-52.
49. Johnson AH, Peacock JL, Greenough A, Marlow N, Limb ES, Marston L, et al. High-frequency oscillatory ventilation for the prevention of chronic lung disease of prematurity. N Engl J Med. 2002 Aug 29; 347(9):633-42.
50. Wiswell TE, Graziani LJ, Kornhauser MS, Cullen J, Merton DA, McKee L, et al. High-frequency jet ventilation in the early management of respiratory distress syndrome is associated with a greater risk for adverse outcomes. Pediatrics. 1996 Dec;98(6 Pt 1):1035-43.

51. Keszler M, Modanlou HD, Brudno DS, Clark FI, Cohen RS, Ryan RM, et al. Multicenter controlled clinical trial of high-frequency jet ventilation in preterm infants with uncomplicated respiratory distress syndrome. Pediatrics. 1997 Oct;100(4):593-9.

52. Bhuta T, Henderson-Smart DJ. Elective high frequency jet ventilation versus conventional ventilation for respiratory distress syndrome in preterm infants. Cochrane Database Syst Rev. 2000;(2):CD000328.

53. Cools F, Askie LM, Offringa M, Asselin JM, Calvert SA, Courtney SE, et al. Elective high-frequency oscillatory versus conventional ventilation in preterm infants: a systematic review and meta-analysis of individual patients' data. Lancet. 2010 Jun 12;375(9731):2082-91.

54. Henderson-Smart DJ, De Paoli AG, Clark RH, Bhuta T. High frequency oscillatory ventilation versus conventional ventilation for infants with severe pulmonary dysfunction born at or near term. Cochrane Database Syst Rev. 2009;(3):CD002974.

55. Thome U, Kossel H, Lipowsky G, Porz F, Furste HO, Genzel-Boroviczeny O, et al. Randomized comparison of high-frequency ventilation with high-rate intermittent positive pressure ventilation in preterm infants with respiratory failure. J Pediatr. 1999 Jul;135(1):39-46.

56. Craft AP, Bhandari V, Finer NN. The sy-fi study: a randomized prospective trial of synchronized intermittent mandatory ventilation versus a high-frequency flow interrupter in infants less than 1000 g. J Perinatol. 2003 Jan;23(1):14-9.

57. Yoder BA, Siler-Khodr T, Winter VT, Coalson JJ. High-frequency oscillatory ventilation: effects on lung function, mechanics, and airway cytokines in the immature baboon model for neonatal chronic lung disease. Am J Respir Crit Care Med. 2000 Nov;162(5):1867-76.

58. Group HS. Randomized study of high-frequency oscillatory ventilation in infants with severe respiratory distress syndrome. HiFO Study Group. J Pediatr. 1993 Apr;122(4):609-19.

59. Keszler M, Donn SM, Bucciarelli RL, Alverson DC, Hart M, Lunyong V, et al. Multicenter controlled trial comparing high-frequency jet ventilation and conventional mechanical ventilation in newborn infants with pulmonary interstitial emphysema. J Pediatr. 1991 Jul;119(1 Pt 1):85-93.

60. Pardou A, Vermeylen D, Muller MF, Detemmerman D. High-frequency ventilation and conventional mechanical ventilation in newborn babies with respiratory distress syndrome: a prospective, randomized trial. Intensive Care Med. 1993;19(7):406-10.

61. Keszler M. High-frequency jet ventilation. In: Donn SM, Sinha SK, editors. Manual of neonatal respiratory care. 2nd ed. Philadelphia, EUA: Mosby Elsevier; 2006. p. 231-6.

62. Goffi A, Ferguson ND. High-frequency oscillatory ventilation for early acute respiratory distress syndrome in adults. Curr Opin Crit Care. 2014 Feb;20(1):77-85.

63. Morley CJ. Treatment of respiratory failure: mechanical ventilation. In: Buonocore G, Bracci R, editors. Neonatology. A practical approach to neonatal diseases. Milano: Springer-Verlag Italia; 2012. p. 497-508.

64. Muhlethaler V, Malcolm G. Mechanical ventilation in the newborn; a simplified approach. Part 2: High-frequency ventilation. J Paediatr Child Health. 2014 Oct; 50(10):E10-3.

65. High-frequency oscillatory ventilation and high-frequency flow interruption. In: Boynton B, Jobe A, editors. New therapies for neonatal respiratory failure: a physiologic approach. Cambridge, England: Cambridge University Press; 1994. p. 218-59.

66. Rizkalla NA, Dominick CL, Fitzgerald JC, Thomas NJ, Yehya N. High-frequency percussive ventilation improves oxygenation and ventilation in pediatric patients with acute respiratory failure. J Crit Care. 2014 Apr;29(2):314.e1-7.

67. Salim A, Martin M. High-frequency percussive ventilation. Crit Care Med. 2005 Mar;33(3 Suppl):S241-5.

68. 65. Ferguson ND, Cook DJ, Guyatt GH, Mehta S, Hand L, Austin P, et al. High-frequency oscillation in early acute respiratory distress syndrome. N Engl J Med. 2013 Feb 28;368(9):795-805.

69. Young D, Lamb SE, Shah S, MacKenzie I, Tunnicliffe W, Lall R, et al. High-frequency oscillation for acute respiratory distress syndrome. N Engl J Med. 2013 Feb 28;368(9):806-13.

70. Helbich TH, Popow C, Dobner M, Wunderbaldinger P, Zekert M, Herold CJ. New-born infants with severe hyaline membrane disease: radiological evaluation during high frequency oscillatory versus conventional ventilation. Eur J Radiol. 1998 Oct;28(3):243-9.

71. Foretto JR, Rebello CM. Ventilação oscilatória de alta frequencia em pediatria e neonatologia. Rev Bras Ter Intensiva, 2009;21(1):96-103.

72. Huang C-T, Lin H-L, Ruan S-Y, Lee M-S, Tsai Y-J, Jen-Yu C. Efficacy and adverse events of high-frequency oscillatory ventilation in adult patients with acuterespiratory distress syndrome: a meta-analysis. Critical Care. 2014, 18:R102.

40 Suporte Vital Extracorpóreo

Flavia Krepel Foronda
Paula Alves

INTRODUÇÃO

O sistema de oxigenação por membrana extracorpórea (ECMO) foi desenvolvido para garantir as funções cardiorrespiratórias durante uma doença aguda crítica. Seu papel é manter a perfusão dos tecidos com sangue oxigenado, enquanto se aguarda a recuperação do órgão primariamente acometido: coração ou pulmões, ou ambos. Está indicado quando a insuficiência cardíaca ou pulmonar não puder ser revertida pelas terapias intensivas convencionais. O suporte de vida extracorpóreo foi utilizado pela primeira vez em 1953 quando uma paciente de 18 anos foi submetida a uma correção de defeito de septo atrial pelo cirurgião John H. Gibbon. Desde então, esforços foram realizados para conseguir prolongar o tempo de assistência e trazer essa nova tecnologia para fora do centro cirúrgico[1]. O Dr. J. Donald Hill foi o primeiro a reportar o uso de um circuito extracorpóreo por tempo prolongado em um paciente de 24 anos com síndrome do desconforto respiratório agudo (SDRA) após um acidente com motocicleta em 1972[2]. Durante o mesmo período, o Dr. Robert Bartlett foi o primeiro a utilizar o suporte em neonatos e crianças. Em 1974, uma mulher grávida, desesperada, resolveu cruzar a fronteira do México para os Estados Unidos para que sua filha tivesse uma vida melhor. Durante o percurso, a bolsa rompeu e ela acabou dando à luz ao seu bebê no Orange County Medical Center. Mas, a criança apresentou como complicação uma grande aspiração de mecônio durante o parto e, apesar de máximos parâmetros ventilatórios, a criança não oxigenava de forma adequada. Quando a PaO_2 chegou em 12 mmHg, ficou claro que a criança não iria sobreviver. O Dr. Bartlett, diante dessa situação, tomou uma decisão terapêutica importante e, com isso, introduziu o ECMO em neonatos com doença respiratória primária. Optou por trazer o aparelho de suporte extracorpóreo que usava no laboratório para a unidade de terapia intensiva (UTI) neonatal. A mãe da criança concordou com a utilização dessa terapia experimental e, achando que sua filha não teria mais nenhuma chance, abandonou o hospital. Essa criança sobreviveu e foi chamada pelas enfermeiras de Esperanza[3,4]. Ela recebeu ECMO por 72 horas e, após esse período, melhorou e recebeu alta, tendo uma vida completamente normal.

O conceito do suporte de vida extracorpóreo é relativamente simples. O sangue é drenado da circulação venosa do paciente para o circuito de suporte extracorpóreo, bombeado através de uma membrana de oxigenação e devolvido ao paciente. Dependendo de onde o sangue é devolvido, podemos classificar o tipo de assistência.

CLASSIFICAÇÃO

A insuficiência respiratória com estabilidade hemodinâmica pode ser tratada com suporte extracorpóreo venovenoso de onde o sangue é retirado e devolvido para o sistema venoso (lado direito do coração). O colapso hemodinâmico é indicativo de suporte extracorpóreo venoarterial. O sangue, nesse caso, é retirado do sistema venoso e devolvido para uma grande artéria.

Venovenoso

Esta modalidade promove as trocas gasosas no sangue venoso antes que ele retorne ao coração, e está indicada na insuficiência respiratória refratária ao suporte convencional. Nenhum suporte hemodinâmico é oferecido, uma vez que o sangue é drenado da circulação venosa central e devolvido na mesma. Porém, esse suporte aumenta o oxigênio disponível para as coronárias e pode contribuir indiretamente para a melhora da função cardíaca.

É crítico para o sucesso desse suporte o bombeamento de sangue suficiente para prover troca total dos gases. Para tanto, a cânula de drenagem deve permitir fluxo sanguíneo de 120 mL/kg/min em neonatos, 90 mL/kg/min em crianças e 60 mL/kg/min em adultos[5]. Devem ser escolhidos uma cânula de drenagem, com comprimento curto e diâmetro largo para minimizar a resistência ao fluxo; um oxigenador com capacidade de troca gasosa bem superior às necessidades metabólicas do paciente; e uma cânula para devolução do sangue grande o suficiente para acomodar um grande fluxo, evitando altas pressões no circuito.

Pode ser utilizada uma cânula duplo lúmen na veia jugular interna direita, alojada no átrio direito. Assim, o sangue é drenado para o circuito venoso e retorna através da via lateral da cânula, direcionando o fluxo para a valva tricúspide. O sangue que retorna mistura-se com o retorno venoso do paciente no átrio direito.

Pode-se também optar pelo uso de cânula com duas drenagens (veia cava superior e veia cava inferior) e um retorno diretamente na valva tricúspide (Avalon®). Esse tipo de cânula diminui a recirculação e permite maiores fluxos, porém requer posicionamento guiado por ecocardiograma ou fluoroscopia. Em pacientes maiores, tradicionalmente utilizam-se duas cânulas em sítios diferentes (veia jugular interna direita e veia femoral, por exemplo).

Recirculação é um fenômeno comum e exclusivo do suporte venovenoso. Ela ocorre quando existe a drenagem inadvertida do sangue recém-oxigenado novamente para o circuito. Mais importante, a recirculação limita a eficácia do suporte, pois o sangue oxigenado retorna ao circuito e não é entregue ao paciente. A recirculação é observada quando ocorre aumento na saturação venosa de oxigênio (SvO_2) colhida no circuito, sem aumento na saturação arterial de O_2 do paciente.

A eficácia do suporte venovenoso é avaliada por meio de aumento no conteúdo de oxigênio, restauração de uma $PaCO_2$ adequada e equilíbrio do pH.

Venoarterial

O suporte venoarterial oferece suporte hemodinâmico, além de efetuar as trocas gasosas. A circulação venosa central tem a função de pré-carga para a bomba do circuito, enquanto ocorre o retorno sanguíneo via cânula locada em artéria.

Diferentemente da circulação extracorpórea (CEC) realizada no centro cirúrgico, o circuito do suporte venoarterial não capta todo o retorno venoso do coração direito. Apenas uma parte do retorno venoso é drenada para o circuito, de acordo com a velocidade da bomba. O sangue venoso que resta no coração direito segue a via comum, através dos pulmões, para o coração esquerdo e então para a aorta.

A troca gasosa nos pulmões do paciente é uma função da relação ventilação perfusão pulmonar existente. O conteúdo arterial de oxigênio e a $PaCO_2$ dependem do débito cardíaco, da função pulmonar, do gás de arraste do oxigenador de membrana, do fluxo no circuito, da hemoglobina e do sítio de convergência dos sangues vindos do circuito e da circulação do paciente. A canulação afeta como e em qual extensão as duas circulações se misturam.

A canulação da artéria carótida comum ou transtorácica da aorta permite a mistura adequada das duas circulações e, portanto, resulta em melhor entrega sistêmica de oxigênio e equilíbrio do pH. A canulação de artéria femoral entrega menos oxigênio ao arco aórtico e às coronárias se houver insuficiência respiratória combinada a débito cardíaco preservado, pois o débito cardíaco compete com o fluxo retrógrado na aorta, vindo do suporte extracorpóreo. Essa situação pode ser resolvida posicionando-se uma terceira cânula venosa, para dividir com a artéria o fluxo entregue ao paciente pelo circuito extracorpóreo[5].

O fluxo extracorpóreo é não pulsátil. Conforme se aumenta o fluxo do suporte, obriga-se mais sangue a ser drenado para o circuito, diminuindo o volume sistólico cardíaco. Portanto, o traçado da onda de pressão arterial invasiva perde sua importância na monitorização do paciente e a onda de pulso fica achatada, enquanto a pressão arterial média torna-se mais significativa para espelhar o suporte hemodinâmico. Geralmente, mantém-se o fluxo extracorpóreo entre 60% e 80% do débito cardíaco estimado em repouso.

Na ausência de contratilidade ventricular esquerda (cardiomiopatia, por exemplo), qualquer drenagem para o átrio esquerdo (veia de Tebésio ou veia brônquica) resulta em aumento da pressão de enchimento no coração esquerdo. Assim, pode ser necessária septostomia atrial ou canulação do átrio esquerdo para o circuito extracorpóreo para alívio pressórico das câmaras esquerdas.

FISIOLOGIA

O entendimento profundo da fisiologia extracorpórea, incluindo fluxo, pressão de circuito e transferência de gases, é essencial para o manejo seguro e efetivo da terapêutica.

O objetivo fisiológico desse suporte é suprir com sangue oxigenado as necessidades metabólicas e facilitar a remoção dos resíduos metabólicos teciduais.

Troca Gasosa Pulmonar

A respiração pulmonar é a troca de oxigênio e de gás carbônico entre o sangue e gás inalado nos alvéolos pulmonares. A respiração tecidual é a troca gasosa no nível celular. Nos dois níveis, as trocas dependem do gradiente de difusão resultante das pressões parciais dos gases.

O fluxo de movimentação gasosa ocorre do local com maior pressão parcial em direção ao de menor pressão parcial. A PO_2 do ar ambiente é aproximadamente 158 mmHg (nível do mar), enquanto, em nível celular, a PO_2 é 6-10 mmHg.

Assim como ocorre com o oxigênio, o transporte de gás carbônico é possível devido ao gradiente de difusão. O gás carbônico (CO_2) é produzido nos tecidos periféricos e difunde-se através da parede capilar para dentro da corrente sanguínea. O sangue carrega o CO_2 até os pulmões para sua eliminação. O transporte do CO_2 no sangue ocorre por três vias: 5% dissolvido no plasma, 10% quimicamente ligado à hemoglobina e 85% na forma de bicarbonato (HCO_3).

Troca Gasosa no Oxigenador

As pressões parciais de oxigênio e gás carbônico são as forças motoras para a movimentação desses gases através da membrana do oxigenador. A concentração de CO_2 em cada lado da membrana é um fator fundamental no funcionamento do oxigenador.

A taxa de transferência de gás carbônico é seis vezes maior que a do oxigênio e independe do fluxo sanguíneo, mas depende diretamente da área de superfície da membrana. Outro fator importante na troca de CO_2 é o fluxo de gás. Aumentando o fluxo total de gás de arraste (O_2, por exemplo), haverá diminuição na concentração de CO_2 no gás que passa pela membrana do oxigenador, o que acarreta uma maior eliminação de CO_2.

Para regulação do fluxo de gases na membrana, são utilizados o fluxômetro e o *blender*. As características da membrana limitam o fluxo de gases, portanto, se a pressão da fase gasosa exceder a pressão da fase sanguínea, pode ocorrer formação de êmbolo gasoso.

A pressão parcial de oxigênio (O_2) é alta no gás de arraste, causando uma grande força motriz para o oxigênio atravessar a membrana rapidamente. Em termos de O_2, a membrana funciona em seu potencial máximo e, portanto, o aumento acima do recomendado pelo fabricante, na taxa de fluxo do gás de arraste, não aumenta o conteúdo de oxigênio no sangue.

Quanto maior a área de superfície da membrana do oxigenador, mais sangue será exposto ao oxigênio. As hemácias que entram no oxigenador, próximas à membrana, tornam-se saturadas com oxigênio. Este se difunde no fluxo sanguíneo, aumentando a PO_2. O aumento da taxa de fluxo sanguíneo levará maior volume de sangue a passar pela superfície da membrana do oxigenador, melhorando a oxigenação. A partir de certo ponto, resta muito pouco tempo para o oxigênio se difundir no fluxo sanguíneo e, então, aumentos na taxa de fluxo sanguíneo não levarão a incrementos na oxigenação (Figura 40.1).

Fisiopatologia do Pulmão de Membrana

O entendimento das características das trocas gasosas é importante para diagnosticar possíveis problemas no funcionamento do oxigenador.

Oxigenadores de membrana podem causar edema pulmonar, distúrbio ventilação/perfusão, êmbolo pulmonar e outras disfunções.

A perfusão da membrana pode ser afetada por presença de trombos no circuito ou por vazamento de sangue para a fase gasosa da membrana. Isso não só diminui a difusão de oxigênio e gás carbônico, como também aumenta a resistência ao fluxo sanguíneo.

Condensação de vapor de água dentro do oxigenador, derivada da interação entre sangue aquecido e gás de arraste frio, pode diminuir a performance do oxigenador, tanto na ventilação quanto na oxigenação. O fluxo do gás de arraste pode ser aumentado para ajudar a limpar o fluido condensado e eliminar mais CO_2, semelhante ao que acontece quando se aumenta o volume minuto na ventilação pulmonar.

Respeitar a taxa de gás de arraste é importante para evitar formação de êmbolos de ar que vão da fase de gás para a fase sanguínea. Se o gás passar para a membrana em áreas pouco perfundidas ou o fluxo de sangue atravessar áreas pouco ventiladas, ocorre distúrbio ventilação/perfusão intraoxigenador.

Cinética do Oxigênio e Respiração Tecidual

Na fisiologia cardiopulmonar normal, a distribuição do débito cardíaco varia entre os órgãos. A taxa metabólica determina o consumo de oxigênio e, portanto, determina o fluxo sanguíneo para todos os órgãos, com exceção da pele, que tem seu fluxo sanguíneo termomediado. O fluxo de sangue venoso vai do leito vascular dos órgãos para o coração através das veias cavas superior e inferior.

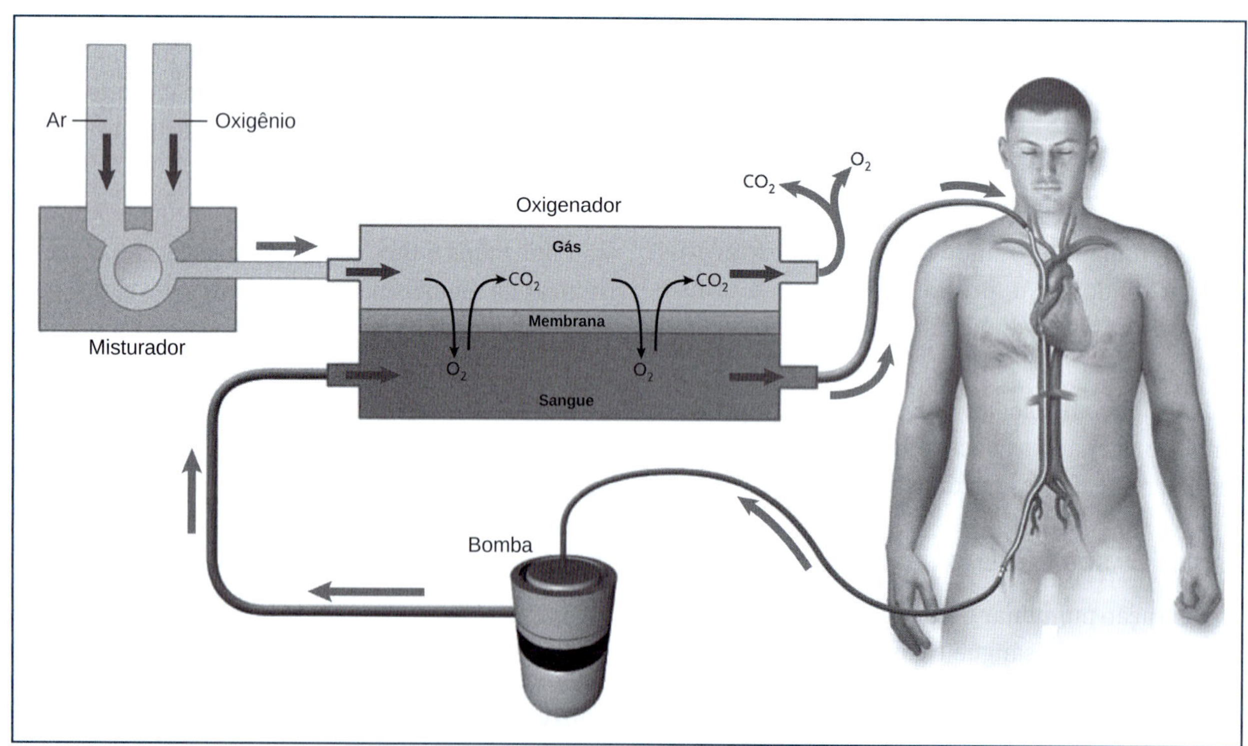

FIGURA 40.1 *Troca gasosa no oxigenador.*

Na artéria pulmonar, a saturação de oxigênio da hemoglobina venosa representa o balanço de oxigênio após a perfusão tecidual sistêmica total. A relação variável entre fluxo sanguíneo (entrega de oxigênio) e extração de oxigênio (consumo) em cada órgão representa uma pequena fração do que é monitorado à beira do leito (débito cardíaco, SVO_2).

Dentro dos limites fisiológicos, o sistema cardiopulmonar mantém a entrega de oxigênio e o seu consumo em uma relação 4:1. Como o conteúdo de oxigênio no sangue arterial é inicialmente fixo, o débito cardíaco torna-se o primeiro a responder a um aumento na demanda sistêmica por oxigênio.

Consumo de Oxigênio

O consumo de oxigênio (VO_2) é o montante utilizado pelos tecidos durante o metabolismo aeróbio. As taxas normais de repouso são: neonato, 5-8 mL/kg/min; crianças, 4-6 mL/kg/min; e adultos, 3-5 mL/kg/min. Essas taxas aumentam com atividade muscular, infecção, hipertermia, níveis altos de catecolaminas e aumento de hormônios tireoidianos.

Em condições normais, o volume de oxigênio absorvido através dos pulmões nas trocas gasosas é igual ao volume consumido pelo metabolismo dos tecidos periféricos (princípio de Fick).

O consumo de oxigênio pode ser assim calculado:

Volume Sistólico × Frequência Cardíaca × Diferença arteriovenosa de O_2.

Entrega de Oxigênio

Embora a oxi-hemoglobina seja o principal determinante no conteúdo de oxigênio do sangue, o fluxo sanguíneo tem igual importância na entrega de oxigênio aos tecidos. A entrega de oxigênio pode ser assim calculada:

Débito Cardíaco × Conteúdo de Oxigênio

Em termos de demanda por oxigênio, o débito cardíaco varia para manter uma relação 4:1 entre entrega de oxigênio e consumo. Assim, a fisiologia da entrega de oxigênio aos tecidos é tal que, dado um conteúdo fixo de oxigênio (Hb e saturação de O_2 estáveis), o fluxo sanguíneo aumenta ou diminui baseado na demanda metabólica. A SVO_2 serve como marcador da relação entre entrega e demanda. Monitorar a saturação venosa (SVO_2) no manejo da oxigenação por membrana extracorpórea (ECMO) é crucial. O sangue arterial pode estar completamente saturado, mas, se a saturação venosa for baixa, significa que o consumo está desproporcionalmente maior que a entrega de oxigênio[6].

Conteúdo de Oxigênio

O acesso e manejo da oxigenação à beira do leito geralmente têm como foco a PaO_2. Esta é universalmente aceita como parâmetro da relação ventilação/perfusão pulmonar. Permite a avaliação evolutiva quanto aos ajustes na oxigenoterapia e quanto à correlação entre severidade da disfunção pulmonar e resposta do paciente às medidas adotadas.

Apesar disso, a PaO_2 tem pouco valor na avaliação do conteúdo de oxigênio, pois representa o oxigênio dissolvido no plasma (2% do oxigênio contido no sangue). O conteúdo de O_2 dissolvido no plasma pode ser calculado: PO_2 x 0,003 (coeficiente de solubilidade do oxigênio no plasma).

A oximetria de pulso acessa de modo não invasivo a oxigenação na forma de saturação de hemoglobina do sangue arterial. Porém, a oximetria de pulso representa a saturação da hemoglobina disponível e não informa o conteúdo de oxigênio se não soubermos qual é a concentração de hemoglobina no sangue.

Hemoglobina transporta 98% do oxigênio do sangue. Cada grama de hemoglobina é capaz de carrear 1,34 mL de oxigênio quando seus quatro grupos heme estão ligados à hemoglobina (100% saturada).

Portanto, é possível calcular o conteúdo de oxigênio:

$$[(Hb \times 1{,}34) \times sat\ O_2] + (PaO_2 \times 0{,}003)$$

O resultado é dado em mililitro de oxigênio por decilitro de sangue arterial.

Quanto à avaliação de fluxo sanguíneo, é importante conhecer os seus determinantes: pressão de enchimento do coração direito, tamanho da cânula venosa, pré-carga da bomba e velocidade da bomba.

Na fisiologia humana, a pressão sanguínea arterial é resultante de pré-carga cardíaca, frequência cardíaca, força contrátil do ventrículo esquerdo e resistência vascular sistêmica. A pressão sanguínea venosa central é bem mais baixa e determinada pelo volume sanguíneo venoso e o tônus vascular venoso.

A relação entre pressões venosa e arterial é mimetizada pela fisiologia do circuito extracorpóreo. A pressão no braço arterial do circuito é determinada pela pré-carga da bomba, fluxo da bomba e resistência ao fluxo.

Pressões próximas a 300 mmHg são consideradas seguras, embora o risco de vazamento e de ruptura do circuito aumente quanto maior a pressão atingida.

A pressão no braço venoso é baixa, uma vez que o fluxo ocorre por pressão negativa gerada pela bomba. Excesso de pressão negativa pode levar à cavitação sanguínea e dano às células do sangue. O sangue drenado da circulação venosa central determina a pré-carga da bomba, limitando o fluxo da mesma.

INDICAÇÕES

O objetivo de cada centro de ECMO é identificar qual paciente pode ser beneficiado por esse suporte, limitando o procedimento para aqueles em que os riscos de complicações são aceitáveis. A partir desse conceito, estipula-se que a população-alvo seja de pacientes no quartil 50% a 75% de risco de mortalidade[7]. Comumente, utiliza-se escores como: índice de oxigenação e PRISM. Os critérios de inclusão não são absolutos, mas devem servir como norteadores.

Neonatologia

Idade gestacional > 34 semanas[8]; peso > 2 kg[9]; doença pulmonar reversível (ventilação mecânica a menos de 10-14 dias); índice de oxigenação > 40; PaO_2/FiO_2 < 50 mmHg ou D(A-a) O_2 > 600 mmHg; acidose respiratória com pH < 7,15; complacência estática < 0,5 mL/cmH_2O/kg; síndrome de escape de ar persistente; descompensação cardiovascular potencialmente reversível, mas refratária à otimização terapêutica (vasodilatadores, vasopressores, inotrópicos, antiarrítmicos, marca-passo); hipotensão progressiva (< dois desvios-padrão para a idade); pressão de átrio ou ventrículo esquerdos > 20 mmHg por mais de seis horas; índice cardíaco < 2 L/m; falência biventricular severa (fração de ejeção < 30%, combinada à hipoperfusão de órgãos); ausência de sangramento ou coagulopatia incontrolável[10]; ausência de hemorragia intracraniana III ou IV[11]; ausência de cardiopatia congênita incorrigível; falha de otimização terapêutica respiratória (ventilação de alta frequência oscilatória, surfactante, NO inalatório); paciente oncológico e transplantado medular, com acidose, hipotensão e insuficiência cardiorrespiratória refratárias, mas com possibilidade de sobrevida aceitável do câncer primário; ausência de anomalias letais (trissomia 13 e 18); e ausência de danos neurológicos severos ou irreversíveis.

Pediatria

Não existem critérios absolutos de indicação de ECMO em crianças e usualmente são utilizados critérios baseados na experiência com adultos. Segundo Brodie *et al.*[12], as indicações de ECMO venovenoso são:

- Hipoxemia grave (PaO_2/FiO_2 < 80 mmHg), apesar de altos níveis de PEEP (usualmente entre 15 a 20 cmH_2O), e utilização de terapias de resgate (óxido nítrico, alta frequência, posição prona, surfactante) em pacientes com insuficiência respiratória aguda potencialmente reversível.
- Hipercapnia descompensada com pH < 7,15, apesar de altas pressões inspiratórias (40 cmH_2O), tendo sido realizada a melhor prática de ventilação mecânica.
- Necessidade de aumento excessivo da pressão inspiratória (> 35-45 cmH_2O).

São indicações de ECMO venoarterial: crianças que não conseguem ser retiradas da circulação extracorpórea (CEC) após cirurgia cardíaca; parada cardiorrespiratória; miocardite, miocardiopatias, hipertensão pulmonar; arritmias intratáveis; e choque refratário[13].

São contraindicações ao uso do ECMO: uso de ventilação com FiO_2 > 80% ou com altas pressões (PEEP > 30 cmH_2O), por um período maior que sete dias; ausência de acesso vascular adequado; disfunção orgânica múltipla avançada (> três órgãos comprometidos); lesão cerebral irreversível ou câncer intratável metastático; cardiopatia inoperável; pneumopatia crônica, com indicação de transplante; e contraindicação ao uso de anticoagulação.

CIRCUITOS E COMPONENTES

O suporte vital extracorpóreo (ECLS) promove um suporte temporário para pacientes com comprometimento pulmonar ou cardiovascular, ou ambos. A

Figura 40.2 resume os componentes básicos necessários no circuito, que são: cânulas, tubos, bomba, oxigenador e aquecedor.

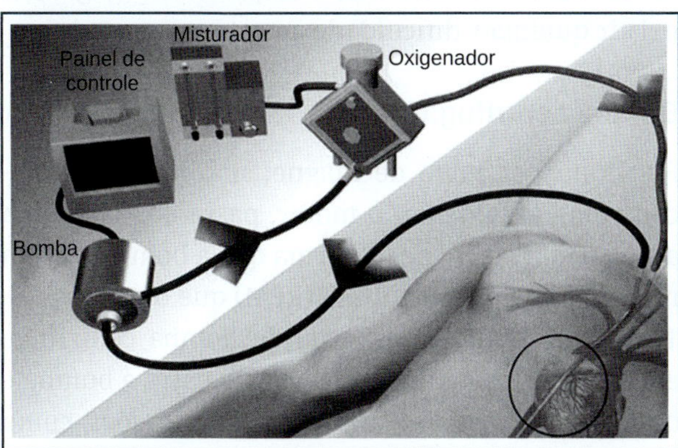

FIGURA 40.2 *Circuito do ECMO. O sangue é drenado do paciente por uma cânula venosa e, através de uma bomba, é impulsionado por meio de um oxigenador onde ocorre a troca gasosa. O sangue oxigenado é então devolvido para o paciente.*

Algumas regras básicas devem ser consideradas quando da montagem de um circuito de ECMO[14].

- Quanto mais curto, melhor. O comprimento está diretamente relacionado com o aumento da resistência do circuito e isso pode levar ao excesso de turbulência e lise de células sanguíneas. Além disso, o sangue fica mais exposto a uma superfície externa, com maior risco de ativação da inflamação. O circuito mais comprido também demanda um maior volume de enchimento e uma maior perda de calor.
- Quanto menos conectores, melhor. Os conectores levam a um aumento de turbulência, além de promover áreas de estagnação com formação de trombos. Além disso, aumentam o risco de desconexões e rupturas de circuito.
- Quanto mais simples, melhor. Um circuito simples tem menor risco de complicações e oferece um sistema que pode ser mais bem entendido e manuseado.

Cânulas Vasculares

O fluxo é diretamente proporcional ao raio e ao gradiente de pressão e inversamente proporcional à viscosidade sanguínea e ao comprimento da cânula, segundo a lei de Poiseuille:

$$\text{Fluxo} = \frac{\pi \, \Delta P \, r^4}{8 \, \eta \, L}$$

Onde: ΔP é gradiente de pressão; r é raio; η é viscosidade; e L é comprimento.

Portanto, o tamanho e o posicionamento das cânulas são críticos para o bom funcionamento do ECMO. As cânulas são aramadas e com marcador radiopaco. A cânula que vai desviar o sangue do paciente para o circuito é denominada "venosa". Essa cânula deve ter múltiplos orifícios laterais para evitar obstrução. O acesso mais utilizado para a canulação venosa é a veia jugular interna. A ponta da cânula deve estar posicionada no átrio direito. A canula arterial é aquela que devolve o sangue oxigenado para o paciente. Ela pode ser posicionada numa veia (ECMO venovenoso) ou numa artéria (ECMO venoarterial). Normalmente, a artéria utilizada para canulação é a carótida. Também pode ser utilizada como opção a artéria femoral. No caso do ECMO venovenoso, são também disponíveis cateteres de duplo lúmen, que são vantajosos uma vez que é necessário apenas um acesso (Figura 40.3).

Um exemplo de cateter de duplo lúmen é o Avalon®, que utiliza como drenagem dois orifícios locados nas cavas superior e inferior, e a devolução do sangue ocorre centralmente com fluxo de sangue direcionado para a tricúspide. Dessa forma, esse tipo de cateter minimiza a recirculação sanguínea. As cânulas são medidas pelo diâmetro externo em French (1 mm = 3 Fr)[14] (Figura 40.4).

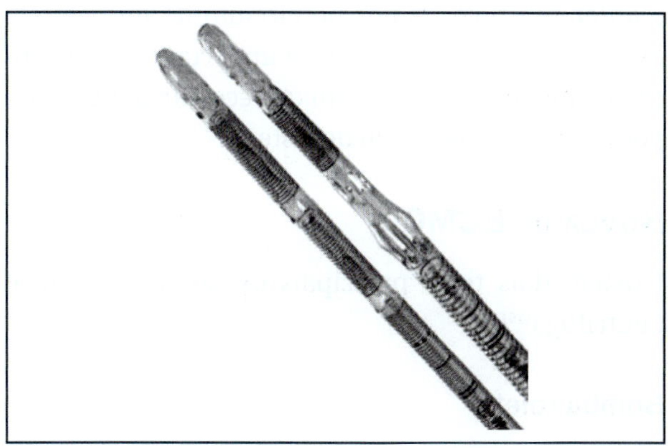

FIGURA 40.3 *Cânulas vasculares para ecmo.*

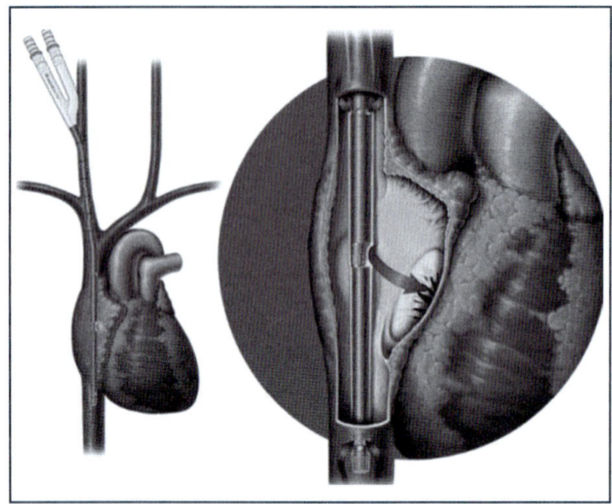

FIGURA 40.4 *Cânula Avalon®.*

Tubos

O comprimento e diâmetro dos tubos contribuem para a resistência ao fluxo sanguíneo. O tamanho é selecionado conforme o peso. Existem dois tamanhos padrões: 1/4 polegadas – utilizado em crianças menores de 10 kg e tem um *prime* aproximado de 250 mL; e 3/8 polegadas – utilizado em crianças maiores, com um *prime* de 450 mL. Os tubos são normalmente manufaturados com cloreto de polivinil (PVC), porém, recentemente, a sua superfície interna foi revestida com substâncias (baseadas em heparina ou não) que melhoram a biocompatibilidade e diminuem a formação de trombo, ativação do complemento e da cascata inflamatória.

Em crianças pequenas, existe a possibilidade de incluir uma ponte no circuito. A ponte é uma conexão entre as vias venosa e arterial, localizada próximo ao paciente. A ponte permite que o sangue circule no circuito em situações em que o paciente for removido do suporte. Outra função da ponte é manter um fluxo maior no circuito do que aquele que vai para o paciente. Isso é importante em crianças pequenas, em que o fluxo necessário é baixo e pode levar à coagulação do sistema[15].

Bomba de ECMO

Existem dois tipos principais de bomba: Rolete e Centrífuga[15].

Bomba rolete

Gera fluxo constante, dependendo do tamanho do circuito e da velocidade da bomba. Esse tipo de bomba deve ser constantemente monitorizado para não gerar grandes pressões negativas pré-bomba ou grandes pressões positivas pós-bomba. Existe o risco de ruptura do circuito, com perda de sangue, se existir qualquer dificuldade ao retorno sanguíneo.

Bomba centrífuga

Funciona por meio de magnetismo. Quando colocada em contato com o motor, passa a existir uma atração magnética de tal forma que a bomba gira na mesma rotação por minuto (RPM) que o motor gira. Trata-se de um tipo especial de bomba centrífuga em que não existe nenhum contato entre a bomba e o motor. Isso diminui algumas complicações, como aquecimento no local de contato (potencial para hemólise), bem como estagnação de sangue na região de contato. Essa bomba funciona levitando com rotação apenas por mecanismo magnético. Essa bomba tem uma durabilidade maior, porém com custo superior. Nas bombas centrífugas, o fluxo vai ser variável, de acordo com a resistência do sistema. É, portanto, necessário um fluxômetro para medir qual fluxo essa bomba vai gerar em cada momento (Figura 40.5).

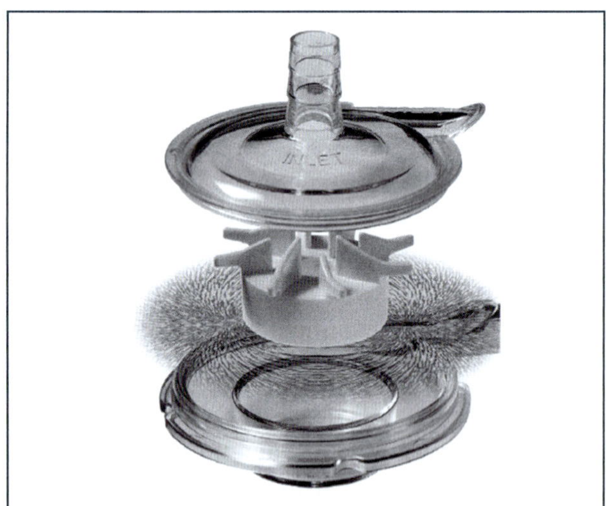

FIGURA 40.5 ***Bomba centrífuga levitada magneticamente. (Thoratec Centrimag® ou Pedivas®)***

Oxigenadores de Membrana

Os oxigenadores são um componente crítico do circuito, uma vez que são os responsáveis pelas trocas gasosas. Eles possuem uma membrana que separa o sangue do gás utilizado para as trocas gasosas. Essa membrana, por meio da difusão, permite a passagem dos gases, mas não de água e eletrólitos, das áreas de maior concentração para as áreas de menor concentração, objetivando o equilíbrio. Os oxigenadores de membrana possuem um misturador de gases (*blender*) que recebe, separadamente, oxigênio e ar comprimido e libera uma mistura gasosa com concentrações ajustáveis de oxigênio, entre 21% (ar ambiente) e 100% (oxigênio puro).

Existem alguns tipos de oxigenadores. Os oxigenadores em espiral utilizam membranas verdadeiras de silicone, enroladas em torno de um eixo central, como em um novelo. Outro tipo de oxigenador é o de membrana capilar. É o mais utilizado na atualidade por sua simplicidade e eficácia. Ele utiliza membranas microporosas de polipropileno ou polimetilpenteno, formadas por capilares finos dispostos em feixes paralelos, e por isso é também conhecido como "oxigenador de fibras ocas". Existem dois tipos: aquele em que o sangue flui no interior do capilar e o gás em seu exterior, em sentidos opostos; e outro, mais moderno, no qual o gás flui no interior dos capilares, que ficam imersos no fluxo de sangue. Neste caso, o trauma sofrido pelo sangue é menor. Como a eficicácia das trocas gasosas é maior, os oxigenadores de membranas capilares são menores (Figura 40.6)

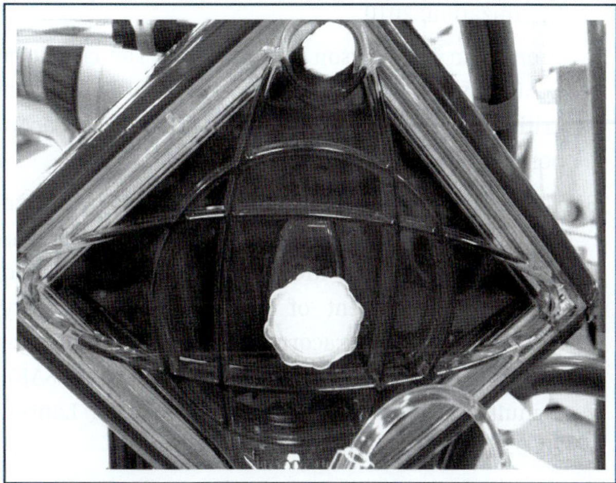

FIGURA 40.6 *Membrana de oxigenação Quadrox iD® (Maquet).*

Aquecedor

Durante ECLS, o volume sanguíneo do paciente é constantemente exposto à temperatura ambiente e, além disso, o fluxo de gás, em contato com o sangue, também é frio. Por isso, é necessário um aquecimento ativo para manter a temperatura corpórea normal. Por meio do aquecedor, você pode regular a temperatura ideal para o seu paciente. Em alguns casos em que é necessária uma proteção para o sistema nervoso, a hipoterapia pode ser implementada[15].

COMPLICAÇÕES

Um banco de dados realizado pela Extracorporeal Life Support Organization (ELSO) inclui vários eventos adversos associados ao uso do ECMO. Esses eventos adversos podem ser divididos em: aqueles associados ao circuito do ECMO e aqueles não relacionados ao circuito. A Tabela 40.1 mostra os principais eventos adversos associados ao ECMO[12].

O avanço da tecnologia associada ao ECMO e das técnicas de realização tem diminuído muito o risco de complicações. Isso pode ser confirmado pela presença de apenas uma complicação grave no CESAR *trial* (perfuração de um vaso durante a canulação)[16].

A presença de trombos no circuito é a complicação mecânica mais frequente durante o ECMO. Normalmente, esses coágulos são pequenos e não causam nenhum malefício, desde que sejam reconhecidos precocemente. Para isso, é importante uma inspeção atenta do circuito, normalmente com ajuda de uma lanterna, para observar a progressão da formação de trombos. A presença de coágulos no circuito pode causar hemólise ou consumo de plaquetas[17]. A monitorização das pressões pré e pós-membrana vão ajudar a identificar coágulos no oxigenador. Coágulos no oxigenador resultam em obstrução do fluxo de sangue, causando um aumento na pressão pré-membrana e prejudicando a troca gasosa.

Por outro lado, o sangramento continua sendo uma complicação muito grave e o cuidado com o circuito e com protocolos de anticoagulação são essenciais para minimizar os riscos.

As cânulas são colocadas de forma estéril para evitar infecções e um cuidado especial deve ser tomado para evitar lesões vasculares, uma vez que normalmente as cânulas têm um diâmetro grande. Podem ocorrer dobra nas cânulas, prejudicando o fluxo; perda de cânulas acidentalmente; e mau posicionamento. A posição da cânula deve ser sempre checada com uma radiografia de tórax ou com ecocardiograma.

TABELA 40.1 ***Eventos adversos associados ao ECMO.***

Eventos relacionados ao circuito	Taxa (%)
Falência do oxigenador	17,5
Coágulos no oxigenador	12,2
Coágulos no circuito	17,8
Problemas com as cânulas	8,4
Outros problemas mecânicos	7,9
Eventos não relacionados ao circuito:	taxa (%)
Sangramento na incisão cirúrgica	19,0
Sangramento na inserção da cânula	17,1
Sangramento pulmonar	8,1
Sangramento gastrointestinal	5,1
Sangramento do sistema nervoso	3,8
Hemólise	6,9
Coagulação intravascular disseminada	3,7
Infecção de corrente sanguínea	21,3

REFERÊNCIAS

1. Fortenberry J. The History and Development of Extracorporeal Support. In: ECMO – Extracorporeal Cardiopulmonary Support in Critical Care. 4th ed Ann Arbor, Michigan; 2012. p. 1-10.
2. Hill JD, O'Brien TG, Murray JJ, et al. Prolonged Extracorporeal Oxygenation for Acute Post-traumatic Respiratory Failure (Shock-lung Syndrome): use of the Bramson Membrane Lung. N Engl J Med. 1972;286:629-34.
3. Barlett RH. Esperanza. ASAIO Trans. 1985;31:723-35.
4. Wolfson PJ. The Development and Use of Extracorporeal Membrane Oxygenation in Neonates. Ann Thorac Surg. 2003;76:S2224-9.
5. Short BL, et al. ECMO Specialist Training Manual. 3nd ed. ELSO; 2011.
6. Bartlett RH. ECMO Extracorporeal Cardiopulmonary Support in critical Care. Physiology of Extracorporeal Life Support. 3rd ed. ELSO; 2002. p. 2-25.
7. Green TP, Moler FW, Goodman DM. Probability of survival after prolonged extracorporeal membrane oxygenation in pediatric patients with acute respiratory failure. Extracorporeal Life Support Organization. Crit Care Med. 1995;23(6):1132-9.
8. Hardart GE, Hardart MK, Arnold JH. Intracranial hemorrhage in premature neonates treated with extracorporeal membrane oxygenation correlates with conceptional age. J Pediatr. 2004;145(2):184-9.
9. Revenis ME, Glass P, Short BL. Mortality and morbidity rates among lower birth weight infants (2000 to 2500 g) treated with extracorporeal membrane oxygenation. J Pediatr. 1992;121(3):452-8.
10. Farrow KN, Steinhorn RH; Van Meurs K, editor. ECMO, Extracorporeal Cardiopulmonary Support in Critical Care. 3th ed. Ann Arbor (MI): Extracorporeal Life Support Organization; 2005.
11. ELSO. Patient Specific Supplements to the ELSO General Guidelines. Extracorporeal Life Support Organization. 2009 April. Disponível em: <http://www.elso.med.umich.edu/WordForms/ELSO%20Pt%20Specific%20Guidelines.pdf>.
12. Brodie D, Baccheta M. Extracorporeal Membrana Oxygenation for ARDS in Adults. N Engl J Med. 2011; 365:1905-14.
13. Cooper DS, Hirsch JC, Jacobs JP. Pediatric cardiac Extracorporeal Life Support. ECMO, Extracorporeal Cardiopulmonary Support in Critical Care. 4th ed. Ann Arbor, Michigan: Extracorporeal Life Support Organization; 2012.
14. Harris WE, Darling EM, Lawson S. ECMO Equipment and Devices in ECMO Specialist Training Manual. 3rd ed. Ann Arbor, Michigan: Extracorporeal Life Support Organization; 2010.
15. Toomasian JM, Lawson S, Harris WE. The circuit in ECMO, Extracorporeal Cardiopulmonary Support in Critical Care. 4th ed. Ann Arbor, Michigan: Extracorporeal Life Support Organization; 2012.
16. Peek GJ, Mugford M, Tiruvoipati R, Wilson A, Allen E, Thalanany MM, Hibbert CL, Truesdale A, Clemens F, Cooper N, Firmin RK, Elbourne D. Efficacy and economic assessment of conventional ventilatory support versus extracorporeal membrane oxygenation for severe adult respiratory failure (CESAR): a multicentre randomised controlled trial. Lancet. 2009;374:1351-63.
17. Heard ML, Lynch JE, Zwischenberger JB. ECMO mechanical complications. In: ECMO Specialist Training Manual. 3rd ed. Ann Arbor, Michigan: Extracorporeal Life Support Organization; 2010.

41

Monitoração da Mecânica Respiratória na Ventilação Pulmonar Mecânica

Werther Brunow de Carvalho
José Roberto Fioretto

MEDIDA DA MECÂNICA RESPIRATÓRIA POR MEIO DA EQUAÇÃO DO MOVIMENTO DE GASES

A aplicação da equação do movimento é uma alternativa para a medida da mecânica respiratória em pacientes submetidos à ventilação pulmonar mecânica (VPM). Durante a VPM controlada, a pressão total aplicada no sistema respiratório (Ptot) é igual a:

$$\text{Ptot} = (\text{Volume} \times \text{Elastância}) + (\text{Fluxo} \times \text{Resistência}) + \text{PEEP total}$$

Onde a Ptot é a pressão positiva aplicada pelo aparelho de VPM e PEEP é a pressão expiratória final positiva.

Do ponto de vista matemático, assumindo-se que a resistência e a elastância são lineares durante o ciclo respiratório e conhecendo-se o valor da PEEP total, a equação pode ser resolvida se os três parâmetros de pressão de abertura da via aérea, fluxo e volume forem conhecidos. As limitações do método da equação do movimento estão relacionadas à afirmação da linearidade da elastância e resistência durante todo o ciclo respiratório, o qual não ocorre em várias condições patológicas.

FORMAS DE ONDA NO APARELHO DE VPM

Os aparelhos de VPM são tecnologicamente limitados como controladores de volume, pressão ou fluxo. Devido à multiplicidade de possibilidade que o paciente pode interagir com o aparelho de VPM, as conformações das formas de onda estão sujeitas à variação considerável. Os gráficos em tempo real são invariavelmente alterados pela presença de ruídos que determinam vibração e turbulência do fluxo de ar.

As formas de onda são classificadas na forma de escalas e alças. Na forma de escala, temos o volume, pressão e fluxo em um gráfico relacionado ao tempo. As alças são traçados de volume plotado em relação à pressão ou de fluxo em relação ao volume.

As curvas da função respiratória têm a possibilidade de analisar a fisiopatologia em uma determinada criança, detectar alterações na condição clínica, otimizar a estratégia ventilatória e avaliar a resposta ao tratamento. Elas possibilitam oferecer maior conforto ao paciente, previnem complicações, avaliam a evolução relacionada à retirada gradual da VPM e ajudam a estabelecer prognóstico. À beira do leito demonstram a presença de extravasamento de gás, indicam a presença de resistência elevada na via aérea, diagnosticam a possibilidade de acúmulo de ar, detectam a presença de volume expiratório alterado, de secreções em vias aéreas ou de água no circuito do aparelho de VPM e as alterações relacionadas à complacência pulmonar.

CURVAS DE VOLUME-TEMPO

O gráfico da curva volume-tempo representa as alterações relacionadas ao volume corrente (VC) durante o ciclo respiratório (Figura 41.1).

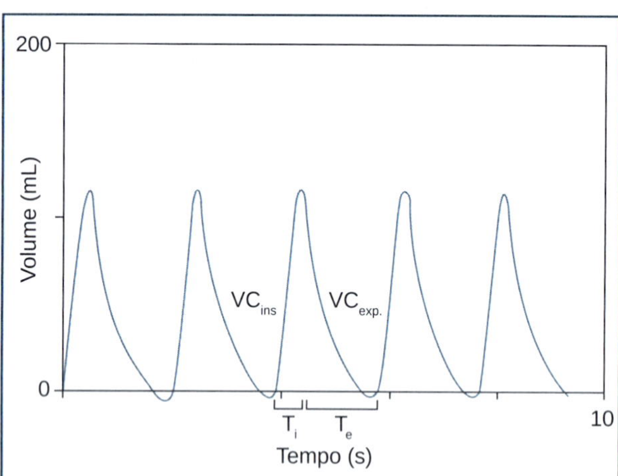

FIGURA 41.1 ***Curva volume-tempo.***
Fonte: adaptada de Ramirez JB, 2003[14].

O ramo ascendente corresponde ao volume inspirado e o descendente, ao volume expirado. Caso haja uma pausa inspiratória, durante a qual não entra nem sai ar do pulmão, esta faz parte da inspiração.

A morfologia da porção horizontal da curva (pausa inspiratória) vai depender de programação do tempo inspiratório e/ou pausa inspiratória (Figura 41.2).

À beira do leito, a curva volume-tempo permite uma avaliação prática, de acordo com o Quadro 41.1.

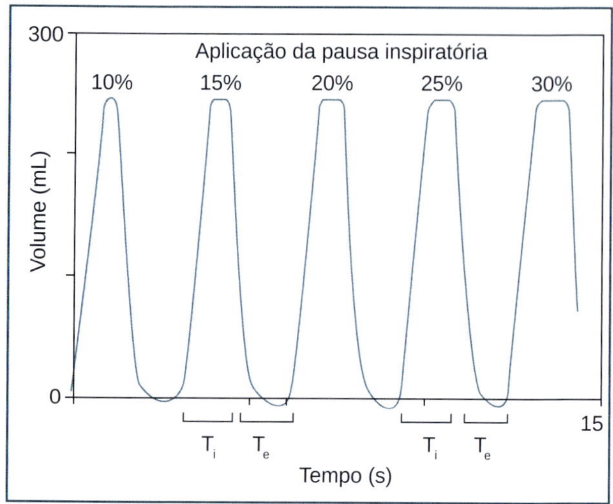

FIGURA 41.2 ***Curva volume-tempo na modalidade volume controlado. Observa-se o aumento do ramo horizontal no final da inspiração, à medida que se aumenta a porcentagem da pausa inspiratória.***
Fonte: adaptada de Ramirez JB, 2003[14].

QUADRO 41.1 ***Utilidade prática da curva volume-tempo.***

- Indicar a presença de extravasamento de gás. Observar que o ramo descendente não atinge o valor (linha) basal e se interrompe de maneira abrupta. Quanto mais elevado o nível de interrupção no ramo descendente, maior o grau de escape de gás
- Pode sugerir a presença de auto-PEEP se a expiração for muito curta, não permitindo a saída completa de gás. Da mesma forma, o ramo descendente também não irá atingir a linha de base, mas aqui existe horizontalização prévia da curva antes do início da próxima inspiração
- É essencial para indicar como o volume corrente pode ser alterado de acordo com a seleção do aparelho de VPM nos modos de suporte ventilatório parcial
- Detectar a presença de volumes expiratórios alterados, ou seja, menores do que o volume inspiratório. Nesse caso, o ramo descendente da curva apresenta uma porção negativa. Pode-se observar esse dado em duas situações: expiração forçada do paciente e associação de um circuito respiratório com um fluxo de gás (por exemplo, inaloterapia através do circuito de VPM, utilização de óxido nítrico inalatório)

A presença de extravasamento de gás faz com que o volume expiratório mensurado pelo sistema do aparelho de VPM seja inferior ao volume inspiratório (Figura 41.3).

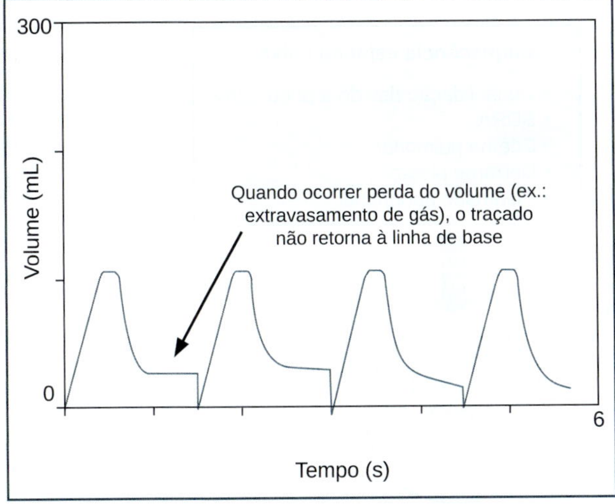

FIGURA 41.3 ***Curva volume-tempo na modalidade volume controlado em uma criança com escape de 17% do volume inspiratório.***
Fonte: adaptada de Ramirez JB, 2003[14].

Na curva volume-tempo observa-se que o ramo descendente não atinge o valor basal igual a zero. A altura na qual a curva se torna horizontal depende do grau de extravasamento de gás.

Quando a fase expiratória é muito curta e não permite a saída completa de gás, observa-se na curva volume-tempo que o ramo descendente não atinge o valor basal igual a zero (Figura 41.4).

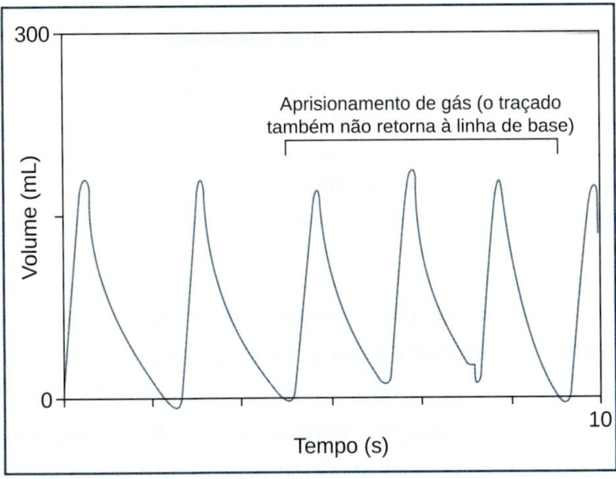

FIGURA 41.4 ***Curva volume-tempo na modalidade volume controlado, observando-se o início da inspiração antes da saída completa do volume expiratório e observando-se um aprisionamento de gás.***
Fonte: adaptada de Ramirez JB, 2003[14].

Nesse caso, existe horizontalização da curva previamente à próxima inspiração, sugerindo o aprisionamento de gás e a presença de auto-PEEP.

Quando o volume expiratório for maior do que o inspiratório, uma curva negativa será observada no ramo descendente (Figura 41.5).

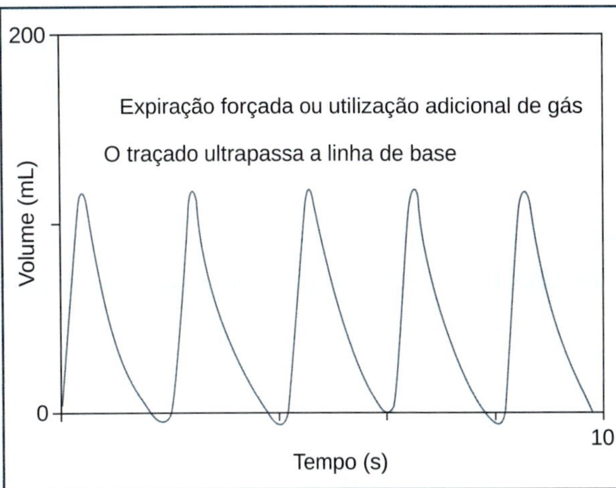

FIGURA 41.5 ***Curva volume-tempo. Observa-se uma inflexão negativa abaixo da abcissa, devido a um esforço expiratório forçado da criança.***
Fonte: adaptada de Ramirez JB, 2003[14].

Observa-se essa condição nas situações de expiração forçada do paciente ou caso haja a adição de um fluxo de gás além do administrado pelo aparelho de VPM (por exemplo, inaloterapia com medicações, administração de óxido nítrico inalatório).

CURVAS DE PRESSÃO-TEMPO

A pressão de pico na via aérea é influenciada pela resistência e pela complacência. Portanto, ela pode estar elevada quando existir estreitamento das vias aéreas ou a presença de pulmões mais duros (Figura 41.6).

Representam as alterações produzidas na pressão da via aérea durante o ciclo respiratório. Os gráficos de pressão-tempo são bastante distintos quando se empregam modalidades cicladas a volume ou à pressão. Na modalidade ciclada a volume, com um fluxo inspiratório constante, a curva apresenta quatro segmentos (Figura 41.7).

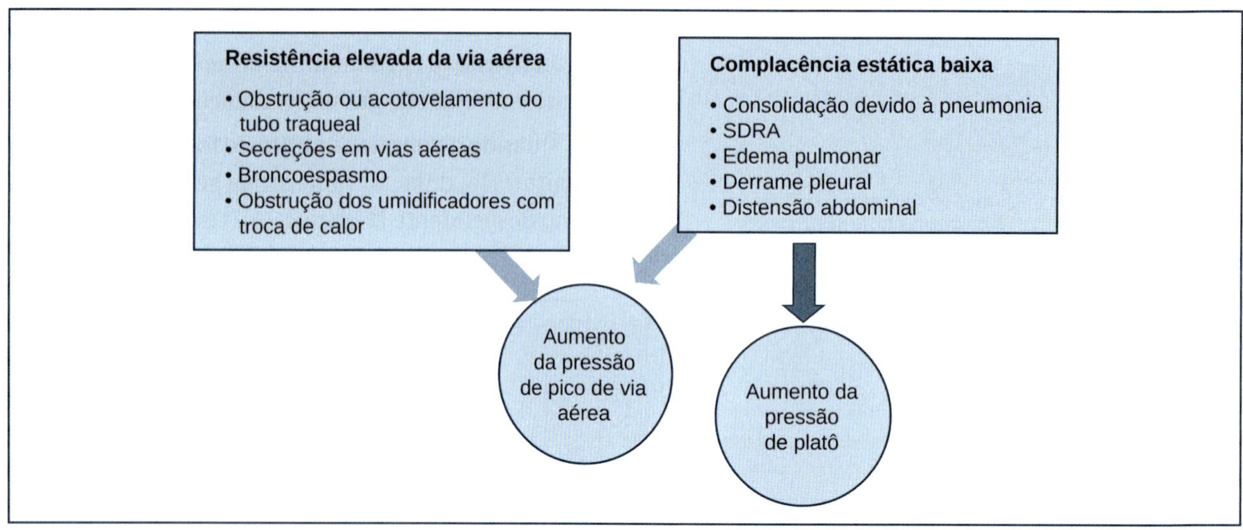

FIGURA 41.6 *Causas de aumento do pico de pressão da via aérea.*

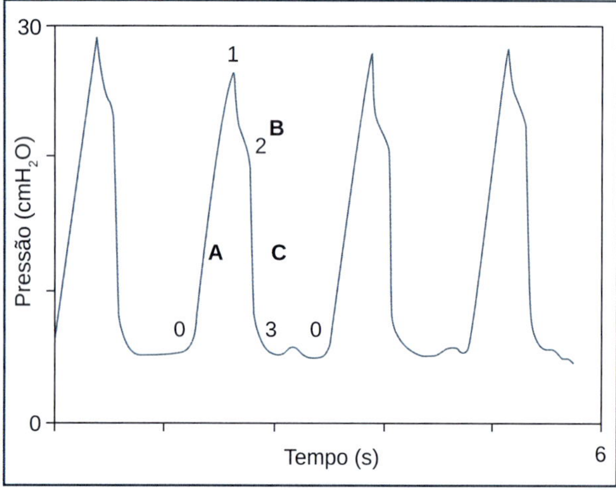

FIGURA 41.7 ***Curva pressão-tempo na modalidade ciclada a volume (volume controlado com VMIS a volume).***

Fonte: adaptada de Ramirez JB, 2003[14].

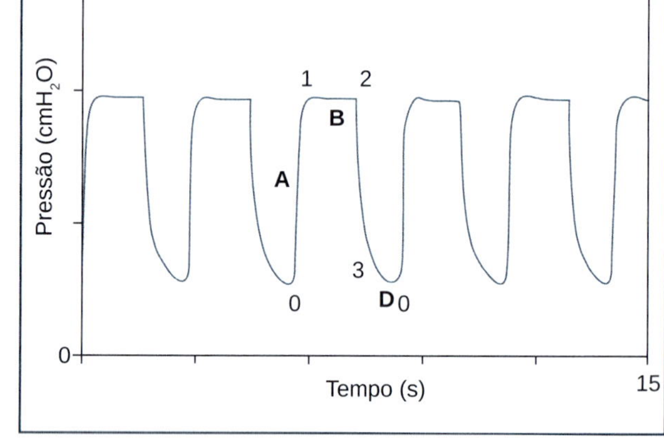

FIGURA 41.8 ***Curva pressão-tempo na modalidade ciclada à pressão (pressão controlada, pressão regulada com volume controlado, SIMV por pressão com pressão de suporte).***

Fonte: adaptada de Ramirez JB, 2003[14].

Distingue-se também na curva três pontos: 1) corresponde ao pico de pressão inspiratória, 2) corresponde à pressão de platô ou pressão no final da pausa inspiratória, e 3) corresponde à PEEP.

No modo ciclado por pressão com fluxo inspiratório decrescente, a curva apresenta os mesmos segmentos (A, B, C e D) (Figura 41.8).

Observa-se que nessa curva no modo ciclado por pressão, a pressão inspiratória máxima é igual à pressão de platô.

Deve-se ressaltar que a pressão de platô das curvas anteriores não deve ser empregada para o cálculo da complacência estática e dinâmica.

A pressão de pausa tende a estar aumentada nas condições em que o pulmão se torna mais rígido, isto é, condições nas quais a complacência estática está diminuída; condições com aumento da resistência de vias aéreas não produzem aumento apreciável na pressão de pausa. Portanto, se tanto o pico quanto a pressão de pausa estiverem elevados, é provável que o pulmão esteja mais rígido (não complacente); caso ocorra uma pressão de pico elevada e a pressão de pausa não se altere, é mais provável que esteja presente uma obstrução da via aérea. Quanto aos aumentos da complacência dinâmica, o mesmo poderá ocorrer paralelamente com qualquer aumento da pressão de pico da via aérea. O cálculo da complacência estática leva em conta a pressão de pausa (platô): qualquer aumento na pressão de platô poderá ser acompanhado por queda na complacência estática.

Deve-se realizar uma pausa inspiratória prolongada para se obter o valor adequado da pressão de platô (Figuras 41.9 e 41.10).

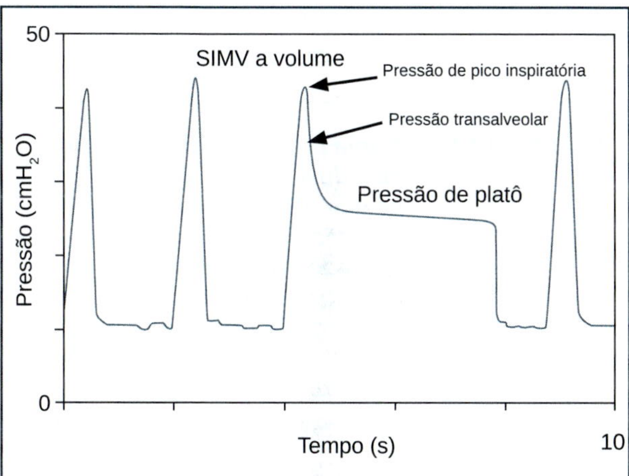

FIGURA 41.9 ***Curva pressão-tempo no modo VMIS a volume, observando-se um decréscimo da pressão de pico até uma pressão de platô estável, efetuando-se uma pausa inspiratória prolongada.***
Fonte: adaptada de Ramirez JB, 2003[14].

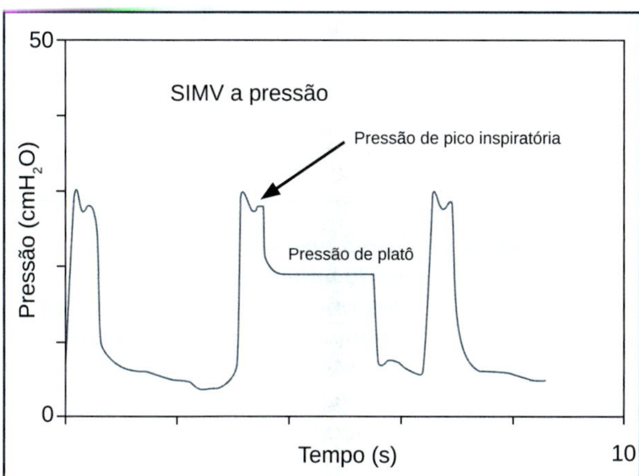

FIGURA 41.10 ***Curva pressão-tempo no modo SIMV à pressão, observando-se um decréscimo da pressão de pico até uma pressão de platô verdadeira, após se realizar uma pausa inspiratória prolongada.***
Fonte: adaptada de Ramirez JB, 2003[14].

Condições que tornam o pulmão menos elástico podem diminuir a complacência estática e dinâmica, enquanto alterações com estreitamento da via aérea poderão produzir queda da complacência dinâmica, sem alterar muito a complacência estática (Quadro 41.2).

QUADRO 41.2 ***Complacências estática e dinâmica em várias condições clínicas.***

Alteração pulmonar	Complacência dinâmica	Complacência estática
Edema pulmonar cardiogênico	Diminuído	Diminuído
SDRA	Diminuído	Diminuído
Broncoespasmo sem hiperinsuflação dinâmica	Diminuído	Inalterado
Broncoespasmo com hiperinsuflação dinâmica	Diminuído	Diminuído
Atelectasia	Diminuído	Diminuído
Pneumonia	Diminuído	Diminuído
Pneumotórax	Diminuído	Diminuído
Obstrução do tubo traqueal	Diminuído	Inalterado
Embolia pulmonar	Inalterado	Inalterado

Na modalidade de suporte parcial, no modo ventilação mandatória intermitente sincronizada (SIMV) por volume com pressão de suporte, existe a possibilidade de melhor identificação das respirações realizadas pelo aparelho de VPM e pela criança (Figura 41.11).

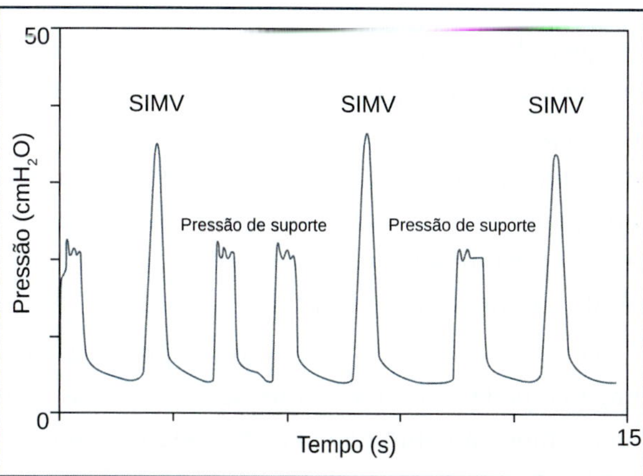

FIGURA 41.11 ***Curva pressão-tempo no modo SIMV a volume associado com pressão de suporte. Observa-se uma distinção fácil das respirações mandatórias (SIMV) comparativamente às respirações espontâneas com pressão de suporte.***
Fonte: adaptada de Ramirez JB, 2003[14].

Na modalidade a volume, quando existir aumento da resistência na via aérea, maior será a diferença entre o pico de pressão inspiratória e a pressão de platô (pressão de resistência) (Figura 41.12).

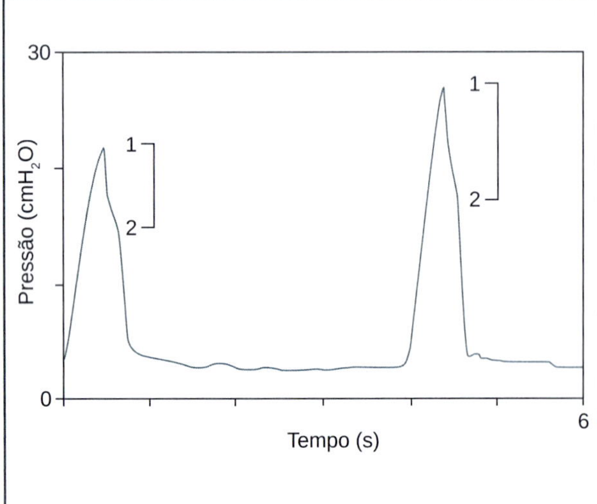

FIGURA 41.12 ***Curva pressão-tempo no modo ciclado a volume. Observa-se que, após um acotovelamento do tubo intratraqueal, existe um aumento da pressão de pico (1) sem aumento da pressão de platô (2), mas com aumento da resistência (distância 1 a 2).***
Fonte: adaptada de Ramirez JB, 2003[14].

Quando existir uma impossibilidade de se alcançar uma pressão inspiratória mantida (na modalidade à pressão) ou uma pressão de platô estável, ou ainda na impossibilidade de manter a PEEP durante uma pausa expiratória prolongada, deve-se suspeitar da possibilidade de extravasamento de gás através do circuito (Figura 41.13).

Quando se realiza uma pausa expiratória prolongada, pode-se verificar a presença de auto-PEEP pelo comportamento da curva pressão-volume, observando-se que esta permanece acima da linha basal (Figura 41.14).

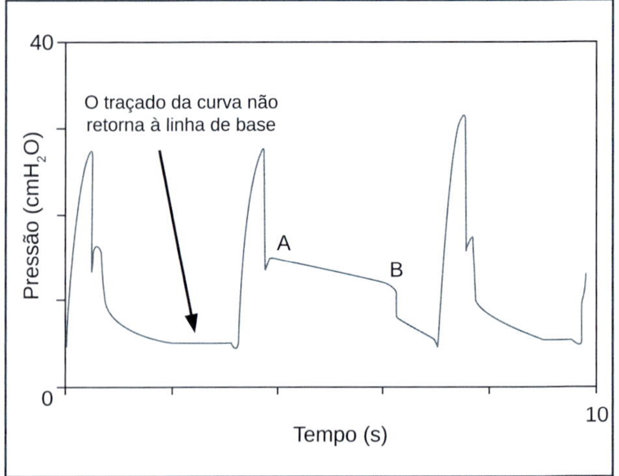

FIGURA 41.13 ***Curva pressão-tempo no modo ciclado a volume. Observa-se que não se obtém uma pressão de platô estável (traçado do ponto A para o B) durante uma pausa inspiratória prolongada, devido à presença de extravasamento de gás no circuito.***
Fonte: adaptada de Ramirez JB, 2003[14].

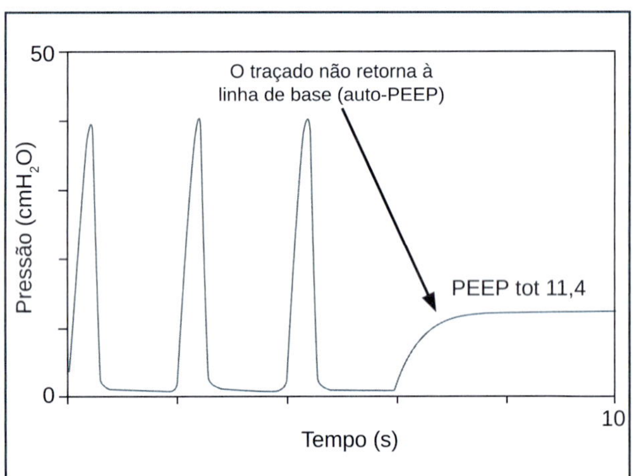

FIGURA 41.14 ***Curva pressão-tempo no modo volume controlado. Determinação da auto-PEEP em um nível de 11,4 cmH_2O ao se realizar uma pausa expiratória prolongada em uma criança com bronquiolite obliterante grave.***
Fonte: adaptada de Ramirez JB, 2003[14].

CURVAS FLUXO-TEMPO

A representação gráfica da curva fluxo-tempo é diferente quando se analisa a modalidade ciclada a volume (fluxo inspiratório constante) com a modalidade ciclada à pressão (fluxo inspiratório em rampa descendente). Na modalidade ciclada a volume (forma de onda de fluxo quadrada), observa-se caracteristicamente vários segmentos, de acordo com a Figura 41.15.

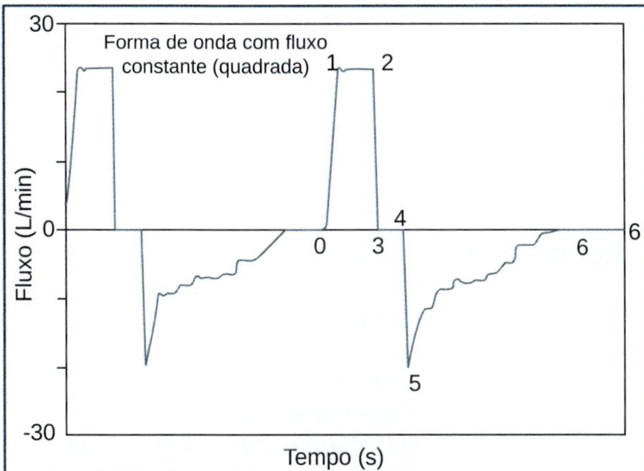

FIGURA 41.15 ***Curva fluxo-tempo no modo ciclado a volume (volume controlado ou SIMV a volume).***
Fonte: adaptada de Ramirez JB, 2003[14].

Na modalidade controlada à pressão, também tem-se a presença de vários segmentos, mas a conformação da curva é totalmente diferente (Figura 41.16).

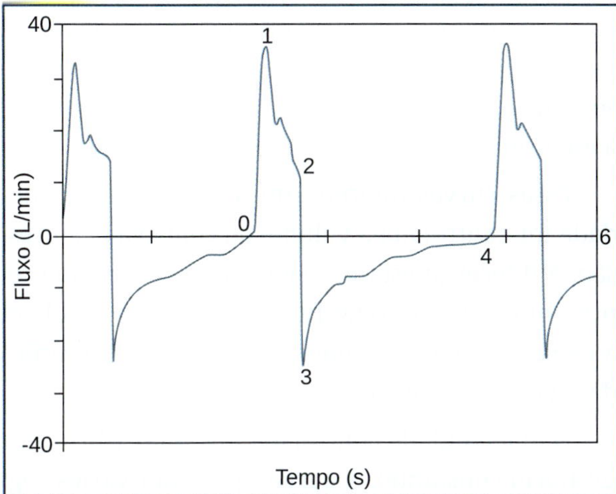

FIGURA 41.16 ***Curva fluxo-tempo no modo ciclado à pressão (pressão controlada, pressão regulada com volume controlado, SIMV à pressão ou com pressão de suporte).***
Fonte: adaptada de Ramirez JB, 2003[14].

Na prática clínica, a utilidade da curva fluxo-tempo está evidenciada no Quadro 41.3, a seguir.

QUADRO 41.3 ***Utilidade prática da curva fluxo/tempo.***

- Diagnóstico visual da modalidade respiratória que está sendo utilizada, pois apresenta padrões muito diferentes. Permite também diferenciar as respirações realizadas pelo aparelho de VPM e as do paciente quando eles estão em modos de suporte ventilatório parcial (ex.: PSV + SIMV, SIMV) (Figura 41.17)
- Visualização direta do aprisionamento de gás (o fluxo expiratório final não atinge a linha de base) (Figura 41.18). Evidencia um diagnóstico diferencial em relação à auto-PEEP: devido à patologia de base do paciente versus seleção inadequada do aparelho de VPM
- Avaliar a resposta que uma intervenção terapêutica pode ter em relação à presença de auto-PEEP (ex.: aumento do tempo expiratório, uso de beta-2 agonistas, aspiração de secreção) (Figuras 41.19 e 41.20)
- Pode-se avaliar a pressão média de vias aéreas pela área total da curva inspiratória, incluindo a área abaixo da linha da PEEP
- Pode-se avaliar a obstrução de via aérea por aumento desproporcionado no pico de pressão de via aérea em relação à pressão de platô
- Avaliar a resposta a broncodilatadores pela possibilidade de diminuição da pressão de pico da via aérea
- Avaliar a relação inspiração/expiração pelo cálculo da extensão relativa da inspiração e expiração no eixo que representa o tempo

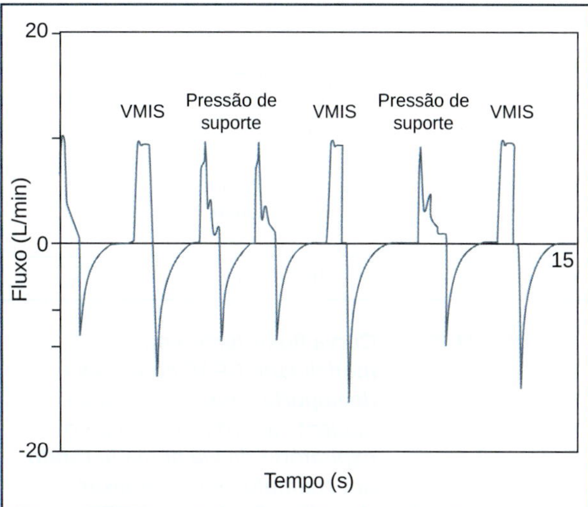

FIGURA 41.17 ***Curva fluxo-tempo no modo SIMV a volume com pressão de suporte. Observa-se uma visão fácil das respirações mandatórias (SIMV), comparativamente às respirações espontâneas com pressão de suporte (PSV).***
Fonte: adaptada de Ramirez JB, 2003[14].

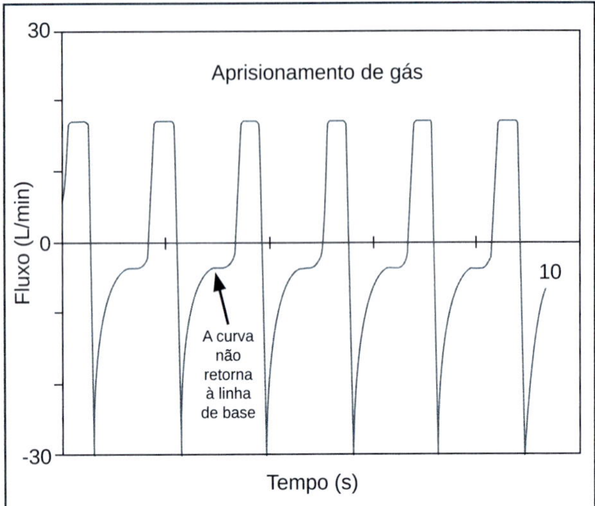

FIGURA 41.18 ***Curva fluxo-tempo no modo volume controlado. Observa-se que o fluxo expiratório não atinge a linha basal no momento em que se inicia um novo ciclo respiratório.***

Fonte: adaptada de Ramirez JB, 2003[14].

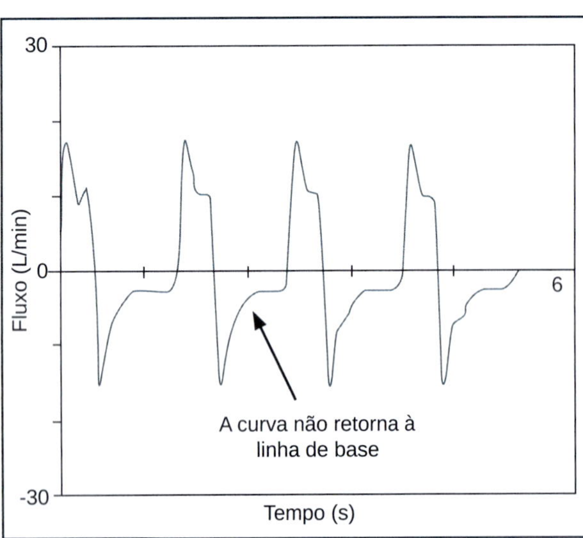

FIGURA 41.19 ***Curva fluxo-tempo na modalidade CPAP com pressão de suporte. Observa-se neste paciente acordado o colapso expiratório da via aérea gerando um acúmulo de gás, apesar da aplicação de uma PEEP extrínseca de 7 cmH$_2$O.***

Fonte: adaptada de Ramirez JB, 2003[14].

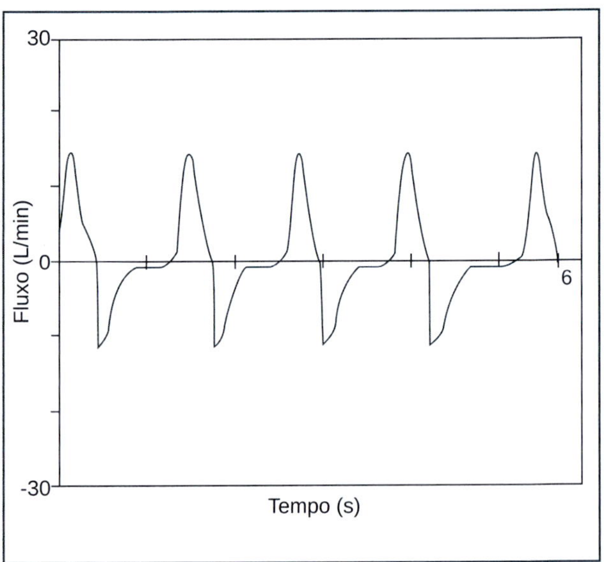

FIGURA 41.20 ***Curva fluxo-tempo no modo CPAP com pressão de suporte. O mesmo paciente anterior com sedação e aplicação de uma PEEP extrínseca de 14 cmH$_2$O. Observa-se uma ausência de colapso expiratório da via aérea e que o fluxo expiratório atinge a linha de base a cada respiração.***

Fonte: adaptada de Ramirez JB, 2003[14].

CURVAS FLUXO-VOLUME

A maioria dos aparelhos de VPM evidencia o gráfico da curva inspiratória de fluxo na parte superior e da curva expiratória na parte inferior do eixo cartesiano; essa orientação é inversa à empregada quando se realiza a espirometria (cuidado quando realizar a análise).

Essas curvas diferenciam-se quando a modalidade for controlada a volume ou controlada à pressão. A diferença está no segmento da curva que representa a alteração no fluxo inspiratório, também a expiração é um fenômeno passivo e as condições da criança podem variar.

Na modalidade controlada a volume (fluxo inspiratório constante), a curva apresenta vários segmentos, conforme a Figura 41.21.

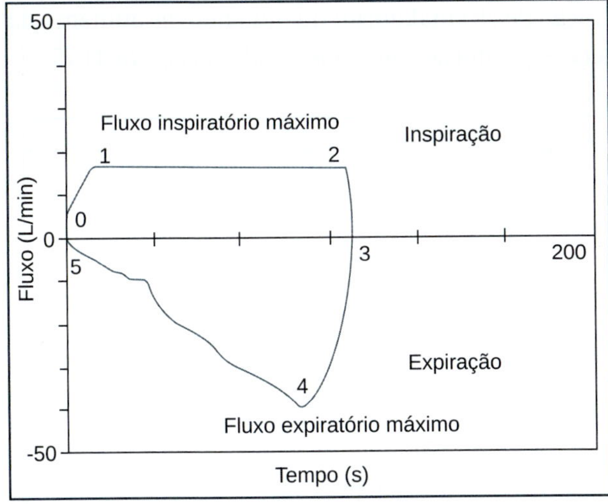

FIGURA 41.21 ***Curva fluxo-volume no modo ciclado a volume (volume controlado ou SIMV a volume).***
Fonte: adaptada de Ramirez JB, 2003[14].

Com o padrão de fluxo de onda em sino, na ventilação controlada a volume, o fluxo inspiratório aumenta gradualmente em um crescendo para posteriormente diminuir. Com um padrão de fluxo constante, a forma da onda de fluxo é quadrada.

Na modalidade controlada à pressão (fluxo inspiratório em rampa descendente), a curva apresenta vários segmentos com uma característica totalmente diversa da modalidade controlada a volume (Figura 41.22).

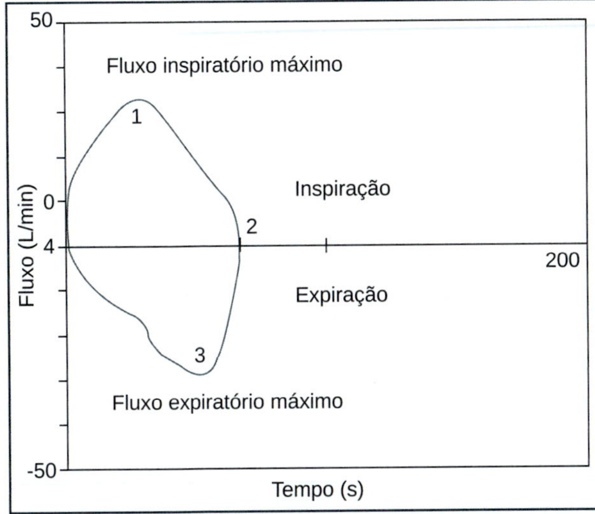

FIGURA 41.22 ***Curva fluxo-volume no modo controlado à pressão (pressão controlada, pressão regulada com volume controlado, SIMV à pressão ou com pressão de suporte).***
Fonte: adaptada de Ramirez JB, 2003[14].

Na prática clínica, pode-se observar várias condições importantes com a alteração da curva fluxo-volume, relacionadas à limitação do fluxo de gás (Figura 41.23) e situações de maior gravidade de limitação do fluxo, como evidenciada na Figura 41.24.

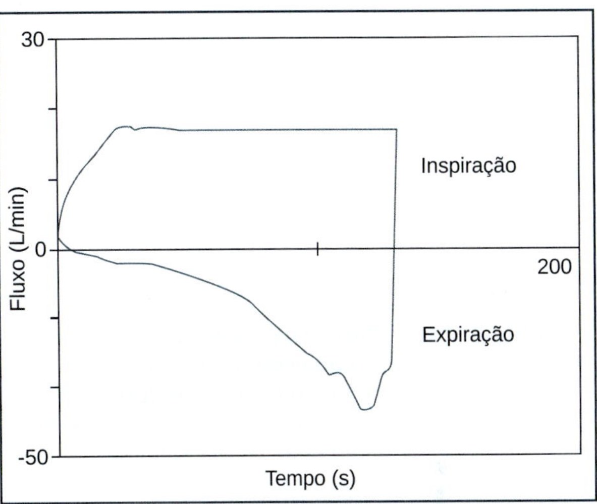

FIGURA 41.23 ***Curva fluxo-volume no modo volume controlado. A morfologia do ramo expiratório sugere a presença de uma obstrução do fluxo expiratório.***
Fonte: adaptada de Ramirez JB, 2003[14].

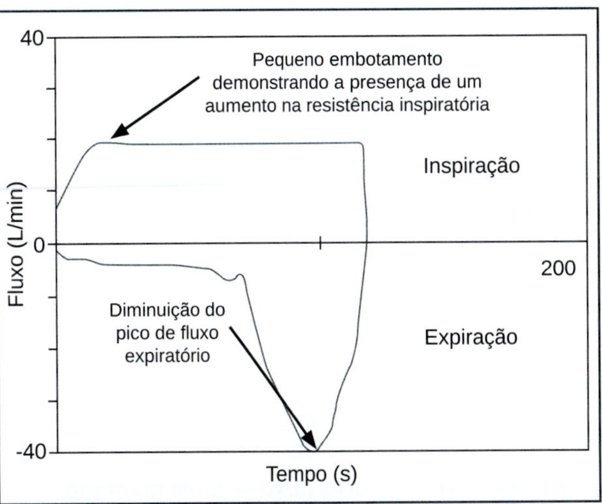

FIGURA 41.24 ***Curva fluxo-volume no modo volume controlado. A morfologia do ramo expiratório sugere uma obstrução grave do fluxo expiratório.***
Fonte: adaptada de Ramirez JB, 2003[14].

Pode-se também diagnosticar a presença de aprisionamento de gás, observando que o ramo respiratório progride através do eixo da ordenada em um valor inferior a zero (Figura 41.25).

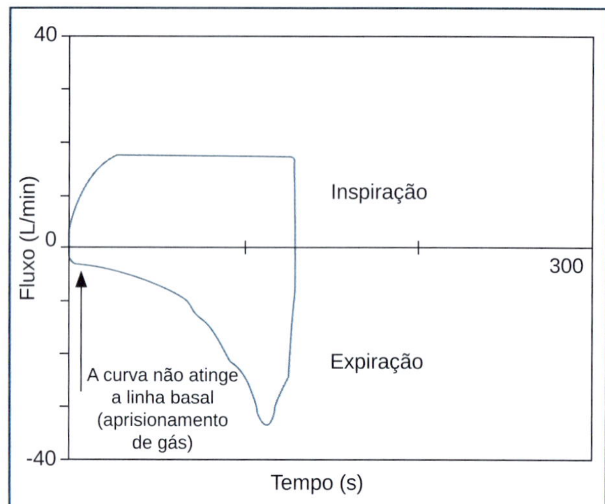

FIGURA 41.25 ***Curva fluxo-volume no modo volume controlado. Observa-se que o fluxo expiratório não atinge a linha basal no início do ciclo respiratório seguinte.***
Fonte: adaptada de Ramirez JB, 2003[14].

Verifica-se também a possibilidade de extravasamento de gás quando o volume expiratório não chegar ao zero no final da expiração (Figura 41.26).

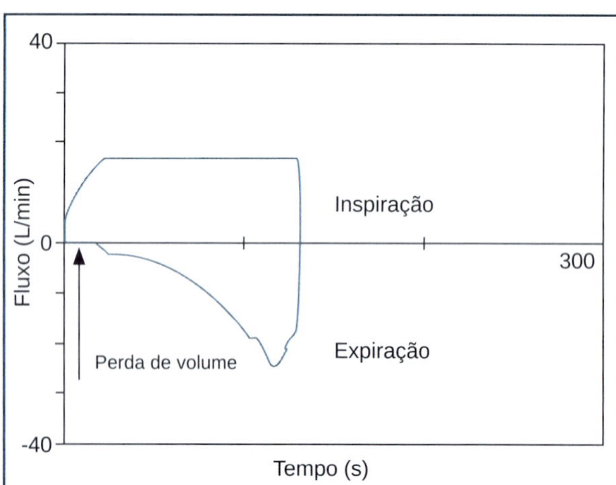

FIGURA 41.26 ***Curva fluxo-volume no modo volume controlado. Observa-se que o ramo expiratório corta o eixo da abcissa em um valor superior a zero, portanto não sai todo o ar inspirado, apesar de o fluxo chegar a zero (existe escape de ar pelo circuito).***
Fonte: adaptada de Ramirez JB, 2003[14].

Pode-se detectar a presença de expiração forçada ou fluxos expiratórios anômalos, como ocorre com a associação de uma fonte de gás adicional (administração de NO inalatório) quando houver aumento da alça expiratória, como observada na Figura 41.27.

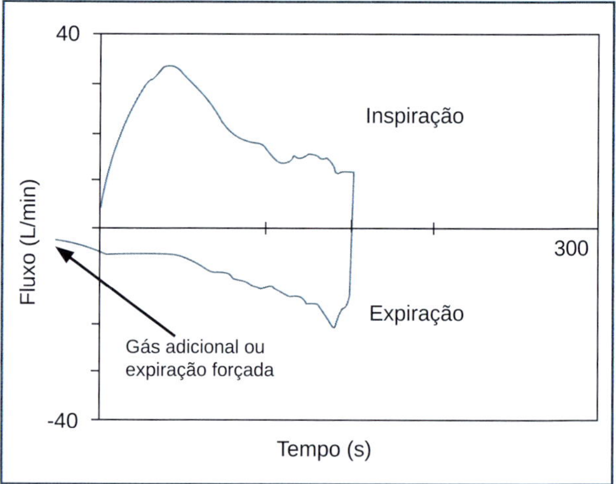

FIGURA 41.27 ***Curva fluxo-volume no modo controlado à pressão. Observa-se a presença de um fluxo expiratório negativo, que sugere a existência de uma expiração forçada ou a presença de gás adicional no circuito respiratório.***
Fonte: adaptada de Ramirez JB, 2003[14].

Quando da presença de secreção da via aérea ou da condensação de água no circuito do aparelho de VPM, ocorre a presença de um serrilhado (irregularidades) tanto na alça inspiratória como expiratória (Figura 41.28).

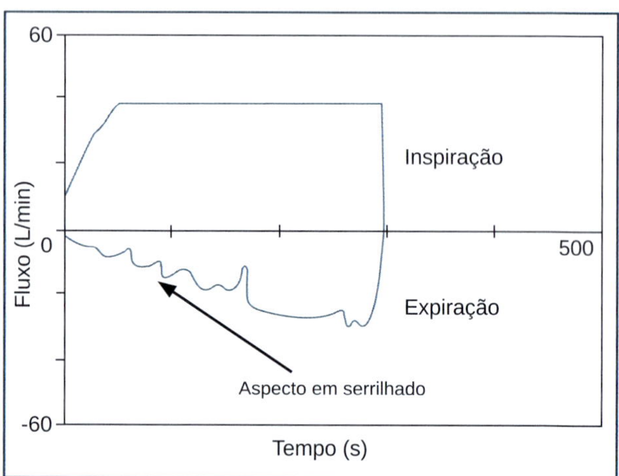

FIGURA 41.28 ***Curva fluxo-volume no modo volume controlado. A presença de secreções traqueais ou água no circuito determina irregularidades evidentes no traçado do ramo expiratório.***
Fonte: adaptada de Ramirez JB, 2003[14].

Caso ocorra assincronia entre o paciente e o aparelho de VPM, pode-se observar flutuação na alça inspiratória, que se deve a um fluxo inspiratório inicial muito rápido para o paciente (Figura 41.29).

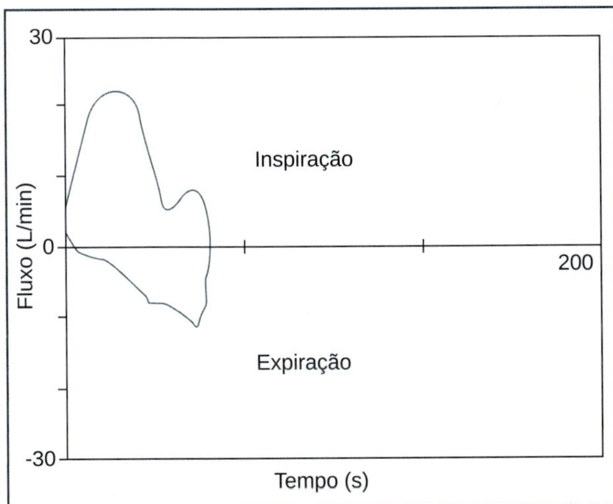

FIGURA 41.29 ***Curva fluxo-volume no modo CPAP com pressão de suporte. A alteração em chanfradura presente na porção final do ramo inspiratório reflete uma adaptação ruim do paciente ao aparelho de VPM (assincronia), devido a um fluxo inspiratório inicial excessivamente rápido.***
Fonte: adaptada de Ramirez JB, 2003[14].

Pode-se melhorar a adaptação do paciente ao aparelho de VPM reduzindo a rapidez de aumento do fluxo inspiratório inicial (Figura 41.30).

Pode-se avaliar também a resposta para intervenção terapêutica, como o emprego de uma PEEP mais elevada no caso de broncomalácia (Figuras 41.31 e 41.32).

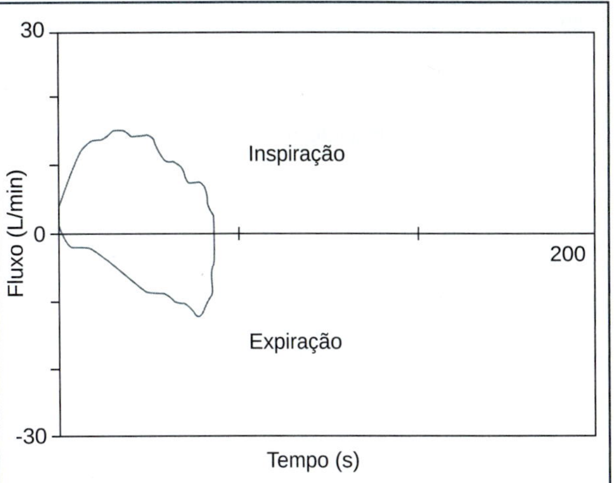

FIGURA 41.30 ***Curva fluxo-volume no modo CPAP com pressão de suporte. Observa-se a diminuição da velocidade com que se atinge o fluxo inspiratório máximo (aumento do tempo inspiratório com diminuição da rampa), com uma adaptação melhor do paciente e desaparecimento da chanfradura no ramo inspiratório.***
Fonte: adaptada de Ramirez JB, 2003[14].

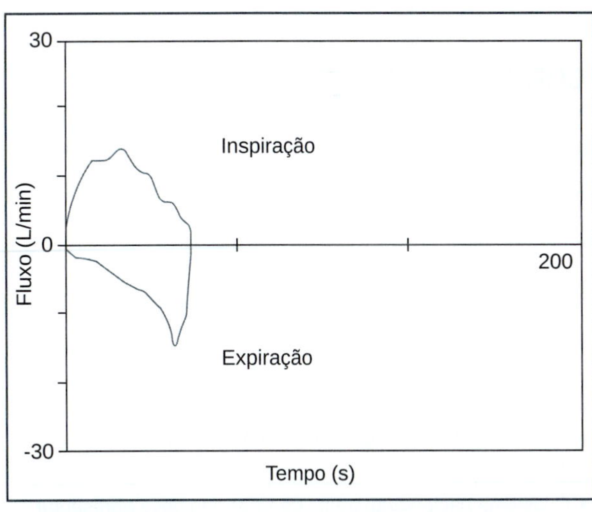

FIGURA 41.31 ***Curva fluxo-volume no modo CPAP com pressão de suporte. Criança com broncomalácia grave e com uma PEEP = 0 cmH_2O e pressão de suporte = 10 cmH_2O sobre a PEEP. Observa-se que o ramo correspondente ao fluxo expiratório final apresenta uma convexidade voltada para a abcissa, sugerindo a presença de um fluxo expiratório restritivo.***
Fonte: adaptada de Ramirez JB, 2003[14].

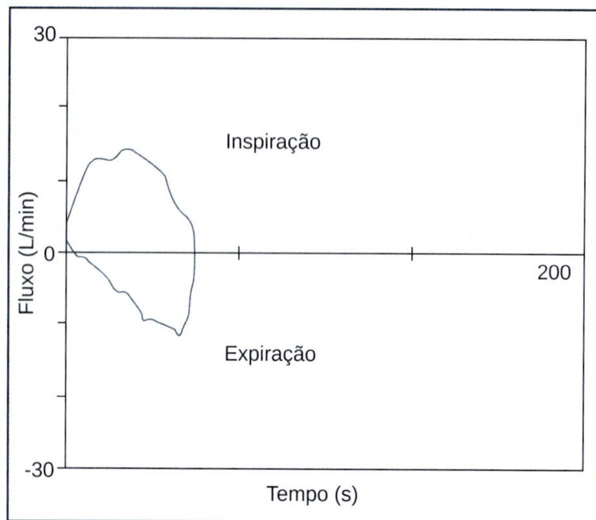

FIGURA 41.32 ***Curva fluxo-volume no modo CPAP com pressão de suporte. O mesmo paciente anterior, com aplicação de uma PEEP = 9 cmH$_2$O e pressão de suporte = 10 cmH$_2$O sobre a PEEP. Observa-se uma correção da morfologia do ramo correspondente ao fluxo expiratório, sugerindo uma melhora desse fluxo.***

Fonte: adaptada de Ramirez JB, 2003[14].

CURVAS PRESSÃO-VOLUME

Existem algumas condições necessárias para se obter uma curva pressão-volume adequada, de acordo com o Quadro 41.4.

QUADRO 41.4 ***Condições necessárias para obtenção da curva P-V.***

- Ausência de atividade respiratória do paciente (existe a necessidade de sedação e paralisia muscular por um curto intervalo)
- O sistema paciente/aparelho de VPM não deve apresentar extravasamento de gás (o balonete do tubo intratraqueal deve estar insuflado e sem escape)
- Antes da mensuração, deve-se permitir que o volume pulmonar atinja a capacidade residual funcional (manter a PEEP = 0 por um período de 5-10 segundos)

Fonte: adaptado de Branson *et al.*[3].

Nessas curvas não está presente a variável tempo e sua conformação corresponde ao ciclo respiratório total. O gráfico da curva pressão-volume é diferente quando se analisa na modalidade ciclada a volume ou pressão (Figuras 41.33 e 41.34).

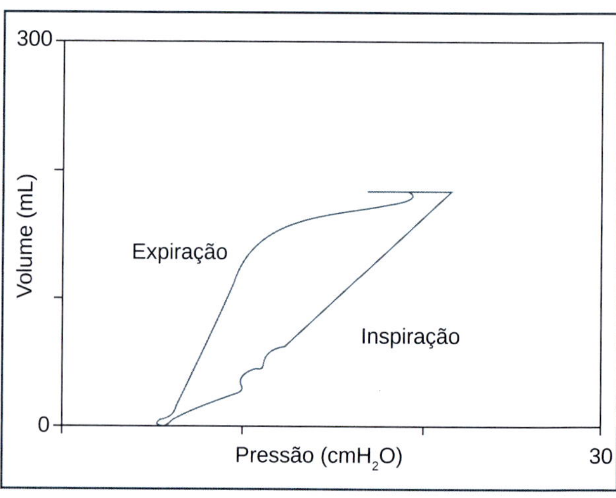

FIGURA 41.33 ***Curva volume-pressão no modo ciclado a volume (volume controlado ou SIMV a volume).***

Fonte: adaptada de Ramirez JB, 2003[14].

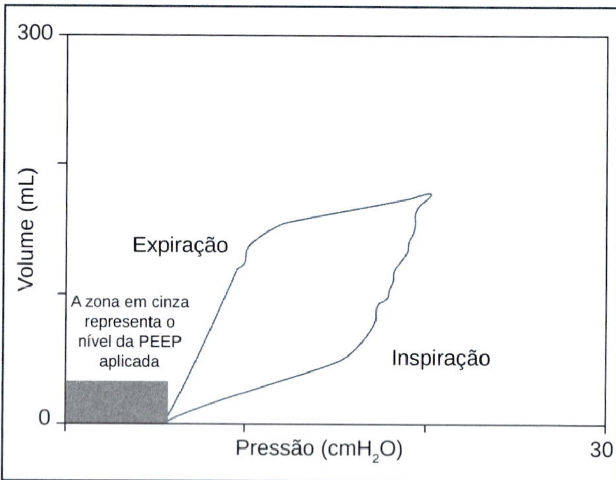

FIGURA 41.34 ***Curva volume-pressão no modo ciclado à pressão (pressão controlada, pressão regulada com volume controlado, VMIS à pressão ou pressão de suporte).***

Fonte: adaptada de Ramirez JB, 2003[14].

As diferenças estão restritas ao ramo da curva que representa a alteração no fluxo inspiratório, já que a expiração é um fenômeno passivo e dependente das características do paciente. Quando se avalia a utilidade prática da curva pressão-volume, esta tem um papel relacionado à presença de hiperdistensão, que se manifesta pelo aparecimento de um ponto de inflexão na parte superior do ramo inspiratório (Figura 41.35).

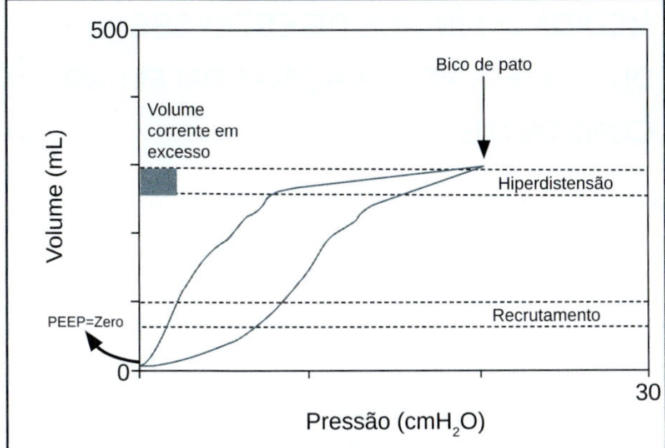

FIGURA 41.35 ***Curva volume-pressão no modo de volume controlado. Na parte superior da curva, observam-se grandes aumentos da pressão gerados por pequenos incrementos do volume, sugerindo a existência de hiperdistensão. Na zona inferior, observa-se outro ponto de inflexão, na qual as pressões acima deste determinam que a maioria dos alvéolos encontram-se abertos (recrutamento).***
Fonte: adaptada de Ramirez JB, 2003[14].

Na modalidade controlada à pressão, a complacência dos pulmões limita o volume final e, portanto, é mais difícil se observar essa hiperdistensão (bico de pato). A curva pressão-volume tem utilidade também para se obter a PEEP ótima quando se observa o aparecimento de um fluxo de inflexão inferior no ramo inspiratório (Figura 41.35). Pode-se também obter a PEEP ótima pelo ponto de inflexão no ramo expiratório (pressão de fechamento), a partir do qual existiria o desrecrutamento alveolar. Habitualmente, também não se observa o ponto de inflexão inspiratório, sendo, portanto, a utilidade da curva bastante limitada para a obtenção da PEEP ótima. Pode-se também avaliar a complacência pulmonar por meio da inclinação da curva (Figura 41.36).

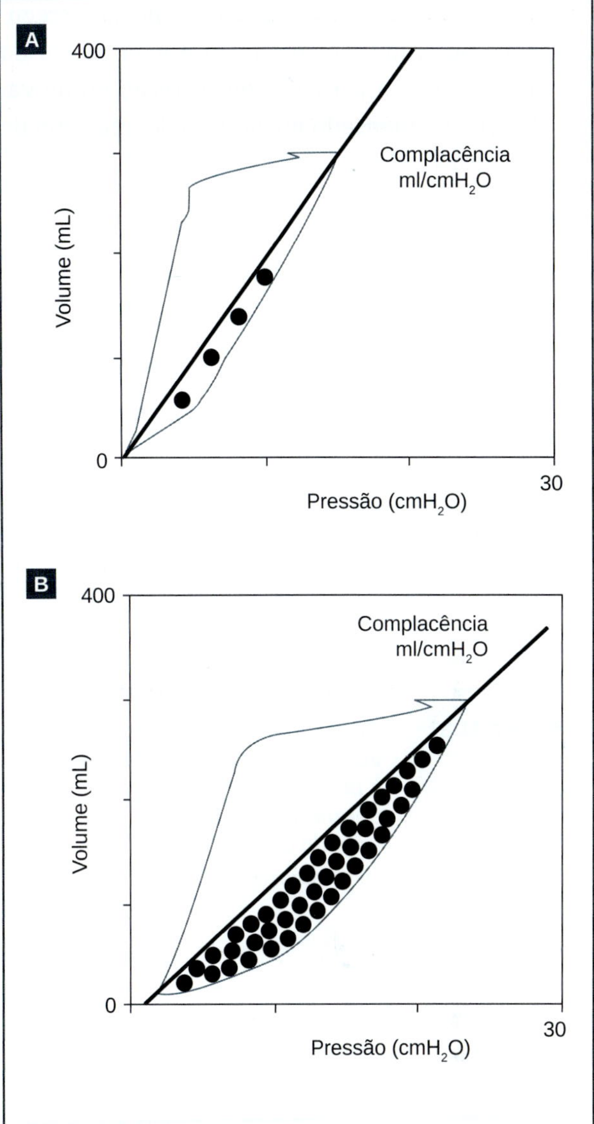

FIGURA 41.36 ***Curva volume-pressão no modo volume controlado. Nas duas Figuras, A e B, ventila-se o mesmo paciente, no mesmo modo e com o mesmo volume corrente. Ao se colocar uma restrição ao tórax, modifica-se a inclinação da curva (diminuição da complacência torácica).***
Fonte: adaptada de Ramirez JB, 2003[14].

Pode-se também observar a presença de irregularidades nos ramos inspiratório e expiratório da curva, indicando a presença de secreção ou de vapor de água condensado no circuito do aparelho de VPM (Figura 41.37).

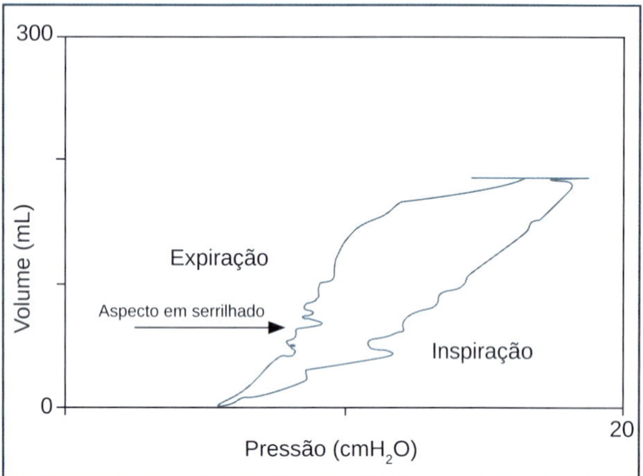

FIGURA 41.37 ***Curva volume-pressão no modo volume controlado. Observe-se a presença de H_2O no circuito, gerando irregularidades no traçado da curva.***
Fonte: adaptada de Ramirez JB, 2003[14].

MEDIDA DO ÍNDICE DE ESTRESSE DURANTE A VENTILAÇÃO COM FLUXO CONSTANTE

A VPM pode piorar a lesão pulmonar preexistente em pacientes com síndrome do desconforto respiratório agudo (SDRA). O aparelho de VPM pode determinar um recrutamento/desrecrutamento e/ou hiperdistensão, piorando a inflamação pulmonar. A análise do perfil da pressão de abertura da via aérea (Pao-t), durante o período de insuflação com fluxo constante, permite a detecção do recrutamento/desrecrutamento e/ou hiperinsuflação.

Uma concavidade para baixo da Pao-t indica aumento progressivo na complacência durante a insuflação, enquanto a concavidade para cima indica diminuição progressiva da complacência durante a insuflação (Figura 41.38). A quantidade de estresse mecânico devido ao recrutamento/desrecrutamento e/ou hiperinsuflação pode ser quantificada pela equação:

$$Pao = a \times t^b + c$$

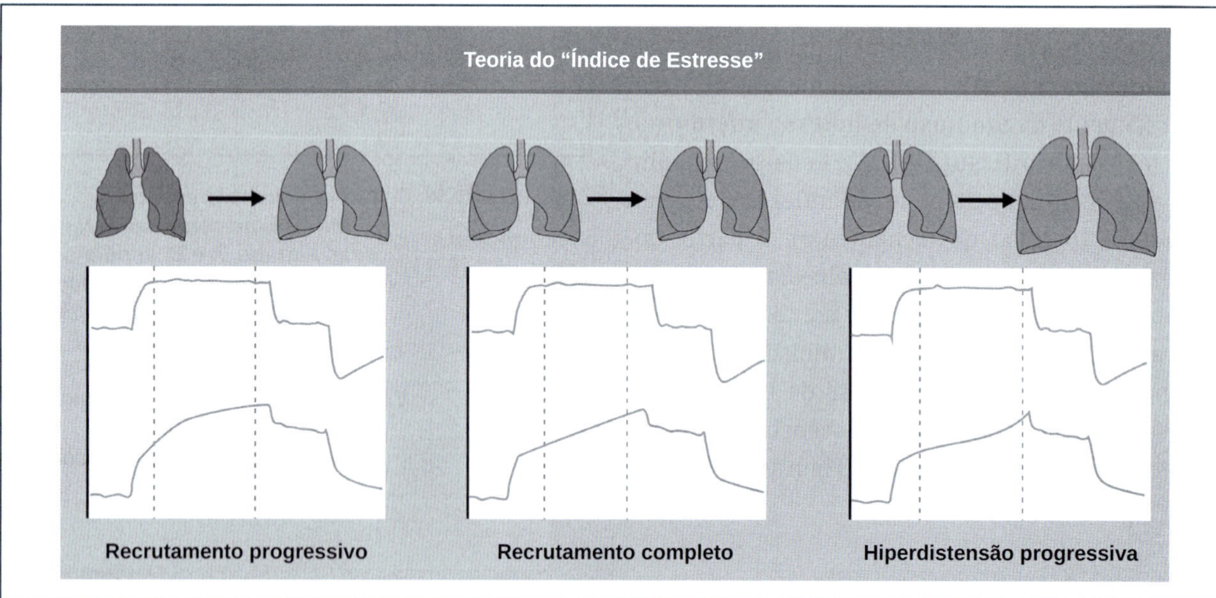

FIGURA 41.38 ***Recrutamento/desrecrutamento alveolar e/ou hiperinsuflação podem ser detectados por meio da análise do perfil da Pao-t durante um período de insuflação com fluxo constante. Uma concavidade Pao-t para baixo indica um aumento progressivo na complacência durante a insuflação, devido a um recrutamento alveolar progressivo, enquanto uma concavidade Pao-t para cima indica uma diminuição progressiva da complacência durante a insuflação devido a uma hiperdistensão alveolar progressiva.***
Sigla: Pao = pressão de abertura da via aérea.

Onde os coeficientes a e c são constantes e o coeficiente b é um número com menor dimensão que descreve a inclinação do perfil da Pao-t. Para um coeficiente maior do que 1, o perfil da Pao-t tem uma concavidade para baixo (complacência aumenta com a insuflação), enquanto, para um coeficiente menor do que 1, o perfil da Pao-t tem uma concavidade para cima (complacência diminui com a insuflação). Finalmente, quando b é igual a 1, o perfil da Pao-t é reto e a complacência permanece constante durante a insuflação. A monitoração contínua do índice de estresse pode ser útil na avaliação para o desenvolvimento de uma estratégia protetora de ventilação.

A análise das curvas da função respiratória é bastante útil nas crianças, principalmente as mais graves, durante a assistência respiratória invasiva. Entretanto, tem-se que ter um conhecimento básico dos traçados de cada curva e o que eles representam, além de saber reconhecer os padrões de alteração mais frequentemente encontrados. Para obter esses dados, é necessário estar há algum tempo ao lado do paciente para observação dessas curvas e da clínica da criança.

REFERÊNCIAS

1. Arets HG, van der Ent CK. Measurements of airway mechanics in spontaneously breathing young children. Paediatr Respir Rev. 2004;5(1):77-84.
2. Blankman P, Gommers D. Lung monitoring at the bedside in mechanically ventilated patients. Curr Opin Crit Care. 2012;18(3):261-6.
3. Branson RD, Johannigman JA. What is the evidence base for the newer ventilation modes? Respir Care. 2004;49(7):742-60.
4. Correger E, Murias G, Chacon E, et al. Interpretation of ventilator curves in patients with acute respiratory failure. Med Intensiva. 2012;36(4):294-306.
5. Gattinoni L, Carlesso E, Cadringher P, et al. Physical and biological triggers of ventilator-induced lung injury and its prevention. Eur Respir J Suppl. 2003;47:15s-25s.
6. Grasso S, Fanelli V. Monitoring mechanical ventilation. In: Richard K. Albert, et al, editors. Clinical critical care medicine. Philadelphia: Ed. Elsevier. p. 137-48.
7. Grinnan DC, Truwit JD. Clinical review: respiratory mechanics in spontaneous and assisted ventilation. Crit Care. 2005;9(5):472-84.
8. Harris RS. Pressure-volume curves of the respiratory system. Respir Care. 2005;50(1):78-98.
9. LaFollette R, Hojnowski K, Norton J, et al. Using pressure-volume curves to set proper PEEP in acute lung injury. Nurs Crit Care. 2007;12(5):231-41.
10. López-Herce CJ. Monitorización de la función respiratoria en el niño con ventilación mecánica (II): complianza, resistencia, hiperinsuflación dinámica, espacio muerto y trabajo respiratorio. An Pediatr (Barc). 2003;59(3):252-85.
11. Marcum J, Newth CJL. Respiratory Monitoring. In: Wheeker DS, et al, editors. The Respiratory Tract in Pediatric Critical Illness and Injury. London: Springer-Verlag Limited; 2009. p. 29-42.
12. Nilsestuen JO, Hargett KD. Using ventilator graphics to identify patient-ventilator asynchrony. Respir Care. 2005;50(2):202-34.
13. Rabec C, Rodenstein D, Leger P, et al. Ventilator modes and settings during non-invasive ventilation: effects on respiratory events and implications for their identification. Thorax. 2011;66(2):170-8.
14. Ramírez JB. Monitorización de la función respiratoria: curvas de presión, volumen y flujo. An Pediatr (Barc). 2003;59(3):252-85.
15. Stenqvist O. Practical assessment of respiratory mechanics. Br J Anaesth. 2003;91(1):92-105.
16. Talmor D, Sarge T, O'Donnell CR, et al. Esophageal and transpulmonary pressures in acute respiratory failure. Crit Care Med. 2006;34(5):1389-94.

42

Desmame da Ventilação Pulmonar Mecânica

Cintia Johnston
Werther Brunow de Carvalho
Suzi Laine Longo dos Santos Bacci
Vanessa Lemos
Vívian Mara Gonçalves de Oliveira Azevedo

INTRODUÇÃO

A retirada da ventilação pulmonar mecânica (VPM) invasiva é frequentemente baseada em parâmetros clínicos e laboratoriais disponíveis, e cabe à equipe multiprofissional decidir pelo momento ideal do desmame e/ou pela extubação do paciente. Essas medidas indicam a habilidade do paciente para manter a respiração espontânea com adequadas trocas gasosas[1].

O desmame ou o processo de retirada da VPM é a cessação definitiva do suporte ventilatório invasivo ou não invasivo. A extubação refere-se à remoção da cânula intratraqueal (via aérea artificial). A decisão sobre submeter o paciente ao desmame e/ou à extubação depende de múltiplos fatores, dentre eles[2]:

- Condução neuromuscular (*drive* respiratório);
- Força dos músculos ventilatórios (pode estar alterada pela VPM prolongada);
- Resistência (*endurance*) dos músculos ventilatórios;
- Alterações ventilatórias (hipertermia, oferta excessiva de carboidrato, aumento do espaço morto fisiológico);
- Alterações da mecânica ventilatória (depende do recuo elástico toracopulmonar, da resistência ventilatória e da complacência da caixa torácica, entre outros);
- Nível de sedação;
- Nível de consciência;
- Balanço hidroeletrolítico;
- Equilíbrio entre a carga submetida aos músculos ventilatórios e a sua competência muscular para suportar essa carga;
- Fornecimento de energia para preencher as demandas energéticas desses músculos.

DEFINIÇÕES[3]

- Desmame – processo de transição da ventilação artificial para a respiração espontânea nos pacientes que permanecem em VPM invasiva por tempo superior a 24 horas.
- Interrupção da VPM – interrupção do suporte ventilatório nos pacientes que toleraram um teste de respiração espontânea (TRE). Podem ou não ser elegíveis para extubação.

- Teste de respiração espontânea (método de interrupção da VPM) – consiste em permitir que o paciente respire espontaneamente através da cânula intratraqueal conectada a uma peça em formato de "T", com uma fonte enriquecida de oxigênio, OU respire recebendo pressão positiva contínua em vias aéreas (CPAP) de pelo menos 5 cmH_2O, OU uma ventilação com pressão de suporte (PSV) de pelo menos 7 cmH_2O. Em pediatria, a titulação da PSV, em cmH_2O, irá depender do diâmetro da cânula intratraqueal; como regra, quanto menor o diâmetro, maior o nível de pressão de suporte.
- Extubação e Decanulação – extubação: retirada da via aérea artificial; decanulação: retirada da via aérea artificial de pacientes traqueostomizados. A necessidade de reinstituir a via aérea artificial é denominada "reintubação ou falha/insucesso da extubação". A reintubação é considerada precoce quando ocorre em menos de 48 horas após a extubação ou decanulação.
- Sucesso e Falha do Desmame – definida como *sucesso* do desmame a manutenção da respiração espontânea durante pelo menos 48 horas após a interrupção da VPM. Considera-se *falha* ou fracasso do desmame se o retorno à ventilação artificial for necessário nesse período.
- Sucesso e Falha da Interrupção da VPM – define-se como suc*esso* da interrupção da VPM quando o paciente apresentar um TRE bem-sucedido. Os pacientes que obtiverem sucesso no TRE devem ser avaliados quanto à indicação de retirada da via aérea artificial (extubação). Quando o paciente não tolerar o TRE, considera-se *falha* da interrupção da VPM.
- VPM prolongada – dependência do paciente à assistência ventilatória (invasiva ou não invasiva) por mais de seis horas por dia, por tempo superior a três dias, apesar de ter sido submetido a programas de fisioterapia respiratória, à correção das alterações funcionais e à utilização de outras modalidades de suporte ventilatório. As fases da VPM estão apresentadas na Figura 42.1.

DESMAME DA VENTILAÇÃO PULMONAR MECÂNICA

Para se considerar o início do processo de desmame da VPM, é necessário que a doença que ocasionou ou contribuiu para a descompensação ventilatória encontre-se em resolução, ou resolvida. O paciente deve estar com estabilidade hemodinâmica (boa perfusão tecidual, independência de vasopressores – doses baixas e estáveis são toleráveis, ausência de insuficiên-

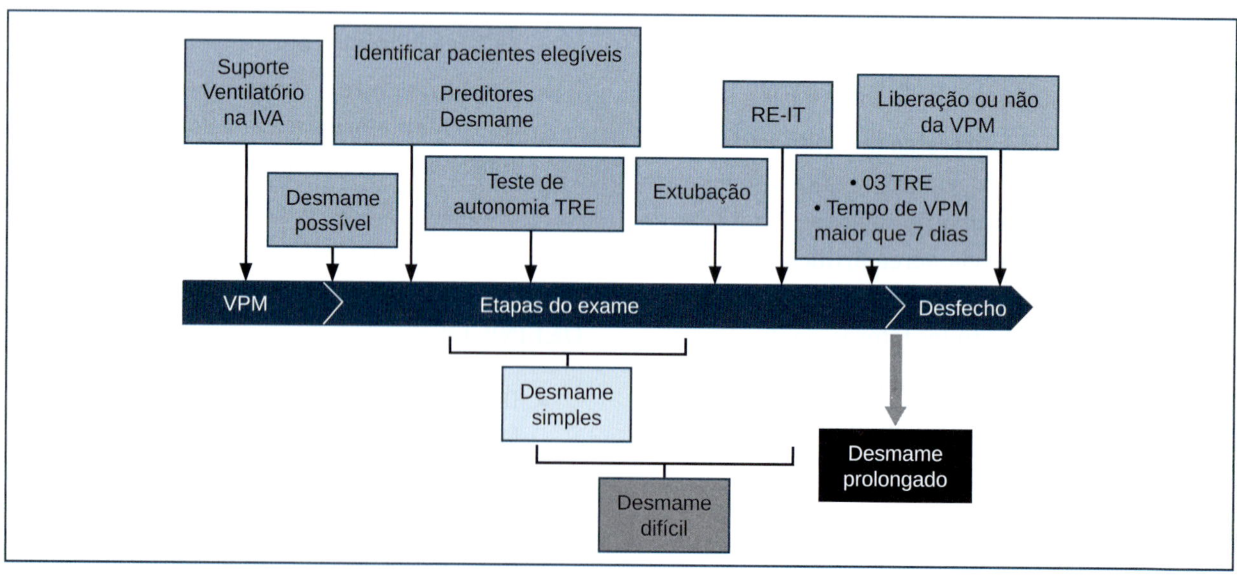

FIGURA 42.1 ***Etapas da ventilação pulmonar mecânica.***
Siglas: IVA = insuficiência ventilatória aguda; VPM = ventilação pulmonar mecânica; TRE = teste de respiração espontânea; RE-IT = reintubação traqueal.

cia coronariana descompensada, ausência de arritmias com repercussão hemodinâmica); apresentar adequadas trocas gasosas [pressão parcial de oxigênio ($PaO_2 \geq 60$ mmHg), com uma fração inspirada de oxigênio ($FiO_2 \leq 0,40\%$) e uma pressão positiva expiratória (PEEP 5 a 8 cmH_2O)]; e ser capaz de iniciar os esforços inspiratórios voluntários[1-3]. Na Figura 42.2, estão descritos os principais fatores relacionados à VPM prolongada[4-7].

Os mecanismos fisiológicos relacionados com a falha ou sucesso do desmame da VPM podem ser representados por uma balança, a qual mantém o equilíbrio entre a capacidade neuroventilatória e a demanda ventilatória para manter a respiração espontânea, cujo inverso culmina na dependência da VPM (Figura 42.3).

Sugere-se a Figura 42.4 para conduzir o desmame da VPM.

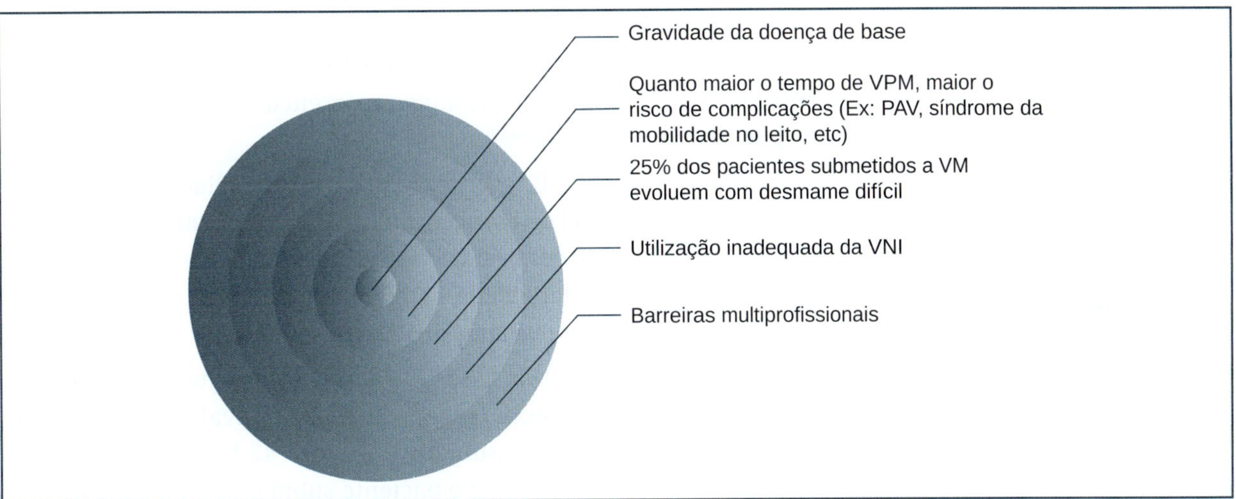

FIGURA 42.2 ***Fatores relacionados à ventilação mecânica prolongada.***

Siglas: PAV = pneumonia associada à ventilação mecânica; VPM = ventilação pulmonar mecânica; VNI = ventilação não invasiva.

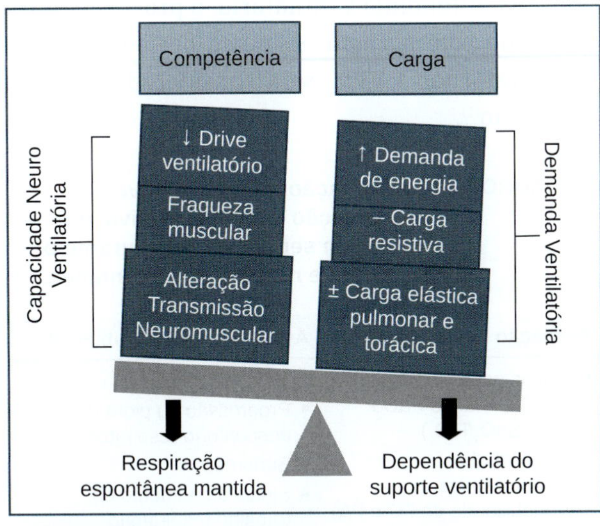

FIGURA 42.3 ***Balança representando o equilíbrio entre a capacidade neuroventilatória e a demanda ventilatória para manter a respiração espontânea, cujo inverso culmina na dependência à VPM.***

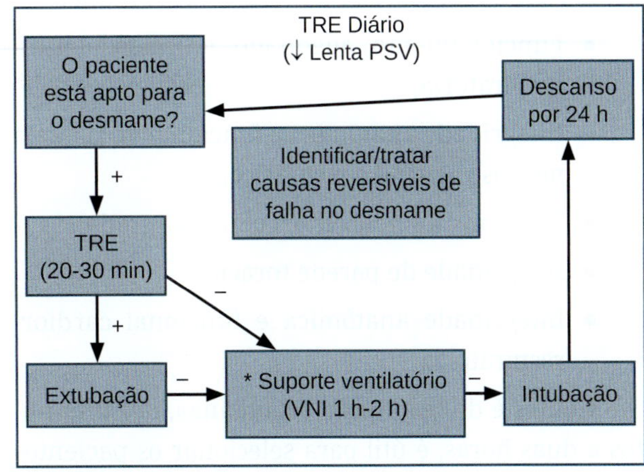

FIGURA 42.4 ***Sugestão para a condução do desmame e extubação.***

Siglas: TRE = teste de respiração espontânea; VNI = ventilação não invasiva; + = sim; – = não; PSV = ventilação com pressão de suporte; ↓ = redução.

MÉTODOS DE DESMAME DA VPM

O desmame da VPM pode ser realizado de diversas formas, utilizando diversos modos ventilatórios (VNI, PSV, ventilação mandatória sincronizada intermitente [SIMV] associada à PSV, entre outros). Os métodos de desmame que parecem mais adequados em neonatologia e pediatria são aqueles com uso de PSV. Por tratar-se de um modo ventilatório mais fisiológico, a PSV é mais bem tolerada pelos pacientes e reduz o tempo de desmame da VPM. Sugere-se a utilização de protocolos para o desmame da VPM, podendo os mesmos serem conduzidos por análise clínica ou por sistema informatizado[9-12].

TESTE DE RESPIRAÇÃO ESPONTÂNEA (TRE)

Para submeter o paciente ao TRE e à extubação, deve-se considerar o nível de consciência e de sedação, o grau de colaboração do paciente e a sua capacidade de eliminar secreções das vias aéreas. Lembrando que, para manter a respiração espontânea, os músculos inspiratórios devem gerar uma força suficiente para se sobrepor à elastância dos pulmões e da parede torácica (carga elástica dos pulmões e da parede torácica), bem como à resistência das vias aéreas e tecidual (carga resistiva)[1,8]. Isso requer:

- Funcionamento adequado da musculatura respiratória;
- Integridade anatômica e funcional do sistema nervoso central e periférico;
- Transmissão neuromuscular inalterada;
- Integridade de parede torácica;
- Integridade anatômica e funcional cardiorrespiratória.

Um teste de respiração espontânea, de 30 minutos a duas horas, é útil para selecionar os pacientes aptos para a extubação. A desconexão da VPM deve ser realizada oferecendo oxigênio (O_2) suplementar para manter uma saturação de pulso de oxigênio (SpO_2) > 90%, em pediatria, e entre 92-96%, em neonatologia (a depender da idade gestacional de nascimento). A suplementação de O_2 não deve ser superior a uma FiO_2 de 40%, e não deve necessitar aumento durante o processo de interrupção da VPM[1,9].

O TRE pode ser realizado em respiração em tubo "T", em PSV, em CPAP, em ventilação não invasiva (VNI) em modo ventilatório com dois níveis de pressão *positiva (bilevel)*, com a compensação automática da cânula intratraqueal (ATC – *automatic tube compensation*) ou com ventilação a pressão proporcional assistida (PAV – *proportional assist ventilation*). Esses modos apresentaram resultados semelhantes aos do uso do tubo "T" e da PSV em pacientes adultos, mas, em pediatria e neonatologia, tem-se dado preferência ao TRE em PSV ou em CPAP[13-15].

É sugerido realizar uma avaliação subjetiva: nível de consciência, sinais de aumento do desconforto respiratório; e avaliação objetiva: trocas gasosas, estabilidade hemodinâmica, sinais vitais antes, durante e após o TRE[15-19].

Nos casos em que exista algum sinal de intolerância (sugere-se realizar avaliação clínica objetiva e subjetiva; Quadro 42.1), o TRE deverá ser suspenso e o paciente submetido às condições ventilatórias prévias. Aqueles pacientes que não apresentarem sinais de intolerância ao TRE deverão ser avaliados quanto à possibilidade de extubação e observados (monitorados) pelo período de 48 horas na UTI. Se após 48 horas da extubação permanecerem com autonomia ventilatória, o processo estará concluído com sucesso. Se nesse período necessitarem retornar à VPM, será considerada falha da extubação[1].

QUADRO 42.1 Avaliação clínica objetiva e avaliação clínica subjetiva, que devem ser analisadas durante o teste de respiração espontânea.

Avaliação clínica objetiva	Avaliação clínica subjetiva
▪ Trocas gasosas (PaO_2, $PaCO_2$, relação PaO_2/FiO_2, SpO_2/FiO_2) ▪ Estabilidade hemodinâmica (variabilidade de FC e PA) ▪ Uso da musculatura acessória ▪ Padrão respiratório	▪ Nível de consciência ▪ Progressão ou piora do desconforto respiratório ▪ Sudorese ▪ Sinais de aumento do trabalho respiratório

Siglas: PaO_2 = pressão arterial de oxigênio; $PaCO_2$ = pressão arterial de gás carbônico; FC = frequência cardíaca; PA = pressão arterial.

EVIDÊNCIAS DA APLICAÇÃO DO TESTE DE RESPIRAÇÃO EM NEONATOLOGIA E EM PEDIATRIA

No Quadro 42.2, constam os ensaios clínicos publicados na *Pubmed* nos últimos 10 anos, incluídos pacientes neonatais e pediátricos submetidos a várias modalidades de TRE. O nível de evidência e de recomendação foi determinado por três fisioterapeutas, sendo revisado por uma fisioterapeuta e um intensivista (especialistas em neonatologia e pediatria em Terapia Intensiva). Foi utilizado o método GRADE[20,21] para determinação do nível de evidência/grau de recomendação.

De forma geral, foi observado que os estudos incluídos comparam duas modalidades de TRE: o TRE com cuidados-padrão ou com nenhuma intervenção; e o TRE com modos de desmame da VPM (Quadro 42.2).

QUADRO 42.2 *Evidências da aplicação do teste de respiração espontânea em neonatologia e pediatria.*

Autor	Delineamento do estudo/nível de evidência	Amostra/ desfechos clínicos	Intervenção	Resultados	Observações
▪ Farias *et al.*, 2001[22]	▪ Estudo prospectivo, randomizado ▪ GRADE 2A	▪ Amostra: 257 pacientes (idade: 1 mês a 15 anos) em VPM por tempo ≥ 48 horas ▪ Desfecho principal: necessidade de reintubação em período ≤ 48 horas após a extubação	▪ Comparação do TRE (por até 2 h) entre dois grupos (PSV *versus* Tubo T) ▪ Grupo PSV (N=125), PS=10 cmH_2O e PEEP ≤ 5 cmH_2O ▪ Grupo Tubo T (N = 132), FiO_2 igual à aplicada durante VPM	▪ Falha no TRE após 30 min: ▪ Grupo PSV: 20,8% ▪ Grupo Tubo T: 22,7% ▪ Falha de extubação: ▪ Grupo PSV: 15,1% ▪ Grupo Tubo T: 12,7% ▪ Causas de falha da extubação: obstrução de vias aéreas principais, hipoxemia (SpO_2 < 90% ou PaO_2 < 60 mmHg com FiO_2 ≥ 50%), acidemia (pH < 7,3), atelectasia, rebaixamento do nível de consciência, aumento do trabalho respiratório.	▪ Tempo de internação na UTI e hospitalar, mortalidade em UTI ou hospitalar = sem diferença estatística entre os grupos ▪ A mortalidade em UTI e hospitalar foi maior nos pacientes com falha da extubação, independentemente do grupo de TRE.
▪ Hoshi *et al.*, 2001[23]	▪ Estudo clínico randomizado, prospectivo ▪ GRADE 2B	▪ Amostra: 19 pacientes (idade 1,9 ± 2,9 anos) ▪ Desfecho principal: avaliar a diferença nos parâmetros ventilatórios durante aplicação de CPAP e PSV	▪ Comparação do TRE (por até 30 min) entre dois grupos (PSV *versus* CPAP) ▪ Grupo 1: CPAP de 3 cmH_2O ▪ Grupo 2: PSV de 3 e PEEP = 3 cmH_2O	▪ Não houve diferença significante entre os dois grupos de TRE quanto aos parâmetros respiratórios (ventilação minuto, FR, VC, fluxo inspiratório médio, TI/TTOT) ▪ Frequência de reintubação = 0	▪ Os autores não descrevem o tempo considerado para falha de extubação

continua >>

>> continuação

QUADRO 42.2 *Evidências da aplicação do teste de respiração espontânea em neonatologia e pediatria.*

Autor	Delineamento do estudo/nível de evidência	Amostra/ desfechos clínicos	Intervenção	Resultados	Observações
▪ Namen *et al.*, 2001[24]	▪ Ensaio clínico randomizado, controlado ▪ GRADE 2B	▪ Amostra: 100 pacientes neurocirúrgicos (idade de 16 a 91 anos) ▪ Desfecho principal: ▪ Tempo de VPM, tempo de permanência em UTI e tempo de extubação ▪ Outros desfechos: ▪ Frequência de complicações, custo da VPM, estadia hospitalar e mortalidade	▪ Comparação do TRE (por até 2 h) entre dois grupos ▪ Grupo TRE por 2 h (N = 49) ▪ Grupo controle (N = 51)	▪ Complicações, mortalidade ou custo: sem diferença estatística entre os grupos ▪ Duração média de VPM e tempo para sucesso na primeira extubação similar nos grupos	▪ A falha da extubação de toda a amostra foi 38% ▪ Reintubação 6% ▪ Autoextubação 29% ▪ Traqueostomia 36% ▪ Mortalidade total 9%
▪ Randolph *et al.*, 2002[25]	▪ Ensaio clínico controlado randomizado ▪ GRADE 2B	▪ Amostra: 182 pacientes (idade < 18 anos) que receberam suporte ventilatório por pelo menos 24 h e que falharam no TRE em PSV mínima (aplicado num total de 313 crianças) ▪ Neonatos: 17,3% da amostra ▪ Desfechos principais: identificar o tempo de desmame e taxa de falha da extubação em 48 h	▪ TRE diário (por 2 h) com PSV mínima ajustada de acordo com diâmetro da COT: 3,0-3,5 cm/ PSV de 10 cmH_2O; 4,0-4,5 cm/PSV de 8 cmH_2O; ≥ 5/PSV de 6 cmH_2O ▪ Os pacientes que falharam foram randomizados para três grupos de desmame: PSV *vs* VSV *vs* cuidados padrão ▪ Grupo de cuidados padrão: nenhum protocolo de desmame e extubação foi utilizado ▪ Grupo PSV: novo TRE por 2 h quando a PSV atingiu 16, PEEP ≤ 5 cmH_2O e $FiO_2 \leq 0,5$ ▪ Grupo VSV: novo TRE quando PIP ≤ 20 cmH_2O, PEEP ≤ 5 cmH_2O e $FiO_2 \leq 0,5$	▪ Dos pacientes submetidos ao TRE inicial com sucesso: ▪ 84% foram extubados com sucesso em 24 h ▪ 16% tiveram falha de extubação em 48 h (13% reintubados e 3% necessitaram de VNI) ▪ Pacientes que foram randomizados para grupos de desmame: ▪ Sem diferença estatística significativa quanto à falha de extubação e tempo de desmame entre os grupos PSV (15%), VSV (24%) e cuidados padrão (17%)	▪ O uso de altas doses de sedativos nas primeiras 24 h do desmame foi fator preditivo de falha do desmame ▪ Causas de falha (pacientes dos grupos desmame): problemas no sistema respiratório inferior, estridor e obstrução de vias aéreas superiores, apneia, insuficiência cardiovascular

continua >>

>> *continuação*

QUADRO 42.2 ***Evidências da aplicação do teste de respiração espontânea em neonatologia e pediatria.***

Autor	Delineamento do estudo/nível de evidência	Amostra/ desfechos clínicos	Intervenção	Resultados	Observações
▪ Gillespie *et al.*, 2003[26]	▪ Ensaio clínico randomizado, prospectivo ▪ GRADE 1A	▪ Amostra: 42 lactentes pré-termo ▪ Desfecho principal: ▪ Permanecer extubado por mais de 24 h	▪ Comparação entre avaliação clínica (método convencional de extubação) *versus* TRE em CPAP ▪ Grupo Avaliação clínica (N=21) ▪ Grupo CPAP (N=21) ▪ 3 a 4 cmH_2O por 10 min ▪ Extubação se: ▪ VMs/VMm = 50% ▪ Sem efeito adverso (apneia, bradicardia, aumento de O_2)	▪ Lactentes do grupo CPAP foram extubados em período de tempo significativamente menor em relação aos que foram avaliados clinicamente ▪ A frequência da falha de extubação foi similar nos dois grupos	▪ A avaliação da Ventilação Minuto prediz aptidão para extubação em lactentes pré-termo ▪ Causas de falha de extubação: apneia ou acidose respiratória, ou ambas
▪ Chavez *et al.*, 2006[16]	▪ Ensaio clínico prospectivo duplo cego ▪ GRADE 2B	▪ Amostra: 70 pacientes (idade de 1 mês a 18 anos) em VPM por mais de 24 h ▪ Desfecho principal: verificar se o TRE com bolsa autoinflável é preditivo de sucesso da extubação	▪ TRE por 15 min através de bolsa autoinflável (com fluxo de 3 L/min para lactentes e 10 L/min para crianças maiores) com CPAP de 5 cmH_2O ▪ Independentemente do resultado do TRE, todos os pacientes foram extubados no final do teste	▪ Não houve diferença significante na FR, FC, PAS e PAD entre o valor de base antes do TRE, com 5 min de TRE e com 15 min ▪ SpO_2 aumentou significativamente do valor basal pré-teste comparado a 5 min de TER ▪ 91% da amostra passaram no TRE; 7,8% destes falharam na extubação ▪ Falha da extubação total de 11%, dos quais 4% foram reintubados e 7% necessitaram de VNI	▪ O TRE por 15 min é efetivo em identificar as crianças com probabilidade de sucesso na extubação ▪ Limitação do estudo: uso de oxigênio inspirado a 100% durante o teste, o que poderia aumentar a especificidade do teste ▪ Causas de falha pós-extubação: desconforto respiratório, hipoxemia (SpO_2 < 90%) e obstrução de vias aéreas superiores
▪ Moraes *et al.*, 2009[27]	▪ Ensaio clínico prospectivo randomizado ▪ GRADE 2B	▪ Amostra: 70 pacientes (idade de 28 dias a 4 anos) em VPM por pelo menos 48 h ▪ Desfechos principais: ▪ Tempo de VPM, desmame e hospitalização ▪ Outros desfechos: complicações (barotrauma) e falha de extubação em 48 horas	▪ Comparação do Desmame entre dois grupos (IMV *versus* SIMV + PSV) ▪ Grupo 1 [IMV (N=35) *versus* SIMV + PS (N=35) ▪ Teste de aptidão para extubação diariamente: G1 – valores mínimos atingidos durante o desmame por 2 h; G2 – PSV mínima ajustada de acordo com diâmetro da COT por 2 h	▪ Tempo de VPM, de desmame e de internação sem diferença estatística significante entre os grupos ▪ Falha de extubação de toda a amostra de 5,7%, sem diferença significante entre os grupos	▪ Causa de falha de extubação: desconforto respiratório devido à obstrução de vias aéreas superiores após a extubação ▪ Sem complicações clínicas em ambos os grupos

continua >>

>> continuação

QUADRO 42.2 *Evidências da aplicação do teste de respiração espontânea em neonatologia e pediatria.*

Autor	Delineamento do estudo/nível de evidência	Amostra/ desfechos clínicos	Intervenção	Resultados	Observações
■ Aggarwal *et al.*, 2009[28]	■ Ensaio clínico piloto randomizado ■ GRADE 1B	■ Amostra: 41 pacientes (idade de 13 a 65 anos) com envenenamento grave por cobra, em VPM a volume controlado ■ Desfecho principal: sucesso na extubação na manutenção da respiração espontânea por 24 h após extubação ■ Outros desfechos: complicações, taxa de reintubação e mortalidade	■ Desmame com PSV (N=18) *vs* PSV + ATC (N=23) ■ Redução progressiva até PSV até 7 cmH_2O ■ TRE com Tubo T por 30 min com FiO_2 50%	■ Todos os pacientes toleraram Tubo T ■ Não houve falha de extubação após a primeira tentativa em nenhum dos grupos ■ Mortalidade hospitalar: 0 nos dois grupos ■ Complicações: PNM (3 grupo PSV e 0 grupo PSV + ATC)	■ O tempo de desmame foi significativamente menor no grupo PSV + ATC ■ Não houve diferença significante no tempo de VPM, estadia de UTI e hospitalar entre os dois grupos
■ Foronda *et al.*, 2011[29]	■ Ensaio clínico prospectivo, randomizado e controlado ■ GRADE 1B	■ Amostra: 294 pacientes (idade de 28 dias e 15 anos) com tempo de VPM ≥ 24 h ■ Desfecho principal: tempo de VPM ■ Outros desfechos: taxa de falha da extubação em 48 h e necessidade de VNI	■ Comparados dois grupos: G1 (TRE diário; N=155) *versus* G2 (cuidados de desmame de rotina; N=139) ■ G1: TRE por 2 h em PSV10 cmH_2O e PEEP 5 cmH_2O	■ Menor tempo de extubação no G1 ■ A frequência da falha de extubação foi similar nos dois grupos	■ Não houve diferença estatística significante entre os grupos quanto à taxa de falha de extubação ou de ventilação não invasiva. ■ Dos pacientes submetidos ao TRE, 50% necessitaram de até 3 testes para obter sucesso na extubação.
■ Cekmen *et al.*, 2011[30]	■ Ensaio clínico prospectivo randomizado ■ GRADE 1A	■ Amostra: 40 pacientes (idade de 18 a 90 anos) com tempo de VPM ≥ 48 h ■ Desfechos principais: ■ Comparar o TRE em tubo T *versus* CPAP quanto aos parâmetros hemodinâmicos, gases arteriais e sucesso no desmame da VPM.	■ Comparação do TRE (por até 30 min) entre dois grupos (Tubo T *vs* CPAP) ■ Tubo T (N=20) com O_2 a 4 L/min ■ CPAP (N=20) com PEEP ≤ 5 cmH_2O e FiO_2 ≤ 40%	■ Não houve diferença significante entre os dois grupos de TRE quanto aos parâmetros avaliados ■ A falha no desmame foi maior no grupo Tubo T. ■ Taxa de reintubação: 25% no grupo de Tubo T e 15% no grupo CPAP	■ Causas de falha na extubação: hipoxemia devido à dificuldade no *clearance* de secreções, desconforto respiratório (fadiga), novo quadro infeccioso

Siglas: VPM = ventilação pulmonar mecânica; TRE = teste de respiração espontânea; PSV = ventilação com pressão de suporte; PS = pressão de suporte; PEEP = pressão positiva expiratória final; FiO_2 = fração inspirada de oxigênio; SpO_2 = saturação periférica de oxigênio; PaO_2 = pressão arterial de oxigênio; UTI = unidade de terapia intensiva; CPAP = pressão positiva contínua na via aérea; Fr = frequência respiratória; VC = volume corrente; TI = tempo inspiratório; TTOT = tempo total; O_2 = oxigênio; VMs = ventilação minuto espontânea; VM = ventilação minuto; VMm = ventilação minuto mecânica; IMV = ventilação mandatória intermitente; SIMV = ventilação mandatória intermitente sincronizada; COT = cânula orotraqueal; VNI = ventilação não invasiva; VSV = ventilação com suporte de volume; PIP = pressão de pico inspiratória; CO_2 = gás carbônico; FC = frequência cardíaca; PAS = pressão arterial sistólica; PAD = pressão arterial diastólica; ATC = compensação automática de tubo; PNM = pneumonia.

CONDUTA NO PACIENTE QUE NÃO PASSOU NO TRE

Repouso da Musculatura Respiratória

Os pacientes que falham no TRE inicial deverão ser mantidos em VPM e permanecerem por 24 horas em um modo ventilatório que ofereça conforto, expresso por avaliação clínica. Nesse período, as possíveis causas de intolerância ao TRE devem ser reavaliadas e tratadas. A principal alteração fisiológica existente na insuficiência ventilatória aguda (IVA) parece ser o desequilíbrio entre a carga imposta ao sistema respiratório e a habilidade em responder a essa demanda[31]. Manter o paciente no suporte ventilatório com os parâmetros prévios ao TRE durante 24 horas após a falha da extubação, antes de novas tentativas de desmame, para que haja recuperação funcional do sistema respiratório e de outros sistemas que possam ter influenciado na falha do teste. A recuperação da musculatura respiratória não ocorre em período menor do que 24 horas[1].

Nova Tentativa após 24 Horas

Admitindo que o paciente permaneça elegível para a extubação e que as causas de intolerância foram revistas, um novo TRE pode ser realizado após 24 horas. A realização diária do TRE abrevia o tempo de VPM quando comparada aos protocolos em que o TRE não é realizado diariamente[31,32].

Conduta no Paciente que Passou no TRE

Quando o paciente apresentar sucesso na execução do TRE, ele pode ou não ser elegível para extubação no mesmo dia, dependendo de outros fatores do evento agudo que motivou a VPM.

Critérios para a Viabilidade da Extubação em Pediatria

Os critérios clínicos objetivos e subjetivos para análise da viabilidade da extubação em pediatria estão apresentados no Quadro 42.3[32-35].

QUADRO 42.3 ***Critérios para viabilidade da extubação em pediatria.***

Critérios Ventilatórios	Critérios Gerais
▪ $FiO_2 \leq 60$ ($SpO_2 \geq 90\%$) ▪ Relação $PaO_2/FiO_2 > 150$ ▪ PEEP = 5 cmH_2O ▪ FR = 1,5 do valor predito ▪ VC expiratório < 2 vezes o VC predito ▪ pH ≥ 7,25 ▪ Respiração espontânea ▪ Tosse eficaz ▪ Sem modificação dos parâmetros da VPM em 24 horas	▪ Sem uso de vasoativos ▪ Nível de consciência adequado ▪ Sem sedação, sem febre ▪ Correção das alterações metabólicas ▪ Doença de base controlada ▪ Hemoglobina > 10 g/dL ▪ Sem necessidade cirúrgica nas próximas ▪ 24 horas ▪ Sem alterações hidroeletrolíticas

Siglas: FiO_2 = fração inspirada de oxigênio; SpO_2 = saturação de pulso de oxigenio; PEEP = pressao positiva expiratória final; FR = frequência respiratória; VC = volume corrente; VPM = ventilação pulmonar mecânica.

ÍNDICES PREDITIVOS DE SUCESSO/ FALHA DA EXTUBAÇÃO

Os parâmetros que avaliam a capacidade de proteção da via aérea são de fácil observação e auxiliam de forma prática e rápida no processo de desmame e na decisão da extubação. São eles: pressão inspiratória e expiratória máxima (PiMax e PeMax); débito expiratório máximo; reflexo de tosse (resposta ao estímulo com a sonda de aspiração); eficácia da tosse; volume de secreção; frequência das aspirações traqueais; e avaliação da escala de coma de Glasgow[1,2].

São também importantes de ser avaliados (antes e após a extubação) os sinais vitais, considerando os valores preditos para a faixa etária do paciente, como, por exemplo, frequência respiratória (20-60 resp/min < seis meses; 15-45 < dois anos; 15-40 < cinco anos; 10-35 ≥ cinco anos). Os índices preditores de desmame da VPM e de extubação citados a seguir são realizados à beira do leito e, têm sido utilizados na UTI adulto, pediátrica e neonatal de diversos hospitais do Brasil e do mundo[2]:

- TRE;
- PiMax, $P_{0.1}/P_{100}$;
- PI/PiMax;
- Associação da PI/PiMax e IRS;
- IRS = (FR/VC) / peso;
- Produto do IRS e $P_{0.1}$;
- CROP = [Cdin x PiMax x (PaO_2/PAO_2)] / FR);
- Índice pressão-tempo: IPT = (PTP/tempo do ciclo respiratório) / PiMax; Índice tensão-tempo 1 (TT1) e Índice tensão-tempo 2 (TT2);
- Índice Simplificado de Desmame (ISD).

Pico de Pressão Inspiratória Máxima (PiMax), Relação $P_{0.1}/P_{100}$, Combinação PI/PiMax e IRS

A força da musculatura respiratória pode ser estimada por meio da manovacuometria. Esse método não invasivo, de aferição da PiMax e PeMax, é simples e prático de ser aplicado em pacientes em respiração espontânea, intubados ou traqueostomizados (Figura 42.5). Os seguintes cuidados são sugeridos antes, durante e após submeter o paciente pediátrico à manovacuometria (seja analógica, seja digital, seja pelo aparelho de VPM):

1. Quando em suporte ventilatório, deve-se conectar a válvula do manovacuômetro à cânula intratraqueal ou à traqueostomia da criança (Figura 42.5);
2. Cabeceira do leito elevada a 30°;
3. O avaliador deve aguardar que a criança realize três esforços inspiratórios e três expiratórios (voluntariamente, com ou sem solicitação do avaliador). Será considerado o valor mais alto realizado pela criança (do mínimo de três esforços aferidos e observados pelo avaliador) para cada fase da respiração (inspiratória e expiratória). O tempo mínimo de manovacuometria varia entre 15 e 45 segundos, tanto quando o tempo de aferição é controlado pelo avaliador, quando controlado pelo aparelho de VPM)[2,36,37].

O primeiro valor numérico observado no manovacuômetro (em um segundo de tempo) é denominado "pressão de oclusão" ($P_{1.0}$), o que permite calcular a $P_{1.0}/P_{100}$. A combinação da pressão média nas vias aéreas

$$MAP = \{(PIP - PEEP) \times [Ti / (Te+Ti)]\} + PEEP$$

da PiMax e do IRS, é denominada "relação carga/força"[2,38,39]

$$RCF = 15 \times (3 \times MAP) / (PiMax + 0{,}03) \times IRS - 5$$

Índice de Respiração Rápida Superficial em Pediatria (IRS) e Produto do IRS e $P_{1.0}$

A falha do desmame da VPM é o resultado do desequilíbrio entre a capacidade dos músculos envolvidos na mecânica respiratória e a demanda ventilatória. A razão entre a frequência respiratória (FR) e o volume corrente (VC), ajustada pelo peso em quilo durante a respiração espontânea, aumenta quando existe esse desequilíbrio. Tem sido aceito um ponto de corte do IRS menor ou igual a 6,5 cpm/mL/kg para predizer o sucesso de extubação em pediatria, porém com baixa especificidade (70%)[1,36,40,41].

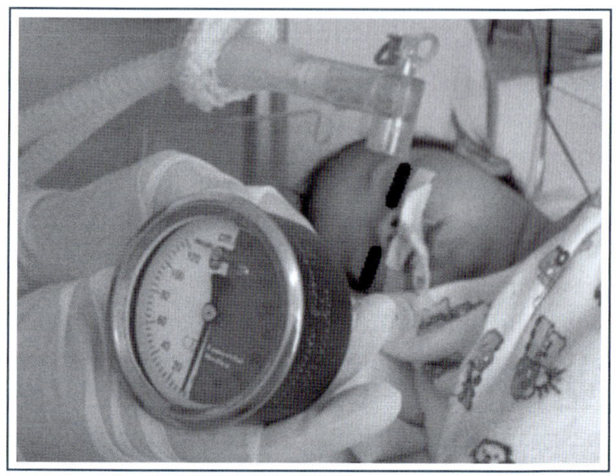

FIGURA 42.5 ***Lactente sendo submetido à manovacuometria previamente à extubação para aferição da PiMax e da PeMax.***

Fonte: acervo dos autores.

Índice CROP

É um índice que agrega dados de complacência dinâmica (Cdin), FR, gradiente alvéolo-arterial de oxigênio (PaO_2/PAO_2) e a PiMax. Em pediatria, o ponto de corte (ajustado pelo peso), para sucesso da extubação, é de CROP ≥ 0,15 mL/kg/cmH_2O/resp/min[2,42].

Índice Pressão-Tempo (IPT)

Quando definidos o VC e o tempo inspiratório, as propriedades intrínsecas (elásticas e friccionais) do sistema respiratório irão determinar a pressão gerada por incursão respiratória, assim como o trabalho respiratório. Em pacientes pediátricos com diagnóstico de bronquiolite viral aguda, foi identificado um ponto de corte do IPT ≤ 0,50 cmH_2O/kg/s como preditor de sucesso da extubação (sensibilidade de 94%; especificidade de 100%). Numa amostra geral de crianças, o sucesso de extubação ocorreu quando IPT ≤ 0,08 cmH_2O/kg/s. Em neonatologia, o ponto de corte para sucesso da extubação para esse índice ainda não está completamente definido[2].

Índice Tensão-Tempo (ITT) da Musculatura Respiratória

Podem ser utilizadas duas equações para o cálculo do ITT (ITT_1 e ITT_2) da musculatura respiratória, ou seja, trata-se de uma medida não invasiva. Para o cálculo do ITT_1, é necessário avaliar a P_{01}, a PiMax, o tempo inspiratório e o tempo total do ciclo respiratório (TTC-Respiratório). Em pediatria, a chance de sucesso da extubação está relacionada a um ponto de corte do ITT1 $\leq$ 0,02 $cmH_2O/mL/min$. Para o cálculo do ITT_2, devem ser considerados a MAP, a PiMax, o tempo inspiratório e o TCC-Respiratório. Ponto de corte para considerar maior chance de sucesso na extubação quando $ITT_2 < 0{,}05$ $cmH_2O/mL/min$ em uma amostra geral de pacientes pediátricos antes da extubação[2,44,45].

O índice tensão-tempo diafragmático (ITT_D – *diaphragm tension time index* [TTdi]) é calculado de forma invasiva, por meio de um balão transefofágico, o qual registra as curvas da contração diafragmática e da pressão transdiafragmática durante cada ciclo respiratório do paciente. Esse índice apresenta alta sensibilidade e especificidade para predizer o sucesso/falha da extubação[45].

Índice Simplificado de Desmame (ISD)

No ISD, são consideradas a resistência dos músculos respiratórios e a capacidade de manter as trocas gasosas adequadas. Esse índice é a combinação do índice pressão-tempo modificado

$$IPTM = [(Ti/TTC\text{-}Respiratório) \times (PIP\ xVC)] / (VC\ espontâneo/PiMax)$$

e de parâmetros que avaliam a eficiência das trocas gasosas

$$ETG = (V_E \times PACO_2) / (VC\ espontâneo \times 40)$$

Não existem pontos de corte definidos em pediatria e neonatologia[41,46].

EXTUBAÇÃO NÃO PLANEJADA

Definição: retirada precoce da cânula intratraqueal decorrente de uma (ou combinação delas) ou de duas das ações abaixo[47]:

- Iniciada pelo paciente, chamada de autoextubação ou extubação espontânea deliberada;
- Decorrente dos cuidados prestados ao paciente, chamada de "extubação acidental".

A incidência por faixa etária de extubação não planejada está apresentada no Quadro 42.4. Ela pode ser calculada de duas maneiras[47]:

- Número de extubações não planejadas/número total de pacientes em ventilação mecânica. Resultados expressos em frequência e percentual (%). Considerado ruim para unidades de alta rotatividade.
- Número de extubações não planejadas/100 dias de ventilação mecânica. Resultados expressos em eventos/100 dias de VPM. Considerado melhor comparativamente à equação acima; esta traduz a ocorrência em relação ao tempo de permanência na UTI.

QUADRO 42.4 *Incidência de extubação traqueal não planejada por faixa etária[55].*

- Adultos: varia de 2.8% a 20.6% dos pacientes intubados OU de 0.68 a 2.81 extubações não planejadas para cada 100 dias de VPM.
  Intensive Care Med 2004;30(7):1348-55;Heart Lung 2007;36(4):270-6.
- Pediatria: varia de 0.6 % a 13.3% dos pacientes pediátricos intubados OU de 0.11 a 1.26 eventos para cada 100 dias de VPM.
  Crit Care Med 2003;31(11):2657-64.
  Pediatr Crit Care Med 2007;8(4):366-371.
- Neonatologia: varia de 11.5% a 19.2% OU de 1.98 a 3.0 extubações não planejadas para cada 100 dias de ventilação mecânica.
  Paediatr Anaesth 2006;16(9):968-73;Jt Comm J Qual Patient Saf 2008;34(3):164-70.

Fatores de Risco para Extubação Não Planejada[48,49]

- Lactentes e crianças com pouca idade representam um grupo particular de risco para extubação não planejada devido ao comprimento mais curto da traqueia. Lactentes (peso variando de 0,91 a 3,14 kg), quando mantidos em flexão completa (para simular o posicionamento de uma punção lombar) e extensão completa (para simular elevação em supina), apresentam uma variação de movimento de 7 a 28 mm (média 14,3 mm). A extensão do movimento é comparável com a de adultos, entretanto essa distância foi mais provável de proporcionar o deslocamento em crianças devido ao menor comprimento da traqueia.

- Fatores adicionais: uso de cânulas traqueais orais e sem balonete e a imaturidade cognitiva do paciente neonatal e pediátrico.
- Outros fatores de risco associados: excesso de secreção nas vias aéreas, agitação, ausência de restrições físicas e realização de procedimentos, com menor relação profissionais de saúde/paciente 1:2.
- Principais fatores de risco para extubação não planejada:
  - Idade (quanto menor a idade maior a incidência de extubação não planejada);
  - Agitação (dor, abstinência);
  - Fixação inadequada da cânula intratraqueal;
  - Secreção excessiva nas vias aéreas (necessidade de aspiração das vias aéreas em período ≤ 2 h/2 h);
  - Treinamento insatisfatório da equipe;
  - Quantitativo insuficiente da equipe.

Fatores de Risco para Reintubação de Pacientes com Extubação Não Planejada[48-50]

A frequência da reintubação desses pacientes varia de 14% a 65%, a qual depende da situação clínica do paciente no momento da extubação não planejada. São os principais fatores de risco para reintubação:

- Pacientes com maior tempo de ventilação mecânica prévia;
- Sedação profunda;
- Abstinência à retirada da sedação;
- Secreção abundante nas vias aéreas;
- Treinamento insatisfatório da equipe;
- Quantitativo insuficiente da equipe.

Sugestão de Estratégias Multiprofissionais (Médicos, Fisioterapeutas e Enfermagem) para o Gerenciamento da Extubação Não Planejada[50-52]

- Quantitativo da equipe adequado ao número de leitos da unidade hospitalar;
- Treinamento da equipe (educação continuada e permanente);
- Protocolo, monitoração e análise da sedação e analgesia (aplicação de escores);
- Protocolo e monitoração da restrição física (de membros);
- Protocolo e monitoração da fixação da cânula intratraqueal sempre antes e após os procedimentos.

A VNI é sugerida para pacientes com risco de falha da extubação, pois sua chance de sucesso é de 66% em pediatria. A VNI pode ser aplicada em pacientes após a extubação não planejada como método de suporte ventilatório alternativo à reintubação, na presença de insuficiência ventilatória leve a moderada. A relação SpO_2/FiO_2 pode ser utilizada para monitorar e determinar a continuidade ou interrupção da VNI[53,54].

Referências

1. Johnston C, da Silva PSL. Weaning and Extubation in Pediatrics. Curr Respir Med Rev. 2012;8:68-78.
2. Barbosa AP, Johnston C, Carvalho WB. Desmame e Extubação em Pediatria e Neonatologia. São Paulo: Editora Atheneu; 2010. [Série Terapia Intensiva Pediátrica e Neonatal.]
3. MacIntyre NR. The ventilator discontinuation process: an expanding evidence base. Respir Care. 2013; 58(6):1074-86.
4. Rose L, Fowler RA, Fan E, et al.; CANuVENT group. Prolonged mechanical ventilation in Canadian intensive care units: a national survey. J Crit Care. 2015;30(1):25-31.
5. Busl KM, Ouyang B, Boland TA, et al. Prolonged mechanical ventilation is associated with pulmonary complications, increased length of stay, and unfavorable discharge destination among patients with subdural hematoma. J Neurosurg Anesthesiol. 2015;27(1):31-6.
6. Hsu JC, Chen YF, Chung WS, et al. Clinical verification of a clinical decision support system for ventilator weaning. Biomed Eng Online. 2013;12 Suppl 1:S4.
7. Meade M, Guyatt G, Sinuff T, et al. Trials comparing alternative weaning modes and discontinuation assessments. Chest. 2001;120(6 Suppl):425S-37S.
8. Noizet O, Leclerc F, Sadik A, et al. Does taking endurance into account improve the prediction of weaning outcome in mechanically ventilated children? Crit Care. 2005;9(6):R798-807.

9. Wielenga JM, van den Hoogen A, van Zanten HA, et al. Protocolized versus non-protocolized weaning for reducing the duration of invasive mechanical ventilation in newborn infants. Cochrane Database Syst Rev. 2016 Mar 21;3:CD011106.
10. Blackwood B, Murray M, Chisakuta A, Cardwell CR, O'Halloran P. Protocolized versus non-protocolized weaning for reducing the duration of invasive mechanical ventilation in critically ill paediatric patients. Cochrane Database Syst Rev. 2013 Jul 31;(7):CD009082.
11. Rose L, Schultz MJ, Cardwell CR, et al. Automated versus non-automated weaning for reducing the duration of mechanical ventilation for critically ill adults and children: a cochrane systematic review and meta-analysis. Crit Care. 2015 Feb 24;19:48.
12. Valenzuela J, Araneda P, Cruces P. Weaning from mechanical ventilation in paediatrics. State of the art. Arch Bronconeumol. 2014;50(3):105-12.
13. Sant'Anna GM, Keszler M. Weaning infants from mechanical ventilation. Clin Perinatol. 2012;39(3):543-62.
14. Haberthur C, Mols G, Elsasser S, et al. Extubation after breathing trials with automatic tube compensation, T-tube, or pressure support ventilation. Acta Anaesthesiol Scand. 2002;46(8):973-9.
15. Matic I, Majeric-Kogler V. Comparison of pressure support and T-tube weaning from mechanical ventilation: randomized prospective study. Croat Med J. 2004;45(2):162-6.
16. Chavez A, dela Cruz R, Zaritsky A. Spontaneous breathing trial predicts successful extubation in infants and children. Pediatr Crit Care Med. 2006; 7(4):324-8.
17. Chawla S, Natarajan G, Gelmini M, Kazzi SN. Role of spontaneous breathing trial in predicting successful extubation in premature infants. Pediatr Pulmonol. 2013;48(5):443-8.
18. Foronda FK, Troster EJ, Farias JA, et al. The impact of daily evaluation and spontaneous breathing test on the duration of pediatric mechanical ventilation: a randomized controlled trial. Crit Care Med. 2011;39(11):2526-33.
19. Ferguson LP, Walsh BK, Munhall D, et al. A spontaneous breathing trial with pressure support overestimates readiness for extubation in children. Pediatr Crit Care Med. 2011;12(6):e330-5.
20. Guyatt GH, Oxman AD, Kunz R, et al.; GRADE Working Group. What is "quality of evidence" and why is it important to clinicians? BMJ. 2008 May 3;336(7651):995-8.
21. Guyatt GH, Oxman AD, Vist GE, et al.; GRADE Working Group. GRADE: an emerging consensus on rating quality of evidence and strength of recommendations. BMJ. 2008 Apr 26;336(7650):924-6.
22. Farias JA, Retta A, Alía I, et al. A comparison of two methods to perform a breathing trial before extubation in pediatric intensive care patients. Intensive Care Med. 2001;27:1649-54.
23. Hoshi K, Ejima Y, Hasegawa R, et al. Differences in respiratory parameters during continuous positive airway pressure and pressure support ventilation in infants and children. Tohoku J Exp Med. 2001;194: 45-54.
24. Namem AM, Ely EW, Tatter SB, et al. Predictors of successful extubation in neurosurgical patients. Am J Respir Crit Care Med. 2001;163:658-64.
25. Randolph AG, Wypij D, Venkataraman ST, et al. Effect of Mechanical Ventilator Weaning Protocols on Respiratory Outcomes in Infants and Children A Randomized Controlled Trial. JAMA. 2002;288(20):2561-8.
26. Gillespie LM, White SD, Sinha SK, et al. Usefulness of the minute ventilation test in predicting successful extubation in newborn infants: a randomized controlled trial. J Perinatol. 2003;23:205-7.
27. Moraes MA, Bonatto RC, Carpi MF, et al. Comparação entre ventilação mandatória intermitente e ventilação mandatória intermitente sincronizada com pressão de suporte em crianças. J Pediatr (Rio J.). 2009;85(1):15-20.
28. Aggarwal NA, Agarwal R, Gupta D. Automatic tube compensation as an adjunct for weaning in patients with severe neuroparalytic snake envenomantion requiring mechanical ventilation: a pilot randomized study. Respir Care. 2009;54(12):1697-702.
29. Foronda FA, Troster EJ, Farias JA, et al. The impact of daily evaluation and spontaneous breathing test on the duration of pediatric mechanical ventilation: a randomized controlled trial. Crit Care Med. 2011;39(11):1-11.
30. Cekmen N, Erdemli O. The comparison of the effects of T-piece and CPAP on hemodynamic parameters, arterial blood gases and success of weaning. Bratisl Lek Listy. 2011;112(9):512-6.
31. Keogh S, Courtney M, Coyer F. Weaning from ventilation in paediatric intensive care: an intervention study. Intensive Crit Care Nurs. 2003; 19(4):186-97.
32. Schultz TR, Lin RJ, Watzman HM, et al. Weaning children from mechanical ventilation: a prospective randomized trial of protocol-directed versus physician-directed weaning. Respir Care. 2001;46(8):772-82.
33. Randolph AG, Wypij D, Venkataraman ST, et al. Effect of mechanical ventilator weaning protocols on respiratory outcomes in infants and children: a randomized controlled trial. JAMA. 2002 Nov 27;288(20): 2561-8.

34. Durand DJ, Asselin JM, Hudak ML, et al. Early high-frequency oscillatory ventilation versus synchronized intermittent mandatory ventilation in very low birth weight infants: a pilot study of two ventilation protocols. J Perinatol. 2001;21(4):221-9.
35. Farias JA, Alia I, Retta A, et al. An evaluation of extubation failure predictors in mechanically ventilated infants and children. Intensive Care Med. 2002;28(6):752-7.
36. Johnston C, Carvalho WB, Piva JP, et al. Risk factors to extubation failure in infants with severe acute bronchiolitis. Respir Care. 2010;55(3):328-33.
37. Newth CJ, Venkataraman S, Willson DF, et al. Weaning and extubation readiness in pediatric patients. Pediatr Crit Care Med. 2009;10(1):1-11.
38. Vassilakopoulos T, Routsi C, Sotiropoulou C, et al. The combination of the load/force balance and the frequency/tidal volume can predict weaning outcome. Intensive Care Med. 2006;32(5):684-91.
39. Venkataraman ST, Khan N, Brown A. Validation of predictors of extubation success and failure in mechanically ventilated infants and children. Crit Care Med. 2000;28(8):2991-6.
40. Martinez A, Seymour C, Nam M. Minute ventilation recovery time: a predictor of extubation outcome. Chest. 2003;123(4):1214-21.
41. Huaringa AJ, Wang A, Haro MH, et al. The weaning index as predictor of weaning success. J Intensive Care Med. 2013;28(6):369-74.
42. Delisle S, Francoeur M, Albert M, et al. Preliminary evaluation of a new index to predict the outcome of a spontaneous breathing trial. Respir Care. 2011;56(10):1500-5.
43. Vassilakopoulos T, Zakynthinos S, Roussos C. The tension-time index and the frequency/tidal volume ratio are the major pathophysiologic determinants of weaning failure and success. Am J Respir Crit Care Med. 1998;158(2):378-85.
44. Szymankiewicz M, Vidyasagar D, Gadzinowski J. Predictors of successful extubation of preterm low-birth-weight infants with respiratory distress syndrome. Pediatr Crit Care Med. 2005;6(1):44-9.
45. Currie A, Patel DS, Rafferty GF, et al. Prediction of extubation outcome in infants using the tension time index. Arch Dis Child Fetal Neonatal Ed. 2011;96(4):F265-9.
46. Jabour ER, Rabil DM, Truwit JD, et al. Evaluation of a new weaning index based on ventilatory endurance and the efficiency of gas exchange. Am Rev Respir Dis. 1991;144(3 Pt 1):531-7.
47. Lucas da Silva PS, de Carvalho WB. Unplanned extubation in pediatric critically ill patients: a systematic review and best practice recommendations. Pediatr Crit Care Med. 2010;11(2):287-94.
48. da Silva PS, Fonseca MC. Unplanned endotracheal extubations in the intensive care unit: systematic review, critical appraisal, and evidence-based recommendations. Anesth Analg. 2012;114(5):1003-14.
49. Silva PS, Reis ME, Aguiar VE, Fonseca MC. Unplanned extubation in the neonatal ICU: a systematic review, critical appraisal, and evidence-based recommendations. Respir Care. 2013;58(7):1237-45.
50. Utrera Torres MI, Moral Pumarega MT, García Lara NR, et al. Incidence of unplanned extubations in a neonatal intensive care unit. A before and after study. An Pediatr (Barc). 2014;80(5):304-9.
51. Menon K, Dundon B, Twolan BL, et al. Approach to unplanned extubations in a pediatric intensive care unit. Can J Crit Care Nurs. 2015;26(3):25-9.
52. da Silva PS, de Carvalho WB, Fonseca MC. Reducing Unplanned Extubations in the Pediatric ICU: Are We Seeing the Whole Picture? Respir Care. 2015;60(12):e170-1.
53. Mayordomo-Colunga J, Medina A, Rey C, et al. Non invasive ventilation after extubation in paediatric patients: a preliminary study. BMC Pediatr. 2010 May 5;10:29.
54. Hess DR. The role of noninvasive ventilation in the ventilator discontinuation process. Respir Care. 2012;57(10):1619-25.
55. Carvalho WB, Johnston C. Estratégias de Desmame e Retirada da Ventilação Pulmonar Mecânica. In: Barbosa AP, Johnston C, Carvalho WB. Fisioterapia. Ed. Atheneu; 2008.

43 Complicações da Ventilação Pulmonar Mecânica

Toshio Matsumoto
Paulo Ramos David João

INTRODUÇÃO

O desenvolvimento de novos equipamentos, aliados a novas tecnologias, tornou possível o tratamento de muitas doenças até então com poucas possibilidades terapêuticas.

Todavia, é ilusório imaginar que todos esses aparatos terapêuticos atinjam apenas seus objetivos mais nobres de cura e esquecer todos os efeitos adversos que podem causar aos pacientes.

A VPM, quer a invasiva, quer a não invasiva, trouxe consigo inúmeras complicações ou doenças que antes não eram descritas, relacionadas diretamente às técnicas empregadas ou à sobrevivência dos pacientes, mesmo em pulmões previamente normais. Existe uma correlação entre a maior permanência do paciente em VPM com mais complicações associadas. A conscientização de toda a equipe que cuida desses pacientes em retirar o suporte ventilatório invasivo assim que possível é de grande importância. O acompanhamento diário e protocolos de desmame, assim com a realização do teste de respiração espontânea, poderiam encurtar o tempo de VPM e, consequentemente, as suas complicações. Foronda *et al.* relatam que o grupo de pacientes que foi ventilado por mais de 24 horas e retirado da ventilação por meio de protocolo e submetido ao teste da respiração espontânea por duas horas, com 10 cmH_2O de pressão suporte e PEEP de 5 cmH_2O, teve uma redução de 30% no tempo de VPM, quando comparado com os pacientes do grupo controle. Também não observaram maior taxa de falha de extubação e necessidade de ventilação não invasiva.

As complicações da ventilação mecânica podem ser divididas em relacionadas ao tubo intratraqueal ou traqueostomia, ao aparelho de VPM e às complicações clínicas.

COMPLICAÇÕES RELACIONADAS À INTUBAÇÃO, À EXTUBAÇÃO E AO MAU FUNCIONAMENTO DO TUBO OU TRAQUEOSTOMIA

A sustentação das vias aéreas é feita por meio de colocação de uma prótese artificial por via oral ou nasal, conhecida como tubo ou cânula intratraqueal.

A intubação intratraqueal, mesmo feita por pessoal tecnicamente treinado e experiente, comporta uma série de complicações, tanto imediatas quanto tardias. Além disso, as condições clínicas da criança que necessita ser intubada podem ser críticas, o que exige que o procedimento seja realizado sem o risco de agravar essas condições. Para tal, é recomendada a utilização de técnicas seguras e bem treinadas segundo os critérios de sequência de intubação rápida, propostos pela American Heart Association.

A laringoscopia, por estímulo de reflexo vagal, pode resultar em bradicardia e disritmias cardíacas, sendo mais frequentemente encontradas nas técnicas de intubação nasal (58%) se comparadas às por via oral (32%). Fenômeno esse que poderá estar associado à hipotensão, ao espasmo glótico, aos vômitos e à aspiração do material gástrico.

A manipulação do laringoscópio na orofaringe, principalmente se o cabo e a lâmina não forem de tamanhos adequados, pode traumatizar lábios, gengivas e dentes, com prejuízo na formação e/ou perda da dentição permanente e risco de aspiração do conteúdo contido na cavidade oral. Em um paciente com respiração espontânea insuficiente para suprir sua demanda de oxigênio, uma tentativa prolongada de intubação poderá causar hipoxemia severa. São descritas outras complicações da intubação, como laceração, sangramentos e hematomas de cordas vocais, e dissecção da submucosa retrofaríngea, mais encontrada nas intubações por via nasotraqueal. A intubação intempestiva também pode levar à perfuração traqueobrônquica ou esofagiana, particularmente em neonatos e lactentes.

A intubação esofágica é um evento possível e pode não ser diagnosticada de imediato, trazendo consequências por vezes fatais. O quadro clínico da intubação esofágica pode ser confundido com doenças como embolia pulmonar e aspiração. De qualquer modo, não há melhora do desconforto respiratório após a intubação, com persistência da cianose, taquicardia e hipo ou hipertensão arterial, culminando em choque, bradicardia e parada cardiorrespiratória.

Um dispositivo bastante utilizado em procedimentos de curta duração, sem o risco de intubação esofágica ou de efeitos adversos da própria intubação traqueal, é a máscara laríngea. Ela foi desenvolvida para permitir um acesso seguro de vias aéreas, sendo menos invasiva que a intubação traqueal. A máscara laríngea, comumente utilizada para procedimentos eletivos anestésicos, dispensa o uso de laringoscópio ou instrumentos especiais para sua inserção, que é realizada por via oral. Ela propicia uma ventilação através de uma pequena máscara distalmente conectada a um tubo. A máscara bem locada fica com a face convexa posterior, em contato com a parede da faringe e a anterior, sobreposta às estruturas supraglóticas (laringe), mantendo uma via de acesso para permitir a ventilação. A extremidade distal da máscara fica alojada sobre o esfíncter esofagiano superior. As máscaras laríngeas podem ser reutilizáveis ou descartáveis, e têm tamanhos variáveis, inclusive para uso neonatal. Recomenda-se o uso de máscaras isentas de látex. Deve-se lembrar de que a máscara é contraindicada em casos de trauma.

Na intubação traqueal, o posicionamento e o funcionamento do tubo devem ser verificados após o procedimento. Na parte distal da traqueia está localizada a carina, junto à bifurcação da traqueia, na altura do segundo arco costal. Como o brônquio fonte principal direito faz um ângulo obtuso, isso favorece uma intubação seletiva para esse lado, o que pode levar à atelectasia pulmonar esquerda. Segundo alguns autores, quando ocorre uma intubação seletiva, o lado direito é muito mais frequente, com uma incidência que chega a 90% dos casos. Por isso, é importante recordar a adequada fixação do tubo ao lábio, conforme recomendado para cada diâmetro e idade do paciente. A movimentação do paciente (extensão e flexão da cabeça, posição lateral) pode deslocar o tubo para o brônquio fonte direito inadvertidamente.

A cânula pode ser obstruída por fatores externos (compressão), internos (secreções, sangue, corpo estranho) e intrínsecos (defeitos na manufatura do tubo). Alguns tubos amolecem com a temperatura corpórea, ficando susceptíveis à obstrução por forças externas. Também pode ocorrer compressão do tubo na passagem nasal (desvio de septo, hipertrofias de cornetos, estreitamentos) ou deslocamento do tecido linfoide.

O tamanho do tubo escolhido influencia nas complicações de laringe e traqueia, e na compressão das aletas nasais (intubação nasotraqueal), levando à necrose nasal, o que aumenta a incidência de sinusites intra-hospitalares. Já sangramento nasal e dor podem ser aliviados com anestesia tópica e vasoconstritores.

O mau posicionamento do tubo endotraqueal ocorre principalmente nas situações de emergência. Em pacientes adultos, Schwartz *et al.* encontraram 15,5% de tubos mal posicionados, muito próximos à carina ou muito distantes dela. Além disso, foram relatados 8% de intubação dificultosa, 8% de intubação esofagiana, 4% de aspiração e 1% de pneumotórax. A intubação seletiva à direita foi encontrada em 5% a 9% das vezes. O mau posicionamento do tubo intratraqueal nem sempre é detectado clinicamente, sendo recomendado o controle radiográfico e/ou um detector de CO_2 exalado. Felizmente, as lesões diretas em vias aéreas são menos importantes e normalmente progridem para a cura.

Como regra prática, quando um paciente intubado, em VPM e aparentemente estável apresentar subitamente uma piora clínica, quatro itens devem ser verificados de imediato:

1. **D**eslocamento do tubo intratraqueal (ver se o tubo está afixado adequadamente, se está no seu número correto labial, se não está seletivo ou se o paciente não está extubado);
2. **O**bstrução de tubo intratraqueal (verificar se há resistência à aspiração da cânula ou durante ventilação manual com o dispositivo válvula-balão);
3. **P**neumotórax (procurar sinais de alterações clínicas sugestivas, como dispneia, cianose, timpanismo à percussão, ausência ou diminuição de ruídos pulmonares, desvio do icto, estase jugular);
4. **E**quipamento sem funcionamento adequado (retirar imediatamente o paciente do aparelho de VPM e ventilar o paciente através de outro dispositivo para verificar falhas no equipamento).

Essas complicações agudas podem ser lembradas pela regra mnemônica **DOPE** (**D**eslocamento, **O**bstrução, **P**neumotórax e **E**quipamento).

Uma das lesões mais comuns associadas à intubação intratraqueal é a lesão da laringe. As lesões laríngeas e de cordas vocais ocorrem nos pontos de maior pressão, entre o tubo intratraqueal e a mucosa laríngea. Para minimizá-las nos tubos endotraqueais com balonete (*cuff*), a recomendação tem sido a de manter a pressão do mesmo menor do que a pressão capilar da mucosa. Guyton *et al.* advertem que a pressão de oclusão do balonete aumenta com o aumento do pico inspiratório de pressão. Assim sendo, a técnica de manter a pressão do balonete até que tenha um pequeno vazamento deve ser adotada com cuidado, observando sempre a variação do pico de pressão inspiratória.

As complicações tardias da intubação podem envolver a laringe e a traqueia (53% ocorrem na glote e epiglote). As complicações laríngeas consistem em edema de glote, dano da cartilagem aritenoide, paralisia de cordas vocais e granulomas subglóticos (3% a 69%), com consequente estenose e obstrução de vias aéreas superiores.

Quando houver rouquidão persistente, deve ser considerado a presença de paralisia de cordas vocais, e o diagnóstico é confirmado através de nasofibroscopia. O uso de corticoides para prevenir ou tratar o estridor pós-extubação não se mostrou efetivo em neonatos e crianças.

Lim *et al.* relataram três casos nos quais ocorreu paralisia do nervo laríngeo recorrente direito, acompanhada de rouquidão (foram utilizados tubos com balonete) em pacientes intubados por 24 e 47 horas, com recuperação clínica depois de seis a oito semanas pós-extubação.

Cordeiro *et al.* descrevem os achados endoscópicos de lesões das vias aéreas associadas à intubação traqueal por meio de endoscopia respiratória. Durante um período de dois anos, foram estudados 61 recém-nascidos e 154 crianças. A presença de algum grau de lesão foi bastante frequente, sendo encontrado em 89,8% dos pacientes (55 RN e 138 crianças), sendo consideradas graves em 10,7% das lesões. Os locais mais acometidos foram a glote e a subglote, que corresponderam a mais de 80% dos achados.

Outras complicações da extubação são dor e desconforto, broncoespasmo, laringoespasmo e hemorragia local na glote.

Complicações da Traqueostomia

a traqueostomia habitualmente é utilizada em pacientes que permaneceram por períodos prolongados de VPM, estando relacionada a uma maior morbidade. Os problemas mais frequentemente associados a esse procedimento são infecção e hemorragia. A estenose traqueal ocorre em menos de 3,7% dos pacientes, e complicações tais como fístulas traqueoesofageanas ocorrem em menos de 1% dos pacientes.

Não há consenso na literatura se a traqueostomia deve ser um procedimento precoce ou retardado ao máximo, assim a recomendação principal é a de que essa decisão seja individualizada, de acordo com o paciente.

COMPLICAÇÕES RELACIONADAS À OPERAÇÃO DO APARELHO DE VENTILAÇÃO MECÂNICA

Apesar dos sensíveis sistemas de alarme nos aparelhos de VPM, não existe a garantia de se evitar plenamente um mau funcionamento deles, o que em momentos inesperados pode provocar danos pulmonares e sistêmicos ao paciente.

Como já citado, quando o paciente sob VPM apresentar deterioração súbita do seu quadro clínico, com desconforto respiratório e/ou cianose, afastadas as outras causas relacionadas a DOPE, a causa pode estar relacionada ao mau funcionamento do próprio aparelho. Cabe à equipe que assiste ao paciente detectar o problema e solucioná-lo sempre que possível (a equipe deve ter noções básicas do funcionamento dos aparelhos de ventilação pulmonar mecânica). A queda de pressão de ar comprimido e/ou oxigênio na rede hospitalar pode acarretar queda das pressões inspiratórias e expiratórias, que podem ser compensadas temporariamente por sistemas internos dos aparelhos. No entanto, quedas nas pressões do aparelho não relacionadas à entrada do gás, como defeitos intrínsecos (por exemplo, desconexão do circuito), podem eventualmente não ser detectadas por falha do alarme (desligado ou mal ajustado às condições da criança). Nos ventiladores de fluxo contínuo ("pediátrico"), a complacência do circuito respiratório, associada ao fluxo estabelecido liberado, pode prejudicar a pressurização do circuito. A presença de vazamentos no circuito e no reservatório do umidificador também compromete a pressurização. Além disso, pode haver perda de pressão por aumento da complacência (circuito deteriorado pelo uso e reutilização). As membranas das válvulas inspiratórias podem estar gastas ou com ajuste inadequado, o que não permite que o aparelho de VPM opere normalmente.

Boa parte dos aparelhos utilizados em pacientes pediátricos não possui alarmes que detectem alterações de FiO_2, seja por alterações da pressão de O_2 que vem da rede hospitalar, seja por alterações do misturador do aparelho de VPM. Assim, quando houver dúvidas a respeito do bom funcionamento do misturador, a sua acurácia deve ser testada com oximetria apropriada.

A umidificação adequada dos gases inspirados é fundamental. Normalmente, os gases utilizados com fins terapêuticos são armazenados secos, isentos de umidade. Uma vez que a via artificial utilizada na VPM impede a passagem do ar pelas vias aéreas superiores, responsáveis pela umidificação e pelo aquecimento dos gases inspirados durante a respiração espontânea, a negligência em relação ao aquecimento e à umidificação implica complicações, como aumento das perdas insensíveis de água e ressecamento das secreções do trato respiratório, e resulta em obstrução de vias aéreas e prejuízo da função mucociliar.

A monitorização da temperatura do gás inspirado também é fundamental, não só para permitir a adequada umidificação, como para impedir o superaquecimento e evitar queimaduras de vias aéreas.

COMPLICAÇÕES CLÍNICAS

Lesão Pulmonar Induzida pela Ventilação Mecânica

Um paciente pediátrico em VPM, com frequência respiratória estabelecida de 30 respirações/minuto, recebe 43.200 respirações mandatórias por dia. São mais de 40 mil respirações diárias impostas ao sistema respiratório. Com a magnitude desse número, é surpreendente observar que a VPM não resulte em lesões ao sistema respiratório com maior frequência.

Um paciente com os pulmões normais pode ser ventilado com parâmetros fisiológicos por um longo período, sem apresentar lesão pulmonar aparente. No entanto, principalmente num pulmão lesado, como na síndrome do desconforto respiratório agudo (SDRA), a ventilação cíclica com pressão positiva pode provocar alterações importantes locais e sistêmicas, conhecidas genericamente como lesão pulmonar induzida pela VPM.

Um consenso internacional definiu a lesão pulmonar induzida pelo aparelho de VPM como uma lesão diretamente induzida pela VPM em modelos com animais. Essa lesão não pode ser diferenciada de modo morfológico, fisiológico ou radiológico da lesão alveolar difusa, devido à lesão pulmonar aguda ou à SDRA, ou seja, a lesão pulmonar pode ser decorrente da própria doença de base, e não especificamente resultante da VPM. A diferenciação só pode ser realizada de modo definitivo em modelos animais. Portanto, a lesão pulmonar induzida pela VPM só pode ser assim definida se houver evidências que comprovem tal relação. Como na maioria das situações é quase impossível provar essa relação causa-efeito, o quadro é considerado lesão pulmonar associada à VPM. Embora a maioria das pesquisas sobre lesão pulmonar induzida pela VPM seja relacionada aos aparelhos de pressão positiva, os princípios também são válidos para os sistemas de pressão negativa.

Os estudos com VPM em modelos animais abordam dois tipos de estratégia: a de um impacto e a de dois impactos. Na estratégia de um impacto, o animal previamente sadio é submetido ao estudo e, na de dois impactos, uma lesão pulmonar é induzida inicialmente e depois o animal é submetido ao estudo com a VPM.

Fatores envolvidos na lesão pulmonar

O grau de lesão pulmonar está associado não somente aos parâmetros ventilatórios impostos ao sistema respiratório, mas também a fatores relacionados aos pacientes, principalmente na condição do pulmão ventilado.

A lesão pulmonar é atribuída a estes principais fatores:

- Barotrauma (Pressão excessiva);
- Volutrauma (Volume excessivo);
- Atelectrauma (Tensão de cisalhamento);
- Biotrauma (Resposta inflamatória celular).

Barotrauma

Com o advento da ventilação com pressão positiva, o fator inicialmente mais evidente era aquele creditado às altas pressões nas vias aéreas – o barotrauma.

O barotrauma era tido como a complicação mais comum da VPM. A baixa complacência pulmonar presente em pacientes com pneumonia necrosante e síndrome do desconforto respiratório agudo era justificativa para o uso de altas pressões inspiratórias, no intuito de liberar um volume corrente considerado adequado. Peterson *et al.* relatam uma incidência de 43% de barotrauma em paciente em uso de pressão inspiratória positiva acima de 70 cmH_2O, enquanto apenas 7,5% dos pacientes com pressão inspiratória entre 50 e 70 cmH_2O desenvolveram barotrauma. No trabalho de Anzueto *et al.*, a maior incidência de barotrauma estava relacionada com uso de pressões de pico inspiratório superiores a 40 cmH_2O e pressões de platô superiores a 35 cmH_2O.

Whitehead e Slutsky citam John Fothergill, que, em 1745, sugeria que, na ressuscitação de uma pessoa aparentemente morta, a respiração boca a boca seria preferível à utilização de um par de foles(86). Embora não relatado, o seu conselho contra os foles se referia à presença de escapes de ar provocados pela força dos foles, escapes hoje conhecidos como barotraumas.

São consideradas manifestações clínicas do barotrauma: enfisema intersticial pulmonar, pneumomediastino, pneumotórax, pneumopericárdio, pneumoperitônio, embolia gasosa, enfisema subcutâneo e cistos de ar pulmonares ou subpleurais.

Pneumotórax hipertensivos, embolia gasosa e pneumopericárdio são manifestações potencialmente fatais. Segundo Tocino *et al.*, em 38% dos pacientes críticos com pneumotórax encontrados na região anteromedial torácica, 26% foram em áreas subpneumônicas e somente 22% na parte apicolateral. Quando submetidos à ventilação mecânica, 50% dos pneumotórax são hipertensivos. O tratamento do pneumotórax hipertensivo é a drenagem por toracostomia imediata.

A embolia gasosa ocorre na presença de altas pressões alveolares, que não permitem a descompressão gasosa, levando à formação de cistos e escapes de gás para o espaço venoso. Microbolhas danificam diretamente a microcirculação pulmonar, mas macrobolhas podem coalescer no átrio direito e dificultar o fluxo na grande circulação; segundo Albelda *et al.*, há 50% de mortalidade. Os sintomas observados são súbitos, tais como hipotensão, taquicardia, taquipneia e sibilos, que podem evoluir para o edema agudo pulmonar.

Se ocorrer embolia gasosa sistêmica, podem ser encontradas alterações, como cútis *marmorata*, infarto do miocárdio e alterações neurológicas. O diagnóstico pode ser realizado por meio do ecocardiograma transesofagiano. O tratamento consiste em deixar o paciente em decúbito lateral esquerdo, para reduzir a probabilidade de as bolhas ultrapassarem a válvula pulmonar, e a utilização de oxigênio em altas concentrações.

Pneumomediastino e enfisema subcutâneo, apesar de levarem a certo desconforto, raramente acarretam em risco de vida iminente, não necessitando de drenagem imediata.

Macklin e Macklin descrevem o mecanismo de ruptura alveolar e o tecido adjacente (Figura 43.1).

Para que haja ruptura alveolar, deve haver uma diferença pressórica significativa entre o alvéolo e o espaço das estruturas adjacentes. Não necessariamente a pressão intra-alveolar deve ser exagerada, mas sim a diferença entre essa pressão e a da bainha perivascular do septo adjacente.

Durante a expansão alveolar, a oposição anatômica entre o alvéolo e a bainha perivascular predispõe à criação de pressões negativas no espaço intersticial (Figura 43.1), por aumentar o espaço intersticial. O gradiente pressórico pode ser resultante de:

- Processos aspirativos;
- Represamento de ar por distúrbios na distribuição da ventilação;
- Insuflação aérea.

A distensão alveolar além do seu limite resulta na sua ruptura. A região alveolar que sofre mais estresse e tem maior probabilidade de se romper é a que tem suas bases em contato com os capilares. Naqueles alvéolos que têm suas bases em contato com os brônquios, bronquíolos e outros alvéolos, a pressão que distende o alvéolo acaba por distender, também, o restante das vias aéreas, não gerando grandes gradientes pressóricos.

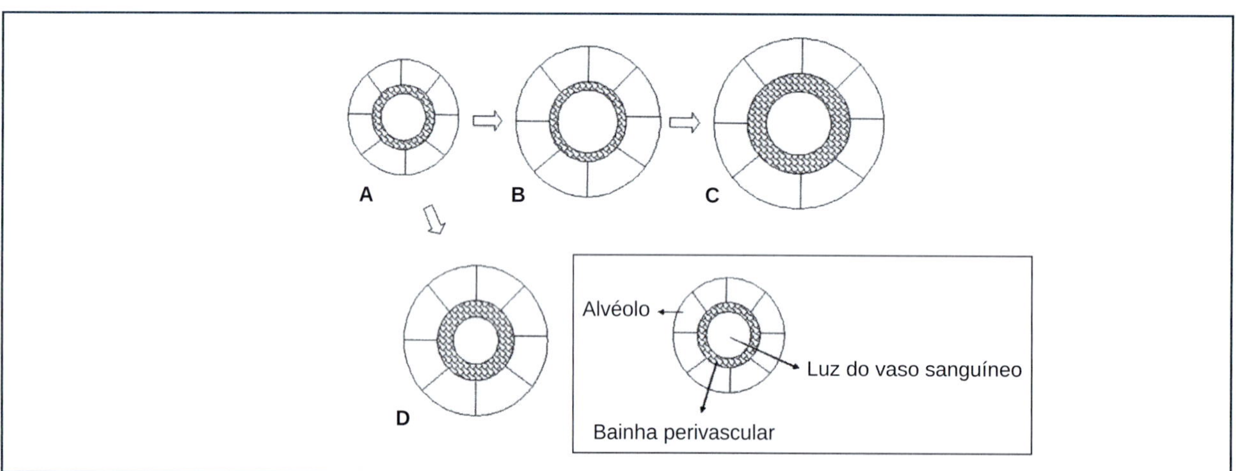

FIGURA 43.1 ***Mecanismo de ruptura alveolar, segundo Macklin e Macklin. A oposição anatômica entre os alvéolos aparece em destaque. A base alveolar está em contato com a bainha perivascular. Os autores descrevem dois fatores: a distensão alveolar (fator A) e a redução do calibre dos vasos pulmonares (fator B). A relação entre esses dois fatores é fundamental na estabilidade alveolar. (A) Representa uma condição no final da expiração normal. (B) Representa uma inspiração normal. Os alvéolos estão expandidos, inclusive com estiramento de suas bases, mas, como existe concomitante enchimento sanguíneo pulmonar, o volume da bainha se mantém constante. (C) Condição de hiperinsuflação. Os alvéolos estão mais distendidos e o estiramento de suas bases não é acompanhado pelo enchimento do vaso sanguíneo. Cria-se uma pressão negativa sobre a bainha perivascular, que aumenta o seu volume. O gradiente pressórico entre o alvéolo e o espaço da bainha perivascular pode romper a base do alvéolo. (D) A expansão alveolar é normal, mas não é acompanhada pelo enchimento dos vasos sanguíneos. Essa condição também cria uma tensão sobre a bainha perivascular. A associação de hiperinsuflação alveolar não é acompanhada pelo enchimento do vaso sanguíneo (não aumento do calibre do vaso) e aumenta ainda mais o estresse pressórico sofrido pela bainha perivascular.***

Nos alvéolos circundados por vasos, a ruptura alveolar promove a infiltração de ar na bainha perivascular e migra para o hilo, atingindo outras estruturas. Quando o ar atinge o espaço pleural, tem-se o pneumotórax.

Um fenômeno pulmonar denominado "interdependência" parece ser importante na manutenção da uniformidade do tamanho alveolar e da função do surfactante. A distribuição da pressão sobre uma unidade pulmonar é transmitida para as unidades adjacentes.

Como os alvéolos compartilham paredes comuns com os bronquíolos, numa situação normal todas as unidades estão sob a mesma pressão transalveolar. Quando existe uma desigualdade entre as unidades, como a presença de atelectasia, a distribuição da pressão pode ser alterada significantemente.

Quando o alvéolo colaba, a força de tração da parede se junta à do alvéolo adjacente expandido em uma menor área. Assim, a força necessária para a reexpansão alveolar é amplificada, submetendo a parede da interface dessas unidades a uma lesão potencial, que poderia ser observada pela presença de pseudocistos e cavidades ao redor de áreas atectasiadas. Mead, Takashima e Leith relataram que, para expandir uma região atelectásica circundada por um pulmão totalmente expandido, com uma pressão transpulmonar de 30 cmH_2O, a pressão necessária seria de 140 cmH_2O[54].

Em 1974, em estudo pioneiro, Webb e Tierney demonstraram que a VPM provocava edema pulmonar em ratos intactos. Os ratos ventilados com uma pressão inspiratória de pico de 14 cmH_2O não apresentaram nenhum dano histológico. Já os ratos ventilados com pressão de 30 cmH_2O tiveram um leve edema perivascular. Os ratos ventilados com uma pressão mais alta (45 cmH_2O), sem PEEP, apresentaram rápida deterioração clínica e morreram após uma hora de estudo. O acréscimo de PEEP de 10 cmH_2O, tal como no tratamento para aumentar a oxigenação em pacientes com SDRA, resultou em menor grau de edema. Mais de duas décadas depois, Tierney comentou o seu estudo. Ele referiu surpreendente resultado obtido ao ventilar o animal com altas pressões (45 cmH_2O) sem PEEP. Em minutos, os ratos ficaram cianóticos e com aspecto moribundo; seus pulmões ficaram pesados e edematosos e formou-se espuma nas vias aéreas. A melhor explicação encontrada foi a de que o surfactante pulmonar poderia ser perdido rapidamente da superfície alveolar quando o volume fosse menor, o que poderia acontecer quando nenhuma PEEP era aplicada. Eles referem ter hesitado em extrapolar os resultados obtidos para aplicação clínica, principalmente quando os dados observados na clínica, ou seja, pacientes ventilados com altas pressões, não apresentavam lesões pulmonares como as descritas nos ratos com altas pressões nas vias aéreas.

Muito se tem discutido sobre o papel do barotrauma na lesão pulmonar e existem evidências de que, talvez, a pressão seja um fator menos importante do que o volume alveolar que ela promove. O limite de distensibilidade alveolar pode ser contido pelas estruturas adjacentes, inclusive pelos vasos pulmonares, mesmo com altas pressões nas vias aéreas. As manifestações do barotrauma, na verdade, podem ser decorrentes de volutrauma, ou seja, o escape de ar é resultante da hiperdistensão alveolar, mais do que a própria pressão.

Volutrauma

Tem-se constatado que o excessivo aumento do volume alveolar é prejudicial ao pulmão (volutrauma). Em 2000, um grande estudo multicêntrico e randomizado, envolvendo 861 pacientes adultos com lesão pulmonar aguda (LPA) ou SDRA, demonstrou a redução absoluta de 8,8% na mortalidade (31% x 39,8%) dos pacientes submetidos à VPM com menores volumes correntes (6 mL/kg), em relação àqueles com volumes correntes habitualmente utilizados (12 mL/kg).

A importância do volume alveolar em relação à pressão na ocorrência do barotrauma pode ser verificada em trompetistas. Nesses artistas, a pressão das vias aéreas pode atingir 150 cmH_2O, sem que se desenvolva barotrauma aparente. Na verdade, nessa condição, a pressão transpulmonar não ultrapassa 10 cmH_2O, uma vez que a pressão pleural atinge cerca de 140 cmH_2O pela compressão torácica e abdominal. Em modelos animais com restrição torácica e abdominal, Dreyfuss *et al.* demonstraram que a hiperdistensão alveolar era a responsável pela ruptura alveolar, e não a pressão de pico. As altas pressões são marcadores de altos volumes, mas podem não ser a causa direta das lesões encontradas.

Um dado importante na VPM é a condição do sistema pulmonar, não apenas do parênquima pulmonar, mas também das vias aéreas e da caixa torácica e abdominal. As vias aéreas impõem uma carga resistiva para a pressão liberada pelo aparelho de VPM. Assim, parte da pressão é "perdida" até chegar aos alvéolos.

A distribuição da insuflação alveolar, principalmente em pulmões comprometidos, é bastante heterogênea e pode ser caracterizada por termos conhecidos na bioengenharia como "estresse/deformação" (*stress/strain*). Estresse é a distribuição interna de forças por unidade de área pulmonar, e deformação é a alteração sofrida em tamanho ou forma do estado inicial. A relação entre estresse e deformação pode ser assim definida:

$$\text{estresse} = k \times \text{deformação}$$

Para muitos, o correspondente ao estresse seria a pressão de platô e à deformação seria o volume corrente. A pressão de platô equivale à pressão inspiratória de pico, menos a pressão necessária para vencer a sua resistência. Essa pressão efetiva pode ser obtida por meio da manobra de pausa inspiratória em alguns aparelhos de VPM. No entanto, Chiumello *et al.*, analisando pacientes adultos com SDRA, concluíram que a pressão de platô e o volume corrente não podem ser substitutos para o estresse/deformação pulmonar. Eles consideram que o equivalente clínico de estresse é a pressão transpulmonar (pressão alveolar – pressão pleural) e o equivalente clínico de deformação é relação da alteração de volume sobre a capacidade residual funcional (CRF) (Equação 1).

Equação 1

$$\Delta\text{PTP (estresse)} = \text{EPespec (elastância pulmonar específica)} \times \Delta V \text{ (deformação)} \div \text{CRF}$$

Onde:

- P_{TP} = Pressão transpulmonar
- E_{Pespec} = Elastância pulmonar específica
- ΔV = Variação de volume
- CRF = Capacidade residual funcional

  (Obs.: A CRF não deve ser considerada o volume pulmonar medido com PEEP; o volume devido à PEEP é parte de ΔV e deve ser colocado no numerador da equação.)

Várias hipóteses discutem o mecanismo envolvido na lesão pulmonar resultante da distensão alveolar. Os estiramentos cíclicos podem alterar os canais de íons e as moléculas membrana-associadas e romper fisicamente a membrana da célula pulmonar. Pode haver também alterações diretas no surfactante, com formação de agregados não funcionais, levando a:

- Aumento da tensão superficial;
- Diminuição da pressão perimicrovascular, com aumento da pressão transmural da parede dos vasos alveolares;
- Filtração de fluidos.

Devido ao aumento da tensão superficial, tem-se também aumento da permeabilidade epitelial, pela hiperdistensão regional e tração radial nos vasos. Por fim, ocorre uma tendência ao colabamento alveolar.

Em estudos clínicos, a lesão pulmonar associada à VPM é mais estudada nos pacientes com SDRA. A lesão pulmonar dessas doenças, como demonstrado em estudos tomográficos, é bastante heterogênea. Existem áreas de parênquima normal intercaladas com aéreas atelectásicas e outras áreas císticas. O parênquima normal, muitas vezes, restringe-se a uma pequena porção de todo o pulmão. A VPM, nesse "pequeno pulmão" (*baby lung*), pode ser desastrosa para o paciente. Por exemplo, se esse volume for equivalente a apenas 1/3 da capacidade pulmonar total, quando o paciente estiver sendo ventilado com um volume corrente de 12 mL/kg, na verdade o pulmão normal remanescente estará recebendo um volume de 36 mL/kg.

O pulmão do paciente com SDRA, frente à infiltração alveolar, fica mais denso e pesado e sofre modificações pela ação gravitacional, desenvolvendo as chamadas "zona dependente" e "zona independente".

A zona dependente fica nas porções inferiores e sofre maior ação gravitacional. Os alvéolos tendem a ficar colabados por receberem todo o peso do pulmão. A zona independente fica no segmento de cima e tende a apresentar alvéolos expandidos. Essa disposição dificulta a expansão dos alvéolos da zona dependente, uma vez que eles necessitam de maiores pressões para vencer a sua baixa complacência. A pressão inspiratória liberada nas vias aéreas acaba hiperexpandindo os alvéolos bem mais complacentes da zona independente.

Estudos tomográficos realizados em cinco pacientes com SDRA sugerem que as diferentes regiões pulmonares apresentam diferentes pressões de abertura. As pressões são maiores na zona dependente e se reduzem em direção à região não dependente. O estudo tomográfico também ajudou a distinguir entre hiperinsuflação e superestiramento.

A hiperinsuflação é uma condição em que a relação entre gás e tecido está aumentada, o que pode ser evidenciado na tomografia pela porcentagem de voxels.

O superestiramento é a condição em que existe uma pressão de distensão anormalmente elevada, o que implica maior estresse pressórico sobre a parede alveolar. Essa condição pode ocorrer mesmo sem hiperinsuflação, o que pode ser justificado pela presença de maiores áreas de condensação presentes na lesão pulmonar heterogênea. A Figura 43.2 ilustra o mecanismo de superestiramento.

Atelectrauma

Uma propriedade inerente ao sistema respiratório é a histerese pressão-volume (P-V) pulmonar. A histerese é assim caracterizada: uma vez que o pulmão esteja recrutado, o surfactante e a interdependência alveolar atuam para mantê-lo aberto. No pulmão normal, pode-se observar que existe nítida diferença entre o ramo inspiratório e o expiratório da curva P-V (Figura 43.3).

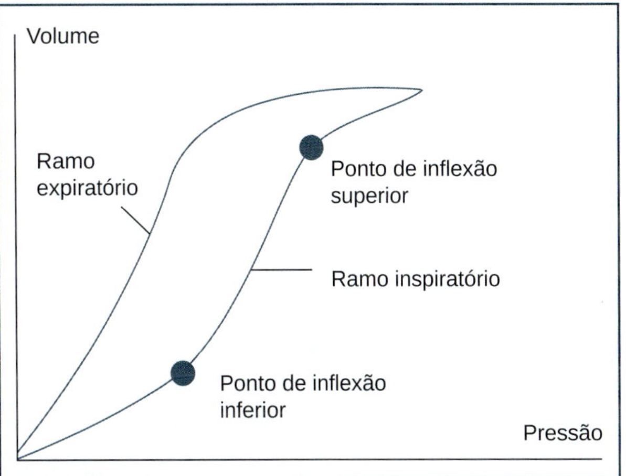

FIGURA 43.3 *Curva P-V. O ramo inspiratório apresenta dois pontos de acentuada inclinação. Nota-se o distanciamento do ramo expiratório em relação ao ramo inspiratório. Observe-se que a pressão necessária para manter o alvéolo aberto é menor do que aquela necessária para abri-lo. O formato da curva P-V se altera na presença de doenças pulmonares, como processos restritivos ou obstrutivos.*

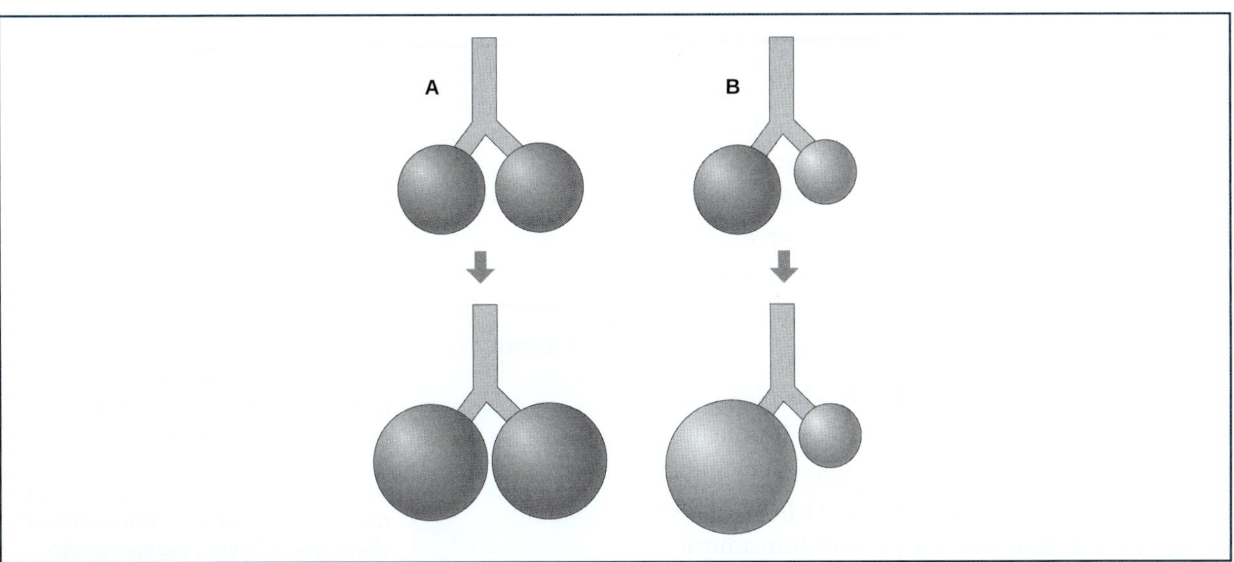

FIGURA 43.2 *Efeitos da pressão positiva sobre o pulmão normal e sobre o pulmão com lesão heterogênea. (A) Pulmão normal antes e após uma inspiração com pressão positiva. A expansão alveolar é simétrica e homogênea. (B) Pulmão com lesão. A pressão exercida promove hiperinsuflação em áreas pulmonares normais e pouca variação de volume nas áreas comprometidas de pouca complacência.*

No ramo inspiratório, observa-se que o aumento de pressão inicial é acompanhado de pequeno aumento do volume pulmonar. Com o aumento progressivo da pressão, ocorre uma súbita inclinação da curva, que é o ponto de inflexão inferior, a partir do qual a inclinação da curva é bastante ascendente, indicando aumento substancial do volume pulmonar em relação à pressão (recrutamento).

Após o segmento ascendente da curva, expressa a partir do ponto de inflexão inferior, a curva P-V sofre nova angulação (ponto de inflexão superior), indicando que a pressão inspiratória já não traduz aumentos importantes de volume. Apesar de esse ponto permitir deduzir que o pulmão pode estar em hiperinsuflação, estudos tomográficos indicam que o recrutamento ocorre em toda a curva P-V.

O ramo expiratório não segue a mesma curva do ramo inspiratório, ocorrendo um distanciamento entre ambos, o que caracteriza a histerese pulmonar. No início da expiração, ocorre redução da pressão, sem a correspondente redução de volume pulmonar. Somente depois é que ocorre franca redução do volume pulmonar em relação à pressão, indicando um desrecrutamento alveolar.

Quase no final da expiração, ocorre nova inclinação da curva (redução da pressão, sem a correspondente redução do volume), que poderia indicar um colabamento das vias aéreas. Esse comportamento pulmonar é importante na abordagem ventilatória do pulmão lesado, principalmente no que se refere à pressão necessária para evitar o colapso alveolar.

Já em 1944, Macklin e Macklin referiam que a atelectasia poderia colaborar no mecanismo de lesão alveolar. A VPM aumenta a incidência de atelectasias pelos efeitos diretos que exerce sobre o parênquima pulmonar, deslocamento do tubo intratraqueal, retenção de secreções e denitrogenação, ao se utilizar O_2 em altas concentrações.

Na SDRA, ocorre instabilidade alveolar por alterações no surfactante que levam à formação de agregados não funcionais, que resultam em aumento da tensão superficial, redução da pressão perimicrovascular, aumento da pressão transmural da parede dos vasos alveolares e filtração de fluidos. Essa instabilidade alveolar, associada ao fenômeno de interdependência ou às alterações na ventilação alveolar, favorece a atelectasia. O aumento da tensão superficial também provoca o aumento da permeabilidade epitelial, pela hiperdistensão regional e pela tração radial nos vasos.

Alvéolos colabados têm a sua complacência muito reduzida. Assim, a pressão inspiratória necessária para a reabertura alveolar é muito maior. Mesmo depois de abertos, se as condições de instabilidade persistirem, tendem a se colabar rapidamente. Esse colapso e a reexpansão alveolar repetitivos são conhecidos como fenômeno *repeated collapse and reexpansion* (*recorex*) e a lesão que pode resultar desse fenômeno é chamada de "atelectrauma".

O colapso alveolar pode ser evitado pela aplicação de PEEP após a manobra de recrutamento (por meio de aumentos progressivos do volume corrente por curtos períodos de tempo) ou titulando continuamente um valor de pressão de distensão positiva ideal que permita a abertura constante dos alvéolos.

O atelectrauma está relacionado às forças de cisalhamento na zona de reexpansão alveolar (recrutamento). A Figura 43.4 ilustra esse mecanismo.

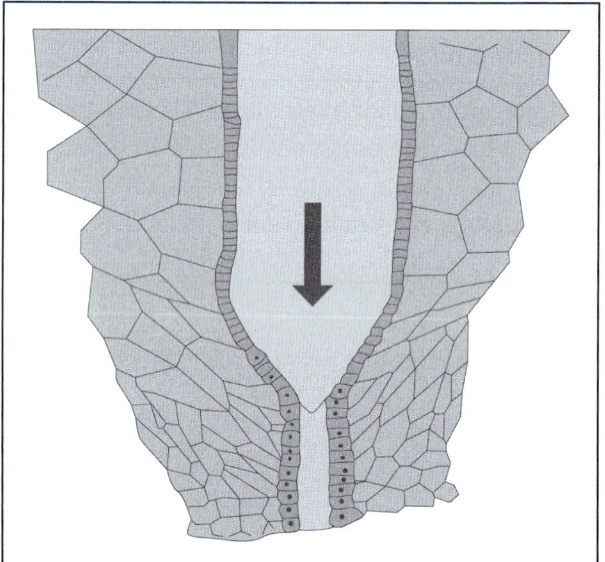

FIGURA 43.4 ***Figura 43.4 – Força de cisalhamento. A seta indica a pressão inspiratória nas vias aéreas promovendo a expansão alveolar. Na região mais densa, existem alvéolos colabados cujos contatos com a membrana basal de pequenas vias aéreas estão estirados em sentido oblíquo. A pressão inspiratória é, assim, multiplicada (interdependência), criando uma força de cisalhamento que faz o epitélio esgarçar da membrana basal.***

O colapso e a reexpansão alveolar repetidos podem agravar a perda de função surfactante. Durante o rápido colapso, o surfactante pode ser expelido para fora do alvéolo, em direção às pequenas vias aéreas. O estresse criado pode, ainda, "fraturar" a membrana alveolar, possibilitando a passagem do conteúdo alveolar para o sangue (translocação).

Biotrauma

A mecanotransdução (conversão do estímulo mecânico em alteração bioquímica ou biomolecular) tem sido bastante estudada na lesão pulmonar. Segundo Uhlig *et al.*, quando a VPM é fornecida com altos volumes correntes, a resultante hiperdistensão alveolar irá ativar um fator nuclear kappa B (NFkappa-B), seguido pela liberação de mediadores pró-inflamatórios, principalmente citocinas e quimiocinas, que atuam em processo inflamatório do pulmão sob VPM, bem como à distância, agravando a falência de múltiplos órgãos e sistemas.

Os efeitos inflamatórios desencadeados pelo fator nuclear podem atingir uma magnitude superior aos produzidos pelas lipopolissacaridases bacterianas. Esses achados sugerem a possibilidade de se utilizar dexametasona para bloquear os efeitos, o que não ocorre quando os efeitos são iniciados por processo infeccioso, como demonstrado experimentalmente.

Ranieri *et al.* estudaram 44 pacientes adultos com SDRA, que foram divididos em dois grupos para análise de mediadores inflamatórios pulmonares e sistêmicos. Um grupo controle foi ventilado com volume corrente médio de 11,1 mL; PInsp 31 cmH_2O e PEEP 6,5 cmH_2O. No outro grupo, foi instituída uma ventilação protetora com volume corrente médio de 7,6 mL; PInsP 24,6 cmH_2O e PEEP 14,8 cmH_2O. Foram analisadas as concentrações de citocinas plasmáticas e no lavado broncoalveolar. No grupo controle, o lavado broncoalveolar apresentou um aumento no IL -1β, IL-6 e agonista de receptor Il-1, e nos dois, lavado e plasma, houve aumento de TNFa, IL-6 e receptores TNFa ($p < 0,05$ para todos). No grupo com ventilação protetora, o lavado broncoalveolar demonstrou uma redução nas concentrações das células polimorfonucleares, TNFa, IL-1β, receptor 55 TNFa solúvel e IL-8; e no plasma e lavado broncoalveolar, houve redução nas concentrações de IL-6, receptor 75 TNFa solúvel e antagonista de receptor IL-1 ($p < 0,05$).

A presença de resposta inflamatória induzida pela ventilação mecânica poderá ocorrer não apenas no pulmão, mas também em diferentes órgãos e sistemas, caracterizando lesões e falências de múltiplos órgãos. Há demonstração de acúmulo de leucócitos no pulmão em indivíduos ventilados mecanicamente, bem como diminuição da manifestação inflamatória em indivíduos granulopênicos. Há também demonstrações de mediadores inflamatórios e bactérias sendo liberados em maior quantidade para a circulação sistêmica quando não são adotadas estratégias de uma VPM mais conservadora.

A maior causa de óbito na SDRA é a disfunção de múltiplos órgãos. A discussão ainda existente é se a ventilação na SDRA inicia ou exacerba essa disfunção fatal. Os fatores descritos na lesão pulmonar podem realmente colaborar com o processo inflamatório sistêmico.

Os vasos pulmonares não somente recebem todo o débito cardíaco, como também servem de grande reservatório para os leucócitos marginados em até um terço de todos os leucócitos fora da medula óssea. Esse fato possibilita ao pulmão interagir e contribuir com a circulação de células inflamatórias.

Toxicidade pelo Oxigênio e Fibrose Pulmonar

A toxicidade do oxigênio também é bastante conhecida como fator lesivo ao pulmão, no entanto, essa não é característica exclusiva da VPM. As lesões pulmonares decorrentes da exposição ao oxigênio são diversas, como traqueobronquite moderada, lesão pulmonar parenquimatosa severa, depressão do estimulo respiratório no sistema nervoso central, vasodilatação pulmonar e atelectasias por denitrogenação.

A citotoxicidade do O_2 é resultado direto da presença de radicais livres de O_2, os quais exacerbam os processos inflamatórios que levam à apoptose celular. A recomendação se restringe à redução da FiO_2 assim que possível, desde que se mantenha a saturação de $O_2 > 90\%$.

A toxicidade do oxigênio levou ao desenvolvimento de novos métodos de VPM, no intuito de minimizar seus efeitos deletérios. A utilização deliberada de oxigênio pode provocar agravos ao paciente, devido a sua toxicidade. Os efeitos adversos do O_2 sobre diversos órgãos incluem: convulsões, paralisias centrais, toxicidade ocular com danos à retina, lesão testicular e hemólise eritrocitária.

No entanto, o início desses efeitos, assim como a velocidade de sua progressão, varia conforme o tecido lesado e depende de outros fatores, como taxa metabólica tecidual, demanda local de oxigênio e susceptibilidade dos tecidos ao oxigênio.

Como os pulmões são expostos a concentrações de O_2 maiores do que outros órgãos, acabam sendo mais lesados, o que limita o uso efetivo e seguro da oxigenoterapia.

Em condições normais, a hemoglobina é quase totalmente saturada com uma fração inspirada de O_2 de 21%. Aumentos adicionais apenas aumentarão a quantidade de O_2 dissolvido no plasma, com pouco efeito sobre a pressão arterial de O_2 tecidual.

Dentro da patogênese da lesão pulmonar pelo oxigênio, além do tempo de exposição, outro fator relevante é a pressão inspirada de O_2 a que as vias aéreas são submetidas.

O mecanismo básico da toxicidade do oxigênio resulta da produção de compostos intermediários instáveis e altamente reativos, oriundos da transformação de O_2 em H_2O (radicais livres de oxigênio). Dos três intermediários, o radical hidroxil é o mais tóxico. Na presença dos radicais livres de O_2, ocorre peroxidação dos ácidos graxos poli-insaturados, presentes na membrana. Os compostos lipídicos liberados, entre eles o ácido araquidônico, são metabolizados (via ciclo-oxigenase e lipo-oxigenase) em leucotrienos, prostaglandinas, tromboxanes e fatores ativadores de plaquetas, todos potentes mediadores da reação inflamatória. Segue-se a ativação de enzimas (elastase, colagenase), que geram mais radicais livres de oxigênio. Como resultado final, há o aumento da permeabilidade da membrana celular à albumina e a outras proteínas, e também a outros compostos.

Se o dano celular persistir, a concentração de surfactante também é reduzida, além do que a presença de proteínas no alvéolo inativa o surfactante presente.

Em relação aos efeitos patológicos do oxigênio pulmonar, são encontrados atelectasias, consolidações, edema, formação de fibrina, congestão, inflamação, hipertrofia e hialinização arteriolar, bronquite e hipertrofia alveolar, hiperplasia, degeneração e descamação celular.

A resposta do pulmão divide-se em duas etapas. Inicialmente, ocorre uma fase exsudativa, com edema alveolar e intersticial, hemorragia intra-alveolar, exsudatos fibrinosos, membranas hialinas, edema e destruição de células do endotélio capilar e destruição das células do epitélio alveolar tipo I. Na fase subsequente, subaguda, ocorre fibrose intersticial, proliferação fibroblástica e hiperplasia das células do epitélio alveolar tipo II.

O quadro clínico, em estudos animais submetidos a baixas pressões de O_2, é caracterizado por letargia, anorexia e vômitos, seguidos de dispneia progressiva com cianose, aumento do esforço respiratório, secreção pulmonar sanguinolenta com asfixia e morte. Em animais expostos a pressões maiores de O_2, foram observadas convulsões e, algumas vezes, apneia prolongada, seguida de respiração irregular, o que colabora com achados de estudos prévios em que altas pressões de O_2 apresentavam uma toxicidade ao sistema nervoso central antes da lesão pulmonar e podiam levar o animal à morte antes que o dano pulmonar pudesse produzir hipoxemia fatal.

No homem, as imagens radiográficas demonstram lesões pulmonares difusas que progridem em extensão, ocorrendo coalescência dos infiltrados até que haja opacificação densa bilateral. O tempo de instalação dos achados radiológicos também varia com a pressão e o grau de exposição ao oxigênio.

Broncodisplasia Pulmonar

Nos anos de 1960, houve um aumento significativo da sobrevida de recém-nascidos (RN) pelo advento da VPM. A broncodisplasia pulmonar foi descrita por Northway *et al.*[56] em recém-nascidos com doença pulmonar de membranas hialinas, que não se resolvia espontaneamente nas primeiras semanas de vida, e que progredia para doença pulmonar obstrutiva crônica, muitas vezes complicada com cor *pulmonale*.

A princípio, a displasia broncopulmonar foi descrita apenas em RNs prematuros, com doença pulmonar de membranas hialinas, que eram submetidos à VPM e a altas FIO_2 por períodos prolongados.

Mais tarde, outros autores descreveram os mesmos achados em crianças e adultos com outros tipos de agressão pulmonar. Atualmente, a broncodisplasia pulmonar é reconhecida em crianças que usam baixas concentrações de oxigênio ou mesmo naquelas que necessitaram de altas FiO_2, mesmo sem fazer uso de VPM. Também já foi descrita broncodisplasia não associada à doença pulmonar de membranas hialinas (como apneia do RN) e mesmo em RN a termo, o que leva a crer que a broncodisplasia nada mais é do que uma reação específica de uma lesão pulmonar aguda que tem resolução muito lenta.

A broncodisplasia pulmonar está relacionada à qualidade, natureza e agressividade dos tratamentos a que são submetidas as crianças com agressão pulmonar aguda. No entanto, não há um mecanismo único que possa ser responsabilizado pelo desenvolvimento da broncodisplasia pulmonar. A exposição prolongada ao oxigênio prejudica o transporte mucociliar em poucas horas e a função metabólica das células endoteliais em menos de um dia, e favorece a produção de radicais livres de oxigênio. A hiperoxia inibe o desenvolvimento pulmonar.

Outros fatores relacionados à VPM também contribuem para a patogênese da broncodisplasia pulmonar. A simples presença do tubo intratraqueal pode causar lesão mecânica direta ao epitélio traqueal. Aspiração de cânula intratraqueal, pressão positiva, umidificação e temperaturas inadequadas do ar inspirado podem levar à alteração da atividade mucociliar e ao dano pulmonar, direta ou indiretamente.

Assim, a incidência de broncodisplasia pulmonar em função de sua etiopatogenia multifatorial é bastante variada. No entanto, está claro que sua incidência é maior quanto menor for o peso do RN.

Clinicamente, a criança prematura que desenvolve doença pulmonar de membranas hialinas evolui muitas vezes necessitando de VPM com altas FiO_2, pela deterioração progressiva da função respiratória. Aquelas que evoluem sem complicações melhoram ao final da primeira semana de vida, com restabelecimento da função pulmonar. As crianças que, por sua vez, estão destinadas a contrair a broncodisplasia, necessitam de ventilação pulmonar mecânica prolongada e frequentemente desenvolvem pneumotórax, pneumomediastino ou enfisema intersticial e *shunt* através do ducto arterial.

Do ponto de vista radiológico, a broncodisplasia pulmonar evolui em quatro fases:

- Estágio I: característica dos três primeiros dias de vida; indistinguível da doença pulmonar de membranas hialinas: pulmões estão pouco insuflados, com infiltrado granular difuso; e broncograma aéreo consistente, com edema e atelectasia área cardíaca normal.
- Estágio II: característica do final da primeira semana de vida e opacificação completa dos pulmões.
- Estágio III: opacificação e broncogramas aéreos são substituídos por áreas císticas hiperlucentes e hiperinsuflação pulmonar.
- Estágio IV: característica do primeiro mês de vida, representa a doença pulmonar obstrutiva crônica; aumento das áreas císticas intercaladas com faixas radiodensas que têm sido interpretadas como fibrose pulmonar; hiperinsuflação evidente e cardiomegalia como resultado de cor *pulmonale*.

Estudos indicam que, excetuando os RNs com peso inferior a 1.000 g, o prognóstico das crianças é comparável ao daquelas que não tiveram doença pulmonar de membranas hialinas, desde que o tratamento seja adequado e instituído logo no início da doença. Os sintomas de doença pulmonar normalmente se resolvem em semanas ou meses, desaparecendo ao redor dos dois ou três anos de idade. Mesmo assim, podem persistir anormalidades radiológicas e da função pulmonar.

Disfunção diafragmática induzida pelo aparelho de ventilação pulmonar mecânica

Pacientes gravemente enfermos submetidos à VPM podem desenvolver atrofia ou disfunção muscular secundária à utilização de medicações (corticosteroide, aminoglicosídeo, bloqueador neuromuscular), à má nutrição ou à doença de base pulmonar.

Le Bourdelles *et al.* descrevem, em estudo experimental, a atrofia por desuso, na qual se tem a redução da força diafragmática em 41,5% após 48 horas de VPM.

A disfunção diafragmática induzida (DDI) pela VPM é descrita como as alterações dos músculos ventilatórios induzidas pelas estratégias de suporte ventilatório mecânico, que suprime ou elimina a atividade muscular ventilatória espontânea.

As estratégias de suporte ventilatório mecânico geralmente envolvem modos com altos níveis de suporte assisto/controlado, de forma que os pacientes têm pouco ou nenhum trabalho para receber suporte ventilatório. Embora a DDI esteja mais bem estudada em relação ao diafragma, ela também ocorre em outros músculos ventilatórios, como os intercostais.

O melhor meio de prevenir a DDI é permitir os esforços respiratórios espontâneos do paciente e fornecer uma carga adequada para os músculos no início do suporte ventilatório mecânico.

Não é tão simples fornecer a carga adequada no início da VPM porque o paciente em insuficiência respiratória aguda pode não ter uma condução respiratória adequada. Assim, o aparelho necessita, inicialmente, ser pré-selecionado para fornecer frequência respiratória e volume corrente apropriados. Além disso, os músculos ventilatórios podem, na fase inicial, estar com sobrecarga aguda e em fadiga, necessitando de uma diminuição substancial dessa carga por certo período de tempo para permitir a sua recuperação.

Portanto, tão logo a função respiratória do paciente permita e haja recuperação da condução respiratória, os objetivos do suporte ventilatório devem ser pré-selecionados para um padrão de carga próximo ao normal. Os modos de suporte selecionados, como pressão de suporte e pressão assistida, são mais fáceis de sincronizar com os esforços do paciente, permitindo atingir esse objetivo, assim como o volume assistido pré-selecionado.

Um manejo clínico para selecionar um nível adequado de suporte para o paciente, a fim de prevenir a DDI, inclui a redução, sempre que possível, da frequência respiratória e da relação frequência/volume corrente; e manter a estabilidade hemodinâmica, uma troca gasosa adequada e um conforto também adequado. Outros aspectos de suporte do paciente também têm de ser utilizados, como nutrição, eletrólitos, função cardíaca e função renal.

Agentes farmacológicos podem ser considerados no tratamento da DDI. Os antioxidantes, por exemplo, têm sido utilizados em estudos animais, observando-se melhora de várias alterações bioquímicas e celulares associadas com a DDI. Para os pacientes que necessitam VPM controlada, a estimulação nervosa periódica tem uma base teórica, mas não prática, para a sua aplicação.

Existem dados que relatam que a estimulação do reflexo anti-inflamatório colinérgico pode representar uma alternativa promissora para o tratamento da lesão pulmonar induzida pela VPM.

O uso de sedativos deve ser judicioso e titulado para evitar o seu uso excessivo e o prolongamento desnecessário da VPM. A recomendação importante aos clínicos é: não tratar a ansiedade ou agitação do seu paciente, mas buscar as causas desses sinais, a fim de evitar a evolução para uma fadiga.

Pneumonia Associada à VPM (PAV)

A pneumonia associada à VPM surge no paciente após um mínimo de 48 horas de sua instalação. Foram encontradas incidências variáveis na literatura, entre 7% e 40%. É a segunda causa de infecção hospitalar em pediatria, atrás apenas das infecções relacionadas com cateter, com incidência de 3% a 10% dos pacientes em ventilação mecânica.

Entre as causas de infecção associadas a pacientes gravemente enfermos, a pneumonia é a mais frequente, prolongando o uso da VPM.

Os fatores de risco mais relacionados ao seu desenvolvimento incluem presença de disfunção de múltiplos órgãos e sistema; posição supina nas primeiras 24 horas, sem mudança de decúbito; diagnóstico inicial de grande queimado; doença neurológica severa ou doença cardíaca; uso de miorrelaxantes; e aspiração comprovada de conteúdo de orofaringe ou gástrico.

Para a prevenção, recomenda-se frequentes mudanças de decúbito e aspiração das secreções traqueais, com dispositivos próprios; utilização do tamanho correto de tubos intratraqueais; umidificação adequada dos gases inspirados; e evitar a formação de volumes copiosos de alimentação no estômago.

A criança gravemente enferma pode apresentar reflexo de tosse diminuído, manipulando mal suas secreções orofaríngeas e aumentando os riscos de aspiração de conteúdos da orofaringe, mesmo quando estão intubadas.

Ocorrem alterações funcionais nas secreções traqueobrônquicas e aderência bacteriana às células epiteliais, o que favorece a colonização na orofaringe, particularmente por microrganismos Gram-negativos. Nos pacientes que necessitam de suporte ventilatório, a simples manipulação da orofaringe no momento da intubação pode levar secreções contaminadas para a traqueia. A presença do tubo intratraqueal impede a expectoração das secreções brônquicas, que, além de ser um fator de contaminação pulmonar, exigem frequentes aspirações de cânula orotraqueal para sua remoção. A contaminação do equipamento utilizado na manipulação da criança intubada tem papel importante no desenvolvimento da infecção pulmonar (sondas de aspiração intratraqueal, aparelho de VPM, nebulizadores, AMBU).

A infecção pulmonar tem início pela colonização do trato respiratório superior por patógenos que acabam por serem aspirados para os pulmões. Johanson *et al.* relatam uma incidência de pneumonia em 22% dos pacientes que estavam colonizados por bacilos Gram-negativos (76% dos pacientes internados em unidade de cuidados intensivos); enquanto apenas 3,5% dentre os pacientes não colonizados, desenvolveram pneumonia.

Assume especial importância o uso de antiácidos tópicos e sistêmicos, que favorecem a proliferação de bactérias Gram-negativas quando o pH gástrico se encontra acima de 3,5. Essas bactérias são encontradas na traqueia de pacientes sob VPM após 24 a 48 horas do início da terapêutica.

Pneumonia associada à VPM ocorre em 9% a 21% dos pacientes, com diferentes causas de insuficiência respiratória, e sua mortalidade varia de 55% a 71%. Sua incidência aumenta significantemente (> 70%) em pacientes que morrem por síndrome do desconforto respiratório agudo.

O diagnóstico de infecção do trato respiratório inferior muitas vezes não é tão simples. Johanson *et al.* definiram pneumonia como febre (> 38°C), leucocitose (> 15.000) e progressivo infiltrado pulmonar no exame radiográfico. Alguns autores acrescentaram outras variáveis, como coloração pelo Gram em secreção traqueobrônquica, mostrando mais do que 25 leucócitos e menos do que 10 células epiteliais/mm^3, e piora dos parâmetros gasométricos.

A etiologia mais frequente de PAV em crianças é bacteriana. Os germes mais comuns relatados são *Staphylococcus aureus e Pseudomonas aeurignosa, seguidos de Klebsiella sp* e *Enterobacter sp.*

As causas não infecciosas podem mimetizar o quadro clínico radiológico de pneumonia, como aspiração química (suco gástrico), síndrome do desconforto respiratório agudo, hemorragia, contusão pulmonar, atelectasias, edema pulmonar e insuficiência cardíaca congestiva, efusões pleurais, embolia pulmonar e tumores.

Langer *et al.*, em estudo prospectivo realizado em 23 UCI, onde 83,2% dos 724 pacientes adultos foram submetidos à VPM por mais de 24 horas, encontraram uma incidência de 23,2% de pneumonias (pacientes em ventilação pulmonar mecânica por menos de 24 horas tiveram uma incidência de 5,5%). Desse modo, os autores concluem que o suporte ventilatório prolongado é um fator de risco significativo para o desenvolvimento de pneumonia, e que a instalação de quadro pneumônico ocorre nos primeiros dez dias do uso de ventilação pulmonar mecânica em 90% dos casos.

O Center of Diseases Control dos Estados Unidos (jan/2015) estabeleceu critérios para o diagnóstico da PAV (<http://www.cdc.gov/nhsn/PDFs/pscManual/6pscVAPcurrent.pdf>):

1. Crianças menores de um ano:
    - Radiografia de tórax – dois ou mais exames seriados, com pelo menos um dos seguintes achados: infiltrado novo ou persistente e progressivo, consolidação, cavitação, pneumatocele.
    - Piora nas trocas gasosas – queda da saturação do oxigênio < 94%, aumento das necessidades de oxigênio ou aumento dos parâmetros ventilatórios associados a pelo menos três dos seguintes achados:
        - Instabilidade térmica sem outra causa atribuível;
        - Leucopenia (< 4.000) ou leucocitose (≥15.000) e desvio à esquerda (> 10% de células jovens);
        - Início de secreção traqueal purulenta, ou mudança no padrão da secreção traqueal ou aumento das secreções respiratórias ou aumento da necessidade de aspirações traqueais;
        - Apneia, taquipneia, batimento de asas do nariz com retração torácica;
        - Sibilos crepitantes ou roncos na ausculta pulmonar;
        - Tosse;
        - Bradicardia < 100 bpm ou taquicardia > 170 bpm, sem causa identificável.

2. Crianças de um até 12 anos[1]:
   - Radiografia de tórax – dois ou mais exames seriados com pelo menos um dos seguintes achados: infiltrado novo ou persistente e progressivo, consolidação, cavitação.
   - Pelo menos três dos seguintes achados:
     - Febre (> 38,4°C) ou hipotermia (< 36,5°);
     - Leucopenia (< 4.000) ou leucocitose (≥ 15.000);
     - Início de secreção traqueal purulenta, ou mudança do padrão de secreção traqueal ou aumento de secreções respiratórias ou aumento de necessidade de aspiração traqueal;
     - Início ou piora da tosse ou apneia, dispneia, taquipneia;
     - Estertor crepitante ou roncos;
     - Piora nas trocas gasosas (piora da saturação do oxigênio < 94%, $PaO_2/FiO_2 < 240$), aumento da necessidade de oxigênio ou aumento nos parâmetros ventilatórios.
3. Crianças acima de 12 anos e adultos:
   - Utilizam-se os mesmos critérios do grupo de um a 12 anos, mas entre os achados clínico laboratoriais deve haver, obrigatoriamente, febre e/ou leucocitose ou leucopenia.

Entre as medidas para prevenir a PAV, podemos citar:

- Estratégia ventilatória:
  - Ventilação não invasiva;
  - Protocolos de desmame ventilatório;
  - Teste de prontidão para extubação.
- Prevenção de aspiração
  - Elevação da cabeceira 30-45°;
  - Aspiração subglótica;
  - Tubos traqueais com balonete;
  - Monitorizar resíduo gástrico.
- Prevenção de colonização
  - Higiene das mãos;
  - Higiene oral a cada 2-4 horas;
  - Troca do circuito do ventilador a cada sete dias ou quando com resíduos;
  - Drenagem de condensação do circuito 2-4 horas;
  - Uso de sistema de aspiração fechado;
  - Intubação via orotraqueal, em vez de nasotraqueal.

1 Nos pacientes em doença pulmonar ou cardíaca, apenas uma radiografia de tórax é aceitável.

Sinusite

Sinusite é uma afecção pouco lembrada nos pacientes da UTI, mas que merece atenção naqueles submetidos à intubação nasotraqueal, especialmente se sedados ou em coma.

Sinusites paranasais devem ser consideradas em pacientes em VPM com febre inexplicada. A incidência de sinusite varia entre 18% e 32%. Há relatos na literatura de redução de incidência de pneumonias se os pacientes internados forem submetidos à triagem para sinusite, e esta tratada. O diagnóstico definitivo de sinusite normalmente requer uma cultura positiva de um aspirado transnasal. A presença de tubos intratraqueais ou nasogástricos é um fator independente que facilita o desenvolvimento de sinusite.

O tubo intratraqueal, passando pelas narinas, entra em contato com os cornetos nasais e pode alterar a drenagem das secreções dos seios maxilares e etmoidais, seja por trauma direto, seja por irritação e edema desses tecidos.

O quadro clínico da sinusite é variado e pode apresentar-se apenas como febre, sem foco infeccioso aparente. Ocasionalmente, podem ser encontrados dor e eritema no local do seio nasal envolvido. No entanto, um dos sinais mais frequentemente observados é a rinorreia purulenta (25% a 60% dos casos).

Os microrganismos mais comumente encontrados são aqueles responsáveis pela infecção nosocomial. O diagnóstico por tomografia computadorizada de crânio tem positividade em 90% dos casos. A radiografia de seios da face, principalmente se não for feita à incidência de Water, tem positividade muito menor (25%). A sinusopatia é resolvida, na maioria das vezes, pela remoção do tubo nasotraqueal, mas há casos em que, mesmo com a remoção da obstrução mecânica e a antibioticoterapia apropriadas, necessita de drenagem cirúrgica.

A otite média aguda é outra complicação que merece investigação em pacientes sob VPM. Sua etiopatogenia é semelhante à da sinusite. Lucks *et al.* encontraram incidência de 29% de otite média aguda em 78 pacientes adultos submetidos à VPM.

PEEP Intrínseca (autoPEEP)

Hiperinsuflação alveolar dinâmica (volume pulmonar expiratório final positivo elevado) e autoPEEP são particularmente frequentes nos pacientes com quadros pulmonares obstrutivos submetidos à VPM. A maior resistência de vias aéreas nos processos obstrutivos promove uma constante de tempo mais alta, o que determina um prolongamento do tempo de equilíbrio entre as pressões das vias aéreas e alveolar. Frequências respiratórias altas, com relações I:E > 1:2, comprometem o esvaziamento alveolar, o que pode resultar em hiperinsuflação e a manutenção de pressão positiva alveolar no final do tempo expiratório (autoPEEP, PEEP intrínseca, PEEP inadvertida).

Os níveis elevados de volume final expiratório aumentam o trabalho respiratório por prejuízo no disparo inspiratório, uma vez que o paciente precisa gerar força suficiente para que a pressão de vias aéreas seja reduzida para atingir a sensibilidade de disparo estabelecida além da PEEP intrínseca, ou seja, para promover o disparo inspiratório, o paciente deve criar uma pressão negativa equivalente ao nível estabelecido de sensibilidade, mais a PEEP intrínseca. Na presença de PEEP intrínseca, há a redução da complacência do sistema, que leva também a um aumento do trabalho elástico da respiração e a um aumento do espaço morto.

Outras alterações decorrentes de PEEP intrínseca são: relações alteradas de tensão e comprimento muscular, que prejudicam a contratura da musculatura respiratória; horizontalidade dos arcos costais; diminuição da curvatura do diafragma; orientação medial das fibras do diafragma; direcionamento torácico para dentro; e diminuição do suprimento sanguíneo.

A aplicação cautelosa de PEEP extrínseca pode melhorar o trabalho respiratório e diminuir o esforço para desencadear a respiração. A PEEP não piora a hiperdistensão alveolar, desde que seja menor que o valor da PEEP intrínseca.

Desnutrição

A desnutrição não é consequência direta da VPM, porém está relacionada à permanência mais prolongada desta. Ela está relacionada à inadequação das necessidades calóricas dos pacientes ou pela impossibilidade de o paciente metabolizar a oferta prescrita. Isso acaba se refletindo em cifras que demonstram que apenas 14% dos pacientes atingem suas necessidades calóricas nas primeiras 72 horas de VPM, resultando em perdas de peso em 54% submetidos a esse procedimento.

A desnutrição agrava a VPM pela menor resposta muscular à hipoxia e pela redução da massa diafragmática, assim como pela diminuição da função dos linfócitos T e na produção de IgA secretora pulmonar, fatores que poderiam contribuir para reduzir a pneumonia associada à ventilação.

Complicações Cardíacas

As principais alterações cardíacas encontradas nos pacientes submetidos à VPM são:

a. Ventrículo direito: prejuízo no retorno venoso sistêmico e na pré-carga do ventrículo direito; aumento de pós-carga do ventrículo direito; e prejuízo na contratilidade do ventrículo direito, principalmente se houver histórico de isquemia do miocárdio.

b. Ventrículo esquerdo: prejuízo na pré-carga do ventrículo esquerdo, com diminuição do retorno venoso sistêmico, pela interdependência ventricular e aumento da resistência vascular pulmonar. Ocorre diminuição da pós-carga do ventrículo esquerdo e diminuição da contratilidade do ventrículo esquerdo. A diminuição do fluxo sanguíneo coronariano durante o PEEP age como fator inotrópico e cronotrópico negativo.

c. Hipotensão: ocorre em 4,5% dos pacientes submetidos à VPM, resultante principalmente da diminuição do retorno venoso. Outros mecanismos incluem: aumento da resistência vascular pulmonar, interdependência interventricular, diminuição da contratilidade miocárdica e alteração do metabolismo miocárdico.

d. Retorno venoso: depende do gradiente pressórico entre as veias sistêmicas e o ventrículo direito. O aumento das pressões intratorácicas eleva as pressões do átrio direito, o que diminui esse gradiente pressórico e, consequentemente, o retorno venoso. Essa redução na pré-carga leva a uma diminuição do débito cardíaco. A abordagem terapêutica implica o controle das pressões intratorácicas produzidas pela VPM, podendo ser por menores volumes correntes, ou por valores de PEEP, ou pela frequência respiratória, ou para manter o espaço vascular mais repleto de líquidos com ou sem drogas vasoativas.

e. Distúrbios de ritmo: bradicardias ou taquiarritmias são complicações possíveis na presença de distúrbios hidroeletrolíticos, volutraumas, cateterizações e medicações em uso.

COMPLICAÇÕES GASTRINTESTINAIS

Hemorragias Gastrintestinais

A hemorragia digestiva é uma complicação frequente em pacientes sob cuidados intensivos, particularmente naqueles com hipotensão, queimaduras extensas, trauma cranienc efálico, falência de múltiplos órgãos, hepatopatias e em uso de drogas anti-inflamatórias, principalmente corticosteroides.

O desenvolvimento da úlcera de estresse depende do aumento da acidez gástrica, da alteração da permeabilidade da mucosa e/ou da diminuição na produção de muco. Alguns autores sugerem uma deficiência importante na produção de ATP na mucosa gástrica. Os próprios sais biliares levam à inibição da ATPase e ao desacoplamento da fosforilação oxidativa, com quebra da barreira mucosa. A alteração da perfusão tecidual é um fator relevante na fisiopatologia do sangramento gástrico. O pH ácido aumenta os efeitos agressivos dos sais biliares sobre a integridade da mucosa gástrica, já sujeita aos danos de isquemia.

A incidência relatada de hemorragia do trato gastrintestinal devido à úlcera de estresse em pacientes adultos na UTI atinge 5% a 25% das pessoas. No entanto, estudos prospectivos e com critérios mais rígidos apontam uma incidência bem menor: 0,1% nos pacientes de baixo risco e 2,8% nos pacientes em ventilação pulmonar mecânica.

Os medicamentos preventivos e terapêuticos mais utilizados para a hemorragia digestiva são os bloqueadores de receptores H2 e os inibidores de bomba de próton. O sucralfato foi bastante utilizado no passado, mas é pouco utilizado atualmente. Cook *et al.*, em 1998, estudaram o uso de sucralfato, ranitidina e placebo em 1.200 pacientes sob ventilação mecânica. Houve hemorragia em 10 de 596 pacientes (1,7%) que receberam ranitidina e em 23 de 604 (3,8%) que receberam sucralfato. Eles concluíram que, entre os pacientes que estão em ventilação mecânica, a incidência de hemorragia digestiva foi bem menor no grupo que recebeu ranitidina. Em relação à pneumonia associada ao ventilador, não houve diferença significativa entre os dois grupos. Em 1999, Cook *et al.*, estudando 1.077 pacientes sob ventilação mecânica por no mínimo 48 horas, analisaram os fatores de risco para hemorragia digestiva alta. Eles concluíram que os pacientes com insuficiência renal estavam associados de modo independente a um maior risco de hemorragia. A nutrição enteral e a profilaxia de úlcera de estresse com ranitidina conferiam significativamente com taxas menores de hemorragia.

Por outro lado, Messori *et al.*, em 2000, publicaram um estudo de metanálise analisando hemorragia e pneumonia com o uso de ranitidina e sucralfato. Em relação à hemorragia, foram analisados cinco estudos, compreendendo 398 pacientes. A conclusão da metanálise é que a ranitidina é ineficaz na prevenção de hemorragia digestiva nos pacientes internados na UTI e pode ainda aumentar a incidência de pneumonia. Os estudos com sucralfato não foram conclusivos.

Nos pacientes pediátricos, os estudos prospectivos e randomizados ainda são escassos. Yildizdas *et al.*, em 2002, estudaram 160 crianças e as dividiram em quatro grupos de tratamento (sucralfato, ranitidina, omeprazol e placebo). Não houve diferença significativa de hemorragia entre os grupos.

Num estudo de metanálise de 2012, envolvendo pacientes adultos criticamente enfermos, Barkun *et al.* analisaram o uso profilático de inibidores de bomba de próton, comparado com o antagonista de receptor H2, para prevenção de hemorragias de mucosa relacionadas ao estresse. Eles concluíram que a profilaxia com inibidores de próton reduziram as taxas de sangramento significativo, em relação aos bloqueadores H2, sem afetar o desenvolvimento de pneumonia nosocomial ou as taxas de mortalidade.

COMPLICAÇÕES GASTRINTESTINAIS NÃO HEMORRÁGICAS

Observam-se alterações da motilidade intestinal, tanto hipomotilidade como também hipermotilidade. Dark e Pingleton relatam achados de 51% de diarreia, 50% de diminuição dos ruídos hidroaéreos e 46% de distensão abdominal. Dentre esses fatores, a diarreia pode ser induzida pela alimentação enteral, medicação em uso (ranitidina, antiácidos), hipoalbuminemia, infecção, lipídeos da dieta e infecções por *clostridium*.

A correção dos distúrbios hidroeletrolíticos e a redução no uso de narcóticos ajudam a diminuir a incidência de hipomotilidade e prejuízo no esvaziamento gástrico, o que aumenta a chance de refluxo gastroesofágico e de colonização gástrica por patógenos enterais.

A ventilação mecânica positiva afeta a hemodinâmica esplâncnica, levando à redução do retorno venoso portal da artéria e da veia hepática. Pelo aumento das pressões atriais direitas, há um aumento da resistência sinusoidal hepática, que pode comprometer o transporte de oxigênio para esse órgão.

COMPLICAÇÕES RENAIS DIRETAS E INDIRETAS

Retenção de sódio e água frequentemente é observada durante a ventilação com pressão positiva, principalmente se forem utilizados níveis de PEEP que possam comprometer o retorno venoso. O aumento da pressão intratorácica produzida pela VPM desencadeia uma cascata de alterações hemodinâmicas, neuronais e hormonais, que culminam com a redução da filtração glomerular e o aumento da reabsorção de sódio, associados a uma diminuição do retorno venoso ou deslocamento do septo interatrial. Esses eventos ativam os receptores do volume intravascular no átrio esquerdo, aumentando a secreção do hormônio antidiurético, culminado com alterações do débito cardíaco e do fluxo renal, contribuindo para uma retenção da água e do sódio. Alguns autores sugerem que, além do aumento plasmático de hormônio antidiurético, níveis elevados de aldosterona plasmática, atividade de renina aumentada, aumento do tônus simpático e diminuição do fator natriurético atuam conjuntamente para a diminuição do débito urinário. Evidências mais recentes apontam os níveis de atividade elevados de renina no plasma como sendo o fator principal para sustentar o efeito antidiurético e antinatriurético.

COMPLICAÇÕES NEUROLÓGICAS

A aplicação de PEEP pode elevar a pressão intracraniana pela diminuição do retorno venoso, além da transmissão direta de pressões pelas veias vertebrais por meio do deslocamento de líquido cerebroespinhal para dentro da caixa craniana, sem, contudo, serem encontradas alterações nas pressões de perfusão cerebral.

Hemorragia intracraniana espontânea é um evento raro, porém com alta taxa de mortalidade. Nos pacientes acometidos, a hemorragia está relacionada diretamente a níveis elevados de $PaCO_2$, associados à trombocitopenia, disfunção hepática, disfunção renal e sepse.

Pacientes em VPM podem vir a receber medicações que afetem a junção neuromuscular, tais como bloqueadores neuromusculares, aminoglicosídeos e corticosteroides, que podem acarretar paralisia e fraqueza muscular prolongada.

A maioria dos pacientes submetidos à VPM sofre de distúrbios de sono, como sua privação ou fragmentação. Isso acaba em períodos prolongados de indução de sono, acordar súbito, aumento do sono fase I, diminuição das ondas lentas e poucos períodos de REM, que, se presentes, são muito curtos.

REFERÊNCIAS

1. Abbey NC, et al. Massive necrosis complicating endotracheal intubation. Chest. 1989;95(2):459-60.
2. Adriani J, et al. Complications of endotracheal intubation. South Med J. 1988;81(6):739-44.
3. Albelda SM, Gefter WB, Kelley MA, et al. Ventilator-induced subpleural air cysts: Clinical, radiographic, and pathologic significance. Am Rev Respir Dis. 1983;127:360-5.
4. Allen ME, Kopp BJ, Erstad BL. Stress ulcer prophylaxis in the postoperative period. Am J Health-Syst Pharm. 2004;61(6):588-96.
5. Anzueto A, Frutos-Vivar T, Esteban A. Incidence, risk factorsa nd outcome of barotrauma in mechanically ventilated patients. Intensive Care Med. 2004;30(4):612-9.

6. Attar MA, Donn SM. Mechanisms of ventilator induced lung injury in premature infants. Semin Neonatol. 2002;7(5):353-60.
7. Auten RL, Vozzelli M, Clark RH. Volutrauma. What is it and how do we avoid it? Clin Perinatol. 2001;28(3):505-15.
8. Backhofe JE, Rogers MC. Emergency management of the airway. In: Rogers MC, editor. Pediatric Intensive care. Baltimore: William & Wilkins; 1987. p. 57-82.
9. Barkun NA, Bardou M, Martel M. Proton pump inhibitors vs. histamine 2 receptor antagonists for stress related mucosal bleeding prophylaxis in critically ill patients: A meta-analysis. Am J Gastroenterol. [Advance online publication 31 jan 2012.]
10. Ben-Menachem T, Fogel R, Patel R, et al. Prophylaxis for stress-related gastric hemorrhage in the medical intensive care unit: a randomized, controlled, single -blind study. Ann Intern Med. 1994;121:568-75.
11. Berg LF, et al. Mechanisms of pneumothorax following tracheal intubation. Ann Otol Rhinol Laryngol. 1988;97(5):500-5.
12. Carlton DP, Cummings JJ, Scheerer RG, et al. Lung overexpansion increases pulmonary microvascular protein permeability in young lambs. J Appl Physiol (1985). 1990;69:577-83.
13. Carvalho W, et al. Lesões iatrogênicas causadas por intubação traqueal em recém-nascidos. J Pediatr (Rio J.). 1990;66(4/5):51-5.
14. Chiumello D, Carlesso E, Cadringher P, et al. Lung stress and strain during mechanical ventilation for acute respiratory distress syndrome. Am J Respir Crit Care Med. 2008;178:346-55.
15. Cook D, Fuller H, Marshall J, et al. Risk factors for gastrointestinal bleeding in critically ill patients. N Engl J Med. 1984;330:377-81.
16. Cook D, Guyatt G, Marshall J, et al. A comparison of sucralfate and ranitidine for the prevention of upper gastrointestinal bleeding in patients requiring mechanical ventilation. Canadian Critical Care Trials Group. N Engl J Med. 1998;338(12):791-7.
17. Cook D, Heyland D, Griffith L, et al. Risk factors for clinically important upper gastrointestinal bleeding in patients requiring mechanical ventilation. Canadian Critical Care Trials Group. Crit Care Med. 1999;28(12):2812-7.
18. Cooper VB, Haunt C. Preventing ventilator-associated pneumonia in children: an evidence-based protocol. Crit Care Nurse. 2013;33(3):21-9.
19. Cordeiro AMG, Shin SH, Fernandes ICOF, et al. Incidência e características endoscópicas de lesões das vias aéreas associadas à intubação traqueal em crianças. Rev Assoc Med Bras. 2004;50(1):87-92.
20. Cummings RG, Wesley RL, Adams DH, et al. Pneumopericardium resulting in cardiac tamponade. Ann Thorac Surg. 1984;37:511-8.
21. Dark DS, Pingleton SK. Nonhemorrhagic gastrointestinal complications in acute respiratory failure. Crit Care Med. 1989;17(8):755-8.
22. Dos Santos CC, Shan Y, Akram A, et al. Neuroimmune Regulation of Ventilator-Induced Lung Injury. Am J Respir Crit Care Med. 2010. [Epub ahead of print.]
23. Dos Santos CC, Slutsky AS. Invited review: mechanisms of ventilator induced lung injury: a perspective. J Appl Physiol (1985). 2000;89(4):1645-55.
24. Dreyfuss D, Saumon G. Barotrauma is volutrauma, but which volume is the one reponsible? Intensive Care Med. 1992;18:139-41.
25. Dreyfuss D, Saumon G. Ventilator-induced lung injury: Lessons from experimental studies. Am J Respir Crit Care Med. 1998;157:294-323.
26. Dreyfuss D, Soler P, Basset G, et al. High inflation pressure pulmonary edema: respective effects of high airway pressure, high tidal volume, an positive end-expiratory pressure. Am Rev Respir Dis. 1988;137(5):1159.
27. Fernandes R, Benito S, Blanch L, et al. Intrinsic PEEP: a cause of inspiratory mucle ineffectivity. Intensive Care Med. 1988;15:51-2.
28. Foglia E, Meier MD, Edward A. Ventilator-associated pneumonia in neonatal and pediatric intensive care units patients. Clin Microbiol Rev. 2007;20(3):409-25.
29. Foronda FK, Troster EJ, Farias J, et al. The impact of daily evaluation and spontaneous breathing test on the duration of pediatric mechanical ventilation: A randomized controlled trial. Crit Care Med. 2011;39(11):2526-33.
30. Gammon RB, Shin MS, Groves RH Jr, et al. Clinical risk factores for pulmonary barotrauma: a multivariate analysis. Am J Respir Crit Care Med. 1990;152:1235-40.
31. Gattinoni L, Chiumello D, Russo R. Reduced tidal volumes and lung protective ventilatory strategies: where do we go from here? Curr Opin Crit Care. 2002;8(1):45-50.
32. Gattinoni L, D'Andrea L, Pelosi P, et al. Regional effects and mechanism of positive end expiratory pressure in early adult respiratory distress syndrome. JAMA. 1993;269:2122-7.
33. Gattinoni L, Pesenti A. The concept of "baby lung". Intensive Care Med. 2005;31(6):776-84.
34. Gattinoni L, Protti A, Caironi P, et al. Ventilator-induced lung injury: the anatomical and physiological framework. Crit Care Med. 2010;38(10 Suppl):S539-48.

35. Guyton DC, Barlow MR, Besselievree TR. Influence of airway pressure on minimum occlusive endotraqueal tube cuff pressure. Crit Care Med. 1997;25(1):91-4.

36. Held HD, Boettcher S, Hamann L, Uhlig S. Ventilation induced chemokine and cytokine release is associated with activation of nuclear factor KB and is blocked by steroids. Am J Respir Crit Care Med. 2001;163:711-6.

37. Hemmer M. Effects of mechanical ventilation on other organ function. In: Webb AR, Shapiro MJ, Singer M, et al, editors. Oxford textbook of critical care. New York: Oxford University Press; 1999. p. 1341-4.

38. International Consensus Conferences in Intensive Care Medicine: Ventilator-associated Lung Injury in ARDS. Am J Respir Care. 1999;160:2118-24.

39. Jacob LP, Chazalet JJ, Payen DM, et al. Renal hemodinamic and functional effect of PEEP ventilation in human renal transplantations. Am J Respir Crit Care Med. 1995;152:103-7.

40. Johanson WG, Pierce AK, Sanford JP, Thomas GD. Nosocomial respiratory infections with gram-negative bacilli. The significance of colonization of the respiratory tract. Ann Intern Med. 1972;77(5):701-6.

41. Kashuk JL, Penn I. Air embolism after central venous catheterization. Surg Gynecol Obstet. 1984;159:249-52.

42. Keith RL, Pierson DJ. Complications of mechanical ventilation. A bedside approach. Clin Chest Med. 1996;17:439-51.

43. Kollef MH. The prevention of ventilator-associated pneumonia. N Engl J Med. 1999;340:627-34.

44. Le Boudelles G, Viiren N, Boczkowski J, et al. Effects of mechanical ventilation on diaphragmatic contractile properties in rats. Am J Respir Crit Care Med. 1994;149(6):1539-44.

45. Lecuona E, Saldias F, Comellas A, et al. Ventilator-associated lung injury decreases lung ability to clear edema in rats. Am J Respir Crit Care Med. 1999;159:603-9.

46. Leroy O, Guilley J, Georges H, et al. Effect of hospital acquired ventilator associated pneumonia on mortality of severe community-acquired pneumonia. J Crit Care. 1999;14:12-9.

47. Lim EK, Chia KS, Ng BK. Recurrent laryngeal nerve palsy following endotracheal intubation. Anaesth Intensive Care. 1987;15(3):342-5.

48. Langer M, Mosconi P, Cigada M, Mandelli M. Long-term respiratory support and risk of pneumonia in critically ill patients. Intensive Care Unit Group of Infection Control. Am Rev Respir Dis. 1989;140(2):302-5.

49. Lucks D, Consiglio A, Stanklewicz J, O'Keefe P. Incidence and microbiological etiology of middle ear effusion complicating endotracheal intubation and mechanical ventilation. J Infect Dis. 1988;157(2):368-9.

50. Macklin MT, Macklin CC. Malignant interstitial emphysema of the lungs and mediastinum as an important occult complication in many respiratory diseases and others conditions: an interpretation of the clinical literature in the light of laboratory experiment. Medicine. 1944;23:281-352.

51. Manthous CA, Hall JB, Kushner R, et al. The effect of mechanical ventilation on oxygen consumption in critically ill patients. Am J Respir Crit Care Med. 1995;151:210-4.

52. Marine JJ, Culver BH, Butler J. Mechanical effect of lung distention with positive pressure on cardiac function. Am Rev Respir Dis. 1981;124:382-6.

53. Marraro GA. Innovative practices of ventilatory support with the pediatric patients. Pediatr Crit Care Med. 2003;4(1):8-20.

54. Mead JT, Takashima T, Leith D. Stress distribution in lung: a model of pulmonary elasticity. J Appl Physiol. 1970;28:596-608.

55. Messori A, Trippoli S, Vaiani M, et al. Bleeding and pneumonia in intensive care patients given ranitidine and sucralfate for prevention of stress ulcer: meta-analysis of randomised controlled trials. BMJ. 2000;321:1-7.

56. Northway WH Jr, Rosan RC, Porter DY. Pulmonary of hyaline-membrane disease. Bronchopulmonary dysplasia. N Engl J Med. 1967;276:357-68.

57. Oeckler RA, Hubmayr RD. Cell wounding and repair in ventilator injured lungs. Respir Physiol Neurobiol. 2008 Nov 30;163(1-3):44-53.

58. Oppenheim-Eden A, Glantz L, Eidelman LA, et al. Spontaneous intracerebral hemorrhage in critically ill patients: inicidence over six years and associated factors. Intensive Care Med. 1999;25:63-7.

59. Parker JC, Hernandes LA, Longenecker GL, et al. Lung edema caused by high peak inspiratory pressures in dogs. Role of increased microvascular filtration pressure and permeability. Am Rev Respir Dis. 1990;142:321-9.

60. Parker JC, Hernandes LA, Peevy KJ. Mechanism of ventilator-induced lung injury. Crit Care Med. 1993;21:131-43.

61. Pimentel M, Roberts D, Bernstein C, et al. Clinically significant gastrointestinal bleeding in critically ill patients in an era of prophylaxis. Am J Gastroenterol. 2000;95:2801-6.

62. Ranieri VM, Suter PM, Tortorella C, et al. Effect of mechanical ventilation on inflammatory mediators in patients with acute respiratory ditress syndrome: a randomized controlled trial. JAMA. 1999;282: 54-61.

63. Schwartz DE, Matthay MA, Cohen NH. Death and other complications of emergency airway management in critically ill adults. Anesthesiology. 1995;82:367-76.

64. Shuman R, Schuster D, Zuckerman G. Prophylatic therapy for stress ulcer bleeding: a reappraisal. Ann Intern Med. 1987;106:562-7.

65. Siempos II, Kopterides P, Maniatis NA, et al. Protective role of statins against ventilator-induced lung injury. Crit Care. 2010;14(5):441.

66. Slutsky AS, Tremblay LN. Multiple system organ failure. Is mechanical ventilation a contributing factor? Am J Respir Crit Care Med. 1998;157:1721-5.

67. Slutsky AS. Basic Science in ventilator-induced lung injury: implications for the beside. Am J Respir Crit Care Med. 2001;163:599-600.

68. Slutsky AS. Mechanical ventilation. American College of Chest Physicians' Consensus Conference. Chest. 1993;104:1833-59.

69. Slutsky AS, Ranieri M. Ventilator-induced lung injury. N Engl J Med. 2013;369:2126-36.

70. Smith TC, Marini JJ. Impact of PEEP on lung mechanics and work of breathing in severe airflow obstruction. J Appl Physiol. 1988;65:1488-97.

71. Strjeter RM, Lynch JP. Complication in the ventilated patients. Clin Chest Med. 1988;9(1):127-39.

72. The acute respiratory distress syndrome networks. Ventilation with lower tidal volumes as compared with traditional tidal volumes for acute lung injury and the acute the acute respiratory distress syndrome. N Engl J Med. 2000;342:1301-8.

73. Tocino IM, Miller MH, Fairfax WR. Distribution of pneumothorax in the supine and semirecumbent critically ill adult. AJR Am J Roentgenol. 1985;144:901-5.

74. Tremblay LN, Slutsky AS. Ventilator-induced injury: from barotrauma to biotrauma. Proc Assoc Am Physicians. 1998;110(6):482-8.

75. Trevisanauto D, Micaglio M, Ferrarese P, Zanardo V. The laringeal mask airway: potential applications in neonates. Arch Dis Child Fetal Neonatal Ed. 2004;89:F485-9.

76. Tryba M. Risk of acute stress bleeding and nosocomial pneumonia in ventilated intensive care unit patients: sucralfate versus antacids. Am J Med. 1987;33(Suppl 3B):117-24.

77. Tucci MR, Beraldo MA, Costa ELV. Lesão pulmonar induzida pelo ventilador. Pulmão RJ. 2011;20(3):43-8.

78. Uhlig S, Uhlig U. Pharmacological interventions in ventilator-induced lung injury. Trends Pharmacol Sci. 2004;25(11):592-600.

79. Ventrice EA, Martí-Sistac O, Gonzalvo B, et al. Mecanismos biofísicos, celulares y modulación de la lesión pulmonar inducida por la ventilación mecânica. Med Intensiva. 2007;31(2):73-82.

80. Von Bethmann NA, Brasch F, Nusing R, et al. Hyperventilation induces release of cytokines fron perfused mouse lung. Am J Respir Crit Care Med. 1998;157:263-72.

81. Walsh DA, Summer WR, deBloisblanc B, et al. Hemodynamic consequences of mechanical ventilation. Clin Pulm Med. 1999;6:52-65.

82. Webb HH, Tierney DF. Experimental pulmonary edema due to intermittent positive pressure ventilation with high inflation pressures. Protection by positive end-expiratory pressure. Am Rev Respir Dis. 1974;110:556-65.

83. Weg JG, Anzueto A, Balk RA, et al. The relation of pneumothorax and other air leaks to mortality in the acute respiratory distress syndrome. N Engl J Med. 1998;338:341-6.

84. West JB, Tsukimoto K, Mathieu-Costello O, et al. Stress failure in pulmonary capillaries. J Appl Physiol. 1991;70:1731-42.

85. Wheeler AP, Bernard GR. Acute lung injury and the acute respiratory distress syndrome: a clinical review. Lancet. 2007 May 5;369(9572):1553-64.

86. Whitehead T, Slutsky AS. The pulmonary physician in critical care 7: ventilator induced lung injury. Thorax. 2002;57(7):635-42.

87. Yildizdas D, Yapiciouglu H, Yilmaz HL. Occurence of ventilator-associated pneumonia in mechanically ventilated pediatric intensive care patients during stress ulcer prophylaxis with sucralfate, ranitidine, and omeprazole. J Crit Care. 2002;17:240-5.

Seção IV

DISTÚRBIOS NEUROLÓGICOS

44

Estado de Mal Epiléptico

Vinicius Scaramuzzi
Barbara Amorim Hackbart

INTRODUÇÃO E DEFINIÇÃO

Estado de mal epiléptico (EME) é uma emergência médica grave e potencialmente fatal, que requer intervenção imediata, no sentido de prevenir lesões neuronais e outros distúrbios sistêmicos. É a emergência neurológica mais comum na infância, tendo incidência de 18 a 23 casos por 100 mil crianças ao ano. O estado de mal epiléptico pode ser uma complicação de uma doença aguda, tal como uma encefalite, ou se apresentar como primeira manifestação epiléptica em 12% das crianças com epilepsia.

Entre 10% e 20% das crianças com epilepsia apresentarão um episódio de EME. A taxa de incidência, as causas e o prognóstico variam substancialmente conforme a idade da criança. A incidência mais alta ocorre no primeiro ano de vida. O estado de mal epiléptico febril é a etiologia mais comum. Aproximadamente 60% das crianças são neurologicamente normais antes do primeiro episódio de EME.

O EME é definido como crise convulsiva única, com duração superior a 30 minutos, ou crises repetidas em que, durante esse período, não se recupera a consciência. Estado de mal iminente referese a convulsões com período de duração superior a cinco minutos. Na prática, a inclusão de tempo na definição fornece ao médico substrato fisiopatológico para a aplicação de medidas mais agressivas, uma vez que existe uma relação estreita entre o tempo de atividade epiléptica e o prognóstico. O tratamento do estado de mal epiléptico deve iniciar-se logo que um estado de mal iminente seja reconhecido.

Sequelas neurológicas, assim como a recorrência das convulsões, estão relacionadas primariamente à condição de base associada ao EME e também ao EME prolongado e/ou ao inadequadamente tratado. Encefalopatias e déficits neurológicos podem ocorrer em 6% a 15% das crianças acometidas por EME

O EME refratário é a persistência da atividade epiléptica, clínica ou eletrográfica, mesmo após a administração de terapêutica adequada, e está relacionado com alto índice de morbidade e mortalidade; alguns estudos relatam 32% e 17%, respectivamente. Pacientes mais jovens, menores de cinco anos, e aqueles com anormalidades focais ou generalizadas no eletroencefalograma têm maior taxa de mortalidade. Nos pacientes que sobrevivem, convulsões recorrentes são comuns, assim como novas alterações neurológicas (71% a 100%).

CLASSIFICAÇÃO

A classificação do EME é similar àquela usada para crises únicas e incluem quatro principais tipos:

1. Crises parciais – crises sensitivas ou motoras contínuas ou repetidas, sem perda de consciência.
2. Parciais complexas – episódios contínuos ou repetidos de crises focais motoras, sensitivas ou sintomas cognitivos com perda de consciência. Em alguns casos, as manifestações são sutis e não percebidas pelo clínico.
3. Convulsões generalizadas – incluindo tônico-clônica, tônica e clônica, sempre associadas com perda de consciência.
4. Estado de ausência epiléptica – atividade convulsiva generalizada, caracterizada por alteração de vigília, não necessariamente inconsciente.

Outras formas importantes, mas menos comuns, incluem mioclônicas e pseudoconvulsões ou crises psicogênicas. Crises não epilépticas, também chamadas "psicogênicas", estão excluídas dos estudos de EME, mas são um problema comum, principalmente em adolescentes. Esses indivíduos aparecem em serviços de emergência em decorrência de episódios recorrentes de comportamento anormal ou crises prolongadas não responsivas às medicações antiepilépticas habituais. Em geral, ocorrem em pacientes com distúrbio afetivo e de ansiedade, e com histórico de epilepsia na família.

O EME também pode ser classificado com base na sua etiologia: sintomática, aguda ou remota. As agudas incluem infecção, hipóxia, distúrbios eletrolíticos e de glicose, trauma, acidente vascular hemorrágico ou isquêmico, neoplasias e medicamentos. As sintomáticas remotas se referem a lesões pregressas ocorridas na vida, tais como lesões hipóxico-isquêmicas perinatais, traumas, infecções e malformações congênitas idiopáticas ou criptogenéticas (sem causa identificável ou conhecida).

FISIOPATOLOGIA

A crise convulsiva é uma descarga elétrica súbita paroxística e autolimitada de um grupo de neurônios, atingindo o limiar convulsivo. O EME decorre da falência dos mecanismos normais que limitam a recorrência e disseminação das convulsões isoladas, ocasionando o recrutamento de um número suficiente de neurônios adjacentes e sua disseminação. Essa falha ocorre porque a excitação é excessiva e/ou a inibição é inefetiva, e podem estar envolvidos múltiplos mecanismos. O glutamato é o mais importante aminoácido excitatório neurotransmissor no cérebro. Seu papel na patogênese de estado EME foi sugerido pelo efeito provocado em indivíduos que ingeriram mexilhões contaminados com ácido domoico, um análogo do glutamato. Alguns dos indivíduos afetados apresentaram crises prolongadas, que foram creditadas à excessiva ativação dos receptores de aminoácidos excitatórios. Outros aminoácidos excitatórios, que contribuem no EME, incluem aspartato e acetilcolina.

O ácido gama-aminobutírico (GABA) é o principal neurotransmissor inibitório cerebral. Substâncias que antagonizam o seu efeito ou alteram o seu metabolismo na substância negra podem contribuir para o EME. Em experimentos animais com ratos, a taxa de síntese de GABA na substância negra diminuiu significativamente durante EME induzidos. Outros mecanismos inibitórios incluem a corrente de íon cálcio e potássio voltagem dependentes e o bloqueio dos canais de N-Metil-d-aspartato (NMDA) pelo magnésio.

Distúrbios dos canais de NMDA parecem ser um importante mecanismo da lesão neuronal no EME. Quando neurônios são despolarizados, o cálcio que entra na célula por meio dos canais NMDA pode promover lesão e morte neuronal. Outros possíveis fatores lesionais que contribuem são: hipóxia; excessiva liberação de aminoácidos excitatórios e cálcio; e aumento de várias proteínas, incluindo aquelas que promovem a apoptose (morte celular programada). Alterações nas imagens por ressonância nuclear magnética (RNM) e a liberação de enolase neurônio-específica são marcadores de danos neuronais.

A enolase neurônio-específica é uma enzima participante da via glicolítica da conversão de glicose a piruvato. É liberada no sangue e fluido cerebroespinal após isquemia e anoxia. Ela também é encontrada após crises epilépticas únicas e, principalmente, em EME, especialmente no estado de mal por crises parciais complexas.

Na RNM, alterações radiológicas focais podem ser observadas durante e após o EME. Algumas dessas alterações estão relacionadas ao fator etiológico desencadeante das convulsões, tal como displasias corticais e áreas de gliose. Outras alterações estão relacionadas à atividade convulsiva aguda, incluindo leve edema, diminuição e atenuação dos sulcos cerebrais, e perda da diferenciação das substâncias branca e cinzenta. Estas podem lembrar alterações causadas por ataques isquêmicos agudos, entretanto as anormalidades não obedecem a territórios vasculares, mas sim a localização eletroencefalográfica das convulsões. Achados em estudos por RNM foram consistentes com edema citotóxico e vasogênico, hiperperfusão na região epileptogênica e alterações leptomeníngeas da barreira hematoencefálica. Posteriormente, o cérebro pode evoluir para atrofia cerebral.

O limiar convulsivo nas crianças é mais baixo, decorrente da evolução de maturação neurológica. As sinapses excitatórias amadurecem mais rápido que as inibitórias, o que implica que, quanto mais imaturo o cérebro, mais receptores excitatórios e menos inibitórios ele apresenta. A estimulação de receptores GABA nos cérebros mais imaturos leva à despolarização e, posteriormente, levarão à hiperpolarização que ocorre em adultos. Isso significa que, quanto mais jovens a criança, o recém-nascido e o prematuro, mais susceptíveis são à epilepsia, assim como a convulsão febril é idade-dependente.

Os recém-nascidos, em decorrência da pouca mielinização, também apresentam crises fugazes e frequentemente assintomáticas, invariavelmente diagnosticadas e tratadas somente com a ajuda da polissonografia neonatal.

COMPLICAÇÕES SISTÊMICAS

Alterações sistêmicas frequentemente acompanham as crises prolongadas. Essas complicações contribuem para a morbidade e podem ser fatais.

- Hipoxemia: é uma complicação do EME, podendo resultar de ventilação deficiente, aumento do consumo de oxigênio, salivação e/ou secreção traqueobrônquica excessiva. Convulsões associadas à hipoxemia podem levar a outros distúrbios metabólicos, incluindo diminuição dos níveis de glicose, acidose láctica e depleção de ATP cerebral. Hipoxemia grave e acidose também provocam disfunção miocárdica, redução do débito cardíaco e hipotensão, além de distúrbio da função celular.
- Acidemia: acidose láctica e respiratória frequentemente acompanham EME em 13% casos, podendo resultar em pH menor que 7,0.
- Distúrbios da glicemia: a concentração de glicose comumente está elevada no início das convulsões, por liberação de catecolaminas e descargas simpaticomiméticas. Entretanto, crises epilépticas prolongadas resultam em hipoglicemia quando a demanda metabólica ultrapassa o suprimento de glicose.
- Alterações na pressão sanguínea: pressão sanguínea, frequência cardíaca e pressão venosa central aumentam no início do EME, como resultado da liberação de catecolaminas e descargas simpáticas. Esse aumento é acompanhado por grande aumento de fluxo sanguíneo cerebral (200% a 700% em primatas). Entretanto, a pressão sanguínea diminui com a persistência das crises, resultando em hipotensão e queda do fluxo sanguíneo cerebral. Embora o fluxo sanguíneo cerebral permaneça em níveis acima do normal, é inadequado para atingir o aumento da demanda de substrato e oxigênio.
- Aumento da pressão intracraniana: a pressão intracraniana está aumentada durante o EME, o que promove uma interferência no fornecimento de substrato e oxigênio, podendo resultar em edema cerebral. Fatores que contribuem para aumentar a pressão intracraniana incluem acidose metabólica, hipoxemia, retenção de dióxido de carbono com vasodilatação compensatória e aumento do fluxo sanguíneo cerebral.
- Outros achados: um aumento na contagem de células brancas ocorreu em 60% de crianças em uma série, embora alguns pacientes tivessem doença febril. Esse aumento está associado ao estresse. Em alguns relatos, 13%

dos pacientes tiveram pleocitose no líquido cerebroespinal, não causada por meningite ou encefalite.

Contrações musculares generalizadas podem levar a aumento da temperatura corporal e rabdomiólise, causando hipercalemia, aumento das enzimas musculares e mioglobinúria. A mioglobinúria associada à hipotensão pode resultar em falência renal aguda.

ABORDAGEM INICIAL E ETIOLOGIA

Concomitantemente ao tratamento com anticonvulsivantes, deve ser feita a estabilização clínica e a avaliação das prováveis causas desse evento.

- Proteção de vias aéreas, intubação e ventilação mecânica, se necessárias;
- Avaliar sinais vitais;
- Glicemia capilar (Dextrostix®);
- Acesso venoso periférico;
- Exames laboratoriais: investigar distúrbios metabólicos, ou exames mais específicos relacionados à doença de base.

A causa mais comum de EME é o Estado Febril (32%). Cerca de 10% da apresentação inicial de epilepsia em crianças e adolescentes são como EME. Nesses casos, o estudo de imagem de encéfalo é necessário. O exame de escolha é sempre a RNM encefálica. Porém, quando ela não for disponível ou quando o quadro clínico do paciente obrigar a um exame mais rápido, então a tomografia computadorizada (TC) de crânio se torna a opção mais conveniente. Na análise das imagens, as sequências de difusão e *flair* ajudam a avaliar lesões isquêmicas precoces, enquanto o gradiente *echo* é melhor para detectar hemorragias.

Nos pacientes com epilepsia prévia, deve ser investigado o uso regular das medicações específicas ou de alguma droga anticonvulsivante que possa ter provocado um efeito indesejado. Assim que possível, providenciar a dosagem sérica das medicações utilizadas.

Nos pacientes que apresentaram EME após algum evento agudo, as infecções do sistema nervoso central são as causas mais comuns. A interpretação do liquor deve ser cuidadosa, uma vez que as próprias crises podem gerar uma pleocitose maior que 10 cel/mm^3 (4% a 20% dos casos).

Em relação à punção lombar, os sinais de irritação meníngea não são a sua única indicação. A indicação de punção depende da avaliação pormenorizada de cada paciente, principalmente em crianças com menos de dois anos, pacientes imunossuprimidos ou aqueles que tenham utilizado antibióticos recentemente.

Não realizar a punção lombar em presença de plaquetopenia abaixo de 50.000/mm^3, pelo risco de sangramento.

Em resumo, para a avaliação diagnóstica dos pacientes em estado de mal epiléptico, temos várias abordagens, considerando a clínica e as condições hospitalares de cada caso, conforme indicadas nos Quadros 44.1 e 44.2.

QUADRO 44.1 ***Estado de mal epiléptico: evento inicial novo.***

Sempre recomendado	▪ Eletrólitos ▪ EEG ▪ RM ou CT
Se suspeita clínica	▪ Exame toxicológico ▪ Punção lombar ▪ Outros: investigar distúrbios metabólicos, exames específicos, se pertinentes.
Se for febril, acrescentar	▪ Exames laboratoriais para investigação infecciosa ▪ Punção lombar
Se *status* refratário ou encefalopatia persistente	▪ Vídeo EEG contínuo/EEG contínuo

Fonte: modificado de Freilich et al.[5].

QUADRO 44.2 ***Estado de mal epiléptico: em pacientes epilépticos.***

Sempre recomendado	▪ Nível sérico de anticonvulsivantes
Considerar, dependendo da história	▪ Eletrólitos (distúrbios hidroeletrolíticos) ▪ EEG ▪ TC ou RM ▪ Outros testes mais específicos (doença de base)
Se febril, triagem infecciosa	▪ Exames laboratoriais para investigação infecciosa ▪ Punção lombar
Se *status* refratário ou encefalopatia persistente	▪ Vídeo EEG contínuo/EEG contínuo

Fonte: modificado de Freilich et al.[5].

Existem duas indicações urgentes principais de EEG contínuo:

A primeira é na suspeita de EME não convulsivo, em que há atividade epiléptica no EEG e o paciente não apresenta crise clínica. O caso deve ser tratado agressivamente, pela maior morbimortalidade. O ideal seria monitorar com EEG contínuo por 24 a 48 horas.

A segunda é quando existe a suspeita de *status* psicogênico. Nesse caso, o diagnóstico realizado pela monitorização de EEG poderá evitar o uso de medicações desnecessárias (evitando assim, seus efeitos adversos e até mesmo o coma medicamentoso em um paciente sem crise).

A Figura 44.1 apresenta a etiologia de novos episódios de estado de mal epiléptico em crianças. As Figuras 44.2 e 44.3 apresentam, respectivamente, as causas agudas e crônicas de estado de mal epiléptico.

Existe uma forma rara de epilepsia que se apresenta inicialmente como uma doença prodrômica febril leve e que frequentemente desencadeia o EME, denominada em inglês "FIRES" (*febrile infeccion-related epilepsy syndrome*).

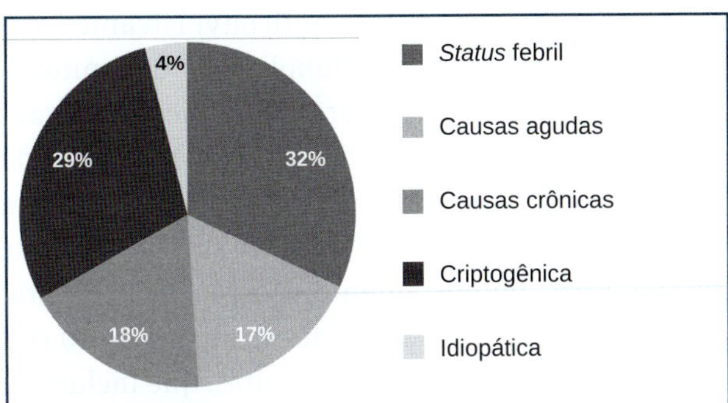

FIGURA 44.1 ***Etiologia de novos episódios de estado de mal epiléptico em crianças.***

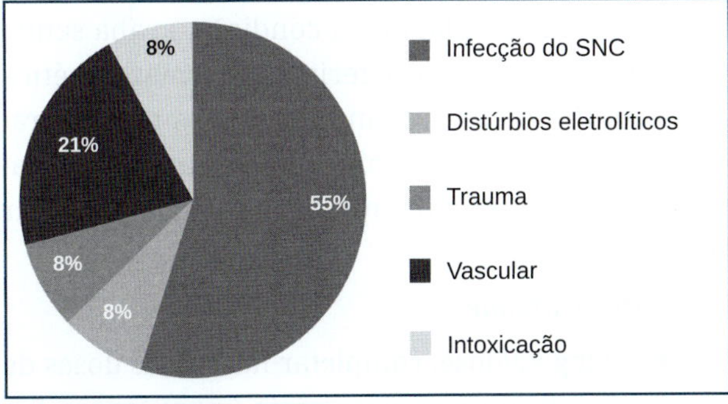

FIGURA 44.2 ***Causas agudas de estado de mal epiléptico.***

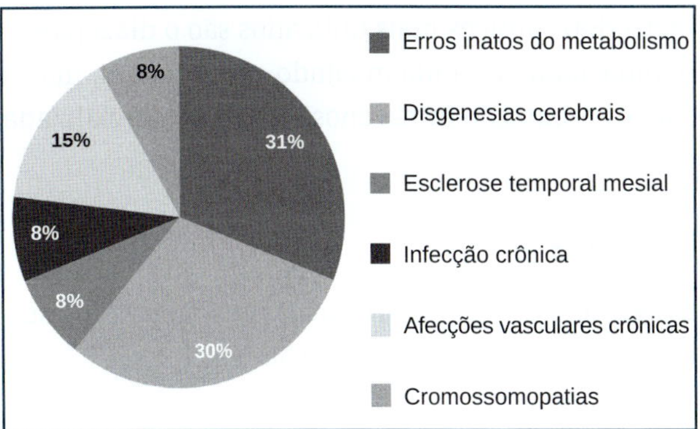

FIGURA 44.3 ***Causas crônicas de estado de mal epiléptico.***
Fonte: modificada de Freilich *et al.*[5].

Outros nomes, como "NORSE" (*new-onset refractary status epilepticus*) e "AERRPS" (*refratory repetitive parcial seizures*), têm sido descritos em adultos e crianças a partir de três anos. Afeta mais os meninos previamente saudáveis, sem evidências de lesões prévias ou infecções do sistema nervoso (encefalites), tendo uma etiologia não esclarecida. O tratamento é desapontador, frequentemente levando à epilepsia refratária com déficit cognitivo severo, que afeta as funções dos lobos temporais e frontais. A pressão cerebral é normal. O coma é induzido frequentemente como tratamento, e 50% dos pacientes respondem à dieta cetogênica. Outras formas de tratamento incluem imunoglobulinas e pulsoterapia.

TERAPIA EMERGENCIAL INICIAL

Os benzodiazepínicos são as medicações de escolha na emergência. Os benzodiazepínicos são conhecidos como fármacos sedativos-hipnóticos e foram introduzidos na prática clínica há mais de 50 anos. O mecanismo de ação está relacionado à interação dos benzodiazepínicos com um local de ligação específico no sistema nervoso central (SNC), constituindo uma parte integrante do complexo receptor do $GABA_A$. O GABA (ácido gama-aminobutírico) é o transmissor inibitório mais importante do SNC. Quando o GABA se liga ao complexo receptor $GABA_A$ -benzodiazepínico, ocorre uma ação agonista que aumenta a eficiência da transmissão do GABA. Essa ação favorece a entrada de Cl através dos poros, aumentando a frequência de abertura desses canais. O fluxo de Cl no neurônio pós-sináptico hiperpolariza imediatamente o neurônio, tornando-o menos excitável, provocando um efeito inibitório neuronal. Os benzodiazepínicos mais utilizados são o diazepam e o midazolam. É também citado o lorazepam, mas a sua apresentação intravenosa não é comercializada no Brasil.

Diazepam

Droga de primeira linha para o tratamento do estado de mal epiléptico e convulsão febril.

Dose:

- IV: 02 a 0,3 mg/kg/dose (máximo 20 mg), na velocidade 2 a 5 mg/min em crianças e de 10 a 20 mg/min em adultos;
- Retal: dose de 0,5 a 0,75 mg/kg em crianças (máximo 20 mg) e de 10 a 30 mg em adultos.

Midazolam

Droga de primeira escolha entre os benzodiazepínicos por ter maior facilidade farmacocinética, podendo ser administrado por via intravenosa ou intramuscular (solúvel em água no pH fisiológico). Também pode ser usada nas vias retal e nasal. O pico de ação é atingido em 25 minutos por via intramuscular, em dois minutos por via intravenosa e em 30 minutos por via oral.

Seus principais efeitos colaterais são sonolência, ataxia, hipotensão arterial e bradicardia.

Dose:

- IM: 0,1 a 0,2 mg/kg (máximo 10 mg); 13 a 40 kg = 5 mg; acima de 40 kg = 10 mg;
- IV: 0,15 a 0,3 mg/kg de ataque e manutenção de 0,05 mg a 1,0 mg/kg/hora;
- IN: 0,2 mg/kg;
- Oral: 0,5 mg/kg (máximo 10 mg) mais efetivo que diazepam retal.

Lorazepam

Medicação ainda não disponível para uso intravenoso no Brasil.

Dose:

- IV: 0,1 mg/kg/dose (máximo 4 mg).

Considerações:

- Caso a crise persista, essas medicações podem ser repetidas de cinco a 10 minutos depois (respeitando-se a dose máxima permitida). É importante investigar se houve administração de alguma delas antes da chegada ao hospital, pelo risco de sedação e depressão respiratória quando em excesso.
- Caso não haja melhora do quadro com uso de benzodiazepínicos (que têm curto período de ação), é necessário optar por outras medicações.

TERAPIA URGENTE DE CONTROLE: (IV)

Fenitoína

A fenitoína é uma medicação anticonvulsivante muito útil no estado de mal epiléptico, sendo associada com outros de ação mais rápida. O mecanismo de ação envolve o bloqueio dos canais de sódio voltagem-dependente, que reduz a entrada de Na^+ nos neurônios. Isso promove uma redução na frequência, mas não na amplitude ou duração dos potenciais de ação que suprimem a atividade neuronal repetitiva, evitando a propagação do foco convulsivo. Está indicada principalmente nos casos de crises tônicas e parciais.

Uma característica distinta da fenitoína, quando comparada com outros anticonvulsivantes, é a sua farmacocinética. A metabolização da fenitoína é dose-dependente. Em geral, os anticonvulsivantes seguem uma cinética de eliminação conhecida como "primeira ordem", ou seja, uma porcentagem fixa do fármaco é metabolizada por unidade de tempo. Esse comportamento ocorre com a fenitoína em concentrações plasmáticas abaixo de 10 mg/mL. Entretanto, em doses mais altas, que incluem a dose terapêutica, a fenitoína apresenta outra cinética eliminação, conhecida como "zero ordem". Nesse caso, uma quantidade (não porcentagem) fixa do fármaco é metabolizada por unidade de tempo, indicando que as vias metabólicas estão saturadas. A meia-vida, nessa condição, acaba sendo aumentada. Essa característica farmacocinética pode comprometer a manutenção dos níveis terapêuticos da fenitoína, pois, uma vez atingida a saturação, qualquer aumento de dose pode provocar uma *overdose*.

Dose de ataque:

- 20 mg/kg/dose, completar mais duas doses de 5 mg/kg/dose se necessário (manutenção 5 a 10 mg/kg/dia; iniciar de oito a 12 horas após o ataque);

- Velocidade de infusão: não ultrapassar 1 mg/kg/min (máximo de 50 mg/min).

Observações importantes:

- Dever ser assegurado um acesso em veia calibrosa e também sua infusão intraluminal, pois a fenitoína extravascular provoca lesão tissular considerável;
- Não diluir em solução glicosada (precipitação da droga);
- Efeitos adversos: bradiarritmia, hipotensão e flebite, entre outros;
- É indutora do sistema hepático P450.

A fosfenitoína seria uma alternativa à fenitoína se estivesse disponível no Brasil. Ela é uma pró-droga, hidrossolúvel, de pH neutro, completamente convertida à fenitoína após oito a 15 minutos da infusão, e apresenta vantagens na terapêutica do EME. Pode ser administrada por via intramuscular. É metabolizada pelo fígado, com vida média de 14 horas, podendo ser administrada três vezes mais rapidamente (3 mg/kg/min) sem aumentar o risco de distúrbio cardiovascular. Alcança níveis terapêuticos mais rapidamente e, por ser hidrossolúvel, pode ser administrada juntamente com outras medicações. A dose preconizada corresponde a 1,5 vezes a dose da fenitoína (1,5 mg de fosfenitoína equivale a 1 mg de fenitoína).

Fenobarbital

Fenobarbital é uma medicação do grupo dos barbitúricos, introduzida em 1912, e pode ser considerada a medicação antiepiléptica mais antiga em uso.

O mecanismo de ação é também relacionado à sua ligação com o receptor $GABA_A$, promovendo maior duração das aberturas dos canais de Cl, o que prolonga e potencializa a ação de GABA. Apesar de se tratar de um barbitúrico, o fenobarbital tem pouca ação sedativa em doses anticonvulsivantes. Essa pouca ação sedativa poderia ser explicada por uma ação regional mais restrita, atividade agonista parcial ou ainda atividade reduzida em outros canais iônicos.

O fenobarbital é indicado para crises generalizadas, tônico-clônicas generalizadas (TCG), sendo a primeira escolha em crises neonatais. No entanto, o uso do levetiracetam nesse período tem se mostrado muito eficaz. A apresentação intravenosa ainda não está disponível no Brasil.

É uma droga que tem 40% a 60% de eliminação renal, sem ser metabolizada, e mais de 40% sofre metabolismo hepático. Tem meia-vida longa, de 40 a 140 horas, e de até 500 horas em neonatos.

*Dose de ataque**:

- 20 mg/kg/dose e doses de ataque adicionais de 5 mg/kg, até completar 40 mg/kg.

Dose de manutenção:

- 3 a 7 mg/kg/dia.

Os efeitos adversos, quando utilizada a via intravenosa, são principalmente a sedação e a depressão respiratória. Pode ainda ocorrer letargia, nistagmo, ataxia e tremores; e sendo um forte indutor enzimático hepático, pode levar a aumento das enzimas hepáticas. O fenobarbital é contraindicado na porfiria.

Ácido valproico

O ácido valproico foi sintetizado no século XIX e utilizado amplamente como solvente orgânico. No entanto, a sua atividade antiepiléptica somente foi reconhecida depois de 80 anos. Foi observado que a atividade antiepiléptica de outras substâncias era efetiva apenas quando o ácido valproico era utilizado como veículo.

Os mecanismos de ação envolvem o GABA e o bloqueio de canais iônicos voltagem-dependente. O ácido valproico inibe enzimas envolvidas na via de degradação do GABA, mantendo sua atividade por mais tempo. A sua atividade antiepiléptica também envolve a redução de disparos de alta frequência dos neurônios, por bloqueio de canais voltagem-dependente de sódio, potássio e cálcio.

Recentemente, foi descoberto que o ácido valproico também inibe HDACs (histonas deacetilases) de uma variedade de estruturas, promovendo efeitos que incluem neuromodulação e neuroproteção.

A meia-vida sérica é de cinco a 20 horas, com duração de ação de oito a 12 horas. O início de ação é de alguns dias a mais de uma semana. A concentração máxima ocorre de uma a quatro horas da administração e com concentração terapêutica de 50 a 100 mcg/mL.

---

* Em pacientes anoxiados graves, a dose pode ser aumentada em até 30 mg/kg, e não deve ser administrada fenitoína, dando preferência ao midazolan e também considerar o início do protocolo de hipotermia.

As principais indicações de seu uso estão nas crises generalizadas convulsivas e não convulsivas, crises de ausência e mioclônicas.

Dose de ataque:

- 20 a 40 mg/kg/dose (VO, retal ou IV). Se IV*, observar a velocidade de infusão de 5 mg/kg/hora.

Dose de manutenção:

- 20 a 120 mg/kg/dia, em duas a três tomadas diárias.

Os principais efeitos adversos estão associados ao trato gastrointestinal, como dispepsia, náuseas e anorexia. Mais raramente, podem ocorrer pancreatite e hepatotoxicidade (principalmente em crianças < 2 anos). Pode ocorrer inibição da segunda fase da agregação plaquetária e prolongamento do tempo de sangramento de modo idiossincrásico, e mais raramente trombocitopenia, petéquias, leucopenia e anemia.

Está contraindicado seu uso na suspeita de doença mitocondrial, doenças metabólicas ou que cursem com aumento de amônia, pancreatite e hepatite.

Levetiracetam

O levetiracetam (LTN) é um fármaco antiepiléptico derivado do piracetan, estruturalmente diferente de qualquer outro agente antiepiléptico. Embora seu mecanismo de ação ainda não esteja bem estabelecido, estudos mostram que inibe moderadamente os canais de cálcio tipo N e promove a liberação de cálcio das reservas intraneuronais. Adicionalmente, atrasa a corrente de potássio e reverte parcialmente as reduções nas correntes de entrada do GABA e da glicina, induzidas pelo zinco e pelas carbolinas.

A farmacocinética do levetiracetam é rápida e quase completamente absorvida, sem alteração com alimentos. A biodisponibilidade oral absoluta é de quase 100%. Os picos de concentração plasmática são atingidos em 1,3 horas após a sua administração. Tem ligação proteica mínima (< 10%), sendo extremamente hidrossolúvel. O levetiracetam praticamente não sofre metabolização hepática; somente 24% da dose é metabolizada pela hidrólise enzimática do grupo acetamina. O metabólito é farmacologicamente inativo. A maior parte do composto é excretado por via renal, sem sofrer alterações. Caracteristicamente, é uma droga com pouca interação com outras drogas, não influenciando as concentrações séricas de outros medicamentos antiepilépticos existentes (fenitoína, carbamazepina, fenobarbital, ácido valproico, lamotrigina, gabapentina e primidona), e esses fármacos também não influenciam a farmacocinética do levetiracetam.

O levetiracetam apresenta efetividade no tratamento de crises parciais, com ou sem generalização secundária, e de crises mioclônicas, como no tratamento de epilepsia mioclônica juvenil e crises tônico-clônico generalizadas.

Na população pediátrica, existem estudos de eficácia terapêutica do levetiracetam, em grupos com idade de um mês a menos de quatro anos, e de quatro a 16 anos.

Os efeitos adversos mais comuns do levetiracetam são: cefaleia, sonolência, tontura, fadiga, sedação, irritabilidade, dificuldade de coordenação, alteração de comportamento e distúrbios do sono.

O levetiracetam está disponível no Brasil para uso oral e deverá ser encontrado em solução oral de 100 mg/mL, e em comprimidos de 250 mg, 500 mg e 750 mg. Ainda sem apresentação disponível para uso parenteral.

Dose de ataque:

- 20 a 60 mg/kg IV (se disponível).

Dose de manutenção:

- 10 a 100 mg/kg/dia, em duas tomadas diárias, podendo chegar no adulto até 4.000 mg/dia.

Estado de Mal Epiléptico Refratário

Se não houver melhora das crises mesmo após o uso de benzodiazepínicos seguidos de outras medicações de controle, está-se diante de um caso de refratariedade do estado de mal epiléptico, condição essa que deve ser tratada em ambiente como UTI, com monitorização de EEG.

Quando as tentativas para controlar o EME refratário, utilizando esquemas de medicações anteriormente citadas, não são bem-sucedidas, a opção nesse momento é prosseguir para o coma medicamentoso.

* No Brasil, a apresentação intravenosa só está disponível em alguns serviços.

COMA MEDICAMENTOSO

O objetivo do coma medicamentoso é titular a dose da medicação antiepiléptica escolhida até que as crises cessem clínica e eletrograficamente, ou o EEG evidenciar um padrão de surto-supressão. Esse estado comatoso deve permanecer por 24 a 48 horas até que haja a possibilidade de desmame lento das medicações.

As medicações habitualmente utilizadas para o coma medicamentoso são:

Midazolam

Iniciar com *bolus* de 0,1 a 0,2 mg/kg IV.

Seguir por infusão contínua IV: 0,05-1 mg/kg/hora, podendo fazer *bolus* adicionais 0,05 a 2 mg.

Pentobarbital

Medicação barbitúrica que atua ativando os receptores GABA, inibindo os receptores NMDA e atuando também em canais de cloro e potássio. Apresenta efeito neuroprotetor.

Iniciar com *bolus* de 5 mg a 15 mg/kg IV.

Seguir com infusão contínua IV: 0,5 a 5 mg/kg/hora (considerar 1 mg/kg/hora), podendo receber *bolus* menores (1 a 5 mg/kg).

Em tratamentos prolongados, pode haver tolerância ao seu efeito sedativo, mas não ao efeito anticonvulsivante em longo prazo.

Efeitos adversos: hipotensão, depressão respiratória e supressão dos reflexos de tronco encefálico.

Outras Opções

Ketamina

É antagonista de receptores de NMDA, utilizada no tratamento de estado de mal epiléptico refratário naqueles pacientes em que se acredite que, com o passar do tempo, haja menor possibilidade de controle da atividade epiléptica com medicações que atuem em receptores GABAérgicos.

Crises prolongadas são acompanhadas por redução da sensibilidade dos GABAagonistas, mas não dos antagonistas de receptores NMDA. Dessa forma, pode ser explicado o seu efeito dissociado de promover anestesia sem causar depressão cardiorrespiratória.

Dose infusão inicial IV: 2 mcg/kg.

Seguir com infusão IV contínua: 7,5 mcg/kg/hora.

São necessários mais estudos em crianças.

Propofol

Tem ação anticonvulsivante demonstrada, porém deve ser utilizado com cautela em crianças, pelo risco de síndrome da infusão do propofol (falência cardíaca e renal, rabdomiólise e acidose metabólica, levando às vezes à morte). Droga de ação rápida (três a cinco minutos), determina menor grau de depressão respiratória e tem duração de ação de apenas cinco a 10 minutos após o término da infusão.

Evitar a retirada abrupta dessa medicação, pelo risco de desencadear crises convulsivas.

Dose de infusão contínua IV: 1 a 15 mg/kg/hora.

Isofluorano

É um anestésico inalatório, tendo como objetivo o controle de crises em alguns minutos. A dose terapêutica é mais fácil de ser titulada que a do pentobarbital, e as emergências que possam ocorrer são mais previsíveis. No entanto, a hipotensão não é dose-limitada.

Obs.: Em relação à anestesia geral, a melhor dose é a menor dose que determinar o controle das crises ou evidenciar um padrão de surto-supressão no EEG, e sem causar instabilidade hemodinâmica. Não há limite no número ou duração dos ciclos de anestesia.

Caso as crises voltem ou o EEG evidencie alterações que mereçam intervenção, retornar ao coma medicamentoso até o controle das crises.

Uso de Outros Anticonvulsivantes

Topiramato

É uma droga considerada de nova geração, liberada no Brasil em 1997. Apresenta vários mecanismos de ação, modulando canais de sódio voltagem-dependentes, potencializando as correntes $GABA_A$ em sítios diferentes dos benzodiazepínicos, bloqueando o receptor de glutamato do tipo AMPA/cainato e inibindo a anidrase carbônica. Disponível apenas para uso oral, é rapidamente absorvido pelo trato gastrointestinal, apresentando ligação proteica entre 13% e 17% e concentração de pico plasmático em uma a quatro horas. Sua eliminação renal é de 70% e hepática de 30%, com meia-vida de 21 horas. As suas concentrações plasmáticas se reduzem com o uso de carbamazepina e fenitoína, e aumentam quando em associação com o ácido valproico.

O uso do topiramato está indicado principalmente em pacientes com estado de mal epiléptico de início focal. A dose pediátrica é de 1 a 3 mg/kg/dia, com aumento gradual até 10 mg/kg/dia, dividido em duas tomadas. Existem relatos de uso de doses de 300 a 1.600 mg/dia.

Os seus efeitos adversos mais comuns são acidose metabólica, aumento da pressão intraocular e nefrolitíase. Podem ocorrer ainda sonolência, fadiga, diplopia, nistagmo, perda de peso, anorexia e parestesia, afetando a porção distal das extremidades e da região perioral.

Lacosamida

Já disponível no Brasil, encontra-se entre as drogas antiepilépticas mais recentes. Deve ser utilizada com cautela pelo risco de farmacodermia. Apresenta mecanismo de ação semelhante ao da carbamazepina e fenitoína, e atua na modulação dos canais de sódio, inibindo os potenciais de ação repetitivos. Utilizada em diversos tipos de crises, mas há relatos de piora de crises mioclônicas.

Dose:

- 0,5 a 2 mg/kg/dia, dividida em duas tomadas (até 100 mg) IV e VO. Se IV, a infusão deve ser em três minutos.

Corticoides

Os corticoides podem ser coadjuvantes no tratamento de crises epilépticas pelo seu efeito anti-inflamatório, mas não devem ser utilizados em pacientes que não apresentarem condições clínicas, como infecção e desnutrição. Durante o seu uso é necessário o monitoramento de pressão arterial, peso e distúrbio metabólico, principalmente a glicemia.

Sugerem-se os corticoides de uso venoso, como hidrocortisona (ou equivalente).

Dose de ataque (hidrocortisona):

- 5 a 10 mg/kg/dose (IV a cada oito horas, com controle clínico e eletrográfico). Redução gradativa de 25% da dose a cada três a quatro dias até atingir a dose fisiológica (1 mg/m^2), para então retirar lentamente a cada cinco dias, também com redução de 25% da dose.

Piridoxina

A dependência de piridoxina é uma doença de origem autossômica recessiva, caracterizada pelo aparecimento de crises epilépticas resistentes aos tratamentos medicamentosos habituais, as quais não apresentam outros sinais clínicos que possam sugerir o diagnóstico. Tem início nos primeiros 18 meses de vida, mas pode ocorrer inclusive mais precocemente, durante a gestação ou no período neonatal. O eletroencefalograma mostra descargas de projeção focal, multifocal e ainda paroxismos de espícula-onda generalizada, podendo ocorrer fotossensibilização.

O tratamento consiste na administração da piridoxina, que é um cofator do GABA, na dose de 100 a 200 mg IV, que determina o controle das crises e o desaparecimento da atividade epileptiforme.

Caso o tratamento seja transitório ou duvidoso, ele deverá ser repetido e mantido numa dose de manutenção de 50 a 100 mg por dia VO. Caso não haja resposta e o quadro clínico seja sugestivo, pode ser realizada uma tentativa com piridoxal-5-fosfato (deficiência de piridoxina 5-fosfato oxidase), na dose de 50-100 mg/kg/dose IV.

Outros

Hyland *et al.*, 1995, descrevem convulsões que responderam ao ácido folínico, sendo crises neonatais refratárias às drogas antiepilépticas. A dose para esse tratamento é de 10 mg de ácido folínico, duas vezes ao dia.

A biotina 10 a 20 mg ao dia também pode ser utilizada no tratamento de deficiência de biotinidase.

Imunomodulação

A imunomodulacão pode ser realizada por meio do uso de corticosteroides, ACTH, imunoglobulina IV e plasmaférese. Essa terapêutica é utilizada em casos reservados, de etiologia autoimune ou inflamatória, como em casos de encefalite de Rasmussen, doença de Hashimoto, vasculites e encefalite por antiNMDA+.

Neurocirurgia

A neurocirurgia tem indicação específica, sendo realizada uma ressecção cirúrgica da zona epileptogênica. Na literatura, ela tem se mostrado eficaz em séries e casos reportados, incluindo: displasia cortical focal, hamartoma hipotalâmico, tumores corticais, encefalite de Rasmussem e algumas malformações. Outros procedimentos incluem calosotomia parcial ou total, hemiesferectomia e lobectomia.

Hipotermia

A hipotermia tem o propósito de reduzir o metabolismo cerebral e de neuroproteção. Habitualmente, o corpo é resfriado até 32° a 35°, e mantido por um a cinco dias. No entanto, existem poucos estudos e também variáveis.

A hipotermia pode estar associada ao coma barbitúrico.

Existem potenciais complicações com a utilização de hipotermia, principalmente os distúrbios metabólicos assintomáticos e a instabilidade hemodinâmica.

Eletroconvulsoterapia

Estudos sugerem que a terapia eletroconvulsiva possa aumentar o GABA endógeno e reduzir a atividade metabólica neuronal, promovendo assim um período refratário que pode terminar o EME. Também pode induzir a convulsões e estado de mal não convulsivo, o que implica indicação de monitorização de EEG.

Dieta

Cetogênica

Pode ser útil para alguns casos, mas é contraindicada nos casos de porfiria e na deficiência de piruvato carboxilase.

Recorrência

Recorrência de estado de mal epiléptico ocorre em 3-67% das crianças, mas é raro nas crises febris e casos idiopáticos. Ocorre mais comumente em casos sintomáticos agudos (como infecção do SNC, autoimune, vascular, trauma, distúrbios hidroeletrolíticos) e de etiologia progressiva.

Referências

1. Chin RF, Neville BG, Peckhan C , et al. Incidence, cause, and short-term outcome of convulsive status epilepticus in childhood; Prospective population-based study. Lancet. 2006;368:222-9.
2. Abend NS, Bearden D, Helbig I, McGuire J, Narula S, Panzer JA, Topjian A, Dlugos DJ. Status Epilepticus and Refractory Status Epilepticus Management. Semin Pediatr Neurol. 2014;21(4):263-74.
3. Abend NS, Loddenkemper T. Management of pediatric status epilepticus. Curr Treat Options Neurol. 2014;16:301.
4. Abend NS, Loddenkemper T. Pediatric status epilepticus management. Curr Opin Pediatr. 2014;26:668-74.
5. Freilich ER, Schreiber JM, Zelleke T, Gaillard WD. Pediatric status epilepticus: identification and evaluation. Curr Opin Pediatr. 2014;26:655-61.
6. Shellhaas R, Nordli DR Jr, GarciaPrats JA, April F, Eichler AF. Treatment of neonatal seizures. UpToDate. 2015 May.
7. Tasker RC, Vitali SH. Continuous infusion, general anesthesia and other intensive care treatment of uncontrolled status epilepticus. Curr Opin Pediatr. 2014;26:682-9.
8. Wilfong A, Nordli DR Jr, Eichler AF. Epilepsy syndromes in children. UpToDate. 2015.
9. Wilfong A, Nordli DR Jr, Eichler AF. Clinical features and complications of status epilepticus in children. UpToDate. 2015 Mar 9.
10. Wilfong A, Nordli DR Jr, Eichler AF. Management of convulsive status epilepticus in children. UpToDate. 2015 Mar.
11. Yacubian EMT, et al. Tratamento Medicamentoso das Epilepsias. 2ª ed. São Paulo: Lemos Editorial; 2004.
12. Nutt DJ, Malizia AL. New insights into the role of the GABAA- benzodiazepine receptor in psychiatric disorder. Br J Psychiatry. 2008;179:390.
13. European Medicines Agency-Science Medicines Health-Levetiracetam-2016.
14. Sifron DW. Physicians Desk References. 55th ed. Montvale: Medica Economics; 2000.
15. Hyland K. Folinic acid responsive seizures. In: Vitaminin response conditions in pediatric neurology. London: Mac Keith Press; 2001. p. 54-60.
16. Proposal for revised clinical and eletroencefaphalografic classification of epileptic seizures. From the commission on Classification and Terminology of the international League Against Epilepsy. Epilepsia. 1981;22:489.

17. Berg AT, Shinnar S, Levy SR, Testa FM. Status epilepticus in children with newly diagnosed epilepsy. Ann Neurol. 1999;45:618.
18. Teitelbaum JS, Zatorre RJ, Carpenter S, et al. Neurologic sequelae of domoic acid intoxication due to the ingestion of contaminated mussels. N Engl J Med. 1990;322:1781.
19. Fazekas F, Kapeller P, Schimdt R, et al. Magnetic resonance imaging and spectroscopy findings after focal status epilepticus. Epilepsia. 1995;36:946.
20. Landsberg MG, O'Brien MW, Norbash AM, et al. MRI abnormalities associated with parcial status epilepticus. Neurology. 1999;52:1021.
21. Kramer U, Chi CS, Lin KL, et al. Febrile infection-related epilepsy syndrome (FIRES): pathogenesis, treatment and outcome: a multicenter study on 77 children. Epilepsia. 2011;52:1956.
22. Nabbout R. FIRES and IHHE: delineation of the syndromes. Epilepsia. 2013 Sep;54 Suppl 6:54-6.
23. Pardo CA, Nabbout R, Galanopoulou AS. Mechanisms of epileptogenesis in pediatric epileptic syndromes: Rasmussen encephalitis, infantile spasms, and febrile infected-related epilepsy syndrome (FIRES). Neurotherapeutics. 2014 Apr;11(2):297-310.
24. Kravijanac R, Jovic N, Djuric M, et al. Outcome of status epilepticus in children treated in the intensive care unit: a study of 302 cases. Epilepsia. 2011; 52:358.
25. Dunn DW. Status epilepticus in children: etiology, clinical features, and outcome. J Child Neurol. 1988;3:167.
26. Lambrechtsen FA, Buchhalter JR. Aborted and refractory status epilepticus in children: a comparative analysis. Epilepsia. 2008;49:615.
27. Hyland K, Buist NR, Powell BR. Folinic acid responsive seizures: a new syndrome? J Inherit Metab Dis. 1995; 53:1150-3.

45

Coma em Pediatria

Cristina Malzoni Ferreira Mangia

INTRODUÇÃO

Coma é uma condição relativamente comum na unidade de terapia intensiva pediátrica e em unidades de emergência, nas quais o diagnóstico etiológico e o tratamento configuram-se um desafio para os profissionais envolvidos no cuidado. As causas potenciais de coma são numerosas, e a janela crítica para o diagnóstico e intervenção efetiva (e não apenas para garantir a sobrevivência, mas também para evitar sequelas futuras) é curta[1].

Embora os princípios de diagnóstico e tratamento sejam basicamente os mesmos para crianças e adultos, deve-se considerar que há aspectos específicos associados ao manejo de lactentes e crianças com menos de 16 anos de idade que, em conjunto, influenciam a conduta do praticante de terapia intensiva pediátrica[2].

Na criança, ao se analisar aspectos clínicos do coma, deve-se considerar as diferenças anatômicas e fisiológicas entre crianças e adultos, como: aspectos de neuroplasticidade, fontanelas abertas, aumento da pressão intracraniana e epileptogênese no cérebro imaturo. Várias diferenças na fisiologia do cérebro imaturo podem afetar a expressão clínica e neurofisiológica da alteração do nível de consciência, determinando assim aspectos diferenciados na sua condução[2].

EPIDEMIOLOGIA

Em um estudo de base populacional, conduzido na região do norte do Reino Unido, foram analisadas crianças entre um mês e 15 anos e 11 meses de idade, que foram admitidas no hospital com nível de consciência significativamente deprimido, não associado ao trauma craniano. A incidência de coma não traumático foi de 30,8 por 100 mil por ano nessas crianças, tendo-se que na população em geral é de 6,0 por 100 mil por ano. A maior incidência recai sobre crianças abaixo de um ano de vida (160 por 100 mil crianças por ano)[3].

Alterações específicas do sistema nervoso central (SNC) foram mais comuns com o aumento da idade. Em lactentes, observou-se que, em dois terços das apresentações, os sinais foram sistêmicos, não específicos. Alteração do nível de consciência associado à infecção foi a etiologia global mais comum. A mortalidade foi altamente dependente da etiologia, com taxas de mortalidade que variaram, de acordo com a etiologia específica, entre 3% a 84%. No seguimento em 12 meses, a mortalidade global série foi de 46%[3].

Outro estudo de revisão analisou as melhores evidências sobre a etiologia do coma agudo de causa não traumática aguda na infância em países com recursos limitados na Ásia e África. Na África, malária cerebral foi a etiologia mais comum do coma na infância na maioria dos estudos realizados. Meningite bacteriana aguda foi a segunda causa conhecida mais comum de coma em sete dos estudos africanos. Na Ásia, as encefalites foram a causa mais comum de coma em dois estudos na Índia. No Paquistão, a meningite bacteriana aguda foi comumente associada ao coma. Com relação ao agente etiológico, o *Streptococcus pneumoniae* foi o mais comumente isolado organismo nas meningites. Encefalite japonesa, dengue e enterovírus foram os agentes virais mais comumente isolados[4].

Entre os estudos identificados para revisão, a mortalidade variou entre 15% a 58%. Sequelas neurológicas foram relatadas em poucos estudos e variaram entre 31% e 67%[4].

Nos Estados Unidos, o coma associado ao trauma cranioencefálico (TCE) é a principal causa de morte em crianças. De acordo com o Centro de Controle e Prevenção de Doenças (CDC, 2014), 37.200 crianças sofreram TCE grave, com 1,3 milhões de anos de vida potencialmente afetados negativamente. Com base nas mesmas estatísticas, 7.440 crianças morreram secundariamente ao TCE em 2005. Tendo-se que atualmente o TCE grave pediátrico tem uma mortalidade de 20%, com um desfecho desfavorável de 50,6% de seis meses nos Estados Unidos[5].

ANATOMIA E DEFINIÇÃO DO COMA

A atividade do sistema nervoso central, incluindo o sono e a vigília, é modulada pelo sistema reticular ativador. Os impulsos do sistema reticular ativador ascendente são transmitidos ao córtex através de duas vias diferentes. A primeira via ascendente começa a partir da formação reticular do tronco cerebral e se dirige aos núcleos talâmicos reticulares, ramificando-se para quase todas as regiões corticais e gânglios da base. A segunda via é menos importante e se faz através das áreas subtalâmicas e hipotalâmicas.

A estimulação da formação reticular do tronco cerebral provoca ativação imediata e acentuada do córtex cerebral, determinando o estado de vigília. As lesões que comprometem gravemente a formação reticular do tronco cerebral podem tornar o indivíduo arresponsivo aos estímulos normais para manter-se desperto, como os sensoriais, sensitivos e corticais, levando ao coma[6].

Os estados que provocam diminuição da consciência podem ser divididos didaticamente da seguinte forma:

1. Obnubilação: estado deprimido da vigília ou do seu contato com seu meio, em que o paciente pode responder ao estímulo verbal de forma mais vagarosa ou, frequentemente, inapropriada. Este estado pode ser acompanhado por desorientação, medo, delírio ou alucinação.
2. Estupor: o paciente apresenta marcada perda do nível de consciência, de intensidade variável. Quando submetido a estímulos repetidos e vigorosos pode despertar, podendo, entretanto, tornar-se não responsivo.
3. Delírio: é um distúrbio da consciência com reduzida habilidade para focar, sustentar ou mudar o foco da atenção. Pacientes demonstram ambos os estados, hiperatividade e diminuição do sono. Confusão, excitabilidade, alucinação e irritabilidade são comuns. Delírio é causado por um subgrupo de condições que levam ao coma, incluindo condições médicas, intoxicação exógena e efeitos colaterais de medicações[7].
4. Coma: é definido como um estado não despertável (comprometimento do despertar) e de arresponsividade (comprometimento da capacidade cognitiva), no qual o sujeito mantém seus olhos fechados[6]. Não há abertura ocular espontânea, resposta à voz, localização aos estímulos dolorosos ou resposta verbal.

   A definição de coma na faixa pediátrica é associada a alguns conflitos, uma vez que uma das duas exigências fundamentais de formas de "inconsciência" patológica e de "estado vegetativo" está intimamente ligada à percepção da consciência. A inconsciência implica desconhecimento global ou total e é característica de ambos: coma e estado vegetativo. Os pacientes em coma são inconscientes porque eles não têm nem a vigília nem a consciência. Os pacientes em estado vegetativo são inconscientes porque, apesar de serem de vigília, falta-lhes consciência[8].

Por exemplo, um adulto reagindo de forma espontânea a estímulos ambientais exatamente da mesma maneira como um recém-nascido normal iria ser diagnosticado por um neurologista para estado vegetativo. Essa similaridade é verificada nos achados de tomografia por emissão de pósitrons, pois, em ambos os casos, iria ser identificado hipometabolismo cortical[6].

Analisando-se por essa ótica, o recém-nascido falha em todos os testes clínicos tipicamente utilizados em pacientes mais velhos para distinguir comportamentos conscientes de meros "reflexos subcorticais". No recém-nascido não há nenhum seguimento de comandos, não há comunicação simbólica de qualquer tipo ou comportamento imitativo; todos os movimentos não são propositais; as respostas motoras aos estímulos nocivos são estereotipadas e não são localizatórias.

Por outro lado, um lactente de dois meses com dano cerebral com consciência deprimida, mas não ausente, ao ser submetido à estimulação nociceptiva pode apresentar movimentos ligeiros e indiferenciados dos membros, mas nenhuma resposta localizatória ou resposta a comandos verbais. De acordo com os critérios operacionais de estilo adulto, diríamos que o lactente estava com olhos fechados, não despertável e sem resposta, ou seja, coma. No entanto, uma criança perfeitamente normal e consciente da mesma idade pode não localizar estímulos nocivos, seguir comandos e responder a questões. Assim, a criança com danos cerebrais que se apresenta igualmente "sem resposta" poderia ser inadvertidamente interpretada como evidência de que a criança normal é sempre subjetivamente inconsciente[6].

Observa-se com esses exemplos que o desenvolvimento neurológico da criança é um fator que atrapalha no diagnóstico e na análise de prognóstico do coma na criança em geral[6].

Na literatura, a definição de coma na maioria das vezes recai sobre uma das duas categorias, descritas como "subjetivo" *versus* "objetivo", ou ainda "primeira pessoa" *versus* "terceira pessoa". A diferença entre as duas categorias está no domínio do não despertável e da inconsciência. A mesma dicotomia de definição também se aplica à inconsciência e ao despertar associado ao estado vegetativo persistente.

Na categoria primeira pessoa, as definições subjetivas de coma enfatizam a ausência de consciência ou consciência anterior a partir da perspectiva do paciente. Em contrapartida, na categoria terceira pessoa, a definição é objetiva, pois analisa a própria essência do coma como certo conjunto de sinais externos a partir da perspectiva de um observador.

Um exemplo de uma definição subjetiva de coma é dado pelo trabalho de Plum e Posner, que conceberam coma como a total ausência de consciência de si e do ambiente, mesmo quando é estimulado externamente. Por outro lado, Levy *et al.*, em estudo sobre prognóstico do coma associado à lesão hipóxico-isquêmica, utilizaram a definição de terceira pessoa, que associa o coma à falta de responsividade semelhante ao sono, sem evidência de consciência do eu ou do ambiente, um estado do qual pacientes não puderam ser despertados[7-10]. Na prática diária, os médicos precisam analisar seus pacientes por ambas as perspectivas simultaneamente[2].

5. Estado vegetativo persistente: estado em que o paciente permanece "dormindo" ou não desperto, não expressando comportamento ou evidência metabólica de possuir funções cognitivas, mas tem abertura ocular espontânea durante períodos cíclicos de excitação. Esses pacientes podem apresentar períodos de vocalização reflexiva (sons, mas não palavras), expressões faciais e movimentos que podem ser mal interpretados como reflexo da consciência de seu ambiente interno ou externo. Os recursos necessários para o diagnóstico de estado vegetativo persistente são[11-14]:

Ausência de evidência de consciência de si ou do ambiente, sem capacidade de interagir com os outros;

Ausência de evidência de respostas comportamentais sustentáveis e reprodutíveis, propositais ou voluntárias ao estímulo visual, auditivo e tátil, ou a estímulos nocivos;

Não há provas de compreensão da linguagem ou expressão;

Vigília intermitente que se manifesta pela presença de ciclos de sono-vigília;

Função hipotalâmica suficientemente preservada e função autonômica do tronco cerebral para permitir a sobrevivência, com cuidados médicos e de enfermagem;

Incontinência fecal e urinária;

Reflexos dos nervos cranianos e reflexos espinhais preservados.

6. Estado minimamente consciente: este estado descreve pacientes com alteração grave na consciência que não satisfaz os critérios de estado vegetativo persistente. Eles podem ocasionalmente demonstrar movimentos intencionais ou respostas, incluindo comandos simples, respostas gestuais ou verbais a perguntas, verbalizações inteligíveis, sorriso ou choro em resposta a sons ou imagens evocativas, atingem com precisão a direção e a localização de um objeto ou conseguem fixarse ou perseguir como resposta a estímulos visuais. Estudos de neuroimagem funcional sugerem que esses pacientes têm um substrato menos grave e lesão neuroanatômica diferente da dos pacientes em estado vegetativo persistente.
7. Morte encefálica: critérios incluem coma, apneia e reflexos do tronco cerebral ausentes. Um diagnóstico de morte encefálica implica especificamente que não existe nenhuma chance de recuperação e é sinônimo de morte na maioria dos países, existindo critérios diagnósticos específicos para a idade.

PLASTICIDADE DO CÉREBRO EM DESENVOLVIMENTO

A plasticidade no cérebro da criança é reforçada porque a organização de redes de sinapses neuronais, bem como as vias de substância branca, permanece "em construção" até a adolescência; ela é reforçada no cérebro em desenvolvimento e, geralmente, é adaptativa e benéfica, mas também pode ser não adaptativa e responsável por distúrbios neurológicos em algumas situações. Vários mecanismos neurobiológicos contribuem para a plasticidade do cérebro, incluindo uma superprodução de neurônios no início do desenvolvimento, apoptose ou morte celular programada de excesso de neurônios, excesso de produção e eliminação de sinapses imaturas na infância, estabilização contínua e fortalecimento das conexões sinápticas[15,16].

Esses mecanismos contribuem para a capacidade de as crianças aprenderem novas habilidades rapidamente ou se recuperarem de uma lesão cerebral[2].

Um ambiente rico em estímulos influencia positivamente a plasticidade cerebral, por conseguinte os efeitos de aprendizagem intensiva na escola, exposição a uma segunda língua ou prática de atletismo, que facilitam o aprimoramento sensorial e a estimulação cognitiva e motora, têm um impacto muito maior sobre as crianças do que sobre os adultos.

A plasticidade sináptica é o mecanismo mais importante, pois permite que o cérebro em desenvolvimento se adapte às influências ambientais e armazene informações ao longo da vida. As sinapses são produzidas a um ritmo acelerado no período pós-natal e chegam a uma densidade que é o dobro do nível dos adultos até dois anos de idade; em seguida, caem para o nível dos adultos até o início da adolescência.

Assim, o processo de proliferação de sinapses e de supressão está sob o controle de um duplo mecanismo que inclui os programas intrínsecos ao cérebro e as influências ambientais. O equilíbrio entre a atividade de sinapses excitatórias, que utilizam glutamato como o seu neurotransmissor, e sinapses inibitórias, que usam ácido γ-aminobutírico (GABA) como seu neurotransmissor, influenciam na estabilização das sinapses e circuitos neuronais[16].

Outros neurotransmissores, incluindo acetilcolina e serotonina, influenciam a proliferação e supressão das sinapses, bem como a capacidade dos circuitos neuronais para se reorganizarem em resposta a alterações na informação sensorial. Por exemplo, a organização de mapas corticais para somatossensorial e informação auditiva em roedores é fortemente influenciada pela liberação de acetilcolina dos axônios projetados pelo núcleo basal colinérgico[17].

Tanto um bloqueio NMDA-mediador de excitação, como um aumento da ativação do receptor de $GABA_A$, prejudicam a proliferação de células e inibem a neurogênese no cérebro de rato imaturo[12]. Esse efeito parece assumir grande importância com o uso de sedativos e anticonvulsivantes, que é uma prática comum na UTI pediátrica. Assim, algumas terapias que protegem o cérebro também podem prejudicar ou suprimir a plasticidade neuronal se utilizadas em quantidades excessivas[2].

Adicionalmente, as vias de sinalização envolvidas na neuroplasticidade e apoptose apresentam diferentes comportamentos, de acordo com o gênero, e ainda permanecem controversas. Por exemplo, a eritropoietina tem efeito neurotrófico e neuroprotetor; tem seus efeitos neuroprotetores mais efetivos contra hipóxia-isquemia em ratas do que em machos[18,19]. A hipotermia, outra medida terapêutica muitas vezes aplicada na UTI pediátrica, foi mais protetora em ratas com mais de sete dias do que nos machos[19]. Um ensaio clínico bem-sucedido sobre hipotermia em recém-nascidos a termo com asfixia não apresentou qualquer diferença relacionada ao gênero[22]. No entanto, atualmente a hipotermia terapêutica tem sido promissora e recomendada no tratamento precoce da encefalopatia hipóxica-isquêmica de recém-nascido com idade gestacional > 35 semanas.

Alguns dos mesmos mecanismos responsáveis pela plasticidade sináptica podem também se tornar mecanismos de lesão, caso o cérebro em desenvolvimento seja submetido a agressões, tais como hipóxia-isquemia, infecção ou certos distúrbios metabólicos[22].

Exacerbação da função dos receptores NMDA contribui para a lesão neuronal que ocorre em resposta à asfixia em recém-nascidos a termo, que podem desenvolver lesão preferencial para circuitos no córtex e/ou gânglios basais em resposta à asfixia grave[22,23]. Asfixia quase completa por compressão da medula muitas vezes resulta em lesão preferencial para as áreas peri-rolândicas, córtex, tálamo e putâmen, que estão ligadas por circuitos que utilizam o glutamato como neurotransmissor[23]. Em contraste, a asfixia menos grave, porém mais prolongada, é associada à encefalomalácia multicística no córtex cerebral, sem envolver os gânglios basais. Esses padrões especiais de lesão provavelmente estão relacionados com a vulnerabilidade seletiva de desenvolvimento de circuitos neuronais, que refletem seu papel adaptativo normal na plasticidade cerebral[23,24].

Diante de hipóxia, há excessiva ativação dos receptores de glutamato em neurônios e na oligodendroglia, iniciando uma cascata de eventos que resulta em lesão neuronal. O íon cálcio entra na célula através dos receptores de glutamato N-methyl-D-aspartato (NMDA) e ácido α-amino-3-hydroxy-5-methyl-4-isoxazolepropiônico (AMPA), bem como existe a entrada adicional de cálcio devido ao gradiente elétrico dos canais de cálcio sensíveis que podem inundar o citoplasma e mitocôndria. Isso aumenta a produção de óxido nítrico e radicais livres tóxicos produzidos pela ativação da óxido nítrico sintase (NOS) e pelos radicais livres de oxigênio[25]. O óxido nítrico, por si só ou combinado com íons superóxidos, para formar o peroxinitrito, é tóxico para as mitocôndrias, e as mitocôndrias aumentam a produção de suas próprias espécies reativas de oxigênio (ROS), piorando a lesão pós-hipóxia[25-31].

A melhor plasticidade em crianças produz um substrato perigoso para a hipóxia neuronal grave, nessa situação há despolarização das membranas sinápticas em circuitos neuronais imaturos, levando à abertura de receptores de N-metil-D-aspartato (NMDAR), provocando a entrada de cálcio nos neurônios e uma cascata de acontecimentos intracelulares, conhecidos como excitotoxicidade, que podem causar a morte celular por apoptose ou necrose; assim, o aumento da plasticidade neural na infância explica, pelo menos em parte, o aumento da suscetibilidade para danos cerebrais encontrados nessa faixa etária[32,33].

Outros dois mecanismos fisiopatogênicos que desempenham papéis distintos com relação ao coma na criança são: a resiliência e a epileptogênese. Tanto o alelo APOE4 como o GABA executam efeitos opostos em crianças, distintos daqueles que se observam nos cérebros dos adultos. Além disso, a disfunção do cotransportador de Na-K-Cl (NKCC)1 tem sido implicada nos efeitos secundários de edema cerebral após um dano cerebral isquêmico e traumático em crianças[34-36].

Com relação à epileptogênese, pelo menos dois fatores principais, que regulam a excitabilidade neuronal e apresentam características especiais na infância, estão associados à maior suscetibilidade à convulsão na infância. O primeiro fator é que a excitabilidade predomina sobre a inibição de excitação no cérebro imaturo, sendo expressão da sinaptogênese ocorre nas primeiras etapas da vida[37]. Por outro lado, a atividade convulsiva nas fases precoces da vida, tanto aguda como crônica, altera a formação de novas células, principalmente em regiões como o giro dentado[38].

O segundo fator que influencia a epileptogênese em crianças é a inibição reduzida promovida pelo GABA com relação à atividade neuronal no lactente e as crianças. O GABA é um neurotransmissor que pode ser excitatório e despolarizante no cérebro imaturo. No sistema nervoso central, a concentração de cloro determina a força e polaridade da neurotransmissão GABA modulado. A concentração de cloro é determinada pela atividade dos cátions cotransportadores de cloro, e o equilíbrio entre elas é necessário para a sinalização inibitória GABA mediada no cérebro adulto e a sinalização excitatória no cérebro em desenvolvimento e no adulto[39,40].

Em síntese, a diferença principal entre o sistema nervoso de lactentes e crianças, comparado com os dos adultos, é a maior plasticidade do cérebro em desenvolvimento. As vias de sinalização moleculares envolvidas na plasticidade do cérebro estão sendo descobertas a uma taxa crescente, e é claro que elas são interrompidas em algumas doenças pediátricas comuns. Os danos cerebrais, em resposta à hipóxia-isquemia e outros insultos, muitas vezes envolvem a estimulação excessiva desses mesmos mecanismos de plasticidade[41,42].

ETIOLOGIAS

A vigília depende da comunicação intacta entre o sistema de ativação reticular ascendente (SRAA) e seus alvos no hipotálamo, tálamo e córtex cerebral. O SRAA é um sistema primitivo e difuso de fibras e células nervosas entrelaçadas que forma o núcleo central do tronco cerebral, e apresenta uma estrutura intermédia entre a substância branca e a substância cinzenta. A formação reticular ocupa a parte central do tronco cerebral e se projeta cranialmente para dentro do diencéfalo, e caudalmente para a porção mais alta da medula espinhal, sendo sua função principal modular a excitação em resposta a sinais do ambiente.

O estado comatoso é resultante ou uma grave disfunção do córtex cerebral em ambos os hemisférios ou da disfunção do sistema reticular ativador ascendente do tronco encefálico e do diencéfalo.

Nenhuma lesão cortical difusa ou focal produz coma por si só, a menos que essa lesão atinja secundariamente a formação reticular ascendente.

Sendo a formação reticular ascendente responsável pela manutenção da vigília, um indivíduo com lesão focal de massa pode estar alerta, enquanto pacientes com comprometimento difuso do córtex (encefalopatia metabólica) podem estar em coma profundo.

O coma pode ser produzido secundariamente por três situações: 1) lesão estrutural bilateral, com danos hemisféricos; 2) lesão de tronco cerebral focal (especialmente com comprometimento bilateral da ponte superior); ou 3) distúrbio metabólico, com a supressão do sistema reticular ativadora.

Geralmente, o coma é precedido por uma dessas três situações: 1) como progressão de uma doença subjacente; 2) como um evento imprevisível em um paciente com uma doença previamente conhecida; e 3) como um evento totalmente imprevisível[6].

Se a causa do coma for bem definida, os dados da história podem ser obtidos após a avaliação, estabilização imediata e instituição da terapia. Em outras ocasiões, o mecanismo que levou ao coma não pode ser bem definido. Nesse caso, um extenso diagnóstico diferencial deve ser realizado. Alguns poucos dados da história associados a dados colhidos pelo exame físico e pelo exame neurológico podem orientar o diagnóstico diferencial.

Mais frequentemente, o estado comatoso é associado ao diagnóstico de intoxicação por drogas, lesão hipóxico-isquêmica secundária à parada cardíaca, acidente vascular cerebral, trauma ou outras doenças, tais como coma hiperosmolar secundário ao diabetes *mellitus*. Uma lista de potenciais causas de coma é apresentada no Quadro 45.1.

QUADRO 45.1 *Etiologias do coma na criança.*

I. Simétrico, não estrutural	II. Simétrico, estrutural
Toxinas	**Supratentorial**
Chumbo	Oclusão carotídea bilateral
Tálio	Oclusão da artéria cerebral anterior
Cogumelos	bilateral
Cianeto	Trombose do seio sagital
Metanol	Hemorragia subaracnoide
Etilenoglicol	Trauma-contusão, concussão
Monóxido de carbono	Hemorragia talâmica
Drogas	Hidrocefalia
Sedativos	**Infratentorial**
Barbitúricos	Oclusão basilar
Outros hipnóticos tranquilizantes	Tumor encefálico na linha média
Brometos	Hemorragia pontina
Álcool	Mielinólise pontina central
Opiáceos	**III. Assimétrico, Estrutural**
Paraldeído	**Supratentorial**
Salicilato	Púrpura trombocitopênica trombótica
Psicotrópicos	Coagulação intravascular disseminada
Anticolinérgicos	Endocardite trombótica não bacteriana
Anfetaminas	(endocardite marântica)
Lítio	Endocardite bacteriana subaguda
Fenciclidina	Êmbolos sépticos
Inibidores da monoamina oxidase	Massa hemisférica unilateral (tumor,
Metabólico	abscesso, sangramento) com herniação
Hipóxia	Hemorragia subdural bilateral
Hipercapnia	Sangramento intracerebral
Hipernatremia	Acidente vascular hipofisário
Hipoglicemia	Infarto supratentorial maciço ou bilateral
Cetoacidose diabética	Leucoencefalopatia multifocal
Acidose láctica	Doença de Creutzfeldt-Jakob
Hipercalcemia	Leucodistrofia adrenal
Hipocalcemia	Vasculite cerebral
Hipermagnesemia	Abscesso cerebral
Hipertermia	Empiema subdural

continua >>

>> *continuação*

QUADRO 45.1 *Etiologias do coma na criança.*

Hipotermia	Tromboflebite
Encefalopatia de Reye	Esclerose múltipla
Aminoacidemia	Leucoencefalopatia associada com
Encefalopatia de Wernicke	quimioterapia
Porfiria	Encefalomielite disseminada aguda
Encefalopatia hepática	**Infratentorial**
Uremia	Infarto tronco encefálico
Encefalopatia diálise	Hemorragia tronco cerebral
Crise addisoniana	Tromboflebite do tronco encefálico
Hipotireoidismo	
Infeccioso	
Meningite bacteriana	
Encefalite viral	
Encefalomielite pós-infecciosa	
Sífilis	
Sepse	
Febre tifoide	
Malária	
Síndrome de Waterhouse-Friderichsen	
Psiquiátrico	
Catatonia	
Outros	
Embolia gordurosa	
Pós-ictal	
Isquemia difusa (infarto do miocárdio, insuficiência cardíaca, arritmia)	
Hipotensão	
Encefalopatia hipertensiva	
Hipotireoidismo	
Estado epiléptico não convulsivo	
Insolação	

Fonte: modificado de UpToDate[7].

AVALIAÇÃO INICIAL DO COMA

Coma é uma emergência médica cuja avaliação requer uma abordagem rápida, abrangente e sistemática[6,43-46].

Ao receber a criança na emergência, deve-se inicialmente avaliar os sinais vitais e o ABC da reanimação: A) manter a permeabilidade das vias aéreas, B) avaliar a respiração (ventilação e oxigenação) e C) avaliar a circulação, que são cruciais para a estabilização inicial, mas também podem fornecer pistas sobre a etiologia subjacente[6].

Após serem realizadas as medidas iniciais de estabilização do paciente comatoso, é importante obter-se informações com quem acompanhou a criança ao hospital ou quem acompanhou a instalação do coma, para poder ser definida a causa do coma. A história clínica é a segunda fase da abordagem do paciente em coma. A circunstância em que a consciência foi perdida é de vital importância para a orientação diagnóstica[6].

Dessa forma, os dados mais importantes a serem obtidos para auxiliar na avaliação da criança comatosa são idade da criança, eventos que precederam ao coma e rapidez da instalação do coma. Na avaliação dos antecedentes pessoais da criança, devem ser investigadas: utilização de medicações; doenças crônicas; febre; doenças recentes; história dietética, psiquiátrica e do desenvolvimento; anomalias congênitas; exposição recente a doenças contagiosas; medicações e tóxicos disponíveis em casa; dinâmica familiar etc.[6].

A identificação precoce da causa subjacente ao coma pode ser crucial para o doente e seu prognóstico. Embora discutidos separadamente, a avaliação e o manejo do paciente em coma são realizados simultaneamente na prática[6]. Os Quadros 45.2 a 45.7 mostram as características da abordagem e de investigação diagnóstica do paciente em coma.

QUADRO 45.2 ***Primeira avaliação segmentar sobre a etiologia do coma.***

Exame clínico	Causa possível
Função do tronco cerebral intacta, ausência de meningismo e sem sinais de lateralização	Intoxicação (álcool, monóxido de carbono ou neurolépticos) Extrapiramidal (síndrome maligna dos neurolépticos) Convulsões (estado epiléptico) Metabólica (hipoglicemia, encefalopatia hepática ou doença de Addison) Desequilíbrio eletrolítico (hiponatremia ou hipermagnesemia)
Meningismo	Infecção (meningite ou encefalite) Vascular (hemorragia subaracnóidea)
Sinais de lateralização	Sinais assimétricos (hemorragia, trombose venosa, abscesso ou tumor) Simétrico (lesão axonal difusa ou hematoma subdural bilateral)
Disfunção do tronco cerebral focal	Síndrome de herniação, tumor de fossa posterior ou oclusão vertebrobasilar

QUADRO 45.3 **Exame clínico do paciente em coma.**

História	
Início do coma (abrupto ou gradual) Queixas recentes Lesões recentes Antecedentes patológicos prévios Ingestão de drogas Antecedentes de maus tratos	
Exame físico geral	
Sinais vitais Evidência de trauma Evidência de doenças agudas ou crônicas Evidência de ingestão de agentes tóxicos Rigidez de nuca	
Exame neurológico: Escala de Coma de Glasgow e avaliação do tronco encefálico (Quadros 45.4 e 45.5)	
Resposta verbal	Abertura ocular
Reações pupilares	Movimentos oculares espontâneos
Respostas oculoencefálicas	Respostas oculovestibulares

continua >>

>> *continuação*

QUADRO 45.3 **Exame clínico do paciente em coma.**

Exame neurológico: Escala de Coma de Glasgow e avaliação do tronco encefálico (Quadros 45.4 e 45.5)	
Respostas corneanas	Padrão respiratório
Respostas motoras	Reflexos tendinosos profundos
Tônus da musculatura esquelética	
Exames laboratoriais	
Quadro 45.7	
Punção lombar	
Punção lombar: realizar na emergência após TC na presença de febre, leucocitose, meningismo; caso contrário, realizar de acordo com o grau de suspeição para o diagnóstico ou se a causa permanecer obscura. Não puncionar se houver sinais de hipertensão intracraniana	
Estudo eletrofisiológico	
ECG: auxilia no diagnóstico de hipertensão intracraniana associada a doenças estruturais agudas. Vide Quadro 45.6. EEG: para identificar um estado convulsivo não epiléptico ou se o diagnóstico permanecer obscuro	
Imagem	
Radiografia para triagem de infecção ou trauma. TC de crânio: realizar na emergência se houver sinais neurológicos focais, papiledema, febre. Ressonância nuclear magnética se a causa permanecer obscura	

QUADRO 45.4 ***Escala de Glasgow.***

I. Crianças maiores (> 3 anos)		
Abertura ocular	Espontânea Estímulo verbal À dor Nenhuma	4 3 2 1
Resposta verbal	Orientada Confusa Palavras inapropriadas Palavras incompreensíveis Ausente	5 4 3 2 1
Resposta motora	Obedece a comando Localiza dor Retirada Flexão Extensão Ausente	6 5 4 3 2 1
II. Crianças menores (1 ano < idade < 3 anos)		
Resposta ocular	Acompanha com os olhos Musculatura ocular extrínseca intacta e pupilas reagentes Pupilas não reagentes ou comprometimento da musculatura ocular extrínseca Pupilas não reagentes e musculatura ocular extrínseca paralisada	4 3 2 1
*Resposta verbal**	Choro Respiração espontânea Apneia	3 2 1
Resposta motora	Flexão e extensão Retirada ao estímulo doloroso Hipertonia Flacidez	4 3 2 1
III Crianças menores (idade ≤ 1 ano)		
1 mês	**2 meses**	

continua >>

>> continuação

QUADRO 45.4 *Escala de Glasgow.*

III. Crianças menores (idade ≤ 1 ano)	
1 mês	**2 meses**
1. Ausência de resposta 2. Grito ao ser estimulada 3. Grito espontâneo 4. Pisca os olhos quando estimulada 5. Emite ruído com a garganta	1. Ausência de resposta 2. Grito ao ser estimulada 3. Fecha os olhos com o estímulo luminoso 4. Sorri quando acariciada 5. Balbucio apenas sons vogais
3 meses	**4 meses**
1. Ausência de resposta 2. Grito ao ser estimulada (gemido) 3. Fixa o olhar ao ser estimulada, olhando também o ambiente 4. Sorriso à estimulação sonora 5. Riso disfarçado – sons semelhantes aos de pombo	1. Ausência de resposta 2. Grito ao ser estimulada 3. Vira a cabeça em direção ao estímulo sonoro 4. Sorri espontaneamente ou quando estimulada, risada quando socialmente estimulada 5. Modulação da voz e vocalização correta de vogais
5 e 6 meses	**7 e 8 meses**
1. Ausência de resposta 2. Grito ao ser estimulada (gemido) 3. Localiza a direção dos sons 4. Reconhece pessoas da família 5. Balbucio para pessoas, brinquedos	1. Ausência de resposta 2. Grito ao ser estimulada (gemido) 3. Reconhece a família e vozes familiares 4. Balbucio 5. "Ba", "ma", "dá"
9 e 10 meses	**11 e 12 meses**
1. Ausência de resposta 2. Grito ao ser estimulada (gemido) 3. Reconhece através de sorriso ou risada 4. Balbucio 5. "Mama", "dada"	1. Ausência de resposta 2. Grito ao ser estimulada (gemido) 3. Reconhece através de sorriso 4. Balbucio 5. Palavras (especificamente "mama", "dada")
* Utilizar a pontuação acima para a avaliação verbal (crianças ≤ 1 ano) e acrescentar para a totalização dos valores obtidos para a abertura dos olhos e resposta motora do item II	
Escore total: de 3-15	

QUADRO 45.5 ***Agentes farmacológicos que podem bloquear o reflexo oculovestibular.***

1. Drogas ototóxicas (antibióticos – gentamicina)
2. Drogas vestíbulo-supressoras a. Barbitúricos e outras drogas sedativas b. Fenitoína c. Antidepressivo tricíclico
3. Bloqueadores neuromusculares a. Succinilcolina
4. Doença vestibular preexistente

QUADRO 45.6 ***Modificações no eletrocardiograma (ECG) associadas a doenças estruturais intracranianas agudas.***

Alargamento vertical da onda T com intervalo QT longo
Onda Q com depressão ST
Taquicardia supraventricular, *flutter* – fibrilação
Bradicardia sinusal, ritmos nodais
Bloqueio AV ou dissociação
Contrações ventriculares prematuras e *flutter* – fibrilação ventricular

QUADRO 45.7 ***Investigação laboratorial do coma de etiologia a esclarecer (de acordo com anamnese e quadro clínico).***

1. Os seguintes exames são indicados em todos os pacientes com alteração do estado mental
Glicemia ou Destrostix®, gasometria arterial, ureia e creatinina, eletrólitos, osmolaridade, fósforo, magnésio, amônia, hemograma completo com plaquetas, coagulograma, *screening* toxicológico quantitativo e qualitativo (urina, sangue e líquidos orgânicos)

continua >>

>> *continuação*

QUADRO 45.7	***Investigação laboratorial do coma de etiologia a esclarecer (de acordo com anamnese e quadro clínico).***

2. Os seguintes exames dirigidos também são indicados em todos os pacientes onde houver suspeita de alterações metabólicas
Pesquisa na urina
Screening metabólico urinário, pesquisa de ácidos orgânicos na urina Outros (odor da urina, substâncias redutoras, coloração etc.)
Pesquisa no sangue
Testes de função hepática, função adrenal, função renal, função tireoidiana Dosagem sérica de amônia, aminoácidos, ácidos orgânicos, cetonas, piruvato/lactato, carnitina, frutose, porfirinas Pesquisa de carboxi-hemoglobina, pesquisa de ácidos orgânicos no sangue
3. Os seguintes exames são indicados em todos aqueles pacientes em que houver suspeita de ingestão de tóxicos
Screening toxicológico quantitativo e qualitativo (sangue, urina e líquidos orgânicos), nível sérico de salicilatos, nível sérico de álcool
4. Os seguintes exames também são indicados naqueles doentes em que houver suspeita de infecção
Culturas de sangue, urina e material de focos suspeitos, pesquisa de fungos e vírus. Exame oftalmológico para investigar corioretinite e sinais de HIC prévia. Punção liquórica – deverá ser considerada quando houver suspeita de infecção do SNC. Meningite e encefalite são as prováveis e únicas indicações absolutas de punção liquórica (LCR). Importante: a punção liquórica pode ser arriscada na presença de hipertensão intracraniana (HIC). Uma tomografia computadorizada deve ser solicitada antes da punção liquórica. A punção do LCR não deve ser realizada nos pacientes em choque ou com grave comprometimento cardiovascular
5. Os seguintes exames deverão também ser solicitados nos pacientes com suspeita de trauma
Exames radiológicos (crânio, cervical e outros locais se houver suspeita de maus tratos), ultrassom transfontanela, tomografia computadorizada, ressonância magnética (se indicada)
6. Como regra, todos os pacientes em coma deverão ser submetidos ao exame de tomografia computadorizada para esclarecimento diagnóstico

EXAME FÍSICO

O tratamento continua com o suporte avançado de vida, mantendo-se o equilíbrio hemodinâmico, ventilatório e cerebral[6,7]. Um exame clínico cuidadoso ajudará a determinar os possíveis diagnósticos diferenciais no coma sem causa esclarecida:

- Temperatura – a presença de febre geralmente indica processo infeccioso e, raramente, lesões de tronco encefálico ou diencéfalo afetando o centro respiratório. A associação de febre e coma é indicativa de infecção sistêmica e inclui pneumonia, sepse ou infecção de causa cerebral, como meningites, encefalites e abscesso. A hipotermia é vista em pacientes com doenças cerebrovasculares, intoxicação barbitúrica e, raramente, no mixedema.
- Frequência cardíaca – a taquiarritmia ou a bradiarritmia podem ser interpretadas como hipoperfusão cerebral. Irregularidade dos pulsos pode ser secundária a disritmias, doenças embólicas e choque. O ECG (eletrocardiograma) pode ser de grande valia no paciente com alteração do nível de consciência, incluindo os pacientes em coma, pois certas anormalidades do ECG podem ter como causa etiológica primária as lesões neurológicas. Em pacientes com hemorragia subaracnóidea grave, o traçado do ECG pode demonstrar disritmias como taquicardia ventricular (reversível). As disritmias de etiologia neurogênica são uma das causas de morte súbita em pacientes com sangramento intracraniano agudo. O Quadro 45.6 sintetiza as anormalidades de ritmo e morfologia do ECG nos pacientes com doenças intracranianas agudas (lembrar-se de que essas alterações são breves).
- Pressão sanguínea – hipotensão pode ser indicativa de choque, miocardite, sepse ou intoxicação. Pode também estar presente no diabetes *mellitus* descompensado e na insuficiência adrenal aguda. A hipertensão no paciente em coma pode ser secundária à hemorragia cerebral, encefalopatia hipertensiva ou hipertensão intracraniana, mas pode também ser secundária a outros tipos de lesões cere-

brais. A clássica resposta de Kocher-Cushing, na qual há um aumento da pressão sanguínea e lentificação do pulso na presença de hipertensão intracraniana, resulta principalmente de compressão ou isquemia de falsas áreas pressóricas (restritas) abaixo do quarto ventrículo. Devido às lesões intracranianas geralmente serem compartimentalizadas, a clássica tríade de Cushing não é de muita valia em pacientes com caixa craniana muito complacente. No entanto, em crianças com crânio menos complacente, mudanças no parênquima ou no fluído intracraniano irão transmitir rapidamente essas mudanças para a região medular. A monitorização da pressão arterial média pode ser crucial nos pacientes com encefalopatia hipertensiva, hemorragia subaracnóidea, choque e outras anormalidades vistas no paciente em coma.

- Respiração – um padrão respiratório lento e superficial sugere intoxicação exógena. A respiração rápida e profunda é encontrada em pneumonia, acidose ou lesões supratentoriais. As lesões no tronco encefálico podem causar hiperventilação neurogênica central.
- Cardiovascular – a ausculta e o exame cardiológico podem indicar lesões valvulares e aumentam a possibilidade de endocardite. O frêmito carotídeo pode indicar malformação vascular, levando a acidente vascular cerebral. Petéquias subungueais aumentam a possibilidade de endocardite bacteriana e doenças vasculares do colágeno[47,48].
- Tegumento – a aparência da pele e das mucosas pode identificar anemia (palidez), icterícia (amarela), hipóxia (azul ou roxo) ou a possibilidade de intoxicação por monóxido de carbono (vermelha e vasodilatada). Contusão no couro cabeludo ou no mastoide, presença de sangue no conduto auditivo externo ou narina sugerem uma fratura da base do crânio, e contusões pelo corpo aumentam a probabilidade de trauma e maus tratos na criança. Hematomas periorbitais (olhos de guaxinim), hematomas no mastoide (sinal de luta) ou líquido cefalorraquidiano (LCR) a partir do nariz (rinorreia) ou da orelha (otorreia) sugerem traumatismo craniano com fratura de crânio. A presença de exantema pode indicar infecção viral causando meningoencefalite; petéquias, como ocorre na menigococcemia, aumentam a suspeita de síndrome hemorrágica. A presença de pigmentação sugere a possibilidade de insuficiência adrenal[49-51]. O Quadro 45.8 apresenta a correlação entre o aspecto tegumentar e a sua causa possível.
- Odor na respiração – o odor na respiração de paciente inconsciente é sugestivo de coma metabólico, como intoxicação pelo álcool, diabetes, uremia ou insuficiência hepática.
- Abdome – no exame do abdome, sinais de trauma, rotura visceral, hepatomegalia, esplenomegalia e achados compatíveis com rins policísticos podem aumentar a possibilidade de hemorragia subaracnoide.
- Meningismo – os exames de crânio e espinal são importantes para a pesquisa de rigidez de nuca. Os testes de Kernig (com o paciente em posição supina e pernas flexionadas, a extensão da perna é dificultada por dor e fica limitada ao redor de 135°) e de Brudzinski (com o paciente em posição supina, tenta-se a flexão da cabeça com uma das mãos na nuca e outra no tórax do paciente para impedir que ele se levante durante o procedimento. O teste é positivo quando o paciente flexionar as pernas). Existe ainda o sinal de reflexo contralateral de Brudzinski (flexionando passivamente o quadril e joelho de um dos membros, nota-se a flexão do outro membro). Esses testes podem ser realizados para diferenciar a rigidez de nuca, devido à irritação meníngea, daquela ocasionada pelo desenvolvimento de um cone pressórico tonsilar. Os testes positivos de Kernig e Brudzinski com presença de rigidez de nuca implicam inflamação da teca lombar e sugerem processo meníngeo difuso. Se esses testes forem negativos e existir rigidez de nuca, isso é sugestivo de cone pressórico foraminal.
- Exame de fundo de olho – a presença de papiledema, hemorragia retiniana ou evidência de êmbolo, juntamente com achados de retinopatia diabética, hipertensiva ou vascular, é importante. A ausência de papiledema não significa que não haja hipertensão intracraniana.

QUADRO 45.8 ***Lesões tegumentares associadas ao coma.***

Lesão ou *rash*	**Causa Possível**
Marcas de punção venosa antecubitais	Abuso de opioides
Pele pálida	Anemia ou hemorragia
Aparência pálida, edema	Hipopituitarismo
Hipermelanose (aumento de pigmentação)	Porfiria, doença de Addison, deficiência nutricional crônica, melanoma maligno disseminado, quimioterapia
Cianose generalizada	Hipoxemia ou intoxicação por dióxido carbono
Cianose azul acinzentado	Metemoglobina (analine ou nitrobenzeno)
Cianose localizada	Êmbolo arterial ou vasculite
Pele vermelho-cereja	Intoxicação por monóxido de carbono
Icterícia	Disfunção hepática ou anemia hemolítica
Petéquias	Coagulação intravascular disseminada, púrpura trombocitopênica trombótica, drogas
Equimoses	Trauma, utilização de corticosteroides, coagulação anormal secundária à doença hepática ou anticoagulantes
Teleangiectasias	Alcoolismo crônico, malformações vasculares, ocasionalmente, do cérebro
Rash vascular	Herpes *simplex*, varicela, doença de Bechet ou drogas
Petéquias e púrpura	Meningococcemia, sepse bacteriana (raramente), gonococcemia, estafilococcemia, *Pseudomonas*, endocardite bacteriana subaguda, vasculite alérgica, púrpura fulminante, febre maculosa, tifo, êmbolos gordurosos
Rash maculopapular	Tifo, *Candida*, *Cryptococcus*, toxoplasmose, endocardite subaguda bacteriana, choque tóxico estafilocócico, febre tifoide, leptospirose, *Pseudomonas,* sepse, distúrbios imunológicos (lúpus eritematoso sistêmico, dermatomiosite, doença do soro)
Ectima gangrenoso	Escara necrótica muitas vezes vista na região anogenital ou axilar em sepse por *Pseudomonas*
Hemorragias em cunha	Hemorragias lineares sob a unha podem ser vistas em endocardite bacteriana subaguda, anemia, leucemia e sepse
Nódulos de Osler	Nódulos arroxeados ou eritematosos dolorosos nas palmas das mãos e plantas dos pés vistos em endocardite bacteriana subaguda
Gangrena das extremidades digitais	Êmbolos de artérias periféricas maiores
Máculas pigmentadas	Esclerose tuberosa, neurofibromatose

EXAME NEUROLÓGICO

O exame neurológico no paciente inconsciente consiste na avaliação das diversas respostas reflexas. Pesquisa-se a postura, os movimentos espontâneos, a posição do paciente, o nível de consciência e a atividade do tronco encefálico[52-61]. No paciente em coma, o exame é necessariamente breve, hierarquizado e dirigido a determinar se a doença é estrutural ou metabólica sistêmica (incluindo toxicidade do fármaco ou infecção). O examinador avalia:

1. Nível de consciência.
2. Reflexo de tronco cerebral:
3. Resposta pupilar à luz, movimentos extraoculares e reflexo corneano.
4. Respostas motoras.

AVALIAÇÃO DO NÍVEL DE CONSCIÊNCIA

A Escala de Glasgow proporciona a mais útil avaliação hierárquica do nível de consciência (Quadro 45.4). Na resposta a comandos, chamando-se o paciente pelo nome, e ao estímulo doloroso, observa-se a abertura ocular, movimentos das extremidades e voz. O estímulo doloroso pode ser pesquisado pressionando a região supraorbitária, para estimulação central, e no leito ungueal, para estimulação periférica. Não realizar essa pesquisa beliscando o mamilo do paciente. A resposta motora deve ser pesquisada em todos os quatro membros, que devem ser testados individualmente, e a melhor resposta é a que deve ser considerada; se houver assimetria entre as respostas, devem ser realizadas avaliações posteriores.

A avaliação pela Escala de Glasgow deve ser precoce e repetida várias vezes. Quando as avaliações mostrarem que existe deterioração clínica, devem ser tomadas providências urgentes no sentido de aprofundar a investigação clínica e rever a terapêutica (Quadro 45.9). Um escore abaixo de 9 significa que a função cortical está severamente deprimida[53-55].

QUADRO 45.9 *Indicação da monitoração cerebral de acordo com a Escala de Coma de Glasgow.*

Escala de Coma de Glasgow	Monitoração
≥ 10	Exame clínico, exame do nível de consciência e tronco encefálico repetido e sequencial
entre 9 e 10	Todos acima + monitorização da saturação de bulbo de jugular
< 9	Monitorização de bulbo de jugular + monitorização da PIC.
igual a 3	Realizar provas de morte encefálica

AVALIAÇÃO DO TRONCO ENCEFÁLICO

A avaliação do tronco encefálico é indicada para determinar nível funcional do envolvimento do tronco, natureza da lesão e velocidade, extensão e evolução do processo por meio das manifestações clínicas que ocorrem de acordo com o plano anatômico de transecção funcional. Essa avaliação é de importância particular para identificar lesões que afetam a formação reticular ativadora, esclarecer a razão e ajudar a avaliar o prognóstico do coma[6,7,62].

A análise da função do tronco cerebral pode ser realizada didaticamente no sentido rostrocaudal: (a) avaliação dos reflexos pupilares (II e III pares cranianos) e do reflexo cílio-espinhal; (b) avaliação do reflexo corneano (V par craniano); (c) avaliação dos reflexos oculovestibular e oculoencenfálico (III, IV, VI e VIII pares cranianos e fascículo longitudinal medial) e dos movimentos oculares anormais; (d) avaliação do padrão respiratório; (e) avaliação dos reflexos de tosse e vômito (IX e X pares cranianos); e (f) avaliação das respostas motoras musculoesqueléticas.

Avaliação dos Reflexos Pupilares (II e III Pares Cranianos) e do Reflexo Cílio-espinhal

O reflexo pupilar depende da integridade da transmissão do nervo aferente óptico (II par craniano), do núcleo de Edinger Westphal no mesencéfalo, e do nervo oculomotor eferente (III par craniano)[7].

As reações de constrição e dilatação pupilar são controladas pelos sistemas nervosos simpático e parassimpático. A estimulação simpática produz contração do músculo pupilodilatador, assim a pupila dilata (midríase). A estimulação parassimpática contrai o músculo pupiloconstrictor e a pupila contrai (miose)[6,63].

Quando uma via simpática ou parassimpática é totalmente bloqueada, o sistema restante não inibido produz uma resposta pupilar máxima de miose (1,5-2,0 mm), com a paralisia simpática ou midríase (8-9 mm) quando da paralisia parassimpática. A denervação parcial produz pequenas mudanças no tamanho pupilar e diminui o *hippus* normal (Figura 45.1).

Devido às áreas que controlam a consciência no tronco encefálico estarem adjacentes às áreas que controlam as reações pupilares, as mudanças pupilares serão úteis para localizar e determinar a presença de lesões que atingem o tronco encefálico provocando coma. Por exemplo, anisocoria sugere lesão no tronco cerebral ou uma lesão supratentorial que está causando compressão do nervo oculomotor ou núcleo dentro do tronco cerebral. Pequenas alterações reativas podem ser vistas com certos distúrbios metabólicos e intoxicações (Quadro 45.10, mais adiante). Pupilas bilateralmente fixas, que estão na posição média ou dilatadas, podem ser observadas nos defeitos aferentes graves, sendo frequentemente observadas em insultos do tronco cerebral que alteram tanto o controle simpático como o parassimpático dos olhos. Drogas simpatomiméticas e anticolinérgicas também causam pupilas dilatadas.

Além disso, devido às vias pupilares serem relativamente resistentes aos insultos metabólicos, a presença ou ausência de reflexo luminoso é um dado importante do exame físico para diferenciar o coma estrutural do coma metabólico.

Localização das alterações pupilares no coma

Diencéfalo – lesões diencefálicas produzem constrição pupilar ipsilateral, geralmente associada com ptose e anidrose (síndrome de Horner de origem central). A

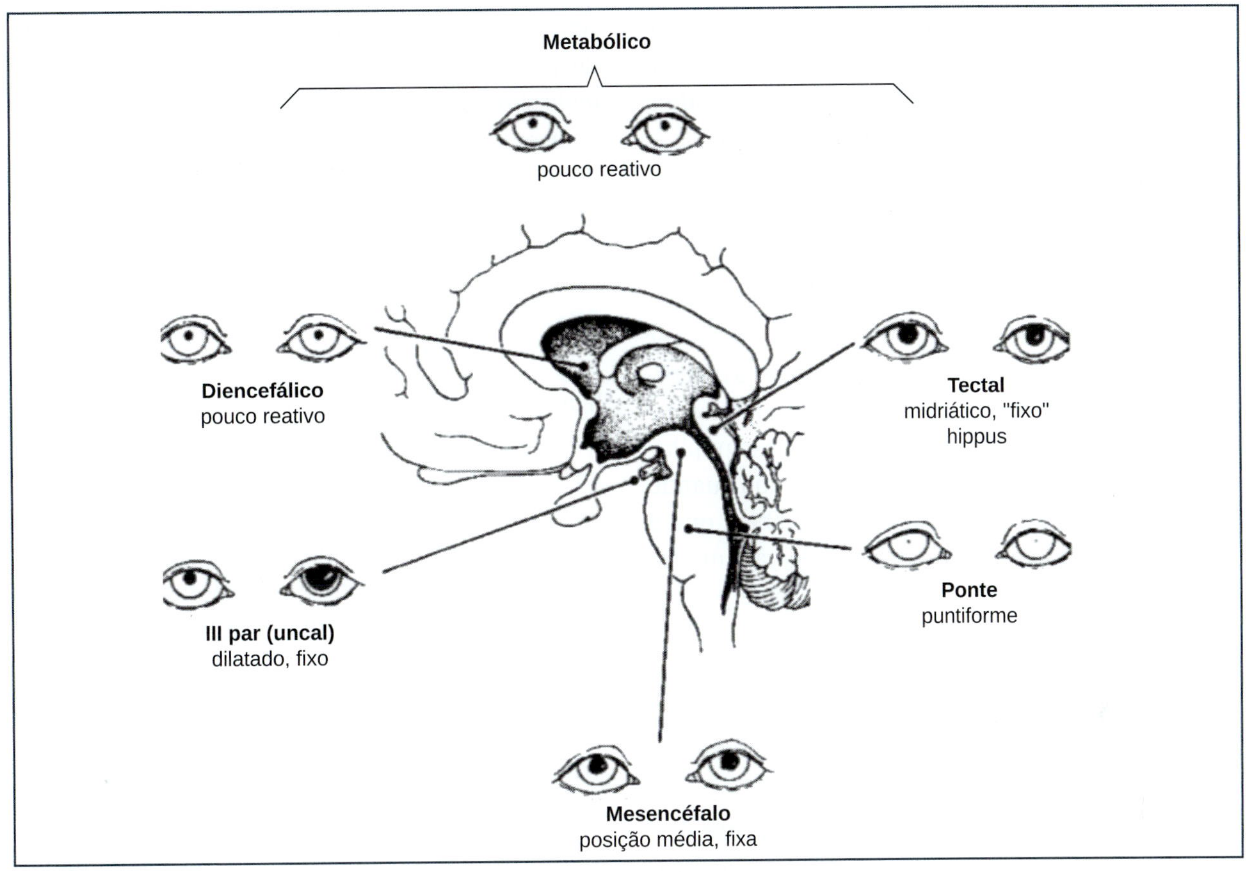

FIGURA 45.1 ***Reações pupilares à luz no paciente comatoso.***

anidrose envolve a metade ipsilateral do corpo, e não somente face, pescoço e braço, como na lesão simpática cervical. O reconhecimento das disfunções hipotalâmicas no coma é importante, uma vez que um deslocamento no sentido rostrocaudal do hipotálamo com síndrome de Horner unilateral é frequentemente o primeiro sinal claro de herniação transtentorial incipiente.

No sono, as pupilas retraem-se e podem também tornar-se pequenas e simétricas quando o diencéfalo estiver envolvido bilateralmente durante a deterioração rostrocaudal secundária a lesões de massa supratentoriais. Em ambas as situações, a reação à luz é preservada.

Mesencéfalo – as lesões mesencefálicas produzem pupilas bem definidas. O resultado da lesão mesencefálica é uma pupila em posição média ou discretamente alargada (5-6 mm de diâmetro) e pupilas regulares que são fixas à luz, mas com flutuação espontânea no tamanho, podendo mostrar *hippus* e preservar o reflexo cílio-espinal.

A pupila média (4-5 mm) em posição fixa e não reagente ao reflexo fotomotor é característica de lesão mesencefálica quando houver herniação transtentorial, e pode ocorrer também devido a neoplasias, granulomas, hemorragias ou infarto que envolve o mesencéfalo.

As lesões no mesencéfalo podem ocorrer devido ao aumento da pressão intracraniana, provocando herniação das estruturas do hemisfério cerebral através do forame magno, comprimindo o mesencéfalo, e pela lesão direta do III par craniano (fraturas ou hematomas de fossa posterior) entre seu núcleo e o ponto de emergência no tronco encefálico, que produz paralisia oculomotora externa, acompanhada de larga dilatação pupilar. As lesões diretas do III par são manifestadas frequentemente de forma bilateral, enquanto as reações pupilares por lesão periférica do III par são usualmente unilaterais.

O III par craniano também pode ser lesado em caráter progressivo, isto é, ocorre quando uma massa localizada no lobo temporal (por exemplo, hematoma extradural) provoca deslocamento dessa área em direção ao hemisfério vizinho e para baixo, provocando compressão do nervo sobre a borda da tenda do cerebelo. Inicialmente, a pupila do lado afetado se torna dilatada e se desenvolve uma ptose. Com a progressão da lesão, a pupila, antes fotorreagente, evolui com dilatação ampla e fixa bilateralmente devido à compressão de todos os componentes do nervo.

Lesões pontinas – lesões pontinas que interrompem a via descendente simpática produzem pupilas pequenas bilateralmente.

Se nenhuma droga foi administrada ou instilada nos olhos, a pupila miótica e puntiforme pode ser consequente a lesões na região pontina, como hemorragia e manifestação de irritação parassimpática associada com interrupção simpática. O reflexo pupilar à luz na hemorragia pontina está preservado quando examinado com auxílio de uma lupa, se bem que o grau de constrição é, de vez em quando, tão intenso que a observação do reflexo à luz é ausente por várias horas após a lesão cerebral primária.

Lesões laterais na medula e lesões cervicais medulares – causam uma síndrome de Horner ipsilateral, com ptose fraca e constrição pupilar, responsiva ao reflexo à luz.

As lesões localizadas nos hemisférios cerebrais e nas regiões inferiores da medula espinhal não provocam alterações pupilares.

Efeitos farmacológicos e metabólicos sobre as pupilas – as causas farmacológicas que podem provocar midríase bilateral são: envenenamento por agentes do tipo atropina (cogumelos), anfetaminas, vegetais beladonados, álcoois e escopolamina. Os opioides geralmente produzem pupilas puntiformes, como na hemorragia pontina. O reflexo pupilar pode ser difícil de obter, mas pode ser realizado com auxílio de uma luz brilhante.

barbitúrica severa podem produzir pupilas fixas e, no caso dos barbitúricos, pode estar acompanhada de hipotensão e apneia.

Anóxia e isquemia podem produzir pupilas amplas e fixas. As pupilas dilatadas após insulto anóxico implicam lesão cerebral severa e usualmente dano cerebral irreversível.

Reflexo Cílio-espinal

O reflexo cílio-espinal consiste em dilatação pupilar, de 1 a 2 mm, induzida pelo reflexo de estimulação cutânea (nociva), sendo mais facilmente obtido por um beliscão na face ou pescoço, ou compressão do tronco superior (evitando-se a região do mamilo). O reflexo é mais proeminente durante o sono e no coma do que durante a vigília e nos testes clínicos de integridade simpática em pacientes em coma leve. De qualquer modo, devido à sinapse das vias aferentes para dor e das vias eferentes pupilo-dilatadoras estarem na medula espinal, esse reflexo não é particularmente utilizado para avaliar a função do tronco encefálico.

Avaliação do reflexo corneano (V par craniano)

A avaliação do nervo trigêmeo (V par) pode ser realizada por meio do reflexo córneo-palpebral. Mantendo-se os olhos abertos, pesquisa-se a reação ocular ao se tocar na córnea com um tufo de algodão torcido. Se o reflexo estiver presente, os olhos tendem a se fechar espontaneamente. A ausência desse reflexo indica lesões no tronco encefálico, mais precisamente entre a ponte e o pedúnculo cerebral.

Avaliação dos reflexos oculovestibular e oculoencenfálico (III, IV, VI e VIII pares cranianos e fascículo longitudinal medial) e dos movimentos oculares anormais

O controle dos movimentos oculares é feito de forma complexa. O lobo frontal é responsável pelos movimentos rápidos e voluntários, e o lobo occipital controla os movimentos lentos e de procura (seguimento uniforme).

Esses centros de controle da movimentação ocular se comunicam com os núcleos do tronco cerebral dos III (oculomotor), IV (troclear) e VI (abducente) pares cranianos. A comunicação desses centros com o córtex cerebral é o fascículo longitudinal medial. Esse sistema é a base para os movimentos oculares reflexos.

Entre os movimentos oculares reflexos estão as manobras oculoencefálicas e oculovestibulares (Figura 45.1).

Manobra Oculoencefálica

A manobra oculoencefálica é realizada rodando-se a cabeça do paciente para a direita e para a esquerda. Quando a cabeça é rodada para a direita, os olhos se dirigem para a esquerda, e quando a cabeça é rodada para a esquerda, os olhos são desviados para a direita, denotando respectivamente integridade funcional das vias vestíbulo-pontinas esquerda e direita. Esse reflexo é investigado em pacientes comatosos com disfunção de ambos os hemisférios cerebrais e do diencéfalo, mas com tronco cerebral íntegro no nível do nervo oculomotor ou abaixo dele (Figura 45.2).

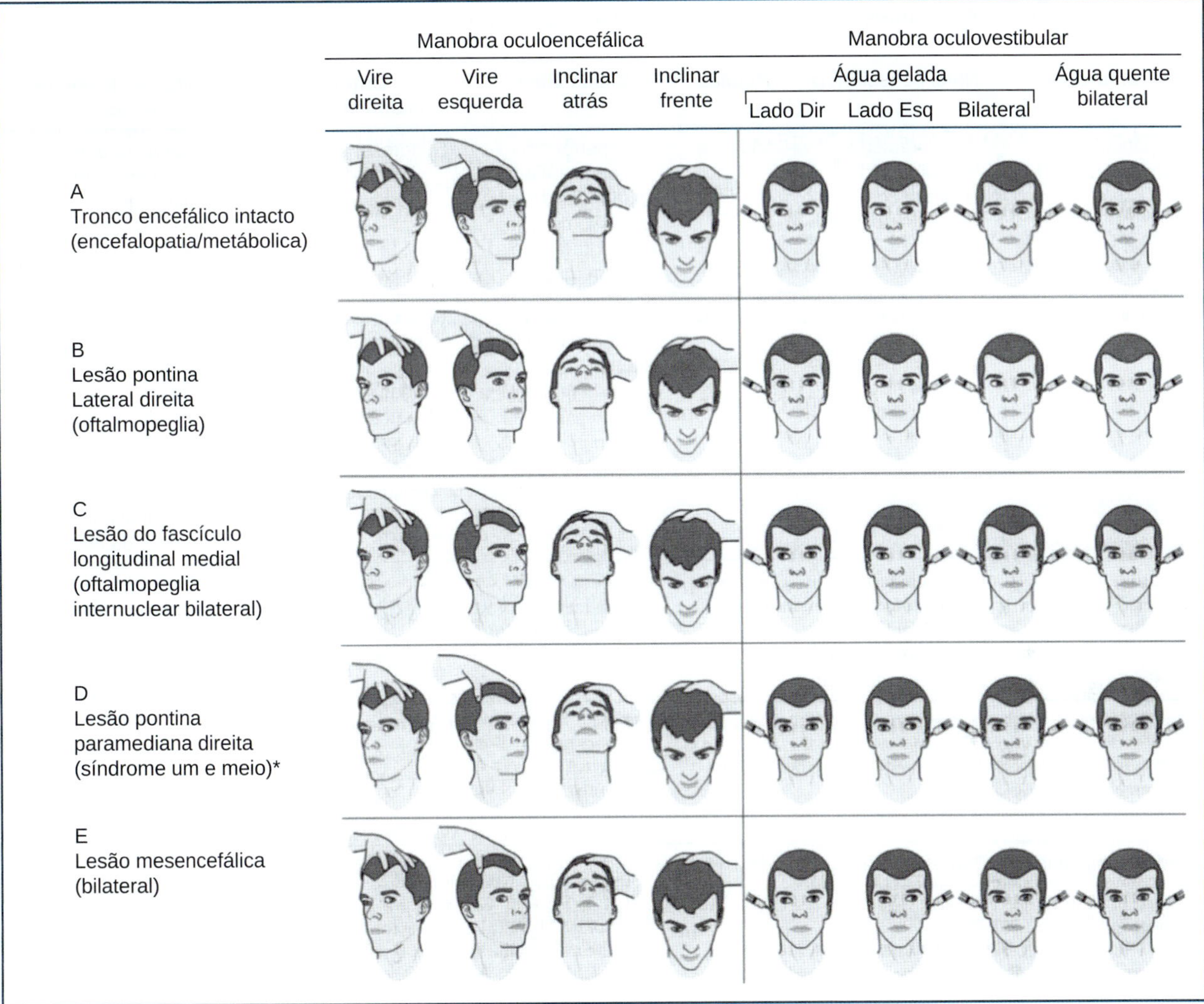

FIGURA 45.2 ***Manobra oculoencefálica e manobra oculovestibular.***
* Síndrome um e meio = oftalmoplegia conjugada do olhar em uma direção e uma oftalmoplegia internuclear na outra.

Sempre que a manobra oculoencefálica não induzir a rotação dos olhos ou a resposta for incompleta, torna-se necessário realizar a prova calórica (reflexo oculovestibular).

Manobra Oculovestibular

O reflexo oculovestibular é realizado instilando-se água gelada dentro do conduto auditivo com a cabeça inclinada a 30°. Caso as vias vestíbulo-pontinas estiverem funcionantes do lado irrigado, o paciente comatoso desvia o olhar para o mesmo lado do estímulo. Se a formação reticular estiver funcionante, ocorre um nistagmo corretivo na direção oposta ao conduto estimulado. Essa prova avalia a integridade do tronco cerebral e da formação reticular ascendente (nível de consciência). A abolição dos movimentos oculares reflexos, mas com preservação dos reflexos pupilares à luz, pode ocorrer no coma metabólico ou por depressão farmacológica. O Quadro 45.10 mostra alguns agentes farmacológicos que podem abolir o reflexo oculovestibular.

Movimentos Oculares Anormais

Movimentos oculares errantes – é frequente que os olhos dos pacientes em coma com função oculomotora intacta no tronco encefálico se movam de forma errante espontaneamente. Os movimentos podem variar de conjugado a desconjugado em um mesmo paciente. Os movimentos podem ser horizontais ou verticais. Se a função do tronco encefálico estiver deprimida, esses movimentos desaparecem.

Alternância periódica ("pingue-pongue") da fixação do olhar é um termo utilizado para designar movimentos repetitivos, rítmicos e com desvio con-

QUADRO 45.10 *Síndromes decorrentes de intoxicações que alteram a resposta pupilar.*

Toxissíndrome	Nível consciência	Pupilas	Sinais vitais	Outras manifestações	Exemplos de agentes tóxicos
Simpático-mimética	Hiperalerta, agitação, alucinações, paranoia	Midríase	Hipertermia, taquicardia, hipertensão arterial, pressão de pulso amplo, taquipneia, hiperpneia	Sudorese, tremores, hiperreflexia, convulsões	Cocaína, anfetaminas, catinones, efedrina, pseudoefedrina, fenilpropanolamina, teofilina, cafeína
Anticolinérgica	Hipervigilância, agitação, alucinações, delírio com o discurso resmungando, coma	Midríase	Hipertermia, taquicardia, hipertensão amplo, taquipneia	Pele corada e seca, mucosas secas, diminuição dos ruídos intestinais, retenção urinária, mioclonia, coreoatetose, convulsões (raro)	Anti-histamínicos, antidepressivos tricíclicos, ciclobenzaprina, orfenadrina, agentes antiparkinsonianos, antiespasmódicos, fenotiazinas, atropina, escopolamina, alcaloides da beladona
Alucinógena	Alucinações, distorções perceptivas, despersonalização, sinestesia, agitação	Midríase (usual)	Hipertermia, taquicardia, hipertensão amplo, taquipneia	Nistagmo	Fenciclidina, LSD, mescalina, psilocibina, anfetaminas (por exemplo, MDMA ["Ecstasy"], MDEA)
Opioide	Depressão do SNC, coma	Miose	Hipotermia, bradicardia, hipotensão, apneia, bradipneia	Hiporreflexia, edema pulmonar, marcas de agulha	opioides (por exemplo, heroína, morfina, metadona, oxicodona, hidromorfona), difenoxilato
Sedativo-hipnótica	Depressão do SNC, confusão, estupor, coma	Miose (usual)	Hipotermia, bradicardia, hipotensão, apneia, bradipneia	Hiporreflexia	benzodiazepínicos, barbitúricos, carisoprodol, meprobamato, glutetimida, álcoois, zolpidem
Colinérgica	Confusão, coma	Miose	Bradicardia, hipertensão, hipotensão postural, taquipneia, ou bradipneia	Salivação, incontinência urinária e fecal, diarreia, vômitos, sudorese, lacrimejamento, cólicas gastrointestinais, broncoespasmo, fasciculações musculares e fraqueza, convulsões	Inseticidas organofosforados e carbamatos, agentes nervosos, nicotina, pilocarpina, fisostigmina, edrofônio, betanecol, urecoline
Síndrome serotoninérgica	Confusão, agitação, coma	Miose	Hipertermia, taquicardia, hipertensão amplo, taquipneia	Tremor, mioclonia, hiperreflexia, clônus, sudorese, rubor, trismo, rigidez, diarreia	IRS, meperidina, dextrometorfano, ADT, L-triptofano (sozinho ou com IMAO)

Siglas: SNC = sistema nervoso central; LSD = ácido lisérgico; IMAO = inibidor da monoamino-oxidase; IRS = inibidor da receptação de serotonina; ADT = antidepressivo tricíclico; MDEA = 3,4-metilendioxietilanfetamina.

jugado do olhar que ocorrem espontaneamente no paciente com estupor ou coma. Os olhos movem-se conjugadamente para os extremos laterais, param por dois a três segundos e se movem conjugadamente para outra direção. Várias alterações patológicas são associadas à alternância periódica da fixação do olhar, incluindo hemorragias e infarto cerebral bilateral.

Nistagmo – o nistagmo é outra forma de alteração da conjugação do olhar e ocorre devido a uma fraqueza na manutenção da conjugação do olhar ou por um desequilíbrio no controle dos movimentos dos olhos.

O nistagmo espontâneo é incomum no coma, pois a fase rápida e a fase compensatória dependem de uma interação entre o sistema oculovestibular e o córtex cerebral, desaparecendo quando o comando cortical estiver reduzido. O encontro, entretanto, dos seguintes padrões de movimentos espontâneos dos olhos semelhantes ao nistagmo pode ter grande valor no paciente comatoso.

Nistagmo retrátil – os movimentos oculares são irregulares e espasmódicos para trás da órbita, ocorrendo, algumas vezes, de forma espontânea, mas podendo ser precipitados pela tentativa de fixar o olho para cima. Esse movimento geralmente acompanha lesões mesencefálicas.

Nistagmo de convergência – é uma forma de movimentos lentos, espontâneos, horizontais e de divergência ocular, seguidos de um reflexo espasmódico, rápido e convergente. Essa alteração também é encontrada nas lesões mesencefálicas.

Movimento ocular tipo "bobina" – é um movimento caracterizado por ataques intermitentes (geralmente conjugados), rápidos e para baixo, seguido pelo retorno dos olhos à posição inicial, como se fosse o movimento de uma bobina. Esse movimento está relacionado a lesões destrutivas severas na região caudal da ponte e não é alterado pela prova calórica. Também pode estar relacionado à compressão do tronco encefálico secundária à hematoma cerebelar, hidrocefalia obstrutiva e em pacientes com encefalopatia metabólica. Alguns autores associam esses movimentos oculares na proporção de um para quatro aos estágios precoces de herniação transtentorial secundária à hematoma de lobo frontal.

Espasmos nistagformes de um olho – são caracterizados por movimentos espasmódicos laterais, verticais ou rotacionais, acompanhados de lesões severas no mesencéfalo e regiões inferiores da ponte.

Anormalidades do reflexo de fixação lateral – essa alteração é vista em pacientes com lesões destrutivas que afetam de forma assimétrica a via supranuclear no nervo oculomotor. Condições que ocasionam coma podem gerar três tipos de movimento anormal de lateralização do olhar. Dois tipos estão relacionados a lesões hemisféricas e o terceiro, à disfunção do tronco encefálico.

O primeiro tipo ocorre quando a lesão em um hemisfério interrompe a via supranuclear do terceiro nervo. A fixação contralateral torna-se subitamente deprivada das vias descendentes neuronais e os olhos desviam completamente e de forma conjugada para o lado da lesão.

O segundo tipo de lesão ocorre devido a um fenômeno irritativo ou epiléptico e o desvio conjugado dos olhos ocorre para longe do lado da lesão cerebral. Essa contraversão dos olhos frequentemente acompanha hemorragia cerebral. Crises convulsivas focais podem também desviar o olhar para o lado oposto do hemisfério onde está ocorrendo a descarga elétrica; esses movimentos podem vir associados com o nistagmo. Esse tipo de movimento também pode aparecer no estado de mal epiléptico, tendo-se que o movimento é espasmódico, nistagtiforme e clônico, e com uma frequência similar ao movimento focal motor convulsivo das extremidades.

O terceiro tipo de lesão origina-se do tronco encefálico. Lesões envolvendo as fibras supranucleares do oculomotor em sua decussação produzem desvio conjugado do olhar, em que os olhos não conseguem passar a linha média para o lado da lesão e desviam-se espontaneamente para o lado contralateral da lesão.

Avaliação do padrão respiratório

A respiração é um ato sensório-motor integrado por influências neuronais, resultantes do cérebro e regiões altas da medula espinal.

Os centros de controle da respiração localizam-se na ponte e no bulbo e são modulados por centros corticais situados no prosencéfalo. Esses centros controlam as funções metabólicas da respiração para manter adequada a oxigenação e o equilíbrio acidobásico. A Figura 45.3 mostra os padrões respiratórios que podem ser observados no paciente em coma.

Respiração de Cheyne-Stockes – pacientes com lesões em ambos os hemisférios podem não ter comprometimento do padrão respiratório; no entanto, pacientes com comprometimento diencefálico e de áreas profundas dos hemisférios cerebrais podem

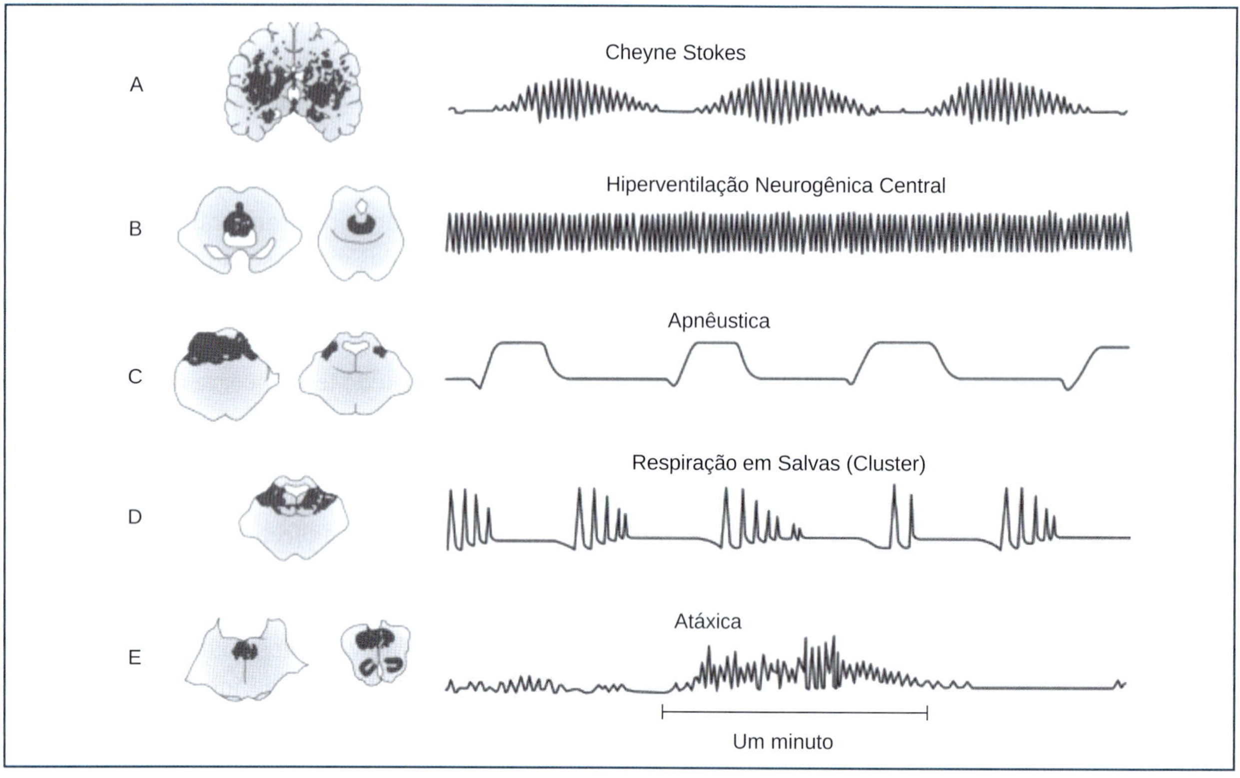

FIGURA 45.3 *Padrão respiratório e nível de lesão no tronco encefálico.*

apresentar um padrão respiratório em crescendo e decrescendo, que é a respiração de Cheyne-Stockes.

Esse padrão é caracterizado clinicamente por uma hiperpneia alternada com episódio de apneia. A fase de hiperpneia é mais longa que a fase de apneia. A respiração de Cheyne-Stockes é uma alteração neurogênica do controle da respiração, resultante de causas intracranianas, podendo, no entanto, aparecer em decorrência de hipoxemia e edema pulmonar.

A respiração de Cheyne-Stockes é frequentemente encontrada em pacientes com lesões estruturais do cérebro, com infarto cerebral bilateral, com encefalopatia hipertensiva e com doenças metabólicas (como na uremia e na insuficiência cardíaca grave, acompanhada de hipóxia cerebral). Em pacientes com lesões de massa supratentorial, a respiração de Cheyne-Stockes implica herniação transtentorial incipiente.

Outras funções vegetativas, como despertar, tamanho pupilar e ritmo cardíaco, também podem sofrer flutuações com esse padrão respiratório. Às vezes, uma respiração periódica semelhante à respiração de Cheyne-Stockes, mas com ciclo respiratório mais curto, desenvolve-se secundariamente a um aumento grave da pressão intracraniana, como nas lesões de massa em fossa posterior, refletindo isquemia transitória do tronco encefálico.

Hiperventilação – é um padrão respiratório sustentado, rápido e com hiperpneia profunda, envolvendo o segmento rostral do tronco encefálico. Geralmente, as lesões são localizadas no mesencéfalo e no terço superior da ponte, com destruição da formação reticular paramediana na região próxima ao quarto ventrículo.

O diagnóstico de hiperventilação neurogênica central é dado com o indivíduo respirando espontaneamente em ar ambiente, com gasometria arterial revelando PaO_2 elevado, com $PaCO_2$ baixo e menos agudamente elevação do pH. Dessa forma, a verdadeira respiração neurogênica central é rara.

Assim, nos pacientes com hiperpneia ruidosa, com níveis normais de $PaCO_2$, respirando em ar ambiente e com saturação de oxigênio baixa, esse achado implica comprometimento pulmonar. Assim, inúmeras doenças neurológicas podem levar à disfunção pulmonar, tendo-se que as mais frequentes são aspiração, edema pulmonar e infecção.

Por outro lado, pacientes com lesões hipotalâmicas ou do tronco encefálico podem apresentar efeitos sobre os pulmões, como o edema pulmonar neurogênico após trauma craniano. Em experimentos em animais, foi visto que esse edema é secundário ao aumento da pressão arterial secundária ao trauma, de forma tão potente que acarreta insuficiência cardíaca e edema pulmonar.

Lesões que acometem o hipotálamo ou o teto do quarto ventrículo podem também desenvolver edema pulmonar, mas por mecanismos diferentes, incluindo liberação de catecolaminas e vasoconstricção.

Algumas doenças metabólicas podem apresentar um padrão respiratório semelhante ao da hiperventilação, como cetoacidose diabética, intoxicação por salicilatos e pneumonias.

Respiração Apnêustica – é caracterizada por uma prolongada fase inspiratória, seguida de uma fase expiratória breve. O padrão mais comum consiste de uma pausa inspiratória breve (2-3 segundos), alternando com uma pausa no final da expiração. A respiração apnêustica reflete um dano grave nos centros de controle respiratório, na região média e caudal da ponte. As lesões de tronco encefálico que podem produzir essa lesão são a transecção completa, principalmente da área dorsolateral.

Esse padrão pode também ser secundário ao infarto pontino por oclusão da artéria basilar, hipoglicemia, anoxia e meningite. Raramente, esse padrão é secundário à herniação transtentorial.

Respiração Atáxica – um padrão respiratório atáxico é caracterizado por ser muito irregular e frequentemente alternando-se com hiperventilação e apneia, sem que haja um padrão respiratório absoluto. Geralmente, é secundário a lesões que afetam a formação reticular da região dorso lateral da medula. A frequência respiratória tende a ser baixa e pode progressivamente evoluir com apneia. Biot descreveu essa respiração atáxica em pacientes com meningite grave. Fisiologicamente, a respiração atáxica representa uma interrupção primária medular que normalmente comanda o ritmo respiratório.

Pode ser secundária a doenças de fossa posterior, hemorragia cerebelar, hemorragia pontina e herniação das tonsilas cerebelares, e lesões medulares diretas, como trauma e hemorragia. Doenças desmielinizantes crônicas ou infecções agudas desmielinizantes podem envolver a medula e produzir falência respiratória (poliomielite).

Outros padrões respiratórios anormais – lesões que afetam regiões altas da medula e baixa da ponte podem produzir um padrão respiratório agrupado e é um tipo de respiração em que há uma sequência irregular de respirações, seguida de pausas irregulares e com frequência respiratória baixa.

As causas relatadas que produzem esse padrão são glioma intramedular, drogas sedativas e opioides.

O paciente pode apresentar hiperventilação ou hipoventilação, dependendo da causa do coma (Quadro 45.11).

QUADRO 45.11 **Tipos de padrão ventilatório em pacientes em coma.**

Hiperventilação	
a. Acidose metabólica	Cetoacidose diabética Acidose láctica Insuficiência renal Intoxicação salicilíca (tardia) Diarreia Insuficiência pancreática Inibidores da anidrase carbônica Acidose tubular renal Ureteroenterostomia
b. Alcalose respiratória	Insuficiência hepática Choque séptico (precoce) Pneumonia Síndrome de Reye Hipertensão intracraniana Intoxicação salicílica (precoce) Disfunção de tronco encefálico
c. Distúrbios acidobásicos mistos (acidose metabólica e alcalose respiratória)	Intoxicação salicílica Sepse Insuficiência hepática
Hipoventilação	
a. Acidose respiratória	Drogas sedativas Lesão de tronco encefálico Distúrbios neuromusculares Trauma torácico Insuficiência respiratória aguda Insuficiência respiratória crônica
b. Alcalose metabólica	Vômitos e perda gástrica por sonda Terapia com diuréticos Síndrome de Cushing Hiperaldosteronismo primário Síndrome de Bartter

Reflexo de Bocejar

O reflexo do bocejo tem uma função respiratória primária. Este reflexo geralmente acompanha massas expansivas de fossa posterior e lesões estruturais localizadas no lobo temporal e terceiro ventrículo.

Avaliação dos reflexos de tosse e vômito (IX e X pares cranianos)

As alterações dos nervos vago e glossofaríngeo são decorrentes geralmente de processos intracranianos do ângulo ponto-cerebelar, com repercussões na região do forame jugular de onde emergem esses nervos. Alguns tumores específicos do tronco encefálico podem ser responsabilizados pela ausência desses reflexos (tumores de fossa posterior). A Figura 45.4 mostra o padrão respiratório esperado, de acordo com o local afetado do tronco cerebral.

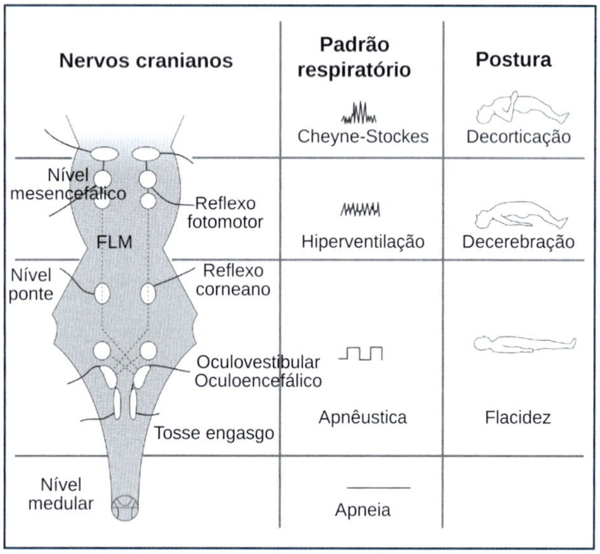

Nervos cranianos	Padrão respiratório	Postura
	Cheyne-Stokes	Decorticação
Nível mesencefálico; FLM; Reflexo fotomotor	Hiperventilação	Decerebração
Nível ponte; Reflexo corneano; Oculovestibular; Oculoencefálico; Tosse engasgo	Apnêustica	Flacidez
Nível medular	Apneia	

FIGURA 45.4 ***Padrão respiratório no coma e nível de transecção funcional do tronco encefálico.***

Avaliação das respostas motoras musculoesqueléticas

Na investigação das lesões motoras, deve-se também avaliar massa e força muscular, tônus muscular e reflexos tendinosos, comprando-se a avaliação obtida com o membro contralateral (Figura 45.5).

Lesões estruturais nos hemisférios cerebrais, envolvendo centros da motricidade cortical e subcortical, podem provocar hemiparesia contralateral.

A rigidez, que é um aumento da resistência durante a mobilização passiva, é geralmente decorrente de lesões que afetam os núcleos da base, localizados nos hemisférios.

A espasticidade é o aumento da resistência à movimentação passiva que cede subitamente (diminuições fásicas do tono em roda denteada) e pode sugerir lesão cerebelar ou extrapiramidal.

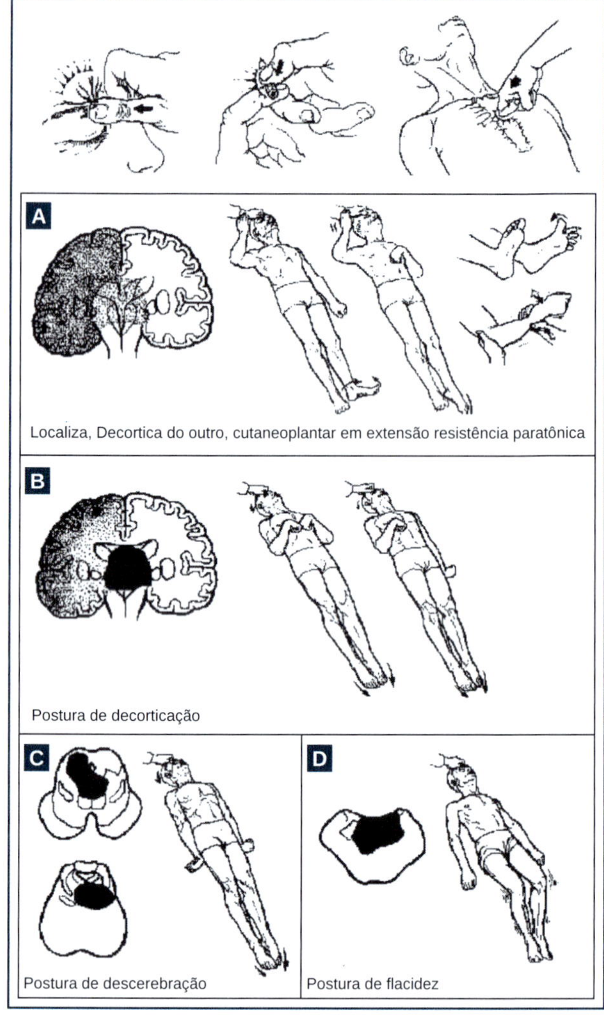

FIGURA 45.5 ***Padrões motores no coma.***

Os movimentos mioclônicos geralmente estão presentes em encefalopatia metabólica, pois são característicos de danos difusos no sistema nervoso central (encefalopatia pós-hipóxia ou isquemia).

A pesquisa dos reflexos profundos é útil para avaliar a integridade do tronco cerebral, medula, nervos periféricos e músculos.

Alguns reflexos posturais primitivos começam a aparecer à medida que o controle cortical sobre as funções motoras vai sendo perdido.

Flexão anormal dos braços com extensão das pernas (rigidez de decorticação)

Ocorre flexão lenta de um ou ambos os braços, punho e dedos, com abdução das extremidades superiores sobre o tórax, mantendo as mãos fechadas, com extensão da rotação interna e flexão plantar. Pode ocorrer um grau menos vigoroso de resposta confinado ao membro estimulado, como, por exemplo, flexão do braço. Indica distúrbio predominante na região cortical e subcortical, com relativa preservação do tronco cerebral.

Extensão anormal dos braços e pernas (rigidez de descerebração)

Caracteriza-se por opistótono com os dentes em contratura; extensão, abdução e hiperpronação rígidas dos braços, com rigidez em extensão das pernas e a região plantar flexionada, ocorrendo, em geral, como resposta a estímulos álgicos. O reflexo tônico do pescoço pode estar ausente. Geralmente, indica disfunção mesencefálica, diencefálica e, em menor intensidade, do tronco encefálico.

Clinicamente, encontra-se rigidez de descerebração em quatro circunstâncias:

a. Acompanhando lesões maciças e bilaterais da porção cefálica do cérebro, como no trauma e na hemorragia cerebral;
b. Durante o curso de deterioração rostrocaudal, como a disfunção diencefálica envolvendo o mesencéfalo;
c. Com lesões destrutivas ou expansivas da fossa posterior extraxial ou lesões cerebelares que comprimem ou lesam parcialmente o mesencéfalo e a ponte rostral;
d. Com distúrbios metabólicos graves, como coma hepático, hipoglicemia, anoxia ou intoxicação por drogas, que, seletivamente, deprimem a função do diencéfalo e da porção cefálica do cérebro;
e. Com menos frequência são observadas em certas doenças subagudas graves e bilaterais, anormalidades difusas hemisféricas, como a desmielinização pós-anoxia e como a adrenoleucodistrofia (doença metabólica da substância branca).

Resposta extensora anormal dos braços, com flacidez ou fraqueza da resposta flexora das pernas:

Este tipo de resposta foi descrito pela primeira vez em 1972, aparecendo em pacientes com lesão de tronco encefálico no nível dos núcleos vestibulares. Desde então, tem sido descrito em associação com hemorragias, infartos e outras formas de lesões estruturais envolvendo a região pontina. Essa resposta anormal pode ser devido a uma ação sinérgica extensora anormal, em resposta a um dano nas regiões média e inferior do tronco encefálico e a resposta flexora à reação de estimulação na medula espinal.

Flacidez

A flacidez é a ausência de reação motora com perda do tônus muscular e pode refletir denervação ou depressão dos mecanismos motores centrais na formação medulo-pontina. Pode ser encontrada no coma metabólico e no estrutural, desde que a lesão venha a abolir toda a função do córtex e tronco cerebral. Nas lesões da medula espinhal superior essa situação pode ocorrer, tendo-se que o movimento de retirada frente a estímulos álgicos dos membros inferiores provavelmente reflete uma atividade espinhal residual reflexa não inibida.

DIAGNÓSTICO DIFERENCIAL DO COMA

Os mecanismos pelos quais um estado mórbido leva ao coma podem ser divididos em dois grupos. O primeiro grupo engloba as causas estruturais do coma, isto é, quando o processo mórbido se localizar nas regiões supra ou infratentorial do cérebro, provocando manifestações de natureza focal ou no seu plano de transecção funcional.

No segundo, estão as encefalopatias metabólicas, infecciosas e anormalidades vasculares. As manifestações ocorrem quando a função cerebral for rompida, ou porque o cérebro não recebe substrato para as suas demandas metabólicas ou porque sofre ação de substâncias tóxicas, metabólicas ou infecciosas.

COMA ESTRUTURAL

Anatomicamente, a tenda do cerebelo separa a fossa posterior da fossa média do crânio, dividindo a cavidade craniana em dois compartimentos: o supratentorial e o infratentorial. A incisura da tenda do cerebelo (borda livre da tenda) ajusta-se ao mesencéfalo. Essa relação tem importância clínica, pois a incisura da tenda pode, em certas circunstâncias, lesar o mesencéfalo e os nervos troclear e oculomotor que nele se originam. A irrigação dessa região é feita pelas artérias cerebelar superior e posterior. O cerebelo, anatomicamente, encontra-se posteriormente a esse local.

Lesões de massa em determinada posição cerebral podem provocar um aumento localizado da pressão intracraniana, que pode comprimir ou invadir outras regiões cerebrais, nervos e vasos, principalmente aqueles localizados na região da incisura da tenda e da foice do cérebro.

Os aumentos locais da pressão intracraniana acabam por provocar desvio e compressão de estruturas circunjacentes, provando as síndromes de herniação (Figura 45.6).

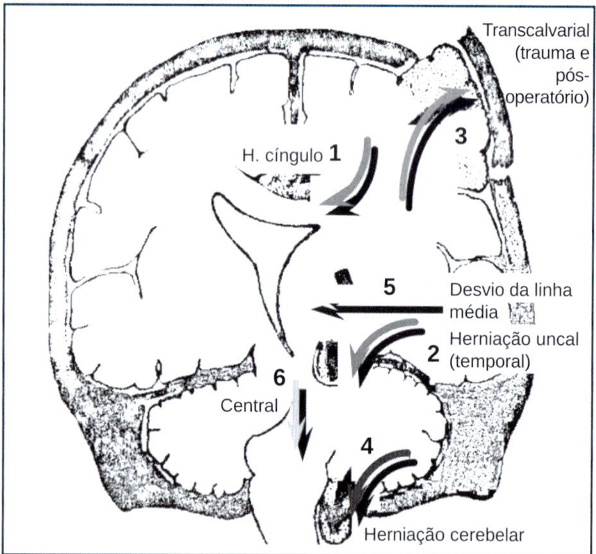

FIGURA 45.6 *Padrões de herniação cerebral.*

Na clínica, dois tipos de processo de herniação têm grande importância, pois, devido a sua evolução, acabam ocasionando graves lesões no tronco cerebral e na substância reticular ativadora, podendo levar ao coma e ao óbito iminente. Esses dois tipos de processo lesional são: 1) lesões supratentoriais (transtentorial, uncal e do giro do cíngulo), e 2) lesões infratentoriais.

Lesões Supratentoriais que Causam Coma

As lesões de massa localizadas na região supratentorial produzem coma por meio do deslocamento do tecido cerebral ou através da linha média, comprimindo o outro hemisfério (às vezes, assintomático) ou movendo-o no sentido craniocaudal, de tal forma que produzem compressão e dano no diencéfalo e no mesencéfalo. Às vezes, a massa invade essas estruturas, mas o mais frequente é a massa produzir reações locais e remotas no tecido cerebral, que secundariamente desloca o cérebro para baixo pela incisura da tenda do cerebelo, comprimindo o diencéfalo, interferindo com o suprimento sanguíneo local e, eventualmente, torcendo o mesencéfalo

Existem três tipos de modelo de herniação supratentorial e eles podem ser identificados pelos seus estágios finais, que são: a) herniação transtentorial ou central, b) herniação uncal, e c) herniação do giro do cíngulo.

Herniação central ou transtentorial

Nesta herniação, o diencéfalo é comprometido no final devido a um deslocamento para baixo dos hemisférios e dos núcleos da base, comprimindo e, eventualmente, deslocando o diencéfalo e, de forma contígua, o mesencéfalo rostro-caudalmente através do tentório.

Esse deslocamento geralmente é secundário a lesões parenquimatosas dos lobos frontal, parietal e occipital, e a lesões extracerebrais situadas próximas ao vértex ou aos polos fronto-occipitais. Esse deslocamento do diencéfalo pode avulsionar a haste da pituitária e achatar o diencéfalo de encontro ao mesencéfalo. Do ponto de vista anatomopatológico, o que se vê é o diencéfalo alargado e edemaciado, frequentemente com hemorragia na região pré-tectal.

A herniação transtentorial ou central inicia-se com um deslocamento direto e para baixo do diencéfalo (tálamo, hipotálamo, epitálamo e subtálamo, todos relacionados à posição do terceiro ventrículo).

O deslocamento dessas estruturas ocorre porque os ossos da base do crânio e o tentório fibroso resistem a movimentos e provocam o movimento na direção da abertura tentorial do cerebelo para dentro da fossa posterior. O diencéfalo é então comprimido a partir de seu teto na direção do mesencéfalo, com progressão rostrocaudal, podendo provocar isquemia do tronco encefálico.

Geralmente, a herniação central é resultante de um aumento de pressão intracraniana, envolvendo ambos os hemisférios cerebrais (telencéfalo), como, por exemplo, edema intracraniano (pós-trauma cranioencefálico, tóxico ou metabólico), pelas obstruções do terceiro ventrículo, como na hidrocefalia ou massas bilaterais em hemisférios cerebrais.

Herniação uncal

A herniação uncal ocorre quando uma lesão em expansão, originária da fossa temporal ou do lobo temporal, desloca interiormente a borda basal do úncus e do giro hipocampal através da linha média sobre a borda da incisura do tentório.

Esse movimento achata o mesencéfalo, empurrando-o contra a borda da tenda. Ao mesmo tempo, o nervo oculomotor (III par craniano) e a artéria cerebral posterior do lado do lobo temporal são frequentemente empurrados para cima em direção ao úncus.

Herniação do giro do cíngulo

Este tipo de herniação ocorre quando houver deslocamento de um hemisfério lateralmente por meio da cavidade intracraniana, forçando o giro do cíngulo para baixo da foice do cérebro, e comprimindo e deslocando a veia cerebral interna. O principal dano produzido pela herniação do cíngulo é que ocorre compressão dos vasos, principalmente a artéria cerebral anterior ipsilateral, e tecidos adjacentes, causando isquemia cerebral, congestão e edema, que produzem expansão do processo.

Algumas massas supratentoriais se desenvolvem em áreas mais silenciosas, como dentro dos lobos frontal, parietal e occipital ou em áreas extraparenquimatosas, mas intracranianas (espaço subdural); e, quando apresentam sintomas, já há disfunção difusa do prosencéfalo e evidência da hipertensão intracraniana, podendo assim evoluir para herniação central. Nesses casos, os pacientes apresentam sinais focais hemisféricos (defeito sensório-motor, afasia, defeito no campo visual), refletindo o local do processo patológico inicial. Apresentam concomitantemente sinais difusos de disfunção supratentorial, indicando que um gradiente pressórico está sendo gerado no hemisfério cerebral do lado oposto (desviando o giro do cíngulo sob a foice do cérebro para o lado oposto). Depois dessa fase, o cone pressórico é gerado para baixo, como se as estruturas fossem transeccionadas de cima para baixo, comprimindo primeiro o diencéfalo, depois o mesencéfalo e a ponte e, finalmente, o bulbo, tendo-se que cada plano de função é quase completamente removido antes que o próximo seja alterado.

Manifestações clínicas da herniação transtentorial ou central

Estágio diencefálico

A primeira evidência que a massa supratentorial está começando a comprometer o diencéfalo é a mudança na atenção ou comportamento. Inicialmente, há dificuldade de concentração e tendência a perder detalhes recentes. Alguns pacientes tornam-se agitados, enquanto outros lentamente caminham para sonolência extrema.

Às vezes, fica difícil, nessa fase, diferenciar essa apatia de outros tipos de lesões; dessa forma, a avaliação dos sinais respiratórios, oculares e motores podem ajudar no diagnóstico diferencial, falando contra ou a favor de disfunções bilaterais.

O padrão respiratório no estágio diencefálico precoce é caracterizado inicialmente pelo fato de o paciente suspirar, bocejar e apresentar respirações periódicas oscilantes, até desenvolver a respiração de Cheyne-Stockes.

As pupilas diminuem (1 a 3 mm de diâmetro), mas preservam seu reflexo à luz. O exame dos movimentos oculares pode mostrar conjugação ou um leve movimento divergente dos olhos que resistem à manobra oculoencefálica. Esses movimentos oculares errantes significam que o tronco encefálico está intacto e indicam um leve comprometimento diencefálico. Os olhos respondem à manobra oculoencefálica. A prova calórica com água gelada produz um movimento de conjugação lento e tônico para o lado irrigado, com comprometimento ou ausência do componente rápido.

As alterações motoras nesse estágio inicial envolvem sinais bilaterais de disfunção corticoespinal e extrapiramidal. As alterações motoras dependem da extensão e localização da lesão primária. A hemiparesia ou hemiplegia indica lesão focal do hemisfério contralateral.

Com a progressão do comprometimento diencefálico, o indivíduo apresenta alteração homolateral (para a lesão cerebral) do tônus muscular, tendendo a ficar hipertônico de forma assimétrica, mas responsiva a estímulo doloroso; ambas as respostas plantares são em extensão, embora a resposta ipsilateral do hemisfério lesionado seja mais lenta. Essa hipertonia evolui progressivamente ao esforço passivo, com aparecimento do reflexo em apreensão.

Finalmente, aparece a resposta em espasticidade bilateral (rigidez de decorticação), primeiramente contralateral à lesão primária e em resposta ao estímulo doloroso, à pressão supraorbitária e à firme compressão do músculo temporal.

A importância clínica dessa fase é que lesões de massa supratentoriais que causam coma são potencialmente reversíveis nesse estágio.

Estágio mesencefálico-pontino

Se ocorrer progressão do estágio anterior, inicia-se a disfunção mesencefálica. Alguns pacientes nesta fase desenvolvem diabete insípido central e oscilações no controle da temperatura, sendo mais comum o aparecimento de hipertermia.

O padrão respiratório muda de respiração de Cheyne-Stockes para uma taquipneia sustentada. As pupilas dilatam-se moderadamente, ficando em posição irregularmente média (3-5 mm), mas não se dilatam totalmente, exceto na fase terminal. O reflexo cilioespinhal pode desaparecer.

As reações oculoencefálicas e oculovestibulares estão comprometidas ou desconjugadas, ocorrendo a necessidade de se repetir as provas várias vezes ou associar-se a movimentação da cabeça com o estímulo da água gelada para certificar-se da resposta. Ocorre o aparecimento da oftalmoplegia intranuclear, caracterizada pela abdução do olho ipsilateral, sem adução do olho contralateral, significando um comprometimento dos núcleos oculomotores ou do fascículo longitudinal medial.

Os movimentos em resposta ao estímulo doloroso progridem de decorticação para rigidez extensora bilateral. A rigidez extensora só vai aparecer de forma espontânea quando houver processo irritativo intracraniano (hemorragias e infecção).

O prognóstico dos pacientes nesse estágio é ruim, tendo-se que adultos que sobreviveram a esse estágio ficaram com alta incidência de sequelas neurológicas. Em crianças o prognóstico é considerado bem melhor.

Estágio pontino baixo e medular superior

O padrão de hiperventilação nesta fase vai progressivamente sendo substituído por um padrão mais ou menos regular, próximo à eupneia, com uma frequência mais alta (20-40 resp/min) e superficial.

As pupilas tendem a manter a posição média e não responsiva à luz (exceto se a isquemia for intensa ou se houver ação de drogas que agem sobre o sistema nervoso autônomo). As respostas oculovestibulares estão ausentes e o paciente torna-se flácido, mantendo a resposta extensora plantar bilateral (sinal de Babinsky); às vezes, aparece resposta flexora nas extremidades inferiores quando do estímulo doloroso.

Estágio medular

É uma fase terminal, em que ocorre lentificação do padrão respiratório, tornando-se irregular em frequência e profundidade, e interrompido com frequência por *gasping* e suspiros. Às vezes, pode apresentar hiperpneia alternada por longos períodos de apneia. Ocorre variabilidade de pulso (bradicardia) e de pressão arterial (hipotensão), revelando comprometimento do centro vasomotor. Na fase final, a respiração cessa após alguns *gaspings* e, devido à hipóxia, as pupilas tornam-se dilatadas. Os reflexos oculoencefálico e oculovestibular são totalmente abolidos, havendo por fim perda da reação motora e perda do tônus muscular (flacidez). Nessa fase, a morte é iminente.

Herniação uncal

Estágio precoce de compressão do nervo oculomotor (III par craniano)

Neste caso, a massa expansiva está na fossa lateral média ou no lobo temporal. A massa provoca um deslocamento do úncus sobre a extremidade tentorial, ocorrendo compressão do III par (oculomotor) para cima antes de haver compressão do diencéfalo.

Como o diencéfalo não é comprometido inicialmente, o comprometimento da consciência não é tão acentuado, podendo haver oscilação entre o estado de alerta e estupor para coma.

O sinal pupilar precoce é de pupila unilateralmente dilatada. A anisocoria moderada, com reflexo fotomotor lento da pupila dilatada, pode ser o único sinal em várias horas. Os movimentos extraoculares e oculovestibulares não estão comprometidos. Nas fases precoces da herniação uncal, o padrão respiratório é de eupneia e, se houver aparecimento de anormalidades motoras, são os mesmos padrões esperados em lesões supratentoriais.

O problema da herniação uncal é que, quando os sinais de herniação e compressão do tronco começarem a ser evidentes, essa deterioração é muito rápida e o coma profundo se instala em poucas horas.

Estágio tardio de compressão sobre o nervo oculomotor

O grande problema da herniação uncal é que a progressão deste estágio ocorre restrita à área cerebral da lesão e, quando houver tendência de disfunção de mesencéfalo, esta ocorre abruptamente. Esse tipo de progressão ocorre com o comprometimento do diencéfalo rostral associado com rápida invasão do tronco encefálico devido à herniação do giro hipocampal.

Inicialmente, ocorre anisocoria fotorreagente, com dilatação pupilar lateral à lesão. Posteriormente, a pupila unilateralmente torna-se dilatada e fixa. Quando a pupila se dilatar completamente, ocorre oftalmoplegia externa do oculomotor associada com paralisia do reto lateral (VI par craniano) e o olho afetado entra em abdução e ptose palpebral (tríade oftalmoplégica). O reflexo oculoencefálico está alterado. O estado de consciência torna-se oscilante, podendo surgir convulsões e hemiparesia contralateral à massa primária

Juntamente com essas alterações, há instalação do coma. A manobra oculovestibular está lenta e tende a desaparecer posteriormente, revelando isquemia do mesencéfalo.

Os sinais motores, quando for realizado o estímulo doloroso, mostram resposta extensora plantar bilateral sucedida pela resposta extensora do membro. A postura de decorticação não é usual. O tratamento dessa fase visa à remoção da lesão e controle do edema.

Estágio mesencefálico-pontino superior

Se a terapêutica não for bem-sucedida ou for demorada no estágio anterior, os sinais de lesão mesencefálica aparecem e progridem caudalmente.

A pupila oposta pode assumir duas posições, ficando totalmente dilatada ou assumindo a posição média e fixa. Tardiamente, as duas pupilas assumem a posição média (5-6 mm), mantendo-se fixas. Os pacientes podem apresentar hiperpneia sustentada, comprometimento ou ausência do reflexo oculovestibular e rigidez de descerebração bilateral. Com a progressão da herniação, ocorre paralisia completa do III par por deslocamento do tronco cerebral para baixo; há distensão da artéria basilar e seus ramos, principalmente a artéria cerebral posterior e cerebelar superior, provocando isquemia do mesencéfalo e do lobo occipital. Com a progressão mesencenfálica da lesão, ocorre obstrução dos aquedutos e pedúnculos cerebrais. A partir daí, a progressão da herniação uncal é indistinguível da herniação central.

Lesões Infratentoriais

A região infratentorial localiza-se abaixo do cerebelo, abrangendo a maior parte do tronco, cerebelo, condutos liquóricos e pares cranianos.

As doenças dessa área podem ocorrer por compressão extrínseca ao tronco encefálico, comprimindo a formação reticular ou causando destruição em que a lesão destrói a formação reticular paramediana mesencefálica-pontina.

Características das lesões por destruição

As lesões por destruição ocorrem: 1) pela invasão direta e destruindo a região central do tronco cerebral; ou 2) pelo comprometimento ao fluxo sanguíneo regional, produzindo isquemia, necrose e hemorragia.

As doenças que podem ocasionar esse quadro são: doenças vasculares, doenças desmielinizantes, neoplasias, granulomas, trauma de crânio e abscesso.

Características das lesões por compressão

As lesões de fossa posterior adjacentes ao tronco produzem compressão extrínseca do tronco encefálico por três vias:

1. Exercendo pressão direta sobre a ponte e o mesencéfalo, levando à isquemia e edema da formação reticular ativadora;
2. Produzindo herniação para cima do vernis superior do cerebelo, comprimindo o mesencéfalo alto e o diencéfalo;
3. Produzindo herniação para baixo das tonsilas cerebelares por meio do forame magno, comprimindo e deslocando a medula.

Apresentação Clínica da Herniação infratentorial

Lesões destrutivas

A característica da lesão infratentorial que provoca coma geralmente produz sinais clínicos característicos no local da compressão ou da destruição, poupando inicialmente outras regiões do tronco.

Dessa forma, ocorrem anormalidades focais dos pares cranianos e sinais motores assimétricos. As funções vegetativas do centro vasomotor e respiratório podem estar, desde o início, comprometidas e de forma grave. Quando houver integridade do tronco cerebral superior, a reação pupilar à luz pode estar íntegra, assim como os movimentos oculares reflexos.

Se a lesão se encontrar no nível mesencefálico, pode ocorrer dano nas vias do reflexo pupilar à luz acompanhado e ao núcleo do nervo oculomotor. O coma resultante é caracterizado por ser profundo, com as pupilas em posição média e fixas, oftalmoplegia nuclear ou infranuclear, e por anormalidades motoras, e as últimas são bilaterais, mas assimétricas.

Quando a lesão localizar-se na ponte rostral, pode poupar o núcleo do oculomotor, mas interromper o fascículo longitudinal medial e as vias simpáticas adjacentes. Dessa forma, os sinais clínicos resultantes são: pupilas pequenas e oftalmoplegia internuclear, podendo haver sinais de comprometimento do trigêmeo e facial, mostrando destruição pontina.

No caso de destruição pontina severa baixa, esta pode manifestar-se com sinais de transecção, com efeitos que são indistinguíveis dos do coma metabólico. As pupilas são mióticas, com pouca resposta à luz. Os reflexos de lateralização ocular estão ausentes quando as áreas que controlam o movimento conjugado do olhar forem destruídas. Movimentos oculares "em bobina" podem estar presentes. Os sinais motores da lesão pontina severa variam em cada paciente, podendo apresentar-se com quadriplegia flácida, postura de extensão e, eventualmente, extensão dos braços com flexão ou flacidez das pernas. O padrão respiratório é típico de disfunção de tronco encefálico, podendo ser encontrado um padrão respiratório agrupado, apnêustico, *gasping* ou atáxico.

Lesões por compressão

As lesões de fossa posterior que comprimem diretamente o tronco encefálico podem ser difíceis de ser separadas clinicamente dos efeitos produzidos pela herniação para cima e para baixo da fossa posterior. Nos três processos de lesão por compressão, ocorrem comprometimento da fixação lateral do olhar, movimentos oculares "em bobina" e outros sinais de comprometimento do oculomotor. Vômitos e anormalidades de outros pares cranianos também podem acompanhar essas lesões compressivas.

Na herniação transtentorial para cima, há compressão da área pré-tectal e a massa expansiva empurra o cerebelo e o mesencéfalo para cima. Isso resulta em compressão de estruturas vasculares, induzindo alterações do mesencéfalo e das estruturas drenadas pela veia cerebral central.

O fluxo liquórico pode ser bloqueado ou pela obstrução do aqueduto que evita a saída do liquor para os ventrículos laterais ou pela obliteração das cisternas que represam o liquor, podendo ocasionar hidrocefalia.

Os efeitos clinicamente detectáveis incluem ou o desvio conjugado do olhar para baixo, ou a falência de mover voluntariamente ou de forma reflexa os olhos para cima. Alguns autores sugerem que o início da herniação com compressão direta da ponte produzem pupilas mióticas de 1 a 2 mm, com reflexo à luz pouco reativo, e o nistagmo pode aparecer às vezes. As manobras oculoencefálica e oculovestibular são inicialmente preservadas, mas desaparecem simultaneamente. O padrão respiratório pode ser normal ou lentificado, podendo aparecer eventualmente suspiros intermitentes e profundos e respiração atáxica.

Os estágios das síndromes de herniação podem ser vistos no Quadro 45.12. O Quadro 45.13 mostra os principais tumores e as suas localizações no cérebro.

As lesões supra ou infratentoriais podem produzir coma, e as principais causas podem ser vistas no Quadro 45.14.

COMA METABÓLICO

O coma metabólico na faixa pediátrica é a principal causa de coma não traumático na criança. As principais causas incluem condições hipóxico-isquêmicas, infecções, estados pós-convulsivos, distúrbios metabólicos e intoxicações. O Quadro 45.15 mostra as características clínicas do coma metabólico.

QUADRO 45.12 *Estágios das síndromes de herniação.*

Estágio Anatômico	Padrão Respiratório	Pupilas	Reflexo oculoencefálico e oculovestibular	Resposta motora
Uncal Estágio precoce Compressão do III par	Eupneico	Dilatada, usualmente ipsilateral à lesão (anisocoria leve). Contrai lentamente à luz	Presente ou desconjugado. Prova calórica. Conjugado, ipsilateral ao estímulo lentamente, nistagmo comprometido. Desconjugado, devido ao olho contralateral não se mover imediatamente	Apropriada ao estímulo doloroso. Resistência contralateral paratônica. Reflexo plantar contraletral em extensão
Uncal Estádio tardio Compressão III par	Hiperventilação sustentada regular, raramente Cheyne-Stokes	Pupila ipsilateral muito dilatada (anisocoria acentuada). Não contrai à luz	Desconjugado, Prova calórica. Olho ipsilateral não se move imediatamente, mas o olho contralateral executa o movimento lateralização	Decorticação ou descerebração
Diencéfalo precoce	Eupneico, padrão profundo e bocejos, Cheyne-Stokes	Pequenas, pouca amplitude de resposta	Conjugação bilateral na direção oposta à lateralização. Prova calórica conjuga lateral no sentido ipsilateral ao estímulo	Apropriada ao estímulo doloroso, Babinski bilateral, resistência paratônica. Localiza no membro não parético
Diencéfalo tardio	Cheyne-Stokes	Pequenas, pouca amplitude de resposta	Semelhante acima, com ausência de nistagmo	Imóvel, pernas extensão e braços flexão (rigidez de decorticação)
Mesencéfalo Ponte alto	Hiperventilação, Cheyne-Stokes	Posição média e fixa	Ausente ou abdução desconjugado	Braços e pernas estendidas e pronadas (rigidez de descerebração), principalmente do lado oposto à lesão primária, imóvel
Ponte Baixo Medular alto	Atáxica	Posição média, fixa	Ausente	Imóvel e flácido. Ausência de resposta ao estímulo Babinski. Sinais de flexão em extremidades inferiores quando estimula os pés
Medular	Irregular ou nenhum	Posição média e fixa	Ausente	Ausente

QUADRO 45.13 *Tumores cerebrais na infância, de acordo com localização e tipo histológico.*

Local e Tipo do Tumor		% de todos os Tumores Cerebrais
Infratentorial	Tumor neuroectodérmico primitivo (meduloblastoma)	20-25
	Astrocitoma de baixo grau, cerebelar	12-18
	Ependimoma	4-8
	Glioma malígno, tronco encefálico	3-9
	Astrocitoma de baixo grau, tronco encefálico	3-6
	Outros	2-5
	Total	45-60

continua >>

>> continuação

QUADRO 45.13 *Tumores cerebrais na infância, de acordo com localização e tipo histológico.*

Local e Tipo do Tumor			% de todos os Tumores Cerebrais
Supratentorial (Hemisférico)	Astrocitoma de baixo grau		8-20
	Glioma malígno		6-12
	Ependimoma		2-5
	Glioma misto		1-5
	Ganglioglioma		1-5
	Oligodendroglioma		1-2
	Tumor de plexo coroide		1-2
	Tumor neuroectodérmico primitivo		1-2
	Meningioma		0,5-2
	Outros		1-3
	Total		25-40
Supratentorial (linha média)	*Suprasselar*	Craniofaringeoma	6-9
		Glioma de baixo grau, hipotalâmico-quiasmático	4-8
		Tumor de células germinativas	1-2
		Adenoma de pituitária	0,5-2,5
	Região Pineal	Glioma de baixo grau	1-2
		Tumor de células germinativas	0,5-2
		Tumor de pineal (parênquima)	0,5-2
	Total		15-20

QUADRO 45.14 *Lesões supratentoriais e infratentoriais que produzem coma.*

Lesões Supratentoriais	
Lesões extracerebrais	Lesões Intracerebrais
Neoplasias	Hemorragia cerebral
Trauma craniano	Hemorragia intraventricular
Hemorragias intracranianas pós-traumáticas, hematoma intracerebral, hemorragia extradural, hematoma subdural	Infarto cerebral
Empiema subdural	Embolia cerebral Tumores intracerebrais
Lesões Infratentoriais	
▪ Oclusão da artéria basilar, com infarto mesencefálico pontino	
▪ Hemorragia infratentorial	Hematoma extradural Hematoma subdural de fossa posterior Hemorragia pontina primária Hemorragia cerebelar
▪ Infarto cerebelar agudo	
▪ Angiomas de tronco encefálico	
▪ Aneurisma de artéria vertebrobasilar	
▪ Hemicrania basilar	
▪ Lesões destrutivas não vasculares do tronco encefálico	Abscesso Granuloma Neoplasias primárias Neoplasia secundária
▪ Lesões compressivas não vasculares do tronco encefálico	Abscesso cerebelar com ruptura para dentro do 4º ventrículo (raro) Neoplasia cerebelar com hidrocefalia Neoplasia extramedular
▪ Lesões desmielinizantes	Esclerose múltipla (e outras doenças desmielinizantes da região do tronco encefálico) Mielinose pontina central

QUADRO 45.15 ***Características clínicas do coma metabólico.***

▪ Estupor e coma precedendo os sinais motores (decorticação e descerebração)
▪ Padrão respiratório de hiperventilação ou hipoventilação
▪ Convulsões, asterix, tremores e mioclonias são frequentes
▪ Sinais motores são geralmente simetricamente deprimidos
▪ Reações pupilares à luz são geralmente preservadas
▪ Distúrbios acidobásicos são comuns

As alterações da consciência devido a distúrbio metabólico são geralmente precoces e de caráter difuso, caracterizadas inicialmente por perda de memória, falta de percepção visual e auditiva, alterações da afetividade e flutuação do estado mental, precedendo ao coma, às vezes, por questão de horas ou dias. O Quadro 45.16 resume as principais causas de coma metabólico na criança.

A atividade motora desses pacientes geralmente apresenta acometimento simétrico. Quando ocorrer depressão significativa do tronco encefálico, pode aparecer rigidez de descerebração, decorticação e flacidez. As posturas de rigidez podem, algumas vezes, ser assimétricas.

As manifestações de tremores asterix e mioclonias multifocais são frequentes na doença metabólica cerebral. Os tremores geralmente apresentam ritmo constante e oscilação estável da amplitude de movimento. O asterix é um movimento involuntário anormal e grosseiro, espasmódico, que pode envolver as mãos, pés e língua. Esse quadro é bilateral, podendo ser encontrado na encefalopatia hepática. As mioclonias multifocais são contrações musculares grosseiras, breves e súbitas, não ritmadas com a pessoa em repouso. Podem aparecer secundariamente à uremia e distúrbios convulsivos, por exemplo.

Os quadros convulsivos, a perda de tônus muscular e a hiperreflexia geralmente acompanham as encefalopatias metabólicas. Com frequência, as convulsões são generalizadas e os distúrbios motores simétricos. Na encefalopatia pós-anoxia e na hipoglicemia, podem ocorrer convulsões focais e paresia focal.

A flacidez com ausência total de reação motora e perda de tônus é frequente no coma barbitúrico ou por intoxicação por sedativos. Nesses casos, os reflexos pupilares à luz geralmente estão preservados.

QUADRO 45.16 ***Causas de encefalopatia aguda toxicometabólica na criança.***

Deprivação de oxigênio, substrato ou cofatores metabólicos
Hipóxia/isquemia Hipoglicemia Estados pós-convulsivos Insuficiência respiratória Anemia Choque Apneia da infância Intoxicação por monóxido de carbono Síndromes de hiperviscosidade (policitemia) Circulação extracorpórea Déficit de cofatores: tiamina, niacina e piridoxina Encefalopatia hipertensiva
Distúrbios do equilíbrio hidroeletrolítico
Desidratação Insuficiência adrenal aguda Intoxicação hídrica: secreção inapropriada de hormônio antidiurético, polidipsia psicogênica Hipercalcemia/hipocalcemia Hipernatremia/hiponatremia Hipermagnesemia/hipomagnesemia
Distúrbios do equilíbrio acidobásico
Acidose (cetoacidose diabética, acidemia orgânica, acidose tubular renal) Acidose respiratória Alcalose metabólica e respiratória
Infecções
Encefalites Meningites Botulismo Sepse Vasculites cerebrais
Insuficiência de órgãos endócrinos
Pâncreas Adrenal Tireoide Paratireoide Hipófise
Intoxicação exógena
Drogas sedativas Intoxicações por ácidos Drogas psicotrópicas Outras (penicilina, anticonvulsivantes, esteroides, glicosídeos cardíacos, cimetidina, metais pesados, organofosforados, salicilatos, cianeto)
Insuficiência de órgãos não endócrinos
Insuficiência hepática e hiperamonemia Insuficiência renal

A anoxia e algumas intoxicações podem provocar alterações nos reflexos pupilares. As pupilas em posição miótica geralmente acompanham intoxicações por hidrato de cloral, derivados opioides ou inseticidas organofosforados.

As pupilas midriáticas podem ocorrer por ação de aminas simpaticomiméticas e pós-anoxia. A manutenção do estado pupilar fixo e dilatado na encefalopatia pós-anoxia é sinal de mau prognóstico.

Os reflexos oculoencefálicos e oculovestibulares geralmente estão abolidos. E as pupilas são geralmente responsivas à luz.

A avaliação do padrão respiratório deverá estar associada à estimativa do equilíbrio acidobásico do sangue. A hiperventilação associada à acidose metabólica é frequente em coma urêmico e cetoacidose diabética, entre outros. Quando a hiperventilação ocorrer com alcalose respiratória, a etiologia do coma pode ser hepática. O uso de drogas depressoras do sistema nervoso central pode provocar hipoventilação (Quadro 45.10).

Monitoração Neurofisiológica do Paciente em Coma

Este tipo de monitoração é indicado para auxiliar na investigação de todos os pacientes, mas, principalmente, naqueles em que os sinais vitais e o exame neurológico estão alterados pela ação de agentes anestésicos, sedativos e relaxantes musculares ou devido a outras causas. A seguir, sugere-se alguns itens para esse tipo de monitoração.

Eletroencefalograma (E.E.G.)

Seus sinais são gerados pelas células piramidais da camada granular do córtex, auxiliando no diagnóstico diferencial entre coma estrutural e metabólico.

O E.E.G. fornece dados altamente sensíveis sobre isquemia cerebral, tornando-se anormal quando o fluxo sanguíneo cerebral cair para cerca de 16-18 mL/100 g/min. A atividade cortical se torna ausente quando o fluxo sanguíneo cair abaixo de 12 mL/100 g/min. Esse método de avaliação tem sido utilizado também como índice prognóstico em crianças cujo coma tem etiologia não traumática. Seus dados são alterados quando da utilização de sedativos ou bloqueadores neuromusculares e, nesse caso, a utilização de potenciais evocados tem sido útil.

Potenciais Evocados

Potenciais evocados são utilizados na detecção de reações do tronco cerebral e do córtex por meio de estímulos visuais, auditivos e táteis (respostas evocadas visuais, auditivas e somatossensoriais). Esses potenciais não são alterados consideravelmente pelo uso de drogas sedativas, agentes bloqueadores e barbitúricos. Esse tipo de investigação é um dos mais específicos modos de se avaliar a integridade da função neurológica.

Monitorização Invasiva e Não Invasiva do Paciente em Coma

As medidas de monitorização devem ser consideradas quando forem importantes no início do tratamento, bem como para avaliar a efetividade da terapêutica e a progressão da doença. Essas medidas podem ser contínuas e intermitentes, invasivas e não invasivas. Serão descritas a seguir algumas medidas de monitorização cerebral.

Doppler Transcraniano

É um método não invasivo que pode ser repetido várias vezes e é utilizado para avaliação da pressão de perfusão cerebral. Por meio de sua utilização, observa-se a velocidade de fluxo de grandes artérias intracranianas. Alguns autores têm utilizado as artérias cerebral média e carótida interna ipsilateral, visto que a velocidade de fluxo de ambas as artérias são praticamente iguais. Os dados obtidos da avaliação do fluxo pelo Doppler podem ser utilizados para monitorização da PIC e da complacência intracraniana.

Medidas da Pressão Intracraniana (PIC) e da Pressão de Perfusão Cerebral (PPC)

A monitorização da PIC é indicada em alterações neurológicas traumáticas e não traumáticas quando o escore de Glasgow for menor ou igual a 9. O efeito deletério do aumento da pressão intracraniana é devido a sua ação sobre o fluxo sanguíneo cerebral, por meio da pressão de perfusão cerebral:

$$PPC = PAM - PIC$$

Onde PCC = pressão de perfusão cerebral; PIC = pressão intracraniana; PAM = pressão arterial média.

A monitorização da pressão intracraniana permite resgatar o dano tissular e prevenir as lesões secundárias isquêmicas, devido à pressão de perfusão cerebral diminuída e ao fluxo sanguíneo cerebral diminuído. O Quadro 45.17 mostra as vantagens e desvantagens dos diversos dispositivos para monitorização da PIC.

A pressão de perfusão cerebral é um guia fidedigno para o prognóstico das crianças em coma, principalmente quando mantido acima de 40 mmHg (normal = 50-60 mmHg).

QUADRO 45.17 **Comparação entre as diversas técnicas de medidas de pressão intracraniana (PIC).**

Método	Vantagem	Desvantagem
Cateter ventricular	Possibilidade de drenagem de liquor Avaliação das curvas pressão-volume	Risco de hemorragia Alto risco de infecção Difícil colocação
Parafuso subaracnoide cateter subdural	Colocação fácil Baixo risco de infecção	Subestima PIC Dificuldade de fixar o parafuso em ossos delgados
Transdutor epidural	Fácil colocação Baixo risco de infecção	Equipamento facilmente danificável Superestima a PIC Talvez não possa ser zerado após sua colocação
Transdutor intraparenquimatoso	Fácil colocação Baixo risco de infecção	Equipamento caro e delicado Não pode ser zerado após colocação

Monitorização do Bulbo de Jugular

É realizado por meio da colocação de um cateter através da veia jugular interna em direção à cefálica até o bulbo de jugular.

A determinação da saturação de oxigênio venosa do bulbo de jugular ou do conteúdo venoso de oxigênio do bulbo de jugular é um guia para avaliar-se a oxigenação cerebral. Pode-se também realizar medidas relativas ao gradiente arteriovenoso de lactato e glicose.

Alguns autores têm utilizado a relação entre conteúdo venoso de oxigênio e de lactato do bulbo de jugular como índice de avaliação do fluxo sanguíneo cerebral.

Fluxo Sanguíneo Cerebral

A monitorização do fluxo sanguíneo cerebral (FSC) contribui para avaliar a função do sistema nervoso central. Em condições fisiológicas, o fluxo é controlado pela alteração da resistência vascular cerebral:

$$FSS = PPC/RVC$$

Onde FSC = fluxo sanguíneo cerebral; PPC = pressão de perfusão cerebral; RVC = resistência vascular cerebral.

A resistência vascular cerebral varia em resposta a mudanças da pressão parcial de oxigênio (PaO_2), pressão parcial de CO_2 ($PaCO_2$), viscosidade sanguínea, consumo de oxigênio cerebral e na presença de metabólitos endógenos vasodilatadores e vasoconstrictores. Em seres humanos normais, o fluxo sanguíneo cerebral tende a se manter constante quando ocorrerem mudanças na pressão de perfusão cerebral por meio de um ajuste automático e contínuo da resistência vascular cerebral, que é designado como autorregulação cerebral.

Vários processos mórbidos provocam perda da autorregulação, com resultante alteração no fluxo sanguíneo cerebral. O fluxo sanguíneo cerebral tende a diminuir quando a PaO_2 cair abaixo de 60 mmHg (saturação de oxigênio de 90%). O fluxo tende a declinar com aumentos elevados de PaO_2, refletindo que o conteúdo arterial de oxigênio colabora pouco para a manutenção do fluxo cerebral. No entanto, quando ocorrem alterações concomitantes da concentração da hemoglobina e da saturação do oxigênio, há grandes alterações no fluxo sanguíneo cerebral (por exemplo, se a concentração da hemoglobina cair de 14 g para 7 g, o fluxo sanguíneo cerebral aumenta em cerca de 50%).

Princípios Terapêuticos na Abordagem do Paciente em Coma

Muitas condições são responsáveis pelo coma e outras alterações de consciência. Dessa forma, o manejo inicial da criança com súbita deterioração da consciência, independentemente da causa, deve seguir um protocolo prévio bem definido, de tal forma que as medidas básicas do protocolo de atendimento sejam atingidas.

Deve-se proceder posteriormente ao tratamento específico para as doenças que desencadearam o coma, como trauma craniano, meningite, encefalite, distúrbios metabólicos, intoxicações exógenas, neoplasias e encefalopatia hipóxico-isquêmica. Além disso, o sistema nervoso central está sujeito a sofrer lesões secundárias decorrentes de agravos clínicos e iatrogênicos.

Dessa forma, os princípios básicos iniciais na abordagem do paciente com lesão cerebral devem ser realizados rapidamente, minimizando ao máximo o tempo entre a agressão cerebral e o início da terapêutica. O Quadro 45.18 sintetiza as medidas iniciais do manejo de um paciente em coma.

QUADRO 45.18 ***Abordagem inicial da criança em coma.***

ABC da Reanimação
Manter via aérea permeável e oxigenação adequada Monitoração: ECG, oximetria de pulso, sondagem vesical, sonda nasogástrica Controle da temperatura corporal Intubar se GCS ≤ 8 ou insuficiência respiratória Estabilizar coluna cervical Suplementação de oxigênio Acesso vascular IV Suporte para pressão arterial, com fluidoterapia e/ou drogas vasoativas, conforme necessário
Glicose 10% 0,25 g/kg (2,5 mL/kg de solução de glicose 10%). Avaliar glicemia capilar (Dextrostix®); se hipoglicemia, solicitar glicemia sérica e realizar bolo de glicose imediatamente após
Tratamento de convulsões definidas. O tratamento inicial com diazepam (0,1 mg/kg, repetindo até três vezes). Se as convulsões se mantiverem, iniciar protocolo de estado de mal epiléptico
Tratamentos empíricos
1. Para uma possível infecção Ceftriaxona 100 mg/kg (dose única máxima de 2 g) e vancomicina (dose específica para a idade) Aciclovir (dose específica para a idade)
2. Para a possível ingestão de opioide Naloxona 0,1 mg/kg IV em pacientes até 20 kg ou ≤ 5 anos; máximo 2 mg IV (em toxissíndrome: miosis, depressão respiratória, hipotonia)
3. Por possível aumento da PIC Manitol 0,5 a 1 g/kg por via IV
4. Por possível estado epiléptico não convulsivo Lorazepam (0,1 mg/kg, a dose única máxima de 5 mg). Se houver a suspeita de convulsões, prosseguir o tratamento como estado mal epiléptico Fosfenitoina (10 a 20 mg PE*/kg). Se a suspeita de convulsões continuar, como para o estado epiléptico

* Equivalente de fenitoína.

REFERÊNCIAS

1. Sharma S, Kochar GS, Sankhyan N, Gulati S. Approach to the child with coma. Indian J Pediatr. 2010 Nov;77(11):1279-87.
2. Bragatti JA. Considerations for the Pediatric Coma Patient: Not Just Small Adults. Pediatr Health. 2010;4(6):5819.
3. Wong C, Forsyth R, Kelly T, Eyre J. Incidence, aetiology, and outcome of non-traumatic coma: a population based study. Arch Dis Child. 2001 Mar;84(3):193-9.
4. Gwer S, Chacha C, Newton CR, Idro R. Childhood acute non-traumatic coma: aetiology and challenges in management in resource-poor countries of Africa and Asia. Paediatr Int Child Health. 2013 Aug;33(3):129-38.
5. Popernack ML, Gray N, Reuter-Rice K. Moderate-to-Severe Traumatic Brain Injury in Children: Complications and Rehabilitation Strategies. J Pediatr Health Care. 2015;29(3):e1-7.
6. Mangia CMF. Coma. In: Carvalho WB, Lee JH, Mângia CMF, editores. Cuidados Neurológicos em Terapia Intensiva Pediátrica. São Paulo: Editora Lovise; 1998. p. 1-56.
7. Michelson D, Thompson L, Willians E. Evaluation of stupor and coma in children. [Acesso 02 jul 2015.] Disponível em: <http://www.uptodate.com/contents/evaluation-of-stupor-and-coma-in-children>.
8. Plum F, Posner JB. The diagnosis of stupor and coma. 3rd ed. Philadelphia: Davis; 1982. p. 1-366.
9. Shewmon DA. Coma prognosis in children. Part I: definitional and methodological challenges. J Clin Neurophysiol. 2000 Sep;17(5):457-66.
10. Teasdale G, Bryan J. Assessment of coma and impaired consciousness. Lancet. 1974;13:81-4.
11. Jones JG, Vucevic M. Not awake, not asleep, not dead? Intensive Care Med. 1992;18:67-8.
12. Brown J. The persistent vegetative state: time for caution? Postgrad Med J. 1990;66:697-8.
13. Spudis EV. The vegetative state. J Neurol Sci. 1991;102:128-36.
14. Yager JY, Johnston B, Seshia. The multi-society task force on PVS: Medical aspects of the persistent vegetative state. N Engl J Med. 1994;2:1572-9.
15. Levy DE, Caronna JJ, Singer BH, Lapinski RH, Frydman H, Plum F. Predicting outcome from hypoxic-ischemic coma. JAMA. 1985;253(10):1420-6.
16. Johnston MV, Ishida A, Ishida WN, Matsushita HB, Nishimura A, Tsuji M. Plasticity and injury in the developing brain. Brain Dev. 2009 Jan;31(1):1-10.
17. Johnston MV, Nishimura A, Harum K, Peker J, Blue

ME. Sculpting the developing brain. Adv Pediatr. 2001;48:1-38.

18. Lau CG, Zukin RS. NMDA receptor trafficking in synaptic plasticity and neuropsychiatric disorders. Nat Rev Neurosci. 2007;8:413-26.
19. Johnston MV. Excitotoxicity in perinatal brain injury. Brain Pathol. 2005;5:234-40.
20. Matsushita H, Johnston MV, Lange MS, Wilson MA. Protective effect of erythropoietin in neonatal hypoxic ischemia in mice. Neuroreport. 2003;14:1757-61.
21. Wen TC, Rogido M, Peng H, Genetta T, Moore J, Sola A. Gender differences in longterm beneficial effects of erythropoietin given after neonatal stroke in postnatal day7 rats. Neuroscience. 2006;139:803-11.
22. Gluckman PD, Wyatt JS, Azzopardi D, et al. Selective head cooling with mild systemic hypothermia after neonatal encephalopathy: multicentre randomised trial. Lancet. 2005;365:663-70.
23. McDonald JW, Johnston MV. Physiological and pathophysiological roles of excitatory amino acids during central nervous system development. Brain Res Rev. 1990;15(1):41-70.
24. Johnston MV. Excitotoxicity in neonatal hypoxia. Ment Retard Dev Disabil Res Rev. 2001;7(4):229-34.
25. Johnston MV, Hoon AH Jr. Cerebral palsy. Neuromolecular Med. 2006;8(4):435-50.
26. Johnston MV. Excitotoxicity in perinatal brain injury. Brain Pathol. 2005 Jul;15(3):234-40.
27. Ishida A, Ishiwa S, Trescher WH, Nakajima W, Lange MS, Blue ME, Johnston MV. Delayed increase in neuronal nitric oxide synthase immunoreactivity in thalamus and other brain regions after hypoxic-ischemic injury in neonatal rats. Exp Neurol. 2001;168(2):323-33.
28. Ishida A, Ishiwa S, Trescher WH, Nakajima W, Lange MS, Blue ME, et al. Delayed increase in neuronal nitric oxide synthase immunoreactivity in thalamus and other brain regions after hypoxic-ischemic injury in neonatal rats. Exp Neurol. 2001;168(2):323-33.
29. Baud O, Li J, Zhang Y, Neve RL, Volpe JJ, Rosenberg PA. Nitric oxide-induced cell death in developing oligodendrocytes is associated with mitochondrial dysfunction and apoptosis-inducing factor translocation. Eur J Neurosci. 2004;20(7):1713-26.
30. Mishra OP, Delivoria-Papadopoulos M. Nitric oxide-mediated Ca++-influx in neuronal nuclei and cortical synaptosomes of normoxic and hypoxic newborn piglets. Neurosci Lett. 2002;25:318(2):93-7.
31. Tsuji M, Higuchi Y, Shiraishi K, Kume T, Akaike A, Hattori H. Protective effect of aminoguanidine on hypoxic-ischemic brain damage and temporal profile of brain nitric oxide in neonatal rat. Pediatr Res. 2000;47(1):79-83.
32. Blomgren K, Zhu C, Hallin U, Hagberg H. Mitochondria and ischemic reperfusion damage in the adult and in the developing brain. Biochem Biophys Res Commun. 2003;304(3):551-9.
33. Johnston MV. Clinical disorders of brain plasticity. *Brain Dev.* 2004;26:73-80.
34. Johnston MV, Nakajima W, Hagberg H. Mechanisms of hypoxic neurodegeneration in the developing brain. *Neuroscientist. 2002;*8:212-20.
35. Blackman JA, Worley G, Strittmatter WJ. Apolipoprotein E (apoE) and brain injury: implications for children. *Dev Med Child Neurol.* 2005;47:64-70.
36. Rakhade SN, Jensen FE. Epileptogenesis in immature brain: emerging mechanisms. *Nat Rev Neurol.* 2009;5:380-91.
37. Kahle KT, Staley KJ, Nahed BV, *et al.* Role of the cation-chloride cotransporters in neurological diseases. *Nat Clin Pract Neurol.* 2008;4:490-503.
38. Sanchez RM, Jensen FE. Maturational aspects of epilepsy mechanisms and consequences for the immature brain. Epilepsia. 2001;42:577-85.
39. Porter BE. Neurogenesis and epilepsy in the developing brain. Epilepsia. 2008;49(Suppl 5):50-4.
40. Rakhade SN, Jensen FE. Epileptogenesis in immature brain: emerging mechanisms. *Nat Rev Neurol. 2009;*5:380-91.
41. Ikeda Y, Long DM. The molecular basis of brain injury and brain edema: the role of oxygen free radicals. Neurosurgery. 1990;27:1-11.
42. Volpe JJ. Brain injury in the premature infant: is it preventable? Pediatr Res. 1990;27(6):28-33.
43. Pfenninger J. Neurological intensive care in children. Intensive Care Med. 1993;19:243-50.
44. James HE. Emergency management of acute coma in children. Am Fam Phys. 1993;48(3):473-8.
45. Gordon NS, Fois A, Jacobi G, Minns RA, Seshia SS. The management of the comatose child. Neuropediatrics. 1983;14:3-5.
46. Henneman EA. Brain resuscitation. Heart Lung. 1986; 15(1):3-11.
47. Seshia SS, Chow PN, Sankaran K. Coma following cardiorespiratory arrest in childhood. Dev Med Child Neurol. 1979;21:143-53.
48. Baethmann A, Kempski O. The brain in shock. Secondary disturbances of cerebral function. Chest. 1991; 100(3):205-8.
49. Jaeken J. Cerebrospinal fluid as a tool in the diagnosis of neurometabolic disease: amino acid analysis

before and after acid hydrolysis. Eur J Pediatr. 1994; 153(Suppl 1):S86-9.

50. Weibley RE, Pimentel B, Ackerman NB. Hemorrhagic shock and encephalopathy syndrome of infants and children. Crit Care Med. 1989;17(4):335-6.
51. Kleeman CR. Metabolic coma. Kidney Int. 1989;36: 1142-58.
52. Barzilay Z, Augarten A, Sagy M, et al. Variables affecting outcome from severe brain injury in children. Intensive Care Med. 1988;14:417-21.
53. Oriot D. Évalution de la profondeur d'un coma chez l'enfant. Évolution de la pensée clinique. Presse Med. 1994;23(8):360-1.
54. Gaddis GM, Gaddis ML. Non-normality of distribution of Glasgow coma scores and revised trauma scores. Ann Emerg Med. 1994;23(1):75-80.
55. Yager JY, Johnston B, Seshia SS. Coma scales in pediatric practice. Am J Dis Child. 1990;144(10):1088-191.
56. Alberico AM, Ward JD, Choi SC, Marmarou A, Young HF. Outcome after severe head injury. J Neurosurg. 1987;67:648-56.
57. Marion D. The Glasgow coma scale score: contemporary application. Intensive Care World. 1994;11(3): 101-2.
58. Levy Ml, Masri LS, Lavine Sean, Apuzzo MLJ. Outcome prediction after craniocerebral injury in civilian population: Aggressive surgical management in patients with admission Glasgow coma scale, scores of 3,4 or 5. Neurosurgery. 1994;35(1):77-85.
59. Starmark JE, Stalhamman D, Holmgren E, et al. A comparison of the Glasgow coma scale and the reaction level scale (RLS85). J Neurosurgery. 1988;69:699-706.
60. Hennes H, Lee M, Smith D. Clinical predictors of severe head trauma in children. Am J Dis Child. 1988;142(10):1045-7.
61. Rockswold Gl, Pheley PJ. Patients who talk and deteriorate. Ann Emerg Med. 1993;22(6):1004-7.
62. Rogers MC, Kirsch JR. Current concepts in brain resuscitation. JAMA. 1989;261(21):3143-7.
63. Meyer S, Gibb T, Jurkovich GJ. Evaluation and significance of the pupilary light reflex in trauma patients. Ann Emerg Med. 1993;22(6):1052-7.
64. Fenton T, Seton C, Hall D, Kendall B. Intermittent disconjugate eye movements – a sign of raised intracranial pressure with brain stem compression. Neuropediatrics. 1989;20:30-2.
65. Moulton C, Pennycook AG. Relation between Glasgow coma score and cough reflex. Lancet. 1994;343:1261-2.
66. Pollack IF. Brain tumors in children. N Engl J Med. 1994;1:1500-7.
67. Andrews RJ, Bringas JR, Muto RP. Effects of Mannitol on cerebral Blood flow, blood pressure, blood viscosity, hematocrit, sodium, and potassium. Surg Neurol. 1993;39:218-22.
68. Brookshire B, Copeland DR, Moore BD, et al. Pretreatment neuropsychological status and associate factors in children with primary many brain tumors. Neurosurgery. 1990;27(6):887-91.
69. Bruce DA. Head injuries in the pediatric population. Curr Probl Pediatr. 1990;20(2):61-107.
70. Bruce DA, Alavi A, Bilaniuk L, Dolinskas C, Obrist W, Uzzell B. Diffuse cerebral swelling following head injuries in children: the syndrome of 'malignant brain edema'. J Neurosurg. 1981;54:170-8.
71. Bullock R, Teasdale G. Head injuries I. BMJ. 1990; 300:1515-8.
72. Bullock R, Teasdale G. Head injuries II. BMJ. 1990; 300:1576-9.
73. Conférence de Consensus en Réanimation et Médecine D'Urgence. Ann Fr Anesth Réanim. 1991;10:313-4.
74. Coonan TJ. The management of acute severe head injury. Can J Anaesth. 1989;36(3):26S-30S.
75. Cruz J, Genneralli TA, Alves WM. Cerebral oxygenation monitoring. SNACC Newsletter. 1991;19(2):4-6.
76. Cruz J, Miner ME, Allen SJ. Continuous monitoring of cerebral oxygenation in acute brain injury: injection of manitol during hyperventilation. J Neurosurg. 1990;73:725-30.
77. Davis RL, Mullen N, Makela M, Taylor JA, Cohen W, Rivara FP. Cranial computed tomography scans in children after minimal head injury with loss of consciousness. Ann Emerg Med. 1994;24(4):640-5.
78. Doberstein CE, Hovda DA, Becker DP. Clinical considerations in the reduction of secondary brain injury. Ann Emerg Med. 1993;22(6):993-7.
79. Favre JB, Ravussin P, Moeschler O, Carrel M. La mesure de la pression intracrânienne comme indicateur de traitement. Miner Anestesiol. 1993;59:763-7.
80. Gaab MR, Poch B, Heller V. Oxygen tension, oxigen metabolism, and microcirculation in vasogenic brain edema. Adv Neurol. 1990;52:247-56.
81. Goetting MG, Preston G. Jugular bulb catheterization does not increase intracranial pressure. Intensive Care Med. 1991;17:195-8.
82. Gray WJ, Rosner MJ. Pressure-volume index as a function of cerebral perfusion pressure. Part 2: The effects of low cerebral perfusion pressure and autoregulation. J Neurosurg. 1987;67:377-80.
83. Gray WJ, Rosner MJ. Pressure-volume index as a function of cerebral perfusion pressure. Part 1: The effects

of cerebral perfusion pressure changes and anesthesia. J Neurosurg. 1987;67:369-76.

84. Kano T, Shimoda O, Morioka T. Evaluation of the central nervous function in resuscitated comatose patients by multilevel evoked potentials. Resuscitation. 1992;23(3):235-48.

85. Kohlschütter A. Neuroradiological and neurophysiological indices for neurometabolic disorders. Eur J Pediatr. 1994;153(Suppl 1):S90-3.

86. Levi L, Guilburd JN, Lemberger A, Sousteil JF, Feinsod M. Diffuse axonal injury: Analysis of 100 patients with radiological signs. Neurosurgery. 1990;27(3):429-32.

87. Murdoch J, Hall R. Brain protection: physiological and pharmacological considerations. Part I: The physiology of brain injury. Can J Anaesth. 1990;37(6):663-71.

88. Obrist WD, Langfitt TW, Jaggi JL. Cerebral blood flow and metabolism in comatose patients with acute head injury. Relationship to intracranial hypertension. J Neurosurg. 1984;61:241-53.

89. Pfenninger EG, Reith A, Breitig D, et al. Early changes of intracranial pressure, perfusion pressure, and blood flow after acute head injury. Part I. J Neurosurg. 1989;70:774-9.

90. Robertson CS, Narayan RK, Gokaslan ZL, et al. Cerebral arteriovenous oxygen difference as an estimate of cerebral blood flow in comatose patients. J Neurosurg. 1989;70(2):222-30.

91. Robertson CS, Grossman RG, Goodman C, Narayan RK. The predictive value of cerebral anaerobic metabolism with cerebral infarction after head injury. J Neurosurg. 1987;67:361-8.

92. Sari A, Yamashita S, Ohsita S, et al. Cerebrovascular reactivity to CO_2 in patients with hepatic or septic encephalopathy. Resuscitation. 1990;19:125-34.

93. Shapiro K, Marmarou A. Clinical applications of the pressure-volume index in treatment of pediatric head injuries. J Neurosurg. 1982;56:819-25.

94. Slater EJ, Bassett SS. Adolescents with closed head injuries. Ach J Dis Child. 1988;142:1048-51.

95. Sousteil JF, Hafner H, Guilburd JN, Zaaroor M, Levi L, Feinsod M. A physiological coma scale: grading of coma combined use of brain stem trigeminal and auditory evoked potentials and the Glasgow Coma Scale. Electroencephalogr Clin Neurophysiol. 1993;87:277-83.

96. Stuart GG, Merry GS, Smith JA, Yelland JDN. J Neurosurg. 1983;59:601-5.

97. Tasker RC, Boyd SG, Harden A, Matthew DJ. The Cerebral function analysing monitor in paediatric medical intensive care: applications and limitations. Intensive Care Med.1990;16:60-8.

98. Walls Rm. Rapid-sequence intubation in head trauma. Ann Emerg Med. 1993;22(6):1008-13.

99. Weber M, Grolimund P, Seiler RW. Evaluation of posttraumatic cerebra blood flow velocities by transcranial Doppler ultrasonography. Neurosurgery. 1990;27:106-12.

100. Weber M, Grolimund P, Seiler RW. Evalution of posttraumatic cerebral blood flow velocities by transcranial Doppler ultrasonography. Neurosurgery. 1990;27(1):106- 112.

101. Welch K. The intracranial pressure in infants. J Neurosurg. 1980;52:693-99.

102. White BC, Krause GS. Brain Injury and repair mechanisms: The potential for pharmacologic therapy in closed-head trauma. Ann Emerg Med. 1993;22(6):970-9.

103. Williams DH, Levin HS, Eisenberg HM. Mild head injury classification. Neurosurgery. 1990;27:422-8.

104. Wise RJS, Bernardi S, Frackowiak RSJ, Legg NJ, Jones T. Serial observations on the pathophysiology of acute stroke. Brain. 1983;106:197-222.

105. Young GB, Blume WT, Campbell VM, Demelo JD, Leung LS, Mckeown MJ, Mclachlan RS, Ramsay DA, Shieven JR. Alpha, theta and alfa-theta coma: a clinical outcome study utilizing serial recordings. Electroencephalogr Clin Neurophysiol. 1994;91:93-9.

46

Tumores Cerebrais

Janete Honda Imamura

INTRODUÇÃO

Os tumores do sistema nervoso central (SNC) são neoplasias que se originam no cérebro e na medula espinhal; são raros na população pediátrica e 80% a 90% deles estão localizados no cérebro. No entanto, juntos, constituem até 25% de todas as neoplasias da infância[1,2].

Os tumores do cérebro e outros tumores intracranianos do SNC constituem um grupo heterogêneo de neoplasias que se diferenciam desde o local de origem até as características morfológicas, alterações genéticas, potencial de crescimento, grau de invasibilidade, resposta ao tratamento, tendência à progressão e recorrência. E diferentemente dos tumores cerebrais dos adultos, na população pediátrica são de origem primária na sua maioria[3,4].

Os tumores cerebrais primários constituem o tumor sólido mais comum na infância e a principal causa de morte nessa população de pacientes, ultrapassados em frequência somente pela leucemia e linfoma[1,5-7].

Este capítulo enfocará os principais tumores cerebrais primários que mais acometem as crianças.

CLASSIFICAÇÃO E ESTADIAMENTO DOS TUMORES

Em termos gerais, os tumores cerebrais são classificados de acordo com a histologia, mas a localização e extensão da disseminação do tumor são fatores importantes que também afetam o tratamento e prognóstico. A análise imuno-histoquímica, as medidas de atividade proliferativa e as alterações da citogenética e de genética molecular são cada vez mais utilizadas na classificação e diagnóstico do tumor[7].

A classificação dos tumores cerebrais na faixa etária pediátrica é baseada em um sistema da Organização Mundial de Saúde (OMS), que os gradua conforme sua apresentação histológica, principalmente de acordo com a célula de origem presumida e de acordo com o grau de malignidade. Os graus podem ser: grau I (benigno), grau II (atípico), grau III (anaplásico) e grau IV (sarcomatoso). Esse sistema de graduação revela o comportamento biológico do tumor e tem significado prognóstico. A classificação é utilizada universalmente, independentemente da idade do paciente, mas alguns tumores comprometem exclusivamente crianças pequenas, e raramente são diagnosticados em crianças maiores ou adultos[8].

A classificação dos tumores do SNC da infância é baseada na histologia e localização. Os tumores são classicamente categorizados como infratentorial, supratentorial, parasselar ou da medula espinhal[7].

Os tumores infratentoriais (fossa posterior) incluem[7]:

- Astrocitoma cerebelar (mais comumente, pilocítico);
- Meduloblastoma;
- Ependimoma;
- Glioma do tronco cerebral;
- Tumor rabdoide teratoide atípico;
- Tumor do plexo coroide;
- Tumor glioneuronal.

Tumores supratentoriais incluem[7]:

- Astrocitoma hemisférico cerebral de baixo grau;
- Astrocitoma maligno ou de alto grau;
- Glioma misto;
- Oligodendroglioma;
- Tumor primitivo neuroectodérmico (PNET);
- Tumor rabdoide teratoide atípico;
- Ependimoma;
- Meningioma;
- Tumor do plexo coroide (papiloma e carcinoma);
- Tumor da região pineal e tumor de células germinativas;
- Tumor neuronal e glial neuronal misto;
- Outros gliomas de baixo grau;
- Metástase (rara) de malignidades extraneurais.

Tumores parasselares incluem[7]:

- Craniofaringioma;
- Astrocitoma diencefálico;
- Tumor de células germinativas.

Tumores da medula espinhal incluem[7]:

- Astrocitomas;
- Gangliogliomas;
- Ependimomas.

EPIDEMIOLOGIA E ETIOLOGIA

De acordo com o Registro Central de Tumor Cerebral dos Estados Unidos (Central Brain Tumor Registry of the United States [CBTRUS], de fevereiro de 2011), a média de incidência anual de tumores cerebrais diagnosticados na faixa etária de zero a 19 anos é de 4,84/100.000[2]. Isso inclui todos os tumores primários do SNC, inclusive aqueles classificados como malignos e não malignos[2]. A incidência geral dos tumores cerebrais em crianças com menos de 15 anos gira em torno de 3,5/100.000[3]. O CBTRUS estima que cerca de 4.300 crianças nos Estados Unidos são diagnosticadas a cada ano com tumor cerebral[7]. Segundo as informações da Vigilância Epidemiológica do Instituto Nacional de Câncer dos Estados Unidos (National Cancer Institute's Surveillance Epidemiology), em relação aos tumores primários do SNC, há diferença na incidência por raça, sendo mais comum em brancos do que em negros (5,02 brancos para 3,69 negros/100.000). Uma diferença menor foi encontrada entre os gêneros, com uma incidência discretamente maior nos homens (4,9 homens para 4,8 mulheres/100.000 habitantes)[2].

Um estudo do sistema de informação europeu sobre câncer em crianças revelou uma incidência similar de 2,99/100.000 crianças de até 14 anos. Em um estudo baseado na população canadense, entre 1990 e 2005, Keene *et al.* relataram uma taxa de incidência média anual de tumor cerebral de 3,21/100.000 crianças com menos de três anos. A distribuição dos tipos de tumores cerebrais foi de 30% de astrocitoma, 16% de meduloblastoma, 12,6% de ependimoma, 4,4% de tumor primitivo neuroectodérmico supratentorial e 4,6% de tumor rabdoide teratoide atípico. A incidência no Reino Unido de tumores do SNC no ano de 2000 foi de cerca de 2 a 3/100.000 crianças com menos de um ano/ano, sendo responsável por 14% dos cânceres diagnosticados em crianças com menos de um ano. Na França, as formas mais comuns de tumores do SNC no grupo de zero a quatro anos foram os gliomas (especialmente, astrocitomas) e outros tumores neuroepiteliais (papilomas do plexo coroide, meduloblastoma, pineoblastoma)[3].

Os tumores cerebrais ocorrem menos frequentemente no primeiro ano de vida do que em outras idades; e, na infância, o pico de incidência ocorre entre cinco e oito anos de idade[6].

Informações detalhadas a respeito da incidência de tumores do SNC na faixa etária dos adolescentes são ainda limitadas. O astrocitoma pilocítico grau I, o meduloblastoma e os tumores neuroectodérmicos primitivos do SNC predominam, mas diminuem sua incidência com a idade, enquanto a incidência dos tumores de células germinativas apresenta um pico na adolescência, o que os tornam o tipo de tumor cerebral clássico da adolescência[9].

Tumores supratentoriais são mais comuns em recém-nascidos e crianças de até dois anos de idade, ao passo que os tumores infratentoriais são mais comuns em crianças maiores, embora alguns tumores possam ser encontrados tanto supra quanto infratentorialmente[3,4]. A porcentagem dos tumores supratentoriais em menores de dois anos está por volta de 63,8% dos casos, porcentagem que se eleva ao se considerar a idade desde o nascimento até os dois meses de idade, quando chega a 74,7% dos tumores cranianos supratentoriais nessa faixa etária[4].

Não há evidências epidemiológicas que relacionem fatores ambientais e exposição a toxinas para a incidência de tumores do SNC. Há somente dois fatores relacionados a um risco maior de desenvolver tumor no SNC na infância: histórico de ter sido submetido a doses significativas de radiação no SNC ou ter nascido com certas síndromes genéticas[2].

Houve uma elevação do número de diagnósticos de tumores cerebrais em crianças com o advento dos estudos por imagens pela ressonância magnética (IRM), presumivelmente devido ao aumento substancial na capacidade de encontrar esses tumores. De modo equivalente, uma incidência maior de tumores cerebrais é relatada também em países desenvolvidos, mais provavelmente devido a maior disponibilidade da tecnologia de IRM[2].

Crianças que se submeteram anteriormente à radioterapia do SNC têm um risco maior de desenvolver um tumor cerebral secundário ao longo da vida. Embora os meningiomas e os gliomas malignos possam ocorrer espontaneamente na população geral, eles também podem ocorrer como tumores secundários em situações após radioterapia. É importante reconhecer que os tumores secundários podem ocorrer muito anos, e mesmo décadas, após a exposição inicial, o que deve favorecer a solicitação de imagens em pacientes com esse histórico. A exposição à radiação, por meio de estudo de imagens para diagnóstico, como tomografia computadorizada (TC) e radiografia, também tem sido reconhecida de modo crescente. Existem várias síndromes genéticas que estão associadas a um risco maior para o desenvolvimento de tumores do SNC. Essas crianças merecem um acompanhamento mais próximo e maior atenção aos sinais de alerta. É fundamental que os médicos que cuidam dessas crianças estejam cientes do risco, tanto em termos do papel para a vigilância, como para a investigação adequada de novos sintomas[2].

A causa da maioria desses tumores é desconhecida, mas existem alguns fatores predisponentes que dão origem a certos tipos de tumores. A síndrome de Turcot, a síndrome de Li-Fraumeni e a síndrome de Gorlin são exemplos que dão origem ao glioma de alto grau e ao meduloblastoma[10].

A neurofibromatose tipo 1 (NF-1), conhecida anteriormente como "doença de von Recklinghausen", representa uma das mais comuns síndromes genéticas no mundo. Aproximadamente, de 15% a 20% dos pacientes com NF-1 desenvolverão um tumor glial do trato óptico (glioma de via óptica) ao longo de suas vidas. As crianças com NF-1 têm uma maior propensão para o desenvolvimento do astrocitoma grau I e grau II (segundo a classificação da OMS) na via visual (óptica). Nesses pacientes, o tumor pode ser encontrado em avaliações de triagem quando a criança é assintomática ou tem déficits neurológicos e/ou visuais aparentemente estáveis[7]. Esses são tipicamente tumores cerebrais de baixo grau que necessitam de observação atenta. O método mais importante para seguir esses pacientes é por meio da avaliação da acuidade e dos campos visuais. Até 10% desses tumores se tornarão sintomáticos, mas um glioma do nervo óptico em um paciente com NF-1 geralmente terá uma evolução mais benigna e pode até regredir espontaneamente. Esses pacientes também apresentam um risco maior de desenvolver neoplasias secundárias, bem como vasculopatias induzidas pela radiação, tais como a síndrome de Moyamoya. Além dos gliomas de via óptica, os pacientes com NF-1 apresentam uma chance maior de desenvolver outros tumores em todo o SNC[2].

A síndrome de Li-Fraumeni (SLF) é o protótipo da síndrome de predisposição familiar ao câncer. Essa mutação vai levar a uma maior incidência de desenvolvimento de tumores sólidos e tumores cerebrais (principalmente, carcinomas do plexo coroide) em membros da família[2].

O desenvolvimento do retinoblastoma bilateral em um indivíduo é frequentemente associado com uma mutação da linhagem germinativa desse gene. Esses pacientes também apresentam um risco de ter um tumor na região pineal com histologia semelhante (chamado "retinoblastoma trilateral") e de ter o desenvolvimento de outros tumores sólidos (sarcomas) mais tarde na vida[2].

A neurofibromatose tipo 2 (NF-2) ocorre devido a uma mutação no gene do cromossomo 22. Pacientes com NF-2 muitas vezes vão ter o diagnóstico na segunda ou terceira década de vida, geralmente mais tarde do que em pacientes com NF-1. Como na NF-1, o diagnóstico geralmente é feito clinicamente com base em parentes de primeiro grau com diagnóstico de neuromas acústicos bilaterais. Os neuromas acústicos são frequentemente detectados durante uma avaliação para perda auditiva e, por vezes, podem ser removidos por cirurgia[2].

A esclerose tuberosa é uma doença autossômica dominante ligada a dois genes. Os pacientes podem desenvolver lesões hamartomatosas generalizadas, que levam a múltiplos problemas de órgãos. O atraso cognitivo e convulsões são comuns e acredita-se que mais de 90% dos pacientes demonstrarão alguma forma de envolvimento do SNC. As crianças com esclerose tuberosa correm um risco significativo de desenvolver um tipo de tumor cerebral de baixo grau, chamado de "astrocitoma subependimal de células gigantes", bem como apresentam também um risco maior de desenvolver outros tumores cerebrais, como gliomas malignos[2].

Hemangioblastomas cerebelares e tumores de retina ocorrem com frequência com a doença de Von Hippel-Lindau (VHL)[6]. Os pacientes desenvolvem lesões hamartomatosas múltiplas, chamadas de "hemangioblastomas", que podem surgir em qualquer lugar ao longo do SNC. Embora sejam lesões tipicamente benignas, com uma histologia de baixo grau, elas podem causar uma variedade de problemas de acordo com sua localização. Essas lesões são extremamente difíceis de ser tratadas cirurgicamente devido ao alto risco de sangramento. A radiação, às vezes, é utilizada para tratar casos graves em crianças mais velhas[2].

Os meduloblastomas podem ser encontrados em pacientes com a síndrome do carcinoma de células basal nevoide, a síndrome de polipose intestinal de Turcot e a telangiectasia ataxia[6]. Os pacientes com a síndrome de Turcot têm um risco maior de desenvolver gliomas malignos, além dos meduloblastomas[2].

A síndrome de Cowden é uma doença autossômica dominante, com mutações no cromossomo 10. Esses pacientes podem desenvolver inúmeros hamartomas, incluindo um tumor característico do SNC chamado "gangliocitoma cerebelar hamartomatoso"[2].

É importante salientar que muitas síndromes genéticas podem estar associadas a um risco maior de desenvolvimento de neoplasias secundárias após o tratamento do tumor primário, o que pode influenciar a escolha da quimioterapia ou radioterapia[2]. Um exemplo é a síndrome de Gorlin, que se constitui em uma desordem dominante autossômica na qual as pessoas afetadas têm predisposição para o desenvolvimento de carcinomas de células basais e pode ser diagnosticada na infância por meio da detecção de características dermatológicas e do esqueleto[7].

Os pacientes com a síndrome de Gorlin apresentam um risco alto de desenvolver um meduloblastoma e é essa associação que tem, na verdade, conduzido à identificação de uma célula com potencial de origem para meduloblastoma. Esses pacientes são muito sensíveis aos efeitos da radiação, com relatos de tumores basocelulares extensos que se desenvolvem nas áreas que sofreram radiação em pacientes com síndrome de Gorlin não diagnosticada[2].

Há também importantes associações entre tumores cerebrais neonatais e anomalias congênitas. O papiloma de plexo coroide pode ocorrer em associação com a síndrome de Aicardi e nevos pigmentado gigante. Verifica-se também uma incidência significantemente maior de tumores cerebrais em lactentes com tumores renais, como, por exemplo, tumor neuroectodérmico primitivo e tumor rabdoide[6].

Há muitas outras síndromes genéticas raras que têm sido associadas a uma maior incidência de tumores do SNC. Mas apesar da compreensão das síndromes genéticas que predispõem ao câncer, raras crianças diagnosticadas com tumor cerebral terão causa familiar ligada ao câncer. Uma história familiar detalhada irá orientar a necessidade de um encaminhamento genético e de outros testes genéticos[2]. A Figura 46.1 apresenta as principais regiões cerebrais de localização tumoral.

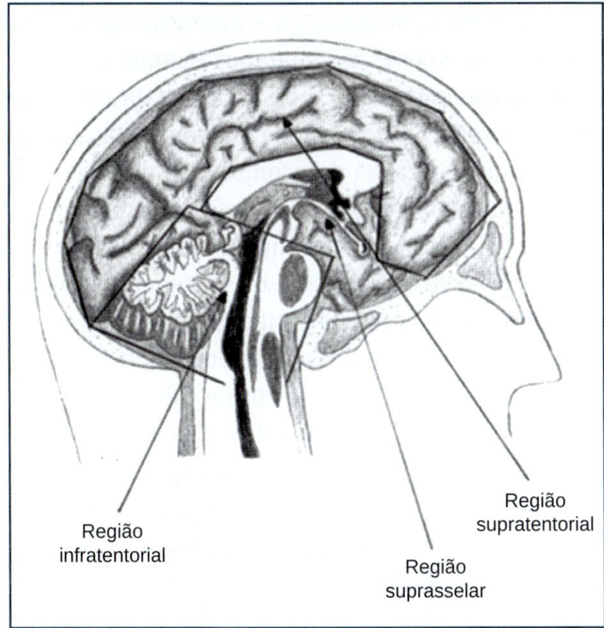

FIGURA 46.1 ***Principais regiões cerebrais de localização tumoral.***

SINAIS E SINTOMAS GERAIS

Os tumores intracranianos na infância muitas vezes são difíceis de ser identificados e diagnosticados precocemente, apesar de avaliações médicas adequadas. Seu reconhecimento muitas vezes só irá ocorrer quando o tumor já estiver grande ou disseminado. Muito raramente um estudo por imagem obtido por outras razões, como, por exemplo, trauma, pode revelar acidentalmente uma lesão tumoral[11].

A idade do paciente, a localização anatômica e o tipo e tamanho do processo expansivo serão os determinantes dos sintomas e sinais iniciais, geralmente de natureza inespecífica e variada. Devido à capacidade de compensação do volume intracraniano e ao estado de desenvolvimento da criança, o tempo e o modo de apresentação dos tumores cerebrais são variáveis, o que contribui para apresentação de poucos sinais localizatórios, reconhecimento tardio e dimensões grandes dos tumores no momento do diagnóstico[4,12].

As crianças poderão apresentar uma história aguda ou crônica de elevação da pressão intracraniana (PIC)[2]. Os sintomas mais comuns apresentados por esses pacientes incluem manifestações relacionadas à elevação da PIC, paralisia de nervos cranianos, incoordenação, convulsões, déficit visual e baixa estatura[10].

Os sintomas iniciais estão geralmente relacionados à localização e à velocidade de crescimento, independentemente do diagnóstico final. Com tantas estruturas críticas dentro do compartimento craniano, mesmo um tumor "benigno" pode ser responsável por manifestações fatais[2].

Na faixa etária pediátrica, especial atenção deve ser dada a manifestação de vômitos como sintoma de doenças do SNC, por ser um dos sintomas mais comuns em crianças. Mas, os vômitos podem ser provocados também por doenças mais comuns, como distúrbios gastrointestinais e enxaquecas. No entanto, pode ser um sintoma único, diferentemente dos adultos, e a possibilidade de um tumor cerebral deve ser lembrada. As crianças com vômitos durante a manhã, ao despertar, ou persistentes, de difícil controle ou sem identificação de causa devem ser cuidadosamente reavaliadas e, na suspeita, investigadas adequadamente[11].

As manifestações endócrinas podem ocorrer nas crianças com tumores cerebrais, especialmente suprasselares, nos tumores localizados próximos ao hipotálamo e a hipófise, como adenomas hipofisários e craniofaringiomas. Como esses tumores geralmente são menores do que os tumores hemisféricos, sintomas como cefaleia, déficits neurológicos e vômitos são menos frequentes. Também podem cursar com alterações do crescimento e do ciclo menstrual, puberdade precoce, hipotireoidismo ou diabetes *insipidus*. Os distúrbios visuais, como redução dos campos bitemporais, também são sugestivos desses tipos de tumores[11].

As manifestações que são sugestivas de lesão intracraniana incluem a cefaleia relacionada ao sono, ausência de história familiar de enxaqueca, vômitos, ausência de sintomas visuais nas enxaquecas (escotomas), cefaleia com menos de seis meses de duração, confusão mental ou exame neurológico alterado. No entanto, são sinais de alerta manifestações de bradicardia, hipertensão arterial sistêmica e respirações reduzidas (resposta de Cushing), pupila dilatada com hemiparesia (herniação uncal), olhar fixo para baixo (síndrome de Parinaud), letargia com fontanela anterior aberta tensa, ataxia com náuseas e vômitos, paralisia do III nervo repentina incluindo envolvimento das pupilas (dilatadas) e início súbito de uma cefaleia muito intensa[11].

Aproximadamente, 50% a 65% das crianças com menos de dois anos apresentam macrocrania, diástase das suturas cranianas e fontanela tensa por ocasião do diagnóstico[4].

Os tumores no lobo frontal podem levar a alterações da personalidade, convulsões e cefaleia. Um tumor localizado no lobo temporal pode causar convulsões e alterações na fala. Os tumores na região suprasselar poderão apresentar alterações visuais e endocrinopatias. Enquanto os tumores na região do tálamo, provavelmente, promoverão déficits sensoriais e motores. Os tumores na placa tectal (parte superior do tronco cerebral) e os tumores na região pineal, bem como os tumores que invadem o terceiro e o quarto ventrículo, podem levar à hidrocefalia obstrutiva. As lesões cerebelares frequentemente causam nistagmo, ataxia e vômitos devido à hidrocefalia, enquanto lesões do tronco cerebral poderão causar interrupção das funções básicas de suporte à vida ou lesões de nervos cranianos. Os tumores da coluna vertebral podem causar fraqueza e distúrbios sensoriais e afetar o funcionamento do intestino e/ou bexiga[2].

Os sintomas dos tumores do SNC geralmente podem ser classificados em dois grupos: 1) manifestações por obstrução ao fluxo do LCR e elevação da PIC; e 2) manifestações por compressão ou infiltração de partes específicas do SNC[2].

A anatomia dos tumores infratentoriais, mais comuns em crianças maiores, torna-os mais susceptíveis ao bloqueio do LCR. Uma PIC elevada pode se instalar em dias a meses, dependendo da velocidade de crescimento do tumor e de sua localização. A apresentação clássica inclui cefaleia diária, que piora com a pressão de Valsalva ou o decúbito horizontal. Os vômitos são mais comuns durante a noite ou pela manhã, e esse relato deve ser um gatilho para a investigação imediata. A hidrocefalia também pode causar alteração visual, edema e palidez da papila óptica, e algumas crianças apresentam-se com significante déficit visual. O sinal do "olhar do sol poente", ou paralisia do sexto par do nervo craniano, pode significar um sinal de hipertensão intracraniana, mais do que um problema específico do nervo craniano. Em situações extremas de apresentação, uma elevação rápida da PIC pode levar a uma redução do nível de consciência e à "tríade de Cushing", com elevação da pressão arterial sistêmica, bradicardia e alteração do padrão respiratório. Apesar dos sintomas e sinais clássicos, o reconhecimento clínico do aumento da PIC pode ser um desafio. Os bebês podem ter sintomas menos dramáticos por causa da acomodação dos ossos do crânio, antes do fechamento das fontanelas e linhas de sutura. Portanto, o acompanhamento do tamanho do perímetro cefálico e da fontanela de modo sistemático pode ser mais útil do que os sinais clássicos de PIC elevada nessa faixa etária. Em crianças mais velhas, um quadro de dor de cabeça e vômito pode ser diagnosticado inicialmente como uma variante da enxaqueca, especialmente quando houver uma forte história familiar positiva para enxaqueca. É preciso compreender que as enxaquecas são muito mais comuns do que os tumores cerebrais, mas o acompanhamento seriado e a avaliação da resposta à terapia devem ajudar a decidir quais pacientes necessitam de uma investigação mais profunda. Os pacientes com hidrocefalia aguda, muitas vezes, necessitam de tratamento urgente, antes de receber a terapia dirigida ao tumor. Para os casos mais graves, a tríade de Cushing representa uma emergência médica que requer ressuscitação e redução imediata da PIC através do uso de manitol e/ou hiperventilação. Técnicas neurocirúrgicas de desvio do LCR, como terceiro-ventriculostomia, derivação ventrículo-peritoneal ou drenagem extraventricular, são muitas vezes necessárias para estabilizar o paciente e permitir posterior investigação diagnóstica. Os pacientes com hidrocefalia que são clinicamente estáveis podem ser tratados sintomaticamente com esteroides (geralmente dexametasona) até que o tratamento mais definitivo possa começar[2].

As dores de cabeça com frequência são uma grande preocupação para os pais e pediatras. Estatisticamente, apenas uma ínfima fração de crianças que sofrem de dores de cabeça terá um tumor no cérebro. A maioria das dores de cabeça relacionadas a um tumor cerebral será acompanhada por algum sinal ou sintoma de hidrocefalia obstrutiva. Alguns tumores de crescimento lento vão causar cefaleia por compressão direta dos tecidos circundantes (crânio, meninges). No entanto, muitos tumores no cérebro não causarão dores de cabeça porque grande parte do parênquima cerebral não tem receptores de dor. A maioria das crianças que vomitam devido a um tumor cerebral terá algum grau de hidrocefalia obstrutiva. Em outros casos, os vômitos isolados podem ser um sinal quando um tumor cerebral pressiona a região do "centro do vômito" do cérebro. Um tumor de crescimento lento perto da área postrema no assoalho do IV ventrículo pode criar uma longa história de vômitos, que pode ser diagnosticada como vômitos cíclicos ou uma variante de enxaqueca. As neuropatias isoladas podem ser um mau sinal à apresentação. Inicialmente, essas alterações podem ser sutis e passam despercebidas. As crianças têm uma notável capacidade para compensar déficits neurológicos e podem não reclamar de um sintoma particular. A inclinação da cabeça pode ser uma forma de corrigir a visão dupla a partir de uma paralisia do nervo craniano, e muitas crianças com diplopia serão capazes de assistir televisão ou ler sem quaisquer queixas. Sinais sutis, como um "sorriso desigual" ou ptose, podem ocorrer de forma gradual e passam despercebidos pelas pessoas que os veem todos os dias. Outros diagnósticos, como torcicolo, paralisia de Bell, cerebelite pós-viral e estrabismo, além de outros, podem ser um sinal de alerta[(2)].

Ocasionalmente, as crianças vão se apresentar com uma síndrome clássica que deve levantar a suspeita de um tumor envolvendo um local específico. A síndrome diencefálica é um exemplo, com um quadro de emagrecimento, euforia e emese[(2)]. Os lactentes podem apresentar achados que compreendem essa síndrome, que se constitui em fácies de duende, extremidades longas e finas, aspecto de desnutrição associado a um apetite voraz, estado de hiperalerta e sempre uma disposição alegre[(6)]. As crianças terão uma aparência magra e um aspecto consumido, mas com um crescimento linear normal e muitas vezes parecem excitadas ao exame. Essa síndrome pode representar a presença de um tumor no diencéfalo, e um distúrbio hipotalâmico pode estar associado[(2)]. Geralmente, está associada ao astrocitoma de baixo grau, comumente pilocítico, localizado na região do III ventrículo e hipotálamo. Uma produção aumentada de hormônio do crescimento provavelmente está envolvida nessa rara síndrome, caracterizada por uma evolução com alta mortalidade[(6)].

A síndrome de Parinaud (também conhecida como síndrome do mesencéfalo dorsal) pode ser encontrada nos pacientes com tumores na região pineal ou tronco cerebral superior. Esses pacientes apresentam paralisia supranuclear e as pupilas são reativas à acomodação, mas não à luz direta. Quando tentam olhar para cima rapidamente, eles demonstram nistagmo com convergência, com os globos oculares movendo-se para dentro. Antes do início da terapia direcionada ao tumor, os pacientes com sintomas compressivos podem se beneficiar do uso de esteroides (geralmente dexametasona) por um curto período. Os esteroides, muitas vezes, aliviam os sintomas em horas e estabilizam o paciente até o início da terapia definitiva. Para os sintomas que são graves ou com ameaça à vida, a intervenção neurocirúrgica precoce deve ser priorizada[(2)].

As convulsões são o sintoma de apresentação em uma minoria de crianças com tumores cerebrais e, como mais da metade são infratentoriais, são, portanto, menos propensos a crises[(13)]. Crises convulsivas ocorrem em 10% a 15% desses pacientes no momento do diagnóstico e, por outro lado, os tumores cerebrais são encontrados em 1% a 3% das crianças com crises convulsivas de início recente[(4,13)]. Essas manifestações são tradicionalmente relacionadas aos tumores intracranianos, mas poucas crianças apresentarão convulsões relacionadas a essas neoplasias. No entanto, tumores de baixo grau localizados no córtex cerebral podem causar apenas convulsões, com muito pouco sintoma associado[(2)]. Assim, os tumores infiltrativos de crescimento lento, como o tumor neuroepitelial disembrioplásico e o astrocitoma de baixo grau, apresentam maior risco de convulsões[(13)]. O tumor cria um foco convulsivo e pode iniciar convulsões parciais ou generalizadas, devido à compressão tumoral ou à invasão direta. As convulsões podem ser de difícil controle, e múltiplos anticonvulsivantes podem ser necessários[(2)]. As crises convulsivas podem preceder o início de outros sintomas, bem como o diagnóstico de certos tumores por vários anos, se não forem realizados exames de imagem. Como a TC pode falhar na detecção de uma área com discreta anormalidade estrutural pelo tumor ou displasia cortical, um protocolo de IRM para convulsão é recomendado para todas as crianças com convulsão de início recente[(13)]. Há muitas causas possíveis para o desencadeamento ou agravamento de convulsões em crianças com tumores cerebrais, tais como progressão tumoral, recidiva do tumor, neoplasia maligna secundária, encefalopatia tóxica, níveis subterapêuticos de medicações antiepilépticas, distúrbios eletrolíticos, hipoglicemia, infecções, acidente cerebrovascular e epilepsia não relacionada ao tumor. É bem conhecido que a neurotoxicidade dos agentes quimioterápicos ou da radiação, incluindo o metotrexate (administrado por via intravenosa ou intratecal) pode causar convulsões, e anormalidades características da substância branca podem ser vistas nas IRM. Os acidentes vasculares cerebrais também devem ser considerados, principalmente porque as crianças podem ter lesões vasculares decorrentes da radiação ou dos outros tratamentos, inclusive o próprio tumor maligno pode causar hipercoagulabilidade. Além disso, os níveis dos anticonvulsivantes devem ser monitorados, pois podem estar baixos devido a interações de medicamentos ou não aderência ao tratamento[13]. Por fim, a epilepsia pode não estar relacionada ao tumor, e um eletroencefalograma (EEG) deve ser obtido para ajudar a esclarecer o tipo de crise e auxiliar no planejamento cirúrgico por meio do mapeamento da área do foco. A eletrocorticografia intraoperatória poderá auxiliar, orientando o cirurgião sobre a ressecção mais adequada[2,13]. A ressecção cirúrgica pode promover a cura se a área do foco convulsivo puder ser identificada[2].

Os tumores que envolvem ou comprimem o eixo hipotálamo-pituitário podem ocasionar uma endocrinopatia, que pode ser o único sintoma de uma criança com tumor. O início recente e súbito de um diabetes *insipidus* deve levar a um estudo de neuroimagem e uma completa avaliação. As oscilações dos níveis séricos de sódio pelo diabetes *insipidus* pode acarretar sede intensa, ingestão acentuada de água e convulsões, e a recomendação é a correção gradual e a monitoração cautelosa. Os pacientes com compressão ou invasão da haste pituitária pelo tumor podem evoluir com insuficiência adrenal e necessitar de reposição de doses de *stress* de corticoide no momento do diagnóstico ou após a cirurgia. A puberdade precoce ou atrasada e os distúrbios no crescimento podem ser outras manifestações dos tumores cerebrais, e uma tumoração cerebral deve ser excluída, mesmo que o diagnóstico diferencial seja grande[2].

O Quadro 46.1 apresenta os principais sinais e sintomas dos tumores cerebrais.

DIAGNÓSTICO

Muitos estudos relatam atraso no diagnóstico de um tumor cerebral de oito a 12 semanas desde o início dos sintomas, podendo exceder até meses ou anos[4].

O retardo no diagnóstico de tumores cerebrais é frequente em qualquer idade, mas são particularmente comuns na adolescência, devido às dificuldades em acessar o sistema de saúde, à dificuldade de diferenciar as características de comportamento do adolescente das alterações patológicas e devido às mudanças da função endócrina[9].

A idade do paciente e as características de imagem e localização do tumor são a chave para o estabelecimento do diagnóstico[3]. Os exames de imagens permitem a identificação e a distinção de modo mais precoce de tumores potencialmente curáveis, como o papiloma de plexo coroide, daqueles tumores de evolução rápida, potencialmente fatais, como os teratomas gigantes e os PNETs, que podem destruir um cérebro[6].

O diagnóstico preciso é geralmente obtido por meio da análise detalhada do tecido tumoral, através da microscopia, imunocitoquímica e análise genética[4].

Embora a ultrassonografia transfontanela seja um exame isento de risco, rápido e de fácil realização, seu uso é limitado à identificação de hidrocefalia, hemorragias e tumores maiores em crianças com fontanela ainda aberta. Além disso, essa técnica pode não identificar tumores menores e lesões na fossa posterior, além de depender do profissional que realiza o exame[11].

A TC é o exame de triagem na emergência mais comumente utilizado, pois pode identificar processos expansivos, hidrocefalia, hemorragias e lesões com calcificações, o que o coloca como um ótimo exame inicial no diagnóstico de vários tipos de tumores. É indicada para identificação de calcificações em tumores, auxiliando no diagnóstico e no planejamento terapêutico dos tumores. No entanto, ainda expõe o paciente à radiação e ao risco de reação alérgica ao contraste[11].

A utilização da IRM transformou o diagnóstico dos tumores, como no caso dos gliomas de tronco cerebral, com fornecimento de imagens mais detalhadas do cérebro e reconstruções excelentes em três dimensões. Pode ser necessária sedação ou anestesia em crianças para evitar que sua movimentação provoque artefatos no exame. E o risco de reação ao gadolínio, o contraste endovenoso utilizado, é raro[11].

A TC convencional e a IRM são fundamentais na abordagem dos tumores cerebrais, descrevendo

QUADRO 46.1 ***Principais sinais e sintomas dos tumores cerebrais, de acordo com a localização anatômica[12].***

Localização do tumor	Principais sintomas e sinais
Supratentorial	Sintomas inespecíficos de PIC elevada
	Convulsões
	Edema de papila
	Sinais neurológicos focais
	Cefaleia
	Hemiplegia
	Náusea e vômitos
	Macrocefalia
Fossa posterior	Náusea e vômitos
	Cefaleia
	Alterações na marcha e dificuldades na coordenação
	Edema de papila
	Movimentação ocular alterada
	Letargia
	Náusea sem vômitos
	Sintomas inespecíficos de PIC elevada
	Perda de peso
	Fraqueza motora focal
	Macrocefalia
	Alterações da consciência
	Sintomas auditivos e vertigem
	Estrabismo
	Torcicolo
	Inclinação da cabeça
Central	Cefaleia
	Movimentação ocular alterada e estrabismo
	Náusea e vômitos
	Edema de papila
	Redução da acuidade visual
	Sintomas inespecíficos de PIC elevada
	Diabetes *insipidus*
	Alterações na marcha e dificuldades na coordenação
	Atrofia óptica
	Alteração comportamental e dificuldades escolares
	Alterações da consciência
	Redução de campos visuais
	Ansiedade
	Hemiplegia
	Déficit motor focal
	Atraso no desenvolvimento
	Baixa estatura
	Perda de peso
	Sintomas auditivos e vertigem
	Alterações visuais e oculares não especificadas

as suas características de imagem e localização. As imagens por perfusão determinam os parâmetros hemodinâmicos do cérebro e das lesões cerebrais[3].

O diagnóstico diferencial de tumores cerebrais pediátricos começa com uma avaliação precisa da localização da lesão, que é muitas vezes a característica diagnóstica mais importante fornecida pela IRM convencional. Técnicas de neuroimagem avançada permitem obter informações adicionais por meio da determinação das características do metabolismo e da fisiologia dos tumores cerebrais, auxiliando no diagnóstico, e com uma melhor caracterização pré-operatória, contribuindo no seguimento e, muitas vezes, melhorando o resultado terapêutico[5].

A IRM por perfusão avalia diversos parâmetros hemodinâmicos, incluindo o volume sanguíneo cerebral, o fluxo sanguíneo cerebral e o tempo médio de fluxo. Desses parâmetros, o volume sanguíneo cerebral demonstrou ser o parâmetro mais útil para a avaliação das massas intracranianas[3].

Com a utilização de agentes de contraste à base de gadolínio, as diferenças nas alterações de susceptibilidade magnética entre os vasos e os tecidos circundantes são reveladas com o contraste. A IRM por perfusão é um complemento útil na diferenciação entre tumores de baixo grau e tumores de alto grau. Normalmente, os tumores de alto grau tendem a ter aumento da angiogênese, apresentando capilares com extravazamentos. A IRM por perfusão revelou ser útil para diferenciar um tumor reincidente de uma área de necrose por radiação, pois o tumor recidivado tende a ter um aumento do volume sanguíneo cerebral[3].

A IRM funcional permite a detecção de mudanças regionais no metabolismo cerebral e no fluxo sanguíneo durante a ativação do cérebro. A identificação do córtex é essencial para o planejamento de uma cirurgia, para que se preservem ao máximo as funções neurológicas dos pacientes com tumores cerebrais. A IRM funcional tem sido útil nessa situação, pois pode alterar o plano de tratamento, por meio da identificação de tumores potencialmente ressecáveis, e ajudar a determinar a extensão da ressecção de acordo com a localização das áreas funcionais[3].

A IRM por espectroscopia nuclear por prótons compõe uma técnica não invasiva, *in vivo*, que fornece os índices diagnósticos metabólicos adicionais, que complementam a avaliação da agressividade tumoral, além da informação anatômica com ampla utilização para avaliação dos tumores cerebrais. A IRM por espectroscopia fornece, in vivo, a análise tecidual dos metabólitos bioquímicos e celulares e permite que o radiologista possa identificar o tecido tumoral. Possibilita ainda que se classifiquem os tumores, diferencie o tipo e auxilie na identificação do local para a biópsia estereotáxica e na determinação da resposta precoce ao tratamento. Também pode fornecer informações adicionais nos casos em que o diagnóstico diferencial por neuroimagem é difícil, como diferenciar tumor ativo de infecção, necrose tumoral de abscesso, lesões inflamatórias em episódios desmielinizantes, necrose de radiação ou tecido cicatricial[1,3].

A tractografia por difusão permite a identificação da conectividade de folhetos específicos, tais como do trato corticoespinhal, do corpo caloso, arqueado, orbitofrontal inferior e uncinado, permitindo a reconstrução em três dimensões dessas fibras. A identificação dos tratos de substância branca é essencial para o planejamento da cirurgia, a fim de determinar a melhor abordagem cirúrgica e a extensão da ressecção, evitando danos desnecessários **às** fibras[3].

A Figura 46.2 apresenta um exemplo de exame para o diagnóstico de tumor cerebral.

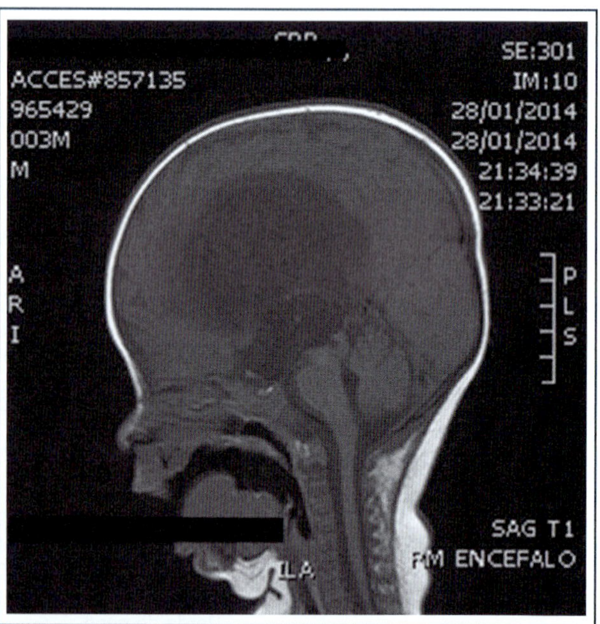

FIGURA 46.2 ***Exemplo de exame para diagnóstico de tumor cerebral.***

TRATAMENTO

Os tumores cerebrais representam um desafio para os oncologistas pediátricos devido às elevadas taxas de morbidade e mortalidade nesses pacientes, mesmo com o aperfeiçoamento terapêutico alcançado. A estratégia de tratamento é determinada não só por diferentes histologias, comportamento biológico e localização anatômica no interior do SNC, mas também pelo tamanho do tumor, idade e condições clínicas do paciente. Todos esses fatores são responsáveis pelo resultado do tratamento e pela ocorrência de efeitos secundários[14].

O tratamento de crianças com tumores cranianos requer a abordagem multidisciplinar que inclui pediatras, neurocirurgiões pediátricos, oncologistas pediátricos, intensivistas pediátricos, neuropatologistas, neurorradiologistas, endocrinopediatras e serviços de reabilitação, entre outras modalidades profissionais[10].

Nas crianças mais jovens com tumor cerebral primário, o tratamento de escolha varia muito e é desafiador, pois os efeitos das intervenções terapêuticas no desenvolvimento do SNC são deletérios e bem reconhecidos. A evolução geralmente é pior por vários motivos, tais como ressecção menos agressiva e comportamento biológico mais invasivo. O prognóstico depende principalmente do tipo de tumor e do potencial. Estratégias terapêuticas como remoção tumoral de modo gradual e uso de uma segunda abordagem, após a abordagem cirúrgica ou após a quimioterapia, são opções interessantes que são benéficas aos pacientes. O prognóstico relativamente sombrio em crianças mais jovens decorre do retardo no uso, ou mesmo a exclusão da radioterapia convencional, devido aos efeitos adversos neuroendócrinos e sequelas no neurodesenvolvimento, inaceitáveis com as doses terapêuticas em crianças com menos de três anos. Tais evidências levaram **à** pesquisa de novas terapêuticas, com doses mais elevadas de quimioterápicos e utilização do transplante de células de medula autóloga, com resultados positivos em casos específicos, além da possibilidade de uso do quimioterápico intratecal[4].

A orientação básica para os envolvidos no cuidado de fetos/recém-nascidos com tumores primários do sistema nervoso central é obter o consentimento informado do(s) pai(s) do pequeno paciente antes de considerar a programação de tratamento. Os pais devem ser orientados e esclarecidos sobre o mau prognóstico de muitas formas de tumor e sobre a morbidade associada ao tratamento. Deve(m) ser ainda esclarecido(s) sobre a imprevisibilidade da evolução até que algumas intervenções sejam realizadas. Em geral, nos fetos com tumores cerebrais diagnosticados no período pré-natal, a família deve ser encaminhada para centros especializados de aconselhamento, planejamento do parto e tratamento posterior. Os recém-nascidos com suspeita de tumor cerebral devem ser encaminhados, o mais breve possível, para uma equipe multidisciplinar de oncologia pediátrica, que inclua neurocirurgiões[15].

De modo geral, a extensão da ressecção cirúrgica tumoral tem relação direta com o prognóstico, mas a manipulação cirúrgica das crianças mais jovens apresenta significativa diferença em relação a outras faixas etárias. A mortalidade das crianças mais jovens que se submetem a craniotomia por tumor craniano primário é maior. A utilização de complementos perioperatórios avançados, incluindo IRM, técnicas microneurocirúrgicas, neuroanestesia pediátrica e monitoração em unidade de terapia intensiva pediátrica, pode reduzir muito a taxa de mortalidade. Vários fatores influenciam a cirurgia de modo direto, como o menor tamanho da criança, que afeta o controle de temperatura, e o volume sanguíneo circulante, considerando-se o tamanho volumoso e a rica vascularização de muitos tumores que ocorrem nessa faixa etária. Outro fator é o risco de fratura craniana e lesão intracraniana, com a fixação do crânio, em decorrência da imaturidade óssea, predispondo a lacerações do couro cabeludo, perfuração, fratura da calota craniana e hematoma epidural. Além disso, a falta de maturidade do circuito neuronal e a baixa idade de desenvolvimento impedem a realização do mapeamento cortical no pré e intraoperatório. Essa limitação pode não ser tão prejudicial, uma vez que a maioria das crianças não apresenta dominância cerebral até pelo menos os dois ou três anos de idade. A alta relação entre a superfície da criança e seu peso corpóreo, a anestesia (que reduz o metabolismo), a falta de uma cobertura tegumentar, a infusão de fluidos, a pequena quantidade de tecido adiposo e o resfriamento dos preparatórios cirúrgicos são condições que predispõem a criança à hipotermia. Para que tais condições sejam evitadas, vários cuidados devem ser realizados, tais como minimizar o resfriamento (mantendo a temperatura da sala mais elevada), aquecimento prévio das soluções preparatórias de assepsia, coberturas preaquecidas dos campos cirúrgicos e reposição com temperatura e volume adequados nas perdas sanguíneas. O volume sanguíneo circulante aproximado dos neonatos é de 90 mL/kg e, nos lactentes, de 85 mL/kg, enquanto, em crianças maiores, é de 80 mL/kg, sendo recomendada a administração de plaquetas e plasma nas perdas maiores que uma volemia[4].

Muitos tumores cerebrais em lactentes apresentam geralmente dimensões grandes, com a hipervascularização frequente que limita muitas vezes a remoção tumoral completa com segurança. Em muitos casos, a administração de quimioterapia neoadjuvante pré-operatória facilita a ressecção cirúrgica mais agressiva. Essa estratégia terapêutica reduz o tamanho e o potencial hemorrágico de tumores malignos cerebrais em lactentes, como no carcinoma de plexo coroide e no PNET[4].

Os benefícios da quimioterapia podem ser obtidos também entre as abordagens cirúrgicas, com resultados benéficos e seguros. A segunda abordagem cirúrgica tem sido utilizada em crianças com ependimoma, tumor de células germinativas e vários tumores malignos hipervascularizados, especialmente naqueles de grandes dimensões. A profilaxia e o tratamento da disseminação leptomeníngea em crianças muito jovens permanecem ainda problemáticos, devido aos eleitos deletérios da irradiação cranioespinhal. A quimioterapia intratecal para tumores embrionários potencialmente disseminados ou disseminados apresenta dificuldades técnicas, pois a administração e o número de agentes intratecais seguros são limitados, mas o uso profilático contra infiltração leptomeníngea pode causar menores efeitos lesivos do que a radiação cranioespinhal convencional em crianças mais jovens. A administração quimioterápica intratecal, quando administrada de modo sistemático, tem beneficiado tumores cerebrais embrionários[4].

O risco da radiação ionizante está relacionado de modo diretamente proporcional à dose e, inversamente proporcional, à idade. Os significantes efeitos colaterais da radioterapia incluem anormalidades endócrinas, alteração do crescimento axial (com déficit de crescimento), perda auditiva, disfunção neuropsicológica (com atraso mental), leucoencefalopatia e tumor secundário. Esses efeitos podem ser vistos mesmo com doses reduzidas ou baixas de radiação, assim sua utilização tem sido abandonada em crianças mais jovens de três anos, com repercussão principalmente nos tumores neuroepiteliais radiossensíveis. Avanços recentes na terapia por radiação focada trouxe a possibilidade do seu uso em crianças mais jovens. Escalonamento das doses, localização estereotáxica reprodutível em crianças, imagem com orientação tridimensional e planejamento de dose têm resultado no desenvolvimento da radioterapia altamente ajustada. Esse tipo de radioterapia é administrado por uma variedade de meios e é direcionada ao tumor. Essa técnica possibilita reduzir a radiação no cérebro normal peritumoral e diminuir os efeitos adversos no longo prazo, e poderia ser aplicada em crianças de baixa idade, embora a necrose por radiação e o câncer induzido por radiação ainda são efeitos preocupantes[4].

O reconhecimento precoce dos efeitos colaterais das terapias oncológicas no sistema nervoso central permitirá o desenvolvimento de protocolos terapêuticos mais adequados, com uma vigilância mais eficaz no paciente, ocasionando uma melhoria da qualidade de vida e diminuindo as sequelas no longo prazo nos sobreviventes. Os efeitos colaterais precoces ocorrem durante a terapêutica inicial e, muitos deles, se manifestam como emergências oncológicas. Esses efeitos secundários iniciais incluem complicações pós-operatórias (infarto, hemorragia, hidrocefalia, infecção), síndrome de encefalopatia posterior reversível (na maioria das vezes, durante a fase de indução da quimioterapia), trombose venosa e efeitos tóxicos agudos relacionados com a quimioterapia (principalmente causados pelo tratamento com metotrexate) ou terapêutica de radiação. As complicações infecciosas mais perigosas são as doenças fúngicas invasivas, particularmente a candidíase e a aspergilose. A IRM de corpo inteiro tem um papel de destaque no diagnóstico e acompanhamento de pacientes com essas condições. Os efeitos colaterais tardios estão relacionados com a quimioterapia (efeitos neurotóxicos, principalmente associados à vincristina, metotrexate, asparaginase; efeitos cancerígenos de alguns agentes alquilantes; efeitos da quimioterapia relacionados com a imunossupressão e transplante de medula óssea), a terapia de radiação (principalmente quando a terapia de radiação é administrada a pacientes com menos de três anos de idade) ou a combinação de ambas as terapêuticas (lesões oculares, alterações endócrinas, vasculopatia, leucoencefalopatia). A predisposição genética (como no retinoblastoma) e a radioterapia são os principais fatores de risco para o desenvolvimento da segunda neoplasia primária, mas a quimioterapia e o transplante de células tronco também são contribuintes menores. A leucemia, o linfoma, o sarcoma e os tumores cerebrais são particularmente comuns como segunda neoplasia primária. Os efeitos colaterais tardios são principalmente relacionados às sequelas neuropsicológicas e endócrinas e aos déficits neurológicos nesses pacientes, bem como ao aumento da mortalidade, em comparação com o da população em geral. Esses efeitos tardios são lentos e progressivos e a taxa de ocorrência aumenta naqueles pacientes que tiveram recidivas, que utilizaram terapias mais agressivas ou que eram menores no momento do diagnóstico de tumor[16].

Durante as últimas décadas, uma compreensão mais clara do desenvolvimento de neoplasias, do conhecimento dos processos moleculares e dos mecanismos imunológicos na patogênese do câncer abriu caminhos promissores para o tratamento oncológico. À medida que o potencial terapêutico de novos agentes biológicos é submetido à avaliação, os seus perfis de toxicidade são também mais bem compreendidos. Esses agentes têm, potencialmente, uma melhor penetração no SNC, com perfis de toxicidade menores em comparação com a quimioterapia convencional, e com a possibilidade de reduzir os efeitos colaterais deletérios das terapêuticas tradicionais no cérebro de lactentes e crianças jovens em desenvolvimento[17].

PROGNÓSTICO

Entre 1975 e 2010, a mortalidade por câncer infantil diminuiu mais de 50%. As crianças e adolescentes sobreviventes de câncer exigem acompanhamento de perto porque os efeitos colaterais da terapia do câncer podem persistir ou se desenvolver por meses ou anos após o tratamento[7].

Prever a evolução neurológica é tão importante quanto prever as chances de sobrevivência. O prognóstico irá variar de acordo com o efeito cumulativo da lesão neurológica anterior ao diagnóstico (devido à progressão do tumor ou pressão intracraniana prolongada, associada ao fato de a cirurgia poder ocasionar risco de lesão neurológica), associado aos efeitos colaterais neurotóxicos da terapêutica adjuvante. Outro fator desfavorável é a idade da criança, pois o cérebro imaturo está mais vulnerável, e o comprometimento precoce da capacidade cognitiva, em particular, é agravado pela falta de aquisição de habilidades em estágios importantes do desenvolvimento. Mas, o impacto no longo prazo das síndromes neurológicas específicas é mais difícil de ser avaliado, pois as consequências neurológicas da lesão tumoral podem ser revertidas, as lesões focais podem ser acomodadas pela plasticidade da recuperação neurológica em cérebros de crianças e a recuperação tardia pode ocorrer por reabilitação eficaz[12].

Muitos dos sobreviventes de tumores cerebrais sofrerão dos efeitos tardios do tratamento do câncer, incluindo déficits neurológicos e neurocognitivos, e complicações psicológicas, cardiopulmonares, endócrinas e musculoesqueléticas, além de tumores malignos secundários. As taxas atuais de sobrevida em cinco anos de 73,3%, para tumores cerebrais infantis, sugerem que a grande maioria das crianças diagnosticadas com tumores cerebrais serão sobreviventes no longo prazo[18].

Quando uma criança com tumor cerebral está em remissão, o risco de progressão do tumor é inicialmente a principal ameaça. Quanto maior o tempo de remissão, maior a chance de cura. A quimioterapia e a radioterapia podem causar lesões neurológicas que, às vezes, são difíceis de responsabilizar qual tratamento provocou a lesão, pois ambos são administrados, muitas vezes, de modo concomitante. O hipopituitarismo é uma sequela clássica em pacientes que sobrevivem ao tumor cerebral na infância. O déficit do hormônio de crescimento afeta até 40% das crianças que se submeteram à radioterapia. A redução da fertilidade pode também resultar de lesão gonadal causada tanto pela quimioterapia quanto pela radioterapia. A perda de audição pode estar mais relacionada à quimioterapia do que à radioterapia. Déficit cognitivo é outra complicação importante do tratamento oncológico, atribuído principalmente à radioterapia[19]. A disfunção cognitiva, caracterizada por disfunção grave na memória de curto prazo, é provavelmente a sequela mais comum do tratamento dos tumores cerebrais. O próprio tumor, a neurocirurgia, a quimioterapia e, em particular, a radioterapia podem contribuir para a sequela neurocognitiva. A radioterapia craniana causa um declínio cognitivo debilitante. Meses a anos após o tratamento, os pacientes exibem déficits progressivos na função da memória, na relação espacial e nos processos da fala, visão e motor, bem como na atenção e habilidades quantitativas. Esse quadro de alteração cognitiva implica ruptura da rede límbica e frontal. A disfunção do hipocampo é uma característica proeminente dessa sequela neuropsicológica. A severidade da deterioração cognitiva parece depender da dose de radiação administrada nos lobos temporais mediais[20].

As sequelas neurológicas comuns no tratamento dos tumores cerebrais, incluindo alteração cognitiva, ototoxicidade, crises convulsivas e neuropatias, impõem barreiras importantes no dia a dia e no processo de reabilitação dos pacientes sob essa terapêutica[20].

Déficit do hormônio do crescimento, muitas vezes combinado com o efeito da radiação sobre a coluna e, por vezes, com a puberdade precoce, resulta em crescimento atrófico, com um tronco curto e pernas tipicamente longas[19].

Apesar dos avanços terapêuticos que foram alcançados para o tratamento de alguns tumores cerebrais na infância, o prognóstico para crianças com outros tipos de tumores, como o glioma difuso intrínseco de tronco cerebral e outros gliomas de alto grau, permanece abaixo do ideal. A implementação crescente da abordagem por caracterização molecular para alguns tumores já produziu alguns novos alvos para a terapêutica molecular dirigida. Ferramentas mais refinadas para investigação de padrões de expressão de genes e alterações genômicas de tumores estão sendo aplicadas. É provável que mais opções de tratamento específicas serão identificadas e oferecerão a esperança de uma terapêutica adequada para as características distintas de um determinado tumor e, com isso, melhorar o prognóstico do paciente[21].

O papel dos fatores genéticos, ambientais e do desenvolvimento da criança provavelmente influencia o tipo de tumor e a resposta observada, embora não haja características patológicas claras que diferenciem essas lesões entre crianças, adolescentes e adultos[9].

Pacientes adultos tratados para tumores cerebrais na infância apresentam um risco significante de progressão do tumor, e a maioria dos pacientes necessitará de um seguimento oncológico[19].

A Figura 46.3 apresenta um tumor da fossa posterior.

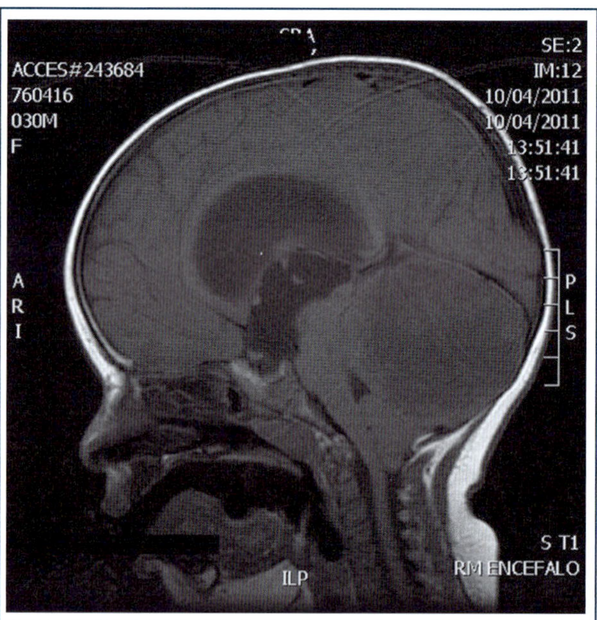

FIGURA 46.3 *Tumor da fossa posterior.*

PRINCIPAIS TIPOS DE TUMORES DO SISTEMA NERVOSO CENTRAL

Gliomas

Os gliomas surgem a partir de células gliais que estão presentes no cérebro e na medula espinal. Os gliomas são nomeados de acordo com o seu subtipo clinicopatológico e histológico. Os astrocitomas formam um grupo heterogêneo de tumores que surgem a partir da glia. Por exemplo, os astrocitomas originam-se de astrócitos, os oligodendrócitos originam-se de tumores oligodendrogliais e os gliomas mistos a partir de uma mistura de oligodendrócitos, astrócitos e células ependimais. O astrocitoma é o tipo mais vulgarmente diagnosticado como glioma em crianças. De acordo com a classificação da OMS de tumores cerebrais, gliomas são ainda classificados, segundo o tipo histológico e o grau, em tumores de baixo grau (graus I e II) e de alto grau (graus III e

IV). As crianças com tumores de baixo grau têm um prognóstico relativamente favorável, especialmente quando os tumores podem ser completamente ressecados. As crianças com tumores de alto grau geralmente têm um prognóstico pobre, a menos que o tumor seja um astrocitoma anaplásico, que pode ser completamente ressecado[7].

Os astrocitomas da infância podem ocorrer em qualquer parte do sistema nervoso central. Os sintomas dos astrocitomas na infância dependem da localização no SNC, do tamanho do tumor, da velocidade de crescimento do tumor e da idade cronológica e de desenvolvimento da criança. Nos lactentes e crianças jovens, os astrocitomas de baixo grau que se localizam no hipotálamo podem causar a síndrome diencefálica, que se manifesta por déficit no desenvolvimento de uma criança magra e com aspecto eufórico. Essas crianças podem apresentar poucos achados neurológicos, mas podem ter macrocefalia, letargia intermitente e deficiência visual. A avaliação diagnóstica do astrocitoma é muitas vezes limitada a um exame de IRM do cérebro ou na coluna vertebral. Exame de imagem adicional, quando clinicamente indicado, consiste em IRM do restante do neuroeixo[7].

Os astrocitomas compõem o tipo mais comum de tumores cerebrais supratentoriais intraxiais e são responsáveis por 60% de todas as neoplasias intracranianas na população pediátrica. Histologicamente, eles podem variar de baixo a alto grau, conforme classificação pela OMS, de acordo com o padrão histopatológico, comportamento biológico e caracterização genética. Astrocitomas de baixo grau (graus I e II) são mais comuns do que os astrocitomas de alto grau e incluem astrocitoma pilocítico, subependimário de células gigantes, pilomixoide e astrocitoma difuso[3].

Mais de 80% dos astrocitomas localizados no cerebelo são de baixo grau (pilocítico grau I), muitas vezes cístico; a maioria do restante é formada por astrocitomas difusos de grau II. Astrocitomas malignos no cerebelo são raros. A presença de certas características histológicas tem sido utilizada retrospectivamente para prever a sobrevida livre de eventos para astrocitomas pilocítico que surgem no cerebelo ou em outro local. Os astrocitomas que surgem no tronco cerebral podem ser de baixo ou alto grau e a frequência de qualquer tipo é altamente dependente da localização do tumor dentro do tronco cerebral. Os tumores que não envolvem a ponte são geralmente gliomas de baixo grau (por exemplo, glioma tectal do mesencéfalo), enquanto tumores localizados exclusivamente na ponte, sem componentes exofíticos, são em grande parte gliomas de alto grau (por exemplo, glioma pontino intrínseco difuso). Os astrocitomas de alto grau são muitas vezes extensos e localmente invasivos, e tendem a ocorrer acima do *tentorium* no cérebro. A disseminação através do espaço subaracnoide pode ocorrer. A metástase fora do SNC é infrequente[7].

Os **astrocitomas pilocíticos** são os tumores gliais mais comuns em crianças, cuja característica é o ritmo lento de crescimento e bordos relativamente bem definidos à IRM. Acomete crianças e adolescentes e contribui para cerca de 2% de todos os tumores cerebrais. Em muitos casos, a cura é obtida com ressecção cirúrgica. O astrocitoma pilocítico apresenta uma natureza relativamente benigna, embora sua localização possa ser um problema. É mais comum no cerebelo, seguido pelos lobos cerebrais, tronco cerebral, medula espinhal e nervo óptico. Ocasionalmente, esses tumores apresentam-se com um cisto associado e os supratentoriais são mais comumente localizados na região óptica/hipotalâmica, mas podem ser encontrados também no parênquima cerebral. O astrocitoma pilocítico cerebelar é um dos tumores mais comuns da fossa posterior, contribuindo com 30% de todos os tumores da fossa posterior em crianças. O subtipo histológico mais comum é o astrocitoma pilocítico juvenil, com excelente sobrevida após a ressecção cirúrgica total. A maioria dos astrocitomas pilocíticos juvenis, 60% deles, origina-se no cerebelo. A apresentação clínica varia com a localização de origem, mas a maioria dos pacientes apresenta cefaleia, cervicalgia, distúrbio de marcha e vômitos. O diagnóstico diferencial entre astrocitoma pilocítico cerebelar e o meduloblastoma é crucial, uma vez que o tratamento e o prognóstico diferem completamente[1,5]. Cinco por cento dos pacientes com NF-1 vão desenvolver um astrocitoma pilocítico juvenil cerebelar, embora o local mais comum para astrocitoma pilocítico em pacientes com NF-1 seja no nervo óptico ou no quiasma óptico[5]. A imagem clássica de um astrocitoma pilocítico juvenil na IRM clássica, que é observado em 30-60% dos casos, é de um grande cisto com um nódulo mural sólido dentro de um dos hemisférios do cerebelo. Menos comumente, esse tumor pode apresentar-se com a imagem de uma massa predominantemente sólida, com pouco ou nenhum cisto como componente. É uma neoplasia que apresenta edema vasogênico circundante menor, em comparação com tumores de alto grau. O astrocitoma pilocítico juvenil pode assemelhar-se ao hemangioblastoma na IRM convencional, aparecendo como uma massa cística com reforço mural nodular, no entanto a IRM por perfusão pode permitir a distinção entre esses tumores[5]. Devido à velocidade lenta de crescimento, os astrocitomas pilocíticos podem evoluir com sinais e sintomas decorrentes da compressão direta de estruturas neurais ou com manifestações secundárias à hidrocefalia. Mais de 90% dos pacientes apresentam-se com uma longa história de ataxia e sinais e sintomas de hipertensão intracraniana, como cefaleia, náuseas, vômitos, distúrbios na marcha, edema de papila, nistagmo e aumento da circunferência craniana nos lactentes, decorrentes da obstrução gradual do IV ventrículo, que podem estar presentes por ocasião do diagnóstico. Entretanto, cada criança pode manifestar os sintomas de modo diferente e algumas delas apresentam início mais súbito dos sintomas. Com o crescimento progressivo do tumor, pode ocorrer dor de garganta devido à herniação tonsilar. Geralmente, ocorrem antes dos 10 anos, mais comumente entre seis e nove anos de idade[1,5].

Os **gliomas de vias** ópticas **(glioma quiasmático/hipotalâmico)** ocorrem em aproximadamente 20% de todos os tumores intracranianos em crianças com menos de dois anos[4]. Gliomas quiasmáticos e do hipotálamo representam 10-15% dos tumores pediátricos supratentoriais; 20% a 50% dos quais são associados com NF-1[5]. Por outro lado, a NF-1 geralmente está presente em quase 50% das crianças com glioma quiasmático/hipotalâmico[7]. Histologicamente, eles são astrocitomas principalmente pilocíticos e astrocitomas de baixo grau, mas a distinção entre a origem quiasmática e a origem hipotalâmica pode ser difícil[5]. Essas crianças podem apresentar-se com várias manifestações. A apresentação clínica inclui alterações visuais, disfunção hipotalâmica, hipopituitarismo, puberdade precoce e hidrocefalia[5]. Alterações visuais geralmente manifestam-se como nistagmo, pouca fixação do olhar e *spasmus nutans* (oscilações oculares assimétricas, oscilação da cabeça para cima e para baixo e posições anormais da cabeça, como inclinação, com início entre as idades de 1-15 meses)[4,22]. A macrocrania progressiva, devido à hidrocefalia não comunicante com PIC elevada, é frequentemente identificada ao diagnóstico. A síndrome diencefálica de emagrecimento, ou síndrome de Russell, é bem específica para o glioma hipotalâmico durante a infância e se caracteriza por déficit de crescimento, crescimento axial normal e níveis elevados do hormônio de crescimento. As manifestações mais frequentes de alteração da função endócrina são a puberdade precoce e a deficiência do hormônio de crescimento. O comportamento biológico mais agressivo do tumor em menores de dois anos e a exclusão da utilização da radioterapia podem contribuir para um prognóstico mais melancólico nesses casos[4]. Para as crianças com astrocitomas de via óptica de baixo grau, as opções de tratamento devem ser consideradas não só para estabilizar a função visual, mas também para melhorar a sobrevida[7]. O diagnóstico diferencial inclui tumores de células germinativas, células de Langerhans e condições inflamatórias. O crescimento desses tumores é geralmente lento e, às vezes, pode mostrar regressão espontânea[5].

O **astrocitoma pilomixoide**, considerado tumor de baixo grau, é um subtipo do astrocitoma pilocítico de via hipotálamo/óptico e acomete mais lactentes com média de idade de início de 18 meses. Entretanto, o astrocitoma pilomixoide apresenta diferentes características clínicas e demonstra um curso clínico mais variável. Tende a ser mais agressivo do que o astrocitoma pilocítico, com menor duração da sobrevida sem doença e maior taxa de mortalidade, e é identificado com base no fenótipo histológico[1,3]. Na IRM, apresenta imagens semelhantes às do astrocitoma pilocítico. Esses tumores apresentam um comportamento mais agressivo, com uma maior recorrência local e uma proporção substancial; apresenta disseminação pelo líquido cefalorraquidiano (LCR)[4].

Os **xantoastrocitomas pleomórficos** são tumores raros que compreendem menos de 1% de todos os astrocitomas. A maioria é benigna, e são classificados como grau II devido a sua maior frequência de recorrência e transformação maligna, em comparação com gliomas de grau I. Esses tumores são vistos principalmente em crianças e adultos jovens e os pacientes podem apresentar uma longa história de crises convulsivas. Na TC e IRM, os xantoastrocitomas pleomórficos são caracterizados por uma massa parcialmente cística periférica ou cortical bem definida, mais comumente no lobo temporal. Alterações ósseas adjacentes, bem como espessamento e realce meníngeo, podem ser vistos. Os diagnósticos diferenciais para esses tumores incluem ganglioma, astrocitoma pilocítico, tumor disembrioplásico neuroepitelial (conhecido como DNET) e meningioma[3].

Os **astrocitoma subependimal de células gigantes** são neoplasias cerebrais vistas quase que exclusivamente em pacientes com esclerose tuberosa, ocorrendo em até 15% dos casos de esclerose tuberosa. A maioria dos astrocitomas subependimais de células gigantes manifesta-se nas duas primeiras décadas de vida. Eles podem surgir a partir de nódulos subependimais, normalmente a partir da parede do ventrículo lateral, junto ao forame de Monro, podendo causar sua obstrução. As lesões cerebrais adicionais na esclerose tuberosa incluem tubérculos corticais, nódulos subependimais, hamartomas da retina e displasias vasculares. Apesar de ser considerado benigno, o astrocitoma subependimal de células gigantes pode causar morbidade e mortalidade significativas por hidrocefalia ou hemorragia espontânea. Na TC, o astrocitoma subependimal de células gigantes aparece heterogêneo, com calcificação. Os diagnósticos diferenciais incluem tumores do plexo coroide e outros astrocitomas[1,3].

A **gliomatose cerebral** é um glioma difuso que envolve amplas áreas dos hemisférios cerebrais em que pode estar confinado, mas muitas vezes se estende caudalmente, afetando o tronco cerebral, cerebelo e/ou a medula espinal. Raramente, surge no cerebelo e se espalha em direção rostral. As células neoplásicas geralmente são os astrócitos, mas, em alguns casos, eles são oligodendroglias. Eles podem responder ao tratamento inicialmente, mas, em geral, têm um prognóstico ruim. Quando associados à NF-1, os tumores podem ser de origem multifocal[7].

O **astrocitoma difuso** é considerado astrocitoma de baixo grau, no entanto a progressão para astrocitoma anaplásico e glioblastoma tem sido documentada. Os astrocitomas difusos podem ser supra ou infratentorial e podem envolver a ponte e a medula em crianças e adolescentes. Na IRM, os astrocitoma difusos são mais frequentemente caracterizados por uma infiltração homogênea, como massa de matéria branca mal definida. Edema cerebral e hemorragia são raros e uma lesão de alto grau deve ser suspeitada se o realce estiver presente[3].

Os **astrocitomas anaplásicos** são considerados de III grau devido à evidência histológica de malignidade, e os **glioblastomas** são classificados como grau IV devido ao seu comportamento agressivo e desfecho fatal. Os astrocitomas anaplásicos representam 25% de todos os gliomas e geralmente são uma consequência de progressão do astrocitomas de baixo grau. Eles podem ocorrer em pacientes de todas as idades, mas são mais comuns em adultos jovens, e devem ser suspeitados quando a deterioração clínica rápida for vista em um paciente com diagnóstico de astrocitoma de baixo grau. A apresentação clínica dos pacientes com astrocitoma varia em função da localização e da agressividade do tumor. Os sinais e sintomas podem ser inespecíficos, como dor de cabeça, náuseas e convulsões. Os tumores de baixo grau normalmente causam déficits neurológicos mínimos por causa da falta de destruição do tecido, mas os pacientes podem apresentar convulsões generalizadas. Pacientes com tumores mais agressivos podem apresentar crises parciais complexas e déficit neurológico. De modo semelhante à apresentação clínica, as características de imagem dos astrocitomas também variam de acordo com o grau de malignidade. Eles podem ser sólidos e císticos, com calcificação em até 20% dos casos. Embora a maioria dos gliomas malignos tenham edema peritumoral, realce e necrose, essas características podem estar ausentes em alguns tumores de alto grau, tornando a classificação e a gradação dos tumores em exames de imagem convencional, por vezes, não confiáveis. Na IRM, os astrocitomas anaplásicos apresentam-se como massas hemisféricas mal definidas, com envolvimento e expansão do córtex. Geralmente, não há nenhuma evidência de realce, calcificação ou hemorragia. As localizações mais comuns são os lobos frontais e temporais, embora o envolvimento da ponte e do tálamo também possa ser visto[3].

Os gliomas pediátricos de alto grau, especialmente glioblastoma multiforme, são biologicamente distintos dos que ocorrem em adultos[7].

O **glioblastoma multiforme** é o tipo mais maligno de astrocitoma. Ele comumente apresenta-se na IRM como uma massa mal definida, com realce heterogêneo e aspecto agressivo, que pode invadir o corpo caloso. Necrose e hemorragia são as principais características desses tumores[3].

Os **gliomas de alto grau** são conhecidos por se infiltrar no parênquima adjacente, ao longo dos espaços perivasculares, no entanto a presença de infiltração tumoral pode não ser diferenciada pelo edema cerebral em IMR convencional. As técnicas de imagem avançadas, como a ajuda de IMR por espectroscopia, auxiliam na detecção de metabólitos pela fisiologia alterada na região, o que ajuda a diferenciar a invasão tumoral do edema; e podem ser capazes de distinguir os gliomas de baixo dos de alto grau. Além disso, a detecção mais precisa da extensão do tumor pode modificar o planejamento cirúrgico e a radioterapia. A IMR por espectroscopia pode ser capaz de fazer a distinção entre gliomas de baixo e alto grau com uma precisão de 78% a 96%. A IRM funcional tem sido valiosa como uma ferramenta de pré e intraoperatório em pacientes com glioma dentro ou adjacente ao córtex motor[3].

O astrocitoma de baixo grau e o anaplásico dependem do tamanho e da localização para ressecção tumoral e podem necessitar de radioterapia. Esses tumores podem recidivar após o tratamento e necessitar de reabordagem cirúrgica, quimioterapia ou radioterapia[5].

Os **gliomas do tronco encefálico** compreendem aproximadamente 10-20% de todos os tumores intracranianos em crianças, e 75% dos gliomas do tronco cerebral ocorrem em pacientes com menos de 10 anos. A maioria dos gliomas difusos do tronco cerebral é histologicamente de baixo grau, mas um subconjunto evolui rapidamente para neoplasias de alto grau. O pico de incidência dos gliomas do tronco cerebral ocorre em pacientes de três a 10 anos de idade. Os gliomas do tronco cerebral em pacientes com NF-1 geralmente estão localizados mais na medula do que na ponte e têm um prognóstico mais favorável do que nos pacientes que não apresentam NF1[5]. Os gliomas intrínsecos difusos são inoperáveis e apresentam o pior prognóstico de todos os gliomas do tronco cerebral, com sobrevida média raramente superior a nove meses. Os tumores focais do mesencéfalo apresentam uma evolução mais indolente e um prognóstico mais favorável. Alguns gliomas tectais pequenos podem ser seguidos muitas vezes com IRM em série e tratamento da hidrocefalia, com a colocação de *shunt* ou terceiro-ventriculostomia, conforme a necessidade. Os tumores do teto do mesencéfalo e outros tumores do mesencéfalo não tectais tendem a ser maiores e se beneficiar de ressecção ou redução de volume. A tractografia tem sido relatada como potencial na avaliação da resposta ao tratamento dos gliomas do tronco cerebral e no diagnóstico da progressão tumoral[5].

Na IRM, os **gliomas pontinhos difusos** caracteristicamente expandem a ponte. O tipo de tumor mesencefálico focal tem realce variável, dependendo de qual parte do mesencéfalo está envolvida. A utilidade de avaliar o realce dos gliomas do tronco cerebral na IRM está no seguimento de pacientes para identificar a resposta à terapêutica ou sua reincidência[5].

As opções-padrão de tratamento de astrocitomas de baixo grau da infância recém-diagnosticados incluem observação somente, cirurgia, radioterapia, segunda cirurgia, quimioterapia e terapia-alvo (para astrocitomas subependimal de células gigantes)[7].

A observação é uma opção para pacientes com NF-1 ou tumores não progressivos, mas regressões espontâneas de gliomas da via óptica têm sido relatadas em crianças com e sem neurofibromatose[7].

A ressecção cirúrgica é o tratamento primário para o astrocitoma de baixo grau da infância e a viabilidade cirúrgica é determinada pela localização do tumor[7]:

- Cerebelo: remoção completa ou quase completa pode ser obtida em 90% a 95% dos pacientes com tumor pilocítico que ocorre no cerebelo.
- Nervo óptico: para crianças com lesões isoladas no nervo óptico e sintomas progressivos, a ressecção cirúrgica completa, embora curativa, geralmente resulta em cegueira no olho afetado.
- Estruturas da linha média (hipotálamo, tálamo, tronco encefálico e medula espinal): o astrocitoma de baixo grau que ocorre nas estruturas da linha média pode ser ressecado de forma agressiva, com controle da doença residual por longo tempo. No entanto, tal ressecção pode resultar em sequelas neurológicas significativas, principalmente em crianças com menos de dois anos no momento do

diagnóstico. Devido à natureza infiltrativa de algumas lesões profundas, uma extensa ressecção cirúrgica pode ser inapropriada e só a biópsia deve ser considerada.

- Cérebro: um tumor hemisférico de grau I circunscrito é muitas vezes passível de ressecção cirúrgica completa.
- Difuso: o astrocitoma difuso pode ser menos susceptível à ressecção cirúrgica total, o que pode contribuir para um resultado mais sombrio.

Os resultados do tratamento em gliomas de alto grau que ocorrem na infância são mais favoráveis do que em adultos. Não está claro se essa diferença é causada por variações biológicas nas características do tumor, terapêuticas utilizadas, ressecabilidade do tumor ou outros fatores. A terapêutica para as crianças e os adultos com astrocitoma de grau elevado supratentorial inclui cirurgia, terapêutica de radiação e quimioterapia[7].

As crianças com NF-1 têm uma maior propensão para o desenvolvimento dos astrocitomas grau I e grau II na via visual (óptica). A confirmação patológica dos astrocitomas grau I e grau II na via óptica frequentemente não é obtida em pacientes assintomáticos. Quando as biópsias foram realizadas, encontraram-se astrocitomas predominantemente pilocíticos (grau I), em vez de fibrilares (II). Em geral, o tratamento dos astrocitomas grau I e grau II na via óptica não é necessário para os tumores encontrados ocasionalmente com as avaliações de rotina em crianças assintomáticas. Lesões sintomáticas ou aquelas que têm progressão radiológica podem necessitar de tratamento[7].

Os astrocitomas de baixo grau (grau I [pilocítico] e grau II) têm um prognóstico relativamente favorável, particularmente para aquelas lesões circunscritas ao grau I, onde a excisão completa pode ser possível. A propagação do tumor, quando ocorre, é geralmente por extensão contígua; a disseminação para outros locais do SNC é rara, mas ocorre. Apesar de a metástase ser rara, os tumores podem ser de origem multifocal, principalmente quando associada à NF-1. As características prognósticas desfavoráveis para os astrocitomas de baixo grau na infância incluem baixa idade, histologia fibrilar e incapacidade de obter uma ressecção completa. As crianças com tumores do nervo óptico isolado têm um melhor prognóstico do que aquelas com lesões que envolvem o quiasma ou que se estendem ao longo da via óptica. As crianças com NF-1 também têm um prognóstico melhor, especialmente quando o tumor é encontrado em pacientes assintomáticos no momento da triagem[7].

Marcadores biológicos podem ser preditores úteis de desfecho em pacientes com gliomas de alto grau. Tanto a classificação histológica quanto a avaliação da atividade proliferativa têm demonstrado estar associadas de forma independente com a sobrevida. Embora os astrocitomas de alto grau geralmente carreguem um mau prognóstico em pacientes mais jovens, naqueles com astrocitoma anaplásico, nos quais for possível a ressecção total, talvez o prognóstico seja melhor[7].

Craniofaringiomas

Os craniofaringiomas são tumores pediátricos relativamente raros, respondendo por cerca de 6% de todos os tumores intracranianos em crianças. Não há fatores predisponentes que tenham sido identificados e acredita-se que sejam congênitos. Como o craniofaringioma ocorre na região da glândula pituitária, a função endócrina e do crescimento pode ser afetada. Além disso, a proximidade do tumor do nervo e do quiasma óptico pode resultar em problemas de visão. Alguns pacientes apresentam hidrocefalia obstrutiva devido à obstrução tumoral do III ventrículo. Extremamente raro, o tumor pode predominar na fossa posterior, com a presença de sintomas de dor de cabeça, diplopia, ataxia e perda de audição. Independentemente da modalidade de tratamento, a sobrevida no longo prazo é de aproximadamente 85% em crianças, com taxas de sobrevida global em cinco e 10 anos superiores a 90%. Craniofaringiomas são histologicamente benignos e não metastatizam para locais remotos do cérebro ou para áreas fora da região selar, exceto por extensão direta. No entanto, eles podem ser invasivos e recidivar localmente. Eles podem ser classificados como papilar adamantinomatoso ou escamoso, com o primeiro sendo a forma predominante em crianças. Eles são tipicamente compostos por uma porção sólida com uma grande quantidade de calcificação e um componente cístico, que é preenchido com um líquido escuro e oleoso. Os resultados dos estudos por TC e IRM muitas vezes fazem o diagnóstico para craniofaringiomas da infância, com a maioria demonstrando calcificações intratumorais e um componente sólido e cístico. A localização mais comum é suprasselar, com uma parte intrasselar. As calcificações estão presentes em 80% dos craniofaringiomas pediátricos e são identificáveis à TC. A TC é particularmente útil na identificação dessas lesões devido à sua alta sensibilidade para a calcificação. Os depósitos de cálcio, que não são bem vistos na IRM, frequentemente revelam áreas do tumor que podem ser difíceis de ser removidas, e a determinação do local dessas áreas pode auxiliar o cirurgião a planejar a cirurgia de modo mais efetivo. Os craniofaringiomas sem calcificação podem ser confundidos com outros tipos de tumores, tais como germinoma ou astrocitoma hipotalâmico/quiasmático; assim, a biópsia pode ser necessária. A IRM fornece mais detalhes da localização em relação às estruturas neurais adjacentes e auxilia no planejamento cirúrgico. Além da imagem, os pacientes muitas vezes submetem-se à exame visual, incluindo a avaliação de campo visual, além de testes endócrinos. O diagnóstico diferencial inclui o glioma hipotalâmico, o cisto de Rathke e os tumores de células germinativas. O tratamento de escolha para o craniofaringioma é a ressecção cirúrgica completa. No entanto, há outras opções de tratamento para o craniofaringioma da infância recém-diagnosticado, além da cirurgia radical, que incluem a cirurgia com drenagem do cisto, a cirurgia restrita com radioterapia e a quimioterapia e/ou radioterapia intracavitária. A cirurgia é muitas vezes limitada por causa do tamanho do tumor ou devido à invasão de estruturas adjacentes, com uma taxa de recorrência reportada de 86% nos tumores maiores do que 5 cm. O tratamento é individualizado, com base em fatores como o tamanho, a localização, a extensão tumoral e o potencial de toxicidade no curto e longo prazo. Com relação à cirurgia radical, uma vez que esses tumores são histologicamente benignos, pode ser possível remover todo o tumor visível, resultando em um controle da doença no longo prazo. Muitas abordagens cirúrgicas têm sido descritas e a via deve ser determinada pelo tamanho, localização e extensão do tumor. Ressecção total é tecnicamente difícil porque o tumor está cercado por estruturas vitais, incluindo o quiasma e o nervo óptico, a artéria carótida e seus ramos, o hipotálamo e o III nervo craniano. O tumor pode estar aderido a essas estruturas, que podem causar complicações e limitar a remoção de todo o tumor. Como em quase todos os craniofaringiomas, há uma ligação com a haste hipofisária, e praticamente todos os pacientes que se submetem à cirurgia radical exigirão reposição hormonal ao longo da vida, com necessidade de uso de vários medicamentos. As complicações da cirurgia radical, além da necessidade de reposição hormonal pelas deficiências endócrinas, incluem distúrbios graves de apetite (hiperfagia e obesidade, que pode ser fatal), perda do ritmo de sono (sonolência diurna), cegueira, convulsões, fístula de LCR, falsos aneurismas, dificuldade de movimentação ocular, problemas comportamentais graves e, às vezes, distúrbios cognitivos, na memória e atenção. As complicações raras incluem a morte por hemorragia intraoperatória, lesão hipotalâmica ou acidente vascular cerebral. Técnicas cirúrgicas que poupam a região hipotalâmica podem ocasionar uma diminuição da obesidade grave no pós-operatório, sem aumento da recorrência tumoral. A avaliação periódica com IRM é realizada por vários anos após a cirurgia radical, devido à possibilidade de recidiva. Para os craniofaringiomas císticos grandes, principalmente em crianças com menos de três anos e naqueles com tumor cístico recorrente após cirurgia inicial, a implantação de um cateter intracístico com um reservatório subcutâneo pode ser uma valiosa opção de tratamento alternativo. Os benefícios desse procedimento incluem o alívio temporário da pressão do fluido através de drenagem seriada, que, em alguns casos, pode ser utilizada para instilação de agentes esclerosantes dentro do cisto como um meio de prolongar o intervalo ou evitar a necessidade de radiação. Esse procedimento também pode ser útil para permitir ao cirurgião realizar uma abordagem em duas fases, em que, primeiro, o cisto é drenado pelo cateter implantado para aliviar a pressão e os sintomas, seguida posteriormente da ressecção tumoral. O objetivo da cirurgia restrita é estabelecer um diagnóstico, drenar o cisto e descomprimir o nervo óptico. Quando a ressecção tumoral completa não for possível, devido à aderência do tumor aos tecidos adjacentes, como nervos cranianos ou estruturas vasculares, se o cirurgião considerar que o tumor permanece ou se as imagens no pós-operatório revelarem craniofaringioma residual que não foi ressecado, a radioterapia pode ser recomendada para prevenir a progressão precoce. O procedimento cirúrgico é seguido por terapêutica de radiação, com taxas de sobrevida global de 90%. As complicações da cirurgia restrita são menos prováveis do que as da cirurgia radical. A radioterapia pode ser utilizada como terapêutica complementar quando a ressecção cirúrgica do tumor for incompleta e nos casos de recidiva, embora as complicações resultantes da radiação intracraniana, tal como doença vascular induzida por radiação, possam ocorrer. Raramente, a vasculopatia pode progredir para o desenvolvimento da doença de Moyamoya, por oclusão das artérias carótidas internas. Essa complicação ocorre predominantemente em crianças com tumores localizados na região selar e perto do círculo de Willis, como craniofaringiomas e gliomas ópticos. As complicações da radiação incluem perda da função hormonal pituitária, disfunção cognitiva, desenvolvimento de acidente vascular cerebral e malformações vasculares tardias, cegueira, desenvolvimento de um segundo tumor e, raramente, transformação maligna do tumor primário dentro do campo de radiação. As tecnologias de radiação mais recentes, como a terapêutica de prótons de intensidade modulada, podem reduzir a dispersão da radiação em todo o cérebro e no corpo inteiro e resultar na preservação dos tecidos normais. Desconhece-se se tais tecnologias resultam em redução dos efeitos tardios da irradiação. A progressão do tumor permanece uma possibilidade e, geralmente, não é possível repetir a dose da radiação. Em casos selecionados, a terapêutica de radiação estereotáxica pode ser feita com uma grande dose única de radiação a um campo muito pequeno. A proximidade do craniofaringioma de estruturas vitais, particularmente do nervo óptico, limita esse procedimento para tumores muito pequenos que estão na sela túrcica. Nas recidivas de tumor, com componente cístico importante, utiliza-se ocasionalmente quimioterapia intracavitária. Alguns craniofaringiomas com um grande componente cístico podem ser tratados por meio da administração estereotáxica de outros compostos radioativos. Agentes não radioativos, tais como a bleomicina e o interferon-alfa, também têm sido utilizados. Essas estratégias têm sido consideradas úteis em certos casos e a ocorrência de complicações é baixa. O seguimento permanente com endocrinologista ao longo do seu crescimento e desenvolvimento e a reposição hormonal ao longo da vida é um complemento essencial ao tratamento nas disfunções endócrinas após a cirurgia ou radioterapia. O uso de corticoides pode ser necessário nos pacientes sob estresse, como doenças sistêmicas e cirurgias. Diabetes *insipidus* é uma consequência quase inevitável da cirurgia radical, e o comprometimento da função hipofisária, necessitando reposição de dois ou mais hormônios hipofisários, é visto em cerca de 80% dos casos. O acompanhamento médico deve ser realizado devido à possibilidade de recorrência do tumor, necessidade de uma monitoração contínua, tratamento de efeitos colaterais relacionados à radioterapia e outros tratamentos complementares[5,7,11].

Tumores Primitivos Neuroectodérmicos

Os tumores primitivos neuroectodérmicos (conhecidos como **PNETs**) surgem a partir de células cerebrais primitivas, que são compostas por pequenas células redondas com citoplasma escasso. São tumores altamente celulares, compostos por 90% a 95% de células indiferenciadas[1]. Em lactentes, podem atingir grandes dimensões e, assim, tornam-se um desafio enorme para a ressecção cirúrgica. Esses tumores frequentemente envolvem mais de um compartimento cerebral, impossibilitando uma ampla ressecção[4]. São tumores raros, representando menos de 1% das neoplasias cerebrais em crianças, e normalmente apresentam-se em crianças com menos de cinco anos de idade. Na imagem, os PNETs supratentoriais são tipicamente heterogêneos, e calcificações são vistas em até 70% dos casos. O componente sólido dos PNETs geralmente tem um ávido realce heterogêneo, com mínimo edema circundante na IRM; além disso, necrose e hemorragia são comuns. Os PNETs são altamente malignos, com comportamento agressivo local e disseminação subaracnoide. Os investigadores relataram que aproximadamente 40% dos pacientes com PNET supratentorial ou meduloblastoma têm propagação subaracnoide na apresentação. O estudo por imagens da medula espinal é, portanto, recomendado nesses doentes para avaliar seu envolvimento, uma vez que a sua presença reduz a sobrevida e as possibilidades alternativas. Os diagnósticos diferenciais incluem o ependimoma e o tumor rabdoide teratoide atípico[3]. As características moleculares de PNET supratentoriais diferem significativamente das de meduloblastomas A aparência na IRM mais típica de um PNET é de uma grande e aparentemente bem delimitada massa, que pode estar localizada tanto no hemisfério cerebral quanto no ventrículo lateral. A necrose, a hemorragia e a alta celularidade com hiperplasia endotelial vascular são comuns nesse tipo de tumor[1]. Esses tumores apresentam um prognóstico pior do que o do meduloblastoma, mas uma melhora na evolução tem sido sugerida com uso de uma quimioterapia intensificada ou em altas doses e de transplante de medula óssea autóloga[4].

Tumores Embrionários

Os tumores embrionários são um conjunto de lesões biologicamente heterogêneas que compartilham a tendência de se disseminar para todo o SNC através das vias do LCR. Embora haja variação significativa, histologicamente esses tumores são agrupados porque são, pelo menos parcialmente, compostos por células hipercromáticas, com pouco citoplasma, que são densamente compactadas e demonstram um alto grau de atividade mitótica. Outras características imuno-histoquímicas e histológicas, tal como o grau de transformação celular aparente ao longo das linhagens de células identificáveis (ependimal, glial etc.), podem ser usadas para separar esses tumores em graus. No entanto, uma convenção que foi aceita pela OMS também separa esses tumores com base no local de origem presumível no SNC[7].

As características clínicas dos tumores embrionários da infância dependem da localização do tumor e da idade da criança no momento da apresentação. Tumores embrionários tendem a crescer rapidamente e são geralmente diagnosticados no prazo de três meses do início dos sintomas[7].

O diagnóstico patológico de tumores embrionários é baseado principalmente em características microscópicas imuno-histoquímicas e histológicas. No entanto, estudos de genética molecular são utilizados cada vez mais para subclassificar tumores embrionários. Essas alterações genéticas agora estão sendo utilizadas para a estratificação de risco e plano de tratamento.

Esta é a mais recente classificação da OMS para tumores embrionários[7] (abordaremos os principais):

- Meduloblastoma;
- Tumor neuroectodérmico primitivo do SNC (PNET);
- Neuroblastoma do SNC;
- Ganglioneuroblastoma do SNC;
- Meduloepitelioma;
- Ependimoblastoma;
- Tumor rabdoide teratoide atípico (conhecido como ATRT).

O pineoblastoma, que no passado foi convencionalmente agrupado como tumor embrionário, agora é categorizado pela OMS como um tumor do parênquima pineal, embora as terapêuticas para os pineoblastomas sejam bastante semelhantes às utilizadas para os tumores embrionários[7].

O prognóstico dos tumores embrionários e dos pineoblastomas varia muito, dependendo da extensão da doença do SNC no momento do diagnóstico, da idade ao diagnóstico, da quantidade de doença residual após a cirurgia definitiva, da histopatologia tumoral e das características biológicas e moleculares das células do tumor[7].

Na classificação de tumores do SNC (OMS, 2007), os **meduloblastomas** são separados em tumor clássico, com quatro variantes: desmoplásico/nodular, meduloblastoma com nodularidade extensa, meduloblastoma anaplásico e meduloblastoma de células grandes, com base nas suas características histopatológicas. Pela primeira vez na história da classificação da OMS, esse esquema reconhece que a identificação das variantes do meduloblastomas tem utilidade clínica. O meduloblastoma com nodularidade extensa e o meduloblastoma desmoplásico/nodular em lactentes têm um melhor prognóstico. No entanto, crianças com meduloblastoma desmoplásico devem ser investigadas para a síndrome de Gorlin com detalhes, pois a síndrome é descrita como relacionada e poderia estar subdiagnosticada[23]. O meduloblastoma anaplásico e o de grandes células apresentam um comportamento mais agressivo[24].

Nas crianças pequenas com meduloblastomas, há três estratégias de tratamentos diferentes utilizadas por diferentes grupos para melhorar as taxas de sobrevida e retardar ou evitar a radioterapia cranioespinhal[22]:

- Quimioterapia sistêmica e quimioterapia em altas doses, seguida de radioterapia na recidiva;
- Quimioterapia sistêmica e intraventricular;
- Quimioterapia sistêmica e radioterapia, conforme o local.

O papel da quimioterapia em altas doses para retardar ou evitar a radioterapia cranioespinhal, como parte da estratégia de tratamento multimodal, especialmente em crianças pequenas com doença metastática ou residual no pós-operatório, tem sido reconhecido por diferentes grupos cooperativos[23].

Os meduloblastomas compreendem a grande maioria dos tumores embrionários pediátricos e, por definição, surgem na fossa posterior onde constituem cerca de 40% de todos os tumores da fossa posterior. Cada uma das outras formas de tumores embrionários compõem 2% ou menos de todos os tumores cerebrais da infância[7].

O meduloblastoma é o tumor cerebral mais comum nos lactentes, contribuindo para aproximadamente 50% dos tumores recém-diagnosticados em crianças com menos de dois anos[4]. É mais frequente em meninos do que em meninas (aproximadamente 60% são meninos) e mais em crianças do que em adultos[25].

Geralmente, tem um prognóstico pior em crianças com menos de dois a três anos. Isso ocorre geralmente porque, nessa faixa etária, evita-se o uso da radioterapia, embora haja suspeitas de que o meduloblastoma tenha um comportamento biológico mais agressivo em crianças mais jovens, com possibilidade de disseminação leptomeníngea[4]. Mas houve uma melhora significante da sobrevida nas crianças com diagnóstico entre 2000 e 2002, comparadas àquelas entre 1995 e 1999, com redução do risco de morrer de aproximadamente 30%[25]. Os fatores de risco não foram ainda estabelecidos, embora vários eventos tenham sido correlacionados[25].

Em aproximadamente 80% das crianças, o meduloblastoma surge na linha média do cerebelo, no nível do quarto ventrículo, com a maior parte dos sintomas precoces manifestada por hipertensão intracraniana por obstrução desse ventrículo, com obstrução do sistema liquórico e hidrocefalia secundária. As crianças com meduloblastoma são geralmente diagnosticadas dentro de dois a três meses do início dos sintomas e, comumente, apresentam início relativamente abrupto de cefaleia, náuseas, vômitos, letargia, algum grau de nistagmo, edema de papila e instabilidade (ataxia), incluindo desequilíbrio do tronco e alterações da marcha[7,11].

Vinte por cento dos pacientes com meduloblastoma não terão hidrocefalia no momento do diagnóstico e têm maior probabilidade de apresentar-se inicialmente com disfunções cerebelares. Por exemplo, o meduloblastoma posicionado mais lateralmente ao cerebelo pode não causar hidrocefalia e, devido à sua localização, é mais propenso a apresentar disfunção cerebelar lateralizada (ataxia apendicular), manifestada por dismetria unilateral, instabilidade e fraqueza do VI e VII nervo do mesmo lado do tumor. Mais tarde, quando a tumor crescer no sentido da linha mediana e bloquear o LCR, os sintomas mais clássicos relacionados à hidrocefalia se tornam evidentes[7].

As manifestações por comprometimento dos nervos cranianos são menos comuns, exceto por paralisia do VI nervo unilateral ou bilateral, que é geralmente relacionado com a hidrocefalia. Às vezes, o meduloblastoma se apresentará de modo abrupto, com um início agudo de letargia e perda de consciência devido à hemorragia dentro do tumor.

Em crianças, a apresentação de meduloblastoma é mais variável e pode incluir letargia inespecífica, atraso psicomotor, perda de etapas de desenvolvimento e dificuldades na alimentação. No exame físico, pode haver abaulamento da fontanela anterior, devido ao aumento da PIC, e movimentos anormais dos olhos, incluindo os olhos desviados para baixo (conhecido como sinal do sol poente), secundários à compressão do teto do mesencéfalo. Em uma pequena porcentagem de casos, o meduloblastoma surge no cenário das síndromes de predisposição ao câncer hereditário. As síndromes conhecidas por estarem associadas com o meduloblastoma incluem síndrome de Turcot, síndrome de Rubinstein-Taybi, síndrome de Gorlin (também conhecida como síndrome do nevo basocelular ou síndrome do carcinoma nevoide de células basais), síndrome de Li-Fraumeni e anemia de Fanconi. Às vezes, o meduloblastoma pode ser a manifestação inicial da presença de mutações germinativas nesses genes predisponentes. Para outros tumores embrionários, a apresentação também é relativamente rápida e depende da localização do tumor no SNC. Os pineoblastomas muitas vezes resultam em hidrocefalia, devido ao bloqueio de LCR na área do III ventrículo, e outros sintomas relacionados com a pressão na parte posterior do tronco cerebral na região tectal. Os sintomas podem incluir uma constelação de anormalidades nos movimentos oculares manifestados pelas pupilas que reagem mal à luz, perda da capacidade de olhar para cima, nistagmo e retração palpebral (síndrome de Parinaud). À medida que crescem, esses tumores podem também causar hemiparesia e ataxia. Lesões supratentoriais, tais como os neuroblastomas e ganglioneuroblastomas do SNC, vão resultar em déficits neurológicos focais, tais como hemiparesia e perda de campo visual, dependendo de qual parte do córtex cerebral há comprometimento. Eles também podem causar convulsões e obnubilação[(7)].

O meduloblastoma clássico é um tumor denso, altamente celular, o que se reflete nos exames de imagem. O meduloblastoma é um tumor de alto grau e deve ser diferenciado de tumores da fossa posterior de baixo grau. As calcificações podem ser encontradas em até 20% dos casos e a hemorragia é rara. Cerca de 92% dos meduloblastomas crescem; no entanto, o aumento pode ser variável em grau, variando de realce homogeneamente difuso a realce muito pequeno e irregular. A TC é, às vezes, a primeira neuroimagem que é obtida para pacientes com tumor de fossa posterior devido a sua disponibilidade em situações de emergência[(25)]. A hidrocefalia está presente em 95% dos pacientes[(1,5)]. Uma resolução melhor é obtida com a IRM com realce irregular em mais de 90% dos casos. A IRM fornece dados sobre a resposta terapêutica e sobre o estadiamento do meduloblastoma, devido à tendência de disseminação no SNC, e orientação para o planejamento cirúrgico. No momento do diagnóstico, 14% a 43% dos pacientes com meduloblastoma são relatados como tendo infiltração microscópica ou nodular no espaço subaracnoide; por conseguinte, no momento do diagnóstico, um exame de IRM de toda a coluna vertebral deve ser realizado para determinar se existe disseminação nas leptomeninges[(1,5)].

Dada a tendência desses tumores para se disseminar por todo o SNC precocemente no curso da doença, é indicada a avaliação do neuroeixo por IRM de todo o cérebro e coluna vertebral. Preferencialmente, isso deve ser feito antes da cirurgia, a fim de evitar artefatos pós-operatórios, especialmente por sangue. Essas imagens podem ser difíceis de interpretar e devem ser realizadas em pelo menos dois planos, com e sem o uso de realce do contraste (gadolínio). Após a cirurgia, o estudo por imagem do local do tumor primário é indicado para determinar a extensão do tumor residual. Além disso, a análise do LCR lombar deve ser realizada se for considerada segura[(7)]. As contraindicações para a punção lombar (por exemplo, PIC elevada) devem ser consideradas com cautela. A obtenção do LCR para doença disseminada é crucial, pois até 10% dos adultos e 30% das crianças apresentam evidências de disseminação no momento do diagnóstico[(25)]. A neuroimagem e a avaliação do LCR são consideradas complementares porque aproximadamente 10% dos pacientes terão comprovação de células tumorais no LCR, sem evidência clara de doença leptomeníngea na IRM. A análise do LCR é feita convencionalmente 10 a 21 dias após a cirurgia. Se o LCR for obtido dentro de 10 dias da operação, a detecção de células tumorais dentro do LCR é possivelmente relacionada ao procedimento cirúrgico. Na maioria dos protocolos de estadiamentos, se o LCR for obtido nos primeiros dias após a cirurgia e se o resultado for positivo, a positividade deve ser confirmada por uma punção lombar posterior para ser considerada de importância diagnóstica[(7)]. O LCR da região lombar é preferível, pois é mais sensível que o líquido ventricular para determinar doença disseminada[(25)]. Nos casos em que a obtenção do LCR por uma punção lombar for considerada insegura, o fluido ventricular pode ser obtido, no entanto, pode não ser tão sensível quanto a avaliação do fluido lombar[(7)].

Os meduloblastomas são classificados para o tratamento de acordo com a apresentação clínica, dependendo da presença de metástases (M1-M4) ou doença residual maior que 1,5 cm², de acordo com a classificação norte-americana, determinada pela IRM no pós-operatório precoce (dentro de 24 a 72 horas). O tipo de grupo de risco de um paciente com meduloblastoma é determinado de acordo com a classificação de Chang para metástases (Quadro 46.2)[(25)].

QUADRO 46.2 *Classificação Chang[(25)].*

M0	Ausência de metástase hematogênica ou subaradnoide nodular grosseira ou laminar
M1	Células tumorais microscópicas no líquido cebroespinhal
M2	Metástases nodulares grosseiras ou laminares no cerebelo, espaço subaranoide cerebral ou no terceiro ou quarto ventrículo
M3	Metástases nodulares grosseiras no espaço subaranoide espinhal
M4	Metástases extraneuroaxiais

Mesmo após restabelecimento do fluxo liquórico, alguns pacientes podem necessitar de derivação ventricular, mesmo que tardiamente, principalmente devido à hiperproteinorraquia. O desenvolvimento tardio de hidrocefalia deve ser suspeitado quando houver queixas de cefaleia ou vômitos e confirmado com identificação do aumento ventricular por meio da TC e IRM. Embora seja um risco muito teórico, a derivação ventricular impõe um risco de levar células tumorais para fora do sistema nervoso central(5).

O tratamento do lactente com meduloblastoma tem evoluído durante os últimos 10 a 15 anos e as taxas de sobrevida têm melhorado com as modernas estratégias de tratamento, mesmo nos casos com doença avançada e histologia desfavorável. Mas sequelas no longo prazo não podem ser desprezadas, tais como déficits motor, sensório, endocrinológico, cognitivo, neuropsicológico e comportamental(25). Infelizmente, a melhora na resposta ao tratamento tem ocorrido à custa de efeitos terapêuticos adversos importantes entre os sobreviventes, principalmente por problemas cognitivos(24). Essas alterações podem afetar profundamente a qualidade de vida e repercutir na sua socialização na escola e na sociedade(25).

As taxas de cura são menores em lactentes do que em crianças mais velhas e a recidiva ocorre em aproximadamente 75% dos casos pediátricos dentro de dois anos. Mais da metade dessas recidivas têm um componente de doença disseminada(24,25).

Como os tumores embrionários são raramente metastáticos para o sistema ósseo, medula óssea ou outros locais no momento do diagnóstico, estudos como o aspirado de medula óssea, radiografia do tórax ou cintilografia óssea não são indicados, a menos que existam sintomas ou sinais sugestivos de envolvimento de algum órgão. Vários parâmetros clínicos e biológicos têm demonstrado estar associados com a probabilidade de controle dos tumores embrionários após o tratamento. Os significados de muitos desses fatores têm demonstrado ser preditivos para o meduloblastoma, embora alguns sejam usados para atribuir risco de outros tumores embrionários. Os parâmetros mais utilizados para prever o resultado incluem a extensão da doença no SNC no momento do diagnóstico, a idade no momento do diagnóstico, a quantidade de tumor residual após a cirurgia definitiva, a histopatologia do tumor e as características biológicas e moleculares das células tumorais.

Pacientes com doença disseminada no SNC no momento do diagnóstico estão em maior risco de recidiva da doença. De dez por cento a 40% dos pacientes com o meduloblastoma têm disseminação no SNC no momento do diagnóstico; os lactentes apresentam a maior incidência, enquanto os adolescentes e adultos apresentam a menor. Os PNETs do SNC e os pineoblastomas também podem estar disseminados no momento do diagnóstico, embora a incidência de disseminação possa ser um pouco menor do que a do meduloblastoma, com a disseminação ao diagnóstico sido documentada em aproximadamente 10% a 20% dos pacientes. Os pacientes com PNET e pineoblastomas, com doença disseminada no SNC no momento do diagnóstico, têm uma sobrevivência global ruim, com taxas de sobrevida de cinco anos relatadas que variam de 10% a 30%. Crianças com idade menor que três anos no momento do diagnóstico (na ausência de características histológicas de extensa nodularidade) prenunciam um resultado desfavorável para aquelas com meduloblastoma e, possivelmente, para aquelas com outros tumores embrionários. A recidiva em crianças com tumores embrionários é mais provável que ocorra nos primeiros 18 meses após o diagnóstico. O estudo de investigação por imagem do cérebro e da medula espinal geralmente é realizado de rotina durante e após o tratamento. A estratificação de risco para o meduloblastoma é baseada na avaliação neurorradiográfica com identificação de disseminação, no exame citológico do LCR, na avaliação de neuroimagem no pós-operatório (para quantificar o tumor residual) e na idade do paciente(7). Os pacientes com idade superior a três anos, com meduloblastoma, têm sido estratificados em dois grupos de risco(7):

1. Risco médio, em que as crianças com idade superior a três anos apresentam tumores que são totalmente ressecados ou quase totalmente ressecados (≤ 1,5 cm^2 de tumor residual) e não apresentam metástases;
2. Risco alto, no qual as crianças com idade superior a três anos apresentam metástase e/ou a ressecção foi subtotal (> 1,5 cm^2 de tumor residual).

A doença metastática inclui provas neurorradiográficas de doença disseminada, citologia no LCR lombar ou ventricular positivo (obtido mais de 10 dias após a cirurgia) ou doença extraneural. As crianças com tumores que mostram anaplasia difusa, que de outra forma teriam sido consideradas de risco médio, são designadas para o grupo de alto risco[7].

No tratamento para meduloblastoma em crianças recém-diagnosticadas, a cirurgia é considerada componente padrão de tratamento para confirmação histológica do tipo tumoral e como forma de melhorar a evolução. As ressecções totais ou quase totais são consideradas ideais se elas puderem ser realizadas com segurança. No pós-operatório, as crianças podem ter déficits neurológicos significativos causados pelas lesões pré-operatórias relacionadas ao tumor cerebral, à hidrocefalia ou pela lesão cerebral em decorrência da cirurgia. Um número significativo de pacientes com meduloblastoma irá desenvolver a síndrome do mutismo cerebelar cujos sintomas incluem o atraso no início da fala, paralisia suprabulbar, ataxia, hipotonia e labilidade emocional. Aproximadamente 50% dos pacientes com essa síndrome manifestarão, no longo prazo, sequelas neurológicas e neurocognitivas permanentes.

A terapêutica com radiação no tumor primário geralmente é administrada em 1 a 2 cm da margem em torno do local do tumor primário, de preferência por meio de técnicas de conformação. Para todos os meduloblastomas de crianças com mais de três ou quatro anos no momento do diagnóstico, a terapêutica de radiação cranioespinhal é administrada, dependendo dos fatores de risco, como a extensão da doença no momento do diagnóstico. A quimioterapia é administrada rotineiramente durante e após a radioterapia. Para as crianças com menos de três anos, são feitos esforços para evitar ou retardar a radiação, devido ao grande impacto da radiação nessa faixa etária. As crianças de todas as idades são suscetíveis aos efeitos adversos da radiação sobre o desenvolvimento do cérebro. Os efeitos debilitantes sobre o crescimento, função endócrina e desenvolvimento cognitivo e neurológico têm sido frequentemente observados, especialmente em crianças mais jovens[7].

A quimioterapia, geralmente administrada durante e após a terapêutica de radiação, é um componente do tratamento padrão para crianças mais velhas com meduloblastoma e outros tumores embrionários. A quimioterapia pode ser utilizada para retardar e, por vezes, evitar a necessidade da terapêutica com radiação em 20% a 40% das crianças com menos de três a quatro anos com meduloblastoma não disseminado[7].

As opções-padrão de tratamento para crianças com mais de três anos, com meduloblastoma recém-diagnosticado de médio risco incluem cirurgia, radioterapia e quimioterapia. Se for viável, a remoção total ou quase total do tumor é considerada ideal. A radioterapia é geralmente iniciada após a cirurgia, com ou sem quimioterapia concomitante. Os melhores resultados de sobrevivência de crianças com meduloblastoma têm sido obtidos quando a terapêutica da radiação é iniciada no prazo de quatro a seis semanas após a cirurgia. Com aplicação da radioterapia exclusivamente, as taxas de sobrevida livre de eventos em cinco anos variam entre 50% e 65% naqueles com doença não disseminada. A quimioterapia é um componente padrão do tratamento de crianças com meduloblastoma de risco médio. A terapêutica de radiação e quimioterapia dada durante e após a cirurgia demonstrou taxas de sobrevida livre de eventos em cinco anos de 70% a 85%[7].

As opções-padrão de tratamento para crianças com mais de três anos que são recém-diagnosticadas com meduloblastoma e que têm a doença metastática ou tiveram uma ressecção subtotal incluem cirurgia, radioterapia e quimioterapia. A tentativa de ressecção total é considerada ótima, se for considerada viável. Em pacientes de alto risco, vários estudos têm demonstrado que a terapêutica multimodal melhora a duração do controle da doença e a sobrevida global livre de doença. Estudos mostram que aproximadamente 50% a 65% dos pacientes com doença de alto risco vão apresentar controle da doença no longo prazo. As medicações que têm sido consideradas úteis em crianças com doença de médio risco são os mesmos fármacos que têm sido utilizados extensivamente em crianças com doença de alto risco[7].

O tratamento de crianças com menos de três a quatro anos com meduloblastoma recentemente diagnosticado continua a evoluir. As abordagens terapêuticas têm tentado postergar e, em alguns casos, evitar a utilização da terapia de radiação cranioespinhal devido aos seus efeitos deletérios no sistema nervoso imaturo. As opções-padrão de tratamento para crianças com até três anos de idade com meduloblastoma recentemente diagnosticado incluem cirurgia e quimioterapia adjuvante[7].

Se for considerada viável, a ressecção cirúrgica completa do tumor é o tratamento ideal. No entanto, a ressecabilidade cirúrgica está associada à histologia, como nos casos de pacientes com meduloblastoma desmoplásico ou meduloblastoma com extensa nodularidade, que apresentam uma maior taxa de ressecção completa do que os pacientes com meduloblastoma clássico. Terapias para crianças mais jovens com meduloblastoma incluíram o uso de múltiplos quimioterápicos[7].

Outra opção de tratamento para crianças com menos de três anos no momento do diagnóstico é a quimioterapia seguida de resgate de células-tronco autólogas. Os resultados dos estudos que utilizam esquema quimioterápico de maior dose, com ablação de medula associada ao resgate de células-tronco, também demonstraram que um subgrupo de pacientes com meduloblastoma menores de três anos na época do diagnóstico pode ser tratado apenas com quimioterapia[7].

Os **tumores rabdoides teratoides atípicos** (conhecidos como **ATRT**) são tumores que estão incluídos no grupo de tumores embrionários do SNC, em conjunto com meduloblastomas e PNETs; são extremamente raros no início da infância e altamente malignos. O ATRT constitui 1-2% dos tumores cerebrais pediátricos e tem uma predileção por crianças. Dentro do SNC, o ATRT ocorre mais comumente na região infratentorial e fora da linha média (38% a 65%). No entanto, em 4% a 8% dos casos, os tumores estão presentes em vários locais no SNC no momento do diagnóstico. Na presença de um tumor intracraniano agressivo, um diagnóstico de ATRT deve sempre ser considerado em crianças com menos de dois anos, mesmo que o local seja incomum. Esses tumores podem apresentar-se com aumento da PIC devido ao tamanho do tumor ou por hidrocefalia obstrutiva. Menos de 50% dos casos evoluem com disseminação leptomeníngea. É importante que sejam diferenciados do meduloblastoma e do PNET, pois o ATRT apresenta um prognóstico pior[5].

Esses tumores ocorrem em crianças com menos de dois anos, com média de idade ao diagnóstico de 17 meses. Acomete mais a região da fossa posterior e da região pineal, comprometendo o compartimento infratentorial duas vezes mais que o compartimento supratentorial. É um tumor hipervascularizado que acomete crianças pequenas com volume sanguíneo relativamente pequeno, o que torna a remoção cirúrgica um procedimento de risco[4].

O principal diagnóstico diferencial do ATRT supratentorial permanece sendo PNET e ependimoma, e o diagnóstico definitivo só pode ser estabelecido por biópsia. ATRT e PNET podem ter as mesmas características de imagem TC e IRM. As características de neuroimagem do ATRT podem ser semelhantes às de meduloblastoma na fossa posterior, às de tumores de células germinativas e às de PNETs quando presentes no compartimento supratentorial. A localização tende a ser mais lateral e geralmente contém cisto, calcificação, hemorragia e produtos de degradação de hemácias. Os cistos localizados mais perifericamente podem favorecer o diagnóstico do ATRT, comparados aos de PNET e meduloblastoma. A aparência altamente agressiva de um tumor com invasão craniana pode favorecer o ATRT sobre outras massas císticas, como astrocitoma pilocítico juvenil ou ganglioglioma infantil desmoplásico. O ATRT imita o meduloblastoma radiológica e histologicamente e foi diagnosticado erroneamente no passado. O ATRT agora pode ser diferenciado do meduloblastoma, utilizando-se marcadores imuno-histoquímicos específicos e pela detecção de certas mutações ou deleções genéticas[1,5].

Os ATRTs são tumores agressivos com prognóstico sombrio, terapêutica ainda não estabelecida e poucos dados de literatura[5]. A sobrevida média no pós-operatório com terapia multimodal é de seis a 11 meses, geralmente com recorrência precoce e disseminação liquórica. Dos pacientes com sobrevida maior, a maioria foi tratada com ressecção cirúrgica agressiva, radioterapia e quimioterapia, tanto sistêmica quanto intratecal[4]. O tratamento de ATRT envolve cirurgia e quimioterapia. A ressecção ampla e total parece ser o fator prognóstico potencialmente mais importante, mas essa possibilidade é influenciada pela tendência de o tumor ser muito grande e invasivo. A radiação é raramente uma opção por causa da pouca idade do paciente. No entanto, algumas evidências sugerem que a radioterapia precoce em pacientes com menos de três anos pode ser benéfica. O ATRT requer quimioterapia altamente agressiva, com regimes diferentes daqueles usados para tratar pacientes com meduloblastoma. No paciente com menor idade, a presença de hemorragia intratumoral e o envolvimento do ângulo pontocerebelar ocasionam um diagnóstico pré-operatório preferencial de ATRT sobre meduloblastoma. São tumores sensíveis à quimioterapia, mas sua utilização em doses convencionais não aumentou a chance de sobrevida. O prognóstico reservado estimulou a utilização de um esquema mais intensivo de quimioterapia e o uso intratecal. Embora a radioterapia seja controversa, a radioterapia focal, a utilização de células-tronco autólogas e a quimioterapia em altas doses são recursos utilizados, dependendo da idade da criança e do estadiamento da doença. Avaliações das consequências sistêmicas e neurocognitivas em longo prazo desses tratamentos ainda são necessárias[5].

Tumores da Pineal

A região pineal é considerada uma localização da linha média centrada na glândula pineal e inclui as cisternas circundantes, o III ventrículo posterior e estruturas parenquimatosas adjacentes, incluindo o mesencéfalo, tálamo e parte posterior do corpo caloso. Os tumores da região pineal são responsáveis por 3% a 8% das neoplasias intracranianas na população pediátrica. A maioria das neoplasias da região pineal é classificada como tendo origem a partir de células germinativas (60%) e do parênquima pineal (15%). Outras lesões, como malformações da veia de Galeno, astrocitomas, meningiomas, lipomas e cisto pineal são em geral menos comuns em crianças. A apresentação clínica de massas na região pineal é mais frequentemente relacionada ao efeito compressivo. Pacientes com neoplasias na região pineal podem apresentar dor de cabeça, náuseas ou vômitos, diabetes insípido ou a clássica síndrome de Parinaud. A puberdade precoce pode ser vista com tumores de células germinativas[3]. A Figura 46.4 apresenta um exemplo de tumor pineal.

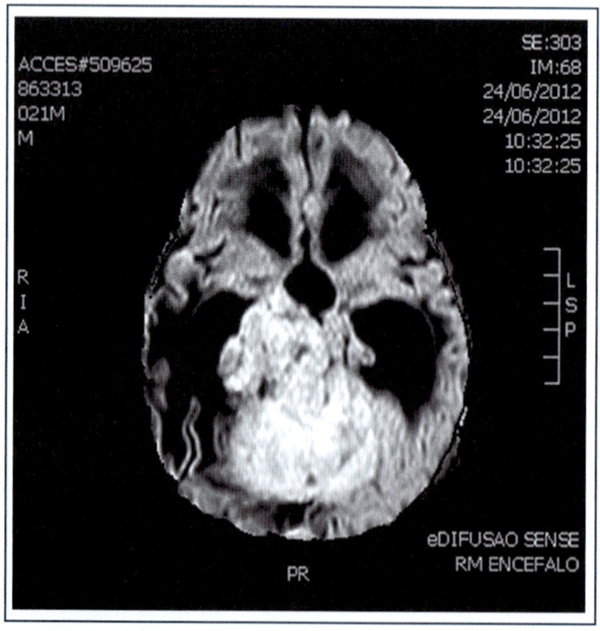

FIGURA 46.4 *Tumor pineal.*

Os **tumores de células germinativas** da região da pineal surgem do ectoderma residual primordial, da mesoderme, da endoderme ou na cisterna da placa quadrigeminal, e são classificados pela OMS em **germinomas e tumores de células germinativas não germinomatosos**. Os dois tipos mais comuns são **germinomas** e **teratomas**, que correspondem a aproximadamente 40% e 13%, respectivamente, de todos os tumores na região pineal. Os achados de imagem quase nunca são suficientes para o diagnóstico de tumores de células germinativas e a biópsia tumoral geralmente é necessária. No entanto, certas características de IRM podem ser sugestivas e favorecer um diagnóstico sobre o outro. Por exemplo, os germinomas geralmente aumentam de forma homogênea, ao passo que os tumores de células germinativas não germinomatosos aumentam de modo mais heterogêneo, em parte devido à hemorragia. Uma massa envolvendo calcificações na região da pineal ou um tumor na região da pineal em associação com um tumor suprasselar também é sugestivo de um germinoma. Germinomas têm um prognóstico relativamente bom, com uma taxa de sobrevida de cinco anos superior a 90%. Os pacientes são tratados principalmente com radioterapia e, ocasionalmente, com a quimioterapia coadjuvante. Existem três tipos diferentes de teratoma: teratoma maduro, teratoma imaturo e teratoma com transformação maligna[3]. O teratoma é o tumor cerebral primário mais comum diagnosticado ao nascimento. O diagnóstico de apresentação em idade bem precoce, a ocorrência de diagnóstico pré-natal e a frequente associação com natimortalidade deixam poucas dúvidas de que esse tumor seja realmente uma neoplasia congênita. A apresentação típica é de um aumento da circunferência craniana devido a uma massa intracraniana sólida, com características de crescimento acelerado que, às vezes, pode ultrapassar o compartimento craniano[4]. Microscopicamente, eles contêm elementos de cada camada germinativa, o que se reflete na TC como uma massa que contém gordura, tecido mole, regiões císticas e calcificações[3]. A característica histológica desse tumor é o reconhecimento de elementos derivados de todas as três camadas germinativas primitivas (endoderme, mesoderme e ectoderme), podendo ser classificado em benigno ou maligno, com pouca diferenciação. Geralmente, a evolução das crianças com teratoma não é boa, em decorrência do grande tamanho e das características do extenso crescimento tumoral que dificulta a remoção cirúrgica. No entanto, caso a remoção completa de um teratoma benigno seja obtida, a evolução é favorável[4].

Os tumores do parênquima da pineal incluem **pineocitoma, tumor do parênquima da pineal de diferenciação intermediária** e **pineoblastoma altamente maligno**. O pineocitomas e o pineoblastoma são tumores que surgem a partir de células do parênquima pineal. Ambos são consideravelmente menos comuns em crianças do que os tumores de células germinativas da pineal. O tumor do parênquima pineal mais comum na população pediátrica é a pineoblastoma, que responde por 40% dos tumores do parênquima pineal e se apresenta com hidrocefalia em quase 100% dos casos, devido à proximidade do aqueduto cerebral. Os pineoblastomas são tumores malignos primitivos da pineal, de células redondas e pequenas, que são altamente celulares e são mais bem classificados como PNET, tumores embrionários grau IV. Podem ocasionar hidrocefalia e os de alto grau podem disseminar-se pela medula espinhal através do LCR. Cefaleia, náuseas, vômitos, cansaço, alterações visuais e distúrbio de memória são sintomas comuns. O pineoblastoma pode ocorrer no contexto de retinoblastoma bilateral ou familiar, que é denominado "retinoblastoma trilateral"[1,3]. O retinoblastoma trilateral é uma síndrome tumoral particular do lactente, composta de uma história prévia de retinoblastoma bilateral com diagnóstico subsequente de PNET intracraniano. Geralmente, as crianças se apresentarão com tumor intracraniano, em média, aos 24 meses e, geralmente, a evolução é fatal. Parte dessa evolução sombria se deve ao fato de que, por volta de 25% dos pacientes, apresentam disseminação da doença no momento do diagnóstico do tumor[4]. A descrição clássica da TC é de uma massa sólida pineal hiperdensa com calcificações periféricas. Na IRM, os pineoblastomas são heterogêneos e não específicos na aparência[1,3]. Os PNETs da região pineal são os pineoblastomas, tumores malignos embrionários que se originam das células do parênquima pineal. São histologicamente indistinguíveis dos PNETs de outras localizações. As crianças mais jovens com pineoblastoma têm um prognóstico pior. O uso de altas doses de quimioterapia e o uso de transplante de medula óssea autólogo têm sido considerados uma terapêutica básica nas crianças mais jovens com pineoblastoma, devido ao insucesso frequente da quimioterapia convencional sem radioterapia[4].

Ependimomas

O ependimoma é o terceiro tumor mais comum de fossa posterior em crianças, após o meduloblastoma e astrocitoma cerebelar, correspondendo a 10% de todos os tumores do SNC da infância[1,6]. É um tumor raro, com uma incidência de 2,1 a 2,5/1.000.000 de crianças com menos de 15 anos. A idade média de início de apresentação está entre 36 e 52 meses na maioria dos relatos, com predomínio nos lactentes[4].

Os ependimomas podem ser divididos em tumores supratentoriais, infratentoriais e da coluna vertebral. Aproximadamente, 30% dos ependimomas da infância surgem em regiões supratentoriais do cérebro e 70% surgem na fossa posterior. Eles surgem de células ependimais da camada de revestimento no assoalho do quarto ventrículo, forame de Luschka, canal central ou ventrículo terminal da medula espinal; expandem-se geralmente e atingem o LCR, podendo ser encontrados em todo o SNC. As células do ependimoma podem estar disseminadas distalmente no momento do diagnóstico, pois se espalham através do eixo do SNC por meio da medula espinal. No entanto, a disseminação é observada em menos de 10% dos pacientes com ependimomas de grau II e grau III[7]. Em lactentes, os ependimomas localizam-se menos frequentemente no compartimento supratentorial, podendo ser intraparenquimatosos e sem relação com o compartimento ventricular[4]. Ependimomas mixopapilares são mais susceptíveis a se difundir para o SNC no início do curso da doença. De acordo com a classificação da OMS de tumores cerebrais, os tumores ependimais pertencem aos seguintes quatro subtipos principais[7]:

- Subependimoma (OMS categoria I);
- Ependimoma mixopapilar (OMS categoria I);
- Ependimoma (OMS categoria II);
- Ependimoma anaplásico (OMS categoria III).

A apresentação clínica do ependimoma é dependente da localização do tumor.

As crianças com ependimoma de fossa posterior podem apresentar sinais e sintomas de hidrocefalia obstrutiva devido à obstrução ao nível do IV ventrículo e, além disso, as células ependimárias produzem LCR. Elas também podem se apresentar com ataxia, dor de garganta ou paralisia do nervo craniano[7].

O ependimoma supratentorial pode causar dores de cabeça, convulsões ou déficits neurológicos focais, dependentes da localização[7].

Os ependimomas da medula espinhal tendem a causar dor nas costas, fraqueza de extremidades inferiores e/ou disfunção vesical e intestinal[7].

A NF-2 é a única doença genética conhecida associada a uma predisposição para o ependimoma. No entanto, os pacientes de NF-2 geralmente desenvolvem o tipo espinhal intramedular de ependimoma[1]. A localização do tumor irá determinar a apresentação clínica[7]. Os sintomas iniciais, como náuseas e vômitos, são frequentes pela compressão ou invasão do centro do vômito, próximo ao óbex. Os sintomas geralmente estão relacionados ao aumento da PIC, com o aumento progressivo desses tumores. Há obstrução do sistema liquórico no IV ventrículo e, consequentemente, hidrocefalia obstrutiva. Os pacientes manifestam-se também com cefaleia e alterações da marcha, mas déficits localizados podem surgir nos casos de compressão de áreas específicas da medula espinal. Disartria, disfagia e alterações visuais também podem ocorrer[1,5].

Esses tumores originam-se dentro dos hemisférios cerebrais, que podem atingir grandes dimensões, pois têm um crescimento relativamente indolente[4].

O tratamento começa com a cirurgia. O tipo de terapia adjuvante administrada, bem como a segunda cirurgia, a quimioterapia ou a radioterapia vão depender do subtipo de ependimoma, se o tumor foi completamente removido durante a cirurgia inicial, se o tumor está disseminado pelo SNC e da idade da criança[7].

Todo paciente suspeito de ter ependimoma deve ser avaliado com estudo de imagens de todo o cérebro e da medula espinal[7].

Tanto na TC quanto na IRM, os ependimomas estão entre as hipóteses dos tumores do IV ventrículo. O fator que leva a maior suspeita é sua disseminação através do forame de Lushka ou Magendie. Devido a essa capacidade de infiltração pela medula espinal, deve-se realizar a IRM em todo o eixo do SNC onde as lesões muitas vezes podem ter realce irregular. A IRM dos ependimomas supratentoriais mostram tumores grandes e heterogêneos em uma localização peritrigonal, no entanto os tumores podem ser intraventriculares ou subcorticais. Apesar de não ser patognomônica, a natureza do ependimoma resulta na apresentação clássica de massa tumoral no IV ventrículo, que se estende através do forame de Luschka (15%) ou forame de Magendie (60%). Além disso, a imagem geralmente é de uma difusão restrita, em vez de pequenas quantidades de tecido através do forame, que é a característica do ependimoma. A calcificação pontilhada é demonstrada em 50% dos casos dos ependimomas na TC. Esses tumores são heterogêneos na IRM, refletindo uma combinação de tumor sólido, cisto, calcificação, necrose, edema ou hemorragia. Quando realizada, a IRM por perfusão do ependimoma geralmente demonstra um volume sanguíneo cerebral marcadamente elevado[1,5,6].

O método mais sensível disponível para avaliação da metástase subaracnoide na medula espinal é a IRM espinhal realizada com gadolínio. Isso deve ser feito preferencialmente antes da cirurgia para evitar confusão com o sangue no pós-operatório. Se possível, a avaliação citológica do LCR deve ser realizada. Os fatores prognósticos que afetam o desfecho são os fatores genéticos, a pouca idade no momento do diagnóstico, a histologia anaplásica, a ressecção subtotal, as doses menores de radiação e a localização do tumor. A variante cranial do ependimoma tem um desfecho menos favorável do que a do ependimoma medular primário. A localização dentro da medula espinal também pode afetar a evolução, com tumores na porção inferior da medula espinhal, tendo um prognóstico pior. No acompanhamento pós-tratamento, a neuroimagem de investigação, juntamente com a avaliação clínica, são geralmente recomendadas após o tratamento para o ependimoma. As opções de tratamento padrão para subependimoma recentemente diagnosticado (categoria I) incluem a cirurgia e apenas observação, em casos raros. Em casos que necessitem terapêutica, a remoção cirúrgica completa é muitas vezes curativa. Alguns subependimomas são achados acidentais e são somente observados. Ocasionalmente, o subependimoma pode causar obstrução ventricular e, nesses casos, a colocação de derivação ventrículo-peritoneal é indicada. Hemorragia intratumoral espontânea também pode ser observada. Ependimoma mixopapilar, considerado um subtipo histológico do ependimoma, tem uma incidência relativamente alta de disseminação do tumor no SNC ao diagnóstico e durante o acompanhamento. Imagem do eixo cranioespinhal completa no momento do diagnóstico e durante o acompanhamento é indicada. As opções-padrão de tratamento para o ependimoma mixopapilar recentemente diagnosticado (categoria I) incluem a cirurgia, com ou sem radioterapia adjuvante. Há uma tendência para o uso de radioterapia focal após a ressecção cirúrgica da massa primária. As opções-padrão de tratamento para o ependimoma recentemente diagnosticado (categoria II) ou o ependimoma anaplásico (categoria III) incluem a cirurgia e terapêutica adjuvante[7].

Tipicamente, todos os pacientes se submetem à cirurgia para remover o tumor. O tratamento adicional depende da extensão da ressecção do tumor e se existe doença disseminada, mas a radioterapia também é utilizada, como em algumas situações no ependimoma mixopapilar e no anaplásico, por exemplo[7].

A recidiva não é incomum em todos os graus de ependimoma e o principal local de recidiva geralmente é o local primário do tumor, embora a disseminação para o neuroeixo concomitante também pode ser vista. A recidiva pode se desenvolver muitos anos após o tratamento inicial, com relatos de recorrência tardia depois de 10 a 15 anos. A recidiva sistêmica é extremamente rara. Quando ocorre recidiva, uma avaliação completa para determinação da extensão da recidiva é indicada para todos os pacientes[4,7].

A necessidade de uma nova intervenção cirúrgica é individualizada com base na extensão do tumor, no período de tempo entre o tratamento inicial e o reaparecimento da lesão recorrente, no quadro clínico. Em alguns casos, lesões cirurgicamente acessíveis podem, alternativamente, ser tratadas por terapêutica de radiação[7]. O padrão de recorrência e a difícil resposta ao tratamento têm levado ao uso da radioterapia como terapêutica complementar[4]. As crianças mais jovens apresentam uma evolução menos favorável, provavelmente devido a menor proporção de ressecção completa, à impossibilidade do uso da radioterapia e ao comportamento biológico mais agressivo[4].

Tumores do Plexo Coroide

Os tumores do plexo coroide são tumores tipicamente de lactentes, com a maioria dos pacientes com menos de três anos de idade por ocasião do diagnóstico. Eles contribuem com cerca de 0,5% de todos os tumores intracranianos, mas aproximadamente 12% de todos os tumores cerebrais em crianças com menos de dois anos. A hidrocefalia é manifestação invariável nesses casos devido a vários fatores. Esse tipo de tumor tipicamente é conhecido como hiperprodutor de LCR, que favorece a hidrocefalia. Além disso, mesmo após a ressecção completa do tumor, o tratamento da hidrocefalia ainda pode ser necessário, devido à frequente hemorragia intraventricular e à reação inflamatória pela cirurgia ou pela distorção mecânica das vias liquóricas intraventricular. São tumores que apresentam grandes dimensões, invasibilidade e muita vascularização, tornando sua abordagem um desafio cirúrgico, com grande risco no intraoperatório devido à hemorragia. A abordagem cirúrgica deve ser criteriosa, com identificação e controle do pedículo vascular e de sua tributária, antes de se proceder à remoção do tumor, devido ao risco de grande perda sanguínea[4].

São tumores raros, representados pelo **carcinoma de plexo coroide**, **papiloma de plexo coroide** e uma variante conhecida como **papiloma de plexo atípico,** raramente visto. O papiloma do plexo coroide apresenta-se como uma massa intraventricular bem circunscrita, que geralmente surge no ventrículo lateral, em geral no trígono. Esse tumor (grau I) ocorre com o dobro da frequência do carcinoma de plexo coroide[4]. A localização mais comum do papiloma de plexo coroide em crianças é o ventrículo lateral[4]. É um tumor de crescimento lento e raramente dissemina-se para o cérebro ou medula espinal. O carcinoma de plexo coroide é uma forma maligna e que abrange cerca de 20% de todos os tumores do plexo coroide, afetando igualmente ambos os sexos. Essa neoplasia (grau III) ocorre em 1% a 4% de todos os tumores cerebrais em crianças, sendo uma entidade rara[4], e apresenta um crescimento agressivo, podendo se disseminar[1]. O carcinoma difere do papiloma de plexo coroide, pois geralmente origina-se dentro do ventrículo lateral, é mais invasivo e com frequência tem pior prognóstico, mas a diferenciação decisiva desses tumores baseia-se na avaliação minuciosa do material anatomopatológico[4]. Os sintomas variam dependendo do tamanho e localização do tumor, que pode causar aumento da PIC por hidrocefalia e aumento da circunferência do crânio. Os sintomas mais comuns incluem cefaleia, náusea e vômitos (principalmente ao despertar), letargia, irritabilidade, dificuldade de deambulação, macrocefalia ou alargamento das fontanelas[1].

As características da IRM que podem favorecer um carcinoma do plexo coroide incluem um sinal heterogêneo (que pode ser secundário à hemorragia), necrose, bordas entre o tumor e o parênquima cerebral não delimitadas, alterações císticas e um grau maior de invasão[3]. O carcinoma de plexo coroide estende-se além das margens do ventrículo e está associado à edema e efeito de massa[1]. Outras lesões benignas do plexo coroide, como um cisto do plexo coroide, lipoma, e hiperplasia das vilosidades, são geralmente distinguíveis com base nas características de sinal da IRM[3].

O tratamento do papiloma de plexo coroide consiste na ressecção completa do tumor, que pode chegar a 96% em casos relatados. Há uma melhora do prognóstico do carcinoma de plexo coroide com a ressecção cirúrgica completa e a quimioterapia complementar. A remoção cirúrgica muitas vezes é impossibilitada pelo tamanho grande e pela extensa vascularização do tumor em lactentes, com volume de sangue circulante proporcionalmente pequeno[4].

Meningiomas

O meningioma tem uma baixa incidência em crianças e, dependendo da série, constitui cerca de 1,0% a 7,7% de todos os tumores do SNC prontamente diagnosticados pelas características da IRM[1]. Há uma maior associação de meningiomas com NF-2, bem como em crianças que tiveram irradiação craniana anterior[1]. Ele difere em vários aspectos clínicos e biológicos do meningioma na população adulta. Diferentemente dos adultos, nos quais os meningiomas são duas vezes mais comuns em mulheres do que em homens, alguns estudos anteriores não mostraram predileção por sexo na faixa etária pediátrica. Os meningiomas da infância são caracteristicamente conhecidos por apresentarem sintomas inespecíficos e o diagnóstico ser muitas vezes difícil. As manifestações clínicas mais comuns dos meningiomas pediátricos incluem os sinais de aumento da PIC, déficits neurológicos focais, convulsões e outros sinais de acordo com sua localização. A relação causal entre a radiação e o meningioma pediátrico está bem estabelecida. A elevada sensibilidade à irradiação das membranas aracnoides em crianças aumenta a vulnerabilidade à estimulação oncogênica. A radiação ionizante provoca mutações no genoma, direta ou indiretamente, por meio da formação de radicais livres. Os meningiomas, tipicamente induzidos por radiação em idade precoce, surgem dentro do campo de irradiação prévia, são mais propensos a ser multifocais e apresentam maior grau de atipia e mitose. Eles tendem a se comportar de forma mais agressiva, possuem características histológicas atípicas e exibem crescimento mais rápido, com maiores taxas de multiplicação e recorrência dos meningiomas não induzidos por radiação. O tratamento dos meningiomas é a ressecção total, com ampla margem, e a reoperação deve ser considerada em caso de ressecção subtotal. Recomenda-se a ressecção total, uma vez que existe o risco de recorrência maior se houver um resíduo tumoral. O tratamento cirúrgico desses tumores em crianças representa um grande desafio na prática neurocirúrgica. A difícil localização desses tumores, o tamanho volumoso, os riscos de cirurgias longas e de hipotermia, a necessidade de transfusão de sangue (às vezes, maciça) e o menor volume relativo de sangue em crianças são os grandes obstáculos ao procedimento cirúrgico. Os meningiomas benignos estão associados a elevadas taxas de cura quando o tumor for totalmente ressecado. No entanto, há sempre um risco considerável de recorrência, mesmo após a ressecção total, o que sugere que a heterogeneidade biológica existe entre as lesões benignas. A radioterapia é considerada em casos reservados[26].

Outros Tumores do SNC

As causas de **tumores secundários do SNC** em pacientes previamente tratados de câncer na infância incluem a radiação no SNC, o tratamento com quimioterápico e a alteração mutagênica e genética associada[27]. O uso tanto de radiação quanto da quimioterapia (agentes alquilantes, nitrosureias, etoposide) contribui para a ocorrência de tumores secundários. Meningiomas, cavernomas e tumores gliais são descritos nas áreas de radiação até 30 anos após o tratamento, o que justifica um seguimento no longo prazo[25]. Devido ao crescente uso da radioterapia no pós-cirúrgico e da quimioterapia para crianças com tumores cerebrais, é importante que os sinais e sintomas de tumores secundários do SNC sejam investigados e os pacientes estejam cientes dos riscos[27].

As **metástases cerebrais** são os tumores mais comuns do SNC em adultos e constituem cerca de 30% de todas as neoplasias intracranianas[28]. O número de lesões cerebrais em crianças, decorrentes de doença metastática por focos extracranianos, é extremamente baixo. Esse fato contrasta com os pacientes adultos, nos quais a doença metastática representa um tipo muito comum de tumor no SNC[2]. As metástases cerebrais de tumores sólidos são raramente observadas em crianças com câncer, tendo-se que o SNC, o fígado, os rins e os gânglios linfáticos são os locais mais comuns de propagação extramedular de leucemia. Os dados referentes a metástases cerebrais de pacientes pediátricos com tumores sólidos são limitados, mas os relatórios clínicos sugerem que a sua frequência é de 1,5-4,9% e estudos de autópsias sugerem uma frequência de 6-13%. Os tipos mais comuns de câncer em crianças com possibilidade de metástase cerebral incluem o sarcoma osteogênico e de tecidos moles, o tumor neuroblásico, o nefroblastoma e os tumores de células germinativas, mas são raros em crianças com tumor de Wilms. Em contraste, as metástases são muitas vezes uma característica de tumores muito raros, tais como o blastoma pleuropulmonar (25%), o sarcoma alveolar de partes moles (15-29%) e o melanoma (18%). Nos últimos anos, as taxas de sobrevida no longo prazo de pacientes pediátricos tratados para tumores sólidos malignos têm aumentado gradualmente, enquanto o risco de metástase cerebral aumentou. As metástases cerebrais podem estar presentes no momento do diagnóstico inicial, mas, na maioria dos casos, elas se desenvolvem mais tarde, durante a progressão da doença ou na recidiva. O tempo médio entre o diagnóstico inicial e o desenvolvimento de metástase cerebral é de 13 a 22 meses[28]. O comprometimento metastático das meninges em crianças ocorre principalmente em leucemia linfoblástica aguda, que se constitui no câncer mais comum na infância, e em tumores cerebrais primários. Em pacientes com leucemia, é muitas vezes chamado de "meningite leucêmica" ou "leucemia meníngea". Na leucemia linfoblástica aguda, a metástase pode ser diagnosticada por detecção de linfoblastos no líquido cefalorraquidiano ou por neuroimagem. Massas leucêmicas intracranianas raramente ocorrem em leucemias mieloides e linfoides[29].

Os resultados dos tratamentos das metástases do sistema nervoso cerebral são particularmente ruins, com a maioria das crianças evoluindo a óbito devido à progressão ou complicações da doença[28,29].

Os **cistos aracnoides** são cistos congênitos intra-aracnoides (contendo LCR), benignos e não neoplásicos, que não se comunicam com o sistema ventricular. Eles são relativamente comuns, representando 1% de todos os tumores intracranianos. A maioria é esporádica, embora haja relatos de casos familiares raros e casos com associação à doença renal policística. De 50% a 60% dos cistos aracnoides são encontrados na fossa média e 75% dos casos são diagnosticados na faixa etária pediátrica. A maioria dos pacientes é assintomática, e os cistos são encontrados por acaso. No entanto, cistos suprasselares e de III ventrículo podem estar associados com a apresentação clássica de balanço da cabeça contínuo, para frente e para trás. O principal diagnóstico diferencial é o cisto epidermoide, que pode ser diferenciado de um cisto aracnoide com o uso de IRM por difusão[3].

Diagnóstico Diferencial das Neoplasias Cerebrais

o diagnóstico diferencial das neoplasias cerebrais inclui infecção, desmielinização (incluindo a esclerose múltipla), efeitos da radioterapia (radionecrose, pseudoprogressão), encefalite autoimune, outras doenças inflamatórias, condições sequelares do SNC e acidente vascular isquêmico e hemorrágico[30]. A Figura 46.5 apresenta um tumor de ponte, comprometendo o IV ventrículo.

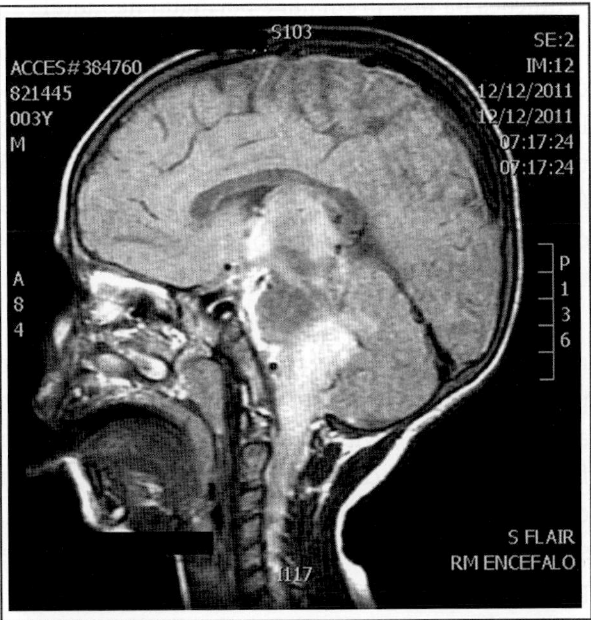

FIGURA 46.5 ***Tumor de ponte, comprometendo o IV ventrículo.***

Tumores Cerebrais Fetais e Neonatais

Os tumores cerebrais em crianças mais jovens são comumente compostos por subtipos histológicos que são raros em crianças mais velhas e em adultos, como, por exemplo, tumor rabdoide teratoide atípico, carcinoma de plexo coroide, tumor desmoplásico da infância e astrocitoma pilocítico. Além disso, os tumores cerebrais nas crianças mais jovens são frequentemente volumosos, podendo atingir grandes proporções[3,4].

A frequência de tipos de tumores cerebrais primários específicos varia de acordo com a idade, e a distribuição dos tumores em crianças com menos de dois anos ao diagnóstico é muito diferente daqueles tipos de tumores em crianças maiores[3,4].

Os tumores cerebrais fetais e neonatais são raros e contribuem em 0,5% a 4% de todos os tumores cerebrais na infância. São menos diagnosticados do que outros tumores extracranianos, como teratoma, neuroblastoma e leucemia, mas causam de 5% a 20% das mortes por neoplasias nesse período da vida[4,6].

A taxa de ocorrência dos tumores cerebrais varia muito, com relatos de 1% a 18% no primeiro ano de vida. A apresentação de tumores do SNC no período neonatal é variada, pois os tumores cerebrais nos fetos e lactentes diferem daqueles que ocorrem em outras idades e podem ser caracterizados por apresentações na fase pré-natal e perinatal/neonatal[6].

A localização dos tumores primários do cérebro é principalmente infratentorial em crianças e adolescentes, dentro da fossa posterior, envolvendo o tronco cerebral e o cerebelo. No entanto, mais de 60% dos tumores cerebrais nos fetos e recém-nascidos são supratentoriais, encontrados acima do tentório do cerebelo[6].

As apresentações de tumores neonatais são semelhantes às de tumores cerebrais em qualquer paciente pediátrico. As manifestações incluem o aumento da PIC (evidenciado pelo abaulamento da fontanela e separação das suturas cranianas), déficit de crescimento, episódios de apneia, irritabilidade, sonolência, vômitos matutinos, despertar precoce pela manhã, déficits neurológicos e hidrocefalia. Sinais oculares, como olhar do sol poente e proptose, podem ocorrer também. As convulsões podem estar presentes em alguns casos. Assim como ocorre com a hidrocefalia, a maioria dos casos de hemorragia intraventricular não é causada por tumores intracranianos. A maioria dos tumores cerebrais neonatais não apresenta hemorragia intraventricular, mas a incidência pode chegar a 18%[6]. O aumento anormal da circunferência da cabeça pode ser o único sinal clínico, que é o modo de apresentação em 50% a 60% dos casos. Esse sinal pode se manifestar como uma circunferência da cabeça acima do esperado para a altura e o peso ou uma circunferência da cabeça ultrapassando o limite da linha de percentil adequada para a idade durante os primeiros meses de vida. Isso pode ocorrer devido ao atraso na fusão da fontanela anterior (normalmente fechada por volta dos seis meses de idade). Na maioria das crianças, essa apresentação não é em decorrência de doença neoplásica. No entanto, uma causa tumoral deve ser sempre investigada e excluída nesses pacientes[6,15].

A principal característica de apresentação, que pode sugerir a presença de um tumor no cérebro nessa faixa etária, é a macrocefalia, devido ao tamanho da massa tumoral ou por hidrocefalia, ou ambos. A hidrocefalia é o segundo achado mais frequente e ocorre por compressão do sistema ventricular ou por hemorragia devido ao tumor, com a ressalva de que os tumores do plexo coroide produzem hidrocefalia por hiperprodução do LCR. A natimortalidade também é muito encontrada nos casos de tumores cerebrais. A maioria dos casos de hidrocefalia neonatal, no entanto, não é causada por tumores, mas por estenose do aqueduto ou por outras malformações congênitas, como a meningomielocele. Outros fatores etiológicos de hidrocefalia são as infecções intraútero, malformações vasculares intracranianas, cistos e hemorragias intracranianas[6].

O número de fetos e lactentes diagnosticados com lesões intracranianas aumentou muito com a utilização de exames de imagens como ultrassom, TC e IRM, que contribuíram de modo significativo para o tratamento precoce e a melhora da sobrevida[6]. Na fase intraútero, a maioria dos tumores cerebrais é diagnosticada no terceiro trimestre de gravidez, pois a utilização da ultrassonografia pré-natal permite a detecção dos tumores cerebrais antes do nascimento. O diagnóstico pode ser confirmado e informações adicionais são obtidas por meio da realização de IRM. Investigação pré-natal permite o planejamento do parto, minimizando as complicações para a mãe ou o bebê[(6)].

Os tumores intracranianos congênitos podem causar complicações obstétricas, como trabalho de parto prematuro, distocia (provocada pela desproporção cefalopélvica, devido à macrocefalia do feto), hemorragia intracraniana espontânea e natimortalidade. A incidência de natimortalidade, descrita especialmente com teratomas intracranianos, glioblastomas e tumor neuroectodérmico primitivo (conhecido como PNET), pode chegar a 17%. O aumento do útero, com aumento da circunferência abdominal da gestante, pode ocorrer em decorrência do crescimento tumoral e do poli-hidrâmnio. A incidência alta de apresentação podálica também é descrita. Os subtipos mais comuns de tumores do ponto de vista histológico são: teratoma (1/3 dos tumores em fetos e neonatos), astrocitoma, tumor do plexo coroide, PNET, meduloblastoma, ependimoma, craniofaringioma e glioblastoma multiforme[(6)].

O diagnóstico diferencial inclui as malformações vasculares, infartos e hemorragias.

Aproximadamente em um terço dos casos, devido ao tamanho do tumor, há dificuldades na determinação do local exato de origem do tumor[(6)].

Diferentemente de sua frequência durante o período perinatal, os teratomas intracranianos são raros em crianças. Os teratomas originam-se em várias localizações dentro do SNC, tais como regiões pineal, hipotalâmica e suprasselar, e hemisfério cerebral. São descritas três classes de teratomas intracranianos congênitos: teratomas intracranianos maciços que substituem o cérebro (muito raros e se caracterizam por ser os mais letais), teratomas pequenos intracranianos (que promovem hidrocefalia secundária) e teratomas intracranianos com extensão para a órbita ou o pescoço. Os teratomas apresentam-se tipicamente como um tumor grande, com áreas císticas e sólidas, geralmente com componentes diferenciados derivados das camadas germinativas, e os elementos imaturos consistem principalmente de tecidos neurogliais embriônicos. À ultrassonografia, podem ser identificados como uma massa intracraniana contendo áreas sólidas e císticas, com ou sem calcificação, com deformação ou destruição da arquitetura cerebral normal[(6)].

O prognóstico é pior, com uma relação direta com a progressão do tamanho do tumor e uma relação inversa com a idade gestacional por ocasião do diagnóstico. Alguns tipos histológicos, como meduloblastoma, demonstraram um comportamento mais agressivo nos lactentes do que em crianças e adolescentes, enquanto outros tipos de tumores, tais como astrocitomas, apresentaram uma evolução mais benigna durante o período perinatal[(6)].

Os astrocitomas que ocorrem nos fetos e neonatos são frequentemente encontrados fora da fossa craniana posterior e acima do tentório. O hemisfério cerebral, o nervo óptico, a região do tálamo-hipotálamo, o mesencéfalo e a ponte são os principais locais primários. Geralmente, aqueles que se originam do hemisfério cerebral são grandes, tendem a envolver mais de um lobo e deslocam o ventrículo lateral. Podem ocasionar macrocefalia, hidrocefalia, hemorragia, poli-hidrâmnio, distocia e natimortalidade. Uma massa intracraniana detectada no exame ultrassonográfico de rotina pode ser o achado inicial. Do ponto de vista histológico, os astrocitomas variam de benignos (baixo grau) a malignos (alto grau)[(6)].

Os astrocitomas pilocíticos de baixo grau originam-se através do neuroeixo, mas a região do nervo óptico e do hipotálamo/quiasma é o local mais comum nos lactentes[(6)].

Os astrocitomas pilocíticos de vias ópticas (gliomas ópticos) ocorrem igualmente tanto na órbita quanto no quiasma óptico. No caso dos tumores orbitais, a massa tumoral principal está situada dentro da órbita e a apresentação mais comum é a proptose com exoftalmo e protrusão dos olhos. No grupo dos tumores quiasmáticos, o tumor é intracraniano e o principal sinal é a perda visual. Apresentam-se como massas com formações císticas em regiões do nervo, tanto na região orbital como na intracraniana. As leptomeninges do nervo óptico são infiltradas de modo frequente e irregular. No entanto, a extensão além da dura e a invasão de tecidos moles da região orbital ocorrem raramente, mas podem ser encontradas após procedimento cirúrgico. No entanto, não promovem infiltração óssea ou metástases[(6)].

As crianças com astrocitomas anaplásicos, de malignidade intermediária, correspondendo ao grau II e III da classificação da OMS, apresentam uma evolução melhor do que aquelas com glioblastoma[(6)].

O glioblastoma (astrocitoma maligno) origina-se dos hemisférios cerebrais e do núcleo basal dos fetos, recém-nascidos e lactentes. Representa aproximadamente um terço dos astrocitomas na infância e, como nos adultos, tem um prognóstico sombrio. No ultrassom neonatal, pode-se identificar uma massa ecogênica unilateral ocupando a maior parte de um hemisfério, às vezes com desvio da linha média e hidrocefalia obstrutiva. A hemorragia intratumoral pode ser identificada inicialmente. A realização de ultrassonografia seriada pode evidenciar um astrocitoma maligno, com um crescimento tumoral rápido intraútero em um curto intervalo de tempo. A maioria dos pacientes cujo tumor é identificado intraútero é de natimortos ou morre logo após o nascimento. Geralmente, esses tumores são grandes, volumosos, cinzas pálidos e com aspecto necrótico e hemorragia variável[6].

Os papilomas do plexo coroide são tumores compostos de células epiteliais que revestem o plexo coroide ventricular. Compreendem a 10% de todos os tumores cerebrais nos lactentes e a 5% de todos os tumores cerebrais perinatais. Praticamente, 50% dos casos diagnosticados na infância são identificados durante o primeiro ano de vida como uma hidrocefalia de rápida evolução em fetos e lactentes, podendo causar natimortalidade. Geralmente, expandem-se para o ventrículo lateral e, nos estudos de imagem, pode-se identificar uma lesão nodular volumosa nessa localização. Eles podem originar-se no III e IV ventrículo, mas com menor frequência. Devido à natureza do desenvolvimento do sistema ventricular fetal e neonatal, quando o papiloma de plexo coroide ocorre, eles podem obstruir o fluxo liquórico por efeito de massa, com deslocamento do tecido cerebral normal e crescimento tumoral irrestrito. A dilatação importante do sistema ventricular pode ser identificada ao nascimento, pois o tumor predispõe a produção excessiva de LCR. Em termos prognósticos, os papilomas do plexo coroide têm a maior taxa de sobrevivência entre todos os tumores cerebrais congênitos. A cura pode ser obtida por meio da ressecção cirúrgica completa do papiloma de plexo coroide, com uma das melhores taxas de sobrevida de todos os tumores do SNC nos lactentes. No entanto, o procedimento pode ser difícil e complicado por hemorragia, que pode ser fatal, por o tumor ser altamente vascularizado[6].

O carcinoma do plexo coroide ocorre geralmente nos ventrículos laterais e, como menos de um terço dos casos é diagnosticado no primeiro ano de vida, a identificação pode ocorrer durante a disseminação fatal pelo espaço subaracnoideo cerebroespinhal. O diagnóstico diferencial inclui o papiloma, e o diagnóstico dependerá do critério histopatológico, com identificação de estruturas papilares pouco diferenciadas, infiltração de tecidos adjacentes, hipercelularidade, núcleo pleomórfico, atividade mitótica aumentada, proliferação vascular, necrose e, em algumas áreas, células tumorais assemelham-se a carcinoma indiferenciado. O estudo imuno-histoquímico poderá ser útil para estabelecer o diagnóstico definitivo do tumor maligno. O prognóstico do carcinoma do plexo coroide é reservado[6].

O PNET é uma neoplasia altamente agressiva que integra um grupo de tumores malignos de células pequenas do SNC, periférico e tecidos moles. Os PNETs ocorrem essencialmente na infância, são caracterizados pela capacidade de diferenciação junto à linhagem celular astrocítica, ependimal, muscular e melanocítica, e pressupõe-se que esses tumores originam-se da crista neural. No entanto, eles compartilham um comportamento biológico semelhante no SNC, independentemente do local de origem. Embora componham 25% dos tumores primários do SNC na infância, os PNETs perinatais não são comuns. Geralmente, apresentam um pior prognóstico porque são altamente agressivos e evoluem com metástases através da via liquórica, invadindo as meninges do cérebro e da medula espinhal. Localizam-se principalmente no cerebelo onde são chamados de meduloblastomas, mas podem ser encontrados em outras regiões, como nos hemisférios cerebrais (neuroblastoma cerebral, ganglioneuroblastoma), região pineal (pineoblastoma), tronco cerebral, medula espinal, nervo olfativo e retina (retinoblastoma). Os PNETs podem evoluir com metástases para pulmões, fígado, linfonodos e medula óssea. O meduloblastoma (PNET cerebelar) origina-se do vérmis cerebelar, cresce para o quarto ventrículo e hemisférios próximos e é mais comum em meninos. Apresenta-se principalmente com macrocefalia e hidrocefalia, podendo ser identificado em estudo de imagem no feto e nos lactentes[4]. A hidrocefalia obstrutiva e a implantação leptomeníngea ocorrem ao longo do eixo cerebroespinhal, quando então células tumorais podem ser identificadas[6]. Imperfuração anal, onfalocele, palato fendido, mielomeningocele, agenesia cerebelar, malformação arteriovenosa na região da dura e acrania são anormalidades congênitas que podem estar associadas. A associação de meduloblastoma com tumor rabdoide do rim está documentada. A ocorrência familiar também é uma associação significativa nos casos de meduloblastoma em relação a todos os tumores cerebrais na infância. Embora raros nessa faixa etária, esses tumores cerebrais podem apresentar lesões metastáticas como manifestação inicial[4]. O meduloblastoma pode apresentar metástases para o fígado, pulmões, medula óssea e linfonodos, através da corrente sanguínea, por invasão vascular em 5% a 18% dos casos. Assim a citologia oncótica do LCR e exame da medula óssea são essenciais na investigação inicial antes do início da terapêutica. O prognóstico na infância ainda é sombrio e os lactentes têm um pior prognóstico do que as crianças maiores[6].

Os PNETs cerebrais, ou neuroblastomas cerebrais, são tumores raros, altamente malignos e ocorrem antes dos dois anos de idade. Ocorrem primariamente em crianças jovens e lactentes, caracterizados por recorrência precoce, metástases, prognóstico sombrio e alta mortalidade. Tendem a ser grandes, com necrose cística extensa e hemorragia ocupando grande parte do hemisfério cerebral[6].

O ependimoma é o quarto tumor neonatal mais frequente e o terceiro nos lactentes. O ependimoma pode causar macrocefalia, hidrocefalia e sinais de hipertensão intracraniana nos recém-nascidos, além de distocia no parto, hemorragia intracraniana, natimortalidade e metástases. Origina-se das células do revestimento ependimário dos ventrículos e do canal central da medula espinal. Os ependimomas anaplásticos são tumores ependimários altamente agressivos, com um prognóstico sombrio e, como características histológicas, apresentam células tumorais pouco diferenciadas, celularidade aumentada e atividade mitótica acompanhada de necrose, e proliferação microvascular. O ependimoblastoma embriônico de aparência primitiva é uma variante rara, considerada por alguns como PNET com diferenciação ependimal. Esse tumor, altamente celular, apresenta necrose extensa com frequência e infiltra as leptomeninges, disseminando-se pela via liquórica, como o meduloblastoma. Independentemente do tipo celular e da idade do paciente, todos esses tumores ependimários tendem a ter um prognóstico reservado[6].

O craniofaringioma representa 10% das neoplasias intracranianas, sendo um tumor relativamente comum na faixa etária pediátrica, mas ocorre raramente em fetos e neonatos. Pode apresentar-se com macrocefalia, podendo haver poli-hidrâminio, e sua localização está intimamente relacionada à glândula pituitária. O LCR apresenta proteinorraquia muito elevada de modo característico. Uma massa cística suprasselar, calcificada e heterogênea pode ser verificada em estudo de imagens. Pode adquirir grande volume, substituindo o tecido cerebral completamente de modo semelhante ao teratoma; nesse caso, é de prognóstico lúgubre em fetos e lactentes[6].

O tumor rabdoide teratoide atípico é um tumor altamente maligno do SNC, semelhante ao tumor rabdoide encontrado no rim, do ponto de vista biológico e histológico. É encontrado na faixa etária pediátrica de modo primário e geralmente tem uma evolução fatal. Geralmente, o principal local de origem é na fossa posterior e, nesse caso, com manifestação clínica e imagens semelhantes ao meduloblastoma, mas com uma evolução mais fulminante; é diferenciado pela presença de células rabdoides. Esse tipo de tumor pode originar-se também nos hemisférios cerebrais e no tronco cerebral. Nos casos congênitos, pode apresentar-se com hidrocefalia ou hidranencefalia. A invasão cerebral, a recorrência e a disseminação liquórica precoce são sinais de curta sobrevida, menor que um ano[6].

Tumores benignos e malignos das meninges podem ser representados pelos meningiomas, sarcomas e melanomas, tendo-se que 1,8% de todos os tumores na infância são de origem meníngea. Em crianças, são mais frequentes em meninos e localizam-se mais na convexidade do que na região infratentorial. Podem apresentar-se com macrocrania, fontanela tensa, assimetria craniana, vômitos, convulsões e espasticidade difusa, podendo provocar natimortalidade. O tratamento é cirúrgico e o prognóstico é bom quando o tumor for ressecado completamente[6].

O prognóstico geral dos tumores de SNC é ruim, independentemente de sua capacidade de crescimento e invasibilidade. Vários desafios devem ser reconhecidos nos casos de tumores cerebrais congênitos, como o crescimento ilimitado desses tumores devido às suturas cranianas não fundidas, ocasionando deslocamento do tecido cerebral normal; maior velocidade de crescimento do tumor; comportamento maligno dos tumores benignos, como tamanho e localização desfavorável; diferenças histológicas e de prognóstico dos tumores de uma mesma doença quando comparadas com as populações de outras faixas etárias; limitações na aplicação de tratamento cirúrgico; e opções de tratamento coadjuvante. Muitos tumores são inoperáveis por ocuparem grandes extensões da cavidade intracraniana e invadirem grandes áreas do cérebro, com taxas de sobrevida ainda muito baixas, menores que 30%. As falhas de diagnóstico ao ultrassom que ainda ocorrem indicam que o uso mais frequente da IRM fetal possa ser uma alternativa. O prognóstico dos tumores cerebrais nos lactentes está relacionado ao tamanho e localização do tumor, tipo histológico, ressecabilidade cirúrgica e condições do lactente por ocasião do diagnóstico. Os fetos e os lactentes com papilomas de plexo coroide, gangliogliomas e astrocitomas de baixo grau apresentam melhor prognóstico, enquanto os de pior prognóstico são os portadores de teratomas e tumores neuroectodérmicos primitivos(6,15,31).

REFERÊNCIAS

3. Brandão LA, Poussaint TY. Pediatric brain tumors. Neuroimaging Clin N Am. 2013;23(3):499-525.
4. Fleming AJ, Chi SN. Brain Tumors in Children. Curr Probl Pediatr Adolesc Health Care. 2012;42:80-103.
5. Borja MJ, Plaza MJ, Altman N, Saigal G. Conventional and advanced MRI features of pediatric intracranial tumors: supratentorial tumors. ARJ Am J Roentgenol. 2013;200(5):W483-503.
6. Albright AL, Pollack IF, Adelson PD. Brain tumors in the first two years of life. In: Albright AL (editor of compilation), Pollack IF (editor). 3rd ed. Principles and practice of pediatric neurosurgery. Thieme Medical Publishers, Inc.; 2015. p. 423-44.
7. Plaza MJ, Borja MJ, Altman N, Saigal G. Conventional and advanced MRI features of pediatric intracranial tumors: posterior fossa and suprasellar tumors. ARJ Am J Roentgenol. 2013;200(5):1115-24.
8. Isaacs H. Brain Tumors. In: Tumor of the fetus and infant. Springer-Verlag Berlin Heidelberg; 2013. p. 163-95.
9. National Cancer Institute. Childhood Cancers. [Acesso 30 dez 2014.] Disponível em: <http://www.cancer.gov/cancertopics/types/childhoodcancers>.
10. Louis DN, Ohgaki H, Wiestler OD, Cavenee WK, Burger PC, Jouvet A, Scheithauer BW, Kleihues P. The 2007 WHO Classification of Tumours of the Central Nervous System. Acta Neuropathol. 2007;114(2):97-109.
11. Kieran MW, Walker D, Frappaz D, Prados M. Brain Tumors: From Childhood through Adolescence into Adulthood. J Clin Oncol. 2010;28:4783-9.
12. Chintagumpala M, Gajjar A. Brain Tumors. Pediatr Clin North Am. 2015;62(1):167-78.
13. Grondin RT, Scott RM, Smith ER. Pediatric Brain Tumors. Adv Pediatr. 2009;56:249-69.
14. Grundy R, Walker D. Brain and spinal tumours: contemporary challenges in clinical practice. Paediatr Child Health. 2010;20(3):117-22.
15. Wells EM, Gaillard WD, Packer RJ. Pediatric Brain Tumors and Epilepsy. Semin Pediatr Neurol. 2012; 19:3-8.
16. Martinez OC. Brainstem Tumors in Pediatric Patients. [Acesso 30 dez 2014.] Disponível em: <https://www.cure4kids.org/ums/oncopedia/case_detail/chapter/?id=10>.
17. Manoranjan B, Provias JP. Congenital brain tumors: diagnostic pitfalls and therapeutic interventions. J Child Neurol. 2011 May;26(5):599-614.
18. Vázquez E, Delgado I, Sánchez-Montañez A, Barber I, Sánchez-Toledo J, Enríquez G. Side Effects of Oncologic Therapies in the Pediatric Central Nervous System: Update on Neuroimaging Findings. Radiographics. 2011;31:1123-39.
19. Rao AAN, Scafidi J, Wells EM, Packer RJ. Biologically Targeted Therapeutics in Pediatric Brain Tumors. Pediatr Neurol. 2012;46:203-11.
20. Bowers DC, Adhikari S, El-Khashab YM, Gargan L, Oeffinger KC. Survey of Long-Term Follow-Up Programs in the United States for Survivors of Childhood Brain Tumors. Pediatr Blood Cancer. 2009;53:1295-301.
21. Vinchon M, Baroncini M, Leblond P, Delestret I. Morbidity and tumor-related mortality among adult survivors of pediatric brain tumors: a review. Childs Nerv Syst. 2011;27:697-704.
22. Monje M, Fisher PG. Neurological complications following treatment of children with brain tumors. J Pediatr Rehabil Med. 2011;4(1):31-6.
23. Pollack IF. Multidisciplinary management of childhood brain tumors: a review of outcomes, recent advances, and challenges. J Neurosurg Pediatr. 2011;8:135-48.

24. Menezes MAS. Distúrbios paroxísticos não epilépticos. J Pediatr (Rio J). 2002;78(Supl 1):S73-88.

25. Rutkowski S, Cohen B, Finlay J, Luksch R, Ridola V, Valteau-Couanet D, Hara J, Garre ML, Grill J. Medulloblastoma in Young Children. Pediatr Blood Cancer. 2010;54:635-7.

26. Ellison DW. Childhood medulloblastoma: novel approaches to the classification of a heterogeneous disease. Acta Neuropathol. 2010;120:305-16.

27. Massimino M, Giangaspero F, Garrè ML, Gandola L, Poggi G, Biassoni V, Gatta G, Rutkowski S. Childhood medulloblastoma. Crit Rev Oncol Hematol. 2011;79:65-83.

28. Santos MV, Furlanetti L, Valera ET, Brassesco MS, Tone LG, de Oliveira RS. Pediatric meningiomas: a single-center experience with 15 consecutive cases and review of the literature. Childs Nerv Syst. 2012;28(11):1887-96.

29. Marks AM, Packer RJ. A Review of Secondary Central Nervous System Tumors after Treatment of a Primary Pediatric Malignancy. Semin Pediatr Neurol. 2012;19:43-8.

30. Stefanowicz J, Iżycka-Świeszewska E, Szurowska E, Bień E, Szarszewski A, Liberek A, Stempniewicz M, Kloc W, Adamkiewicz-Drożyńska E. Brain metastases in paediatric patients – characteristics of a patient series and review of the literature. Folia Neuropathol. 2011;49(4):271-81.

31. De Cocker LJ, Tousseyn T, Van Calenbergh F, Uyttebroeck A, Demaerel P. Meningeal leukemia in acute lymphoblastic leukemia revealed by an intracranial mass. J Neuroradiol. 2012;39(2):130-2.

32. Bradley D, Rees J. Brain tumour mimics and chameleons. Pract Neurol. 2013;13:359-71.

33. Magdum SA. Neonatal brain tumours – a review. Early Hum Dev. 2010;86(10):627-31.

47 Hipertensão Intracraniana

Sergio Daré Junior
Nilton Ferraro Oliveira

INTRODUÇÃO

Uma lesão cerebral traumática é causada por uma força externa à cabeça, resultando em graus variáveis de lesão, indo da concussão ao coma. Uma lesão dessa natureza pode cursar com hipertensão intracraniana.

A hipertensão intracraniana (HIC) é definida como uma elevação patológica da pressão intracraniana (PIC). A Diretriz mais recente sobre lesão cerebral traumática grave em crianças aceita o tratamento com pressões intracranianas ≥ 20 mmHg por ≥ 5 minutos. Aumentos na PIC por menos que cinco minutos podem ter pouco significado. O manejo da lesão cerebral traumática grave em crianças tem por objetivos importantes o controle da PIC aumentada e a manutenção da pressão de perfusão cerebral (PPC). A Diretriz deixa claro, entretanto, que um objetivo ótimo para a PIC e a pressão de perfusão cerebral ainda está por ser definido, especialmente em crianças pequenas. A elevação da PIC está associada a alterações consideráveis, tais como redução da pressão de perfusão cerebral e consequentes modificações no fluxo sanguíneo cerebral (FSC). Estudos em crianças com trauma de crânio apontam para uma associação entre hipertensão intracraniana e mau prognóstico neurológico ou óbito. A mortalidade resulta, frequentemente, de aumentos refratários na pressão intracraniana.

Neste capítulo, são discutidos alguns aspectos referentes à anatomia do sistema nervoso central (SNC), fisiologia da circulação encefálica e fisiopatologia da HIC e seu tratamento.

ANATOMIA E FISIOLOGIA

Após o fechamento das suturas e fontículos (fontanelas) o compartimento intracraniano tem um volume constante. Desse volume, aproximadamente 80% são constituídos pelo encéfalo, 10% pelo líquido cerebrospinal (LCE) e 10% pelo sangue.

O encéfalo tem estrutura complexa, pesando, em média, 1,4 kg no adulto. Aos cinco anos de idade, o peso do encéfalo é ao redor de 90% do adulto.

Embora o peso do encéfalo do adulto represente cerca de 2,0% do peso corporal, recebe cerca de um sexto do débito cardíaco e consome um quinto do oxigênio daquele consumido pelo corpo em repouso. Esse consumo representa cerca de 250 mL de O_2 por minuto para um adulto de 70 kg[81]. Por sua pequena capacidade de armazenar oxigênio e sua elevada taxa metabólica, o encéfalo se torna bastante vulnerável às condições hipóxico-isquêmicas.

A dura-máter delimita o encéfalo em compartimentos. Na linha mediana, a foice do cérebro o separa, de modo incompleto, em dois hemisférios. O tentório do cerebelo separa parcialmente os hemisférios cerebrais do cerebelo e tronco encefálico, delimitando as regiões supra e infratentorial. O último compartimento inclui a medula espinal, envolta pelo saco dural e ocupando o interior do canal vertebral.

A vascularização do encéfalo é feita por dois conjuntos de artérias: anteriormente, pelas artérias carótidas internas e, posteriormente, pelas artérias vertebrais. As artérias carótidas internas dão origem às artérias cerebrais médias e anteriores. As artérias cerebrais posteriores são provenientes da artéria basilar, originada da fusão das artérias vertebrais. Essa rede arterial é chamada de "círculo arterial do cérebro".

A drenagem venosa do compartimento intracraniano ocorre a partir dos seios venosos, principalmente pelas veias jugulares internas.

O FSC médio, em adultos, é de cerca de 50 mL de sangue/100 g de tecido/min. Em crianças, o FSC médio varia de acordo com a idade.

É importante mencionar uma característica fundamental da circulação encefálica, a barreira hematoencefálica, um conjunto de células que separa o interstício encefálico do conteúdo da luz da vasculatura encefálica. Essa barreira é composta por um endotélio contínuo, com junções apertadas ou junções oclusivas (*tight junctions*), limitando a troca de substâncias entre o sangue e o encéfalo.

O LCE, na sua maior parte, é formado no plexo coroide dos ventrículos laterais, terceiro e quarto ventrículos. A sua circulação é um processo dinâmico, dos locais de produção para os de absorção. A partir dos ventrículos laterais, o fluxo liquórico passa pelos forames interventriculares para o terceiro ventrículo; daqui, segue pelo aqueduto do mesencéfalo para o quarto ventrículo. Algum LCE sai via aberturas laterais e mediana do quarto ventrículo para o espaço subaracnóideo, e a maior parte vai para as cisternas interpenduncular e colicular.

O LCE é essencialmente absorvido para o sistema jugular interno por meio das granulações aracnóideas cranianas. Para garantir a drenagem do LCE, é necessário um gradiente de pressão entre os espaços subaracnóideos e o seio venoso de 3 a 5 mmHg.

Estima-se que o volume de LCE de um adulto seja de 150 mL e a sua secreção varie em torno de 500 mL por dia. Em crianças de quatro a 13 anos de idade, o volume estático do LCE varia de 65 a 150 mL, sendo reposto completamente a cada quatro a seis horas.

Os valores fisiológicos da pressão liquórica estão entre 10 a 15 mmHg nos adultos, mas os dados variam individualmente e de acordo com os estudos. Em crianças, os valores normais não estão bem definidos, de 1,5 a 6 mmHg para recém-nascidos, de 3 a 7 mmHg para crianças com pouca idade e de 10-15 mmHg para crianças de mais idade. Os mecanismos que regulam a pressão do LCE não estão bem esclarecidos.

REGULAÇÃO DO FLUXO SANGUÍNEO CEREBRAL

A regulação precisa do FSC é fundamental para a entrega constante de oxigênio e nutrientes para o cérebro. Processos fisiológicos múltiplos estão relacionados à regulação do fluxo sanguíneo cerebral, e serão destacados dois deles a seguir.

DIÓXIDO DE CARBONO – CO_2

O CO_2 é um regulador potente do FSC, atravessando rapidamente a barreira hematoencefálica, havendo um equilíbrio entre o sangue arterial e o LCR. A hipocapnia resulta em constrição arterial e redução do FSC, enquanto a hipercapnia produz dilatação arterial e aumento do FSC.

A hiperventilação aumenta a resistência vascular, reduz o FSC global e reduz o volume sanguíneo cerebral, com consequente redução da PIC.

PRESSÃO DE PERFUSÃO CEREBRAL E AUTORREGULAÇÃO

A pressão de perfusão cerebral (PPC) é definida como a pressão necessária para perfundir o tecido nervoso, a fim de satisfazer a sua função metabólica.

A autorregulação cerebral é o processo de regulação da resistência vascular cerebral para manter o fluxo sanguíneo cerebral estável, apesar das flutuações na pressão de perfusão cerebral (PPC).

É um mecanismo de proteção cerebral contra a isquemia ou o excesso de perfusão. Um aumento da PPC resulta numa resposta vasoconstritora e uma queda na PPC, numa resposta vasodilatadora.

O mecanismo de autorregulação do fluxo sanguíneo cerebral parece estar intacto nos recém-nascidos a termo saudáveis e nos prematuros[92].

A pressão de perfusão cerebral (PPC) reflete a pressão arterial média menos a pressão intracraniana. Assim:

$$PPC = PAM - PIC$$

Onde:

PPC = pressão de perfusão cerebral

PAM = pressão sanguínea arterial média

PIC = pressão intracraniana

A capacidade de autorregulação pode ser perdida em decorrência de traumatismo cranioencefálico grave, por exemplo. Quando isso ocorre, o FSC flutua de acordo com a pressão arterial sistêmica. Reduções na PPC, produzidas pela queda da PAM ou por elevações na PIC, podem resultar em isquemia cerebral. Por outro lado, um aumento da PAM pode aumentar o fluxo sanguíneo cerebral passivamente e o volume sanguíneo cerebral.

Hipertensão Intracraniana

A estrutura rígida do crânio contém tecido encefálico, sangue e LCR, e a pressão exercida por esses elementos configura a pressão intracraniana (PIC). A complacência cerebral pode ser definida como o volume necessário para modificar a pressão intracraniana. Os valores da PIC são mantidos dentro da normalidade devido ao sistema hidráulico do sangue encefálico e do LCR.

De acordo com a doutrina de Monro-Kellie, quando um desses compartimentos (tecido cerebral, sangue ou LCR) aumenta de volume, a pressão aumentará, sendo exercida essa pressão nos outros dois compartimentos.

A equação a seguir mostra que, dentro de certos limites, o somatório dos volumes de cada elemento intracraniano é mantido constante. Se um volume anormal for acrescido ao compartimento intracraniano, haverá alteração no volume final. No início, entretanto, não há alterações significativas na pressão intracraniana, pois, quando existe acréscimo de um dos volumes, para compensar esse acréscimo haverá redução de um ou mais volumes remanescentes, caracterizando assim um "tamponamento". O volume final permanecerá estável, assim como a pressão intracraniana.

$$Vic = Vc + Vs + Vl + Vx$$

Onde:

Vic = volume intracraniano

Vc = volume do cérebro (80%)

Vs = volume do sangue (10%)

Vl = volume de líquido cerebrospinal (10%)

Vx = volume anormal (por exemplo, coágulo)

Tomemos como exemplo a formação de um pequeno hematoma (Vx) na cavidade craniana, gerando aumento de volume. Esse aumento será inicialmente compensado com a redução do volume de outros componentes. Assim, haverá o deslocamento de LCR para o saco espinal e alterações na resistência vascular, resultando em aumento da drenagem das veias cerebrais e seios venosos para o sistema venoso sistêmico. Esses mecanismos autorregulatórios garantirão a manutenção da PIC dentro dos limites normais. Nessa situação, há um estado de compensação.

Com o aumento do hematoma, no entanto, chega-se a uma situação em que, apesar da PIC estar dentro dos limites normais, não existe como compensar novos aumentos. Nesse ponto crítico, diz-se que a complacência cerebral está diminuída e um pequeno aumento no volume do hematoma provocará grandes aumentos na PIC. É o estado de descompensação. Pacientes com baixa complacência cerebral estão sob risco de desenvolver hipertensão intracraniana. Desse modo, todo cuidado é pouco com o paciente que chega ao pronto-socorro em coma, geralmente vítima de traumatismo craniano, uma vez que sua pressão intracraniana pode estar normal ou não. Mesmo que esteja normal, a sua complacência cerebral pode estar baixa. Assim, estímulos dolorosos, hipercarbia (retenção de CO_2 e vasodilatação cerebral), hipoxemia, ventilação inadequada por padrão respiratório insuficiente, estímulos que agitem o paciente (como tosse e mudança de decúbito), sucção traqueal e rotação do pescoço (pressão na jugular), entre outros, são fatores que podem aumentar a PIC. São detalhes como esses que, se não levados em consideração, podem ajudar a determinar um pior prognóstico neurológico do paciente. (Figura 47.1).

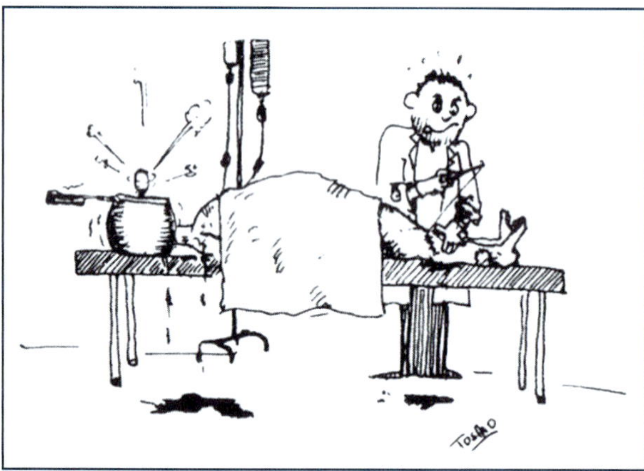

FIGURA 47.1 *No atendimento de um paciente politraumatizado, muitas vezes é negligenciado o quadro neurológico em detrimento de outras agressões mais "visíveis". Este fato pode comprometer ainda mais a agressão cerebral, piorando sobremaneira o prognóstico do paciente.*

Nas crianças cujos ossos cranianos não estejam fundidos, o aumento do perímetro cefálico funciona como "tampão" para aumentos do volume intracraniano.

Causas de Aumento na Pressão Intracraniana

Cada componente do conteúdo intracraniano pode sofrer alterações que levam à hipertensão intracraniana (HIC). Dessa forma, alterações na dinâmica do LCE, aumentos no volume de tecido cerebral e lesões com efeito de massa são as principais causas de aumentos na PIC. O Quadro 47.1 mostra uma relação de algumas causas responsáveis pelo aumento da PIC. Febre e crises convulsivas são fatores secundários que podem agravar a hipertensão intracraniana.

QUADRO 47.1 ***Algumas causas de hipertensão intracraniana.***

1. Disfunção na dinâmica do LCE • Hidrocefalia: comunicante ou obstrutiva • Derivação liquórica (shunt) com mau funcionamento
2. Aumento do volume de tecido cerebral • Acidente vascular encefálico (edema, hemorragia) • Edema (trauma de crânio, hipóxia)
3. Aumento do volume sanguíneo cerebral • Obstrução ao retorno venoso – Trombose – Tosse, agitação, flexão, extensão ou rotação do pescoço (compressão das grandes veias cervicais) • Hipercapnia, hipóxia (vasodilatação cerebral)
4. Massa intracraniana • Abscesso • Tumor • Trauma de crânio (hematomas)
5. Distúrbios metabólicos • Hiponatremia
6. Encefalopatia hipertensiva
7. Meningites
8. Insuficiência hepática aguda

Edema Cerebral

Há vários compartimentos líquidos no conteúdo craniano, como a vasculatura, o espaço intracelular, o espaço intersticial cerebral e o LCE, mantidos em volumes homeostáticos.

Edema cerebral significa aumento anormal de conteúdo líquido do tecido cerebral, sendo uma condição potencialmente fatal e um dos grandes responsáveis pela mortalidade após o trauma cranioencefálico. O edema celular altera a função da célula e, somado à tumefação do parênquima cerebral, pode resultar em um aumento rápido da pressão intracraniana, ocasionando compressão das estruturas, dos vasos sanguíneos, redução do fluxo de sangue e, finalmente, herniações[96]. Os mecanismos associados ao edema não estão completamente esclarecidos, mas recentemente têm sido descritos mediadores do edema cerebral após o trauma cranioencefálico, com atenção para as aquaporinas[79,96].

O edema cerebral tem sido classificado em duas categorias: citotóxico e vasogênico, mas são descritos outros tipos de edema, de acordo com a etiologia, como o intersticial, o hidrostático e o osmótico.

Edema Citotóxico

O edema ocorre no compartimento intracelular e aparece principalmente nos estados isquêmicos e/ou hipóxicos. Há uma disfunção na bomba de Na^+/K^+ da membrana celular, com entrada de Na^+, Cl^- e água, provenientes do espaço intersticial. É um processo que ocorre em todos os tipos de células do SNC, mas principalmente nos astrócitos.

Existem atualmente 14 canais de aquaporinas descritas, mas as que têm expressão no SNC são a aquaporina-1, aquaporina-4, aquaporina-9 e aquaporina-11. A aquaporina-4 é a de principal expressão nos astrócitos e aquela de principal contribuição na formação e na depuração do edema[(79)].

Edema Vasogênico

É uma forma de edema extracelular. Há um rompimento da barreira hematoencefálica e aumento da permeabilidade transendotelial vascular, com o extravasamento de água e proteínas para o compartimento intersticial cerebral. O edema vasogênico pode ser esperado onde exista uma alteração simultânea da barreira hematoencefálica, como após tumores, traumatismo, hemorragia, inflamação e infarto.

Edema Hidrostático

Considerado uma variante do edema vasogênico. Corresponde a um acúmulo de água pobre em proteínas no espaço extracelular, devido ao desequilíbrio de pressão através da parede vascular. A pressão de perfusão cerebral aumenta a um ponto em que há o rompimento da autorregulação. Ocorre nas encefalopatias hipertensivas.

Edema Intersticial

Ocorre como consequência de uma obstrução ao fluxo do LCE, na hidrocefalia. O LCE atravessa o epêndima e penetra no espaço extracelular e na substância branca periventricular.

Edema Osmótico

Como consequência da queda na osmolalidade plasmática em relação à cerebral, como nas hiponatremias, por exemplo.

Embora exista uma classificação do edema cerebral, há uma combinação dos vários tipos na maioria das situações clínicas. O edema cerebral é um processo dinâmico e com diferentes efeitos na composição final do volume intracraniano.

Quadro Clínico da Hipertensão Intracraniana

Como vimos, a PIC eleva-se devido a um excesso de volume no compartimento intracraniano. O grau de elevação da PIC depende: da rapidez de adição desse volume, do tamanho da massa e da eficácia dos mecanismos de compensação. Em crianças, uma das causas frequentes de HIC é o trauma cranioencefálico, entre outras causas, como tumor cerebral, infecções intracranianas e hidrocefalia.

O exame clínico do paciente nem sempre fornece dados para avaliação do grau de hipertensão intracraniana (HIC). O Quadro 47.2 resume os principais sinais e sintomas descritos na HIC. Estão incluídos sinais e sintomas que aparecem no longo prazo.

QUADRO 47.2 ***Sinais e sintomas de hipertensão intracraniana.***

Cefaleia
Vômitos
Diplopia
Redução na visão
Visão turva
Cegueira episódica
Redução da capacidade raciocínio
Sonolência
Compressão do III nervo craniano
Compressão do VI nervo craniano
Papiledema
Síndrome de herniação
Movimentos desconjugados intermitentes dos olhos
Alterações dos sinais vitais
Bradicardia
Hipertensão
Bradipneia

Síndromes de Herniação

A HIC tem dois efeitos importantes: a isquemia cerebral e/ou distorção e deslocamento do tecido cerebral (herniação).

Pelo mecanismo de diferença de pressões entre os compartimentos cranianos, o tecido parenquimatoso pode deslocar-se de um compartimento para outro, provocando compressões ou deslocamento do tronco encefálico, nervos cranianos, ou da vasculatura cerebral. A herniação pode ocorrer em três pontos: abaixo da foice do cérebro, através do tentório do cerebelo ou através do forame magno, com herniação das amígdalas cerebelares.

A herniação transtentorial ou uncal pode resultar na tríade clássica: deterioração progressiva da consciência, dilatação ipsilateral da pupila devido à compressão do terceiro nervo e hemiparesia do lado oposto.

Com a progressão da herniação, aparecem agitação/torpor, coma, respiração de Cheyne-Stokes, decorticação, hipertermia, hiperventilação, descerebração, irregularidade respiratória, apneia, coma arreflexo e óbito.

Tratamento

O TCE é classificado como grave quando se apresenta na Escala de Coma de Glasgow (ECG) com uma pontuação ≤ 8. Deve-se considerar como potencialmente grave o TCE que cursa com redução ≥ 2 pontos na ECG em um curto período de tempo ou apresente os seguintes sinais e/ou sintomas, independentemente da pontuação na ECG: pupilas anisocóricas, fratura de crânio aberta ou com afundamento, cefaleia progressiva de forte intensidade e presença de déficit motor até então ausente. Essas são situações que demandam tratamento em uma unidade de terapia intensiva (UTI) com equipes médica (intensivistas e neurocirurgiões), com apoio multiprofissional colaborativo das equipes de enfermagem e de fisioterapia, para que possa haver melhores resultados ao paciente.

A abordagem terapêutica do TCE se inicia com o atendimento no local do acidente e se estende até a UTI, em uma cadeia de atendimento que deve ser organizada em etapas sucessivas, integradas, articuladas, organizadas e protocolizadas, visando o melhor desfecho e segurança ao paciente. O resgate no local do acidente deve ser adequado, objetivando o rápido transporte ao hospital, garantindo um atendimento seguro sem expor o paciente a riscos adicionais, e mantendo nessa fase os objetivos de oxigenação adequada e controle inicial da hipotensão e sangramento. Especial atenção deve ser dada à fixação da coluna cervical e permeabilização correta das vias aéreas. A ocorrência de hipoxemia ou hipotensão na fase pré-hospitalar aumenta o risco de óbito em três vezes e o risco de dano neurológico severo em quatro vezes. No pronto-socorro, o atendimento continua e deve ser rápido e organizado, enquanto se aguarda a decisão quanto à necessidade de cirurgia neurológica imediata ou internação em UTI. Nessa fase, os objetivos anteriores continuam a ser buscados e adiciona-se como objetivos o controle imediato da hipertensão intracraniana com risco de herniação cerebral (cirurgia ou terapia hiperosmolar), controle da hipertermia/hipotermia, hemostasia, instalação de via aérea artificial na forma de intubação orotraqueal ou traqueostomia quando indicadas, e controle de distúrbios eletrolíticos e metabólicos. O objetivo final é a estabilização do paciente, a correção das alterações fisiológicas existentes e a prevenção das lesões secundárias que podem suceder ao trauma. Essas lesões podem ser classificadas em lesões secundárias cranianas e sistêmicas. A lesão primária é aquela imposta no momento do trauma, com uma dinâmica própria, não suportando tratamento, somente medidas de prevenção. A lesão secundária craniana ocorre quando da compressão do cérebro contra a calota craniana, resultando em isquemia e necrose do cérebro, decorrente da pressão intracraniana (PIC) aumentada, que compromete a pressão de perfusão cerebral (PPC), consequência de edema cerebral ou grandes hematomas com efeito de massa. A lesão secundária sistêmica ocorre pela existência simultânea de alterações diversas que comprometem a viabilidade neuronal, seja por lesão citotóxica direta, seja por lesão mediada por edema tecidual grave (aumenta a PIC e diminui a PPC). Essas alterações incluem: hipertermia, hipotensão, hipoxemia, hipocapnia/hipercapnia, hiponatremia/hipernatremia, hipoglicemia/hiperglicemia, anemia e diabetes *insipidus*.

O controle da HIC e a prevenção das lesões secundárias constituem o objetivo final da cadeia de atendimento ao TCE, e encontra na UTI o local definitivo para sua realização. Numa situação ideal, o paciente é admitido na UTI com todos esses objetivos prévios conduzidos e realizados pelas equipes médicas do transporte e da emergência. Quando isso não ocorre, é importante o médico intensivista rever as medidas necessárias de maneira organizada, seguindo o protocolo ABCDE da abordagem ao paciente politraumatizado.

A. Manter vias aéreas pérvias, com estabilização da coluna cervical (manual ou com colar cervical). No paciente com TCE grave, é obrigatória a intubação traqueal, que deve ser realizada com uso de sequência rápida para não resultar em aumento da PIC por "briga" ou tosse. Checar a efetividade da posição da cânula por meios clínicos (ausculta pulmonar, oximetria e capnografia) e radiografia de controle. A fixação da coluna cervical deve persistir até que haja liberação da movimentação da mesma após avaliação adequada que exclua a possibilidade de lesão cervical associada.

B. Avaliar clinicamente a respiração efetiva e monitorizá-la com ausculta pulmonar, oximetria de pulso e capnografia, além de controles gasométricos episódicos. Colocar o paciente em ventilação pulmonar mecânica (VPM) em modo controlado. O paciente deve ser mantido em VPM objetivando valores normais de oxigenação e ventilação. É importante atentar para os objetivos da VPM se houver clínica de HIC (hipertensão arterial, bradipneia e bradicardia – Tríade de Cushing): uma hiperventilação leve com $PaCO_2$ entre 35 e 38 mmHg deve ser realizada, com manutenção de oxigenação normal com $satO_2 \geq 94\%$. Não se deve utilizar parâmetros respiratórios que aumentem a pressão intratorácica de maneira desnecessária (manter volume corrente entre 6-8 mL/kg e PEEP normal para idade do paciente) para não prejudicar o retorno venoso cerebral e, consequentemente, aumentar a PIC. Pelo mesmo motivo, não se recomendam medidas fisioterápicas que exponham o paciente a dessaturações ou aumento da PIC. O atendimento fisioterápico deve ser restrito ao mínimo necessário e sempre com sedação adicional pré-atendimento.

C. Manter a euvolemia. Evitar a hipotensão. A monitorização mínima para esta finalidade inclui uma linha de pressão arterial invasiva, uma linha para pressão venosa central e sondagem vesical. O paciente não deve ser hiperexpandido com reposições de volume desnecessárias (risco de edema pulmonar e cerebral), nem permanecer hipovolêmico (risco de comprometimento da PPC) como consequência de distúrbios de diurese ou sangramentos não controlados. As reposições de volume na forma de cristaloides ou hemocomponentes devem ser feitas em alíquotas pequenas, não excedendo 20 mL/kg por vez. O retorno venoso cerebral deve ser facilitado. A manutenção da cabeça em posição centrada e em decúbito elevado a 30° são medidas que facilitam a drenagem de sangue venoso cerebral, diminuindo a PIC. A adequação da VPM também é utilizada como tática para não prejudicar o retorno venoso cerebral, como já referido.

D. Avaliação neurológica pela equipe neurocirúrgica para decisão quanto à necessidade de medidas cirúrgicas imediatas (drenagem de hematomas, correção de fraturas penetrantes e abertas, limpeza e hemostasia local) daquelas lesões de tratamento clínico (edema cerebral, lesão axonal difusa). A TC de crânio é obrigatória nesta fase e, se não tiver sido realizada ainda, deverá ser providenciada. Avaliar e corrigir outras lesões que comprometam o fluxo sanguíneo cerebral ou a integridade do paciente.

A manutenção do paciente com esses cuidados iniciais já resulta de imediato em estabilização neurológica e redução da HIC porventura existente.

As afirmações seguintes são derivadas das recomendações da "Diretriz do manejo agudo do TCE grave da criança e do adolescente", da Brain Trauma Foundation, de 2012. Essas recomendações devem auxiliar o médico intensivista quanto às diversas opções terapêuticas disponíveis nesse cenário.

1. Indicações de colocação de cateter para mensurar PIC

A afirmação de que "A colocação de um cateter para mensurar a PIC pode ser utilizada em crianças com lesão cerebral traumática grave" é uma recomendação fraca, baseada em evidências baixas, derivadas de estudos de nível III, com qualidade moderada ou baixa. Um total de quatro linhas de evidências justifica o uso de PIC na lesão cerebral grave. Os resultados em crianças espelham os resultados em adultos.

a. A alta ocorrência de HIC nessas crianças;

b. A amplamente relatada associação de HIC e desfecho neurológico ruim;

c. A concordância de bons resultados neurológicos nos pacientes submetidos a protocolos terapêuticos que tratam/controlam a HIC;

d. Os melhores desfechos clínicos obtidos com terapêuticas que efetivamente diminuem a HIC.

A HIC é de difícil diagnóstico apenas pela observação clínica. A ocorrência da tríade de Cushing é um evento tardio, cuja manifestação clínica encontra-se alterada pelo uso de sedação e analgesia nesses pacientes. Entretanto, a HIC é um evento grave que está associado com morte ou lesão neurológica grave em crianças. As medidas da PIC sofrem influência das características etárias em pediatria (fontículos abertos e plasticidade do SNC). O uso do cateter de PIC, além de diagnóstico dessa situação de HIC, é terapêutico por guiar a necessidade de medidas que se impõem para o controle da PIC. O tipo mais adequado de cateter de PIC (ventricular *versus* parenquimatoso), sua localização mais adequada nos casos de lesão cerebral generalizada ou difusa, ou seu uso em medidas contínuas ou intermitentes, são perguntas ainda sem resposta. Não se indica uso de cateter de PIC em TCE leve ou moderado.

2. Limiar terapêutico da PIC

A afirmação de que "O tratamento de HIC deve ser instituído se PIC igual ou maior do que 20 mmHg" é uma recomendação fraca, baseada em evidências baixas, derivadas de estudos de nível III, com qualidade moderada ou baixa.

Há evidências que a HIC persistente (sustentada) acima de 20 mmHg compromete um desfecho neurológico adequado. Há dúvidas quanto ao valor alvo de PIC que deve ser buscado com a terapia HIC; aos valores pediátricos de PIC normais relativos à variação nas diversas faixas etárias; e à possibilidade de variação da PIC frente à ocorrência de lesão cerebral difusa *versus* localizada.

3. Limiar terapêutico da PPC

As afirmações de que "Uma PPC mínima igual a 40 mmHg deve ser considerada para lactentes" e "Que a PPC é idade-relacionada e uma faixa de variação entre 40-50 mmHg deve ser considerada, com lactentes no limite inferior e adolescentes no limite superior" são recomendações fracas, baseadas em evidências baixas, derivadas de estudos de nível III, com qualidade moderada ou baixa.

As evidências apontam que os sobreviventes de traumas graves apresentam valores de PPC maiores do que os de não sobreviventes. Não há estudos que demonstrem que a manutenção ativa de uma PPC acima de um determinado valor resulte em menor mortalidade ou morbidade. Não há clareza da razão de a PPC ser idade-relacionada em pediatria. Para que a PPC seja fidedigna, a determinação da PIC deve ser realizada com técnica (atentar para zerar no tragus) e a medida de PAM (zerar no átrio direito-precórdio) realizada com o paciente em decúbito elevado em 30°.

4. Neuromonitorização avançada

A afirmação de que "Se disponível a monitorização do O_2 cerebral ($PbtO_2$), considerar a manutenção do mesmo igual ou acima de 10 mmHg" é uma recomendação fraca, baseada em evidências baixas, derivadas de estudos de nível III, com qualidade moderada ou baixa.

Os trabalhos com esse tipo de monitorização são escassos em pediatria e restritos a uma série de casos e estudos observacionais que limitam a interpretação dos resultados no sentido da recomendação do uso clínico. As evidências derivadas de trabalhos em adultos sugerem que episódios de dessaturação (saturação venosa de O_2 jugular < 50% ou $PbtO_2$ < 15 mmHg) estão relacionados com desfechos ruins, principalmente se sustentados por mais de 30 minutos (maior chance de óbito). Discute-se nos trabalhos a aplicabilidade dessa monitorização em doenças difusas *versus* localizadas, frente à eficácia em detectar isquemia.

5. Neuroimagem

A afirmação de que "Na falta de deterioração neurológica ou da ocorrência de uma PIC em elevação, uma CT controle 24 horas após o trauma não está recomendada para guiar decisões neurocirúrgicas" é uma recomendação fraca, baseada em evidências baixas, derivadas de estudos de nível III, com qualidade moderada ou baixa.

Os trabalhos pediátricos são escassos e não foram realizados com o objetivo de guiar a terapêutica. Mais trabalhos são necessários para elucidação do papel da neuroimagem nesse cenário, principalmente quanto ao uso de ressonância nuclear comparado ao de TC.

6. Terapia hiperosmolar

A afirmação de que "A solução salina hipertônica (SSH) pode ser usada no trauma cerebral grave pediátrico com HIC, em uma dose efetiva para uso agudo, variando entre 6,5 e 10 mL/kg" é uma recomendação fraca, baseada em evidências moderadas, provenientes de dois estudos de nível II, com qualidade moderada ou baixa. A afirmação de que "A SSH pode ser usada no trauma cranioencefálico grave pediátrico com HIC em uma dose efetiva para uso contínuo de uma solução a 3%, com velocidade de infusão entre 0,1 e 1 mL/kg/hora, começando do valor mínimo e titulando para os valores superiores; o objetivo é utilizar a menor dose necessária para manter PIC < 20 mmHg e osmolaridade sérica < 360 mOsm/L" é uma recomendação fraca, baseada em evidências fracas, derivadas de um estudo de nível III, com qualidade baixa.

A terapia hiperosmolar é utilizada para redução da HIC por meio da redução da PIC. Pode-se utilizar manitol e SSH. A eficácia desses agentes em reduzir a PIC resulta do efeito osmótico sobre o parênquima cerebral (diminuindo o edema) e do efeito redutor sobre a viscosidade sanguínea. O uso de manitol para esse efeito, na dose de 0,5 a 1 g/kg/dose, apesar de estar apoiado na prática clínica há quase 100 anos, não está fundamentado em trabalhos metodologicamente adequados. Trabalhos epidemiológicos em TCE mostram uma frequência de uso do manitol acima de 70% dos casos em UTI adulta e pediátrica.

O uso da SSH está fundamentado em poucos trabalhos, mas metodologicamente adequados. Pode ser utilizada em *bolus* ou infusão contínua, na dependência da necessidade de início de ação rápida ou não, respectivamente. É eficaz em reduzir a PIC pelos mesmos motivos do manitol, com a vantagem de resultar em pouca interferência hemodinâmica negativa. Efeitos benéficos adicionais incluem a restauração do potencial de membrana, a restauração do volume celular e o aumento do peptídeo atrial natriurético, além de efeito anti-inflamatório e de melhora do débito cardíaco. Seu efeito deletério está relacionado com maior risco de lesões decorrentes da hiperosmolaridade/hipernatremia (sangramento em SNC, mielinólise pontina, insuficiência renal, natriurese, acidose hiperclorêmica, HIC rebote na retirada), demandando controle rigoroso dos valores de osmolaridade (< 360 mOsm/L e Na < 160 mEq/L – observado que Na > 180 mEq/L correlaciona-se com maior mortalidade). Não se conhece a velocidade segura de acréscimo e decréscimo do Na sérico, mas se considera, a partir dos trabalhos relatados, uma velocidade de acréscimo de 15 mEq/L/dia e de decréscimo de 10 mEq/L/dia como sendo segura.

7. Controle de temperatura

As afirmações de que "O uso de hipotermia moderada (32-33°C) de início precoce pós-TCE grave, com duração de 24 horas, deve ser evitada", "O uso de hipotermia moderada (32-33°C) de início em até oito horas pós-TCE grave e duração de até 48 horas deve ser considerada na estratégia de redução da HIC" e "Qualquer que seja a indicação, o reaquecimento em velocidade acima de 0,5°C/hora deve ser evitado" são recomendações moderadas, baseadas em evidências moderadas e fracas, derivadas de estudos de nível II e III, com resultados contraditórios. A afirmação de que "A hipotermia moderada (32-33°C) de início precoce pós-TCE grave e duração de até 48 horas pode ser considerada" é uma recomendação fraca, baseada em evidências moderadas e fracas, derivadas de estudos de nível II e III, com resultados contraditórios.

Ainda existe muita incerteza quanto ao uso de hipotermia no controle da HIC. Não se sabe o papel quanto ao seu uso como terapia única frente ao uso como terapia combinada; não se conhece a temperatura-alvo e o tempo de uso seguro; não se conhece a velocidade de resfriamento e aquecimento adequada, nem a gravidade das lesões que indicariam o seu uso potencial.

O que se sabe é que é uma terapia não isenta de riscos: descrevem-se a ocorrência de CIVD, choque circulatório e lesão neurológica por insulto secundário. Essas complicações estão principalmente relacionadas com a velocidade rápida de resfriamento ou de reaquecimento. Pode ser tentada no paciente em HIC refratária se houver experiência e condições técnicas no serviço.

O inverso dessa situação é que deve ser evitado a todo custo. A ocorrência de febre e hipertermia no TCE grave aumenta a mortalidade e morbidade, por meio do aumento do consumo de oxigênio pelo tecido cerebral, levando a desequilíbrio entre oferta e consumo de oxigênio. O paciente deve ser mantido sob controle térmico adequado o tempo todo.

8. Drenagem LCR

A afirmação de que "A drenagem de LCR através de um cateter ventricular pode ser considerada um método de redução da PIC" é uma recomendação fraca, baseada evidências moderadas e fracas, derivadas de estudos de nível III.

Manter PIC < 20 mmHg por meio da drenagem de LCR é um procedimento rápido e útil no controle da HIC. Manter a HIC sob controle e garantir meios para manter a PPC adequada resulta em melhores resultados. Para que seja factível, necessita de uso de cateter ventricular em paciente com ventrículos não colabados. Por esse motivo, ocorre perda da eficácia na HIC grave com colabamento dos ventrículos e perda da complacência cerebral. Apresenta como complicação a possibilidade de infecção do SNC, na forma de meningite ou ventriculite. Por isso, a drenagem deve ocorrer em sistema fechado, com o mínimo de manipulação, em manipulações com cuidados assépticos, como medida preventiva.

9. Coma barbitúrico

As afirmações de que "O uso de barbitúricos em altas doses pode ser considerado no paciente hemodinamicamente estável com HIC refratária ao tratamento clínico e cirúrgico" e "Quando utilizados, deve-se garantir a instalação de pressão arterial invasiva e suporte hemodinâmico adequado para manutenção de uma adequada PPC" são recomendações fracas, baseadas em evidências moderadas e fracas, derivadas de estudos de nível III.

Essas drogas são adequadas em reduzir a PIC, mas devem ser utilizadas com cautela uma vez que seus efeitos hemodinâmicos negativos (hipotensão e baixo débito cardíaco) podem comprometer o desfecho neurológico por meio da queda da PPC. Não há estudos em número suficiente para avaliar o impacto na mortalidade ou sobrevida. Não há efeito protetor cerebral conhecido (apesar da redução da atividade cerebral, que potencialmente reduziria o consumo de oxigênio cerebral), de maneira que não se indica seu uso profilático.

10. Realização de craniectomia descompressiva

A afirmação de que "A craniectomia descompressiva pode ser indicada naqueles pacientes com sinais precoces de deterioração neurológica ou herniação, que estão desenvolvendo HIC refratária ao tratamento clínico em estágios precoces de sua doença" é uma recomendação fraca, baseada em evidências fracas, derivadas de estudos de nível III.

As séries de casos que descrevem essa técnica relatam resultados positivos na evolução neurológica desses pacientes. Não se conhecem as implicações quanto à mortalidade e quanto à comparação do resultado do uso dessa técnica comparada a outras terapêuticas. A encefalocele pós-procedimento é um efeito colateral que pode limitar a qualidade de vida.

11. Uso da hiperventilação para redução da PIC

A afirmação de que "Deve-se evitar a hiperventilação profilática nas primeiras 48 horas que resulte em um $PaCO_2 < 30$ mmHg. Se a hiperventilação for utilizada para tratamento da HIC refratária, considere o uso de neuromonitorização avançada para detecção de isquemia cerebral" é uma recomendação fraca, baseada em evidências moderadas e fracas, derivadas de estudos de nível III.

A hiperventilação ($PaCO_2$ baixo) resulta na diminuição do fluxo sanguíneo cerebral e a consequente queda na PIC. Seu uso, apesar da falta de evidências convincentes, continua a ocorrer em todo o mundo. O que se sabe, com base em evidências limitadas, é que os valores de $PaCO_2$ abaixo de 30 mmHg de maneira sustentada são prejudiciais nas primeiras 48 horas de evolução pós-TCE, resultando em maior mortalidade e morbidade, impondo lesão cerebral secundária por isquemia. Seu uso agudo no controle de picos de HIC é conhecido. Quando necessário seu uso muito frequente ou persistente, torna-se obrigatório avaliar a isquemia cerebral resultante por meio de neuromonitorização avançada que limite o risco de isquemia.

12. Uso de corticoides no TCE

A afirmação de que "O uso de corticoides não é recomendado para tratamento ou prevenção de HIC no trauma grave" é uma recomendação fraca, baseada em evidências moderadas, derivadas de estudos de nível II.

Os poucos trabalhos mostram que não há redução na PIC e na mortalidade, e não há melhora neurológica funcional. Frente aos efeitos colaterais imunossupressores e metabólicos, considerar o uso não recomendável, até prova em contrário. A exceção fica quanto ao uso no hematoma medular associado ao trauma raquimedular.

13. Uso de analgésicos, sedativos e bloqueadores neuromusculares

As afirmações de que "O uso de etomidato e tiopental pode ser considerado para o controle da HIC", "Não usar propofol em razão do efeito hemodinâmico negativo" e "Considerar sempre os efeitos colaterais dessas drogas" são recomendações fracas, baseadas em evidências fracas, derivadas de estudos de nível III.

Essas classes de drogas são benéficas por controlar o aumento da PIC decorrente da dor e *stress*. São benéficas ainda por diminuir o consumo de oxigênio, ajudando a adequar, teoricamente, a oferta e o consumo de oxigênio. Na falta de evidências a favor de uma ou outra droga, as drogas escolhidas e seu uso seguro ficam a critério do médico assistente, considerando não recomendado apenas o uso do propofol.

14. Controle da glicose e oferta nutricional

A afirmação de que "Na falta de evidência segura, o controle glicêmico fica a critério do médico assistente" é uma recomendação fraca, baseada em evidências moderadas de um único estudo de nível II.

Tanto a hipoglicemia quanto a hiperglicemia são deletérias para a vitalidade neuronal e devem ser evitadas. O seu controle deve ser realizado com uso do controle lento, por meio da oferta, e evitando o controle rápido pelo uso de *bolus* de glicose ou de insulina, considerando-se apenas as emergências. Há um único trabalho demonstrando que a hiperglicemia pós-traumática é deletéria ao paciente. Não há evidências de benefício quanto ao uso de dietas imunomoduladoras. A nutrição deve ser recomeçada o mais precocemente possível, observando-se as necessidades calóricas e proteicas aumentadas desse tipo de paciente.

15. Profilaxia de convulsões

A afirmação de que "O uso de fenitoína profilática pode ser considerado para reduzir as convulsões pós-traumáticas no TCE grave" é uma recomendação fraca, baseada em evidências fracas de um único estudo de nível III.

Essa recomendação baseia-se na redução precoce das convulsões, evitando o efeito deletério que essas convulsões impõem ao tecido cerebral pós-TCE, resultando em lesão celular secundária. O efeito tardio, tanto o efeito preventivo de convulsões futuras quanto a ocorrência de efeitos colaterais do uso da droga, não é conhecido.

REFERÊNCIAS

1. Aldrich EF, et al. Diffuse brain swelling in severely head-injured children. A report from the NIH Traumatic Coma Data Bank. J Neurosurg. 1992;76:450.
2. Amantini A, et al. Neurophysiological monitoring in adult and pediatric intensive care. Minerva Anestesiol. 2012;78(9):1067.
3. Andrade AF, et al. Neurotraumatologia. 1ª ed. Rio de Janeiro: Guanabara Koogan; 2015.
4. Andrade AF, Paiva WS, Amorim RL, Figueiredo EG, Rusafa E Neto, Teixeira MJ. [The pathophysiologi cal mechanisms following traumatic brain injury]. [Article in Portuguese]. Rev Assoc Med Bras. 2009 Jan-Feb;55(1):75-81.
5. Bell BA. A history of the study of cerebral edema. Neurosurgery. 1983;13(6):724-8.
6. Bonadio W. Pediatric lumbar puncture and cerebrospinal fluid analysis. J Emerg Med. 2014 Jan;46(1):141-50.
7. Boortz-Marx R. Factors affecting intracranial pressure: A descriptive study. J Neurosurg Nurs. 1985;17(2):89-94.
8. Borozny ML. Intracranial hypertension: Implications for the physiotherapist. Physiother Can. 1987;39(6):360-6.
9. Bouma GJ, Muizelaar JP. Cerebral blood flow in severe clinical head injury. New Horiz. 1995;3(3):384-94.
10. Bouma GJ, Muizelaar JP. Cerebral blood flow, cerebral blood volume, and vascular reactivity after severe head injury. J Neurotrauma. 1992;9:5333.

11. Bruce DA. The pathophysiology of increased intracranial pressure. Current Concepts. 1978.

12. Bruce DA, Berman WA, Schut L. Cerebrospinal fluid pressure monitoring in children; physiology, pathology and clinical usefulness. Adv Pediatr. 1987;24:233-90.

13. Bullock R. Mannitol and other diuretics in severe neurotrauma. New Horiz. 1995;3(3):448-52.

14. Busija DW, Heistad DD. Factors involved in the physiological regulation of the cerebral circulation. Rev Physiol Biochem Pharmacol. 1984;101:161.

15. Chesnut RM. Secondary brain insults afther head injury: clinical perspectives. New Horiz. 1995;3(3): 366-75.

16. Chesnut RM. Medical management of severe head injury: Present and Future. New Horiz. 1995;3(3):581-92.

17. Cipolla MJ. Anatomy and Ultrastructure. In: The Cerebral Circulation. San Rafael (CA): Morgan & Claypool Life Sciences; 2009 [acesso 9 mai 2016]. Disponível em: <http://www.ncbi.nlm.nih.gov/books/NBK53086/>.

18. Damkier HH, Brown PD, Praetorius J. Cerebrospinal fluid secretion by the choroid plexus. Physiol Rev. 2013 Oct;93(4):1847-92.

19. Daré S Jr, et al. Monitorização da pressão intracraniana (PIC) em crianças: Análise de 29 casos. Anais do XXV Congresso Brasileiro de Pediatria; 1987.

20. Doherty P, Bohn D, Biggar D. Hypothermia and neutrophil disfunction: Clinical and experimental observation. Crit Care Med. 1984;12:223.

21. Fenton T, et al. Intermittent disconjugate eye movements: A sign of raised intracranial pressure with brain stem compression. Neuropediatrics. 1989;20: 30-2.

22. Gayle MO, et al. Jugular venous bulb catheterization in infants and children. Crit Care Med. 1989;17(5):385-8.

23. Ghajar J, Hariri RJ. Management of pediatric head injury. Pediatr Clin North Am. 1992;39(5):1093-125.

24. Giugno KM, Maia TR, Kunrath CL, Bizzi JJ. Tratamento da hipertensão intracraniana. J Pediatr (Rio J.). 2003;79(4): 287-96.

25. Go KG. Pathophysiological aspects of brain edema. Clin Neurol Neurosurg. 1984;86(2):77-80.

26. Goetting MG, et al. Jugular bulb catheterization: Experience with 123 patients. Crit Care Med. 1990;18(11): 1220-3.

27. Goiten KJ, Amit Y, Mussafi H. Intracranial pressure in central nervous system infection and cerebral ischemia of infancy. Arch Dis Child. 1983;58:184.

28. Hauser WA. Pediatric head trauma. New York: Futura Publishing Company; 1983. p. 271.

29. Jeevarantnam DR, Menon DK. Survey of intensive care of severely head injured patients in the United Kingdom. BMJ. 1996;312:944-7.

30. Jennett B, Bond M. Assessment of outcome after severe brain damage. A practical scale. Lancet. 1975; 1:480.

31. Johnson SM, et al. Effects of conversation on intracranial pressure in comatose patients. Heart Lung. 1989;18(1):56-63.

32. Kelly DF. Steroids in head injury. New Horiz. 1995;3(3):453-5.

33. Kirsch JR, et al. Cerebral blood flow measurement techniques in infants and children. Pediatrics. 1985;75(5):887-95.

34. Klatzo I. Pathophysiological aspects of brain edema. Acta Neuropathol. 1987;72:236-9.

35. Klauber MR, Toutant SM, Marshall LF. A model for predicting delayed intracranial hypertension following severe head injury. J Neurosurg. 1984;61:695.

36. Kochanek PM, Carney N, Adelson PD, Ashwal S, Bell MJ, Bratton S, Carson S, Chesnut RM, Ghajar J, Goldstein B, Grant GA, Kissoon N, Peterson K, Selden NR, Tasker RC, Tong KA, Vavilala MS, Wainwright MS, Warden CR; American Academy of Pediatrics-Section on Neurological Surgery, American Association of Neurological Surgeons/Congress of Neurological Surgeons, Child Neurology Society, European Society of Pediatric and Neonatal Intensive Care, Neurocritical Care Society, Pediatric Neurocritical Care Research Group, Society of Critical Care Medicine, Paediatric Intensive Care Society UK, Society for Neuroscience in Anesthesiology and Critical Care, World Federation of Pediatric Intensive and Critical Care Societies. Guidelines for the acute medical management of severe traumatic brain injury in infants, children, and adolescents – second edition. Pediatr Crit Care Med. 2012 Jan;13 Suppl 1:S1-82.

37. Lang EW, Chesnut RM. Intracranial pressure and cerebral perfusion pressure in severe head injury. New Horiz. 1995;3(3):400-9.

38. Lee ST. Intracranial pressure changes during positioning of patients with severe head injury. Heart Lung. 1989;18(4):411-4.

39. Luce JM. Medical management of head injury. Chest. 1986;6:684-72.

40. Lundberg N. Continuous recording and control of ventricular fluid pressure in neurosurgical practice. Acta Psychiatr Neurol Scand. 1960;36:1.

41. Mann NP, McLellan NJ, Cartlidge PHT. Transient intracranial hypertension of infancy. Arch Dis Child. 1988;63:966-8.

42. Marion DW, Firlik A, McLaghlin MR. Hyperventilation therapy for severe traumatic brain injury. New Horiz. 1995;3(3):439-47.
43. Marmarou A. Traumatic brain edema: an overview. Acta Neurochir Suppl (Wien). 1994;60:421-4.
44. Marmarou A. A review of progress in understanding the pathophysiology and treatment of brain edema. Neurosurg Focus. 2007 May 15;22(5):E1.
45. Marshall LF, et al. The oval pupil: clinical significance and relationship to intracranial hypertension. J Neurosurg. 1983;58:566-8.
46. Mazzola CA, Adelson PD. Critical care management of head trauma in children. Crit Care Med. 2002;30(Suppl):S393-401.
47. Mazzola CA, Adelson PD. The ABCs of Pediatric Head Trauma. Seminars in Neurosurgery. 2002;13:29-37.
48. Meng L, Gelb AW. Regulation of cerebral autoregulation by carbon dioxide. Anesthesiology. 2015 Jan;122(1):196-205.
49. Miler V, Rockoff MA. Neurosurgical anesthesia. In: Cotè CJ, Ryan JF, Todres ID, et al. A practice of anesthesia for infants and children. 2nd ed. Philadelphia: Saunders; 1993. p. 337-55.
50. Miller SM. Management of central nervous system injuries in trauma. In: Capam LM, et al., editors. Anesthesia and Intensive Care. Lippincott; 1991. p. 321.
51. Molina DK, DiMaio VJ. Normal organ weights in men: part II-the brain, lungs, liver, spleen, and kidneys. Am J Forensic Med Pathol. 2012 Dec;33(4):368-72.
52. Moore KL, Dalley AF. Clinically Oriented Anatomy. 5th ed. Philadelphia, PA: Lippincott Williams & Wilkins; 2006.
53. Moront ML, Williams JA, Eichelberger MR, et al. The injured child. Pediatr Clin North Am. 1994;41(6):1201-26.
54. Morriss FC, Cook JK. Increased intracranial pressure. In: Levin DL, editor. A Practical Guide to Pediatric Intensive Care. 2nd ed. 1984.
55. Morse ML, Milstein JM, Haas JE, et al. Effect of hydration on experimentally induced cerebral edema. Crit Care Med. 1985;13:563.
56. Muizelaar JP, et al. Adverse effects of prolonged hyperventilation in patients with severe head injury: A randomized clinical trial. J Neurosurg. 1991;75:731.
57. Muizelaar JP, et al. Cerebral blood flow and metabolism in severely head injured children. J Neurosurg. 1989;71:63-71.
58. Nugent SK, Bausher JA, Moxon ER, et al. Raised intracranial pressure: Management in Neisseria meningitidis meningoencephalitis. Am J Dis Child. 1979;133:260.
59. Nussbaun E, Galant SP. Intracranial pressure monitoring as a guide to prognosis in the nearly drowned, severely comatose child. J Pediatr. 1983;102:215.
60. Obrist WD, et al. Cerebral blood flow and metabolism in comatose patients with acute head injury. J Neurosurg. 1984;61:241-53.
61. Pandor A, et al. Diagnostic Accuracy of Clinical Characteristics for Identifying CT Abnormality after Minor Brain Injury: A Systematic Review and Meta-Analysis. J Neurotrauma. 2012;29:707.
62. Pascucci RC. Head trauma in the child. Intensive Care Med. 1988;14:185-95.
63. Ramesh Kumar R, Singhi SC, Singhi P. Raised intracranial pressure (ICP): management in emergency department. Indian J Pediatr. 2012 Apr;79(4):518-24.
64. Rapp RP, et al. The favorable effect of early parenteral feeding on survival in head injured patients. J Neurosurg. 1983;58:906.
65. Rebaud P, et al. Intracranial pressure in childhood central nervous system infections. Intensive Care Med. 1988;14:522-5.
66. Robertson CS, Cormio M. Cerebral metabolic management. New Horiz. 1995;3(3):410-22.
67. Rodríguez-Boto G, Rivero-Garvía M, Gutiérrez-González R, Márquez-Rivas J. Basic concepts about brain pathophysiology and intracranial pressure monitoring. Neurologia. 2015;30(1):16-22.
68. Rojas H, Ritter C, Pizzol FD. Mechanisms of dysfunction of the blood-brain barrier in critically ill patients: emphasis on the role of matrix metalloproteinases. Rev Bras Ter Intensiva. 2011 Jun;23(2):222-7.
69. Rogers MC, Nugent SK, Traystman RJ. Control of cerebral circulation in the neonate and infant. Crit Care Med. 1980;8(10):570-4.
70. Sakka L, Coll G, Chazal J. Anatomy and physiology of cerebrospinal fluid. Eur Ann Otorhinolaryngol Head Neck Dis. 2011 Dec;128(6):309-16.
71. Sarnaik AP, Lieh-Lai MW. Transporting the neurologically compromised child. Pediatr Clin North Am. 1993;40(2):337-54.
72. Selden PD, Bratton SL, Carney NA, Chesnut RM, du Coudray HE, Goldstein B, Kochanek PM, Miller HC, Partington MD, Selden NR, Warden CR, Wright DW; American Association for Surgery of Trauma, Child Neurology Society, International Society for Pediatric Neurosurgery, International Trauma Anesthesia and Critical Care Society, Society of Critical Care Medicine, World Federation of Pediatric Intensive and Critical Care Societies. Guidelines for the acute medical management of severe traumatic brain injury in infants, children, and adolescents. Chapter 14. The role of

temperature control following severe pediatric traumatic brain injury. Pediatr Crit Care Med. 2003 Jul;4(3 Suppl):S53-5.

73. Schmoker JD, et al. An analysis of the relationship between fluid and sodium administration and intracranial pressure after head injury. J Trauma. 1992; 33:476.
74. Shapiro HM. Intracranial hypertension: therapeutic and anesthetic considerations. Anesthesiology. 1975;43(4):445-71.
75. Sokolof L. Relationship among local functional activity, energy metabolism, and blood flow in the central nervous system. Fed Proc. 1981;40(8):2311-6.
76. Stanski DR, et al. Pharmacokinetics of high dose thiopental used in cerebral resuscitation. Anesthesiology. 1980;53:169.
77. Steer CR. Barbiturate therapy in the management of cerebral ischaemia. Develop Med Child Neurol. 1982;24:219-31.
78. Stevens RD, Huff JS, Duckworth J, Papangelou A, Weingart SD, Smith WS. Emergency neurological life support: intracranial hypertension and herniation. Neurocrit Care. 2012 Sep;17 Suppl 1:S60-5.
79. Stokum JA, Gerzanich V, Simard JM. Molecular pathophysiology of cerebral edema. J Cereb Blood Flow Metab. 2016 Mar;36(3):513-38.
80. Tasker RC, et al. Monitoring in non-traumatic coma. Part I: Invasive intracranial measurement. Arch Dis Child. 1988;63:888-94.
81. Tasker RC. Brain vascular and hydrodynamic physiology. Semin Pediatr Surg. 2013 Nov;22(4):168-73.
82. Temkin NR, et al. A randomized, double-blind study of phenytoin for the prevention of post-traumatic seizures. N Engl J Med. 1990;323(8):497-542.
83. Tommasino C. What about IV fluid? Eur J Anaesthesiol. 2000;17(Suppl18):109-11.
84. Tsementzis SA, Harris P, Loizou LA. The effect of routine nursing care procedures on the ICP in severe head injuries. Acta Neurochir (Wien). 1982;65: 153-66.
85. Turner JM, McDowall DG. The measurement of intracranial pressure. Br J Anaesth. 1976;48:735-40.
86. Ugras GA. Factors Affecting Intracranial Pressure and Nursing Interventions. J Nurs Care. 2014;1(1):3.
87. Venturelli J. Resucitación cerebral e hipertensión endocraneana: fisiopatología clínica y terapia en el niño. Rev Chil Pediatr. 1988;59(1):65-72.
88. Ward JD. Pediatric issues in head trauma. New Horiz. 1995;3(3):539-45.
89. Wilberger JE, Cantella D. High-dose barbituries for intracranial pressure control. New Horiz. 1995;3(3):469-73.
90. Willie CK, Tzeng YC, Fisher JA, Ainslie PN. Integrative regulation of human brain blood flow. J Physiol. 2014 Mar 1;592(5):841-59.
91. Wolf AL. Effect of THAM upon outcome of severe head injury: A randomized prospective clinical trial. J Neurosurg. 1993;78:54.
92. Wu TW, Azhibekov T, Seri I. Transitional Hemodynamics in Preterm Neonates: Clinical Relevance. Pediatr Neonatol. 2016 Feb;57(1):7-18.
93. Wykes V, Vindlacheruvu R. Intracranial pressure, cerebral blood flow and brain oedema. Surgery. 2015;33:355-62.
94. Yuh EL, Dillon WP. Intracranial hypotension and intracranial hypertension. Neuroimaging Clin N Am. 2010 Nov;20(4):597-617.
95. Zink BJ. Traumatic brain injury. Emerg Med Clin North Am. 1996;14(1):115-50.
96. Donkin JJ, Vink R. Mechanisms of cerebral edema in traumatic brain injury: therapeutic developments. Curr Opin Neural. 2010;23(3):293-9.

48 Monitorização Cerebral

Werther Brunow de Carvalho

INTRODUÇÃO

A avaliação neurológica é a avaliação da integridade e função do sistema nervoso. A reavaliação regular ou monitoração da condição neurológica possibilita uma detecção precoce das alterações e permite a instituição de um manejo adequado. Os principais objetivos da avaliação e monitoração neurológica são:

- Avaliar as condições do paciente;
- Detectar sinais de piora neurológica;
- Avaliar o impacto das intervenções terapêuticas.

A compreensão e interpretação do significado da avaliação neurológica necessitam do entendimento da anatomia e da fisiologia do sistema nervoso central (SNC).

DOUTRINA DE MONRO-KELLIE

Esta doutrina está fundamentada no fato de o volume craniano ser fixo e que a pressão no seu interior é uma função de "volumes" relacionados aos compartimentos intracranianos: cérebro, sangue e líquido cefalorraquidiano (LCR), associados com lesões que produzem efeito de massa quando existir uma doença pertinente (Figura 48.1).

O aumento do volume de qualquer um dos compartimentos ou a adição de um novo compartimento, como na presença de hematoma, pode ser tamponado de maneira compensatória pela diminuição no volume de outros compartimentos e, quando o aumento é lento, essas alterações compensatórias podem manter a PIC estável (Figura 48.2).

AUTORREGULAÇÃO CEREBRAL

A vasculatura cerebral normal está habilitada para regular o seu fluxo sanguíneo por meio de regulação da pressão ou metabólica. Na autorregulação metabólica, o FSC altera-se proporcionalmente com as alterações do consumo cerebral de O_2. Na autorregulação da pressão, o diâmetro arterial aumenta ou diminui para um controle ativo do FSC e manutenção de um fluxo constante em relação a uma variação na pressão de perfusão, isto é, o FSC mantém-se constante, independentemente da alteração da pressão de

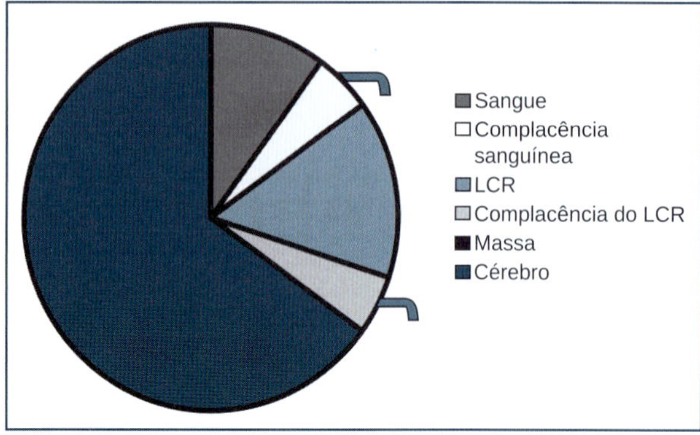

FIGURA 48.1 ***Doutrina de Monro-Kellie – Condição Normal.***

A combinação dos volumes desses compartimentos determina a pressão intracraniana (PIC). O compartimento sanguíneo e do LCR podem desviar parte de seu volume para fora do crânio, permitindo algum grau de compensação para aumentos que ocorram em outros compartimentos. Após uma lesão traumática, o volume cerebral aumenta devido a um edema vasogênico ou citotóxico. A obstrução relacionada ao fluxo de saída pode comprometer o compartimento vascular, primariamente composto pelo sangue venoso; essa obstrução pode ser extracraniana (pressão intratorácica aumentada ou compressão do fluxo de saída da jugular) ou interna, devido, por exemplo, à trombose.

perfusão cerebral (PPC). A PPC é o gradiente entre a circulação sistêmica e a pressão, sem a presença da calota craniana. A equação para calcular a PPC é:

PPC = Pressão arterial média (PAM) – PIC

A elevação na PIC diminui o FSC, com consequente isquemia. Quando a PPC excede os limites do platô de autorregulação, os vasos de resistência cerebral respondem passivamente às alterações adicionais na pressão. Portanto, desde que os limites de autorregulação sejam ultrapassados, as alterações do FSC ocorrem passivamente com um aumento ou redução na pressão de perfusão (Figura 48.3).

Na tentativa de compensar o FSC reduzido, a fração de extração de oxigênio (O_2) é aumentada, mantendo o fornecimento de O_2 para o metabolismo e prevenindo a ocorrência de isquemia. Quando a fração de extração de oxigênio está aumentada (oliguemia), o cérebro pode não ter condições de compensar a situação pela redução no fornecimento de O_2, podendo ocorrer infarto. A quebra dos limites superiores de autorregulação também é acompanhada por dilatação segmentar dos vasos arteriais e quebra da barreira hematoencefálica e do endotélio vascular, o qual contribui com o edema cerebral.

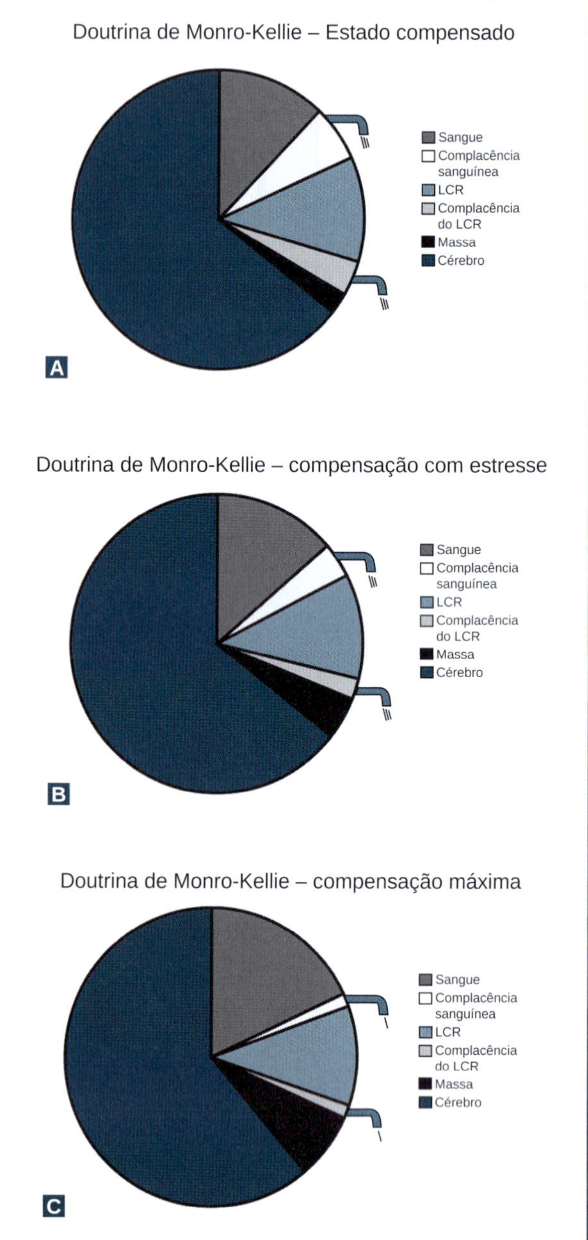

FIGURA 48.2 ***Compensação de volume.***

O aumento de volume de um ou mais compartimentos intracranianos, ou a adição de uma lesão que produz efeito de massa, é compensado inicialmente pelo desvio do LCR para o espaço subaracnoide espinal e pela saída de sangue venoso do espaço intracraniano (A). Conforme o volume aumente, a habilidade compensatória diminui e a PIC começa a aumentar (B). Quando a compensação é máxima, qualquer aumento adicional de volume determina um grande aumento na PIC (C).

Fonte adaptada de Chesnut[1].

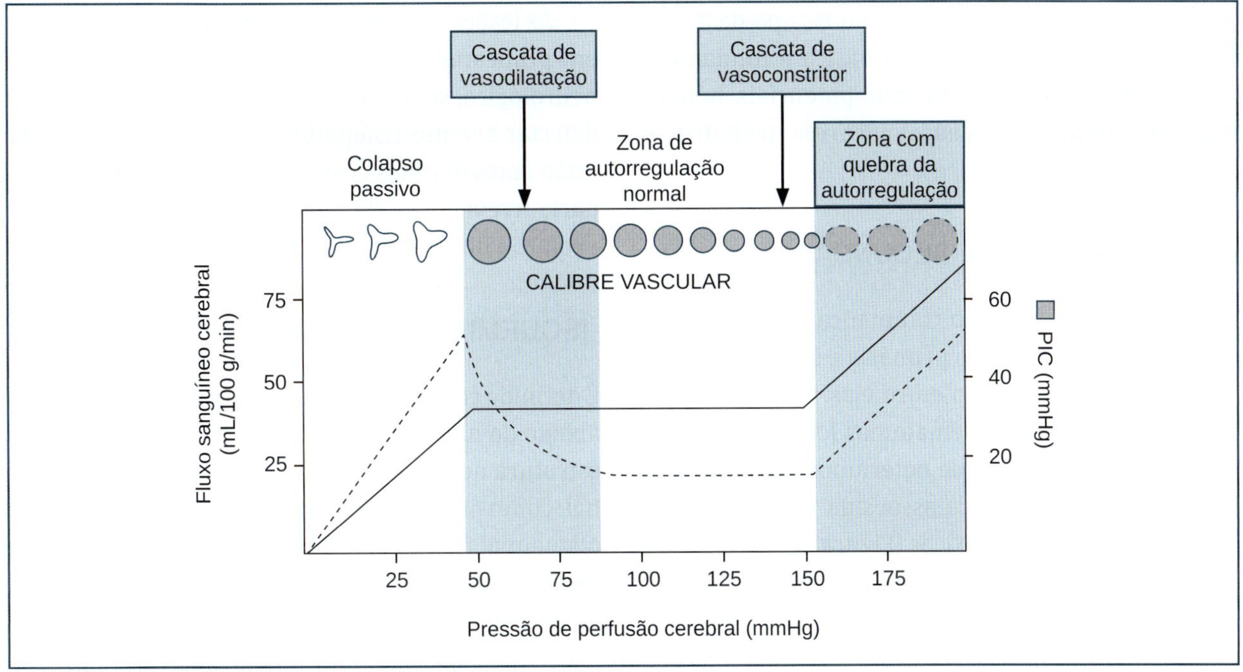

FIGURA 48.3 ***Inter-relações entre os extremos da pressão de perfusão cerebral e pressão intracraniana na condição normal (linha contínua) e diminuição da complacência intracraniana (linha tracejada).***

Fonte: adaptada de Rose *et al.*[2].

REATIVIDADE AO DIÓXIDO DE CARBONO

A vasculatura cerebral é sensível às alterações no dióxido de carbono (CO_2), fenômeno conhecido como reatividade ao CO_2 (Figura 48.4).

Quando ocorrer uma hiperventilação, com consequente queda do CO_2, promoverá uma vasoconstrição cerebral com diminuição do FSC, enquanto, na hipercapnia (aumento do CO_2), ocorre o fenômeno inverso. A autorregulação é fundamentalmente diferente da reatividade ao CO_2. Na reatividade ao CO_2, as alterações no diâmetro dos vasos são primárias e não relacionadas às necessidades metabólicas (FSC e diferença arteriovenosa de O_2).

RESPOSTA HEMODINÂMICA E METABÓLICA À LESÃO NEUROLÓGICA

A discussão detalhada à resposta hemodinâmica e metabólica cerebral, em relação a várias condições

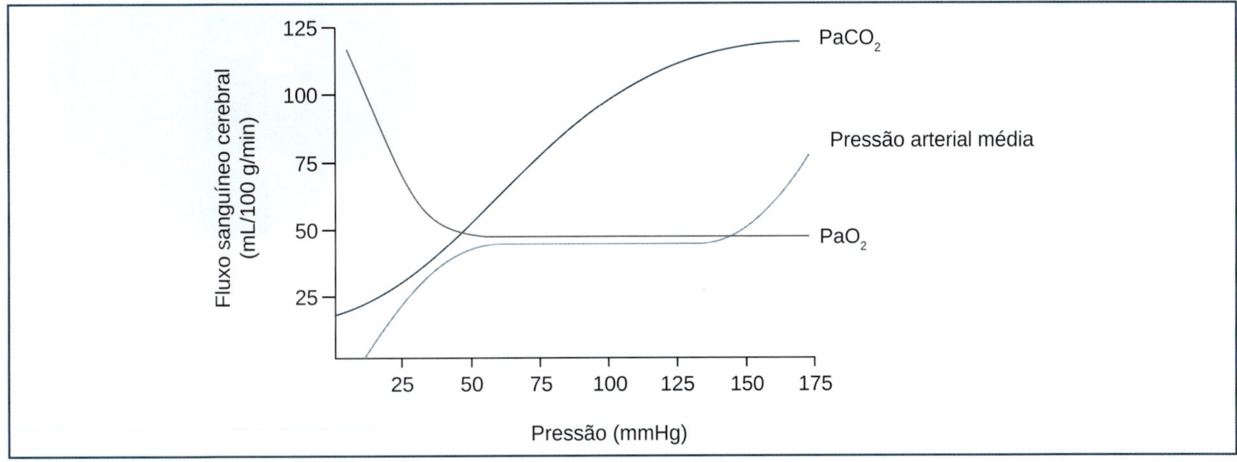

FIGURA 48.4 ***Comparação da resposta do fluxo sanguíneo cerebral em relação à pressão arterial média, pressão parcial de O_2 arterial e pressão parcial de CO_2 arterial.***

Fonte: adaptada de Lee *et al.*[3].

patológicas, é longa e está fora do escopo deste capítulo, mas uma compreensão básica é fundamental para um entendimento dos potenciais benefícios da monitoração neurológica em pediatria e neonatologia.

LESÃO PRIMÁRIA E SECUNDÁRIA

A fisiopatologia da lesão traumática cerebral pode ser subdividida em lesão primária e secundária, havendo uma inter-relação entre elas. A lesão primária pode ser devido a hematomas localizados, contusão ou lesão difusa, que determinam um ciclo de lesão hipóxico-isquêmica associada com processos inflamatórios e neurotóxicos (Figura 48.5).

A lesão secundária é exacerbada por agressões fisiológicas, como hipóxia, hipo e hipercapnia, hipotensão, hipertermia e hipo e hiperglicemia. Um aumento na PIC ou na hipertensão intracraniana (HIC) ocasiona uma agressão secundária que pode ter como origem na agressão primária, ingurgitamento vascular, obstrução ao fluxo relacionada ao LCR ou edema cerebral. A monitoração do edema cerebral e a eventual intervenção são essenciais, principalmente nas crianças com lesão cerebral traumática.

As lesões secundárias ocorrem de alguma forma em praticamente todos os pacientes com agressão neurológica, sendo o objetivo da neuromonitoração detectar eventos fisiopatológicos que podem causar lesão antes que eles ocasionem lesão cerebral secundária irreversível, de modo a permitir uma melhor evolução do paciente[5].

ISQUEMIA

É definida como uma diminuição no fluxo sanguíneo abaixo do nível necessário para manter a função e a estrutura normal da célula. A isquemia pode ser global, como ocorre na parada cardíaca, ou como uma oliguemia grave, como observado na HIC, ou ainda focal devido a uma oclusão de um vaso intracraniano decorrente de trombo ou embolismo.

A fisiopatologia central da isquemia cerebral é a falha no fornecimento de energia, existindo uma demanda metabólica maior do que o fornecimento de energia. A perda do fornecimento adequado de energia altera as bombas iônicas no nível da membrana, determinando uma alteração da homeostase iônica e um aumento importante na concentração intracelular de cálcio por meio da ativação de vias de sinalização intracelulares[6].

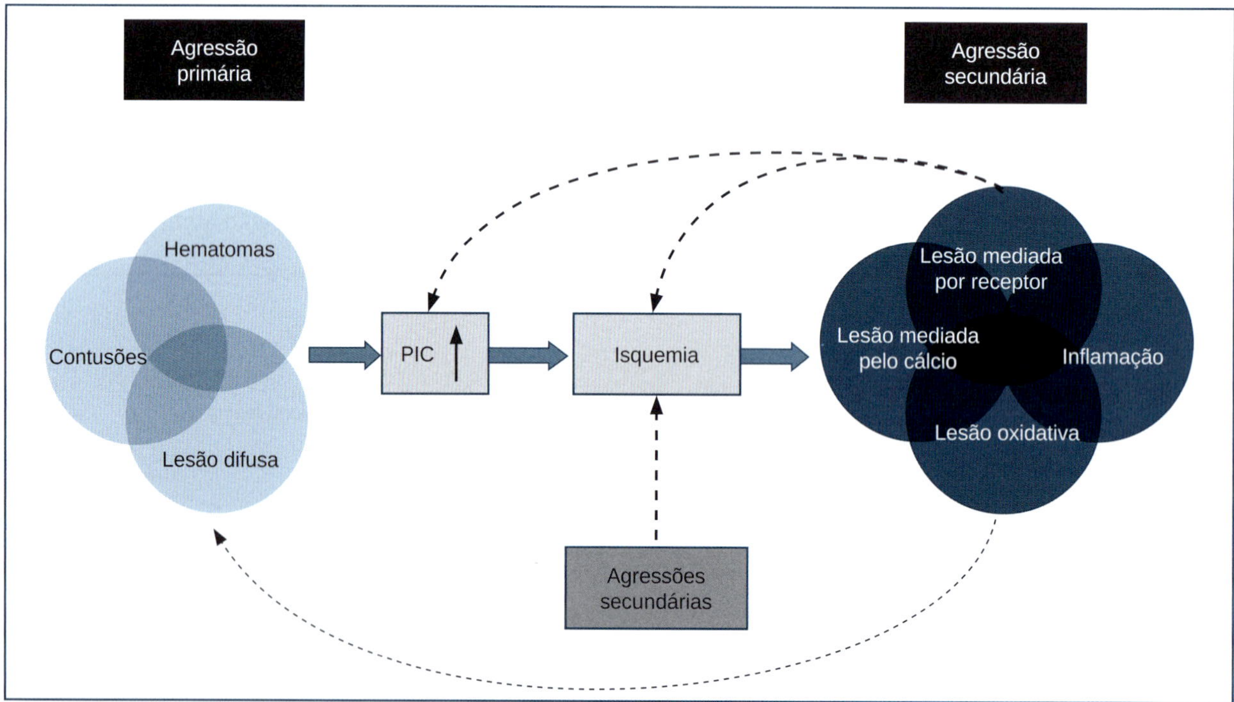

FIGURA 48.5 ***Inter-relações entre a lesão primária e a secundária na lesão cerebral traumática. As agressões fisiológicas secundárias podem potencializar a isquemia e determinar uma exacerbação da lesão secundária.***
Fonte: adaptada de Maas *et al.*[4].

A isquemia habitualmente altera a resposta de regulação normal da circulação cerebral e pode ocasionar uma condição de paralisia vasomotora, na qual o fluxo sanguíneo responde de maneira passiva e completa as alterações da pressão de perfusão. O principal fator que altera a autorregulação na isquemia é a diminuição do pH tecidual (secundário ao acúmulo de lactato). A primeira alteração é uma diminuição do fluxo sanguíneo cerebral (FSC), em relação ao volume sanguíneo cerebral, para manter o fluxo sanguíneo por meio de uma vasodilatação autorregulatória. Quando esse mecanismo é exaurido, aumenta a extração de O_2 nas áreas hipoperfundidas. Se esse aumento de extração de O_2 não mantiver um fornecimento adequado de O_2, existe então uma diminuição do consumo de O_2 cerebral, podendo-se atingir um limiar para o infarto[7].

LESÃO CEREBRAL TRAUMÁTICA

A fisiopatologia da lesão cerebral aguda é complexa e pode estar relacionada a uma cascata patológica secundária grave que contribui para piorar a lesão neuronal (Figura 48.6).

Os mecanismos iniciais, assim como a excitotoxicidade e disfunção mitocondrial, iniciam a lesão em alguns minutos/horas; outros fatores, como a disfunção energética, edema e inflamação, têm um papel mais tardio dentro do processo evolutivo de lesão neuronal.

A alteração da hemodinâmica cerebral torna o cérebro susceptível às agressões secundárias[9]. A isquemia cerebral secundária é muito comum após a lesão cerebral traumática grave e pode estar associada com uma evolução desfavorável[10]. Após o trauma, os mecanismos de autorregulação podem falhar e determinar um desacoplamento do FSC e consumo cerebral de O_2. Embora a autorregulação de pressão seja alterada após a lesão cerebral traumática, a vasorreatividade do CO_2 pode estar preservada.

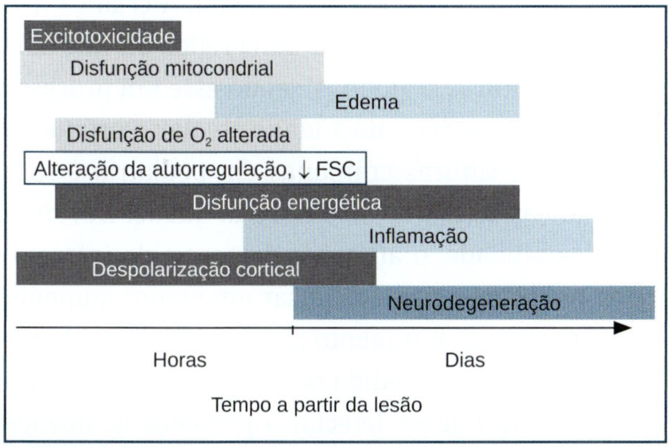

Uma redução precoce no FSC é seguida frequentemente por um período de hiperemia, na qual o fluxo sanguíneo é excessivo em relação às necessidades da célula[11]. A hiperemia pode ser um fator importante no aumento da PIC em alguns pacientes após uma lesão cerebral traumática, e pode contribuir ou agravar o edema cerebral difuso.

O coma nas crianças pode ser o resultado de causas estruturais ou metabólicas. Algumas lesões estruturais dos hemisférios cerebrais, como hemorragia, grandes áreas isquêmicas devido a infarto, abscessos ou tumores, podem ter uma evolução expansiva em minutos ou horas e provocar uma herniação do tecido cerebral para a fossa posterior (Figura 48.7).

FIGURA 48.6 ***Algumas cascatas inflamatórias que contribuem para agravar a lesão neuronal após a lesão cerebral aguda.***
Fonte: adaptada de Stocchetti *et al.*[8].

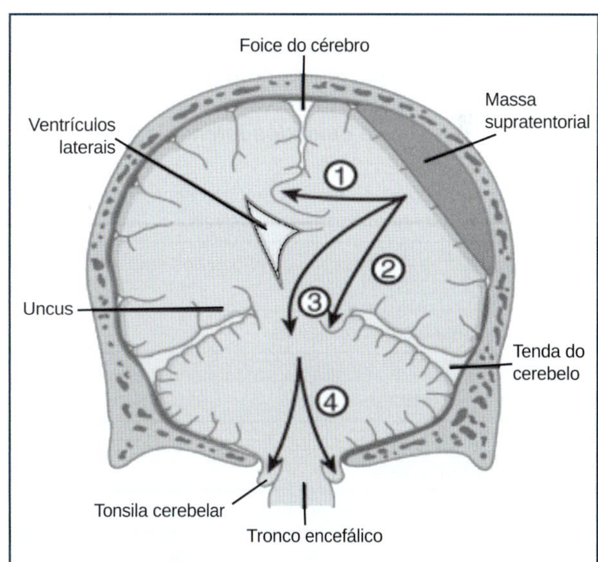

FIGURA 48.7 ***Bases anatômicas das síndromes de herniação.***
Uma lesão de massa supratentorial expansiva pode provocar deslocamento do tecido cerebral para um compartimento intracraniano adjacente, ocasionando: (1) herniação do cíngulo abaixo da foice do cérebro; (2) herniação transtentorial para baixo; (3) herniação uncal através do tentório; ou (4) herniação da tonsila cerebelar para o forame magno.
Fonte: adaptada de Greenberg *et al.*[12].

Caso haja expansão da massa cerebral, esta pode dirigir o úncus do lobo temporal para a cisterna ao redor do mesencéfalo, comprimindo o terceiro nervo craniano ipsilateral (herniação uncal). Esse fato determina dilatação das pupilas e alteração da função dos músculos do olho inervado pelo nervo. A pressão mantida distorce o mesencéfalo e o paciente entra em coma com a alteração da postura dos membros. Com a herniação continuada, existe alteração da função da ponte, causando perda da resposta óculo-vestibular. Eventualmente, perde-se a função medular, que resulta em parada respiratória. As lesões hemisféricas próximas ao mesencéfalo comprimem as estruturas da formação reticular talâmica e causam coma antes que se desenvolva a alteração ocular (herniação central). Com a manutenção da pressão, altera-se a função mesencefálica, causando dilatação das pupilas e alteração da postura dos membros. Com a progressão da herniação, perde-se também a função respiratória.

As crianças com doença neurológica grave necessitam monitoração, cujas razões podem ser delineadas em termos dos objetivos gerais no Quadro 48.1, a seguir.

QUADRO 48.1 ***Razões para monitorar os pacientes com alterações neurológicas que necessitam de cuidados intensivos***

▪ Detectar uma piora neurológica precocemente antes que ocorram lesões neurológicas irreversíveis
▪ Individualizar as decisões relacionadas aos cuidados dos pacientes
▪ Orientar o manejo dos pacientes
▪ Monitorar a resposta fisiológica ao tratamento e evitar algum evento adverso
▪ Permitir ao clínico melhor entendimento da fisiopatologia de alterações complexas
▪ Implementar o manejo de protocolos
▪ Melhorar a evolução neurológica e a qualidade de vida nos sobreviventes de lesão cerebral grave
▪ Por meio do entendimento da fisiopatologia das doenças, orientar terapêuticas na falta de opções de tratamento ou quando as opções são empíricas

Fonte: adaptado de Le Roux *et al.*[13].

Não existe até o momento um monitor "ideal" para avaliação da função neurológica em UTI, embora tenhamos uma variedade de monitores em utilização clínica à beira do leito (Quadro 48.2).

QUADRO 48.2 ***Monitores para avaliação da função neurológica em uso clínico.***

▪ Avaliação clínica sequencial
▪ Monitoração sistêmica: pressão arterial, saturação de O_2, CO_2 no final da expiração, temperatura
▪ Monitoração hidráulica: PIC e PPC
▪ Monitoração eletrofisiológica: eletroencefalografia, potencial evocado auditivo
▪ Avaliação radiográfica/tomográfica
▪ FSC: oximetria cerebral transcraniana, utilização de probe de difusão térmica, utilização de Doppler com laser
▪ Metabólica: microdiálise, mensuração direta do O_2 cerebral, espectroscopia com infravermelho

Esses monitores podem ser classificados em duas categorias: 1) Técnica de imagem por radiografia ou tomografia, que fornece uma informação pontual em relação ao tempo; e 2) Monitores à beira do leito, que podem ser invasivos e não invasivos ou contínuos e não contínuos.

EXAME NEUROLÓGICO NA UTI

O exame clínico neurológico é um componente fundamental da monitoração e deve levar em conta a possibilidade do efeito de medicações sedativas que influenciam de maneira importante nas respostas neurológicas da criança, além de medicações analgésicas e musculorrelaxantes.

A impossibilidade de a criança se comunicar faz com que a clínica de aumento da PIC seja mais difícil em termos de diagnóstico, pode ser muito sutil e devemos ter um alto índice de suspeita. A criança não apresenta uma estrutura craniana rígida até que haja fusão das suturas cranianas, sendo esse um processo gradual e que ocorre até a idade escolar. Portanto, a diástase das suturas cranianas em pediatria é rara em crianças acima de sete anos de idade. Devido a essa flexibilidade, o aumento do conteúdo intracraniano no lactente poderá causar um menor aumento da PIC e um maior aumento na circunferência do perímetro cefálico. A medida da circunferência cefálica é um meio útil de se detectar a presença de doença intracraniana. Os sinais e sintomas que determinam o diagnóstico de aumento da PIC podem variar com a idade, gravidade e evolução. Nas condições de início mais lento, observa-se: sonolência/letargia, irritabilidade matutina e vômito, e um aumento gradual da circunferência cefálica. Na presença de tumores cerebrais, podem ocorrer sinais neurológicos focais antes que haja um aumento significante da PIC, devido à invasão direta de vias neurais. Nas condições de início mais rápido, como hemorragia intracraniana, existe um início abrupto de sonolência e vômitos, com e sem sinais neurológicos focais.

O aspecto mais importante do exame clínico é a avaliação do nível de consciência e alerta. A profundidade do coma pode ser avaliada pela escala de coma de Glasgow[14] adaptada para pediatria, definindo coma como um escore igual ou menor a 8. Pode-se utilizar também uma escala para se avaliar a presença e o grau de delírio por meio da Confusion Assessment Method for the ICU (CAM-ICU)[15] adaptada para pediatria. O delírio é definido como uma condição flutuante, caracterizada por alteração da atenção, desorientação espaçotemporal e desorganização do pensamento.

O exame neurológico deve avaliar também a presença de rigidez de nuca e o exame direto que inclui o tamanho e simetria das pupilas, respostas motoras e plantares, e reflexos tendinosos profundos, além da função dos nervos cranianos. A presença de um sinal neurológico focal deve indicar ao médico uma realização imediata de imagem cerebral (tomografia cerebral e ressonância nuclear).

TÉCNICAS PARA MONITORAÇÃO DA FISIOLOGIA CEREBRAL

Várias técnicas são disponíveis para monitoração cerebral regional e global, as quais permitem avaliar a perfusão cerebral, oxigenação, condição metabólica e sinais precoces de hipóxia e isquemia cerebral. Algumas modalidades de monitoração são bem estabelecidas, enquanto outras são relativamente novas, cujas indicações necessitam de maiores evidências. Todas as vantagens e desvantagens das técnicas de neuromonitoração estão colocadas no Quadro 48.3, a seguir.

QUADRO 48.3 ***Vantagens e desvantagens das técnicas de monitoração cerebral à beira do leito.***

Técnicas	Vantagens	Desvantagens
Pressão intracraniana (cateter ventricular)	Padrão-ouro Medidas globais da pressão Drenagem terapêutica do LCR Calibração *in vivo*	Colocação tecnicamente difícil Risco de hemorragia e infecção
Pressão intracraniana (microssensor)	Colocação subdural/intraparenquimatosa Colocação fácil, com uma baixa taxa de complicação Risco de infecção baixo	Calibração *in vivo* não é possível Medidas localizadas da pressão
Doppler transcraniano	Não invasivo Em tempo real, com boa resolução temporal	Medidas relativas do fluxo sanguíneo cerebral Operador-dependente Taxa de falha de 5-10% (ausência de janela acústica)
Oximetria venosa jugular	Avaliação global do balanço entre fluxo e metabolismo	Não sensível às alterações regionais Risco de trombose venosa, punção de carótida
PO_2 tecidual cerebral	Padrão-ouro à beira do leito para monitoração da oxigenação tecidual cerebral Avalia o balanço entre fluxo e metabolismo Técnica contínua	Medidas regionais da tensão de oxigênio, de tal maneira que é crucial a localização do probe
Espectroscopia com infravermelho (oximetria cerebral)	Não invasiva Em tempo real Avalia a oxigenação regional cerebral em várias regiões de interesse	Ausência de padronização entre os oxímetros comerciais Sinais são influenciados por estruturas extracerebrais
Microdiálise	Medida da bioquímica do tecido cerebral local Detecção precoce de lesão hipóxica/isquêmica e alterações da bioenergética celular	Medida focal Limiares relacionados às anormalidades não são esclarecidos
Eletroencefalograma	Não invasivo Em tempo real Correlaciona-se com alterações isquêmicas e metabólicas	Necessita interpretação por pessoa treinada Altera-se pela utilização de medicações sedativas/anestésicas
Índice Biespectral Cerebral	Não invasivo Em tempo real Útil para monitorar a anestesia/sedação	Altera-se pela utilização de medicações sedativas/anestésicas

Fonte: adaptado de Smith[16].

ÍNDICE BIESPECTRAL CEREBRAL

Os sistemas comercialmente disponíveis utilizam a determinação de vários descritores do EEG, incluindo a informação a partir da análise biespectral. O valor do índice biespectral (BIS) é o resultado da combinação das propriedades desses descritores, os quais foram selecionados utilizando um banco de dados que incorporou os traçados de EEG de milhares de pacientes submetidos à anestesia com diferentes regimes anestésicos e a informação clínica relacionada à profundidade anestésica. Em termos de dimensão, os valores do BIS variam de zero a 100 e fornecem a informação da profundidade da anestesia (Figura 48.8).

Os valores numéricos em pacientes sedados variam de 60 (sedação profunda) a 90 (sedação consciente) e estão relacionados à "profundidade" da anestesia, mas não relacionados com a analgesia. Durante a sedação pediátrica, o índice do BIS pode ser importante para estabelecer essa "profundidade", pois o plano anestésico da criança frequentemente se torna inesperadamente mais profundo, aumentando o risco de depressão respiratória. Os níveis de monitoração anestésica eram e são avaliados por escalas de sedação durante o procedimento e após a realização deste. Como as escalas são avaliadas com estimulador ou verbal , o BIS possui uma utilização no cenário clínico onde a criança não pode ter contato verbal ou quando a estimulação pode interferir com a evolução do procedimento realizado, que necessita uma imobilidade absoluta (por exemplo, ressonância magnética).

As alterações no BIS podem não ser causadas por medicações anestésicas, como evidenciado pelo gráfico (Figura 48.9) de correlação do aumento do anestésico e o poder da banda do EEG, colocada a seguir.

O BIS pode estar alterado por isquemia, atividade epileptiforme, utilização de musculorrelaxante e

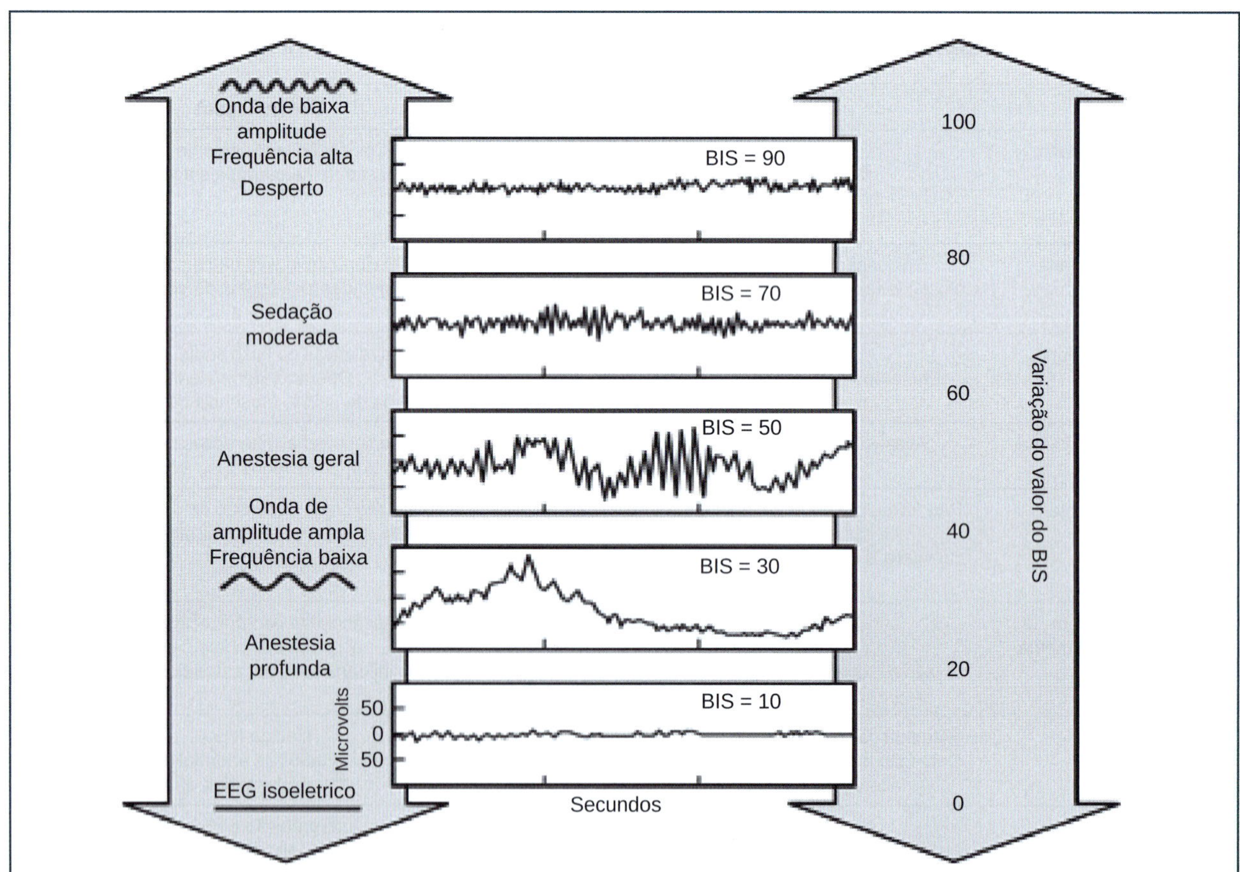

FIGURA 48.8 ***Padrões gerais das alterações do EEG observadas durante o aumento das doses de anestesia. Conforme aumentam as doses, o EEG tipicamente torna-se lento e existe uma transição para classes baseadas na frequência: beta → alfa → theta → delta.***

Fonte: adaptada de Kelley[17].

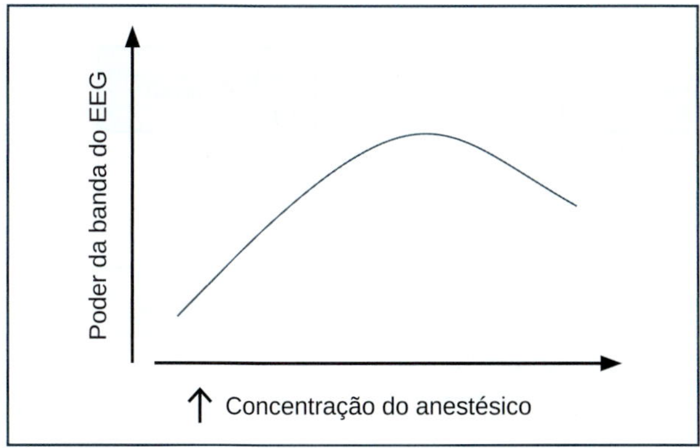

FIGURA 48.9 ***Relação comum do poder da banda do EEG em relação à concentração do anestésico.***
Fonte: adaptada de Sury[18].

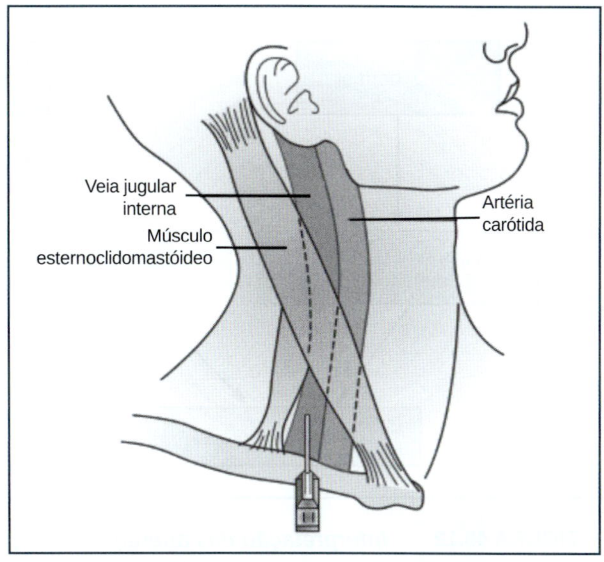

FIGURA 48.10 ***Técnica para inserção do cateter no bulbo da jugular.***
Fonte: adaptada de Prakash *et al.*[27].

hipoglicemia[19-22]. A cetamina e o óxido nitroso tendem a aumentar o escore de BIS e a profundidade da anestesia[23,24].

Várias pesquisas têm relatado que o escore de BIS é menos confiável em lactentes e crianças pequenas[25,26].

OXIMETRIA DO BULBO DA JUGULAR INTERNA

A monitoração venosa do bulbo da jugular fornece informações relacionadas à hemodinâmica e metabolismo cerebral global. O bulbo da jugular é a via final comum do sangue venoso drenado a partir dos hemisférios cerebrais, cerebelo e tronco encefálico; assim sendo, a saturação venosa de O_2 da jugular ($SjvO_2$) indica o balanço entre o fornecimento e o consumo de O_2 pelo cérebro.

A técnica para a localização da veia jugular interna e a sua punção pode ser realizada de maneira mais fácil com a utilização de ultrassonografia, que pode reduzir a necessidade de manipulação da cabeça, tornando a técnica mais segura, principalmente nas crianças com suspeita ou com lesão cervical associada. Deve-se evitar a passagem do cateter percutâneo nos pacientes com alteração da coagulação ou trauma cervical.

Existem dois locais preferenciais para a canulação retrógrada da veia jugular interna: 1) lateralmente, a artéria carótida no nível da borda inferior da cartilagem tireoide, e 2) na junção das cabeças esternal e clavicular do músculo esternoclidomastóideo (Figura 48.10).

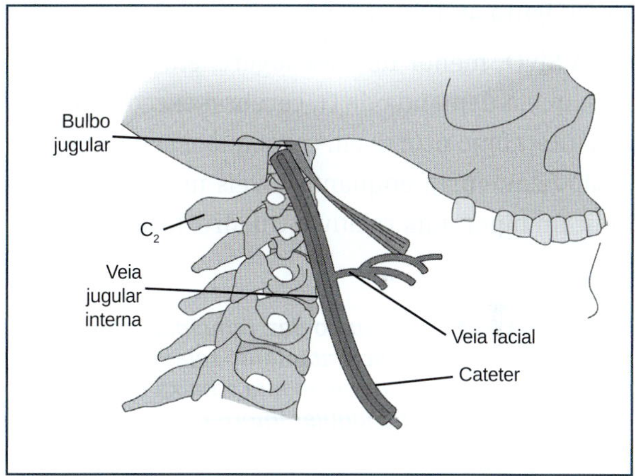

FIGURA 48.11 ***Monitoração da oxigenação venosa jugular (localização do cateter).***
Fonte: adaptada de Smith[28].

Após a punção da veia, faz-se a introdução do cateter com a sua progressão até se sentir uma leve resistência ou quando a extremidade distal deste estiver no nível do processo mastoide (Figura 48.11).

Confirmar a localização da extremidade distal no bulbo da jugular, realizando-se uma radiografia lateral cervical, observando-se que a extremidade deve estar acima do bordo inferior do primeiro corpo vertebral cervical. Manter o cateter conectado com uma infusão contínua lenta de solução salina a 0,9%, objetivando-se prevenir a sua obstrução.

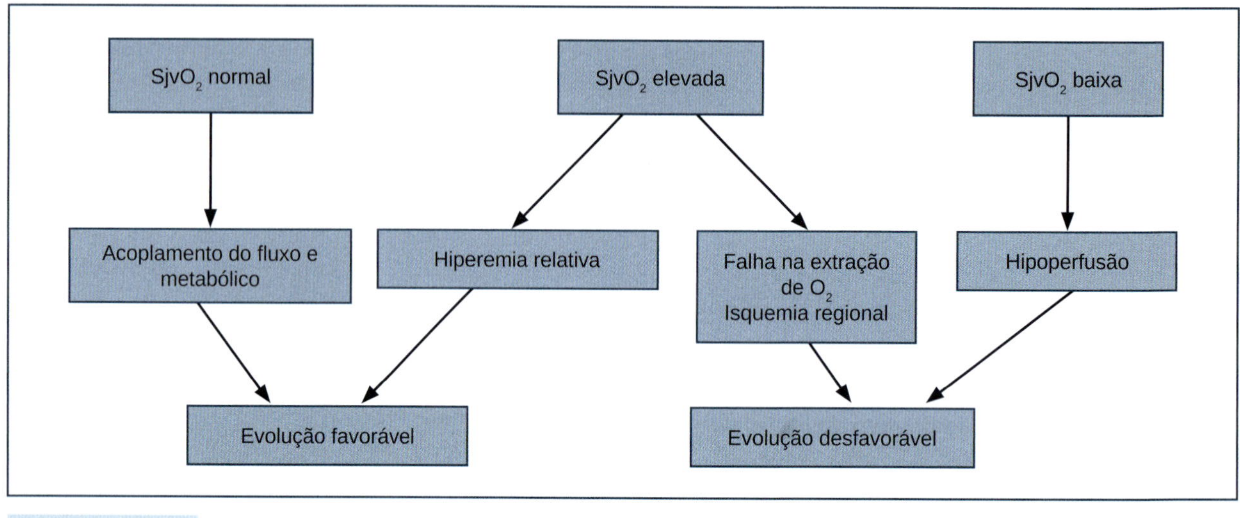

FIGURA 48.12 ***Interpretação das alterações na $SjvO_2$.***
Fonte: adaptada de Smith[16].

Os valores normais da $SjvO_2$ variam entre 55% a 75% (Figura 48.12).

A $SjvO_2$ menor do 55% sugere, em termos simples, que a demanda de O_2 cerebral excede o fornecimento, como ocorre em consequência da hipoperfusão (isquemia), enquanto níveis maiores do 75% indicam hiperemia relativa (Quadro 48.4).

QUADRO 48.4 ***Resumo das principais causas e do tratamento relacionado à saturação alta e baixa do bulbo da jugular interna.***

$SjvO_2$ alta	Alteração da autorregulação	
	Fornecimento de O_2 aumentado	Hiperemia Policitemia
	Consumo de O_2 diminuído	Hipotermia Medicações sedativas Medicações anestésicas Infarto cerebral
$SjvO_2$ baixa	Alteração da autorregulação	
	Fornecimento de O_2 diminuído	Hipóxia Hipotensão Hipertensão intracraniana Hiperventilação Débito cardíaco baixo Anemia
	Consumo de O_2 aumentado	Hipertermia Convulsão Sepse

Fonte: adaptado de Prakash *et al.*[27]

Deve-se ter cuidado em relação à mensuração incorreta, devido à colocação não adequada do cateter, que pode resultar em contaminação extracerebral, ou a artefatos associados que podem ocorrer com a movimentação do cateter. A anemia também pode estreitar a diferença arteriovenosa de O_2 e alterar as medidas. A maioria dos cateteres necessita recalibração constante e, caso não seja realizada, a acurácia é menor. A utilização no longo prazo do cateter de veia jugular interna determina um pequeno risco de infecção e trombose.

Embora utilizada de maneira ampla por várias décadas, a monitoração utilizando $SjvO_2$ está sendo substituída atualmente por novas modalidades.

PRESSÃO INTRACRANIANA

Embora a PIC possa ser medida de forma simples por meio da manometria durante a punção lombar, esse procedimento pode não ser seguro em crianças com obstrução ventricular ou com desvio da via liquórica, e não fornece uma medida contínua dos valores da PIC.

Os monitores intraparenquimatosos (Figura 48.13) são colocados através de um parafuso ou por meio de tunelização. Esses monitores têm a vantagem de uma baixa possibilidade de sangramento e baixo risco de infecção, entretanto as leituras da PIC podem flutuar em torno de 3 mmHg. Devido ao baixo risco de sangramento, esses monitores são indicados em pacientes com coagulopatias, como na falência hepática.

Os monitores epidurais e subaracnoides/subdurais são usados de maneira menos frequente, devido às medidas imprecisas da PIC. Para todos os monitores, os transdutores devem ser colocados no nível do forame de Monroe (trágus da orelha). De maneira similar, para calcular de modo acurado a PPC = PAM – PIC, os transdutores de pressão arterial também devem ser colocados no nível do forame de Monroe (Figura 48.13).

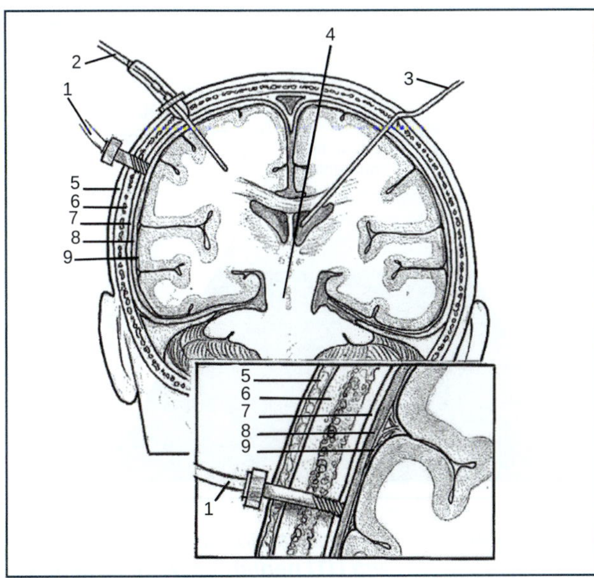

FIGURA 48.13 ***Diferentes tipos de sistema para monitoração da pressão intracraniana. A pressão intracraniana pode ser monitorada nos ventrículos, parênquima ou espaço subdural. (1) Parafuso subdural; (2) Monitor intraparenquimatoso; (3) Drenagem ventricular externa; (4) Ventrículo lateral; (5) Pele; (6) Crânio; (7) Dura Mater; (8) Espaço subdural; (9) Camada aracnoide.***
Fonte: adaptada de Frontera[29].

FORMAS DE ONDA DA PRESSÃO INTRACRANIANA E ANÁLISE

A forma de onda normal da PIC é um traçado arterial modificado e consiste de três picos característicos. A onda P1 "percussiva" é o resultado da pressão arterial inicialmente transmitida para o plexo coroide, e a onda P2 "corrente" varia com a complacência cerebral (Figura 48.14).

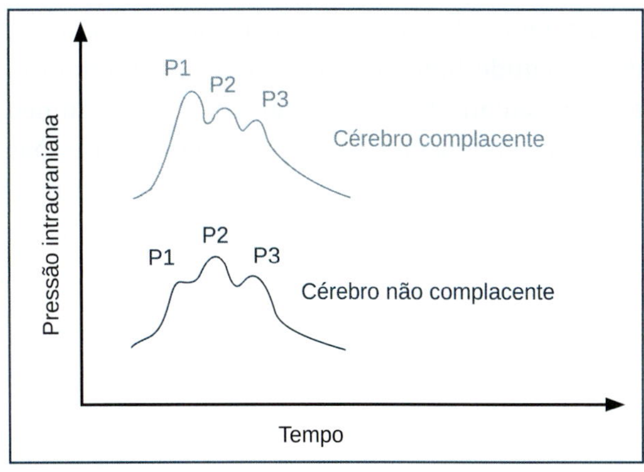

FIGURA 48.14 ***Traçados da pressão intracraniana demonstrando três picos distintos. No cérebro não complacente, a amplitude da onda P2 aumenta.***
Fonte: adaptada de Davies *et al.*[30].

A onda P3 representa um nó dicrótico e o fechamento da valva aórtica. É fundamental assegurar um traçado de PIC acurado antes da valoração dos números que auxiliam na indicação ou não de intervenção terapêutica.

Adicionalmente à medida isolada da pressão, a PIC pode ser mensurada em um traçado em relação ao tempo, produzindo algumas formas de onda características (ondas de Lundberg). As ondas A são ondas patológicas de platô sustentado de 50-80 mmHg mantidas por cinco a 10 minutos, possivelmente representando uma vasodilatação cerebral e um aumento do FSC, em resposta a uma PPC baixa (Figura 48.15).

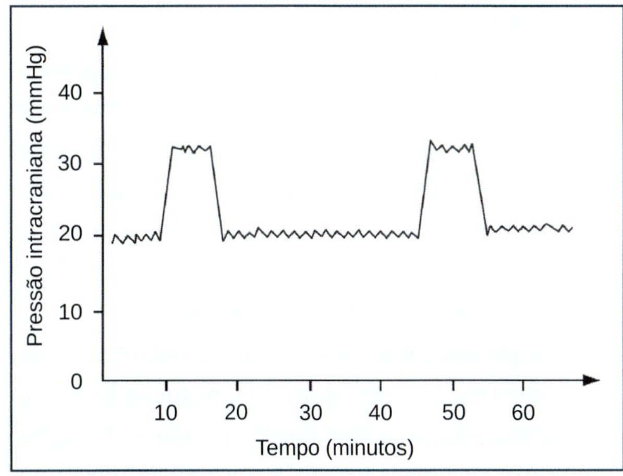

FIGURA 48.15 ***Ondas A de Lundberg.***
Fonte: adaptada de Davies *et al.*[30].

As ondas B são ondas pequenas transitórias, de amplitude limitada a cada um a dois minutos, e representam flutuações no volume sanguíneo cerebral. Elas podem ser observadas em pessoas normais, mas são indicativas de doença intracraniana quando a sua amplitude aumenta acima de 10 mmHg (Figura 48.16).

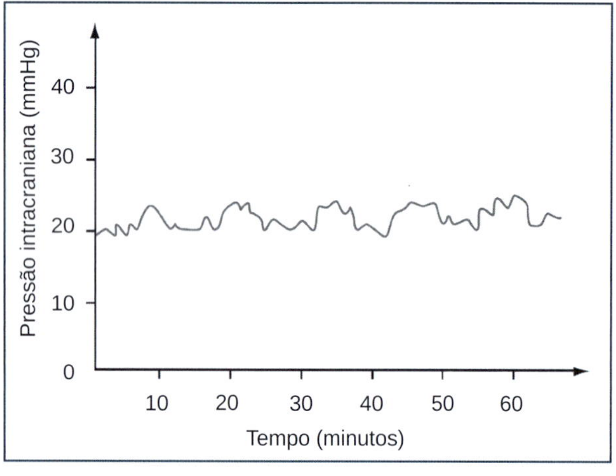

FIGURA 48.16 ***Ondas B de Lundberg.***
Fonte: adaptada de Davies *et al.*[30].

Eletroencefalografia

A aplicação da eletroencefalografia (EEG) em unidade de terapia intensiva (UTI) pediátrica e neonatal é realizada nas seguintes condições:

1. Para o manejo da convulsão: confirma o diagnóstico de convulsão e identifica o local da atividade elétrica focal ou lateralizada. Ajuda na distinção entre movimentos involuntários, postura e sinais oculares que são comuns na terapia intensiva, diferenciando da atividade convulsiva verdadeira;
2. Estado epilético não convulsivo: representa um estado com mais do que 30 minutos, com evidência clínica de alteração do nível de consciência em relação ao normal e uma atividade convulsiva no EEG. Um percentual grande de crianças com estado convulsivo tem episódios não convulsivos;
3. Supressão metabólica: EEG isoelétrico é um objetivo definido quando a redução farmacológica da taxa metabólica cerebral de agressões cerebrais graves é necessária para neuroproteção ou nos casos de HIC intratável;
4. Manter uma sedação adequada em pacientes que necessitam paralisia neuromuscular mais prolongada;
5. Estabelecer o prognóstico: o EEG pode ter um valor prognóstico após lesão cerebral; a ausência de variabilidade espontânea está associada com uma evolução ruim.

As convulsões em crianças criticamente enfermas são habitualmente classificadas de acordo com as suas características clínicas e eletrográficas (Figura 48.17).

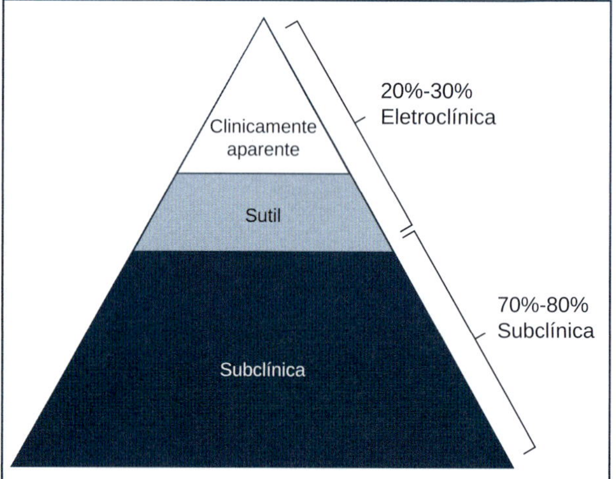

FIGURA 48.17 ***Classificação das convulsões em UTI pediátrica. A maioria das convulsões eletrográficas são subclínicas e, portanto, existe a necessidade de monitoração contínua com EEG para a sua detecção.***
Fonte: adaptada de Payne *et al.*[31].

Convulsões eletrográficas são definidas pelo achado no EEG de um padrão eletrográfico rítmico de pelo menos 10 segundos (ou mais curto, caso associado com alteração clínica), com início e cessação bem definidos e também com uma evolução característica de frequência, amplitude ou morfologia. Convulsões eletrográficas podem ou não ser acompanhadas por sinais clínicos que podem incluir alterações motoras, do sensório ou autonômicas. Quando as convulsões eletrográficas ocorrem sem qualquer correlação clínica discernível, fala-se em convulsão subclínica ou apenas eletroencefalográfica.

O EEG de amplitude integrada é um método para monitoração contínua da atividade cerebral que atualmente tem a sua utilização expandida na

UTI neonatal e pediátrica. Em sua forma simples, o EEG de amplitude integrada é um monitor útil para verificar a atividade cerebral, para diagnosticar e tratar convulsões, além de predizer a evolução neurológica de recém-nascidos (RN) pré-termo e de termo.

A base técnica do EEG de amplitude integrada é similar à do EEG com impressão das diferenças de mensuração dos potenciais elétricos entre eletrodos e exposição das alterações da atividade elétrica em relação ao tempo. No EEG de amplitude integrada, utiliza-se o mínimo de três eletrodos colocados no couro cabeludo, dois dos quais localizados na região biparietal (P3-P4) e um terceiro eletrodo como terra (Figura 48.18).

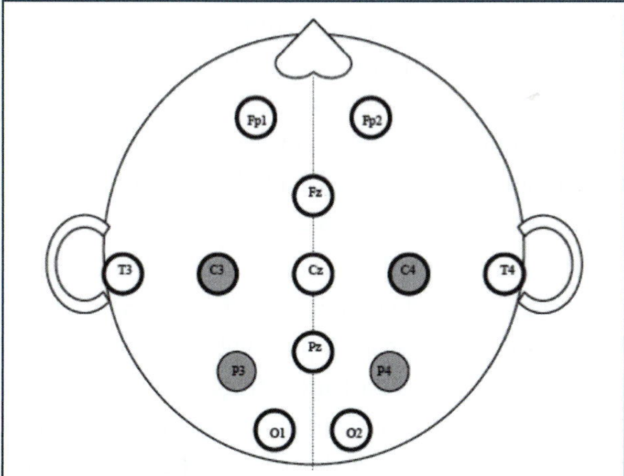

FIGURA 48.18 ***Colocação padrão para eletroencefalograma e EEGa. Os círculos abertos representam a colocação dos eletrodos para o EEG, de acordo com o sistema 10-20 modificado para RN. Os círculos cinza representam colocação dos eletrodos para EEGa nas regiões biparietal e bicentral.***
Fonte: adaptada de Shah *et al.*[32].

Podem ser colocados mais eletrodos, caso se deseje realizar um EEG de amplitude integrada com multicanal. A atividade elétrica obtida é então filtrada para frequência, tempo comprimido, retificado, alinhada e plotada de maneira de semilogarítmica.

A atividade elétrica no córtex cerebral é mensurada pelo EEG. O EEG contínuo permite uma avaliação em tempo real da função cortical, fornecendo informações relacionadas ao córtex cerebral à beira do leito em RN criticamente enfermos. O EEG com amplitude integrada permite uma duração da realização dos traçados durante horas ou dias, com um número de eletrodos menor (2 a 4), tendo-se que a aplicação do eletrodo pode ser realizada pelo próprio neonatologista, assim como a sua interpretação, sendo uma ferramenta de monitoração em UTI neonatal. As principais indicações para monitoração com EEG contínuo em UTI neonatal são: 1) titular a terapêutica anticonvulsivante em crianças com convulsões estabelecidas; 2) vigilância para ocorrência de convulsões em RN de risco (encefalopatia hipóxico-isquêmica com ou sem hipotermia terapêutica, acidente vascular cerebral, meningite, hemorragia intraventricular, alterações metabólicas e malformações cerebrais congênitas); 3) vigilância para convulsões em crianças recebendo musculorrelaxante; 4) caracterizar eventos clínicos suspeitos que possam representar convulsões; 5) detectar uma isquemia ou hemorragia cerebral iminente; e 6) monitorar a evolução eletrocardiográfica para possibilitar estabelecer um prognóstico.

Os RN com lesão neurológica primária são considerados de alto risco para convulsões e a etiologia destas difere com a idade gestacional (Figura 48.19).

A hemorragia intraventricular é a causa primária mais frequente no RN prematuro, enquanto a encefalopatia hipóxico-isquêmica é a etiologia mais frequente no RN de termo.

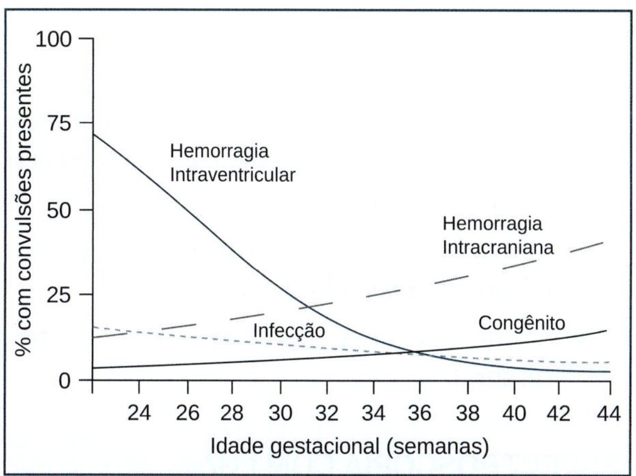

FIGURA 48.19 ***Etiologia das convulsões neonatais de acordo com a idade gestacional.***
Fonte: adaptada de Sheth *et al.*[33].

TENSÃO DE O_2 DO TECIDO CEREBRAL

A mensuração direta da tensão de O_2 do tecido cerebral ($PtiO_2$) está emergindo como um padrão-ouro para a medida à beira do leito da oxigenação cerebral[34], existindo dispositivos comerciais disponíveis que incorporam uma célula do tipo Clark. A $PtiO_2$ é uma variável complexa e muito dinâmica que pode estar alterada por vários fatores, incluindo a pressão parcial de O_2 arterial (PaO_2), pressão parcial de gás carbônico arterial ($PaCO_2$), FSC, barreiras teciduais para difusão, PIC e PCC. A $PtiO_2$ tem a vantagem de fazer a mensuração real e seletiva do tecido cerebral perfundido que sofreu uma lesão, embora não se possa ter a avaliação global da oxigenação. Algumas UTI neurológicas de pacientes adultos incorporam em algoritmos a medida do $PtiO_2$ para direcionar a terapêutica.

- Algumas afirmações gerais podem ser feitas em relação à monitoração da $PtiO_2$[35]:
- A $PtiO_2$ cerebral reflete o fornecimento e consumo de O_2 e, provavelmente, representa "o *pool*" de O_2 que se acumula no tecido;
- Uma $PtiO_2$ cerebral baixa está associada com pior evolução e pode apenas ser detectada com a monitoração contínua da $PtiO_2$ cerebral;
- Uma $PtiO_2$ cerebral baixa pode ser aumentada por estratégias que objetivam aumentar o fornecimento de O_2 (FSC x conteúdo arterial de O_2);
- O aumento da PPC pode melhorar a $PtiO_2$ cerebral, especialmente quando a autorregulação cerebral está alterada e a $PtiO_2$ cerebral basal é baixa;
- O aumento da FiO_2 pode melhorar a $PtiO_2$ cerebral, especialmente quando a autorregulação pelo O_2 está alterada e a $PtiO_2$ cerebral basal está elevada;
- Outras estratégias podem melhorar a $PtiO_2$ cerebral (por exemplo, barbitúricos);
- A transfusão de sangue pode melhorar a $PtiO_2$ cerebral.

ESPECTROSCOPIA COM LUZ INFRAVERMELHA

A racionalização para a utilização de oximetria cerebral é devido à fragilidade e complexidade do sistema cerebral, que habitualmente demanda aproximadamente 15% do débito cardíaco; consome aproximadamente 20% de todo O_2 utilizado no corpo. A isquemia cerebral é uma das principais causas que compromete a evolução neurocognitiva, e a função acometida do cérebro está diretamente relacionada à duração da diminuição da oxigenação[36].

A espectroscopia que utiliza luz infravermelha (NIRS) é uma técnica não invasiva de mensuração da saturação regional de O_2 cerebral. A oxi-hemoglobina, a desoxi-hemoglobina e a citocromo oxidase absorvem porções específicas do espectro de luz. Quando uma camada de tecido é iluminada por uma fonte de luz no comprimento de onda infravermelha, a atenuação do sinal de luz está correlacionada com as proporções relativas de oxi-hemoglobina e desoxi-hemoglobina e citocromo oxidase no tecido. Portanto, a quantidade absorvida vai depender da oxigenação tecidual ou metabolismo. Existem atualmente monitores comerciais portáteis que fornecem a medida não invasiva à beira do leito da oxigenação cerebral (Figura 48.20).

O sensor é fixado na região frontal do paciente onde será realizada a medida de fornecimento e utilização de O_2 cerebral. É possível atualmente mensurar as alterações da concentração de citocromo C oxidase oxidada, tendo conhecimento que o complexo terminal da cadeia de transferência de elétron mitocondrial é responsável por mais de 95% do metabolismo do O_2. Portanto, a NIRS, com a medida da citocromo C oxidase oxidada, possui a potencialida-

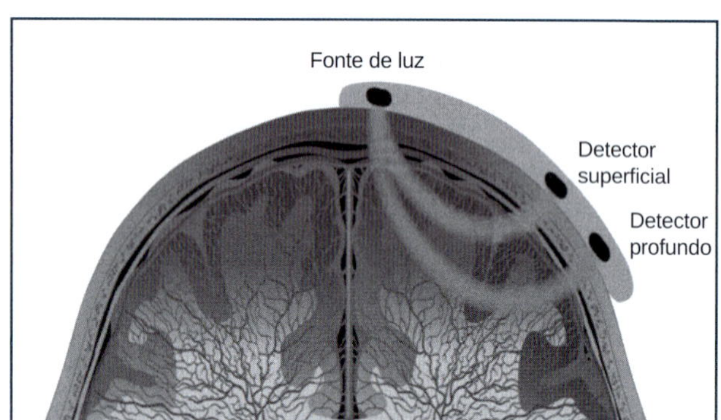

FIGURA 48.20 ***Fotodetector do oxímetro INVOS cerebral/Somanetic: verificação da saturação relativa da oxi-hemoglobina em uma profundidade de aproximadamente 1 a 2 cm da pele.***
Fonte: cortesia Somanetics Corporation.

de de se avaliar a condição energética celular cerebral, bem como a oxigenação e a hemodinâmica em várias regiões de interesse clínico à beira do leito[37].

São fatores que diminuem o consumo cerebral de O_2 e, geralmente, aumentam a saturação de O_2 cerebral: hipotermia, aumento da sedação, anestesia e analgesia, e tratamento das convulsões. Outros fatores podem aumentar o fornecimento de O_2 para o cérebro, também podendo elevar a saturação de O_2 cerebral: aumento da hemoglobina, do débito cardíaco, da FiO_2 da pressão arterial média e da PPC.

No cenário de UTI neonatal, a NIRS tem sido utilizada para determinar a oxigenação cerebral em RN gravemente enfermos, fornecendo informação importante a respeito da perfusão tecidual regional[38]. Recentemente, Koch HW *et al.*[39] demonstraram que a NIRS é uma técnica facilmente aplicável e efetiva na detecção de eventos hipóxicos e apneias no pós-operatório de RN, concluindo que, independentemente de algumas limitações práticas e econômicas, a NIRS pode ser considerada um suplemento útil para cuidados intensivos perinatais nos perioperatórios.

Pesquisas recentes têm avaliado a incorporação da NIRS na avaliação e evolução de crianças cirúrgicas com cardiopatia congênita. Os estudos são retrospectivos ou observacionais, mas indicam que um bom valor da NIRS cerebral correlaciona-se com um melhor neurodesenvolvimento, além de ajudar a identificar pacientes de alto risco para um valor de débito cardíaco baixo e eventos adversos[40,41].

Não existem dados de pesquisas avaliando especificamente o uso da NIRS com outros sistemas de monitoração da pressão/oxigenação intracraniana. Até que mais estudos sejam realizados, é difícil termos uma conclusão do benefício potencial da sua utilização em crianças com lesão cerebral. Existe um interesse muito grande da aplicação de NIRS para orientar o tratamento e melhorar a evolução clínica em cenários específicos, onde o cérebro tem um "risco", particularmente durante a circulação extracorpórea, mas ainda não é um padrão absoluto relacionado ao cuidado da criança e do RN grave.

FLUXO SANGUÍNEO CEREBRAL

Existem dois métodos à beira do leito para se avaliar o FSC: 1) ultrassonografia transcraniana com Doppler, e 2) monitoração quantitativa contínua no FSC, utilizando-se um probe localizado no parênquima cerebral para se avaliar a difusão térmica do fluxo.

ULTRASSONOGRAFIA COM DOPPLER TRANSCRANIANO

É de fácil utilização, desde que o osso temporal possa ser penetrado pelo ultrassom. A medida de fluxo sanguíneo na artéria cerebral basal é baseada no princípio de desvio do Doppler (Figura 48.21).

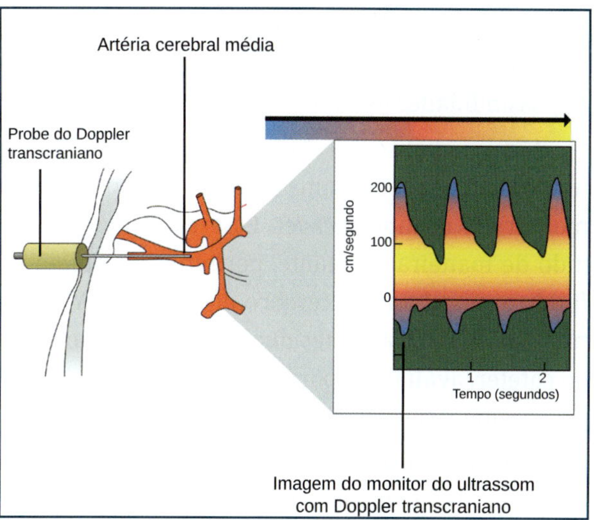

FIGURA 48.21 ***Técnica para realização do ultrassom com Doppler transcraniano, e a imagem que demonstra a velocidade (cm/segundo) no eixo Y. Os códigos de cores refletem a intensidade do sinal e fornecem uma mensuração do número de glóbulos vermelhos dentro do vaso a uma determinada velocidade.***
Fonte: adaptada de Lee *et al.*[42].

É um método não invasivo e fácil de ser utilizado, entretanto tem de ser assumida uma relação linear entre a velocidade do fluxo e o FSC. A principal desvantagem da ultrassonografia com Doppler transcraniano é que, apesar de existir a possibilidade de medida contínua, esta fica sujeita à presença de artefatos. É uma ferramenta útil para a estimativa rápida do FSC, podendo-se diferenciar o vasoespasmo da hiperemia, que influencia no tratamento de pacientes após lesão cerebral. Essa técnica também pode ser utilizada para avaliar a autorregulação cerebrovascular e a vasorreatividade ao CO_2, podendo fornecer uma informação prognóstica em pacientes com lesões de crânio. A velocidade de fluxo média é utilizada principalmente para interpretação. O índice de pulsabilidade não tem um valor de estimativa da resistência cerebrovascular, devendo ser interpretado com cautela, pois é influenciado por diversas variáveis não controláveis.

MICRODIÁLISE CEREBRAL

A microdiálise cerebral pode contribuir para o entendimento da fisiopatologia da lesão cerebral aguda, pois permite avaliar a bioenergética cerebral e as possibilidades de hipóxia/isquemia.

A microdiálise cerebral necessita inserção de um cateter no parênquima cerebral que possua uma membrana semipermeável. Esse cateter é perfundido de maneira constante, permitindo a coleta de fluido extracelular do cérebro do paciente. A amostra é limitada à área tecidual intersticial ao redor do cateter, avaliando, portanto, o metabolismo cerebral regional (Figura 48.22).

A microdiálise cerebral pode mensurar os produtos do metabolismo cerebral por meio da coleta de metabólitos presentes no interstício: glicose, lactato, piruvato, glutamato e glicerol. Os valores absolutos da microdiálise cerebral são importantes, mas a avaliação da tendência em relação ao tempo pode fornecer uma informação mais útil[8]. Umas das principais vantagens da microdiálise cerebral é a possibilidade de se avaliar o metabolismo da glicose, pois esse metabolismo pode estar alterado mesmo na presença de um fornecimento adequado (hiperglicólise cerebral). O metabolismo oxidativo da glicose também pode estar alterado devido à disfunção mitocondrial e falha energética celular. Uma microdiálise mede as alterações em nível celular; ela tem um potencial de identificar as anormalidades antes que estas possam ser detectadas por outras técnicas de monitoração ou mesmo por meio da condição clínica do paciente[43]. Entretanto, não existem pesquisas em pediatria que sejam randomizadas ou relacionadas à evolução que utilizem uma orientação terapêutica de acordo com a microdiálise. Existem vários estudos que demonstram que as alterações nos valores da microdiálise são preditivas de uma pior evolução. Nos pacientes com lesão cerebral traumática, a persistência de baixos níveis de glicose e a elevação dos níveis de lactato/glicose têm sido relacionadas com pior evolução e aumento da mortalidade[44].

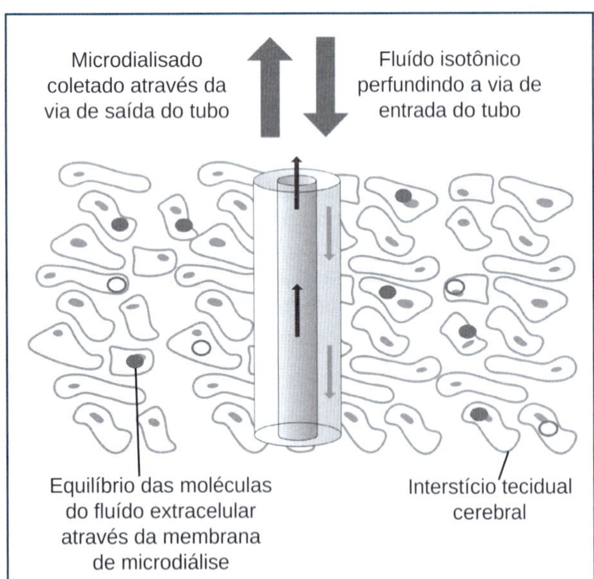

FIGURA 48.22 ***Cateter de microdiálise e a localização deste no tecido cerebral com os princípios para obtenção dos metabólitos cerebrais.***
Fonte: adaptada de Smith[28].

O primeiro relato da utilização de microdiálise em crianças com lesão traumática cerebral avaliou os níveis de neurotransmissores, assim como de outros aminoácidos[45], concluindo que existem diferenças em relação aos neurotransmissores excitatórios na população pediátrica em relação às descrições anteriores existentes em pacientes adultos. Os valores de normalidade relacionados aos limites das dosagens de pequenas moléculas realizadas na microdiálise foram criados para uso na população adulta, mas ainda não estão determinados para pediatria[46].

BIOMARCADORES

Os biomarcadores neurológicos indicam quantitativamente a lesão ou disfunção cerebral e podem ser obtidos pela coleta em tecidos biológicos (sangue, LCR, fluido intersticial cerebral), por meio de traçados eletrofisiológicos ou por neuroimagem. Os níveis sanguíneos de um marcador se correlacionam mais adequadamente com os níveis cerebrais do que com as alterações da integridade da barreira hematoencefálica. Algumas pesquisas demonstram que um painel com multimarcadores pode aumentar a sensibilidade e especificidade relacionadas a uma lesão neurológica aguda em pacientes adultos[47,48]. Os biomarcadores cerebrais são categorizados, de acordo com a sua origem, como primariamente neuronal, astroglial ou microglial. Os principais biomarcadores que têm sido testados clinicamente na lesão neurológica aguda são: proteína astroglial s-100β, enolase específica do neurônio, proteína neuronal Tau, amiloide β (peptídeo originado da proteína precursora amiloide neuronal e glial), proteína neuronal de cadeia pesada neurofilamentosa e alfa-II-spectrina (componente do citoesqueleto neuronal).

MONITORAÇÃO MULTIMODAL

As técnicas de monitoração neurológica isoladas fornecem informação relacionada a aspectos específicos da fisiologia cerebral, mas possuem desvantagens inerentes. A decisão de tratamento da criança habitualmente não é baseada na alteração de apenas uma variável. A combinação dos dados utilizando-se a monitoração multimodal pode associar muitas das limitações das técnicas individuais empregadas, mas permite uma maior confiança relacionada às decisões do tratamento. Entretanto, a monitoração multimodal exibe um grande número e dados complexos.

REFERÊNCIAS

1. Chesnut RM. Intracranial pressure. In: Monitoring in neurocritical care, Philadelphia: Elsevier; 2013. p. 338-347e.1.
2. Rose JA, Mayer SA. Optimizing blood pressure in neurological emergencies. Neurocrit Care. 2004;1:289.
3. Lee KR, Hoff JT. Intracranial pressure. In: Youman JR, editor. Neurological sugery: a comprehensive reference guide to the diagnosis and management of neurosurgical problems. Philadelphia: WB Saunders; 1996. p. 510.
4. Maas AI, Stocchetti N, Bullock R. Moderate and severe traumatic brain injury in adults. Lancet Neurol. 2008;7(8):728-41.
5. Tisdall MM, Smith M. Multimodal monitoring in traumatic brain injury: current status and future directions. Br J Anaesth. 2007;99(1):61-7.
6. Siesjo BK. Pathophysiology and treatment of focal cerebral ischemia. Part I: Pathophysiology. J Neurosurg. 1992;77:169-84.
7. Baron JC, Rougemont D, Soussaline F, et al. Local interrelationships of cerebral oxygen consumption and glucose utilization in normal subjects and in ischemic stroke patients: a positron tomography study. J Cereb Blood Flow Metab. 1984;4:140-9.
8. Stocchetti N, Le Roux P, Vespa P, et al. Clinical review: neuromonitoring – an update. Crit Care. 2013;17(1):201.
9. Miller JD, Sweet RC, Narayan R, et al. Early insults to the injured brain. JAMA. 1978;240:439-42.
10. Bouma GJ, Muizelaar JP, Choi SC, et al. Cerebral circulation and metabolism after severe traumatic brain injury: the elusive role of ischemia. J Neurosurg. 1991;75:685-93.
11. Gobiet W, Grote W, Bock WJ. The relation between intracranial pressure, mean arterial pressure and cerebral blood flow in patients with severe head injury. Acta Neurochir (Wien). 1975;32:13-24.
12. Greenberg DA, et al., editors. Clinical Neurology. 5th ed. McGraw-Hill; 2002.
13. Le Roux P, Menon DK, Citerio G, et al. Consensus summary statement of the International Multidisciplinary Consensus Conference on Multimodality Monitoring in Neurocritical Care: a statement for healthcare professionals from the Neurocritical Care Society and the European Society of Intensive Care Medicine. Intensive Care Med. 2014;40(9):1189-209.
14. Teasdale G, Jennett B. Assessment of coma and impaired consciousness. A practical scale. Lancet. 1974;2(7872):81-4.
15. Ely EW, Margolin R, Francis J, et al. Evaluation of delirium in critically ill patients: validation of the Confusion Assessment Method for the Intensive Care Unit (CAM-ICU). Crit Care Med. 2001;29(7):1370-9.
16. Smith M. Physiological brain monitoring. ASA Refresher Courses in Anesthesiology. 01/2014;42(1):119-28.
17. Kelley SD. Monitoring Consciousness. Using the Biespectral Indez™ during anesthesia. A Pocket Guide for Clinicians. 2nd ed. Covidien; 2010.
18. Sury M. Brain monitoring in children. Anesthesiol Clin. 2014;32(1):115-32.
19. Estruch-Pérez MJ, Barberá-Alacreu M, Ausina-Aguilar A, et al. Bispectral index variations in patients with neurological deficits during awake carotid endarterectomy. Eur J Anaesthesiol. 2010;27(4):359-63.
20. Sandin M, Thörn SE, Dahlqvist A, et al. Effects of pain stimulation on bispectral index, heart rate and blood pressure

at different minimal alveolar concentration values of sevoflurane. Acta Anaesthesiol Scand. 2008;52(3):420-6.

21. Messner M, Beese U, Romstöck J, et al. The bispectral index declines during neuromuscular block in fully awake persons. Anesth Analg. 2003;97(2):488-91.
22. Alkire MT. Quantitative EEG correlations with brain glucose metabolic rate during anesthesia in volunteers. Anesthesiology. 1998;89(2):323-33.
23. Sakai T, Singh H, Mi WD, et al. The effect of ketamine on clinical endpoints of hypnosis and EEG variables during propofol infusion. Acta Anaesthesiol Scand. 1999;43(2):212-6.
24. Barr G, Jakobsson JG, Owall A, et al. Nitrous oxide does not alter bispectral index: study with nitrous oxide as sole agent and as an adjunct to i.v. anaesthesia. Br J Anaesth. 1999;82(6):827-30.
25. Davidson AJ, McCann ME, Devavaram P, et al. The differences in the bispectral index between infants and children during emergence from anesthesia after circumcision surgery. Anesth Analg. 2001;93(2):326-30.
26. Kern D, Fourcade O, Mazoit JX, et al. The relationship between bispectral index and endtidal concentration of sevoflurane during anesthesia and recovery in spontaneously ventilating children. Paediatr Anaesth. 2007;17(3):249-54.
27. Prakash A, Matta BF. Jugular bulb oximetry. In: Monitoring in neurocritical care. Philadelphia: Elsevier; 2013. p. 320-6.
28. Smith M. Neuromonitoring. Anaesth Intensive Care. 2008;9(5):187-92.
29. Frontera JA. Multimodality monitoring in critically ill neurologic patients. In: Recich DL, Kahn RA, Mittnacht AJC, et al. Monitoring in Anestesia and Perioperetive Care. Cambridge University Press; 2011. p. 237-46.
30. Davies S, Lindley A. Monitoring the injured brain. In: Adams IP, Bell D, McKinlay I, editors. Neurocritical Care, a Guide Practical. London: Springer-Verlag Limited; 2010. p. 9-17.
31. Payne ET, Hahn CD. Continuous electroencephalography for seizures and status epilepticus. Curr Opin Pediatr. 2014;26(6):675-81.
32. Shah NA, Wusthoff CJ. How to use: amplitude-integrated EEG (aEEG). Arch Dis Child Educ Pract Ed. 2014 Jul 17. pii: edpract-2013-305676. doi: 10.1136/archdischild-2013-305676. [Epub ahead of print]
33. Sheth RD, Hobbs GR, Mullett M. Neonatal seizures: incidence, onset, and etiology by gestational age. J Perinatol. 1999;19(1):40-3.
34. Nortje J, Gupta AK. The role of tissue oxygen monitoring in patients with acute brain injury. Br J Anaesth. 2006;97(1):95-106.
35. De Georgia MA. Brain tissue oxygen monitoring in neurocritical care. J Intensive Care Med. 2015;30(8): 473-83.
36. Frost EA. Cerebral oximetry: a replacement for pulse oximetry? Middle East J Anaesthesiol. 2012;21(6): 807-13.
37. Highton D, Elwell C, Smith M. Noninvasive cerebral oximetry: is there light at the end of the tunnel? Curr Opin Anaesthesiol. 2010;23(5):576-81.
38. Brazy JE, Lewis DV, Mitnick MH, et al. Noninvasive monitoring of cerebral oxygenation in preterm infants: preliminary observations. Pediatrics. 1985; 75(2):217-25.
39. Koch HW, Hansen TG. Perioperative use of cerebral and renal near-infrared spectroscopy in neonates: a 24-h observational study. Paediatr Anaesth. 2016;26(2):190-8.
40. Vahid SN. The state of affairs of neurologic monitoring by near-infrared spectroscopy in pediatric cardiac critical care. Curr Opin Pediatr. 2014;26:299-303.
41. Hoskote AU, Tume LN, Trieschmann U, et al. A Cross-Sectional Survey of Near-Infrared Spectroscopy Use in Pediatric Cardiac ICUs in the United Kingdom, Ireland, Italy, and Germany. Pediatr Crit Care Med. 2016;17(1):36-44.
42. Lee MC, Menon DK. Neuromonitoring. Anaesth Intensive Care. 2005;6(5):158-62.
43. Belli A, Sen J, Petzold A, et al. Metabolic failure precedes intracranial pressure rises in traumatic brain injury: a microdialysis study. Acta Neurochir (Wien). 3008;150:461-9.
44. Vespa PM, McArthur D, O'Phelan K, et al. Persistently low extracellular glucose correlates with poor outcome 6 months after human traumatic brain injury despite a lack of increased lactate: a microdialysis study. J Cereb Blood Flow Metab. 2003;23:865-77.
45. Tolias CM, Richards DA, Bowery NG, et al. Extracellular glutamate in the brains of children with severe head injuries: a pilot microdialysis study. Childs Nerv Syst. 2002;18(8):368-74.
46. Hillered L, Vespa PM, Hovda DA. Translational neurochemical research in acute human brain injury: the current status and potential future for cerebral microdialysis. J Neurotrauma. 2005;22(1):3-41.
47. Laskowitz DT, Kasner SE, Saver J, et al. Clinical usefulness of a biomarker-based diagnostic test for acute stroke: the Biomarker Rapid Assessment in Ischemic Injury (BRAIN) study. Stroke. 2009;40(1):77-85.
48. Turck N, Vutskits L, Sanchez-Pena P, et al. A multiparameter panel method for outcome prediction following aneurysmal subarachnoid hemorrhage. Intensive Care Med. 2010;36(1):107-15.

49 Acidente Vascular Encefálico em Crianças

Werther Brunow de Carvalho
Eduardo Mekitarian Filho

INTRODUÇÃO

Os acidentes vasculares encefálicos (AVE) em crianças são condições raras, porém cada vez mais reconhecidas devido à importância de suas complicações e variedade de diagnósticos diferenciais. O diagnóstico requer alto índice de suspeição clínica, pois os sinais e sintomas manifestados num primeiro momento podem não ser específicos, e podem ser similares a outras apresentações clínicas de doenças neurológicas ou fora do sistema nervoso central. Estudos demonstram que o intervalo de tempo entre o início das manifestações clínicas e o diagnóstico pode variar de 24 a 72 horas. Um recente estudo retrospectivo demonstrou que o diagnóstico é mais precoce em crianças com AVE hemorrágico, provavelmente devido a maior gravidade dos sintomas. Os fatores de risco, manifestações clínicas e desfechos são diferentes da população adulta.

A detecção precoce do AVE é fundamental para profissionais de saúde, e tem potencial translacional para a aplicação de intervenções trombolíticas, neuroprotetoras e antitrombóticas, bem como de reabilitação, melhorando a qualidade de vida para pacientes e seus familiares.

Os propósitos deste capítulo são avaliar os principais mecanismos fisiopatológicos que levam a criança a apresentar um AVE e revisar as mais recentes recomendações acerca do manejo dos quadros agudos.

DEFINIÇÕES

Um AVE é caracterizado por manifestações clínicas e neurológicas consistentes com a doença, associado a evidências radiológicas de isquemia ou infarto em determinado território arterial (AVE isquêmico) ou de hemorragia (AVE hemorrágico). Sintomas de AVE que duram menos de 24 horas são chamados de ataques isquêmicos transitórios. Os AVE ainda são divididos em neonatais, que compreendem agravos pré-natais, perinatais (entre 28 semanas de gestação e sete dias de vida) ou pós-natais, até um mês de vida; após essa faixa etária, temos os AVE não neonatais ou da infância. A diferenciação entre agravos pré-natais e perinatais clinicamente pode ser difícil, o que leva alguns autores a considerá-los numa mesma categoria.

ASPECTOS EPIDEMIOLÓGICOS

A incidência de AVE na infância é aproximadamente de 2-8 para 100 mil crianças até 14 anos por ano, com distribuição igualmente proporcional entre eventos hemorrágicos e isquêmicos. Com exceção do primeiro ano de vida, essa incidência pode cair pela metade. Dados norte-americanos mostram o acometimento de três mil crianças por ano. Quando se consideram os eventos perinatais e neonatais, a incidência aproximada é de 10 a 18 eventos para cada 100 mil nascidos vivos, com relatos recentes mostrando até 63/100.000. Tais dados podem estar subestimados em relação à real incidência de AVE nessa faixa etária, devido às manifestações clínicas distintas, das diversas causas possíveis e do baixo índice de suspeição habitual para AVE em pediatria. A recorrência de AVE em crianças pode chegar a 20% e, na presença de múltiplos fatores de risco, pode atingir 42%.

Nos últimos anos, observamos um aumento na incidência dos AVE, provavelmente devido a melhor acurácia diagnóstica por meio de métodos de imagem. Além disso, o aumento da sobrevida de crianças com doenças crônicas como neoplasias, meningites, anemias e cardiopatias congênitas também contribui para tal fato.

Um levantamento demográfico norte-americano realizado entre 1979 e 1998 mostrou queda importante na mortalidade por AVE em crianças, ao redor de 58%, tanto em eventos hemorrágicos quanto isquêmicos. Tal estudo também demonstrou maior risco de mortalidade em crianças de raça negra (inclusive quando excluídas aquelas com anemia falciforme), com risco relativo de aproximadamente 1,75 e nível de significância $p < 0,001$, e em crianças do sexo masculino (risco relativo de 1,21, com $p < 0,001$, excetuando-se eventos isquêmicos).

Os AVE neonatais oneram menos do que os da infância. AVE associados com doença cardíaca congênita ou vasculopatias são mais custosos; custos mais elevados estão correlacionados a piores desfechos e qualidade de vida. A etiologia do AVE influencia diretamente o custo do manejo do paciente com AVE.

ETIOLOGIA E FATORES DE RISCO

Os fatores de risco para a ocorrência de AVE em pediatria são múltiplos e diferentes daqueles listados em adultos (por exemplo, hipertensão, aterosclerose, tabagismo, obesidade). Entretanto, a maioria dos casos isquêmicos tem como denominador comum a presença de doenças de base, como anemia falciforme e cardiopatias congênitas ou adquiridas. Dentre os acidentes hemorrágicos, as malformações vasculares e os traumas respondem pela maior parte dos casos. Podemos citar, deste modo, os fatores de risco mais importantes para o AVE em pediatria, conforme abaixo.

- **Doença cardíaca** – congênita (estenose aórtica, defeitos de septo atrial ou ventricular, coarctação de aorta, persistência do canal arterial) ou adquirida (arritmias, endocardites, miocardites, doença reumática, mixoma atrial).
- Doenças hematológicas – anemia falciforme, leucemias ou linfomas, policitemia, trombocitose.
- Coagulopatias – deficiências de: proteína S ou C, vitamina K, antitrombina III, fatores V de Leiden, VII ou XIII; uso de anticoagulante lúpico, contraceptivos orais, e gestação.
- Vasculites – pós-infecciosas (meningite, varicela, HIV, *Mycoplasma*), imunomediadas (púrpura de Henoch-Schonlein, lúpus eritematoso sistêmico); pós-radiação ou quimioterapia; reações adversas a medicamentos.
- Anomalias vasculares – aneurismas, malformações arteriovenosas, doença de Moyamoya, dissecção arterial.
- Infartos Venosos – trombose de seios venosos cerebrais, choque.
- Doenças metabólicas – encefalomiopatia mitocondrial, acidose lática e episódios *stroke -like* (síndrome MELAS); homocistinúria e mutação no gene metileno-tetraidrofolato redutase (MTHFR); doenças mitocondriais; anomalias lipídicas.
- Vasoespasmo – migrânea, uso de drogas (cocaína, cola).
- Traumas e outras causas – hematomas subdural e epidural, hemorragia subaracnóidea, dissecção espontânea ou traumática, desidratação, tumor cerebral.

Ganesan *et al.* publicaram em 2006 um estudo demonstrando os principais fatores de risco para a recorrência de eventos isquêmicos em crianças. Os mesmos encontraram, na população de 212 crianças estudadas, 37% de recorrência clínica entre um e 11,5 anos após o primeiro evento. Em todas as crianças, a doença de Moyamoya e o baixo peso ao nascer foram variáveis independentes de risco para recorrência. Estados pró-trombóticos também foram variáveis de risco, inclusive em crianças sem o padrão angiográfico da doença de Moyamoya. Associados também com recorrência radiológica foram descritos ataque isquêmico transitório prévio, infarto cerebral bilateral, doenças de base (principalmente imunodeficiência) e leucocitose.

ACIDENTE VASCULAR ENCEFÁLICO NO PERÍODO PERINATAL

Compreende o período entre 28 semanas de gestação e 28 dias de vida. Nessa faixa etária, as manifestações clínicas prescindem ainda mais de especificidade, sendo as mais comuns convulsões, episódios de apneia e rebaixamento do nível de consciência, as quais podem estar presentes em diversas condições graves nos recém-nascidos. Os eventos ocorridos nessa faixa etária correspondem a 25% dos acidentes isquêmicos e a 43% dos casos de trombose de seio venoso em pediatria. Fatores independentes de risco listados para AVE nesse período incluem a presença de lipoproteína A, mutação do fator V de Leiden, homocisteneinemia, deficiência de proteína C, pré-eclâmpsia, restrição de crescimento intrauterino, ruptura prematura de membranas e corioamnionite. A gestação, por si só, aumenta os riscos de eventos trombóticos, principalmente pelas baixas concentrações encontradas de proteína S e proteína C ativada.

Malformações arteriovenosas cerebrais também podem provocar eventos hemorrágicos ainda no período intrauterino e se manifestarem posteriormente, com achados como aumento do perímetro cefálico ou hidrocefalia em um recém-nascido clínica e neurologicamente normal.

Os AVEs respondem por aproximadamente 10% das crises convulsivas no período neonatal, manifestando-se preferencialmente como crises motoras focais envolvendo uma extremidade. São eventos que têm uma relação estreita com sequelas cognitivas e/ou motoras durante a infância, tendo-se que algum grau de alteração nessas esferas é observado em 28% a 58% dos casos de AVE. Análise retrospectiva de Golomb *et al.* avaliou seguimento de crianças com diagnóstico prévio de AVE perinatal e mostrou o preocupante dado de que, aos seis meses de idade, aproximadamente 60% das mesmas tinham o diagnóstico de epilepsia, com um terço delas, entretanto, com resolução das crises e sem necessidade do uso de anticonvulsivantes.

ACIDENTE VASCULAR ENCEFÁLICO E DOENÇA CARDÍACA

Estudos mostram que algum tipo de anomalia anatômica cardíaca pode ser encontrado em proporções duas a três vezes maiores do que na população geral. Considerando as doenças cardíacas em geral, as mesmas podem ser responsáveis por até um terço dos eventos isquêmicos em crianças. Dentre as cardiopatias congênitas, as cianogênicas com *shunt* direita-esquerda têm maior chance de complicações como hipóxia, policitemia ou cianose, e podem cursar com eventos isquêmicos cerebrais em até 4% dos casos. A maioria das crianças com AVE e doença cardíaca não está internada no momento do AVE, e aproximadamente metade dos casos que foram submetidos à cirurgia cardíaca tiveram AVE mais de cinco anos após o procedimento cirúrgico mais recente; em estudo caso-controle realizado por Fox *et al.*, cerca de 7% dos AVE isquêmicos e 2% dos AVE hemorrágicos foram atribuídos à doença cardíaca congênita.

No período pré-operatório, crianças com doenças congênitas graves, com ou sem instabilidade hemodinâmica, são de grande risco para comprometimento de pressão arterial e hipoperfusão cerebral, que pode ser ocasionada pela redução na pressão de perfusão cerebral por baixo débito cardíaco, arritmias ou persistência do canal arterial.

Entretanto, o maior risco encontra-se no período perioperatório das cirurgias cardíacas corretivas, principalmente com o uso de sistemas de circulação extracorpórea (CEC). Algum grau de disfunção neurológica pode ser encontrado em 25% a 45% das crianças após CEC devido a três principais fatores: síndrome da resposta inflamatória sistêmica, micro e macroêmbolos e fluxo sanguíneo cerebral inadequado para a demanda metabólica do órgão, como em períodos de hipotensão ou parada cardiorrespiratória. Considerando-se o diagnóstico estabelecido de AVE, tal incidência pode variar de acordo com os relatos entre 1% a 15%.

A formação de trombina mediante a ativação da cascata de coagulação, pela inflamação sistêmica, facilita sua ligação com receptores ativadores de proteases em monócitos e granulócitos. Isso provoca a síntese de mediadores pró-inflamatórios como fator de necrose tumoral, bradicininas e interleucinas 1 e 6, que causam posteriormente ativação do sistema de complemento e calicreínas, microvasculopatia e consequente redução no fluxo sanguíneo cerebral. Além desses mecanismos, a geração de radicais livres de oxigênio, pela ativação da enzima endotelial xantina-oxidase e por leucócitos, também determina lesão do tecido cerebral.

Adicionalmente, as membranas ativadas dos neutrófilos são grande fonte de prostanoides como prostaglandinas e tromboxane A2, que precipitam de maneira importante a agregação plaquetária.

Chow *et al.* avaliaram fatores de risco associados à ocorrência de AVE pós-CEC e encontraram, como correlações positivas estatisticamente significativas, a idade da criança no momento cirúrgico, o tempo total de CEC e o menor tempo de tromboplastina parcial ativada no pré-operatório.

Outros fatores importantes a serem citados incluem a hipotermia acentuada durante a CEC, que, apesar de seu efeito neuroprotetor e diminuição da taxa metabólica cerebral, tem uma série de efeitos deletérios. A CEC mantém um débito cardíaco fixo que, associada à pouca capacidade de autorregulação do fluxo sanguíneo cerebral durante o procedimento cirúrgico, pode prejudicar a oferta de oxigênio para os tecidos. Além disso, as constantes alterações no pH sanguíneo durante a hipotermia, que tendem à alcalemia, pioram ainda mais a disponibilidade de oxigênio. De acordo com Miller *et al.*, as consequências neurológicas que podem advir dos mecanismos acima no período pós-operatório, desde leves atrasos de desenvolvimento neuropsicomotor a grave lesão cerebral, podem ser observadas em 23% a 60% das crianças.

Outro fator de risco relacionado ao AVE neste item são as endocardites bacterianas, com a formação de êmbolos sépticos e complicações isquêmicas cerebrais. A incidência não é conhecida em crianças, porém, em adultos, é relatada incidência de até 40% de eventos neurológicos associados. Estudos evidenciam bom prognóstico nesse grupo de risco, que apresenta menor chance de sequelas motoras com o tratamento da endocardite.

ACIDENTE VASCULAR ENCEFÁLICO E ANEMIA FALCIFORME

A anemia falciforme é um dos principais fatores de risco para a instalação de um quadro encefálico isquêmico, tendo-se que a incidência é variável de acordo com a faixa etária da criança. Em crianças abaixo de dois anos, a incidência é de 0,13%, aumentando para 1% entre dois e cinco anos, e é de 0,79% dos seis aos nove anos de idade. Estudo retrospectivo mostrou que o AVE em crianças falcêmicas pode ser até 280 vezes mais frequente do que na população pediátrica em geral. Considerando-se apenas o achado aleatório de imagens sugestivas de isquemia cerebral, obtidas em estudos de ressonância nuclear magnética (RNM), podemos encontrar lesões em até 22% das crianças doentes.

O AVE associado à doença falciforme é uma entidade única, que reflete as anormais interações entre o endotélio arterial cerebral e as hemácias falcizadas. Lesão endotelial, ativação da coagulação e resposta inflamatória são implicadas na gênese da vasculopatia cerebral.

Os possíveis fatores relatados de risco são: a ocorrência prévia de ataques isquêmicos transitórios, altas velocidades de fluxo sanguíneo ao Doppler transcraniano, hipertensão arterial, histórico prévio de síndrome torácica aguda, níveis baixos basais de hemoglobina e alta contagem de leucócitos, sendo esta última relevante, inclusive para os raros, porém existentes, eventos hemorrágicos nas crianças falcêmicas.

Apesar de a vaso-oclusão da microcirculação ser importante causa de morbidade na anemia falciforme, a doença vascular cerebral se manifesta como uma vasculopatia de grandes vasos, com localizações preferenciais distais à artéria carótida interna e nas porções proximais das artérias cerebrais média e anterior. Gerald *et al.* estudaram no início da década de 1980 angiografias cerebrais de crianças falcêmicas que demonstraram que as lesões acima descritas atingiam, em graus variáveis, até 80% dos pacientes. Tais achados são corroborados por imagens de angiorressonância que, na mesma proporção, mostram porcentagens elevadas de oclusões distais de grandes vasos. Achados histológicos característicos incluem proliferação fibroblástica das camadas íntimas arteriais, com descontinuidade da lâmina elástica interna com vasodilatação. A combinação de dilatação arterial com fragilidade no suporte elástico é que confere também propensão para eventos hemorrágicos, aspecto este semelhante ao encontrado na doença de Moyamoya.

Infartos de grandes proporções no território da artéria cerebral média, secundário à lesão carotídea, são achados comuns. Pequenas lesões, entretanto, também são encontradas envolvendo os gânglios da base e a substância branca.

No período de quatro anos, dois estudos encontraram altas taxas de recorrências para AVE em crianças falcêmicas, próximas dos 30%.

Não há tratamento específico preventivo para o AVE nessa população. O uso de hidroxiureia, mais comum em crianças com crises álgicas recorrentes ou síndrome torácica aguda, apesar de praticado em centros ao redor do mundo, ainda não pode ser encorajado de maneira rotineira.

ACIDENTE VASCULAR ENCEFÁLICO E DOENÇA DE MOYAMOYA

A doença de Moyamoya (termo japonês que significa "nuvem de fumaça", referente ao aspecto observado em estudos angiográficos dos ramos colaterais arteriais) é caracterizada por estenose crônica e progressiva da porção distal intracraniana da artéria carótida interna e, com menor frequência, estenose das porções proximais das artérias cerebrais anterior e média, basilar ou posterior. É responsável por até 6% dos casos de AVE nos países ocidentais; entretanto, é nas crianças orientais que ela tem maior incidência, chegando a três casos para 100 mil crianças/ano, sendo o dobro dos casos em meninas. Estima-se que, na população ocidental, a incidência seja aproximadamente 10 vezes menor.

São necessários, para o diagnóstico, a presença de estenose envolvendo a região distal da bifurcação da artéria carótida interna e porções proximais das artérias cerebrais média e anterior, o achado de ramos colaterais arteriais e a característica de alterações bilaterais. Tal definição é motivo de controvérsia; Sebire *et al.*, em 2002, propuseram que o achado de estenose unilateral, associado ao achado de ramos colaterais com aspecto típico, também definem a doença. Denomina-se doença de Moyamoya o achado de tais aspectos radiológicos, sem a presença de fatores de risco, e síndrome de Moyamoya a associação do padrão descrito com fatores como anemia falciforme, neurofibromatose ou infecções. Nesta última condição, Dobson *et al.* analisaram retrospectivamente 44 crianças com doença falciforme e, naquelas com síndrome de Moyamoya, a chance de recorrência de eventos isquêmicos cerebrais no longo prazo foi quase duas vezes maior do que no grupo sem o padrão radiológico. Do ponto de vista histológico, a proliferação da camada íntima das artérias, fibrose e perda de elasticidade determinam a progressiva obstrução luminal arterial.

A patogênese da doença é pouco conhecida, mas existem evidências, pelo acometimento de parentes em primeiro grau orientais, variando entre 7% e 12%, de que fatores genéticos desempenham papel importante. Pacientes com Moyamoya tendem a ter eventos isquêmicos recorrentes; os ataques isquêmicos transitórios são usualmente relacionados a períodos de hiperventilação, sugerindo que a hipoperfusão, e não os eventos vaso-oclusivos, é o mecanismo desencadeante principal.

Aproximadamente, dois terços dos pacientes com a doença, quando não tratados, apresentam eventos neurológicos isquêmicos recorrentes. O prognóstico nessa doença está relacionado à rapidez e extensão da oclusão vascular, ao grau de circulação colateral, à idade de aparecimento dos sintomas, ao grau de déficit neurológico e à extensão da área isquêmica cerebral em estudos de imagem.

DISSECÇÃO ARTERIAL CERVICOCEFÁLICA

Esta condição é encontrada em cerca de 7% das crianças com AVE isquêmico, mas pode ser subdiagnosticada. Fatores predisponentes para dissecção incluem doença do tecido conjuntivo (síndrome de Marfan, Ehlers-Danlos, displasia fibromuscular), bem como trauma, mas parte dos casos não tem etiologia definida. Evidências de autópsia sugerem que algumas arteriopatias intracranianas podem ser secundárias à dissecção intracraniana.

ACIDENTE VASCULAR ENCEFÁLICO E CONDIÇÕES PRÓ-TROMBÓTICAS

Em eventos isquêmicos, o achado de doença pró-trombótica pode ocorrer em até 50% dos casos. As principais condições associadas são as deficiências de proteína C e S, antitrombina III e plasminogênio, além de mutações no fator V de Leiden, polimorfismos da enzima metilenotetraidrofolato desidrogenase (causa importante de homocistinúria), homocisteinemia e altos níveis de lipoproteína A.

A mutação do fator V de Leiden consiste na substituição de um aminoácido que promove resistência à sua inativação pela proteína C ativada, favorecendo a sequência de eventos que culmina na coagulação e formação de fibrina. Crianças heterozigotas para tal mutação têm risco sete vezes maior de desenvolver eventos isquêmicos.

Revisão sistemática publicada em 2002 mostra que as alterações laboratoriais acima citadas estão presentes em maior número em crianças com AVE quando comparadas às crianças sem a doença, o que justifica a pesquisa de trombofilias em crianças vítimas de primeiro evento isquêmico.

ACIDENTE VASCULAR ENCEFÁLICO HEMORRÁGICO

Esse termo inclui hemorragia intraparenquimatosa espontânea e hemorragia subaracnoide não traumática. São citadas como causas principais, em análises retrospectivas, a presença de malformações arteriovenosas, doenças hematológicas (cursando com plaquetopenia; hemofilia e outras coagulopatias), neoplasias do sistema nervoso, hemangiomas cavernosos, vasculopatias e infecções cerebrais e sistêmicas. Considerando-se as hemorragias intraparenquimatosas, as malformações arteriovenosas podem responder por até metade dos casos observados. Nos casos de distúrbios hematológicos, pacientes com púrpura trombocitopênica imunológica têm risco de 0,1% a 1% para desenvolvimento de um evento hemorrágico, sendo tal risco diretamente proporcional à contagem plaquetária, conforme demonstrado por Butros *et al.*, em 2003. Cerca de 71% das crianças descritas nessa análise retrospectiva tinham contagens plaquetárias abaixo de 10.000/mm^3.

Em 2003, Meyer-Heim *et al.* listaram como fatores associados à recorrência de eventos hemorrágicos, em análise retrospectiva de 34 crianças com eventos hemorrágicos espontâneos, a idade da criança (menor de três anos), escala de coma de Glasgow menor ou igual a sete, hemorragia de localização infratentorial e doença hemorrágica de base.

O avanço de técnicas neurocirúrgicas e o diagnóstico precoce por imagem têm diminuído de maneira importante a morbimortalidade associada ao AVE hemorrágico em crianças. Estudos mostram que as taxas de mortalidade são altas e variáveis, podendo atingir até 54%, sendo observadas sequelas neurológicas importantes em aproximadamente 42% das crianças sobreviventes.

OUTRAS CAUSAS DE ACIDENTE VASCULAR ENCEFÁLICO EM PEDIATRIA

Vasculites, sendo a maioria em crianças proveniente de eventos infecciosos; são de difícil diagnóstico pela baixa especificidade dos métodos diagnósticos. O diagnóstico deve ser suspeitado em eventos recorrentes ou associados com febre, eventos multifocais, lesões de pele associadas, glomerulopatias ou provas inflamatórias elevadas. Infecções como meningite tuberculosa, encefalopatia pós-varicela, aspergilose e infecções fúngicas ou por vírus outros, como HIV e Coxsackie, podem estar envolvidas nessa situação.

Vasculites de origem autoimune, como em crianças com lúpus eritematoso sistêmico, podem provocar lesões isquêmicas por diversos mecanismos, como a liberação de êmbolos por endocardite superajuntada, presença de anticorpos antifosfolípide e pela vasculopatia comumente associada a esses quadros.

Em crianças com varicela, o primeiro ano após a infecção apresenta maior risco para a ocorrência de AVE. O mecanismo associado é a vasculopatia inflamatória, provavelmente associada pela migração do vírus pelo nervo trigêmeo e pela vasculatura cervical. O mesmo mecanismo de vasculite foi recentemente implicado em relato de caso de paciente em idade escolar com dengue diagnosticada e AVE isquêmico, levantando-se a hipótese de a dengue ser considerada etiologia diferencial em locais epidêmicos.

As tromboses dos seios venosos da dura-máter apresentam-se como manifestações frequentes de AVE no período neonatal, usualmente com crises convulsivas e letargia. Disjunções e acavalgamento das suturas cranianas durante o nascimento podem acometer as estruturas dos seios cerebrais, aumentando o fator de risco para AVE. A maior parte das tromboses está localizada no seio sagital superior, com ou sem trombose sinusal bilateral associada. O achado de asfixia perinatal é comum, concomitantemente ao de trombose de seio venoso, podendo inclusive ser fator de risco para o mesmo. Alterações de coagulação são encontradas em até 20% dos recém-nascidos com tal condição. Recente estudo colaborativo multicêntrico internacional (International Paediatric Stroke Study) demonstrou em 170 crianças os principais fatores de risco para AVE secundário à trombose venosa – doença crônica em 50% dos casos, doença aguda sistêmica de cabeça ou pescoço em 41%, doenças protrombóticas em 20% e outras anormalidades hematológicas em 19% dos casos; 43% das crianças tinham alterações neurológicas após a alta.

Pacientes com diagnóstico de migrânea com aura podem ter maior risco de desenvolver eventos isquêmicos, principalmente no início da adolescência e em meninas em uso de contraceptivos orais, mas tal associação é incerta. Estudos de RMN em crianças com migrânea mostram que lesões de substância branca em pacientes pediátricos com migrânea e aura não são mais comuns do que em pacientes-controle.

Outras situações clínicas como hipertensão, dislipidemia e diabete melito em crianças não guardam relação estatisticamente comprovada com o aumento da incidência de AVE, necessitando de mais estudos para tal comprovação.

MANIFESTAÇÕES CLÍNICAS

As manifestações clínicas de AVE em pediatria são variadas e muitas vezes pouco específicas, o que pode dificultar e atrasar o diagnóstico, e assim contribuir para o insucesso do tratamento. Crianças com alguma das seguintes características clínicas devem ser obrigatoriamente avaliadas quanto à possibilidade de AVE: 1) início agudo de déficit neurológico focal de qualquer duração; 2) alteração inexplicada no nível de consciência, principalmente na vigência de cefaleia; 3) convulsões no período neonatal e convulsões em criança no período pós-operatório de cirurgia cardíaca.

No período neonatal, a ocorrência de convulsões é o achado clínico mais frequente, embora possa estar ausente em até 60% dos casos de AVE documentados em estudos realizados em necropsias. As crises costumam ocorrer sem relação com outros achados neurológicos relacionados à encefalopatia, e outros sinais e sintomas gerais costumam estar presentes, como hipotonia, letargia ou apneia. A presença de convulsões nos primeiros momentos do diagnóstico parece predispor a criança à epilepsia na vida futura, o que ocorre em 8% a 12% dos casos. De fato, alterações clínicas como hemiparesias estão presentes em menos de 25% dos recém-nascidos com AVE.

Nessa mesma população, o achado de abaulamento de fontanela, associado ou não à pulsatilidade da mesma, com dilatação venosa na região da cabeça ou cervical, implica possibilidade de trombose de seios venosos.

É um indicador comum da ocorrência de AVE no período neonatal o aparecimento tardio de hemiparesia, em geral entre quatro e oito meses de vida.

Na medida em que progride a faixa etária, os sintomas costumam ser semelhantes aos dos adultos, sendo os sinais e sintomas mais descritos: hemiparesia, alteração do nível de consciência e alterações clínicas referentes à lesão de nervos cranianos. Há relatos de série de casos, em crianças maiores de um mês, de ocorrência de hemiparesia variando entre 85% e 100%. Demais sintomas incluem hemiplegia, monoparesia, disfasia, cefaleia, tontura e distúrbios visuais.

Zimmer *et al.* encontraram, em revisão de 2007, proporções semelhantes de crianças com convulsões ou déficits focais (45% em cada grupo) na faixa etária abaixo de um ano. Nas demais crianças, déficits focais foram quase sete vezes mais frequentes que convulsões.

Doenças metabólicas, como a síndrome MELAS (miopatia mitocondrial, encefalopatia, acidose láctica e episódios *stroke-like*), caracterizam-se pela ocorrência de AVE com completa resolução do quadro neurológico entre os eventos e, persistindo, após anos resultam em sequelas, principalmente visuais.

DIAGNÓSTICO DIFERENCIAL

Todos os pacientes que apresentam quadros clínicos sugestivos de AVE devem ser potencialmente tratados como emergências clínicas e discutidas prontamente com neurologista e neurocirurgião. Devem ser consideradas as seguintes hipóteses no manejo do diagnóstico diferencial:

- Lesões não acidentais – hematoma subdural;
- Leucoencefalopatia posterior – hiper ou hipotensão e após uso de imunossupressores;
- Edema cerebral unilateral, que pode ser secundário a diabete melito ou hiperamonemia (insuficiência hepática aguda, deficiência de ornitina carbamil-transferase);
- Migrânea – sempre diagnóstico de exclusão, uma vez que os sintomas são semelhantes aos apresentados na fase aguda do AVE;
- Paresia de Todd (pós-ictal) – costuma ser de curta duração e sua evolução deve ser acompanhada por exames por imagem seriados;
- Encefalomielite disseminada;
- Meningoencefalites (herpes-vírus);
- Neoplasias de sistema nervoso central.

MÉTODOS DIAGNÓSTICOS POR IMAGEM

O diagnóstico de AVE em crianças pode se revestir de dificuldades técnicas relacionadas ao grau da lesão cerebral e à localização da mesma. A tomografia de crânio (TC) é considerada pela maioria dos autores o método de imagem inicial mais adequado pela sua rapidez, praticidade e disponibilidade. A TC permite a visualização distinta de eventos hemorrágicos e os diferencia dos isquêmicos. Além disso, depende menos da estabilidade clínica da criança para sua realização, condição que muitas vezes contraindica o exame de RNM em uma fase inicial da doença.

A ultrassonografia de crânio, no período neonatal, é útil para avaliar hemorragia intraventricular e da matriz germinativa, porém não tem sensibilidade suficiente para identificar eventos isquêmicos, principalmente em córtex posterior, bem como para AVE cerebelares. Em crianças com suspeita de dissecção arterial extracraniana, a ultrassonografia também pode detectar anormalidades no fluxo sanguíneo cerebral.

Em crianças com anemia falciforme, o uso do Doppler transcraniano fornece informações úteis sobre a velocidade de pico de fluxo sanguíneo nas porções terminais da artéria carótida interna ou proximais da artéria cerebral média, demonstrando maior risco de AVE quando a velocidade ultrapassar os 200 cm/s. Entretanto, estudos mostram que velocidades menores, por volta de 128 cm/s, já indicam maior risco e requerem estudos de imagem detalhados nos pacientes com essa alteração. O Doppler pode contribuir para reduzir de maneira significativa a morbidade e mortalidade em crianças com anemia falciforme.

Steen *et al.* encontraram em estudo retrospectivo incidências altas de alterações radiológicas em crianças com anemia falciforme. Em 35% das crianças estudadas, as quais não tinham diagnóstico prévio de AVE, foram encontradas evidências radiológicas de infarto cerebral. Além disso, a ocorrência de lesões vasculares em crianças com padrão de hemoglobina SC foi muito menor do que naquelas com hemoglobina SS (15% *versus* 50%, respectivamente, com nível de significância $p < 0,001$).

Recomendações brasileiras publicadas em 2011 sugerem o uso do Doppler para prevenção primária do AVE em crianças falciformes, independentemente do genótipo da doença, mas com prioridade para pacientes SS ou HbS/talassemia beta, para pacientes entre dois e 16 anos de idade.

A angiorressonância magnética é considerada o exame padrão-ouro para o diagnóstico, não apenas da lesão cerebral como da possível obstrução e/ou lesão vascular que desencadeou o evento isquêmico. Quando realizada precocemente, permite detecção de infartos cerebrais em início de evolução, bem antes do estudo tomográfico, e deve sempre ser indicada se houver confirmação de lesão isquêmica por qualquer método prévio de imagem. A angiografia digital cerebral deve ser considerada sempre que achados negativos ou conflitantes forem obtidos pela RNM ou quando não for encontrada evidência radiológica ou laboratorial da causa do AVE na criança. A sua indicação também é recomendada em crianças com doença de Moyamoya que se encontram em programação cirúrgica de revascularização.

A causa do AVE pode ser suspeitada pelo padrão de infarto cerebral observado em exame de imagem. O achado de múltiplos infartos em áreas de distribuição arterial diferentes sugere evento tromboembólico; infartos occipitais e parietais com áreas de intersecção entre territórios venosos são comuns na síndrome MELAS; a distribuição isquêmica entre territórios de irrigação de diferentes artérias cerebrais (zonas de "fronteira") é comum em eventos hipotensivos; e o padrão de pequenas lesões multifocais, principalmente na transição entre substância branca e cinzenta sugere vasculite.

A angiografia convencional é superior às outras modalidades de imagem vascular, como angiotomografia ou angiorressonância, para doenças como vasculites, dissecções arteriais intracerebrais e aneurismas. Vale ressaltar que os principais riscos inerentes à angiografia são a utilização de contraste iodado e seus riscos de nefrotoxicidade e hipersensibilidade, além da necessidade de punção arterial, normalmente femoral, com riscos de lesão vascular, sangramento e tromboembolia.

DEMAIS EXAMES SUBSIDIÁRIOS

Exames hematológicos, reumatológicos, hematológicos e cardíacos devem ser realizados com o objetivo de encontrar possíveis fatores etiológicos para o quadro de AVE. O Quadro 49.1 resume os principais exames a serem realizados na admissão da criança e suas respectivas utilidades.

O exame de ecocardiograma com infusão intravenosa de soro fisiológico durante a realização do exame pode detectar, dentre outras anormalidades cardíacas, a presença de forame oval pérvio, que, ao permitir *shunt* unidirecional, aumenta a chance de eventos embólicos. Estudos demonstram que a incidência de tal anomalia pode ser até quatro vezes maior em crianças com AVE sem etiologia determinada do que na população geral.

Incluídos no diagnóstico diferencial de AVE estão outras causas de déficit neurológico agudo, como convulsões, trauma, migrânea, obstrução ventricular em casos de hidrocefalia, abscesso cerebral, doenças metabólicas, reações a drogas, meningites, síncope e intoxicação medicamentosa.

QUADRO 49.1 *Exames auxiliares no diagnóstico do AVE em crianças.*

Exame	Comentários
Avaliação de doença cardíaca: ECG, ecocardiograma e radiografia de tórax	Proposto a avaliar fontes de êmbolos, arritmias e anormalidades estruturais. Carece de especificidade se não houver achados clínicos de doença cardíaca
Hemograma completo	Achados inespecíficos para doença falciforme, anemia, plaquetopenia e doenças infecciosas
Coagulograma	Avaliação de desordens de coagulação congênitas ou adquiridas (doença hepática, monitoração de anticoagulação)
Fator antinúcleo	Triagem inicial para diagnóstico de lúpus eritematoso sistêmico; muito sensível e pouco específico
Eletroforese de hemoglobina	Devido à anemia falciforme ser etiologia de risco para eventos isquêmicos cerebrais
Punção lombar	Detecção de meningites e/ou encefalites em crianças sem sinais clínicos e radiológicos de hipertensão intracraniana
Lipidograma	Avaliação de fatores de risco adicionais
Screening para estados de hipercoagulabilidade	Dosagem de proteína C, S, antitrombina III, anticoagulante lúpico, anticardiolipina, homocisteína urinária
Lactato e piruvato arteriais	Comumente aumentados na doença mitocondrial MELAS (miopatia mitocondrial, encefalopatia, acidose láctica e episódios *stroke-like*)
Sorologia para HIV	Causa conhecida de AVE
Screening toxicológico	Em crianças de risco
Eletrólitos, função renal, gasometria arterial e demais análises bioquímicas	Análise completa do paciente e monitoração clínica

Siglas: ECG = eletrocardiograma; HIV = vírus da imunodeficiência humana.

TRATAMENTO

Não existe até o momento qualquer abordagem uniforme ou que reúna evidências baseadas em estudos duplos-cegos e randomizados que indiquem recomendações específicas para o tratamento dos casos de AVE em pediatria. Diversos grupos de pesquisadores publicaram, em 2004, dois artigos de revisão com recomendações para o tratamento e manejo agudo do AVE. A maioria dos itens, nas duas revisões, é concordante justamente no fato de a falta de estudos randomizados e controlados não permitir recomendações inequívocas. Em setembro de 2008, equipe de especialistas publicou artigo de revisão na revista *Stroke* agrupando as principais evidências baseadas até aquele momento.

Na abordagem inicial, as principais medidas baseiam-se na estabilização da criança, desde o momento da admissão à emergência até o tratamento em terapia intensiva. Diferentemente dos adultos, os quadros de AVE em crianças dificilmente manifestam-se como quadros sistêmicos graves que requeiram medidas imediatas de ressuscitação; entretanto, assegurar a permeabilidade das vias aéreas, fornecer uma oxigenação com ventilação e circulação adequadas são fundamentais nos passos iniciais.

O controle metabólico, hídrico e da temperatura corpórea se revestem de extrema importância. Em relação à hipotermia, não existem ainda estudos em pediatria que atestem a segurança e eficácia de sua utilização como medida clínica auxiliar no sentido da redução da taxa metabólica cerebral; sendo assim, seu uso não pode ser indicado rotineiramente. O controle da glicemia em crianças gravemente doentes também carece de protocolos específicos e de estudos controlados; entretanto, inúmeras evidências recentes apontam para o fato de que a hiperglicemia em crianças graves piora de maneira significativa a morbimortalidade das mesmas. Sendo assim, esforços no sentido de manter a glicemia dentro dos limites da normalidade devem ser sempre mantidos. Não há indicação rotineira para o uso de anticonvulsivantes em crianças com AVE isquêmico sem a presença de crises convulsivas na apresentação. Desidratação e anemia são fatores de risco isolados para a ocorrência de eventos isquêmicos, principalmente aqueles trombóticos no período neonatal, e devem ser manejados separadamente em todos os casos.

Em recém-nascidos com eventos hemorrágicos, deve-se observar a manutenção dos níveis de plaquetas próximos à normalidade e repor, em casos específicos, fatores de coagulação e vitamina K quando necessários. Não há evidências de que a drenagem precoce de hematomas possa contribuir para reduções significativas da pressão intracraniana nem que melhore o prognóstico no longo prazo. A hidrocefalia após evento hemorrágico é comum e deve ser conduzida com métodos de drenagem ventricular quando persistente ou de grande volume. Nessa mesma faixa etária, não há recomendações comprovadas para eventos isquêmicos, em virtude da falta de estudos controlados que atestem a segurança e eficácia dos mesmos, nem em recém-nascidos com diagnóstico de trombose de seios venosos.

A utilização de anticoagulantes e de heparina em RN com AVE perinatal é rara. Entretanto, pode haver benefício naqueles com distúrbios protrombóticas confirmados graves e com múltiplos êmbolos sistêmicos. Estudos iniciais não mostram complicações do uso de heparina de baixo peso molecular em RNs com trombose de seios venosos. É importante salientar que não há evidências do benefício do uso de anticoagulantes nessa categoria de pacientes, exceto em casos de múltiplas tromboses evidenciadas por exames de imagem e de evidências de progressão do quadro trombótico, a despeito da instituição de terapia de suporte.

Em crianças com anemia falciforme, as medidas iniciais são semelhantes, com atenção especial à correção da hidratação, hipoxemia e hipotensão. A maioria dos autores indica a transfusão sanguínea em casos agudos de AVE, no sentido de reduzir os níveis circulantes de HbS abaixo de 30% e manter os níveis de hemoglobina entre 10 a 12,5 g/dL. Entretanto, o uso da hidratação e transfusão não tem eficácia comprovada por estudos controlados, por ser prática consagrada na literatura. A transfusão evita o risco teórico de aumento da viscosidade que pode acompanhar rápidos aumentos no hematócrito. Hipoxemia e hipotensão devem ser tratadas e a normoglicemia deve ser objetivada. Além disso, a criança deve ser submetida a um programa regular de transfusões como medida preventiva na redução de eventos isquêmicos secundários à anemia falciforme, tomados os devidos cuidados com a consequente sobrecarga de ferro. Descrita também como outra medida preventiva importante, a realização periódica anual de Doppler transcraniano em crianças de dois a 16 anos (em casos de exame normais) é recomendada, sendo útil uma menor periodicidade em caso de exames alterados, com velocidade de fluxo arterial acima de 200 cm/s (apesar de evidências recentes recomendarem cortes em fluxos menores). É descrita a prevenção de 90% da ocorrência de AVE em crianças assintomáticas com altas velocidades de fluxo ao exame de Doppler e submetidas a programas regulares de transfusão sanguínea. Medidas ainda sem evidência significativa, mas que podem ser utilizadas em casos refratários e/ou recorrentes, incluem o uso de hidroxiureia (principalmente, em crianças inelegíveis para múltiplas transfusões), transplante de medula óssea e até cirurgias de revascularização, especialmente em pacientes com múltiplas lesões arteriais e eventos de difícil controle a despeito do correto manejo clínico.

Crianças com doença de Moyamoya beneficiam-se de revascularização cirúrgica, principalmente aquelas com sintomas neurológicos progressivos ou evidência de fluxo sanguíneo inadequado e/ou circulação colateral, quando não houver contraindicação cirúrgica. O uso de anticoagulantes não é recomendado de rotina pelo risco de evento hemorrágico e pela dificuldade na manutenção de níveis terapêuticos em crianças.

Em casos de AVE hemorrágico, a avaliação do neurocirurgião associada à investigação por imagem com angiorressonância magnética ou angiografia convencional são indispensáveis quanto à possibilidade de manejo cirúrgico. Distúrbios de coagulação e plaquetopenia importantes devem ser prontamente corrigidos. Nesse grupo de pacientes, nenhuma ação terapêutica é eficaz de maneira isolada.

USO DE ANTICOAGULANTES

O uso de heparina de baixo peso molecular (HBPM) ou heparina não fracionada não tem ainda eficácia e segurança comprovadas na faixa etária pediátrica, exceto por alguns relatos de casos que demonstraram segurança na prevenção de eventos trombóticos pós-AVE isquêmico. Em crianças com alto risco de recorrência de embolia de origem cardíaca, trombose de seios venosos ou estados de hipercoagulabilidade, recomenda-se o uso de heparina de baixo peso molecular. E em crianças após evento isquêmico sem origem determinada, pode-se considerar seu uso de maneira individual. Inicia-se a administração por via subcutânea na dose de 2 mg/kg/dia. A monitoração da resposta terapêutica é realizada por meio da dosagem do antifator X ativado, em amostra colhida de quatro a seis horas após a administração de heparina, uma vez que o tempo de tromboplastina parcial ativada não reflete a atividade da heparina. Nesse grupo de crianças, o uso de warfarina deve continuar o processo de anticoagulação no longo prazo.

A maior parte das informações sobre terapia antitrombótica foi extrapolada de estudos na população adulta. A comparação entre HBPM e ácido acetilsalicílico (AAS) para prevenção secundária de AVE foi realizada em pequeno estudo prospectivo não randomizado, sem diferenças na recorrência do AVE ou no risco de sangramento. As recomendações atuais sugerem que o uso do AAS é seguro em crianças com AVE não secundário à anemia falciforme e sem risco de eventos embólicos recorrentes ou hipercoagulabilidade grave.

Em 2004, recomendações do American College of Chest Physicians incluíram a administração de heparina de baixo peso molecular ou heparina não fracionada (com exceção de crianças com anemia falciforme), por cinco a sete dias, até a exclusão de eventos tromboembólicos ou dissecção arterial como causa do AVE. Nesses dois últimos grupos de pacientes, a anticoagulação deve ser mantida por três a seis meses e, após o término, o uso de ácido acetilsalicílico deve ser instituído como prevenção secundária. Tal recomendação contrasta com a indicada pelo Royal College of Physicians, em 2004, que indica a utilização do ácido acetilsalicílico como tratamento inicial, a despeito da terapêutica anticoagulante. Coorte prospectivo publicado em 2001, por Sträater *et al.*, mostrou não haver diferença na recorrência de eventos isquêmicos entre crianças, no longo prazo, que utilizaram como profilaxia secundária heparina de baixo peso molecular ou ácido acetilsalicílico.

A American Heart Association recomenda em crianças com risco de embolismo de origem cardíaca, o uso de HBPM ou varfarina por pelo menos um ano, ou até a correção da causa de base.

As recomendações mais recentes, de 2008, indicam, exceto em crianças com anemia falciforme, a administração de ácido acetilsalicílico como medida de prevenção secundária para eventos isquêmicos, na dose diária de 3 a 5 mg/kg. Em adultos, tal medida se mostrou igualmente eficaz quando comparada à administração de warfarina; entretanto, tal dado não é disponível em crianças com estudos randomizados e controlados.

TROMBÓLISE

O verdadeiro número de crianças elegíveis para trombólise no AVE pediátrico é ainda desconhecido e talvez baixo, justificado pelo atraso na procura ao serviço de emergência e no diagnóstico, além de possíveis comorbidades existentes que podem impedir o método. Entretanto, em relação ao AVE na população adulta, apenas duas intervenções são claramente benéficas na redução da morbimortalidade decorrente da doença: 1) a alteplase (ativador de plasminogênio tecidual humano recombinante); e 2) o acompanhamento em unidades especializadas no tratamento do AVE.

Relatos de casos isolados são os trabalhos disponíveis para avaliar segurança e eficácia da trombólise com alteplase em casos de AVE isquêmico em crianças. Adicionalmente, há relatos de hemorragia maciça em crianças por uso de alteplase para trombólise extracerebral da ordem de até 11%. Desse modo, a trombólise química, pela ausência de estudos controlados e pouca experiência em crianças, não é recomendada como prática na abordagem de eventos isquêmicos agudos. Estudos recentes sugerem maior risco de eventos hemorrágicos e mortalidade com trombólise em crianças, comparado ao de adultos.

CONCLUSÕES

Verifica-se que a ocorrência de AVE em pediatria tem múltiplos fatores etiológicos, em geral é associada a doenças de base e pode se revestir de dificuldade diagnóstica devido à baixa especificidade de sintomas, principalmente em faixas etárias pediátricas mais jovens. As sequelas neurológicas no longo prazo e o acometimento do desenvolvimento neuropsicomotor, bem como as taxas de recorrência, são frequentes, mas também dependentes da doença de base e da extensão da lesão cerebral. Isso reforça a necessidade de um diagnóstico precoce e a instalação de medidas preventivas, de maneira primária ou secundária, para reduzir a taxa de tais complicações. Não há esquemas uniformes de tratamento propostos para a abordagem do AVE em crianças até o momento, e a maioria dos dados são de consenso de especialistas e extrapolados da literatura de pacientes adultos. O treinamento com maior abrangência de pediatras para o reconhecimento precoce de sinais e sintomas pode contribuir para o diagnóstico rápido e redução nas sequelas.

REFERÊNCIAS

1. Adams RJ, McKie VC, Carl EM, Nichols FT, Perry R, Brock K, et al. Long-term stroke risk in children with sickle cell disease screened with transcranial Doppler. Ann Neurol. 1997;42(5):699-704.
2. Adams RJ, McKie VC, Hsu L, Files B, Vichinsky E, Pegelow C. Prevention of a first stroke by transfusions in children with sickle cell anemia and abnormal results on transcranial Doppler ultrasonography. N Eng J Med. 1988;239(1):5-11.
3. Adams RJ. Stroke prevention and treatment in sickle cell disease. Arch Neurol. 2001;58:565-8.
4. Alshekhlee A, Geller T, Mehta S, Storkan M, Al Khalili Y, Cruz-Flores S. Thrombolysis for children with acute ischemic stroke: a perspective from the kids inpatient database. Pediatr Neurol. 2013;49(5):313-8.
5. Bernard TJ, Goldenberg NA. Pediatric arterial ischemic stroke. Pediatr Clin North Am. 2008;55:323-38.
6. Burak CR, Bowen MD, Barron TF. The use of enoxaparin in children with acute, nonhemorrhagic ischemic stroke. Pediatr Neurol. 2003;29:295-8.
7. Butros LJ, Bussel JB. Intracranial hemorrhage in immune thrombocytopenic purpura. Arch Dis Child. 1994;71:251-3.
8. Cannon BC, Kertesz NJ, Friedman RA, Fenrich AL. Use of tissue plasminogen activator in a stroke after cardiofrequency ablation of a left-sized accessory pathway. J Cardiovasc Eletrophysiol. 2001;12:723-5.
9. Carlin TM, Chanmugam A. Stroke in children. Emerg Med Clin North Am. 2002;20:671-85.
10. Carlson MD, Leber S, Deveikis J, Silverstein FS. Successful use of rt-PA in pediatric stroke. Neurology. 2001;57(1):157-8.
11. Carvalho KS, Garg BP. Arterial strokes in children. Neurol Clin N Am. 2002;20:1079-1100.

12. Chan AK, de Veber G, Gruenwald C, Yager J, Massicotte MP. Cardiopulmonary bypass and arterial ischemic stroke in infants and children. Prog Pediatr Cardiol. 2005;21:117-21.

13. Chow G, Koirala B, Armstrong D, McCrindle B, Bohn D, Edgell D, et al. Predictors of mortality and neurological morbidity in children undergoing extracorporeal life support for cardiac disease. Eur J Cardiothorac Surg. 2004;26(1):38-43.

14. de Veber G, Andrew M; Canadian Pediatric Ischemic Stroke Study Group. Cerebral sinovenous thrombosis in children. N Engl J Med. 2001;345:417-23.

15. de Veber G. In pursuit of evidence-based treatments for paediatric stroke: the UK and Chest guidelines. Lancet Neurol. 2005;4:432-6.

16. de Veber G. Stroke and the child's brain: an overview of epidemiology, syndromes and risk factors. Curr Opin Neurol. 2002;15:133-8.

17. Deane CR, Goss D, O'Driscoll S, Mellor S, Pohl KRE, Dick MC, et al. Transcranial Doppler scanning and the assessment of stroke risk in children with HbSC (corrected) disease. Arch Dis Child. 2008;93(2): 138-41.

18. Dobson SR, Holden KR, Nietert PJ, Cure JK, Laver JH, Disco D, et al. Moyamoya syndrome in childhood sickle cell disease: a predictive factor for recurrent cerebrovascular events. Blood. 2002;99:3144-50.

19. Dorie A, Guindo A, Saro YS, Touré BA, Fané B, Dembelé AK, Diallo DA. Screening of cerebral vasculopathy in sickle cell anemia children using transcranial Doppler. Arch Pediatr. 2015 Mar;22(3):260-6.

20. du Plessis AJ. Mechanisms of brain injury during cardiac infant surgery. Semin Pediatr Neurol. 1999;6(1): 32-7.

21. Earley CJ, Kittner SJ, Feeser BR, Gardner J, Epstein A, Wozniak MA, et al. Stroke in children and sickle-cell disease: Baltimore-Washington Cooperative Young Stroke Study. Neurology. 1998;51:169-76.

22. Fasano RM, Meier ER, Hulbert ML· Cerebral vasculopathy in children with sickle cell anemia. Blood Cells Mol Dis. 2015 Jan;54(1):17-25.

23. Fox CK, Sidney S, Fullerton HJ. Community-based case-control study of childhood stroke risk associated with congenital heart disease. Stroke. 2015 Feb;46(2): 336-40.

24. Fullerton HJ, Chetkovich MD, Wu YW, Smith WS, Johnston SC. Deaths from stroke in US children, 1979 to 1998. Neurology. 2002;59:34-9.

25. Gabis LV, Yangala R, Lenn NJ. Time lag to diagnosis of stroke in children. Pediatrics. 2002;109:116-23.

26. Gadian DG, Calamante F, Kirkham FJ, Bynevelt M, Johnson CL, Porter DA, et al. Diffusion and perfusion magnetic resonance imaging in childhood stroke. J Child Neurol. 2000;15:279-83.

27. Ganesan V, Prengler M, Wade A, Kirkham FJ. Clinical and radiological recurrence after childhood arterial ischemic stroke. Circulation. 2006;114(20):2170-7.

28. Gerald B, Sebes JI, Langston JW. Cerebral infarction secondary to sickle cell disease: arteriographic findings. AJR Am J Roentgenol. 1980;134:1209-12.

29. Golomb MR, Garg BP, Carvalho KS, Johnson CS, Williams LS. Perinatal stroke and the risk of developing childhood epilepsy. J Pediatr. 2007;151(4):409-13.

30. Golomb MR, MacGregor DL, Domi T, Armstrong DC, McCrindle BW, Mayank S, et al. Presumed pre or perinatal arterial ischemic stroke: risk factors and outcomes. Ann Neurol. 2001;50(2):163-8.

31. Grabowski EF, Buonanno FS, Krishnamoorthy K. Prothrombotic risk factors in the evaluation and management of perinatal stroke. Semin Perinatol. 2007;31:243-9.

32. Hamilton W, Huang H, Seiber E, Lo W. Cost and Outcome in Pediatric Ischemic Stroke. J Child Neurol. 2015 Oct;30(11):1483-8. Härtel C, Schilling S, Sperner J, Thyen U. The clinical outcomes of neonatal and childhood stroke: review of the literature and implications for future research. Eur J Neurol. 2004;11:431-8.

33. Hayashida M, Kin T, Tomioka R, Orii H, Sekiyama H, Usui H, et al. Cerebral ischaemia during cardiac surgery in children detected by combined monitoring of BIS and near-infrared spectroscopy. Br J Anaesth. 2004;92:662-9.

34. Haywood S, Liesner R, Pindora S, Ganesan V. Thrombophilia and first arterial ischaemic stroke: a systematic review. Arch Dis Child. 2005;90:402-5.

35. Hirano M, Pavlakis SG. Mitochondrial myopathy, encephalopathy, lactic acidosis, and stroke-like episodes (MELAS): current concepts. J Child Neurol. 1994;9:4-13.

36. Hutchison JS, Ichord R, Guerguerian AM, de Veber G. Cerebrovascular Disorders. Semin Pediatr Neurol. 2004;11(2):139-46.

37. Ichord RN, Benedict SL, Chan AK, Kirkham FJ, Nowak-Göttl U; International Paediatric Stroke Study Group. Paediatric cerebral sinovenous thrombosis: findings of the International Paediatric Stroke Study. Arch Dis Child. 2015 Feb;100(2):174-9.

38. Jordan LC, Hillis AE. Hemorrhagic Stroke in Children. Pediatr Neurol. 2007;35:73-80.

39. Jordan LC. Stroke in Childhood. Neurologist. 2006;12: 94-102.

40. Jordan LC. Thrombolytics for acute stroke in children: eligibility, practice variability, and pediatric stroke centers. Dev Med Child Neurol. 2015 Feb;57(2):115-6. doi: 10.1111/dmcn.12604. Epub 2014 Oct 14.

41. Kirkham FJ, Prengler M, Hewes DKM, Ganesan V. Risk factors for arterial ischemic stroke in children. J Child Neurol. 2000;15:299-307.

42. Kirkham FJ. Stroke in Childhood. Arch Dis Child. 1999;81:85-9.

43. Kirton A, de Veber G. Cerebral Palsy Secondary to Perinatal Ischemic Stroke. Clin Perinatol. 2006;33:367-86.

44. Kirton A, de Veber G. Therapeutic Approaches and Advances in Pediatric Stroke. NeuroRx. 2006;3(2):133-42.

45. Kirton A, de Veber G. Paediatric stroke: pressing issues and promising directions. Lancet Neurol. 2015 Jan;14(1):92-102.

46. Kirton A, Wong JH, Mah J, Ross BC, Kennedy J, Bell K, et al. Successful endovascular therapy for acute basilar thrombosis in an adolescent. Pediatrics. 2003;112:248-51.

47. Kittner SJ, Adams RJ. Stroke in children and young adults. Curr Opin Neurol. 1996;9:53-6.

48. Lanthier S, Carmant L, David M, Larbrisseau A, de Veber G. Stroke in children – the coexistence of multiple risk factors predicts poor outcome. Neurology. 2000;54:371-8.

49. Laugesaar R, Kolk A, Tomberg T, Metsvaht T, Lintrop M, Varendi H, Talvik T. Acutely and Retrospectively Diagnosed Perinatal Stroke – A Population-Based Study. Stroke. 2007;38:2234-40.

50. Lechat P, Mas JL, Lascault G, Loron P, Theard M, Klimczac M, et al. Prevalence of patent foramen ovale in patients with stroke. N Engl J Med. 1988;318(18):1148-52.

51. Lobo CLC, Cançado RD, Leite ACCB, Anjos ACM, Pinto ACS, Matta APC. Brazilian Guidelines for transcranial doppler in children and adolescents with sickle cell disease. Rev Bras Hematol Hemoter. 2011;33(1):43-8.

52. Lynch JK, Hirtz DG, de Veber G, Nelson KB. Report of the national institute of neurological disorders and stroke workshop on perinatal and childhood stroke. Pediatrics. 2002;109:116-23.

53. Madden NA, Jones GL, Kalpatthi R, Woods G. Practice patterns of stroke screening and hydroxyurea use in children with sickle cell disease: a survey of health care providers. J Pediatr Hematol Oncol. 2014 Aug;36(6):e382-6.

54. Mallick AA, Ganesan V, Kirkham FJ, Fallon P, Hedderly T, McShane T. Diagnostic delays in paediatric stroke. J Neurol Neurosurg Psychiatry. 2015 Aug;86(8):917-21.

55. Mar S, Kelly JE, Isbell S, Aung WY, Lenox J, Prensky A. Prevalence of white matter lesions and stroke in children with migraine. Neurology. 2013 Oct 15;81(16):1387-91.

56. Mergenthaler P, Dirnagl U, Meisel A. Pathophysiology of Stroke: Lessons from Animal Models. Metab Brain Dis. 2004;19:151-67.

57. Meyer-Heim AD, Boltshauser E. Spontaneous intracranial haemorrhage in children: aetiology, presentation and outcome. Brain Dev. 2003;25:416-21.

58. Miller SP, McQuillen PS, Vigneron D, Glidden DV, Barkovich J, Ferriero DM, et al. Preoperative brain injury in newborns with transposition of the great arteries. Ann Thorac Surg. 2004;77:1698-706.

59. Molofsky WJ. Managing stroke in children. Pediatr Ann. 2006;35(5):379-84.

60. Monagle P, Chan A, Massicote P, Chalmers E, Michelson AD. Antithrombotic therapy in children: the Seventh ACCP Conference on Antithrombotic and Thrombolytic Therapy. Chest. 2004;126(3 Suppl):645S-87S.

61. Monagle P, Chan AK, Goldenberg NA, Ichord RN, Journeycake JM, Nowak-Göttl U, et al. Antithrombotic therapy in neonates and children: Antithrombotic Therapy and Prevention of Thrombosis, 9th ed: American College of Chest Physicians Evidence Based Clinical Practice Guidelines. Chest. 2012;141(2 Suppl):e737S-801S.

62. Moser FG, Miller ST, Bello JA, Pegelow CH, Zimmerman RA, Wang WC, et al. The spectrum of brain MR abnormalities in sickle-cell disease: a report from the Cooperative Study of Sickle-Cell Disease. AJNR Am J Neuroradiol. 1996;17(5):965-72.

63. Nanda SK, Javalakshimi S, Mohandas S. Pediatric ischemic stroke due to dengue vasculitis. Pediatr Neurol. 2014;51(4):570-2.

64. Nelson KB, Lynch JK. Stroke in newborn infants. Lancet Neurol. 2004;3:150-8.

65. Paediatric Stroke Working Group. Stroke in childhood: clinical guidelines for diagnosis, management and rehabilitation. 2004.

66. Pappachan J, Kirkham FJ. Cerebrovascular disease and Stroke. Arch Dis Child. 2008;93:890-8.

67. Pegelow CH, Adams RJ, McKie V, Abboud M, Berman B, Miller ST, et al. Risk of recurrent stroke in patients with sickle-cell disease treated with erythrocyte transfusions. J Pediatr. 1995;126:896-9.

68. Plaisier A, Raets MM, Ecury-Goossen GM, Govaert P, Feijen-Roon M, Reiss IK, Smit LS, Lequin MH, Dudink J. Serial cranial ultrasonography or early MRI for detecting preterm brain injury? Arch Dis Child Fetal Neonatal Ed. 2015 Jul;100(4):F293-300.

69. Platt OS. Prevention and Management of Stroke in Sickle Cell Anemia. Hematology Am Soc Hematol Educ Program. 2006;54-7.

70. Poisson SN, Schardt TQ, Dingman A, Bernard TJ. Etiology and treatment of arterial ischemic stroke in children and young adults. Curr Treat Options Neurol. 2014;16(10):315.

71. Rafay MF, Armstrong D, Dirks P, MacGregor DL, de Veber G. Patterns of cerebral ischemia in children with moyamoya. Pediatr Neurol. 2015 Jan;52(1):65-72.

72. Roach SE, Faha C, Golomb MR, Adams R, Biller J, Daniels S, et al. Management of stroke in infants and children. Stroke. 2008;39:2644-91.

73. Rotta NT, Silva AR, Silva FLF, Ohlweiler L, Belarmino E Jr, Fonteles VR. Cerebrovascular disease in Pediatric Patients. Arq Neuropsiquiatr. 2002;60(4):959-63.

74. Scothorn DJ, Price C, Schwartz D, Terrill C, Buchanan GR, Shurney W, et al. Risk of recurrent stroke in children with sickle-cell disease receiving blood transfusion therapy for at least five years after initial stroke. J Pediatr. 2002;140(3):348-54.

75. Sebire G, Fullerton H, Riou E, de Veber G. Toward the definition of cerebral arteriopathies of childhood. Curr Opin Pediatr. 2004;16(6):617-22.

76. Shi K, Wang J, Li J, Jiang L, Mix E, Fang F, et al. Arterial Ischemic Stroke: Experience in Chinese Children. Pediatr Neurol. 2008;38(3):186-90.

77. Steen RG, Emudianughe T, Hankins GM, Wynn LW, Wang WC, Xiong X, et al. Brain Imaging Findings in Pediatric Patients with Sickle Cell Disease. Radiology. 2003;228(1):216-25.

78. Sträter R, Kurnik K, Heller C, Schobess R, Luigs P, Nowak-Göttl U. Aspirin versus low-dose low-molecular-weight heparin: antithrombotic therapy in pediatric ischemic stroke patients: a prospective follow-up study. Stroke. 2001;32:2554-8.

79. Suzuki J, Takaku A. Cerebrovascular moyamoya disease: disease showing abnormal net-like vessels in the base of the brain. Arch Neurol. 1969;20:288-99.

80. Venkatesan C, Wainwright MS. Pediatric endocarditis and stroke: a single-center retrospective review of seven cases. Pediatr Neurol. 2008;38:243-7.

81. Worley G. Pediatric Stroke. Air Med J. 2006;25(2):59-65.

82. Wu LA, Malouf JF, Dearani JA, Hagler DJ, Reeder GS, Petty G, et al. Patent foramen ovale in cryptogenic stroke: current understanding and management options. Arch Intern Med. 2004;164(22):2502.

83. Zimmer JA, Garg BP, Williams LS, Golomb MR. Age-Related Variation in Presenting Signs of Childhood Arterial Ischemic Stroke. Pediatr Neurol. 2007;37:171-5.

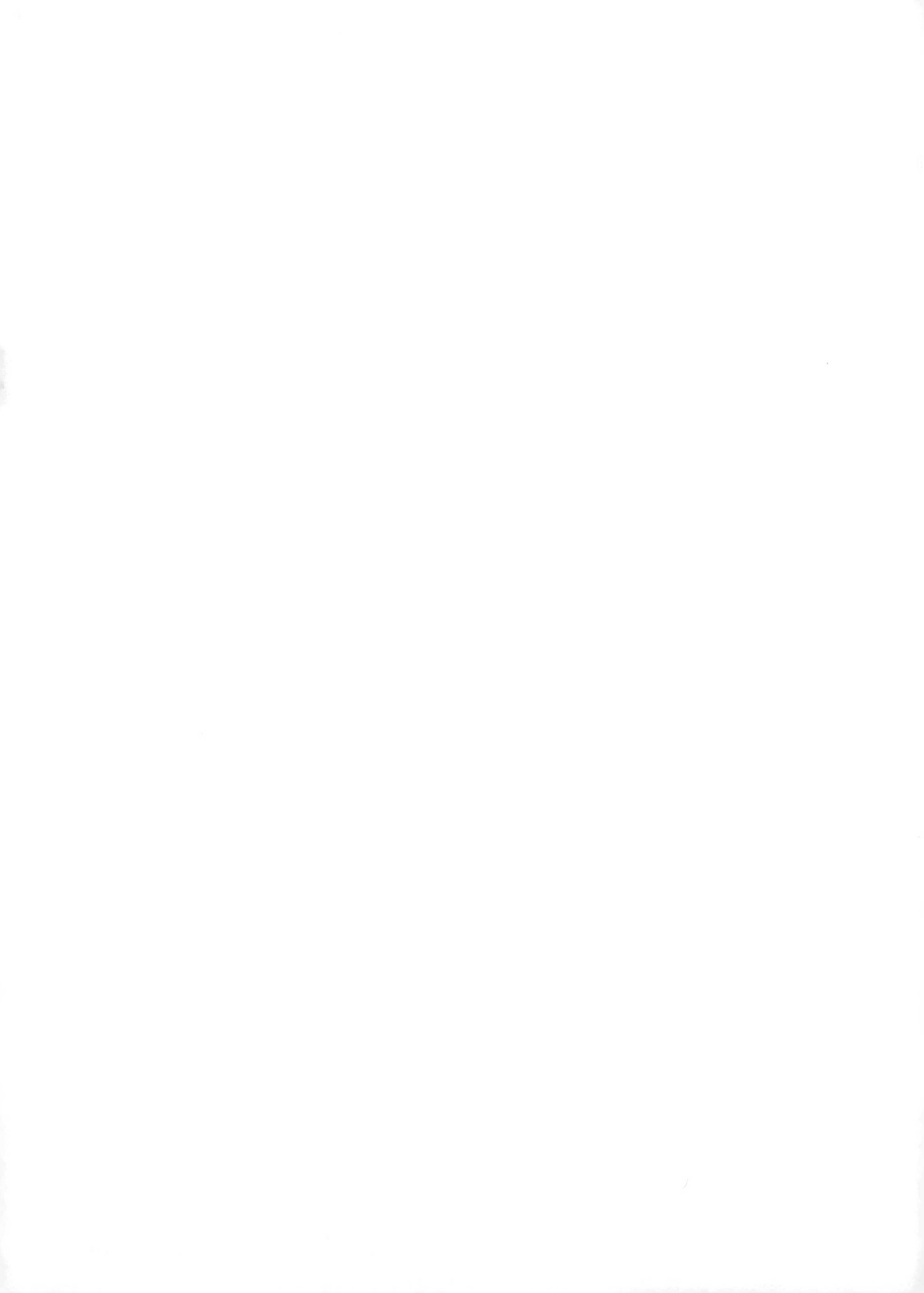

50 Doenças Neuromusculares

Marco César Rodrigues Roque

INTRODUÇÃO

As doenças neuromusculares fazem parte de um grupo heterogêneo de doenças que podem ter início já no período neonatal ou se manifestar em qualquer outra fase da vida. As manifestações clínicas mais evidentes são fraqueza muscular e hipotonia, e alguns fatores ambientais, infecciosos ou medicamentosos atuam como desencadeantes ou predisponentes à piora do quadro. Os casos mais graves podem levar a dificuldades na mastigação, na deglutição e na respiração, evoluindo com insuficiência respiratória e necessidade de ventilação pulmonar mecânica.

O diagnóstico precoce e a introdução de uma terapêutica eficaz na fase aguda são importantes e podem melhorar o prognóstico dos pacientes.

A história clínica é fundamental na formulação das hipóteses diagnósticas, sendo de grande relevância o modo de início, se agudo ou lentamente progressivo; o tempo de evolução; a localização da fraqueza, se proximal ou distal; e a presença de sinais e sintomas de acometimento de outros órgãos ou sistemas. Igualmente importantes são o exame neurológico detalhado e os métodos neurofisiológicos para auxiliar a elucidação do diagnóstico (Quadro 50.1).

Em relação à localização da lesão, pode acometer a medula espinhal, as raízes nervosas, os nervos periféricos, a junção neuromuscular e os músculos, além de, mais raramente, outros órgãos ou estruturas. Swaimann *et al.* classificaram as doenças neuromusculares pelo nível da lesão da seguinte forma:

1. Doenças que envolvem o corno anterior da medula espinhal;
2. Neuropatias periféricas;
3. Neuropatias inflamatórias;
4. Distúrbios da junção neuromuscular;
5. Distrofias musculares;
6. Miopatias congênitas;
7. Miopatias metabólicas;
8. Miopatias inflamatórias;
9. Canalopatias.

QUADRO 50.1 *Doenças que produzem hipotonia e seus diversos sítios.*

Variável	Cérebro e medula espinhal	Corno anterior da medula	Nervo periférico	Junção mioneural	Músculo
Força	Normal ou levemente diminuída	Fraqueza	Fraqueza	Fraqueza	Fraqueza
Reflexos tendinosos profundos	Normais a aumentados Sinal de Babinski	Diminuídos a ausentes	Diminuídos a ausentes	Normais	Normais a diminuídos
Reflexos arcaicos	Persistentes	Ausentes	Ausentes	Ausentes	Ausentes
Fasciculações musculares	Ausentes	Proeminentes	±	Ausentes	Ausentes
Massa muscular	Normal a atrofia difusa distal	Atrofia proximal proeminente	Atrofia distal	Normal	Atrofia proximal ± Pseudo-hipertrofia distal
Sensibilidade	Normal	Normal	Alterada	Normal	Normal

DOENÇAS QUE AFETAM O CORNO ANTERIOR DA MEDULA

Entre as causas congênitas que afetam a medula, podemos citar os disrafismos espinhais, principalmente a meningocele e a mielomeningocele. Outra doença que pode acometer esse segmento é a diastematomielia, na qual ocorre a proliferação de um septo de tecido mesodérmico e divide a medula espinhal parcial ou totalmente, sendo de formação fibrosa, cartilaginosa ou óssea, que pode levar ao comprometimento dos neurônios anteriores da medula, com posterior atrofia muscular, abolição dos reflexos tendinosos e fraqueza muscular. Outras causas menos frequentes são a siringomielia e hidromielia.

Amiotrofias Espinhais

Descritas inicialmente por Werdnig, em 1890, e Hoffman, um ano depois, que relataram quadro de hipotonia progressiva, fraqueza muscular, tremor nas mãos e morte precoce por pneumonia, com início antes do primeiro ano de vida. As amiotrofias espinhais podem ser divididas em três tipos e serão descritas a seguir.

Amiotrofia espinhal tipo I

Também chamada de doença de Werdnig-Hoffman, é a forma mais grave da doença, com caráter autossômico recessivo (5q11-13), acometendo o corno anterior da medula e os núcleos motores dos nervos cranianos. Corresponde à segunda doença neuromuscular mais frequente na infância, com início nos primeiros meses de vida, com degeneração progressiva dos neurônios anteriores da medula espinhal, desencadeando hipotonia e fraqueza musculares importantes, tendo-se que os únicos movimentos voluntários podem ocorrer nos dedos dos pés e das mãos, às vezes com tremor fino (minipolimioclônias), estreitamento torácico com peito escavado, fasciculações na língua, postura de batráquio e, mais raramente, comprometimento de nervos cranianos. Nessa doença, há uma dissociação evidente entre o nível cognitivo e de socialização, que estão preservados, e o acentuado comprometimento motor. A investigação etiológica deve ser realizada por meio de métodos laboratoriais e eletrodiagnósticos, tendo-se que a eletroneuromiografia (EMG) evidencia um padrão de desnervação aguda e fibrilações. A biópsia muscular apresenta um padrão de atrofia neurogênica e/ou evidência de reinervação. Durante a progressão da doença, ocorrem dificuldades alimentares e respiratórias, aumentando assim o risco de aspiração e pneumonia secundária. Apesar do grande avanço científico, ainda não há tratamento específico e eficaz. Deve ser avaliada a necessidade de utilização de sondas para alimentação e da fisioterapia respiratória.

Nas fases mais avançadas da doença, em que a fadiga e falência respiratória começam a se manifestar, deve ser discutido o uso de ventilação mecânica. A evolução natural será o óbito antes dos dois anos de vida. Há um debate bastante amplo que envolve critérios técnicos, bioéticos, sociais e religiosos no que diz respeito a prolongar a vida e o sofrimento do paciente e seus familiares, já que a prognóstico da doença é bastante reservado.

Amiotrofia espinhal tipo II

Também chamada de "amiotrofia infantil intermediária" ou "amiotrofia espinhal crônica", com início dos sintomas entre o sexto e o oitavo mês de vida, cujo padrão de distribuição da fraqueza é maior nos membros inferiores que nos superiores. Geralmente, esses lactentes adquirem a posição sentada e raramente se levantam sozinhos ou deambulam sem auxílio. A evolução é mais lenta, com atraso motor, e o óbito pode ocorrer entre a fase de lactente e a pré-escolar.

Amiotrofia espinhal tipo III

Conhecida como "síndrome de Wohlfart-Kugelberg-Welander" ou "amiotrofia espinhal leve", tem o seu início na fase escolar e adolescência, com padrão de atrofia muscular proximal, sendo considerado um diagnóstico diferencial, com distrofia muscular tipo cinturas. Os pacientes adquirem marcha cambaleante, lordose, *genu recurvatum* e abdome protruso. O prognóstico da deambulação pode estar relacionado com a idade de início da fraqueza.

As amiotrofias espinhais têm um caráter degenerativo, como herança autossômica recessiva, dominante ou ligada ao X, não havendo terapêutica específica. Os tratamentos paliativos visam minimizar as principais complicações da doença, tais como padrão restritivo pulmonar, desnutrição e deformidades musculoesqueléticas, limitação dos movimentos e problemas psicossociais.

Artrogripose Múltipla Congênita

É uma síndrome genética de caráter autossômico recessivo na maioria dos casos, e já foram descritos casos de herança autossômica dominante. As manifestações principais são as contraturas múltiplas de grandes articulações. Há relatos de diminuição dos movimentos fetais. Pode estar associada a doenças que afetam o corno anterior da medula, miastenia *gravis*, miopatias, distrofias miotônicas e neuropatias. O paciente assume posição de rotação interna dos braços, antebraços em pronação com desvio ulnar do pulso, rotação e flexão dos quadris.

Poliomielite

Já foi a principal causa de infecção do corno anterior da medula espinhal e de caráter limitante. No Brasil, graças às campanhas de vacinação em massa, já está erradicada. Seu agente etiológico é um poliovírus que causa quatro formas clínicas:

- Forma inaparente;
- Forma abortiva;
- Forma de meningite asséptica;
- Forma paralítica.

O padrão respiratório deve ser avaliado cuidadosamente, pelo risco de paralisia diafragmática devido ao acometimento das raízes C3 e C5. Nas formas medulares, o tratamento é sintomático, porém deve-se estar atento aos seguintes sinais ou sintomas que indicam o encaminhamento para a unidade de terapia intensiva:

- Dificuldade para tossir ou deglutir;
- Paralisia progressiva dos membros inferiores;
- Paralisia dos membros superiores;
- Dificuldade ao elevar a cabeça acima do plano da cama.

O diagnóstico etiológico é realizado por meio da pesquisa do vírus nas fezes, que pode ser detectado após semanas ou meses. Nos casos de infecção disseminada, pode ocorrer leucocitose, aumento de transaminases e trombocitopenia. O liquor, nas meningites assépticas, possui um aspecto límpido ou levemente turvo, leucocitose discreta a moderada, proteinorraquia normal ou ligeiramente aumentada, e glicorraquia normal.

O tratamento da poliomielite é de suporte, exceto nos casos em que o paciente necessita de ventilação mecânica.

Mielite Transversa

É uma causa pouco frequente de fraqueza muscular e hipotonia, sendo resultante de infecções ou associada a processos imunomediados. Os sintomas surgem de forma aguda e progressiva em um a dois dias; é caracterizada por distúrbios da sensibilidade e da força muscular, às vezes acompanhada de febre, letargia e mialgia, podendo haver melhora após uma semana do início do quadro. O liquor apresenta uma pleocitose, com predomínio linfocitário, com proteinorraquia e glicorraquia normais. A eletromiografia (EMG) pode ser normal ou evidenciar uma disfunção no corno anterior da medula no segmento afetado.

Traumatismos Raquimedulares

Os traumatismos devem ser lembrados, principalmente após parto distócico, quedas e acidentes automobilísticos. Nos casos de instalação súbita, sem fatores causais evidentes, causas vasculares devem ser investigadas.

Neuropatias Periféricas

As neuropatias periféricas e crônicas sensitivo-motoras podem manifestar-se já no período neonatal, com hipotonia e fraqueza muscular que podem evoluir com distúrbios respiratórios.

Do ponto de vista neurofisiológico, ocorrem sinais de denervação e padrão axonal. No caso das neuropatias hereditárias, a hipomielinização pode estar associada ou não à desmielinização-remielinização, e a gestante pode relatar redução da movimentação fetal.

Neuropatias Sensitivas Hereditárias

Possuem caráter não progressivo, tendo-se que a eletroneuromiografia se apresenta normal, com velocidade de condução motora normal, porém com respostas sensitivas reduzidas ou ausentes. Entre estas, pode-se citar:

Disautonomia familiar ou síndrome de Riley-Day

Tem caráter autossômico recessivo, manifestando, ao nascimento, distúrbio da deglutição, ausência de lágrima, hipoestesia corneana, esotropia, acrocianose, flutuação da pressão arterial, hipotensão ortostática, hipotonia, arreflexia e cifoescoliose. A biópsia de nervo evidencia padrão de desmielinização. O tratamento é sintomático e o óbito acontece ainda na infância.

Paralisia Facial

Paralisia facial periférica

É uma das formas mais comuns de neuropatia periférica em crianças menores de 10 anos. Clinicamente, é dividida em duas formas de apresentação: central ou periférica. Nesta última, a lesão ocorre nos neurônios do nervo facial, tanto no núcleo como nos axônios, levando à paralisia completa da hemiface, com abertura ocular, desvio da rima bucal para o lado são e impossibilidade de franzir a testa no lado afetado. Ocorre, geralmente, após infecções virais, exposição ao frio ou, nos casos de acometimento do tronco, lesões vasculares ou tumorais.

Na paralisia do tipo central, a lesão é supranuclear, com manutenção da movimentação na região superior da face. A resolução da paralisia facial pós-infecciosa ocorre entre duas e quatro semanas, não necessitando de medicação, exceto nos casos de paralisia total e não paresia, nos quais a corticoterapia pode ser útil.

Paralisias Obstétricas

Paralisia de Erb-Duchenne

Ocorre no período neonatal, em nascidos de parto distócico, devido ao estiramento das raízes de C5 e C6, levando à adução do braço, com rotação interna e extensão do ombro; pronação do antebraço; e flexão dos pulsos. O tratamento consiste em orientar a família quanto à benignidade do quadro e da necessidade de fisioterapia. Casos mais severos necessitam de procedimento cirúrgico.

Paralisia de Dejerine-Klumpke

Menos frequente, a lesão de C8 e T1 causa fraqueza dos extensores do antebraço, extensão do pulso e deformidade das mãos, com hiperextensão dos dedos e pulso. A recuperação é lenta e muitas vezes parcial.

Neuropatias Crônicas

Entre as neuropatias crônicas da infância, 70% delas são de caráter hereditário, podendo ser autossômicas dominantes ou recessivas ou ainda ligadas ao X. A neuropatia hereditária sensitivo-motora manifesta-se na primeira década de vida, levando ao comprometimento da musculatura inferior distal, com pé cavo. A progressão do quadro afeta a musculatura tibial anterior, levando à perda gradual da sensibilidade, arreflexia e membro inferior com aspecto de "perna de cegonha". A eletroneuromiografia apresenta, na maioria dos casos, diminuição na velocidade de condução motora ou sensitiva. São divididas em quatro tipos (Quadro 50.2).

Neuropatias Metabólicas

São geralmente secundárias a doenças sistêmicas cuja manifestação estará na dependência da intensidade e gravidade do quadro.

Diabetes *mellitus*

Raramente causa neuropatia na infância, manifestando-se simétrica e bilateralmente nos membros, com fraqueza distal moderada, hiporreflexia e perda da sensibilidade táctil e dolorosa. O grau de comprometimento neuronal está diretamente relacionado à manutenção de altos níveis da glicemia.

A eletroneuromiografia revela diminuição da velocidade de condução. É mais comum nos diabéticos insulino-dependentes.

Neuropatia urêmica

Sua incidência é pouco comum na infância, podendo manifestar-se por meio de sensação de queimação nos pés e como neuropatia sensitivo-motora simétrica, com fraqueza muscular progressiva. Do ponto de vista fisiopatológico, ocorre uma neuropatia desmielinizante. Alguns autores recomendam terapia com biotina nos estágios avançados com falência renal, antes da instalação da neuropatia.

Porfiria aguda intermitente

É um erro inato do metabolismo, de caráter autossômico dominante, gerando quadro de dor abdominal aguda em cólica, acompanhada por fraqueza importante, alterações sensoriais e, ocasionalmente, paralisia flácida. Na maioria dos casos ocorre regressão espontânea, e algumas drogas antiepilépticas, como o fenobarbital, podem desencadear a crise.

Deficiência de vitamina B_1

A falta desta vitamina pode causar encefalopatias, neuropatia periférica, insuficiência cardíaca de alto débito, anorexia, vômito e letargia. O tratamento consiste na reposição da vitamina, com reversão total ou parcial dos sintomas.

Anemia perniciosa

A maioria dos casos se inicia antes dos cinco anos de idade, por deficiência do fator intrínseco do estômago, com atraso nas aquisições motoras e atraso do crescimento.

O tratamento baseia-se na reposição da vitamina B_{12} por via endovenosa, com recuperação de níveis adequados de hemoglobina em quatro a seis semanas.

Abetalipoproteinemia

Manifesta-se com ataxia progressiva, entre o segundo e sexto ano de vida, associada à fraqueza generalizada, ptose, alteração na musculatura ocular extrínseca, hipoestesia, hipoalgesia, retinite pigmentar, esteatorreia, hipolipidemia e acantocitose. Possui caráter autossômico recessivo e é causada pela falta da apoproteína-ß, levando à alteração na formação dos quilomícrons e lipoproteínas de baixa e muito baixa densidade e deficiência de vitaminas lipossolúveis A, D, E e K. O tratamento deve ser feito com a reposição dessas vitaminas.

QUADRO 50.2 ***Neuropatias hereditárias sensitivo-motoras na infância.***

	Tipo I ou forma hipertrófica da doença de Charcot	Tipo II ou forma neuronal da doença de Charcot	Tipo III ou doença de Dejerine-Sottas	Tipo IV ou doença de Refsum (forma infantil)
Manifestações na infância	Muito frequentes	Frequentes	Frequentes	Raras
Caráter hereditário	Autossômico dominante	Autossômico dominante	Autossômico dominante	Autossômico recessivo
Início	1ª década	1ª ou 2ª década	Primeiros anos	2ª década
Quadro clínico	Hipotonia, atraso da marcha, arreflexia, déficit sensitivo, pernas de "cegonha"	Sintomas semelhantes aos do tipo I, de início mais tardio	Hipotonia, atraso da marcha, ataxia, fraqueza e arreflexia	Dismorfismo facial, hipotonia, retinite pigmentar, ataxia cerebelar, surdez neurossensorial
Padrão	Desmielinizante com hipertrofia dos nervos	Degeneração axonal	Hipomielinização	Desmielinizante
Tratamento	Suporte	Suporte	Suporte	Dieta pobre em ácido fitânico

NEUROPATIAS INFLAMATÓRIAS

Polirradiculoneuropatia Inflamatória Desmielinizante Aguda ou Síndrome de Guillain-Barré

É uma doença desmielinizante, de caráter inflamatório e instalação aguda ou subaguda, acometendo a medula, raízes e nervos periféricos. Possui um caráter autoimune, mediada por mecanismos celulares e humorais. Na faixa etária pediátrica, corresponde à doença paralítica mais frequente.

A incidência é maior em meninos, numa proporção de aproximadamente 1,5:1 em relação ao sexo feminino, sendo a faixa etária de quatro a sete anos a mais acometida. Em menores de 18 anos, a incidência é de 0,46:100.000 por ano. A síndrome de Guillain-Barré (SGB) pode ser desencadeada por citomegalovírus, vírus de Epstein Barr, enterovírus, vírus da imunodeficiência humana, caxumba, sarampo, *micoplasma pneumonie*, poliovírus, febre tifoide, pós-vacinal, intoxicações exógenas, linfomas, traumas, *Campilobacter* e outros. A doença obedece a um caráter trifásico, com início e progressão dos sintomas de forma simétrica e ascendente, com posterior fase de platô e, finalmente, recuperação após semanas ou meses. É uma doença com predomínio neuropático motor e achados sensoriais, como dor, em aproximadamente 60% dos casos, sendo em 20% a manifestação inicial.

O quadro tem início geralmente após três a seis semanas do antecedente infeccioso. Clinicamente, ocorrem dor e parestesias nos membros inferiores, seguidas de fraqueza simétrica e ascendente, mais intensa na segunda semana de evolução. Em certos casos, a SGB acomete as musculaturas de face e tronco, levando à paralisia. Em 12% a 20% dos casos, podem acontecer disautonomias, com visão turva, bradi ou taquicardia, hipotensão postural, incontinência vesical e hipertensão arterial.

Os fatores de risco para falência respiratória, segundo Rantala, são:

1. Início dos sintomas dentro dos primeiros oito dias após a infecção;
2. Sinais de envolvimento dos nervos cranianos;
3. Níveis de proteinorraquia maiores que 800 mg/dL durante a primeira semana da doença.

O diagnóstico pode ser firmado pela história e evolução clínica. O exame de liquor apresenta um aumento de proteínas de 80 a 200 mg/dL (40 a 50 mg/dL) e a celularidade baixa, com predomínio linfomononuclear. Essa dissociação proteíno-citológica ocorre por um aumento de albumina e imunoglobulinas. Os achados eletromiográficos devem incluir pelo menos três dos quatro critérios a seguir:

1. Redução da velocidade de condução em dois ou mais nervos motores;
2. Bloqueio na condução ou dispersão temporal excessiva nos potenciais dos componentes da unidade motora em um ou mais dos nervos motores (peroneal, fibular, mediano e entre pulso e cotovelo);
3. Latências distais prolongadas em um ou mais nervos;
4. Ausência de onda F ou latências prolongadas mínimas nessa onda.

O prognóstico não depende apenas do pronto diagnóstico e da instituição da terapêutica. Está também relacionado com as morbidades relativamente comuns nessa síndrome. Cerca de 20-30% dos pacientes apresentam quadro grave com insuficiência respiratória. É importante que esses pacientes sejam internados em UTI para monitorização, prevenção de complicações, tratamento de suporte e específico. É descrita uma mortalidade de 3% a 7% (Europa e EUA). A causa do óbito está relacionada à insuficiência respiratória ou complicações pulmonares, além de disfunção autonômica. O óbito pode ocorrer na fase aguda ou ainda na fase tardia. A evolução clínica característica da síndrome de Guillain-Barré é apresentar uma piora progressiva dos sintomas, atingindo o pico em 4 semanas, seguido de um período de recuperação que pude durar meses e até anos. Cerca de 20% dos pacientes não conseguem andar sem ajuda seis meses após o início do quadro. Muitos pacientes apresentam dor e fadiga muscular residuais.

O tratamento que tem se mostrado benéfico é a imunoterapia e a plasmaférese, ambas de efetividade comparável. Como a doença é potencialmente fatal, a instituição precoce (preferencialmente dentro de 2 semanas do ínicio do quadro) desse tratamento é essencial principalmente naqueles em que a fraqueza muscular progride rapidamente. O tratamento tem o propósito de evitar a lesão neuronal irreversível.

- Imunoterapia – a dose de imunoglobulina intravenosa é de 2 g/kg. Pode ser dividida em dois dias (1 g/kg/dia) ou então em 5 dias (0,4 g/kg/dia). Essa última opção poderia resultar em menos efeitos adversos. Nos casos em que se constata que a doença progride apesar do tratamento com gamaglobulina, discute-se a administração de uma segunda dose.

- Plasmaférese – é recomendado instituir 5 sessões em um período de 2 semanas. Não tem sido demonstrado que o uso de imunoterapia associada a plasmaférese seja mais efetiva que cada tratamento isoladamente. E também a corticoterapia não é recomendada no tratamento, pois não mostrou ter algum benefício.

NEUROPATIAS TÓXICAS

Difteria

A exotoxina produzida pelo *Corynebacterium diphteriae* pode causar cardiomiopatia e neurorradiculopatia sistêmica após uma a 16 semanas da infecção, levando à perda da sensibilidade, turvação visual, dificuldade para deglutição, acometimento de nervos cranianos e disfagia. O tratamento é realizado por meio da administração de soro antidiftérico, sendo a recuperação total e completa após alguns meses, na grande maioria dos casos.

Botulismo

É causado pela toxina do bacilo *Clostridium botulinum* e, na forma infantil, manifesta-se por constipação, com duração de um a seis meses, seguida de fraqueza bulbar e de extremidades, pois a toxina liga-se às terminações colinérgicas, impedindo a liberação da acetilcolina. A progressão é rápida, em quatro a cinco dias, com dificuldade para mastigação e deglutição, ptose, hipotonia e insuficiência respiratória. Geralmente, a bactéria e a toxina são adquiridas por meio dos alimentos, principalmente mel e conservas. O tratamento é de suporte, devendo o paciente estar monitorado e, nos primeiros sinais de acometimento de nervos cranianos, ser transferido para uma unidade de cuidados intensivos. A forma clássica pode acometer escolares e adolescentes. A queixa inicial é de turvação visual, diplopia, tontura, disartria, disfagia, paralisia descendente e, nos casos mais graves, insuficiência respiratória, que pode causar óbito.

Induzida por Drogas

O uso de drogas, mesmo em caráter terapêutico, pode resultar em neuropatias. As neuropatias tóxicas induzidas por drogas podem ser classificadas como:

1. Neuropatia axonal sensitivo-motora ou predominantemente sensitivo (por exemplo, cloranfenicol, etambutol, isoniazida, nitrofurantoina, metronidazol, fenitoína, nucleosídeo antirretroviral e vincristina);
2. Neuropatia axonal predominantemente motora (por exemplo, dapsona, nitrofurantoina e vincristina);
3. Neuropatia sensitiva (por exemplo, cisplatina e piridoxina);
4. Neuropatia desmielinizante sensitivo-motora ou predominantemente motora (por exemplo, amiodarona e ara-C).

A neuropatia também pode ser provocada por reações inflamatórias autoimunes pós-vacinais.

INTOXICAÇÕES POR METAIS PESADOS

Chumbo

A intoxicação aguda por chumbo é muito rara, mas potencialmente letal. O mais comum é a intoxicação crônica através da via respiratória ou digestiva. O chumbo também é capaz de atravessar a barreira placentária, igualando os níveis séricos da mãe com os do feto. A intoxicação pelo chumbo também é conhecida como "saturnismo". A intoxicação crônica pode acometer vários sistemas, entre eles, neuromuscular, SNC, hepático, sanguíneo (biossíntese do heme) e renal. Pode apresentar ainda hipertensão arterial e distúrbios gastrintestinais. As manifestações não são muito específicas e o paciente pode apresentar irritabilidade, fadiga, alterações de humor, mialgia generalizada, parestesias e paresias de extremidades, dor abdominal e hipertensão arterial. A encefalopatia provocada por chumbo é mais comum em crianças, sendo bastante grave, e apresenta uma mortalidade ao redor de 25%. O tratamento é feito com quelantes como a penicilamina e EDTA.

Arsênico

As manifestações clínicas mais comuns de intoxicação por arsênico envolvem alterações cutâneas, gastrintestinais e neurológicas. As manifestações cutâneas características são as ceratoses palmoplantares múltiplas, simétricas e puntiformes, que se localizam de preferência na eminência tenar, face lateral das palmas, face lateral dos dedos, calcanhar e face plantar dos pododáctilos. Pode haver presença de estrias nas unhas, hiperpigmentação da pele, principalmente em pescoço, axilas, pálpebras e mamilos. As alterações gastrintestinais são vômitos incoercíveis, cólicas intensas, diarreia ou constipação. As manifestações neurológicas constituem a polineurite sensitivo-motora arsenical, iniciando-se com parestesias e progredindo para alterações motoras dos membros inferiores.

Mercúrio

Em crianças, provoca acrodínia ou *pink disease*, eritema generalizado nas mãos, pés e face, e edema de extremidades.

A intoxicação por mercúrio ganhou notoriedade após o desastre ambiental ocorrido no Japão, na baía de Minamata nos anos 1950. As águas dessa baía foram paulatinamente contaminadas com mercúrio (metilmercúrio) pelos dejetos de uma fábrica. A população consumia peixes e frutos do mar da baía e, a partir de 1953, algumas pessoas começaram a sofrer entorpecimento dos dedos, lábios e língua. Foi observada ainda morte inexplicável de animais domésticos, de modo violento com quadro neurológico. Em 1956, a doença de Minamata foi oficialmente reconhecida quando uma criança foi internada com mãos e pés paralisados. A mortalidade foi ao redor de 20% e os sobreviventes ficaram permanentemente incapacitados. São descritos vários sintomas relacionados à intoxicação por metilmercúrio: fala alterada, hipersalivação, disfagia, neurastenia, depressão, alucinações, paralisia, estupor e coma.

Em crianças, pode ser observada uma forma de hipersensibilização dérmica, conhecida como "doença rósea" (*pink disease*) e caracterizada por hiperemia das palmas das mãos e plantas dos pés, edema de mãos e pés, prurido e rachadura de pele. Pode ser acompanhada de taquicardia, hipertensão arterial, irritabilidade e fraqueza muscular

DISTÚRBIOS DA JUNÇÃO NEUROMUSCULAR

Miastenia *Gravis*

A miastenia *gravis* (MG) é o protótipo clássico das doenças que afetam a junção neuromuscular, na qual o neurotransmissor acetilcolina não consegue se ligar ao seu receptor específico, levando à hipotonia e fraqueza. São reconhecidas três formas clássicas da miastenia *gravis*:

Miastenia *gravis* neonatal

Possui caráter autoimune, sendo resultante da passagem transplacentária de anticorpos maternos contra os receptores de acetilcolina. Ocorre em entre 10% e 20% dos filhos de mães miastênicas. Morel *et al.* demonstraram uma relação direta entre os títulos de anticorpos maternos e a gravidade do quadro neonatal. O quadro clínico tem início em poucas horas ou dias de vida, com hipotonia e fraqueza, e nos casos mais graves pode evoluir com dificuldade de sucção e deglutição, choro fraco, ptose palpebral, alteração da motilidade ocular extrínseca, diplegia facial e fadiga da musculatura intercostal, com falência respiratória. A investigação deve ser feita por meio de exames laboratoriais e eletromiografia com estímulo repetitivo. Além desses, a aplicação de uma prova terapêutica com neostigmine (Prostigmine®) de 0,05 a 0,1 mg, via intramuscular (IM) ou subcutânea (SC), é fundamental. O resultado é considerado positivo quando, após 15 a 30 minutos da aplicação, ocorre melhora da força muscular e/ou padrão respiratório. A duração de ação da medicação é de uma a três horas. Podem ocorrer efeitos colaterais muscarínicos, manifestados como diarreia e hipersecreção traqueal, sendo, por vezes, necessário o uso de atropina para reversão do quadro. Outra droga que pode ser utilizada na suspeita de miastenia *gravis* neonatal é o edrofônio (Tensilon®), dose inicial 0,04 mg/kg IV; se não se obtiver resposta após um minuto: 0,16 mg/kg IV. Quando usado por via IM ou SC, a dosagem deve ser ajustada a 0,15 mg/kg, com início de ação em cinco minutos e duração de ação de aproximadamente 15 minutos.

Os prováveis mecanismos envolvidos na miastenia *gravis* neonatal são a degradação acelerada dos receptores de acetilcolina, destruição da membrana pós-sináptica e o bloqueio no local de ligação da acetilcolina com seu receptor.

O tratamento é realizado com drogas anticolinesserásicas e, nos casos de maior gravidade, a plasmaférese deve ser considerada.

Miastenia *gravis* juvenil

Geralmente, ocorre na segunda década de vida, e os primeiros sintomas podem aparecer antes da puberdade em 50% dos casos. O sexo feminino é mais acometido. Manifesta-se por alterações oculares, com ptose uni ou bilateral, oftalmoparesia, fraqueza na face, orofaringe e região proximal das extremidades, disartria, disfagia e dificuldade mastigatória, com piora no decorrer do dia. Pode associar-se a outras doenças autoimunes, como artrite reumatoide, *lupus* eritematoso sistêmico e diabetes *mellitus*.

A prova terapêutica pode ser feita por meio do teste de edrofônio, na dose de 0,1 a 0,15 mg/kg para crianças menores de 30 kg, e de 0,2 mg/kg em crianças maiores, até a dose máxima de 10 mg (1 mL), por via IV. Após alguns minutos pode ser observada a resposta clínica, com elevação da pálpebra anteriormente com ptose e melhora da limitação da movimentação ocular extrínseca e da queixa de diplopia. Os efeitos adversos que podem ocorrer são fasciculações, náuseas, sudorese, broncoespasmo, escotomas e bradicardia. Nos pacientes com menos idade, pela dificuldade de monitorização, pode ser utilizado neostigmine, 2 mg/kg VO ou 0,04 mg/kg IM (máximo de 1,5 mg). A resposta ocorre entre 15 e 30 minutos. Em caso de intoxicação, a atropina deve ser usada como antídoto.

O tratamento do quadro juvenil é feito com um inibidor da acetilcolinesserase, o brometo de piridostigmina (Mestinon®), na dose de 7 mg/kg/dia, dividida em quatro a seis tomadas/dia, com aumento gradual da posologia, até o máximo de 300 mg/dia. Caso o paciente necessite fazer uso de neostigmine por via IV, pela impossibilidade de ingestão VO, deve-se prestar muita atenção na dose, que corresponde a 1/3 da dose por via oral.

Miastenia *gravis* autoimune

Corresponde à forma do adulto, mediada por anticorpos da classe IgG e complemento. O fator desencadeante é desconhecido. Em 11% a 24% dos casos, o início ocorre na infância, com discreto predomínio no sexo feminino (3:2) e incidência de 12,5:100.000 pessoas. Fraqueza, fadiga da musculatura estriada (ocular, bulbar e das extremidades), ptose palpebral, diplopia, disartria, disfagia e dispneia são as principais manifestações, que pioram no decorrer do dia, com o estresse e com esforço físico. A fraqueza é predominantemente na musculatura proximal. Nos casos extremos, pode ocorrer a crise miastênica, caracterizada por insuficiência respiratória aguda e necessidade de ventilação mecânica. De acordo com Mohan *et al.*, a miastenia *gravis* autoimune pode ser classificada em:

- Grupo I: envolvimento ocular isolado, com ptose e diplopia;
- Grupo IIa: moderadamente generalizada, preservação das atividades da vida diária, com sintomas moderados de fraqueza;
- Grupo IIb: moderadamente restrita à musculatura bulbar, fraqueza subjetiva ou objetiva no pescoço;
- Grau III: moderadamente generalizada, a fadiga interfere nas atividades da vida diária, necessitando de terapia imunossupressora;
- Grau IV: grave generalizada ou crise miastênica, limitação de movimentos, com restrição ao leito e insuficiência respiratória.

A investigação pode ser feita por meio de eletromiografia com estimulação repetitiva, que apresenta decréscimo de 10% no potencial de ação do nervo motor. A dosagem de anticorpos antirreceptores de acetilcolina é o método mais específico para o diagnóstico de miastenia *gravis* autoimune, tendo-se que, na infância, é detectado em apenas 50% dos casos.

A timectomia foi a primeira tentativa de imunoterapia realizada. Sua indicação em crianças menores portadoras da forma generalizada, que não responderam a outras terapias, pode ser benéfica.

A corticoterapia é a modalidade mais utilizada, com resultados muito satisfatórios, sendo a prednisona a droga de escolha, na dosagem de 1,5 a 2 mg/kg/dia; e, caso haja melhora nas primeiras quatro semanas, deve ser administrada na dose de 1,5 mg/kg/dia em dias alternados. Em certos casos, o início da resposta pode levar até três meses, com sintomas que persistem parcialmente por no máximo cinco meses, merecendo observação rigorosa dos efeitos adversos.

A azatioprina é uma opção segura para pacientes que não responderam à corticoterapia, na dose de 2 a 3 mg/kg/dia, com redução das taxas de anticorpos antirreceptor de acetilcolina. Os efeitos adversos como febre, dor abdominal, vômitos e leucopenia podem ser observados.

A ciclosporina é pouco utilizada, porém tem eficácia comprovada, na dose inicial de 4 a 6 mg/kg/dia, dividida em duas tomadas. Os resultados aparecem geralmente após 30 dias de tratamento. Os principais efeitos colaterais são hirsutismo, tremores, parestesias, hipertensão arterial e hepatotoxicidade.

A plasmaférese é tão eficaz quanto a corticoterapia, e a melhora clínica ocorre poucos dias após o procedimento. Há duas indicações formais para sua aplicação: crise miastênica e pré ou pós-operatório de timectomia para melhora da função motora. São realizadas quatro a seis sessões, com troca de 50 mL/kg em cada uma delas. As principais complicações são pneumotórax, hipotensão, septicemia e embolismo pulmonar.

A eficácia da imunoglobulina intravenosa assemelha-se à da plasmaférese. A dose média é de 400 mg/kg, em duas a três sessões, com intervalos de quatro a oito semanas. Na fase de maior exacerbação, podem ser administrados 2 g/kg por dois a cinco dias consecutivos.

Alguns medicamentos devem ser evitados em pacientes portadores de miastenia *gravis*, como aminoglicosídeos, eritromicina, penicilina, tetraciclina, clindamicina, bloqueadores neuromusculares, betabloqueadores, cloroquina, penicilamina, clorpromazina e lítio.

HIPERMAGNESEMIA

Este distúrbio metabólico pode levar a uma síndrome paralítica por alteração pré-sináptica, com limitação na liberação da acetilcolina. Ocorre em nascidos de mães que apresentaram eclâmpsia e receberam sulfato de magnésio. Ao nascimento, são evidenciados hipoventilação ou apneia, hipotonia e fraqueza severas, arreflexia e aumento nos níveis séricos de magnésio. O tratamento consiste em medidas de suporte e correção do magnésio, tendo-se que, nos casos mais graves, a plasmaférese deve ser considerada (ver Capítulo 54, "Distúrbios do Metabolismo do Cálcio, do Fósforo e do Magnésio").

SÍNDROMES MIASTÊNICAS CONGÊNITAS

As síndromes miastênicas congênitas pertencem a um grupo heterogêneo de doenças da junção neuromuscular por mecanismos muitas vezes não autoimunes, gerando alterações na placa mioneural. Clinicamente, lembram a miastenia *gravis*, com início neonatal ou no período de lactente jovem, de maior ou menor intensidade. Seu diagnóstico depende de técnicas histológicas especializadas, realizadas em centros de referência. Geralmente, não respondem às drogas habituais.

SÍNDROME DE LAMBERT-EATON

Possui um caráter autoimune mediado por IgG contra os canais de cálcio no terminal pré-sináptico. O paciente evolui com fraqueza na região da cintura, que piora ao despertar e com exercícios, mas melhora no decorrer do dia. Ocasionalmente, podem ocorrer ptose palpebral, diplopia, disfagia e disautonomias. Em metade dos pacientes adultos, cursa com neoplasias pulmonares ou renais. O diagnóstico é realizado por eletromiografia específica. O tratamento consiste no uso de anticolinesterásicos e prednisona.

DISTROFIAS MUSCULARES

Grupo de doenças neuromusculares caracterizado por miopatia heredo-degenerativa, que resulta na degeneração muscular e perda de força. Tem início precoce, acometimento da musculatura com predomínio proximal e frequentemente pseudo-hipertrofia muscular. Em algumas formas, pode haver envolvimento do miocárdio e outros sistemas. A base para classificação das distrofias musculares é atualmente genético-molecular, e não clínica, associada aos achados histológicos.

Dentre elas, destacam-se: distrofinopatias, distrofia muscular tipo cinturas, distrofia fascioescapuloumeral, distrofia muscular miotônica, síndrome de Schwartz-Jampel, distrofia muscular oculofaríngea, distrofia muscular congênita e distrofia muscular distal. O objetivo deste capítulo é apresentar as formas mais comuns dessas enfermidades, suas manifestações clínicas e as complicações que necessitem cuidados intensivos.

DISTROFIA MUSCULAR DE DUCHENNE (DMD)

É a mais conhecida e a forma mais grave de distrofinopatia, causada por ausência da proteína distrofina. É de herança ligada ao X recessiva, com mutações no braço curto do cromossomo X na região Xp21. Estima-se que afete 1:3.500 meninos nascidos vivos. Já na fase pré-sintomática, a histologia muscular é anormal e os níveis de creatino-fosfoquinase (CPK) sérica estão elevados.

Dificuldade na deambulação frequentemente torna-se aparente por volta dos três a quatro anos de vida. Marcha do tipo anserina, basculante, com hiperlordose lombar, quedas frequentes e dificuldades para subir e descer escadas, associadas à extrema dificuldade para levantar-se do solo (levantar miopático ou sinal de Gowers) são achados típicos do portador de DMD. Há atrofia precoce dos grupos musculares das cinturas, com fraqueza muscular simétrica de predomínio proximal. Por volta dos quatro a cinco anos de idade, aparece a característica pseudo-hipertrofia de panturrilhas, podendo afetar outros músculos. Hipo ou arreflexia patelar nas fases mais adiantadas da doença, contraturas musculotendíneas e *genu recurvatum* são observados ao exame neurológico. A evolução é inexoravelmente progressiva, com perda da marcha independente ao final da primeira ou início da segunda década de vida.

Problemas respiratórios são agravados por deformidade torácica, escoliose e fraqueza da musculatura intercostal. Quadro infeccioso pode precipitar a falência respiratória. Se o paciente apresentar função pulmonar ainda razoável, é possível a instituição de terapêutica com antibióticos e fisioterapia respiratória; por outro lado, se a função respiratória já estiver gravemente comprometida, poderá haver a necessidade de ventilação mecânica, e essa decisão deverá ser cuidadosamente tomada à luz das expectativas médicas e familiares.

Nos estágios mais avançados da doença, por volta dos vinte anos, pode ocorrer hipoventilação noturna e hipoxia por falência respiratória. Anamnese acurada poderá revelar sintomas como sonolência matinal ou diurna, cefaleia, confusão, agitação ou insônia. Sinais e sintomas de cardiomiopatia não são clinicamente aparentes, sendo observados de forma insidiosa durante a primeira década de vida. Alterações eletrocardiográficas, no entanto, estão frequentemente presentes, e descompensação cardíaca pode ocorrer mais tardiamente. O paciente pode apresentar melhora dramática com um suporte ventilatório noturno e rápido desaparecimento dos sintomas. O potencial benefício do uso profilático de ventilação noturna com máscara em pacientes assintomáticos tem levantado questões acerca da prevenção ou retardo da falência respiratória.

O envolvimento de musculatura lisa é raro, mas, em alguns pacientes, podem ser observados dilatação gástrica aguda, paralisia vesical ou megacólon.

Aproximadamente 20% a 30% dos pacientes apresentam inteligência subnormal, com QI abaixo de 70, porém nenhuma base patológica foi encontrada para explicar tal fato. A maioria dos estudos revela prejuízo no desempenho verbal e de leitura e alto índice de distúrbios emocionais/comportamentais associados com essa condição.

A duração total da doença é variável. Problemas cardiorrespiratórios causam óbito na maioria dos casos na segunda ou no início da terceira década de vida e somente 25% dos pacientes ultrapassam 21 anos de idade. DMD raramente é responsável por hipertermia maligna, porém reações anestésicas menos graves podem ocorrer, como taquicardia, febre e elevação da CPK.

Laboratorialmente, as enzimas séricas, como transaminases, desidrogenase láctica, aldolase e principalmente CPK, estão elevadas, podendo essa última ultrapassar 5.000 U/L nas fases iniciais da doença, mas diminuindo progressivamente até valores normais. Em vista da dificuldade no reconhecimento precoce, a determinação sistemática da CPK deve ser sempre considerada em pacientes que não adquiriram marcha até os 18 meses de idade. A eletromiografia mostra padrão miogênico típico. A associação desse exame com elevação da CPK e com o quadro clínico constitui evidência suficiente para o diagnóstico na maioria dos casos, ficando a biópsia muscular reservada para os casos mais difíceis. O estudo da distrofina parece ser o melhor método para confirmação diagnóstica da DMD e o diagnóstico diferencial com distrofia muscular de Becker (DMB). O eletrocardiograma (ECG) pode revelar hipervoltagem das ondas R nas derivações direitas, ondas Q profundas nas derivações esquerdas e inversão de onda T nas derivações precordiais, especialmente à direita.

Deleção molecular no cromossoma Xp21 é encontrada em 65% a 70% de todos os meninos com DMD ou DMB. Tendo em vista a gravidade da doença, é de fundamental importância o aconselhamento genético e a detecção de portadores.

Não há tratamento específico para DMD ou outras distrofias musculares. Nenhum programa de reabilitação, cirurgia ou medicação reverterá o curso progressivo da DMD. Corticoterapia com prednisona ou deflazacort tem prolongado o tempo de marcha, em torno de dois anos, além de melhorar a função pulmonar. Suplementação de cálcio está indicada para diminuir a progressão da osteoporose. Exercícios ativos devem ser encorajados, bem como períodos regulares de caminhadas diárias para fortalecer a musculatura e retardar as contraturas.

A obesidade é um problema frequente, facilitada pela hipoatividade. Por isso, existem programas de educação alimentar que incluem restrição de calorias ingeridas, controle rigoroso de peso e incentivo à atividade física. Deve ser evitado o uso de drogas anticolinérgicas e agentes bloqueadores ganglionares, por reduzirem o tônus muscular. Drogas cardiotóxicas, como halotano, não devem ser utilizadas, exigindo cuidados redobrados em anestesia geral.

DISTROFIA MUSCULAR DE BECKER (DMB)

É uma versão mais branda da DMD, com apresentação clínica e distribuição da fraqueza semelhantes. Ocorre em torno de 1:30.000 meninos nascidos vivos, com início mais tardio e curso mais benigno. A marcha pode estar preservada até a adolescência e vida adulta, sendo esse o critério clínico mais prático para diferenciar a DMB da DMD. Nos pacientes levemente afetados, os primeiros sinais clínicos podem aparecer na maturidade, após os 30 anos de idade, já tendo sido descritos casos que apareceram após os 60 anos de idade.

Os achados incluem pés cavos em 60% dos casos, retardo mental, cãibra e manifestações atípicas, como mialgia, mioglobinúria e, mais raramente, hipertermia maligna, contratura de aquileus e miocardiopatia. Bloqueio cardíaco pode causar falência cardíaca súbita. Os níveis de CPK são elevados, como na DMD, e o diagnóstico na forma clássica reside nos exames clínico, laboratorial e eletromiográfico, indicando-se biópsia nos casos duvidosos.

A terapêutica é semelhante à da DMD. Precauções especiais devem ser tomadas quando for necessária anestesia geral.

DISTROFIA MUSCULAR TIPO CINTURAS

Subdivide-se em três formas de herança: autossômica dominante, autossômica recessiva e ligada ao X. Nesse último grupo, inclui-se a distrofia muscular tipo Emery-Dreifuss, que é uma forma rara de miopatia, de evolução lenta a partir da infância, com atrofia muscular, fraqueza de predomínio umeroperonial; contraturas de cotovelos, de pescoço e de tendões aquileus; *pectus excavatum*; e envolvimento cardíaco (defeitos de condução sinoatrial e atrioventricular, heterotopia atrial e ventricular, e prejuízo funcional do miocárdio). Essa forma de distrofia não apresenta hipertrofia muscular. Cerca de 40% dos pacientes com Emery-Dreifuss morrem subitamente, sem sintomas cardíacos precedentes.

DISTROFIA MIOTÔNICA (DOENÇA DE STEINERT)

É uma doença relativamente comum cuja incidência é de 1:8.000 nascidos vivos. Sua herança é autossômica dominante, com apresentação clínica variável. É caracterizada pela associação de miotonia com processo distrófico dos músculos e outras anormalidades endócrinas e de outros sistemas. A idade de início e a gravidade definem a distrofia miotônica nas seguintes categorias:

- Neonatal;
- Congênita;
- Infantil;
- Adulta.

Forma Neonatal

É a de maior interesse para o intensivista, já que, nesta forma, ocorrem as mais sérias complicações. O recém-nascido pode apresentar dificuldades na sucção e deglutição, diplegia facial, artrogripose e ptose palpebral. O antecedente de polidrâmnio pode precipitar prematuridade. Há relato de redução da movimentação fetal. Complicações maternas obstétricas incluem piora da fraqueza muscular, sobretudo respiratória; trabalho de parto prolongado e ineficiente; reações adversas à anestesia geral; e placenta prévia. O recém-nascido poderá necessitar de suporte ventilatório, e alguns pacientes podem apresentar melhora no primeiro mês de vida e independência respiratória, porém outros nunca adquirem independência respiratória. Hemorragia da matriz germinativa pode ser observada. Diplegia facial persistente e atraso mental e nas aquisições motoras são comuns. Essa é a forma mais grave, com evolução fatal em 25% dos casos.

Forma Congênita

Ultrapassa o período neonatal, mas apresenta diplegia facial persistente, lábio superior em tenda, prejuízo na linguagem e atraso nas aquisições neuromotoras.

Forma Infantil

A miotonia (estado de relaxamento muscular retardado ou de contração contínua do músculo esquelético) é frequentemente o primeiro sinal. A percussão de eminência tênar, deltoides e língua pode desencadear miotonia. Ptose bilateral, hipomimia facial e hipotrofia de musculatura temporal e masseteriana levam a um fenótipo característico. Em alguns pacientes, a fraqueza é mínima, sempre associada à atrofia muscular, principalmente em músculos da face, esternoclidomastoídeos e músculos distais dos membros. Observa-se também envolvimento de musculatura lisa, com hipomotilidade gastrintestinal, catarata, atrofia de gônadas, cardiopatia e, às vezes, atraso intelectual.

No adulto, todas essas manifestações estão presentes, associadas ainda ao hiperinsulinismo e aos distúrbios de secreção do hormônio de crescimento.

O diagnóstico da forma clássica geralmente não oferece dificuldades, com níveis de CPK aumentados ou dentro dos limites normais. A eletromiografia exibe achados associados ao fenômeno miotônico, enquanto o eletrocardiograma mostra intervalo PR prolongado, devido ao atraso de condução ventricular e disritmias. O diagnóstico molecular auxilia na identificação de indivíduos com risco para desenvolvimento de bloqueio atrioventricular ou arritmia ventricular. A ressonância magnética de encéfalo revela atrofia cerebral e alterações na substância branca. Ventriculomegalia pode ser observada nos pacientes com a forma de início neonatal.

Tratamento das formas de distrofia miotônica

A conduta terapêutica merece reflexões sobre dilemas éticos, particularmente na forma neonatal. Nos recém-nascidos gravemente afetados, prematuros e sem esforço respiratório espontâneo, o prognóstico é muito pobre e a decisão de suporte ventilatório merece ser discutida (ver Capítulo 7, "Bioética e como dar Más Notícias"). Por outro lado, aqueles que ultrapassam as dificuldades respiratórias e alimentares tendem a progredir lenta e gradualmente, surgindo posteriormente problemas inerentes à doença, como deformidades musculoesqueléticas, disritmias cardíacas e pseudo-obstrução intestinal.

Drogas como fenitoína, carbamazepina, quinina e quinidina podem ser indicadas para a melhora da miotonia. As crianças que requerem anestesia geral apresentam risco de complicações, com graves consequências. Por isso, a monitorização deve ser apropriada durante e após o procedimento cirúrgico, podendo ocorrer dificuldades pós-operatórias, como insuficiência ou parada respiratória, e disritmias cardíacas.

CONDRODISTROFIA MIOTÔNICA (SÍNDROME DE SCHWARTZ-JAMPEL)

Doença de caráter autossômico recessivo, diagnosticada na infância precoce pela presença de miotonia, baixa estatura e condrodisplasia, com anormalidades osteoarticulares que incluem coxa vara ou valga, achatamento vertebral e *pectus carinatum*. A musculatura é hipertrófica e rígida. Fenda palpebral estreita, blefarospasmo, micrognatia e fácies achatada são achados frequentes, já a hipertermia maligna é relatada como complicação de procedimentos cirúrgicos.

A atividade da CPK é moderadamente aumentada e a eletromiografia revela atividade elétrica contínua, sem silêncio elétrico em repouso, sob anestesia geral ou após curarização. A biópsia muscular exibe alterações miopáticas inespecíficas.

A administração de fenitoína ou carbamazepina reduz a miotonia e tende a minimizar as anormalidades esqueléticas.

MIOPATIAS CONGÊNITAS

Caracterizam-se clinicamente por hipotonia e fraqueza muscular que podem se manifestar desde o nascimento ou infância precoce, mas também podem aparecer mais tardiamente, associadas a alterações morfológicas das fibras musculares observadas à microscopia eletrônica. Apesar de existirem todos os graus de gravidade, algumas vezes são rapidamente mortais e outras permitem vida longa com graus de alteração funcional diversos. Deve ser feito um diagnóstico diferencial com a síndrome de Prader-Willi e outras doenças hereditárias do colágeno.

As enzimas musculares são tipicamente normais ou levemente aumentadas. A eletromiografia pode mostrar padrão miopático inespecífico. A biópsia muscular é o único meio diagnóstico acurado, baseada na análise histoquímica, suplementada pela imunocitoquímica e microscopia eletrônica.

Mais de quarenta miopatias congênitas foram descritas, a maioria delas raras, no entanto três são entidades clínicas distintas bem estabelecidas (Quadro 50.3):

- *Central core*;
- Miopatia nemalínica;
- Miopatia centronuclear.

Não existe nenhum tratamento específico. A intervenção terapêutica consiste em terapia de reabilitação física, abordagem ortopédica e medidas de suporte ventilatório.

MIOPATIAS METABÓLICAS

Vários distúrbios metabólicos interferem na função muscular e levam a sintomas que podem ser intermitentes, surgir após esforço ou, ainda, ser permanentes. As miopatias metabólicas são infrequentes, causadas por deficiências enzimáticas que afetam três principais vias metabólicas: glicogenólise/glicólise, transporte e oxidação de lipídeos, e fosforilação oxidativa.

DISTÚRBIOS NA GLICOGENÓLISE E GLICÓLISE - GLICOGENOSES

Podem se apresentar de duas formas distintas: com fraqueza progressiva e com fraqueza permanente (inclui glicogenoses tipo II, III, IV e outras deficiências mais raras), ou com ataques intermitentes de fraqueza, dor muscular e/ou mioglobinúria (inclui glicogenose tipo V, entre outros) (Quadro 50.4). Com relação à terapêutica, algumas formas de glicogenose se beneficiam com instituição de dieta de alto valor proteico (ver Capítulo 57, Hipoglicemias).

DISTÚRBIOS DA UTILIZAÇÃO E METABOLISMO LIPÍDICO

Os ácidos graxos são combustíveis para a musculatura estriada, sendo especialmente importantes para exercícios prolongados e sob condições de jejum.

A carnitina é um cofator essencial na transferência de ácidos graxos de cadeia longa para a mitocôndria, na qual serão metabolizados pela β-oxidação.

Existem, no mínimo, quatro fatores clínicos e laboratoriais que levam a suspeitar de um defeito genético na oxidação de ácidos graxos:

QUADRO 50.3 *Miopatias congênitas clássicas.*

		"Central Core"	Miopatia Nemalínica	Miopatia Centronuclear
Apresentação/gravidade	Infantil precoce	Grave	Grave	Grave
	Infantil tardia	Moderada	Moderada	Moderada
	Adulto	Leve	Leve	Leve
	Fraqueza facial	Não	Sim	Sim
	Fraqueza ocular	Não	Rara	Sim
	Anormalidades esqueléticas	Baixa estatura, cifoscoliose, pés cavos	Cifoscoliose	
	Hipertermia maligna	Sim	Não	Não
	Cardiomiopatia	Não	Rara	Não
Anormalidades genéticas	Dominante	Cromossomo 19	Cromossomo 1	Adulto
	Recessivo	–	Cromossomo 2	Infantil tardia
	Ligado ao X	–	Infantil precoce, Xq28	

QUADRO 50.4 *Glicogenoses que acometem o músculo.*

Tipo	Deficiência enzimática	Epônimo	Quadro clínico	Outros tecidos/sistemas afetados
II	Maltase ácida	Doença de Pompe	a. Forma grave generalizada, assemelha-se à amiotrofia espinhal b. Forma leve, assemelha-se à distrofia tipo cinturas.	Coração, sistema nervoso central, leucócitos, fígado, rins, coração
III	Enzima desramificadora	Doença de Forbes	Hipotonia e fraqueza moderada	Fígado, hipoglicemia, cetose, leucócitos, coração
IV	Enzima ramificadora	Amilopectinose	Usualmente sem sintomas musculares	Hepatomegalia, cirrose, falência hepática, coração
V	Fosforilase	Doença de McArdle	Intolerância ao exercício, cãibras, fadiga, mioglobinúria	Nenhum
VII	Fosfofrutoquinase	Doença de Tarui	Intolerância ao exercício, cãibras, fadiga, mioglobinúria	Anemia hemolítica
VIII	Fosforilase b quinase		Intolerância ao exercício, rigidez muscular, fraqueza	Fígado, coração
IX	Fosfogliceratoquinase		Intolerância ao exercício, cãibras, fadiga, mioglobinúria	Anemia hemolítica, sistema nervoso central
X	Fosfogliceratomutase		Intolerância ao exercício, cãibras, fadiga, mioglobinúria	
XI	Lactato desidrogenase		Intolerância ao exercício, cãibras, fadiga, mioglobinúria	

1. Descompensação metabólica aguda, em associação com jejum;
2. Envolvimento crônico de tecidos altamente dependentes da β-oxidação (coração, músculo, fígado);
3. Episódios recorrentes de hipoglicemia hipocetótica;
4. Alterações na quantidade total de carnitina ou na porcentagem de carnitina esterificada no plasma e tecido.

A chave para a investigação desses pacientes é história detalhada e exame clínico minucioso. A forma de apresentação pode ser aguda e recorrente ou crônica e lentamente progressiva. A apresentação mais típica é a aguda que, após diminuição da ingestão oral nas 24 a 36 horas precedentes, é seguida por letargia, obnubilação e coma. Nessa condição, é fundamental a realização de glicemia e pesquisa de corpos cetônicos na urina. Glicemia abaixo de 60 mg/dL, acompanhada de pequena quantidade de corpos cetônicos ou apenas traços, é sugestiva de distúrbio do metabolismo lipídico, sendo imperativa a investigação detalhada por meio de dosagem de carnitina, pesquisa de ácidos orgânicos na urina, estudos enzimáticos e biópsia muscular, em alguns casos.

Estratégias gerais de tratamento incluem:

1. Evitar fatores precipitantes, como jejum prolongado, exercício aeróbico por mais de 30 minutos e exposição ao frio;
2. Dieta rica em carboidrato e pobre em gordura;
3. Suplementação com triglicerídeos de cadeia média, riboflavina e carnitina, em determinadas situações.

A carnitina está indicada para defeitos na sua captação na dose de 100 mg/kg/dia em quatro tomadas diárias.

MIOPATIAS MITOCONDRIAIS

Compreendem um grupo heterogêneo de distúrbios muito raros, de manifestação clínica variável, que compartilham anormalidades morfológicas na mitocôndria. Muitas doenças mitocondriais são parte de entidades mais complexas, com envolvimento encefálico, cardíaco ou visceral (por exemplo, as encefalomiopatias mitocondriais). Algumas são de expressão neonatal, com prognóstico grave; outras se associam a anomalias renais ou cardiomiopatias. Pacientes com miopatias mitocondriais têm níveis elevados de lactato, que pode aparecer sob esforço ou sob sobrecarga de glicose. O diagnóstico geralmente é difícil, repousando nos achados de biópsia muscular e de estudos bioquímicos e moleculares.

MIOGLOBINÚRIA

É uma síndrome clínica, e não um estado bioquímico. O aparecimento de mioglobina na urina reflete necrose aguda do músculo, com grave dano e perda da permeabilidade da membrana muscular. No paciente alerta, mialgia e fraqueza muscular são os sintomas mais comuns. A urina é de coloração castanha e tem uma concentração positiva para albumina e grupo heme (no mínimo 4 mg/mL). Níveis de CPK estão elevados em até 100 vezes em relação ao normal. Outros fatores incluem hiperfosfatemia, hiperuricemia, hipocalcemia ou hipercalcemia. Se ocorrer falência renal, os níveis de potássio e cálcio devem elevar-se. Se o paciente estiver comatoso ou o quadro se manifestar com insuficiência renal, pode não haver sintomatologia muscular. Sob tais condições, o diagnóstico pode ser feito se:

1. Existir falência renal;
2. Níveis de CPK estiverem 100 vezes acima do normal.

Os riscos potencialmente tratáveis de um ataque de mioglobinúria incluem falência renal e respiratória, e arritmia cardíaca.

Por se tratar de uma síndrome clínica, sua etiologia deve ser convenientemente classificada como segue:

1. Metabólica: o quadro é reconhecido em algumas glicogenoses como tipo V e VII, e também em distúrbios do metabolismo lipídico como deficiência de carnitina palmitoil transferase. Ocorre também na hipertermia maligna, em que a anormalidade bioquímica básica provavelmente predispõe o músculo à necrose aguda quando exposto a agentes anestésicos. Ocasionalmente, pode-se observar mioglobinúria na DMB e distrofia tipo cinturas.
2. Tóxica: agentes como álcool, barbitúricos, monóxido de carbono e anfotericina B têm sido implicados em ataques de mioglobinúria.
3. Inflamatória: pode raramente estar associada à dermatomiosite ou infecções virais, como *Coxsackie*, ou infecções bacterianas agudas estafilocócicas ou por *Clostridium*.
4. Traumática e isquêmica: ocorre em associação com trauma ou oclusão arterial.
5. Mioglobinúria paroxística: caracterizada por ataques de cãibras associadas à fraqueza, seguidas de mioglobinúria. Usualmente, o quadro é resolvido em poucos dias, mas casos graves podem levar a dano renal, anúria e morte.
6. Rabdomiólise idiopática: condição rara que pode acometer crianças com infecção do trato respiratório superior.

MIOPATIAS INFLAMATÓRIAS

São as miopatias adquiridas mais comuns na infância, sendo caracterizadas, do ponto de vista patológico, por inflamação na musculatura esquelética, que resulta em dano na fibra muscular e subsequente fraqueza. Há duas grandes categorias de miopatias inflamatórias: idiopáticas e infecciosas (Quadro 50.5).

QUADRO 50.5 *Miopatias inflamatórias.*

Idiopáticas	Infecciosas
1. Dermatomiosite juvenil 2. Polimiosite 3. Miosite com corpos de inclusão 4. Miosite (doença mista do tecido conectivo, esclerodermia, lúpus eritematoso, sistêmico, artrite reumatoide, síndrome de Sjögren) 5. Outras miopatias inflamatórias (miosite eosinofílica, miosite nodular focal, miopatia sarcoide)	1. Miosites virais [influenza, vírus da imunodeficiência adquirida e outros (coxsackie, parainfluenza, adenovírus, citomegalovírus etc.)] 2. Miosites por parasitas (triquinose, toxoplasmose, cisticercose) 3. Miosite bacteriana 4. Miosite fúngica

DERMATOMIOSITE

Inicia-se, na maioria dos casos, entre cinco e 14 anos de idade, com predomínio no sexo feminino. Fraqueza que acomete tipicamente a musculatura flexora do pescoço, ombros e cintura pélvica, com duração de semanas a meses; precedida de febre, fadiga, hipoatividade, dor muscular e rigidez pode ser o início do quadro, porém, em cerca de 33% dos casos, o início é mais agudo. Disfagia ocorre em 30% dos casos. O *rash* é constante, pode preceder os sintomas musculares e, frequentemente, fornece a pista diagnóstica, envolvendo pálpebras superiores e propagando-se pelas regiões periorbitária e malar, com a característica coloração purpúrea (heliótropo) e com edema periorbitário. Lesões eritematopapulares sobre as articulações (sinal de Gottron) são características. Calcificações subcutâneas ocorrem em 30% a 70% dos casos em crianças, sendo a calcinose uma complicação comum quando o diagnóstico for retardado ou o tratamento inadequado. Contraturas periarticulares tendem a se desenvolver e produzir deformidades.

Em torno de 50% dos casos, há anormalidades ao eletrocardiograma, com alterações de condução e disritmias. Podem ocorrer pericardite, miocardite e insuficiência cardíaca congestiva. Testes de função pulmonar podem demonstrar alterações restritivas, mesmo nos pacientes assintomáticos. Sintomas gastrintestinais estão presentes em cerca de 20% dos casos (má absorção, ulceração mucosa, perfuração e hemorragia).

O diagnóstico pode ser feito se quatro dos seguintes critérios estiverem presentes:

- *Rash* cutâneo;
- Fraqueza muscular simétrica;
- Níveis de CPK elevados;
- Fibrilação à eletromiografia;
- Atrofia fascicular;
- Infiltrado mononuclear perivascular à biópsia muscular.

A corticoterapia é o tratamento padrão, sendo a prednisona a droga de primeira escolha. Pulsos curtos de metilprednisolona (Solumedrol®) de 20 a 30 mg/kg/dia IV, ou em dias alternados, por três a cinco dias, podem ser a melhor opção nos indivíduos gravemente afetados, uma vez que previne a calcinose. O regime terapêutico mais tradicional inclui dose única matinal, de 1 a 2 mg/kg/dia VO. Havendo melhora clínica depois de três a seis semanas de prednisona diária, pode-se administrá-la em dias alternados. Controles periódicos da glicemia e ionograma devem ser realizados. Outros agentes imunossupressores estão indicados nos casos refratários ou intolerantes à corticoterapia. Metotrexate é provavelmente a droga de escolha em crianças. Azatioprina, ciclofosfamida e ciclosporina também têm sido utilizadas.

POLIMIOSITE

É rara em crianças. O quadro clínico é caracterizado por fraqueza muscular insidiosa, bastante similar à dermatomiosite, porém sem manifestações cutâneas e muitas vezes com dor muscular e febre. As taxas de CPK estão elevadas e a biópsia revela necrose e infiltrado inflamatório. O curso pode ser extremamente lento, com períodos de remissão, e alguns casos podem ser confundidos com distrofia muscular tipo cinturas. O tratamento não difere da dermatomiosite.

MIOPATIAS INFLAMATÓRIAS ASSOCIADAS À INFECÇÃO

Infecções de diversas etiologias podem provocar quadros de miosite. As infecções mais associadas à miopatia em crianças são as miosites virais (especialmente causadas por *influenza*) e aquelas por toxoplasmose e triquinose.

Miosite Causada por *Influenza*

Assim que os sintomas respiratórios da infecção viral aguda melhoram, a presença de dor, edema e fraqueza muscular são o prenúncio da miosite. A mialgia pode ser intensa, a ponto de interferir com a marcha e atividades de rotina. Edema muscular e empastamento, principalmente de panturrilha, podem estar presentes. Mioglobinúria é relatada. O curso é autolimitado, com duração menor que uma semana. As taxas de CPK estão aumentadas ou normais.

A eletromiografia revela miopatia aguda necrotizante. O tratamento é de suporte, com repouso, hidratação e acetaminofen ou anti-inflamatórios não esteroides.

Miosite Causada por Triquinose

A miosite por *Trichinella spiralis* é caracterizada por febre, cefaleia, dor abdominal, diarreia, mialgias generalizadas e fraqueza durante a reação sistêmica aguda. Edema periorbital, ptose palpebral, hemorragia subconjuntival e *rash* eritematoso urticariforme ou petequial estão presentes. Miocardite, pneumonia e infecção do sistema nervoso central podem complicar a evolução. A maioria dos pacientes exibe leucocitose à custa de eosinofilia e elevação da CPK. Anticorpos séricos contra *T. spiralis* são demonstráveis em três a quatro semanas após a infecção. O tratamento é realizado com tiabendazol, na dose de 25 mg/kg VO, duas vezes ao dia (dose máxima de 3 g/dia) durante sete dias. Pela possibilidade de ocorrência de reação Herxheimer-like, a administração concomitante de corticoide pode ser benéfica.

Miosite por Toxoplasmose

O envolvimento musculoesquelético pode ocorrer isolado ou como parte de infecção sistêmica causada pelo *Toxoplasma gondii.* Os níveis de CPK estão elevados e um quadro miopático típico é evidente na eletromiografia. O diagnóstico é confirmado pela sorologia específica. Pirimetamina, em combinação com sulfadiazina, é o tratamento de escolha para infecção primária. Clindamicina pode substituir a sulfadiazina. A duração do tratamento dependerá da gravidade da doença.

CANALOPATIAS: DISTÚRBIOS MIOTÔNICOS E PARALISIAS PERIÓDICAS

A identificação de doenças associadas à mutação nos genes de canais iônicos específicos, incluindo cloro, sódio e potássio, deu origem a esse termo. Os sintomas apresentados têm um curso periódico, o que o difere de outras doenças musculares.

DISTÚRBIOS MIOTÔNICOS

Distrofia miotônica (já discutida entre as distrofias musculares) e miopatia miotônica proximal são distúrbios miotônicos de herança autossômica dominante cujo mecanismo permanece desconhecido (Quadro 50.6).

Doença de Thomsen (miotonia congênita autossômica dominante) e doença de Becker (miotonia congênita autossômica recessiva) representam formas de canalopatias do canal de cloro cujo defeito genético está no cromossomo 7. Não há paralisia periódica e a miotonia é o sintoma principal (Quadro 50.7).

Existem dois distúrbios que mimetizam miotonia congênita e que são formas de miotonia de canal de sódio sem paralisia periódica: a miotonia do canal de sódio responsiva à acetazolamida e a miotonia flutuante (Quadro 50.8). Ambos são de herança autossômica dominante, com defeito genético no cromossomo 17.

MUTAÇÕES NO CANAL DE SÓDIO OU DE CÁLCIO QUE CAUSAM PARALISIAS PERIÓDICAS

Classificadas em hipercalêmica ou hipocalêmica, podendo ser primária (herança genética) ou secundária (adquirida). Crises de paralisia podem durar menos de uma hora até vários dias, com fraqueza localizada ou generalizada, iniciando-se na musculatura proximal e depois distal, com hipo ou arreflexia profunda. As formas hereditárias manifestam-se nas primeiras duas décadas de vida.

Paralisia Periódica Hipercalêmica

Existem no mínimo três distúrbios definidos de herança dominante nesse grupo de canalopatia com defeito genético no cromossomo 17 (paramiotonia congênita, paramiotonia congênita com paralisia periódica hipercalêmica, paralisia periódica hipercalêmica com miotonia). As crises são breves, iniciam-se com mialgia, evoluem para rigidez muscular e miotonia paradoxal palpebral. São desencadeados por exposição ao frio, repouso após exercício e ingestão oral de potássio. A avaliação laboratorial inclui monitorização dos eletrólitos durante as crises e eletrocardiograma para pesquisa de disritmias ou outros distúrbios de condução. Distúrbios hormonais, como deficiência de insulina ou insuficiência adrenal, ou intoxicação por medicação, como antagonistas beta-adrenérgico, agonistas alfa-adrenérgico, digitálicos ou succinilcolina, podem ser responsáveis por fraqueza hipercalêmica secundária.

QUADRO 50.6 *Miotonias de mecanismo desconhecido.*

Características clínicas	Distrofia miotônica	Miopatia miotônica proximal
Idade de início	Neonatal até fase adulta	Infância tardia até adulto
Miopatia	Fraqueza generalizada e hipotonia	Fraqueza proximal
Miotonia	Afeta mãos, antebraços e língua, ocasionalmente musculatura respiratória; melhora com exercício e calor com contrações repetidas	Afeta mãos e coxas, de difícil detecção; dor pode ocorrer com ou sem miotonia
Fator desencadeante	Piora com repouso e frio; é relativamente constante ao exame	Piora com repouso, mas pode estar ausente
Terapia sintomática	Monitorizar disritmias e insuficiência respiratória, marca-passo, abordar a catarata, terapia antimiotonia (mexiletina), evitar relaxantes musculares despolarizantes, opiáceos e barbitúricos	Terapia antimiotonia (mexiletina), abordar catarata, necessidade ocasional de marca-passo, monitorização cuidadosa para rigidez muscular e rabdomiólise durante e após cirurgia

QUADRO 50.7 *Miotonias do canal de cloro.*

Características clínicas	Doença de Thomsen	Doença de Becker
Idade de início	Infância precoce	Infância tardia
Miopatia	Hipertrofia muscular frequente devido à contratura muscular contínua, sem fraqueza	Hipertrofia muscular em membros inferiores, fraqueza muscular ocasional tardia
Miotonia	Rigidez generalizada, especialmente após repouso, melhora com exercício; miotonia evidente com fechamento ocular	Rigidez generalizada especialmente após repouso, fraqueza transitória após relaxamento completo, miotonia ocular
Fator desencadeante	Repouso prolongado ou manutenção da mesma postura	Idem
Terapia sintomática	Exercício e terapia antimiotonia (mexiletina), alongamento de aquileus	Exercício, evitar repouso prolongado, terapia antimiotonia (mexiletina)

QUADRO 50.8 *Miotonia do canal de sódio sem paralisia periódica.*

Características clínicas	Miotonia do canal de sódio responsiva à acetazolamida	Miotonia flutuante
Idade de início	Primeira década	Primeira ou segunda década
Miopatia	Rara	Rara, hipertrofia muscular é comum
Miotonia	Face, musculatura paravertebral, miotonia paradoxal de pálpebras e membros associada a dor	Face, membros, pálpebras; oscila na gravidade especialmente após exercício
Fator desencadeante	Jejum, frio, potássio oral, infecção	Exercício–repouso–exercício, potássio oral
Terapia sintomática	Acetazolamida, mexiletina, evitar dieta rica em potássio, monitorizar para rigidez e rabdomiólise durante e após cirurgia	Mexiletina, evitar dieta rica em potássio, monitorizar durante cirurgia

Crises de fraqueza na paralisia periódica hipercalêmica são graves e requerem cuidados intensivos. Os casos graves costumam responder à glicose por via oral, na dose de 2 g/kg, e insulina de ação rápida (regular, lispro ou aspart), na dose de 15 a 20 unidades, por via SC. O gluconato de cálcio, na dose de 0,5 a 2 g, por via IV, é efetivo algumas vezes, assim como a inalação com agentes beta-adrenérgicos a cada 15 minutos, por três doses. A prevenção inclui evitar jejum, exposição ao frio e sobrecarga de exercícios. A terapia primária utiliza diuréticos, como a hidroclorotiazida e a acetazolamida.

Paralisia Periódica Hipocalêmica

Sessenta por cento dos pacientes são afetados antes do 16 anos. As crises podem ser recorrentes durante o dia. O quadro clínico é manifestado por fraqueza durante a noite ou pela manhã (que melhora no decorrer do dia), oligúria ou anúria, constipação, bradicardia sinusal e sinais de hipocalemia ao eletrocardiograma. Os fatores desencadeantes incluem refeição rica em carboidratos, repouso após exercício vigoroso e exposição ao frio. Entre as causas de hipocalemia secundária estão o hipertireoidismo, a estimulação beta-adrenérgica, o excesso de insulina, a ingestão pobre de potássio e a perda renal de potássio.

As crises agudas respondem à administração oral de cloreto de potássio, na dose de 0,2 a 0,4 mEq/kg, a cada 15 a 30 minutos. A terapia preventiva inclui dieta pobre em sódio e carboidratos, evitar exposição ao frio e o excesso de exercício, além de doses suplementares de potássio em duas a quatro tomadas diárias. A acetazolamida em doses fracionadas abole crises de fraqueza na maioria dos pacientes.

HIPERTERMIA MALIGNA

A hipertermia maligna tem caráter genético de herança autossômica dominante, com incidência de 1:15.000 crianças submetidas à anestesia, com leve predomínio no sexo masculino. Ocorre em vários tipos de distúrbios musculares, sendo rara na DMD. É caracterizada pela ocorrência de rigidez muscular e necrose muscular, associada à rápida elevação da temperatura corporal, desencadeada pela administração de anestésicos ou miorrelaxantes. Os anestésicos inalatórios, especialmente fluothano e succinilcolina, são os mais comumente implicados. Anestésicos locais não causam hipertermia maligna. Excepcionalmente, a hipertermia maligna pode ocorrer sem exposição a agentes externos, como quando resulta de estresse intenso.

O quadro clínico é caracterizado por rigidez muscular (inicialmente de masseteres e pterigoídeos), taquicardia, taquipneia, hipertensão arterial, cianose, hipóxia, hipercapnia, acidose láctica e, eventualmente, febre. Ocorrem distúrbios eletrolíticos, com hipercalemia e hipercalcemia, e elevação tardia de CPK e mioglobina. Se nenhum tratamento for instituído, o paciente pode evoluir para óbito dentro de minutos (fibrilação ventricular), dentro de horas (edema pulmonar ou coagulopatia) ou dentro de dias (dano anóxico, edema cerebral e/ou falência renal pela mioglobinúria).

Quando sinais clínicos de hipertermia maligna forem observados durante o procedimento cirúrgico, o anestésico que deflagrou a reação deverá ser suspenso imediatamente e outro alternativo deverá ser administrado.

O tratamento inclui o medicamento dantrolene, de 1 a 2 mg/kg IV, que pode ser repetido a cada cinco minutos, até a dose total de 10 mg/kg. O paciente necessita ser hiperventilado com FiO_2 a 100%, além do controle da acidose.

Pais e irmãos de pacientes com hipertermia maligna devem dosar CPK como triagem para o diagnóstico, bem como receber anestésicos alternativos. Crianças de risco para hipertermia maligna devem receber pré-tratamento com dantrolene antes do uso de anestésicos.

SÍNDROME NEUROLÉPTICA MALIGNA

É observada após o uso de fenotiazinas, butirofenonas, tioxantenos e sulpirida. Rigidez muscular, febre alta, sudorese e hipertensão arterial sistêmica desenvolvem-se após poucas horas ou dias de exposição e a evolução pode ser fatal em mais de 20% dos casos.

Bromocriptina deve ser prontamente administrada, sendo possível a reversão completa da síndrome quando usada na dose de 5 mg/dia, em crianças pequenas (menos de 30 kg), a 25 mg/dia, em crianças maiores.

CUIDADOS EM PACIENTES COM DOENÇAS NEUROMUSCULARES (DNM)

O suporte respiratório em pacientes portadores de doenças neuromusculares deve ser priorizado, bem como ser individualizado de acordo com a doença e suas necessidades. A morbidade e a mortalidade podem ser reduzidas, e muitas vezes sua indicação pode ocorrer antes mesmo de uma piora respiratória clínica, podendo ocorrer inicialmente uma piora laboratorial.

A avaliação clínica constante e cuidadosa poderá detectar o início de piora respiratória nesses pacientes. São sinais de alerta: a respiração abdominal, o uso evidente de musculatura acessória e o comprometimento de vias aéreas superiores e inferiores. Em certos casos, a dispneia e a ortopneia podem ser manifestações tardias da doença de base.

A capacidade vital muitas vezes está reduzida nesses pacientes, devido a alterações no sistema respiratório e pelo aumento da tensão superficial alveolar. O uso de ventilação pulmonar com pressão positiva é um método eficaz para melhorar a troca gasosa pulmonar e prevenir atelectasias. A monitorização com oximetria noturna é importante para detectar apneia obstrutiva e hipoventilação do sono, que podem preceder a insuficiência respiratória diurna.

No caso de atrofia muscular espinhal, existe acometimento de músculos intercostais, mas com preservação do diafragma, sendo observada uma dificuldade de expansão da caixa torácica na inspiração, com prejuízo da capacidade vital (CV).

Nos casos de miopatias, o diafragma está parcialmente paralisado, mas, como a musculatura intercostal é poupada, ocorre o movimento da caixa torácica durante a inspiração, que leva ao movimento paradoxal, caracterizado por assincronia entre o movimento torácico e o abdominal.

Os pacientes portadores de doenças neuromusculares têm aumento do trabalho respiratório, mas também apresentam dificuldades para eliminar secreções, bocejar e suspirar. No curso da doença, o enfraquecimento muscular causará fadiga e insuficiência ventilatória.

Os portadores de doenças com envolvimento do bulbo cerebral têm maior risco de obstrução de vias aéreas superiores e aspiração. Já aqueles pacientes com fraqueza generalizada têm maior risco de desenvolver atelectasias e colapso pulmonar, pela incapacidade de proteção às vias aéreas superiores por meio de tosse e espirros, necessitando de aspiração nasotraqueal e fisioterapia respiratória constantes.

Muitos desses pacientes têm dificuldade de mastigação e deglutição, com maior risco de pneumonias aspirativas e desnutrição. É necessário um adequado suporte e aporte nutricional, evitando exceder uma oferta que favoreça a obesidade. Quando não for possível a utilização da via enteral, deve ser considerada a colocação de gastrostomia.

Em DNM agudas, a insuficiência respiratória é a principal indicação de internação em UTI, pelo risco de colapso respiratório em poucas horas. O principal objetivo deve ser o de prevenir, detectar e controlar a insuficiência respiratória com o suporte ventilatório eletivo.

No caso das DNM crônicas, a falência respiratória pode se dar de forma lenta, progressiva, ou de forma aguda. Sempre deve ser utilizado o bom senso, respeitando os fatores éticos e econômicos, visando à qualidade de vida e expectativa de vida do paciente. A abordagem desses pacientes deve ser sempre multiprofissional, sendo discutidos objetivos imediatos e de longo prazo, considerando a natureza progressiva e irreversível da doença e seu impacto sobre o paciente e sua família. A modalidade de ventilação geralmente utilizada é a não invasiva.

REFERÊNCIAS

1. Abd-Allah SA, Jansen PW, Ashwal S, Perkin RM. Intravenous immunoglobulin as therapy for pediatric Guillain-Barré syndrome. J Child Neurol. 1997;12:376-80.
2. Aicardi J. Primary Muscle Disease. In: Aicardi J. Diseases of the Nervous System in Childhood. Oxford: Mac Keith Press; 1992. p. 1172-238.
3. Anderson LVB. Dystrophinopathies. In: Karpati G. Structural and molecular basis of skeletal muscle diseases. Basel: ISN Neuropath Press; 2002. p. 6-23.
4. Di Paolo B, Capelli P, Spisni C, Albertazzi A, Rossini PM, Marchionna L, Gambi D. New eletrophysiological assessment for the early diagnosis of encephalopathy and peripheral neuropathy in chronic uremia. Int J Tissue React. 1982;4(4):301-7.
5. Diament A. Neuroviroses. In: Diament A, Cypel S., coord. Neurologia infantil. São Paulo: Atheneu; 1996. p. 859-86.
6. Dias-Tosta E, Kückelhaus CS. Guillain-Barré syndrome in a population less than 15 year old in Brazil. Arq Neuropsiquiatr. 2002;60:367-73.
7. Dubowitz V. Metabolic Myopathies III Ion Channel Disorders. In: Dubowitz V. Muscle disorders in children. London: W.B. Saunders Company, Ltd.; 1995. p. 266-314.
8. Dubowitz V. The Congenital Myopathies. In: Dubowitz V. Muscle disorders in children. London: W.B. Saunders Company, Ltd.; 1995. p. 134-76.

9. Dubowitz V. The muscular distrophies. In: Dubowitz V. Muscle disorders in children. London: W.B. Saunders Company, Ltd.; 1995. p. 34-133.
10. Fleury P, Hageman G. A dominantly inherited lower motor neuron disorder presenting at birth with associated artrogryposis. J Neurol Neurosurg Psychiatry. 1985;48:1037-48.
11. Gullota F. Metabolic myopathies. Path Res Pract. 1985;180:10-8.
12. Katusic SK, Beard CM, Wiederholt WC, Bergstralh EJ, Kurland LT. Incidence, clinical features and prognosis in Bell's palsy. Rochester, Minessota, 1968-1982. Ann Neurol. 1986;20:622-7.
13. MacLennan DH, Loke JCP. Malignant hyperthermia and central core disease associated with defects in Ca^{2+} channels of the sarcotubular system. In: Karpati G. Structural and molecular basis of skeletal muscle diseases. Basel: ISN Neuropath Press; 2002. p. 99-102.
14. Mendell JR, Sahenk Z, Prior TW. The childhood muscular dystrophies: diseases sharing a common pathogenesis of membrane instability. J Child Neurol. 1995;10:150-9.
15. Mohan S, Barohn RJ, Jackson CE, Krolick KA. Evaluation of myosin-reactive antibodies from a panel of myasthenia gravis patients. Clin Immunol Immunopathol. 1994;70:266-73.
16. Morel E, Eymard B, Vernet-der Garabedran B, et al. Neonatal Myastenia Gravis a new clinical and immunologic appraisal of 30 cases. Neurology. 1998;38(1): 138-42.
17. Moxley RT. Myotonic disorders in childhood: diagnosis and treatment. J Child Neurol. 1997;12:116-29.
18. Rantala H, Uhai M, Cherry JD, Shields WD. Risk factors of respiratory failure in children with Guillain-Barré syndrome. Pediatr Neurol. 1995;13:289-92.
19. Rose MR. Mitochondrial myopathies Genetic mechanisms. Arch Neurol. 1998;55:17-24.
20. Shahar E, Shorer Z, Roifman CM, Levi Y, Brand N, Ravid S, Murphy EG. Immunne globulins are effective in treatment of severe Guillain-Barré syndrome. Pediatr Neurol. 1997;16(1):32-6.
21. Smith CL, Bush GH. Anaesthesia and progressive muscular dystrophy. Br J Anaesth. 1985;57:1113-8.
22. Squires LA, Prangley J. Neonatal diagnosis of Schwartz-Jampel syndrome with dramatic response to carbamazepina. Pediatr Neurol. 1996;15:172-4.
23. Swaimann KF, Ashwal S. Neuromuscular disorders. In: Swaimann KF, editor. Pediatric Neurology principles & practice. St. Louis: Mosby; 1999. p. 1147-310.
24. Wolf SM, Wagner JH, Davidson S, Forsythe A. Treatment of Bell palsy with prednisone: a prospective randomized study. Neurology. 1978;28(2):158-61.
25. Yatzidis H, Koutsicos D, Agroyannis B, Papastephanidis C, Francos-Plemenos M, Delatola Z. Biotin in the management of uremic neurologic disorders. Nephron. 1984;36(3):183-6.
26. Zerres K, Rudnik-Schoneborn S, Forrest E, Lusakowska A, Borkowska J, Hausmanowa-Petrusewicz I. A collaborative study on the natural history of childhood and juvenile onset proximal muscular atrophy (type II and III SMA): 569 patients. J Neurol Sci. 1997;46(1):67-72.
27. Reis RG, Oliveira ASB. Drogas e Sistema Nervoso Periférico – Neuropatias tóxicas induzidas por drogas. Rev Neurociênc. 1999;7(3):108-114.
28. Willison H, Jacobs BC, van Doorn. Guillain-Barré syndrome. The Lancet. 2016;388:717-27.

51 Morte Encefálica e Doação de Órgãos e Tecidos

Mário Roberto Hirschheimer
Marco César Rodrigues Roque

INTRODUÇÃO

Morte encefálica (ME) é definida como a perda completa e irreversível das funções do córtex e do tronco cerebral, de causa conhecida e constatada de modo indiscutível, caracterizada por coma aperceptivo, com ausência de resposta motora supraespinhal e apneia. Embora a ME, segundo essa definição, seja aceita como morte do indivíduo/cidadão na maioria dos países, tal conceito ainda não é universal, mesmo em países considerados desenvolvidos, pela observância a princípios morais ou religiosos, próprios da cultura de cada país.

Definir a morte tem consequências médicas e legais importantes, tais como: ausência de requisição legal para suprimento de reanimação ou tecnologias de suporte vital, perda de identidade pessoal e de direitos pessoais, potencial para doação de órgãos e autópsia, execução de testamento legal e bens, seguro de vida e despojamento do corpo por meio de sepultamento ou cremação.

Existem três mecanismos fisiológicos da morte:

a. Parada cardíaca primária, resultando em parada circulatória;
b. Parada respiratória primária, que causa uma parada cardíaca secundária através da hipoxemia;
c. Parada cerebral primária que, por meio da interrupção do controle das vias aéreas e do impulso respiratório, causa uma parada respiratória secundária e então uma parada cardíaca.

A interrupção dessa sequência através de suporte vital é a essência da assistência em UTIs, com o uso de vias aéreas artificiais, ventilação pulmonar mecânica, suporte hemodinâmico, terapias de reposição renal, oxigenação por membrana extracorpórea e corações artificiais. O que se pretende com o uso desses procedimentos é manter as funções vitais para "ganhar tempo" e permitir a reversão do agravo que pode levar à morte.

O cérebro é o único órgão que não pode ser mantido por qualquer tecnologia conhecida atualmente, pois nenhuma função do cérebro pode ser substituída. A ventilação pulmonar mecânica só interrompe a forma como a falência do cérebro leva à morte, e os procedimentos neuroprotetores só limitam danos cerebrais secundários.

A ME não pode ser confundida com dano cerebral grave, como estado vegetativo persistente, morte cortical ou anencefalia. Nessas condições, o dano cerebral pode ser desastroso e irreversível, mas não é completo, uma vez que a função residual do tronco cerebral persiste.

Podemos afirmar que a ME é um produto dos avanços tecnológicos, pelos quais é possível manter artificialmente a frequência cardíaca, a ventilação pulmonar, a pressão arterial, a temperatura e a homeostase bioquímica, mesmo após a parada das funções encefálicas.

O reconhecimento precoce da ME é de grande importância. A manutenção do tratamento em tais pacientes (já mortos) submete a família ao estresse da incerteza, por manter falsas esperanças; mantém recursos materiais e humanos alocados para um paciente que deles não mais se beneficiará; e, para muitos, constitui ato de falta de dignidade para com o corpo.

Outro fato importante é que, somente após a constatação da ME e a declaração da morte do indivíduo, os órgãos e tecidos podem ser considerados potencialmente aptos para doação para fins de transplante, permitindo salvar outras vidas. A experiência acumulada e os avanços nas técnicas cirúrgicas e de imunossupressão têm levado os programas de transplante de órgãos e tecidos a níveis expressivos de sucesso. Um dos principais fatores limitadores desses programas tem sido a dificuldade de identificar os potenciais doadores. No Brasil, apesar da notificação de ME ser compulsória, de cada oito potenciais doadores de órgãos, apenas um é notificado. Para melhorar essa situação, é importante não retardar o diagnóstico de ME, declarando-a assim que ela ocorrer, para então abordar a família no sentido de obter permissão da retirada de órgãos e tecidos para transplante em tempo hábil.

Uma vez cessadas as funções do encéfalo, a ventilação pulmonar mecânica é necessária para manter a circulação e outras funções vitais, porém o colapso cardiovascular irreversível ocorrerá horas ou poucos dias após, independentemente da intensidade do suporte terapêutico empregado, pois, apesar de certos órgãos possuírem marca-passos próprios que permitem manter certas funções após o diagnóstico da ME, o sistema nervoso é o responsável pela unidade do organismo humano e, sem ele, a morte ocorre em pouco tempo, mesmo com todo o suporte artificial possível. Na experiência do Departamento de Pediatria da Universidade Federal do Paraná, o intervalo entre o diagnóstico da ME e a parada cardíaca irreversível em crianças mantidas em ventilação pulmonar mecânica foi, na média, de 22 horas.

DIAGNÓSTICO

Harrison e Botkin, em 1999, constataram que, nos Estados Unidos, só 39% dos pediatras definiram ME corretamente e, apesar de recomendação específica, neurologistas muitas vezes não participavam do processo de diagnóstico, mas mesmo a sua presença podia não assegurar a precisão diagnóstica porque a formação médica era insuficiente.

Lago *et al.*, em 2007, publicaram artigo no qual avaliaram retrospectivamente dados de sete UTIPs brasileiras (quatro UTIPs públicas e três UTIs privadas, sendo duas em Porto Alegre, duas em São Paulo e três em Salvador), nas quais ocorreram 525 óbitos entre janeiro de 2003 e dezembro de 2004, sendo 61 (11,6%) com diagnóstico de ME, dos quais seis (9,8%) potenciais doadores de órgãos.

Constataram grande variação geográfica nas condutas, sugerindo diferenças na aplicação de protocolos, sem diferenças no perfil de pacientes atendidos.

O tempo de retirada do suporte de vida após diagnóstico de morte encefálica (medido em horas) é apresentado da Figura 51.1 e as condutas médicas após diagnóstico de morte encefálica (%), na Figura 51.2.

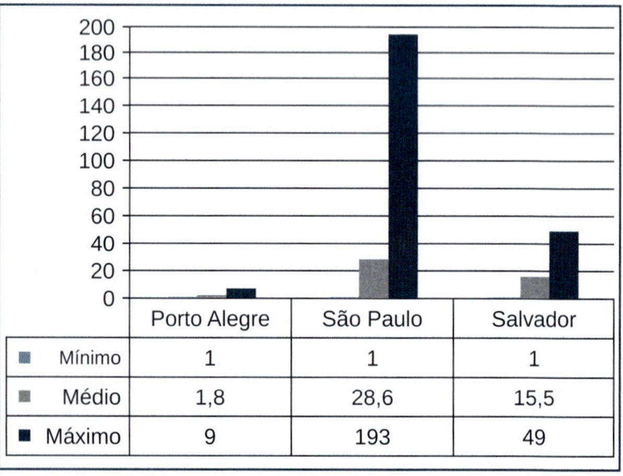

	Porto Alegre	São Paulo	Salvador
Mínimo	1	1	1
Médio	1,8	28,6	15,5
Máximo	9	193	49

FIGURA 51.1 ***Tempo de retirada do suporte de vida após diagnóstico de morte encefálica (medido em horas).***

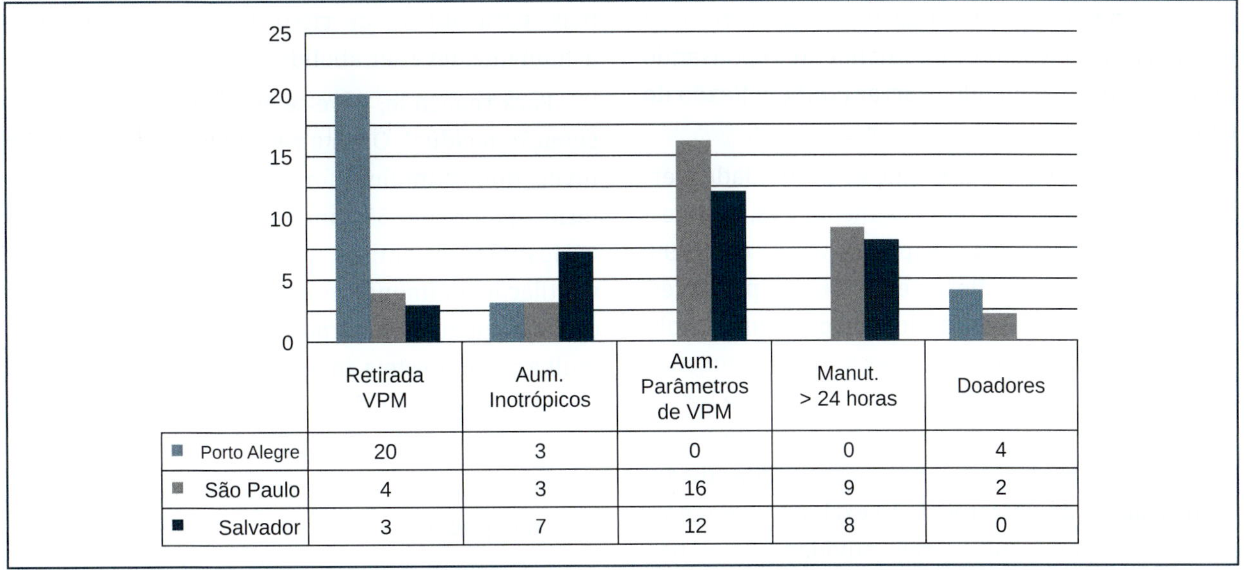

	Retirada VPM	Aum. Inotrópicos	Aum. Parâmetros de VPM	Manut. > 24 horas	Doadores
Porto Alegre	20	3	0	0	4
São Paulo	4	3	16	9	2
Salvador	3	7	12	8	0

FIGURA 51.2 ***Condutas médicas após diagnóstico de morte encefálica (%).***

Concluíram que, apesar de a lei que define critérios para morte encefálica existir no Brasil desde 1997, ela não era obedecida uniformemente; por consequência, um suporte vital desnecessário era oferecido a indivíduos já mortos, existindo modesto envolvimento das UTIPs com doação de órgãos.

A suspeita de ME deve surgir quando um paciente que requer ventilação pulmonar mecânica por apneia se apresenta em coma arreativo e arresponsivo, sem reflexos do tronco encefálico (supraespinhais) na ausência de causas reversíveis, como uso de drogas sedativas, depressores do SNC ou bloqueadores neuromusculares; distúrbios endócrino-metabólicos graves; e hipotensão arterial ou hipotermia (temperatura retal igual ou inferior a 35°C).

Como pré-requisito, a etiologia do coma deve ser conhecida e o dano encefálico catastrófico deve ser considerado irreversível. O conhecimento da história clínica é fundamental para determinar a presença de condições que possam falsear o exame neurológico.

As causas mais frequentes de ME em crianças são os traumatismos cranianos, a encefalopatia anóxica-isquêmica por acidentes de submersão e a descompensação súbita da hipertensão intracraniana por tumores do SNC.

O exame clínico é o componente mais importante dos critérios para determinação da ME. A temperatura corpórea mínima para aceitar a avaliação neurológica como válida é de 35°C. A ausência de função do córtex é detectada pela ausência de resposta somática ou autonômica a qualquer estímulo externo. A ausência de função do tronco é reconhecida quando estão ausentes os reflexos do tronco cerebral: fotomotor, corneano, oculomotor, oculovestibular, orofaríngeo e respiratório (apneia).

Perfeição provavelmente não é possível, e não por falta de critérios, mas porque aplicações de testes apresentam erros intrínsecos. Isso não significa aceitar condições de testes incorretos ou má interpretação por falta de conhecimento.

Interessa, para o diagnóstico de ME, exclusivamente a arreatividade supraespinal. Consequentemente, não afasta esse diagnóstico a presença de sinais de reatividade infraespinal (atividade reflexa medular), tais como: reflexos osteotendinosos (reflexos profundos), cutâneo-abdominais, cutâneo-plantar em flexão ou extensão, cremastérico superficial ou profundo, ereção peniana reflexa, arrepio, reflexos flexores de retirada dos membros inferiores ou superiores, reflexo tônico cervical e o reflexo ou sinal de Lázaro.

Um dos movimentos mais assustadores para os membros da família e os profissionais de saúde que não exclui o diagnóstico de ME é o sinal de Lázaro. É uma sequência de movimentos que dura alguns segundos e que pode ocorrer espontaneamente, durante o teste da apneia, pela movimentação passiva da cabeça ou logo após a desconexão do aparelho de ventilação pulmonar mecânica. Inicia-se pela extensão dos braços, seguida pelo cruzamento ou toque dos mesmos no peito, finalmente repousando junto ao tronco, podendo ocorrer também flexão do tronco.

Particularmente em crianças, a atividade nervosa periférica, como reflexos medulares, pode estar presente após a ME. Saposnik *et al.*, em 1999, encontraram esses reflexos em 39% dos pacientes, espontâneos ou após estímulo, que puderam ser observados nas primeiras 24 horas após o diagnóstico de ME. Em virtude das implicações práticas e legais, esses movimentos devem ser identificados e corretamente interpretados. Convulsões e atitudes de decorticação ou de descerebração excluem o diagnóstico de ME, por manifestarem atividade do tronco encefálico ou acima dele.

O reflexo oculomotor é avaliado por meio da movimentação passiva da cabeça nos planos horizontal e vertical. Quando o tronco está íntegro, ocorre desvio do olhar para o lado oposto ao da movimentação da cabeça. Na presença de ME, não há movimentação dos olhos (olhos de boneca).

Quando houver fortes indícios de ME, excluídos os possíveis diagnósticos diferenciais, é essencial a realização das provas para pesquisa dos reflexos oculovestibular e da respiração.

O reflexo oculovestibular é pesquisado pela prova calórica, que consiste na observação de movimentos oculares após a instilação de líquido gelado (ou aquecido) no ouvido. Para realizar a prova, deve-se assegurar de que: não há obstrução do canal auditivo (por cerume, por exemplo), as membranas timpânicas estejam íntegras e não há lesão otológica central ou periférica prévia (como as devidas a infecções ou utilização de drogas ototóxicas). O paciente deve ser colocado em decúbito semissentado (de 30° a 45°). Injeta-se 50 mL de soro fisiológico gelado (próximo a 0°C) em um dos condutos auditivos externos e observa-se durante 20 a 30 minutos para verificar se há resposta. Em seguida, repete-se a prova no outro ouvido. Quando o tronco estiver íntegro, haverá desvio dos olhos para o lado do estímulo ao se usar água gelada (ocorre o inverso quando se usa água quente). Na presença de ME, não há movimentos oculares. A resposta unilateral indica lesão localizada.

O reflexo da respiração é avaliado pelo teste da apneia, que, para muitos, é considerado essencial, mas, para outros, de risco, havendo autores que acham que deve ser abolido.

Para realizá-lo, deve-se assegurar uma boa oxigenação tecidual. O teste requer que a $PaCO_2$ atinja níveis que estimulem fortemente o centro respiratório (maior que 55 mmHg), o que pode demorar vários minutos entre a desconexão do aparelho de ventilação pulmonar mecânica e o aparecimento dos movimentos respiratórios, caso a região ponto-bulbar ainda esteja íntegra. Ele não tem validade nos pacientes com doença pulmonar crônica, que podem ter resposta diminuída à hipercarbia.

Aplicamos o seguinte protocolo para realizar o teste da apneia:

1. Oxigenar o paciente sob ventilação pulmonar mecânica com FiO_2 a 100% por 10 minutos, ajustando o aparelho para obter uma $PaCO_2$ ao redor de 40 mmHg, confirmada por gasometria arterial.
2. Desconectar o aparelho de ventilação pulmonar mecânica, mantendo um fornecimento de oxigênio contínuo, 6 a 8 L/min, por intermediário em T ou cateter na cânula de intubação traqueal.
3. Observar continuamente o paciente para verificar se aparecem movimentos respiratórios; se há variações da frequência cardíaca, da saturação de O_2 (usar oxímetro de pulso) e da pressão arterial; ou se ocorre cianose.
4. Se o paciente apresentar qualquer movimento respiratório ou aparecer cianose ou instabilidade hemodinâmica, reconectar imediatamente o aparelho de ventilação pulmonar mecânica.
5. Se, após 10 minutos de observação, o paciente não apresentar movimentos respiratórios, colher nova amostra arterial para gasometria e reconectar o aparelho de ventilação pulmonar mecânica.

Para a maioria dos autores, o teste é considerado conclusivo para apneia (ausência do reflexo de respiração, consistente com ME) se, durante os 10 minutos de desconexão do aparelho de ventilação pulmonar mecânica, o paciente não apresentar movimentos respiratórios e se a $PaCO_2$ atingiu valores superiores a 60 mmHg. É esperado um aumento da $PaCO_2$ de 4,2 a 4,4 mmHg durante os primeiros cinco minutos de teste e de 3,4 mmHg nos cinco minutos subsequentes. Se, ao final do teste, a $PaCO_2$ for inferior a 60 mmHg, o teste não terá validade, podendo ser repetido 15 a 30 minutos após.

O teste da apneia deve propiciar estímulo suficiente para eliminar a possibilidade de função residual no cérebro. Geralmente, o limiar de $PaCO_2$ acima de 60 mmHg é usado, mas vários protocolos estabelecem limiares maiores, até acima de 90 mmHg ou acima de100 mmHg, em agravos de fossa posterior.

Apesar de sua importância, estudo prospectivo em 16 unidades de terapia intensiva pediátrica nos Estados Unidos refere que o método foi omitido em 25% e existiram falhas nas recomendações a respeito de oxigenação e limites de $PaCO_2$ em 22%.

Quem não indica o método refere que o mesmo pode lesar o cérebro por anóxia, acidose respiratória, parada cardíaca e, principalmente, hipotensão, que ocorreria em cerca de 40% dos casos, além do risco de aumento da pressão intracraniana, devido ao maior fluxo sanguíneo cerebral, e o consequente edema.

Movimentos causados por estímulo relacionados à isquemia aguda dos neurônios motores espinais periféricos (sinal de Lázaro) podem ocorrer dramaticamente durante a realização da prova de apneia ou por ocasião da retirada do suporte ventilatório. Os espectadores desses procedimentos, particularmente familiares, devem ser alertados quanto a essa possibilidade para não porem o diagnóstico de ME em dúvida.

É bom lembrar que ME é a morte do indivíduo (ver aspectos legais mais adiante). Nesse caso, a ventilação mecânica não pode ser considerada uma modalidade de suporte de vida em paciente que já morreu, e deve ser retirada, porém só após o devido esclarecimento e consentimento da família (ver Capítulo 7, "Bioética e Como Dar Más Notícias").

Outros dados clínicos que podem alertar quanto à existência de ME, embora não apareçam em todos os casos, são poliúria importante por diabete insípido (38% a 88% dos casos), vasodilatação periférica (especialmente nas mãos e pés) e hipotermia refratária às mudanças do calor ambiental.

Condições que Simulam Morte Encefálica

Existiriam situações em que o diagnóstico de ME é feito porque o cérebro está inativo e com atividade elétrica suspensa devido à diminuição do fluxo sanguíneo cerebral, nos limites que se denomina "penumbra isquêmica", situação que poderia ser revertida.

Drogas depressoras do SNC, particularmente barbitúricos, benzodiazepínicos, opioides e bloqueadores neuromusculares, são utilizadas com frequência em UTIPs e podem mimetizar o quadro de morte encefálica. Investigação toxicológica deve ser realizada em todos os casos suspeitos, considerando as características farmacológicas de cada droga (absorção, distribuição, vida média, vias de metabolização, vias de eliminação e efeito dos subprodutos). Para a maioria dessas drogas, deve-se aguardar quatro meias-vidas para iniciar o protocolo de investigação de ME. Idealmente, devem ser obtidos níveis séricos.

As drogas mais usadas em UTI estão listadas no Quadro 51.1, relacionando-as com o tempo de sua interrupção para iniciar investigação de ME.

Hipotermia, particularmente com temperatura corpórea abaixo de 34°C (Quadro 51.2), e hipotensão arterial podem causar supressão reversível da atividade neurológica, requerendo medidas terapêuticas que as revertam antes de iniciar a investigação de ME.

É obrigatória a investigação ativa de alterações metabólicas que possam mimetizar a ME, como os distúrbios hidroeletrolíticos, acidobásicos, da homeostase da glicose e endócrinos, particularmente das glândulas tiroide, paratireoides e suprarrenais.

Irreversibilidade da Morte Encefálica

A irreversibilidade da ME é confirmada quando a causa do coma é conhecida e é suficiente para explicar a severidade do comprometimento encefálico, excluída a possibilidade de recuperação pela observação durante um período apropriado de tempo.

Há controvérsias a respeito do tempo de observação necessário para caracterizar a irreversibilidade da ME, particularmente em recém-nascidos, bem como da necessidade de confirmação por meio de exames complementares para o diagnóstico que, no nosso país, são legalmente obrigatórios.

A Resolução do Conselho Federal de Medicina nº 1.480, de agosto de 1997, determina que os intervalos mínimos entre as duas avaliações clínicas necessárias para a caracterização da ME serão definidos por faixa etária (Quadro 51.3).

QUADRO 51.1 *Tempos mínimos de interrupção de drogas depressoras do SNC para avaliar morte encefálica.*

Droga	Meia-vida	Tempo mínimo para interrupção		
		Dose única ou ≤ 2 doses/dia	Infusão contínua ou ≥ 3 doses/dia	↑ IR ou IH ou RN
Barbitúricos				
Fenobarbital (> 20 mg/kg) ▪ < 2 anos ▪ 2 a 12 anos ▪ Adultos	 130 horas 72 horas 140 horas	8 dias	8 dias	IR e RNs
Pentobarbital	24 horas	50 horas	100 horas	
Tiopental	12 horas	1 dia	2 dias	
Benzodiazepínicos				
Diazepam ▪ < 2 anos ▪ 2 a 12 anos	 50 horas 21 horas	 6 dias 2,5 dias	 6 dias	 IH e RN
▪ 12 a 16 anos ▪ Adultos	20 horas 50 horas	6 dias		
Lorazepam ▪ < 12 anos ▪ Adultos	 17 horas 16 horas	2 dias	4 dias	RN
Midazolam ▪ < 12 anos ▪ Adultos	 4,5 horas 3 horas	6 horas	12 horas	IR, IH e RN
Opioides				
Alfentanil	2 horas	8 horas	16 horas	
Fentanil ▪ 5 meses a 4,5 anos ▪ Adultos	 2,5 horas 4 horas	9 horas	36 horas	IR e RN
Morfina				
▪ 1 a 3 meses ▪ < 2,5 anos ▪ < 12 anos ▪ Adultos	10 horas 8 horas 2 horas 4 horas	20 horas 10 horas	40 horas 20 horas	RN
Bloqueadores neuromusculares				
Atracúrio	20 min	75 min	150 min	
Cisatracúrio	40 min	100 min	3,5 horas	
Pancurônio	110 min	150 min	5 horas	IR
Succinilcolina	30 min	60 min	2 horas	
Rocurônio ▪ < 12 anos ▪ Adultos	 1,3 horas 2,5 horas	100 min	3,5 horas	IH
Vecurônio	75 min	3 horas	6 horas	IR e IH
Outras Drogas				
Cetamina	IM – 4 horas IV – 2 horas	10 horas	10 horas	
Dexmedetomidina	2,25 horas	7 horas	7 horas	IH
Droperidol	2 horas	8 horas	8 horas	
Etomidato	3 horas	7,5 horas	7,5 horas	IH
Propofol **Se uso > 10 dias**	30 min 3 dias	1h15min	6 dias	

continua >>

>> continuação

QUADRO 51.1 *Tempos mínimos de interrupção de drogas depressoras do SNC para avaliar morte encefálica.*

↑ IR ou IH ou RN* = tempo mínimo maior em caso de insuficiência renal (IR), insuficiência hepática (IH) ou em recém-nascidos (RN).

Fontes: Secretaria de Estado da Saúde [Paraná]; Associação Brasileira de Transplante de Órgãos [ABTO]; Taketomo; Villela, Nascimento)[31,41,42,43].

QUADRO 51.2 *Manifestações clínicas da hipotermia.*

HIPOTERMIA		
Leve (> 34°C)	**Moderada (30° a 34°C)**	**Grave (< 30°C)**
Taquicardia Taquipneia Hipertensão Tremores Confusão Hiper-reflexia Incoordenação	Bradicardia Bradipneia Hipotensão Hiporreflexia Pupilas não reativas Torpor ou coma Arritmias	Coma Bradicardia Apneia EEG silente Arritmias graves

A Task Force for Determination of Brain Death in Children, formada pela Society of Critical Care Medicine, pela Section on Critical Care and Section on Neurology of the American Academy of Pediatrics e

QUADRO 51.3 ***Intervalos mínimos entre as avaliações clínicas para caracterização de morte encefálica (CFM, 1997)***

Faixa etária	Intervalos mínimos entre avaliações clínicas	Exames complementares*
7 a 59 dias	48 horas	Dois EEGs com intervalo de 48 horas
2 a 12 meses	24 horas	Dois EEGs com intervalo de 24 horas
1 a 2 anos	12 horas	Um dos exames, mas se EEG, dois exames com intervalo de 12 horas
> 2 anos	6 horas	Um dos exames

* Os exames complementares a serem observados para constatação de ME deverão demonstrar de forma inequívoca: ausência de atividade elétrica cerebral ou ausência de atividade metabólica cerebral ou ausência de perfusão sanguínea cerebral.

pela Child Neurology Society, nas "Diretrizes para a determinação de morte cerebral em bebês e crianças: uma atualização das recomendações da Força-Tarefa 1987" (*Guidelines for the determination of brain death in infants and children: An update of the 1987 Task Force recommendations*), divulgadas em setembro de 2011, recomenda dois exames realizados por médicos diferentes, separados por um período de observação (Quadro 51.4),

QUADRO 51.4 ***Intervalos mínimos entre as avaliações clínicas para caracterização de morte encefálica (Task Force SCCM/AAP/CNS, 2011)***

Faixa etária	Intervalos mínimos entre avaliações clínicas
RN a termo* até 30 dias	24 horas
1 mês a 18 anos	12 horas

- No primeiro exame, o médico deve determinar se o paciente preenche os critérios de ME.
- No segundo exame, outro médico deve confirmar a ME, com base em uma condição inalterada e irreversível.
- Entretanto, a avaliação após manobras de reanimação cardiorrespiratória ou outras lesões cerebrais agudas graves deve ser adiada por 24 horas ou mais se houver dúvidas ou inconsistências no exame.

* Idade gestacional maior ou igual a 37 semanas.

Devido a dados insuficientes na literatura, recomendações para RNs prematuros com IG menor que 37 semanas não foram incluídos nessas diretrizes.

Ashwal e Schneider, em 1989, num estudo de 30 recém-nascidos de termo e pré-termo, com mais de 32 semanas de idade gestacional, propõem que a determinação da ME para crianças com menos de sete dias de vida pode ser feita com um período de observação de três dias para recém-nascidos pré-termo.

Exames Complementares

De acordo com as diretrizes para a determinação de morte cerebral, atualizando das recomendações da Força-Tarefa 1987, exames complementares não são obrigados a estabelecer a ME, mas podem ser úteis para auxiliar no seu diagnóstico:

a. Quando o exame clínico (como o teste de apneia) não puder ser concluído com segurança devido a uma condição médica subjacente;

b. Se houver incerteza quanto aos resultados do exame clínico;

c. Se houver dúvida quanto à existência do efeito de drogas sedativas, depressoras do SNC ou de bloqueio neuromuscular;

d. Para reduzir o período de observação entre os exames clínicos.

Eles não substituem o exame físico, mas servem para demonstrar inequivocamente a ausência de circulação sanguínea intracraniana, ou atividade elétrica cerebral ou atividade metabólica cerebral.

De acordo com a Resolução do Conselho Federal de Medicina nº 1.480/97, pacientes com dois anos de idade ou mais requerem um dos exames complementares entre os abaixo mencionados:

1. Atividade elétrica: eletroencefalograma (EEG), potencial evocado de tronco cerebral.
2. Atividade circulatória cerebral: angiografia cerebral, *doppler* transcraniano, mapeamento cerebral com radioisótopos, monitorização da pressão intracraniana, tomografia computadorizada com xenônio, SPECT (*Single Photon Emission Computed Tomography* = tomografia por emissão de fóton único).
3. Atividade metabólica: PET (*Positron Emission Tomography* = tomografia por emissão de pósitron), extração cerebral de oxigênio.

Para pacientes com menos de dois anos de idade, o exame preconizado é o EEG, havendo necessidade de dois registros cujo intervalo varia conforme a faixa etária.

EEG

Avalia apenas as funções do córtex cerebral e, nos casos de ME, deve ser utilizado o máximo de amplificação do sinal do aparelho, por um período mínimo de 30 minutos e interpretado por pessoal experiente.

O traçado isoelétrico (sem evidência de atividade elétrica cerebral > 2μV entre eletrodos colocados a uma distância ≥ 10 cm) pode ocorrer também devido a altas doses de drogas depressoras do SNC, como os barbitúricos, hipotermia (temperatura corpórea < 32°C) e hipotensão arterial.

Observa-se, com relativa frequência, o encontro de alguma atividade elétrica, do tipo surto-supressão, no primeiro EEG realizado em pacientes com suspeita de ME que, 12 a 24 horas após, apresentam traçado isoelétrico. Por outro lado, existem relatos de casos que apresentam atividade eletroencefalográfica momentos antes da morte que, à necropsia, apresentavam liquefação cerebral, particularmente após tentativas de reanimação cardiorrespiratória e cerebral (período de reperfusão).

A pequena distância entre os eletrodos em criança e a interferência de outros aparelhos eletroeletrônicos usados em UTIs dificultam, às vezes, a interpretação adequada desse exame.

Potencial evocado de tronco cerebral

Avalia as funções do tronco encefálico, por detectar a integridade das vias aferentes nervosas, sem avaliar as funções corticais. É o complemento ideal ao EEG. Pode ser aplicado à beira do leito, não sofrendo interferências de outros equipamentos eletroeletrônicos ligados ao paciente ou do uso de drogas depressoras do SNC.

Para o diagnóstico de ME, tem sido utilizada a ausência do potencial evocado auditivo, desde que haja condução periférica viável (onda 1 ou coclear obtida após a estimulação sonora adequada), por serem os núcleos auditivos próximos aos centros vitais do tronco encefálico.

Se a condução acústica não for demonstrada, o potencial evocado auditivo será substituído ou complementado pelo somatossensitivo.

Angiografia cerebral

Para o diagnóstico de ME, a angiografia cerebral deve mostrar: ausência da fase arterial bilateralmente, tanto nas artérias carótidas como nas vertebrais (quatro vasos); parada da circulação carotídea na base do crânio; não visualização do seio sagital na fase venosa; e somente presença de perfusão arterial dos tecidos extracranianos, por um período superior a 10 minutos (Figura 51.3).

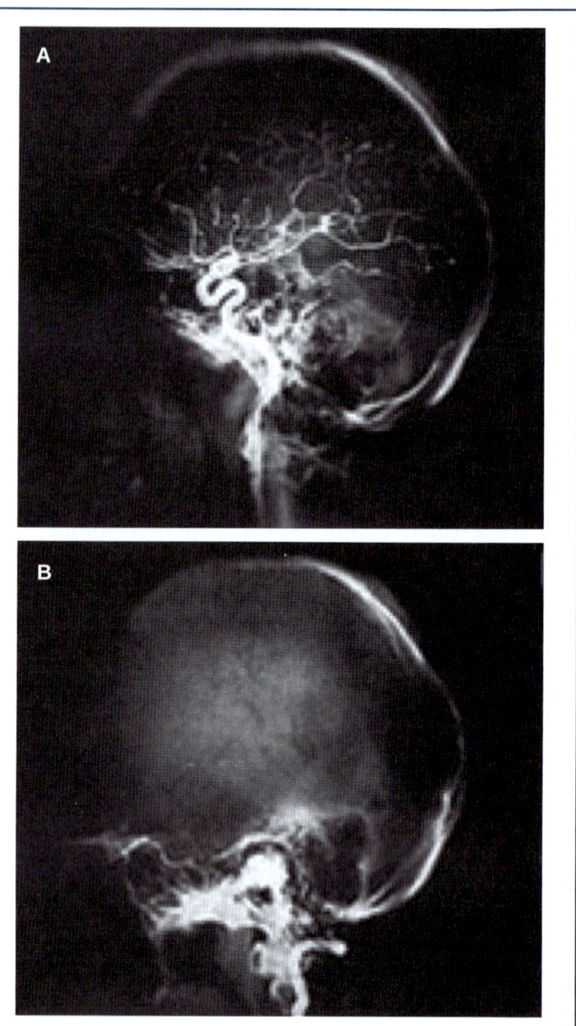

FIGURA 51.3 *Angiografia cerebral. (A) Normal; (B) sem fluxo (morte encefálica).*

As dificuldades técnicas para realizá-la em crianças pequenas e os riscos inerentes ao transporte para unidades radiológicas dificultam a realização desse exame com contrastes iodados.

Doppler transcraniano

É uma boa alternativa à angiografia cerebral, por ser menos invasivo e evitar as manifestações de hipersensibilidade a contrastes iodados. O encontro do tipo "*to and to*" caracteriza a ME (Figura 51.4).

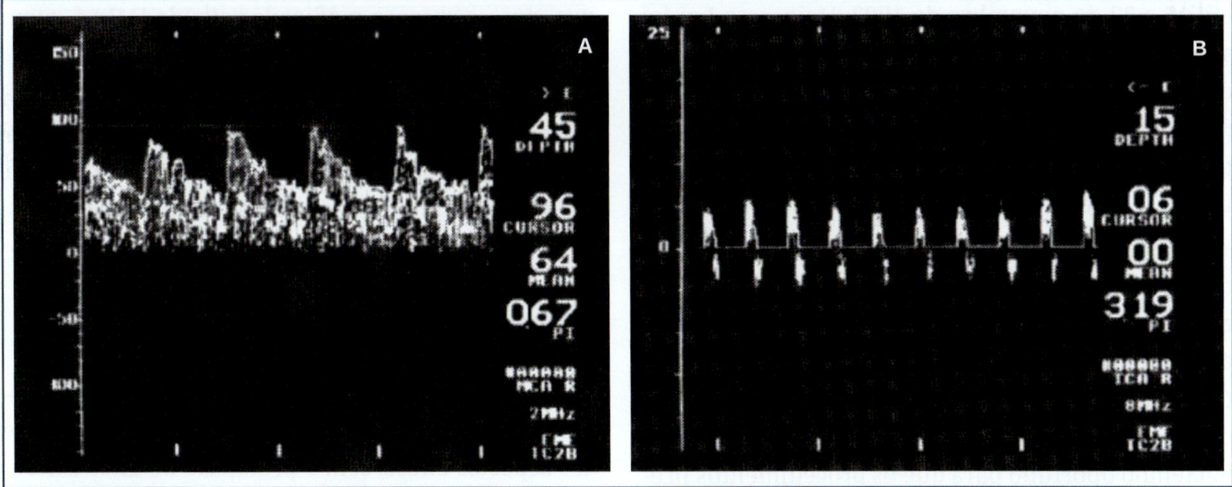

FIGURA 51.4 *Doppler transcraniano. (A) Com fluxo norma; (B) do tipo* **to and to** *na morte encefálica.*

Usando a abordagem transorbital, a percentagem de resultados positivos, com diagnóstico definitivo de ME, aumentou de 79% para 88%, sendo uma adição útil para seu diagnóstico.

Mapeamento Cerebral com Radioisótopos

É outra boa alternativa à angiografia cerebral. Também é pouco invasiva e evita manifestações de hipersensibilidade a contrastes iodados. É realizada pela injeção IV de tecnécio^{99}, que mede a intensidade de radiação através de gama-câmara, que pode ser portátil. Sua interpretação é difícil em crianças com menos de dois meses de idade. Não tem sido realizado em nosso meio e recomenda-se que os recém-nascidos façam uma segunda imagem para confirmar o diagnóstico (Figura 51.5)

ASPECTOS LEGAIS (FUNDAMENTAÇÃO LEGAL AO FINAL DESTE CAPÍTULO)

O diagnóstico de ME é baseado em conhecimento médico, mas é matéria do direito, pois a Lei tem interesses independentes na definição de ME que podem se perder quando a referência é apenas médica.

A morte encefálica foi inicialmente regulamentada no Brasil através da Resolução do Conselho Federal de Medicina nº 1.346, em 8 de agosto de 1991, e atualizada através da Resolução do Conselho Federal de Medicina nº 1.480, em 8 de agosto de 1997, reproduzida mais adiante (Anexo A).

A ME, como morte do indivíduo, só foi considerada legal através da Lei 8.489, publicada

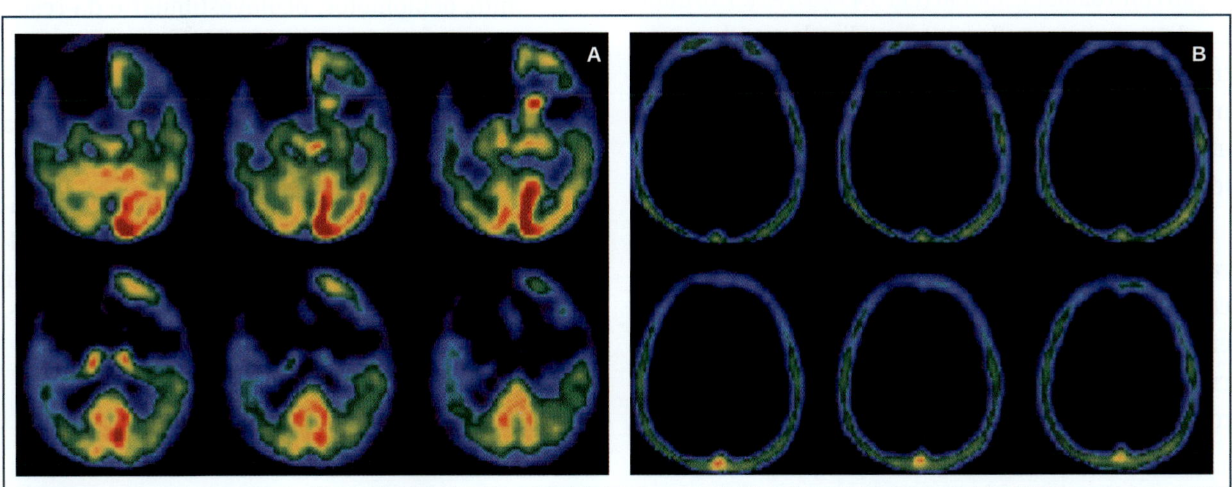

FIGURA 51.5 ***Mapeamento cerebral com Tc99m (HMPAO SPECT). (A) Antes da morte encefálica; (B) após a morte encefálica.***

em 18 e 22 de novembro de 1992. Hoje, essa Lei foi substituída pela Lei 9.434, de 4 de fevereiro de 1997, que dispõe sobre a remoção de órgãos, tecidos e partes do corpo humano para fins de transplante e tratamento e dá outras providências; e alterada pela Lei 10.211, de 23 de março de 2001.

A necessidade legal de documentação por meio de exames subsidiários que demonstrem ausência de atividade circulatória cerebral ou elétrica ou metabólica, para confirmação do diagnóstico de ME, é tecnicamente questionável para pessoas com mais de um ano de idade e tem dificultado tal diagnóstico em tempo oportuno para que os procedimentos próprios para transplantes de órgãos sejam executados em nosso meio.

A maioria dos centros onde a documentação da ME, por meio de exames subsidiários, é possível também é centro de transplante, sendo importante observar o que diz a Lei 9.434, que determina, em seu Artigo 3º, que:

> "A retirada *post mortem* de tecidos, órgãos ou partes do corpo humano destinados a transplante ou tratamento deverá ser precedida de diagnóstico de morte encefálica, constatada e registrada por dois médicos não participantes das equipes de remoção e transplante, mediante a utilização de critérios clínicos e tecnológicos definidos por resolução do Conselho Federal de Medicina."
>
> E no § 3º, que "Será admitida a presença de médico de confiança da família do falecido no ato da comprovação e atestação da morte encefálica."

Uma vez constatada a ME, cópia do termo de declaração de ME deve obrigatoriamente ser enviada ao órgão controlador estadual (Lei 9.434/97, Art. 13), indicando o exame complementar realizado que demonstre inequivocamente a ausência de circulação sanguínea intracraniana, ou atividade elétrica cerebral, ou atividade metabólica cerebral, anexando laudo com identificação do médico responsável (ver Anexo B).

Uma vez confirmada a ME, o paciente é declarado legalmente morto, mesmo que suas condições cardiorrespiratórias estejam sendo mantidas artificialmente. No atestado de óbito, a hora da caracterização da ME é a que deve constar como hora da morte (parecer 29.650/95, do CREMESP).

Paciente vítima de morte por causa violenta pode ser doador de órgãos. Se o for, o corpo deve ser encaminhado para o Instituto Médico Legal (IML) para autópsia após a retirada dos órgãos. Lembrar que, nesses casos, o médico legista (do IML) é quem fornece o atestado de óbito.

Atualmente, no Brasil, do ponto de vista legal, a ME em crianças menores de sete dias não pode ser considerada morte do indivíduo, apesar de haver critérios em outros países para tal faixa etária, desde que com idade gestacional maior de 32 semanas.

ASPECTOS ÉTICOS

A leitura do Capítulo 7, "Bioética e Como Dar Más Notícias" complementa este capítulo no que se refere aos aspectos éticos, sem a pretensão de ditar condutas ou protocolos, mas oferecer pontos de reflexão.

Roteiro de Atendimento

Todos os achados clínicos e de exames complementares têm de ser minuciosamente documentados, registrando data, hora, descrição técnica do método utilizado e resultados. O protocolo utilizado tem de ser aprovado pela Comissão de Ética Médica da instituição onde o paciente estiver internado.

Embora não seja uma exigência legal, é preceito ético que mais de um médico responsabilize-se pelo diagnóstico, de preferência um intensivista clínico e um neurologista, não pertencentes a equipes de transplantes.

1. Excluir causas reversíveis de coma, tais como uso de drogas depressoras do SNC, hipotermia, choque ou distúrbios metabólicos;
2. Verificar ausência dos reflexos de tronco encefálico: fotomotor, corneano, da tosse, do vômito, oculomotor, oculovestibular e da respiração (por meio do teste da apneia);
3. Repetir os itens 1 e 2 após seis, 12, 24 e/ou 48 horas, de acordo com a etiologia do coma e a idade do paciente;
4. Realizar os exames complementares necessários à confirmação do diagnóstico, principalmente se o paciente for um potencial doador de órgãos, para encurtar o período de observação e satisfazer os aspectos legais.

DOAÇÃO DE ÓRGÃOS E TECIDOS

Os transplantes são hoje considerados procedimentos rotineiros (Quadros 51.5 e 51.6). A melhoria nos resultados estimula cada vez mais seu emprego, levando a uma crescente escassez da oferta de órgãos, o que representa uma séria ameaça à expansão desse benefício. Em médio e em longo prazo, as alternativas para solucionar esses problemas passam pela medicina preventiva, pelo uso de animais como doadores e pela clonagem de órgãos, esta por sair do nível da ficção científica.

QUADRO 51.5 *Órgãos que podem ser doados.*

Órgão	Indicação de transplante	Tempo de preservação extracorpórea
Coração	Cardiomiopatias graves	4 a 6 horas
Fígado	Cirrose hepática grave, hepatite fulminante	12 a 24 horas
Pâncreas	Diabetes *mellitus* insulinodependente associada à doença renal	12 a 24 horas
Pulmões (2)	Doenças pulmonares crônicas por fibrose ou enfisema	4 a 6 horas
Rins (2)	Insuficiência renal crônica	< 48 horas

QUADRO 51.6 *Tecidos que podem ser doados.*

Órgão	Tempo para retirada após a PCR	Contraindicação à doação	Tempo de armazenagem
Córneas	6 horas	Úlcera de córnea, infecção ocular e lesão traumática	7 dias
Ossos e tendões	12 horas	> 60 anos, corticoterapia prolongada e fraturas	5 anos
Pele	≤ 12 horas	Dermatites, dermatoses e desnutrição	2 a 5 anos
Válvulas cardíacas	≤ 4 horas	> 55 anos e cardiopatias	5 anos
Vasos sanguíneos	≤ 4 horas	Hipertensão arterial e vasculopatias	2 a 5 anos

Sigla: PCR = parada cardiorrespiratória.

Contraindicações para Doação de Órgãos

- Insuficiências orgânicas que comprometem a função dos órgãos e tecidos que podem ser doados, como insuficiência cardíaca, hepática, medular, pancreática, pulmonar ou renal.
- Doenças neoplásicas malignas atuais ou passadas, exceto as primários do sistema nervoso central, carcinoma basocelular e carcinoma de cérvix *in situ*.
- Sepse bacteriana ou fúngica (infecção bacteriana localizada, como pneumonia ou infecção urinária, não exclui a possibilidade de doação, desde que seja realizado o tratamento antimicrobiano adequado o mais precocemente possível).
- Infecção viral sistêmica ativa (como herpes disseminado) ou encefalite viral.
- Tuberculose ativa pulmonar ou extrapulmonar.
- Pacientes soropositivos para HIV (e pessoas pertencentes a grupos de risco para HIV), doença de Chagas, hepatites virais e outras doenças que contraindicam transfusão de hemoderivados. As sorologias para essas doenças devem ser feitas o mais brevemente possível.
- Infecções sistêmicas raras (como doença de Creutzfeldt-Jakob e raiva).
- Doenças degenerativas crônicas.
- Exclusão de órgão e tecidos que, por alteração anatômica ou funcional ou por infecção parenquimatosa localizada (nesse caso, os outros órgãos podem ser doados), não possam ser utilizados.

Considerando a facilidade de obtenção de córneas, cuja retirada pode ser feita até seis horas após a morte por parada cardiorrespiratória, que é simples nem sequer necessita de centro cirúrgico para sua retirada, é difícil justificar as filas de espera para transplante, principalmente nas grandes cidades (Anexo C).

No Brasil, o consentimento informado é a forma de manifestação de doação de órgãos, na qual os familiares do potencial doador são os que podem autorizá-la ou não. Em 1997, a Lei 9.434 criou o Sistema Nacional de Transplante e, para cada Estado da Federação, uma Central de Notificação, Captação e Distribuição de Órgãos (CNCDO). Essa Lei define a forma de doação e regulamenta a atividade, inclusive com a criação dos Cadastros Técnicos para distribuição (lista única).

O processo é descentralizado, com a criação das Organizações de Procura de Órgãos (OPOs), responsáveis por áreas geográficas definidas.

Doação *Post Mortem*

O consentimento informado e esclarecido pode ser dado por cônjuge ou familiar até segundo grau e requer duas testemunhas. Se o potencial doador for juridicamente incapaz (Artigos 3 e 4 do Código Civil), ambos os pais, se vivos, ou os responsáveis legais podem dar o consentimento. Pessoas não identificadas não podem ser doadoras.

A doação de órgãos e tecidos é um ato humanitário nobre, mas que pode ser questionados por muitos, pelas mais variadas razões (geralmente, de origem religiosa). Sua permissão é de exclusiva competência da família do paciente, particularmente tratando-se de crianças ou adolescentes é dos pais (ambos). Convém que tal assunto seja abordado com a família, em momento diferente da comunicação do óbito, por pessoa com capacitação para tal. As CNCDOs têm, entre seus integrantes, pessoas que foram especialmente treinadas para fazer tal abordagem de modo apropriado e estão disponíveis para se deslocarem até a instituição onde o doador em potencial está internado. Esse procedimento tem aumentado a chance da família optar pela alternativa da doação.

É importante que a pessoa que for comunicar o óbito (ver Capítulo 7, Segunda Parte – Como Dar Comunicação de Más Notícias):

1. Saiba tudo a respeito do paciente (nome completo, idade exata, sexo, nome da mãe e do pai, de onde veio o paciente ao ser internado, história clínica, dados de exame físico, evolução, tratamento, exames realizados, circunstâncias em que o óbito foi identificado).
2. Apresente-se de modo conveniente e sereno (e não com luvas e roupas ensanguentadas ou sujas e descabelado).
3. Não faça uso de telefone celular e avise a todos para não ser interrompido.
4. Prepare-se para explicar o que é a ME, considerando que provavelmente deverá conversar com leigos. Evite expressões excessivamente técnicas (como "ele apresenta linhas isoelétricas ao EEG") ou dúbias (como "agora ele descansou").
5. Permita ser questionada a exatidão do diagnóstico de ME (principalmente, se o sinal de Lázaro foi presenciado por algum familiar) e, se a família desejar, esclareça que ela tem direito a outra opinião de médico de sua confiança ou de outra instituição.
6. Atenda a família em ambiente tranquilo onde todas as pessoas possam ficar bem acomodadas, de preferência sentadas, e onde a privacidade possa ser respeitada; nunca à beira do leito, dentro da área de atendimento da UTI ou do PS.
7. Identifique-se pelo nome e função.
8. Trate todos os presentes com atenção e cortesia (mesmo os mais hostis) e procure identificar o parente mais próximo para quem oferecer a opção da doação e aqueles que poderão apoiar a família.
9. Seja absolutamente honesto, manifestando sua solidariedade pela perda da família, mas evitando expressões do tipo "sei o que vocês estão sentindo" (pois, na realidade, não sabe).
10. Esteja disposto a ouvir, sem esperar atitudes lógicas e objetivas.
11. Esteja preparado para responder a questões como:
    - Que órgãos ou tecidos podem ser doados?
    - A família saberá quem serão os receptores?
    - O corpo ficará deformado?
    - Quanto tempo vai demorar até o enterro?
12. Esclareça que a equipe de captação de órgãos poderá dar mais esclarecimentos, caso essa seja a decisão deles.

Considerando que a meta é obter uma decisão da família baseada no seu desejo genuíno (e no do morto), em vez de uma recitação legalista de informação, é importante avaliar se a família estará em condições de entender o conteúdo das informações que serão transmitidas. Isso é particularmente importante porque a família nesse momento de estresse provavelmente terá dificuldades para entendê-las. A postura de quem comunica a morte é fundamental para obter algum êxito na doação de órgãos e tecidos. É um momento crítico, quando não de desespero para a família, que requer solidariedade, compreensão e suporte emocional.

Baseado na doutrina de consentimento informado, a família deve receber os seguintes esclarecimentos a respeito da doação de órgãos:

1. Que o diagnóstico da morte encefálica foi estabelecido por pelo menos dois médicos não pertencentes à equipe de captação.
2. Da probabilidade de várias outras pessoas poderem ter suas vidas salvas, ou pelo menos melhoradas, através dos órgãos doados.
3. Que não há nenhuma garantia que os órgãos serão satisfatórios para doação.
4. Se conhecida, da doutrina da religião dela a respeito da doação de órgãos e tecidos (a grande maioria das religiões encoraja a doação de órgão) ou da possibilidade de procurar orientação de um conselheiro religioso ou sacerdote.
5. Da garantia de que a família pode recusar a doação sem constrangimentos ou preconceitos ou que ela pode estabelecer limites para a doação (doar algumas partes de corpo, mas outras não).
6. Podem ser necessárias de 24 a 36 horas para que todo processo ocorra até a liberação do corpo para o sepultamento.
7. Não há custos para a família relacionados à doação e, no Município de São Paulo, haverá dispensa de pagamento ao Serviço Funerário de taxas, emolumentos e tarifas devidas em razão da realização de funeral.
8. O corpo não fica deformado e não são necessários cuidados especiais para o enterro.

Avaliação do Potencial Doador

Todos os pacientes em morte encefálica devem ser considerados doadores de órgãos em potencial e mesmo os pacientes que evoluíram com parada cardiorrespiratória irreversível podem ser doadores de tecidos.

Para o potencial doador de órgãos é necessário planejar a sequência de ações e procedimentos para possibilitar seu bom êxito.

Deve-se avaliar cuidadosamente a história clínica, evolução e prescrições, assim como realizar novo exame físico minucioso, procurando identificar contraindicações à doação. Além disso, são necessários exames subsidiários para identificar possíveis alterações compensáveis ou contraindicações à doação:

- Amilase e glicemia;
- CPK, CKmb, ECG e ecocardiografia;
- Eletrólitos (Na^+, K^+, Ca^{++});
- Gasometria arterial e rradiografias de tórax;
- Hemograma completo, hemocultura e tipagem sanguínea;
- Transaminases, Gama GT, fosfatase alcalina e bilirrubinas;
- Ureia e creatinina;
- Sorologias iguais às dos doadores de sangue;
- Urina tipo I e urocultura;
- Cultura de secreções, se houver.

Manutenção do Doador de Órgãos e Tecidos

Os doadores de órgãos são pacientes que requerem meios artificiais para manter os parâmetros hemodinâmicos estáveis necessários para a preservação de seus órgãos e, assim, torná-los viáveis para transplante.

Devem ser acompanhados continuamente ou, pelo menos, a curtos espaços de tempo:

- Monitoramento cardíaco, da saturação de oxigênio, da pressão venosa central, da pressão arterial sistêmica e da temperatura corpórea;
- Cateter venoso central calibroso para administração de drogas vasoativas;
- Sondagem vesical para controle de diurese;
- Sondagem nasogástrica aberta.

Na manutenção do doador de órgãos, deve-se considerar:

1. Ventilação pulmonar mecânica e manutenção de boa oxigenação são sempre necessárias, mantendo a $PaCO_2$ entre 30 e 45 mmHg e a saturação de O_2 maior que 95%.
2. Hipotensão é uma das mais importantes alterações, decorrente da perda do tônus simpático venoso e arterial, da perda hídrica devido à diabetes insípido, do uso de diuréticos ou da restrição hídrica ou, ainda, da hiperglicemia. Seu tratamento consiste na reposição de volume intravascular, procurando um balanço hídrico positivo e manutenção de PAM normal para a idade (80 mmHg, no adulto), porém evitando PVC muito acima do normal (≥ 10 mmHg, no adulto), o que indica sobrecarga de volume. Se a reposição volêmica não for

suficiente para manter as condições hemodinâmicas, usar dopamina (ver Capítulos 17, "Choque Séptico"; 19, "Choque Cardiogênico"; 62, "Sepse"; e 63, "Síndrome do Choque Tóxico"). A noradrenalina pode, eventualmente, ser necessária. Se ocorrer diabetes insípido, usar desmopressina (DDAVP®) (Capítulo 53, "Distúrbios do Metabolismo do Sódio e do Potássio").

3. Hipopotassemia, hipomagnesemia e hipocalcemia são frequentes. Podem evoluir com disritmias cardíacas e parada cardíaca se o paciente não receber reposição adequada desses eletrólitos.
4. Acidose metabólica é um evento frequente que requer bicarbonato de sódio para seu controle. É importante realizar gasometrias arteriais para avaliar também a ocorrência de distúrbios respiratórios que podem requerer adequação dos parâmetros do aparelho de ventilação pulmonar mecânica.
5. Hiperglicemia pode ser decorrente do uso de glicose, corticosteroides ou catecolaminas Devem-se realizar controles periódicos e frequentes da glicemia para adequar a velocidade de infusão de glicose e, se necessário, usar insulina de ação rápida (Regular, Lispro ou Aspart – ver Capítulo 56, Diabetes *Mellitus*). O paciente deve manter glicemias entre 80 e 120 mg/dL em uso de glicose para manter o suporte metabólico.
6. Anemia pode ocorrer em potenciais doadores, principalmente as vítimas de politraumatismos, que podem apresentar sangramentos nem sempre bem avaliados na admissão. Deve-se manter hemoglobina em torno de 12 g/dL, usando concentrado de hemácias, se necessário, mas após a coleta das amostras de sangue do paciente para sorologias. Convém lembrar que há famílias que se opõe ao uso de hemoderivados por motivos religiosos e que também se oporão à doação de órgãos. Nesses casos, não se aplica o princípio ético da beneficência em oposição ao da autonomia, próprio para os menores de idade (Capítulo 7, sobre Bioética e Como Dar Más Notícias).
7. A hipotermia também pode levar a disritmias e parada cardíaca. Seu tratamento requer o uso de líquidos aquecidos na reposição volêmica, aumento da temperatura do ar inspirado do aparelho de ventilação pulmonar mecânica até 38°C e o uso de mantas térmicas. Na ausência destas, a colocação de focos de luz próximo ao tórax e ao abdome do paciente (± 40 cm de distância) possibilita a manutenção da temperatura acima dos 35°C. Para crianças pequenas, o uso de incubadoras pode ser considerado.
8. O uso profilático de antibióticos é recomendável. O mais comum é usar uma cefalosporina de terceira geração, mas, sempre que possível, deve-se usar o mais adequado à flora bacteriana local, de acordo com o Serviço de Controle de Infecções Hospitalares da instituição. Infecções identificadas por meio de radiografias, hemograma, urina tipo I etc. (com ou sem culturas positivas) devem ser tratadas de acordo com os protocolos da instituição.
9. Devem-se manter as pálpebras fechadas com tiras de esparadrapo, recoberta com gaze umedecida, para evitar ulcerações nas córneas, inviabilizando seu uso para transplante.
10. Se ocorrer parada cardíaca, as manobras de reanimação devem ser realizadas, pois, se bem-sucedidas, a doação ainda pode ser possível.

ROTEIRO FRENTE A UM POTENCIAL DOADOR DE TECIDOS (FIGURA 51.6)

Doador Vivo

Em 2001, a Lei 10.211 redefiniu os transplantes intervivos, em que parentes até quarto grau podem ser doadores, cônjuges podem doar órgãos entre si e não parentes podem ser doadores somente com autorização judicial. O doador vivo tem de ser um cidadão juridicamente capaz (Artigo 5º do Código Civil).

A Lei brasileira (Artigos 1.594 e 1.595 do Código Civil) só considera parentes colaterais até o quarto grau (sendo cada grau contado a partir do número de intermediários entre o ancestral em comum). Assim, primos quartos ou de quarto grau são os que têm os mesmos tetravôs.

São órgãos e tecidos que podem ser obtidos de doador vivo:

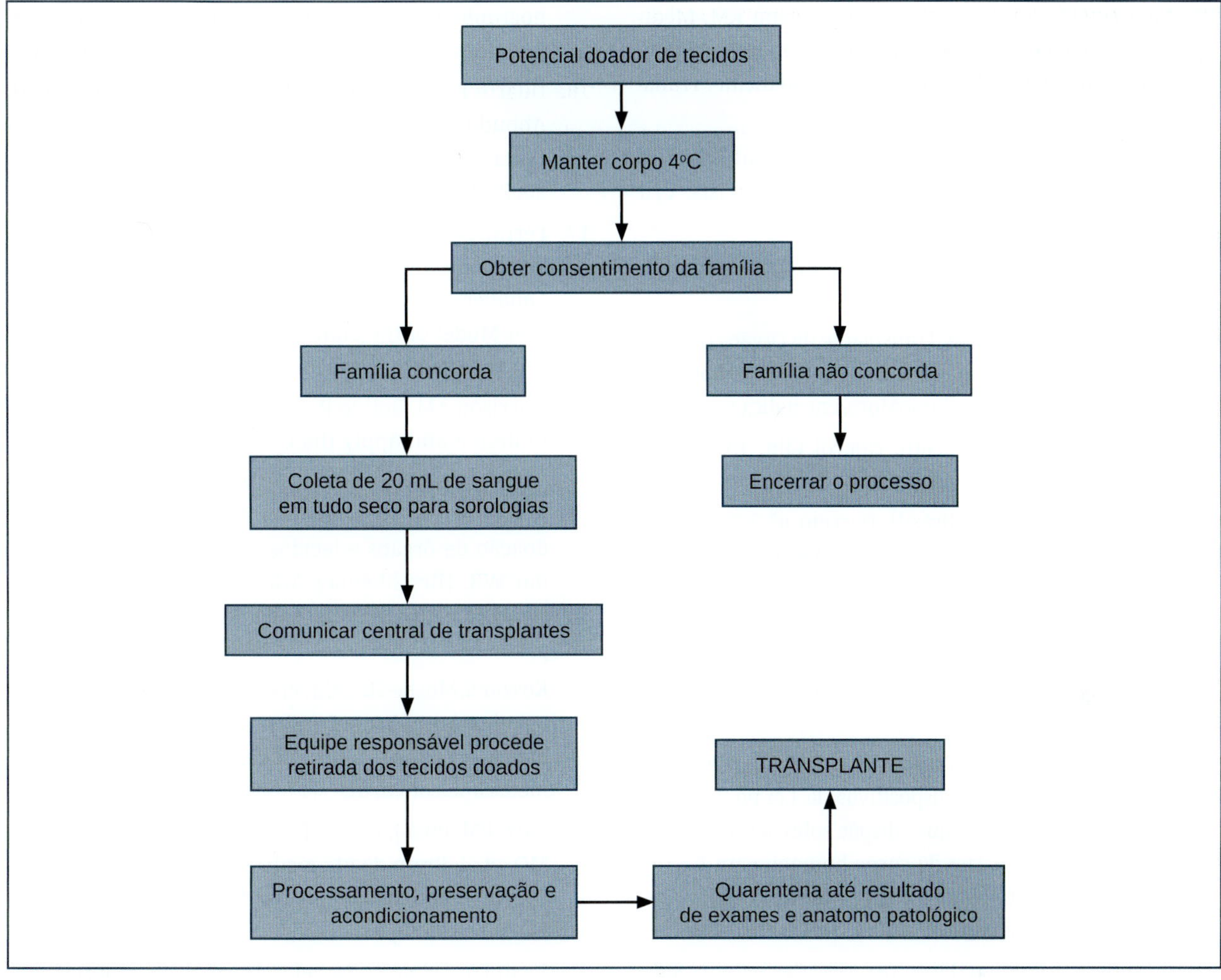

FIGURA 51.6 ***Roteiro frente a um potencial doador de tecidos.***

- Medula óssea (por aspiração óssea ou por coleta de sangue periférico);
- Parte do fígado;
- Parte do pâncreas;
- Parte do pulmão;
- Um dos rins.

Só é permitida a doação de rins ou partes de fígado, pâncreas ou pulmão se a retirada não causar ao doador comprometimento de suas funções vitais e aptidões físicas ou mentais, nem lhe provocar deformação. A retirada só será permitida se corresponder a uma necessidade terapêutica, comprovadamente indispensável e inadiável do receptor.

O doador deverá ser prévia e obrigatoriamente informado sobre as consequências e riscos possíveis da retirada de tecidos ou órgãos para doação, em documento lido e assinado por ele e mais duas testemunhas. O doador deve especificar em documento escrito qual tecido ou órgão está doando para transplante em pessoa sua conhecida. Todos devem ser identificados (doador, testemunhas e receptor) e devidamente qualificados (nome, RG, endereço etc.). Esse documento deve ser expedido em duas vias, uma das quais será destinada ao órgão do Ministério Público que atua no lugar de domicílio do doador, com protocolo de recebimento na outra, como condição para concretizar a doação.

A doação poderá ser revogada pelo doador a qualquer momento, antes de iniciado o procedimento de retirada do tecido ou órgão por ele especificado.

REFERÊNCIAS

1. Afonso RC, Pinheiro R, Santos-Junior PRM, Bussolaro RA, Ferraz-Neto BH, Roza B, Freitas JE, Lessa B. Notifying Potential Donors: Perspective of Help From the Intra-Hospital Transplantation Commitee. Transplant Proc. 2002;34(2).

2. Amaral ASR, Roza A, Galvão FHF, Jardim KM, Medina-Pestana JO. Knowledge of Organ Donation Among One Group of Brazilian Professors of Medicine. Transplant Proc. 2002;34(2).
3. Arnold RM, Siminoff LA, Frader JE. Ethical issues in organ procurement. A Review for Intensivists. Crit Care Clin. 1996;12(1):29-48.
4. Ashwal S, Schneider S. Brain death in newborn. Pediatrics. 1989;84:429.
5. Associação Brasileira de Transplante de Órgãos (ABTO). Morte encefálica. Disponível em: <http://www.abto.org.br/abtov03/upload/file/CursoMorteEncefalica.pdf>.
6. Beresford HR. Brain death. Neurol Clin. 1999;17(2):295-307.
7. Ministério da Saúde (Brasil). Decreto nº 2.268, de 30 de junho de 1997. Regulamenta a Lei nº 9.434, de 4 de fevereiro de 1997, que dispõe sobre a remoção de órgãos, tecidos e partes do corpo humano para fim de transplante e tratamento, e dá outras providências. Disponível em: <http://www.planalto.gov.br/ccivil_03/decreto/1997/d2268.htm>.
8. Ministério da Saúde (Brasil). Lei nº 10.211, de 23 de março de 2001. Altera dispositivos da Lei no 9.434, de 4 de fevereiro de 1997, que "dispõe sobre a remoção de órgãos, tecidos e partes do corpo humano para fins de transplante e tratamento". Disponível em: <http://www.planalto.gov.br/ccivil_03/leis/LEIS_2001/L10211.htm>.
9. Presidência da República (Brasil), Casa Civil, Subchefia para Assuntos Jurídicos. Lei nº 10.406, de 10 de janeiro de 2002. Institui o Código Civil. Disponível em: <http://www.planalto.gov.br/ccivil_03/leis/2002/L10406.htm>.
10. Ministério da Saúde (Brasil). Lei nº 9.434, de 04 de fevereiro de 1997. Dispõe sobre a remoção de órgãos, tecidos e partes do corpo humano para fins de transplante e tratamento e dá outras providências. Disponível em: <http://www.planalto.gov.br/ccivil_03/leis/l9434.htm>.
11. Brilli RJ, Bigos D. Apnea threshold and pediatric brain death. Crit Care. 2000;28:1257.
12. Coimbra CG. Implications of ischemic penumbra for the diagnosis of brain death. Braz J Med Biol Res. 1999;32(12):1479-87.
13. Conselho Federal de Medicina. Resolução nº 1.480/97. Disponível em: <http://www.portalmedico.org.br/resolucoes/cfm/1997/1480_1997.htm>.
14. Diniz DP, Carvalhaes JTA, Medina-Pestana JO. The Role of the Psychologist on the Pediatric Renal Transplant Team. Transplant Proc. 2002;34(2).
15. Dosemeci L, Dora B, Yilmaz M, Cengiz M, Balkan S, Ramazanoglu A. Utility of transcranial Doppler ultrasonography for confirmatory diagnosis of brain death: two sides of the coin. Transplantation. 2004;77(1):71-5.
16. Duarte PS, Pericoco S, Miyazaki MCOS, Ramalho HJ, Abbud-Filho M. Brazilian's Attitudes toward Organ Donation and Transplantation. Transplant Proc. 2002;34(2).
17. Ferraz AS, Pereira LA. The State Transplant System: Survival Rate of Graft and Patient Transplanted with Cadaveric Organs in the New Transplant Organization Model of the State of Sao Paulo, Brazil: A Multicentric Analysis. Transplant Proc. 2002;34(2).
18. Harrison AM, Botkin R. Ability of pediatric attendings to define and apply the concept of brain death. Crit Care Med. 1999;27(Suppl 1):A101.
19. Kopelman BI, Hirschheimer MR. Morte encefálica e doação de órgãos e tecidos. In: Matusmoto T, Carvalho WB, Hirschheimer MR, editores. Terapia Intensiva Pediátrica. 3ª ed. Rio de Janeiro: Atheneu; 1010. p. 647-75.
20. Koszer S, Moshe SL, Talavera F, Kao AK, Riviello JJ Jr. Determination of Brain Death in Children. Medscape. Updated Dec 09, 2014. Disponível em: <http://emedicine.medscape.com/article/1177999-overview#showall>.
21. Lago PM, Piva J, Garcia PC, Troster E, Bousso A, Sarno MO, et al. Brain death: medical management in seven Brazilian pediatric intensive care units. J Pediatr (Rio J.). 2007;83:133-40.
22. Lampl Y, Gilad R, Eschel Y, Boaz M, Rapoport A, Sadeh M. Diagnosing brain death using the transcranial Doppler with a transorbital approach. Arch Neurol. 2002 Jan;59(1):58-60.
23. Medina Pestana JO, Vaz MLS, Park SI. Organ Transplant in Brazil. Transplant Proc. 2002;34(2).
24. Mejia RE, Pollack MM. Variability in brain death determination practices. JAMA. 1999;274:550.
25. Miyaki M, Carreiro JE, Cat R, Hirschheimer MR. Morte encefálica. In: Matusmoto T, Carvalho WB, Hirschheimer MR, editores. Terapia Intensiva Pediátrica. 2ª ed. Rio de Janeiro: Atheneu; 1999. p. 491-5.
26. Morato EG. Morte encefálica: conceitos essenciais, diagnóstico e atualização. Rev Méd Minas Gerais. 2009;19(3):227-36.
27. Pimenta FP, et al. Morte encefálica. Arq Bras Neurocir. 2012;31(1):22-7.
28. Nakagawa TA, Ashwal S, Mathur M, Mysore M, Bruce D, Conway EE; Society of Critical Care Medicine, Section on Critical Care and Section on Neurology of the American Academy of Pediatrics, and the Child Neurology Society. Guidelines for the Determination of Brain Death in Infants and Children: An Update of the 1987 Task Force Recommendations. Pediatri-

cs. 2011;128(3):e720-40. [Published online August 28, 2011.] Disponível em: <http://pediatrics.aappublications.org/content/128/3/e720.full>.

29. Nakagawa TA, Ashwal S, Mathur M, Mysore M, Bruce D, Conway EE; Society of Critical Care Medicine, Section on Critical Care and Section on Neurology of the American Academy of Pediatrics, and the Child Neurology Society. Guidelines for the determination of brain death in infants and children: An update of the 1987 Task Force recommendations. Crit Care Med. 2011;39(9):2139-55.
30. Okuyaz C, Gücüyener K, Karabacak NI, Aydin K, Serdaroglu A, Cingi E. Tc-99m-HMPAO SPECT in the diagnosis of brain death in children. Pediatr Int. 2004 Dec;46(6):711-4.
31. Secretaria de Estado da Saúde (Paraná), Superintendência de Gestão de Sistemas de Saúde. Manual para notificação, diagnóstico de morte encefálica e manutenção do potencial doador de órgãos e tecidos. Curitiba: Central Estadual de Transplantes (CET/PR); 2014. Disponível em: <http://www.saude.pr.gov.br/arquivos/File/CET/Manual_UTI.pdf>.
32. Pereira LA, Boni RC, Coria S. Doação de órgãos e tecidos. Governo do Estado de São Paulo; 2002.
33. Saposnik G, Bueri JA, Maurino J, Saizar R, Garretto NS. Spontaneous and reflex movements in brain death. Neurology. 2000;54(1):11.
34. Shemie SD. Parada cerebral, parada cardíaca e incertezas na definição de morte. J Pediatr (Rio J.) 2007 mar/abr;83(2). Disponível em: <http://www.scielo.br/scielo.php?script=sci_arttext&pid=S0021-75572007000200003>.
35. Tannous LA, Yazbek VMC, Giugni JR. Manual para notificação, diagnóstico de morte encefálica e manutenção de órgãos e tecidos. Paraná: Secretaria de Estado da Saúde (CET/PR); 2014. 40 p.
36. Truog RD, Cist AFM, Brackett SE, Burns JP, Curley MAQ, Danis M, Devita MA, Rosenbaum SH, Rothenberg DM, Sprung CL, Webb SA, Wlody GS, Hurford WE; The Ethics Committee of the Society of Critical Care Medicine. Recommendations for end-of-life care in the intensive care unit. Crit Care Med. 2001;29(12).
37. Vardis P, Pollack MM. Increased apnea threshold in a pediatric patient with suspected brain death. Crit Care Med. 1998;26:1917-9.
38. Villela NR, Nascimento P Jr. Uso de dexmedetomidina em anestesia. Rev Bras Anestesiol. 2003;53(1). Disponível em: <http://dx.doi.org/10.1590/S0034-70942003000100013>.
39. Wijdicks EF, Varelas PN, Gronseth GS, Greer DM. Evidencebased guideline update: determining brain death in adults: report of the Quality Standards Subcommittee of the American Academy of Neurology. Neurology. 2010;74(23):1911-8.
40. Wijdicks EF. The case against confirmatory tests for determining brain death in adults. Neurology. 2010; 75(1):77-83.
41. Associação Brasileira de Transplante de Órgãos (ABTO). 2014.
42. Taketomo CK, Hodding JH, Krauss DM. Pediatric dosage handbook: including neonatal coding, drug administration, & extemporaneous preparations. Hudson, Ohio: Lexi-comp, Inc. 1999. 6 Th ed.

Anexo A – Fundamentação Legal

LEI Nº 9.434, DE 4 DE FEVEREIRO DE 1997

Regulamento: Dispõe sobre a remoção de órgãos, tecidos e partes do corpo humano para fins de transplante e tratamento e dá outras providências.

O PRESIDENTE DA REPÚBLICA

Faço saber que o Congresso Nacional decreta e eu sanciono a seguinte Lei:

CAPÍTULO I: DAS DISPOSIÇÕES GERAIS

Art. 1º A disposição gratuita de tecidos, órgãos e partes do corpo humano, em vida ou *post mortem*, para fins de transplante e tratamento, é permitida na forma desta Lei.

Parágrafo único. Para os efeitos desta Lei, não estão compreendidos entre os tecidos a que se refere este Artigo o sangue, o esperma e o óvulo.

Art. 2º A realização de transplante ou enxertos de tecidos, órgãos ou partes do corpo humano só poderá ser realizada por estabelecimento de saúde, público ou privado, e por equipes médico-cirúrgicas de remoção e transplante previamente autorizados pelo órgão de gestão nacional do Sistema Único de Saúde.

Parágrafo único. A realização de transplantes ou enxertos de tecidos, órgãos e partes do corpo humano só poderá ser autorizada após a realização, no doador, de todos os testes de triagem para diagnóstico de infecção e infestação exigidos em normas regulamentares expedidas pelo Ministério da Saúde.

CAPÍTULO II: DA DISPOSIÇÃO *POST MORTEM* DE TECIDOS, ÓRGÃOS E PARTES DO CORPO HUMANO PARA FINS DE TRANSPLANTE.

Art. 3º A retirada *post mortem* de tecidos, órgãos ou partes do corpo humano destinados a transplante ou tratamento deverá ser precedida de diagnóstico de morte encefálica, constatada e registrada por dois médicos não participantes das equipes de remoção e transplante, mediante a utilização de critérios clínicos e tecnológicos definidos por resolução do Conselho Federal de Medicina.

§ 1º Os prontuários médicos, contendo os resultados ou os laudos dos exames referentes aos diagnósticos de morte encefálica e cópias dos documentos de que tratam os arts. 2º, parágrafo único; 4º e seus parágrafos; 5º; 7º; 9º, §§ 2º, 4º, 6º e 8º, e 10, quando couber, e detalhando os atos cirúrgicos relativos aos transplantes e enxertos, serão mantidos nos arquivos das instituições referidas no art. 2º por um período mínimo de cinco anos.

§ 2º Às instituições referidas no art. 2º enviarão anualmente um relatório contendo os nomes dos pacientes receptores ao órgão gestor estadual do Sistema único de Saúde.

§ 3º Será admitida a presença de médico de confiança da família do falecido no ato da comprovação e atestação da morte encefálica.

Art. 4º A retirada de tecidos, órgãos e partes do corpo de pessoas falecidas para transplantes ou outra finalidade terapêutica, dependerá da autorização do cônjuge ou parente, maior de idade, obedecida a linha sucessória, reta ou colateral, até o segundo grau inclusive, firmada em documento subscrito por duas testemunhas presentes à verificação da morte.

Art. 5º A remoção *post mortem* de tecidos, órgãos ou partes do corpo de pessoa juridicamente incapaz poderá ser feita desde que permitida expressamente por ambos os pais, ou por seus responsáveis legais.

Art. 6º É vedada a remoção *post mortem* de tecidos, órgãos ou partes do corpo de pessoas não identificadas.

Art. 7º. No caso de morte sem assistência médica, de óbito em decorrência de causa mal definida ou de outras situações nas quais houver indicação de verificação da causa médica da morte, a remoção de tecidos, órgãos ou partes de cadáver para fins de transplante ou terapêutica somente poderá ser realizada após a autorização do patologista do serviço de verificação de óbito responsável pela investigação e citada em relatório de necropsia.

Art. 8º Após a retirada de tecidos, órgãos e partes, o cadáver será imediatamente necropsiado, se verificada a hipótese do parágrafo único do art. 7º, e, em qualquer caso, condignamente recomposto para ser entregue, em seguida, aos parentes do morto ou seus responsáveis legais para sepultamento.

CAPÍTULO III: DA DISPOSIÇÃO DE TECIDOS, ÓRGÃOS E PARTES DO CORPO HUMANO VIVO PARA FINS DE TRANSPLANTE OU TRATAMENTO

Art. 9º É permitida à pessoa juridicamente capaz dispor gratuitamente de tecidos, órgãos e partes do próprio corpo vivo, para fins terapêuticos ou para transplantes em cônjuge ou parentes consanguíneos até o quarto grau, inclusive, na forma do § 4º deste Artigo, ou em qualquer outra pessoa, mediante autorização judicial, dispensada esta em relação à medula óssea.

§ 1º Só é permitida a doação referida neste Artigo quando se tratar de órgãos duplos, de partes de órgãos, tecidos ou partes do corpo cuja retirada não impeça o organismo do doador de continuar vivendo sem risco para a sua integridade e não represente grave comprometimento de suas aptidões vitais e saúde mental e não cause mutilação ou deformação inaceitável, e corresponda a uma necessidade terapêutica comprovadamente indispensável à pessoa receptora.

§ 2º O doador deverá autorizar, preferencialmente por escrito e diante de testemunhas, especificamente o tecido, órgão ou parte do corpo objeto da retirada.

§ 3º A doação poderá ser revogada pelo doador ou pelos responsáveis legais a qualquer momento antes de sua concretização.

§ 4º O indivíduo juridicamente incapaz, com compatibilidade imunológica comprovada, poderá fazer doação nos casos de transplante de medula óssea, desde que haja consentimento de ambos os pais ou seus responsáveis legais e autorização judicial e o ato não oferecer risco para a sua saúde.

§ 5º É vedado à gestante dispor de tecidos, órgãos ou partes de seu corpo vivo, exceto quando se tratar de doação de tecido para ser utilizado em transplante de medula óssea e o ato não oferecer risco à sua saúde ou ao feto.

§ 6º O autotransplante depende apenas do consentimento do próprio indivíduo, registrado em seu prontuário médico ou, se ele for juridicamente incapaz, de um de seus pais ou responsáveis legais.

CAPITULO IV: DAS DISPOSIÇÕES COMPLEMENTARES

Art. 10. O transplante ou enxerto só se fará com o consentimento expresso do receptor, assim inscrito em lista única de espera, após aconselhamento sobre a excepcionalidade e os riscos do procedimento.

§ 1º Nos casos em que o receptor seja juridicamente incapaz ou cujas condições de saúde impeçam ou comprometam a manifestação válida da sua vontade, o consentimento de que trata este Artigo será dado por um de seus pais ou responsáveis legais.

§ 2º A inscrição em lista única de espera não confere ao pretenso receptor ou à sua família direito subjetivo a indenização, se o transplante não se realizar em decorrência de alteração do estado de órgãos, tecidos e partes, que lhe seriam destinados, provocado por acidente ou incidente em seu transporte.

Parágrafo único. Nos casos em que o receptor seja juridicamente incapaz ou cujas condições de saúde impeçam ou comprometam a manifestação válida de sua vontade, o consentimento de que trata este Artigo será dado por um de seus pais ou responsáveis legais.

Art. 11. É proibida a veiculação, através de qualquer meio de comunicação social de anúncio que configure:

a) publicidade de estabelecimentos autorizados a realizar transplantes e enxertos, relativa a estas atividades;

b) apelo público no sentido da doação de tecido, órgão ou parte do corpo humano para pessoa determinada identificada ou não, ressalvado o disposto no parágrafo único;

c) apelo público para a arrecadação de fundos para o financiamento de transplante ou enxerto em benefício de particulares.

Parágrafo único. Os órgãos de gestão nacional, regional e local do Sistema único de Saúde realizarão periodicamente, através dos meios adequados de comunicação social, campanhas de esclarecimento público dos benefícios esperados a partir da vigência desta Lei e de estímulo à doação de órgãos.

Art. 12. (VETADO)

Art. 13. É obrigatório, para todos os estabelecimentos de saúde notificar, às centrais de notificação, captação e distribuição de órgãos da unidade federada onde ocorrer, o diagnóstico de morte encefálica feito em pacientes por eles atendidos.

CAPÍTULO V: DAS SANÇÕES PENAIS E ADMINISTRATIVAS

SEÇÃO I: Dos Crimes

Art. 14. Remover tecidos, órgãos ou partes do corpo de pessoa ou cadáver, em desacordo com as disposições desta Lei:

Pena – reclusão, de dois a seis anos, e multa, de 100 a 360 dias-multa.

§ 1.º Se o crime é cometido mediante paga ou promessa de recompensa ou por outro motivo torpe:

Pena – reclusão, de três a oito anos, e multa, de 100 a 150 dias-multa.

§ 2.º Se o crime é praticado em pessoa viva, e resulta para o ofendido:

I – incapacidade para as ocupações habituais, por mais de trinta dias;

II – perigo de vida;

III – debilidade permanente de membro, sentido ou função;

IV – aceleração de parto:

Pena – reclusão, de três a dez anos, e multa, de 100 a 200 dias-multa

§ 3.º Se o crime é praticado em pessoa viva e resulta para o ofendido:

I – Incapacidade para o trabalho;

II – Enfermidade incurável;

III – perda ou inutilização de membro, sentido ou função;

IV – deformidade permanente;

V – aborto:

Pena – reclusão, de quatro a doze anos, e multa, de 150 a 300 dias-multa.

§ 4.º Se o crime é praticado em pessoa viva e resulta morte:

Pena – reclusão, de oito a vinte anos, e multa de 200 a 360 dias-multa.

Art. 15. Comprar ou vender tecidos, órgãos ou partes do corpo humano:

Pena – reclusão, de três a oito anos, e multa, de 200 a 360 dias-multa.

Parágrafo único. Incorre na mesma pena quem promove, intermedeia, facilita ou aufere qualquer vantagem com a transação.

Art. 16. Realizar transplante ou enxerto utilizando tecidos, órgãos ou partes do corpo humano de que se tem ciência terem sido obtidos em desacordo com os dispositivos desta Lei:

Pena – reclusão, de um a seis anos, e multa, de 150 a 300 dias-multa.

Art. 17 Recolher, transportar, guardar ou distribuir partes do corpo humano de que se tem ciência terem sido obtidos em desacordo com os dispositivos desta Lei:

Pena – reclusão, de seis meses a dois anos, e multa, de 100 a 250 dias-multa.

Art. 18. Realizar transplante ou enxerto em desacordo com o disposto no art. 10 desta Lei e seu parágrafo único:

Pena – detenção, de seis meses a dois anos.

Art. 19. Deixar de recompor cadáver, devolvendo-lhe aspecto condigno, para sepultamento ou deixar de entregar ou retardar sua entrega aos familiares ou interessados:

Pena – detenção, de seis meses a dois anos.

Art. 20. Publicar anúncio ou apelo público em desacordo com o disposto no art. 11:

Pena – multa, de 100 a 200 dias-multa.

Seção II

Das Sanções Administrativas

Art. 21. No caso dos crimes previstos nos arts. 14, 15, 16 e 17, o estabelecimento de saúde e as equipes médico-cirúrgicas envolvidas poderão ser desautorizadas temporária ou permanentemente pelas autoridades competentes.

§ 1.º Se a instituição é particular, a autoridade competente poderá multá-la em 200 a 360 dias-multa e, em caso de reincidência, poderá ter suas atividades suspensas temporária ou definitivamente, sem direito a qualquer indenização ou compensação por investimentos realizados.

§ 2.º Se a instituição é particular, é proibida de estabelecer contratos ou convênios com entidades públicas, bem como se beneficiar de créditos oriundos de instituições governamentais ou daquelas em que o Estado é acionista, pelo prazo de cinco anos.

Art. 22. As instituições que deixarem de manter em arquivo relatórios dos transplantes realizados, conforme o disposto no art. 3.º § 1.º, ou que não enviarem os relatórios mencionados no art. 3.º, § 2.º ao órgão de gestão estadual do Sistema único de Saúde, estão sujeitas a multa, de 100 a 200 dias-multa.

§ 1.º Incorre na mesma pena o estabelecimento de saúde que deixar de fazer as notificações previstas no art. 13.

§ 2.º Em caso de reincidência, além de multa, o órgão de gestão estadual do Sistema Único de Saúde poderá determinar a desautorização temporária ou permanente da instituição.

Art. 23. Sujeita-se às penas do art. 59 da Lei n.º 4.117, de 27 de agosto de 1962, a empresa de comunicação social que veicular anúncio em desacordo com o disposto no art. 11.

CAPÍTULO VI: DAS DISPOSIÇÕES FINAIS

Art. 24. (VETADO)

Art. 25. Revogam-se as disposições em contrário, particularmente a Lei n.º 8.489, de 18 de novembro de 1992, e Decreto n.º 879, de 22 de julho de 1993.

Brasília, 4 de fevereiro de 1997; 176.º da Independência e 109.º da República.

FERNANDO HENRIQUE CARDOSO

DECRETO Nº 2.268, DE 30 DE JUNHO DE 1997*

Regulamenta a Lei nº 9.434, de 4 de fevereiro de 1997, que dispõe sobre a remoção de órgãos, tecidos e partes do corpo humano para fins de transplante e tratamento, e dá outras providências.

O PRESIDENTE DA REPÚBLICA, no uso da atribuição que lhe confere o Artigo 84, inciso IV, da Constituição, e tendo em vista o disposto na Lei nº 9.434, de 4 de fevereiro de 1997,

DECRETA:

DISPOSIÇÕES PRELIMINARES

Art. 1º – A remoção de órgãos, tecidos e partes do corpo humano e sua aplicação em transplantes, enxertos ou outra finalidade terapêutica, nos termos da Lei nº 9.434, de 4 de fevereiro de 1997, observará o disposto neste Decreto.

Parágrafo único – Não estão compreendidos entre os tecidos a que se refere este Decreto o sangue, o esperma e o óvulo.

Capítulo I
DO SISTEMA NACIONAL DE TRANSPLANTE – SNT

Seção I
Da Estrutura

Art. 2º – Fica organizado o Sistema Nacional de Transplante – SNT, que desenvolverá o processo de captação e distribuição de tecidos, órgãos e partes retirados do corpo humano para finalidades terapêuticas.

Parágrafo único – O SNT tem como âmbito de intervenção as atividades de conhecimento de morte encefálica verificada em qualquer ponto do território nacional e a determinação do destino dos tecidos, órgãos e partes retirados.

Art. 3º – Integram o SNT:

I – o Ministério da Saúde;

II – as Secretarias de Saúde dos Estados e do Distrito Federal ou órgãos equivalentes;

III – as Secretarias de Saúde dos Municípios ou órgãos equivalentes;

IV – os estabelecimentos hospitalares autorizados;

V – a rede de serviços auxiliares necessários à realização de transplantes.

Seção II

Do Órgão Central

Art. 4º – O Ministério da Saúde, por intermédio de unidade própria, prevista em sua estrutura regimental, exercerá as funções de órgão central do SNT, cabendo-lhe, especificamente:

I – coordenar as atividades de que trata este Decreto;

II – expedir normas e regulamentos técnicos para disciplinar os procedimentos estabelecidos neste Decreto e para assegurar o funcionamento ordenado e harmônico do SNT e o controle, inclusive social, das atividades que desenvolva;

III – gerenciar a lista única nacional de receptores, com todas as indicações necessárias à busca, em todo o território nacional, de tecidos, órgãos e partes compatíveis com as suas condições orgânicas;

IV – autorizar estabelecimentos de saúde e equipes especializadas a promover retiradas, transplantes ou enxertos de tecidos, órgãos e partes;

V – avaliar o desempenho do SNT, mediante análise de relatórios recebidos dos órgãos estaduais e municipais que o integram;

VI – articular-se com todos os integrantes do SNT para a identificação e correção de falhas verificadas no seu funcionamento;

VII – difundir informações e iniciativas bem-sucedidas, no âmbito do SNT, e promover intercâmbio com o exterior sobre atividades de transplante;

VIII – credenciar centrais de notificação, captação e distribuição de órgãos, de que trata a Seção IV deste Capítulo;

IX – indicar, dentre os órgãos mencionados no inciso anterior, aquele de vinculação dos estabelecimentos de saúde e das equipes especializadas, que tenha autorizado, com sede ou exercício em Estado, onde ainda não se encontre estruturado ou tenha sido cancelado ou desativado o serviço, ressalvado o disposto no § 3º do Artigo seguinte.

Seção III

Dos Órgãos Estaduais

Art. 5º – As Secretarias de Saúde dos Estados, do Distrito Federal e dos Municípios ou órgãos equivalentes, para que se integrem ao SNT, deverão instituir, na respectiva estrutura organizacional, unidade com o perfil e as funções indicadas na Seção seguinte.

§ 1º – Instituída a unidade referida neste Artigo, a Secretaria de Saúde, a que se vincular, solicitará ao órgão central o seu credenciamento junto ao SNT, assumindo os encargos que se lhe são próprios, após deferimento.

§ 2º – O credenciamento será concedido por prazo indeterminado, sujeito a cancelamento, em caso de desarticulação com o SNT.

§ 3º – Os Estados poderão estabelecer mecanismos de cooperação para o desenvolvimento em comum das atividades de que trata este Decreto, sob coordenação de qualquer unidade integrante do SNT.

Seção IV

Das Centrais de Notificação, Captação e Distribuição de Órgãos – CNCDOs

Art. 6º – As Centrais de Notificação, Captação e Distribuição de Órgãos – CNCDOs serão as unidades executivas das atividades do SNT, afetas ao Poder Público, como previstas neste Decreto.

Art. 7º – Incumbe às CNCDOs:

I – coordenar as atividades de transplantes no âmbito estadual;

II – promover a inscrição de potenciais receptores, com todas as indicações necessárias à sua rápida localização e à verificação de compatibilidade do respectivo organismo para o transplante ou enxerto de tecidos, órgãos e partes disponíveis, de que necessite;

III – classificar os receptores e agrupá-los segundo as indicações do inciso anterior, em ordem estabelecida pela data de inscrição, fornecendo-se-lhes o necessário comprovante;

IV – comunicar ao órgão central do SNT as inscrições que efetuar para a organização da lista nacional de receptores;

V – receber notificações de morte encefálica ou outra que enseje a retirada de tecidos, órgãos e partes para transplante, ocorrida em sua área de atuação;

VI – determinar o encaminhamento e providenciar o transporte de tecidos, órgãos e partes retirados ao estabelecimento de saúde autorizado, em que se encontrar o receptor ideal, observado o disposto no inciso III deste Artigo e em instruções ou regulamentos técnicos, expedidos na forma do Artigo 28 deste Decreto;

VII – notificar o órgão central do SNT de tecidos, órgãos e partes não aproveitáveis entre os receptores inscritos em seus registros, para utilização dentre os relacionados na lista nacional;

VIII – encaminhar relatórios anuais ao órgão central do SNT sobre o desenvolvimento das atividades de transplante em sua área de atuação;

IX – exercer controle e fiscalização sobre as atividades de que trata este Decreto;

X – aplicar penalidades administrativas por infração às disposições da Lei nº 9.434, de 1997;

XI – suspender, cautelarmente, pelo prazo máximo de sessenta dias, estabelecimentos e equipes especializadas, antes ou no curso do processo de apuração de infração que tenham cometido, se, pelos indícios conhecidos, houver fundadas razões de continuidade de risco de vida ou de agravos intoleráveis à saúde das pessoas;

XII – comunicar a aplicação de penalidade ao órgão central do SNT, que a registrará para consulta quanto às restrições estabelecidas no § 2º do art. 21 da Lei nº 9.434, de 1997, e cancelamento, se for o caso, da autorização concedida;

XIII – acionar o Ministério Público do Estado e outras instituições públicas competentes, para reprimir ilícitos cuja apuração não esteja compreendida no âmbito de sua atuação.

§ 1º – O Município considerado polo de região administrativa poderá instituir CNCDO, que ficará vinculada à CNCDO estadual.

§ 2º – Os receptores inscritos nas CNCDOs regionais, cujos dados tenham sido previamente encaminhados às CNCDOs estaduais, poderão receber tecidos, órgãos e partes retirados no âmbito de atuação do órgão regional.

§ 3º – Às centrais regionais aplica-se o disposto nos incisos deste Artigo, salvo a apuração de infrações e a aplicação de penalidades.

§ 4º – Para o exercício da competência estabelecida no inciso X deste Artigo, a CNCDO observará o devido processo legal, assegurado ao infrator o direito de ampla defesa, com os recursos a ela inerentes e, em especial, as disposições da Lei nº 9.434, de 1997, e, no que forem aplicáveis, as da Lei nº 6.437, de 20 de agosto de 1977, e do Decreto nº 77.052, de 19 de janeiro de 1976.

Capítulo II
DA AUTORIZAÇÃO

Seção I
Das Condições Gerais e Comuns

Art. 8º – A retirada de tecidos, órgãos e partes e o seu transplante ou enxerto só poderão ser realizados por equipes especializadas e em estabelecimentos de saúde, públicos ou privados, prévia e expressamente autorizados pelo Ministério da Saúde.

§ 1º – O pedido de autorização poderá ser formulado para uma ou mais atividades de que trata este Regulamento, podendo restringir-se a tecidos, órgãos ou partes especificados.

§ 2º – A autorização será concedida, distintamente, para estabelecimentos de saúde, equipes especializadas de retirada e de transplante ou enxerto.

§ 3º – Os membros de uma equipe especializada poderão integrar a de outra, desde que nominalmente identificados na relação de ambas, assim como atuar em qualquer estabelecimento de saúde autorizado para os fins deste Decreto.

§ 4º – Os estabelecimentos de saúde e as equipes especializadas firmarão compromisso, no pedido de autorização, de que se sujeitam à fiscalização e ao controle do Poder Público, facilitando o acesso de seus agentes credenciados a instalações, equipamentos e prontuários, observada, quanto a estes a necessária habilitação, em face do caráter sigiloso destes documentos, conforme for estabelecido pelo Conselho Federal de Medicina.

§ 5º – A autorização terá validade pelo prazo de dois anos, renovável por períodos iguais e sucessivos, verificada a observância dos requisitos estabelecidos nas Seções seguintes.

§ 6º – A renovação deverá ser requerida sessenta dias antes do término de sua vigência, prorrogando-se automaticamente a autorização anterior até a manifestação definitiva do Ministério da Saúde.

§ 7º – Os pedidos formulados depois do prazo fixado no parágrafo precedente sujeitam-se à manifestação ali prevista, ficando sem eficácia a autorização a partir da data de expiração de sua vigência e até a decisão sobre o pedido de renovação.

§ 8º – Salvo motivo de força maior, devidamente justificado, a decisão de que trata os §§ 6º e 7º será tomada no prazo de até sessenta dias, a contar do pedido de renovação, sob pena de responsabilidade administrativa.

Seção II
Dos Estabelecimentos de Saúde

Art. 9º – Os estabelecimentos de saúde deverão contar com serviços e instalações adequados à execução de retirada, transplante ou enxerto de tecidos, órgãos ou partes, atendidas, no mínimo, as seguintes exigências, comprovadas no requerimento de autorização.

I – atos constitutivos, com indicação da representação da instituição, em juízo ou fora dele;

II – ato de designação e posse da diretoria;

III – equipes especializadas de retirada, transplante ou enxerto, com vínculo sob qualquer modalidade contratual ou funcional, autorizadas na forma da Seção III deste Capítulo;

IV – disponibilidade de pessoal qualificado e em número suficiente para desempenho de outras atividades indispensáveis à realização dos procedimentos;

V – condições necessárias de ambientação e de infraestrutura operacional;

VI – capacidade para a realização de exames e análises laboratoriais necessários aos procedimentos de transplantes;

VII – instrumental e equipamento indispensáveis ao desenvolvimento da atividade a que se proponha.

§ 1º – A transferência da propriedade, a modificação da razão social e a alteração das equipes especializadas por outros profissionais, igualmente autorizados, na forma da Seção seguinte, quando comunicadas no decêndio posterior à sua ocorrência, não prejudicam a validade da autorização concedida.

§ 2º – O estabelecimento de saúde, autorizado na forma deste Artigo, só poderá realizar transplante, se, em caráter permanente, observar o disposto no § 1º do artigo seguinte.

Seção III
Das Equipes Especializadas

Art. 10 – A composição das equipes especializadas será determinada em função do procedimento, mediante integração de profissionais autorizados na forma desta Seção.

§ 1º – Será exigível, no caso de transplante, a definição, em número e habilitação, de profissionais necessários à realização do procedimento, não podendo a equipe funcionar na falta de algum deles.

§ 2º – A autorização será concedida por equipes especializadas, qualquer que seja a sua composição, devendo o pedido, no caso do parágrafo anterior, ser formalizado em conjunto e só será deferido se todos satisfizerem os requisitos exigidos nesta Seção.

Art. 11 – Além da necessária habilitação profissional, os médicos deverão instruir o pedido de autorização com:

I – certificado de pós-graduação, em nível, no mínimo, de residência médica ou título de especialista reconhecido no País;

II – certidão negativa de infração ética, passada pelo órgão de classe em que forem inscritos.

Parágrafo único – Eventuais condenações, anotadas no documento a que se refere o inciso II deste Artigo, não são indutoras do indeferimento do pedido, salvo em casos de omissão ou de erro médico que tenha resultado em morte ou lesão corporal de natureza grave.

Seção IV
Disposições Complementares

Art. 12 – O Ministério da Saúde poderá estabelecer outras exigências, que se tornem indispensáveis à prevenção de quaisquer irregularidades nas práticas de que trata este Decreto.

Art. 13 – O pedido de autorização será apresentado às Secretarias de Saúde do Estado ou do Distrito Federal, que o instruirão com relatório conclusivo quanto à satisfação das exigências estabelecidas neste Decreto e em normas regulamentares, no âmbito de sua área de competência definida na Lei nº 8.080, de 19 de setembro de 1990.

§ 1º – A Secretaria de Saúde diligenciará junto ao requerente para a satisfação de exigência acaso não cumprida, de verificação a seu cargo.

§ 2º – Com manifestação favorável sob os aspectos pertinentes à sua análise, a Secretaria de Saúde remeterá o pedido ao órgão central do SNT, para expedir a autorização, se satisfeitos todos os requisitos estabelecidos neste Decreto e em normas complementares.

Capítulo III
DA DOAÇÃO DE PARTES

Seção I
Da Disposição para Post Mortem

Art. 14 – A retirada de tecidos, órgãos e partes, após a morte, poderá ser efetuada, independentemente de consentimento expresso da família, se, em vida, o falecido a isso não tiver manifestado sua objeção.

§ 1º – A manifestação de vontade em sentido contrário à retirada de tecidos, órgãos e partes será plenamente reconhecida se constar da Carteira de Identidade Civil, expedida pelos órgãos de identificação da União, dos Estados e do Distrito Federal, e da Carteira Nacional de Habilitação, mediante inserção, nesses documentos, da expressão "não doador de órgãos e tecidos".

§ 2º – Sem prejuízo para a validade da manifestação de vontade, como doador presumido, resultante da inexistência de anotações nos documentos de pessoas falecidas, admitir-se-á a doação expressa para retirada após a morte, na forma prevista no Decreto nº 2.170, de 4 de março de 1997, e na Resolução nº 828, de 18 de fevereiro de 1977, expedida pelo Conselho Nacional de Trânsito, com a anotação "doador de órgãos e tecidos" ou, ainda, a doação de tecidos, órgãos ou partes específicas, que serão indicados após a expressão "doador de...".

§ 3º – Os documentos de que trata o § 1º deste Artigo, que venham a ser expedidos, na vigência deste Decreto, conterão, a pedido do interessado, as indicações previstas nos parágrafos anteriores.

§ 4º – Os órgãos públicos referidos no § 1º deverão incluir, nos formulários a serem preenchidos para a expedição dos documentos ali mencionados, espaço a ser utilizado para quem desejar manifestar, em qualquer sentido, a sua vontade em relação à retirada de tecidos, órgãos e partes, após a sua morte.

§ 5º – É vedado aos funcionários dos órgãos de expedição dos documentos mencionados neste Artigo, sob pena de responsabilidade administrativa, induzir a opção do interessado, salvo a obrigatoriedade de informá-lo de que, se não assinalar qualquer delas, será considerado doador presumido de seus órgãos para a retirada após a morte.

§ 6º – Equiparam-se à Carteira de Identidade Civil, para os efeitos deste Artigo, as carteiras expedidas pelos órgãos de classe, reconhecidas por Lei como prova de identidade.

§ 7º – O interessado poderá comparecer aos órgãos oficiais de identificação civil e de trânsito, que procederão à gravação da sua opção na forma §§ 1º e 2º deste Artigo, em documentos expedidos antes da vigência deste Decreto.

§ 8º – A manifestação de vontade poderá ser alterada, a qualquer tempo, mediante renovação dos documentos.

Seção II
Da Disposição do Corpo Vivo

Art. 15 – Qualquer pessoa capaz, nos termos da Lei civil, pode dispor de tecidos, órgãos e partes de seu corpo para serem retirados, em vida, para fins de transplantes ou terapêuticos.

§ 1º – Só é permitida a doação referida neste Artigo, quando se tratar de órgãos duplos ou partes de órgãos, tecidos ou partes, cuja retirada não cause ao doador comprometimento de suas funções vitais e aptidões físicas e mentais e nem lhe provoque deformação.

§ 2º – A retirada, nas condições deste Artigo, só será permitida, se corresponder a uma necessidade terapêutica, comprovadamente indispensável e inadiável, da pessoa receptora.

§ 3º – Exigir-se-á, ainda, para a retirada de rins, a comprovação de, pelo menos, quatro compatibilidades em relação aos antígenos leucocitários humanos (HLA), salvo entre cônjuges e consanguíneos, na linha reta ou colateral, até o terceiro grau inclusive.

§ 4º – O doador especificará, em documento escrito, firmado também por duas testemunhas, qual tecido, órgão ou parte do seu corpo está doando para transplante ou enxerto em pessoa que identificará, todos devidamente qualificados, inclusive quanto à indicação de endereço.

§ 5º – O documento de que trata o parágrafo anterior, será expedido, em duas vias, uma das quais será destinada ao órgão do Ministério Público em atuação no lugar de domicílio do doador, com protocolo de recebimento na outra, como condição para concretizar a doação.

§ 6º – Excetua-se do disposto nos §§ 2º, 4º e 5º a adoção de medula óssea.

§ 7º – A adoção poderá ser revogada pelo doador a qualquer momento, antes de iniciado o procedimento de retirada do tecido, órgão ou parte por ele especificado.

§ 8º – A extração de parte da medula óssea de pessoa juridicamente incapaz poderá ser autorizada judicialmente, com o consentimento de ambos os pais ou responsáveis legais, se o ato não oferecer risco para a sua saúde.

§ 9º – A gestante não poderá doar tecidos, órgãos ou partes de seu corpo, salvo da medula óssea, desde que não haja risco para a sua saúde e a do feto.

Capítulo IV
DA RETIRADA DE PARTES

Seção I
Da Comprovação da Morte

Art. 16 – A retirada de tecidos, órgãos e partes poderá ser efetuada no corpo de pessoas com morte encefálica.

§ 1º – O diagnóstico de morte encefálica será confirmado, segundo os critérios clínicos e tecnológicos definidos em resolução do Conselho Federal de Medicina, por dois médicos, no mínimo, um dos quais com título de especialista em neurologia, reconhecido no País.

§ 2º – São indispensáveis os procedimentos previstos no parágrafo anterior, quando a morte encefálica decorrer de parada cardíaca irreversível, comprovada por resultado incontestável de exame eletrocardiográfico.

§ 3º – Não podem participar do processo de verificação de morte encefálica médicos integrantes das equipes especializadas autorizadas, na forma deste Decreto, a proceder à retirada, transplante ou enxerto de tecidos órgãos e partes.

§ 4º – Os familiares, que estiverem em companhia do falecido ou que tenham oferecido meios de contato, serão obrigatoriamente informados do início do procedimento para a verificação da morte encefálica.

§ 5º – Será admitida a presença de médico de confiança da família do falecido no ato de comprovação e atestação da morte encefálica, se a demora de seu comparecimento não tornar, pelo decurso do tempo, inviável a retirada, mencionando-se essa circunstância no respectivo relatório.

§ 6º – A família carente de recursos financeiros poderá pedir que o diagnóstico de morte encefálica seja acompanhado por médico indicado pela direção local do SUS, observado o disposto no parágrafo anterior.

Art. 17 – Antes da realização da necropsia, obrigatória por Lei, a retirada de tecidos, órgãos ou partes poderá ser efetuada se estes não tiverem relação com a *causa mortis*, circunstância a ser mencionada no respectivo relatório, com cópia que acompanhará o corpo à instituição responsável pelo procedimento médico-legal.

Parágrafo único – Excetuam-se do disposto neste Artigo os casos de morte ocorrida sem assistência médica ou em decorrência de causa mal definida ou que necessite de ser esclarecida diante da suspeita de crime, quando a retirada, observadas as demais condições estabelecidas neste Decreto, dependerá de autorização expressa do médico patologista ou legista.

Seção II
Do Procedimento de Retirada

Art. 18 – Todos os estabelecimentos de saúde deverão comunicar à CNCDO do respectivo Estado, em caráter de urgência, a verificação em suas dependências de morte encefálica.

Parágrafo único – Se o estabelecimento de saúde não dispuser de condições para a comprovação da morte encefálica ou para a retirada de tecidos, órgãos e partes, segundo as exigências deste Decreto, a CNCDO acionará os profissionais habilitados que se encontrarem mais próximos para efetuarem ambos os procedimentos, observado o disposto no § 3º do art. 16 deste Decreto.

Art. 19 – Não se efetuará a retirada se não for possível a identificação do falecido por qualquer dos documentos previstos nos §§ 1º e 6º do art. 14 deste Decreto.

§ 1º – Se dos documentos do falecido constarem opções diferentes, será considerado válido, para interpretação de sua vontade, o de expedição mais recente.

§ 2º – Não supre as exigências deste Artigo o simples reconhecimento de familiares, se nenhum dos documentos de identificação do falecido for encontrado.

§ 3º – Qualquer rasura ou vestígios de adulteração dos documentos, em relação aos dados previstos nos §§ 1º e 6º do art. 14, constituem impedimento para a retirada de tecidos, órgãos e partes, salvo se, no mínimo, dois consanguíneos do falecido, seja na linha reta ou colateral, até o segundo grau inclusive, conhecendo a sua vontade, quiserem autorizá-la.

§ 4º – A retirada de tecidos, órgãos e partes do cadáver de pessoas incapazes dependerá de autorização expressa de ambos os pais, se vivos, ou de quem lhes destina, ao tempo da morte, o pátrio poder, a guarda judicial, a tutela ou curatela.

Art. 20 – A retirada de tecidos, órgãos e partes do corpo vivo será precedida da comprovação de comunicação ao Ministério Público e da verificação das condições de saúde do doador para melhor avaliação de suas consequências e comparação após o ato cirúrgico.

Parágrafo único – O doador será prévia e obrigatoriamente informado sobre as consequências e riscos passíveis da retirada de tecidos, órgãos ou partes de seu corpo, para doação, em documento lavrado na ocasião, lido em sua presença e acrescido de outros esclarecimentos que pedir e, assim, oferecido à sua Leitura e assinatura e de duas testemunhas, presentes ao ato.

Seção III

Da Recomposição do Cadáver

Art. 21 – Efetuada a retirada, o cadáver será condignamente recomposto, de modo a recuperar, tanto quanto possível, sua aparência anterior, com cobertura das regiões com ausência de pele e enchimento, com material adequado, das cavidades resultantes da ablação.

Capítulo V

DO TRANSPLANTE OU ENXERTO

Seção I

Do Consentimento do Receptor

Art. 22 – O transplante ou enxerto só se fará com o consentimento expresso do receptor, após devidamente aconselhado sobre a excepcionalidade e os riscos do procedimento.

§ 1º – Se o receptor for juridicamente incapaz ou estiver privado dos meios de comunicação oral ou escrita ou, ainda, não souber ler e escrever, o consentimento para a realização do transplante será dado por um de seus pais ou responsáveis legais, na ausência dos quais, a decisão caberá ao médico assistente, se não for possível, por outro modo, mantê-lo vivo.

§ 2º – A autorização será aposta em documento, que conterá as informações sobre o procedimento e as perspectivas de êxito ou insucesso, transmitidas ao receptor, ou, se for o caso, às pessoas indicadas no parágrafo anterior.

§ 3º – Os riscos considerados aceitáveis pela equipe de transplante ou enxerto, em razão dos testes aplicados na forma do art. 24, serão informados ao receptor que poderá assumi-los, mediante expressa concordância, aposta no documento previsto no parágrafo anterior, com indicação das sequelas previsíveis.

Seção II

Da Procedimento de Transplante

Art. 23 – Os transplantes somente poderão ser realizados em pacientes com doença progressiva ou incapacitante, irreversível por outras técnicas terapêuticas, cuja classificação, com esse prognóstico, será lançada no documento previsto no § 2º do Artigo anterior.

Art. 24 – A realização de transplantes ou enxertos de tecidos, órgãos ou partes do corpo humano só será autorizada após a realização, no doador, de todos os testes para diagnóstico de infecções e afecções, principalmente em relação ao sangue, observando-se, quanto a este, inclusive os exigidos na triagem para doação, segundo dispõem a Lei nº 7.649, de 25 de janeiro de 1988, e regulamentos do Poder Executivo.

§ 1º – As equipes de transplantes ou enxertos só poderão realizá-los se os exames previstos neste Artigo apresentarem resultados que afastem qualquer prognóstico de doença incurável ou letal para o receptor.

§ 2º – Não serão transplantados tecidos, órgãos e partes de portadores de doenças que constem de listas de exclusão expedidas pelo órgão central do SNT.

§ 3º – O transplante dependerá, ainda, dos exames necessários à verificação de compatibilidade sanguínea e histocompatibilidade com o organismo de receptor inscrito, em lista de espera, nas CNCDOs.

§ 4º – A CNCDO, em face das informações que lhe serão passadas pela equipe de retirada, indicará a destinação dos tecidos, órgãos e partes removidos, em estrita observância à ordem de receptores inscritos, com compatibilidade para recebê-los.

§ 5º – A ordem de inscrição, prevista no parágrafo anterior, poderá deixar de ser observada, se, em razão da distância e das condições de transporte, o tempo estimado de deslocamento de o receptor selecionado tornar inviável o transplante de tecidos, órgãos ou partes retirados ou se deles necessitar quem se encontre em eminência de óbito, segundo avaliação da CNCDO, observados os critérios estabelecidos pelo órgão central do SNT.

Seção III
Dos Prontuários

Art. 25 – Além das informações usuais e sem prejuízo do disposto no § 1º do art. 3º da Lei nº 9.434, 1997, os prontuários conterão:

I – no do doador morto, os laudos dos exames utilizados para a comprovação da morte encefálica e para a verificação da viabilidade da utilização, nas finalidades previstas neste Decreto, dos tecidos, órgãos ou partes que lhe tenham sido retirados e, assim, relacionados, bem como o original ou cópia autenticada dos documentos utilizados para a sua identificação;

II – no do doador vivo, o resultado dos exames realizados para avaliar as possibilidades de retirada e transplante dos tecidos, órgãos e partes doados, assim como a comunicação, ao Ministério Público, da doação efetuada de acordo com o disposto nos §§ 4º e 5º do art. 15 deste Decreto.

III – no do receptor, a prova de seu consentimento, na forma do art. 22, cópia dos laudos dos exames previstos nos incisos anteriores, conforme o caso e, bem assim, os realizados para o estabelecimento da compatibilidade entre seu organismo e o doador.

Art. 26 – Os prontuários, com os dados especificados no Artigo anterior, serão mantidos pelo prazo de cinco anos nas instituições onde foram realizados os procedimentos que registram.

Parágrafo único – Vencido o prazo previsto neste Artigo, os prontuários poderão ser confiados à responsabilidade da CNCDO do Estado de sede da instituição responsável pelo procedimento a que se refiram, devendo, de qualquer modo, permanecer disponíveis pelo prazo de 20 anos, para eventual investigação criminal.

DISPOSIÇÕES FINAIS E TRANSITÓRIAS

Art. 27 – Aplica-se o disposto no § 3º do art. 19 à retirada de tecidos, órgãos ou partes de pessoas falecidas, até seis meses após a publicação deste Decreto, cujos documentos tenham sido expedidos em data anterior à sua vigência.

Art. 28 – É o Ministério da Saúde autorizado a expedir instruções e regulamentos necessários à aplicação deste Decreto.

Art. 29 – Enquanto não for estabelecida a estrutura regimental do Ministério da Saúde, a sua Secretaria de Assistência à Saúde exercerá as funções de órgão central do SNT.

Art. 30 – A partir da vigência deste Decreto, tecidos, órgãos ou partes não poderão ser transplantados em receptor não indicado pelas CNCDOs.

Parágrafo único – Até a criação das CNCDOs, as competências que lhes são cometidas por este Decreto, poderão, pelo prazo máximo de um ano, ser exercidas pelas Secretarias de Saúde dos Estados e do Distrito Federal.

Art. 31 – Não se admitirá inscrição de receptor de tecidos, órgãos ou partes em mais de uma CNCDO.

§ 1º – Verificada a duplicidade de inscrição, o órgão central do SNT notificará o receptor para fazer a sua opção por uma delas, no prazo de quinze dias, vencido o qual, sem resposta, excluirá da lista a mais recente e comunicará o fato à CNCDO, onde ocorreu a inscrição, para igual providência.

§ 2º – A inscrição em determinada CNCDO não impedirá que o receptor se submeta a transplante ou enxerto em qualquer estabelecimento de saúde autorizado, se, pela lista sob controle do órgão central do SNT, for o mais indicado para receber tecidos, órgãos ou partes retirados e não aproveitados, de qualquer procedência.

Art. 32 – Ficam convalidadas as inscrições de receptores efetuadas por CNCDOs ou órgãos equivalentes, que venham funcionando em Estados da Federação, se atualizadas pela ordem crescente das respectivas datas e comunicadas ao órgão central do SNT.

Art. 33 – Caberá aos estabelecimentos de saúde e às equipes especializadas autorizados a execução de todos os procedimentos médicos previstos neste Decreto, que serão remunerados segundo os respectivos valores fixados em tabela aprovada pelo Ministério da Saúde.

Parágrafo único – Os procedimentos de diagnóstico de morte encefálica, de manutenção homeostática do doador e da retirada de tecidos, órgãos ou partes, realizados por estabelecimento hospitalar privado, poderão, conjunta ou separadamente, ser custeados na forma do *caput*, independentemente de contrato ou convênio, mediante declaração do receptor, ou, no caso de óbito, por sua família, na presença de funcionários da CNCDO, de que tais serviços não lhe foram cobrados.

Art. 34 – Este Decreto entrará em vigor na data de sua publicação.

Art. 35 – Fica revogado o Decreto nº 879, de 22 de julho de 1993.

Brasília, 30 de junho de 1997; 176° da Independência e 109° da República.

Fernando Henrique Cardoso e
Carlos César de Albuquerque

LEI Nº 10.211, DE 23 DE MARÇO DE 2001

Altera dispositivos da Lei nº 9.434, de 4 de fevereiro de 1997, que dispõe sobre a remoção de órgãos, tecidos e partes do corpo humano para fins de transplante e tratamento.

O PRESIDENTE DA REPÚBLICA

Faço saber que o Congresso Nacional decreta e eu sanciono a seguinte Lei:

Art. 1º Os dispositivos adiante indicados, da Lei nº 9.434, de 4 de fevereiro de 1997, passam a vigorar com a seguinte redação:

Art. 2º

Parágrafo único. A realização de transplantes ou enxertos de tecidos, órgãos e partes do corpo humano só poderá ser autorizada após a realização, no doador, de todos os testes de triagem para diagnóstico de infecção e infestação exigidos em normas regulamentares expedidas pelo Ministério da Saúde.

Art. 4º A retirada de tecidos, órgãos e partes do corpo de pessoas falecidas para transplantes ou outra finalidade terapêutica, dependerá da autorização do cônjuge ou parente, maior de idade, obedecida a linha sucessória, reta ou colateral, até o segundo grau inclusive, firmada em documento subscrito por duas testemunhas presentes à verificação da morte.

Art. 8º Após a retirada de tecidos, órgãos e partes, o cadáver será imediatamente necropsiado, se verificada a hipótese do parágrafo único do art. 7º , e, em qualquer caso, condignamente recomposto para ser entregue, em seguida, aos parentes do morto ou seus responsáveis legais para sepultamento.

Art. 9º É permitida à pessoa juridicamente capaz dispor gratuitamente de tecidos, órgãos e partes do próprio corpo vivo, para fins terapêuticos ou para transplantes em cônjuge ou parentes consanguíneos até o quarto grau, inclusive, na forma do § 4º deste Artigo, ou em qualquer outra pessoa, mediante autorização judicial, dispensada esta em relação à medula óssea.

Art. 10. O transplante ou enxerto só se fará com o consentimento expresso do receptor, assim inscrito em lista única de espera, após aconselhamento sobre a excepcionalidade e os riscos do procedimento. (NR)

§ 1º Nos casos em que o receptor seja juridicamente incapaz ou cujas condições de saúde impeçam ou comprometam a manifestação válida da sua vontade, o consentimento de que trata este Artigo será dado por um de seus pais ou responsáveis legais.

§ 2º A inscrição em lista única de espera não confere ao pretenso receptor ou à sua família direito subjetivo a indenização, se o transplante não se realizar em decorrência de alteração do estado de órgãos, tecidos e partes, que lhe seriam destinados, provocado por acidente ou incidente em seu transporte.

Art. 2º As manifestações de vontade relativas à retirada "post mortem" de tecidos, órgãos e partes, constantes da Carteira de Identidade Civil e da Carteira Nacional de Habilitação, perdem sua validade a partir de 22 de dezembro de 2000.

Art. 3º Ficam convalidados os atos praticados com base na Medida Provisória nº 2.083-32, de 22 de fevereiro de 2001.

Art. 4º Ficam revogados os §§ 1º a 5º do art. 4º da Lei nº 9.434, de 4 de fevereiro de 1997.

Art. 5º Esta Lei entra em vigor na data de sua publicação.

Brasília, 23 de março de 2001; 180º da Independência e 113º da República.

FERNANDO HENRIQUE CARDOSO,
José Gregori e José Serra

CÓDIGO CIVIL – LEI Nº 10.406, DE 10 DE JANEIRO DE 2002

Artigo 3º – São absolutamente incapazes de exercer pessoalmente os atos da vida civil:

- I – os menores de dezesseis anos;
- II – os que, por enfermidade ou deficiência mental, não tiverem o necessário discernimento para a prática desses atos;
- III – os que, mesmo por causa transitória, não puderem exprimir sua vontade.

Artigo 4º – São incapazes, relativamente a certos atos, ou à maneira de os exercer:

- I – os maiores de dezesseis e menores de dezoito anos;
- II – os ébrios habituais, os viciados em tóxicos, e os que, por deficiência mental, tenham o discernimento reduzido;
- III – os excepcionais, sem desenvolvimento mental completo;
- IV – os pródigos.

Parágrafo único. A capacidade dos índios será regulada por legislação especial.

Artigo 5º – A menoridade cessa aos dezoito anos completos, quando a pessoa fica habilitada à prática de todos os atos da vida civil.

Parágrafo único. Cessará, para os menores, a incapacidade:

- I – pela concessão dos pais, ou de um deles na falta do outro, mediante instrumento público, independentemente de homologação judicial, ou por sentença do juiz, ouvido o tutor, se o menor tiver dezesseis anos completos;
- II – pelo casamento;
- III – pelo exercício de emprego público efetivo;
- IV – pela colação de grau em curso de ensino superior;
- V – pelo estabelecimento civil ou comercial, ou pela existência de relação de emprego, desde que, em função deles, o menor com dezesseis anos completos tenha economia própria.

Art. 1.594 – Contam-se, na linha reta, os graus de parentesco pelo número de gerações, e, na colateral, também pelo número delas, subindo de um dos parentes até ao ascendente comum, e descendo até encontrar o outro parente.

Art. 1.595 – Cada cônjuge ou companheiro é aliado aos parentes do outro pelo vínculo da afinidade.

§ 1º O parentesco por afinidade limita-se aos ascendentes, aos descendentes e aos irmãos do cônjuge ou companheiro

§ 2º Na linha reta, a afinidade não se extingue com a dissolução do casamento ou da união estável.

LEI Nº 11.479 DE JANEIRO DE 1994

Regulamentação do Auxílio Funeral no Município de São Paulo

Dispõe sobre a dispensa de pagamento ao Serviço Funerário Municipal de taxas, emolumentos e tarifas devidas em razão de funeral.

Paulo Maluf, Prefeito do Município de São Paulo, usando das atribuições que lhe confere por Lei,

Faz saber que a Câmara Municipal, em sessão de 22 de dezembro de 1993, decretou e eu promulgo a seguinte Lei:

Artigo 1º – Fica dispensado do pagamento devido ao Serviço Funerário Municipal, composto de taxas e emolumentos fixados pela Administração Pública, e tarifas devidas pelos serviços executados pela autarquia com a realização de funeral, incluindo uma urna tipo ou modelo nº 2, remoção e transporte do corpo, taxas de velório e sepultamento, pessoa que tiver doado, por si ou por seus familiares ou responsáveis, seus órgãos corporais para fins de transplante médico.

Parágrafo Único – Se os familiares ou responsáveis pelo "de cujus" optarem por uma urna funerária de padrão superior à oferecida nos termos desta lei, será cobrado o valor da diferença entre os preços das urnas funerárias. (Redação dada pela Lei nº 13.746/2004)

Artigo 2º – Para usufruir desse benefício o parente ou responsável que for tratar do funeral deverá apresentar comprovação de doação e da imediata comunicação do óbito a instituição médica habilitada a realizar o transplante.

Artigo 3º – Feita a doação e a comunicação nos termos do artigo anterior, a concessão do benefício da isenção dispensará comprovação do efetivo aproveitamento dos órgãos corporais doados.

Artigo 4º – Quando o óbito vier a ocorrer em hospital ou posto da rede de saúde pública municipal, deverá a direção da entidade comunicar os benefícios da presente Lei aos familiares ou responsáveis pelo "de cujus".

Artigo 4º A – Os hospitais e postos de saúde da rede pública municipal e o Serviço Funerário Municipal deverão afixar, nas entradas ou nas áreas de atendimento ao público, em local de fácil visualização, placa informativa, com dimensões não inferiores a 40 cm (quarenta centímetros) de altura por 80 cm (oitenta centímetros) de comprimento, confeccionada em material durável, com letras nas cores preta ou vermelha, sobre fundo branco, contendo a seguinte inscrição, em letras grandes: 'ISENÇÃO DE DESPESAS FUNERÁRIAS: é dispensada do pagamento devido ao Serviço Funerário, a realização de funeral de pessoa que tiver doado, por si ou por seus familiares, seus órgãos corporais para fins de transplante médico. (Lei 11.479/94)' (Redação acrescida pela Lei nº13.870/2004)

Artigo 4º B – O Poder Público Municipal considerará de relevante interesse público a afixação de placa idêntica à descrita no art. 4º-A nos hospitais particulares e das redes federal e estadual de saúde pública. (Redação acrescida pela Lei nº 13.870/2004)

Artigo 5º – As despesas com a execução desta Lei correrão por conta das dotações orçamentárias próprias, suplementadas se necessário.

Artigo 6º – Esta Lei entrará em vigor na data de sua publicação, revogadas as disposições em contrário.

DECRETO Nº 43.560, DE 31 DE JULHO DE 2003

Regulamenta a lei nº 11.479, de 13 de janeiro de 1994, com a redação que lhe foi conferida pela lei nº 13.568, de 29 de abril de 2003, que dispõe sobre a dispensa de pagamento ao serviço funerário do Município de São Paulo de taxas, emolumentos e tarifas devidas em razão da realização de funeral.

Artigo 1º – As unidades hospitalares da rede municipal de saúde divulgarão que o funeral das pessoas que tiverem doado, por si ou por seus familiares ou responsáveis, órgãos corporais para fins de transplante médico, estará dispensado do pagamento devido ao Serviço Funerário do Município de São Paulo, composto de taxas e emolumentos fixados pela Administração Pública, e tarifas devidas pelos serviços executados pela autarquia, incluindo uma urna tipo ou modelo nº 2, remoção e transporte do corpo, taxas de velório e sepultamento.

Artigo 2º – Os hospitais e postos de saúde da rede pública municipal e o Serviço Funerário Municipal deverão afixar, nas entradas ou nas áreas de atendimento ao público, em local de fácil visualização, placa informativa, com dimensões não inferiores a 40 cm (quarenta centímetros) de altura por 80 cm (oitenta centímetros) de comprimento, confeccionada em material durável, com letras nas cores preta ou vermelha, sobre fundo branco, contendo a seguinte inscrição, em letras grandes: ISENÇÃO DE DESPESAS FUNERÁRIAS: é dispensada do pagamento devido ao Serviço Funerário, a realização de funeral de pessoa que tiver doado, por si ou por seus familiares, seus órgãos corporais para fins de transplante médico. (Lei nº 11.479/94). (Redação dada pelo Decreto nº 45.606/2004)

Artigo 3º – Nas hipóteses de doação de órgãos, as unidade hospitalares da rede municipal de saúde emitirão atestado específico, confirmando a doação de órgãos para fins de transplante.

Artigo 4º – As unidades hospitalares da rede municipal de saúde providenciarão a instalação das placas de que trata o artigo 2º, no prazo de 30 (trinta) dias contados da data da publicação deste decreto.

Artigo 5º – Este decreto entrará em vigor na data de sua publicação.

DECRETO MUNICIPAL 35.198, DE 14 DE JUNHO DE 1995

Regulamenta a Lei n° 11.479, de 13 de janeiro de 1984 que dispõe sobre a dispensa de pagamento ao Serviço Funerário do Município de taxas. emolumentos e tarifas devidas em razão da realização de funeral nas hipóteses que especifica.

Artigo 1° – A dispensa de pagamento devido ao Serviço Funerário do Município de São Paulo, Prevista na Lei nº 11.179, de 13 de janeiro de 1994, relativa a taxas, emolumentos e tarifas referentes à realização de funeral de pessoa que tiver doado seus órgãos para fins de transplante médico, abrangerá:

I – Uma clássica – antiga urna tipo 2 ou similar e o respectivo carreto;

II – Remoção do corpo, se necessário, dentro do Município de São Paulo;

III – Transporte para sepultamento a ser efetuado em cemitério localizado no Município de São Paulo;

IV – Paramentação;

V – Taxa de utilização de velório municipal;

VI – Taxa de sepultamento em cemitério municipal.

§ 1° – Se a pessoa que tiver doado os órgãos for menor, será fornecida a urna tipo 5 ou equivalente, em razão de inexistência de urna tipo clássica para menores.

§ 2° – Se os familiares ou responsáveis pelo "de cujus" optarem por uma urna de padrão superior à oferecida nos termos deste decreto, as despesas com o funeral serão cobradas em sua totalidade.

Artigo 2° – Para usufruir do benefício de que trata a Lei nº 11.479, de 13 de janeiro de 1994, o parente ou responsável deverá apresentar, no ato da contratação de doação de órgãos corporais do falecido, bem como de imediata comunicação do óbito à instituição médica habilitada e realizar o transplante.

Artigo 3° – A concessão de isenção de que trata este decreto, independe de comprovação, pelo parente ou responsável, do efetivo aproveitamento dos órgãos doados.

Artigo 4° – Se o óbito do doador ocorrer em unidade da rede municipal de saúde, a direção do estabelecimento deverá informar aos familiares ou responsáveis pelo "de cujus", sobre os benefícios previstos neste Decreto.

Artigo 5° – Depois de realização do funeral, a Autarquia será reembolsada Pelos gastos efetivamente efetuados, pelo órgão competente de Prefeitura, que arcará, por conta de dotação orçamentária própria, suplementada se necessário com as despesas decorrentes da execução da Lei n°. 11.479. de 13 de janeiro de 1994.

Artigo 6° – Este decreto entrará em vigor na data de sue publicação, revogadas as disposições em contrário.

ANEXO A

RESOLUÇÃO DO CONSELHO FEDERAL DE MEDICINA nº 1.480/97

O Conselho Federal de Medicina, no uso das atribuições conferidas pela Lei nº 3.268, de 30 de setembro de 1957, regulamentada pelo Decreto nº 44.045, de 19 de julho de 1958 e,

CONSIDERANDO que a Lei nº 9.434, de 4 de fevereiro de 1997, que dispõe sobre a retirada de órgãos, tecidos e partes do corpo humano para fins de transplante e tratamento, determina em seu Artigo 3º que compete ao Conselho Federal de Medicina definir os critérios para diagnóstico de morte encefálica;

CONSIDERANDO que a parada total e irreversível das funções encefálicas equivale à morte, conforme critérios já bem estabelecidos pela comunidade científica mundial;

CONSIDERANDO o ônus psicológico e material causado pelo prolongamento do uso de recursos extraordinários para o suporte de funções vegetativas em pacientes com parada total e irreversível da atividade encefálica;

CONSIDERANDO a necessidade de judiciosa indicação para interrupção do emprego desses recursos;

CONSIDERANDO a necessidade da adoção de critérios para constatar, de modo indiscutível, a ocorrência de morte;

CONSIDERANDO que ainda não há consenso sobre a aplicabilidade desses critérios em crianças menores de 7 dias e prematuros,

RESOLVE:

Art. 1º. A morte encefálica será caracterizada através da realização de exames clínicos e complementares durante intervalos de tempo variáveis, próprios para determinadas faixas etárias.

Art. 2º. Os dados clínicos e complementares observados quando da caracterização da morte encefálica deverão ser registrados no "termo de declaração de morte encefálica" anexo a esta Resolução.

Parágrafo único. As instituições hospitalares poderão fazer acréscimos ao presente termo, que deverão ser aprovados pelos Conselhos Regionais de Medicina da sua jurisdição, sendo vedada a supressão de qualquer de seus itens.

Art. 3º. A morte encefálica deverá ser consequência de processo irreversível e de causa conhecida.

Art. 4º. Os parâmetros clínicos a serem observados para constatação de morte encefálica são: coma aperceptivo com ausência de atividade motora supraespinal e apneia.

Art. 5º. Os intervalos mínimos entre as duas avaliações clínicas necessárias para a caracterização da morte encefálica serão definidos por faixa etária, conforme abaixo especificado:

a. de 7 dias a 2 meses incompletos – 48 horas

b. de 2 meses a 1 ano incompleto – 24 horas

c. de 1 ano a 2 anos incompletos – 12 horas

d. acima de 2 anos – 6 horas

Art. 6º. Os exames complementares a serem observados para constatação de morte encefálica deverão demonstrar de forma inequívoca:

a. ausência de atividade elétrica cerebral ou,

b. ausência de atividade metabólica cerebral ou,

c. ausência de perfusão sanguínea cerebral.

Art. 7º. Os exames complementares serão utilizados por faixa etária, conforme abaixo especificado:

a. acima de 2 anos – um dos exames citados no Art. 6º, alíneas "a", "b" e "c";

b. de 1 a 2 anos incompletos: um dos exames citados no Art. 6º , alíneas "a", "b" e "c". Quando optar-se por eletroencefalograma, serão necessários 2 exames com intervalo de 12 horas entre um e outro;

c. de 2 meses a 1 ano incompleto – 2 eletroencefalogramas com intervalo de 24 horas entre um e outro;

d. de 7 dias a 2 meses incompletos – 2 eletroencefalogramas com intervalo de 48 horas entre um e outro.

Art. 8º. O Termo de Declaração de Morte Encefálica, devidamente preenchido e assinado, e os exames complementares utilizados para diagnóstico da morte encefálica deverão ser arquivados no próprio prontuário do paciente.

Art. 9º. Constatada e documentada a morte encefálica, deverá o Diretor Clínico da instituição hospitalar, ou quem for delegado, comunicar tal fato aos responsáveis legais do paciente, se houver, e à Central de Notificação, Captação e Distribuição de Órgãos a que estiver vinculada a unidade hospitalar onde o mesmo se encontrava internado.

Art. 10. Esta Resolução entrará em vigor na data de sua publicação e revoga a Resolução CFM nº 1.346/91.

Brasília-DF, 08 de agosto de 1997.

WALDIR PAIVA MESQUITA – Presidente
ANTÔNIO HENRIQUE PEDROSA NETO – Secretário-Geral
(Publicada no D.O.U. de 21.08.97 Página 18.227)

ANEXO B

TERMO DE DECLARAÇÃO DE MORTE ENCEFÁLICA

(Res. CFM nº 1.480 de 08/08/97)

IDENTIFICAÇÃO DO HOSPITAL: ______________________

NOME: ______________________

PAI: ______________________

MÃE: ______________________

IDADE: ______ anos _______ meses ______ dias DATA DE NASCIMENTO_____/_____/_______

SEXO: ( )M ( )F RAÇA: ______________ Registro Hospitalar: ______________

A. CAUSA DO COMA

A.1. Causa do Coma: ______________________

A.2. Causas do coma que devem ser excluídas durante o exame

Hipotermia ( ) SIM ( ) NÃO

Uso de drogas depressoras do sistema nervoso central ( ) SIM ( ) NÃO

(Se a resposta for SIM para qualquer um dos dois itens, interromper o protocolo)

B. EXAME NEUROLÓGICO

Verificar o intervalo mínimo exigível entre as avaliações clínicas, constantes da tabela abaixo:

IDADE	INTERVALO
7 dias a 2 meses incompletos	48 horas
2 meses a 1 ano incompleto	24 horas
1 ano a 2 anos incompletos	12 horas
Acima de 2 anos	06 horas

Assinalar uma das duas opções (SIM ou NÃO) obrigatoriamente, para todos os itens abaixo:

ELEMENTOS DO EXAME NEUROLÓGICO

Resultados	1º exame	2º exame
Coma aperceptivo	( )SIM ( )NÃO	( )SIM ( )NÃO
Pupilas fixas e arreativas	( )SIM ( )NÃO	( )SIM ( )NÃO
Ausência de reflexo corneopalpebral	( )SIM ( )NÃO	( )SIM ( )NÃO
Ausência de reflexos oculomotor	( )SIM ( )NÃO	( )SIM ( )NÃO
Ausência de reflexo oculovestibular	( )SIM ( )NÃO	( )SIM ( )NÃO
Ausência de reflexo de tosse	( )SIM ( )NÃO	( )SIM ( )NÃO
Ausência de reflexo da respiração	( )SIM ( )NÃO	( )SIM ( )NÃO

C. RESPONSÁVEIS PELOS EXAMES CLÍNICOS

(devem ser realizados por profissionais diferentes, não integrantes da equipe de remoção e transplante.)

1 – PRIMEIRO EXAME

DATA: ______________ HORA: ______________

NOME DO MÉDICO 1: ______________

CRM: ______________ FONE: ______________

END.: ______________

ASSINATURA: ______________

NOME DO MÉDICO 2: ______________

CRM: ______________ FONE: ______________

END.: ______________

ASSINATURA: ______________

2 – SEGUNDO EXAME

DATA: ______________ HORA: ______________

NOME DO MÉDICO 1: ______________

CRM: ______________ FONE: ______________

END.: ______________

ASSINATURA: ______________

NOME DO MÉDICO 2: ______________

CRM: ______________ FONE: ______________

END.: ______________

ASSINATURA: ______________

NOME DO MÉDICO: ______________

CRM: ______________ FONE: ______________

END.: ______________

ASSINATURA: ______________

continua >>

>> continuação

ANEXO B

D EXAME COMPLEMENTAR - Indicar o exame realizado e anexar laudo com identificação do médico responsável.

1. EEG ( )
2. Angiografia Cerebral ( )
3. Cintilografia Radioisotópica ( )
4. Doppler Transcraniano ( )
5. Monitorização da pressão intracraniana ( )
6. Tomografia computadorizada com xenônio ( )
7. Tomografia por emissão de fóton único ( )
8. Tomografia por emissão de pósitrons ( )
9. Extração Cerebral de oxigênio ( )
10. Outros (citar): ______________________________

ANEXO C

TERMO DE AUTORIZAÇÃO PARA DOAÇÃO DE CÓRNEAS
De acordo com a Lei N° 10.211 de 23 de março de 2001:

Art. 4° - A retirada de tecidos, órgãos e partes do corpo de pessoas falecidas para transplantes ou outra finalidade terapêutica, dependerá da autorização do cônjuge ou parente, maior de idade, obedecida a linha sucessória, reta ou colateral, até o segundo grau inclusive, firmada em documento subscrito por duas testemunhas.

Art. 2° - As manifestações de vontade relativas à retirada "post mortem" de tecidos, órgãos e partes, constantes da Carteira de Identidade Civil e da carteira Nacional de Habilitação, perdem sua validade a partir de 22 de dezembro de 2000.

Autorizo(amos), de livre e espontânea vontade, sem qualquer forma de coação, induzimento ou influência, tendo em vista o disposto no artigo 4° da Lei N° 10.211/01, que se proceda a retirada de córneas de:

____,
(nome do falecido por extenso)
RG ___________________________, sob responsabilidade deste(s) signatário(s), pela equipe médica do Hospital:

____,
(nome da Organização de Procura de Córneas Responsável)
para fins de transplante, com finalidade terapêutica, a bem da saúde daquele que careça de tal providência.

Nome completo: ________________	Nome completo: ________________
RG: ________________	RG: ________________
Parentesco:	Parentesco:
Testemunha	Testemunha
Nome completo: ________________	Nome completo: ________________
RG: ________________	RG: ________________
Local	Profissional que solicitou a doação
	Nome completo: ________________
Data: _____ / _____ / _________	
Horário: ____ : ____	RG. ________________

Seção V

DISTÚRBIOS METABÓLICOS

52 Necessidades Hidroeletrolíticas

José Ricardo Dias Bertagnon
Marcello Creado Pedreira

INTRODUÇÃO

Assim como todos os demais parâmetros fisiológicos da criança, a distribuição dos líquidos corporais e as necessidades hídricas também variam ao longo de seu crescimento até a idade adulta. Entender essa variação e considerá-la no processo de avaliação da criança que chega a uma unidade de atendimento é fundamental para que se possa estabelecer de forma sistemática a administração de fluídos sempre que a situação clínica exigir.

AS FASES DE DESENVOLVIMENTO RENAL E A DISTRIBUIÇÃO DE LÍQUIDOS NO RECÉM-NASCIDO

As necessidades hídricas do recém-nascido (RN) estão ligadas ao seu processo de crescimento e dependem diretamente do desenvolvimento dos rins e do ambiente onde ele vive. Portanto, entender como se dá esse desenvolvimento, como a água se distribui pelo corpo do RN e como se estabelecem suas reservas energéticas é fundamental para a tomada de decisões que ajudem a manter sua integridade e auxiliar seu crescimento.

Enquanto a placenta é o principal regulador dos líquidos no feto, os rins ajudam a regular o volume de liquido amniótico. Pronefrons (não funcionais) aparecem na terceira semana; metanefrons rudimentares, a partir da 10ª semana e mesonefrons, após a 15ª semana. Os néfrons formam-se até 34 semanas e, após esse período, há o alongamento das alças[1]. A função tubular inicia-se entre nove e 12 semanas de idade gestacional e a alça de Henle torna-se funcional a partir da 14ª semana. A partir da 10ª semana, já se detecta urina fetal e seu volume aumenta gradativamente, chegando a até 28 mL/hora em um recém-nascido a termo[2,3].

Todavia, tanto os rins do recém-nascido a termo como os do prematuro não conseguem responder adequadamente a agravos. Quanto menor a idade gestacional, menos numerosos são os néfrons corticais e mais curtas as alças de Henle. Por volta da 34ª semana, há menor débito cardíaco, maior resistência ao fluxo sanguíneo renal e baixa pressão de perfusão nos rins, em decorrência da alta taxa de renina e aumento da sensibilidade às catecolaminas[1], resultando em menor capacidade de concentrar e diluir a urina[1,2]. Há também uma diminuição da atividade da anidrase carbônica e, consequentemente, menor reabsorção do bicarbonato no túbulo proximal, menor reabsorção de glicose e aminoácidos e perda de glicose urinária. A menor concentração de ureia no interstício renal também dificulta a concentração urinária no rim imaturo. Contudo, também por volta da 34ª semana, completa-se a nefrogênese e o fluxo glomerular aumenta gradativamente até o nascimento, havendo aumento da filtração e da reabsorção tubular, cuja capacidade é dobrada em duas semanas[1].

Com o desenvolvimento do feto e do recém-nascido, a proporção de água corporal vai progressivamente diminuindo: com 24 semanas de idade gestacional, a água total chega a 90% do peso do feto; já no recém-nascido a termo, é de 75%, atingindo 50% nos adultos[3].

No período de transição de feto para recém-nascido, há um desvio da água do extracelular para o intracelular. Inicialmente, nas primeiras horas de vida, o líquido extracelular (LEC) expande-se de maneira súbita em consequência da reabsorção de líquidos pelos pulmões e da modificação do padrão circulatório, além da transfusão placentária. Caso ocorra asfixia neonatal, haverá maior desvio de líquidos para o espaço extracelular, com possível edema clínico[2,3]. Vale dizer que o recém-nascido prematuro apresenta maior volume de LEC que o recém-nascido a termo, sendo esse excesso eliminado nos primeiros dias, na chamada diurese compensatória.

Logo após o nascimento, devido à liberação de catecolaminas, ocorre inibição da diurese e da formação de urina diluída, além de grande perda de água por evaporação pela pele e perda de sódio através da urina. Essa fase culmina com uma perda de peso máxima, por volta de 72 horas no recém-nascido a termo. Nesse momento, no qual já ocorre a corneificação da pele, há diminuição das perdas insensíveis de água e redução da perda de sódio. Essa fase, chamada de "intermediária", dura até 15 dias, a partir de quando inicia-se a fase de crescimento estável do recém-nascido[4]. Após o nascimento, o desenvolvimento tubular ainda continua, tanto nos recém-nascidos a termo, como nos prematuros.

Nos últimos anos, com o aumento da sobrevivência dos prematuros, tornaram-se mais perceptíveis certos desequilíbrios de água e eletrólitos. De fato, a capacidade diminuída do rim imaturo em reabsorver água e responder aos mineralocorticoides, a alta excreção de sódio filtrado, as complicações perinatais que afetam a função tubular e o uso de medicações (como diuréticos, indometacina e anfotericina B) são fatores que levam a desequilíbrios do sódio e do potássio. Assim, um diagnóstico e um tratamento adequados devem ter base em uma avaliação cuidadosa da condição do volume, da osmolaridade e dos eletrólitos no recém-nascido[4].

Fluidoterapia no Recém-nascido com Base em Suas Necessidades Hídricas

Calcular o volume de fluídos necessários para manter um recém-nascido de muito baixo peso durante a primeira semana de vida é essencialmente uma estimativa da quantidade de líquidos necessários para repor suas perdas normais, as quais incluem as perdas insensíveis de água[5] e as perdas de água pelos rins, além da perda pelas fezes. Portanto, os principais itens que precisam ser considerados no cálculo dos fluidos de manutenção durante a primeira semana de vida são as perdas insensíveis e a perda renal de água[5]. Durante o período de crescimento, é essencial ofertar líquidos de maneira equilibrada. Cada grama de tecido novo requer 0,7 mL a mais de água.

As perdas insensíveis de água

As perdas insensíveis são definidas como a água evaporada através da pele (2/3) e dos pulmões (1/3), não percebidas a olho nu. Vários fatores clínicos e ambientais levam ao aumento das perdas insensíveis, como baixa maturidade do recém-nascido, baixa umidade relativa do ar[3], temperatura ambiente superior ao ambiente térmico neutro da criança[2,3], onfalocele e gastrosquise, uso de calor radiante e fototerapia. Por outro lado, a idade pós-natal, uma maturidade mais avançada, maior umidade do ambiente e a umidade relativa na ventilação mecânica estão associadas a uma diminuição das perdas insensíveis.

Quanto mais imaturo o recém-nascido, maiores suas perdas insensíveis. Isso pode ser explicado por dois motivos: a imaturidade da barreira epitelial que permite maior evaporação de água e a elevada razão entre superfície corpórea e peso no recém-nascido imaturo, ponderando que a relação superfície corpórea/peso no recém-nascido extremo de baixo peso é 14 vezes maior que no adulto.

Aumentos da temperatura ambiente de 1°C resultam em aumentos de 1 mL/hora nas perdas insensíveis, o que justifica os frequentes aumentos durante o uso de fototerapia e calor radiante(2,3). As perdas de água por evaporação dependem do gradiente entre a pressão de vapor do ambiente e a pressão de vapor da pele. Se a pressão de vapor do ambiente for alta, o gradiente de pressão será pequeno, havendo menos perdas insensíveis. Um fenômeno similar ocorre na superfície dos pulmões em um recém-nascido sob ventilação mecânica: se o ventilador estiver bem umidificado e aquecido, a pressão de vapor será alta e o gradiente entre o ar inspirado e a pressão de vapor da superfície pulmonar será menor, resultando em diminuição das perdas insensíveis(5).

As perdas urinárias de água

As cargas de soluto endógena e exógena determinam a necessidade de água para que os rins possam eliminá-las. Durante os primeiros dias de vida, quando a ingestão energética ainda é menor do que a necessidade metabólica basal, o recém-nascido precisará utilizar-se de seus próprios tecidos para responder às exigências calóricas, tendo-se que essa quantidade de catabólitos exigirá aproximadamente 20 mL/kg de água livre para sua excreção. Em caso de ser necessária a administração parenteral de aminoácidos, esta aumenta a fonte exógena de solutos e, consequentemente, reduz a carga endógena(3,5); após a primeira semana de vida, quando a criança já estiver recebendo solutos na forma enteral e parenteral, a carga deverá estar na faixa dos 20 a 25 mOsm/kg, o que exige de 60 a 75 mL/kg de água livre para sua excreção(5,6).

Fases de Adaptação Renal do Recém-nascido

Recapitulando, o período de adaptação dos rins de um recém-nascido pode ser dividido em três fases principais:

- Fase I ou de transição: a fase pós-natal imediata é caracterizada por uma relativa oligúria(6), seguida por uma fase diurética, durante a qual os fluídos compartimentalizados são reorganizados por contração isotônica ou hipertônica – ou seja, hipernatrêmicas e hiperclorêmicas –, com duração de horas a dias. Essas alterações são causadas pela considerável perda de água por evaporação através da pele imatura, assim como pela natriurese contínua, semelhante ao que acontece durante a vida fetal. Essa fase normalmente termina quando se atinge a perda máxima de peso, geralmente aceita até 10% do peso corporal.
- Fase II ou intermediária: é caracterizada pela redução das perdas insensíveis de água devido ao aumento da corneificação da epiderme. Ocorre queda do volume urinário para menos de 1-2 mL/kg/hora e redução da excreção de sódio.
- Fase III ou de crescimento estável: caracterizada por ganho de peso contínuo, com saldo líquido positivo de água e sódio(5).

Vale lembrar-se de fatores comuns que levam a desequilíbrios de sódio e potássio, como a capacidade diminuída do rim imaturo em reabsorver água e responder aos mineralocorticoides, a alta excreção de sódio filtrado, complicações perinatais que afetem a função tubular e o uso de medicações, como diuréticos, indometacina e anfotericina B. Nesses casos, recomenda-se mais uma vez uma avaliação cuidadosa do *status* de volume, osmolaridade da urina e eletrólitos(4).

Fluidoterapia durante a fase I de adaptação renal

Deve basear-se nas seguintes metas:

1. Permitir a contração do LEC (sem comprometer o volume de líquido intravascular e a função cardiovascular), com saldo negativo de água não superior a 10% e que permita um saldo negativo de sódio de 2 a 5 mmol/kg/dia durante os primeiros dias pós-parto, para manter as concentrações de eletrólitos(6).
2. Assegurar uma produção urinária suficiente e evitar oligúria (0,5-1,0 mL/kg/hora) por mais de 12 horas, com garantia da regulação da temperatura do corpo, fornecendo fluídos suficientes para a evaporação transepidermal. O volume de fluídos nessa fase, em recém-

nascidos prematuros saudáveis (idade gestacional de 29 a 34 semanas), varia de 96 a 200 mL/kg/dia, até o terceiro dia de vida[6], embora raramente costume exceder 130 mL/kg/dia.

As necessidades de ingestão de líquidos são dependentes do peso de nascimento e aumentam diariamente. Da mesma forma, a administração de eletrólitos durante os primeiros três a cinco dias de vida também depende do peso ao nascer e da maturidade do recém-nascido. A ingestão de sódio deve ser restringida nos recém-nascidos de muito baixo peso até que ocorra perda de 6% a 10% do peso. A restrição de sódio tem efeitos positivos sobre as necessidades de oxigênio e o risco de displasia broncopulmonar, embora haja evidências de que a restrição de sódio aumente o risco de hiponatremia[6-8], a qual tem sido associada a afecções cerebrais (mielinólise)[4] (Tabelas 52.1 e 52.2).

Uma revisão de quatro estudos clínicos randomizados[9], com diferentes níveis de ingestão de líquidos durante a primeira semana de vida, concluiu que a restrição de líquidos reduz o risco de persistência do canal arterial, enterocolite necrotizante e morte. Os resultados mostraram também uma tendência de redução do risco de displasia broncopulmonar, mas um aumento do risco de desidratação[8,9].

Fluidoterapia durante a fase II de adaptação renal

Nesta fase intermediária, os objetivos compreendem a reposição da perda de água e eletrólitos, o que se consegue pelo aumento do volume de leite ofertado[6]. As ofertas de fluídos recomendadas são baseadas em estudos que sugerem que ingestões diárias iguais ou superiores a 170 mL/kg/dia são acompanhadas de elevada excreção urinária de sódio (gerando saldo negativo), mesmo com ingestão de sódio chegando a 10 mmol/kg/dia[6] (ver Tabela 52.3).

Fluidoterapias superiores a 200 mL/kg/dia em recém-nascidos de muito baixo peso não mantêm o equilíbrio do sódio, independentemente da quantidade de cloreto de sódio fornecida. É importante notar que os recém-nascidos de muito baixo peso exigem mais fluídos do que o recomendado para um recém-nascido a termo durante a primeira semana de vida, devido às altas perdas insensíveis de água[6].

A evaporação da água pelas vias aéreas superiores é responsável por aproximadamente um terço das perdas insensíveis de água. Em recém-nascidos prematuros, chegam a 0,8-0,9 mL/kg/hora, enquanto, nos recém-nascidos a termo, atingem 0,5 mL/kg/hora. Em crianças mais velhas, as perdas por essas

TABELA 52.1 *Ingestão recomendada de líquidos durante a primeira semana pós-natal (mL/kg/dia)[6].*

Dias após o nascimento	Dia 1	Dia 2	Dia 3	Dia 4	Dia 5	Dia 6
RN a termo	60-120	80-120	100-130	120-150	140-160	140-180
RN prematuro > 1.500 g	60-80	80-100	100-120	120-150	140-160	140-160
RN prematuro < 1.500 g	80-90	100-110	120-130	130-150	140-160	160-180

TABELA 52.2 *Recomendação da suplementação de eletrólitos em recém-nascidos (mEq/kg/dia)[6].*

Sódio	0 a 3 mEq/kg/dia
Potássio	0 a 2 mEq/kg/dia
Cloreto	0 a 5 mEq/kg/dia

TABELA 52.3 *Necessidades durante a fase intermediária[6].*

Peso ao nascer	Líquidos (mL/kg/dia)	Sódio (mEq/kg/dia)	Potássio (mEq/kg/dia)	Cloro (mEq/kg/dia)
RN a termo	140 a 170	2 a 5	1 a 3	2 a 3
RN prematuro > 1.500 g	140 a 160	2 a 3	1 a 3	3 a 5
RN prematuro < 1.500 g	140 a 160	2 a 3	1 a 2	2 a 3

vias são de 0,4 mL/kg/dia, caindo para 0,3 mL/kg/dia em adolescentes[(6)]. As perdas urinárias podem atingir 6,0 mL/kg/hora de água livre, com produção total de urina de 9,8 mL/kg/hora em prematuros nascidos com peso ao redor de 2.000 g.

Fluidoterapia durante a fase III de adaptação renal

Neste período de crescimento estável do recém-nascido, os objetivos são repor as perdas de água e eletrólitos e fornecer água extra e eletrólitos suficientes para construir um novo tecido, com as taxas de crescimento intrauterino. Os requisitos de fluídos nesta fase estão relacionados com o ganho de peso esperado (Tabela 52.4).

TABELA 52.4 ***Necessidades em recém-nascidos a termo e prematuros[(6)].***

	Líquidos (mL/kg/dia)	Sódio (mEq/kg/dia)	Potássio (mEq/kg/dia)
RN a termo	140 a 160	2 a 3	1,5 a 3
RN prematuro	140 a 170	3 a 5	2 a 5

A perda de água pelas fezes é insignificante em recém-nascidos prematuros antes que seja estabelecida a alimentação enteral. Entretanto, quando a alimentação enteral plena é alcançada, as perdas fecais chegam a 5 a 10 mL/kg/dia geralmente.

As concentrações de sódio no plasma são normais em recém-nascidos que recebem de 1,1 a 3,0 mmol/kg/dia de sódio e de 140 a 170 mL/kg/dia de líquidos[(9-11)]. Entretanto, vale lembrar que, em prematuros, recomenda-se cuidadosa restrição da ingestão de água, cuidando para que se satisfaça as necessidades fisiológicas, mas sem permitir desidratação significativa. Essa prática prevê diminuir os riscos de persistência do canal arterial e enterocolite necrosante, sem aumentar significativamente o risco de um aporte negativo[(7)].

Um estudo que mostrou 22% de prevalência de displasia broncopulmonar encontrou associação significante com baixa idade gestacional, baixo peso ao nascer, sexo masculino, uso frequente de esteroides pré-natais, síndrome do desconforto respiratório, uso de surfactante, persistência do canal arterial, menor duração da ventilação invasiva e permanência em unidade de terapia intensiva[(9)]. A variação das concentrações plasmáticas de potássio, fósforo e creatinina durante a primeira semana de vida também foi associada à displasia broncopulmonar, enquanto valores mais elevados de cálcio no plasma foram associados ao fechamento espontâneo do canal arterial. O uso de indometacina para induzir o fechamento do canal arterial foi significativamente maior nos pacientes com displasia broncopulmonar[(9)].

Lembrando que:

- A suplementação de potássio deverá ser iniciada somente após o início de franca diurese;
- É necessário ajuste na administração de água e eletrólitos em recém-nascidos de extremo baixo peso assim que iniciada diurese ou poliúria.

Em resumo, são baixas as necessidades de oferta de água e sódio nos primeiros dias de vida, mas devem ser aumentadas após haver diurese pós-natal. A expansão do volume extracelular antes da diurese pós-natal pode causar maus resultados[(12)], particularmente em prematuros.

Outros pontos a serem considerados no período neonatal:

- Os recém-nascidos necessitam receber glicose por via intravenosa, enquanto não estiver indicada a alimentação por via enteral, uma vez que são propensos à hipoglicemia;
- A anemia é comum nessa fase e está associada a maus resultados[(13)];
- Cristaloides intravenosos são tão eficazes como a albumina para tratar hipotensão;
- Coloides semissintéticos não devem ser recomendados nessa fase;
- Inotrópicos devem ser utilizados para tratar hipotensão não responsiva a fluídos intravenosos;
- Durante cirurgias, deve-se utilizar solução salina de Hartmann (Ringer com lactato) para repor as perdas, assim como sangue ou fatores de coagulação. Deve-se evitar administração excessiva de fluídos durante cirurgias[(12)];
- Alterações nos níveis plasmáticos de sódio e potássio são frequentes em recém-nascidos, especialmente naqueles em UTI neonatal, sendo a hiponatremia a mais frequente delas. No entanto, a maioria dos pacientes com hi-

ponatremia não tem deficiência de sódio, mas sim um excesso de água. A administração progressiva de sódio nesses pacientes pode corrigir a hiponatremia, embora possa resultar em sobrecarga de volume, com o risco de graves consequências, como persistência do canal arterial, displasia broncopulmonar e enterocolite necrosante[13-15].

MUDANÇAS NA DISTRIBUIÇÃO DE LÍQUIDOS AO LONGO DO DESENVOLVIMENTO DA CRIANÇA

A participação da água no peso corporal vai progressivamente diminuindo, caindo de 90%, por volta da 24ª semana de gestação, até 75% a 80% no momento do nascimento. Destes 80%, 45% encontram-se no espaço extracelular (intravascular e intersticial) e 35% no espaço intracelular. Todavia, com as mudanças do padrão de diurese e excreção de eletrólitos a partir do período neonatal, progressivamente essa proporção vai se invertendo até que, por volta dos 12 meses de vida, a participação da água no peso corporal chega, no máximo, a 60%, sendo 40% já presentes no interior das células e apenas 20% no espaço extracelular, padrão esse que se mantém até a vida adulta[16].

Essa proporção consegue ser mantida praticamente constante, graças à concentração estável de solutos nos três compartimentos corporais – intracelular, plasma e interstício – e à passagem livre de água pela maioria das membranas celulares. Essa combinação gera uma osmolaridade entre 275 e 290 mOsm/L, comum aos três compartimentos[16,17].

Cálculo da Osmolaridade Plasmática

A osmolaridade de uma solução, tomando o plasma como exemplo, é definida pela relação entre a concentração de solutos e o volume de água onde se encontram dissolvidos. Como o sódio é o principal soluto encontrado no plasma, é o que apresenta maior influência no cálculo de sua osmolaridade. Outros solutos, como potássio, cálcio, glicose e ureia, têm apenas uma pequena influência nesse cálculo, a não ser em condições anormais de maior concentração, como, por exemplo, com diabetes ou insuficiência renal. Uma fórmula prática para calcular a osmolaridade plasmática é a que segue[17,18]:

$$\text{Osm} = [\text{Na}] \times 2 + \frac{[\text{glicose}]}{18} + \frac{[\text{ureia}]}{2{,}8}$$

Composição de Sódio nos Diferentes Compartimentos

Como pode ser visto na Tabela 52.5, o sódio é o eletrólito de maior presença no compartimento extracelular (135 a 145 mEq/L), encontrando-se em concentrações semelhantes no espaço intravascular e intersticial. Essa concentração é ativamente mantida graças à ação da bomba de sódio-potássio, presente na membrana das células, que retira íons de sódio do citoplasma em troca de íons de potássio do extracelular, em uma proporção de 3:2. O potássio, a propósito, é o íon de maior concentração intracelular (150 mEq/L), estando minimamente presente nos espaços plasmático e intersticial (3,5-5 mEq/L)[18].

TABELA 52.5 *Distribuição dos diversos solutos entre os três compartimentos corporais[18].*

	Intracelular	Extracelular	
		Intravascular	Intersticial
Volume (% do peso)	35 a 40	5 a 8	15
Sódio (mEq/L)	10	135 a 145	144
Potássio (mEq/L)	150	3,5 a 5,0	4
Cálcio (mEq/L)	–	4,5 a 5,3	2,5
Magnésio (mEq/L)	40	1,5 a 2,0	1,5
Cloretos (mEq/L)	–	98 a 106	114
Bicarbonatos (mEq/L)	10	24 a 28	30
Fosfato (mEq/L)	140	2	2
Sulfato (mEq/L)	10	1	1
Ácidos orgânicos (mEq/L)	–	3 a 6	5
Proteínas (mg%)	40	15 a 20	0

Situações que Ameaçam a Osmolaridade Plasmática

As gastrenterocolites agudas (GECA) ainda representam a principal causa de perda aguda de água e eletrólitos e, consequentemente, trazem grande risco de desidratação, com alteração da osmolaridade plasmática e migração de líquidos entre o intra e o extracelular na tentativa de corrigi-la[17]. Lactentes com diarreia e vômitos de grande intensidade podem chegar a perder o equivalente a três volemias durante um episódio grave de GECA. Portanto, não somente a prevenção das infecções intestinais deve ser eficiente, mas também seu tratamento, uma vez instaladas. Segundo a Organização Mundial da Saúde (OMS), o manejo de crianças com diarreia ou vômitos deve basear-se em seu grau de hidratação[17]:

- Crianças com perdas, porém ainda clinicamente hidratadas, devem receber unicamente uma solução de reidratação oral, a fim de prevenir a desidratação;
- Caso já exista algum grau de desidratação, com perdas entre 3% e 9% do peso inicial da criança, recomenda-se essa mesma terapia, porém ofertando um volume de 50 a 100 mL/kg em período de duas a quatro horas, até que se restabeleça a hidratação clínica. Notar que a solução para reidratação oral deve ter osmolaridade por volta de 245 mOsm/L, ou seja, praticamente isosmolar com o plasma;
- Crianças com diarreias ou vômitos e com desidratação grave, com perdas maiores que 9% do peso inicial da criança, devem receber atenção especial e reidratação por via intravenosa.

Fluidoterapia na Desidratação Grave

Segundo as últimas diretrizes da Sociedade Europeia de Gastroenterologia, Hepatologia e Nutrição Pediátricas (ESPGHAN) e da Sociedade Europeia de Doenças Infecciosas Pediátricas, publicadas em 2014, a maioria das crianças com desidratação grave sem choque apresenta uma desidratação isotônica, em detrimento das desidratações hipo e hipernatrêmicas, nas quais a concentração de sódio plasmático é menor que 135 mEq/L e maior que 145 mEq/L, respectivamente[19].

Uma vez avaliado o grau de desidratação e inferido ser hipo, iso ou hipernatrêmica, deve-se proceder à sua correção imediata, com o uso de uma solução salina adequada (soro fisiológico ou solução de Ringer lactato). No entanto, uma vez atingido o estado de hidratação adequado, é necessária a instalação de uma terapia de manutenção intravenosa até que a criança tenha condições de ingerir líquidos novamente para manter-se hidratada. O objetivo da terapia de manutenção é repor as perdas fisiológicas de água e eletrólitos nesse período de recuperação[19].

Composição ideal da terapia de manutenção

Segundo as diretrizes da ESPGHAN, uma solução de manutenção para crianças recém-recuperadas de uma desidratação grave deverá conter glicose (para prover as necessidades calóricas básicas), sódio em concentrações não menores que 0,45% (para a prevenção de hiponatremia) e potássio, desde que a criança já esteja urinando e não apresente hiperpotassemia[19]. Quanto ao volume diário necessário, a clássica fórmula sugerida por Malcolm Holliday e William Segar, em trabalho publicado em 1957 (*The maintenance need for water in parenteral fluid therapy*), ainda prevalece como a mais adequada[19].

A propósito, o objetivo do trabalho desses dois pediatras norte-americanos da Universidade de Indiana era estabelecer qual seria o volume adequado de líquidos em uma terapia de manutenção, com base não apenas na perda de peso, mas no gasto energético da criança e em suas perdas basais de água. O Quadro 52.1 resume os cálculos iniciais de Holliday e Segar, que estimaram uma possível relação entre a necessidade de líquidos e o gasto energético basal da criança[20].

QUADRO 52.1 ***Gasto energético* versus *perdas de água na criança*[20].**

Perdas insensíveis	Perda urinária
▪ São maiores nas crianças devido à maior frequência respiratória e à maior relação entre superfície corpórea e peso. ▪ Podem ser responsáveis por 25% a 50% da dissipação total de energia em crianças com elevado grau de atividade.	▪ Quanto maior a necessidade de excreção de solutos pela urina, maior volume de água precisará ser excretado.
Para cada 100 calorias gastas pela criança → perda insensível de cerca de 50 mL de água.	Para cada 100 calorias gastas pela criança → perda urinária de cerca de 66,7 mL de água.

De acordo com o Quadro 52.1, os autores concluíram que a reposição de líquidos em uma criança deveria levar em conta seus gastos energéticos basais, desde que não houvesse qualquer alteração fisiológica importante que pudesse aumentar ou reduzir as necessidades hídricas, como insuficiência renal, graus importantes de glicosúria ou proteinúria, influência de medicamentos, secreção inapropriada de hormônio antidiurético etc.[20].

Portanto, considerando-se uma criança hospitalizada, cujo nível de atividade continue elevado, seria necessária a reposição de 50 mL de água (devido às perdas insensíveis), acrescidos de outros 66,7 mL (perdas urinárias), totalizando 116,7 mL para cada 100 calorias gastas pela criança. No entanto, os processos oxidativos envolvidos no consumo de 100 calorias produzem por si só 16,7 mL de água. Assim, fazendo essa conta, Holliday e Segar chegaram à conclusão que, para cada 100 calorias consumidas pela criança, 100 mL de líquidos são gastos e, portanto, devem ser repostos[20].

Procurando relacionar esse cálculo com dados que mostravam o consumo de calorias por faixas de peso, os autores criaram um gráfico e deduziram uma fórmula capaz de calcular com maior precisão as necessidades hídricas de uma criança hospitalizada, com base em seus gastos energéticos (Figura 52.1, Quadro 52.2)[20].

QUADRO 52.2 ***Fórmula de reposição hídrica de Holliday e Segar (cada 100 calorias gastas demanda reposição de 100 mL de líquidos)[20].***

Peso	Volume
Até 10 kg	100 mL/kg
De 10 a 20 kg	1.000 mL + 50 mL para cada quilo acima de 10 kg
Maior que 20 kg	1.500 mL + 20 mL para cada quilo acima de 20 kg

Contudo, Holliday e Segar foram categóricos ao afirmar que o bom senso é fundamental, uma vez que fórmulas e tabelas são arbitrárias e o volume a ser idealmente infundido é aquele suficiente para que os rins não tenham que concentrar ou diluir significativamente a urina e consigam manter uma densidade urinária entre 1008 a 1010 (300 mOsm/L)[20].

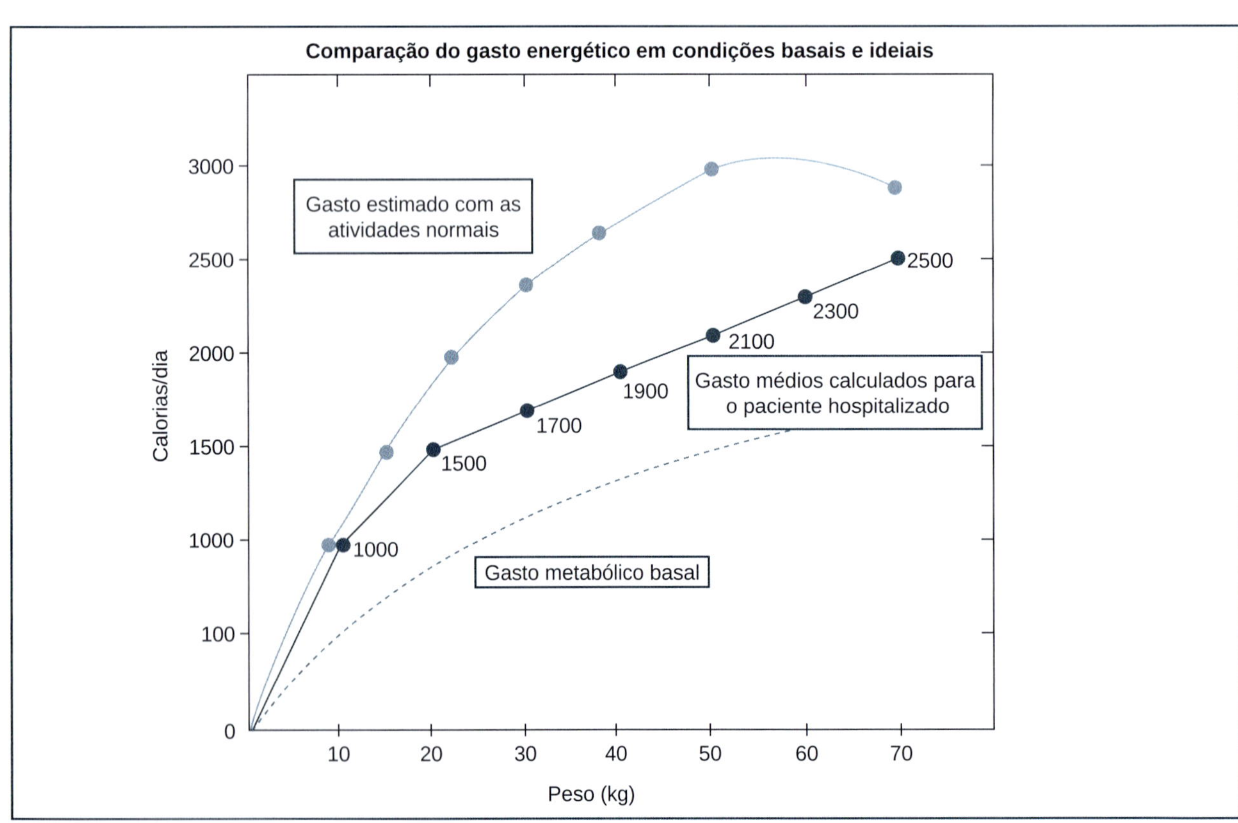

FIGURA 52.1 ***Gastos energéticos estimados de uma criança hospitalizada[20].***

Necessidade de eletrólitos na terapia de manutenção

Deve ficar claro que o objetivo do estudo de Holliday e Segar era principalmente orientar o volume de água a ser infundido, e não especificamente a quantidade de eletrólitos para as diferentes situações, uma vez que os dados disponíveis na época não eram suficientemente precisos. Dessa forma, ao fazerem sua recomendação das concentrações de sódio, potássio e cloretos que deveriam estar presentes no soro de manutenção basal, tomaram por base valores intermediários entre o que é ofertado normalmente pelo leite de vaca e pelo leite materno: 3 mEq/100 cal/dia de sódio, 2 mEq/100 cal/dia de potássio e 2 mEq/100 cal/dia de cloretos, valores esses próximos às necessidades dos adultos e aplicáveis principalmente a crianças saudáveis. Para repor as calorias perdidas, consideraram a necessidade de reposição de 8 g de glicose para cada 100 calorias despendidas[20].

Ao se fazer o cálculo de um soro de manutenção para um lactente de 10 kg, por exemplo, este deveria receber 1.000 mL de água em 24 horas, os quais poderiam ser distribuídos em 800 mL de glicose (SG) a 10% (que contém 8 g de glicose/100 calorias), acrescidos de 200 mL de soro fisiológico (SF) ou cloreto de sódio (NaCl) a 0,9% (que contém 3 mEq de sódio/100 calorias) e de 8 mL de cloreto de potássio (KCl) a 19,1% (que contém 2 mEq de potássio/100 calorias). Alternativamente, poder-se-ia utilizar 1.000 mL de SG a 5%, 10 mL de NaCl a 20% e os mesmos 8 mL de KCl a 19,1% em 24 horas.

No entanto, é importante atentar para a osmolaridade das soluções utilizadas, como as relacionadas na Tabela 52.6.

TABELA 52.6 *Osmolaridade das principais soluções de eletrólitos disponíveis no Brasil[21].*

mEq/L ou mmol/L	Sódio	Potássio	Cloretos	Osmolaridade total
NaCl 0,9% (SF)	154	–	154	308
NaCl 20%	3.400	–	3.400	6.800
KCl 19,1%	–	2.560	2.560	5.120

Devido à baixa osmolaridade do SF (308 mEq/L), um soro de manutenção com a composição sugerida no parágrafo anterior teria pouco mais de 30 mEq/L de sódio e de 20 mEq/L de potássio, resultando em uma solução hipotônica, ou seja, de baixa osmolaridade e reduzida quantidade de sódio. Tal situação começou logo a despertar preocupação, uma vez que as perdas de água geralmente mais acentuadas em crianças internadas acabam levando à contração do volume extracelular e, consequentemente, à liberação excessiva do hormônio antidiurético (HAD). A ação aumentada desse hormônio resulta em retenção hídrica, a qual dilui a concentração de sódio no plasma e pode levar a um quadro de hiponatremia (Quadro 52.3)[22,23].

QUADRO 52.3 *Risco de hiponatremia em crianças internadas[22].*

- Perdas líquidas aumentadas em crianças internadas reduzem o volume do espaço extracelular, provocando liberação reflexa de HAD
- Infecções e estados pós-operatórios também causam liberação adicional de HAD, estimulada principalmente pela dor, ansiedade, náuseas e uso de narcóticos e agentes anestésicos nessas situações
- A secreção inapropriada do HAD é causa de hiponatremia
- Perdas de sódio em crianças com diarreia podem acentuar ainda mais uma hiponatremia

Riscos da Hiponatremia em Crianças Hospitalizadas

A hiponatremia é o distúrbio eletrolítico mais frequente em pediatria, atingindo até 25% das crianças internadas (ver Capítulo 53, "Distúrbios do Metabolismo do Sódio e do Potássio"). O fato de a maioria dos casos ter sido registrada em crianças recebendo soluções parenterais hipotônicas, ou seja, com concentrações de sódio menores que 154 mEq/L, fez com as agências regulatórias da Inglaterra, Canadá e Estados Unidos já tenham emitido alertas sobre os perigos de administração de soluções hipotônicas. Revisões da literatura têm ratificado o potencial perigo do uso de soluções hipotônicas em crianças hospitalizadas como uma forma não fisiológica de se repor as perdas hidroeletrolíticas e potencial causadora de hiponatremia[24,25].

Quando a concentração plasmática de sódio cai agudamente para menos de 130 mEq/L, ocorre difusão osmótica de líquidos do extra para o intracelular e é grande o risco de edema cerebral, cujas consequências neurológicas podem ser devastadoras. Em crianças, por sinal, que apresentam maior relação entre o tamanho do cérebro e o da caixa craniana, esse risco é ainda maior que no adulto (ver item "Síndrome de Desmielinização Osmótica [SDO]", no Capítulo 53, "Distúrbios do Metabolismo do Sódio e do Potássio")[24,25].

Revisão da literatura analisou cinco estudos retrospectivos e 15 prospectivos envolvendo aproximadamente duas mil crianças e concluiu que a administração de soluções hipotônicas de manutenção a crianças hospitalizadas é causa real de hiponatremia e que a administração de soluções salinas isotônicas é a mais importante medida profilática para prevenir hiponatremia em crianças que recebem terapia de manutenção parenteral. Vale lembrar que a simples infusão de SF *in bolus* durante a fase de expansão não consegue evitar a hiponatremia[25].

Uma metanálise com 10 estudos randomizados concluiu que a administração de soluções hipotônicas trouxe um risco relativo 2,24 vezes maior de hiponatremia, chegando a 5,29 vezes no caso de hiponatremias graves[26]. Os estudos mostraram quedas significantemente maiores nos níveis de sódio plasmático, chegando a uma médica de 3,5 mEq/L em relação às soluções isotônicas (Tabelas 52.7 e 52.8)[26].

A metanálise avaliou também os riscos de hipernatremia ao se aumentar a concentração de sódio nos soros isotônicos, sabendo-se de possíveis complicações neurológicas e congestão pulmonar associadas a esse distúrbio eletrolítico. A conclusão da metanálise, contudo, foi que não houve diferença significativa no risco de hipernatremia ao se utilizar soros isotônicos ou hipotônicos (risco relativo de 0,73) (Tabela 52.9)[26].

Recomendações de Hidratação em Crianças Hospitalizadas baseadas nas Evidências Clínicas

Estudos isolados e metanálises mais recentes trazem evidências sugestivas de que a utilização rotineira de soluções hipotônicas em crianças hospitalizadas aumenta o risco de hiponatremia iatrogênica, sendo a produção aumentada de HAD um ponto determinante nessas situações. Há situações ainda em que a síndrome de secreção inapropriada de hormônio antidiurético é persistente, como na insuficiência cardíaca, na síndrome nefrótica e em doenças hepáticas, devendo-se ter cuidado redobrado na possível oferta excessiva de líquidos para esses pacientes[26].

Nesse contexto, sugere-se que as recomendações de Holliday e Segar em relação à concentração de eletrólitos nos soros de manutenção sejam inadequadas para crianças hospitalizadas e que a oferta de 3 mEq/100 calorias/dia de sódio seja suficiente apenas para crianças saudáveis. Por outro lado, o uso de soluções isotônicas representa uma profilaxia eficaz para se evitar a hiponatremia e suas possíveis consequências neurológicas[26].

O ideal é que se pudesse monitorar os níveis plasmáticos de sódio sempre que houver a neces-

TABELA 52.7 ***Metanálise de estudos sobre o risco de hiponatremia em geral (< 136 mEq/L) em crianças hospitalizadas recebendo terapias de manutenção isotônicas ou hipotônicas[26].***

	Hipotônico		Isotônico			RR	RR
Estudo ou subgrupo	**Eventos**	**Total**	**Eventos**	**Total**	**Peso**	**M-H, Randomiz, IC 95%**	**M-H, Randomiz, IC 95%**
Brazel, 1996	7	7	1	5	7,20%	3,75 (0,93-15,17)	
Choong, 2011	47	112	26	106	48%	1,71 (1,15-2,55)	
Coulthard, 2012	7	40	0	39	1,9%	14,63 (0,86-247,83)	
Neville, 2010a	10	31	5	31	14,3%	2 (0,77-5,18)	
Neville, 2010b	9	31	1	31	3,6%	9 (1,21-66,84)	
Pey, 2011	19	39	8	45	23,1%	2,74 (1,35-5,55)	
Saba, 2011	1	21	1	16	2%	0,76 (0,05-11,27)	
Total (95% CI)	281		273		**100%**	**2,24 (1,52-3,31)**	0,005 0,1 1 10 200
Total de eventos	100		42				
Heterogeneidade: $Tau^2 = 0,04$: $x^2 = 6,95$, df = 6 (P = 0,33): p = 14%							
Teste para o efeito global: Z = 4,07 (P < 0,0001)							Favorece a hipotônica / Favorece a isotônica

Fonte: Wang *et al.*[26]

sidade de se infundir soluções parenterais. Apesar de o uso de soluções isotônicas ser mais seguro na maioria das vezes, o uso de soluções hipotônicas ainda deve ser considerado em crianças com hipernatremia confirmada ou em casos em que haja perda excessiva de água livre, como na insuficiência renal ou em diarreias com desidratação hipernatrêmica (ver Capítulo 53, "Distúrbios do Metabolismo do Sódio e do Potássio")[26].

Apesar de não haver uma solução isotônica pronta para uso que seja adequada para todas as crianças em termos de composição, velocidade de infusão e tempo de administração, sugere-se aumentar a concentração de sódio nas terapias de manutenção rotineiras, desde que não haja quaisquer das contraindicações mencionadas[26]. Exemplo do cálculo do soro de manutenção para um lactente de 10 kg, que utilizamos anteriormente: ele poderia receber 1.000 mL de água em 24 horas, na forma de SG a 5%, acrescidos de 8 mL de KCl a 19,1% e de 40 mL de NaCl a 20%, passando da oferta de 3 mEq de sódio/100 calorias para 12 mEq/100 calorias, elevando assim a concentração

TABELA 52.8 ***Metanálise de estudos sobre o risco de hiponatremia grave (< 130 mEq/L) em crianças hospitalizadas recebendo terapias de manutenção isotônicas ou hipotônicas[26].***

	Hipotônico		Isotônico			RR	RR
Estudo ou subgrupo	**Eventos**	**Total**	**Eventos**	**Total**	**Peso**	**M-H, Randomiz, IC 95%**	**M-H, Randomiz, IC 95%**
Brazel, 1996	4	7	0	5	16,6%	6,75 (0,44-102,8)	
Choong, 2011	7	112	1	106	28,5%	6,63 (0,83-52,94)	
Coulthard, 2012	0	40	0	39	-	Não estimável	
Kannan, 2010	10	109	1	58	29,9%	5,32 (0,7-40,55)	
Pey, 2011	3	39	1	45	25%	3,46 (0,38-31,94)	
Saba, 2011	0	21		16	-	Não estimável	0,005 0,1 1 10 200
Total (95% CI)	267		214		**100%**	**5,29 (1,74-16,06)**	
Total de eventos	24		3				
Heterogeneidade: Tau² = 0,00: x² = 0,22, df = 3 (P = 0,97): p = 0%							
Teste para o efeito global: Z = 2,94 (P < 0,003)							Favorece a hipotônica / Favorece a isotônica

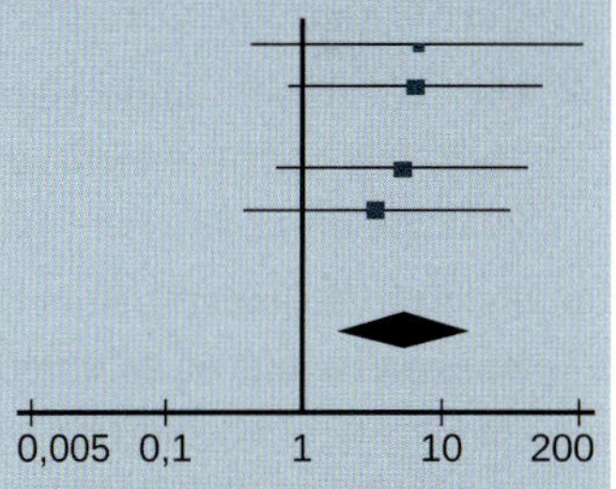

Fonte: Wang *et al.*[26]

TABELA 52.9 ***Metanálise de estudos sobre o risco de hipernatremia (> 145 mEq/L) em crianças hospitalizadas recebendo terapias de manutenção isotônicas ou hipotônicas[26].***

	Hipotônico			Isotônico				RR	RR
Estudo ou subgrupo	**Média**	**DP**	**Total**	**Média**	**DP**	**Total**	**Peso**	**M-H, Randomiz, IC 95%**	**M-H, Randomiz, IC 95%**
Brazel, 1996	-12,5	2,8	7	-2	1,9	5	15,5%	-10,5 (-13,16 a 7,84)	
Neville, 2010a	-1,9	2	31	-0,1	3,2	31	18,9%	-1,8 (-3,13 a -0,47)	
Neville, 2010b	-1,5	2,3	31	0,6	2,2	31	19,3%	-2,1 (-3,22 a -0,98)	
Saba, 2011	1,1	3	20	2,4	3,1	16	17,3%	-1,3 (-3,31 a 0,71)	
Yung, 2009a	-3	3,3	15	-0,2	3,5	13	16%	-2,8 (-5,33 a -0,27)	
Yung, 2009b	-4,9	4	11	-1,5	4,3	11	13%	-3,4 (-6,87 a 0,07)	
Total (95% CI)			**115**			**107**	**100%**	**-3,49 (-5,63 a -1,35)**	-10 -5 0 5 10
Heterogeneidade: Tau² = 5,88: x² = 37,87, df = 5 (P < 0,000001): p = 87%									
Teste para o efeito global: Z = 3,19 (P = 0,001)									Soluções hipotônicas / Soluções isotônicas

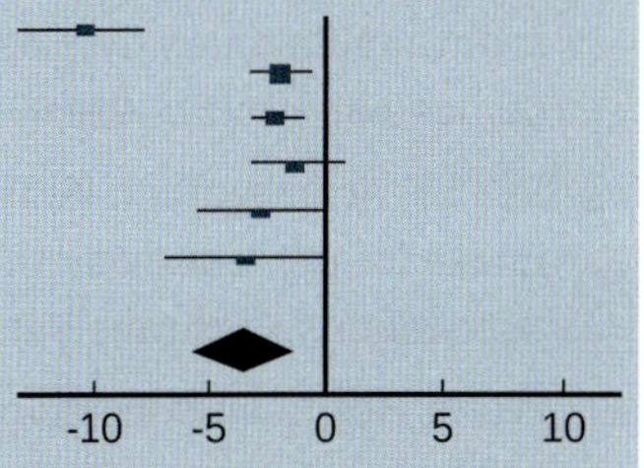

Fonte: Wang *et al.*[26]

de sódio para cerca de 136 mEq/L, próxima, portanto, à concentração plasmática normal.

REFERÊNCIAS

1. Costa JC. Função Renal. In: Segre CAM, Costa HPF, Lippi UG, editores. Perinatologia Fundamentos e Prática. 2ª ed. São Paulo: Sarvier; 2009. p. 811-3.
2. Escobar AMU, Carvalho MF, Falcão MC. Necessidades hidroeletrolíticas em pediatria e neonatologia. In: Carvalho WB, Hirschheimer MR, Matsumoto T, editores. Terapia Intensiva Pediátrica. 3ª ed. São Paulo: Atheneu; 2010. p. 699-708.
3. Costa HPF, Polycarpo AC, Vilela ACA. Distúrbio Eletrolítico, Fluidoterapia. In: Segre CAM, Costa HPF, Lippi UG, editores. Perinatologia Fundamentos e Prática. 2ª ed. São Paulo: Sarvier; 2009. p. 668-81.
4. Suarez-Rivera M, Bonilla-Felix M. Fluid and electrolyte disorders in the newborn: sodium and potassium. Curr Pediatr Rev. 2014;10(2):115-22.
5. Oh W. Fluid and electrolyte management of very low birth weight infants. Pediatr Neonatol. 2012;53(6):329-33.
6. Koletzko B, Goulet O, Hunt J, Krohn K, Shamir R. Guidelines on Paediatric Parenteral Nutrition of the European Society of Paediatric Gastroenterology, Hepatology and Nutrition (ESPGHAN) and the European Society for Clinical Nutrition and Metabolism (ESPEN), Supported by the European Society of Paediatric Research (ESPR). Fluid and Electrolytes (Na, Cl and K). J Pediatr Gastroenterol Nutr. 2005;41(Suppl 2):S33-8.
7. Beck S, Wojdyla D, Say L, Betran AP, Merialdi M, Requejo JH, et al. The worldwide incidence of preterm birth: a systematic review of maternal mortality and morbidity. Bulletin of the 10 Martin RJ, Fanaroff AA, Walsh MC, editors. Neonatal-perinatal medicine: diseases of the fetus and infant. Philadelphia, PA: Mosby Elsevier; 2006.
8. Rocha G, Ribeiro O, Guimarães H. Fluid and electrolyte balance during the first week of life and risk of bronchopulmonary dysplasia in the preterm neonate. Clinics (São Paulo). 2010;65(7):663-74.
9. Bell EF, Acarregui MJ. Restricted versus liberal water intake for preventing morbidity and mortality in preterm infants. Cochrane Database Syst Rev. 2014;12.
10. World Health Organization. The world health report 2005: make every mother and child count. [Acesso 12 mai 2016.] Disponível em: <http://www.who.int/whr/2005/whr2005_en.pdf?ua=1>.
11. Asano H, Taki M, Igarashi Y. Sodium homeostasis in premature infants during the early postnatal period: results of relative low volume of fluid and sodium intake. Pediatr Nephrol. 1987;1:C38.
12. O'Brien F, Walker IA. Fluid homeostasis in the neonate. Paediatr Anaesth. 2014;24(1):49-59.
13. Bockenhauer D, Zieg J. Electrolyte disorders. Clin Perinatol. 2014;41(3):575-90.
14. Hartnoll G, Betremieux P, Modi N. Randomised controlled trial of postnatal sodium supplementation on body composition in 25 to 30 week gestational age infants. Arch Dis Child Fetal Neonatal. 2000;82(1):F24-8.
15. Fusch C, Jochum F. Water, sodium, potassium, and chloride. World Rev Nutr Diet. 2014;110:99-120.
16. Meyers RS. Pediatric Fluid and Electrolyte Therapy. J Pediatr Pharmacol Ther. 2009;14(4):204-11.
17. Koletzko S, Osterrieder S. Acute Infectious Diarrhea in Children. Dtsch Arztebl Int. 2009;106(33):539-48.
18. Bruno F, Santana JCB, Lago P, Loch LF, Garcia PCR, Piva JP. Distúrbios Hidroeletrolíticos na Criança. In: Piva JP, Garcia PCR, orgs. Medicina Intensiva em Pediatria. Rio de Janeiro: Revinter; 2005. p. 317-34.
19. Guarino A, Ashkenazi S, Gendrel D, Lo Vecchio A, Shamir R, Szajewska H; European Society for Pediatric Gastroenterology, Hepatology, and Nutrition; European Society for Pediatric Infectious Diseases. European Society for Pediatric Gastroenterology, Hepatology, and Nutrition/European Society for Pediatric Infectious Diseases evidence-based guidelines for the management of acute gastroenteritis in children in Europe: update 2014. J Pediatr Gastroenterol Nutr. 2014 Jul;59(1):132-52.
20. Holliday MA, Segar WE. The maintenance need for water in parenteral fluid therapy. Pediatrics. 1957;19(5):823-32.
21. Ferreira LGB. Terapia de hidratação venosa. Revista HUPE. 2011 [acesso 16 mai 2016];10(Supl 2). Disponível em: <http://revista.hupe.uerj.br/detalhe_artigo.asp?id=108>.
22. Bruck E, Aceto T, Lowe CU. Intravenous fluid therapy for infants and children. Pediatrics. 1960 Mar;25(3).
23. Hoorn EJ, Geary D, Robb M, Halperin ML, Bohn D. Acute Hyponatremia Related to Intravenous Fluid Administration in Hospitalized Children: An Observational Study. Pediatrics. 2004;113(5);1279-84.
24. Moritz ML, Ayus JC. Prevention of Hospital-Acquired Hyponatremia: A Case for Using Isotonic Saline. Pediatrics. 2003;111(2):227-30.
25. Moritz ML, Ayus JC. Prevention of Hospital-Acquired Hyponatremia: Do We Have the Answers? Pediatrics. 2011;128(5):980-3.
26. Wang J, Xu E, Xiao Y. Isotonic Versus Hypotonic Maintenance IV Fluids in Hospitalized Children: A Meta-Analysis. Pediatrics. 2014;133(1):105-13.

53

Distúrbios do Metabolismo do Sódio e do Potássio

Ana Paula de Carvalho Panzeri Carlotti
Mário Roberto Hirschheimer
Paulo Ramos David João

DISTÚRBIOS DO METABOLISMO DO SÓDIO

Introdução

os distúrbios do metabolismo do sódio (Na^+) são os mais comuns cm pacientes hospitalizados, especialmente a hiponatremia, e frequentemente são iatrogênicos. A hiponatremia ocorre em 15% a 42% dos pacientes hospitalizados e em até dois terços dos casos é adquirida durante a hospitalização[1,2]. Observou-se hiponatremia à admissão hospitalar em 22% de crianças provenientes do setor de emergência, e 9% delas adquiriram hiponatremia durante a hospitalização[3]. À admissão na unidade de terapia intensiva (UTI), hiponatremia foi observada em 22% a 33% das crianças com bronquiolite[4,5]. A incidência de hiponatremia adquirida na UTI em crianças que receberam solução salina hipotônica no período pós-operatório foi de 31%, 24 horas após a cirurgia[6]. Por outro lado, observou-se hipernatremia à admissão hospitalar em 0,04% das crianças hospitalizadas na Escócia e, em 8% delas, a hipernatremia foi adquirida durante a hospitalização[7].

Os distúrbios do Na^+ se associam à elevada morbimortalidade e ao aumento dos custos da internação hospitalar[3,5,8]. A taxa de mortalidade, a duração da hospitalização e a necessidade de admissão na UTI foram maiores em pacientes que adquiriram hiponatremia e hipernatremia no hospital, comparados com aqueles que permaneceram normonatrêmicos[9-11]. Da mesma forma, a duração da internação e a mortalidade na UTI e hospitalar foram maiores em pacientes com hiponatremia e hipernatremia adquiridas na UTI, comparados com aqueles que permaneceram com concentrações plasmáticas de sódio normais[12,13]. Além disso, a gravidade da hiponatremia na UTI foi fator de risco independente de mortalidade hospitalar, com risco relativo de morte duas vezes maior para pacientes com concentrações plasmáticas de sódio abaixo de 125 mEq/L[14]. Entretanto, há evidências de que os distúrbios do Na^+ adquiridos no hospital são passíveis de prevenção por meio de medidas terapêuticas apropriadas e monitoração frequente das concentrações plasmáticas de Na^+[3,15,16].

Fisiologia do Sódio e da Água

A água é o componente mais abundante do corpo. A percentagem de peso corporal que corresponde ao teor de água varia de acordo com as proporções relativas de músculo e gordura no corpo. Metade da água corporal total localiza-se na musculatura esquelética. Como a gordura neutra não se dissolve em água, os triglicerídeos são estocados nos adipócitos sem água. Em adolescentes e adultos, a água representa cerca de 60% da massa corporal, enquanto recém-nascidos e lactentes jovens têm proporção mais elevada de água por quilo de peso (70% a 80%) porque eles têm menos tecido adiposo (Figura 53.1). Por outro lado, indivíduos obesos têm menos água por quilo de peso. Dois terços da água corporal situam-se no compartimento intracelular (CIC) e um terço, no compartimento extracelular (CEC). Setenta por cento do fluido filtrado pelos rins são reabsorvidos no túbulo proximal e o restante da concentração urinária ocorre sob a influência do hormônio antidiurético (HAD) no túbulo distal e no duto coletor[16,17].

O Na^+ é o principal cátion do CEC. O conteúdo de Na^+ determina o volume do CEC porque o Na^+ e os ânions que o acompanham, como o cloro (Cl^-) e bicarbonato (HCO_3^-), são primariamente restritos ao CEC. Déficit de Na^+ implica contração do volume CEC, enquanto excesso de Na^+ no organismo indica expansão do compartimento EC. A concentração de Na^+ no CEC, ou seja, a quantidade de Na^+ em relação à água, reflete o volume do IC porque a água se move livremente através das membranas celulares em direção ao equilíbrio osmótico. Assim, a hiponatremia indica diminuição do conteúdo de Na^+ em relação à água e sinaliza expansão do volume IC (edema celular). A hipernatremia reflete aumento da quantidade de Na^+ em relação à água e se associa à redução do volume IC (desidratação celular)[16,17].

Grandes aumentos de ureia e de glicose no CEC podem alterar a osmolalidade plasmática, como ocorre em portadores de *diabetes mellitus*. Assim a osmolalidade plasmática do CEC pode, grosseiramente, ser calculada pela fórmula a seguir, na qual o Na^+ e os ânions que o acompanham são os principais determinantes da osmolalidade plasmática:

$$\text{Osmolalidade plasmática (mOsm/kg de } H_2O) = 2 \times [Na^+] + \frac{[\text{ureia}]}{5{,}6} + \frac{[\text{glicose}]}{18}$$

Sendo:

- [Na+] em mEq/L
- [ureia] em mg/dL
- [glicose] em mg/dL

Para o cálculo da osmolalidade plasmática efetiva, deve-se excluir a ureia porque ela atravessa livremente as membranas celulares e não influencia o movimento de água através das membranas[16,17].

Balanço da água[19]

O balanço de água depende da ingestão e da excreção de água livre, reguladas por discretas alterações na osmolalidade efetiva e no volume do CEC. Sensores de tonicidade (osmorreceptores) são células es-

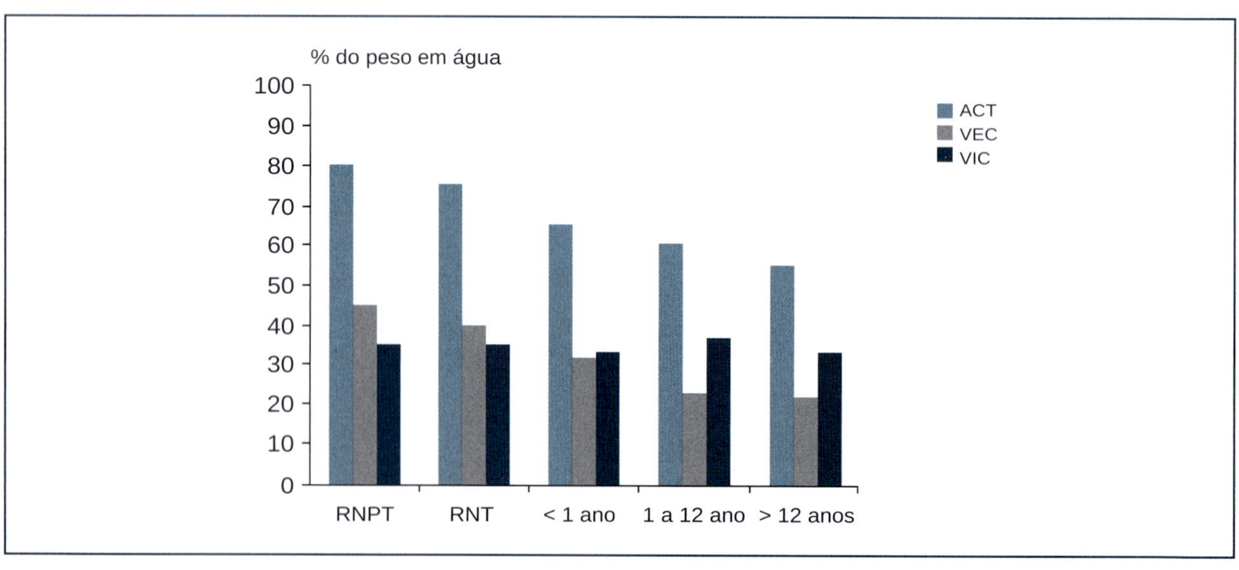

FIGURA 53.1 ***Mudanças na proporção da água corpórea em relação ao peso corpóreo com o crescimento.***
Siglas: ACT = água corpórea total; VEC = volume extracelular; VIC = volume intracelular.
Fonte: Stape, Nogueira e Guinsburg[18].

pecializadas localizadas no hipotálamo e sensíveis a variações do próprio volume, que estimulam ou inibem os centros da sede e da liberação de hormônio antidiurético (HAD). Quando há aumento da osmolalidade plasmática, os osmorreceptores perdem volume, estimulando a sede e a liberação de HAD; quando cai a osmolalidade plasmática, os osmorreceptores edemaciam, inibindo a sede e diminuindo a liberação de HAD.

A queda de pressão arterial ou a contração do CEC (queda do volume circulante maior que 7% a 10%) atua em barorreceptores, estimulando a liberação de HAD e a sede. De modo contrário, o aumento da volemia ou da pressão arterial inibe a liberação do HAD e a sede. Embora os osmorreceptores sejam mais sensíveis, o estímulo da hipovolemia sobre barorreceptores prevalece, sendo capaz de aumentar a sede e a liberação de HAD, mesmo em situações de osmolalidade plasmática efetiva aumentada, protegendo o organismo contra o choque circulatório.

A sede é o mecanismo fisiológico de defesa contra a hiperosmolalidade e hipovolemia, controlando a ingestão de água. Apesar da ingestão diária de solutos e água ser bastante variável, a osmolalidade plasmática mantém-se no limite estreito entre 285 e 295 mOsm/kg de água. Aumento de 1% a 2% na osmolalidade plasmática é um estímulo potente para desencadear a sede. A contração do CEC em 7% a 10% também estimula a sede, possivelmente por meio do aumento das taxas de angiotensina II. A hiposmolalidade e a hipervolemia exercem efeito inibitório sobre a sede.

O mecanismo da sede nem sempre se encontra íntegro. Pessoas com certas doenças neurológicas que impedem a sensação de sede (hipodipsia ou adipsia) ou pacientes incapazes de obter água, como lactentes, pacientes intubados ou sedados e portadores de deficiência física ou neurológica, apresentam riscos maiores de desenvolver distúrbios hiperosmolares e desidratação. Por outro lado, hábitos culturais ou pessoas com doenças psiquiátricas ou neurológicas podem ingerir grandes quantidades de água mesmo sem estímulo fisiológico para tal.

A perda de água ocorre através dos pulmões, pele, trato gastrintestinal e, principalmente, rins. As perdas insensíveis são mais importantes em recém-nascidos, especialmente prematuros, e variam com a relação superfície corpórea/peso, a frequência respiratória, a atividade física, a temperatura ambiental e o estresse. As perdas pelo trato digestivo normalmente são pequenas, mas devem ser consideradas na presença de doenças intestinais. A excreção renal é fundamental para a manutenção da composição e do volume do CEC e depende primordialmente da ação renal do HAD.

A excreção de água livre depende do ritmo de filtração glomerular (RFG) e da oferta adequada de água, sódio e cloro ao túbulo contornado proximal. Caminhando pelo néfron, na porção descendente da alça de Henle, o interstício medular hipertônico leva à reabsorção de água, aumentando a tonicidade do fluido luminal. Já na alça de Henle ascendente, impermeável à água, ocorre reabsorção de sódio e de cloro através do cotransportador sódio/potássio/cloro na membrana luminal (sítio de ação da furosemida), igualando a tonicidade intersticial à luminal, diminuindo a osmolalidade do líquido luminal e favorecendo a excreção de água livre nos segmentos distais. Na ausência de HAD, o túbulo contornado distal e ducto coletor são impermeáveis à água, formando urina maximamente diluída, com débito urinário elevado e osmolalidade urinária mínima de 50 mOsm/kg de água. Redução importante da função renal, baixa oferta de sódio ao túbulo contornado proximal, uso de diurético de alça (como a furosemida) e presença de HAD alteram a capacidade de diluição urinária.

Devido ao fato de o aumento da tonicidade ou a queda do volume efetivo circulante (contração do CEC, perda de sangue, hipoalbuminemia, insuficiência cardíaca congestiva) estimular a liberação de HAD, ocorre diminuição da excreção renal de água livre.

A resposta renal apropriada à contração do volume EC é a excreção de urina com baixo conteúdo de Na^+ e Cl^-. Normalmente, 99,5% da carga filtrada de Na^+ são reabsorvidos, podendo atingir quase 100% na presença de contração do volume EC. Além disso, a taxa de filtração glomerular diminui quando o volume do EC é reduzido. A falha em conservar Na^+ e Cl^- em situações de contração do volume EC indica perda renal de sal. Por outro lado, havendo expansão do volume EC, ocorre aumento da taxa de filtração glomerular e diminuição da reabsorção de Na^+, resultando em aumento da natriurese[16,17].

Hormônio Antidiurético

O hormônio antidiurético (HAD ou arginina-vasopressina) é sintetizado nos núcleos supraóptico e paraventricular do hipotálamo e é armazenado e secretado pela neuro-hipófise, em resposta ao aumento da osmolalidade sérica e à diminuição do volume arterial efetivo. Existem dois receptores para a HAD: vasopressina-1 (V_1) e vasopressina-2 (V_2). Quando o HAD liga-se ao V_1 (receptor vascular), ocorre aumento da pressão arterial. No túbulo distal e no duto coletor, o HAD se liga a receptores V_2 na membrana basolateral, levando à formação de AMP cíclico e ativação da proteína quinase A. Dessa forma, o HAD favorece a inserção dos canais de água (aquaporina 2) na membrana luminal dos túbulos coletores, tornando-os permeáveis à água e possibilitam sua reabsorção a favor de um gradiente, do meio menos concentrado (luminal) para o mais concentrado (interstício medular). Assim, há diminuição do débito urinário e formação de urina com osmolalidade elevada, conservando água livre. Sob a ação do HAD, a osmolalidade urinária pode atingir de 700 mOsm/kg de água (em recém-nascidos) até 1.200 mOsm/kg de água. Além do aumento da osmolalidade sérica e da redução do volume arterial efetivo, outros estímulos fisiológicos aumentam a liberação de HAD, como dor, náuseas, ansiedade e estresse[16,17].

Aldosterona

A aldosterona[20] é a molécula efetora final do sistema renina-angiotensina e atua nas células epiteliais do néfron distal e do cólon, promovendo a reabsorção de sódio e excreção de potássio. A água segue o movimento do sódio via osmose, estabilizando o volume plasmático e, consequentemente, a pressão arterial.

A elevação da pressão arterial pode ser induzida pela aldosterona por meio da ativação dos receptores de mineralocorticoide (MRs) em regiões circunventriculares no sistema nervoso central. A aldosterona age também modulando o tônus vascular, possivelmente aumentando a resposta pressórica induzida por catecolaminas e por ação nos receptores de angiotensina II. Adicionalmente, a aldosterona promove a deposição de colágeno em vasos sanguíneos e músculo cardíaco, favorecendo a fibrose e hipertrofia cardíaca.

O efeito principal da aldosterona nos tecidos epiteliais é promover a reabsorção de sódio e a secreção de potássio e hidrogênio. Liga-se aos receptores de membrana, aumentando o número e atividade da bomba sódio/potássio-ATPase na membrana basolateral e facilitando a abertura dos canais de sódio na membrana luminal. O transporte de sódio pela membrana apical de tecidos epiteliais é mediado pelo canal de sódio epitelial (ENaC) sensível à amilorida e representa o passo limitante no transporte iônico regulado pela aldosterona.

O ENaC é encontrado nas células epiteliais que reabsorvem sais e revestem o néfron distal, cólon distal, ductos salivares, glândulas sudoríparas e pulmão. Desempenha um papel crítico na homeostasia do sódio, volume sanguíneo e pressão arterial.

O transporte ativo pela membrana basolateral é catalisado pela bomba de sódio e potássio ATP dependente (Na/K ATPase).

Peptídeos natriuréticos

Os peptídeos natriuréticos (PNs)[21,22] apresentam importantes ações cardiovasculares, renais, endócrinas e parácrinas, sendo descritos quatro tipos: peptídeo atrial natriurético (PNA), peptídeo natriurético do tipo B (PNB), peptídeo natriurético do tipo C (PNC) e peptídeo natriurético do tipo D (PND).

Em conjunto, contrabalançam os efeitos do sistema renina-angiotensina-aldosterona (SRAA).

O PNA e o PNB são produzidos nos átrios e ventrículos do coração e secretados por distensão dessas câmaras cardíacas e pela elevação da pressão arterial. Seus efeitos agudos são aumento do RFG e da excreção renal de sódio e água, por meio da inibição da bomba de sódio/potássio-ATPase e dos canais de sódio epiteliais (ENaC) sensíveis à amilorida, bem como supressão da secreção de renina e de aldosterona. Eles produzem vasodilatação sistêmica e renal, aumento da permeabilidade vascular, efeitos anti-inflamatórios, antiproliferativos e antifibróticos. Suas concentrações plasmáticas aumentam em resposta à distensão do tecido atrial, antagonizando os efeitos da angiotensina II no tônus vascular, na secreção de aldosterona, na reabsorção de sódio e no crescimento celular vascular.

O PNC é encontrado predominantemente no cérebro e em células endoteliais. Suas concentrações no plasma são muito baixas. Ele é produzido em pequenas quantidades pelo coração e seus efeitos renais ainda são pouco compreendidos. O PNC atua na placa de crescimento endocondral, promovendo remodelamento vascular, proliferação de fibroblastos e crescimento linear dos ossos longos.

O PND foi identificado mais recentemente no veneno da serpente mamba verde (*Dendroaspis angusticeps*), porém suas ações ainda são desconhecidas.

A maioria dos efeitos dos PNs é mediada por receptores específicos de membrana, que ativam a guanilato-ciclase e produzem monofosfato de guanosina cíclico (GMPc). O PNA e o PNB ligam-se ao receptor do tipo A (NPR-A), enquanto o PNC liga-se preferencialmente ao receptor do tipo B (NPR-B). Ambos são abundantes na vasculatura, no coração, nos rins, nas glândulas adrenais e nos pulmões, mas o NPR-B apresenta maior expressão no cérebro.

Os efeitos tubulares dos PNA e o PNB incluem inibição da reabsorção proximal de sódio, bloqueio da reabsorção de sódio nos ductos coletores medulares, inibição das ações da angiotensina II nos túbulos proximais e antagonismo da vasopressina nos ductos coletores corticais. Em pacientes saudáveis, a administração de PNA produz aumento da fração de filtração, por causa do relaxamento das células mesangiais, e mantém ou eleva a taxa de filtração glomerular, por meio de vasodilatação das arteríolas aferentes e, possivelmente, vasoconstrição das arteríolas eferentes.

Balanço do sódio

A natremia[19] varia de 135 a 145 mEq/L. Já a concentração de sódio intracelular varia entre 10 e 20 mEq/L, de acordo com o tipo de célula. O balanço de sódio depende de sua ingestão e de sua excreção renal. A ingestão de sódio está pouco relacionada a estímulos fisiológicos, variando principalmente com hábitos culturais. A perda de sódio através do suor é irrelevante, estando aumentada na fibrose cística, na doença de Addison e na forma sistêmica do pseudo -hipoaldosteronismo Tipo 1, e diminuída no hiperaldosteronismo. A absorção de sódio intestinal é limitada e sua excreção em situações normais é pequena. Portanto, o conteúdo de sódio depende basicamente da excreção ou retenção de sódio no nível renal.

Variações no conteúdo de sódio repercutem sobre o volume do CEC, mais significativamente sobre o volume circulante efetivo (volemia). Quando há sobrecarga de sódio, o CEC sofre expansão e ocorre hipervolemia; quando o conteúdo de sódio diminui, o CEC sofre contração e ocorre hipovolemia. Barorreceptores localizados em artérias e veias centrais são sensíveis a alterações no volume circulante e, através de mediadores, estimulam ou inibem a reabsorção de sódio. Os principais mediadores desse mecanismo são os hormônios angiotensina-II (AT II) e aldosterona e os peptídeos natriuréticos. Alterações físicas renais e atividade simpática também influenciam a excreção renal de sódio (Quadro 53.1).

Excreção renal de sódio

O balanço de sódio depende principalmente de fatores que regulam a excreção e reabsorção de sódio nos segmentos do néfron[19]. Em situações normais, mais de 90% do sódio filtrado têm que ser reabsorvido para manter o balanço de sódio do organismo. No túbulo proximal ocorre aproximadamente dois terços da reabsorção de sódio. Como esse segmento é permeável à água, a osmolalidade luminal é igual à do CEC. No entanto, as células tubulares são dotadas de bombas localizadas na membrana basolateral (contraluminal), que, a custa de ATP, joga três íons de sódio para fora, transportando dois íons de potássio para dentro da célula, mantendo a concentração de sódio intracelular baixa e tornando a célula carregada negativamente em relação ao lúmen, criando um gradiente eletroquímico para reabsorção de sódio. O transporte de sódio para o intracelular ocorre principalmente acoplado a outras moléculas ou nutrientes (cotransportadores), como glicose, aminoácidos, fosfato e ânions orgânicos. A eletroneutralidade é mantida por meio da reabsorção de cloro ou, em menor parte, pela troca do íon hidrogênio secretado para a luz tubular, regenerando bicarbonato.

QUADRO 53.1 ***Efeito da volemia sobre a natriurese.***

Alteração volêmica		Mediador	Efeito
Hipervolemia	↑ PVC ↑ RFG	↑ PNs ↓ Renina/ATII/Aldosterona	↑ Natriurese
Hipovolemia	↑ Atividade simpática ↓ RFG	↑ Catecolaminas ↑ Renina/ATII/Aldosterona	↓ Reabsorção de sódio

Siglas: PVC = pressão venosa central; RFG = ritmo de filtração glomerular; PNs = peptídeos natriuréticos; ATII = angiotensiona II.
Fonte: Hirschheimer, Arkader, Matsumoto[23].

Na alça ascendente de Henle, a reabsorção de sódio ocorre ativamente através do cotransportador eletroneutro sódio/potássio/cloro (inibido por furosemida) e a favor do gradiente criado pela bomba Na^+/K^+-ATPase na membrana basolateral. A reabsorção de sódio depende da concentração luminal de sódio e é estimulada pela ação de HAD na porção grossa da alça ascendente e inibida por diuréticos de alça (furosemida). No túbulo contornado distal, a reabsorção de sódio está acoplada ao cotransporte ativo de cloro, gerando alto gradiente transepitelial de sódio. Como esse segmento é praticamente impermeável à água, o uso de diurético tiazídico, capaz de inibir o cotransportador sódio/cloro, compromete a excreção de água livre e a capacidade de diluição urinária.

O ducto coletor é o segmento onde acontece a reabsorção de sódio e cloro, em troca da secreção tubular de potássio e hidrogênio. A aldosterona favorece a abertura de canais de sódio e, em situações de hipovolemia, praticamente todo o sódio é reabsorvido nesse segmento. Já em situações de hipervolemia, ocorre liberação de PNA, que inibe a reabsorção de sódio.

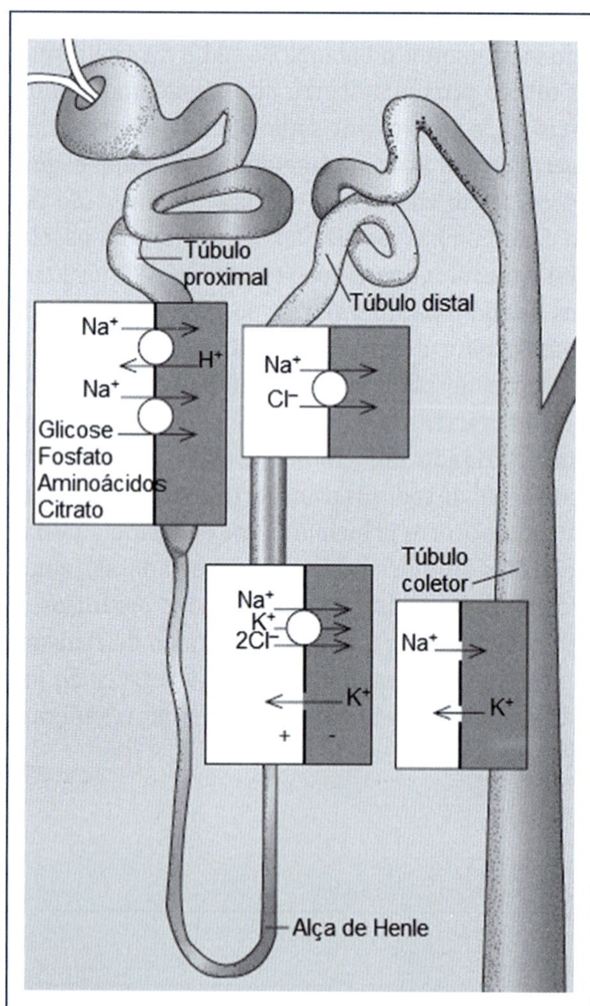

FIGURA 53.2 *Excreção renal de sódio.*
Fonte: Sterns[24].

HIPONATREMIA

É definida pela concentração plasmática de Na^+ abaixo de 135 mEq/L. A hiponatremia indica diminuição da relação Na^+/H_2O, que pode ocorrer em virtude de perda de Na^+ ou ganho de água, e implica expansão do volume IC. Portanto, a hiponatremia causa edema celular, exceto em situações de hiperglicemia ou uso de manitol, que levam à hiponatremia por translocação, decorrente do desvio de água do IC para o EC[16,17]. Essa hiponatremia é dilucional e não ajuíza a perda de Na^+.

Na presença de baixa concentração plasmática de Na^+, deve-se descartar a pseudo-hiponatremia, que ocorre quando há aumento da fase não aquosa do plasma, como em situações de hiperlipidemia ou hiperproteinemia, e o método laboratorial utilizado. Quando o método laboratorial usado for a fotometria de chama, por exemplo, é medida a concentração de Na^+ no volume plasmático total, e não na água plasmática, levando a uma interpretação equivocada de hiponatremia. Outros métodos, como eletrodo Na^+ seletivo ou método da condutância, medem a concentração de Na^+ na água plasmática, evitando o problema[16].

RESPOSTAS FISIOLÓGICAS À HIPONATREMIA

A resposta renal apropriada ao déficit de Na^+ (contração do volume EC) é evitar a excreção adicional de Na^+, Cl^- e água na urina. A urina deve ter baixa concentração de Na^+ e Cl^- e alta osmolalidade. Altas concentrações de Na^+ e Cl^- na urina de pacientes com hiponatremia e contração do volume EC sugerem perda renal de Na^+. A resposta renal apropriada ao excesso de água é excretar volume máximo de urina diluída (osmolalidade urinária < 100 mOsm/kg H_2O). Se essa resposta não for observada, o HAD pode estar agindo[16,17].

Etiologias

As principais causas de hiponatremia estão listadas no Quadro 53.2.

QUADRO 53.2 ***Diagnóstico diferencial das hiponatremias.***

- Hiponatremia com osmolalidade aumentada (dilucional ou falsa) plasma e urina hipertônicas, natriúria < 15 mEq/L
- Hiponatremia com osmolalidade normal (factícia, artefatual ou pseudo-hiponatremia) plasma e urina isotônicas, natriúria variável
- Hiponatremia com osmolalidade diminuída (verdadeira) plasma e urina hipotônicas

VOLEMIA	NATRIURESE	CAUSAS	
Diminuída	**Perdas renais**		
	> 20 mEq/L (urina iso ou hipostenúrica)	Diurese osmótica por:	Manitol
			Ureia
			Glicose (diabetes *mellitus*)
		Uso de natriuréticos – efeito imediato	
		Insuficiência suprarrenal	
		Síndrome perdedora de sal cerebral (cerebral salt wasting syndrome)	
		Fase poliúrica da insuficiência renal	
		Diurese pós-obstrutiva	
		Acidose tubular renal	
		Alcalose metabólica	
	Perdas extrarrenais		
	< 15 mEq/L (urina hipertônica)	Perdas hipertônicas	Doenças diarreicas agudas*
			Drenagem de líquidos cavitários #
			Perdas para o 3º espaço por: ▪ Queimaduras extensas ▪ Traumas musculares ▪ Pancreatite ▪ Peritonites ▪ Derrame pleural
			Diabetes *mellitus*
			Fibrose cística
			Resinas de troca iônica
			Natriuréticos – efeito tardio
		Desnutrição	
		Dieta hipossódica	
		Hipopotassemia*	
Aumentada ou Normal	> 20 mEq/ (urina iso ou hipostenúrica)	Intoxicação hídrica (potomania)	
		Insuficiência renal avançada	
		SIHAD	
	< 15 mEq/L (urina hipertônica)	Insuficiência cardíaca congestiva	
		Hipoalbuminemia por:	Insuficiência hepática
			Síndrome nefrótica
			Desnutrição grave
	> 20 mEq/L (urina mais hipertônica que a esperada: > 50 mOsm/kg de H_2O)	SIHAD	
		Hipotireoidismo	
	< 15 mEq/L (urina hipertônica)	Polidipsia primária	
		Dieta hipossódica	
		Clisteres hipotônicos	
		Distúrbios de osmorreceptores	

* Se ocorrer com alcalose metabólica, então: sódio urinário > 20 mEq/L e Cl urinário < 15 mEq/L.
Sigla: SIHAD = síndrome da secreção inapropriada de hormônio antidiurético.

Hiponatremias Hipovolêmicas

Insuficiência suprarrenal

Doença de Addison, hiperplasia congênita de suprarrenal, síndrome de Waterhouse-Friderichsen, choque séptico, adrenoleucodistrofia, tuberculose de suprarrenal e tumores de hipófise são algumas das doenças que cursam com insuficiência suprarrenal e deficiência de cortisol. As deficiências de cortisol e aldosterona causam respectivamente queda da volemia efetiva, devido à redução do débito cardíaco, e à contração do CEC, pela perda de sódio. Isso estimula a liberação de HAD, piorando a hiponatremia. O uso prolongado de corticoides (por mais de duas semanas) pode levar à supressão do hormônio adrenocorticotrópico (ACTH), causando insuficiência suprarrenal secundária após a suspensão abrupta do tratamento. Medicações como etomidato, cetoconazol, dopamina, betabloqueadores, espironolactona e inibidores da prostaglandina inibem a ação da aldosterona e podem produzir sintomas mais leves. A crise addisoniana é desencadeada por situações de estresse (trauma, cirurgia, infecção) e pode se apresentar com choque hipovolêmico não responsivo à ressuscitação fluídica. A associação com hipercalemia e acidose metabólica é frequente. O tratamento com reposição hormonal deve ser iniciado imediatamente.

Síndrome perdedora de sal cerebral (SPS)

A síndrome perdedora de sal cerebral (SPS) ou *cerebral salt wasting syndrome* foi descrita em 1950 em três pacientes com doença do sistema nervoso central e perda urinária de sal. A hipótese dos autores era de que distúrbios cerebrais pudessem prejudicar a capacidade renal de conservação de sal, levando à perda de sal e contração do volume EC. Após a descrição de SIHAD em 1957, a SPS ficou temporariamente esquecida. Entretanto, a prevalência de SPS relatada na literatura acompanha o número de relatos do uso da "terapia dos três H" (hipertensão, hipervolemia, hemodiluição) em pacientes com hemorragia subaracnóidea. Provavelmente, a incidência de SPS seja muito menos comum do que a literatura sugere[25-27].

A SPS é definida pela excreção excessiva de Na^+ e Cl^-, na presença de contração do volume arterial efetivo, em pacientes com lesão cerebral e sem evidência de outras causas para o aumento da excreção de Na^+ e Cl^-. Caracteriza-se por osmolalidade urinária maior que a osmolalidade plasmática e concentração urinária de Na^+ elevada (> 80 mEq/L) na presença de balanço cumulativo negativo de Na^+ ou Cl^-.

A SPS pode ser resultado do aumento da secreção de peptídeo natriurético cerebral (PNB) com supressão subsequente de síntese aldosterona, descrito em pacientes com trauma craniano e hemorragia subaracnoide. Níveis de HAD podem estar aumentados em resposta à hipovolemia. A terapia de reposição de mineralocorticoides (acetato de fludrocortisona) tem sido eficaz em alguns pacientes[28-30].

Os critérios de exclusão do diagnóstico de SPS são a presença de uma razão fisiológica para a excreção de Na^+ e Cl^-, como a expansão do volume EC, ou uma causa não cerebral para a natriurese, como a administração exógena de diurético; estados diurético-símiles (como síndrome de Bartter, síndrome de Gitelman, hipoaldosteronismo); e insuficiência renal poliúrica. Deve ser enfatizado que o diagnóstico de SPS é de exclusão e só pode ser feito na ausência de um estímulo fisiológico para o aumento da natriurese. Por exemplo, pacientes com trauma cranioencefálico frequentemente recebem grandes volumes de ressuscitação hídrica durante o atendimento inicial na sala de trauma e mesmo antes de chegar ao hospital, na cena do trauma ou durante o transporte para a unidade de saúde. Pacientes com hemorragia subaracnóidea usualmente recebem infusões agressivas de solução salina, a "terapia dos três H" (Hipervolemia/Hemodiluição/Hipertensão) para prevenção de vasoespasmo, melhorar o fluxo sanguíneo cerebral e evitar a isquemia tardia. Assim, a expansão prévia do volume EC pode ser responsável pela natriurese excessiva nesses pacientes[27].

Uma dificuldade encontrada na prática clínica é estabelecer se o volume do EC está contraído, com base no exame físico. Uma vez que o volume do EC é diretamente proporcional ao conteúdo de Na^+, a presença de déficit total de Na^+ e Cl^- deve ser confirmada para determinar a contração do volume do EC. Para estabelecer se há realmente um déficit de Na^+, é necessário calcular o balanço de Na^+ e água, chamado "balanço da tonicidade", e não se basear apenas na concentração urinária de Na^+ ou em sua taxa de excreção[31].

Quando fazemos o balanço de Na^+, incluímos o K^+ nos cálculos porque o Na^+ pode entrar nas células junto com a saída do K^+. Frequentemente, o diagnóstico de SPS é feito com base no balanço negativo de Na^+ em apenas um dia. Entretanto, é importante que se analise o balanço cumulativo, considerando todas as infusões e eliminações, desde o início do atendimento (incluindo aquelas na ambulância, sala de trauma, centro cirúrgico etc.).

Para que se estabeleça o diagnóstico de SPS, um balanço cumulativo negativo de Na^+ + K^+ e Cl^- deve estar presente. Entretanto, o balanço cumulativo negativo de Na^+ apenas não é suficiente para confirmar SPS. Esse balanço deve exceder 2 mEq/kg, que é a excreção esperada de Na^+ em pessoas saudáveis que diminuem agudamente sua ingestão de sal. Na maioria dos casos, as medidas dos eletrólitos urinários não estão disponíveis durante toda a internação porque as urinas iniciais costumam ser desprezadas. Contudo, é possível calcular estimativas bastante razoáveis de balanços de Na^++ K^+ e Cl^-, com os dados obtidos dos prontuários dos pacientes, desde que se conheça o volume total de fluido administrado, o volume total de urina e de outros fluidos eliminados e as concentrações plasmáticas iniciais e finais de Na^+, K^+ e Cl^-[32].

Assim:

$$\text{Balanço de } (Na^+ + K^+) =$$
$$[([Na^+]f + [K^+]f) \times ACTf] - [([Na^+]i + [K+]i) \times ACTi]$$
$$\text{Balanço de Cl} = ([Cl^-]f \times ACTf) - ([Cl^-]i \times ACTi)$$

Onde:

- ACT = água corporal total (70% do peso corporal em lactentes jovens, 65% em crianças e 60% em adolescentes e adultos)
- i = inicial
- f = final
- ACTf = ACTi + balanço hídrico

Deve-se salientar que, quando o paciente recebe grandes volumes de salina isotônica durante vários dias, a sobrecarga de sal pode causar aumento da pressão arterial e induzir natriurese de pressão fisiológica. Além disso, o volume arterial efetivo expandido por período prolongado leva à infrarregulação (*down-regulation*) da reabsorção renal de Na^+, por internalização dos componentes de reabsorção de Na^+ no túbulo proximal. Havendo redução da taxa de infusão de salina nessa situação, o paciente continuará a excretar Na^+, até que seus transportadores sejam reinseridos nas membranas celulares do néfron proximal. Assim, uma forma de perda renal de sal secundária se desenvolve, mas isso não é SPS, pois há uma razão fisiológica para a natriurese elevada, ou seja, o balanço cumulativo positivo de Na^+ e Cl[16,27].

Hiponatremia adquirida durante a hospitalização

A hiponatremia adquirida durante a hospitalização relaciona-se à administração de fluidos hipotônicos em situações em que há aumento da secreção de HAD[3,33-35]. Na maioria dos serviços pediátricos, as necessidades hídricas de manutenção de crianças hospitalizadas são calculadas utilizando a regra de Holliday e Segar, que relaciona as necessidades hídricas do indivíduo ao gasto energético diário determinado pelo peso[36]:

- Até 10 kg: 100 kcal/kg
- De 10 a 20 kg: 1.000 kcal + 50 kcal/kg para cada quilo acima de 10 kg
- > 20 kg: 1.500 kcal + 20 kcal/kg para cada quilo acima de 20 kg

A quantidade recomendada de água com base na regra de Holliday e Segar é de 100 mL/100 kcal/dia: 50 mL/100 kcal/dia para reposição das perdas insensíveis de água e 66,7 mL/100 kcal/dia para reposição das perdas renais, considerando a eliminação de urina iso-osmótica em relação ao plasma (~300 mOsm/L), e descontando 16,7 mL/100 kcal/dia da produção de água endógena pelo metabolismo. As necessidades eletrolíticas de manutenção recomendadas são de 3 mEq de Na^+/100 kcal/dia e 2 mEq de K^+/100 kcal/dia. Dessa forma, o soro de manutenção irá conter 30 mEq/L de Na^+ e, portanto, será hipotônico em relação ao plasma[36]. A partir de várias publicações que relatam a ocorrência de óbito e de sequelas neurológicas graves resultantes de hiponatremia aguda em crianças hospitalizadas, associada à administração de fluidos hipotônicos, a regra de Holliday-Segar para o cálculo das necessidades hídricas de manutenção tem sido bastante criticada[3,33,37-40].

Embora essas recomendações possam ser apropriadas para crianças saudáveis, elas não são apropriadas para crianças com enfermidades agudas ou no período pós-operatório, que frequentemente têm diminuição da capacidade de excretar água livre, resultante do aumento da liberação de HAD. Em crianças hospitalizadas, vários estímulos não osmóticos para a secreção de HAD podem estar presentes, como depleção de volume, dor, náusea, ansiedade, estresse e uso de drogas (como os opiáceos). Além disso, esses pacientes têm menos perdas insensíveis de água, em decorrência do jejum prolongado e da inatividade física, que diminuem o gasto energético e, consequentemente, a quantidade de água necessária para compensar as perdas por evaporação para dissipação do calor. Em crianças submetidas à ventilação mecânica, não há perdas insensíveis de água pelos pulmões, em virtude da umidificação e do aquecimento dos gases inspirados[41-44]. Portanto, em crianças gravemente enfermas, a administração de 100% do volume de manutenção calculado segundo a regra de Holliday e Segar, sob a forma de solução hipotônica, pode resultar em hiponatremia aguda.

Estudos randomizados demonstraram maior risco de hiponatremia associado à administração de fluido hipotônico de manutenção, comparado com fluido isotônico em crianças no pós-operatório[45-46] e durante internação na UTI[47,48]. Recentemente, estudo randomizado controlado duplo-cego, com grande casuística (n = 690), mostrou que o uso de fluido isotônico (140 mEq de Na^+/L) de manutenção em crianças hospitalizadas se associou a menor risco de hiponatremia, comparado a fluido hipotônico (77 mEq de Na^+/L)[49]. A administração de grandes volumes de salina isotônica também pode causar hiponatremia associada ao fenômeno de dessalinização[50] (Figura 53.3). Após a restauração do volume arterial efetivo com *bolus* de fluido isotônico, um ponto de partida razoável é administrar 50% das necessidades de manutenção calculadas pela regra de Holliday e Segar, sob a forma de salina isotônica. Ajustes diários no volume e na composição da solução devem ser feitos, de acordo com o balanço hídrico e com a concentração plasmática de Na^+ (ver Capítulo 52).

Hiponatremias Hipervolêmicas[26]

Ocorrem em situações nas quais há diminuição da capacidade de excreção renal de água associada ou não a condições de má perfusão tecidual, levando ao aumento da reabsorção de sódio e de água para melhorar o volume efetivo circulante. Tanto o sódio quanto a ACT estão aumentados (estados edematosos).

Insuficiência renal avançada

A disfunção tubular leva à diminuição da capacidade de diluição urinária, mesmo na ausência de HAD, e a queda no RFG reduz a excreção renal de solutos. Na insuficiência renal oligúrica ou anúrica, ocorre hiponatremia e hipervolemia graves, muitas vezes dependentes de tratamento com métodos dialíticos (ver Capítulo 67 – Insuficiência Renal e Sua Farmacologia e Capítulo 108 – Terapia Renal Substitutiva).

Insuficiência cardíaca congestiva e hipoalbuminemia

O baixo volume circulante efetivo gera estímulo para reabsorção de sódio (via AT II e aldosterona) e liberação de HAD. Além do estímulo para reabsorção de água, o paciente aumenta a ingestão de água devido à sede, fazendo com que o aumento da ACT seja maior que o aumento de sódio. O sódio urinário é menor que 20 mEq/L e a osmolalidade urinária é elevada. Como o desenvolvimento da hiponatremia é gradativo, os sintomas são raros, apesar de a natremia chegar a 115 mEq/L. O tratamento deve ser direcionado para a causa de base, associado à restrição cautelosa de sódio e água e ao uso de diuréticos não tiazídicos. A administração de sódio geralmente está contraindicada, salvo casos sintomáticos. O tratamento da hiponatremia em pacientes com ICC consiste em restrição hídrica e em medidas que visam melhorar a função cardíaca. Os inibidores de ECA aumentam o débito cardíaco e a volemia efetiva circulante, diminuindo os níveis de HAD, AT II e norepinefrina, além de antagonizar a ação do HAD nos ductos coletores por meio da liberação local de prostaglandinas. Os diuréticos de alça inibem a reabsorção de sódio e, junto à diminuição do HAD, reduzem a reabsorção de água livre nos segmentos distais do néfron. A melhora do débito cardíaco e a redução dos níveis de AT II reduzem a sensação de sede, deixando o paciente mais confortável. Apesar disso, os inibidores de ECA podem ser mal tolerados em fases avançadas de ICC, levando à hipotensão ou piorando a azotemia ou a hipercalemia. Quando isso ocorre, a utilização de drogas que aumentem a contratilidade cardíaca, como digitálicos ou outros inotrópicos, deve ser considerada. Na síndrome nefrótica, o uso de albumina aumenta a pressão oncótica e melhora a volemia efetiva. Na insuficiência hepática, a hiponatremia se desenvolve lentamente, de modo assintomático, devido à diminuição da síntese proteica e vasodilatação, mas pode precipitar a encefalopatia hepática. Nesse caso, deve-se manter a restrição hídrica rigorosa e, se necessário, aumentar a oferta de sódio e administrar albumina.

Hiponatremias com Volemia Clinicamente Normal[26]

Ocorre quando há distúrbios do balanço de água, com excesso de água livre em relação ao sódio. O sódio corpóreo encontra-se normal, mas há aumento da ACT.

Polidipsia primária

O aumento da ingestão de água, compulsiva ou habitual, é a causa mais comum de polidipsia primária na infância. Doenças psiquiátricas, especialmente esquizofrenia ou lesões hipotalâmicas (sarcoidose), são mais raras. Como os mecanismos de excreção de água estão intactos, o excesso de água ingerida suprime a liberação de HAD e causa poliúria, impedindo a queda acentuada da osmolalidade plasmática e da natremia. Ocorre osmolalidade urinária menor que 100 mOsm/kg e natriúria menor que 20 mEq/L. Em alguns pacientes, o estímulo da sede ocorre em níveis menores de osmolalidade (novo nível de estímulo do osmotato), com liberação de HAD inalterada. Em outros, além da polidipsia, existe aumento da liberação e da resposta ao HAD, como acontece em surtos psiquiátricos. Esses pacientes apresentam risco de desenvolver hiponatremia sintomática. O tratamento em longo prazo consiste na restrição hídrica e no controle de peso, além da investigação de distúrbio psicológico ou psiquiátrico concomitante.

Baixa ingestão de soluto

a administração de fórmulas lácteas preparadas inadequadamente pode resultar em soluções com baixo conteúdo de soluto, expondo lactentes jovens a formas graves de hiponatremia, mesmo com ingestão hídrica normal. Dietas na base de chá e torradas e bebedores contumazes de cerveja também podem apresentar hiponatremia. A baixa oferta de sódio aos segmentos proximais do néfron compromete a capacidade de diluição urinária. A osmolalidade urinária e a natriúria são baixas, porém a ausência de poliúria, mas com ingestão normal ou um pouco aumentada de água, distingue esses pacientes daqueles com polidipsia.

Síndrome de secreção inapropriada do hormônio antidiurético (SIHAD)

A síndrome de secreção inapropriada do hormônio antidiurético (SIHAD) se caracteriza pela liberação excessiva de HAD na ausência de um estímulo fisiológico. O diagnóstico de SIHAD baseia-se na presença de hiponatremia e excreção de urina inapropriadamente concentrada, sem evidência de doença renal, adrenal ou tireoidiana. Em pacientes com SIHAD, a osmolalidade urinária excede a osmolalidade plasmática e a concentração urinária de Na^+ é elevada (> 50 mEq/L). Os mecanismos envolvidos na SIHAD incluem:

- Liberação de HAD não relacionada à osmolalidade plasmática, desencadeada por sinais aferentes não osmóticos (como as doenças pulmonares ou as do sistema nervoso central);
- *Reset* do osmostato: a regulação da liberação do HAD é normal, mas ocorre ao redor de um limiar hipotônico, ou seja, o HAD é liberado mesmo na presença de concentração plasmática de Na^+ abaixo do normal;
- Liberação autônoma de HAD, por células neoplásicas, como as do carcinoma de pulmão;
- Estimulação central da liberação de vasopressina por drogas, incluindo opioides, *ecstasy*, antidepressivos tricíclicos e agentes antineoplásicos (como a ciclofosfamida e a vincristina).

A geração de água livre em pacientes com aumento da secreção de HAD ocorre por dessalinização da salina infundida. A infusão de salina isotônica causa expansão do volume EC e as ações do HAD levam à excreção salina como uma solução hipertônica e retenção de água livre no corpo (Figura 53.3)[16,17].

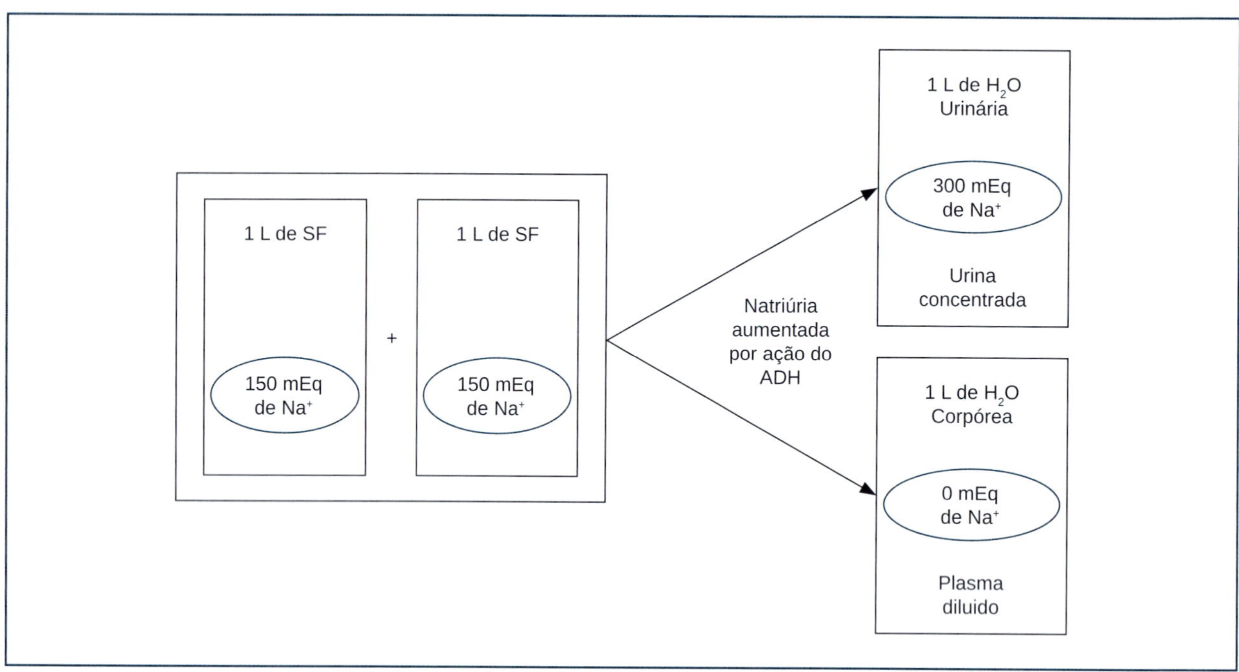

FIGURA 53.3 ***Produção de água livre por dessalinização. Os retângulos à esquerda representam a infusão de dois litros de solução salina isotônica (SF). A concentração de Na^+ (mEq/L) é mostrada no círculo dentro dos retângulos. O retângulo acima à direita representa a eliminação de urina hipertônica, e o retângulo abaixo à direita representa a água livre produzida e retida no corpo. A água livre é produzida porque a expansão do volume extracelular efetivo estimula a excreção de Na^+ e as ações do hormônio antidiurético impedem a excreção de água livre.***

Fonte: adaptada de Halperin, Goldstein[3].

Recentemente, o termo "síndrome de antidiurese inapropriada" foi proposto, pois, em alguns pacientes com hiponatremia e baixo débito urinário, as concentrações plasmáticas de arginina vasopressina podem ser baixas ou indetectáveis, como naqueles com mutações do receptor de vasopressina no canal regulador de água, resultando em urina concentrada na ausência de HAD[25]. Além disso, os pacientes que têm baixa carga distal de filtrado, associada com dieta pobre em sódio, podem ter baixos níveis plasmáticos de vasopressina, com suprarregulação (*up-regulation*) dos receptores V2 no néfron distal, o que também pode causar a excreção de urina concentrada e hiponatremia[16].

Hipotireoidismo

A redução do débito cardíaco e do volume sistólico leva à liberação de HAD e à diminuição da excreção de água livre. A queda do ritmo de filtração glomerular resultante diminui diretamente a excreção de água livre por reduzir a oferta de água aos segmentos de diluição do néfron. Isso é particularmente importante nos pacientes com mixedema, nos quais a hiponatremia se desenvolve mesmo com a supressão apropriada do HAD.

Manifestações Clínicas

A hiponatremia aguda, ou seja, a que se desenvolve em menos de 48 horas, associa-se a edema celular. Os sintomas são usualmente neuropsiquiátricos, incluindo náuseas, vômitos, cefaleia, ataxia, psicose, crises convulsivas, coma e alteração do ritmo respiratório, e podem ser explicados pelo desenvolvimento de edema cerebral e aumento da pressão intracraniana[16,17]. É importante ressaltar que crianças com hiponatremia aguda manifestam sinais de encefalopatia com concentrações plasmáticas de Na^+ mais elevadas em comparação com adultos, devido ao maior tamanho do cérebro em relação ao crânio (maior número de células)[30].

Na hiponatremia crônica (com mais de 48 horas de duração), o cérebro desenvolve mecanismos adaptativos para retornar o volume das células cerebrais a seu tamanho normal, pela perda de partículas ou osmoles IC. Frequentemente, é assintomática ou se apresenta com sintomas sutis, como quedas e déficit de atenção[16,17].

Diagnóstico

A abordagem diagnóstica da hiponatremia é apresentada na Figura 53.4.

Nos casos suspeitos de hiperplasia congênita de suprarrenal na sua forma perdedora de sal, quando possível, para definir o defeito metabólico, deve-se colher concentrações séricas de cortisol, desoxicorticosterona, 11-desoxicortisol, 17-hidroxipregnenolona, deidroepiandroesterona e androstenediona. Entretanto, tais exames não devem ser realizados nas primeiras 24 horas de vida da criança, quando a incidência de resultados falso-positivo e falso-negativo é aumentada. Esses pacientes apresentam, também, baixas concentrações de aldosterona e 11-desoxicorticosterona e aumento da renina plasmática. Lembrar que, idealmente, o exame de triagem neonatal (Portaria nº 2.829, de 14 de dezembro de 2012 do Ministério da Saúde – ampliação do Teste do Pezinho – Fase IV) deve ser colhido no quinto dia de vida.

Tratamento

A hiponatremia causada por excesso de água deve ser tratada com restrição hídrica, enquanto a hiponatremia secundária à perda de Na^+ deve ser tratada com reposição de Na^+. A hiponatremia aguda (duração < 48 horas) deve ser tratada agressivamente, com o objetivo de reduzir o edema cerebral, utilizando solução salina hipertônica (NaCl 3% – 5 mL/kg via endovenosa, em 30 minutos), para elevar a concentração plasmática de Na^+ acima de 135 mEq/L. Em serviços em que não se dispõe de NaCl 3%, deve-se diluir a solução de NaCl 20% na proporção de 1:7, adicionando uma parte de NaCl 20% a seis partes de água destilada, transformando-a em solução a aproximadamente 3% (1 mL de NaCl 3% contém 0,5 mEq de Na^+). Manitol também pode ser eficaz no tratamento de emergência da hiponatremia aguda sintomática. A quantidade de Na^+ necessária para elevar suas concentrações plasmáticas pode ser calculada pela seguinte fórmula:

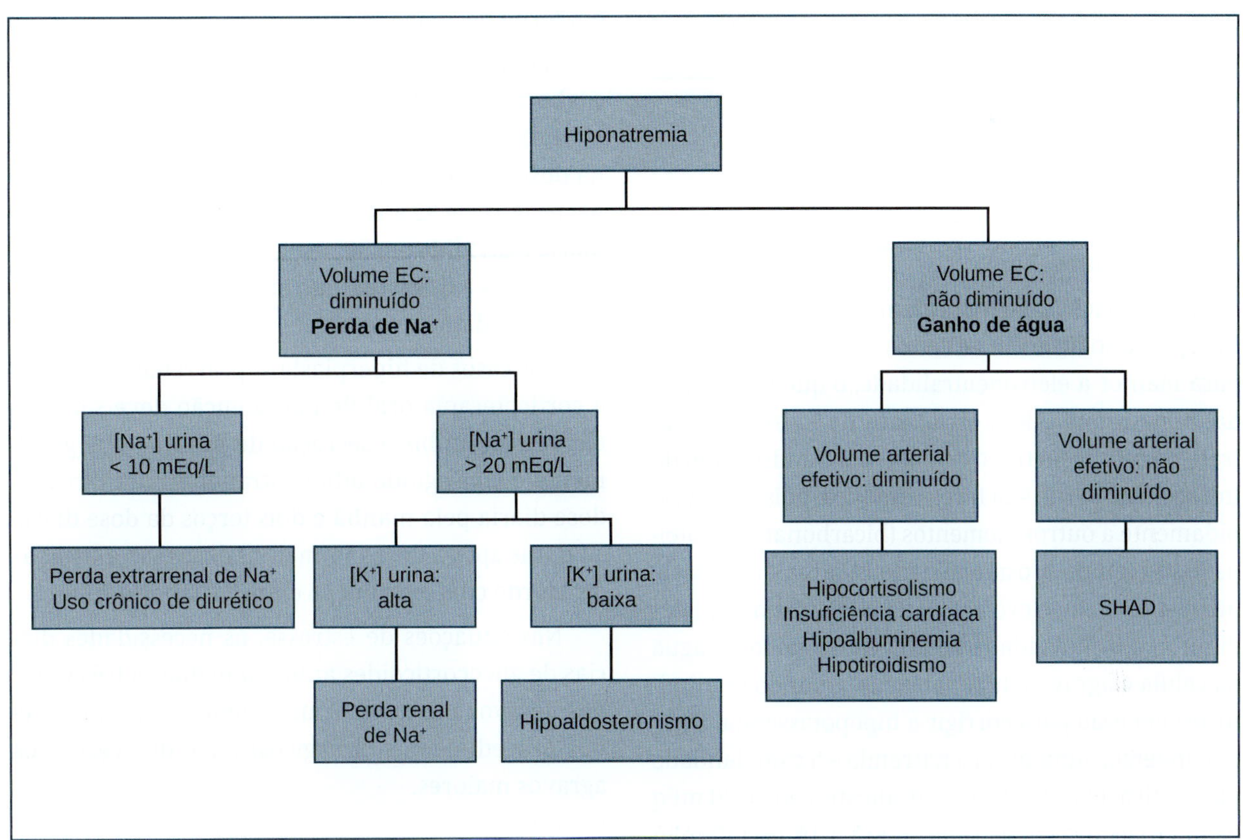

FIGURA 53.4 ***Abordagem diagnóstica das hiponatremias.***
Fonte: adaptada de Halperin, Goldstein[3].

$$\text{Quantidade de Na}^+ \text{ (mEq)} = ([\text{Na}^+] \text{ desejada} - [\text{Na}^+] \text{ atual}) \times \text{ACT}$$

Se houver risco de expansão rápida do volume EC, recomenda-se a administração de diurético de alça, como a furosemida.

A hiponatremia crônica (duração > 48 horas) deve ser corrigida lentamente, para prevenir a desmielinização osmótica. Na ausência de sintomas, deve-se elevar a concentração plasmática de Na^+ no máximo para 8 mEq/L/dia. Em casos sintomáticos (convulsões, coma), recomenda-se a correção rápida inicial com salina hipertônica 3%, elevando a concentração plasmática de Na^+ 5 mEq/L em duas a três horas, até a melhora dos sintomas, mas não excedendo 8 mEq/L/dia[16,17].

Efeito Potássio

Sendo o sódio o principal osmol efetivo do extracelular e o potássio o principal osmol efetivo do intracelular, a osmolalidade plasmática efetiva pode ser calculada por meio da seguinte fórmula:

$$\text{OPE} = \frac{\text{Osmóis efetivos EC} + \text{Osmóis efetivos IC}}{\text{Água corpórea total}}$$

Onde:

- OPE = Osmolalidade plasmática efetiva
- EC = extracelular
- IC = intracelular.

A associação com hipocalemia piora a hiponatremia, pois o sódio entra na célula em troca de potássio para manter a eletroneutralidade, o que leva à queda da natremia. Além disso, íons de hidrogênio entram na célula em troca do potássio. O hidrogênio do intracelular perde sua força osmótica, pois se liga rapidamente a outros elementos (bicarbonato e proteínas), reduzindo a osmolalidade relativa do intracelular. A saída de cloro acoplada ao potássio também diminui a osmolalidade do CIC, causa saída de água da célula e agrava a hiponatremia. Quando se administra potássio para corrigir a hipopotassemia, ocorre o inverso, aumentam a natremia e a osmolalidade plasmática. Para ilustrar, a administração de 20 mEq de potássio através da solução KCl a 19,1% (40 mEq de moléculas osmoticamente ativas) em uma criança de 10 kg (volume de distribuição de 6 L) pode aumentar a osmolalidade plasmática em aproximadamente 7 mOsm/kg e aumentar o sódio sérico em 3,5 mEq/L, um terço da reposição de sódio total estimada. Assim a administração de potássio deve ser levada em conta quando calculado o déficit de sódio.

Tratamento da insuficiência suprarrenal[26]

Glicocorticosteroides

Na vigência de insuficiência suprarrenal aguda (ISRA) em neonatos, o hemisuccinato sódico de hidrocortisona é utilizado na dose de 10 mg/kg ou 125 mg/m² de superfície corporal (dose mínima = 100 mg), a cada seis a oito horas, por via IV ou IM, por cinco a sete dias ou até 48 horas após a suspensão da infusão de glicose IV. Em lactentes e crianças maiores, utiliza-se a dose de 10 mg/kg/dose, por via IV, a cada quatro ou seis horas.

Ao se obter a estabilização do quadro clínico e laboratorial e já tendo suprimido o uso de glicose por via parenteral por pelo menos 48 horas, deve-se tentar diminuir 20% da dose inicial a cada semana, até atingir a dose mínima com a qual o paciente permaneça metabolicamente compensado, geralmente em torno de 30 mg/m²/dia.

Na doença de Addison, quando o quadro clínico e laboratorial estiver estável, deve-se substituir a terapêutica parenteral por acetato de hidrocortisona, na dose de 15 a 25 mg/m²/dia, ou acetato de cortisona, na dose de 35 a 48 mg/m²/dia, por via oral. A dose diária é dividida em 50% pela manhã e 25% oito e 16 horas após a dose matinal, procurando mimetizar o ciclo circadiano normal.

Nos casos de hiperplasia suprarrenal congênita, a corticoterapia oral de manutenção deve ser suficiente para inibir a secreção de ACTH, o que geralmente é conseguido administrando-se um terço da dose diária pela manhã e dois terços da dose diária 12 horas após a dose matinal. As doses são ajustadas de acordo com a evolução clínica e laboratorial.

Nas situações de estresse, as necessidades diárias de glicocorticoides aumentam duas a três vezes nos agravos menores (como vômitos, febre, pequenos procedimentos cirúrgicos) e até dez vezes nos agravos maiores.

Mineralocorticosteroides

Na ISRA, é utilizado o acetato de desoxicorticosterona, na dose de 1 a 5 mg (independentemente do peso), por via IM, uma vez ao dia, ou o piruvato de desoxicorticosterona, na dose de 0,5 a 2 mg, uma vez por semana, por via IM. A dose adequada deverá ser titulada de acordo com a evolução do estado de hidratação, do ionograma e da natriúria, objetivando-se natremia maior que 130 mEq/L, potassemia entre 5 e 6 mEq/L e natriúria menor que 50 mEq/L.

Nos serviços de emergência onde esses medicamentos não estiverem disponíveis de imediato, lembrar que 20 mg de hidrocortisona têm ação mineralocorticoide equivalente a 1 mg de desoxicorticosterona, mas seu uso prolongado levará à síndrome de Cushing.

Quando o quadro clínico e laboratorial estiver estável, substituir a terapêutica parenteral por acetato de 9a-fludrocortisona, na dose de 0,15 a 0,2 ug/dia, para neonatos, e de 0,05 a 0,3 ug/dia, para crianças maiores, por via oral, uma ou duas vezes ao dia; ou enantato de desoxicorticosterona, na dose de 50 a 75 mg/m², uma vez a cada 15 a 30 dias, por via IM.

Em lactentes, que fazem uso de dieta pobre em sódio, é frequente haver a necessidade de complementá-lo para manter sua natremia normal com aproximadamente 0,1 g de NaCl/kg/dia, adicionando-o à água ou chá oferecidos nos intervalos das mamadas.

Tratamento da SIHAD

A hiponatremia causada por excesso de água deve ser tratada com restrição hídrica, enquanto a hiponatremia secundária à perda de Na^+ deve ser tratada com reposição de Na^+. A hiponatremia aguda (duração < 48 horas) deve ser tratada agressivamente, com o objetivo de reduzir o edema cerebral, utilizando solução salina hipertônica (NaCl 3% – 5 mL/kg via endovenosa, em 30 minutos), para elevar a concentração plasmática de Na^+ acima de 135 mEq/L. Em serviços em que não se dispõe de NaCl 3%, deve-se diluir a solução de NaCl 20% na proporção de 1:7, adicionando uma parte de NaCl 20% a seis partes de água destilada, transformando-a em solução a aproximadamente 3% (1 mL de NaCl 3% contém 0,5 mEq de Na^+). Manitol também pode ser eficaz no tratamento de emergência da hiponatremia aguda sintomática. A quantidade de Na^+ necessária para elevar suas concentrações plasmáticas pode ser calculada pela seguinte fórmula:

$$\text{Quantidade de } Na^+ \text{ (mEq)} = ([Na^+] \text{ desejada} - [Na^+] \text{ atual}) \times \text{ACT}$$

Se houver risco de expansão rápida do volume EC, recomenda-se a administração de diurético de alça, como a furosemida.

A hiponatremia crônica (duração > 48 horas) deve ser corrigida lentamente, para prevenir a desmielinização osmótica. Na ausência de sintomas, deve-se elevar a concentração plasmática de Na^+ no máximo para 8 mEq/L/dia. Em casos sintomáticos (convulsões, coma), recomenda-se a correção rápida inicial com salina hipertônica 3%, elevando a concentração plasmática de Na^+ 5 mEq/L em duas a três horas, até a melhora dos sintomas, mas não excedendo 8 mEq/L/dia[16,17].

A SIHAD, excepcionalmente, é idiopática. O tratamento da causa é, portanto, prioritário no tratamento da própria SIHAD.

Obtém-se correção do distúrbio hidroeletrolítico, na maioria dos casos, restringindo-se inicialmente a oferta hídrica a metade ou dois terços das necessidades basais do paciente, contendo 40 mEq de sódio/L, e ajustando tal restrição até obter diminuição da natriúria para valores inferiores a 30 mEq de sódio/L.

A reposição de sódio só se faz necessária quando já houver comprometimento neurológico. Nessas circunstâncias, usamos NaCl a 3% (1 mL = 0,5 mEq de sódio), na velocidade de 10 mL/kg/hora e na quantidade suficiente para corrigir a natremia para 125 mEq/L, ou seja, usando a fórmula: (125 – natremia) × 0,6 × peso em kg = mEq de sódio a repor, associado à furosemida, na dose de 1 mg/kg/dose, com o cuidado de repor o potássio perdido devido ao uso do diurético.

Nos raros casos em que essas medidas não forem eficazes, a diálise peritoneal com soluções hipertônicas alternadas com soluções isotônicas (na proporção de um banho hipertônico para cada quatro banhos isotônicos) se fará necessária.

Observa-se que uma dieta rica em proteínas (20%) eleva os níveis natrêmicos, com diminuição da natriurese, apesar do aumento da taxa de filtração glomerular e da não alteração da depuração negativa de água livre. Esse fato sugere que a geração de ureia a partir do catabolismo da proteína de origem dietética, agindo como diurético osmótico, é responsável pela diminuição da excreção urinária de sódio.

Correções excessivas ou muito rápidas de hiponatremias podem causar síndrome de desmielinização osmótica (SDO), motivo pelo qual se recomenda cautela no manejo de pacientes com tais distúrbios.

A retirada das drogas que têm efeito sinérgico ou HAD-símile ajuda a corrigir o distúrbio.

Medidas visando o aumento da pressão no átrio esquerdo, por meio da promoção do aumento do retorno venoso (diminuindo, assim, o estímulo sobre os receptores de volume), como colocar o paciente em posição de Trendelemburg, podem colaborar na melhora do distúrbio hidroeletrolítico.

As medidas descritas têm-se mostrado suficientemente eficazes para a grande maioria dos pacientes acompanhados pelos autores.

Drogas como lítio, fenitoínas e demeclocilina (derivado da tetraciclina), que inibem ou bloqueiam a ação do HAD, ou diuréticos de alça ou ureia, que antagonizam seu efeito, têm sido usados em adultos com SIHAD de evolução crônica, com os melhores resultados descritos para a associação de diuréticos de alça com demeclocilina. O uso de lítio apresenta efeitos colaterais indesejáveis, como neuro, cárdio e tireotoxicidade, distúrbios digestivos e de comportamento. O uso de fenitoínas só se mostra eficaz nos casos secundários a anomalias do eixo hipotálamo-hipofisário. Em crianças, a demeclocilina tem as mesmas contraindicações que as tetraciclinas, podendo depositar-se em ossos e dentes. A recente introdução dos análogos antagonistas do efeito renal do HAD no arsenal terapêutico, como a desGlyd(CH2)5D-Tyr(Et) VAVP, traz um amplo campo de pesquisa para o tratamento dessa doença, mas seu uso rotineiro ainda não está estabelecido na SIHAD em humanos[42].

Complicações do Tratamento

Síndrome de desmielinização osmótica (SDO)

A hiponatremia aguda pode causar sequelas neurológicas potencialmente irreversíveis e até morte se não tratada rapidamente. Por outro lado, o tratamento da hiponatremia crônica pode estar relacionado com aumento da morbidade, especialmente em pacientes com desnutrição, queimaduras, insuficiência hepática, hipocortisolismo e hipocalemia. A elevação da natremia superior a 10 mEq/L/dia está relacionada ao desenvolvimento de um distúrbio neurológico conhecido por "mielinólise pontina", atualmente chamada de síndrome da desmielinização osmótica (SDO), visto que apresenta lesões difusas e extrapontinas. Já a correção da hiponatremia no ritmo de 0,5 mEq/L/hora e inferior a 10 mEq/L/dia raramente está associada à SDO. Os mecanismos responsáveis pela desmielinização não são completamente compreendidos até agora. Acredita-se que a elevação rápida da natremia leve à saída de água do cérebro e reduza seu volume abaixo do normal, e o encolhimento dos axônios pode lesar suas conexões com as bainhas de mielina. Além disso, sabe-se que a normalização do conteúdo de solutos intracelulares, especialmente orgânicos, é bastante lenta, durando cinco a sete dias.

A correção rápida da natremia leva à recaptação dos solutos perdidos durante a fase de adaptação cerebral, observando-se uma hiperionização do meio intracelular, pouco tolerada pelas células. Quando a hiperionização é prolongada, ocorrem disfunções enzimáticas que podem contribuir para a SDO. O quadro surge poucos dias após a correção rápida do sódio. Após melhora inicial do quadro neurológico da hiponatremia, o paciente evolui com deterioração clínica progressiva. As manifestações da SDO podem ser irreversíveis e incluem desde alterações do nível de consciência, disartria, disfagia, paraparesia, quadriparesia (flácida ou espástica), até coma. Convulsões são raras, mais comuns com gradiente de correção de sódio maior que 20 mEq/L nas primeiras 24 horas ou na supercorreção acima de 140 mEq/L. O diagnóstico pode ser feito por tomografia computadorizada (TC) ou ressonância nuclear magnética (RNM) de crânio por meio da visualização das lesões desmielinizantes, que podem surgir até quatro semanas após os primeiros sintomas. Portanto, dentro desse período, TC ou RNM de crânio normais não permitem excluir SDO em pacientes que receberam tratamento para hiponatremia e apresentam sintomas neurológicos sugestivos. Não há tratamento específico, mas foram relatados benefícios após o uso de hormônio liberador de tireotropina, gamaglobulinas, corticosteroides e plasmaférese, sugerindo componente imunológico na fisiopatologia da SDO. Em casos de supercorreção do sódio (erros de cálculo da dose, correção concomitante de hipocalemia, aumento da excreção de água livre não prevista), recomenda-se diminuir a natremia por meio da administração de desmopressina (1-deamino-8-D -arginina vasopressina – DDAVP®) e água livre para manter o gradiente de sódio sérico menor que 10 mEq/L/dia. Essa medida é capaz de prevenir a piora neurológica de pacientes com SDO assintomática ou oligossintomática após a supercorreção. Deve-se monitorizar cuidadosamente a natremia para evitar a recorrência dos sintomas da hiponatremia(26,43,44).

HIPERNATREMIA

É definida pela concentração plasmática de Na^+ acima de 145 mEq/L.

Respostas Fisiológicas à Hipernatremia

O aumento da concentração plasmática de Na^+ é sentido por um grupo de células no hipotálamo (chamado "osmostato"), causando estimulação do centro da sede e produção e liberação de vasopressina. É virtualmente impossível ter hipernatremia grave se o paciente tiver acesso à água e o centro da sede estiver intacto. Além disso, a liberação de vasopressina torna o néfron distal permeável à água. Assim, a resposta renal apropriada à hipernatremia é a excreção de volume mínimo de urina com máxima osmolalidade urinária(16,17).

Etiologias

As principais causas de hipernatremia estão delineadas no Quadro 53.3.

Hipernatremia Euvolêmica

Nesta condição, o peso corpóreo não se modifica.

Hipernatremia essencial

Ocorre por disfunção de osmorreceptores hipotalâmicos, com resposta inadequada à osmolalidade. O estímulo para sede e para liberação do HAD, que normalmente ocorre com aumento de 1% a 2% na osmolalidade plasmática, acontece com osmolalidade mais elevada que a habitual ou quando há queda da volemia. A natremia é cronicamente elevada (de 143 a 147 mEq/L) e, em geral, os pacientes são assintomáticos. Quando há somente hipodipsia, a ingestão forçada de água é suficiente para corrigir e prevenir o distúrbio. No entanto, quando associada à diminuição da liberação de HAD, a água livre administrada é excretada na urina sem alterar a natremia. Há alguma evidência de que a clorpropamida possa ser útil nesses casos, por aumentar o efeito renal do HAD. Devem-se investigar lesões neurológicas centrais tratáveis (como tumores benignos) que restabeleçam a função dos osmorreceptores.

Hipernatremia transitória

Exercícios físicos extenuantes, rabdomiólise e convulsões podem causar acidose láctica. A quebra do glicogênio em partículas menores osmoticamente ativas (como o lactato) eleva à osmolalidade do CIC, causando o deslocamento de água para o interior da célula, aumentando a natremia em 10 a 15 mEq/L. A natremia volta ao normal de cinco a 15 minutos após o estresse.

Hipernatremia Hipervolêmica

O excesso de sódio apresenta-se com expansão do CEC, apresentando sinais de hipervolemia, como edema, taquicardia e hipertensão arterial.

Sobrecarga de sódio

Geralmente, está associada a fator iatrogênico, geralmente devido a erro de prescrição de soro de manutenção (troca de solução glicosada por solução salina), uso de fórmulas lácteas concentradas, uso abusivo de enemas salinos, solução de diálise hipertônica e administração inadvertida de bicarbonato de sódio durante reanimação ou correção de acidose metabólica. O débito urinário, osmolalidade urinária e sódio urinário estão elevados. Quando a função renal é preservada, a correção da hipernatremia pode ocorrer espontaneamente, já que o excesso de sódio é rapidamente eliminado pela urina. Esse processo pode ser facilitado através da indução da excreção de sódio e água, por meio do uso de diuréticos de alça (furosemida) e reposição da diurese com água livre. Em casos de insuficiência renal, empregam-se métodos dialíticos.

Hiperaldosteronismo primário e síndrome de Cushing

O excesso de corticosteroides causa hipernatremia leve a moderada, geralmente associada à hipopotassemia e hiperglicemia. A expansão crônica do CEC suprime a liberação de HAD e, em longo prazo, pode alterar a função de osmorreceptores, fazendo com que a liberação de HAD ocorra com osmolalidades mais elevadas.

QUADRO 53.3 *Causas de hipernatremia.*

VOLEMIA	NATRIÚRIA	CAUSAS	
NORMAL	< 20 mEq/L	Essencial neurogênica	
		Quase afogamento em água salgada	
	> 20 mEq/L	Transitória por exercício, rabdomiólise ou convulsão	
		Intoxicação salina	
		Exsanguinotransfusão em RNBP (pelo anticoagulante)	
		Neurogênica	
AUMENTADA	< 20 mEq/L	Hiperaldosteronismo primário	
		Síndrome de Cushing ou corticoterapia	
		Hiper-hidratação hipertônica nas:	Hiponetramias prévias
			ICC
			Insuficiência hepática
			Nefroses
	> 20 mEq/L	Intoxicação salina por:	Preparo alimentar (TRO, NPP)
			Medicamentos (NaHCO3, carbenicilina etc.)
			Soluções de diálise
			Enemas salinos
		Insuficiência renal crônica avançada	
DIMINUÍDA	< 20 mEq/L	Dispepsias agudas	
		Alimentação hipertônica	
		Falta de oferta/ingestão de H2O	
		Hipodipsia ou adipsia (neuropatias)	
		Perdas hipotônicas por perdas cutâneas:	Queimaduras
			Fototerapia
			Fibrose cística
		Perdas hipotônicas por hiperventilação:	Tirotoxicose
			Salicilismo
			Ventilação pulmonar mecânica
	< 20 mEq/L (por perda de H_2O livre)	Diabetes *insipidus* central por:	Familiar
			Encefalopatia anóxica
			Pós-infecciosa
			Tumores no SNC
			Trauma cranioencefálico
			Síndrome de Guillain-Barré
			Sarcoidose
		Diabetes *insipidus* nefrogênico por:	Familiar
			Hipocalemia
			Hipercalcemia
			Nefrocalcinose
			Insuficiência renal crônica
			Hemoglobinopatia S
			Tubulopatias
			Fase poliúrica da IRA
			Drogas antagonistas do HAD
	> 20 mEq/L	Diurese osmótica por:	Diabetes *mellitus* hipertônico (hiperglicemia máscara hipernatremia)
			Manitol
			Glicose hipertônica etc.
		Diálise com soluções hipertônicas	
		Enemas hipertônicos	
		Desidratação em paciente com hiperaldosteronismo prévio ou síndrome de Cushing	

Hipernatremia Hipovolêmica

Ocorre devido a balanço hídrico negativo, por diminuição da ingestão de água ou perdas (líquidos hipotônicos ou água livre). O CIC e o CEC encontram-se contraídos, proporcionalmente à perda de peso.

Diminuição da ingestão de água

ocorre por hipodipsia, adipsia ou restrição ao acesso à água.

Hipodipsia ou adipsia

Pacientes com lesões hipotalâmicas (como tumores, sarcoidose ou doenças vasculares) podem apresentar distúrbio na sensação de sede por acometimento do centro da sede ou dos osmorreceptores. A hipernatremia ocorre por redução da ingestão de água, mas pode ser prevenida por meio da sua oferta regular.

Redução de oferta de água

o aleitamento materno pode estar relacionado à hipernatremia em lactentes jovens por oferta inadequada quando comparada às perdas obrigatórias, ou por aumento da concentração de sódio no leite materno. Outra causa importante é a privação de água por maus tratos (negligência), afetando principalmente lactentes e crianças pequenas ou pacientes debilitados. A incidência de hipernatremia por esse motivo relaciona-se com a qualidade do atendimento em estabelecimentos de assistência às crianças.

Perda hipotônica

Perdas renais

Pode ser causada por uso de diuréticos de alça e por diurese osmótica. Glicose, ureia e manitol são solutos que, em excesso na luz tubular, provocam diurese osmótica, pois não são reabsorvidos. O débito urinário e a osmolalidade urinária estão elevados, mas a natriúria e a potassiúria estão diminuídas, indicando a presença de outra substância osmoticamente ativa na urina. O aumento da uremia ocorre quando há aumento da oferta proteica, trauma, sangramento digestivo, aumento do catabolismo e insuficiência renal. A glicosúria pode ser causada por diabetes *mellitus*, por aumento da oferta de glicose acima da capacidade metabólica ou por doença renal (doença de Fanconi).

Perda de água livre – diabetes insipidus

O diabetes *insipidus* é caracterizado por alterações no mecanismo de ação do HAD, caracterizado por poliúria ($\leq$ 2 L/m^2/dia) e urina diluída, com osmolalidade urinária e natriúria baixos. Como a perda inicial de água estimula a sede e, consequentemente, o aumento da ingestão de água, crianças maiores apresentam-se com poliúria, polidipsia, noctúria e enurese noturna. No entanto, pessoas negligenciadas, como lactentes jovens e pacientes incapazes de cuidar de si próprios, têm maior risco de desenvolver desidratação e hipernatremia graves. O mesmo ocorre com pacientes com lesão central afetando tanto a liberação de HAD quanto a sede. Existem dois tipos de diabete insípido: central e nefrogênico.

O diabetes *insipidus* central é uma complicação comum de cirurgias em região hipotalâmica e hipofisária após trauma cranioencefálico, infecções do sistema nervoso central ou evento hipóxico-isquêmico. Ocorre quando a secreção de HAD pela neuro -hipófise é parcial ou completamente interrompida, resultando em comprometimento da capacidade de concentração urinária. Caracteriza-se por poliúria (diurese > 5 mL/kg/h ou > 80 mL/m^2/h), polidipsia e baixa osmolalidade urinária (< 150 mOsm/kg H_2O). A concentração plasmática de Na^+ é usualmente normal ou levemente elevada, pois um aumento de 2% na tonicidade plasmática constitui estímulo poderoso à sede. Hipernatremia grave só ocorre quando há defeito da sede ou acesso limitado à água[(16)]. O diabetes *insipidus* central é responsivo ao HAD, isto é, a administração de arginina vasopressina a pacientes com diabetes *insipidus* central resulta em aumento da osmolalidade urinária e diminuição da diurese[(16,17)]. A hipernatremia em pacientes com diabetes *insipidus* é usualmente causada por perda de água livre. Pode também ser secundária ao ganho de Na^+, quando as perdas hipotônicas de Na^+ são repostas com infusão de salina isotônica[(31)].

O diabetes *insipidus* nefrogênico apresenta resistência parcial ou total dos segmentos distais dos néfrons à ação do HAD. O eixo hipotálamo-hipofisário está preservado, com liberação normal de HAD; no entanto, as células tubulares são insensíveis a sua ação. Ocorre na forma hereditária (herança recessiva ligada ao X – anormalidade no receptor V2 do HAD ou autossômica recessiva – defeito genético no gene de aquaporina-2) ou na forma adquirida por distúrbio metabólico (hipercalcemia, hipocalemia), uso de drogas (lítio, anfotericina B), doença renal crônica e diurese osmótica (diabetes *mellitus*). O diabetes *insipidus* nefrogênico hereditário, apesar de raro, é a forma mais grave, com poliúria marcante, desidratação, vômito, constipação, febre, irritabilidade e déficit de crescimento.

O diagnóstico diferencial entre o diabetes *insipidus* central e o nefrogênico pode ser feito por meio da elevação da osmolalidade plasmática (restrição hídrica ou administração de solução salina hipertônica), seguida da administração de desmopressina (DDAVP®). A restrição hídrica dura aproximadamente oito horas, monitorizando-se o peso, natremia, osmolalidade plasmática, débito urinário e osmolalidade urinária a cada duas horas. Osmolalidade urinária maior que 600 mOsm/kg indica que a liberação de HAD e seu efeito estão intactos, possibilitando a exclusão do diagnóstico de diabetes *insipidus*. O teste deve ser interrompido se a perda de peso for maior que 5% do inicial ou houver sede intolerável.

Nos casos de diabetes *insipidus*, ocorre estabilização da osmolalidade urinária em duas a três medidas sucessivas, apesar do aumento na osmolalidade plasmática acima de 295 mOsm/kg. Administra-se então HAD exógeno (0,4 a 1 mcg de vasopressina subcutânea) ou DDAVP® (10 a 15 ug, por via intranasal), cuja ação, nos casos de diabetes *insipidus* central, observa-se em minutos, com rápida diminuição da diurese e aumento da osmolalidade urinária entre 15% a 50%. Em casos de deficiência parcial de HAD que apresentam aumento da osmolalidade urinária abaixo do esperado, o HAD exógeno melhora a resposta, com diminuição da diurese e aumento da osmolalidade urinária. O diabetes *insipidus* nefrogênico também pode apresentar aumento inadequado da osmolalidade urinária, mas a administração de HAD exógeno não altera o débito urinário nem a osmolalidade urinária.

Perdas extrarrenais

A desidratação por diarreia é causa importante de hipernatremia, mas a disponibilidade de fórmulas lácteas hipotônicas e de soluções de reidratação oral tornou esse distúrbio menos frequente. Vômitos, drenagem gástrica, diarreia osmótica (lactulose, sorbitol, carvão ativado), fístula enteral-cutânea, queimaduras e aumento de perdas insensíveis (sudorese excessiva ou traqui-hiperpneia) são outras causas de desidratação hipernatrêmica. Como a hiperosmolalidade e a depleção volêmica estimulam a liberação de HAD e provocam sede, a hipernatremia persistente é rara, acometendo principalmente pessoas negligenciadas, como lactentes jovens e pacientes incapazes de cuidar de si próprios. O uso de soluções hipertônicas em relação às perdas, ou seja, com conteúdo de sódio relativamente alto, piora a hipernatremia. O quadro clínico de hipovolemia pode ser subestimado, pois a depleção intravascular é compensada parcialmente por água do CIC. A osmolalidade urinária está elevada e o débito urinário e a natriúria estão baixos devido ao aumento do HAD e aldosterona.

Manifestações Clínicas

A hipernatremia aguda (< 48 horas de duração) se associa a desidratação celular e suas manifestações clínicas incluem sede, irritabilidade, febre, confusão mental, convulsões, hiperreflexia, espasticidade e coma. A hipernatremia aguda grave pode causar hemorragia intracraniana e se relaciona com alta morbimortalidade[16,17].

A hipernatremia crônica (> 48 horas de duração) é, usualmente, assintomática, pois o cérebro desenvolve mecanismos adaptativos para a preservação do volume celular, pelo ganho de partículas IC[16,17].

Diagnóstico

Poliúria é comumente associada à hipernatremia. É definida como volume urinário inapropriadamente elevado para o contexto clínico. Portanto, a interpretação de poliúria deve considerar cada componente da excreção de osmoles, como descrito a seguir[16,17].

O volume urinário é determinado pelo número de osmoles que o paciente deve excretar e a osmolalidade urinária que o paciente consegue atingir. Assim:

$$\text{Volume urinário} = \frac{\text{Número de osmoles}}{\text{Osmolalidade urinária}}$$

Os principais osmoles urinários são a ureia, o Na^+, o K^+, os ânions que os acompanham e a glicose (caso glicosúria esteja presente). Na avaliação do paciente com poliúria, a osmolalidade urinária ajuda a esclarecer sua causa (urina hipo-osmolar, iso-osmolar ou hiperosmolar). No diabetes *insipidus*, ocorre a eliminação de grandes volumes de urina hipo-osmolar (osmolalidade urinária < 150 mOsm/kg de H_2O); se após a administração de HAD houver eliminação de urina hiperosmolar, o diagnóstico é de diabetes *insipidus* central. Caso não ocorra aumento importante da osmolalidade urinária após o HAD, o diagnóstico é de diabetes *insipidus* nefrogênico. A eliminação de grandes volumes de urina hiperosmolar (osmolalidade urinária > 300 mOsm/kg de H_2O) ocorre na diurese osmótica secundária ao uso de manitol e glicosúria, ou aumento da excreção de ureia em pacientes com hipercatabolismo ou, ainda, em decorrência de natriurese induzida pela expansão do volume EC relacionada à administração de grandes volumes de solução salina. Nas situações de perda não renal de água, há eliminação de mínimo volume de urina com máxima osmolalidade[17].

A abordagem diagnóstica da hipernatremia está na Figura 53.5.

Tratamento

A hipernatremia causada por perda de água deve ser tratada com reposição de água livre. Inicialmente, deve-se interromper a perda de água livre (como administrando 1-deamino-8-arginina vasopressina [DDAVP] a pacientes com diabetes *insipidus* central). Subsequentemente, deve-se administrar uma solução hipotônica em relação ao paciente e à urina eliminada. Ressalta-se que, em situações em que se administra salina hipotônica com solução glicosada via endovenosa, há o risco de induzir hiperglicemia e diurese osmótica caso grandes volumes sejam infundidos rapidamente. Isso pode agravar a hipernatremia. Na verdade, se o paciente estiver consciente e alerta, a melhor maneira de repor água livre é por via oral. Se a causa da hipernatremia for ganho de Na^+, recomenda-se a administração de diurético de alça para induzir a perda de salina isotônica na urina, e esse volume deve ser reposto sob a forma de solução salina a 0,45%[16,17].

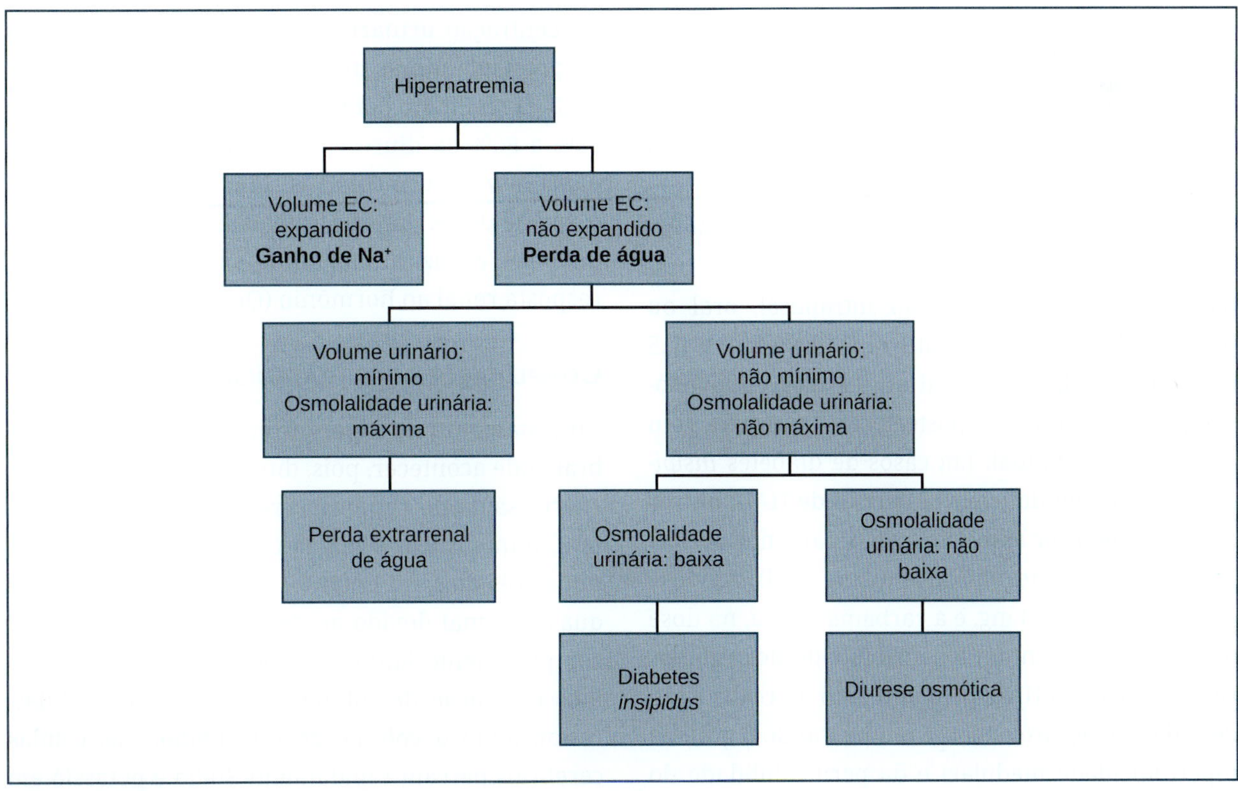

FIGURA 53.5 ***Abordagem diagnóstica da hipernatremia.***
Fonte: adaptada de Halperin, Goldstein[3].

Os pacientes com choque hipovolêmico devem ser tratados, inicialmente, com solução salina a 0,9% em *bolus* via endovenosa (10 a 20 mL/kg). Na hipernatremia aguda sintomática, a concentração plasmática de Na^+ deve ser reduzida em 2 mEq/L/hora nas primeiras três a quatro horas, seguida por taxa de declínio não superior a 1 mEq/L/hora. Na hipernatremia crônica, há risco de edema cerebral e aumento da pressão intracraniana, em decorrência da queda rápida da concentração plasmática de Na^+. Assim, o máximo de 8 mEq/L/dia é recomendado para a redução na concentração plasmática de Na^+. A quantidade de água necessária para corrigir a hipernatremia pode ser calculada pela equação seguinte[16,17]:

$$\text{Déficit de } H_2O \text{ livre (L)} = \frac{[Na^+] \text{ atual} - [Na^+] \text{ desejada} \times ACT}{\text{Osmolalidade urinária}}$$

Diabete insípido

O tratamento visa à diminuição do débito urinário, atuando na causa do distúrbio e na ingestão regular de água para evitar a hipovolemia[26].

Diabetes insipidus *central*

Como o defeito principal é a deficiência de HAD, o controle da poliúria pode ser alcançado pela sua substituição por meio do análogo sintético desmopressina (DDAVP®), que, além de longa duração de ação, não possui efeito vasopressor. Existem preparações para administração intranasal, oral ou parenteral. Inicialmente, utiliza-se dose baixa (0,5 mcg intranasal, 5 mcg oral ou 0,1 mcg endovenoso), titulando-se doses posteriores de acordo com a resposta individual. Em casos de diabetes *insipidus* central com deficiência parcial de HAD, outras drogas podem ser associadas ao tratamento. A clorpropamida (agente hipoglicemiante oral), na dose diária de 125 a 250 mg, e a carbamazepina, na dose de 200 mg, aumentam a sensibilidade dos túbulos renais à ação do HAD, pelo aumento da reabsorção de sódio na alça ascendente (aumentando o grau de hipertonicidade medular) e da permeabilidade do túbulo coletor à água, potencializando os efeitos da desmopressina. Pacientes em uso de clorpropamida devem fazer controle de glicemia. O uso de desmopressina em recém-nascidos e lactentes jovens portadores de diabete insípido deve ser cuidadoso, pois mesmo doses pequenas podem causar hipervolemia e hiponatremia.

Diabetes insipidus *nefrogênico*

A correção dos distúrbios metabólicos e a suspensão da droga implicada podem ser eficazes no tratamento da poliúria. No entanto, o controle do diabetes *insipidus* nefrogênico hereditário é extremamente difícil. A restrição de sal associada a diuréticos tiazídicos (hidroclortiazaida – 3 mg/kg/dia) pode reduzir até 40% do débito urinário em crianças. Os tiazídicos aumentam a excreção de sódio associado à da água e reduzem o RFG pela leve depleção da volemia. A associação com diurético poupador de potássio, como a amilorida (na dose de 0,3 mg/kg/dia) pode ser necessária, pois diminui a espoliação de potássio associada ao uso do tiazídico. A natriurese inicial e a resposta antipoliúrica podem ser incrementadas com terapia, em combinação com inibidores da síntese de prostaglandinas (PGs), como a indometacina (na dose de 1,5 a 3 mg/kg). A indometacina aumenta a capacidade de concentração urinária pela diminuição dos níveis de prostaglandinas que antagonizam os efeitos do HAD. O resultado pode ser uma queda adicional de 25% a 50% da diurese. Em casos de diabetes *insipidus* nefrogênico com resistência parcial ao HAD, o uso de doses maiores que as fisiológicas de HAD pode ser eficaz, aumentando significativamente a resposta renal ao hormônio (Quadros 53.4 e 53.5).

Complicações do Tratamento

No tratamento da hipernatremia[26], o edema cerebral pode acontecer, pois, durante a hipernatremia, ocorre saída de água do cérebro e contração cerebral, o que causa a maior parte dos sintomas. Em um a três dias, no entanto, o volume cerebral está quase normal devido ao deslocamento de água do compartimento liquórico e por captação de eletrólitos e geração de solutos orgânicos pelas células, restaurando o volume do CIC. Embora as células cerebrais percam rapidamente sódio e potássio em resposta à correção da natremia, a perda dos osmolitos acumulados ocorre mais lentamente. A demora na depuração dos osmolitos mantém a osmolalidade intracelular temporariamente mais elevada, e a diminuição rápida do sódio sérico e da osmolalidade do CEC para níveis normais pode causar edema cerebral, com sequelas irreversíveis, convulsão e morte. O edema cerebral foi descrito em crianças nas quais a hipernatremia foi corrigida numa taxa superior a 0,7 mEq/L/hora. Comparativamente, nenhuma sequela foi observada quando a queda de sódio sérico respeitou o limite de 0,5 mEq/L/hora. Por isso, recomenda-se que o gradiente de correção de sódio obedeça a esse limite até o máximo de 10 mEq/L/dia. Caso ocorram complicações durante o tratamento, indicam-se medidas habituais contra o edema cerebral, como uso de solução hipertônica e hiperventilação, suspendendo-se temporariamente a correção da hipernatremia.

DISTÚRBIOS DO METABOLISMO DO POTÁSSIO

Fisiologia do Potássio

O K^+ é o principal cátion do IC (98%, sendo 80% no tecido muscular estriado). Em recém-nascidos, o conteúdo de potássio estimado é de 40 mEq por kg de massa corpórea e aumenta rapidamente de acordo com o ganho de massa muscular, até 50 mEq/kg, semelhante ao adulto[26].

O K^+ desempenha papel fundamental na geração do potencial de repouso de membrana e geração e condução do potencial de ação cardíaco. A principal via de excreção do K^+ é a urina (90%). A excreção urinária de K^+ é, em sua maior parte, regulada no

QUADRO 53.4 *Tratamento das hipernatremias hipovolêmicas.*

▪ Corrigir volemia
• SF – 10 mL/kg EV rápido
• Albumina 5%
▪ Se natremia < 170 mEq/L, com a correção da volemia deve ocorrer correção da natremia em 48 a 96 horas
▪ Se natremia > 170 mEq/L ou aguda: repor água livre em 48 horas
▪ Se há diabete insípido central
• DDAVP (tem efeito vasopressor)
• Dose inicial: 0,5 mcg por via intra-nasal ou 5 mcg VO ou 0,1 mcg EV
• Titular doses posteriores
▪ Se há diabete insípido nefrogênico
• Corrigir distúrbios metabólicos
• Suspender drogas antagônicas ao hormônio antidiurético
• Fazer restrição de sódio e dar
• Hidroclortiazida – 3 mg/kg/dia (diminui 40% da diurese) e
• Indometacina – 1,5 a 3 mg/kg (diminui mais 25 a 50% da diurese)
• Observar se há espoliação de potássio (associar amilorida – 0,3 mg/kg/dia)
▪ Introduzir hidratação parenteral de manutenção e reposição (repor potássio, de 40 a 50 mEq/L)Corrigir outros distúrbios hidroeletrolíticos e ácido-básicos

Cuidado! A natremia do paciente deve diminuir menos que 0,5 mEq/L/hora.

QUADRO 53.5 *Tratamento das hipernatremias hipervolêmicas.*

▪ Furosemida – 1 mg/kg/dose (repor perdas urinárias de potássio)
▪ Se natremia > 170 mEq/L ou aguda: diluir oferta de sódio da manutenção em 48 h
▪ Se há insuficiência renal ou cardíaca: diálise peritonial com solução hipertônica a cada 3 ou 4 banhos

Cuidado! A natremia do paciente deve diminuir menos que 0,5 mEq/L/hora.

Importante! Monitorar glicemia.

néfron distal sensível à aldosterona[51,52]. O principal mecanismo de secreção de K^+ nesse segmento do néfron é via geração de voltagem negativa luminal pela reabsorção de Na^+ através do canal epitelial de sódio apical (ENaC), combinada com a atividade da Na^+/K^+ ATPase localizada na membrana basolateral, que faz a extrusão do Na^+ intracelular, mantendo o gradiente eletroquímico para a entrada apical de Na^+, e transporta K^+ para dentro das células epiteliais tubulares contra um gradiente de concentração[51,52]. Isso resulta em secreção de K^+ através dos canais apicais de K^+, especialmente os canais medulares externos renais de K^+ (ROMK).

Assim, fatores que aumentam a reabsorção de sódio na luz tubular estimulam a secreção de potássio, e os que diminuem inibem a secreção de potássio. Além disso, a reabsorção de sódio nos segmentos proximais do néfron torna a luz tubular negativa, favorecendo a secreção de potássio por difusão. Em situações de hipopotassemia, a secreção de potássio cai e aumenta sua reabsorção nas células intercalares localizadas no néfron distal, onde a bomba hidrogênio/potássio-ATPase situada na membrana luminal secreta hidrogênio em troca de potássio.

A concentração de potássio intracelular varia de 120 mEq/L (em recém-nascidos) a 150 mEq/L, enquanto a concentração de potássio plasmática gira em torno de 3,5 a 5,0 mEq/L e varia com a idade. Esse gradiente de concentração é mantido pela bomba sódio/potássio-ATPase, que coloca sódio para fora e potássio para dentro da maioria das células.

A diferença de concentração de potássio no intra e extracelular é o que determina o potencial de repouso da membrana celular. Pequenas alterações do potássio plasmático podem alterar a excitabilidade de membrana, interferindo na contração muscular e condução de impulsos nervosos. A ingestão de potássio é de 1 a 2 mEq/kg ao longo do dia e cerca de 90% é excretado por meio dos rins e o restante pelo trato gastrintestinal (TGI) e pele. A secreção de potássio pelo TGI pode aumentar em situações de hiperpotassemia, por influência da aldosterona. A perda de potássio através da pele é desprezível. Quando há sobrecarga aguda de potássio, aproximadamente 50% são eliminados pela via renal em quatro a seis horas. O restante é eliminado através do TGI ou redistribuído rapidamente entre os compartimentos celulares para prevenir a hiperpotassemia e toxicidade relacionada ao potássio.

Translocação celular de potássio

A insulina e as catecolaminas promovem o deslocamento do K^+ para o IC: a insulina, pelo estímulo da bomba de Na^+, e hidrogênio (H^+) e os beta2-adrenérgicos, pela ativação da Na^+/K^+adenosina trifosfatase (ATPase).

Ambos colocam o potássio para dentro da célula em troca de sódio, diminuindo o potássio plasmático. O estímulo de receptores a-adrenérgicos inibe esse mecanismo.

Recentemente, demonstrou-se que a insulina também tem ação semelhante à da aldosterona, aumentando a excreção urinária de K^+ quando administrada via endovenosa em doses elevadas durante tempo prolongado[53].

A distribuição de potássio entre os compartimentos celulares também é afetada pelo pH plasmático. Mudanças no pH são tamponadas pela perda ou absorção de hidrogênio pelas células, com alterações recíprocas do potássio. Ou seja, na acidose, o potássio sai da célula em troca de hidrogênio, ocorrendo o inverso na alcalose. Para cada 0,1 unidade de variação no pH do plasma, o potássio plasmático varia de 0,3 a 1,3 mEq/L no sentido inverso. Esse efeito é marcante na acidose metabólica por ácidos não orgânicos (com hiato aniônico aumentado).

Fatores que estimulam a secreção tubular de potássio

Aldosterona

A aldosterona é o principal hormônio regulador da excreção de potássio. Ela aumenta a atividade e a densidade do canal epitelial de sódio na membrana apical (ENaC), aumenta a expressão da Na-K-ATPase basolateral e aumenta a expressão de canais apicais de K^+, dessa forma, estimulando a secreção de K^+[51-56].

Ela liga-se aos receptores de membrana, aumentando o número e atividade da bomba sódio/potássio-ATPase na membrana basolateral e facilitando a abertura dos canais de sódio na membrana luminal. O aumento do potássio intracelular resultante da atividade da bomba sódio/potássio-ATPase favorece a secreção de potássio através da reabsorção de sódio. O aumento da concentração de sódio na luz tubular favorece o gradiente para a entrada de sódio e também estimula a secreção de potássio. A alcalose aumenta a secreção de potássio por meio do estímulo da aldosterona. A secreção de potássio também pode ocorrer passivamente por diminuição da concentração de potássio luminal, causada por aumento do fluxo do fluido tubular (aumento do RFG, expansão do CEC, diuréticos).

Fatores que inibem a secreção tubular de potássio

A secreção de potássio está diminuída no hipoaldosteronismo e por influência de outros fatores. A espironolactona, diurético poupador de potássio, inibe a ação da aldosterona, competindo pelos mesmos receptores. A acidose também diminui a secreção de potássio através da inibição da ação da aldosterona. Já o peptídeo atrial natriurético (PAN), a amilorida, o triantereno e a calciúria diminuem a secreção de potássio por meio do fechamento dos canais de sódio na membrana luminal, diminuindo a reabsorção de sódio.

Hipopotassemia

É definida pela concentração plasmática de K^+ abaixo de 3,5 mEq/L.

Etiologias[26]

As principais causas de hipopotassemia estão listadas no Quadro 53.6.

QUADRO 53.6 *Causas de hipopotassemia.*

<table>
<tr><td colspan="4">DIMINUIÇÃO DA INGESTÃO</td></tr>
<tr><td rowspan="8">AUMENTO DA TRANSLOCAÇÃO DE K⁺ PARA O CIC</td><td colspan="3">Alcalinemia</td></tr>
<tr><td colspan="3">Aumento da insulina</td></tr>
<tr><td colspan="3">Aumento da atividade β2-adrenérgica</td></tr>
<tr><td colspan="2" rowspan="3">Paralisia periódica hipocalêmica desencadeada por:</td><td>Hipertireoidismo</td></tr>
<tr><td>Exercícios físicos</td></tr>
<tr><td>Estresse</td></tr>
<tr><td colspan="3">Hipotermia</td></tr>
<tr><td colspan="3">Anabolismo e doenças linfoproliferativas</td></tr>
<tr><td rowspan="22">AUMENTO DE PERDAS</td><td rowspan="15">Perdas Renais</td><td rowspan="7">Nefropatias</td><td>Acidose tubular renal tipo I e II</td></tr>
<tr><td>Nefrite intersticial</td></tr>
<tr><td>Pós-insuficiência renal aguda</td></tr>
<tr><td>Síndrome de Fanconi</td></tr>
<tr><td>Síndrome de Bartter</td></tr>
<tr><td>Síndromes de Gitelman</td></tr>
<tr><td>Síndrome de Liddle</td></tr>
<tr><td colspan="2">Cetoacidose diabética</td></tr>
<tr><td colspan="2">Diuréticos inibidores de anidrase carbônica, de alça e tiazídicos</td></tr>
<tr><td colspan="2">Síndrome de Cushing, hiperaldosteronismo primário e excesso de mineralocorticoides</td></tr>
<tr><td colspan="2">Hipomagnesemia</td></tr>
<tr><td colspan="2">Diabetes insipidus e outras doenças poliúricas</td></tr>
<tr><td rowspan="3">Outras drogas</td><td>Anfotericina B</td></tr>
<tr><td>Derivados de penicilina</td></tr>
<tr><td>Carbenicilina</td></tr>
<tr><td rowspan="7">Perdas Extrarrenais</td><td rowspan="5">Perdas Gastrintestinais</td><td>Vômitos</td></tr>
<tr><td>Drenagem excessiva de suco gástrico</td></tr>
<tr><td>Síndromes de má absorção</td></tr>
<tr><td>Fístula biliar ou intestinal</td></tr>
<tr><td>Laxativos ou enemas</td></tr>
<tr><td rowspan="2">Perdas Cutâneas</td><td>Fibrose cística</td></tr>
<tr><td>Grandes queimados</td></tr>
</table>

Diminuição da Ingestão

Em situações de hipopotassemia, o organismo pode aumentar ao máximo a reabsorção de potássio e a excreção pode atingir níveis tão baixos quanto 5 a 25 mEq/dia, tendo-se que o potássio urinário encontra-se menor que 10 mEq/L. A baixa oferta de potássio, por meio da alimentação ou soluções parenterais, pode levar à hipopotassemia sintomática, principalmente quando associada a outros fatores, como uso de diuréticos e acidose metabólica.

Aumento da translocação de K+ para o CIC

A distribuição normal de potássio entre os compartimentos é bastante estável e depende principalmente da ação da bomba sódio/potássio-ATPase. Alterações nesse mecanismo ou outros fatores podem aumentar a translocação de potássio do extra para o intracelular, causando hipopotassemia transitória, com repercussão variável.

Alcalinemia (elevação do pH extracelular)

O aumento de bicarbonato no CEC, que ocorre na alcalose metabólica ou respiratória ou após administração de bicarbonato, faz com que o hidrogênio saia da célula em troca de potássio e sódio, mantendo a eletroneutralidade. Para o aumento de cada 0,1 unidade no pH plasmático ocorre queda aproximada de 0,4 mEq/L de potássio sérico.

Aumento da Insulina

A insulina aumenta a atividade da bomba sódio/potássio-ATPase, promovendo entrada de potássio, principalmente nos hepatócitos e músculo esquelético. Isso ocorre no tratamento da cetoacidose diabética ou hiperglicemia não cetótica. A sobrecarga de carboidratos em indivíduos normais estimula a liberação de insulina e pode provocar hipopotassemia transitória. Desse modo, deve-se evitar a administração de potássio com soluções glicosadas na correção da hipopotassemia, pois há risco de agravar o distúrbio (ver Capítulo 60, "Diabete Melito").

Aumento da atividade β2-adrenérgica

Uso de b2-agonistas, como terbutalina, salbutamol e dopamina, causam hipopotassemia, pois estimulam a atividade da bomba sódio/potássio-ATPase. Catecolaminas, como a epinefrina, estão menos relacionadas, pois também estimulam a-receptores que tem efeito contrário ao estímulo b2-adrenérgico.

Paralisia periódica hipocalêmica

Essa doença rara pode ser hereditária ou adquirida, especialmente em pacientes com hipertireoidismo, devido ao aumento na atividade da bomba sódio/potássio-ATPase relacionado à liberação de epinefrina e insulina. As crises ocorrem após exercícios físicos, estresse e excesso de carboidratos, com queda brusca do potássio plasmático para 1,5 a 2,5 mEq/L. O uso de betabloqueadores (propranolol) diminui o número e gravidade dos episódios. O controle do hipertireoidismo também é necessário. A administração de potássio deve ser cuidadosa, pois pode causar hiperpotassemia.

Hipotermia

A hipotermia acidental ou induzida está relacionada com hipopotassemia, por estimular a entrada de potássio nas células.

Metabolismo celular

O crescimento rápido ou a proliferação celular consome potássio e é uma causa rara de hipopotassemia. O aumento do metabolismo celular em doenças linfoproliferativas pode causar pseudo-hipopotassemia pelo consumo de potássio no plasma devido à demora na análise laboratorial.

Aumento de perdas

Perdas Renais

A excreção renal de potássio depende da ação da aldosterona e da oferta de sódio e de água nos segmentos distais do néfron. O potássio urinário está aumentado (maior que 15 mEq/L).

Nefropatias

Ocorrem por excesso de oferta de sódio aos segmentos de troca do néfron ou são devido à presença de ânions não reabsorvíveis na luz tubular, levando ao aumento da excreção renal de potássio. Podem estar associadas à acidose (síndrome de Fanconi, acidose tubular renal tipo I ou distal, nefrite intersticial, pós-insuficiência renal aguda) ou alcalose metabólica (síndromes de Bartter, Gitelman e Liddle). Na leptospirose com insuficiência renal, há hipopotassemia com quadro similar à acidose tubular tipo II ou proximal.

Diuréticos

Inibidores de anidrase carbônica, diuréticos de alça e tiazídicos aumentam a oferta de potássio aos segmentos tubulares e, por meio da depleção volêmica, ativam o sistema renina-angiotensina-aldosterona, aumentando a excreção renal de potássio, podendo causar hipopotassemia.

Excesso de mineralocorticoides

Hiperaldosteronismo primário ou secundário e uso prolongado de glicocorticoides são situações em que a secreção de potássio está aumentada. Em geral, encontra-se acidose metabólica hipoclorêmica associada.

Cetoacidose diabética
(Capítulo 56, Diabetes *Mellitus*)

A excreção renal de potássio está aumentada na descompensação diabética devido à diurese osmótica, ao hiperaldosteronismo secundário à depleção de volume e ao aumento de ânions não reabsorvíveis (como o β-hidroxibutirato). Devido à translocação de potássio para o extracelular pela acidose, inicialmente a hipopotassemia é menos pronunciada, mas, após insulinoterapia e melhora da acidose metabólica, o distúrbio fica mais evidente, devendo-se repor potássio precocemente para evitar sintomas graves relacionados à hipopotassemia.

Hipomagnesemia (ver Capítulo 54, Distúrbios do Metabolismo do Cálcio, do Fósforo e do Magnésio)

A depleção de magnésio pode ser somente um fator associado à hipopotassemia ou a causadora do distúrbio, como no hipoparatireoidismo, por alterar a função de canais de potássio dependentes de ATP nas células tubulares. A potassemia só consegue ser corrigida após repleção dos estoques de magnésio.

Poliúria

A perda de potássio está relacionada ao elevado débito urinário que acompanha a polidipsia, como no diabetes *insipidus*.

Drogas

A anfotericina B interage com esteróis de membrana e aumenta sua permeabilidade, permitindo que potássio passe do intracelular para a luz tubular. Derivados de penicilina e a carbenicilina também podem aumentar a excreção de potássio.

Perdas extrarrenais

Em geral, o potássio urinário é baixo (menor que 10 a 15 mEq/L), indicando conservação renal de potássio.

Perdas gastrintestinais

Vômitos, drenagem excessiva de suco gástrico, síndromes de má absorção, diarreia prolongada, fístula biliar ou intestinal e uso de laxativos ou enemas podem provocar hipopotassemia. A excreção renal de potássio pode estar aumentada, principalmente na alcalose metabólica causada por vômitos, pois o excesso de bicarbonato impede a reabsorção de sódio associada a ânions e a hipovolemia estimula a liberação de aldosterona, aumentando a secreção de potássio em troca de sódio.

Perdas cutâneas

As perdas através da pele em condições normais são desprezíveis. Porém, exercício físico intenso e temperaturas elevadas podem causar sudorese excessiva e hipopotassemia, principalmente em pacientes com fibrose cística e em lactentes jovens (grande superfície corpórea exposta). Grandes queimados também apresentam perda considerável de potássio por perda da barreira de proteção contra evaporação.

Manifestações clínicas

A hipopotassemia se associa a alterações cardíacas, neuromusculares e renais. A gravidade das manifestações da hipopotassemia é proporcional ao grau e à duração da redução do K^+ sérico. Fraqueza muscular usualmente ocorre com reduções agudas das concentrações de K^+ abaixo de 2,5 mEq/L; geralmente, começa nas extremidades inferiores e progride para o tronco e extremidades superiores, podendo evoluir para paralisia. Além disso, a hipopotassemia grave (< 2,5 mEq/L) pode causar câimbras, rabdomiólise e mioglobinúria. A redução da motilidade gastrointestinal varia desde a constipação até o íleo paralítico. As arritmias cardíacas incluem batimentos atriais e ventriculares prematuros, bradicardia sinusal, taquicardia juncional ou atrial paroxística, bloqueio atrioventricular e taquicardia ou fibrilação ventricular. As alterações eletrocardiográficas características de hipopotassemia são depressão do segmento ST, aparecimento de onda U (ao final da onda T, frequentemente vista nas derivações V4 a V6), achatamento da onda T e aumento da amplitude da onda U (Figura 53.6). A depleção crônica de K^+ se associa a alterações renais, incluindo diminuição da capacidade de concentração urinária e redução da excreção de citrato e bicarbonato, com aumento da geração de amônia, resultando em alcalose metabólica[16].

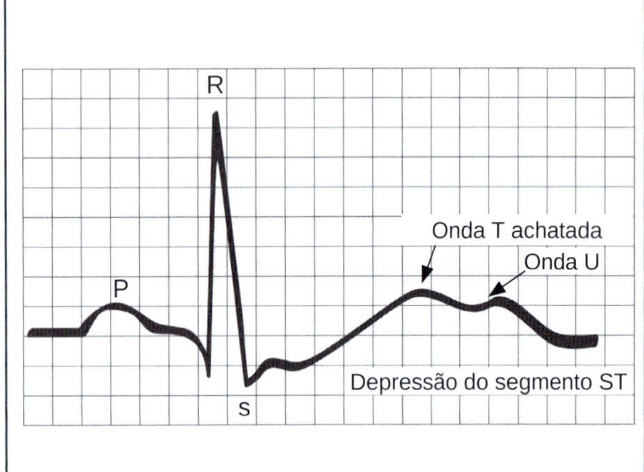

FIGURA 53.6 ***Alterações eletrocardiográficas por hipopotassemia. As alterações eletrocardiográficas por hipopotassemia variam de leve achatamento da onda T ao aparecimento de onda U proeminente, às vezes com depressão de ST ou inversão de onda T. Esses padrões não estão diretamente relacionados à $[K^+]$. Na hipopotassemia, há retardo na velocidade de repolarização miocárdica, com bradicardia e hipotensão, ocorrendo contração ventricular prematura, que diminui a força de contração ventricular.***

Diagnóstico

Os exames laboratoriais úteis ao diagnóstico da causa da hipopotassemia incluem:

- $[K^+]_u$ / $[\text{Creatinina}]_u$ (mmol/mmol[1])[51]:
  - < 1 na hipopotassemia por perda extrarrenal;
  - > 2,5 na hipopotassemia por perda renal.

1 Para converter creatinina em mg/dL para mmol/L, multiplique por 0,088.

- Excreção fracionada de K^+: ($[K^+]_u$ / $[K^+]_p$ / ($[\text{Creatinina}]_u$ / $[\text{Creatinina}]_p$) x 100 (%)[56]:
  - < 6,5% na hipopotassemia por perda extrarrenal;
  - > 10% na hipopotassemia por perda renal.

Onde:

- $[K^+]_u$ = concentração urinária de potássio
- $[K^+]_p$ = concentração plasmática de potássio
- $[\text{Creatinina}]_u$ = concentração urinária de creatinina
- $[\text{Creatinina}]_p$ = concentração plasmática de creatinina

Tratamento

A reposição de K^+ deve ser feita, sempre que possível, pela via oral, gástrica ou enteral. As preparações orais de K^+ incluem o cloreto de potássio (KCl) 6% (0,8 mEq/mL) ou KCl 20% (~2,5 mEq/mL). Reposição endovenosa deve ser administrada em situações de emergência (como arritmias cardíacas e fraqueza muscular grave) ou quando a via oral ou enteral não estiver disponível. A infusão máxima de K^+ recomendada é de 0,3 a 0,5 mEq/kg/h ou 40 a 60 mEq/h. A preparação de K^+ para uso endovenoso é o KCl 19,1% (2,5 mEq/mL). A concentração máxima da solução de K^+ deve ser de 60 mEq/L, em acesso venoso periférico, e 80 a 100 mEq/L, em acesso venoso central[16].

O tratamento da hipopotassemia consiste principalmente da reposição das reservas de potássio. No entanto, deve-se considerar a causa da hipopotassemia para que a correção do distúrbio não seja somente transitória e ter em mente o tratamento etiológico do distúrbio. Por exemplo, pacientes em uso de diuréticos, como furosemida e tiazídicos, beneficiam-se da substituição ou associação com amilorida ou espironolactona (diuréticos poupadores de potássio), diminuindo o risco de hipopotassemia. A monitorização do potássio sérico deve ser cuidadosa quando forem utilizadas drogas como terbutalina, insulina, salbutamol e anfotericina B, visto que frequentemente causam hipopotassemia e a reposição de potássio por via enteral pode prevenir quadros graves. É necessário também abordar fatores complicadores associados (como os distúrbios acidobásicos e as doenças renais) que podem interferir com a distribuição e a excreção do potássio[26].

Hiperpotassemia

É definida pela concentração plasmática de K^+ acima de 5 mEq/L. Na presença de hiperpotassemia, deve-se descartar pseudo-hiperpotassemia, que representa erro decorrente de técnica inadequada de retirada de sangue, que leva à hemólise e liberação de K^+ das células. Deve-se coletar imediatamente nova amostra de sangue de vaso que proporcione bom fluxo sanguíneo, para verificar se a concentração verdadeira de K^+ é normal[16,51].

Etiologias

As principais causas de hiperpotassemia estão listadas no Quadro 53.7:

QUADRO 53.7 *Causas de hiperpotassemia.*

Hiperpotassemia Factícia ou Pseudo-hiperpotassemia (translocação de K^+ do CIC para o CEC)	Coleta inadequada da amostra de sangue	
	Acidose metabólica	
	Cetoacidose diabética	
	Drogas	β-bloqueadores
		Succinilcolina
		Superdosagem de digitálico
	Paralisia familiar periódica hipercalêmica	
Aumento da Oferta de K^+	Exógeno	Suplementos dietéticos com potássio
		Soluções parenterais
		Penicilina G potássica
		Politransfusão com sangue estocado ou hemoderivados irradiados
		Soluções cardioplégicas
	Endógeno	Necrose tecidual
		Quimioterapia e lise tumoral
		Trauma
		Rabdomiólise
		Grandes cirurgias e queimaduras extensas
		Hemólise maciça e sangramentos digestivos
		Reperfusão rápida após desclampeamento da aorta
Diminuição da Excreção Renal de K^+	Insuficiência renal aguda ou crônica	
	Hipoaldosteronismo	
	Insuficiência suprarrenal primária	
	Diuréticos poupadores de potássio	Espironolactona
		Amilorida
		Trianterenо
	Hipoaldosteronismo hiporreninêmico	Idiopático
		Secundário a nefrites intersticiais
	Drogas	Heparina
		Anti-inflamatórios não hormonais
		Ciclosporina
Baixa Oferta de Na^+ aos Segmentos Distais do Néfron	Hipoperfusão tecidual	Hipovolemia grave
		Insuficiência cardíaca
		Insuficiência hepática
Inibição da Secreção Tubular de K^+	Rejeição aguda pós-transplante renal	
	Nefrite lúpica	

A hiperpotassemia pode ser factícia (pseudo-hiperpotassemia) ou real, ocorrendo especialmente em portadores de insuficiência renal. As principais causas ocorrem por alteração na distribuição de potássio entre os compartimentos celulares, por aumento da oferta de potássio e, mais frequentemente, por redução da excreção renal de potássio.

Hiperpotassemia factícia (pseudo-hiperpotassemia)

o potássio sérico encontra-se elevado, devido à liberação de potássio intracelular, mas o potássio total do organismo está quantitativamente adequado. Ocorre por erros comuns durante a coleta de sangue, como garroteamento prolongado do membro e contração muscular durante a coleta (às vezes, simplesmente por abrir e fechar a mão com vigor), levando à despolarização celular e liberação de potássio das células. Outra causa é a lise de hemácias durante a coleta ou armazenamento em frasco de vidro, ou a ruptura de plaquetas e leucócitos, devido à contração do coágulo em situações de plaquetose e leucocitose, respectivamente. Deve-se desconfiar de pseudo-hiperpotassemia quando não houver causas para distúrbio real, com ECG normal, colhendo-se nova amostra de sangue arterial ou venoso de fluxo livre em tubo siliconizado ou heparinizado.

Translocação de potássio do CIC para o CEC

É a causa de hiperpotassemia mais importante quando associada a alterações na excreção renal de potássio ou sobrecarga de potássio.

Acidose metabólica

A presença de acidose promove a saída de potássio das células em troca dos íons hidrogênio, para manter a eletroneutralidade. Como as membranas celulares são mais permeáveis a ácidos orgânicos, a acidose por aumento de cetoácidos e ácido láctico está menos relacionada à hiperpotassemia que a acidose por aumento de ácidos inorgânicos (NH_4, Cl, HCl).

Cetoacidose diabética (ver Capítulo 56, Diabetes *Mellitus*)

Fatores como deficiência de insulina, hiperosmolalidade, hiperglicemia e acidose metabólica contribuem para a hiperpotassemia na fase inicial da cetoacidose diabética, mesmo com redução do potássio corpóreo total. Alteração no pH não parece ser o principal fator, visto que, após administração de insulina, há queda de potássio antes da normalização do pH. Portanto, a deficiência de insulina é a principal responsável pelo aumento do potássio plasmático por meio da redução do transporte acoplado à glicose. Além disso, a hiperglicemia e diurese osmótica associada aumentam a osmolalidade plasmática, que, por sua vez, causa a entrada de sódio na célula, com saída de potássio para manter a eletroneutralidade. A hiperosmolalidade causa ainda saída de água do CIC, aumentando a concentração relativa de potássio no intracelular, fazendo com que o potássio saia da célula devido ao arraste junto à água e pelo gradiente de concentração (ver Capítulo 56, Diabetes *Mellitus*).

Drogas

Em geral, causam hiperpotassemia leve, principalmente quando associada a outros fatores, como excreção renal de potássio diminuída ou ingestão de potássio muito aumentada. O uso de betabloqueadores diminui a captação de potássio pelas células devido ao bloqueio dos receptores beta2-adrenérgicos, e reduz a excreção de potássio através do bloqueio de receptores beta1-adrenérgicos, que inibe a liberação de renina e aldosterona. O uso de succinilcolina em queimados, traumas extensos, doença neuromuscular e superdosagem de digitálico (inibição da bomba sódio/potássio-ATPase dose-dependente) também pode causar hiperpotassemia.

Paralisia familiar periódica hipercalêmica

É devida a um provável defeito nos canais de sódio dos músculos esqueléticos, que causa a saída rápida de potássio para o CEC, levando a crises de fraqueza muscular e paralisia, com duração aproximada de duas horas. Situações de risco podem ser prevenidas, evitando frio e exercício físico ou com uso de medicações (acetazolamida).

Aumento da oferta de potássio

Raramente é causa isolada do distúrbio, pois os mecanismos de homeostasia do potássio são capazes de aumentar sua excreção diante da sobrecarga. O rim normal é capaz de excretar até 6 mEq de potássio/L de filtrado.

Quando há um aumento na ingestão de potássio, a excreção renal é elevada à custa do aumento inicial na liberação de aldosterona e mantida por meio do aumento da atividade da bomba sódio/potássio-ATPase, igualando a oferta excessiva de potássio. O aumento brusco da oferta de potássio (intoxicação, iatrogenia, trauma), principalmente associado a alterações na regulação do potássio, pode levar à hiperpotassemia sintomática.

Exógena

O aumento da ingestão de potássio por meio de alimentos pode levar à hiperpotassemia em pacientes com insuficiência renal. O uso excessivo de suplementos com potássio (como o xarope de KCl) também, mas as causas iatrogênicas mais frequentes são o erro de prescrição de soluções parenterais, o uso de penicilina G potássica em *bolus* (cada um milhão de unidades contém 1,7 mEq de potássio), as politransfusões com sangue estocado, e o uso de hemoderivados irradiados, de soluções cardioplégicas com excesso de potássio nas cirurgias cardiovasculares e de soluções de preservação rica em potássio no transplante renal etc.

Endógena

Como o potássio é abundante no CIC, a destruição celular em massa por necrose tecidual, quimioterapia, lise tumoral, trauma, rabdomiólise, grandes cirurgias, queimaduras extensas, hemólise maciça e sangramento do trato gastrintestinal podem levar à liberação de potássio e causar hiperpotassemia por aumento de oferta endógena de potássio. A reperfusão rápida após desclampeamento da aorta em cirurgias também apresenta o risco de sobrecarga de potássio proveniente das regiões isquêmicas.

Diminuição da excreção renal de potássio

É a causa mais comum de hiperpotassemia.

Insuficiência renal aguda ou crônica (ver Capítulo 67, Disfunção Renal Aguda e sua Farmacologia)

Em casos leves ou moderados, a hiperpotassemia grave é rara devido ao aumento da atividade da bomba sódio/potássio-ATPase e da liberação de aldosterona, que também aumenta a excreção intestinal (em nível de alças colônicas) de potássio. A hiperpotassemia ocorre quando o RFG cai a 20% do normal, limitando a excreção de potássio. Na insuficiência renal oligúrica e na fase avançada da doença, o aumento da atividade catabólica, a menor atividade da bomba sódio/potássio-ATPase (diminuição de síntese e inibição secundária) e a pouca resposta ao estímulo beta2-adrenérgico contribuem para a hiperpotassemia.

Hipoaldosteronismo

A aldosterona é o principal hormônio responsável pela excreção renal de potássio, tendo-se que alterações na síntese adrenal ou resposta renal podem causar hiperpotassemia.

Na insuficiência suprarrenal primária, na doença de Addison e na hiperplasia suprarrenal congênita perdedora de sal (deficiência de 21-hidroxilase), a hiperpotassemia é um achado comum. Em geral, o aumento do potássio plasmático é leve ou moderado e mantém-se estável, pois a hiperpotassemia, em si, estimula a excreção de potássio, compensando a deficiência de aldosterona. No entanto, alterações da função renal, hipovolemia, aumento da ingestão de potássio ou translocação celular podem agravar a hiperpotassemia. A associação com hiponatremia é frequente. O tratamento consiste na reposição volêmica com solução salina e administração de glico e mineralocorticosteroide. Pacientes com doenças graves apresentam hipoaldosteronismo, devido ao aumento da liberação de ACTH (hormônio adrenocorticotrópico), que estimula a síntese de cortisol à custa de aldosterona. O uso de heparina também pode causar deficiência de aldosterona devido a efeito tóxico nas células da camada glomerulosa da suprarrenal. Inibidores da enzima conversora de angiotensina (ECA) diminuem a conversão de angiotensina-I em angiotensina-II, interferindo diretamente na liberação de aldosterona.

Alguns diuréticos poupadores de potássio antagonizam o efeito da aldosterona nos ductos coletores. A espironolactona age competindo pelos mesmos receptores, enquanto o amilorida e triantereno fecham os canais de sódio na membrana luminal. A síntese de renina nesses casos encontra-se elevada. No pseudo-hipoaldosteronismo, a atividade da aldosterona também está diminuída devido à diminuição de receptores da aldosterona ou por alterações no mecanismo de reabsorção de sódio que ocorre acoplado ao cloro e não associado à excreção de potássio, levando à hiperpotassemia, hipertensão hipervolêmica e supressão de renina.

O hipoaldosteronismo hiporreninêmico pode ser idiopático (diminuição primária na liberação de renina), secundário a nefrites intersticiais (glomerulonefrite aguda, nefropatia diabética) ou causado por drogas.

Nas glomerulonefrites, a expansão volêmica resultante suprime a liberação de renina e aumenta a secreção do peptídeo atrial natriurético (PAN), diminuindo a liberação de aldosterona. A reposição de mineralocorticoides pode corrigir a hiperpotassemia em alguns pacientes. O uso de drogas também causa diminuição de renina e, consequentemente, de aldosterona. É o caso de anti-inflamatórios não hormonais, devido ao aumento da síntese de prostaglandinas e da ciclosporina.

Baixa oferta de sódio aos segmentos distais do néfron

em situações de baixa perfusão tecidual, como hipovolemia grave, insuficiência cardíaca e insuficiência hepática, ocorre diminuição do RFG, estimulando a liberação de HAD. Assim, o aumento da reabsorção de sódio nos segmentos proximais do néfron leva à baixa concentração luminal de sódio nas suas porções distais, diminuindo a reabsorção de sódio e, consequentemente, a secreção de potássio.

Inibição da secreção tubular de potássio

Ocorre na rejeição aguda pós-transplante renal e na nefrite lúpica. A liberação de aldosterona e a homeostasia do sódio estão preservadas.

Sintomas

A solicitação rotineira de eletrólitos é o que leva ao diagnóstico da hiperpotassemia, visto que, em geral, ela é totalmente assintomática. Os primeiros sintomas e mesmo alterações eletrocardiográficas aparecem com potássio sérico acima de 6,5 mEq/L. As manifestações clínicas mais frequentes são contrações musculares, parestesias, arreflexia, fraqueza (principalmente de membros inferiores) e paralisia flácida, podendo apresentar ainda disritmias cardíacas e morte súbita. Alterações eletrocardiográficas podem aparecer com níveis de potássio menores quando a elevação do potássio plasmático for rápida ou quando houver associação com acidose, hiponatremia, hipocalcemia ou hipomagnesemia.

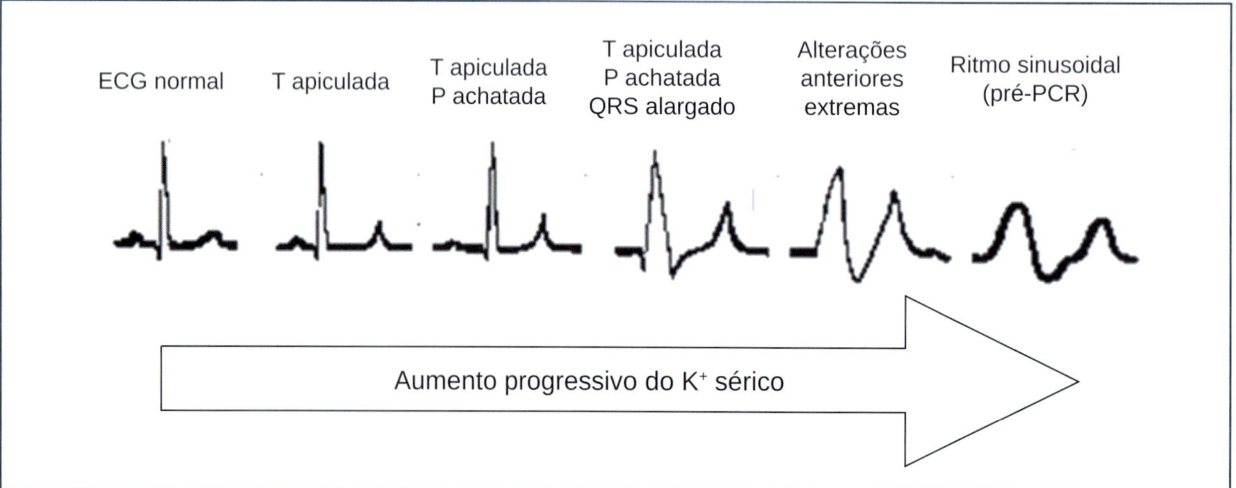

FIGURA 53.7 ***Alterações eletrocardiográficas por hiperpotassemia. A alteração mais precoce é a onda T em "tenda". Com o aumento progressivo da [K^+] p, os complexos QRS se alargam; diminui a amplitude das ondas P, que podem desaparecer; e, por fim, ocorrem complexos QRS com formas bizarras, como o padrão sinusoide acima, que leva à assistolia se não houver tratamento adequado. Na hiperpotassemia, há diminuição do potencial de equilíbrio da célula miocárdica; ocorrendo dilatação e flacidez do coração; e diminuição da frequência cardíaca, podendo ocorrer bloqueio de condução dos impulsos cardíacos dos átrios para os ventrículos através do feixe A-V (parada em diástole).***

Alterações eletrocardiográficas

A hiperpotassemia apresenta as seguintes alterações ao eletrocardiograma (ECG): aumento da amplitude da onda T, apiculada e simétrica (T em tenda, correspondendo à repolarização mais curta); diminuição da amplitude da onda R; depressão do segmento ST; diminuição da amplitude da onda P; prolongamento do intervalo P-R ($[K^+]_p$ de 6 e 7 mEq/L), QRS e Q-T; bloqueio atrioventricular de segundo grau ($[K^+]_p$ de 8 e 9 mEq/L); desaparecimento da onda P; alargamento do complexo QRS; bradicardia; e fusão do complexo QRS alargado, com onda T (onda sinusoidal) ($[K^+]_p$ de 9 e 10 mEq/L). As arritmias cardíacas incluem bloqueio atrioventricular completo, taquicardia ventricular, fibrilação ventricular e assistolia[16,17] (Figura 53.7).

Tratamento

A hiperpotassemia é uma emergência médica. O tratamento é recomendado na presença de alterações eletrocardiográficas ou quando as concentrações plasmáticas de K^+ forem maiores que 6,0-6,5 mEq/L, independentemente do eletrocardiograma. Inicialmente, todas as fontes exógenas de K^+ devem ser imediatamente descontinuadas, incluindo suplementação oral e endovenosa de K^+, nutrição parenteral total, transfusão de sangue e drogas contendo K^+. Em pacientes com hiperpotassemia grave, o tratamento deve ser focado na estabilização imediata da membrana celular do miocárdio, deslocamento rápido do K^+ para o IC e remoção de K^+ do corpo[16,57].

Restauração da excitabilidade da membrana celular, antagonizando os efeitos eletrofisiológicos do K^+:

- Gluconato de cálcio 10%, IV, na dose de 1-2 ml/kg em cinco a 10 minutos. Observa-se melhora imediata em cinco a 10 minutos, mas ela é transitória, com duração da ação entre 30 minutos e quatro horas. Pode-se repetir a infusão em cinco a 10 minutos após, caso as alterações eletrocardiográficas persistam.

Aumento da captação intracelular de K^+ por translocação do K^+ do EC para o IC:

- Glicose a 5% ou 10%, na dose de 1 a 2 g/kg, com insulina simples, IV, na dose de 0,2 a 0,3UI para cada grama de glicose, IV, com infusão superior a duas horas. O início da ação é imediato, com duração entre 30 minutos e quatro horas. O efeito é transitório, com diminuição de 1 a 3 mEq/L de K+ em 30 minutos.
- β_2-agonistas: o início de ação é rápido e os efeitos duram até duas horas, com diminuição do K+ plasmático de 0,7 a 1,8, após uma a duas horas. O principal efeito colateral é taquicardia.
  - Terbutalina: 10 mcg/kg via endovenosa em *bolus*, em 10 minutos.
  - Salbutamol nebulizado: 2,5 mg se peso < 25 kg, ou 5 mg se peso > 25 kg, em 10 minutos.
  - Salbutamol endovenoso: 4 mcg/kg em *bolus*, em 10 a 20 minutos.
- A infusão de bicarbonato de sódio ($NaHCO_3$ 8,4% – 1 mL = 1 mEq) pode ser útil em pacientes com acidose metabólica. A dose usual é de 1 mEq/kg, IV em *bolus*, em 10 a 15 minutos. O início de ação ocorre em 20 a 30 minutos e a duração de ação é de duas a quatro horas. A ventilação deve ser adequada para garantir eliminação apropriada de dióxido de carbono.

Aumento da excreção urinária de K^+:

- Diurético de alça: furosemida 2 a 4 mg/kg/dia, IV, de seis em seis horas ou em infusão contínua. O início de ação ocorre em 15 a 30 minutos e dura de quatro a seis horas.

Remoção do K^+ do corpo:

- Resina de troca iônica tem início de ação lento (1-2 horas) e pode levar seis horas até obter o efeito máximo. A dose de ataque é de 1 g/kg, por via retal (enema), diluído em soro glicosado, em 30 a 60 minutos. Pode ser repetida duas vezes.

  A dose de manutenção: 1 g/kg/dia, por via oral, em duas a três doses/dia. Dissolver cada grama de resina em 2 a 3 mL de glicose a 10%, ou sorbitol, pois pode ocorrer obstipação e obstrução intestinal se a diluição for inadequada.
  - Poliestireno sulfonato de sódio (Kayexalate®): cada grama de resina contém 4,1 mEq de Na+ e remove 1 mEq de K+.
  - Poliestireno sulfonato de cálcio (Sorcal®, Calnate®): cada grama de resina contém 3,3 mEq de cálcio (Ca^{++}) e remove 1 mEq de K^+.

A eficácia é baixa no RN e pode levar a alterações como hipercalcemia, calcificação do trato digestivo e obstrução intestinal quando do uso do poliestireno sulfonato de cálcio, e à retenção de sódio, sobrecarga de volume e efeito hiperosmolar no uso do poliestireno sulfonato de sódio.

- Mineralocorticoides devem ser dados a pacientes com hipoaldosteronismo (ver neste capítulo: distúrbios do metabolismo do sódio).
- Terapia de substituição renal é indicada quando há falha do tratamento conservador. A hemodiálise é mais efetiva que a diálise peritoneal para remover K^+[16,57] (ver Capítulo 108 – Terapia Renal Substitutiva).

REFERÊNCIAS

1. Hoorn EJ, Lindemans J, Zietse R. Development of severe hyponatraemia in hospitalized patients: treatment-related risk factors and inadequate management. Nephrol Dial Transplant. 2006;21:70-6.
2. Upadhyay A, Jaber BL, Madias NE. Incidence and prevalence of hyponatremia. Am J Med. 2006;119 Suppl 1:S30-5.
3. Hoorn EJ, Geary D, Robb M, Halperin ML, Bohn D. Acute hyponatremia related to intravenous fluid administration in hospitalized children: an observational study. Pediatrics. 2004;113:1279-84.
4. Hanna S, Tibby SM, Durward A, Murdoch IA. Incidence of hyponatraemia and hyponatraemic seizures in severe respiratory syncytial virus bronchiolitis. Acta Paediatr. 2003;92:430-4.
5. Luu R, DeWitt PE, Reiter PD, Dobyns EL, Kaufman J. Hyponatremia in children with bronchiolitis admitted to the pediatric intensive care unit is associated with worse outcomes. J Pediatr. 2013;163:1652-6.
6. Eulmesekian P, Pérez A, Minces PG, Bohn D. Hospital-acquired hyponatremia in postoperative pediatric patients: prospective observational study. Pediatr Crit Care Med. 2010;11:479-83.
7. Forman S, Crofton P, Huang H, Marshall T, Fares K, McIntosh N. The epidemiology of hypernatraemia in hospitalised children in Lothian: a 10-year study showing differences between dehydration, osmoregulatory dysfunction and salt poisoning. Arch Dis Child. 2012;97:502-7.
8. Shea AM, Hammill BG, Curtis LH, Szczech LA, Schulman KA. Medical costs of abnormal serum sodium levels. J Am Soc Nephrol. 2008;19:764-70.
9. Beukhof CM, Hoorn EJ, Lindemans J, Zietse R. Novel risk factors for hospital-acquired hyponatraemia: a matched case-control study. Clin Endocrinol (Oxf). 2007;66:367-2.
10. Gill G, Huda B, Boyd A, Skagen K, Wile D, Watson I, van Heyningen C. Characteristics and mortality of severe hyponatraemia — a hospital-based study. Clin Endocrinol (Oxf). 2006;65:246-9.
11. Liamis G, Tsimihodimos M, Spyrou A, Bairaktari E, Elisaf M. Clinical and laboratory characteristics of hypernatremia in an internal medicine clinic. Nephrol Dial Transplant. 2008;23:136-43.
12. Hoorn EJ, Betjes MG, Weigel J, Zietse R. Hypernatraemia in critically ill patients: too little water and too much salt. Nephrol Dial Transplant. 2008;23(5):1562-8.
13. Stelfox HT, Ahmed SB, Khandwala F, Zygun D, Shahpori R, Laupland K. The epidemiology of intensive care unit-acquired hyponatraemia and hypernatraemia in medical-surgical intensive care units. Crit Care. 2008;12:R162.
14. Bennani SL, Abouqal R, Zeggwagh AA, Madani N, Abidi K, Zekraoui A, et al. Incidence, causes and prognostic factors of hyponatremia in intensive care. Rev Med Interne. 2003;24:224-9.
15. Moritz ML, Ayus JC. Prevention of hospital-acquired hyponatremia: a case for using isotonic saline. Pediatrics. 2003;111:227-30.
16. Halperin ML, Goldstein MB, Kamel KS. Fluid, electrolyte, and acid-base physiology: a problem-based approach. 4th ed. Philadelphia: Saunders Elsevier; 2010.
17. Halperin ML, Goldstein MB, Kamel KS. Fluid, electrolyte, and acid-base physiology: a problem-based approach. 3rd ed. Philadelphia: W. B. Saunders; 1999.
18. Stape A, Nogueira PCK, Guinsburg R. Distúrbios Metabólicos do Sódio. In: Matsumoto T, Carvalho WB, Hirschheimer MR, editores. Terapia Intensiva Pediátrica. 2ª ed. São Paulo: Atheneu; 1997. p. 519-35.
19. Hirschheimer MR, Oliveira JJO Jr. Distúrbios hiperosmolares. In: Souza RL, Brandão MB, Pistelli IP, editores. Atualizações em terapia intensiva pediátrica. 2ª ed. São Paulo: Atheneu; 2014. p. 369-411.
20. Fernandes-Rosa FL, Antonini SRR. Mineralocorticoid resistance: pseudohypoaldosteronism type 1. Arq Bras Endocrinol Metab. 2007;51:373-81.
21. Da Silva LB, Ferreira CS, Blacher C, Leães P, Haddad H. Peptídeo natriurético tipo-B e doenças cardiovasculares. Arq Bras Cardiol. 2003;81:529-34.
22. Silva ACS, Pinheiro SVB, Santos RAS. Peptídeos e interação coração-rim. Rev Bras Hipertens. 2008;15:134-43.

23. Hirschheimer MR, Arkader R, Matsumoto T. Distúrbios do metabolismo do sódio, do potássio e do equilíbrio ácido básico. In: Lopes FA, Campos Júnior D, editores. Tratado de Pediatria. 2ª ed. Barueri: Manole; 2010. p. 2472-505.
24. Sterns RH. Função renal e distúrbios do equilíbrio de água e sódio. [Acesso 5 set 2012.] Disponível em: <http://www.medicinanet.com.br/conteudos/acp-medicine/5056/funcao_renal_e_disturbios_do_equilibrio_de_agua_e_sodio_%E2%80%93_richard_h_sterns.htm>.
25. Ellison DH, Berl T. Clinical practice: the syndrome of inappropriate antidiuresis. N Engl J Med. 2007;356:2007.
26. Hirschheimer MR, Akashi D. Distúrbios hidroeletrolíticos do sódio e do potássio. In: Cravalho WB, Hirschheimer MR, Matsumoto T, editores. Terapia Intensiva Pediátrica. 3ª ed. São Paulo: Atheneu; 2010. p. 709-41.
27. Singh S, Bohn DB, Carlotti AP, et al. Cerebral salt wasting: truths, fallacies, theories, and challenges. Crit Care Med. 2002;30:2575-9.
28. Berendes E, Walter M, Cullen P, Prien T, Van-Aken H, Horsthemke J, et al. Secretion of brain natriuretic peptide in patients with aneurysmal subarachnoid haemorrhage. Lancet. 1997;349:245-9.
29. Lu DC, Binder DK, Chien B, Maisel A, Manley GT. Cerebral salt wasting and elevated brain natriuretic peptide levels after traumatic brain injury: 2 case reports. Surg Neurol. 2008;69:226-9.
30. Momi J, Tang CM, Abcar AC, Kujubu DA, Sim JJ. Hyponatremia – what is cerebral salt wasting? Perm J. 2010;14:62-5.
31. Carlotti AP, Bohn D, Mallie JP, Halperin ML. Tonicity balance, and not electrolyte-free water calculations, more accurately guides therapy for acute changes in natremia. Intensive Care Med. 2001;27:921-4.
32. Carlotti AP, Bohn D, Rutka JT, Singh S, Berry WA, Sharman A, et al. A method to estimate urinary electrolyte excretion in patients at risk for developing cerebral salt wasting. J Neurosurg. 2001;95:420-4.
33. Halberthal M, Halperin ML, Bohn D. Lesson of the week: acute hyponatremia in children admitted to hospital: retrospective analysis of factors contributing to its development and resolution. BMJ. 2001;322:780-2.
34. Foster BA, Tom D, Hill V. Hypotonic versus isotonic fluids in hospitalized children: a systematic review and meta-analysis. J Pediatr. 2014;165:163-9.
35. Wang J, Xu E, Xiao Y. Isotonic versus hypotonic maintenance IV fluids in hospitalized children: a meta-analysis. Pediatrics. 2014;133:105-13.
36. Holliday MA, Segar WE. The maintenance need for water in parenteral fluid therapy. Pediatrics. 1957;19:823-32.
37. Arieff AI, Ayus JC, Fraser CL. Hyponatraemia and death or permanent brain damage in healthy children. BMJ. 1992;304:1218-22.
38. Auroy Y, Benhamou D, Péquignot F, Jougla E, Lienhart A. Hyponatraemia-related death after paediatric surgery still exists in France. Br J Anaesth. 2008;101:741.
39. Moritz ML, Ayus JC. 0.9% saline solution for the prevention of hospital-acquired hyponatremia. Why is there still doubt? J Pediatr. 2008;153:444.
40. Bohn D. The problem of acute hyponatremia in hospitalized children: the solution is in the solution. Pediatr Crit Care Med. 2008;9:658-9.
41. Shafiee MA, Bohn D, Hoorn EJ, Halperin ML. How to select optimal maintenance intravenous fluid therapy. QJM. 2003;96:601-10.
42. Massó FJT, Luque OS. Síndrome de secreción inadecuada de hormona antidiurética. aspectos terapéuticos de demeclociclina. Medicine. 2000;8(16):875-8. [Acesso 5 mai 2000.] Disponível em: <http://www.sciencedirect.com/science/article/pii/S0304541200701624>.
43. Martin RJ. Central pontine and extrapontine myelinolysis: the osmotic demyelination syndromes. J Neurol Neurosurg Psychiatry. 2004;75 Suppl 3:iii22-8.
44. Pietrini V, Mozzani F, Crafa P, Sivelli R, Cademartiri F, Crisi G. Central pontine and extrapontine myelinolysis despite careful correction of hyponatremia: clinical and neuropathological findings of a case. Neurol Sci. 2010;31:227-30.
45. Choong K, Arora S, Cheng J, Farrokhyar F, Reddy D, Thabane L, et al. Hypotonic versus isotonic maintenance fluids after surgery for children: a randomized controlled trial. Pediatrics. 2011;128:857-66.
46. Neville KA, Sandeman DJ, Rubinstein A, Henry GM, McGlynn M, Walker JL. Prevention of hyponatremia during maintenance intravenous fluid administration: a prospective randomized study of fluid type versus fluid rate. J Pediatr. 2010;156:313-9.
47. Montañana PA, Modesto i Alapont V, Ocón AP, López PO, Prats JL, Parreño JD. The use of isotonic fluid as maintenance therapy prevents iatrogenic hyponatremia in pediatrics: a randomized, controlled open study. Pediatr Crit Care Med. 2008;9:589-97.
48. Rey C, Los-Arcos M, Hernández A, Sánchez A, Díaz JJ, López-Herce J. Hypotonic versus isotonic maintenance fluids in critically ill children: a multicenter prospective randomized study. Acta Paediatr. 2011;100:1138-43.

49. Macnab S, Duke T, South M, Babl FE, Lee KJ, Arnup SJ, et al. 140 mmol/L of sodium versus 77 mmol/L of sodium in maintenance intravenous fluid therapy for children in hospital (PIMS): a randomised controlled double-blind trial. Lancet. [In press 2014.]

50. Steele A, Gowrishankar M, Abrahamson S, Mazer D, Feldman RD, Halperin ML. Postoperative hyponatremia despite near-isotonic saline infusion: a phenomenon of "desalination". Ann Inter Med. 1997; 126:20-5.

51. Halperin ML, Kamel KS. Potassium. Lancet. 1998;352: 135-42.

52. Giebish G, Malnic G, Berliner R. Control of renal potassium excretion. In: Brenner BM, editor. Brenner and Rector's, The Kidney. 5th ed. Philadelphia: WB Saunders Company; 1996. p. 371-407.

53. Carlotti AP, George-Hyslop CS, Bohn D, Halperin ML. Hypokalemia during treatment for diabetic ketoacidosis: clinical evidence for an aldosterone-like action of insulin. J Pediatr. 2013;163:207-1.

54. Unwin RJ, Luft FC, Shirley DG. Pathophysiology and management of hypokalemia: a clinical perspective. Nat Rev Nephrol. 2011;7:75-84.

55. Rodan AR, Cheng CJ, Huang CL. Recent advances in distal tubular potassium handling. Am J Physiol Renal Physiol. 2011;300:F821-7.

56. Elisaf M, Siamopoulos KC. Fractional excretion of potassium in normal subjects and in patients with hypokalaemia. Postgrad Med J. 1995;71:211-2.

57. Masilamani K, Van der Voort J. The management of acute hyperkalaemia in neonates and children. Arch Dis Child. 2012;97:376-80.

54 Distúrbios do Metabolismo do Cálcio, do Fósforo e do Magnésio

Paulo Ramos David João
Mário Roberto Hirschheimer
Ana Paula de Carvalho Panzeri Carlotti

INTRODUÇÃO

Distúrbios do cálcio, fósforo e magnésio são problemas clínicos relativamente comuns em pacientes graves e coletivamente chamados de distúrbios do metabolismo mineral. Devido ao seu crucial papel na fisiologia celular, particularmente para a função neuromuscular e condução cardíaca, graves distúrbios desses minerais podem ser fatais. Essas substâncias atuam como cofatores enzimáticos e reguladores da função metabólica intracelular. A distribuição do magnésio e fósforo é representada por uma concentração intracelular substancial. O cálcio é largamente excluído do espaço intracelular, mas o cálcio extracelular é o maior determinante da excitabilidade neuromuscular. O entendimento do complexo papel fisiológico desses minerais no corpo humano é essencial para identificar o problema e iniciar a terapia apropriada.

EPIDEMIOLOGIA[1-4]

Distúrbios do metabolismo do cálcio, fósforo e magnésio são comuns em pacientes hospitalizados e estão associados com aumento da mortalidade e morbidade. Fatores de risco para esses distúrbios eletrolíticos incluem idade avançada, diabete melito, doenças renais, uso de diurético e desnutrição.

Distúrbios do metabolismo do cálcio são associados com muitos estados patológicos, mais notadamente os malignos. Vinte a 30% dos pacientes com câncer apresentam hipercalcemia durante o curso da doença, e a malignidade contribui com mais de 30% das emergências por hipercalcemia. Por outro lado, a hipocalcemia é encontrada em 88% dos pacientes em Unidades de Terapia Intensiva (UTI).

Embora aproximadamente 75% dos cidadãos norte-americanos tenham dieta deficiente em magnésio, menos de 2% manifestam hipomagnesemia. Esse distúrbio, que é comum em pacientes hospitalizados e criticamente doentes, é associado com longas hospitalizações e alta mortalidade.

Hipofosfatemia é encontrada em 5% dos pacientes hospitalizados e é prevalente entre aqueles com cetoacidose diabética, doença pulmonar obstrutiva crônica, malignidade, desnutrição e sepse. Hiperfosfatemia é um fator de risco para óbito entre pacientes com doença pulmonar crônica e receptores de transplante renal. O nível sérico de fósforo é associado com risco cardiovascular, mesmo em indivíduos sem doença renal.

DISTÚRBIOS DO METABOLISMO DO CÁLCIO[1-6]

Metabolismo do Cálcio

Cerca de 99% do cálcio está localizado no esqueleto, sob a forma de hidroxiapatita, e apenas um terço dele está prontamente disponível para troca com o fluído extracelular. As concentrações circulantes de cálcio permanecem em uma faixa estreita (entre 9 e 10,4 mg/dL), mas podem variar de acordo com a idade do paciente nas primeiras semanas de vida, distúrbios acidobásicos e concentração da albumina sérica. No plasma, apresenta-se sob três formas:

1. Ligado às proteínas séricas, como a albumina (cerca de 40%);
2. Constituindo complexos com ânions polivalentes, como bicarbonato, carbonato, citrato, fosfato, lactato e sulfato (cerca de 10%);
3. Sob a forma ionizada ou livre (cerca de 50%), componente fisiologicamente ativo, fundamental para que as células desempenhem adequadamente as suas funções.

O cálcio, especificamente na forma ionizada, é essencial para duas funções celulares relacionadas com a contração muscular, especialmente a miocárdica, e a secreção hormonal e de glândulas digestórias. Além disso, ele participa de vários mecanismos fisiológicos, como divisão celular, resposta imune, movimentos transcelulares e atividade enzimática. É elemento constituinte da estrutura óssea e das membranas celulares[5].

As ações do cálcio sobre o sistema neuromuscular e cardiocirculatório dependem de sua interação com as concentrações de outros íons, de acordo com as relações abaixo:

Excitabilidade neuromuscular:

$$\frac{[Na^+]\quad[K^+]\quad[OH^-]}{[Ca^{++}]\quad[Mg^{++}]\quad[H^+]}$$

Excitabilidade cardiocirculatória:

$$\frac{[Na^+]\quad[Ca^{++}]\quad[OH^-]}{[K^+]\quad[Mg^{++}]\quad[H^+]}$$

Os sistemas controladores da homeostase do cálcio são ativados por alterações na concentração de cálcio ionizado. A fração do cálcio sérico ligada à albumina varia de indivíduo para indivíduo (35% a 60%), sofrendo modificações de acordo com o pH, osmolaridade, concentração de ácidos graxos e da albumina sérica. A acidose diminui a ligação do cálcio com a albumina, enquanto a alcalose aumenta essa ligação. Estimativas de aproximação de correção do cálcio sérico total podem ser efetuadas, aumentando cerca de 0,8 mg/dL para cada decréscimo de 1 g/dL de albumina e cerca de 0,2 mg/dL para cada decréscimo de 0,1 unidade de pH sanguíneo. Devido a essas variações fisiológicas e possíveis erros de estimativa, a medida do cálcio ionizado é o melhor parâmetro para avaliação da calcemia nos pacientes enfermos e com instabilidade hemodinâmica, uma vez que muitos pacientes com cálcio total diminuído podem apresentar cálcio iônico normal, e vice-versa.

As necessidades de cálcio visam a contemplar adequadamente o crescimento, a mineralização óssea e as funções fisiológicas já citadas. Recomenda-se cerca de 60 mg/kg/dia para os recém-nascidos, até cerca de 800 mg/dia para uma criança de um ano e até 1.200 mg para um adulto.

A absorção do cálcio dietético ocorre principalmente no intestino delgado após a ação dos sais biliares, por meio de mecanismos de transporte ativo e de difusão passiva. A absorção é máxima quando a relação cálcio/fósforo é de 2:1, sendo favorecida pela lactose e pela acidificação do conteúdo gastrintestinal e reduzida na presença de fitatos (cuja principal fonte é os cereais), ácido palmítico, ácido esteárico e síndromes de má absorção.

Na gestação, o cálcio atravessa a placenta por processo ativo e passivo. Os níveis fetais se mantêm aproximadamente 1 mg/dL acima dos níveis maternos. Cerca de 80% do acréscimo de cálcio e fósforo ao esqueleto fetal se faz durante o terceiro trimestre de gestação, enquanto, na infância, a mineralização é rápida, estendendo-se com menor intensidade até a terceira década. A concentração sérica de cálcio varia durante o período neonatal imediato. Nas primeiras 24 horas de vida, a calcemia apresenta uma queda abrupta e o RN precisa adaptar-se à súbita retirada do generoso suprimento de cálcio e fósforo oferecido por via placentária. Ocorre, então, seu aumento progressivo, atingindo concentrações semelhantes às do adulto na segunda ou terceira semana de vida.

Os rins têm importante papel na homeostase do cálcio. Nos primeiros dias de vida, a excreção urinária de cálcio é baixa, aumentando na segunda semana de vida. Aproximadamente 98% do cálcio filtrado são reabsorvidos, sendo 80% nos túbulos contornados proximais e 10% a 20% no ramo ascendente da alça de Henle e nos túbulos distais (com participação da ação do hormônio antidiurético). A fração excretada, portanto, corresponde a 1% ou 5%. Nos túbulos proximais, sua reabsorção ocorre paralelamente à do sódio. Assim, fatores que aumentam ou diminuem a reabsorção do sódio são responsáveis pela elevação da calcemia ou da calciúria, respectivamente. Os diuréticos de alça, como a furosemida, aumentam a perda renal de cálcio por meio da inibição na alça de Henle da reabsorção de sódio e cloro, da qual depende a reabsorção de cálcio. A hipercalciúria resultante eleva o risco de nefrocalcinose e causa alteração no metabolismo do cálcio. O uso de diuréticos tiazídicos também pode aumentar a absorção renal de cálcio. A calciúria normal situa-se abaixo de 4 mg/kg/dia na infância.

A homeostase do cálcio, do fósforo e do magnésio é dependente de efeitos regulatórios hormonais do paratormônio (PTH), do calcitriol (vitamina D metabolicamente ativa ou [1,25(OH)2-D3]) e da calcitonina, por intermédio de suas ações no trato gastrintestinal, rins e ossos.

Os valores normais da calcemia variam com a idade:

Cálcio total

- Prematuro = 6,2 a 11 mg/dL
- < 10 dias = 7,6 a 10,4 mg/dL
- 10 dias a dois anos = 9,0 a 11,0 mg/dL
- Dois a 12 anos = 8,8 a 10,8 mg/dL
- Adulto = 8,6 a 10 mg/dL

Cálcio iônico

- < 36 horas = 4,20 a 5,48 mg/dL
- 36 a 84 horas = 4,40 a 5,68 mg/dL
- Um a 18 anos = 4,80 a 5,52 mg/dL
- Adulto = 4,64 a 5,28 mg/dL

Papel do Paratormônio (PTH)[1,6,7]

O PTH é sintetizado e secretado pelas paratireoides, mediante estímulo provocado pela redução do cálcio ionizado (o que é potencializado pela diminuição aguda da concentração sérica de magnésio). Ele promove a reabsorção tubular renal de cálcio, a reabsorção de cálcio ósseo e, por meio do aumento de calcitriol, a absorção intestinal de cálcio. Ao mesmo tempo estimula a excreção renal do fósforo e sua absorção intestinal.

O PTH, assim como a calcitonina, não atravessa a placenta, sendo secretado a partir da 12ª semana de gestação. No terceiro trimestre gestacional, a transferência contínua do cálcio materno via placentária ao feto promove um estado de "hiperparatireoidismo materno fisiológico". Após a ligadura do cordão umbilical, ocorre supressão brusca da transferência de cálcio materno, com queda da taxa de cálcio sérico neonatal, que é o estímulo para aumento da secreção do PTH. Porém, o recém-nascido apresenta resposta lenta a tal estímulo, provavelmente em razão do bloqueio prolongado da secreção de PTH durante a vida intrauterina. Esse fator, associado a maior concentração sérica de calcitonina, diminuição dos depósitos de vitamina D e de magnésio, diminuição da capacidade de excreção renal de fosfato e maior concentração sérica de glicocorticoides, é responsável pela maior susceptibilidade à hipocalcemia no período neonatal.

Embora o aumento do PTH resulte em mobilização óssea de fosfato, seu efeito fosfatúrico supera o efeito ósseo, resultando em diminuição do fosfato sérico, minimizando possíveis efeitos adversos de uma hiperfosfatemia na homeostase do cálcio.

Catecolaminas, magnésio e outros estímulos podem afetar a secreção do PTH embora o maior regulador do PTH seja a concentração do cálcio ionizado. Glicocorticoides estimulam a liberação e síntese do PTH, que pode ser significante durante prolongado estresse ou sua administração farmacológica. Essa estimulação pode não ser revertida pelo calcitriol ou elevação do cálcio sérico, o que pode explicar, ao menos em parte, o papel dos glicocorticoides na osteoporose. Uma variedade de malignidades produz o peptídeo ligado ao PTH, que simula os efeitos biológicos do PTH de maneira desregulada, causando severa degradação óssea e hipercalcemia.

Papel da Vitamina D[1,6,8,9]

O colecalciferol (vitamina D) é um esterol lipossolúvel, precursor do calcitriol. O calciferol pode ser sintetizado na pele a partir do 7-deidrocolesterol, por meio da ação da luz ultravioleta, ou proveniente da ingestão de gordura ou óleo de peixes ou de vegetais (ergocalciferol ou vitamina D_2). No sangue, é transportado ligado a uma proteína fixadora específica (D_3-VDBP e D_2-VDBP), sendo armazenado no fígado ou nos adipócitos. Em nível hepático, sofre hidroxilação, por meio da enzima 25-α-hidroxilase (codificada pelo gene CYP27A1), formando o calcidiol ou 25-hidroxicolecalciferol [25(OH)-D_3]. O calcidiol atua promovendo a reabsorção tubular de fosfato[1]. Níveis inadequados de calcidiol implicam diminuição do cálcio sérico pela redução da absorção intestinal desse mineral, que, por sua vez, ocasiona hiperestimulação da glândula paratireoide a liberar PTH, a fim de elevar a reabsorção renal e óssea de cálcio. Na célula tubular renal, o calcidiol é novamente hidroxilado por meio da enzima 1-α-hidroxilase (codificada pelo gene CYP27B1) nas posições 1 ou 24, por meio da enzima 24-α-hidroxilase (codificada pelo gene CYP24), formando o calcitriol ou 1,25-dihidroxicolecalciferol [1,25$(OH)_2$-D_3] e o 24,25-dihidroxicolecalciferol [1,24$(OH)_2$-D_3] (Figura 54.1).

A enzima calcitriol 24-hidroxilase mitocondrial (codificada pelo gene CYP24A1) inicia a degradação do calcitriol, produzindo o ácido calcitroico (1α-hidroxi-23-carboxi-24,25,26,27-tetranorvitamina D_3), solúvel em água e excretado na urina. Por regular o nível de vitamina D_3, ela desempenha um papel na homeostase do cálcio.

Através dos VDRs (*vitamin D receptor*) de membranas, o calcitriol aumenta o transporte de cálcio do meio extracelular para o intracelular e mobili-

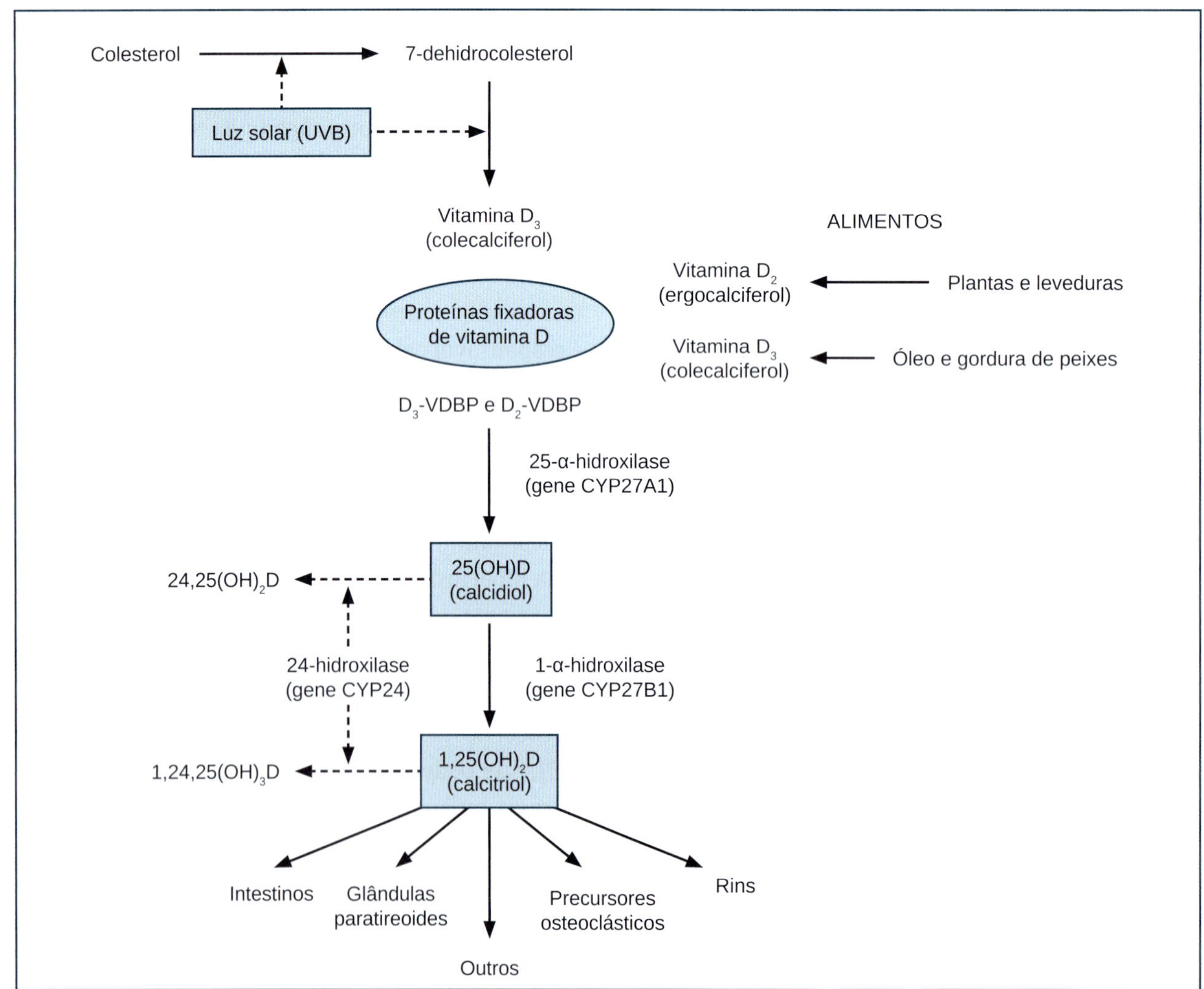

FIGURA 54.1 ***Metabolismo da vitamina D.***
Fonte: adaptada de Moe[7].

za o cálcio dos estoques intracelulares. A ação do calcitriol se faz por meio da produção intestinal de proteínas transportadoras de cálcio e de fósforo, da reabsorção de cálcio ósseo, da reabsorção tubular renal de cálcio e da absorção intestinal de cálcio, promovendo elevação do cálcio sérico[1]. No osso, o calcitriol estimula os osteoblastos a produzirem osteocalcina e fosfatase alcalina, e aumenta o recrutamento, a diferenciação e a fusão dos precursores em osteoclastos ativos. No caso de deficiência de vitamina D, existe um aumento compensatório na secreção do PTH, o que estimula o rim a produzir mais a [1,25-$(OH)_2$-D_3], mantendo estável o nível dessa vitamina no organismo. Além do PTH, a produção de calcitriol é estimulada por hipocalcemia, calcitonina, hormônio do crescimento e pela deficiência de fosfato.

Além de participar da homeostase do cálcio e do fósforo, na regulação do magnésio, por sua ação nos ossos, rins e intestinos, a vitamina D tem ação em outras células com VDR, como as hematopoiéticas, linfócitos, epidérmicas, ilhotas pancreáticas, músculos e neurônios. Nessas células, a [1,25-$(OH)_2$-D_3] participa de várias ações não relacionadas ao metabolismo do cálcio, como na liberação de insulina pelo pâncreas, na secreção de prolactina pela hipófise, na manutenção da musculatura esquelética e alguma participação na depuração da creatinina. A vitamina D tem, também, papel mediador em processos inflamatórios, autoimunes e de controle de níveis pressóricos e de doenças cardiovasculares.

Os níveis de cálcio também podem se alterar pela deficiência ou excesso de calcitriol ou, então, pela incapacidade da célula-alvo em interagir por anormalidades que envolvem seus receptores.

Papel da Calcitonina[9]

A calcitonina é sintetizada, na forma de pró-hormônio, nas células parafoliculares (células C) da tireoide. A principal atividade da calcitonina, antagonizando os efeitos do PTH, se faz por meio da supressão da atividade osteoclástica do esqueleto, resultando no aumento dos depósitos de cálcio ósseo. Em nível renal, a calcitonina aumenta a excreção de cálcio e fósforo, enquanto sua ação intestinal é a mesma da vitamina D, isto é, facilitando a absorção de cálcio e fósforo. A ação resultante da calcitonina é a de redução dos níveis de cálcio sérico.

Os níveis fetais são mais elevados que os maternos (a calcitonina não atravessa a placenta). Essa hipercalcitoninemia relativa, associada ao estado hipercalcêmico, promove o crescimento ósseo fetal.

Fatores que aumentam a produção de calcitonina, além da elevação da calcemia, incluem: elevação da magnesemia e aumento secreção de gastrina, glucagon, pancreozimina e catecolaminas.

A concentração sérica de cálcio total, em condições normais, varia entre 9 e 10,5 mg/dL (ou 2,2 e 2,6 mmol/L), enquanto a de cálcio iônico situa-se entre 4,4 a 5,1 mg/dL.

Hipocalcemia

Considera-se hipocalcemia quando os níveis séricos do cálcio total são inferiores a 7 mg/dL ou quando o cálcio ionizado for inferior a 1,1 mg/dL[3].

Os principais fatores associados à hipocalcemia em unidade de terapia intensiva pediátrica (UTIP) são septicemia, hipoalbuminemia, hemotransfusões e pós-operatórios.

As hipocalcemias na faixa pediátrica podem ser subdivididas, para efeito de estudo, em diferenças de etiologia e abordagem, em hipocalcemia neonatal e na infância.

Hipocalcemia neonatal[10-15]

A capacidade das glândulas paratireoides neonatais em responder a um estresse hipocalcêmico varia diretamente com a idade gestacional e com a idade pós-natal. A hipocalcemia neonatal costuma ser acompanhada de hiperfosfatemia ou de hipomagnesemia. Pode ser assintomática ou sintomática. Quanto à época de aparecimento, pode ser precoce ou tardia ou, ainda, aparecer em qualquer época dentro do período neonatal (Quadro 54.1).

A hipocalcemia neonatal pode ser definida para recém-nascidos a termo quando a concentração sérica de cálcio ionizado for menor que 4,4 mg/dL, ou na impossibilidade de dosar este quando o cálcio total estiver menor que 8 mg/dL. Para recém-nascidos prematuros menores de 34 semanas de idade gestacional, considera-se hipocalcemia quando a calcemia total estiver menor que 7 mg/dL, pois dados referentes ao cálcio ionizado ainda não são conclusivos.

QUADRO 54.1 *Causas de hipocalcemia neonatal*[10-15].

Precoce	Fatores maternos	▪ Deficiência de cálcio ▪ Deficiência de vitamina D Deficiência de vitamina D Deficiência de vitamina D ▪ Hiperparatireoidismo ▪ Diabetes *mellitus*
	Fatores intraparto	▪ Asfixia ▪ Prematuridade
	Fatores pós-natais	▪ Parada abrupta do influxo materno de cálcio via placenta ▪ Aumento da calcitonina ▪ Baixo aporte de cálcio na dieta ▪ Hipoparatireoidismo
Tardia	▪ Hiperfosfatemia ▪ Deficiência de magnésio ▪ Má absorção intestinal de cálcio	
Miscelânea	▪ Ausência congênita da paratireoide ▪ Fototerapia ▪ Deficiência ou defeito do metabolismo da vitamina D ▪ Exsanguinotransfusão com sangue citratado ▪ Terapia com diuréticos de alça ▪ Acidose corrigida com álcalis ▪ Aumento de ácidos graxos livres de cadeia longa ▪ Insuficiência renal ▪ Sepsis	

A hipocalcemia neonatal é dita precoce quando ocorre nos primeiros dois dias de vida, e tardia após esse período, geralmente ao final da primeira semana de vida.

Hipocalcemia neonatal precoce

Após o nascimento, os níveis séricos de cálcio e de fósforo caem em 24 a 48 horas, exigindo adaptações hormonais para a homeostase desses minerais. Os níveis de PTH aumentam, a calcitonina está mais alta que no período antenatal e os níveis de calcitriol se elevam, permitindo uma melhor absorção intestinal do cálcio. Após 48 horas de vida, os níveis de calcitonina caem significativamente.

A hipocalcemia costuma se manifestar com maior frequência ao redor das 24 horas de vida. Seu aparecimento varia inversamente à idade gestacional e tem relação direta com a hipóxia neonatal.

Deficiências nutricionais maternas relacionadas ao cálcio e à vitamina D, assim como mães com hiperparatireoidismo, podem ocasionar recém-nascidos com hipoparatireodismo congênito e consequente hipocalcemia neonatal. A hipocalcemia neonatal ocorre em 15% a 50% dos recém-nascidos filhos de mães diabéticas insulinodependentes. Isso provavelmente está relacionado à maior prevalência de prematuridade, de asfixia perinatal e de síndrome do desconforto respiratório, quando existe limitação da ingestão de cálcio. Especula-se que a hipomagnesemia da mãe diabética (por maiores perdas urinárias) levaria à deficiência de magnésio e hipoparatireoidismo neonatal funcional.

A asfixia perinatal é frequentemente associada à hipocalcemia e hiperfosfatemia. Sua origem é provavelmente multifatorial, relacionada à insuficiência renal, acidose, elevação de calcitonina sérica e diminuição da secreção do PTH ou resistência a sua ação.

Nos recém-nascidos prematuros, vários fatores influenciam no aparecimento da hipocalcemia (prevalência de 30%): resistência do órgão terminal (periférica) à ação do PTH, hipoparatireoidismo transitório funcional prolongado, valores elevados de calcitonina e de fósforo, diminuição dos depósitos de vitamina D e de magnésio, inadequada ingestão de cálcio e diminuição da absorção intestinal. Entretanto, recém-nascidos com retardo de crescimento intrauterino só apresentam queda do cálcio se a hipóxia perinatal e a prematuridade estiverem associadas. A interrupção precoce do influxo materno de cálcio por via placentária após o nascimento, associada a outros fatores já citados e ao baixo aporte de cálcio na dieta, favorece a ocorrência de hipocalcemia neonatal na prematuridade.

Recém-nascidos de mães epiléticas apresentam maior risco de hipocalcemia, devido ao aumento do catabolismo hepático da vitamina D, causado pelo uso de fenobarbital ou hidantoinatos.

Recém-nascidos doentes, com desconforto respiratório grave, lesão cerebral ou encefalopatia hipóxico-isquêmica, são os que mais frequentemente apresentam distúrbios do metabolismo do cálcio.

Hipocalcemia neonatal tardia

Costuma ocorrer em recém-nascidos de termo saudáveis, e os sinais clínicos aparecem ao final da primeira semana de vida. É mais comum em meninos e está relacionada à oferta de leite e cereais ricos em fosfatos e fitatos, à baixa ingestão materna de vitamina D durante a gestação, à má absorção intestinal de cálcio, à hipomagnesemia e ao hipoparatireoidismo. A ingestão relativamente alta de fosfato nas fórmulas lácteas, associada com a baixa taxa de filtração glomerular no período neonatal, incrementa os níveis séricos de fósforo e o consequente decréscimo dos níveis de cálcio. A introdução de fórmulas lácteas "maternizadas", com menor conteúdo de fosfato, tem diminuído a frequência da hipocalcemia neonatal tardia.

Miscelânea

Alguns casos de hipocalcemia podem ocorrer em qualquer fase do período neonatal ou, mesmo posteriormente, em lactentes. A ausência congênita das paratireoides é familiar e rara. No emprego da fototerapia, a utilização da luz branca inibe a secreção pineal de melanotonina, bloqueando o efeito do cortisol, exercendo assim um efeito hipocalcêmico direto por meio do aumento da reabsorção óssea de cálcio. Exsanguinotransfusão com sangue citratado pode levar à hipocalcemia ionizada, uma vez que o citrato forma complexos com o cálcio, reduzindo o cálcio iônico. A deficiência de vitamina D ou disfunções no seu metabolismo associa-se à hipocalcemia (hepatopatias, raquitismo dependente de vitamina D etc.).

Na terapia crônica com furosemida, observa-se hipercalciúria, com consequente hipocalcemia. Ocorrem também hiperparatireoidismo secundário, nefrolitíase e fraturas patológicas em recém-nascidos portadores de displasia broncopulmonar tratados cronicamente com furosemida, sobrevindo também interferência na reabsorção tubular de magnésio.

A alcalose respiratória ou assistência ventilatória com hiperventilação pode determinar desvios do cálcio ionizado, em direção à fração ligada a proteínas. A correção da acidose está associada com a movimentação do cálcio sanguíneo para os ossos (hipocalcemia pós-correção da acidose), aumentando a calcificação ou diminuindo a reabsorção óssea.

Durante a infusão de nutrição parenteral prolongada (NPP) com lípides em recém-nascidos enfermos, pode-se ter aumento dos ácidos graxos de cadeia longa, que formam complexos com o cálcio, podendo levar à hipocalcemia.

A insuficiência renal leva à hiperfosfatemia. Esta tende a desviar o fluxo de cálcio para os ossos, além de diminuir a síntese de calcitriol. Ambas as alterações reduzem os níveis de cálcio plasmático.

Na septicemia e na síndrome do choque tóxico, a diminuição do cálcio tem uma fisiopatologia complexa, envolvendo secreção inapropriada e decréscimo de função do PTH, resistência periférica ao PTH, insuficiente hidroxilação hepática da vitamina D, resistência ao calcitriol, migração intracelular e aumento da quelação do cálcio. O uso de agentes que elevam o cálcio sérico ou o influxo de cálcio pode ser lesivo, como ocorre na sepse e na reperfusão pós-isquemia.

Hipocalcemia na infância

Hipocalcemia é menos comum em crianças maiores, podendo ocorrer principalmente em situações de deficiência de magnésio, doença renal crônica, hipoparatireoidismo e pseudo-hipoparatireoidismo, defeitos do eixo PTH-calcitriol-cálcio e distúrbios do metabolismo da vitamina D. A resposta homeostática à hipocalcemia é sintetizada na Figura 54.2.

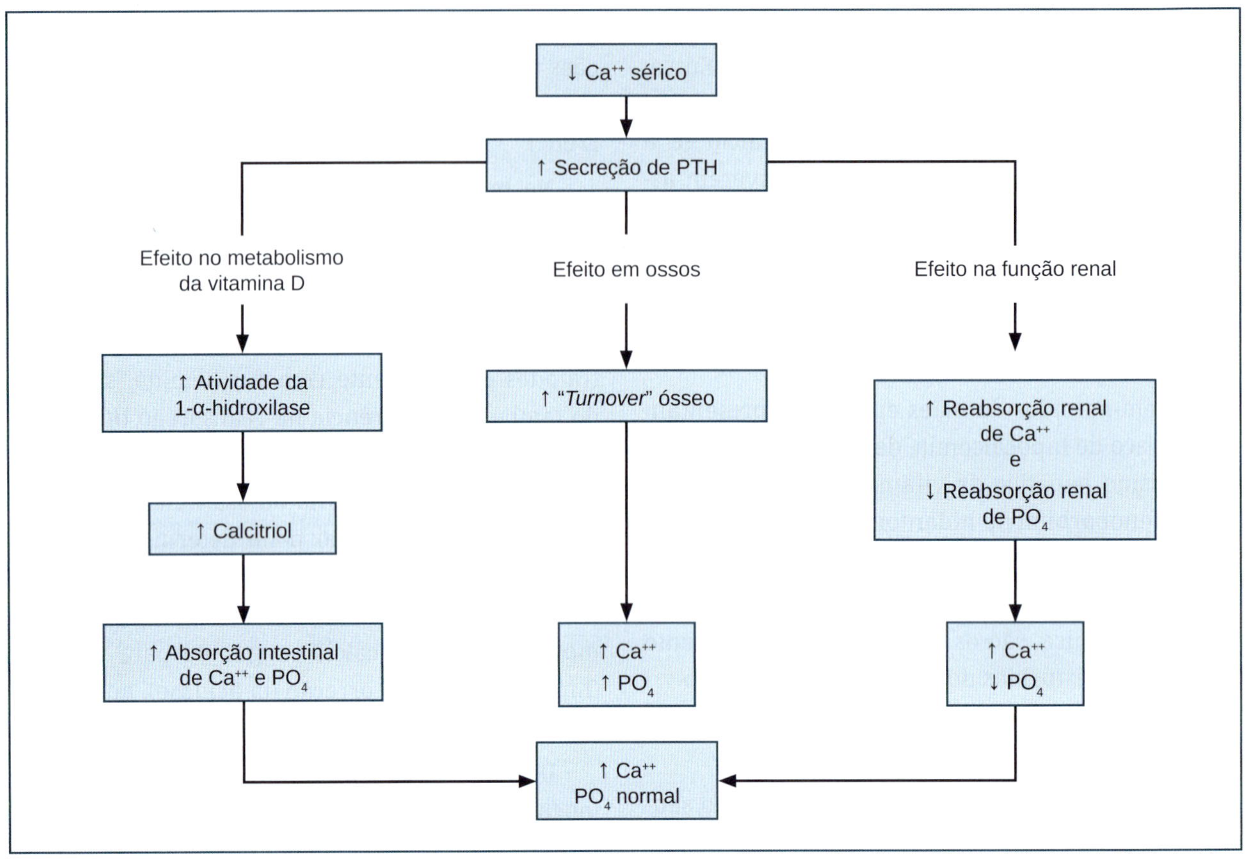

FIGURA 54.2 ***Resposta homeostática normal à hipocalcemia.***
Fonte: adaptada de Moe[7].

Quadro clínico[1,3,9,16-21]

A sintomatologia da hipocalcemia resulta do aumento da excitabilidade neuromuscular. O principal impacto clínico da hipocalcemia é evidenciado por disfunções do sistema nervoso central e periférico e do sistema muscular.

A hipocalcemia neonatal usualmente é assintomática, especialmente em recém-nascidos de muito baixo peso (peso < 1.500 g). A hiperexcitabilidade neuromuscular é evidenciada por abalos, tremores, espasmos musculares, clônus e fasciculações. Os sinais clássicos de Chevostek e Trousseau, associados ao choro agudo e à tetania, são raramente observados. São mais frequentes sinais inespecíficos, comuns a várias entidades, como sintomas gastrintestinais (recusa alimentar, vômitos, distensão abdominal e, mais raramente, hemorragias). Cianose, apneia, taquipneia, laringoespasmo, disfunção miocárdica e convulsões generalizadas ou focais podem estar presentes.

Nos pacientes gravemente enfermos, a hipocalcemia pode ser de difícil identificação clínica, pois anticonvulsivantes, sedativos e curarização podem suprimir sinais de irritabilidade neuronal, com consequente ausência de sinais clínicos. Nessa situação, as manifestações cardiovasculares são as mais frequentes. Alguns pacientes desenvolvem bloqueio cardíaco, bradicardia, disritmias ventriculares, hipotensão, insuficiência cardíaca e respostas inadequadas às drogas que agem por meio de mecanismos dependentes de cálcio (por exemplo, digoxina, dopamina e norepinefrina). Deve-se suspeitar de hipocalcemia sempre que uma síndrome hipotensiva responder pouco aos expansores de volume ou drogas vasoativas.

Na infância, a hipocalcemia pode se manifestar por outros sinais e sintomas: letargia, anorexia, vômitos, fraqueza muscular, parestesias, hiperreflexia, laringoespasmo, psicose confusional e outras manifestações psiquiátricas. A clássica descrição de tetania hipocalcêmica, com sinais de Chevostek e Trousseau, é observada em crianças maiores. A convulsão é secundária à diminuição do limiar de excitabilidade, especialmente em pacientes com epilepsia subclínica pré-existente (Quadro 54.2).

QUADRO 54.2 ***Causas de hipocalcemia na infância***[1,5,16,19,20].

Insuficiência do PTH	Ausência de secreção do PTH	■ Primário (hereditário) ■ Secundário (adquirido): autoimune, sepse, queimaduras, pancreatite, cirurgia, tumores, hipomagnesemia, hipermagnesemia
	Ação alterada do PTH	■ Hipomagnesemia ■ Doença óssea em fase avançada ■ Sepse ■ Hipotireoidismo ■ Drogas como cisplatina, mitramicina e nitrato de gálio
Insuficiência de calcitriol	Ausência de produção do calcitriol	■ Deficiência de vitamina D dietética e ausência de luz solar ■ Má absorção ■ Doença hepática em fase avançada ■ Insuficiência renal grave ■ Queimaduras ■ Sepse
	Ação alterada do calcitriol	■ Doença óssea em fase avançada ■ Terapia anticonvulsivante ■ Hipotireoidismo ■ Uso de drogas: cisplatina, mitramicina, nitrato de gálio
Quelação ou precipitação do cálcio (hipocalcemia ionizada)	■ Hiperfosfatemia ■ Uso de citrato ■ Albumina ■ Síndromes ósseas ■ Síndrome do choque tóxico ■ Drogas como calcitonina, EDTA, etilenoglicol, fluoreto de sódio, sulfato de sódio, quimioterápicos, derivados do ácido fosfonofórmico ou foscarnet (Foscavir®), inibidores da bomba de próton e bloqueadores de receptores de histamina-2 ■ Aumento dos ácidos graxos livres	
Ausência de resposta do órgão terminal	■ Pseudo-hipoparatireoidismo (síndrome de Albright)	
Multifatorial	■ Sepsis por bactérias Gram-negativas ■ Deficiência de magnésio ■ Pancreatite ■ Insuficiência renal	
Outras	■ Iatrogênica ■ Uso crônico de diuréticos de alça ■ Síndrome da deleção 22q11.2* (síndrome velocardiofacial/DiGeorge)	

* A síndrome da deleção 22q11.2 (ou síndrome velocardiofacial ou síndrome DiGeorge) é um agravo causado pela deleção de um pedaço do cromossomo 22 na localização q11.2, que resulta, entre outras malformações, na hipoplasia ou agenesia das paratireoides em 17% a 60% dos afetados.

Diagnóstico[1,5,9,12]

O diagnóstico da hipocalcemia é feito por meio da dosagem do cálcio sérico (total e ionizado). Dados da história, faixa etária, análise de outros eletrólitos, condição do equilíbrio acidobásico e eletrocardiograma também são úteis.

Uma vez estabelecido o diagnóstico de hipocalcemia ionizada, preferencialmente deve-se mensurar os níveis plasmáticos de magnésio e fósforo. Amostra plasmática para dosagem de PTH é de utilidade posterior na investigação diagnóstica. Dosagem de calcidiol e calcitriol não é realizada rotineiramente.

No eletrocardiograma (ECG), a medida do intervalo QT deve ser feita como triagem nos grupos de risco. Nos recém-nascidos de termo de risco, sem comprometimento neurológico ou cardíaco, o seu prolongamento associa-se em 70% dos casos à hipocalcemia. O intervalo QT deve ser corrigido para a frequência cardíaca, obtendo-se o intervalo QT corrigido (QTc), segundo a fórmula de Bazett.

O intervalo QT é medido do início do QRS ao final da onda T e engloba a despolarização e repolarização ventricular. Deve-se selecionar a derivação onde o QT é mais prolongado, em geral de V2 ou V3. Faz-se necessária sua correção pela frequência cardíaca (QTc), já que a sístole elétrica aumenta à medida que aumenta o intervalo RR. Desse modo, quando diminui a frequência cardíaca, aumenta o intervalo RR e o QT; quando aumenta a FC, diminui o intervalo RR e o QT. Por isso, em uma mesma pessoa, o QT é mais prolongado quando a FC é menor e encurta quando a FC aumenta, sendo necessária a correção (QTc).

A medição do intervalo QT nem sempre é fácil, pela dificuldade em avaliar o ponto em que a onda T intercepta a linha isoelétrica, e pode não ser muito correta se a FC for muito rápida ou muito lenta, ou se houver alterações no intervalo RR.

Pela fórmula de Bazett, o QTc é igual ao QT medido (em segundos), dividido pela raiz quadrada do intervalo RR precedente (em segundos). O QTc normal varia de 0,34 a 0,44 segundos (Figura 54.3).

Na hipocalcemia, há alongamento do QTc à custa do segmento ST. Na hipercalcemia, há diminuição do QTc também à custa do segmento ST, de forma que a onda T parece partir diretamente do final do complexo QRS.

Indivíduos com QTc prolongado têm maior risco de arritmias potencialmente fatais, pelo que é essencial a sua avaliação correta na leitura de um ECG.

Os recém-nascidos com risco de apresentar hipocalcemia devem ser monitorados pela dosagem de cálcio sérico nas primeiras 12 e 24 horas de vida e, posteriormente, quando necessário. Alguns autores sugerem que o monitoramento dos níveis de cálcio seja feito em recém-nascidos prematuros com mais de 1.000 g, com 24 e 48 horas de vida, e nos com menos de 1.000 g, enfermos ou asfixiados, com 12, 24 e 48 horas de vida.

A hiperfosfatemia (fósforo sérico > 8 mg/dL) e a hipomagnesemia (magnésio sérico < 1,5 mg/dL) devem ser investigadas, pois seu tratamento específico está associado à correção da hipocalcemia.

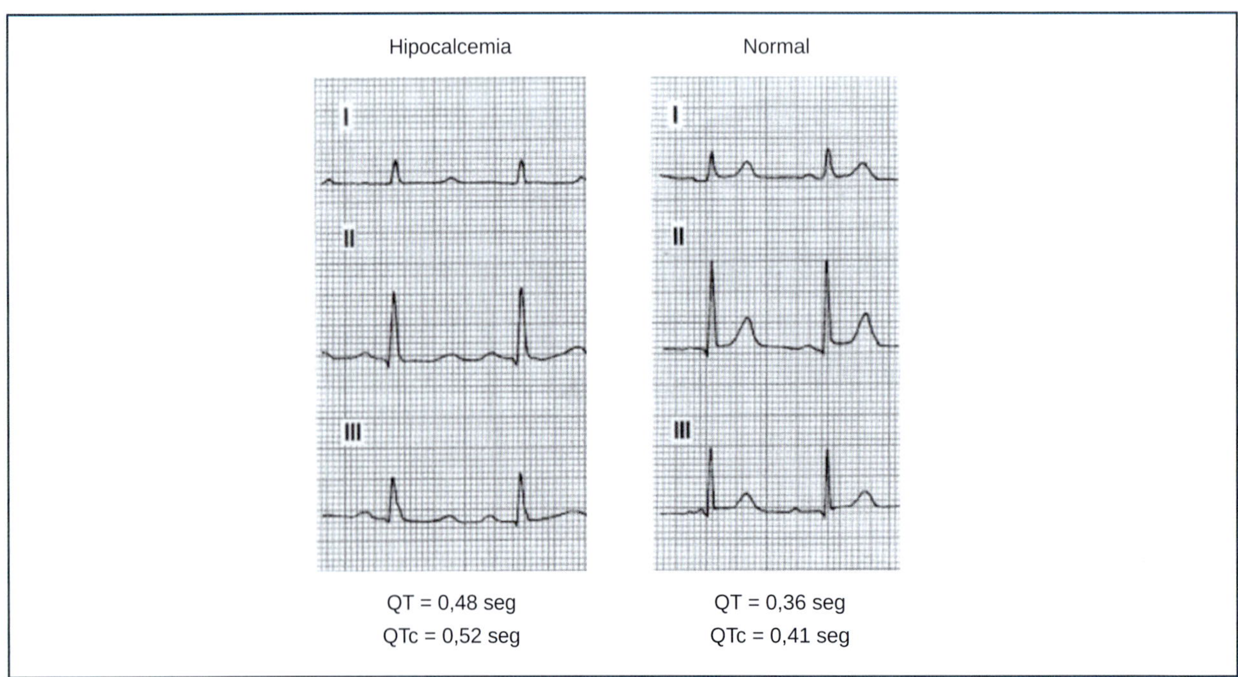

FIGURA 54.3 *Alterações eletrocardiográficas da hipocalcemia.*

Tratamento da hipocalcemia[3,7,11-13,15,19-,22]

Hipocalcemia neonatal

A forma assintomática pode não necessitar de tratamento, porém recém-nascidos com cálcio sérico total menor que 6 mg/dL (cálcio ionizável < 1,1 mg/dL) ou sintomáticos devem ser tratados, com o intuito de evitar convulsões e outros sintomas. A terapêutica consiste na administração de sais de cálcio, por via oral ou parenteral, e na resolução da causa básica. Podemos dividir o tratamento da hipocalcemia no período neonatal de acordo com os sintomas apresentados.

Recém-nascidos com convulsões, tetania ou apneia devem receber infusão endovenosa de cálcio, preferencialmente sob a forma de gluconato, na dose de 18 mg/kg de cálcio elementar (2 mL/kg de gluconato de cálcio a 10%). A velocidade de infusão deve ser lenta (0,5 mL/kg/min), devido aos riscos de disritmias cardíacas, sendo obrigatório o monitoramento da frequência cardíaca e do ECG. Recomenda-se a suspensão temporária da infusão se a frequência cardíaca reduzir-se para menos de 80 bpm. Após a dose de ataque, inicia-se a fase de manutenção, como no próximo parágrafo.

Nos recém-nascidos sintomáticos sem convulsão ou assintomáticos com cálcio ionizável < 1,1 mg/dL ou cálcio total < 6 mg/dL, vários esquemas têm sido propostos quanto às doses, intervalos (intermitente ou contínuo), vias de administração e redução de doses. Atualmente, o mais aceito é a forma de administração contínua (pois evita grandes perdas renais) e em doses decrescentes, dando-se 75 mg/kg/dia (8,3 mL/kg/dia de gluconato de cálcio a 10%) nas primeiras 24 horas de tratamento, até que a concentração sérica de cálcio tenha atingido valores normais. Após isso, a velocidade de infusão é reduzida em 50% em 24 horas e em 25% nas 24 horas seguintes, sendo possível suspender após esse período.

Os preparados de gluconato de cálcio a 10% para uso endovenoso são bem tolerados por via oral e as doses diárias descritas podem ser administradas por via enteral em intervalos de quatro a seis horas (Quadro 54.3).

O tratamento endovenoso com gluconato de cálcio está associado a algumas complicações:

- Hipertensão arterial, náuseas, vômitos, *flush* cutâneo;
- Extravasamento de cálcio para o tecido extravascular, causando necrose;
- Bradidisritmias, angina, bloqueio A-V e parada cardiorrespiratória, especialmente quando a infusão de cálcio é feita por cateter central (o cálcio potencializa a ação dos digitálicos, devendo-se monitorar a frequência cardíaca);
- Escara maciça pode ocorrer quando a injeção de cálcio for feita por meio de artéria;
- Antes da infusão de cálcio pela veia umbilical, deve-se posicionar adequadamente o cateter na veia cava inferior, devido ao risco de necrose hepática;
- Espasmo e isquemia mesentérica podem ocorrer quando a administração de cálcio for feita por meio da artéria umbilical, com maior risco de enterocolite necrotizante;
- Precipitação das soluções de cálcio quando não adequadamente preparadas ou infundidas, como, por exemplo, nas soluções contendo bicarbonato ou fosfato.

As formas convulsivas respondem aos diazepínicos, associados à terapia com cálcio endovenoso (18 mg/kg de cálcio elementar ou 2 mL/kg da solução de gluconato de cálcio a 10%). Continua-se o tratamento com suplementação endovenosa de 35 a 70 mg/kg/dia de cálcio elementar, por três a quatro dias ou até se atingir a normocalcemia, quando, então,

QUADRO 54.3 ***Preparações de cálcio.***

Intravenoso	▪ Cloreto de cálcio – 1 g = 272 mg de cálcio elementar = 13,6 mEq = 10 mL ▪ Gluconato de cálcio – 1 g = 90 mg de cálcio elementar = 4,5 mEq = 10 mL ▪ Gluceptato de cálcio – 1 g = 90 mg de cálcio elementar = 4,5 mEq = 5 mL
Oral	▪ Gluconato de cálcio – 1 g = 90 mg de cálcio elementar ▪ Lactato de cálcio – 1 g = 130 mg de cálcio elementar ▪ Citrato de cálcio – 1 g = 211 mg de cálcio elementar ▪ Carbonato de cálcio – 1 g = 400 mg de cálcio elementar

deve ser feita a redução gradual da infusão de cálcio por via enteral ou parenteral.

Em soluções de cloreto de cálcio a 10%, a concentração de cálcio ionizado é maior que a quantidade equimolar de gluconato de cálcio (27,2 mg de cálcio elementar no cloreto, contra 9,3 mg no gluconato), sendo preferível sua utilização nas situações de urgência, apesar do maior risco de causar irritabilidade e necrose tecidual se ocorrer extravasamento para o extravascular. Essa apresentação é pouco utilizada por via oral devido a seus efeitos de irritação e sangramentos gástricos, além de poder ser causa de acidose metabólica.

Nas formas oligossintomática e assintomática, é preferível o tratamento por via oral, na dose de 100 a 150 mg/kg/dia de cálcio elementar, dividida em quatro vezes. Pode-se usar o gluconato de cálcio ou o lactato de cálcio. A relação cálcio/fósforo nesses pacientes deve ser 4:1, utilizando-se dietas pobres em fosfato e evitando-se o uso de cereais.

Hipocalcemia em lactentes e crianças maiores

nos casos sintomáticos, deve-se proceder à infusão monitorada de cálcio por via intravenosa, com controle dos níveis de cálcio ionizado e magnésio.

Nos pacientes com distúrbios do metabolismo do magnésio, a correção do mesmo é fator determinante na normalização do distúrbio calcêmico (ver adiante). Em situações de hiperfosfatemia, a administração de cálcio pode induzir calcificação metastática. Resultado da multiplicação das concentrações de cálcio e de fósforo (Ca x P) acima de 80 deve ser evitado, sendo cogitada a utilização de métodos dialíticos, associados a outras formas de abordagem da hiperfosfatemia. A hipopotassemia parece proteger o paciente das manifestações clínicas da hipocalcemia.

Na hipocalcemia crônica, o uso de vitamina D ou preferencialmente de seu metabólito ativo (calcitriol) é preconizado, concomitante à oferta suplementar de cálcio. A dose de calcitriol na infância geralmente é mais alta, em proporção ao peso, que a dose de adultos: 0,25 a 1 mcg/dia, em duas doses diárias. Portadores de raquitismo vitamina D dependente necessitam de dose de manutenção maiores que a habitual.

Já que o limiar renal de cálcio se reduz no hipoparatireoidismo, o tratamento com vitamina D deve procurar manter o cálcio sérico nos limites inferiores da normalidade, minimizando a hipercalciúria e o risco de nefro e urolitíase. A adição de diuréticos tiazídicos pode reduzir a hipercalciúria, diminuindo também a necessidade de tratamento com cálcio e de metabólitos da vitamina D (procurar manter calciúria < 4 mg/kg/dia; < 300 mg/dia em adultos = 7,5 mmol/dia).

Tratamento da hipocalcemia sintomática

1. Dose inicial: 0,5 a 1 mEq/kg – infusão em cinco a 15 minutos, EV:
   - Cloreto de cálcio 10% – 0,3 a 0,6 mL/kg ou
   - Gluconato de cálcio 10% – 1 a 2 mL/kg.
     - Realizar monitoramento eletrocardiográfico durante a infusão;
     - Se ocorrer bradicardia: lentificar a infusão;
     - Repetir dosagem de cálcio ionizado após 30 minutos;
     - Monitorar níveis de fósforo sérico (observar hiperfosfatemia);
     - Considerar hipomagenesemia nos casos severos e persistentes.
2. Programar suplementação EV ou VO (até 60 mg/kg/dia de cálcio elementar):
   - Carbonato ou citrato de cálcio – 1 a 2 g/dia, duas a quatro vezes ao dia, VO.
3. Considerar o uso de calcitriol (Rocaltrol®):
   - Na insuficiência renal: 0,01 a 0,05 mcg/kg/dia, VO (dose para adultos: 0,25 mcg/dia).
   - No hipoparatiroidismo:
     - Em RNs com tetania hipocalcêmica: 0,05 mcg/kg, IV, ou 0,25 mcg, por via oral, uma vez ao dia, por cinco a 12 dias, seguida de 0,04 a 0,08 mcg/kg/dia, dividido em duas doses diárias;
     - > um ano: iniciar com 0,25 mcg/dia e aumentar 0,25 mcg a cada duas a quatro semanas, até obter valores de Ca e P normais;
     - Doses de manutenção habituais:
       - < um ano: 0,04 a 0,08 mcg/kg/dia;
       - De um a cinco anos: 0,25 a 0,75 mcg/dia;
       - > cinco anos: 0,5 a 2 mcg/dia.

Toxicidade dos sais de cálcio

Em circunstâncias normais, a toxicidade associada ao cálcio, ao magnésio e ao fósforo é iatrogênica. Ocasionalmente, o potencial tóxico pode estar associado aos distúrbios da concentração sérica e tissular desses elementos. A atenção à fluidoterapia, ao balanço eletrolítico, à terapia com diuréticos e à ventilação pulmonar mecânica, corrigindo ou, pelo menos, minimizando os distúrbios do equilíbrio hidroeletrolítico e acidobásico, podem evitar tais efeitos tóxicos.

O alumínio é considerado um contaminante das soluções de nutrição parenteral e fórmulas lácteas para recém-nascidos prematuros. Está presente em grande quantidade em soluções de uso endovenoso, como os sais de cálcio e de fósforo (principalmente o gluconato de cálcio). Somente 40% do alumínio sérico é excretado pela urina, sendo a maior parte retida nos ossos, levando à osteodistrofia. A toxicidade do alumínio engloba encefalopatia, miocardiopatia e anemia refratária, principalmente em pacientes renais crônicos.

Hipercalcemia[5,7,20]

Considera-se que existe hipercalcemia quando os níveis séricos de cálcio total são superiores a 11 mg/dL ou quando o cálcio iônico é superior a 5,6 mg/dL. Em geral, trata-se de uma complicação comum e potencialmente letal de outras doenças.

Classificação da hipercalcemia[1]:

- Leve: cálcio total entre 11 e 11,9 mg/dL ou cálcio ionizado entre 1,4 a 2 mEq/L (5,6 a 8 mg/dL);
- Moderada: cálcio total entre 12 a 13,9 mg/dL ou cálcio ionizado entre 2 a 2,5 mEq/L (8 a 10 mg/dL);
- Severa: cálcio total maior que 14 mg/dL ou cálcio ionizado maior que 2,5 mEq/L (> 10 mg/dL).

A hipercalcemia neonatal é pouco frequente. A causa mais comum é a relativa deficiência no aporte de fósforo, com hipofosfatemia, durante nutrição parenteral inadequada, ou em prematuros alimentados com leite humano sem suplementação mineral. A hipofosfatemia resulta em níveis aumentados de [1,25(OH)$_2$-D$_3$], aumento na reabsorção óssea e diminuição na formação deste. O cálcio não pode ser depositado no osso na ausência do fosfato, contribuindo para a hipercalcemia.

Os sintomas podem surgir logo após o nascimento ou então demorar semanas ou meses até o seu aparecimento.

A ingestão excessiva ou prolongada de vitamina D ou de seus metabólitos, para o tratamento de afecções hipocalcêmicas, ou a automedicação materna durante a gestação pode causar hipercalcemia no RN. Em geral, são necessárias doses maiores que 10.000 UI/dia.

O hiperparatireoidismo primário é um evento raro, podendo ser congênito ou hereditário (autossômico dominante ou recessivo) e secundário, associado ao hipoparatireoidismo materno.

A hipercalcemia materna crônica pode predispor à hipercalcemia na vida fetal e no período neonatal precoce. Pode ser decorrente do diabetes materno, da tireotoxicose, do uso crônico de diuréticos tiazídicos e da intoxicação por vitamina A.

- Existem hipercalcemias no período neonatal que apresentam mecanismos fisiopatológicos incertos, expostos a seguir (Quadro 54.4).
- Hipofosfatemia Infantil Severa: é um transtorno autossômico recessivo raro associado à desmineralização óssea e à deficiente atividade da fosfatase alcalina óssea, hepática e intestinal. Pode ser letal na vida intrauterina ou nos primeiros dias após o nascimento. Os níveis de fosfatase alcalina estão reduzidos e os níveis dc fosfoetanolamina urinária elevados, concomitante com sinais de raquitismo severo ao nascimento.
- Adiponecrose: alguns recém-nascidos com necrose subcutânea apresentam hipercalcemia, muito provavelmente relacionada à mobilização do cálcio para os locais de necrose gordurosa, consequente à hipóxia e hipotermia associadas a tocotraumatismos.
- Hipercalcemia Hipocalciúrica Familiar: é hereditária e autossômica dominante. Os afetados podem apresentar-se assintomáticos ou com sintomas leves, como constipação intestinal. Apresentam depuração de creatinina e níveis séricos de magnésio elevados, redução da calciúria e dos valores de PTH em vários familiares. Geralmente, existe história familiar de neoplasias endócrinas múltiplas ou hipercalcemia.

- Hipercalcemia Infantil Idiopática ou Síndrome de Williams: anomalias congênitas faciais, cardiovasculares e retardo mental com hipercalcemia caracterizam esta síndrome, cuja origem ainda é desconhecida.
- Hipercalcemia Secundária à Depleção de Fósforo: está relacionada à ingestão insuficiente de fosfatos e a maior reabsorção óssea de cálcio em recém-nascidos de muito baixo peso, alimentados com leite materno.

Quadro clínico[11-14]

Os recém-nascidos podem ser assintomáticos e o diagnóstico pode ser apenas laboratorial ou, então, podem apresentar sinais inespecíficos, como letargia, irritabilidade, poliúria, vômitos, constipação intestinal, desidratação e ganho de peso inadequado.

Na infância, devido à boa capacidade renal de excretar cálcio, a hipercalcemia severa dificilmente ocorre, a menos que haja alteração da função renal associada. Os distúrbios hipercalcêmicos na infância são raros e praticamente limitados ao hiperparatireoidismo primário, hipercalcemia hipocalciúrica familiar, hipercalcemia idiopática infantil, hipercalcemia da imobilização, intoxicação pela vitamina D e doenças malignas (Quadro 54.5).

As doenças cancerígenas malignas podem, numa fase tardia, causar hipercalcemia devido à depleção óssea posterior à invasão do esqueleto por metástases ou em razão da ação de substâncias osteolíticas por elas produzidas (como nos linfomas e no tumor de Wilms). O peptídeo relacionado ao hormônio da paratireoide (PTHrP) é uma substância responsável pela elevação do cálcio sérico em certos pacientes com neoplasia sem metástases ósseas[12,13].

O hiperparatireoidismo primário pode surgir devido à hiperplasia ou tumor das glândulas paratireoides. Muito raramente, pode ser secundário à uremia ou decorrente do tratamento do raquitismo hipofosfatêmico familial[22].

O uso prolongado de diuréticos tiazídicos leva à hipercalcemia em razão da sua ação hipocalciúrica.

O uso excessivo e prolongado de vitamina D_2 ou D_3 (10.000 a 40.000 UI/dia) pode causar hipercalcemia. A vitamina D aumenta a absorção intestinal do cálcio e a reabsorção óssea. Como a vida biológica da vitamina D é longa, a sua retirada não é acompanhada do desaparecimento imediato dos sintomas. Quanto à hipervitaminose A, ela acelera a reabsorção óssea.

Quando ocorre ingestão excessiva de cálcio, como sob a forma de antiácidos contendo carbonato de cálcio, associada à absorção intestinal aumentada e excreção renal diminuída, temos a síndrome do leite alcalino.

Nos portadores de doenças granulomatosas, ocorre produção de calcitriol pelo tecido granulomatoso. Esse é o único tipo de neoplasia em que a hipercalcemia responde ao tratamento com altas doses de glicocorticoides.

O hipertireoidismo estimula a reabsorção óssea e o *turnover* ósseo. A imobilização prolongada em crianças estimula a reabsorção óssea com hipercalciúria e, às vezes, hipercalcemia, sendo esta mais co-

QUADRO 54.4 *Causas de hipercalcemia neonatal*[11-14].

Hipervitaminose D	
Hiperparatireoidismo	▪ Hiperplasia congênita de paratireoide ▪ Hipoparatireoidismo materno
Hipercalcemia materna crônica	▪ Tiroxicose ▪ Diabete melito ▪ Uso de diuréticos tiazídicos cronicamente ▪ Intoxicação por vitamina A
Mecanismo fisiopatológico incerto	▪ Hipofosfatemia infantil severa ▪ Adiponecrose ▪ Hipercalcemia hipocalciúrica familiar ▪ Hipercalcemia infantil idiopática ▪ Hipercalcemia secundária à depleção de fósforo
Iatrogênica	

mum em crianças com doença de Paget ou hipertireoidismo. O retorno à atividade é muito importante para o tratamento dessa condição.

A hipercalcemia idiopática da infância (síndrome de Williams) é uma condição pouco frequente, caracterizada por fácies típico (mandíbula retraída, orelhas relativamente grandes, olhos proeminentes, exoftalmia ocasional e hipertelorismo), associada a outras alterações (malformações cardíacas, retardo do desenvolvimento neuropsicomotor, constipação intestinal, hipotonia, hipertensão, poliúria, polidipsia etc.). Seu tratamento consiste na restrição dietética de cálcio e da vitamina D.

Na infância, os sinais e sintomas iniciais da hipercalcemia são inespecíficos e, por isso, de difícil diagnóstico. As manifestações derivam dos seus efeitos sobre múltiplos órgãos e sistemas, incluindo[3,5,18]:

- Sintomas gerais (anorexia, mal-estar, fadiga e debilidade muscular).
- Em relação ao fator gastrintestinal, o aumento do cálcio pode afetar a função glandular e a contração espontânea da musculatura lisa, promovendo liberação de gastrina, ácido clorídrico e enzimas pancreáticas, com maior risco para a ocorrência de úlcera péptica, pancreatite, dor abdominal, náuseas, vômitos, íleo e constipação.
- A depleção de volume, devido à anorexia e vômitos induzidos pela hipercalcemia, precipita a redução do ritmo de filtração glomerular, reduzindo a excreção de cálcio. Existe aumento da reabsorção de cálcio com o objetivo de restauração da volemia, o que aumenta a reabsorção de cálcio (sódio e cálcio apresentam mecanismos de reabsorção tubular acoplados). Nefrite intersticial e insuficiência renal aguda podem se desenvolver por causa da hipercalciúria, à necrose celular e à obstrução tubular. A hipercalcemia e a hipercalciúria prolongada promovem a nefrocalcinose. Dessa forma, a hipercalcemia pode causar um ciclo vicioso de retroalimentação.

QUADRO 54.5 ***Causas de hipercalcemia na infância***[3,7,20,23,24].

Comuns	▪ Hipercalcemia da malignidade (leucemias, linfomas, mieloma, tumores sólidos etc.)	
	▪ Hiperparatiroidismo primário	• Adenoma • Hiperplasia primária • Carcinoma funcionante • Cisto benigno • Lipoadenoma
	▪ Uso prolongado de diuréticos tiazídicos ou teofilina	
Incomuns	▪ Intoxicação por vitamina D ▪ Intoxicação por vitamina A ▪ Ingestão excessiva de cálcio ▪ Síndrome do leite alcalino ▪ Intoxicação pelo lítio ▪ Doença granulomatosa (sarcoidose, tuberculose etc.) ▪ Hipertireoidismo ou hipotireoidismo ▪ Tireotoxicose ▪ Imobilização ▪ Insuficiência suprarrenal ▪ Hiperproteinemia ▪ Pós-transplante renal ou hemodiálise ▪ Hipercalcemia familiar benigna ▪ Hipercalcemia idiopática (síndrome de Williams) ▪ Síndrome Milk-alcali, por uso excessivo de carbonato de cálcio ▪ Hipofosfatasia ▪ Uso de andrógenos (terapia de câncer de mama)	

- Na hipercalcemia crônica, o rim perde a capacidade de concentrar urina, que, juntamente com a nefropatia intersticial incipiente, é responsável pela poliúria, polidpsia, nictúria, cilindúria, proteinúria e hipertensão arterial.

Quanto às alterações cardiocirculatórias, na hipercalcemia aguda leve pode-se observar bradicardias ou disritmias por estímulo vagal, sem estimulação miocárdica, e aumento do tônus vascular. Nos casos moderados, ocorre redução do intervalo QTc e aumento da susceptibilidade da fibra cardíaca à ação digitálica, podendo ocorrer disritmias ou bloqueio de condução, e supradesnivelamento do segmento ST, com falência circulatória e parada cardíaca (Figura 54.4).

As manifestações neurológicas da hipercalcemia grave incluem depressão do sensório, letargia, confusão mental, demência, ataxia cerebelar e, às vezes, coma (Quadro 54.6).

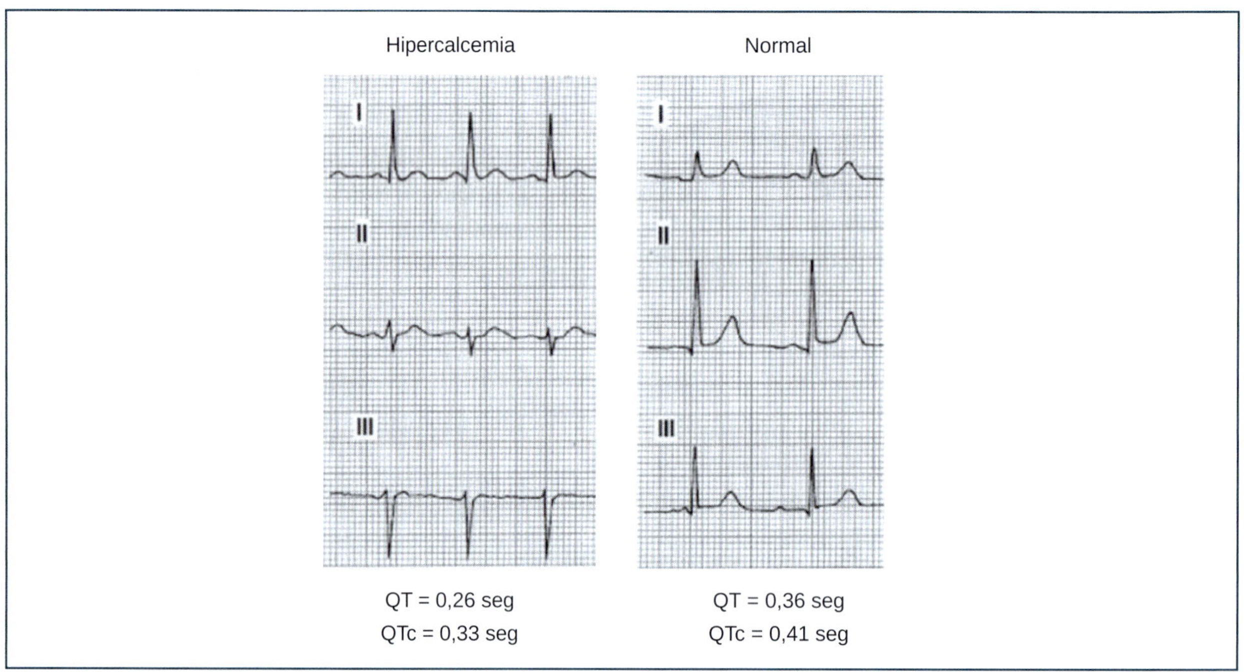

FIGURA 54.4 *Alterações eletrocardiográficas da hipercalcemia.*

QUADRO 54.6 ***Manifestações clínicas da hipercalcemia*[3,5,9,24-26].**

Sintomas gerais	▪ Anorexia, mal-estar, fadiga e debilidade muscular
Renais	▪ Natriurese, contração do volume extracelular ▪ Incapacidade renal de concentração urinária ▪ Poliúria, polidipsia ▪ Nefrocalcinose ▪ Insuficiência renal
Gastrintestinais	▪ Íleo ▪ Constipação ▪ Náuseas ▪ Pancreatite ▪ Doença péptica ulcerosa
Cardiovasculares	▪ Aumento da contratilidade miocárdica ▪ Aumento do tônus vascular ▪ Diminuição do intervalo QT
Nervosos	▪ Letargia, fadiga, depressão, confusão, delírio, ataxia cerebelar, demência e coma

Quando o hiperparatireoidismo está presente, outros achados podem associar-se, como dor óssea, artralgia, raquitismo, enrijecimento das articulações e catarata.

Diagnóstico[3,5,9,19,20,24,25]

O diagnóstico no período neonatal baseia-se fundamentalmente nos dados da história clínica dos antecedentes dietéticos e medicamentosos maternos, dosagem sérica de cálcio, fósforo e magnésio, fosfatase alcalina e dos hormônios reguladores do cálcio.

O diagnóstico das hipercalcemias na infância é realizado por meio dos seguintes exames: dosagem do cálcio (total e ionizado) e fósforo, fosfatase alcalina, hemograma, proteínas totais, ureia e creatinina, dosagem do PTH e radiografias de tórax, de crânio, da coluna lombar e das mãos.

Os casos que cursam com PTH elevado frequentemente se relacionam ao hiperparatireoidismo primário ou persistente, devido à hiperplasia da paratireoide após transplante renal, secreção ectópica de PTH, uso crônico de diuréticos tiazídicos ou hipercalcemia familiar benigna.

No hiperparatireoidismo primário existe aumento do cálcio (total e ionizado), redução do fósforo e do magnésio, aumento da fosfatase alcalina, anemia, aumento do VHS, aumento da ureia, acidose hiperclorêmica e aumento da secreção de AMP cíclico.

Nos casos de tuberculose, sarcoidose e intoxicação por vitamina D, os níveis de PTH costumam estar normais. A radiografia do esqueleto pode auxiliar no diagnóstico se houver desmineralização óssea ou nos casos de fraturas patológicas.

Na hipercalcemia familiar benigna, os pacientes são assintomáticos. Os níveis de cálcio (total e ionizado) estão elevados e o PTH, normal.

Tratamento[7,20,23,25-27]

Indicar o tratamento nos casos de hipercalcemia moderada e grave.

O tratamento consiste basicamente em: eliminação das causas básicas; hidratação endovenosa, com expansão volêmica com solução salina (10 a 20 mL/kg); furosemida (1 a 2 mg/kg); reposição de magnésio; e suplementação de fosfato nos casos de depleção do mesmo. Essa última correção deve ser lenta, objetivando a prevenção da hipocalcemia resultante do excesso de fosfato. As perdas urinárias de sódio, de potássio e de água devem ser repostas a cada seis horas e o desequilíbrio hidroeletrolítico evitado.

Nos casos crônicos, deve-se reduzir a ingestão de cálcio e vitamina D e a exposição aos raios solares.

O EDTA, a calcitonina e os glicocorticoides podem ser utilizados, mas os seus efeitos colaterais são significativos.

Muitos casos de hipercalcemia neonatal não necessitam de tratamento, entretanto, em alguns raros casos, a paratireoidectomia subtotal está indicada.

Na criança com hipercalcemia, a desidratação e a oligúria são secundárias à anorexia, náuseas e vômitos, e podem se manifestar como os primeiros sinais clínicos. Medidas gerais, como hidratação endovenosa e correção dos distúrbios hidroeletrolíticos e acidobásicos, são prioritárias, podendo ser suficientes para reverter o quadro, devendo ser associadas à restrição do cálcio e de vitamina D da dieta.

A hipopotassemia, quase sempre presente, deve ser corrigida, especialmente nas crises hipercalcêmicas. Se a criança estiver em uso de drogas como digitálicos ou diuréticos, os mesmos devem ser suspensos.

Os princípios para o tratamento das hipercalcemias na infância incluem, além das medidas gerais, cinco pontos básicos (Quadro 54.7).

Pode-se aumentar a excreção urinária do cálcio administrando soro fisiológico até atingir PVC de 6 cmH_2O, mantendo esse nível para obter uma boa diurese. Não havendo resposta, pode-se acrescentar furosemida (1 a 2 mg/kg) por causa do efeito calciurético e natriurético. Os diuréticos tiazídicos devem ser evitados, pois dissociam o efeito natriurético do calciurético, provocando aumento da calcemia.

O EDTA induz calciúria, podendo ser administrado na dose de 50 mg/kg, em infusão endovenosa contínua por quatro a seis horas. O uso prolongado pode levar à insuficiência renal aguda.

Dentre os agentes que inibem a reabsorção óssea podemos citar:

- Bifosfonatos: são compostos que se ligam avidamente à hidroxiapatita óssea, inibindo a reabsorção e formação óssea por mecanismos não bem definidos. Todos os bifosfonatos são mal absorvidos pelo trato gastrintestinal e eliminados rapidamente da circulação, porém seus efeitos persistem por meses, uma vez que só são liberados quando houver reabsorção óssea.

- O etidronato é um bifosfonato de primeira geração, usado por mais de 10 anos na doença de Paget para diminuir a reabsorção óssea. Sua administração é endovenosa e diária durante três a sete dias. A eficácia deste medicamento é similar à da mitramicina, porém menos tóxica.
- O clodronato e o ácido amino-hidroxipropilideno bifosfônico são bifosfonatos de segunda geração e inibidores mais potentes da reabsorção óssea que o etidronato. Quando administrado por via intravenosa, os efeitos da redução da calcemia são dramáticos. Embora sua absorção enteral não seja boa, torna-se suficiente para que possa exercer seus efeitos, normalizando a calcemia em quatro a nove dias, e as remissões podem durar meses. Os efeitos colaterais incluem náuseas, febre, úlceras orais e linfopenia. São drogas promissoras e que podem ser administradas por via oral.

O pamidronato é atualmente bastante utilizado na dose de 0,5 a 1 mg/kg/dia, no máximo de 60 mg/dia, endovenoso, durante três dias.

- A mitramicina atua produzindo inibição direta da reabsorção óssea ou destruição dos osteoblastos. A droga pode ser usada na dose de 25 ug/kg, via endovenosa. Os níveis séricos de cálcio costumam baixar após 12 horas da sua administração e seu efeito máximo ocorre após 48 a 72 horas. Os efeitos colaterais incluem náuseas, toxicidade hepática e renal e alterações quantitativas e qualitativas das plaquetas. Pode ser carcinogênica, devendo ser evitada em pacientes com hipercalcemias de causas não malignas.
- A calcitonina atua reduzindo os níveis de cálcio sérico, por meio da inibição da reabsorção óssea e do aumentando da calciúria. Sua ação é rápida (seis a nove horas) e de curta duração (24 horas). A redução do cálcio, de 1 a 2 mg/dL, é transitória. A via de administração habitual é a intravenosa (1 a 5 UI/kg/dia), utilizada como método paliativo de tratamento, enquanto os outros agentes medicamentosos não iniciam suas ações. Pode ser utilizada por via subcutânea ou intramuscular, iniciando com 4 UI/kg/dose a cada 12 horas e, se a resposta for insatisfatória, após dois dias aumentar 8 UI/kg/dose, até o máximo de 8 UI/kg/dose a cada seis horas;
- Os glicocorticoides são úteis nas hipercalcemias devido à hipervitaminose D. Eles anta-

QUADRO 54.7 ***Tratamento da hipercalcemia grave***[7,8,19,22-26].

Hidratação	Promoção da calciurese: ▪ SF (NaCl 0,9%) – 20 mL/kg inicialmente ▪ Diuréticos de alça, como furosemida – 1 mg/kg, EV, 4/4 h Monitorar balanço hídrico e potássio sérico
Inibição da reabsorção óssea	Mitramicina (plicamicina)
	Bifosfonatos
	Calcitonina
	Glicocorticoides
Redução da absorção intestinal de cálcio	Glicocorticoides
	Dieta pobre em cálcio
Tratamento da doença básica	Paratireoidectomia
	Terapia antitumoral, cirurgia, irradiação ou quimioterapia.
Outras	Mobilização
	Fosfatos
	Métodos dialíticos

gonizam os efeitos do calcitriol na absorção intestinal do cálcio e na mobilização osteoclástica do cálcio ósseo. O tratamento inicial deve começar com 1 mg/kg de prednisona, com dose máxima de 40 a 60 mg/dia (ou dose equivalente de outro glicocorticoide). Em caso de boa resposta, a dose deve ser reduzida em 2 mg/kg/dia. A resposta é mais satisfatória quando se associa expansores de volume.

O uso de fosfatos visa a aumentar os níveis de fósforo sérico. O aumento do fósforo sérico reduz rapidamente os níveis de cálcio. Em razão do risco da hiperfosfatemia, eles devem ser usados em pacientes hipofosfatêmicos com função renal normal, por via intravenosa contínua, ou a cada seis horas, na dose de 0,5 a 1,5 mMol/kg/dia, ou por meio de via retal, na forma de fosfato de sódio (Fleet Enema®).

Os diuréticos de alça, como a furosemida e o ácido etacrínico, interferem na reabsorção do cálcio no ramo ascendente da alça de Henle. Alguns estudos realizados, utilizando altas doses de furosemida, não comprovaram sua eficácia, considerando os riscos de toxicidade.

O uso crônico de furosemida pode resultar em nefrolitíase, coledocolitíase e desmineralização óssea.

A diálise é preconizada nos casos em que a hipercalcemia cursa com insuficiência renal aguda, quando a expansão de volume não pode ser feita, além daquelas situações em que o produto cálcio x fósforo é superior a 80, com elevado risco de calcificação metastática.

As drogas experimentais com ação hipocalcemiante incluem o nitrato de gálio, que é uma droga antitumoral, e o WR2724, utilizado em pacientes com neoplasias (efeito protetor da ação da quimioterapia).

DISTÚRBIOS DO METABOLISMO DO FÓSFORO

Metabolismo do Fósforo[3,5,20,28,29]

O fósforo exerce importante papel na estrutura da membrana celular, bem como de suas funções, principalmente relacionada à produção da energia celular (ATP), mineralização óssea, função e formação do fosfolípide da membrana celular, agregação plaquetária e excreção ácida renal.

Assim como com o cálcio, ocorre o acumulo de fósforo (cerca de 80%) durante o terceiro trimestre da gestação. Os níveis séricos de fósforo estão aumentados no feto (em relação aos maternos) e continuam elevados nas primeiras 24 horas de vida, ao contrário do cálcio, mantendo-se acima dos encontrados em adultos. A maior parte do fósforo plasmático encontra-se na forma inorgânica (monovalente e divalente) e uma pequena porcentagem sob a forma orgânica, formando os fosfolipídios. Somente 1% do fósforo corpóreo total está distribuído no espaço extracelular, enquanto 85% estão depositados nos ossos (ligado ao cálcio) e 14% nos tecidos moles. Do fósforo extracelular, 70% são orgânicos e contidos com fosfolipídios, e 30% são inorgânicos. Quinze por cento são ligados à proteína, e os restantes 85% formam complexo com sódio, magnésio ou cálcio, e circulam como forma de mono-hidrogênio e di-hidrogênio livres.

Cerca de 50% a 65% da ingestão de fósforo são absorvidos principalmente no jejuno, o que pode ser diminuído pela alta ingestão de cálcio ou pelo uso de antiácidos. Aproximadamente 80% do fósforo inorgânico são reabsorvidos no túbulo proximal por processo ativo, com o sódio. A reabsorção renal é diminuída pelo PTH e pela calcitonina, resultando no aumento da fosfatúria.

Expansões de volume aumentam a perda urinária desse íon, assim como estão envolvidas com a diminuição da concentração sérica de cálcio ionizado. As soluções salinas utilizadas como expansores de volume e o resultante aumento na excreção renal de sódio inibem secundariamente a absorção de fósforo. Outros hormônios, como corticoides, a glicose e a vitamina D também diminuem sua reabsorção renal.

A hipofosfatemia estimula a síntese de calcitriol, que aumenta a reabsorção renal e a absorção intestinal de fósforo e de cálcio.

Virtualmente, todo o fósforo plasmático encontra-se na forma inorgânica, uma pequena parte compondo os fosfolipídios. Os níveis séricos variam de acordo com a idade:

- < 10 dias = 4,5 a 9,0 mg/dL
- 10 dias a dois meses = 4,5 a 6,7 mg/dL
- dois meses a 12 anos = 4,5 a 5,5 mg/dL
- > 12 anos = 2,7 a 4,5 mg/dL

Hipofosfatemia

A hipofosfatemia é mensurada por meio do nível sérico, sendo moderada entre 1,5 a 2,5 mg/dL e grave quando menor que 1,5 mg/dL. Em geral, os sintomas ocorrem quando o nível sérico é inferior a 1,5 mg/dL. É um achado comum em 3% de todos os pacientes hospitalizados e em 70% dos pacientes na UTI, o que dificulta o desmame da ventilação mecânica.

As principais causas de hipofosfatemia (Quadro 54.8) são a alcalose respiratória, a nutrição parenteral, a síndrome de realimentação do desnutrido grave, a cetoacidose, a vitimização por queimadura extensa, a intoxicação alcoólica e as drogas que diminuem a reabsorção intestinal (como o hidróxido de alumínio ou de magnésio).

Quadro clínico[3,30-34]

Embora vários órgãos e sistemas possam ser afetados pela hipofosfatemia severa, incluindo o sistema nervoso central, o cardiovascular, o musculoesque-

QUADRO 54.8 *Causas de hipofosfatemia*[1,5,9,28,29,30-32].

Diminuição da reabsorção intestinal	▪ Má nutrição ▪ Alcoolismo ▪ Uso de agentes quelantes do fósforo (antiácidos) ▪ Deficiência/resistência à vitamina D ▪ Esteatorreia ▪ Vômitos ▪ Sucção nasogástrica
Redistribuição interna	▪ Alcalose respiratória ▪ Recuperação de má nutrição ▪ Recuperação de cetoacidose diabética ▪ Terapia com glicose/insulina ▪ Catecolaminas ▪ Rápida proliferação celular
Aumento da excreção renal	▪ Acidose metabólica ▪ Diuréticos ▪ Expansão volêmica ▪ Corticoides ▪ Tubulopatias ▪ Síndromes hereditárias ▪ Hiperparatireoidismo ▪ Proteína relacionada ao paratormônio
Drogas	▪ Glicose/insulina ▪ Aminoglicosídeos ▪ Catecolaminas ▪ Antineoplásicos ▪ Beta-agonistas
Distúrbios acidobásicos	▪ Acidose metabólica ▪ Alcalose respiratória
Outras	▪ Sepse ▪ Nutrição parenteral total ▪ Queimaduras ▪ Trauma ▪ Pós-operatório ▪ Terapia fluída ▪ Realimentação ▪ Terapia de substituição renal

lético, o hematológico, os rins e o fígado, a disfunção respiratória é a que mais chama atenção.

Os sintomas neurológicos incluem irritabilidade e apreensão, seguidas de fraqueza muscular, rabdomiólise, neuropatia periférica com parestesia, disartrias, confusão mental, crises convulsivas e coma. O quadro clínico comparável ao da síndrome Guillain-Barré também foi descrito.

As alterações respiratórias são: insuficiência respiratória aguda e diminuição da liberação periférica de oxigênio.

As alterações cardíacas são: diminuição da contratilidade muscular, com necessidade de utilizar drogas inotrópicas, e arritmias (taquicardia ventricular, taquicardia supraventricular).

Pode também causar alterações hematológicas, como diminuição da função de plaquetas e leucócitos, e hemólise.

Em relação às alterações endócrinas, pode causar resistência à ação da insulina.

A hipofosfatemia também pode ser responsável por longa permanência na UTI e prolongamento da ventilação mecânica[19].

Tratamento[20,31-34]

Como com os outros minerais, a terapêutica oral é preferível, porém, quando o nível é grave, a terapêutica intravenosa é necessária.

Em geral, recomenda-se 0,15 a 0,33 mMol/kg/dose (4,7 a 10 mg/kg/dose) infundido em pelo menos seis horas (velocidade máxima = 3 mMol/hora).

As apresentações de fosfato injetáveis são:

- Fosfato de sódio: 3 mMol (94 mg) de P e 4 mEq de Na/mL
- Fosfato de potássio: 3 mMol (94 mg) de P e 4,4 mEq de K/mL

Geralmente, são usados preparados com fosfato de potássio, sendo necessário observar os níveis séricos de potássio.

Efeitos do tratamento são hipernatremia (usando fosfato de Na), hiperpotassemia (usando fosfato de K), acidose metabólica, hipocalcemia e acidose metabólica.

Hiperfosfatemia[3,7,20,35]

Insuficiência renal aguda e crônica com diminuição da excreção de fósforo são as causas mais comuns de hiperfosfatemia, ocorrendo quando a taxa de filtração glomerular é menor que 30 mL/min. Outras causas incluem síndrome de lise tumoral, infusão rápida de fosfato de potássio e uso de enema de fosfato de sódio (Quadro 54.9).

Quadro clínico[3,7,20,32]

As principais consequências clínicas da hiperfosfatemia severa estão associadas à precipitação com cálcio, levando a sintomas de hipocalcemia, tais como crises convulsivas, coma e disritmia, até parada cardíaca. A hiperfosfatemia prolongada pode estar associada com depósito tecidual de fosfato de cálcio, levando a calcificações em capilares e pequenas arteríolas, com consequentes lesões necróticas de pele.

QUADRO 54.9 *Causas de hiperfosfatemia.*

Aumento da ingesta	▪ Suplementos com fosfato ▪ Enema contendo fosfato
Diminuição da excreção renal	▪ Insuficiência renal ▪ Hipoparatireoidismo ▪ Acromegalia ▪ Uso de heparina ▪ Intoxicação por vitamina D
Redistribuição do espaço extracelular para o intracelular	▪ Síndrome da lise tumoral ▪ Rabdomiólise ▪ Hemólise ▪ Hipertermia ▪ Acidose respiratória

Depósitos no coração podem alterar a condução cardíaca e levar a arritmias. Ocorrem também depósitos em articulações, tendões, ligamentos e olhos.

O aumento do produto Ca x P maior que 80 mg/dL em lactentes, maior que 60 em crianças menores e maior que 40 mg/dL em crianças maiores e adultos promove calcificações em tecidos moles.

Tratamento[33,35,36]

Consiste na administração de substâncias que aumentam a perda de fósforo, como o hidróxido de alumínio, além de expansão com solução salina isotônica, que aumenta a sua excreção renal. Quando há insuficiência renal ou os valores do fósforo estão muito altos (maior que 7 mg/dL), deve-se recorrer a métodos dialíticos. A correção dos distúrbios hidroeletrolíticos associados, em especial a hipocalcemia, é parte essencial do tratamento.

Em pacientes hiperfosfatêmicos e com função renal normal, a excreção renal do fósforo pode ser estimulada com administração de acetazolamida.

DISTÚRBIOS DO METABOLISMO DO MAGNÉSIO[3,7,13,20,29]

O magnésio possui papel fundamental na fisiologia da célula e catalisa muitos processos enzimáticos envolvidos com a transferência, armazenamento e utilização de energia, particularmente as que também requerem adenosina-trifosfato (ATP). É o segundo cátion mais abundante no espaço intracelular. Cerca de 60% do magnésio corpóreo total encontram-se nos ossos, 40% nos tecidos moles (principalmente muscular e hepático) e somente 1% no espaço extracelular. A concentração normal de magnésio no sangue é mantida dentro de limites estreitos e varia entre 1,3 e 2 mEq/L (0,65 a 1 mMol/L ou 1,6 a 2,4 mg/dL).

A concentração fetal é maior que a materna devido a um transporte ativo através da placenta. O magnésio tem homeostase paralela à do cálcio, sendo os seus distúrbios também correlacionados. Embora a redução aguda do magnésio sérico estimule a produção do PTH, a hipomagnesemia persistente leva à hipocalcemia, uma vez que a produção do PTH, bem como a resposta do órgão terminal a esse hormônio, é suprimida frente à diminuição dos níveis séricos de magnésio. O magnésio é ativamente reabsorvido por meio do néfron, embora reabsorção passiva possa ocorrer em nível tubular. A maior parte do magnésio filtrado é reabsorvida na alça de Henle (60% a 70%), com uma pequena parte ocorrendo no túbulo proximal ou distal (10%). A absorção de magnésio ocorre primariamente no jejuno e no íleo, sem dependência da vitamina D. De 30% a 40% do magnésio ingerido são absorvidos, mas, em estados de deficiência, pode alcançar 70%. O magnésio é secretado na bile e nos sucos gástrico e pancreático, o que é reabsorvido em boa parte. Apenas 3% a 5% do magnésio filtrado são excretados na urina.

Fatores que podem diminuir a reabsorção tubular de magnésio incluem: expansão do volume extracelular, vasodilatação renal, diurese osmótica, agentes diuréticos, glicosídeos cardíacos, hipercalcemia, sobrecarga de sódio, hormônio de crescimento, hormônio tireóideo, calcitonina e excesso crônico de mineralocorticoides.

Hipomagnesemia[3,7,36-38]

Hipomagnesemia é uma alteração comum. De 7% a 12 % dos pacientes internados em UTIs têm este distúrbio. É comum a associação com outros distúrbios, incluindo hipopotassemia, hipocalcemia, hipofosfatemia e hiponatremia[23].

É caracterizada por nível sérico de magnésio inferior a 1,5 mg/dL, sendo as principais causas apresentadas no Quadro 54.10.

Hipomagnesemia sintomática ocorre frequentemente em associação a enfermidades do trato gastrintestinal, como a síndrome do intestino curto e outras relações associadas com esteatorreia. Sinais de irritabilidade neuromuscular e de alterações eletrocardiográficas, particularmente em criança com desnutrição proteico-calórica, estão frequentemente associados a baixos níveis séricos de magnésio. A maioria desses casos pode se beneficiar com reposição de magnésio.

Tanto o hiperparatireoidismo como o hipoparatireoidismo podem cursar com hipomagnesemia. O que ainda não está definido é se o hormônio paratireóideo exerce efeito diretamente sobre o magnésio ou secundariamente, por meio de seu efeito sobre o cálcio. Na maioria dos casos de hiperparatireoidismo, o nível sérico de magnésio está normal. Tireotoxicose está associada com hipomagnesemia e balanço negativo de magnésio, mas o mecanismo específico desse efeito é desconhecido.

QUADRO 54.10 *Causas de deficiência de magnésio*[1,5,30,38-40].

Diminuição da oferta	Desnutrição proteico-calórica Terapia intravenosa prolongada Hipomagnesemia materna Nutrição parenteral total
Diminuição da absorção intestinal	Síndromes de má absorção Ressecção cirúrgica maciça do intestino delgado Hipomagnesemia neonatal, com má absorção seletiva de magnésio Pancreatites Doença inflamatória intestinal Utilização de inibidores de bomba de próton
Perdas excessivas de fluidos corporais	Sucção nasogástrica prolongada Fístulas intestinais e biliares Diarreia prolongada
Perdas urinárias excessivas	Terapia diurética Fase poliúrica da insuficiência renal aguda Hiperaldosteronismo primário Acidose tubular renal Diabete melito, durante e após o tratamento da cetoacidose Hipertireoidismo Hipoparatireoidismo Perda renal idiopática de magnésio Terapia com aminoglicosídeos, anfotericina B, foscarnet, digoxina, tacrolimus Insuficiência renal crônica, com perda renal de magnésio

Existem evidências que sugerem o envolvimento do magnésio extracelular na regulação do tônus vasomotor. Hipomagnesemia aguda está frequentemente associada com elevações da pressão sanguínea e da resistência vascular periférica. Hipomagnesemia progressiva durante a gravidez, devido à dieta pobre em magnésio ou defeito no metabolismo do magnésio, pode produzir vasoconstrição progressiva, resultando em espasmo das artérias e veias umbilicais, da placenta e de outros vasos periféricos da grávida e do feto, aumentando a probabilidade de recém-nascido com retardo de crescimento intrauterino. Em áreas onde a água e o solo são pobres em magnésio, a ocorrência de morte súbita por doença isquêmica do coração e a incidência de mortalidade e malformações congênitas são maiores. Os efeitos da concentração extracelular de magnésio no tônus vascular refletem a influência desse íon na permeabilidade da membrana ao cálcio.

A captação de digoxina pelas células miocárdicas está aumentada na presença de depleção de magnésio, aumentando a possibilidade de intoxicação digitálica. O mecanismo pelo qual a hipomagnesemia predispõe a disritmias cardíacas não está definido, mas a hipomagnesemia causa prolongamento do intervalo QTc, uma mudança conhecida como predisposta a disritmias ventriculares. O seu uso com terapia adicional em arritmias ventriculares e fibrilação atrial pode ser benéfico.

Inter-relação entre hipomagnesemia e balanço de potássio, fósforo e cálcio

A deficiência de magnésio parece afetar as concentrações de potássio, fósforo e cálcio do organismo, por mecanismos variados e não totalmente elucidados até o momento.

Tanto o magnésio quanto o potássio são cátions intracelulares, existindo estreita inter-relação entre ambos. Estados de deficiência de magnésio são geralmente acompanhados de hipopotassemia e aumento da excreção urinária de potássio. A reposição do potássio na presença de deficiência de magnésio é mais difícil e mais lenta. Em situações clínicas em que coexistam a depleção severa de potássio e a deficiência de magnésio, a suplementação maciça de cloreto de potássio pode ser rapidamente excretada na urina e falhar na correção da hipopotassemia intensa até que a deficiência de magnésio seja restaurada. No entanto, mesmo na ausência de reposição de potássio, a reposição de magnésio sozinha é suficiente para corrigir a hipopotassemia. A deficiente captação celular de potássio, apesar da suplementação maciça durante períodos de deficiência de magnésio, sugere que a falta de magnésio faz com que as células não consigam estabelecer um gradiente transcelular normal para o potássio. A depleção intracelular de magnésio e de potássio geralmente está associada à depleção intracelular de fosfato.

A inter-relação das alterações desses três íons intracelulares é desconhecida, mas o padrão das mudanças eletrolíticas intracelulares que ocorre com a deficiência de magnésio pode ser decorrente de dois possíveis mecanismos:

- O aumento do sódio intracelular sugere a passagem de sódio para o compartimento intracelular, mantendo a neutralidade elétrica que foi alterada pela perda tecidual de potássio e magnésio;
- A depleção de magnésio, interferindo com a produção de ATP, pode causar disfunção da célula que não é mais capaz de manter um gradiente transcelular normal para sódio e potássio.

Outra manifestação importante da deficiência de magnésio é a hipocalcemia. Na depleção de magnésio, parece provável que os mecanismos reguladores que mantêm o cálcio sérico dentro dos limites normais não operam adequadamente. Vários fatores podem ser responsabilizados pela hipocalcemia, tais como: resistência do órgão-alvo ao PTH, inibição da liberação do PTH, formação prejudicada do PTH, e alteração no equilíbrio entre o cálcio no fluido extracelular e no tecido ósseo.

A correção efetiva da hipocalcemia que acompanha a deficiência de magnésio só é conseguida com a administração de magnésio. Uma vez que essa hipocalcemia não pode ser corrigida de maneira adequada com a administração de cálcio, a hipomagnesemia deve ser suspeitada em qualquer criança com tetania que não responda à terapia com cálcio.

Quadro clínico[1,5,20,36-41]

Os sinais e sintomas da depleção de magnésio estão frequentemente superpostos ou mascarados pelas manifestações clínicas da alteração básica que causou o estado de deficiência de magnésio.

As principais manifestações clínicas de depleção de magnésio incluem distúrbios neuromusculares e alterações do comportamento (Quadro 54.11).

A observação de que a deficiência sintomática de magnésio parece só ocorrer em pacientes que também apresentam hipopotassemia e hipocalcemia faz supor que não há uma síndrome de defi-

QUADRO 54.11 *Manifestações clínicas da deficiência de magnésio.*

- Anorexia
- Náusea
- Fraqueza muscular
- Tetania
- Tremores
- Fasciculações
- Espasticidades
- Ataxia, vertigem
- Hiperreflexia, ocasionalmente hiporreflexia
- Espasmo carpopodálico
- Irritabilidade
- Confusão mental, obnubilação, coma
- Convulsões
- Hipotermia
- Arritmias

ciência de magnésio específica, mas um espectro de manifestações neurológicas e gastrintestinais não específicas relacionadas também, pelo menos em parte, a alterações secundárias na homeostase do cálcio e potássio.

Diagnóstico[3,7,38-42]

O diagnóstico da deficiência de magnésio é difícil, uma vez que os níveis sanguíneos de magnésio nem sempre refletem o conteúdo total desse íon no organismo. Mesmo assim, a dosagem sérica de magnésio é o ponto de partida na avaliação de crianças com suspeita de deficiência de magnésio. O segundo passo é a determinação da excreção urinária de magnésio em 24 horas. Se ambas forem normais, é pouco provável que exista uma deficiência significativa de magnésio. No entanto, se o magnésio sérico for menor que 1 mEq/L e a excreção urinária de magnésio for inferior a 1 mEq/dia, há indicações fortemente sugestivas de um estado de deficiência.

Na presença de sintomas e de níveis séricos de magnésio diminuídos, o diagnóstico não é difícil. A concentração de magnésio em eritrócitos, o conteúdo muscular de magnésio, a fração permutável de magnésio, o balanço de magnésio e as biópsias ósseas têm sido usados na determinação do diagnóstico de deficiência de magnésio. Esses métodos são todos de difícil execução e pouco disponíveis.

O teste de sobrecarga intravenosa de magnésio pode ajudar no diagnóstico da deficiência de magnésio. Pacientes normais excretam todo o magnésio administrado por via parenteral em 24 a 48 horas, enquanto aqueles com deficiência de magnésio podem reter mais de 20% da dose administrada, mesmo na presença de níveis séricos normais. Esse teste é válido apenas quando a função renal estiver normal e quando a depleção de magnésio não for devido à inabilidade do rim em conservar magnésio.

Os exames laboratoriais que podem ser usados para diagnóstico de distúrbios do metabolismo do magnésio são apresentados no Quadro 54.12.

Tratamento[1,9,20,37-42]

Nos casos leves, uma dieta rica em magnésio (carne bovina e de peixe, vegetais verdes, cereais, leite e seus derivados) repõe prontamente os estoques corporais desse íon. Nos casos sintomáticos e nos causados por má absorção intestinal, o tratamento consiste na reposição parenteral com sais de magnésio, na dose de 0,4 mEq/kg a cada seis horas (0,1 mL/kg de uma solução de sulfato de magnésio a 50%). A adição de 3 a 5 mEq/L de magnésio nos líquidos de manutenção para pacientes em terapia parenteral prolongada pode diminuir a possibilidade de deficiência severa. Na hipomagnesemia neonatal, a dose recomendada é 0,25 mL/kg/dose de uma solução de sulfato de magnésio a 50%, uma a duas vezes ao dia, dependendo da resposta clínica.

Durante o período de tratamento, a magnesemia deve ser monitorada uma a duas vezes ao dia, antes da próxima tomada. O tratamento deve ser suspenso com a normalização da magnesemia, salvo nos casos de má absorção, nos quais são necessárias doses quatro a cinco vezes maiores (30 a 60 mg/kg/dia) e por um período prolongado.

O tratamento de escolha para convulsões por hipomagnesemia é o sulfato de magnésio a 50%, na dose 0,1 a 0,2 mL/kg (0,4 a 0,8 mEq/kg), por via intramuscular. Geralmente ocorre com magnésio menor que 1,0 mg/dL. Quando do uso da via endovenosa, complicações como hipotensão sistêmica, prolongamento do tempo de condução atrioventricular e

QUADRO 54.12 *Alterações laboratoriais da deficiência de magnésio.*

- Hipomagnesemia, hipocalcemia, hipopotassemia
- Hipofosfatemia, ocasionalmente hiperfosfatemia
- Diminuição de magnésio e cálcio urinário
- Diminuição de magnésio no líquor
- Diminuição do magnésio no tecido muscular
- Eletrocardiograma: prolongamento de QTc, alargamento e diminuição de amplitude das ondas T, encurtamento ocasional do segmento ST
- Eletromiografia pode mostrar potenciais que mimetizam miopatia

bloqueio atrioventricular devem ser monitoradas. O sulfato de magnésio para uso endovenoso deve ser usado a 3% a 5%, na dose de 25 a 50 mg/kg/dose, IV lento (dose máxima = 2 g). Pode ser necessário repetir a dose a cada quatro ou 12 horas.

A solução mais frequentemente disponível é o sulfato de magnésio a 50%, na qual 1 mL tem 4 mEq ou 500 mg de Mg.

Hipermagnesemia[3,7,20]

Hipermagnesemia é caracterizada por concentração sérica do íon maior que 2 mEq/L, embora a maioria dos casos só apresente manifestações clínicas quando essa concentração estiver acima de 4 mEq/L.

Dos casos relatados de hipermagnesemia em crianças, a maioria se refere a recém-nascidos de mães com eclampsia ou pré-eclampsia grave, tratados com sulfato de magnésio sistêmico antes do parto. A insuficiência renal aguda e a insuficiência suprarrenal podem cursar com elevações importantes dos níveis séricos de magnésio. A intoxicação iatrogênica pode ocorrer pelo uso de enemas de sulfato de magnésio, como no tratamento do megacólon ou de purgativos por via oral (Quadro 54.13).

Quadro clínico[19,43-45]

Concentrações séricas elevadas de magnésio causam bloqueio neuromuscular periférico e depressão do sistema nervoso central. Têm ação semelhante ao curare na placa motora, causando diminuição da liberação de acetilcolina e paralisia muscular. Ocorre depressão da função cardíaca devido ao efeito direto na musculatura cardíaca. Hipotensão arterial deve ser ocasionada pela diminuição da contratilidade da musculatura lisa, que ocorre também em nível vascular. Sonolência deve ser, pelo menos em parte, em razão da hipóxia secundária à paresia dos músculos respiratórios. Esses efeitos do bloqueio neuromuscular podem ser revertidos com a administração de altas doses de cálcio ou pela fisostigmina.

Tratamento

O tratamento do recém-nascido com hipermagnesemia sérica pode requerer manobras de ressuscitação cardiorrespiratória e ventilação mecânica assistida até que a depressão do centro respiratório e a hipotonia muscular sejam superadas.

O cálcio tem sido usado para antagonizar a depressão do sistema nervoso central e o bloqueio na transmissão periférica causado pelo excesso de magnésio. O efeito do cálcio é temporário e, nos casos graves, não deve ser esperada uma reversão completa do quadro, uma vez que parece pouco provável que o cálcio consiga antagonizar todo o magnésio que foi estocado no tecido muscular e ósseo. A dose recomendada é semelhante à usada na hipocalcemia (gluconato de cálcio a 10% – 6 mL/kg/dia, por via endovenosa, que corresponde a 54 mg de cálcio elementar).

Embora a diurese forçada não seja um método eficiente para o tratamento, a fluidoterapia intravenosa é importante para a manutenção do balanço hidroeletrolítico e para a correção de acidose metabólica. A diálise peritoneal é outra opção terapêutica.

QUADRO 54.13 *Causas de hipermagnesemia*[3,7,43-45].

Aumento da ingesta	▪ Laxativos ▪ Enemas ▪ Administração parenteral ▪ Suplementação de magnésio
Outras	▪ Insuficiência renal ▪ Choque ▪ Trauma ▪ Queimaduras ▪ Hipotireoidismo ▪ Hipoaldosteronismo

REFERÊNCIAS

1. Agraharkar M, Fahlen M. Hypomagnesemia. [Acesso 20 jun 2002.] Disponível em: <http://www.emedicine.com/med/topic3382.htm>.
2. Beach CB. Hypocalcemia. [Acesso 29 jun 2001.] Disponível em: <http://www.emedicine.com/emerg/topic271.htm>.
3. Chang WTW, Radin B, McCurdy MT. Calcium, magnesium and phosphate abnormalities in the emergence department. Emerg Med Clin North Am. 2014;32:349-66.
4. Tentori F, Blayney MJ, Albert JM, et al. Mortality risk for dialysis patients with different levels of serum calcium, phosphorus and PTH: the Dialysis Outcomes and Practice Patterns Study(DOPPS). Am J Kidney Dis. 2008;52:519-30.
5. Liamis G, Rodenburg EM, Hofman A, et al. Electrolyte disordes in community subjects: prevalence and risk factors. Am J Med. 2013;126:256-63.
6. Guerrera MP, Volpe SL, Mao JJ. Therapeutic uses of magnesium. Am Fam Physician. 2009;80:157-92.
7. Moe SM. Disorders involving calcium, phosphorus and magnesium. Prim Care. 2008;35:215-37.
8. Bringhurst F. Hormones and disorders of mineral metabolism. In: Melmed S, Olonsky KS, Larsen RR, et al., editors. Williams textbook of endocrinology. 12th ed. Philadelphia: Saunders; 2011.
9. Dusso AS, Brown AJ, Slatoposky E. Vitamin D. Am J Physiol Renal Physiol. 2005;289:F8-28.
10. Bishop N. Bone disease in preterm infants. Arch Dis Child. 1989;64:1403-9.
11. Namgung R, Tsang R. Neonatal Calcium, Phosphorus and Magnesium Homeostasis. In: Polin R, Fox W, editors. Fetal and Neonatal Physiology. Saunders; 1998. p. 2308-29.
12. Dunham B, Marcuard S. The solubility of calcium and phosphorus in neonatal parenteral nutrition solotions. JPEN J Parenter Enteral Nutr. 1991;15(6):608-11.
13. Demarini S, Mimouni FB, Tsang RC. Disorders of Calcium, Phosphorus, and Magnesium Metabolism. In: Fanaroff AA, editor. Neonatal-Perinatal Medicine: Diseases of the Fetus and Infant. 6th ed. Saint Louis: Mosby-Year Book Inc; 1997. p. 1463-80.
14. Minouni F, Tsang R. Pathophysiology of Neonatal Hypocalcemia. In: Polin R, Fox W, editors. Fetal and Neonatal Physiology. Saunders; 1998. p. 2329-35.
15. Huttner KM. Hipocalcemia, Hipercalcemia e Hipermagnesemia. In: Cloherty JP. Manual de neonatologia. 5ª ed. Guanabara Koogan; 2005. p. 497-504.
16. Broner CW, Stidham GL, Westenkircher DF, Tolley EA. Hypermagnesemia and hypocalcemia as predictors of high mortality in critically ill pediatric patients. Crit Care Med. 1990;18:921-8.
17. Burchard KW, Simms H, Robinson A, Diamico R, Gann DS. Hypocalcemia during sepsis. Arch Surg. 1992;127:265-72.
18. Chernow B, Zaloga G, McFadden E, Clapper M, Kotler M, Matthew B, Rainey T. Hypocalcemia in critically ill patients. Crit Care Med. 1982;10(12):848-51.
19. Cole EC, Quamme GA. Inherited Disorders of Renal Magnesium Handling. J Am Soc Nephrol. 2000;11(10):1937-47.
20. Banasiak KJ, Carpenter TO. Disorders of calcium, magnesium and phosphate. In: Nichols DG. Roger's textbook of Pediatric Intensive Care. 4th ed. Philadelphia: Williams and Wilkins; 2008.
21. Fong J, Khan A. Hypocalcemia: updates in diagnosis and management for primary care. Can Fam Physician. 2012;58:158-62.
22. Steele T, Kolamunnage-Dona R, Downey C, et al. Assessment and clinical course of hypocalcemia in critical illness. Crit Care. 2013;17:R106.
23. Davis KD, Attie MF. Management of Severe Hypercalcemia. Crit Care Clin. 1991;7(1):175-89.
24. Silverberg SJ, Walker MD, Belezikian JP. Asymptomatic primary hyperparathyroidism. J Clin Densitom. 2013;16:14-21.
25. Seymour JF, Gagel RF. Calcitriol: the major humoral mediator of hypercalcemia in Hodgkin's diseases and non-Hodgkin's lymphomas. Blood. 1993;82:1383-94.
26. Baroncelli GI, Bertelloni S. The use of bisphosphonates in pediatrics. Horm Res Paediatr. 2014;82(5):290-302.
27. De La Peñas R, Escobar Y, Henao F, et al. SEOM guidelines in hydrolectrolytic disorders. Clin Transl Oncol. 2014;16(12):1051-9.
28. Gertner JM. Disturbs of Calcium and Phosphorus Homeostasis. Ped Clin North Am. 1990;6:1559-85.
29. Namgung R, Tsang R. Neonatal Calcium, Phosphorus and Magnesium Homeostasis. In: Polin R, Fox W, editors. Fetal and Neonatal Physiology. Saunders; 1998. p. 2.308-29.
30. Shiber JR, Mattu A. Serum phosphate abnormalities in the emergence department. J Emerg Med. 2002;395-400.
31. Geerse DA, Bindels AJ, Kuiper MA, et al. Treatment of hipophosphatemia in the intensive care unit: a review. Crit Care. 2010;14:R147.

32. Murakami T, Yoshida M, Funazo T, et al. Prolonged disturbance of consciousness by severe hyphosphatemia; a report of two cases. Intern Med. 2014;53:2227-3.

33. Kacprowicz RF, Lloyd JD. Electrolyte complications of malignancy. Emerg Med Clin North Am. 2009;27(2): 257-69.

34. Kilic O, Demirkol D, Ucsel R, Citak A, Karabocuoglu M. Hypophosphatemia and its clinical implications in critically ill children: a retrospective study. J Crit Care. 2012;27(5):474-9.

35. Janigan D, Hirsch D, Klassen G, et al. Calcified subcutaneous arterioles with infarcts of the subcutis and skin(calciphylaxis) in chronic renal failure. Am J Kidney Dis. 2000;35:588-97.

36. Malberti F. Hyperphosphataemia: treatment options. Drugs. 2013;73:673-88.

37. Falcão M, Barbosa N. Distúrbios do magnésio. In: Marcondes E, editor. Pediatria Básica. 9ª ed. Tomo 1. São Paulo: Sarvier; 2002. p. 464-5.

38. Geven WB, Monnens LA, Willems JL. Magnesium metabolism in childhood. Miner Electrolyte Metab. 1993;19(4-5):308-13.

39. Whand R, Oei TO, Watanabe A. Frequency of hypomagnesemia in hospitalized patients receiving digital. Arch Intern Med. 1985;154:655-66.

40. Rude RK. Magnesium depletion and hypermagnesemia. In: Rosen CJ, Compston JE, Lian JB, et al., editors. Primer on metabolic bone diseases and disorders of mineral metabolism. Hokoben (NJ): John Wiley 7 Sons, Inc; 2009. p. 325-8.

41. Markovits N, Loebstein R, Halkin H, Bialik M, et al. The associations of proton pump inhibitors and hypomagnesemia in the community setting. J Clin Pharmacol. 2014 Aug;54(8):889-95.

42. Cliayuk J, Gittoes NJ.Treatment of hypomagnesemia. Am J Kidney Dis. 2014;54(8):889-95.

43. Morisaki H, Yamamoto S, Morita Y, et al. Hypermagnesemia-induced cardiopulmonary arrest before induction of anesthesia for emergency cesarean section. J Clin Anesth. 2000 May;12(3):224-6.

44. Greenberg MB, Penn AA, Thomas LJ, El-Sayed YY, Caughey AB, Lyell DJ. Neonatal medical admission in a term and late-preterm cohort exposed to magnesium sulfate. Am J Obstet Gynecol. 2011 Jun;204(6):515.

45. Greenberg MB, Penn AA, Whitaker KR, Kogut EA, El-Sayed YY, Caughey AB, Lyell DJ. Effect of magnesium sulfate exposure on term neonates. J Perinatol. 2013 Mar;33(3):188-93.

55

Distúrbios do Equilíbrio Acidobásico

Toshio Matsumoto
Luis Antonio Stuginski

INTRODUÇÃO

O organismo é altamente dependente do controle acidobásico para manter as funções enzimáticas celulares. O pH arterial é mantido entre 7,35 e 7,45, porém, no espaço intracelular, geralmente o pH está entre 7,0 e 7,3. O metabolismo normal é acidogênico como resultado do metabolismo de sulfoproteínas e fosfoproteínas e da oxidação incompleta de gorduras e carboidratos. Mesmo assim, esse estreito controle de pH é mantido. O processo de regulação do pH intra e extracelular é realizado pelos sistemas tampão em conjunto com mecanismos regulatórios renal e respiratório.

O adulto produz aproximadamente de 1 a 1,5 mEq/kg/dia de íon hidrogênio, ao passo que na criança essa produção pode atingir 2-3 mEq/kg/dia, significando, em termos de peso corpóreo, que a criança terá de duplicar ou triplicar a excreção desses ácidos para manter a homeostase. Afecções próprias da infância, como diarreia, desidratação e distúrbios respiratórios, potencializam a ruptura do equilíbrio acidobásico. A criança, por suas peculiaridades, apresenta restrições na sua resolução. O recém-nascido tem a excreção ácida limitada, decorrente da imaturidade renal e também associada à oferta insuficiente de fosfatos. A superfície alveolar da criança chega a ser 20 vezes menor que a do adulto. A ventilação através da eliminação de CO_2 é primordial no mecanismo de compensação acidobásica. A hemoglobina fetal, pela maior afinidade com o oxigênio, é reduzida com maior dificuldade, prejudicando o transporte de CO_2.

Pode ainda haver graves consequências devido às modificações no pH sanguíneo. Os pacientes com acidemia podem ter problemas com hipercalemia, aumento da susceptibilidade a arritmias cardíacas, osteopenia, nefrolitíase recorrente, atrofia muscular e retardo de crescimento. Por outro lado, pacientes com alcalemia grave podem apresentar constrição arteriolar, arritmias refratárias, hipoventilação, hipocalemia, diminuição do cálcio ionizado, parestesias e até mesmo coma.

ASPECTOS QUÍMICOS E FISIOLÓGICOS

A abordagem tradicional do distúrbio acidobásico está voltada principalmente para a análise dos valores gasométricos, ou seja, os dados de pH, bicarbonato e CO_2. Outros dados, como excesso de base (*base excess*, conhecido como BE) e hiato iônico (*anion gap*), foram introduzidos para complementar a análise do distúrbio em questão.

Ácido é uma substância que, numa solução, doa prótons (H^+) e "base" é aquela que aceita H^+. "Ácido forte" é aquela que, em solução, está toda ou quase toda dissociada, assim a concentração de H^+ é igual à do ácido (HA) adicionado. "Ácido fraco" se dissocia parcialmente e o grau de dissociação depende da concentração do ácido e do pH. Nessa condição, somente $[HA]x[A^-]$ é constante.

O termo "pH" foi introduzido pelo bioquímico Soren Peter Lauritz Sorensen, em 1909, com o objetivo de facilitar os trabalhos no controle de qualidade de cervejas. Sorensen, naquela época, trabalhava no laboratório Carlsberg da cervejaria homônima. O "p" vem do alemão *potenz* (poder de concentração) e "H" refere-se ao íon hidrogênio (H^+). pH ainda é citado como proveniente do latim *pondus hydrogenii.*

O pH é medido pela atividade H^+, que está diretamente relacionada à concentração de H^+ presente no meio em que é medida. Como a concentração de H^+ é muito diluída nos fluidos corpóreos, essa atividade pode ser considerada equivalente à sua concentração. A concentração de H^+ é medida em nmol ($mol.10^{-9}$ ou $mmol.10^{-6}$), ou seja, é no mínimo um milhão de vezes menor que qualquer outro eletrólito medido no plasma. O pH tem relação inversa a da concentração de H^+; tanto maior a concentração de H^+, menor o pH, e vice-versa.

O pH de uma solução é definida como: pH = -log $[H^+]$. O fundamento dessa definição está centrado na lei de ação das massas, que explica o comportamento de soluções em equilíbrio dinâmico e estabelece que a velocidade de uma reação é proporcional ao produto da concentração dos reagentes.

Em equilíbrio: $[H^+]\ [A^-] / [HA] = K$ (constante)

Handerson (1909) aplicou esta lei para o ácido carbônico: $[H+]\ [HCO_3^-] / [H_2CO_3] = K$

Hasselbalch (1916) rearranjou a equação de Handerson, aplicando o logaritmo:

Aplicando o logaritmo, temos:

$\log K = \log [H^+] + \log [HCO_3^-] / [\ H_2CO_3]$

Alterando-se a ordem:

$-\log [H^+] = -\log K + \log [HCO_3^-]/[\ H_2CO_3]$

Como: $-\log [H^+] = pH$

$-\log K = pK$ (constante de dissociação)

Temos:

$$pH = pK + \log \frac{[HCO_3^-]}{[H_2CO_3]}$$

Como existe uma correlação direta entre CO_2 e H_2CO_3 ($CO_2 + H_2O \leftrightarrow H_2CO_3 \leftrightarrow H^+ + HCO_3^-$), H_2CO_3 pode ser substituído por 0,03 x PCO_2 (lei de Henry)

Essa equação é conhecida com equação de Hendersen e Hasselbalch, que é a base da abordagem tradicional do equilíbrio acidobásico.

O pH de 7,40 equivale a uma concentração de 40 nmol/L de H^+. Na faixa de pH de 6,80 a 7,70, a concentração de H^+ varia de 160 a 20 nmol/L, respectivamente.

A acidemia ocorre quando a $[H^+]$ ultrapassa a faixa normal de 40 ±4 nmol/L ou pH menor que 7,36, e a alcalemia quando a $[H^+]$ for inferior a 40±4 nmol/L ou pH superior a 7,44.

Em patologia, o sufixo "ose" pode ter vários significados, tais como estado mórbido, excesso ou acúmulo, condição e até designativo de açúcar. Acidose é a condição fisiopatológica associada à acidemia, ou causa acidemia quando não compensada. Do mesmo modo, alcalose é a condição fisiopatológica associada à alcalemia, ou pode provocar alcalemia quando não compensada. Acidose e alcalose, portanto, não implicam obrigatoriedade de acidemia e alcalemia, respectivamente. A análise dos dados clínicos e laboratoriais é que poderá definir o distúrbio em questão.

Anion Gap

O princípio da eletroneutralidade estabelece que, em determinado volume líquido, o total de cargas positivas dos cátions deve ser igual ao das cargas negativas dos ânions. A medida dos principais cátions e ânions do líquido extracelular (LEC) permite a avaliação do estado de eletroneutralidade. O sódio representa mais de 90% dos cátions, enquanto o cloro e o bicarbonato respondem por aproximadamente 85% dos ânions. A diferença entre a concentração de sódio e a soma da concentração de cloro e bicarbonato expressa os ânions não mensuráveis ou *anion gap* (AG).

$$AG = Na^+ - (Cl^- + HCO_3^-)$$

A variação normal de AG é de 12-14 mEq/L. Valores altos de AG podem significar um acúmulo de ácidos fixos. São incomuns os achados de valores baixos, mas podem ocorrer na presença de hipoproteinemia. No entanto, o *anion gap* pode ser corrigido para o valor de albuminemia por um fator de correção.

AGc (*anion gap* corrigido) = AG + [0,25 × (44 – albumina em g/L)]

BB – *Buffer Base* (base tampão)

O termo "*buffer base*" foi introduzido por Singer e Hastings, em 1948, no intuito de medir a capacidade tamponante do sangue, que é a soma dos "ânions tamponantes" do sangue ou plasma, representados pelo bicarbonato e ânions tamponantes não voláteis (essencialmente albumina, fosfato e hemoglobina), e é expressa em mEq/L. Baseado na lei da eletroneutralidade, o *buffer base* equilibra as diferenças de cargas entre os íons fortes totalmente dissociados: $BB = [Na^+] + [K^+] - [Cl^-]$. O *buffer base* está diminuído na acidose metabólica e aumentado na alcalose metabólica.

O *buffer base* não é bem definido do ponto de vista químico, pois depende do pH presente no momento. Por exemplo, o lactato não é considerado um ânion tamponante na faixa de pH fisiológico, mas, quando o pH cai e se aproxima do pK do ácido lático, o lactato começa a atuar como ânion tamponante.

BE – *Base Excess*

Termo proposto por Siggard-Andersen *et al.*, em 1958, para medir a diferença da capacidade tamponante de uma amostra de sangue com o normal. *Base excess* mede a quantidade de ácido forte ou base forte (mEq/L) necessária para titular um litro de sangue para o pH de 7,40, com a PCO_2 mantida constante em 40 mmHg e temperatura de 37°C. Em 1960, essa abordagem foi modificada, sendo utilizado o *base excess* sérico, excluindo assim a atividade dinâmica das hemácias.

BEP – *Base Excess* Padrão

É o *base excess* corrigido para o valor de hemoglobina, uma vez que esta é o tampão intracelular mais importante da hemácia. Nessa condição, a DIF estará no ponto de equilíbrio. Desde que os tampões não voláteis permaneçam constantes, o BEP mede o componente metabólico do distúrbio acidobásico, independentemente do componente respiratório.

SISTEMAS TAMPÕES

O organismo defende o seu equilíbrio acidobásico com mecanismos tamponantes, impedindo variações importantes no pH por meio da combinação ou liberação reversível de H^+. Os sistemas tampões podem ser classificados em três grupos: 1) Tampão químico, 2) Tampão biológico e 3) Tampão fisiológico.

Tampão Químico

Um tampão químico é constituído por um par químico conjugado, geralmente um ácido fraco e o seu sal conjugado. A capacidade tamponante desse par pode ser caracterizada pela curva de titulação (Figura 55.1) de um ácido forte com uma base fraca.

A efetividade desses tampões depende principalmente da quantidade presente e do seu pK.

Na solução com pH muito próximo aos valores do pK, a efetividade do tamponamento é máxima ou, em outras palavras, o pH que sofre a menor variação com a adição de ácido ou álcali.

A relação entre pH e pK pode ser observada pela equação de Henderson-Hasselbalch.

$$pH = pK + \log \frac{[A^-]}{[HA]}$$

Onde: pK equivale ao pH quando log $[A^-]/[HA]$ = zero, ou seja, $10^0 = 1$, portanto a concentração de Ânions é igual à de moléculas do Ácido (HA).

Os principais tampões do organismo são os seguintes:

- Bicarbonato: $HCO_3^- + H^+ \leftrightarrow H_2CO_3 \leftrightarrow H_2O + CO_2$
- Fosfato: $HPO_4^- + H^+ \leftrightarrow H_2PO_4$
- Proteína: $Pr^- + H^+ \leftrightarrow HPr$
- Hemoglobina: $Hb + H^+ \leftrightarrow HHb$

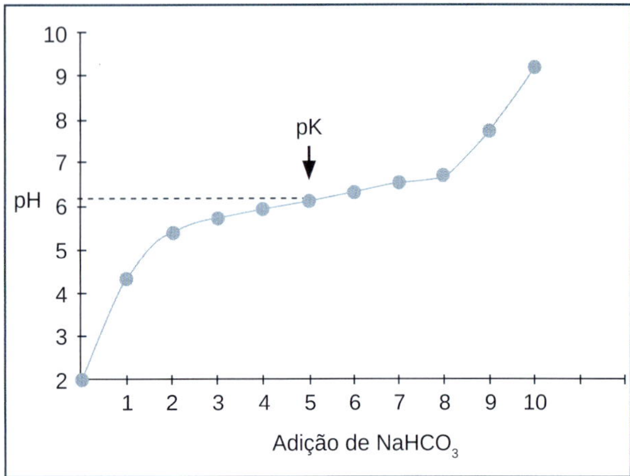

FIGURA 55.1 *Curva de titulação.*
Nesse exemplo, temos 10 mL de uma solução de HCl 0,1N, na qual será adicionada $NaHCO_3$ 0,1N. O HCl é um ácido forte, portanto encontra-se praticamente todo dissociado (H^+ e Cl^-) e tem pH bastante ácido. A adição gradual em mL de uma base fraca ($NaHCO_3$ 0,1 N) altera o pH até ele se tornar alcalino. O HCO_3^- reage com H^+ da solução, formando o H_2CO_3, que, por ser um ácido fraco, fica apenas parcialmente dissociado ($H_2CO_3 \leftrightarrow H^+ + HCO_3^-$). Tendo moléculas que doam prótons e outras que recebem prótons na mesma solução, a curva de titulação obtida tem um comportamento característico. No início da adição, o pH se eleva rapidamente. Na sequência, é observada pouca variação do pH, mesmo com adição contínua da base, e depois nova elevação acentuada do pH. O efeito tampão é evidente numa determinada faixa de pH, que é justamente onde se situa o pK.

No meio intracelular, o tamponamento é realizado principalmente pelas proteínas. O sistema tampão bicarbonato é o mais abundante no meio extracelular, representando pouco mais de 50%, seguido pela hemoglobina (≈35%). O pK do ácido carbônico/bicarbonato é 6,1, distante do pH fisiológico, o que tornaria o sistema tampão H_2CO_3/HCO_3^- extremamente ineficiente, porém, como o ácido carbônico (H_2CO_3) se equilibra rapidamente com sua forma anidra (CO_2), as concentrações de CO_2 são então controladas pelo sistema respiratório. Esse fato, juntamente com a reabsorção renal de bicarbonato e a eliminação ácida pelos rins, permite que o sistema funcione de maneira otimizada, restaurando outros tampões orgânicos. O sistema tampão bicarbonato é bastante eficiente, mas somente como um sistema aberto, ou seja, exige que os sistemas respiratório e renal estejam funcionantes.

A equação de Henderson-Hasselbalch pode elucidar melhor como a abertura do sistema, com a manipulação de CO_2, e do bicarbonato e a eliminação ácida renal, torna-o eficiente. Esta equação demonstra a interdependência entre pH, bicarbonato e H_2CO_3.

$$pH = pK + \log \frac{[HCO_3^-]}{[H_2CO_3]}$$

Como PK = 6,1 e o H_2CO_3 mantém uma relação direta com o CO_2, temos:

$$H_2CO_3 = 0{,}03 \times PaCO_2$$

logo:

$$pH = 6{,}1 + \log \frac{[HCO_3^-]}{0{,}03 \times PaCO_2}$$

Outro modo de correlacionar $[H^+]$ com $PaCO_2$ e HCO_3^- é por meio da equação modificada por Kassirer-Bleich, que correlaciona $[H^+]$ em vez de pH:

$$[H^+] = 24 \times \frac{PaCO_2}{[HCO_3^-]}$$

Essas equações demonstram que o pH depende intimamente da relação CO_2/bicarbonato, ou então do componente respiratório/componente metabólico.

Tampão Biológico

Não se trata de tampão químico. Consiste na troca de íons (H^+, Na^+, K^+, Ca^{++}) no intuito de proteger o pH extracelular. O H^+ não tamponado difunde até o meio intracelular, onde é trocado por um cátion (Na^+ e K^+ ou, em nível ósseo, por Ca^{++}), justificando a presença de hiperpotassemia durante a acidose e o inverso na alcalose.

Tampão Fisiológico

É o sistema responsável pela excreção ácida produzida pelo metabolismo celular. Destaca-se o papel realizado pelos pulmões e rins. Os pulmões, no adulto, são responsáveis pela eliminação diária de 13.000 a 15.000 mmol de CO_2, mantendo os níveis de CO_2 dentro da normalidade. A $PaCO_2$ pode ser alterada pelo desequilíbrio entre a produção e a ventilação pulmonar, ou como mecanismo compensatório de um distúrbio metabólico. Os rins participam da homeostase acidobásica, regulando a concentração de bicarbonato por meio da reabsorção tubular e excretando os ácidos fixos. O túbulo renal proximal reabsorve 4.000 a 6.000 mEq/dia de bicarbonato e é um dos maiores mecanismos de manutenção do equilíbrio acidobásico. A excreção de H^+ pode ser realizada por meio da formação de amônio (NH_4^+) ou na formação de acidez titulável (Figura 55.2).

ABORDAGEM DOS DISTÚRBIOS DO EQUILÍBRIO ÁCIDOBÁSICO

Os distúrbios do metabolismo acidobásico podem ser divididos em metabólico, respiratório ou misto. A acidose e a alcalose metabólica são alterações primárias de bicarbonato. A alteração da $PaCO_2$ na compensação do processo metabólico primário é chamada de "compensação respiratória". Por outro lado, se a alteração primária for na $PaCO_2$, estamos diante de uma acidose ou alcalose respiratória. A alteração do bicarbonato nessa compensação é chamada de "compensação metabólica". Nos distúrbios mistos coexistem duas ou mais alterações, seja metabólica, seja respiratória. A compensação respiratória habitualmente é rápida nos distúrbios metabólicos. A compensação metabólica, no entanto, requer ajustes renais, necessitando de alguns dias para completá-la. Essas compensações atenuam a mudança do pH decorrente dos distúrbios primários, mas não a corrigem. Na abordagem inicial de qualquer distúrbio acidobásico, é fundamental o conhecimento da história clínica minuciosa do paciente. O reconhecimento das alterações fisiopatológicas, aliado aos exames laboratoriais, assegura a terapêutica mais adequada.

ACIDOSE METABÓLICA

A acidose metabólica pode ser decorrente de três mecanismos: 1) perda de bases, 2) aumento da produção ou ingestão ácida, e 3) redução da excreção renal de ácidos.

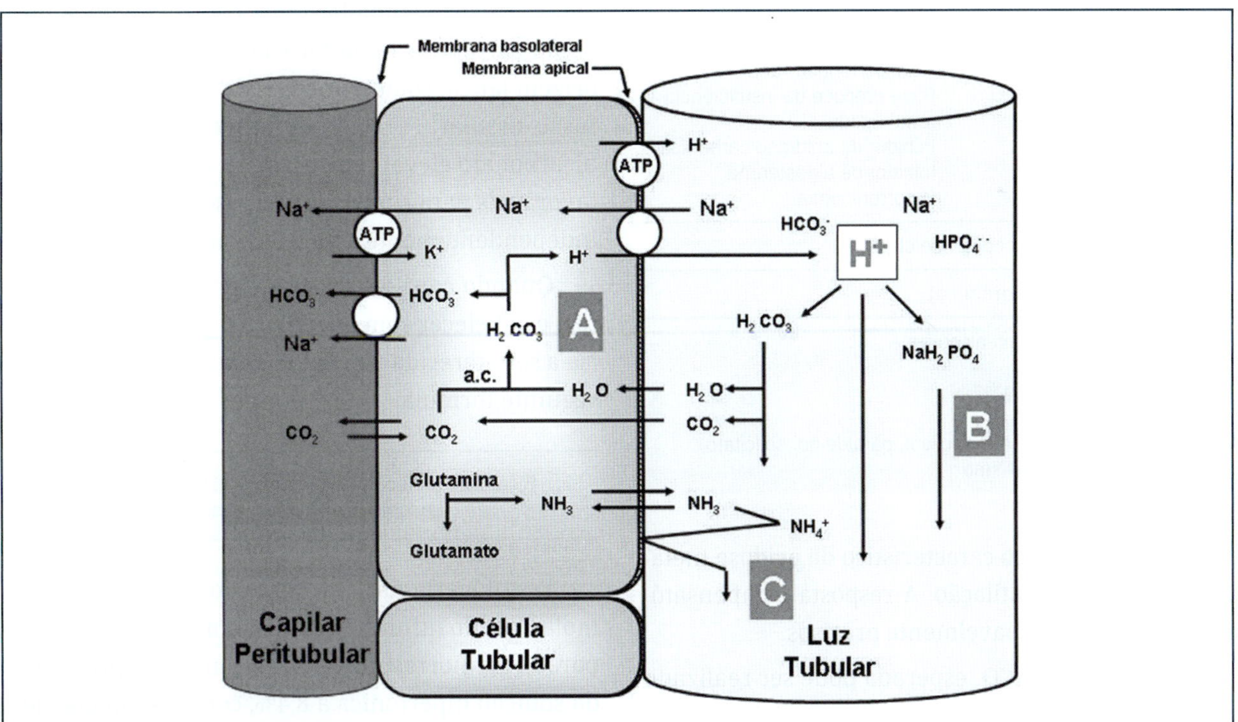

FIGURA 55.2 ***Excreção ácida renal (esquematizada).***

As trocas iônicas e de solutos no túbulo renal dependem de mecanismos de transporte ativos (ATPases), passivos (mediadas pelos canais), difusão facilitada (mediada por transportadores), cotransportadores (*simporters*) e trocadores (*antiporters*). *Simporters* são transportadores que operam translocando dois ou mais íons no mesmo sentido, e *antiporters* translocam em sentidos opostos. Quando a translocação iônica não resulta em alteração no balanço de cargas, ela é denominada "eletroneutra". Por outro lado, quando o resultado promove uma alteração no balanço de carga, ela é denominada "eletrogênica". O H^+ é trocado pelo Na^+ do filtrado glomerular (*antiporter* Na^+/H^+). Para cada mEq de H^+ excretado, 1 mEq de bicarbonato é reabsorvido (A). O H^+ pode ser excretado também na forma de acidez titulável (B) e amônio (C). A excreção ácida líquida é definida como a diferença entre a soma da acidez titulável e amônio, menos o bicarbonato excretado. Esse valor deve ser equivalente à produção ácida do organismo para manter a homeostase adequada.

O cálculo de *anion gap* pode diferenciar dois grupos de acidose (Quadro 55.1): a hiperclorêmica (AG normal) e a normonatrêmica (AG elevado) A adição de ácido no componente extracelular resulta em consumo do bicarbonato plasmático. Essa redução é acompanhada pela elevação compensatória de outro ânion. A natureza do ácido determina qual será o ânion substituto. Com adição de ácido forte, como HCl, o ânion retido é o cloro (hiperclorêmica). Nesse caso, o *anion gap* permanece em níveis normais. Quando a adição é devido a ácidos endógenos, como lático e acetoacético, o ânion retido é o sal sódico desses ácidos (lactato, acetoacetato). A concentração de cloro não é alterada.

QUADRO 55.1 ***Causas de acidose metabólica.***

AG Normal (Hiperclorêmica)	
Perda de bicarbonato pelo trato gastrintestinal	Diarreia Ureterossigmostomia Hiperalimentação parenteral Fístula pancreática Acidose dilucional
Perda por via renal	Acidose tubular renal Fase precoce da insuficiência renal aguda Inibidor da anidrase carbônica Inibidor de aldosterona Hiporreninemia
Ingestão de compostos contendo cloro	
AG elevado (Normoclorêmica)	
Cetoacidose diabética ou alcoólica Insuficiência renal Acidose lática Rabdomiólise Intoxicações (metanol, etilenoglicol, paraldeido, salicitato) Erros inatos de metabolismo	

O quadro clínico característico da acidose metabólica é a hiperventilação. A resposta compensatória tem valores razoavelmente precisos.

O cálculo da $PaCO_2$ esperada pode ser realizado pela seguinte fórmula:

$$PaCO_2 = [(1,5 \times HCO_3^-) + 8] \pm 2$$

A eficiência da hiperventilação compensatória se reduz com a gravidade da acidemia. O aumento acentuado de H^+ tem ação cronotrópica e inotrópica negativas, podendo comprometer o quadro hemodinâmico da criança.

Tratamento

O tratamento visa à correção do mecanismo responsável pela acidose e, quando necessário, a correção da acidemia por meio da utilização de bicarbonato. A acidose está associada a vários efeitos adversos, seja hemodinâmico, respiratório, cerebral ou metabólico. No entanto, em estudo animal, a acidose pode ser protetora para o miocárdio e células hepáticas durante a hipóxia. Além disso, acidemia poderia ainda ser considerada benéfica por reduzir a afinidade da hemoglobina pelo oxigênio, permitindo maior disponibilidade de oxigênio para tecidos hipóxicos.

Na prática clínica, a correção de bicarbonato habitualmente é indicada quando o pH for inferior a 7,10 ou a concentração de bicarbonato for inferior a 10 mEq/L. A indicação de correção da acidemia metabólica com bicarbonato quando existe perda de bicarbonato, como nos casos de diarreia ou acidose tubular renal, é bem estabelecida e aceita. No entanto, existe ainda bastante controvérsia na indicação de reposição de bicarbonato nas acidoses de origem lática, como nos casos de choque ou má perfusão tissular. Forsythe descreve que, apesar de o bicarbonato elevar o pH arterial, não existem dados favoráveis para suportar o seu uso na acidose lática, independentemente do grau de acidemia.

Quando considerado o uso de bicarbonato, é difícil estabelecer com exatidão a quantidade necessária a ser oferecida. O cálculo geralmente é dado pela seguinte fórmula:

$$\text{Bicarbonato necessário (mEq)} = (15 - \text{bicarbonato encontrado}) \times 0,3 \times \text{peso (kg)}$$

Esse bicarbonato é oferecido em solução isosmolar, sendo infundido em 2-4 horas. Na criança em parada cardiorrespiratória, atualmente é preconizada solução hipertônica a 8,4%, com dose inicial de 1 mEq/kg. Em recém-nascidos, essa solução deve ser diluída ao meio.

Algumas considerações são necessárias para indicar a reposição de bicarbonato:

- O bicarbonato não trata a causa da acidose, mas pode elevar o pH arterial.
- O sistema tampão bicarbonato exige uma boa função ventilatória.

- O pH depende da relação bicarbonato/ácido carbônico. Valores baixos de bicarbonato não implicam pH muito ácido e, portanto, sua reposição.
- Acidose metabólica acompanhada de potenciais geradores de bicarbonato (por exemplo, cetoacidose – acetoacetato/hidroxibutirato) não deve receber o bicarbonato corrigido pela fórmula clássica, pelo risco de hipercompensação (alcalose metabólica). Nesse caso, o bicarbonato desejado (15 mEq/L) poderia ser substituído por um valor que mantenha a relação fisiológica entre o bicarbonato e o ácido carbônico, que resulta em pH de 7,40, ou seja, 20:1 (equação de Handerson-Hasselbalch).
  - Se a relação bicarbonato/ácido carbônico = 20

    e ácido carbônico = $PaCO_2$ x 0,03

    então, bicarbonato/$PaCO_2$ x 0,03 = 20

    Portanto, bicarbonato = $PaCO_2$ x 0,03 x 20 ou $PaCO_2$ x 0,6. O bicarbonato desejado nesse tipo de acidose é o valor obtido pela multiplicação de $PaCO_2$ por 0,6. Esse valor geralmente é bem inferior ao da fórmula original, mas tem a vantagem de elevar o pH sem o risco de hipercompensação. Essa fórmula não se aplica na presença de acidose respiratória associada (hipercapnia relativa ou absoluta).
- O uso de bicarbonato pode ocasionar hiperosmolaridade, hipernatremia, hipocalcemia e acidose paradoxal do LCR.
- Na acidose metabólica, o pH é o primeiro que se corrige, seguido depois pelo bicarbonato e pela $PaCO_2$.

Existem drogas alternativas no tratamento da acidose metabólica, como o Carbicarbi®, o dicloroacetato e o THAM. Nenhuma delas tem aplicação consagrada em pediatria.

ALCALOSE METABÓLICA

A alcalemia é uma elevação do pH sanguíneo acima de 7,45.

A alcalose metabólica é um evento fisiopatológico primário, caracterizado pelo aumento da perda de ácidos não voláteis ou sobrecarga de bicarbonato no fluido extracelular, havendo a tendência a uma alcalemia.

A alcalose metabólica é um distúrbio acidobásico habitualmente reconhecido pelo aumento de bicarbonato e pH sanguíneos.

Porém, encontramos na literatura outras definições de alcalose metabólica. A maioria dos autores leva em consideração a elevação do pH sanguíneo. Cogan *et al.*[24] a definem como um distúrbio acidobásico caracterizado por elevação primária do bicarbonato plasmático e uma redução recíproca do cloreto plasmático, com aumento do pH arterial.

Quando ocorre a retenção de CO_2 (acidose respiratória), existe uma tendência compensatória renal em reter mais bicarbonato. No entanto, com a persistência do distúrbio respiratório, ocorre também uma perda maior de cloro ligado ao amônio $NH4^+$ (cloreto de amônio), o que pode levar a uma queda do nível plasmático desproporcional de ácido não volátil e cloro; por outro lado, a hipocloremia contribui para o aumento da reabsorção de bicarbonato (alcalose metabólica). Assim, de acordo com Coe[23], a alcalose metabólica é um aumento do pH arterial acima do previsto para uma dada PCO_2, devido à excessiva remoção de prótons de origem metabólica rompendo a relação normal entre esses dois parâmetros. Para evidenciar tal conceito, poderíamos considerar um paciente com a seguinte gasometria arterial: pH = 7,30 e $PaCO_2$ = 80 mmHg. Se considerarmos uma concentração de bicarbonato dentro da normalidade (24 mEq/L), o pH esperado pelo nomograma de Sigaard -Andersen seria de 7,18. Nesse caso, o pH (7,30) está acima do esperado, indicando um nível elevado de bicarbonato (alcalose metabólica), tendo-se que a alcalemia está mascarada pela hipercarbia (existe nesse caso um distúrbio acidobásico misto). A alcalemia ficará evidente quando houver a correção da acidemia mediante a redução da $PaCO_2$.

No entanto, tais definições desconsideram o conceito de alcalemia e alcalose, assim como desconsideram a correlação existente entre bicarbonato e $PaCO_2$.

A alcalose metabólica pode estar presente em algumas condições clínicas sem a presença de evidente alcalemia.

Incidência

Vários autores relatam que a alcalose metabólica é o segundo distúrbio acidobásico mais comum em pacientes hospitalizados. Hodgkin *et al.*[30] analisaram

7.433 gasometrias com algum distúrbio acidobásico, em um hospital geral, e demonstraram que a alcalose metabólica estava presente em 51% das amostras, sendo 70% puramente metabólicas. Anderson e Henrich[19] estudaram 10.811 gasometrias em pacientes clínicos e cirúrgicos, e encontraram 4.427 (40,9%) com pH superior a 7,44. A alcalemia estava associada a pacientes mais graves e com evolução mais complicada e, destes, os pacientes portadores de alcalose mista tiveram os piores prognósticos.

A incidência de alcalose metabólica em pacientes pediátricos é pouco relatada, mas acreditamos que seja menor em relação à dos adultos. A criança tem maior produção ácida endógena relativa e maior susceptibilidade a afecções acidogênicas, como diarreia, desidratação e insuficiência respiratória.

As crianças internadas na unidade de terapia intensiva estão mais sujeitas a inúmeros procedimentos e medicações que alteram suas respostas fisiológicas. Afecções como insuficiência respiratória, choque e hipovolemia são comuns e, se associadas à ventilação mecânica, drogas vasoativas, diuréticos e expansores de volume, podem alterar acentuadamente a homeostase acidobásica. Em muitos casos, a resultante é um balanço ácido negativo (alcalose).

Quadro Clínico

Os sintomas apresentados na alcalose metabólica podem ser a primeira indicação de que o distúrbio existe. O Quadro 55.2 mostra os principais efeitos da alcalose grave. A alcalemia diminui a concentração do cálcio ionizado e, como resultado, o paciente pode apresentar confusão mental, parestesias, espasmos musculares e predisposição a convulsões. Se associada à hipopotassemia, o paciente apresentará fraqueza muscular e aparecimento de disritmias cardíacas refratárias, principalmente se estiver em uso de digitálicos. A alcalemia altera o estado de óxido redução do citoplasma, favorecendo a mudança para a produção de lactato. Tem sido demonstrado que favorece a vasoconstrição coronariana e, se houver mudança intracelular de potássio, pode levar a disritmias cardíacas.

A alcalemia atua nos centros respiratórios, reduzindo o estímulo para aumento da ventilação pulmonar em resposta ao aumento da $PaCO_2$. Embora a hipoventilação alveolar não seja um problema mais grave em indivíduos normais, clinicamente é de grande importância em pacientes com doença pulmonar.

A alcalemia desvia a curva de dissociação da hemoglobina para a esquerda (diminui a P50), ou seja, torna a hemoglobina mais ávida por oxigênio, diminuindo a sua liberação para os tecidos, o que explica a ocorrência de hipoxemia mesmo na ausência de cianose. Essa alteração da avidez da hemoglobina pelo oxigênio ocorre agudamente. No longo prazo, a alcalose metabólica está associada ao aumento dos níveis de 2,3 DPG, que neutralizam a ação do aumento do pH na curva de dissociação da hemoglobina.

Na criança, podem ser observados: obstipação intestinal, poliúria e polidipsia (associadas a hiponatremia), anorexia e déficit de crescimento.

QUADRO 55.2 ***Principais efeitos provocados pela alcalose metabólica severa.***

Efeitos da alcalose grave	
Cardiovascular	▪ Contração arteriolar ▪ Redução do fluxo coronário ▪ Predisposição a taquidisritmias
Respiratório	▪ Hipoventilação, com tendência à hipoxemia e hipercapnia
Metabólico	▪ Estimulação da glicólise anaeróbica e produção ácida ▪ Hipopotassemia ▪ Hipocalcemia (cálcio ionizado) ▪ Hipomagnesemia ▪ Hipofosfatemia
Cerebral	▪ Redução do fluxo sanguíneo cerebral ▪ Tetania, convulsão, letargia, delírio, coma

Como resposta fisiológica à alcalemia, existe uma tendência à hipoventilação alveolar e consequente aumento da PCO_2. Apesar de esse aumento propiciar a correção parcial da alcalemia, tal não ocorre na mesma intensidade que a queda da PCO_2 em resposta a uma acidose metabólica, provavelmente devido ao fato de a hipoventilação ocasionar hipoxemia. A hipoxemia estimula o aumento da ventilação e a queda da $PaCO_2$, reduzindo o efeito compensatório.

Fisiopatologia: Gênese e Manutenção

O metabolismo celular para produção de energia resulta num “excesso” de carga ácida, ao redor de 1-1,5 mEq/kg/dia, no adulto, e 2-3 mEq/kg/dia, na criança. Esse excesso de ácidos é excretado como ácido volátil (CO_2), pelos pulmões, e ácidos não voláteis, pelos rins.

Como vimos, o rim tem uma grande eficiência na excreção ácida através do sistema de acidificação da urina (Figura 55.2), preservando o balanço de bases por meio de dois mecanismos:

- Reabsorção de bicarbonato, realizada principalmente pelo túbulo proximal;
- Regeneração do bicarbonato, função do néfron distal.

Muitas evidências sugerem que o a maior parte da reabsorção do bicarbonato no túbulo proximal é mediada pela secreção de íons H^+ na bomba Na^+/H^+, localizada na face luminal da célula tubular. A energia para a secreção do próton H^+ pelo túbulo é fornecida pela enzima Na-K ATPase, localizada nas membranas basal e lateral da célula tubular. Essa enzima, ao bombear Na^+ da célula para o interstício renal peritubular, mantendo uma baixa concentração do íon sódio no interior da célula (~10 mEq/L), produz um gradiente eletroquímico para o movimento do Na^+ da luz tubular para dentro da célula em sua face luminal.

Em condições normais de homeostase acidobásica, somente a capacidade renal de excretar bicarbonato e a produção ácida do metabolismo celular podem proteger o organismo de uma alcalose metabólica.

No curso da alcalose metabólica, podemos identificar duas fases: 1) Gênese e 2) Manutenção.

Gênese

A gênese da alcalose metabólica pode ser dividida em três grupos de fatores etiológicos (Quadro 55.3): fatores relacionados à perda de cloretos, depleção de potássio ou excesso de mineralocorticoide, e outros fatores.

A geração da alcalose metabólica ocorre por perda de prótons do fluido extracelular ou por ganho de bases (via oral, via intravenosa ou do estocado na matriz óssea).

O ácido pode ser perdido pelos rins ou pelo trato gastrintestinal, para que o rim produza alcalose metabólica. A excreção ácida renal deve estar aumentada, mesmo que transitoriamente, adicionando bicarbonato em excesso ao sangue.

QUADRO 55.3 ***Fatores etiológicos da alcalose metabólica.***

Fatores	Exemplos Clínicos
Depleção de cloro	Perdas gástricas: ▪ Vômitos ▪ Sondagem gástrica ▪ Estenose hipertrófica do piloro Estados diarreicos: ▪ Fibrose cística ▪ Cloridorreia congênita ▪ Adenoma viloso Uso de diuréticos depletores de cloro
Depleção de Potássio/excesso de Mineralocorticoide	Hiperaldosteronismo primário: ▪ Idiopático ▪ Adenoma ▪ Deficiência de 11β e 17α hidroxilase Hiperaldosteronismo secundário: ▪ Síndrome de Cushing ▪ Síndrome de Bartter e Gitelman
Outros	Estados hipercalcêmicos: ▪ Tumores malignos ▪ Ingestão/Infusão de bicarbonato ou seu precursor ▪ Hipoalbuminemia ▪ Síndrome do leite álcali ▪ Pós-hipercapnia ▪ Aumento da negatividade intraluminal tubular renal

O túbulo proximal reabsorve 80-90% do bicarbonato filtrado e aproximadamente 60% do Na^+ e da água. O VEC é o mais potente regulador da reabsorção proximal de bicarbonato. Quando houver expansão do VEC, a reabsorção proximal do bicarbonato diminui. Na contração do VEC, ocorre aumento da reabsorção de sódio e bicarbonato.

O cloro é outro fator importante na regulação da acidificação renal. A hipocloremia estimula a reabsorção proximal de bicarbonato. Apesar de a hipocloremia invariavelmente estar relacionada à hipovolemia, a sua ação na alcalose parece ser diferenciada do estado volêmico. Estudos demonstraram que a depleção do íon cloro foi decisiva na manutenção da alcalose metabólica e que a contração isométrica do VEC não produziu nenhum efeito na concentração plasmática do bicarbonato. Alcalose com depleção de cloro foi corrigida pela administração de qualquer, dentre vários, sal de cloro isento de sódio, a despeito da contração mantida do VEC, do balanço negativo de sódio e água, da persistente perda de potássio urinário e do aumento da concentração da aldosterona, todos fatores geradores ou mantenedores da alcalemia. O aumento da atividade da bomba H-ATPase no túbulo proximal pode ser o mecanismo pelo qual a hipocloremia afeta a reabsorção do bicarbonato, independentemente do estado do VEC. A hipocloremia estimula a secreção de renina por alteração do estímulo na mácula densa e pode alterar a resposta renal a drogas vasoativas.

Outro fator é o movimento passivo de bicarbonato da luz tubular para o capilar peritubular. Esse movimento é facilitado pela presença de maior concentração luminal de bicarbonato, em relação à sanguínea.

A aldosterona não tem efeito direto no túbulo proximal, mas exerce papel importante no néfron distal.

O túbulo distal é responsável pela regulação mais fina do equilíbrio acidobásico e detém a capacidade de aumentar a secreção ácida. A alcalose metabólica de origem renal se processa nesse túbulo. Os fatores de maior importância na geração da alcalose no rim são aldosterona, sobrecarga de sódio no túbulo distal, potássio e pH arterial.

A aldosterona promove a reabsorção de sódio e aumenta a excreção dos íons H^+ e K^+, causando hipopotassemia e alcalose.

A aldosterona modifica a acidificação urinária distal, por meio da estimulação da atividade de três importantes enzimas na secreção do íon H^+, secreção de potássio e reabsorção de sódio (H-ATPase, H-K-ATPase e Na-K-ATPase), e também estimulando diretamente os canais apicais de sódio na célula tubular.

A sobrecarga de íons sódio para o néfron distal, como a que ocorre com o uso continuado de diuréticos cloruréticos, estimula a secreção de H^+ e K^+. O aumento da carga de sódio no túbulo distal aumenta o gradiente transepitelial, favorecendo a entrada do Na^+, estimulando a enzima H-ATPase (mecanismos voltagem dependente de acidificação urinária).

O potássio em baixa concentração sanguínea promove a estimulação da enzima H-K-ATPase no túbulo distal, aumentando a secreção de H^+; a depleção do potássio aumenta a reabsorção tubular proximal do bicarbonato e estimula a amoniagênese, que, por sua vez, aumenta a excreção ácida renal.

No estado de acidose respiratória crônica, o néfron é estimulado a produzir amônia para aumentar a excreção de prótons H^+. O íon amônio (NH_4^+) pode ser excretado juntamente com o Cl^-, promovendo maior perda renal de cloro. Estados de hipocloremia aumentam a reabsorção proximal do bicarbonato, pelo aumento da secreção de renina por meio da alteração do sinal recebido pela mácula densa, aumentando a secreção de aldosterona.

A hipopotassemia, associada ao aumento da aldosterona, estimula a atividade das enzimas H-ATPase e H-K-ATPase, produzindo um aumento substancial na excreção do íon H^+, gerando alcalemias importantes. Por sua vez, a hipopotassemia inibe a liberação da aldosterona pelo córtex da suprarrenal e, em condições normais, sem contração do VEC ou de outro estímulo para a liberação do hormônio, a atividade da enzima Na-K-ATPase e H-ATPase está inibida, produzindo alcalose leve ou moderada.

A secreção gástrica de HCl produz uma perda de próton H^+ do interstício gástrico. Com o fluxo da secreção gástrica para o intestino delgado, o equilíbrio é restabelecido pela secreção do bicarbonato para a luz intestinal e reabsorção do íon cloro. A perda da secreção gástrica para o meio externo, através de sondagem gástrica ou vômitos, gera a alcalose metabólica pela perda do íon H^+. Associada à perda de prótons, a perda do íon cloro e de líquidos, e a contração do VEC produzem alterações na reabsorção de bicarbonato no túbulo proximal e na acidificação da urina pelo néfron distal (Figura 55.3).

Numa fase inicial da alcalose metabólica, o pH urinário tende a ser alcalino, com valores $> 6{,}2$ (indicando "bicarbonatúria"). Com a progressão das perdas de eletrólitos na urina (Na^+, K^+), um novo patamar metabólico é atingido e a urina torna-se relativamente ácida pela secreção de H^+. Nesse momento, a alcalose metabólica passa da fase de gênese para a fase de manutenção.

Manutenção

A resolução da alcalose metabólica nem sempre acontece quando cessam os fatores responsáveis por sua gênese. A manutenção dos altos níveis de bicarbonato é geralmente devido à falha do rim em excretar o excesso de bicarbonato adicionado ao fluido extracelular. O rim é incapaz de excretar a carga adicional de bicarbonato, além de manter sua reabsorção continuamente do filtrado glomerular. Com isso, a excreção esperada de bicarbonato não ocorre e a reabsorção contínua de Na^+ no túbulo distal promove a secreção e depleção de K^+ e H^+, resultando numa urina de pH ácido, apesar da alcalose presente (acidúria paradoxal). O Quadro 55.4 mostra os principais fatores relacionados com a manutenção da alcalose metabólica.

No túbulo proximal, a reabsorção de bicarbonato é o fator mais importante na manutenção do equilíbrio acidobásico, dentre as funções relacionadas com a excreção ácida e reabsorção de bases. Como grande quantidade de bicarbonato é reabsorvida pelo túbulo proximal, esse fator contribuirá na manutenção da alcalose metabólica.

Evidências sugerem que a maior parte da reabsorção do bicarbonato no túbulo proximal é mediada pela secreção de H^+, via *antiporter* Na^+/H^+, localizada na membrana apical (orla em escova) da célula tubular. A energia necessária para a secreção do próton H^+ pelo túbulo é fornecida pela enzima Na-K ATPase, localizada na membrana basolateral da célula tubular. Essa enzima bombeia Na^+ da célula para o interstício renal peritubular, mantendo uma baixa concentração do íon sódio no interior da célula (~10 mEq/L) e produzindo um gradiente eletroquímico que movimenta o sódio da luz tubular, para dentro da célula, e secreção do íon H^+, em sentido inverso (Figura 55.2).

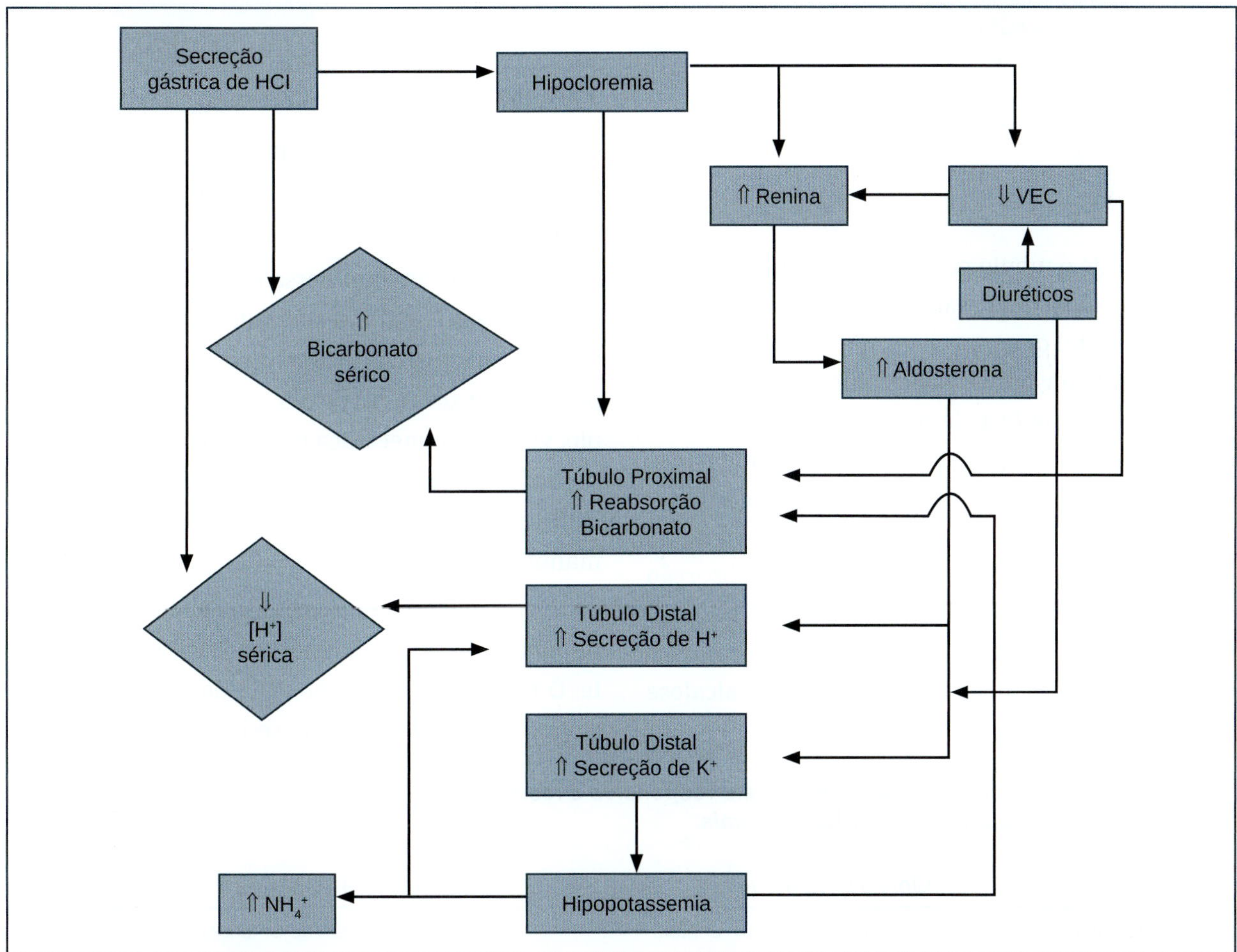

FIGURA 55.3 ***Eventos fisiopatológicos da gênese e manutenção da alcalose metabólica decorrente de perdas gástricas.***

A perda do HCl secretado pelo estômago produz hipocloremia, aumento do bicarbonato sérico e redução dos íons H^+. A hipocloremia estimula a liberação da renina e aumenta a reabsorção do bicarbonato no túbulo proximal, a perda de íons é acompanhada da perda de líquido com contração do VEC. O aumento da aldosterona estimula a secreção distal de K^+ e H^+ (aumento de atividade de H-ATPase, H-K-ATPase e Na-K-ATPase), produzindo hipopotassemia e redução sérica dos ions H^+. A hipopotassemia aumenta a reabsorção do bicarbonato pelo túbulo proximal (antiporter Na^+/H^+ apical), estimula a secreção distal de íons H^+ (estimulação da enzima H-ATPase e H-K-ATPase) e aumenta a produção de $NH4^+$, reduzindo a concentração sérica de prótons hidrogênio. O uso de diuréticos produz sobrecarga de íons sódio no túbulo distal, estimulando a secreção de íons K^+ e H^+, pelo aumento do gradiente transepitelial do sódio, favorecendo sua reabsorção pelo túbulo distal (estimulação da enzima H-ATPase).

QUADRO 55.4 ***Fatores associados à manutenção da alcalose metabólica.***

1. Redução da TFG
2. Contração de VEC
3. Hipopotassemia (estimula H-K-ATPase; aumenta a amoniagênese proximal)
4. Hipocloremia
   - Redução da TFG
   - Menor oferta distal de Cl^- leva ao aumento da secreção de H^+ no túbulo coletor medular
   - Aumento de renina
5. Redução de pH arterial ou aumento da $PaCO_2$ (estimula H-ATPase e H-K-ATPase)
6. Fluxo retrógrado passivo de bicarbonato
7. Aldosterona* (estimula H-ATPase, aumenta a secreção de Na^+, independentemente de H^+ no túbulo coletor medular)
8. Perda contínua de ácido
9. Adição contínua de base

* Os estados fisiopatológicos associados a aumento primário da aldosterona estão relacionados a aumento do VEC e inibição da produção de renina.
Fonte: adaptado de Sabatini, Kurtzman, 1987.

Apesar de o túbulo proximal, em condições normais, ser essencial na reabsorção de bicarbonato, é no túbulo distal que parece ser o maior local do néfron onde o transporte de eletrólitos e prótons está alterado, tanto na fase de manutenção como na de recuperação da alcalose metabólica. Durante a fase de manutenção, a secreção de bicarbonato não ocorre porque não existe cloreto disponível suficiente para ser trocado por bicarbonato e a reabsorção de bicarbonato é mantida continuamente nos segmentos distais do néfron. O Quadro 55.5 resume os mecanismos pelos quais fatores mantêm a alcalose metabólica.

QUADRO 55.5 ***Fatores e mecanismo de manutenção da alcalose metabólica.***

Fator	Mecanismo
Contração do VEC	Estimula a reabsorção proximal do bicarbonato
Hipopotassemia	Estimula a reabsorção proximal de bicarbonato Estimula a secreção de H^+ no néfron distal
Hipocloremia	Estimula a reabsorção proximal de bicarbonato Estimula a liberação de renina
Aldosterona	Aumenta a secreção de H^+ no néfron distal

Tratamento

O tratamento abrange dois aspectos: a correção dos déficits existentes e a prevenção das perdas contínuas.

O reconhecimento desse estado fisiopatológico, muitas vezes é mal interpretado devido à presença de outros distúrbios acidobásicos e à manipulação, por vezes excessiva, desses distúrbios (por exemplo, ventilação mecânica e infusão de bicarbonato). No entanto, uma vez realizado o diagnóstico, iniciar a pronta investigação de sua provável causa e manutenção.

O tratamento visa à correção da alcalemia e à estimulação do rim a eliminar o bicarbonato excedente. O tratamento pode ser dividido em dois grupos: cloreto responsivo e cloreto resistente (Quadro 55.6).

QUADRO 55.6 ***Alcalose metabólica cloreto responsivo e resistente a dados clínicos e laboratoriais.***

	Cloreto Responsivo	Cloreto Resistente
Dados Laboratoriais	↓ Concentração de Cl- urinário ↑ Níveis de aldosterona	↑ Concentração de Cl- urinário ↑ Níveis de aldosterona
Exemplos Clínicos	▪ Normotenso ▪ Terapia com bicarbonato ▪ Vômitos/Sucção Gástrica ▪ Diuréticos ▪ Pós-hipercapnia	▪ Hipertenso ▪ Hiperaldosteronismo primário ▪ Síndrome de Cushing ▪ Estenose de artéria renal ▪ Insuf. renal + terapia com álcali ▪ Normotenso ▪ Deficiência de Mg ▪ Depleção severa de K ▪ Síndrome de Bartter

A diferenciação desses grupos pode ser realizada pela medida da concentração urinária de cloreto (exceto quando em presença de diurético ou hipercapnia aguda):

Cloreto responsivo: Cl urinário ≤ 10 mEq/L

Cloreto resistente: Cl urinário > 10 mEq/L

A concentração urinária de potássio também pode auxiliar na interpretação diagnóstica da alcalose. Uma concentração de potássio urinário > 30 mEq/L na presença de hipopotassemia indica um perda renal de potássio que pode significar um defeito intrínseco renal, uso de diuréticos ou níveis elevados de aldosterona circulante. Um potássio urinário < 20 mEq/L sugere uma perda de potássio extrarrenal.

Cloreto Responsivo

É o quadro mais comum, e o tratamento consiste na reposição salina com soluções contendo cloreto. Embora a reposição de cloreto seja fundamental, a do cátion acompanhante do sal (Na^+, K^+, H^+) depende do estado volêmico, grau de depleção de potássio, e grau e reversibilidade de qualquer redução na TFG. Habitualmente, o sal mais utilizado é o cloreto de sódio. A sua restrição está nas situações de insuficiência cardíaca. O cloreto de potássio pode ser associado nos casos de hipopotassemia severa. A avaliação clínica e laboratorial orientará a reposição desses eletrólitos. A expansão volêmica do fluído extracelular deprime a reabsorção de fluído no túbulo proximal, liberando mais cloreto e bicarbonato para o néfron distal. O néfron distal tem a capacidade inerente de reabsorver cloreto, mas uma capacidade limitada de reabsorver bicarbonato. Disso resulta retenção de cloreto e eliminação de bicarbonato, com consequente correção da alcalose.

A melhora costuma ocorrer em poucos dias, havendo normalização do pH arterial com aumento do pH urinário ("bicarbonatúria"). O aumento da concentração urinária de cloreto reflete a correção da hipocloremia. Na sequência, haverá correção da hipopotassemia.

Nos casos de insuficiência cardíaca congestiva acompanhada de alcalose metabólica, a utilização de acetazolamida pode ser benéfica. A acetazolamida é um diurético que atua inibindo a enzima anidrase carbônica, promovendo a excreção de bicarbonato e aumentando a espoliação de potássio. Nesses casos, é importante a reposição desse cátion.

A utilização de solução de HCl é pouco relatada em pediatria e está restrita aos raros casos em que o uso de NaCl ou KCl está contraindicado e a correção da alcalose metabólica (pH > 7,55) deve ser imediata (por exemplo, insuficiência renal, encefalopatia hepática, disritmia cardíaca e cardiotoxicidade digitálica).

O cálculo da quantidade de HCl (solução 0,1 ou 0,2 N) a ser oferecida pode ser dada pela seguinte fórmula:

$$0{,}5 \times \text{Peso Corpóreo (kg)} \times \text{Decréscimo Desejado de Bicarbonato Plasmático (mEq)}$$

Obs.: Como o cálculo visa a resgatar o paciente de uma faixa severa de alcalose, um valor prudente de decréscimo é a metade do valor da concentração de bicarbonato entre o nível encontrado e o normal.

$$\text{Decréscimo desejado} = \frac{(\text{Bicarbonato encontrado} - 24)}{2}$$

Velocidade de infusão: 0,1 a 0,2 mmol H^+/kg/hora (0,1 N = 100 mmol H^+/litro).

Obs.: O uso de HCl apresenta o risco de hemólise importante. A infusão deve ser por acesso venoso central. A localização do cateter deve ser assegurada, pois o HCl é muito corrosivo e a infusão de HCL extravascular pode ser catastrófica.

Cloreto Resistente

A alcalose metabólica cloreto resistente caracteriza-se pela incapacidade renal em reter o cloreto ofertado. As causas e o mecanismo de manutenção decorrem do aumento da atividade mineralocorticoide.

O aumento da atividade mineralocorticoide pode ser primário ou secundário. No primário (hiperaldosteronismo primário, síndrome de Cushing), a atividade de renina está inibida por aumento do VEC. Por outro lado, no secundário, o aumento da atividade mineralocorticoide é justamente induzido pelo aumento da atividade de renina. Esse aumento de renina no grupo cloreto resistente, diferentemente do grupo cloreto responsivo, geralmente está associado à expansão do VEC.

O aumento primário de atividade mineralocorticoide pode ser antagonizado pela administração de espironolactona, previamente à terapêutica definitiva.

O tratamento consiste em retirar a causa do excesso mineralocorticoide sempre que possível, com correção dos distúrbios hidroeletrolíticos presentes.

Existem alternativas menos comuns de tratamento. A infusão de sais acidificantes pode ser indicada no paciente que não responde aos procedimentos habituais e que seja alérgico à sulfa dos inibidores da anidrase carbônica ou, então, que esteja em falência renal. Os sais mais utilizados são: cloreto de amônio, cloreto de cálcio e mono-hidrocloreto de lisina ou arginina.

A hemodiálise ou a infusão de solução de ácido clorídrico é raramente utilizada.

A alcalose metabólica é um quadro relativamente comum, devendo ser observado em crianças que fazem uso de diuréticos, com vômitos e sucção gástrica, com quadros hipovolêmicos e oferta inadequada de soluções salinas. O reconhecimento desses fatores contribuirá para a redução de sua incidência, assim como para a melhor abordagem terapêutica.

ACIDOSE RESPIRATÓRIA

A acidose respiratória é um distúrbio primário do sistema respiratório que acarreta retenção de CO_2 e consequente hipercapnia e acidemia. Os efeitos dessa retenção no equilíbrio acidobásico dependem de sua velocidade de instalação. O CO_2, na presença de anidrase carbônica, gera ácido carbônico. Os tampões químicos têm capacidade limitada para combater esse ganho ácido. A maior parte do tamponamento extracelular é realizada pela hemoglobina, fosfatos e proteínas. A retenção de CO_2 estimula os mecanismos renais para a reabsorção de bicarbonato. Esse mecanismo é lento, necessitando de alguns dias para ser completado. Se a retenção de CO_2 for muito rápida, os mecanismos também serão insuficientes em atenuar a redução do pH. Nas retenções crônicas, a reabsorção renal de bicarbonato impede que o pH tenha valores extremamente ácidos. Na fase aguda, espera-se um aumento de 1 mEq/L de bicarbonato para cada 10 mmHg acima do normal de $PaCO_2$, enquanto, na fase de compensação renal, esse aumento chega a 3 mEq/L para cada 10 mmHg de $PaCO_2$.

As causas de acidose respiratória podem estar relacionadas diretamente a afecções pulmonares ou a processos extrínsecos que afetam a função ventilatória do paciente (por exemplo, coma, intoxicação, traumatismos e doenças neuromusculares). O manuseio inadequado da ventilação pulmonar mecânica também pode resultar ou agravar a hipercapnia.

O quadro clínico da acidose respiratória é inespecífico. Na hipercapnia, pode haver alteração de sensório (confusão mental, tremores, coma), vasodilatação periférica e hipoxemia (hipoventilação).

Tratamento

O tratamento é direcionado para reduzir a $PaCO_2$ até que o pH esteja em valor mais aceitável. Nos processos pulmonares crônicos, a redução do pH deve ser extremamente cautelosa, pois a retenção de bicarbonato em geral é de tal monta que, se realizada uma normocapnia, terá como resultado uma alcalose metabólica expressiva, sendo melhor tolerar uma retenção de CO_2 e um pH pouco mais ácido.

A utilização de ventilação mecânica é comum nesses pacientes, principalmente nos casos agudos. Em muitos casos, as tentativas não invasivas (fisioterapia, drogas) são insuficientes para promover uma melhor ventilação e mesmo a oxigenação desse paciente.

ALCALOSE RESPIRATÓRIA

A alcalose respiratória resulta da ventilação alveolar excessiva em relação à produção de CO_2, sendo expressa pela redução da $PaCO_2$ e elevação do pH. Os mecanismos de compensação são realizados inicialmente pelos tampões não bicarbonato e, posteriormente, pela maior excreção renal de bicarbonato, com retenção de radicais ácidos e cloretos.

São vários os fatores que colaboram na gênese da hiperventilação: estímulo do sistema nervoso central (por exemplo, febre, drogas e traumas), estímulo do sistema nervoso periférico (por exemplo, embolia pulmonar, anemia e hipoxemia) e ventilação mecânica.

As manifestações clínicas dependem principalmente do fator causal. A hipocapnia leva à diminuição do fluxo sanguíneo cerebral, podendo provocar alterações do sensório, agravadas pela menor disponibilidade de oxigênio (curva de dissociação da hemoglobina desviada para a esquerda).

Tratamento

O tratamento é dirigido para a correção do distúrbio de base. Entre os procedimentos, citamos a analgesia, a sedação e o aumento da FiO_2. Nos pacientes em ventilação mecânica, devemos tentar reduzir o volume minuto, seja por redução da pressão inspiratória, seja do volume corrente ou frequência respiratória.

DISTÚRBIOS MISTOS

São distúrbios muito comuns e resultam de mecanismos de compensação inadequados e/ou da presença de outro distúrbio primário. Haber descreve uma abordagem prática nos distúrbios acidobásicos por meio da análise gasométrica e do *anion gap*. A gasometria, como dado isolado, é sujeita à interpretação errônea e não informa sobre a tendência do distúrbio. O distúrbio primário é orientado pelo pH e pelos valores de $PaCO_2$ e bicarbonato. O pH ácido, associado a aumento da $PaCO_2$, indica que a acidose respiratória é o distúrbio primário (ou ambos). O pH alcalino, associado à redução da $PaCO_2$, indica a alcalose respiratória como distúrbio primário; se o bicarbonato for alto, existe alcalose metabólica como processo primário (ou ambos).

A análise do *anion gap* permite verificar se os mecanismos compensatórios são apropriados ou se existem outros distúrbios envolvidos. Partindo do princípio fisiológico de que o organismo não é capaz de gerar *anion gap* tão elevado para compensar um distúrbio primário, e de outro que determina que, para cada mmol de ácido que for tamponado pelo sistema tampão bicarbonato, 1 mmol de bicarbonato é perdido, convertendo-se em CO_2 e H_2O e 1 mmol de sal sódico do ácido é formado, podemos precisar o distúrbio presente. Assim, a presença de *anion gap* ≥ 20 mEq/L indica a presença de acidose metabólica, independentemente do pH ou do bicarbonato. A diferença de *anion gap* (AG calculado – AG normal), considerando AG normal = 12, somando ao bicarbonato encontrado, fornece outro dado importante. Se o bicarbonato consumido for substituído pelo sal sódico (*anion gap*), então a soma da diferença do AG deve ter o valor da concentração normal de bicarbonato (23-30 mEq/L). Essa soma, tendo valores acima de 30 mEq/L, indica a presença de alcalose metabólica, independentemente do pH ou do bicarbonato. E, se o valor for inferior ao normal, indica a existência de acidose hiperclorêmica.

Essa abordagem facilita a interpretação da gasometria diante do paciente, determinando os possíveis distúrbios acidobásicos presentes, e está resumida no Quadro 55.7.

MODELO DE STEWART

Sem nenhuma dúvida, a abordagem tradicional baseada na equação de Handerson-Hasselbalch é bem-sucedida na prática clínica. Mas, pode haver situações em que essa abordagem não explica plenamente o distúrbio acidobásico presente, como, por exemplo, a acidose metabólica resultante de infusões volumosas de solução salina (NaCl 0,9%). Stewart propôs uma nova descrição de equilíbrio acidobásico no início dos anos 1980. Ele baseou seu trabalho em vários princípios químicos de soluções aquosas (leis

QUADRO 55.7 ***Orientação para reconhecimento do distúrbio acidobásico primário.***

pH > 7,45	Bicarbonato alto	Alcalose metabólica
	$PaCO_2$ baixa	Alcalose respiratória
	Ambos acima	Distúrbio misto
pH < 7,35	Bicarbonato baixo	Alcalose metabólica
	$PaCO_2$ alta	Acidose respiratória
	Ambos acima	Distúrbio misto
Anion gap (AG)*	AG ≥ 20 mEq/L	Acidose metabólica (independentemente do pH ou bicarbonato)
Diferença de AG (Δ AG) AG calculado – AG normal	Δ AG + bicarbonato encontrado > 30 mEq/L	Alcalose metabólica (independentemente do pH ou do bicarbonato)
	AG + bicarbonato encontrado < 23 mEq/L	Acidose metabólica hiperclorêmica

* AG normal ≈ 12 (1 mEq ou mmol de ácido titula 1 mEq ou mmol de bicarbonato).

de ação das massas, de conservação de massas e da eletroneutralidade). Enquanto a abordagem tradicional põe em foco a análise de pH, HCO_3^-, *anion gap* e *base excess*, Stewart muda esse foco e considera pH e HCO_3^- variáveis dependentes da condição fisioquímica criada pelas variáveis independentes.

Stewart considerava muito importante as constantes de dissociação de ácidos fracos e da água. Para ele, a principal fonte de H^+ era a água. Uma solução tem um pH neutro quando as concentração de H^+ forem iguais às de OH^-. Assim, ácido é uma substância que aumenta a $[H^+]$ de uma solução, e base é aquela que reduz a $[H^+]$ em relação a $[OH^-]$. pH, HCO_3^-, H^+, OH^-, CO_3^-, HA e A^- são consideradas variáveis dependentes e podem ser deduzidas a partir de equações matemáticas a partir das variáveis dependentes.

Variáveis Independentes

De acordo com Stewart, o estado acidobásico está fundamentado em três variáveis independentes: 1) diferença de íons fortes (DIF), 2) PCO_2 e 3) A_{tot} (concentração total de ácidos fracos). Alteração de somente uma ou mais dessas variáveis pode ser responsável pelo distúrbio acidobásico.

1) DIF (Diferença de íons fortes) - SID (*Strong ion difference*)

É a diferença entre cátions e ânions fortes (aqueles que estão totalmente ou quase totalmente dissociados e quimicamente sem reação). O valor real acaba sendo desconhecido, uma vez que nem todos os íons fortes podem ser mensurados, sendo calculada então a DIF aparente (Figura 55.4).

O valor normal da DIF está na faixa de 40 mEq/L. Muitos consideram a DIF matematicamente similar ao *buffer* base. Uma DIF acima do normal está associada a uma condição de alcalose metabólica e, de modo contrário, uma DIF abaixo do normal está associada a uma condição de acidose metabólica.

2) PCO_2

A PCO_2 é considerada uma variável independente na equação acidobásica. O seu valor está relacionado diretamente com a produção de CO_2 e, inversamente, com a ventilação alveolar. A redução na PCO_2 promove redução também na concentração de H^+, e vice-versa.

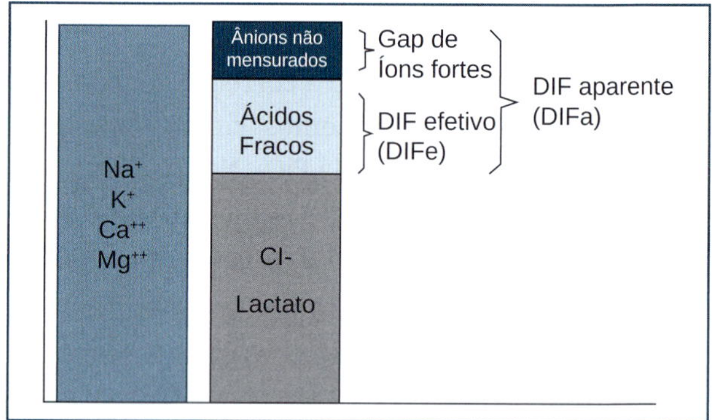

FIGURA 55.4 *Diferença de íons fortes*.*

DIFa (DIF aparente) – DIF calculada a partir de íons mensuráveis medidos no plasma.

$\{[Na^+] + [K^+] + [Mg^{++}] + [Ca^{++}]\} - \{[Cl^-] + [Lactato]\}$

DIFe – DIF efetivo (pode ser considerado *buffer* base ou base tampão). DIF calculado a partir de CO_2 e ácidos fracos (albumina e fosfato). Se não houver ânions não mensuráveis: DIFe = DIFa = SID (como essa situação nunca ocorre, temos DIFa – DIFe = GIF).

GIF – *Gap* de íons fortes. DIFa – DIFe, ou seja, a medida de ânions não mensuráveis (fortes ou fracos) expressa em mEq/L da diferença de duas estimativas independentes de DIF.

O valor considerado normal de GIF é zero, o que significa que existem muito poucos íons fortes além dos considerados para cálculo de DIFa.

GIF positivo indica a presença de ânions não identificados, como sulfato, piruvato, citrato, cetoácidos, acetato etc. São os mesmos que também elevam o *anion gap*.

GIF negativo indica a presença de cátions não identificados.

* Os valores não estão em escala de proporção.

3) A_{tot} – Concentração total de ácidos fracos

Ácidos fracos, diferentemente de ácidos fortes, não estão dissociados por completo. No pH fisiológico, estão dissociados (A^-) ou associados com um próton (HA). O par químico constituído pelo ácido fraco e o sal conjugado (por exemplo, ácido carbônico e bicarbonato) são considerados tampões. A_{tot} inclui, além do bicarbonato, proteínas e o fosfato plasmático.

Dessas três variáveis, duas são controladas na homeostasia acidobásica: a DIF, pelos rins, e a PCO_2, pelos pulmões. A_{tot}, por sua vez, é controlada por outros fatores não relacionados à homeostasia acidobásica. Alterações na DIF e A_{tot} respondem pelos distúrbios não respiratórios.

Essa abordagem explica a acidose metabólica decorrente de grandes infusões de soluções de NaCl 0,9% (também conhecida como acidose dilucional). A redução de bicarbonato não ocorre por diluição ou perda. A reposição fluídica com solução contendo iguais concentrações de Na^+ e Cl^- leva a um aumento desproporcional de cloreto. A diferença de íons fortes se reduz e existe uma tendência de aumento de H^+.

Por outro lado, existe a dificuldade de interpretar a hipo ou hiperproteinemia como responsável por um distúrbio acidobásico.

Um problema real para utilizar o modelo de Stewart é a pouca praticidade das complexas equações matemáticas. Além disso, sempre existe a possibilidade de imprecisão no cálculo, pois devemos considerar que cada variável incluída no cálculo tem uma margem de erro esperada. E por menor que seja a margem de erro, o resultado da soma ou mesmo da multiplicação desses erros pode ser considerável.

Estudos posteriores elaboraram modelos para aplicação clínica mais práticas. Figge *et al.* demonstraram que, entre as proteínas séricas, a albumina respondia completamente pelo efeito de ácido fraco no pH fisiológico. Isso permitia o uso apenas da albumina no cálculo. Alguns anos depois, Watson também demonstrou uma estreita correlação entre o pH calculado e o pH medido, utilizando algoritmos mais simples por meio de um modelo derivado das propriedades conhecidas da albumina.

Apesar de haver estudos comprovando a validade da abordagem baseada nessas variáveis descritas por Stewart, ela ainda encontra resistência e críticas de autores renomados. Siggaard-Anderson considera essa abordagem absurda e anacrônica e que a DIF nada mais é do que o *buffer* base do plasma definido por Singer e Hastings.

Enquanto esses conceitos não forem difundidos e aceitos plenamente, a abordagem tradicional continuará sendo aplicada, relevando a abordagem de Stewart apenas para um plano de interesse acadêmico.

REFERÊNCIAS

1. Arieff AI. Indications for use bicarbonate in patients with metabolic ácidosis. Brit J Anaesth. 1991;67:165-77.
2. Haber RJ. A practical approach to acid-base disorders. West J Med. 1991;155:146-51.
3. Kurtzman NA, Battle DC. Acid-base disorders. Med Clin North Am. 1983 Jul;64.
4. Malley WJ. Clinical Blood Gase: Applications and noninvasive alternatives Philadelphia: WB Saunders Company; 1990.
5. Matsumoto T, Stuginski LA. Alcalose metabólica. In: Carvalho WB, Hirschheimer MR, Matsumoto T, editores. Terapia Intensiva Pediátrica. 3ª ed. Rio de Janeiro: Editora Atheneu; 2006. p. 778-87.
6. Sagy M, Barzilay Z, Boichs H. The diagnosis and management of acid-base imbalance. Pediatr Emerg Care. 1988;4:259-65.
7. Worthley LIG. Strong ion difference: a new paradigm or new clothes for the acid-base emperor. Crit Care Resusc. 1999;1:211-4.
8. Kellum JA. Disorders of acid-base balance. Crit Care Med. 2007;35:2630-6.
9. Sigaard-Andersen O, Fogh-Andersen N. Base excess or buffer base (strong ion difference) as measure of a non-respiratory acid-base disturbance. Acta Anaesthesiol Scand Suppl. 1995;107:123-8.
10. Andrade OVB, Ihara FO, Troster EJ. Metabolic acidosis in childhood: why, when and how to treat. J Pediatr (Rio J.). 2007;83(Supl):S11-21.
11. Forsythe SM, Schmidt GA. Sodium bicarbonate for the treatment of lactic acidosis. Chest. 2000;117:260-7.
12. Berend K. Acid-base pathophysiology after 130 years: confusing, irrational and controversial. J Nephrol. 2013;26(2):254-65.
13. Fencl V, Rossing TH. Acid-base disorders in critical care medicine. Annu Rev Med. 1989;40:17-29.
14. Schlichtig R, Grogono AW, Severinghaus JW. Human $PaCO_2$ and standard base excess compensation for acid-base imbalance. Crit Care Med. 1998;26:1173-9.
15. Corey HE. Stewart and beyond: new models of acid -base balance. Kidney Int. 2003;64:777-87.
16. Anstey CM. Comparison of three strong ion models used for quantifying the acid-base status of human plasma with special emphasis on the plasma weak acids. J Appl Physiol. 2005;98:2119-25.
17. Sirker AA, et al. Acid-base physiology: the "traditional" and the "modern" approaches. Anaesthesia. 2002;57:348-56.
18. Adrogué HJ, Madias NE. Management of life-threatening Acid-Base disorders – second of two parts. N Engl J Med. 1998;338(2):107-11.
19. Anderson LE, Heinrich WL. Alkalemia associated morbidity and mortality in medical and surgical patients. South Med J. 1987;80:729.
20. Arruda JAL, Kurtzman NA. Metabolic acidosis and alkalosis. Clin Nephrol. 1976;7:201.

21. Berger BE, Cogan MG, Sebastian A. Reduced glomerular filtration and enhanced bicarbonate reabsorption maintain metabolic alkalosis in humans. Kidney Int. 1984;26:205.
22. Brimioulle S, Vicent JL, Dufaye P, et al. Hydrochloric acid infusion for treatment of metabolic alkalosis: effects on acid-base balance and oxygenation. Crit Care Med. 1985;13:738.
23. Coe FC. Metabolic alkalosis. JAMA. 1977;238:2288.
24. Cogan MG, Liu FL, Berger BE, et al. Metabolic alkalosis. Med Clin North Am. 1983;67:903.
25. Cogan MG, Rector FC Jr, Seldin DW. Acid-base disorders. In: Brenner BM, Rector FC Jr, editors. The Kidney. Vol. 1. Philadelphia: WB Saunders; 1981. p. 841-907.
26. Fencl PD, Rossing TH. Acid-base disorders in critical care medicine. Annu Rev Med. 1989;40:17.
27. Galla JH. Metabolic Alkalosis. J Am Soc Nephrol. 2000;11:369-75.
28. Gluck SL. Electrolyte quintet Acid-base. Lancet. 1998;352:474-9.
29. Harrington JT. Metabolic alkalosis. Kidney Int. 1984;26:88.
30. Hodgkin JE, Soeprono FF, Chan DM. Incidence of metabolic alkalosis in hospitalized patients. Crit Care Med. 1980;8:725.
31. Javaheri S, Shore NS, Rose B. Compensatory hypoventilation in metabolic alkalosis. Chest. 1982;81:3.
32. Kellum JA. Determinants of blood pH in health and disease. Crit Care. 2000;4:6-14.
33. Liu FY, Cogan MG. Acidification is inhibited in late proximal convoluted tubule during chronic metabolic alkalosis. Am J Physiol Renal Physiol. 1987;253 (1 Pt 2):89-94.
34. Miller PD, Berns AS. Acute metabolic alkalosis perpetuating hypercarbia, a role of acetazolamide in chronic obstructive pulmonary disease. JAMA. 1977;238:2400.
35. Sabatini S, Arruda JAL, Kurtzman NA. Disorders of acid-base balance. Med Clin North Am. 1978;62: 1223.
36. Sabatini S, Kurtzman NA. Metabolic alkalosis. In: Maxwell MH, Kleeman CR, Narins RG, editors. Clinical disorders of fluid and electrolyte metabolism. 4ª ed. McGraw-Hill Book Company; 1987. p. 691-712.
37. Sabatini S, Kurtzman NA. The maintenance of metabolic alkalosis factors which decrease bicarbonate excretion. Kidney Int. 1984;25:357.
38. Sabatini S. The cellular basis of metabolic alkalosis. Kidney Int. 1996;49:906-17.
39. Sagy M, Barzilay Z, Boichis H. The diagnosis and management of acid-base imbalance. Pediatr Emerg Care. 1988;4:295.
40. Seldin DW. Metabolic alkalosis. In: Brenner BM, Rector RC, editors. The Kidney. Philadelphia: WB Saunder; 1986. p. 229-304.
41. Wesson DE, Dolson GM. Enhanced HCO3 secretion by distal tubule contributes to NaCl-induced correction of chronic alkalosis. Am J Physiol Renal Physiol. 1993;264:899-906.
42. Wesson DE. Combined K+ and Cl- repletion corrects augmented H+ secretion by distal tubules in chronic alkalosis. Am J Physiol Renal Physiol. 1994;266:592-603.

56 Diabetes *Mellitus*

Mário Roberto Hirschheimer
Cristiane Kochi

INTRODUÇÃO

A diabetes *mellitus* (DM) está associada a complicações agudas e crônicas. Das complicações agudas, a hiperglicemia hiperosmolar é parte de um espectro clínico de doenças hiperglicêmicas severas, que vão desde a cetoacidose diabética (CAD) ao estado hiperglicêmico hiperosmolar (EHH), sem cetose. Na prática, grande parte das situações de descompensação grave é mista, coexistindo a cetoacidose com a hiperosmolaridade.

Diabetes *mellitus* é uma síndrome metabólica caracterizada por hiperglicemia, com patogenia, quadro clínico e laboratorial e tratamento distintos, dependendo da variedade etiológica. Suas manifestações clínicas são decorrentes de deficiências na síntese, liberação, veiculação ou ação da insulina, bem como de alterações qualitativas ou quantitativas de seus receptores, além de alterações da atividade de outros hormônios e que antagonizam seus efeitos (hormônios contrarreguladores).

O paciente pediátrico portador de DM está sujeito a um grande número de distúrbios metabólicos relacionados a essa doença. Desses, a CAD é a principal causa de mortalidade (5% a 15%), relacionada não só às alterações próprias da cetoacidose (como os distúrbios cardiocirculatórios, hidroeletrolíticos e acidobásicos), como às complicações de seu tratamento, como o edema cerebral agudo, hipoglicemia e hipopotassemia, e às doenças desencadeantes ou associadas.

Embora a cetoacidose diabética seja a forma mais frequente de descompensação no grupo etário pediátrico, outros distúrbios metabólicos podem ocorrer isolados ou simultaneamente (Figura 56.1). O paciente diabético pode, ainda, apresentar outras patologias que mimetizam ou complicam o quadro clínico. Sua abordagem exige, portanto, uma criteriosa avaliação diagnóstica e terapêutica.

ETIOLOGIA

A forma mais comum de DM na infância e adolescência é a do tipo 1 autoimune. Em poucas crianças e adolescentes diabéticos, entretanto, não há evidências de autoimunidade e a causa da destruição das células betainsulares ainda é desconhecida. Nesses casos, a DM costuma manifestar-se com episódios de

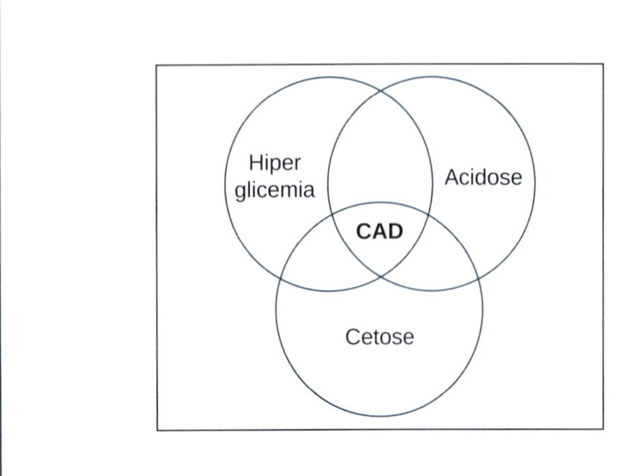

Alt. Metabólica	Causas
Hiperglicemia	Diabetes *mellitus* Estado hiperglicêmico hiperosmolar Intolerância à glicose Hiperglicemia por estresse
Cetose	Hipoglicemia Intoxicação alcoólica Fome
Acidose	Lática Hiperclorêmica Salicilismo Urêmica Intoxicação exógena

FIGURA 56.1 ***Componentes metabólicos da CAD.***

cetoacidose, mas com grandes períodos de remissão. Essas formas idiopáticas diferem daquelas em que a destruição das células pancreáticas é óbvia, como as causadas por agentes medicamentosos ou químicos, vírus, pancreatectomia ou radiação ionizante do abdome, por exemplo.

A DM tipo 2 é a forma mais comum na população em geral, mas rara na criança ou adolescente, e é caracterizada por secreção inadequada e/ou resistência à ação da insulina. A maioria dos pacientes é obesa e sedentária. A insulinemia pode estar elevada, mas é menor que a esperada para a glicemia, idade, peso e estaido puberal do paciente. Costuma manifestar-se após os 40 anos, mas pode ocorrer em qualquer idade, sendo rara em pacientes pré-púberes. A investigação diagnóstica deve ser considerada quando o índice de massa corpórea for maior que o percentil 85 para a idade em pacientes com história familiar de diabetes *mellitus* tipo 2 ou com sinais sugestivos de resistência à ação periférica da insulina: *acantosis nigricans*, hipertensão arterial sistêmica, dislipemia e síndrome de ovário policístico.

Outras formas de DM que podem se manifestar na infância e juventude, às vezes só como intolerância à glicose, em pessoas com história familiar de diabetes tipo 2, são as denominadas MODY (*Maturity-Onset diabetes of the Young* = diabetes da maturidade em jovem), que são causas monogênicas de diabetes. Não estão associadas ao HLA ou à presença de autoanticorpos, mas, na maioria das vezes, requererem tratamento com insulina. São caracterizadas por alteração da secreção pancreática de insulina que se manifesta entre nove e 25 anos de idade. É de herança autossômica dominante na maioria dos casos. Pelo menos seis mutações de genes já foram identificadas.

Outra forma de diabetes que pode se manifestar precocemente é a decorrente de polimorfismo do gene da glicogênio-sintetase, que resulta em resistência à ação da insulina.

Alterações primárias ou secundárias do GLUT-2 (um dos tipos de transportador de glicose para o interior da célula beta) podem manifestar-se como DM não dependente de insulina na infância ou juventude.

A síndrome de Wolfram, caracterizada por DM insulina dependente, diabetes insípido, atrofia óptica e surdez neurossensorial, é causada por uma disfunção mitocondrial codificada no braço curto do cromossoma 4. A deficiência insulínica é variável e a DM pode aparecer já na primeira década de vida. As outras manifestações da doença podem aparecer meses ou décadas mais tarde. Já foram descritas formas com herança autossômica recessiva.

FISIOLOGIA DA INSULINA E DOS HORMÔNIOS CONTRARREGULADORES

Insulina

A insulina é um polipeptídio produzido pelas células beta das ilhotas pancreáticas. Age nas células de praticamente todos os tecidos, particularmente nos hepatócitos, adipócitos e células musculares. Não apresenta ação sobre o SNC, medula renal, elementos figurados do sangue e ilhotas pancreáticas. Liga-se a receptores localizados na membrana celular, com afinidade dependente de vários fatores, como o pH e a temperatura.

Reposta celular à insulina

A insulina estimula reações metabólicas para a síntese e/ou armazenamento de carboidratos, gorduras, proteínas e ácidos nucleicos. Regula o transporte de muitas substâncias, através de sua ação na membrana citoplasmática, com formação de macromoléculas utilizadas na estruturação celular e armazenamento de energia. Estimula a síntese de proteínas, a partir de aminoácidos; a de ácidos nucleicos, a partir de mononucleotídeos; a de polissacarídeos, a partir de monossacarídeo; e a de lipídeos, a partir dos ácidos graxos e glicerol.

As principais ações estimuladoras da insulina se fazem sobre a atividade da ATPase Na/K, a oxidação da glicose, a glicogênese, a lipogênese, a síntese e incorporação proteicas, e sobre a formação de ATP, DNA e RNA. Possui ação inibidora sobre a glicogenólise, a lipólise, a proteólise, a gliconeogênese, a ureagênese e a cetogênese. Sua ação sobre a reabsorção de glicose nos túbulos renais e células intestinais é pequena.

Resposta tecidual à insulina

As principais ações da insulina e consequências da insulinopenia estão resumidas no Quadro 56.1.

QUADRO 56.1 ***Principais ações da insulina e consequências da insulinopenia.***

Tecido	Ação Insulínica	Insulinopenia
Hepático	Glicogênese Inibição da gliconeogênese Lipogênese Inibição da cetogênese	Glicogenólise Gliconeogênese Inibição da lipogênese Cetogênese
Muscular	Captação de glicose Oxidação da glicose Glicogênese Síntese proteica	Não captação de glicose Oxidação de ácidos graxos e cetonas Glicogenólise Proteólise (libera aminoácidos)
Adiposo	Captação de glicose Captação de triglicérides Lipogênese	Não captação de glicose Não captação de triglicérides Lipólise (libera ácidos graxos)

HORMÔNIOS CONTRARREGULADORES

A falta absoluta ou relativa de insulina determina o aumento do catabolismo. A velocidade desse processo é determinada pelos hormônios contrarreguladores (Quadro 56.2).

As suas particularidades estão descritas no Capítulo 57 – Hipoglicemias.

Os principais efeitos dos hormônios contrarreguladores estão resumidos no Quadro 56.2.

CETOACIDOSE DIABÉTICA (CAD)

É um distúrbio do metabolismo das proteínas, lipídeos, carboidratos, água e eletrólitos, consequente à menor ação da insulina adiante da maior atividade (absoluta ou relativa) dos hormônios contrarreguladores (Figura 56.2).

A CAD é a apresentação inicial de cerca de 25% a 40% das crianças diabéticas.

Caracteriza-se por hiperglicemia (geralmente, acima de 250 mg/dL), presença de cetonemia (acima de 3 mmol/L), cetonúria e acidose metabólica (pH < 7,3 ou bicarbonato < 15 mmol/L), podendo ou não ser acompanhada de coma.

QUADRO 56.2 ***Principais efeitos dos hormônios contrarreguladores.***

Tecido	Ação Metabólica	Adrenalina	Glucagon	Cortisol	GH
Pancreático	Secreção de insulina	↓	↑	↑	↑
Hepático	Liberação de glicose Cetogênese	↑ ↑	↑ ↑	↑ ↑	↑ ↑
Muscular	Captação de glicose Neoglicogênese	↓ ↑		↓ ↑	↓ ↓
Adiposo	Captação de glicose Lipólise	↑ ou ↓* ↑	↑ ou ↓* ↑	↓ ↑	↑ ou ↓* ↑

* Em pequenas quantidades aumenta, e em grandes quantidades diminui.

A descompensação metabólica ocorre quando há um desequilíbrio entre a necessidade de insulina e sua disponibilidade ou atividade, por diminuição de síntese ou oferta exógena e/ou aumento da atividade dos hormônios contrarreguladores frente às diferentes situações de estresse, como infecções e trauma físico ou psíquico.

Com o aumento progressivo da glicemia, a taxa de reabsorção tubular renal de glicose é ultrapassada (habitualmente, quando a glicemia excede 180 mg/dL), ocorrendo glicosúria e diurese osmótica, com perda de água e eletrólitos. A tendência à desidratação desencadeia a polidipsia. Quando a ingestão de água é insuficiente, ocorre desidratação, azotemia pré-renal, acidose e, raramente, choque hipovolêmico.

Com a diminuição da taxa de filtração glomerular, há diminuição da depuração renal de glicose, que resulta em aumento progressivo da glicemia. A perda hídrica, a hiperglicemia e a hipercetonemia promovem aumento da osmolalidade sérica, com consequente saída do líquido intracelular para o extracelular, minimizando os sinais clínicos de desidratação e as repercussões hemodinâmicas. Para aumentar a osmolalidade intracelular, as células sintetizam substâncias osmoticamente ativas, denominadas "osmóis idiogênicos". Esse mecanismo visa a diminuir a desidratação celular, particularmente no SNC.

A ocorrência de vômitos agrava a desidratação, promovendo a evolução para choque hipovolêmico. A hipoperfusão tecidual piora a oxigenação tecidual, acentuando o metabolismo anaeróbio, com aumento de ácido lático, e agravando a acidose metabólica.

Não havendo entrada de glicose nas células, a produção energética é obtida pela metabolização dos triglicérides e das proteínas. A lipase-lipoproteica hormônio sensível degrada triglicérides a glicerol e ácidos graxos livres. Estes últimos deveriam ser transportados pelo sistema da carnitina até as mitocôndrias, onde seriam oxidados até acetil CoA, que entraria no ciclo de Krebs para aproveitamento energético. Tal transporte é prejudicado pela deficiência de insulina. O excesso de ácidos graxos livres é então convertido em corpos cetônicos (ácido acetoacético [AcAc], ácido beta-hidroxibutírico [βOH-B] e acetona).

Os corpos cetônicos causam acidose metabólica com *anion gap* aumentado e seus ânions são eliminados na urina, juntamente com cátions, principalmente sódio e potássio, agravando suas perdas.

A acetona não é um composto ácido e é eliminada pela urina e pela via respiratória, promovendo um hálito característico de maçãs estragadas (hálito cetônico). Sua metabolização não depende de enzimas, de modo que sua depuração é lenta. Na cetoacidose, o acúmulo de βOH-B é muito maior que o de AcAc, e a relação [βOH-B:AcAc] atinge valores de até [15:1], enquanto, na cetose de jejum de uma pessoa normal, essa relação é da ordem de [3:1].

A determinação dos corpos cetônicos se faz habitualmente por sua reação com nitroprussiato (reativo de Imbert, fitas reagentes etc.). Apenas o AcAc e a acetona são assim detectados. Esse método subestima a quantidade total de corpos cetônicos durante a cetoacidose por não identificar o βOH-B.

Durante o tratamento com insulina, existe reconversão do βOH-B em AcAc; ocorre um aumento da cetonúria e cetonemia quando avaliado por esse método, apesar da evolução metabólica favorável. Assim, uma cetonúria discreta pode ser mantida por várias horas após o controle da cetoacidose, pelo fato de a acetona ser eliminada lentamente.

O *anion gap* sugere uma estimativa da quantidade de ânions não mensuráveis no plasma, como albumina, e, na CAD, ânions cetoacéticos. Seu cálculo é feito subtraindo o total dos ânions aferidos (cloro e bicarbonato) do maior cátion (sódio).

Uma forma de avaliar a correção da acidose metabólica seria a aferição do bicarbonato sérico e, para avaliar a correção da cetoacidemia, o *anion gap*, uma vez que a cetonúria pode ser mantida mesmo após a boa correção clínica, como descrito anteriormente.

A acidose metabólica desencadeia uma tentativa de compensação respiratória, com uma eliminação de CO_2 que quantitativamente pode ser avaliada pela fórmula:

$$PaCO_2 = (HCO_3^- \times 1,5) + 8 \pm 2.$$

Valores superiores a essa $PaCO_2$ esperada indicam associação com patologias que cursam com acidose respiratória, que muitas vezes requerem intubação traqueal e ventilação pulmonar mecânica.

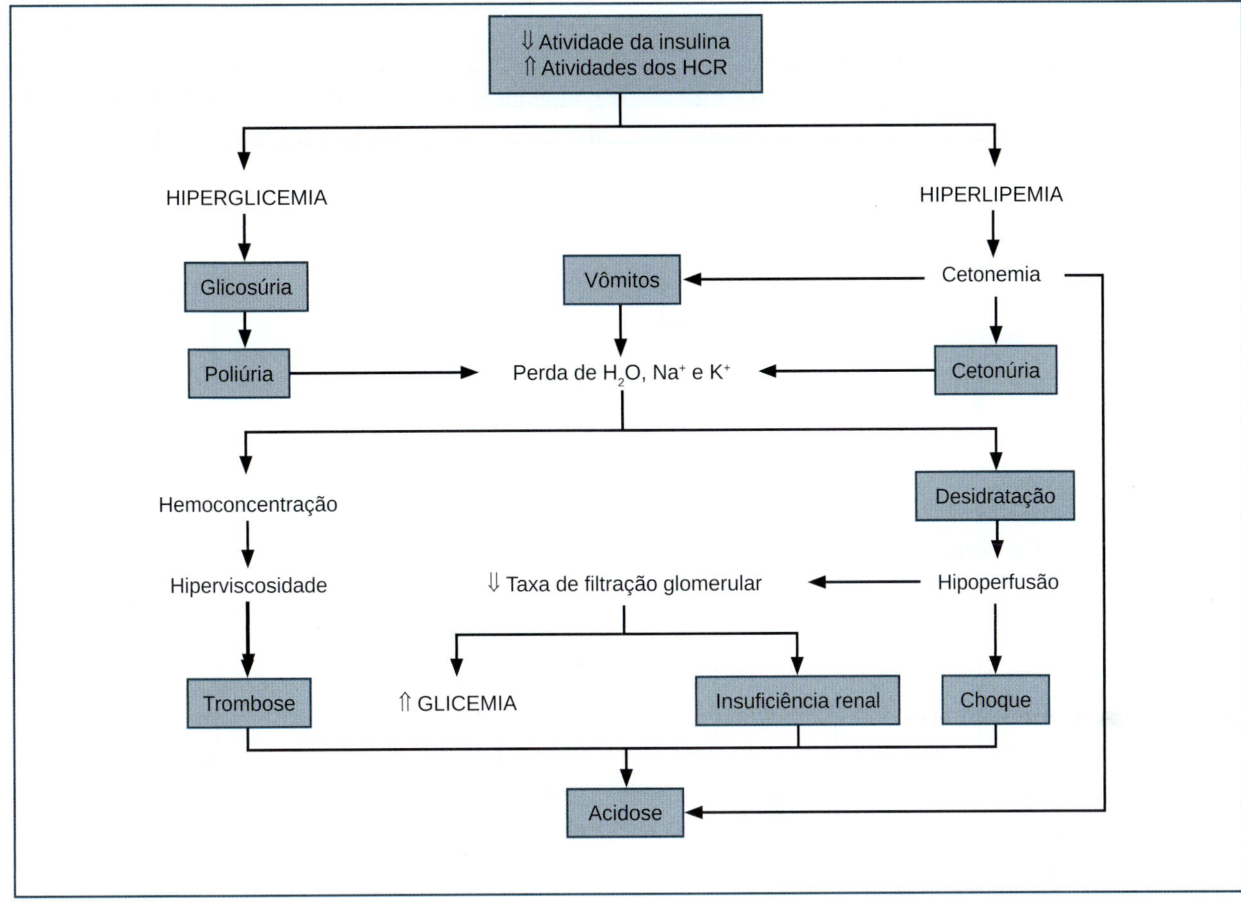

FIGURA 56.2 ***Fisiopatologia da cetoacidose diabética.***

A hipocapnia ocasiona vasocontrição. Esta causa diminuição da perfusão cerebral e, consequentemente, do transporte e consumo de oxigênio, diminuindo o nível de consciência. Há indícios de que isso predispõe ao edema cerebral agudo durante o tratamento. A diminuição do fluxo sanguíneo esplâncnico pode causar íleo adinâmico. Na acidose grave, a depressão cardiovascular pode determinar arritmias e choque cardiogênico.

Distúrbios Eletrolíticos na CAD

Sódio

Vários fatores concorrem para as alterações da concentração plasmática do sódio nos pacientes em CAD. Com o aumento da glicemia, o limiar tubular renal de reabsorção de glicose é ultrapassado. A presença de glicose na urina provoca diurese osmótica, com perda de sódio. Também há perda de sódio através da eliminação desse íon com os corpos cetônicos. A hiperosmolalidade estimula a secreção do hormônio antidiurético (HAD), com perda urinária maior de sódio em relação à de água. Habitualmente, a concentração urinária de sódio varia entre 40 e 100 mEq/L. Devido aos vômitos, o sódio também deixa de ser ingerido adequadamente (Figura 56.3).

Dois fatores podem contribuir para que a natremia esteja laboratorialmente mais baixa. Um é dilucional, conhecido como pseudo-hiponatremia, que ocorre pelo deslocamento de água livre do compartimento intracelular para o intravascular. Esse fator pode ser corrigido adicionando-se de 1,22 a 2,08 mEq de sódio/L para cada 100 mg de glicose/dL acima de 100 mg/dL (Figura 56.4).

O segundo fator é artefatual, conhecido como falsa hiponatremia, que ocorre pela presença de hiperlipemia na amostra. Essa fração lipídica do plasma ocupa um volume não ocupado simultaneamente pela água (fração hídrica do plasma), onde o sódio é medido pelos métodos convencionais. Assim, a concentração de sódio medida é menor do que a realmente existente no seu verdadeiro espaço de distribuição. Esse fator pode ser corrigido: o aumento da lipemia em 4,6 g/L diminui a natremia em 1 mEq/L.

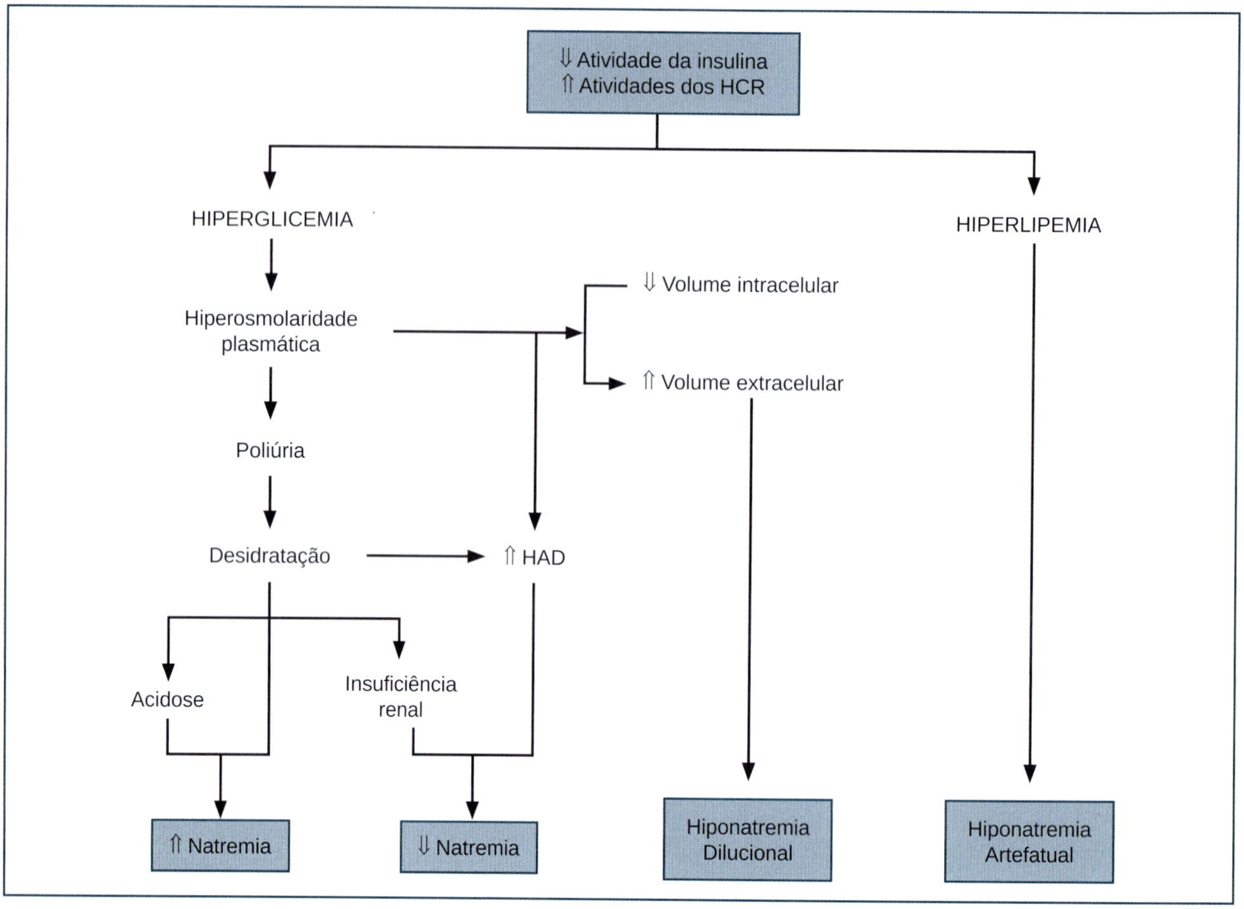

⇓ Atividade da insulina
⇑ Atividades dos HCR
HIPERGLICEMIA
HIPERLIPEMIA
Hiperosmolaridade plasmática
⇓ Volume intracelular
⇑ Volume extracelular
Poliúria
Desidratação
⇑ HAD
Acidose
Insuficiência renal
⇑ Natremia
⇓ Natremia
Hiponatremia Dilucional
Hiponatremia Artefatual

FIGURA 56.3 *Distúrbios do metabolismo do sódio na cetoacidose diabética.*

Δ Na+/Δ glicemia (mEq/L/100 mg/dL)
Δ VEC (%)
2,1
2
1,9
1,8
1,7
1,6
1,5
1,4
1,3
1,2
1,1
1
-15
-10
-5
0
+5
+10
+15
0
200
400
600
800
1000
1200
Glicemia (mg/dL)

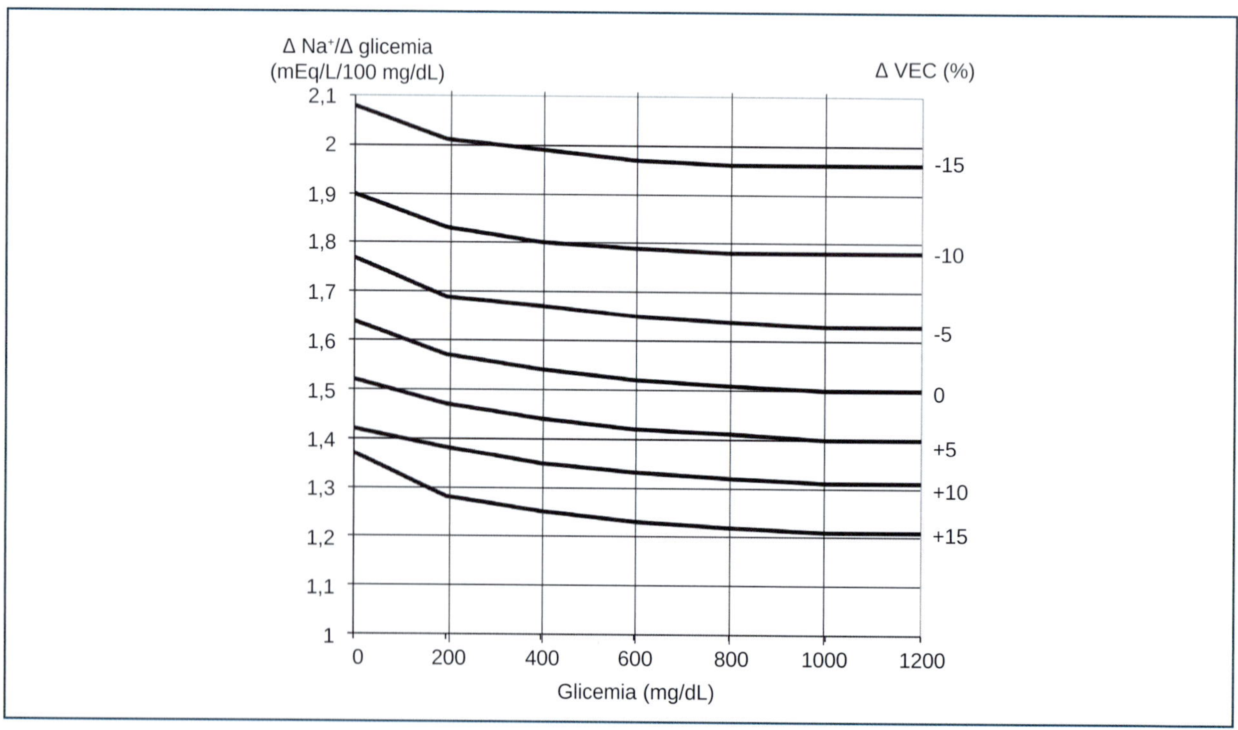

FIGURA 56.4 *Variação da natremia com a glicemia e porcentagem de perda do volume extracelular.*

Potássio

A deficiência de insulina favorece tanto o catabolismo tecidual como a utilização das reservas de glicogênio, o que promove liberação celular de potássio. A acidose causa saída de potássio do meio intra para o extracelular (Figura 56.5). O potássio assim liberado é eliminado na urina, devido à diurese osmótica e à ação da aldosterona. A caliúria é da ordem de 40 a 60 mEq/L. A presença de vômitos impede a ingestão adequada de potássio. Devido à combinação desses fatores, o paciente antes do tratamento apresenta-se com hiper ou normopotassemia, pois, além da saída do potássio desde o meio intracelular, há menor filtração glomerular relacionada à desidratação (Figura 56.6).

A reidratação, a melhora da acidemia e o uso de insulina promovem rápida diminuição da potassemia em consequência à perda urinária mantida e ao retorno do potássio para o meio intracelular.

Em pacientes com CAD, as alterações secundárias à hipercalemia podem se instalar mesmo em concentrações plasmáticas de potássio não tão elevadas, pois a concentração intracelular muito baixa desse íon aumenta o gradiente de concentração entre o intra e o extracelular. A monitorização da calemia e do

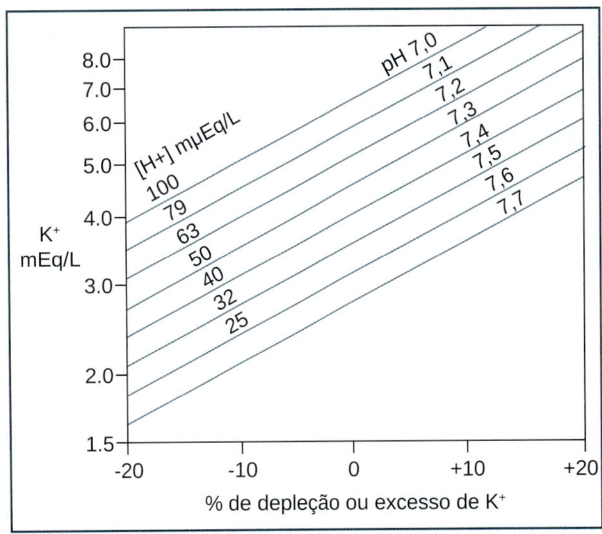

FIGURA 56.5 ***Normograma correlacionando potassemia e pH com depleção ou excesso de potássio.***

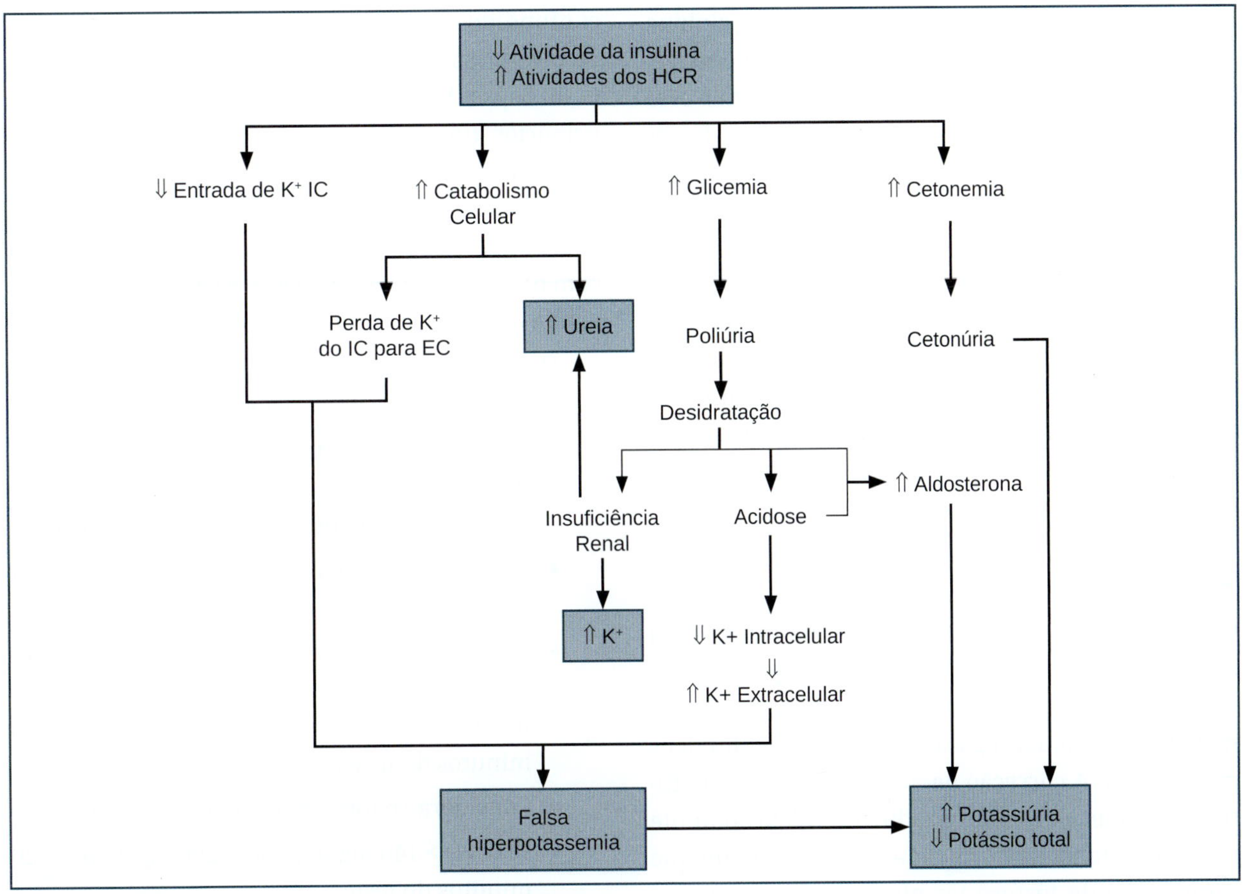

⇓ Atividade da insulina
⇑ Atividades dos HCR

⇓ Entrada de K⁺ IC
⇑ Catabolismo Celular
⇑ Glicemia
⇑ Cetonemia
Perda de K⁺ do IC para EC
⇑ Ureia
Poliúria
Cetonúria
Desidratação
Insuficiência Renal
Acidose
⇑ Aldosterona
⇑ K⁺
⇓ K+ Intracelular
⇓
⇑ K+ Extracelular
Falsa hiperpotassemia
⇑ Potassiúria
⇓ Potássio total

FIGURA 56.6 ***Distúrbios do metabolismo do potássio na cetoacidose diabética.***
Siglas: IC =intracelular; EC = extracelular.

traçado eletrocardiográfico são indispensáveis para o controle adequado do tratamento da cetoacidose.

Fósforo

O fosfato também é um íon predominantemente intracelular e, com o maior catabolismo durante a CAD e a acidose, é transferido para o espaço extracelular, com consequente perda urinária. Seu nível plasmático prévio ao início do tratamento encontra-se próximo ao normal ou elevado. Com a reidratação, a melhora da acidose e a insulinoterapia, ocorre diminuição da fosfatemia. O significado clínico dessa hipofosfatemia é polêmico.

Existem vantagens teóricas na utilização de fosfatos durante a terapêutica da CAD. A utilização de fosfato de potássio, em substituição à parte do cloreto, diminui a ocorrência de acidose hiperclorêmica no decorrer do tratamento.

A deficiência do 2,3-difosfoglicerato (2,3-DPG) eritrocitário é secundária à hipofosfatemia. Ele é importante na liberação do oxigênio ligado à hemoglobina para os tecidos. Quando diminuído, resulta em desvio da curva de dissociação da oxi-hemoglobina para a esquerda (aumento da afinidade pelo oxigênio). A acidose, por outro lado, tende a desviar essa curva para a direita. A ocorrência simultânea desses dois distúrbios faz com que a afinidade da hemoglobina pelo oxigênio encontre-se inadequadamente "normal". Os pacientes pediátricos têm uma rápida recuperação dos níveis eritrocitários de 2,3-DPG, mesmo sem receber a suplementação de fosfato parenteral. Estudo realizado por Keller não encontrou diferença significante no nível de 2,3-DPG durante a terapia com fosfato. Recomendamos o uso de sais de fosfato nos pacientes com insuficiência respiratória ou que requerem jejum prolongado.

Cálcio

Com a acidose e maior mobilização de fosfatos, há aumento da mobilização do cálcio livre para o plasma, com maior perda urinária. Essa perda é minimizada pela maior ligação do cálcio aos lipídeos plasmáticos. A correção da acidose e da taxa de filtração glomerular tende a reduzir o cálcio ao limite inferior da faixa de normalidade. Nos casos em que a reposição de fósforo for efetuada, poderá haver hipocalcemia, associada à hipomagnesemia e diminuição do paratormônio (PTH). Apesar disso, raros casos evoluem com manifestações clínicas desse distúrbio.

Diagnóstico de Diabete Melito

Do início dos sintomas ao quadro clínico completo de cetoacidose, podem transcorrer dias ou semanas (habitualmente, entre uma e seis semanas). Ocorre poliúria, polidipsia, boca seca, perda de peso, fraqueza muscular, náuseas, vômitos, dor abdominal (podendo até mimetizar abdome agudo) e, mais raramente na infância, polifagia. Com a piora da acidose, aparecem a hiperpneia compensatória (ritmo de Kussmaul), hálito cetônico, confusão mental, torpor e coma. A esses sintomas e sinais, podem associar-se aqueles relativos ao fator desencadeante ou os consequentes aos distúrbios eletrolíticos complicadores do quadro.

Em crianças menores de dois anos de idade, o quadro clínico de sede intensa, irritabilidade, desidratação (às vezes, com febre, alteração do nível de consciência e taquipneia) e fraldas descartáveis muito pesadas ao serem descartadas pode ser confundido com infecções agudas graves, como as respiratórias, gastroentéricas, urinárias, meningite ou sepse. Em crianças maiores, com transtornos urinários (infecção ou enurese, diabetes insípido e alterações psíquicas ou emocionais). Portanto, o diagnóstico diferencial deve ser feito com todas as causas que podem levar à desidratação e ao coma com hiperglicemia e acidose, presente nos pacientes aguda e gravemente enfermos (Figura 56.1).

O diagnóstico de diabetes *mellitus* é confirmado por qualquer uma das situações abaixo:

- Glicemia (em plasma venoso) > 200 mg/dL em qualquer horário, na presença de sintomas típicos ou mesmo quando colhido ao acaso.
- Glicemia após 8 horas de jejum > 126 mg/dL (7 mmol/L), em dois momentos diferentes.
- Teste de tolerância à glicose por via oral (TTG-VO, usando 1,75 mg de glicose/kg até o máximo de 75 g) > 200 mg/dL (11 mmol/L) aos 120 minutos do teste.
- Considera-se tolerância alterada à glicose:
- TTG-VO > 140 mg/dL, mas < 200 mg/dL aos 120 minutos do teste.
- Glicemia de jejum alterada: após 8 horas de jejum > 100 mg/dL, mas < 126 mg/dL.

As formas de descompensação mais comuns podem ser classificadas como no Quadro 56.3.

Um dos diagnósticos diferenciais mais difíceis é a intoxicação por salicilatos, que evolui com glicosúria, hiperglicemia discreta e acidose metabólica. Ao adicionar-se cloreto férrico à urina do diabético, bem como no paciente intoxicado por salicilatos, ocorrerá a viragem de cor para vermelho. Se a urina for fervida, o ácido acetoacético será volatilizado e o resultado não mais será positivo no diabético.

Tratamento da CAD

Princípios básicos

A internação em unidade de cuidados intensivos está indicada em todos os pacientes com CAD severa e/ou que apresentem uma das seguintes condições: choque hemodinâmico; pH < 7,1; arritmias cardíacas; insuficiência respiratória; coma; edema cerebral; todos com idade menor que dois anos e/ou com fatores associados, como queimaduras, traumatismo cranioencefálico e infecções.

O tratamento da CAD severa pode ser divido em três fases: ressuscitação, correção dos distúrbios cardiocirculatórios e hidroeletrolíticos, e correção e manutenção do distúrbio glicêmico, até estabelecer um esquema de tratamento diário. A fase de ressuscitação consiste na aplicação imediata do suporte básico de vida quando necessário, garantindo permeabilidade das vias aéreas e adequada respiração, considerando o suporte ventilatório mecânico se a escala de coma de Glasgow for igual ou inferior a 7.

Após as manobras de ressuscitação, o esquema terapêutico deve ser individualizado, adaptando a aplicação dos protocolos de tratamento a cada caso. A resposta clínica e laboratorial, que é variável, deve servir de critério para a velocidade e intensidade dos procedimentos a serem aplicados.

A correção dos distúrbios cardiocirculatórios e hidroeletrolíticos é prioritária. É importante o reconhecimento e, se possível, o tratamento dos fatores desencadeantes.

Deve-se fazer o inquérito sobre a aplicação de insulina nos dias anteriores (tipo, dose, horários e local), aferir os sinais vitais e os dados antropométricos, e colher amostras de sangue para dosagens de glicose, sódio, potássio, cloro, ureia, creatinina, gasometria (que pode ser venosa se não houver suspeita de comprometimento ventilatório ou cardiocirculatório) e urina, para dosagens de glicosúria e cetonúria. Lembrar que o hemograma pode apresentar leucocitose com desvio à esquerda, mesmo na ausência de infecção, devido à ação dos hormônios contrarreguladores. São importantes a monitorização cardíaca e do débito urinário. A obtenção de uma via venosa adequada para a infusão de soluções deve evitar dissecções venosas, pois outros episódios de CAD que necessitem de internação poderão ocorrer no futuro.

A presença de vômitos pode ser combatida com o uso de antieméticos convencionais e, se necessárias, sondagem e lavagem gástrica com soluções levemente alcalinas.

QUADRO 56.3 ***Critérios diagnósticos para CAD e estado hiperglicêmico hiperosmolar (EHH).***

Parâmetro	CAD			EHH
	Leve	Moderada	Severa	
Glicemia (mg/dL)	> 250	> 250	> 250	> 600
pH arterial	7,25 a 7,30	7,00 a 7,24	< 7,00	> 7,30
HCO_3^- (mEq/L)	15 a 18	10 a < 15	< 10	> 15
Cetonúria	Positiva	Positiva	Positiva	Pouca
Cetonemia	Positiva	Positiva	Positiva	Pouca
Osmolaridade sérica (mOsm/L)*	Variável	Variável	Variável	> 320
Anion Gap†	> 10	> 12	> 12	< 12
Nível de consciência	Alerta	Alerta/sonolento	Estupor/coma	Estupor/coma

* Cálculo da osmolaridade sérica = 2 x [Natremia (mEq/L) + Glicemia (mg/dL)/18.
† Cálculo do *Anion Gap* = $Na^+ - (Cl^- + HCO_3^-)$.

A antibioticoterapia está indicada apenas quando houver evidências de infecção, o que é mais bem avaliado após a correção dos distúrbios hidroeletrolíticos e acidobásicos.

Hidratação

O déficit de água é proporcional à hiperosmolalidade plasmática. Existem dificuldades em estimar clinicamente o grau da desidratação, pois a perda hídrica é mais intensa no intra que no extracelular e os sinais clínicos são menos evidentes em crianças maiores que em lactentes. A variação do peso não é um critério muito fiel, pois coexiste o emagrecimento secundário à glicogenólise, proteólise e lipólise. A densidade urinária também não é útil, pois a presença de glicose na urina a eleva. A desidratação é, geralmente, de segundo grau, com perda hídrica média de 8% a 10% do peso corpóreo. Deve-se usar, portanto, em casos moderados de CAD uma estimativa de desidratação de 5% e, nos casos graves, 10%.

As perdas hidroeletrolíticas estimadas médias e suas variações são:

- Água 100 mL/kg (50 a 100)
- Sódio 8 mEq/kg (5 a 10)
- Cloro 5 mEq/kg (3 a 10)
- Potássio 6 mEq/kg (3 a 11)
- Fósforo 1 mmol/kg (0,5 a 1,5)

O esquema de hidratação sugerido é descrito a seguir.

- Paciente com CAD sem choque hipovolêmico: infundir soro fisiológico, 20 mL/kg em 1 a 2 horas. Esse volume pode ser repetido até que a perfusão tecidual esteja adequada. Dar preferência ao uso de cristaloide, e não ao de coloide. Não há evidências de que o uso de coloide seja melhor do que o de cristaloide na CAD.
- Paciente em choque hipovolêmico: infundir soro fisiológico (NaCl 0,9%), 10 a 20 mL/kg, por via IV em 20 minutos. Repetir até melhora das condições hemodinâmicas. Raramente, há necessidade de mais de 60 mL/kg em uma hora, indicando o uso de expansores de volume (plasma, sangue ou albumina) ou de drogas vasoativas.

Com o retorno da taxa de filtração glomerular, há queda importante da glicemia por aumento da glicosúria. Por isso, não usamos insulina até obter boa diurese.

Se houver melhora das condições cardiocirculatórias, mas o paciente ainda apresentar oligoanúria, deve-se pensar na possibilidade da instalação de insuficiência renal, e a infusão de água, potássio e sódio deverá ser feita mais criteriosamente. A programação de reposição de volume deve ser feita para 48 horas.

- Paciente desidratado com débito urinário satisfatório (maior que 1,5 mL/kg/hora): infundir soro fisiológico adicionado a igual volume de soro glicosado a 5% e potássio na concentração de 30 a 40 mEq/L, se a potassemia estiver entre 3,5 e 5,5 mEq/L, a 40 a 60 mEq/L, se a potassemia estiver menor que 3,5 mEq/L e não oferecer potássio, se a potassemia estiver acima de 5,5 mEq/L, até ficar < 5,5 mEq/L. Essa solução deve ser infundida por via IV na velocidade de 4.200 mL/m^2/dia ou, em crianças de dois a 10 anos, 200 mL/kg/dia; em crianças maiores de 10 anos: 100 a 120 mL/kg/dia (4 a 6 mL/kg/hora), até o desaparecimento dos sinais clínicos de desidratação. Essa fase da reidratação deve ser lenta, em prazo não inferior a 12 horas, para evitar complicações, devendo ser reavaliada clinicamente e através de balaço hídrico e eletrolítico a curtos intervalos (cada uma a quatro horas). Esse esquema terapêutico inicial, com infusão de potássio, que deve ser iniciado junto com a insulinoterapia, visa a reparar as perdas pré-existentes à internação e repor a diurese aumentada mantida durante o tratamento. Por oferecer precocemente glicose e potássio, diminui o risco de hipoglicemia (a glicemia, nessa fase do tratamento, deve ser mantida entre 150 e 250 mg/dL); repõe mais rapidamente os depósitos de glicogênio; diminui o risco de hipopotassemia, embora não repare totalmente o déficit desse íon (a potassemia deve ser mantida entre 3,5 e 5,5 mEq/L); e impede a queda brusca da osmolalidade, reduzindo o risco de edema cerebral.

Se a potassemia inicial do paciente for < 2,5 mEq/L, o que é raro, deve-se infundir, paralelamente, KCl, na concentração de 10 mEq de K+/L, 0,5 mEq/kg, EV, em uma hora.

- Paciente hidratado com débito urinário adequado ou elevado, geralmente no dia seguinte ao da admissão: introduzir a hidratação de manutenção por via IV, na velocidade de 3.200 mL/m²/dia, contendo NaCl a 0,3%, glicose a 3,5%, com 25 mEq/L de potássio, ou o esquema sugerido por Holliday-Segar:
  - Volume da manutenção = 100 mL / 100 kcal necessárias/dia

    Para cálculos das kcal necessárias/dia, usar as fórmulas:
    - Até 10 kg = 100 kcal/kg/dia;
    - 10 a 20 kg = 1.000 kcal + 50 kcal para cada quilo acima de 10;
    - > 20 kg = 1.500 kcal + 20 kcal para cada quilo acima de 20.
  - Necessidade de sódio = 3 mEq/100 kcal.
  - Necessidade de potássio = 2,5 mEq/100 kcal.
  - Ao volume da manutenção, acrescentar a reposição das perdas continuadas (principalmente urina), em média 50 mL/kg/dia, com 75 mEq de sódio/L e 50 mEq de potássio/L. Essa solução (manutenção + reposição) é constituída com glicose 5% e parte do potássio, na concentração de 20 a 25 mEq/L; pode ser oferecida na forma de fosfato (1 mL de KH_2PO_4 a 25% contém 1,8 mEq de K e 1,8 mmol de PO_4^{3-}).

A hidratação parenteral deverá ser reavaliada a cada quatro a seis horas e poderá ser interrompida assim que o paciente estiver hidratado, com boa diurese, com boa aceitação hídrica por via oral.

Se a evolução for favorável, pode-se manter 1/3 desse volume por via parenteral e o restante por via oral, na forma de água, leite, caldo de carne, suco de frutas coado ou chás.

Não existem evidências de que a reposição de fosfato possa ser benéfica no tratamento da CAD, e a hipofosfatemia grave é rara. As manifestações clínicas de hipofosfatemia incluem: encefalopatia (irritabilidade, confusão, parestesia, convulsão e coma), contratilidade miocárdica alterada, falência respiratória decorrente de fraqueza diafragmática, disfunção muscular com miopatia proximal e disfagia. A hipofosfatemia aguda em pacientes com depleção pré-existente de fósforo pode levar à rabdomiólise. Portanto, a hipofosfatemia grave associada a algum desses sintomas deve ser tratada. Lembrar que a reposição de fosfato pode levar à hipocalcemia.

Insulinoterapia

Os tipos de insulina variam de acordo com o tempo de sua ação (Quadro 56.4).

A terapia com insulina irá baixar a concentração sérica de glicose, primariamente por reduzir a

QUADRO 56.4 *Tipos de insulina disponíveis para uso subcutâneo.*

Tipo de insulina (aspecto)	Nome comercial	Início de ação	Pico de ação	Duração da ação
Ação ultrarrápida (límpido)	Apidra® (glulisina)	10-15 min	30-90 min	4-5 horas
	Humalog® (lispro)	< 15 min	30-90 min	2-4 horas
	NovoRapid® (aspart)	5-10 min	60-180 min	3-5 horas
Ação rápida (límpido)	Humulin® R	30-60 min	120-180 min	6-10 horas
	Novolin® R			
Ação intermediária (turvo)	Humulin® N	1-3 horas	5-8 horas	até 18 horas
	Humulin® L			
	Novolin® NPH			
Ação longa	Lantus® (glargine)	90 min	Estável	até 24 horas
	Levemir® (detemir)			
	Tresiba® (degludeca)			

produção hepática, além de melhorar a utilização periférica desta. Irá, ainda, promover a diminuição da produção de cetonas – diminuindo a lipólise e a produção de glucagon – e aumentando a utilização da cetona.

Uma vez restabelecida a volemia, a única contraindicação para começar a infusão de insulina seria a hipocalemia – valor inferior a 3,3 mEq/L. Na CAD, a infusão intravenosa contínua é o tratamento de escolha, exceto se o evento for leve e sem complicações. Doses baixas de insulina regular costumam baixar a concentração de glicose sérica em 50 a 70 mg/dL por hora.

A terapia de reposição volêmica pode, por si, reduzir a glicose sérica em 35 a 70 mg/dL por hora pela hemodiluição e por aumentar a perda urinária, uma vez que a perfusão do rim foi alcançada. Quando o nível de glicemia cai abaixo de 200 mg/dL na CAD ou 250 a 300 mg/dL na EHH, deverá ser alterada a infusão hídrica isotônica para outra, com aporte de glicose, e reduzida pela metade a infusão de insulina.

Na CAD, utilizam-se insulinas de ação rápida.

A insulina regular (R ou cristalina), quando usada por via EV, tem início de ação em três a quatro minutos e seu efeito se mantém por cerca de 30 minutos.

Inibição da lipólise e produção de glicose no fígado ocorrem com concentrações plasmáticas de insulina entre 50 e 100 uU/mL. O transporte máximo de glicose ocorre em concentrações plasmáticas de insulina da ordem de 200 mcU/mL. Uma vez que a sensibilidade periférica à insulina varia com o pH, a concentração dos hormônios contrarreguladores, a temperatura corpórea, a presença de distúrbios eletrolíticos, as toxinas bacterianas e a ação de drogas, podemos encontrar grupos diferentes de sensibilidade. Em nível experimental, há dois grupos de sensibilidade, de acordo com a variação do pH: um com pH normal e com alta sensibilidade (4-5 mg/dL de glicose/unidade de insulina/hora) e outro com pH inferior a 7,35 e baixa sensibilidade (2 mg/dL de glicose/unidade de insulina/hora).

A via SC ou IM não deve ser utilizada em condições de acidose grave e desidratação com hipoperfusão periférica. Nesses casos, é preferível o uso de insulina por via intravenosa contínua, começando com doses de 0,05 a 0,1 U/kg/hora. A glicemia deve diminuir cerca de 10%/hora ou 75 a 100 mg/dL/hora. Se essa diminuição for mais rápida, a velocidade de infusão deve ser reduzida em 0,05 U/kg/hora; e se for mais lenta, aumentada em 0,05 U/kg/hora. O objetivo da insulinoterapia, nessa fase do tratamento, é corrigir a acidose para níveis de pH > 7,25 e de bicarbonato > 15 mEq/L. Não se deve usar uma dose de ataque IV no início do tratamento, pois é desnecessária e pode aumentar o risco de edema cerebral e pode exacerbar a hipocalemia.

A solução IV contínua pode ser preparada com 50 U de insulina simples em 250 mL de solução fisiológica (NaCl a 0,9%), devendo ser trocada a cada seis horas. Como a insulina pode aderir ao equipo do soro, deve-se "lavar" o equipo com a solução que a contém antes de se iniciar a infusão. O uso de bomba de infusão torna a utilização de insulina contínua mais segura. Quando esta não estiver disponível, recomendamos a administração de 0,2 U/kg, por via IM, a cada duas horas, desde que as condições de perfusão tissular estejam adequadas.

Quando a glicemia atingir valores inferiores a 250 mg/dL, com bicarbonato maior que 15,0 mEq/L e pH maior que 7,25, dar insulina rápida, 0,1 U/kg por via IM ou SC a cada quatro horas, enquanto houver hiperglicemia e a infusão EV mantida por mais 30 minutos na dose de 0,05 U/kg/hora antes de ser suspensa. Se a glicemia normalizar, reavaliar a necessidade do uso de insulina rápida por via SC ou IM duas horas após.

Caso persista a acidemia mesmo com glicemia menor de 250 mg/dL, aumenta-se a velocidade de infusão de glicose, adicionando-se 2 a 4 g de glicose/unidade de insulina que está sendo administrada.

Na primeira manhã, mesmo que o controle da CAD seja apenas parcial e determine a continuidade do uso de insulina de ação rápida, como acima, prescreve-se a insulina de ação intermediária (insulina NPH, Detemir ou Lenta) por via SC, em dose 10% maior que a prévia à descompensação para pacientes que dela já faziam uso (desde que o motivo não tenha sido abandono do tratamento) e 0,3 a 0,5 U/kg/dia nos casos de primeira descompensação.

A insulina NPH apresenta o pico de ação entre cinco e sete horas e tem duração de ação de 13 a 20 horas, mas, em alguns pacientes, o efeito de pico da insulina NPH ocorre em três horas, diminuindo para um nível estável em 14 horas. Esse pico precoce da insulina NPH, quando dada antes do desjejum, pode proporcionar cobertura da insulina durante o almoço (embora ele possa também ocasionar hipoglicemia pré-almoço). O efeito da insulina NPH administrada pela manhã é frequentemente perdido no período do jantar.

As insulinas de ação longa são análogas à insulina basal solúvel, com um perfil de ação uniforme e com uma ação prolongada. Ao serem injetadas por via subcutânea, são mais vagarosamente distribuída para tecidos periféricos alvos, quando comparadas com a insulina NPH. A duração de ação varia de até 24 horas a 42 horas, dependendo da dose e do produto, proporcionando a oportunidade para administração de uma ou duas vezes ao dia. Se for administrada duas vezes ao dia, o estado de equilíbrio ocorrerá após duas a três doses de administração. Para doses no intervalo de 0,2 a 0,4 U/kg, exerce mais que 50% de seu efeito máximo a partir de três a quatro horas e até aproximadamente 24 horas após a administração da dose.

O tratamento cotidiano do paciente deve proporcionar a substituição da insulina endógena pela exógena do modo mais fisiológico possível, prevenindo hipo e hiperglicemias.

A injeção única matinal de insulina de ação intermediária causa, frequentemente, períodos de hipoglicemia (principalmente, durante a noite ou antes do almoço) alternados com períodos de hiperglicemia (pela manhã ou antes do jantar). O ideal é oferecer mais insulina às refeições e manter um nível basal entre elas para conservar um nível estável de glicemia.

Para o ajuste da dose de manutenção, deve-se considerar o padrão de resposta do paciente à insulinoterapia e suas características socioeconômicas-culturais, como hábitos alimentares, horários de atividades e refeições. Isso só pode ser avaliado ambulatorialmente, após o retorno ao ambiente familiar e cotidiano. É inútil tentar fazê-lo com o paciente internado.

O desaparecimento da poliúria, da polidípsia, da polifagia e dos distúrbios cardiocirculatórios, hidroeletrolíticos e acidobásicos, assim como a familiaridade com o uso e aplicação domiciliar da insulina, com os controles de rotina e com a orientação dietética, constitui o critério de alta hospitalar.

O tratamento de manutenção deve objetivar manter o paciente assintomático, com boa qualidade de vida e crescimento normal, e manter a prevenção das complicações crônicas.

Correção da acidose

Com a correção da volemia e o uso de insulina, haverá interrupção da produção ácida (ácido acetoacético e β-hidroxibutírico) e metabolização dos cetoácidos, com produção de H_2O e CO_2, fontes de geração de bicarbonato. Devido a essa fonte endógena de bicarbonato, existe pouca necessidade de bicarbonato exógeno no tratamento da CAD.

Portanto, na CAD, o uso de bicarbonato deve ser restrito aos casos de acidemia grave, com riscos de agravamento cardíaco e respiratório, e só deve ser considerado se a função pulmonar estiver adequada ($PaCO_2$ satisfatória para compensação respiratória da acidose metabólica). Não visa a elevar o pH para um valor normal, mas para um pH tolerável para o paciente (pH ~ 7,1).

O valor do bicarbonato desejado deve ser calculado de modo a manter a relação bicarbonato/ácido carbônico de 20:1 (equação de Handerson-Hasselbalch). Nesses casos, se:

Bicarbonato/acido carbônico = 20 e

Acido carbônico = $PaCO_2$ x 0,03,

então esta fórmula pode ser expressa como:

Bicarbonato/$PaCO_2$ x 0,03 = 20.

Portanto, o HCO_3^- desejado (mEq) = $PaCO_2$ x 0,03 x 20 = $PaCO_2$ x 0,6.

Os corpos cetônicos causam acidose metabólica com aumento do *anion gap* (AG) proporcional à diminuição do bicarbonato plasmático (HCO_3^-), ou seja, (AG – 12) ~ (20 – HCO_3^-), como na acidose lática. Um aumento do AG maior que a diminuição do HCO_3^- indica associação com agravo que causa acidose metabólica com AG aumentado (insuficiência renal, por exemplo). Se for menor, com agravos que causam alcalose metabólica (vômitos incoercíveis ou correção intempestiva da acidose com bicarbonato, por exemplo). O componente não cetótico da acidose em um paciente diabético pode ser estimado e o cálculo do bicarbonato desejado calculado:

HCO_3^- desejado (mEq) = (AG – 12) – (20 – HCO_3^-) = (Na^+ – Cl^- – HCO_3^- – 12) – (20 – HCO_3^-) = Na^+ – Cl^- – 32

A correção da acidose metabólica não cetoacidótica e não lática pode ser então realizada, usando-se a fórmula:

HCO_3^- necessário (mEq/L) = (HCO_3^- desejado – HCO_3^-) x 0,3 x peso, ou seja:

= (Na^+ – Cl^- – HCO_3^- medido – 32) x 0,3 x peso (kg)

A falsa e a pseudo-hiponatremia podem determinar diminuição relativa do *anion gap*, ocasionando erro na sua interpretação.

Alimentação

A alimentação deve ser iniciada o mais precocemente possível, desde que o estado de consciência seja satisfatório e os vômitos controlados. Essa conduta reduz o risco de hipoglicemia, hipocalemia e hipofosfatemia e diminui o tempo de hidratação parenteral. Deve-se oferecer hidratos de carbono de absorção lenta (baixo índice glicêmico), gorduras predominantemente insaturadas (menos cetogênicas) e alimentos ricos em potássio. Essa dietoterapia inicial é constituída por leite semidesengordurado, cereais (como aveia), carnes magras, verduras, legumes, frutas e sucos.

Pelo fato de a criança diabética perder substratos calóricos na urina e, durante a CAD, sofrer deficiência calórica celular, a orientação alimentar de manutenção deve evitar as dietas com conteúdo calórico rígido. A princípio, permite-se o autocontrole orientado de uma dieta normal para a idade, dividida em quatro a seis refeições diárias (desjejum, lanche, almoço, merenda, jantar e ceia), com intervalos de três a quatro horas entre elas, que evite os hidratos de carbono de absorção rápida, como os oligossacárides. As dietas restritivas em calorias só estão indicadas para pacientes obesos.

Controles clínicos, laboratoriais e monitorização

Os dados vitais, glicemia, glicosúria, cetonúria, balanço hídrico e avaliação do nível de consciência, devem ser anotados a curtos períodos em uma planilha de controle evolutivo, como a sugerida a seguir. A glicemia e a diurese devem ser monitorizadas de hora em hora, até estabilizar. A repetição do ionograma (sódio, potássio, cloro, fosfatos e cálcio) e da gasometria venosa, inicialmente a cada duas horas, até estabilizar, e depois a cada quatro a seis horas de tratamento, permite estabelecer ajustes ao esquema terapêutico inicialmente proposto. Hemograma, ureia e creatinina devem ser colhidos após correção dos distúrbios hidroeletrolíticos e acidobásicos. Outros exames podem ser necessários para identificar um possível fator de descompensação, como infecção urinária, por exemplo. Após estabilização do quadro metabólico, as glicemias devem ser realizadas antes de cada refeição, antes de dormir à noite e entre duas e quatro horas da madrugada, até se estabelecer um tratamento de manutenção adequado. Deve-se ressaltar, entretanto, que somente a observação clínica permanente, à beira do leito, permite uma avaliação adequada da conduta terapêutica e laboratorial a ser seguida.

A Figura 56.7 apresenta um fluxograma de tratamento da CAD.

Complicações do Tratamento da CAD

Hipoglicemia

A utilização de insulina no tratamento da CAD inibe a gliconeogênese e promove aumento na utilização periférica de glicose. Esses fatos, associados à continuidade da perda urinária de glicose e à menor ingestão de alimentos, reduzem os níveis glicêmicos e, caso a monitorização do tratamento não seja adequada, pode ocorrer hipoglicemia.

A resposta à terapia deve ser cuidadosamente controlada. Se a glicemia atingir valores inferiores a 250 mg/dL, mesmo que o paciente ainda apresente sinais de instabilidade hemodinâmica ou hidroeletrolítica, a glicose deve ser adicionada à fluidoterapia e, quando possível, alimentar o paciente precocemente por via oral.

A passagem da glicose para o SNC é facilitada por carreadores, que estão diminuídos durante períodos de hiperglicemia. Quando a glicemia retorna ao normal mais rapidamente que a reposição desses carreadores, o aporte de glicose para o SNC pode ser comprometido, provocando sintomas semelhantes aos encontrados nos episódios hipoglicêmicos. Esse fenômeno, denominado "neuroglicopenia", deve ser tratado com aumento da oferta de glicose.

Após alguns anos de doença, a neuropatia autonômica pode estar presente e os sintomas adrenérgicos clássicos de hipoglicemia podem não ocorrer. A própria falta de secreção adequada de catecolaminas

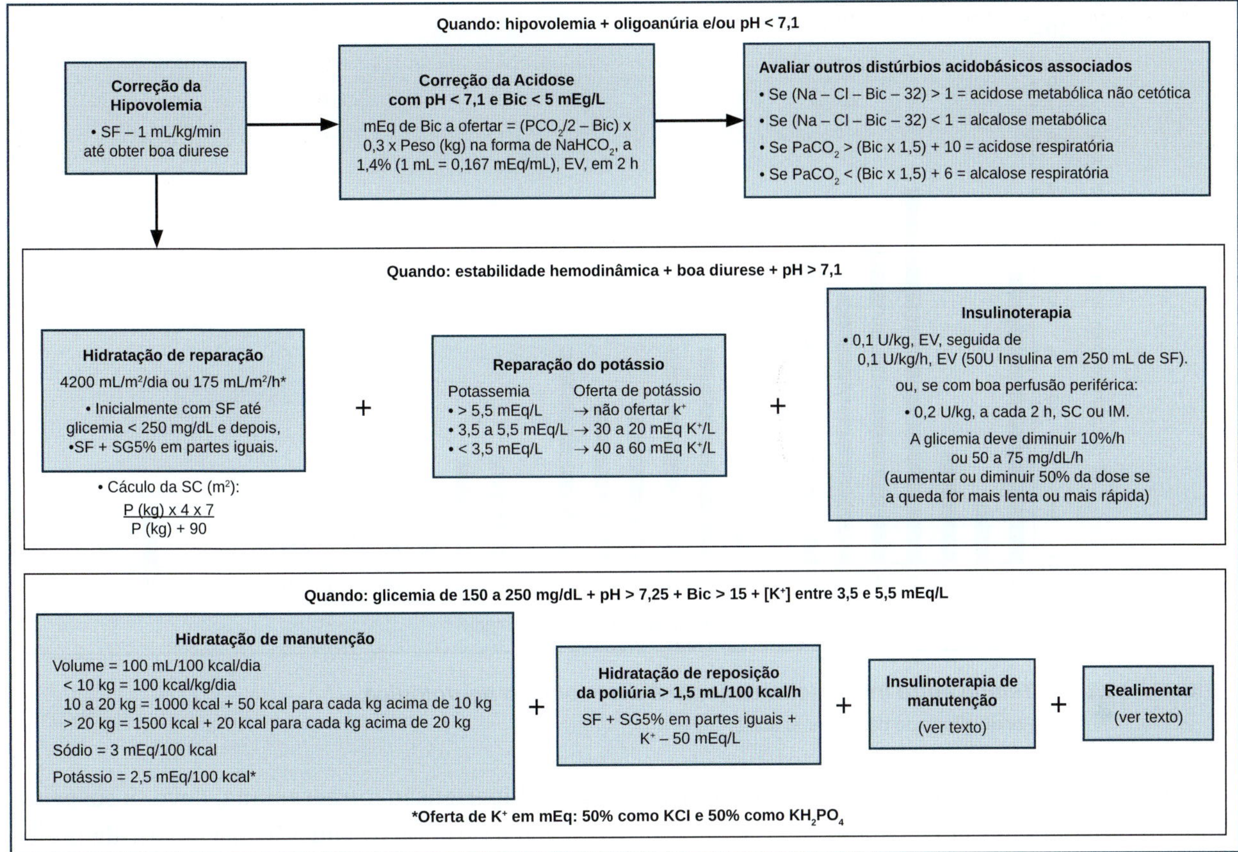

FIGURA 56.7 *Fluxograma de tratamento da CAD.*

é um fator de risco para hipoglicemia. Nesses casos, a diminuição da taxa glicêmica manifesta-se somente pelos sintomas da neuroglicopenia: tontura, confusão mental, diminuição no nível de consciência e coma.

Hipopotassemia

Com a expansão do intravascular, a utilização de insulina e a melhora da acidose, o potássio volta para o espaço intracelular e seu nível plasmático tende a cair rapidamente. Deve-se ficar atento a sinais clínicos como hiporreflexia, distensão abdominal e hipotensão arterial, além de realizar monitorização contínua do ECG e dosar a potassemia periodicamente para ajustar a velocidade de oferta desse íon.

A tendência à hipopotassemia é agravada pela perda persistente de ânions cetônicos ligados ao potássio e ao sódio, mesmo após o início do tratamento.

Edema cerebral

O edema cerebral é a complicação mais frequente da cetoacidose diabética, ocorrendo em 1% a 5% dos episódios, na maioria das vezes com evolução clínica desfavorável, com taxas de mortalidade elevadas (até 90%) e sequelas neurológicas permanentes em muitos sobreviventes. No entanto, alterações do *status* mental (Glasgow < 14) acometem cerca de 15% das crianças tratadas por CAD, e estão associadas ao edema cerebral documentado por neuroimagem. Os estudos de neuroimagem mostram que o edema cerebral não é raro em pacientes com CAD, porém apresenta graus variados de gravidade. Ocorre, com maior frequência, de duas a 24 horas após o início do tratamento, depois de um período de melhora clínica, hemodinâmica e bioquímica (Figura 56.8). Inicialmente, há uma discreta confusão mental, acompanhada de cefaleia, seguida de súbita alteração do nível de consciência, vômitos e sinais clínicos de hipertensão intracraniana (hipertensão arterial sistólica, bradicardia e bradipneia = tríade de Cushing), inclusive papiledema, seguidos de perda abrupta da consciência. O paciente pode, em seguida, apresentar sinais de herniação cerebral, incluindo reflexos pupilares anormais, postura de descereleração ou decortição, episódios de apneia ou parada respiratória (Figura 56.8).

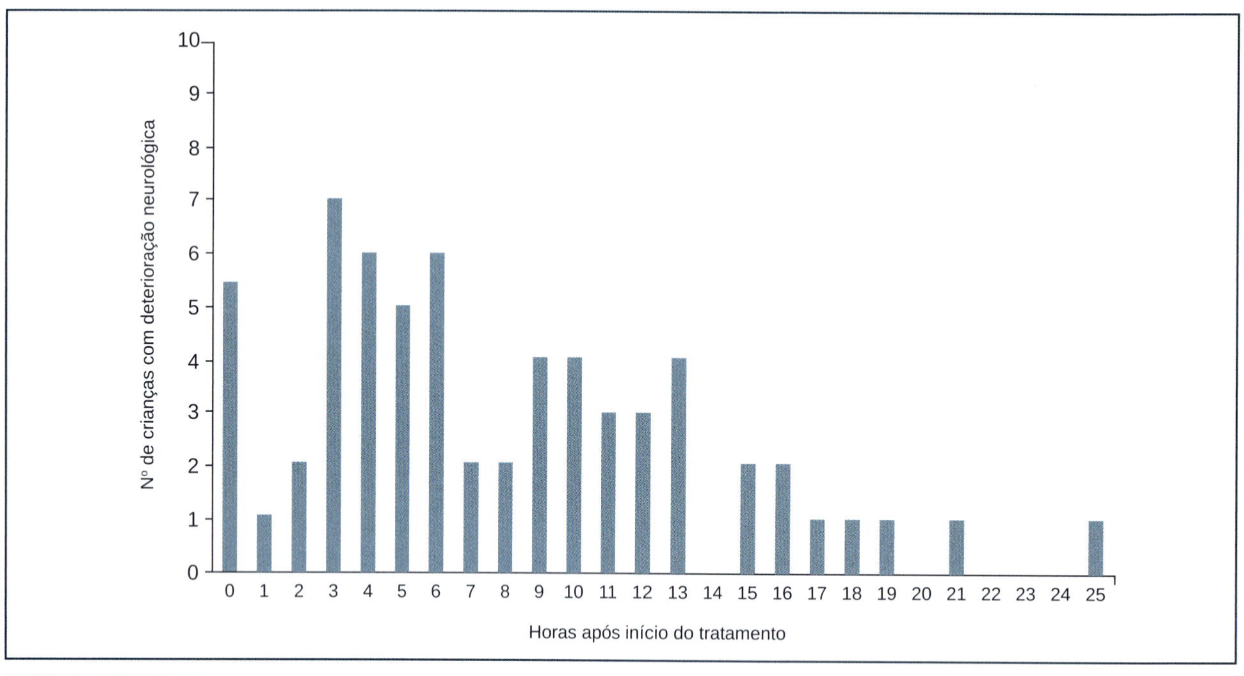

FIGURA 56.8 ***Tempo entre início do tratamento e deterioração neurológica.***
Fonte: adaptado de Glaser *et al.*[21].

Têm risco maior de apresentar edema cerebral agudo os pacientes que apresentam:

- PCO_2 inicial muito baixa, com subida rápida (mede acidose inicial grave);
- Concentração inicial de ureia elevada (mede desidratação grave);
- Uso do bicarbonato de sódio (→ acidose SNC paradoxal);
- Persistência de hiponatremia no decorrer do tratamento;
- Administração rápida de líquidos com baixa osmolalidade (raro quando velocidade de infusão < 4 L/m²/dia);
- Queda rápida da glicemia no decorrer do tratamento (glicemia não deve cair rapidamente para < 300 mg/dL);
- Primeira descompensação e hiperglicemia de longa duração;
- Pode estar presente antes do início do tratamento.

Embora o edema cerebral sintomático ocorra raramente, o subclínico (assintomático) ocorre frequentemente e pode estar presente na maioria dos casos de CAD, demonstrável por meio de tomografia durante o tratamento, em comparação com imagens de acompanhamento realizadas após a recuperação. Portanto, frente ao aparecimento de qualquer sintoma de hipertensão intracraniana, deve-se suspeitar de edema cerebral (Quadro 56.5), embora alguns deles possam ser decorrentes da própria evolução da CAD, como a desidratação e os distúrbios hidroeletrolíticos. É importante enfatizar que, quando sintomático, o edema cerebral já está instalado e que sua morbimortalidade é importante e medidas urgentes devem ser instituídas.

QUADRO 56.5 ***Quadro clínico neurológico sugestivo de edema cerebral agudo.***

Critérios Diagnósticos (desconsiderar sintomas prévios ao início do tratamento)
▪ Resposta motora ou verbal anormal à dor ▪ Padrão respiratório neurogênico anormal, até apneia ▪ Paralisia de pares cranianos (principalmente III, IV e VI) ▪ Postura decorticada ou descerebrada
Critérios Maiores
▪ Capacidade mental alterada/nível de consciência oscilante. ▪ Tríade de Cushing (↓ FC, ↓ FR, ↑ PA) ↓ da FC (> 20 bpm) não atribuível ao ↑ volemia ou sono ▪ Incontinência inapropriada para a idade
Critérios Menores
▪ Aparecimento de vômitos ▪ Cefaleia recorrente ou mais intensa do que a da admissão ▪ Letargia ou dificuldade para despertar ▪ PA diastólica > 90 mmHg ▪ Idade < 5 anos

Fonte: Muir *et al.*[32].

Grande número de crianças que desenvolvem edema cerebral não apresenta alterações imediatas à tomografia de crânio, apesar do comprometimento neurológico grave, mas as avaliações subsequentes revelaram edema difuso ou infartos. Cerca de 20% das crianças que sobrevivem ao edema cerebral apresentam lesões cerebrais focais localizadas nos gânglios basais, no tálamo, periaquedutal e nos núcleos dorsais pontinos, que são áreas cerebrais que apresentam alta demanda de ATP. Isso sugere que a isquemia cerebral deve ter importância na patogênese do edema cerebral da CAD.

A fisiopatologia do edema cerebral pela CAD não é completamente entendida, sendo aventadas três hipóteses, existindo a possibilidade de que seja uma combinação de duas ou mais delas:

Osmótico (Figura 56.9)

Na CAD, as células cerebrais se adaptam para protegê-las contra a destruição celular induzida pelo estado hiperosmolar. A hiperglicemia resulta em hiperosmolalidade plasmática, que provoca um deslocamento de água do compartimento intra para o extracelular, numa tentativa de equilibrar o gradiente osmótico. Particularmente na célula neuronal, essa adaptação osmótica inclui uma redistribuição de íons e a produção de moléculas osmoprotetoras intracelulares, denominadas "osmóis ideogênicos", representadas por aminoácidos (taurina e glutamato, entre outros), polióis (compostos resultantes da conversão da glicose no meio intracelular, como sorbitol, inositol e frutose) e metilaminas. Tal adaptação osmótica é proporcional à duração da hiperosmolaridade. Como esses "osmóis idiogênicos" são de eliminação lenta, a administração rápida de líquidos com baixa osmolalidade, por via EV, poderia acarretar edema das células cerebrais. É infrequente o edema cerebral em crianças com CAD que recebem líquidos em velocidades inferiores a 4 L/m^2/dia.

Considerando que a osmolalidade plasmática é determinada também por sua concentração de sódio e que a adaptação osmótica na CAD é também proporcional à duração da hipernatremia, esta pode estar presente de forma "camuflada" na CAD (devido à hiperlipemia e ao efeito osmótico da hiperglicemia). Com a diminuição da glicemia, a dosagem de sódio tende a se elevar. Como a hiponatremia real predispõe ao edema cerebral, a persistência de hiponatremia no decorrer do tratamento pode contribuir para sua ocorrência. Contribuem para a persistência da hiponatremia o uso de soluções pobres em sódio, a secreção de hormônio antidiurético e respostas fisiológicas da lesão cerebral, tais como a síndrome da perda salina cerebral.

A hipertonicidade plasmática retira água do interior das células endoteliais, comprometendo a sustentação vascular e a eficácia da barreira hematoencefálica, permitindo o ingresso de proteínas, sal e água para o interstício cerebral.

Citotóxico/isquêmico

A isquemia cerebral, que pode ocorrer pela desidratação hipertônica, pode acarretar a liberação de glutamato, levando à ativação do receptor N-metil-d-aspartato e edema celular citotóxico. No acidente vascular cerebral, esse processo reconhecidamente é agravado pela hiperglicemia. Poder-se-ia deduzir que a associação da isquemia com a hiperglicemia ocasiona acúmulo intracelular de lactato. A citotoxicidade ocorre em seguida, através de trocas osmóticas ou alterações de estrutura e função de proteínas. Os corpos cetônicos afetam diretamente a função do endotélio microvascular cerebral, podendo contribuir para a isquemia ou para a formação de edema vasogênico.

Estudo de ressonância com emissão de prótons evidenciou diminuição de um marcador (N-acetilaspartato [NAA]) em crianças com CAD em várias áreas do cérebro, suportando a teoria de evento isquêmico.

Vasogênico (Figura 56.10)

Pacientes com CAD têm predisposição à hipercoagulabilidade, devido ao aumento da viscosidade sanguínea, ao volume intravascular diminuído e ao fluxo sanguíneo mais lento. Os vasos cerebrais podem sofrer trombose, particularmente os dos seios venosos, o que predispõe ao edema cerebral por indução à estase sanguínea e diminuição da reabsorção liquórica.

A ocorrência de edema cerebral também se correlaciona inversamente com a concentração sérica inicial de bicarbonato. A PCO_2 baixa é uma variável preditiva importante, provavelmente por causar vasoconstrição cerebral com diminuição da perfusão cerebral. O uso do bicarbonato de sódio, por ocasionar acidose paradoxal no sistema nervoso central, por aumento da $PaCO_2$ e consequente vasodilatação

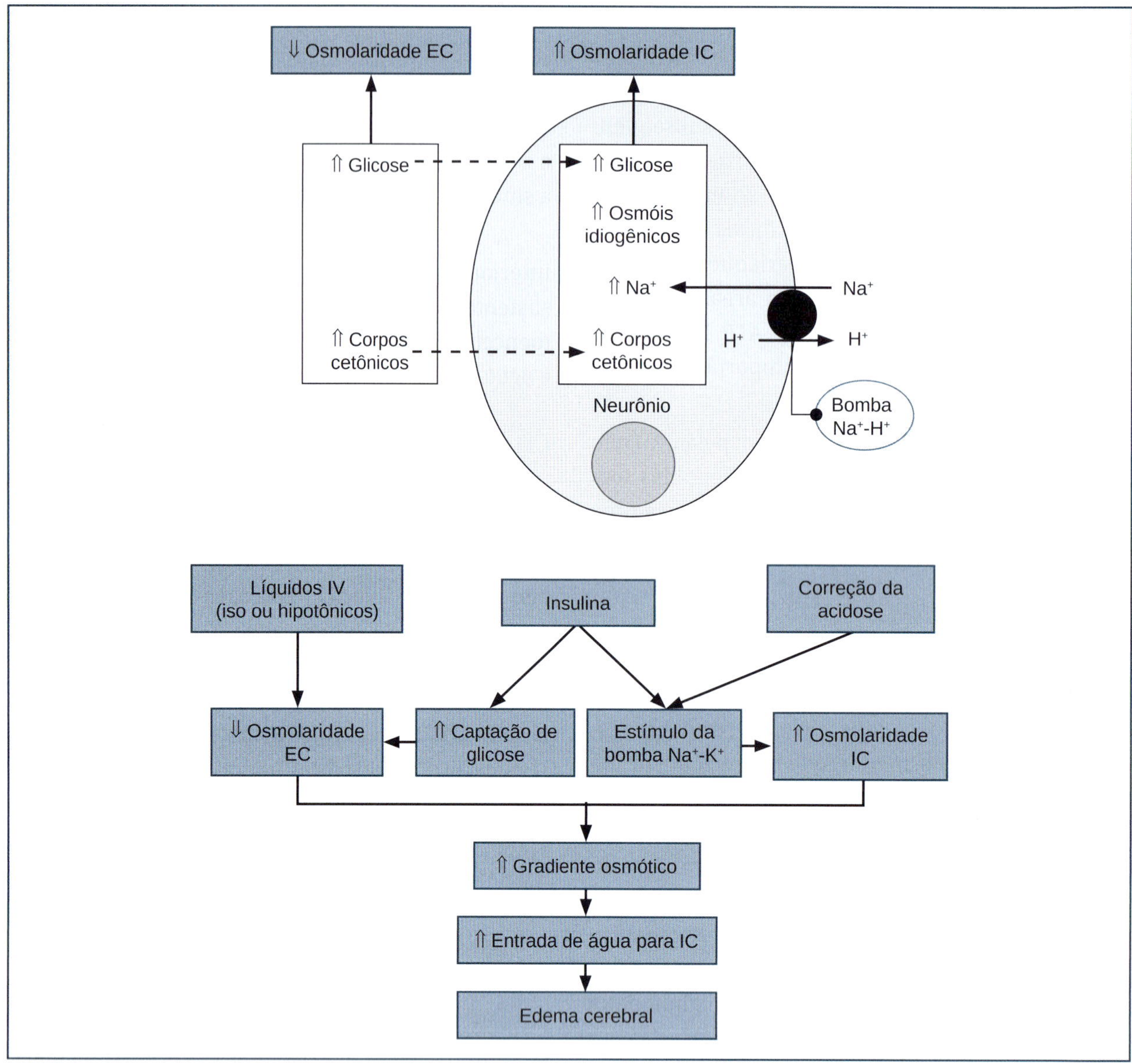

FIGURA 56.9 *Patogênese do edema cerebral por mecanismo osmótico.*

cerebral, representa um fator adicional de risco para a ocorrência do edema.

A lesão na membrana vascular endotelial cerebral causa vasoplegia e alterações da barreira hematoencefálica, promovendo um fluxo de volume para o tecido cerebral.

Contribuem, portanto, para a origem do edema cerebral na descompensação diabética:

A hiperventilação compensatória da cetoacidose diabética causa queda da $PaCO_2$ e consequente vasoconstrição, com isquemia cerebral, o que aumenta a permeabilidade capilar (a perfusão e coeficiente de difusão encefálica só melhoram 36 a 72 horas após início do uso de insulina);

A hiperglicemia e o aumento da taxa de ureia, que aumentam a viscosidade plasmática e a hipercoagulabilidade, responsáveis por 20% dos casos, evoluem com acidente vascular cerebral isquêmico ou hemorragia do SNC;

O aumento da PCO_2 liquórico pelo uso de bicarbonato promove vasodilatação cerebral, o que também contribui para maior risco de edema cerebral.

Fatores de risco

Comparando os dados de pacientes que desenvolveram edema cerebral com os que tiveram evolução não complicada, verificou-se que os que desenvolveram edema cerebral apresentaram pressão arterial

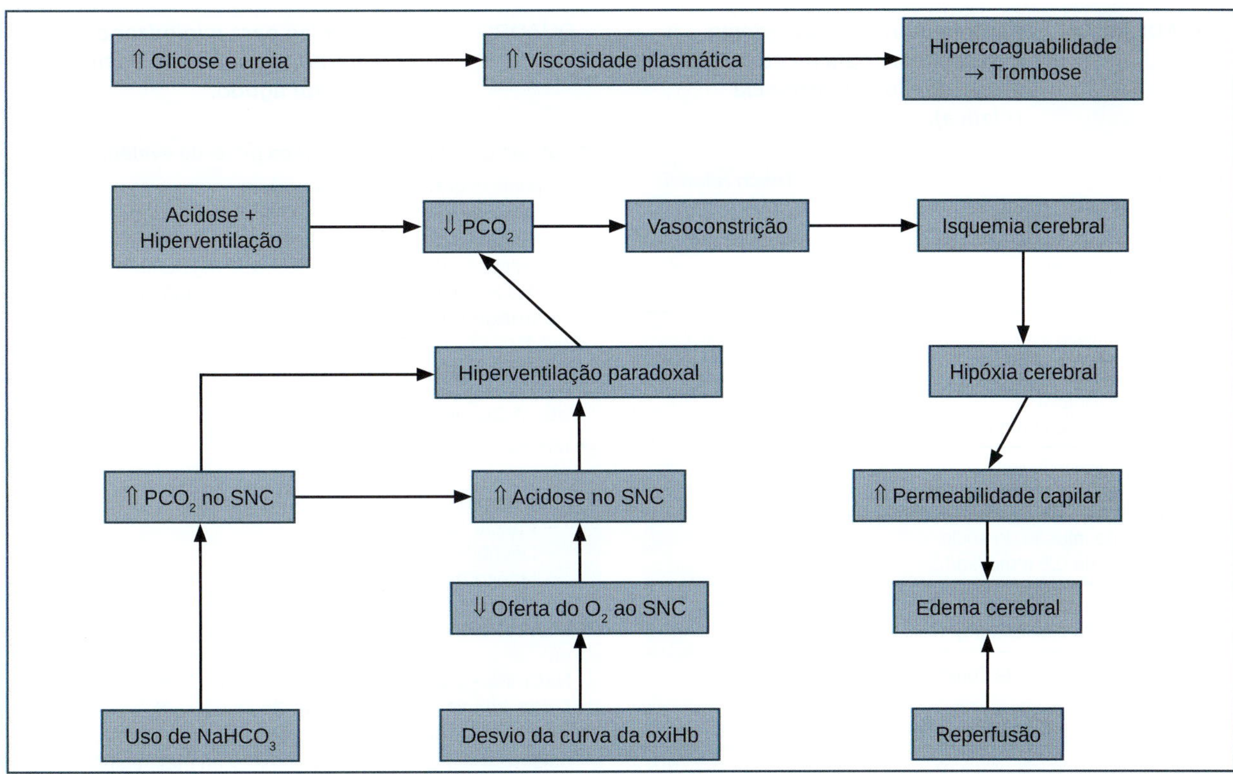

FIGURA 56.10 *Patogênese do edema cerebral vasogênico.*

diastólica mais baixa, ureia e glicemia iniciais mais elevadas, e pH e PCO_2 iniciais mais baixos, sendo a PCO_2 baixa a variável preditiva mais importante.

São fatores de risco para manifestação do edema cerebral em pacientes com diabetes *mellitus* descompensado:

- Crianças pequenas e com diagnóstico recente de diabetes;
- Ureia elevada na apresentação de CAD, o que pode sugerir hipovolemia;
- Uso de bicarbonato na correção da acidose;
- Uso de soluções hipotônicas na correção da desidratação;
- Uso de grandes quantidades de insulina na fase inicial de tratamento.

Gasser *et al*., em 2001, publicaram um quadro elencando os principais fatores de risco para o desenvolvimento de edema cerebral agudo em crianças com CAD (Quadro 56.6).

Tratamento do edema cerebral agudo

As cautelas para minimizar o risco e tratar a suspeita de edema cerebral agudo estão resumidas no Quadro 56.7.

Quando existir suspeita de edema cerebral, o tratamento deve ser imediato:

- A oferta hídrica deve ser reduzida a 400 a 600 mL/m^2 de SC/dia, além da reposição das perdas urinárias.
- O manitol ou cloreto de sódio a 3% (NaCl 3%) deve ser repetido tantas vezes quantas forem necessárias, até a melhora dos sintomas.
- Proteção das vias aéreas, intubação traqueal e hiperventilação para obter redução da pressão intracraniana devem ser consideradas se o nível de consciência corresponder, na escala de Glasgow, a valores iguais ou inferiores a 8. Como já comentado anteriormente, convém lembrar que a hipocapnia ocasiona vasoconstrição e consequente diminuição da perfusão cerebral.
- Os glicocorticoides estão contraindicados, pois não produzem efeitos benéficos nessa forma de edema cerebral e podem exacerbar as alterações metabólicas da cetoacidose.

Acidose hiperclorêmica

Durante o tratamento, as soluções eletrolíticas utilizadas proporcionam uma grande oferta de cloro e os

QUADRO 56.6 *Fatores de risco para edema cerebral em crianças com CAD (em ordem de importância relativa).*

Variável	Risco relativo
Tratamento com bicarbonato	4,2
PCO_2 arterial inicial (por diminuição de 7,8 mmHg)	2,7
Ureia sérica inicial (por aumento de 9 mg/dL)	1,8
Glicose sérica inicial (por aumento de 244 mg/dL)	1,4
Bicarbonato sérico inicial (por aumento de 3,6 mmo/dL)	1,2
Velocidade de infusão de sódio (por aumento de 0,6 mmol/kg/h)	1,2
Velocidade de infusão de insulina (por aumento de 0,04 U/kg/h)	1,2
Velocidade de infusão de líquido via intravenosa (por aumento de 5 mL/kg/h)	1,1
Idade (por aumento de um ano)	0,9
Modificação da glicose sérica durante a terapêutica (por diminuição de 190 mg/dL/h)	0,8
Modificação do bicarbonato sérico durante a terapêutica (por aumento 3 mmol/L/h)	0,8
Administração de *bolus* de insulina	0,8
Sódio sérico inicial (por aumento de 5,8 mmol/L)	0,7
Sexo masculino	0,6
Modificação do sódio sérico durante a terapêutica (por aumento de 5,8 mmol/L/h)	0,6

Fonte: Glaser *et al.*[21].

cetoânions plasmáticos são oxidados a bicarbonato, que é perdido em grande parte pela urina, com diminuição do seu nível sérico. No sentido de manter a eletroneutralidade, existe uma retenção de cloro, favorecendo o aparecimento de acidose metabólica hiperclorêmica. A monitorização da concentração sanguínea de cloro e a substituição da oferta dos ânions rotineiramente dados na forma de cloreto pelos mesmos ânions na forma de fosfato, quando necessário, previne ou corrige esse distúrbio.

Edema pulmonar

Os pacientes podem apresentar diminuição da PaO_2 e aumento da diferença alvéolo-arterial de O_2 durante o tratamento da CAD. Essas alterações indicam uma disfunção que tem o edema pulmonar como uma das causas.

QUADRO 56.7 *Cautelas para minimizar o risco e tratar a suspeita de edema cerebral agudo.*

Cautelas para Minimizar o Risco (nível de evidência D)

- Reposição gradual de água e sódio
  - Reposição em 48 horas (após tratar choque s/n)
  - Redução de 1,5 a 2 mOsm/kg de H_2O por hora
  - Redução da glicemia de 50 a 100 mg/dL/hora
  - 1,5 x a velocidade da hidratação de manutenção
- **Restringir o uso de bicarbonato** (corrigir acidose até pH ~ 7,1)
- **Introduzir glicose EV se glicemia < 300 mg/dL**

Tratar A Suspeita (nível de evidência D)

- Medidas gerais:
  - Jejum
  - Oxigenoterapia
  - Passar SNG
  - Decúbito dorsal elevado em 30°
  - Monitorização cardíaca
  - Controle de sinais vitais a cada hora
- **Manitol 20%** – 0,25 a 1 g/kg, EV, em 20 min
  ou
  NaCl 3% – 5 a 10 mL/kg, EV, em 30 min. Repetir após 2 horas, se necessário (nível de evidência C-4)
- **VPM se Glasgow ≤ 8**
  objetivar $PaCO_2$ = (Bic x 1,5) + 8 (~ à da gasometria inicial)
- **↓ Oferta hídrica** para 400 mL/m²/dia (desconsiderar perdas urinárias)

Fonte: Agus *et al.*; Charfen; Dunger *et al.*; Kitabchi *et al.*; Tasker *et al.*; Levin[3,9,17,26,42].

A frequência respiratória elevada, com volume corrente constante, leva à diminuição da pressão intrapleural média e ao aumento do efeito espaço morto. Assim, a pressão intersticial torna-se mais negativa, possibilitando a saída de líquido do capilar para o interstício, mesmo com pressão intravascular normal. Pode ocorrer, ainda, aumento da permeabilidade capilar pulmonar, associado à microangiopatia diabética. Quando esse aumento for concomitante à diminuição da pressão oncótica que ocorre durante a reidratação, pode haver edema pulmonar, com diminuição de sua complacência.

Outras Formas de Coma Associadas ao Diabetes *Mellitus*

Além da cetoacidose, existem outras formas de descompensação metabólica que podem levar o paciente diabético ao coma. Uma é o coma hipoglicêmico, geralmente associado ao uso inadequado de insulina exógena, ao jejum e/ou excesso de atividade física. Pode manifestar-se com cetonemia e cetonúria e costuma gerar hiperglicemia reacional com glicosúria, devido à rápida elevação dos hormônios contrarreguladores (efeito Somogyi).

Estado hiperglicêmico hiperosmolar (EHH)

O estado hiperglicêmico hiperosmolar (EHH) caracteriza-se por osmolalidade plasmática maior que 330 mOsm/L, glicemia superior a 600 mg/dL e ausência de cetoacidose em paciente com diminuição do nível de consciência. Alguns pacientes podem apresentar discreta cetoacidose, com nível de consciência pouco comprometido.

O EHH ocorre mais frequentemente em idosos, mas pode instalar-se em qualquer idade, inclusive em portadores de DM tipo I. Esse distúrbio também é descrito em pacientes não diabéticos acometidos de agravos sistêmicos intensos, como queimaduras extensas, pancreatite ou tireotoxicose, principalmente quando em uso de diálise peritoneal hipertônica ou nutrição parenteral com velocidade de infusão de glicose elevada.

Em comparação com a cetoacidose diabética, o EHH cursa com evolução mais prolongada, frequentemente associado à outra doença concomitante (como insuficiência renal crônica, pneumonia, sepse e hemorragia digestiva) ou ao uso de drogas (como glicocorticoides, catecolaminas, diuréticos, cimetidina, fenitoína, clorpromazina, propranolol, diazóxido e imunossupressores).

A fisiopatologia envolve o desequilíbrio entre a produção de glicose e sua excreção urinária. A produção hepática máxima de glicose pode resultar em um patamar glicêmico entre 400 e 500 mg/dL enquanto o débito urinário estiver preservado. A hiperglicemia severa ocorre quando há diminuição da excreção urinária de glicose por hipofluxo glomerular.

A ausência de cetoacidose não está totalmente esclarecida, parecendo resultar de uma lipólise discreta, com grau mínimo de cetogênese. Esse fenômeno pode ser devido a:

- Ação da insulina em nível hepático suficiente para inibir a cetogênese, porém insuficiente para impedir a neoglicogênese, fato explicado pela predominância do glucagon em relação à insulina na veia porta;
- Hiperosmolalidade que suprime diretamente a cetogênese;
- Pacientes com EHH apresentarem níveis menores dos hormônios contrarreguladores, em comparação aos com CAD.

Os pacientes apresentam poliúria e polidipsia por vários dias ou semanas, que progridem gradualmente para uma desidratação severa, com comprometimento da consciência, que varia de leve obnubilação até coma. As convulsões são comuns e consequentes à ativação de focos epileptogênicos, induzida pela hiperosmolalidade. Ocorrem, ainda, hiper ou hiporreflexia, hemiparesia, hipertermia de origem central, retenção urinária e acidente vascular cerebral agudo.

Acidose lática, em consequência da hipoperfusão tecidual, pode estar presente, mas a acidose metabólica raramente é severa. Praticamente, todos os pacientes apresentam azotemia de origem pré-renal ou renal.

O sódio plasmático pode estar baixo, normal ou elevado. A hiperosmolalidade plasmática atrai água livre para o intravascular, diluindo a concentração plasmática desse íon (pseudo-hiponatremia ou hiponatremia dilucional). Essa redução varia de 1,6 a 2,75 para cada 100 mg/dL de elevação na glicemia, dependendo do grau de desidratação (Figuras 56.3 e 56.4). A glicosúria é significativa e a cetonúria, leve ou negativa.

A abordagem terapêutica do EHH visa à reposição de volume e à correção da hiperosmolalidade plasmática e das anormalidades metabólicas. O tratamento da doença de base ou desencadeante é fundamental.

O primeiro passo deve ser a restauração do volume intravascular com soro fisiológico (SF), na velocidade de 0,8 a 1 mL/kg/min. A instalação de um cateter venoso central para monitorizar a pressão venosa central (PVC) facilita tal reposição volêmica. A infusão da solução salina deve ser rápida, até a recuperação da pressão arterial, do débito urinário e da PVC. Após essa fase, o restante da hidratação deve ser feito lentamente, com solução salina hipotônica, para que se faça a reposição de água livre. Utiliza-se SF e água destilada na proporção de 1:1, com metade do déficit hídrico reposto nas primeiras 12 horas e a outra metade nas 24 horas seguintes. Quando não houver hiperpotassemia com alterações eletrocardiográficas correspondentes, o potássio deve ser adicionado à solução salina na concentração de 20 mEq/L. A hipopotassemia consequente ao tratamento está relacionada à diluição plasmática, insulinoterapia, correção da acidose e perdas urinárias (Figuras 56.5 e 56.6). A queda da glicemia deve ser monitorizada, de modo a reduzi-la cerca de 10% por hora.

Com a expansão de volume, a glicemia costuma diminuir significativamente, pois os pacientes com EHH são mais sensíveis à insulina do que os com cetoacidose. Além disso, o restabelecimento da diurese promove grande perda urinária de glicose.

A insulina deve ser iniciada após a instalação da solução com potássio, na dose de 0,05 a 0,15 U/kg/hora. Quando a glicemia baixar para valores entre 300 e 250 mg/dL, deve-se adicionar solução glicosada 5% ao SF, na proporção de 1:1, mantendo-se a velocidade de infusão entre 10 e 20 mL/kg/hora.

As complicações associadas ao EHH e seu tratamento incluem hipocalemia, hipofosfatemia, edema cerebral, edema pulmonar, fenômenos tromboembólicos e insuficiência renal.

Em virtude da mortalidade de até 40%, devido às complicações, há necessidade de monitorização e tratamento em unidades de terapia intensiva.

Coma hiperglicêmico não cetótico e não hiperosmolar

Caracteriza-se por hiperglicemia, ausência de cetonemia ou cetonúria e ausência de hiperosmolalidade plasmática. É devido à severidade da hiponatremia e da hipernatriúria, característica da síndrome de secreção inapropriada do hormônio antidiurético (HAD).

Coma por acidose lática diabética

Cursa com dosagem de ácido lático superior a 7 mmol/L no plasma. Quando coexistir com cetonemia significante, o paciente deve ser considerado e tratado como cetoacidótico.

Coma urêmico diabético

É devido à proteólise intensa que ocasiona elevação da ureia plasmática e de outros metabólitos proteicos (como o ácido guanidino-succinico) cuja presença é responsável pela disfunção cerebral. Cursa com acidose metabólica não láctica e não cetoacidótica, com ou sem hiperglicemia, cetoacidose discreta ou ausente, e sem hiperosmolalidade.

O DIABÉTICO COM INSUFICIÊNCIA RENAL CRÔNICA

Nesta situação, o controle glicêmico torna-se mais difícil em virtude do aumento da resistência à ação periférica da insulina, à alteração do seu metabolismo e à menor depuração renal de glicose quando esta excede o seu transporte tubular máximo.

A maior resistência periférica à ação da insulina no paciente urêmico relaciona-se ao aumento de hormônios contrarreguladores, à acidose metabólica, à hiperosmolalidade plasmática, à redução da atividade física e, possivelmente, a outros fatores circulantes que se elevam por diminuição da depuração renal.

Em indivíduos normais, 70% da insulina são metabolizados no fígado, 15% nos músculos esqueléticos e 15% pelos rins. Durante a uremia, a metabolização renal e muscular está reduzida.

Com a progressão da insuficiência renal, a necessidade de insulina exógena tende a diminuir (predomínio da alteração do metabolismo da insulina sobre a resistência periférica). Com a instalação de métodos dialíticos, a necessidade inicial de insulina é totalmente imprevisível, face à grande variabilidade na absorção, ação periférica e degradação da insulina, assim como do estado nutricional do paciente.

No paciente diabético em uremia a insulinorresistência é tanto maior quanto pior o controle glicêmico. A instalação da hemodiálise, e principalmente da diálise peritoneal, corrige a insulinorresistência.

Esse efeito mais favorável da diálise peritoneal parece estar relacionado à possibilidade de oferta peritonial da insulina, que promove sua maior concentração em nível hepático, com menor insulinemia periférica.

A hipoglicemia é uma complicação frequente durante a hemodiálise quando o líquido dialisante é livre de glicose, mas o uso dessa técnica dialítica possibilita obtenção de normoglicemia.

Quando o método dialítico for a CAPD, o uso de insulina intraperitoneal permite melhor controle glicêmico, sem riscos adicionais. As soluções utilizadas contêm glicose e aproximadamente 2/3 da sua oferta é absorvida. A necessidade de insulina depende de sua adsorção às bolsas e de sua absorção peritoneal. Fatores como o tempo de troca, concentrações da insulina na solução e temperatura do fluido são importantes. Habitualmente, a absorção peritoneal de insulina varia de 15% a 30%. O tratamento pode ser iniciado com o dobro da dose subcutânea previamente utilizada, sob a forma de insulina de ação rápida, dividida em doses iguais entre as bolsas, suplementando a adsorção à bolsa com uma a duas unidades por litro de líquido dialisante. Ajustes diários de uma a duas unidades por litro são feitos dependendo dos controles glicêmicos.

A manutenção de bom controle glicêmico e pressórico é importante para desacelerar a progressão das complicações crônicas e garantir melhor qualidade de vida. Esses pacientes devem ser estimulados a realizar a automonitorização glicêmica. A hemoglobina glicosilada deixa de ser um método útil no controle do paciente urêmico, pois os métodos laboratoriais empregados na sua realização não diferenciam a hemoglobina glicosilada da hemoglobina carbonilada. A determinação da frutosamina sérica torna-se útil nessa situação, pois não é dependente da albuminemia e fornece indícios do controle glicêmico das últimas três a quatro semanas.

DIABETES *MELLITUS* DO RECÉM-NASCIDO

A síndrome da DM transitória do recém-nascido caracteriza-se por hiperglicemia, glicosúria e poliúria osmótica, resultando em desidratação grave na primeira semana de vida. Afeta recém-nascido pequeno para a idade gestacional, cursando com cetoacidose, cetonemia e cetonúria discreta ou ausente. A doença costuma ter duração limitada aos primeiros meses de vida, com remissão espontânea em 90%. Cerca de 25% dos casos voltam a apresentar DM tipo I com sete a 20 anos de idade. A relação dessas duas formas de manifestação da doença ainda não está esclarecida. Raros casos cursam com uma forma permanente da doença, associada à agenesia pancreática.

O quadro mimetiza a DM tipo I clássica, por ser insulinodependente, e a não manifestação de cetonemia importante deve-se à diminuição dos depósitos de gordura, à imaturidade hepática na síntese dos corpos cetônicos (especialmente, a deficiente ação do sistema da carnitina) e à possível presença de níveis insuficientes de insulina para normalizar a glicemia, mas suficientes para impedir a cetogênese.

A doença parece ser dependente da maturidade retardada das células beta pancreáticas. A insulinemia basal costuma ser normal, mas não há resposta insulínica ao estímulo com glicose. Como a secreção insulínica depende do nível de AMP cíclico hepatocítico, o uso de glucagon (que estimula a produção de AMPc) e o de inibidores da fosfodiesterase, como a teofilina (que diminui sua destruição), podem aumentar a secreção insulínica dessas crianças.

O tratamento não difere significantemente da CAD da criança maior, guardadas as proporções para o baixo peso. A manutenção pode ser feita com insulina de ação intermediária, na dose de 1 U/kg/dia por via SC, dividida a cada 12 horas. O ajuste subsequente da dose dependerá do controle glicêmico.

REFERÊNCIAS

1. Ackerman A. Cerebral edema in pediatric diabetic ketoacidosis: Can six patients make a difference? Crit Care Med. 2006;34(8):2258-9.
2. Adrogue HJ, Madias NE. Hypernatremia. N Engl J Med. 2000 May 18;342(20):1493-9.
3. Agus MS, Wolfsdorf JI. Diabetic Ketoacidosis in Children. Pediatr Clin North Am. 2005;52(4).
4. Associação Latino-Americana de Diabetes (ALAD). Consenso sobre diagnóstico e tratamento do DM na criança e no adolescente. Lima, Peru: 28 ago 2000.
5. American Diabetes Association. Care of children with diabetes in the school and day care setting. Diabetes Care. 2000;23(Suppl 1):S100-3.
6. Aperia A. Regulation of sodium/potassium ATPase activity: impact on salt balance and vascular contractility. Curr Hypertens Rep. 2001 Apr;3(2):165-71.
7. Arieff AI. Indications for use bicarbonate in patients with metabolic acidosis. Br J Anaesth. 1991;67:165-77.
8. Buckingham B, Bluck B, Wilson DM. Tratamento intensivo de diabetes em pacientes pediátricos. Curr Diab Rep. 2002;1(1):11-20.
9. Charfen MA. Diabetic Ketoacidosis. Emerg Med Clin North Am. 2005;23(3):609-28.
10. Chase HP, Eisenbarth GS. Diabetes Mellitus. In: Hay WW, Hayward AR, Levin MJ, Sondheimer JM. Current

Pediatric Diagnosis and Treatment. 15th ed. New York: McGraw-Hill; 2001. p. 874-80.

11. Cheetham T, Baylis PH. Diabetes insipidus in children: pathophysiology, diagnosis and management. Paediatr Drugs. 2002;4(12):785-96.
12. Chesney RW. The role of the kidney in protecting the brain against cerebral edema and neuronal cell swelling. J Pediatr. 2008 Jan;152(1):4-6.
13. Choong K, Bohn D. Maintenance parenteral fluids in the critically ill child. J Pediatr (Rio J.). 2007 May;83(2 Suppl):S3-10.
14. Clark L, Preissig C, Rigby MR, Bowyer F. Endocrine Issues in the Pediatric Intensive Care Unit. Pediatr Clin North Am. 2008;55(3):805-33.
15. Cooke DW, Plotnick L. Management of diabetic ketoacidosis in children and adolescents. Pediatr Rev. 2008;29(12):431-5; quiz 6.
16. Czernichow P, Sizonenko PC. Paediatric endocrine and metabolic emergencies. Baillieres Clin Endocrinol Metab. 1992;6(1):193-216.
17. Dunger DB, Sperling MA, Acerini CL, et al. European Society for Paediatric Endocrinology/Lawson Wilkins Pediatric Endocrine Society consensus statement on diabetic ketoacidosis in children and adolescents. Pediatrics. 2004;113:e133-40.
18. Edge JA, Hawkins MM, Winter DL, Dunger DB. The risk and outcome of cerebral oedema developing during diabetic ketoacidosis. Arch Dis Child. 2001;85:16-22.
19. Finberg L. Appropriate therapy can prevent cerebral swelling in diabetic ketoacidosis. J Clin Endocrinol Metab. 2000;85:508-22.
20. Fiordalisi I, et al. An 18-yr prospective study of pediatric diabetic ketoacidosis: an approach to minimizing the risk of brain herniation during treatment. Pediatr Diabetes. 2007;8(3):142-9.
21. Glaser N, Barnett P, McCaslin I, Nelson D, Tarinor J, Louie J, et al.; for the Pediatric Emergency Medicine Collaborative Research Committee of the American Academy of Pediatrics. Risk Factors for Cerebral Edema in Children with Diabetic Ketoacidosis. N Engl J Med. 2001;344:264-69.
22. Halperin ML, Maccari C, Kamel KS, Carlotti AP, Bohn D. Strategies to diminish the danger of cerebral edema in a pediatric patient presenting with diabetic ketoacidosis. Pediatr Diabetes. 2006 Aug;7(4):191-5.
23. Hirschheimer MR, Akashi D. Distúrbios hidroeletrolíticos do sódio e do potássio. In: Carvalho WB, Hirschheimer MR, Matsumoto T, editores. Terapia Intensiva Pediátrica. 3ª ed. São Paulo: Atheneu; 2006. p. 709-41.
24. Hirschheimer MR. Diabete melitomellitus. In: Carvalho WB, Hirschheimer MR, Matsumoto T, editores. Terapia Intensiva Pediátrica. 3ª ed. São Paulo: Atheneu; 2006. p. 795-846.
25. Kellum JA. Disorders of acid-base balance. Crit Care Med. 2007;35:2630-6.
26. Kitabchi AE, Umpierrez GE, Murphy MB. American Diabetes Association: Hyperglycemic crises in diabetes. Diabetes Care. 2004;27:S94-102.
27. Lin JJ, Lin KL, Hsia SH, Wu CT, Wang HS. Combined central diabetes insipidus and cerebral salt wasting syndrome in children. Pediatr Neurol. 2009 Feb;40(2):84-7.
28. Magiakou MA. Growth in disorders of adrenal hyperfunction. Pediatr Endocrinol Rev. 2004 Aug;1 Suppl 3:484-9.
29. Manz F. Hydration in children. J Am Coll Nutr. 2007 Oct;26(5 Suppl):562S-9S.
30. Moritz ML, Ayus C. Isotonic maintenance fluids do not produce hypernatraemia. Arch Dis Child. 2009 Feb;94(2):170.
31. Moritz ML, Ayus JC. Disorders of water metabolism in children: hyponatremia and hypernatremia. Pediatr Rev. 2002 Nov;23(11):371-80.
32. Muir AB, Quisling RG, Yang MCK, et al. Cerebral edema in childhood diabetic ketoacidosis. Diabetes Care. 2004;27:1541-6.
33. Rivkees SA, Dunbar N, Wilson TA. The management of central diabetes insipidus in infancy: desmopressin, low renal solute load formula, thiazide diuretics. J Pediatr Endocrinol Metab. 2007 Apr;20(4):459-69.
34. Root AW. Endocrinology and metabolism. Curr Opin Pediatr. 2008 Aug;20(4):446-7.
35. Rosenbloom AL. Hyperglycemic crises and their complications in children. J Pediatr Endocrinol Metab. 2007 Jan;20(1):5-18.
36. Ruth JL, Wassner SJ. Body composition: salt and water. Pediatr Rev. 2006 May;27(5):181-7; quiz 8.
37. Savage MW, Dhatariva KK, Kilvert A, Rayman G, Rees JA, Coutney CH, Hilton L, Dyer PH, Hamersley MS. Joint British Diabetes Societies guideline for the management of diabetic ketoacidosis. Diabet Med. 2011;28(5):508-15.
38. Schlichtig R, Grogono AW, Severinghaus JW. Human $PaCO_2$ and standard base excess compensation for acid-base imbalance. Crit Care Med. 1998;26:1173-9.
39. Sigaard-Andersen O, Fogh-Andersen N. Base excess or buffer base (strong ion difference) as measure of a non-respiratory acid-base disturbance. Acta Anaesthesiol Scand Suppl. 1995;107:123-8.

40. Sperling MA, Tamborlane WV, Battelino T, Weinzimer SA, Phillip M. Diabetes mellitus. In: Sperling MA, editor. Pediatric Endocrinology. 4th ed. Elsevier Saunders; 2014. p. 846-900.

41. Sztajnkrycer MD, Scaglione JM. Falsely elevated osmol gap due to hypertonic hyponatremia. J Emerg Med. 2005 May;28(4):455-7.

42. Tasker RC, Lutman D, Peters MJ. Hyperventilation in severe diabetic ketoacidosis. Pediatr Crit Care Med. 2005;6(4):405-11.

43. Toumba M, Stanhope R. Morbidity and mortality associated with vasopressin analogue treatment. J Pediatr Endocrinol Metab. 2006 Mar;19(3):197-201.

44. Young GM. Pediatrics Diabetic Ketoacidosis: Multimedia. [Updated: Dec 14, 2009.] Disponível em: <http://emedicine.medscape.com/article/801117-media>.

45. Yuen N, Anderson SE, Glaser N, Tancredi DJ, O'Donnell ME. Cerebral blood flow and cerebral edema in rats with diabetic ketoacidosis. Diabetes. 2008;57:2588-94.

46. Wolfsdorf JI, Allgrove J, Craig ME, Edge J, Glaser N, Jain V, Lee WWR, Mungai LNW, Rosenbloom AL, Sperling MA, Hanas R. A Consensus Statement from the International Society for Pediatric and Adolescent Diabetes: Diabetic ketoacidosis and hyperglycemic hyperosmolar state. Pediatr Diabetes. 2014;15(Suppl 20):154-79.

57 Hipoglicemias

Mário Roberto Hirschheimer
Cristiane Kochi

INTRODUÇÃO

As crises hipoglicêmicas podem apresentar-se de forma dramática e ter consequências irreversíveis. Suas manifestações clínicas dependem da idade e da maturidade do paciente, assim como da etiologia e da velocidade de queda da glicemia.

As várias síndromes hipoglicêmicas tendem a ser específicas para cada grupo etário (Figura 57.1).

HOMEOSTASIA DA GLICEMIA

A contínua necessidade celular de substrato energético e o padrão alimentar fracionado do ser humano exigem que diversos mecanismos garantam o permanente e constante fornecimento de nutrientes aos tecidos. Para que a glicose atenda às necessidades do organismo, do qual é a principal fonte energética, mantendo concentrações sanguíneas nos estreitos limites da normalidade, que não causem distúrbios osmolares, há a necessidade de perfeita integração de vários fatores:

- Fontes de substratos exógenos (alimentos), com vias de administração (sistema digestório ou via parenteral) e de distribuição orgânica (sistema cardiocirculatório e linfático) funcionantes;
- Vias metabólicas com sistemas enzimáticos íntegros, tanto para a utilização imediata, como para armazenamento e posterior mobilização;
- Sistemas endócrinos funcionantes que coordenem a ativação das vias metabólicas necessárias para atender a demanda energética do organismo a cada momento, mesmo em condições desfavoráveis, como estresse e privações nutricionais.

Substrato Exógeno

Hidratos de carbono

Após sua ingestão, os hidratos de carbono são degradados em monossacarídeos (glicose, galactose e frutose) por enzimas do tubo digestório, onde são absorvidos e veiculados pelo sistema mesentérico-porta para o fígado, no qual 75% são retidos. Os 25% restantes ganham a circulação sistêmica e elevam a glicemia no período pós-prandial imediato.

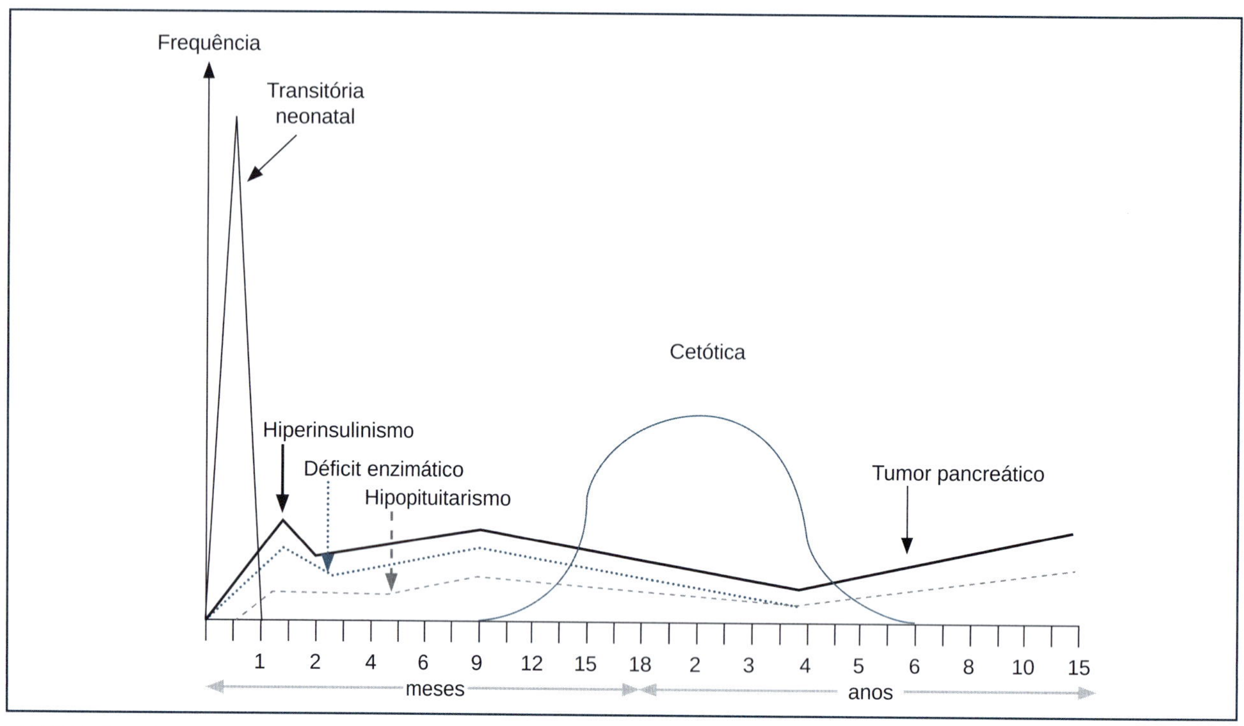

FIGURA 57.1 *Frequência das síndromes hipoglicêmicas de acordo com a idade.*

A glicose retida no fígado é armazenada na forma de glicogênio, que também ocorre nos rins e músculos. A oxidação parcial da glicose gera lactato e piruvato, que, no fígado, são reutilizados para nova síntese de glicose e glicogênio (Figura 57.2).

Gorduras

A gordura da dieta é constituída por triglicérides, colesterol e fosfolípides. As partículas maiores sofrem a ação da lipase de origem pancreática para serem absorvidas no trato digestório e ganham a circulação sistêmica pelo sistema linfático ou pelo sistema mesentérico-porta. A quase totalidade da gordura destinada à utilização energética circula como triglicérides, na forma de quilomicra. Estes, por ação da lipase lipoproteica, são degradados em proteínas e triglicérides livres, que são utilizados ou incorporados pelas células para armazenamento (como gordura neutra) ou consumo energético.

Quando há necessidade da utilização desses triglicérides, eles sofrem lipólise e são degradados até ácidos graxos e glicerol. Este último serve de substrato para a síntese de glicogênio (Figura 57.2). Os ácidos graxos são oxidados até cetonas, que podem ser utilizados como fonte energética. Distúrbios da geração ou utilização de cetonas demandam maior utilização de glicose, podendo predispor à hipoglicemia.

A oxidação da glicose depende da atividade da piruvato desidrogenase, que é inibida à medida que aumenta a oxidação dos ácidos graxos. Esse fenômeno ajuda a manter a glicemia nos estados de jejum, tornando a glicose mais disponível para utilização do cérebro e hemácias.

Proteínas

No tubo digestório, as proteínas sofrem a ação de enzimas que as degrada a moléculas menores (polipeptídios) e, após a absorção, sofrem a ação de proteases que as transformam em aminoácidos. Estes são utilizados para síntese das estruturas proteicas, enzimas e hormônios.

Em caso de jejum prolongado ou estresse, ocorre proteólise. Embora 100 mg de proteína possam, teoricamente, fornecer carbono para a síntese de 75 mg de glicose, apenas alguns aminoácidos (como alanina, glicina, glutamina, serina e treonina) sevem como substrato para síntese de glicogênio (Figura 57.2), enquanto os demais são cetogênicos.

Alguns aminoácidos, como a alanina, têm seu arcabouço carbônico derivado do piruvato (metabólito da glicose). Baixos níveis séricos de alanina

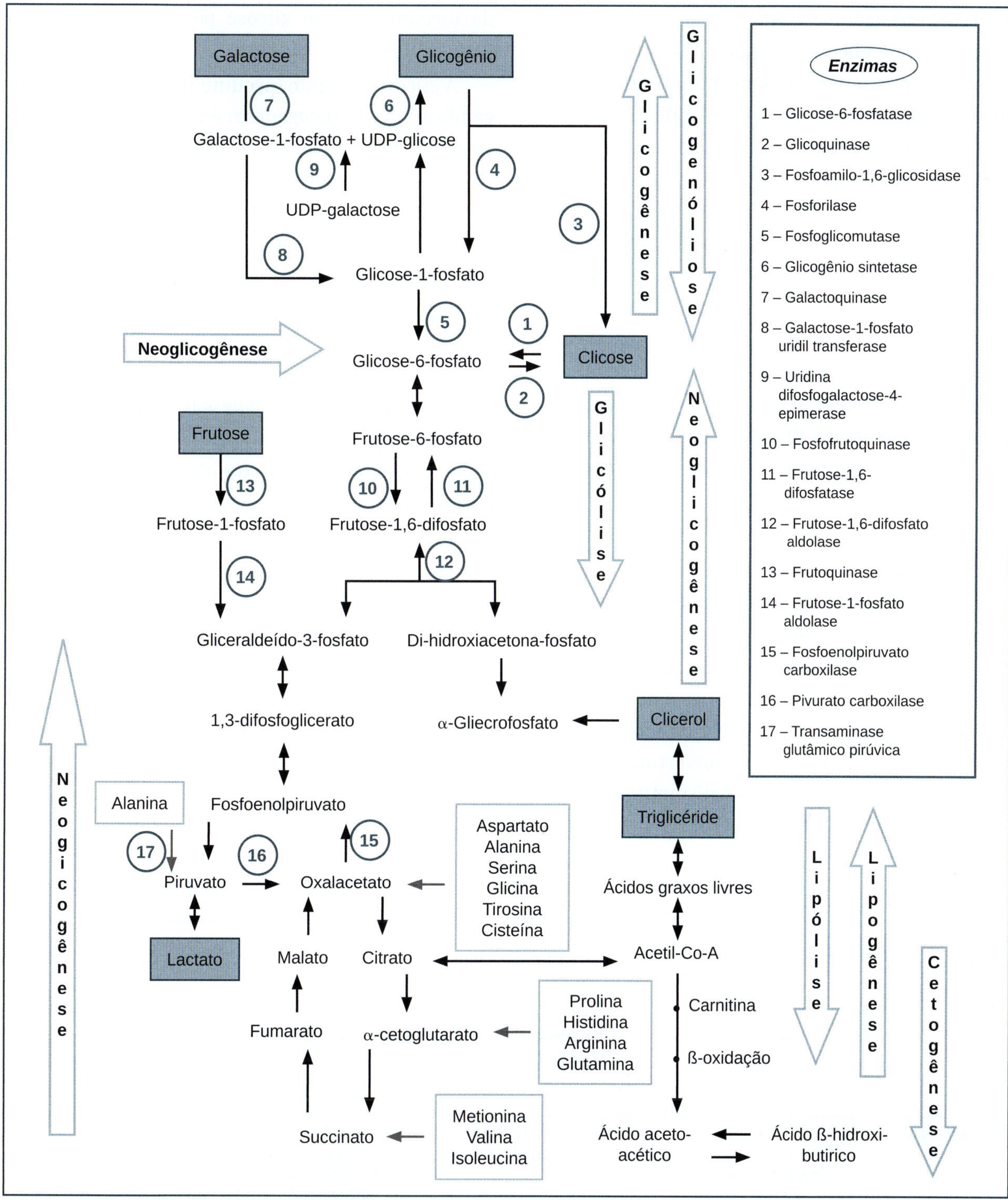

FIGURA 57.2 *Principais vias metabólicas que garantem fornecimento energético contínuo aos tecidos e principais enzimas envolvidas na glicogênese, glicogenólise e neoglicogênese.*

podem indicar que há pouco piruvato derivado da glicólise (Figura 57.2).

Vias Metabólicas

A Figura 57.2 resume as principais vias metabólicas e enzimas de importância na homeostasia da glicose.

A concentração de glicose no sangue reflete o equilíbrio entre a velocidade de entrada de glicose em circulação e a velocidade de sua remoção. Passado o período pós-prandial imediato, de duração variável conforme a idade e maturidade do indivíduo (até oito horas em adultos, e uma a três horas em recém-nascidos e crianças menores), qualquer quantidade de glicose liberada no sangue é produzida endogenamente (período pós-absortivo). Essa glicose pode ter duas origens: cerca de 75% provêm da glicogenólise hepática (por um período de poucas horas) ou renal (que é ativada após horas de jejum) e 25% da neoglicogênese. Passado o período pós-absortivo (oito a 16 horas após o aporte alimentar em adultos, e duas a oito horas em crianças), inicia-se o período de jejum no qual toda a glicose é oriunda da neoglicogênese. O Quadro 57.1 resume as fases de adaptação da glicemia em relação ao tempo decorrido após o aporte alimentar em pessoas eutróficas não submetidas a situações de estresse, quando tais tempos são mais curtos, na dependência de sua intensidade e natureza.

Glicogenólise

Conforme podemos ver na Figura 57.2 (os números circulados no texto a seguir são os passos metabólicos alterados assinalados na Figura 57.2, com o mesmo número circulado), o glicogênio é convertido a glicose-1-fosfato por meio da enzima fosforilase④, que, por sua vez, é convertida em glicose-6-fosfato pela enzima fosfoglicomutase⑤. Uma pequena proporção do glicogênio (8%) é degradada diretamente em glicose pela ação da enzima fosfoamilo-1,6-glicosidase③.

A glicose-6-fosfato (produto final comum à glicogenólise e à neoglicogênese) é transformada em glicose pela enzima glicose-6-fosfatase①. Está presente no fígado e rins; nos rins, a ativação desta enzima ocorre em situações de jejum.

A deficiência da glicose-6-fosfatase① é a causa da glicogenólise tipo I (doença de Von Gierke).

O músculo esquelético, por não possuir essa enzima, metaboliza o glicogênio até lactato, que é liberado na circulação, captado pelo fígado e convertido em glicose pela neoglicogênese (círculo de Cori).

A enzima limitante desse processo é a fosforilase④, cuja ativação é estimulada na presença de cortisol, pelo glucagon e epinefrina, e inibida pela insulina.

Neoglicogênese

A neoglicogênese refere-se à síntese de glicose a partir de precursores com três carbonos, ou seja, aminoácidos como a alanina (50%), lactato (30%) e glicerol (10% a 20%). Quatro enzimas são limitantes nesse processo: glicose-6-fosfatase①, frutose-1,6--difosfatase⑫, fosfoenolpiruvato-carboxilase⑮ e piruvato-carboxilase⑯. Outra enzima importante, a tran-

QUADRO 57.1 *Vias metabólicas ativadas, níveis hormonais e balanço nitrogenado nas fases de adaptação ao jejum.*

Fase	Tempo de jejum	Vias metabólicas ativadas	Estímulo hormonal	Balanço nitrogenado
Pós-prandial	0 até 8 horas (adultos) 0 até 3 horas (lactentes)	Glicogênese Lipogênese Proteogênese	Insulina ↑↑ Glucagon ↓ Catecolaminas ↓ Cortisol ↓ GH* nl† ou ↑	Muito positivo
Pós-absortiva	8 até 16 horas (adultos) 2 até 8 horas (lactentes)	Glicogenólise (75%) Neoglicogênese (25%)	Insulina ↓ Glucagon ↑ Catecolaminas ↑ Cortisol ↑ GH* nl† ou ↑	Positivo
Jejum curto	16 horas até 5 a 7 dias	Neoglicogênese Proteólise 40% Lipólise 60%	Insulina ↓ Glucagon ↑↑ Catecolaminas ↑ Cortisol ↑ GH* ↑	Muito negativo (10 a 12 g/dia em adultos)
Jejum prolongado	Maior que 5 a 7 dias	Neoglicogênese Cetogênese Resistência periférica à insulina	Insulina ↓ ou nl† Glucagon nl† Catecolaminas ↑↑ Cortisol nl† GH* ↑	Pouco negativo (≤ 3 g/dia em adultos)

Siglas: * GH = hormônio de crescimento; † nl = normal.

saminase-glutâmico-pirúvica[17], que converte alanina em piruvato, está aumentada no jejum, por ação do glucagon e do cortisol, e inibida pela insulina.

No metabolismo da galactose, a enzima limitante é a galactose-1-fosfato-uridil-transferase[8]e, no da frutose, a frutose-1,6-difosfato aldolase[11].

Das fontes de substratos para a neoglicogênese do adulto em jejum, 54% derivam do lactato, 4% do piruvato, 13% do glicerol e 27% dos aminoácidos, tendo-se que a alanina e a glutamina constituem mais de 50% dos aminoácidos liberados pelo músculo esquelético.

A glutamina absorvida no intestino fornece nitrogênio para a produção de alanina. Sua absorção renal está envolvida no equilíbrio acidobásico.

A alanina liberada pelo músculo esquelético origina-se da transaminação do piruvato, resultando em um ciclo de glicose muscular para alanina, e essa alanina serve de substrato para glicose em nível hepático (ciclo alanina-glicose). O nitrogênio necessário para a transaminação de piruvato em alanina provém de aminoácidos de cadeia ramificada (leucina, valina e isoleucina).

Controle Hormonal do Metabolismo da Glicose

O controle hormonal da glicose é realizado pela insulina, como único hormônio hipoglicemiante, e pelos hormônios contrarreguladores, que promovem aumento da glicemia: glucagon, catecolaminas, cortisol e hormônio do crescimento (GH) (Figura 57.3 e Quadro 57.2). Outros hormônios envolvidos são a somatostatina, a tiroxina e a serotonina.

Insulina

A insulina é sintetizada nas células beta das ilhotas de Langerhans, como pré-pró-insulina e, nos corpúsculos de Golgi, cinde-se para formar a pró-insulina, com peso molecular de 9.000. Nova cisão enzimática libera a insulina com as cadeias A e B e o peptídeo C. O peso molecular da insulina é de 6.000.

A insulina e o peptídeo C são secretados em quantidades equimolares no sangue, porém a vida média e a taxa de formação metabólica da insulina (4,8 minutos e 16,4 mg/min), quando comparadas com as do peptídeo C (17,2 minutos e 4,6 mg/min), fazem com que as concentrações plasmáticas de insulina sejam 3,5 vezes inferiores às do peptídeo C.

As ações biológicas iniciam-se por meio das ligações com receptores específicos nas células-alvo, que, por meio de um sinal intracelular, estimulam a adenilciclase, diminuem o AMPc e aumentam a atividade da fosfordiesterase.

A glicose entra nas células por intermédio de proteínas transportadoras – s *Gluts* (Figura 57.3).

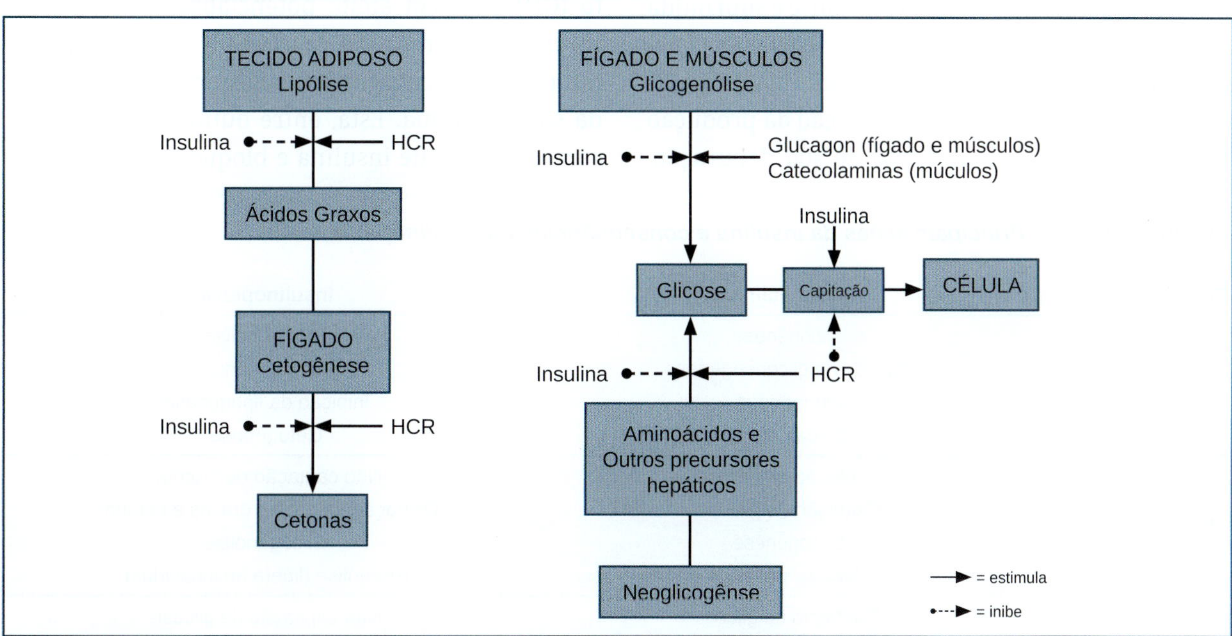

FIGURA 57.3 *Ações da insulina e dos hormônios contrarreguladores (HCR).*

QUADRO 57.2 *Principais ações dos hormônios contrarreguladores.*

Tecido	Ação metabólica	Adrenalina	Glucagon	Cortisol	GH
Pancreático	Secreção de insulina	⇓	⇑	⇑	⇑
Hepático	Liberação de glicose	⇑	⇑	⇑	⇑
	Cetogênese	⇑	⇑	⇑	⇑
Muscular	Captação de glicose	⇓	-	⇓	⇓
	Neoglicogênese	⇑	-	⇑	⇓
Adiposo	Capitação de glicose	⇑ ⇓*	⇑ ou ⇓*	⇓	⇑ ou ⇓*
	Lipólise	⇑	⇑	⇑	⇑

* Em pequenas quantidades aumenta, e em grandes quantidades diminui.

O genoma humano contém 14 membros da família *GLUT.* Cada uma dessas isoformas apresenta distribuição tecidual diferente. O *Glut4* age no músculo e tecido adiposo, e depende de insulina. Os outros *Gluts*, entre eles o *Glut1*, que age no cérebro, não necessitam da presença de insulina.

Os receptores de insulina também têm afinidades com outras substâncias, chamadas "fatores de crescimento insulina-símile".

A insulina é secretada de forma bifásica, sendo uma inicial mais rápida, seguida, após um nadir de 30 minutos, por uma segunda fase mais lenta.

Suas principais ações (Figura 57.3 e Quadro 57.3) em nível muscular são favorecer a incorporação de glicose e diminuir a liberação de aminoácidos. No fígado, reduz a liberação de glicose por diminuir a neoglicogênese e glicogenólise (por inibição da enzima fosforilase hepática). A glicogenólise é suprimida com doses menores de insulina que a neoglicogênese. No tecido adiposo, a insulina estimula a lipogênese e inibe a lipólise, com diminuição da produção de corpos cetônicos e aumento de sua depuração. Essas ações ocorrem tanto por ação inibitória direta no fígado, como indireta, por meio da inibição da lipólise. A insulina também diminui as concentrações séricas de aminoácidos de cadeia ramificada.

O conjunto das ações biológicas da insulina tem como objetivo primordial a captação e oxidação da glicose, fazendo da insulina um hormônio anabolizante. Não têm tais ações no cérebro, medula renal, elementos figurados do sangue e nas ilhotas da Langerhans.

A secreção de insulina é estimulada pelo aumento das concentrações sanguíneas de glicose, alanina, arginina, leucina, hormônios gastrintestinais (gastrina, secretina, colecistoquinina, pancreozimas e enteroglucagon), catecolaminas (por meio de receptores beta-adrenérgicos), acetilcolina, glucagon, sulfonilureia. O cortisol e o hormônio de crescimento (GH) exercem efeito potencializador da glicose sobre essa secreção. A secreção é inibida por estímulos alfa-adrenérgicos, hipoglicemia, jejum e ação da somatostatina. Esta, entre outras ações, inibe a secreção basal de insulina e bloqueia a resposta da

QUADRO 57.3 *Principais ações da insulina e consequências da insulinopenia.*

Tecido	Ação Insulínica	Insulinopenia
Hepático	Glicogênese	Glicogenólise
	Inibição de gliconeogênese	Gliconeogênese
	Lipogênese	Inibição da lipogênese
	Inibição da cetogênese	Cetogênese
Muscular	Captação de glicose	Não captação de Glicose
	Oxidação de glicose	Oxidação de ácidos graxos e cetonas
	Glicogênese	Glicogenólise
	Síntese proteica	Proteólise (libera aminoácidos)
Adiposo	Capitação de glicose	Não capitação de glicose
	Capitação de triglicérides	Não capitação de triglicérides
	Lipogênese	Lipólise (libera ácidos graxos)

insulina à administração de glicose, arginina, glucagon e tolbutamina.

Alguns peptídeos, como a somatomedina C (IGF-1) e a NSILA (atividade insulina-símile não suprimível), têm ação semelhante à da insulina e podem ter origem em vários tecidos, particularmente em tumores.

Glucagon

A maior ação do glucagon, em concentrações fisiológicas, é a liberação de glicose hepática.

O glucagon é sintetizado nas células alfa das ilhotas de Langerhans, com peso molecular de 3.485, também na forma de pré-pró-hormônio, pró-hormônio e glucagon, mas, ao contrário da insulina, é essencialmente um hormônio catabolizante.

Em nível muscular, provoca a liberação de aminoácidos, principalmente os neoglicogênicos, como a alanina. No fígado, por meio da ativação da adenilciclase, aumenta a formação do AMPc, que ativa a fosforilase e inibe a glicogênio sintetase[6], estimulando a glicogenólise. A neoglicogênese é ativada por outros mecanismos ainda desconhecidos. Enquanto a ação do glucagon na glicogenólise é efêmera, seu efeito na neoglicogênese é mais prolongado. No tecido adiposo, tem ação lipolítica, o que aumenta a oferta de substrato para a cetogênese.

A secreção do glucagon é estimulada por baixos índices de glicose intracelular, pelo jejum, por estímulo alfa-adrenérgico e por administração de aminoácidos (principalmente, alanina e arginina). A hiperglicemia, com aumento secundário da insulina, leva à inibição da secreção do glucagon. Outros fatores inibidores são a somatostatina, os beta-adrenérgicos e os hormônios gastrintestinais. O hormônio de crescimento não parece ter nenhuma ação sobre sua secreção. Os corticoides são necessários para que o glucagon exerça plenamente sua atividade no fígado e, no tecido adiposo, aumentam ou diminuem a incorporação de glicose conforme a quantidade de glucagon presente e a variação da resposta regional à insulina.

Cortisol

O cortisol aumenta a glicemia por meio de múltiplos mecanismos:

- Diminui a capacidade da insulina de suprimir a produção e aumentar a utilização periférica de glicose;
- Estimula a secreção de glucagon;
- Estimula a neoglicogênese, por aumentar a disponibilidade de substratos (aminoácidos, lactato e glicerol) e a atividade de enzimas neoglicogênicas, o que requer algumas horas;
- Sua presença é requerida para que o glucagon e a epinefrina estimulem a glicogenólise e a neoglicogênese.

A habilidade em manter a atividade de enzimas glicogênicas, neoglicogênicas e glicogenolíticas, assim como sua resposta à insulina aos hormônios contrarreguladores, tem sido descrita como ação permissiva do cortisol.

Epinefrina e norepinefrina

Além dos efeitos alfa e beta-adrenérgicos citados em relação à estimulação ou inibição a secreção de outros hormônios, as catecolaminas aumentam a produção de glicose por estimular a glicogenólise e a neoglicogênese. Estimulam primariamente a glicogenólise por estimulação adrenérgica dos beta-receptores, resultando em uma ativação da fosforilação, dependente do AMPc. Estimulam também a lipólise à cetogênese. Essa ação da epinefrina é cinco a dez vezes mais potente que a da norepinefrina.

Hormônio de crescimento (GH)

O hormônio de crescimento (GH) pode ter ações tanto insulina-símile como anti-insulínica.

A atividade insulina-símile é de curta duração e ocorre logo após a elevação aguda do GH, desde que mudanças compensatórias de insulina e glucagon estejam intactas. Quando a somatostatina é usada para prevenir mudanças na concentração de insulina e glucagon, a infusão de GH por via endovenosa promove queda aguda da glicemia por inibir a produção de glicose. Esse efeito é transitório, mesmo quando se mantêm altas concentrações de GH por infusão parenteral, e seus efeitos anti-insulina tornam-se evidentes duas a quatro horas após a elevação de sua concentração plasmática.

Os efeitos anti-insulina do GH manifestam-se em pacientes com acromegalia (níveis altos de GH) e na tendência à hipoglicemia em crianças com deficiência desse hormônio. Quando há excesso de GH, ocorre diminuição da ação insulínica em suprimir a liberação hepática de glicose e promover sua utilização periférica. O mecanismo de tal ação, em nível celular, ainda é desconhecido, mas acredita-se que se deva a uma alteração pós-receptor de insulina. O aumento da produção de glicose hepática deve-se ao aumento da glicogenólise e da neoglicogênese.

Como ocorre com os outros hormônios contrarreguladores, observa-se lipólise e cetogênese na presença de GH.

Somatostatina

Este tetradecapeptídeo, inicialmente isolado no hipotálamo, mas também secretado pelas células delta das ilhotas de Langerhans e trato digestório, além de inibir a secreção de vários hormônios (insulina, glucagon e peptídeos entéricos), diminui a motilidade gastrintestinal (retardando o esvaziamento gástrico) e a absorção de vários nutrientes, exercendo assim sua atividade moderadora da glicemia.

Tiroxina e serotonina

Outros hormônios que têm importância no metabolismo da glicose são a tirosina, que aumenta a velocidade metabólica e a utilização periférica da glicose, e a serotonina, que inibe a função endócrina do pâncreas.

Ações dos Hormônios Contrarreguladores na Hipoglicemia Aguda

Quando ocorre uma queda abrupta da glicemia, há um aumento compensador da liberação hepática de glicose e uma diminuição na sua utilização periférica. A glicemia assim elevada começa a retornar aos níveis euglicêmicos quando a utilização de glicose volta a ser estimulada. Isso sugere que o aumento na produção de glicose é o evento compensador primário.

O aumento na liberação hepática de glicose coincide com um aumento na concentração sistêmica de glucagon, seguido, quase que imediatamente, por uma elevação de epinefrina. O papel das catecolaminas não é essencial, desde que a secreção do glucagon esteja intacta. Nas situações em que houver deficiência de glucagon (diabetes *mellitus* de longa duração e pancreatectomia, por exemplo), a epinefrina torna-se o principal hormônio contrarregulador. No diabetes *mellitus* de mais longa duração, a secreção de catecolaminas durante a hipoglicemia também é prejudicada, o que pode ser potencializado pelo uso de betabloqueadores, como o propranolol. Nesses casos, os sintomas atribuídos à elevação das taxas de epinefrina são mínimos.

As concentrações plasmáticas de cortisol e GH elevam-se mais tardiamente. Exceto no período neonatal, o aumento desses hormônios não tem maior impacto na recuperação da hipoglicemia aguda, além de sua ação permissiva para a ação dos outros hormônios contrarreguladores.

O aumento da glicemia deve-se, inicialmente, à aceleração na glicogenólise, com a neoglicogênese tornando-se mais importante subsequentemente, como ocorre no jejum.

Ação dos Hormônios na Hipoglicemia Crônica

As diferenças em relação à hipoglicemia aguda são:

- Queda da glicemia é mais lenta;
- Aumento da liberação hepática da glicose tem duração mais curta, devido à resposta transitória do glucagon e epinefrina, depleção de glicogênio hepático ou disponibilidade limitada de substrato neoglicogênico;
- Efeitos anti-insulínicos do cortisol e do GH têm maior importância na hipoglicemia crônica;
- Alterações sutis na secreção endógena de insulina, que tem efeitos indetectáveis na hiperinsulinemia, causando hipoglicemia aguda, podem tornar-se mais evidentes quando as concentrações de insulina estiverem apenas muito pouco elevadas durante a hipoglicemia crônica.

Tanto um aumento compensador na produção da glicose, como uma diminuição na sua utilização periférica, contribui para a regulação hormonal na hipoglicemia crônica.

PARTICULARIDADE DA HOMEOSTASIA DA GLICEMIA NOS RECÉM-NASCIDOS

A homeostase da glicemia nos recém-nascidos implica uma transição suave entre o meio intrauterino, no qual a oferta alimentar é contínua, ao estado de oferta intermitente, com períodos de jejum após o nascimento. As reservas de glicogênio em um recém-nascido de termo são capazes de fornecer glicose por aproximadamente quatro horas entre as mamadas.

Por possuírem uma massa encefálica proporcionalmente maior em relação à massa corporal total e, portanto, maior taxa de utilização de glicose, os recém-nascidos apresentam maior risco de hipoglicemia em relação aos adultos.

Durante a gestação, as condições do desenvolvimento fetal têm influência direta no equilíbrio da glicemia do recém-nascido. O organismo materno representa o macroambiente e o útero, o microambiente onde ocorrem o crescimento e o desenvolvimento fetais. Distúrbios maternos no metabolismo da glicose e alterações placentárias implicam aporte inadequado de nutrientes para o feto e irão repercutir diretamente na homeostase da glicose neonatal.

O equilíbrio entre a disponibilidade de substratos energéticos e a coordenação dos sistemas hormonais e enzimáticos favorece a maturação da homeostase dos hidratos de carbono dos neonatos. A vulnerabilidade do recém-nascido para o desequilíbrio no metabolismo da glicose é evidenciada pelo grande número de afecções que originam, ou se associam com, hipo ou hiperglicemia, especialmente em recém-nascidos pré-termo ou de baixo peso, quando enfermos.

Durante a vida intrauterina, a glicose provém da circulação materna, via placenta, cujo aporte é controlado por diversos fatores, como perfusão placentária, glicemia materna, integridade hormonal materna e hormônios placentários.

A glicose representa aproximadamente 25% da fonte energética para as reações oxidantes fetais. Os outros substratos são representados pelo lactato, aminoácidos, glicerol e corpos cetônicos (sendo estes importantes substratos energéticos para o sistema nervoso, na ausência de glicose).

O feto tem capacidade reduzida para produzir glicose endógena, devido à insuficiente capacidade de glicogenólise e neoglicogênese. A atividade das enzimas que participam nesses processos é baixa e aumenta gradativamente até o período perinatal, alcançando níveis semelhantes aos do adulto após algumas horas de vida. O glicogênio hepático acumula-se progressivamente nas três a quatro últimas semanas de gestação, atingindo níveis tão elevados quanto os observados em crianças com doenças metabólicas com acúmulo de glicogênio.

Do ponto de vista hormonal, o cortisol é mais importante na homeostase da glicose do neonato que na dos lactentes, das crianças maiores e dos adultos, quando tem maior importância nas situações de estresse e jejum prolongado.

Os níveis mais elevados de cortisol e estrógenos na gravidez produzem aumento da secreção de insulina e resistência periférica à mesma. A placenta secreta uma substância similar à insulinase, capaz de degradar a insulina, e um hormônio, a somatotropina coriônica humana, que promove a liberação de glicerol e ácidos graxos.

A insulina desempenha um importante papel como estimulante do crescimento fetal, principalmente no terceiro trimestre da gestação, mas inibe a maturação do metabolismo dos fosfolípides e da neoglicogênese. Seu excesso resulta em crescimento exagerado (macrossomia). A imaturidade funcional ou o retardo de crescimento fetal pode estar associado à sua deficiência.

Os hormônios tireoidianos e o GH, que são essenciais para o crescimento pós-natal, têm importante função na indução da maturidade dos sistemas enzimáticos necessários à adaptação metabólica perinatal e pouco efeito sobre o crescimento fetal.

O nascimento encerra um longo período de dependência fetal em relação ao organismo materno, e o acúmulo de substratos antenatal deverá satisfazer as necessidades energéticas para o crescimento pós-natal imediato e para o equilíbrio entre a deficiência e o excesso de glicose nas primeiras horas de vida.

O limite inferior da normalidade para glicemia fetal durante a gestação é de 54 mg/dL. A interrupção do aporte de glicose da mãe para o feto, que ocorre com o clampeamento do cordão umbilical, determina uma rápida queda da glicemia do neonato para valores iguais ou maiores que 30 mg/dL nas primeiras duas horas de vida, alcançando aproximadamente 45 mg/dL nas primeiras quatro a seis horas de vida, nível que se mantém nas primeiras 12 horas de vida, com estabilização ao redor de 70 mg/dL, em torno de 72 horas de vida. No segundo dia de vida, a frequência de episódios de glicemia inferiores a 50 mg/dL cai para menos de 0,5%. Isso mostra uma adaptação relativamente rápida dos recém-nascidos à queda da glicemia.

Os limites inferiores de normalidade (níveis iguais ou menores que o percentil 5) da glicemia em recém-nascidos de termo normais, nas primeiras 72 horas de vida, são agrupadas nos seguintes períodos de tempo pós-natais:

- Uma a duas horas = 28 mg/dL;
- Três a 23 horas = 40 mg/dL;
- 24 a 47 horas = 41 mg/dL;
- 48 a 72 horas = 48 mg/dL.

Após 72 horas de vida, glicemias inferiores a 60 mg/dL merecem monitorização cuidadosa e, para taxas inferiores a 50 mg/dL, deve-se implementar medidas diagnósticas e terapêuticas.

A necessidade de glicose nos recém-nascidos é maior que a dos adultos, devido à desproporção entre o tamanho do cérebro e o restante do organismo, isto é, de 5 a 6 mg/kg/min nos pré-termos, de 3 a 5 mg/kg/min nos de termos e de 2 a 3 mg/kg/min nas crianças maiores e adultos (ver Capítulo 54, "Alterações Endócrinas e Metabólicas no Paciente Gravemente Enfermo").

Em recém-nascidos com retardo de crescimento intrauterino, a hipoglicemia pode ser devido ao baixo armazenamento de glicogênio, à imaturidade do metabolismo das gorduras e à resposta adrenérgica insatisfatória.

Com o crescimento, ocorre maior acúmulo de substratos energéticos, fazendo com que o lactente, a criança maior e o adulto possam ficar mais tempo em jejum, quando comparados aos recém-nascidos, apresentando queda menos acentuada da glicemia.

A proporcionalidade entre a massa do sistema nervoso e as principais fontes de glicose (fígado e músculos) altera-se com o crescimento. Ao nascimento, o cérebro é comparativamente maior que o fígado e a massa muscular. Aproxima-se do tamanho do adulto por volta dos seis anos de idade. A massa hepática atinge o tamanho adulto no início da puberdade, e a massa muscular apenas após o estirão pubertário.

O diagnóstico precoce de hipoglicemia no período perinatal, a iniciação urgente de seu tratamento e a prevenção de futuros episódios de hipoglicemia são fundamentais para a proteção do cérebro em desenvolvimento da carência de glicose. O Quadro 57.4 apresenta as situações de risco para hipoglicemia no período neonatal, nas quais a monitorização glicêmica é recomendada.

QUADRO 57.4 ***Situações de risco para hipoglicemia no período neonatal.***

▪ Pequeno para idade gestacional (PIG): < percentil 10 de peso
▪ Grande para idade gestacional (GIG): > percentil 90 de peso
▪ Gemelar discordante: peso 10% inferior ao do gêmeo maior
▪ Filho de mãe diabética: principalmente se mal controlada
▪ Baixo peso ao nascimento (< 2.500 g)
▪ Estresse perinatal: acidose grave ou síndrome hipóxico-isquêmica
▪ Hipotermia
▪ Policitemia: hematócrito venoso > 70%/hiperviscosidade
▪ Eritroblastose fetal
▪ Síndrome de Beckwith-Wiedemann
▪ Micropênis ou defeitos da linha média
▪ Suspeita de infecção
▪ Desconforto respiratório
▪ Suspeita ou diagnóstico de erros inatos do metabolismo ou doenças endócrinas
▪ Uso de drogas maternas (terbutalina, propranolol, hipoglicemiantes orais)
▪ Sintomatologia sugestiva de hipoglicemia

Os recém-nascidos a termo amamentados ao seio materno têm glicemias menores, porém com altas taxas de corpos cetônicos em relação aos amamentados com fórmulas lácteas. Assim, eles toleram glicemias mais baixas, sem manifestações clínicas ou sequelas neurológicas.

LESÃO NEUROLÓGICA HIPOGLICÊMICA

O cérebro consome 5 mg/min de glicose por 100 g de massa (o que representa quase 25% da utilização corporal total de glicose) e seu metabolismo oxidativo depende quase que exclusivamente do suprimento energético contínuo e constante desse substrato.

O dano neurológico hipoglicêmico provoca falência energética (diminuição de fosfocreatina e adenosina-fosfato), com consequente necrose e despolarização da membrana celular, cuja gravidade depende da intensidade e duração da crise hipoglicêmica. Se for de poucos minutos, mesmo com glicemias muito baixas, ou de poucas horas, com normalização gradual da glicemia, não costuma ocorrer alteração anatomopatológica significativa, mesmo se a crise for clinicamente violenta, e os neurônios recuperam rapidamente suas funções, sem lesões residuais.

A distribuição da necrose neuronal hipoglicêmica difere das lesões secundárias à isquemia/hipoxemia ou convulsões, embora também seja devido à ação de neurotoxinas extracelulares neoformadas, principalmente o glutamato (aminoácidos excitotóxicos). Localiza-se principalmente no córtex cerebral, núcleo caudato e hipocampo (áreas próximas aos espaços ocupados pelo LCR), conferindo maior morbidade neurológica que os outros distúrbios metabólicos.

As áreas motoras ou receptoras primárias são mais poupadas que as áreas de associação. Se a área afetada for extensa, ocorre edema cerebral com descoramento da zona afetada, onde o limite entre a substância branca e a cinzenta é menos nítido.

À microscopia óptica, no córtex aparecem células com aspecto enrugado, com distribuição difusa, mas não generalizada. Observam-se grupos de células lesadas próximos a grupos de células íntegras. Nos casos mais graves, as áreas lesadas confluem e as células apresentam uma diminuição ou perda da capacidade de fixar corantes. Os neurônios lesados desaparecem com o passar do tempo e são substituídos por células da glia, formando cicatrizes que interrompem a continuidade do córtex.

Pode ocorrer, ainda, destruição esparsa da substância branca subcortical e necrose simétrica do globo pálido.

A lesão torna-se irreversível no período de duas horas a partir do início do episódio hipoglicêmico. As concentrações de aspartato e glutamato aumentam em até 15 vezes o normal e tendem a normalizar-se no prazo de 30 minutos de euglicemia.

Estudos experimentais mostram que a concentração excessiva de glutamato extracelular, atuando nos receptores específicos, abre canais que permitem aos íons de sódio e cloro entrar nas células, provocando morte celular por ação osmolar (morte neuronal imediata). O dano neurológico é posteriormente agravado por lesões dendrossomáticas, atribuídas ao influxo de cálcio para dentro da célula (morte neuronal retardada), que ativam sistemas enzimáticos indesejáveis, alteram a função mitocondrial, geram radicais livres de oxigênio e provocam depleção dos estoques energéticos. Não se sabe, ainda, qual desses mecanismos (imediato ou retardado, ou ambos) é responsável pela morte neuronal *in vivo*. Potencialmente, essas lesões podem ser agravadas quando se administra cálcio aos recém-nascidos de risco, o que sugere, em casos de hipocalcemia ou reanimação cardiorrespiratória, que sua reposição seja criteriosamente baseada na dosagem sérica do cálcio ionizado e traçado eletrocardiográfico (ver Capítulo 54, "Distúrbios do Metabolismo do Cálcio, do Fósforo e do Magnésio").

Novas técnicas de tomografia, com emissão de pósitrons, e de ressonância nuclear magnética permitem estudos em modelos de primatas com hipoglicemia *in vivo*. Sua utilização poderia ser viável em humanos, para monitoramento nos casos de risco.

Outros estudos experimentais sugerem que a morte neuronal pode ser prevenida por bloqueio farmacológico dos receptores de glutamato, tanto *in vitro* como *in vivo*, mesmo quando utilizados após a agressão celular. A utilização de antagonistas competitivos nos receptores dos aminoácidos excitatórios que protegem as células dos efeitos deletérios da hipoglicemia, quando administrados em tempo hábil, poderiam reduzir a morbidade neurológica perinatal.

DEFINIÇÃO DE HIPOGLICEMIA

A presença de sinais e sintomas de neuroglicopenia e, às vezes, de sintomas adrenérgicos, associados à constatação de glicose plasmática inferior a 50 mg/dL e à melhora do quadro com o uso de glicose, por via oral ou venosa (oral ou por via venosa), constitui a tríade de Whipple para definir hipoglicemia.

Atualmente, tem sido utilizado o conceito de hipoglicemia com valores de glicemia abaixo de 50 mg/dL, que pode ser usado para neonatos, lactentes e crianças maiores. Lembremos que esse valor está abaixo de valor mínimo da normalidade, que é de 60 mg/dL, porém, nesses níveis, alguns mecanismos de adaptação já estão ocorrendo para elevar a glicemia: as concentrações plasmáticas de insulina começam a cair quando a glicemia plasmática se reduz para 80 a 85 mg/dL; a secreção de insulina geralmente é bloqueada quando a glicemia atinge valores entre 45 a

54 mg/dL; a secreção de glucagon aumenta quando a glicemia atinge valores entre 65 e 70 mg/dL; as respostas de epinefrina, cortisol e hormônio de crescimento também são ativadas nesse patamar de glicemia.

Alguns problemas podem interferir com a medida da glicemia em recém-nascidos e lactentes. A medida da glicemia em sangue total é 10% a 15% menor que a medida no plasma, pois os eritrócitos têm maior concentração de proteína (hemoglobina) em relação ao plasma, que tem maior conteúdo de água e, portanto, a glicose fica mais dissolvida. A diferença pode ser ainda maior em recém-nascidos com maior hematócrito.

A demora entre a coleta do sangue e a execução do exame no laboratório pode diminuir a taxa de glicose em 5 a 7 mg/dL/hora, em temperatura ambiente, devido à glicólise que continua a ocorrer nas hemácias e leucócitos no tubo de ensaio. A presença de inibidores de glicólise nos tubos de ensaio, como fluoreto de sódio ou oxalato-fluoreto, minimiza esse problema. A determinação da glicemia por meio de glicosímetros portáteis (glicemia capilar) deve, em caso de hipoglicemia (glicemia inferior a 60 mg/dL), ser confirmada, visto que alguns desses monitores podem apresentar uma variação de 10% a 15% em relação ao valor da glicemia sanguínea.

MANIFESTAÇÕES CLÍNICAS

As manifestações clínicas de hipoglicemia variam conforme a idade do paciente, seu estado nutricional e seus hábitos alimentares ou a alteração destes, assim como da velocidade com que a hipoglicemia se instala, sua duração, intensidade e causa, além da ocorrência de outras doenças, que podem agir como fator desencadeante da crise.

No período neonatal, as manifestações clínicas, quando presentes, são variáveis e inespecíficas, desde sinais leves até quadros tão dramáticos como convulsões e coma. Os sinais mais frequentes são tremores, apatia, cianose, apneias, hipotermia, letargia, choro anormal, recusa alimentar, nistagmo, sudorese, convulsões e coma.

Nos lactentes, pré-escolares e escolares, as manifestações clínicas são as de origem adrenérgica e neuroglicopênica (Quadro 57.5).

Na hipoglicemia aguda, os sintomas adrenérgicos costumam se manifestar quando a glicemia se aproxima de 60 mg/dL. À medida que a glicemia se aproxima de 50 mg/dL, aumenta a excitabilidade do SNC, por facilitação da atividade elétrica neuronal. Nesse nível de glicemia, já podem ocorrer alucinações, mas, na maioria das vezes, ocorrem distúrbios de atenção (sinal mais precoce), nervosismo intenso, tremores, mioclonias focais, atividade psicomotora que varia de hiperatividade a imobilidade e sudorese fria profusa. À medida que a hipoglicemia se agrava, para níveis aquém de 50 mg/dL, podem ocorrer convulsões geralmente generalizadas, com alterações motoras simétricas e perda da consciência. Com glicemias abaixo de 25 mg/dL, geralmente cessam as convulsões e o

QUADRO 57.5 *Sinais e sintomas de hipoglicemia.*

Adrenérgicos	Neuroglicopênicos	Período neonatal
▪ Fome	▪ Cefaleia	▪ Irritabilidade e tremores
▪ Palidez	▪ Tontura, ataxia	▪ Reflexo de Moro exacerbado
▪ Sudorese	▪ Parestesias	▪ Choro estridente
▪ Taquicardia	▪ Lassidão	▪ Letargia, apatia
▪ Hipertensão transitória	▪ Confusão mental	▪ Hipotonia
▪ Dores abdominais	▪ Irritabilidade	▪ Cianose
▪ Náuseas	▪ Dislalia e hipoacusia	▪ Ritmo respiratório irregular
▪ Diarreia	▪ Diplopia	▪ Taquipneia ou apneia
▪ Tremores	▪ Comportamento anormal	▪ Hipotermia
▪ Abalos musculares	▪ Fraqueza muscular	▪ Instabilidade vasomotora
▪ Sensações de pontadas	▪ Convulsões	▪ Sucção débil
▪ Ansiedade	▪ Coma	▪ Recusa alimentar

paciente permanece em estado de coma profundo. Se não houver tratamento imediato, ocorre lesão neurológica permanente (ver o item "Lesão Neurológica Hipoglicêmica", discutido anteriormente neste capítulo).

DIAGNÓSTICO DIFERENCIAL

O quadro clínico citado é comum a um grande número de doenças e apresenta distúrbios que podem ocorrer isolada ou simultaneamente, inclusive com hipoglicemia. Os mais frequentes estão listados no Quadro 57.6.

QUADRO 57.6 *Diagnóstico diferencial das hipoglicemias.*

Diagnóstico Diferencial das Hipoglicemias	
Distúrbios neurológicos	**Distúrbios metabólicos**
▪ Anomalias congênitas ▪ Hemorragias ▪ Infecções ▪ Hipóxia/isquemia ▪ Kernicterus	▪ Hipocalcemias ▪ Hipomagnesemias ▪ Hiponatremias ▪ Hipernatremias
Distúrbios cardiovasculares	**Distúrbios hematológicos**
▪ Cardiopatias cianogênicas ▪ Insuficiência cardíaca	▪ Policitemias ▪ Hiperviscosidades
Intoxicações	**Hipo ou Hipertemias**
▪ Drogas usadas pela mãe ▪ Síndrome de abstinência	**Sepse**

ETIOLOGIA

As principais causas de hipoglicemia estão listadas no Quadro 57.7. Como sugerido na Figura 57.1, algumas síndromes hipoglicêmicas do período neonatal podem continuar manifestando-se ou iniciar sintomas na criança maior.

QUADRO CLÍNICO

Dentre as causas citadas, descreveremos resumidamente as mais importantes, sob o nosso ponto de vista.

Hipoglicemia neonatal transitória

É a forma mais frequente de hipoglicemia nesta faixa etária. Ocorre nos primeiros cinco dias de vida, com ou sem sintomas, em 5% a 10% dos recém-nascidos de baixo peso que apresentam baixas reservas de glicogênio ao nascer.

QUADRO 57.7 *Principais causas de hipoglicemia.*

1. Hipoglicemia neonatal transitória	
a) Substrato energético insuficiente ao nascer	
b) Imaturidade de funções enzimáticas	
▪ Prematuridade	
▪ Recém-nascido normal	• Hiperinsulinismo transitório
2. Hipoglicemia neonatal prolongada	
a) Pequeno para a idade gestacional	
b) Gêmeos discordantes	
c) Asfixia neonatal	
d) Filho de mãe com toxemia	
3. Hipoglicemia neonatal associada a outros problemas	
a) Iatrogênicos • Suspensão abrupta de soluções glicosadas intravenosas • Pós-exsanguinotransfusão • Má posição de cateter arterial umbilical	
b) Reacional a: • Infecções neonatais • Malformações cardíacas • Hipotermia • Hiperviscosidade sanguínea • Diarreias prolongadas • Anomalias do SNC	
4. Hipoglicemias persistentes (neonatal, do lactente e da criança)	
a) Distúrbios hormonais	
▪ Hiperinsulinismo	• Recém-nascido filho de mãe diabética • Doença hemolítica perinatal • Autossômico recessivo (defeito no canal de K^+ATP sensível) • Síndrome de hiperinsulinismo/ hiperamoninemia • Adenomatose focal • Hiperinsulinismo por mutação ativadora do gene da glicoquinase • Recém-nascido macrossômico • Hipoglicemia hiperinsunêmica persistente da infância (HHPI) • Hiperplasia das células beta das ilhotas de Langerhans (síndrome de Beckwith-Wieddmann) • Adenoma de células beta das ilhotas de Langerhans • Defeito na glicoquinase (hipersensibilidade à leucina) • Administração exógena de insulina • Uso de drogas hipoglicemiantes orais
▪ Defeito nos hormônios contrarreguladores	• Pan-hipopituitarismo • Deficiência isolada de GH • Deficiência isolada de ACTH ou de cortisol (doença de Addison) • Deficiência de glucagon • Deficiência de epinefrina • Hipotiroidismo

continua >>

>> continuação

QUADRO 57.7 ***Principais causas de hipoglicemia.***

b) Hipoglicemia cetótica	
c) Distúrbios metabólicos hereditários	
▪ Dos hidratos de carbono	• Galactosemia • Intolerância à frutose • Glicogensoses • Deficiência da síntese de glicogênio
▪ Das proteínas	• Doença do xarope do bordo • Acidemia propriônica • Acidemia metilmalônica • Tirosinemia
▪ Do metabolismo dos ácidos graxos	• Deficiência da carnitina • Deficiência da carnitina palmitoil-transferase 1 e 2 • Deficiência da desidrogenase acil-Coa de cadeia muito longa
5. Hipoglicemia secundária a tumores não pancreáticos	
6. Outras causas	
▪ Jejum prolongado	
▪ Insuficiência hepática	
▪ Resposta metabólica ao estresse	
▪ Intoxicações	• álcool • salicilatos • anfetaminas • aceto-hexaminas • *Blighia sapina* ("cravo do campo") ou doença do vômito jamaicano
▪ *Dumping*	
▪ Deficiência de carnitina	
▪ Associada a outros erros inatos do metabolismo	
▪ Associada a síndromes genéticas raras	
▪ Idiopática	

Recém-nascidos PIG e pré-termos tardios devem ser alimentados a cada duas ou três horas e ser monitorados antes de cada mamada nas primeiras 24 horas. Após esse período, só necessitaria continuar sob investigação os que mantêm glicemias inferiores a 50 mg/dL.

Hipoglicemia Neonatal Prolongada

Das situações de risco para hipoglicemia no período neonatal listadas no Quadro 57.4, as de maior risco para formas graves ou prolongadas e que devem ter sua glicemia monitorada precocemente são:

- Recém-nascidos com peso inferior a 1.500 g;
- Atraso de crescimento intrauterino;
- Gêmeo com peso 25% menor que o outro gêmeo;
- Parto distócico, com asfixia neonatal;
- Recém-nascidos pré-termo.

Os agravos perinatais que contribuem significativamente para o aparecimento de hipoglicemias são: hipóxia, toxemia materna, desconforto respiratório e hipotermia.

Hipoglicemia Neonatal Associada a Outros Problemas

A resposta metabólica ao estresse (ver Capítulo 54, "Alterações Endócrinas e Metabólicas no Paciente Gravemente Enfermo") em recém-nascidos com doenças graves pode ser causa de hipoglicemia, assim como podem ser manifestação de iatrogenias, como a suspensão abrupta da oferta de glicose ou por posicionamento inadequado de cateter arterial umbilical, que, por veicular solução glicosada no sistema porta, podem estimular a secreção de insulina.

Hipoglicemia Persistente

Em recém-nascidos nos quais não é possível manter a glicemia maior que 45 mg/dL após 24 horas usando infusão de glicose endovenosa, deve-se considerar a hipótese diagnóstica de hiperinsulinismo.

Hiperinsulinismos

Os critérios diagnósticos para hiperinsulinismo incluem:

- Glicemia menor que 50 mg/dL;
- Insulinemia maior que 2 µUI/mL (ou valor equivalente, dependendo do método laboratorial utilizado);
- Ausência de corpos cetônicos;
- Aumento da glicemia após estímulo com glucagon (dose de 0,03 mg/kg), IM ou SC, com incremento maior que 30 mg/dL acima do valor basal.

O quadro clínico é variado, dependendo da forma de hiperinsulinismo.

Recém-nascido filho de mãe diabética (RNFMD)

Gestantes diabéticas costumam ter períodos de hiperglicemia durante a gestação, quando não controladas rigidamente. Isso determina passagem transplacentária de maior quantidade de glicose para o feto, estimulando seu pâncreas. Esse estímulo ocasiona um estado de hiperinsulinismo responsável pela hipoglicemia neonatal. Por ocasião do parto, há interrupção do aporte de glicose materno para o feto, e a hipoglicemia ocorre rapidamente se medidas preventivas não forem tomadas.

As gestantes diabéticas das classes B e C, e 50% das de classe D (classificação de White), têm recém-nascidos grandes para a idade gestacional (GIGs), em geral com peso superior a 4.000 g, mas fisiologicamente imaturos. Os demais 50% das gestantes diabéticas da classe D e as da classe E e F, por apresentarem insuficiência placentária, concebem neonatos com retardo de crescimento intrauterino (PIGs).

Os RNFMD apresentam risco de hipoglicemia já a partir de 30 minutos após o parto, mas o período de maior incidência é entre quatro e seis horas de vida. Cerca de 2/3 dos casos são inicialmente assintomáticos, razão pela qual devem ser submetidos a monitoramento da glicemia com 30 minutos, com uma, duas, três, quatro e seis horas de vida.

As gestações de mães diabéticas da Classe A de White (diabetes gestacional), se bem controladas, e as das que se submetem a rígido controle de glicemia durante a gestação (glicemia de jejum normal e glicemia 120 minutos pós-prandial < 120 mg/dL, provavelmente com o uso de múltiplas aplicações de insulina de ação rápida ao dia) resultam em recém-nascidos com peso adequado para a idade gestacional (AIG), com risco para hipoglicemia comparável aos recém-nascidos de gestações normais.

Nos RNFMD, a hipoglicemia está relacionada principalmente à hiperinsulinemia e, em parte, à diminuição da secreção de glucagon. A hipertrofia e a hiperplasia de suas ilhotas foram documentadas, assim como sua resposta brusca e bifásica da insulina à glicose típica do adulto. Essa resposta da insulina está ausente em crianças normais. Os RNFMD também têm um aumento subnormal nos níveis de glucagon no plasma imediatamente após o nascimento, uma secreção subnormal de glucagon em resposta a estímulos e (inicialmente) atividade simpática excessiva que pode levar à exaustão adrenomedular porque a excreção urinária de epinefrina encontra-se diminuída. Assim, apesar de sua abundância de armazenamento tecidual de substrato disponível, o padrão hormonal, de insulina baixa, glucagon alto e catecolaminas, está alterado. Sua produção endógena de glicose é inibida e a utilização da glicose é aumentada em comparação com aquela em crianças normais, assim, predispondo-as à hipoglicemia.

A incidência de hipoglicemia será tanto menor quanto mais precocemente forem tomadas as medidas profiláticas: controle rigoroso do diabetes materno durante a gestação, monitoramento adequado do parto, início de infusão de glicose por via intravenosa a partir dos 30 minutos de vida, com controle monitorado de glicemia.

O tratamento deverá ser imediato, tanto nos sintomáticos como nos assintomáticos, sendo contraindicado o uso de glicose hipertônica por via digestória no início da terapêutica, devido à hipersensibilidade das células beta das ilhotas de Langerhans.

Por definição, o hiperinsulinismo transitório como uma causa de hipoglicemia neonatal em um lactente de mãe diabética deve diminuir em um ou dois dias. Se a condição persistir, o hiperinsulinismo congênito ou prolongado deve tornar-se uma consideração proeminente, e o índice de suspeita deve permanecer elevado até que essa hipótese diagnóstica seja excluída.

Doença hemolítica perinatal

Ainda não está bem definida a relação entre a doença hemolítica e hiperinsulinismo. Quanto menor a taxa de hemoglobina do cordão umbilical, maior o nível de insulina e mais frequente o aparecimento de hipoglicemia. As manifestações podem ocorrer durante ou logo após a exsanguinotransfusão.

Hiperinsulinismo induzido por estresse perinatal

O risco de hipoglicemia pós-natal é aumentado em recém-nascidos que são pequenos para a idade gestacional. Há evidências de que a hipoglicemia prolongada em alguns recém-nascidos expostos a estresse perinatal, como asfixia ao nascimento, toxemia materna, prematuridade, retardo de crescimento intrauterino ou outro tipo de estresse gestacional, seja devido ao hiperinsulinismo. A incidência estimada de hiperinsulinismo neonatal prolongado é de 1:12.000 nascidos vivos.

A apresentação clínica de hiperinsulinismo induzido por estresse perinatal é caracterizada pela alta utilização de glicose, e a resposta à hipoglicemia de jejum mostra um nível de insulina elevado no plasma (embora possa ser normal), baixos níveis de α-hidroxibutirato e ácidos graxos livres e resposta glicêmica ao glucagon inadequada no momento da hipoglicemia. Ao contrário do hiperinsulinismo transitório, observado no lactente de mãe diabética, o hiperinsulinismo induzido por estresse perinatal pode persistir por vários dias a várias semanas. Em uma série de recém-nascidos com hiperinsulinismo induzido por estresse perinatal, a média de idade de resolução foi de seis meses. O mecanismo responsável pela secreção de insulina desregulada não é conhecido. As respostas agudas de insulina (AIRs) mostram que em geral os padrões de resposta da insulina aos secretagogos (cálcio, tolbutamida, glicose e leucina) em lactentes com hiperinsulinismo neonatal prolongado lembravam as dos controles normais.

Lactentes com hiperinsulinismo neonatal prolongado geralmente respondem muito bem ao diazóxido. Anteriormente, era prática comum usar doses farmacológicas de glicocorticoides para tratar esses recém-nascidos com hipoglicemia persistente. No entanto, o uso de glicocorticoides como terapia inespecífica para a hipoglicemia neonatal não é recomendado, porque eles não são apenas ineficazes, mas também podem suprimir o eixo hipotálamo-hipófise-suprarrenal.

Hiperinsulinismo congênito ou monogênico ou hipoglicemia hiperinsulinêmica persistente

A Figura 57.4 mostra como a insulina é secretada pela célula beta da ilhota de Langerhans por meio do aumento da concentração intracelular de glicose, facilitada por um transportador específico (GLUT 2). Com a entrada da glicose com geração de energia, há aumento da relação ATP/ADP e fechamento do canal de potássio dependente de ATP (K_{ATP}, constituído por uma subunidade regulatória da sulfonilureia [SUR 1] e uma subunidade retificadora do canal de potássio [K_{IR}6.2.]). O fechamento desse canal K_{ATP} causa despolarização da membrana celular e ativação do canal de cálcio, com aumento do cálcio intracelular, que estimula a saída de insulina da célula por exocitose.

O canal de potássio ATP sensível (K_{ATP}) consiste em duas subunidades: receptor de sulfonilureia (SUR 1) e retificador interno do canal de K (K_{IR}6.2). Em repouso, a relação ATP/ADP mantém o canal K_{ATP} aberto, permitindo entrada de K^+ para o intracelular.

Quando aumenta a concentração de glicose no extracelular, sua entrada é facilitada pelo transportador GLUT 2, não mediada pela insulina. Uma vez dentro da célula, a glicose é metabolizada e gera energia, com aumento de ATP. O aumento da relação ATP/ADP fecha o K_{ATP}, despolariza a membrana e permite

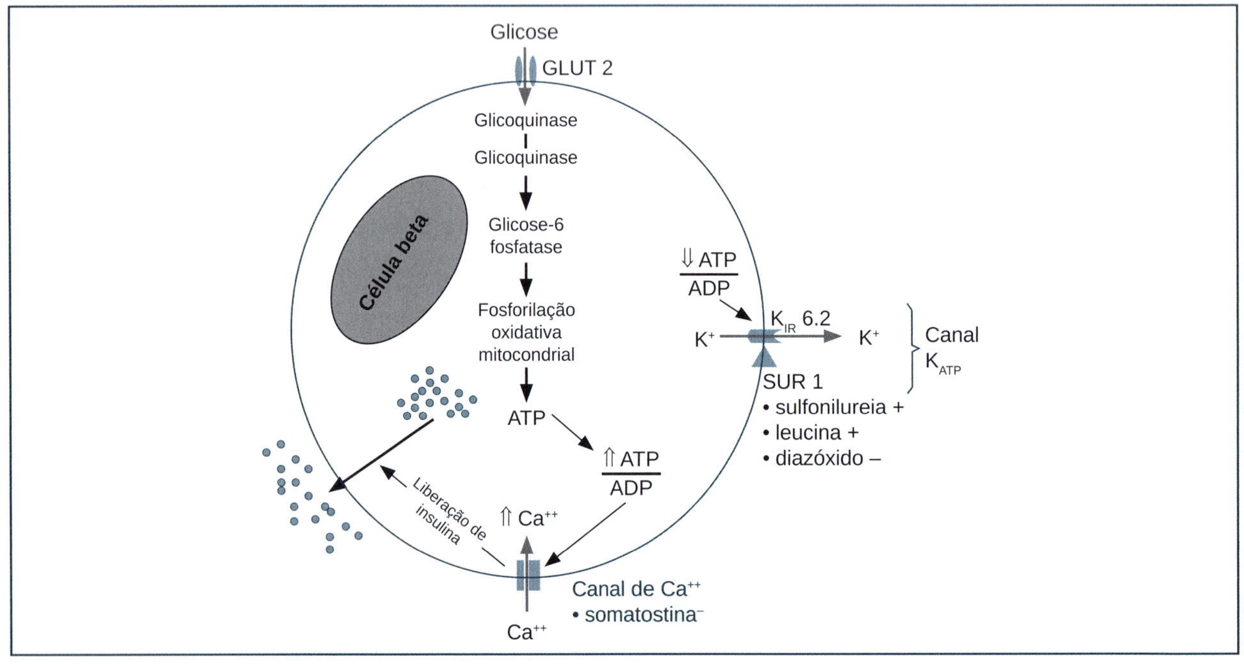

FIGURA 57.4 ***Entrada de glicose na célula β de Langerhans, através do transportador específico (GLUT 2), e secreção de insulina.***

a abertura do canal de Ca^{++}. O aumento intracelular de Ca^{++} estimula a secreção de insulina por exocitose.

As sulfonilureias e a leucina estimulam a secreção de insulina, fechando o K_{ATP}. O diazóxido inibe a secreção de insulina por manter esse canal aberto. A somatostatina, ou seu análogo octreotide, inibe a secreção de insulina por interferir no canal de Ca^{++}.

O hiperinsulinismo congênito, também conhecido como "hipoglicemia hiperinsulinêmica persistente da infância", representa um grupo de desordens clínica e geneticamente heterogêneas, caracterizadas por desregulação da secreção de insulina e resultando em hipoglicemia grave e persistente. Primeiramente descrita em 1954, por MacQuarrie, como "hipoglicemia idiopática da infância", o hiperinsulinismo congênito é a causa mais comum de hipoglicemia persistente em crianças. Em todo o mundo, a incidência de hiperinsulinismo congênito é estimada em 1 em 50.000 nascidos vivos, com maior incidência de até 1 em cada 2.500 em áreas de alta consanguinidade.

As mutações nos genes que codificam nove proteínas diferentes, envolvidas em diferentes etapas da secreção de insulina, têm sido associadas com o hiperinsulinismo congênito: o receptor de sulfonilureia 1 (SUR-1), codificado pelo *ABCC8*; Kir6.2, codificado pelo *KCNJ11*; glicoquinase (GK), codificada pelo *GCK*; glutamato desidrogenase (GDH), codificada pelo *GLUD1*; a enzima 3-hidroxiacil-CoA desidrogenase mitocondrial de cadeia curta (SCHAD), codificada pelo *HADH*; transportador monocarboxil-1 (MCT-1), codificado por *SLC16A1*; proteína de desacoplamento mitocondrial-2 (UCP2), codificada por *Ucp2*; fator nuclear de hepatócitos 4 alfa (HNF-4 alfa), codificado pelo *HNF4A*; e fator nuclear de hepatócitos 1 alfa (HNF-1 alfa), codificado pelo *HNF1A*.

Hiperinsulinismo por mutação no canal K_{ATP} ou hipoglicemia hiperinsulinêmica persistente da infância (HHPI)

A HHPI é caracterizada clinicamente por hipoglicemia severa e persistente, de difícil controle, com insulinemia inapropriadamente elevada. É mais frequentemente diagnosticada em recém-nascidos nos primeiros dias de vida, mas pode manifestar-se em lactentes e, quando o diagnóstico é retardado, a criança já apresenta sequelas neurológicas irreversíveis. Há casos relatados em adultos.

Também chamada de "síndrome de dismaturidade das ilhotas", já foi chamada de "nesidioblastose", nome que caiu em desuso devido às controvérsias dos achados histológicos no pâncreas (proliferação desordenada das células beta de grande tamanho por toda a massa pancreática e inter-relação inadequada entre estas e as células alfa e delta), que pode não diferir dos de recém-nascidos normais.

As mutações inativantes dos canais K_{ATP} são responsáveis pela forma mais comum e mais grave de hiperinsulinismo congênito. De acordo com a gravidade do defeito molecular e do fenótipo, hiperinsulinismo K_{ATP} pode ser classificada em três subtipos:

- Recessiva, não responsiva ao diazóxido;
- Dominante, não responsiva ao diazóxido;
- Dominante, responsiva ao diazóxido.

As mutações recessivas interferem com a expressão da proteína ou tráfego do canal, resultando essencialmente em uma completa ausência de canais na membrana plasmática, e, portanto, o diazóxido não é eficaz. As mutações recessivas são os defeitos mais comuns identificados em crianças com hiperinsulinismo congênito. As mutações dominantes permitem o tráfego normal dos canais para a membrana plasmática, mas prejudicam a atividade do canal, seja completamente, seja parcialmente, resultando em um espectro de fenótipos que vão desde formas graves, que não respondem ao diazóxido, até formas leves, responsivas ao diazóxido. Até o presente momento, um total de 146 mutações em ABCC8 (119 recessivas e 27 dominantes) e 22 mutações em KCNJ11 (18 recessivas e quatro dominantes) foram relatadas.

O quadro clínico e a gravidade dependem da mutação. Geralmente, as crianças nascem grandes para a idade gestacional.

O tratamento medicamentoso é geralmente ineficaz, necessitando de pancreatectomia (ver "Tratamento", adiante).

O HHPI pode ter duas formas: focal (adenomatose focal) ou difusa.

Adenomatose focal:

Aproximadamente 40% a 60% dos casos de HHPI têm doença focal. A maioria das mutações que causam lesões focais envolve o gene ABCC8.

Hiperinsulinismo difuso:

No hiperinsulinismo difuso, todas as células betas no pâncreas são afetadas. Ele resulta da herança de duas mutações recessivas em ABCC8 ou KCNJ11 ou uma mutação dominante nesses genes.

Clinicamente, as formas de hiperinsulinismo focais e difusas são idênticas em termos de apresentação e da falta de resposta ao diazóxido. Histologicamente, são distintas. O hiperinsulinismo difuso é caracterizado pela presença de núcleos de células anormalmente grandes nas ilhotas, distribuídos por todo o pâncreas. Em contraste, a histologia do pâncreas no hiperinsulinismo focal é caracterizada por uma lesão formada pela confluência das ilhotas hiperplásicas, ocupando mais de 40% da área transversal dos lóbulos pancreáticos. Em contraste com os adenomas verdadeiros, a hiperplasia adenomatosa focal inclui células acinares exócrinas misturadas no interior da lesão. A morfologia das ilhotas distantes da lesão focal é normal. A capacidade de interpretar essas características histológicas exige treinamento especializado e está disponível apenas em centros com equipes multidisciplinares dedicadas a avaliar e tratar o hiperinsulinismo.

HHPI focal é potencialmente curável por cirurgia, enquanto a HHPI difusa não é. Portanto, os esforços para diagnosticar e localizar lesões focais em lactentes com hiperinsulinismo, que não respondem ao diazóxido antes da cirurgia, são críticos. As técnicas de imagem convencionais, como a tomografia computadorizada (TC) ou a ressonância magnética (MRI), são incapazes de detectar lesões focais. Estudos de radiologia intervencionista, tais como a amostragem de insulina venosa portal trans-hepática e a estimulação seletiva de cálcio arterial pancreático, têm somente sucesso modesto, são tecnicamente difíceis e são altamente invasivas. A técnica padrão-ouro para localizar as lesões focais é a tomografia por emissão de pósitrons (PET), com flúor L-3,4-di-hidroxifenilalanina (F^{18}-fluoro-L-DOPA). Em crianças com hiperinsulinismo focal, há acumulo localizado de F-fluoro-L-DOPA. O registro simultâneo de imagens de PET e TC permite a localização anatômica da lesão.

Síndrome de hiperinsulinismo/hiperamoninemia

É decorrente de uma mutação autossômica dominante, ativadora do gene *GLUD 1*, que codifica a enzima glutamato deidrogenase (GDH), levando à hipoglicemia e à hiperamoninemia persistente, porém assintomática. É a segunda forma mais comum de hiperinsulinismo genético e a forma mais comum que responde ao tratamento com diazóxido.

O metabolismo da leucina, cujo aumento fecha o canal K_{ATP}, é facilitado pela GDH, cuja hiperatividade pancreática provoca hiperinsulinismo. Inicialmente, presumia-se que a hiperamonemia fosse devido aos efeitos da enzima mutante no fígado; no entanto, um mecanismo alternativo, que envolve a ativação da GDH renal parece ser mais provável. A hiperamonemia é persistente e não associada aos sinais clássicos de toxicidade da amônia. Ocorre em ambos os estados, alimentados e de jejum, e não é afetada por concentrações de glicose no plasma ou pela ingestão de proteínas. Suas concentrações são de três a seis vezes maiores que o normal.

Esses pacientes têm peso de nascimento normal. Às vezes, os quadros de hipoglicemia sintomática ocorrem na criança maior (de um a dois anos de idade). A hipoglicemia nesses pacientes é provocada pelo jejum e por dietas ricas em proteína. Essas crianças respondem a tratamento dietético e medicamentoso (diazóxido).

Sendo a leucina potente estimulador da secreção de insulina, por fechar o K_{ATP}, provavelmente age sinergicamente em todas as formas de hiperinsulinismo (particularmente em pâncreas imaturos, como nos recém-nascidos) e não somente naquelas que têm hipersensibilidade a esse aminoácido por alteração da GDH.

Hiperinsulinismo por mutação ativadora do gene da glicoquinase

É uma forma rara de hiperinsulinismo, causada por mutações ativadoras que resultam em maior afinidade da glicoquinase para glicose, e a secreção de insulina em concentrações de glicose mais baixas. No total, 15 mutações foram associadas com a HI-GK, tendo-se que alguns casos são esporádicos e alguns são predominantemente hereditários. A apresentação clínica é caracterizada por recém-nascidos grandes para a idade gestacional, refletindo os efeitos promotores de crescimento da maior secreção de insulina fetal. A hipoglicemia pode apresentar-se no período neonatal, mas muitas vezes não é reconhecida até mais tarde, durante a infância. A gravidade do fenótipo é variável, com algumas mutações tendo um fenótipo leve, com hipoglicemia de jejum responsiva ao diazóxido, enquanto outras parecem reduzir ainda mais o limiar de glicose e podem ser mais difíceis de tratar.

Síndrome de Beckwith-Wieddemann

Classicamente, apresenta as seguintes características: macrossomia, visceromegalias, hérnias inguinais, hérnia umbilical e pregas nos lóbulos das orelhas. Podem ainda estar presentes: nevo vascular facial, microcefalia, displasia medular renal. Com o crescimento, podem aparecer hemi-hipertrofias e maior incidência de tumores abdominais, como nefroblastoma e carcinoma da suprarrenal.

Hiperplasia das células beta das ilhotas de Langerhans é um fenômeno frequentemente associado a essa síndrome, causando hipoglicemia em 30% a 50% dos recém-nascidos. A doença é de transmissão autossômica recessiva, com penetração e expressividade variável. O estudo citogenético, pelas técnicas atuais, é normal. Nos casos mais leves, a infusão de glicose parenteral, associada à alimentação por via digestória, pode garantir um estado euglicêmico. Nos casos mais graves, o uso de diazóxido e até pancreatectomia subtotal pode ser necessários.

Adenomas pancreáticos (insulinomas)

São geralmente solitários e pequenos, muito frequentes após os três anos de vida (Figura 57.1). Manifestam-se como crises hipoglicêmicas após exercícios, curtos períodos de jejum e sob estresse, nem sempre muito significativos. A oferta de glicose, mesmo por via parenteral, nem sempre é suficiente para controlar a crise, mas o uso de glucagon ou diazóxido geralmente é eficaz. O tratamento de manutenção, mesmo com drogas hiperglicemiantes, é frustrante. Durante as crises hipoglicêmicas, a insulinemia é superior a 12 μUI/mL.

O diagnóstico é confirmado pelo achado do tumor. Quando este não for localizado por ultrassonografia, tomografia computadorizada, ressonância nuclear magnética ou arteriografia seletiva, ainda está indicada a exploração cirúrgica do pâncreas. Em 2/3 dos casos, ele se localiza no corpo ou cauda do pâncreas e, em 2%, em tecido pancreático ectópico. Raramente, o tumor mede mais de 2 cm de diâmetro.

Havendo adenomatose pancreática, é importante a pesquisa de outros tumores, particularmente os hipofisários e de paratireoides (MEN-I).

Drogas de uso materno durante a gestação

Os hipoglicemiantes orais, como a tolbutamida e a clorpropramida, quando administrados a gestantes diabéticas, atravessam a placenta e determinam hiperplasia de células pancreáticas beta do feto, com consequente aumento da capacidade secretora de insulina. A tolbutamida tem meia-vida longa e pode ocasionar hipoglicemia protraída no recém-nascido. A exsanguinotransfusão pode ser útil no tratamento destes pacientes se as outras medidas terapêuticas forem poucos eficazes.

Os diuréticos tiazídicos também atravessam a barreira placentária e estimulam as células beta-pancreáticas, podendo causar hipoglicemia neonatal.

Tocolíticos beta-simpaticomiméticos provocam hiperinsulinismo fetal, causando hipoglicemia nos recém-nascidos cujos nascimentos ocorrem no período de até 48 horas após o término do uso desses medicamentos pela mãe.

As demais causas de hipoglicemia serão abordadas juntamente com as que ocorrem em lactentes e crianças maiores.

Induzidas por drogas hipoglicemiantes

O uso de insulina em doses inadequadas para o aporte alimentar ou a atividade física do portador de diabetes *mellitus* é causa frequente de hipoglicemia, assim como a ingestão acidental de hipoglicemiantes orais. A cetonúria é quase sempre negativa e não é incomum o achado de hiperglicemia reacional por ocasião do atendimento (efeito Somogyi).

Hipoglicemia induzida por anticorpos estimuladores antirreceptor insulínico

São anticorpos dirigidos ao epítopo (determinante antigênico) do receptor insulínico, que podem mimetizar a ação insulínica, causando hipoglicemia, ou bloquear sua ação, ocasionando hiperglicemia no mesmo doente. As taxas plasmáticas de insulina e peptídeo C são baixas. Sua ocorrência é rara e a presença de outras doenças autoimunes levanta a suspeita dessa doença.

Distúrbios dos hormônios contrarreguladores

A hipoglicemia é manifestação de algumas deficiências hormonais, particularmente das doenças da hipófise. No pan-hipopituitarismo congênito pode ocorrer já nas primeiras horas de vida, acompanhada de icterícia, hepatomegalia, edema e, nos recém-nascidos masculinos, micropênis.

Já nos lactentes e crianças maiores, tal distúrbio metabólico só se manifesta em situações de estresse. A deficiência de hormônio de crescimento (GH) determina quadros hipoglicêmicos não cetóticos tão mais severos quanto mais jovem for o paciente e na dependência da intensidade de deficiência adrenal secundária ao déficit de ACTH. Há diminuição da insulinemia e, pela menor mobilização de gordura, da neoglicogênese. A baixa estatura por deficiência de IGF-1 (tipo Laron) pode determinar quadro metabólico semelhante.

A insuficiência suprarrenal determina quadros hipoglicêmicos que podem ser dramáticos (ver Capítulo 56, "Distúrbios do Metabolismo do Sódio e do Potássio").

Hipoglicemia cetótica da infância

É a causa mais frequente de hipoglicemia em crianças entre 18 meses e três anos de idade (Figura 57.1), ocorrendo muito raramente antes de um ano de idade ou após o início da puberdade. As crises hipoglicêmicas são quase sempre matinais, quando o jejum passa de 12 horas, principalmente nos dias em que o desjejum é retardado (domingos, por exemplo) ou na vigência de distúrbios gastroentéricos e situações de estresse. Frequentemente, o paciente apresenta baixo peso para a estatura e raramente esse agravo está associado a alguma deficiência endócrina isolada ou combinada (GH, ACTH, hormônios tireoidianos e cortisol).

Ocorre baixa concentração de catecolaminas séricas durante o episódio hipoglicêmico. Essa secreção deficiente pode diminuir a mobilização de alanina, já que a epinefrina acelera o *turnover* de alanina em humanos. Caracteristicamente, não há resposta ao glucagon. Ocorre aumento da cetonemia com cetonúria e dos ácidos graxos livres, e diminuição da insulinemia. Lactato e ácido úrico são normais ou baixos em relação ao tempo de jejum. Os níveis plasmáticos de alanina estão reduzidos após o jejum noturno e diminuem mais ainda com o prolongamento do jejum. Esse aminoácido é o único cuja concentração está baixa na hipoglicemia cetótica e sua oferta parenteral aumenta a glicemia, sem alterar as concentrações de lactato ou piruvato. Isso sugere uma deficiência de substrato, e não um defeito da neoglicogênese.

A hipoglicemia cetótica da infância envolve diminuição da oferta de alanina muscular ao fígado para neoglicogênese. Quantitativamente, a alanina é o principal aminoácido precursor da neoglicogênese (Figura 57.2), cuja formação e liberação muscular são aumentadas (ciclo alanina à glicose) durante períodos de restrição calórica. Por meio dessa via, a liberação de alanina e glutamina para neoglicogênese excede o conteúdo desses aminoácidos no tecido muscular. Assim, a causa da hipoglicemia cetótica pode ser um defeito em um dos passos complexos que envolvem o metabolismo proteico: desaminação, oxidação e transaminação de aminoácidos, além da síntese ou saída de alanina muscular.

A melhora do quadro, a partir dos oito a nove anos de idade, pode ser explicada pelo aumento da massa muscular, que resulta em aumento do fornecimento de substrato endógeno, e da diminuição relativa na necessidade de glicose que ocorre com a idade.

Distúrbios metabólicos hereditários

A maioria dos distúrbios do metabolismo dos hidratos de carbono (Quadro 57.8) é de natureza genética autossômica recessiva.

Glicogenoses

São doenças hereditárias que afetam o metabolismo da glicose. Na teoria, a deficiência de qualquer das enzimas envolvidas na síntese ou degradação do glicogênio podem causar algum tipo de glicogenose (Figura 57.2). O glicogênio resultante dessa deficiência enzimática pode sofrer alterações quantitativas ou qualitativas e ocasiona acúmulo de glicogênio nos tecidos.

As diversas formas de glicogenose podem ser classificadas numericamente, em ordem cronológica de sua identificação, ou de acordo com os órgãos ou tecidos envolvidos e suas manifestações clínicas (Quadro 57.8). Até o momento, já foram classificados mais de 12 tipos. A frequência de todas as formas de glicogenose é de aproximadamente 1/20.000 nascidos vivos. As do tipo I, III, VI e IX são as que se manifestam com episódios de hipoglicemia significativos. Além da hipoglicemia, ocorre acidose lática, hiperlipidemia, hipoalaninemia e cetonemia com cetonúria.

QUADRO 57.8 ***Alterações do metabolismo dos hidratos de carbono.***

Alteração tipo/nome	Deficiência básica	Apresentação clínica	Observações
Glicogenoses hepáticas			
Ia/von Gierke	Glicose-6-fosfatase	**Hipoglicemia** Atraso de crescimento Hepatomegalia Aumento de lactato, colesterol, triglicérides e ácido úrico	Forma comum, com hipoglicemia grave
Ib/von Gierke	Glicose-6-fosfatotranslocase	**Hipoglicemia** Atraso de crescimento Hepatomegalia Aumento de lactato, colesterol, triglicérides e ácido úrico Neutropenia Disfunção dos neutrófilos	10% das do tipo I
II/Pompe Forma Infantil	Alfaglicosidade ácida (maltase ácida)	Cardiomegalia Hipotonia Hepatomegalia Início do nascimento aos 6 meses	Insuficiência cardiorrespiratória levando à morte ao redor dos 2 anos de idade
II/Pompe Forma Juvenil		Cardiomegalia variável Miopatia Início na infância	Atividade enzimática residual
II/Pompe Forma Adulta		Cardiomegalia variável Miopatia Início após puberdade	Atividade enzimática residual
IIIa/Cori ou Forbes	Enzima desramificadora hepática e muscular (Amilo-1,6-glicosidade)	**Hipoglicemia** Hiperlipemia Hepatomegalia com transaminases elevadas Atraso de crescimento Fraqueza muscular	Hipoglicemia de moderada a grave
IIIb/Cori ou Forbes	Enzima desramificadora hepática (Amilo-1,6-glicosidade)	**Hipoglicemia** Hiperlipemia Hepatomegalia com transaminases elevadas	15% dos casos
IV/Andersen	Enzima ramificadora	Atraso de crescimento Hipotonia Hepatoesplenomegalia Cirrose progressiva	Óbito antes dos 5 anos de idade Variante neuromuscular é rara
VI/Hers	Fosforilase hepática	**Hipoglicemia** leve Hiperlipemia e cetose Hepatomegalia	Forma rara de glicogenose benigna
Deficiência de fosforilase quinase	Fosforilase quinase	**Hipoglicemia** leve Hiperlipemia com cetose Hepatomegalia	Forma comum de glicogenose benigna
Deficiência de glicogênio sintetase	Glicogênio sintetase	**Hipoglicemia** e cetose de jejum, com tontura e fadiga matinal	Depósito hepático de glicogênio diminuído
Síndrome de Fanconi-Bickel	Transportador de glicose 2 (GLUT-2)	Utilização deficiente de gliocese e galactose Acidose tubular renal proximal Hepatomegalia Rins com volume aumentado Atraso de crescimento	GLUT-2 existe no fígado, rins, pâncreas e intestinos
Glicogenoses musculares			
V/McArdle	Miofosforilase	Intolerância a exercícios Câimbras e fadiga muscular	Forma comum que predomina no sexo masculino

continua >>

>> *continuação*

QUADRO 57.8 ***Alterações do metabolismo dos hidratos de carbono.***

Alteração tipo/nome	Deficiência básica	Apresentação clínica	Observações
VII/Tarui	Fosfofrutoquinase	Intolerância a exercícios Câimbras e fadiga muscular Anemia hemolítica Mioglobinúria	Mais frequente em nipônicos e judeus asquenazis
Deficiência de fosfogliceratoquinase	Fosfogliceratoquinase	Intolerância a exercícios Câimbras e fadiga muscular	Forma rara de herança ligada ao X
Deficiência de fosfogliceratomutase	Subunidade M da fosfogliceratomutase	Intolerância a exercícios Câimbras e fadiga muscular	Forma rara, maioria negros
Deficiência de dehidrogenase láctica	Subunidade M da dehidrogenase láctiva	Intolerância a exercícios Câimbras e fadiga muscular	Forma rara
Alterações da galactose			
Galactosemia com deficiência de transferase	Galactose-1-fosfate uridiltransferase	Vômitos Hepatomegalia Catarata Aminoacidúria Atraso de crescimento	Negros tendem a ter quadro mais moderado
Deficiência de galactoquinase	Galactoquinase	Catarata	Forma benigna
Deficiência de uridinodifosfate galactose 4-epimerase generalizada	Uridinodifosfate galactose 4-epimerase	Vômitos Hepatomegalia Catarata Aminoacidúria Hipotonia Surdez neurossensorial Atraso de crescimento	Existe variante benigna
Alterações da frutose			
Frutosúria essencial	Frutoquinase	Substâncias redutoras na urina	Benigna
Intolerância hereditária à frutose	Frutose 1-fosfatoaldolase	Quadro agudo: vômitos, sudorese, letargia Quadro crônico: insuficiência hepática e atraso de crescimento	Bom prognóstico após restrição ao uso de frutose
Alterações da neoglicogênese			
Deficiência da frutose 1,6 difosfatase	Frutose 1,6 difosfatase	**Hipoglicemia** episódica Acidose Apneia	Bom prognóstico após evitar jejum prolongado
Deficiência de fosfoenolpiruvato carboxiquinase	Fosfoenolpiruvato carboxiquinase	**Hipoglicemia** Hepatomegalia Hipotonia Atraso de crescimento	Rara
Alterações do metabolismo do piruvato			
Defeito do complexo piruvato dehidrogenase	Piruvato dehidrogenase	Formas neonatais graves ou formas moderadas de instalação mais tardia acidose láctica retardo psicomotor atraso de crescimento	Forma mais comum é a ligada ao X e devido à deficiência da subunidade E1 alfa
Deficiência de piruvato carboxilase	Piruvato carboxilase	Formas neonatais graves ou formas moderadas de instalação mais tardia: acidose láctica retardo psicomotor atraso de crescimento	Forma rara, autossômica recessiva
Defeitos da cadeia respiratória (doenças da fosforilação oxidativa)	Várias mutações do DNA mitocondrial	Doença multissistêmica, com comprometimentos heterogênios	Herança mitocondrial
Outros distúrbios do metabolismo dos hidratos de carbono			
Pentosúria	L-Xilulose reductase	Substância redutora na urina	Benigno

A glicogenose do tipo I, ou doença de von Gierke, é mais frequente e mais grave. É decorrente da deficiência da glicose-6-fosfatase (enzima 1, na Figura 57.2) e pode manifestar-se nas primeiras semanas de vida. Ocorre acúmulo de glicogênio hepático, renal e intestinal, acompanhado de distúrbios da função plaquetária. Manifesta-se em crianças com crescimento deficiente, hepatomegalia, aumento do tamanho dos rins, fenômenos hemorrágicos leves, xantomas, *lipemia retinalis* e com aparência facial de boneca (redonda e rosada). A hipoglicemia não cede com o uso de glucagon.

A glicogenose do tipo III, ou doença de Cori, é causada pela deficiência da enzima desramificadora do glicogênio, a fosfoamilo-1,6-glicosidase (enzima 3, na Figura 57.2). Na decomposição do glicogênio, a glicose é liberada até uma ramificação de sua estrutura molecular. Isso permite a manutenção da glicemia por período de jejum maior que na criança portadora de doença de von Gierke. O glicogênio desramificado (dextrina) fica acumulado no fígado e, em menor quantidade, nos músculos estriados. Fora das crises de hipoglicemia, pode haver resposta ao teste do glucagon, mas, durante a crise, não ocorre aumento da glicemia com o uso desse hormônio usado como recurso diagnóstico.

As glicogenoses do tipo VI, ou doenças de Hers, e do IX são devido respectivamente à deficiência de fosforilase hepática e fosfoglicomutase (enzimas 4 e 5, na Figura 57.2). Essas deficiências são de intensidade variável, assim como suas manifestações clínicas, com hepatomegalia e episódios de hipoglicemia. Pode haver resposta ao glucagon fora das crises hipoglicêmicas, particularmente se realizado após uma refeição.

Nas glicogenoses dos tipos III, IV e IX, as crises hipoglicêmicas só ocorrem após jejum prolongado ou em situações de estresse (doença, trauma, cirurgia, abalos emocionais etc.).

Deficiências da síntese de glicogênio

São formas raras de hipoglicemia, podendo ou não ocasionar acúmulo de glicogênio com estrutura aberrante nos tecidos. Podem estar deficientes as enzimas glicogênio sintetase, fosfoenolpiruvato-carboxilase e piruvato carboxilase (enzimas 6, 15 e 16, na Figura 57.2). As manifestações clínicas são semelhantes às das glicogenoses.

Galactosemia

Deve-se à deficiência da galactose-1-fosfato-uridiltransferase (enzima 8, na Figura 57.2) e manifesta-se geralmente no período neonatal precoce. Os sintomas podem aparecer logo após a primeira mamada, com vômitos e diarreia, seguidos de anorexia, que costuma levar à suspeita de intolerância alimentar e induzir tentativas de controlar as situações com modificações da dieta. Em seguida, há o aparecimento de icterícia, hepatomegalia e hipoglicemia, sugerindo quadro séptico. Nessa fase, já podem ser constatadas lesões no fundo de olho que lembram gotas de gordura ou catarata. O quadro evolui com acidose tubular renal, semiologia neurológica de pseudotumor cerebral, anemia hemolítica e insuficiência hepática com ascite, podendo ocorrer o óbito antes da confirmação diagnóstica.

A suspeita diagnóstica deve ser feita nas hipoglicemias com presença de substâncias redutoras na urina (galactose), na ausência de glicosúria.

Intolerância à frutose

A hipoglicemia consequente à ingestão de frutose pode ser causada por dois tipos de deficiência enzimática. Uma é decorrente de deficiência da frutose-1-fosfato-aldolase ou da frutose-1,6-difosfato-aldolase (enzimas 14 e 12, na Figura 57.2), que ocasiona dor abdominal, náuseas e diarreia entre 60 a 120 minutos após a oferta de frutose, seguidas de sintomas de hipoglicemia nem sempre muito severos. A continuidade do uso da frutose alimentar pode levar a retardo do crescimento, hepatopatia ictérica e nefropatia dos túbulos, com proteinúria, acidose tubular renal e aminoacidúria. A morte pode ocorrer por caquexia. Há hiperfrutosemia e frutosúria. O glucagon não eleva a glicemia. Convém lembrar que a frutose não atravessa a barreira hematoencefálica para aliviar os sintomas de hipoglicemia.

A outra deficiência enzimática é ocasionada pela deficiência da frutose-1,6-difosfatase (enzima 11, na Figura 57.2), determinando crises hipoglicêmicas graves seis a 12 horas após o início do jejum. O quadro clínico se assemelha ao da doença de von Gierke. Pode haver resposta ao glucagon exógeno apenas no período pós-prandial, mas não na crise hipoglicêmica.

O teste de tolerância à frutose confirma o diagnóstico nas duas eventualidades.

Outros erros inatos do metabolismo

Algumas aminoacidúrias, como a doença do xarope do bordo (deficiência da descarboxilação oxidativa dos cetoácidos da valina, leucina e isoleucina) e acidúria metilmalônica (deficiência da metilmalonil-CoA-carbonilmutase), ocasionam hipoglicemia, quer pela hiperleucinemia consequente, quer pela inibição da glicogenólise e/ou neoglicogênese. Habitualmente, as crises de hipoglicemia só ocorrem em situações de estresse, como infecções, cirurgias ou traumas.

Hipoglicemias secundárias a tumores não pancreáticos

Embora seja causa rara de hipoglicemia, há vários relatos de casos associados a neoplasias extrapancreáticas, a maioria de origem mesodérmica e de grande tamanho. Vários mecanismos são propostos para explicar o fenômeno:

- Diminuição da neoglicogênese;
- Aumento do consumo de glicose pelo tumor;
- Bloqueio da liberação da glicose hepática por alguma substância desconhecida produzida pelo tumor;
- Aumento da liberação de aminoácidos (como triptofano) que estimulam a produção insulínica do pâncreas;
- Tumores de origem mesenquimal podem produzir insulina ou substâncias insulino-símile ou, ainda, IGFs, que, além de causar hipoglicemia, suprimem a lipólise.

Foram descritas crises hipoglicêmicas em portadores de:

- Miossarcoma;
- Carcinoma adrenocortical;
- Fibrossarcoma;
- Hemangiopericitoma;
- Tumor de Wilms;
- Neuroblastoma;
- Rabdomiossarcoma;
- Linfossarcoma;
- Teratoma mediastínico;
- Leucemia mieloide aguda.

Outras causas

- Insuficiência pancreática e síndrome de Reye (ver Capítulo 69, "Insuficiência Hepática Aguda").
- Reativa a doenças sistêmicas graves, como diarreias, desnutrição, cardiopatias congênitas cianóticas com hiperfluxo pulmonar, insuficiência cardíaca, insuficiência respiratória, sepse e obstruções digestivas que podem manifestar hipoglicemias.
- Jejum prolongado que pode ser causa de hipoglicemia, particularmente no pré-operatório, podendo ser prevenido. Quanto mais jovem for a criança, tanto mais curto deve ser tal período de jejum. O uso de hidratação parenteral de manutenção, com glicose e eletrólitos, deve ser sempre considerado.
- Intoxicações alcoólicas (tanto metílicas, como etílicas) que podem ocorrer por inalação, por inibir a neoglicogênese, levam à hipoglicemia tão mais severa quanto mais jovem e desnutrida for a vítima. As causadas por salicilatos, anfetaminas e aceto-hexaminas podem provocar hipoglicemia por mecanismos ainda não totalmente elucidados. A intoxicação pelo "cravo do campo" (*Blighia sapida*), que inibe a oxidação de ácidos graxos, conhecida como "doença do vômito jamaicano", não ocorre em nosso meio.
- Secundária ao uso de glicose hipertônica já em uso por tempo prolongado, que ao ser interrompido abruptamente pode ocasionar hipoglicemia severa, particularmente em crianças desnutridas, que têm glicogeniopenia hepática e muscular e diminuição da reserva adiposa para neoglicogênese. O uso prolongado de carboidratos como principal fonte calórica induz à inibição dos mecanismos enzimáticos de lipólise.
- Fenômeno hipoglicêmico pode ocorrer na introdução de dietas ricas em carboidratos administrados rapidamente por gavagem, gastrostomia ou jejunostomia ou para pacientes que foram submetidos à gastrectomia parcial. Quando tal carga passa pelo piloro, há importante estímulo para liberação de mediadores entéricos da secreção da insulina (*dumping*), o que pode ser prevenido pelo uso da somatostatina.
- Tirosinose, que é consequência do déficit de para-hidro-defenil-pirúvico-oxidase, ocasiona hepatopatia progressiva, que é responsável pela hipoglicemia.

- A deficiência de carnitina apresenta um largo espectro clínico, variando desde uma deficiência muscular, com produção de corpos cetônicos em resposta ao jejum, até hepatomegalia, hipoglicemia, hiperamoninemia, aumento das transaminases, coma e cardiopatia. A geração de energia a partir de ácidos graxos de cadeia longa requer seu transporte à mitocôndria, onde sofre betaoxidação. A função primária da carnitina é facilitar esse transporte por estimular a formação do carregador molecular, a acil-carnitina, que é catalisada pela carnitina-acil-transferase. A carnitina é uma amina quaternária, sintetizada principalmente no fígado a partir da lisina, usando a metionina como doadora do grupo metila. O tratamento consiste na administração oral de carnitina e dieta pobre em gordura.
- Associada a síndromes genéticas raras, como leprechaunismo e síndrome de Zellweger.
- Idiopática.

ROTEIRO DIAGNÓSTICO DA HIPOGLICEMIA

O diagnóstico etiológico da hipoglicemia é imprescindível para um tratamento adequado.

A idade de apresentação da hipoglicemia (Figura 57.1), associada à história clínica e ao exame físico cuidadosos, é de extrema importância e pode estreitar as possibilidades diagnósticas.

O tempo de jejum (ver Capítulo 54, "Alterações Endócrinas e Metabólicas no Paciente Gravemente Enfermo.

Resposta Metabólica ao Estresse") para o aparecimento de hipoglicemia já permite a inclusão e exclusão de algumas doenças. Assim, hipoglicemia que ocorre após um jejum de curta duração é sugestiva de excesso de secreção de insulina ou defeito na glicogenólise, e um tempo mais prolongado de jejum é sugestivo de defeitos na oxidação de ácidos graxos, na neoglicogênese ou no controle hormonal da glicemia.

Sofrimento perinatal grave pode ser causa de pan-hipopituitarismo.

Convém lembrar que crianças diabéticas podem apresentar hipoglicemia por excesso de uso de insulina (ver Capítulo 56, Diabetes *Mellitus*).

No exame físico, a presença de hepatomegalia é sugestiva de glicogenose, que também pode se apresentar com crescimento deficiente. Alterações neuromusculares e cardíacas podem estar associadas a defeitos na oxidação de ácidos graxos. A presença de macrossomia, macroglossia, onfalocele e fissura no lobo da orelha sugerem o diagnóstico de síndrome de Beckwith-Wieddmann. A existência de alguns estigmas deve levantar a suspeita de distúrbio endócrino:

- Ambiguidade genital ou macrogenitossomia (hiperplasia suprarrenal congênita);
- Criptorquidia com micropênis (pan-hipopituitarismo);
- Defeito na linha média craniofacial (pan-hipopituitarismo);
- Hiperpigmentação de pregas e gengivas (doença de Addison).

Na presença de hipoglicemia, confirmada por métodos laboratoriais (Figura 57.5), há necessidade de coleta de amostra de sangue para dosagem de: gasometria, cortisol, hormônio de crescimento, lactato, alanina, amônia, cetonemia (quando possível) e ácidos graxos livres, além de insulina e peptídeo-C, se houver suspeita de hiperinsulinismo, que revela uma relação insulinemia/glicemia maior que 0,5. Deve-se colher, também, amostra de urina para dosagem de cetonúria, glicosúria e, na suspeita de galactosemia, substâncias redutoras.

Acidose láctica sem aumento da cetonemia sugere defeitos na neoglicogênese ou glicogenólise (glicogenose tipo 1) e intolerância à frutose.

Acidose láctica com aumento da cetonemia pode ocorrer em crianças normais, hipoglicemia cetótica, glicogenose tipo III, VI e IX e deficiência da glicogênio-sintetase. As cetonas podem estar presentes nas deficiências de GH ou cortisol.

Ausência de acidose sem alteração da cetonemia sugere hiperinsulinismo e defeitos na oxidação de ácidos graxos (embora algumas formas possam apresentar taxas de cetonemia baixas). O perfil diagnóstico de hiperinsulinismo já foi citado anteriormente neste capítulo. Com relação aos defeitos na oxidação de ácidos graxos, a pesquisa do perfil de acil-carni-

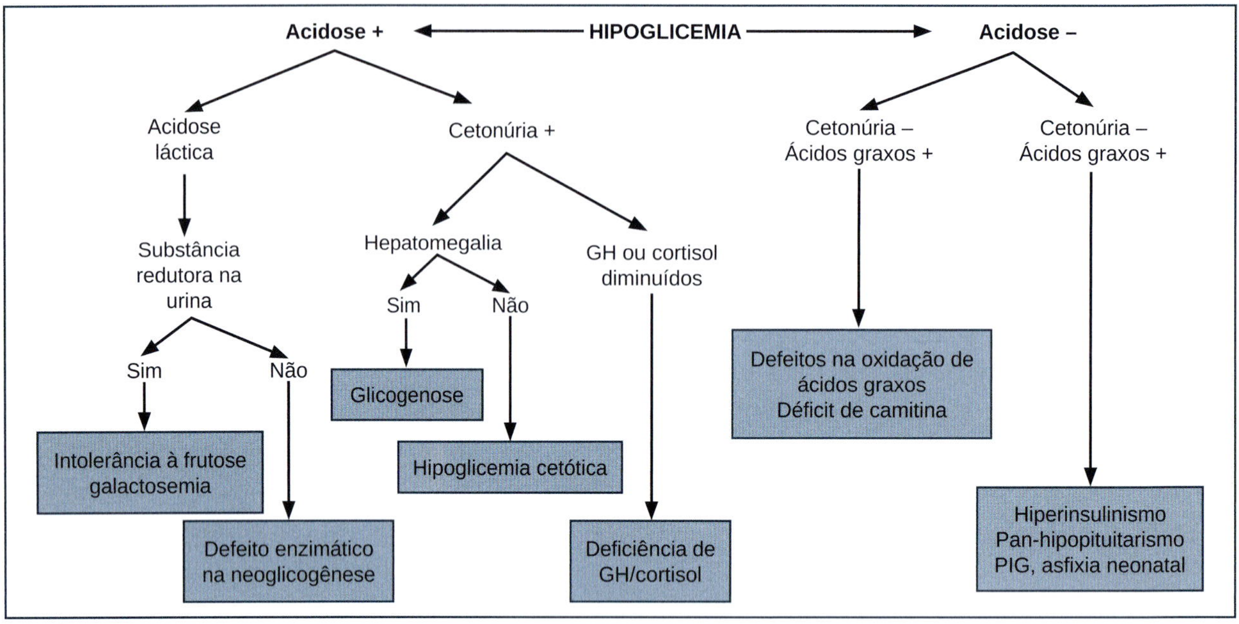

FIGURA 57.5 ***Algoritmo diagnóstico das hipoglicemias.***

tina e ácidos orgânicos na urina podem ajudar no diagnóstico.

TRATAMENTO

Os recém-nascidos de risco (Quadro 57.4) devem ser alimentados com uma hora de vida e a glicemia conferida após 30 minutos. Deve-se considerar alimentação por gavagem nos recém-nascidos que não sugarem adequadamente.

Nos recém-nascidos filhos de mãe diabética ou grandes para a idade gestacional, o monitoramento da glicemia deve ocorrer nas primeiras 12 horas de vida e, nos pré-termo tardios ou pequenos para a idade gestacional, até 24 horas de vida.

A crise hipoglicêmica requer tratamento imediato, antes de esclarecer o diagnóstico etiológico, como na Figura 57.6.

O uso do glucagon no tratamento da crise já fornece um dado de importância diagnóstica. Após o uso de 30 mcg/kg, por via EV, IM ou SC, deve haver um aumento de pelo menos 30% na glicemia. A ausência dessa resposta sugere defeito da glicogênese/glicogenólise ou deficiência hormonal (exceto quando é deficiência isolada de glucagon).

A melhora clínica, após normalização e estabilização da glicemia, deve ocorrer em até 15 minutos. Se persistirem sinais de neuroglicopenia, pode estar ocorrendo edema cerebral. Se a perda de consciência durar mais de 30 minutos com glicemia normalizada ("coma pós-hipoglicemia"), está indicado o uso de manitol a 20%, na dose de 1 g/kg (máximo de 40 g), EV, em 20 minutos.

O tratamento das hipoglicemias transitórias no período neonatal é dirigido à sua causa (infecções, distúrbios respiratórios etc.), além do suporte nutricional, de preferência por via digestória, mas, quando impossível, por via parenteral. Convém lembrar que a diminuição abrupta da VIG pode causar hipoglicemia.

O tratamento dos demais distúrbios metabólicos (hidroeletrolíticos, acidobásicos etc.), por causa de fatores desencadeantes ou consequentes à hipoglicemia, assim como o tratamento dos próprios fatores desencadeantes, não pode ser negligenciado.

O uso de dietas ricas em hidratos de carbono de digestão lenta, como amido cru, fracionadas a cada duas a quatro horas, deverá ser suficiente para controlar a maior parte das patologias que causam hipoglicemia, exceto as que apresentam hiperinsulinismo severo, o que já é um dado diagnóstico sugestivo.

Especial atenção ao tipo de dieta deve ser dada aos casos de hipersensibilidade à leucina (usar dieta hipoproteica), intolerância à frutose (com dieta isenta de frutose e sacarose) e galactosemia (usar dieta isenta de galactose). Nessas patologias, a dieta adequada corrige o distúrbio glicêmico, não havendo necessidade de fracionamento excessivo.

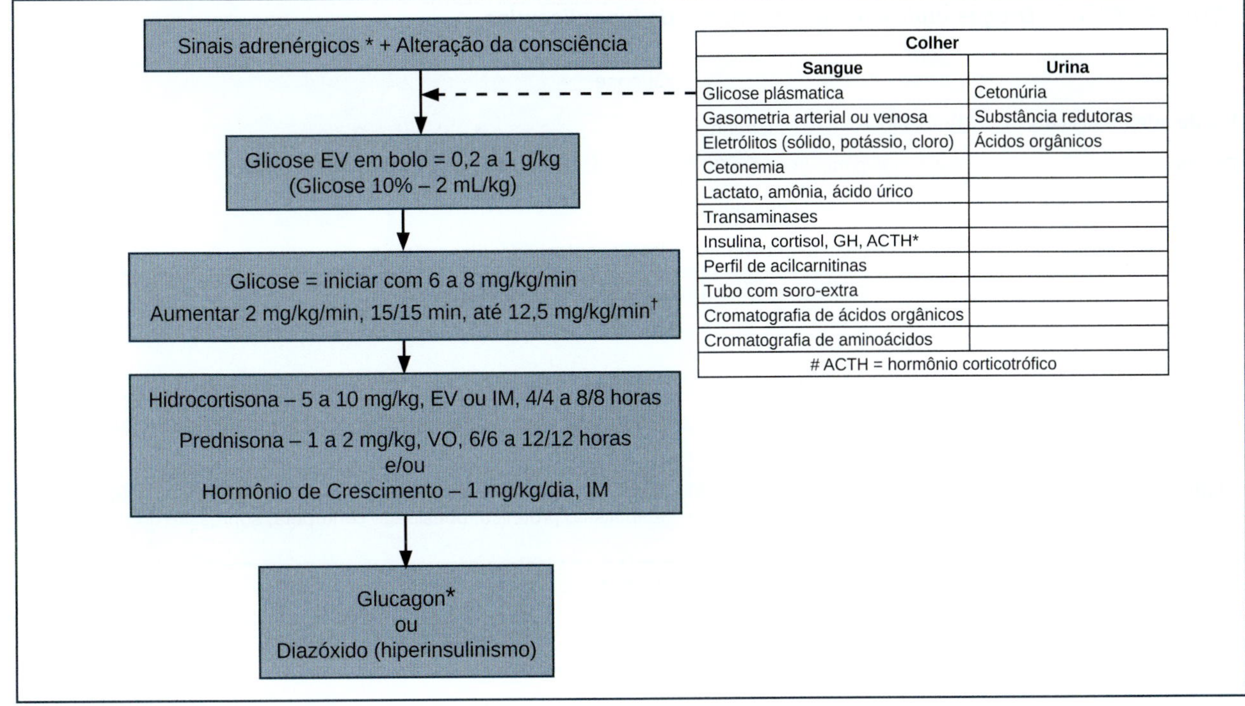

Colher	
Sangue	**Urina**
Glicose plásmatica	Cetonúria
Gasometria arterial ou venosa	Substância redutoras
Eletrólitos (sólido, potássio, cloro)	Ácidos orgânicos
Cetonemia	
Lactato, amônia, ácido úrico	
Transaminases	
Insulina, cortisol, GH, ACTH*	
Perfil de acilcarnitinas	
Tubo com soro-extra	
Cromatografia de ácidos orgânicos	
Cromatografia de aminoácidos	
# ACTH = hormônio corticotrófico	

FIGURA 57.6 ***Fluxograma do tratamento da crise hipoglicêmica.***

* Ver Quadro 57.5.

† Concentrações maiores que 12,5%, dar em veia periférica.

Para os pacientes nos quais a dieta fracionada não estiver sendo eficaz, como na vigência de estresse de qualquer etiologia (doença, trauma, cirurgia, agressão psíquica), ou ela não puder ser oferecida (como nos distúrbios gastroentéricos, neurológicos graves etc.), o tratamento deve ser realizado por via parenteral.

Medicamentos

Os medicamentos utilizados no tratamento da hipoglicemia recorrente da infância, com as respectivas vias de administração, doses, prováveis mecanismos de ação e efeitos colaterais, estão listados no Quadro 57.9.

Glicose

Recém-nascidos com peso de nascimento menor que 1.500 g, filhos de mães diabéticas insulinodependentes, e asfixiados graves devem receber infusão de glicose intravenosa desde o nascimento, na dose de 6 mg/kg/min.

Ocorrendo hipoglicemia assintomática ou sintomática, mas sem apneia ou convulsões, deve-se usar glicose na dose de 8 mg/kg/min durante uma hora, com controle da glicemia (que pode ser feita com fitas reagentes) ao término. Caso normalize a glicemia, a velocidade de infusão de glicose (VIG) pode ser reduzida para 6 mg/kg/min durante três horas, com controle da glicemia ao final da primeira e da terceira horas. Persistindo a normalização glicêmica, a VIG deve ser reduzida para 4 mg/kg/min por mais 24 horas, quando a infusão de glicose intravenosa pode ser suspensa, mantendo a alimentação por via digestória.

Na hipoglicemia sintomática com apneia ou convulsão, a glicose deve ser administrada na dose de 200 mg/kg, na forma de glicose a 10% (2 mL/kg), por via IV, em cinco a 10 minutos, o que pode ser repetido uma vez, se necessário. Persistindo as convulsões, devem-se iniciar drogas anticonvulsivantes. Havendo melhora clínica, deve-se proceder como no parágrafo anterior. O monitoramento da glicemia deve ser feito a cada hora, até estabilização da glicemia acima de 40 mg/dL. Se não houver estabilização, persistindo a hipoglicemia, a VIG deve ser aumentada em 2 mg/kg/min a cada hora, até 14 mg/kg/min (nos casos de hiperinsulinismo grave, até 25 mg/kg/min).

A via periférica pode ser utilizada para soluções de glicose até 12,5%. Concentrações maiores devem ser administradas por via venosa central.

QUADRO 57.9 *Drogas utilizadas no tratamento de hipoglicemias.*

	Glicose
Via de administração	IV contínua
Doses	4 a 8 mg/kg/min (máximo 30 mg/kg/min)
Mecanismo de ação	Aumento da oferta energética
Efeitos colaterais	Venóclise ou cateter central por tempo prolongado; hipervolemia
	Hidrocortisona (para insuficiência suprarrenal)
Via de administração	IV
Doses	25 a 50 mg/m²/dia
Mecanismo de ação	Aumenta a resistência insulínica; ativa a glicogenólise e a gliconeogênese; aumenta a produção hepática de glicose
Efeitos colaterais	Hipernatremia, retenção líquida, hipocalemia, hipertensão arterial, imunossupressão, gastrite, osteopenia, tromboembolismo, catabolismo protético, obesidade centrípeta, supressão do crescimento
	Glucagon
Via de administração e Doses	SC ou IM – 3 a 200 µg/kg/dose IV contínua – 1 a 20 µg/kg/hora (máximo 1 mg/dia)
Apresentações	Frasco-ampola com 1 mg e 1 mL de diluente
Mecanismo de ação	Ativa a adenilciclase, via receptor acoplado à proteína G (Gs). Estimula a glicogenólise e a gliconeogênese
Efeitos colaterais	Náusea, vômitos, hiponatremia, trombocitopenia. *Incomum:* manchas cutâneas
	Diazóxido (para hiperinsulinismo)
Via de administração	VO
Apresentações	Frasco-ampola com 20 mL – 15 mg/mL Cápsulas com 50 mg (Proglycem® – importando) Suspensão alcoólica com 50 mg/mL (Proglycem® – importando)
Doses	RNs e lactentes: 5 a 20 mg/kg/dia, fracionada em 3 a 4 doses > 2 anos: 3 a 8 mg/kg/dia, em 2 a 3 doses
Mecanismo de ação	Agonista do canal de potássio sensível ao ATP; aumenta secreção de epinefrina e aumenta neoglicogênese
Efeitos colaterais	Hipertricose, retenção hídrica*, náusea, vômitos *Raras:* hiperuricemia, eosinofilia, leucopenia, hipotensão, insuficiência cardíaca
*Nos casos de retenção hídrica importante, é recomendado o uso de diuréticos, como hidroclorotiazida.	
	Hidroclorotiazida associada ao Diazóxido
Via de administração	VO
Doses	7 a 10 mg/kg/dia, fracionada em 2 doses
Mecanismo de ação	Ativa o canal de potássio sensível a ATP, em sinergismo com o diazóxido
Efeitos colaterais	Hiponatremia e hipocalemia
	Octreotide (para hiperinsulinismo)
Via de administração	SC a cada 6 a 8 horas ou IV contínua
Apresentações	Ampolas com 0,05 ou 0,1 ou 0,2 ou 0,5 mg/mL
Doses	IV: 5 a 25 µg/kg/dia (máximo: 40 µg/kg/dia) SC: dose inicial: 5-10 µg/kg/dia, a cada 12 ou 24 horas. Incrementos de 0,3 mcg/kg/dose a cada 48 a 72 horas, se necessário Dose média: 20 a 50 µg/kg/dia Dose máxima: 1.500 mcg/dia

continua >>

>> continuação

QUADRO 57.9 ***Drogas utilizadas no tratamento de hipoglicemias.***

Mecanismo de ação	*Múltiplas ações na célula beta:* Inibe a secreção de insulina pela ativação do receptor-5 da somatostatina; inibe a mobilização do cálcio e a atividade da acetilcolina. *Duvidosa:* ação direta no canal de potássio sensível ao ATP
Efeitos colaterais	*Gastrintestinais:* anorexia, náuseas, dor abdominal, distensão abdominal, flatulência, fezes amolecidas, diarreia, litíase biliar *Endócrinas:* supressão do GH, TSH, ACTH, glucagon *Comum:* taquifilaxia *Incomum*: supressão do crescimento
	Nifedipino (para hiperinsulinismo)ww
Via de administração	VO
Apresentações	Comprimidos com 10, 20, 30 e 60 mg
Doses	0,25 a 2,5 mg/kg/dia, fracionada em 3 doses
Mecanismo de ação	Bloqueador do canal de cálcio, inibindo secreção de insulina
Efeitos colaterais	*Incomum:* hipotensão

Havendo estabilização clínica e laboratorial, a VIG deve ser diminuída em 2 mg/kg/min a cada 24 horas, para evitar novas crises hipoglicêmicas, agora por hiperinsulinismo estimulado pela glicose.

Corticoides

Após seu uso na crise hipoglicêmica aguda, por, no máximo, 48 horas, os corticoides só devem ser usados nos casos de insuficiência suprarrenal (ver Capítulo 53, "Distúrbios do Metabolismo do Sódio e do Potássio"), não devendo ser utilizados sem que a causa da hipoglicemia esteja estabelecida.

Glucagon, diazóxido e octreotide (somatostatina)

O Quadro 57.9 mostra as indicações, mecanismos de ação, doses e efeitos colaterais destas medicações muito utilizadas no hiperinsulinismo. Devemos lembrar que o glucagon também é indicado nos recém-nascidos filhos de mães diabéticas, mas que tenham peso adequado ou grande para a idade gestacional. Seu uso é contraindicado nos recém-nascidos com retardo de crescimento intrauterino, que não possuam reservas satisfatórias de glicogênio. Em doses altas, o glucagon pode levar à hipoglicemia rebote, sendo necessário o monitoramento da glicemia e, muitas vezes, a associação de infusão de glicose, juntamente com o glucagon. O glucagon não é indicado para o manejo prolongado da hipoglicemia.

Para os raros casos de deficiência isolada de glucagon, pode-se fazer uso do glucagon de ação prolongada (glucagon-zinco).

O diazóxido é uma boa opção para casos de hiperinsulinismo de difícil controle, mas com prognóstico de cura espontânea, como na síndrome de Beckwith-Wieddmann.

O octreotide (droga somatostatina-símile) de ação prolongada, na dose de 10 a 40 mcg/kg/dia (até 300 mcg/dia), por via SC, em duas a quatro doses diárias, tem sido utilizado em casos de hiperinsulinismo, ocorrendo cura de alguns casos de insulinomas após 30 meses de uso, sem prejuízo do crescimento. Também tem sido útil no pós-operatório de pancreatectomia subtotal, antes de decidir por reoperar.

O Quadro 57.9 também mostra o uso da nifedipina no tratamento do hiperinsulinismo, porém a experiência clínica com o uso desse medicamento ainda é limitada.

Epinefrina

Usada na dose de 0,01 mL/kg/dose e na diluição de 1:1.000 (máximo de 0,3 mL), por via IV, IM ou SC, mobiliza as reservas de glicogênio, mas é pouco usada nas crises hipoglicêmicas, uma vez que o glucagon é mais eficaz.

Nifedipina

Seu uso para tratamento das hipoglicemias é ainda controverso. Por ser um bloqueador de canal de cálcio, a nifedipina prejudica o influxo do cálcio para a célula beta pancreática, impedindo a liberação da insulina.

É usada nas doses de 0,5 a 0,8 mg/kg/dia, iniciando-se com 0,25 a 0,3 mg/kg/dia, aumentando 0,1 mg/kg/dia, até se atingir glicemia normal e poder-se suspender o soro glicosado, por via oral, fracionada a cada oito horas.

Seus efeitos colaterais associados aos bloqueadores de canal de cálcio, nessas doses, como tontura, rubor, cefaleia e náusea, não foram identificados. Sua segurança, em longo prazo, não foi avaliada, temendo-se o risco de morte súbita relacionada a essa classe de medicamentos.

Pancreatectomia Subtotal

É indicada nos casos de hiperinsulinismo por patologia pancreática, rebelde às medidas terapêuticas já mencionadas. Embora sua indicação seja tão mais precisa quanto maior for a criança (as lesões pancreáticas tendem a ser mais localizadas com a idade), deve ser realizada assim que constatada a ineficácia do tratamento clínico, mesmo com o uso de octreotide (somatostatina), até em recém-nascidos.

Nos casos em que a pancreatectomia de 85% da massa pancreática, com ressecção da cauda e do corpo, à esquerda da raiz da veia mesentérica superior, não for eficaz, persistindo episódios de hipoglicemia, a ressecção de mais 60% do pâncreas residual deve ser considerada.

Há casos em que episódios de hipoglicemias pós-pancreatectomia podem ocorrer sem hiperinsulinismo, atribuíveis à diminuição da secreção de glucagon.

Referências

1. Alkalay AL, Sarnat HB, Flores-Sarnat L, Elashoff JD, Farber SJ, Simmons CF. Population meta-analysis of low plasma glucose thresholds in full-term normal newborns. Am J Perinatol. 2006 Feb;23(2):115-9.
2. Aynsley-Green A, Hussain K, Hall H, Sudubray JM, Nihoul-F'kété C, De Lonlay-Debeney P, et al. Practical management of hyperinsulinism in infancy. Arch Dis Chil Fetal Neonatal. 2000;82:98-107.
3. Baş F, Darendeliler F, Demirkol D, Bundak R, Saka N, Günöz H. Successful therapy with calcium channel blocker (nifedipine) in persistent neonatal hyperinsulinemic hypoglycemia of infancy. J Pediatr Endocrinol Metab. 1999;12(6):873-8.
4. Stanley CA. Advances in diagnosis and treatment of hyperinsulinism in infants and children. J Clin Endocrinol Metab. 2002;87(11).
5. Chen YT. Defects in Metabolism of Carbohydrates. In: Behrman RE, Kliegman RM, Jenson HB, editors. Nelson Textbook of Pediatrics. 16th ed. W.B. Saunders; 2000. p. 405-20.
6. Cornblath M, Hawdon JM, Williams AF, Aynsley-Green A, Ward-Platt MP, Schwartz R, Kalhan SC. Controversies regarding the definition of neonatal hypoglycemia: suggested operational thresholds. Pediatrics. 2000;105(5):1141-5.
7. Cryer PE, Polonsky KS. Glucose homeostasis and hypoglycemia. In: Wilson: Williams Textbook of Endocrinology. 9th ed. W.B. Saunders; 1998. p. 939-71.
8. Hay WW, Cornblath M. Historical perspectives: transientsymptomatic neonatal hypoglycemia. Neoreviews. 2003;4:e1-4.
9. Hirschheimer MR, Kuperman H, Costa JC. Hipoglicemias. In: Matsumoto T, Carvalho WB, Hirschheimer MR, editores. Terapia Intensiva Pediátrica. 2ª ed. São Paulo: Atheneu; 1999. p. 619-36.
10. Hirschheimer MR, Kuperman H, Costa JC. Hipoglicemias. In: Matsumoto T, Carvalho WB, Hirschheimer MR, editores. Terapia Intensiva Pediátrica. 3ª ed. São Paulo: Atheneu; 2010. p. 823-619-48.
11. Hussain K. Diagnosis and Management of Hyperinsulinaemic Hypoglycaemia of Infancy. Horm Res. 2008;69:2-13.
12. Josefson J, Zimmerman D. Hypoglycemia in the emergency department. Clin Pediatr Emerg Med. 2009;10:285-91.
13. León DD, Thornton PS, Stanley CA, Sperling MA. Hypoglycemia in the infant and child. In: Sperling MA, editor. Pediatric Endocrinology. 4th ed. Elsevier Saunders; 2014. p. 157-85.
14. Sartório RL. Crise hipoglicêmica. In: Monte O, Longui CA, Calliari LEP, editores. Endocrinologia para o Pediatra. 2ª ed. São Paulo: Atheneu; 1998. p. 335-8.
15. Setian N. Hipoglicemia na infância e adolescência. In: Setian N, editor. Endocrinologia Pediátrica. 2ª ed. São Paulo: Sarvier; 2002. p. 181-9.

16. Shanbag P, Pathak A, Vaidya M, Shahid SK. Persistent hyperinsulinemic hypoglycemia of infancy: successful therapy with nifedipine. Indian J Pediatr. 2002;69(3):271-2.

17. Sociedade Brasileira de Pediatria (SBP). Diretrizes SBP – Hipoglicemia no período neonatal. [Acesso 15 nov 2015.] Disponível em: <http://www.sbp.com.br/src/uploads/2015/02/diretrizessbp-hipoglicemia2014.pdf>.

18. Sperling MA, Menn RK, Dunger D. Hypoglycemia. In: Hochberg Z, editor. Practical algorithms in pediatric endocrinology. Basel: Karger; 1999. p. 92-3.

19. Sperling MA. Hypoglycemia. In: Behrman RE, Kliegman RM, Jenson HB, editors. Nelson Textbook of Pediatrics. 16th ed. W.B. Saunders; 2000. p. 439-51.

20. Stanley CA, Thornton PS, Finegold DN, Sperling MA. Hypoglycemia in the infant and child. In: Sperling MA, editor. Pediatric Endocrinology. 2nd ed. Philadelphia: Saunders; 2002. p. 135-59.

21. Sweet CB, Grayson S, Polak M. Management strategies for neonatal hypoglycemia. J Pediatr Pharmacol Ther. 2013;18(3):199-208.

22. Thornton PS, Finegold DN, Stanley CA, Sperling MA. Hypoglycemia in the infant and child. In: Sperling MA, editor. Pediatric Endocrinology. 2nd ed. Philadelphia: Saunders; 2002. p. 367-84.

23. Zijlmans WC, van Kempen AA, Serlie MJ, Sauerwein HP. Glucose metabolism in children: influence of age, fasting and infectious diseases. Metabolism. 2009;1356-65.

58 Erros Inatos do Metabolismo

Cristina Erico Yoshimoto

INTRODUÇÃO

A expressão "erros inatos do metabolismo" (EIM) foi consagrada por Archibald Garrod, em 1909, título de seu livro no qual descrevia doenças metabólicas como alcaptonúria, porfiria, albinismo e pentosúria[1]. Desde então, esse termo vem sendo utilizado para descrever um grupo de doenças metabólicas geneticamente definidas, causadas por um defeito enzimático capaz de interromper uma via metabólica.

Os EIM, em sua maioria, decorrem de herança autossômica recessiva e representam cerca de 10% das doenças genéticas[2]. A incidência isolada das doenças metabólicas é pequena, mas sua incidência cumulativa, dos mais de 500 distúrbios conhecidos, é de aproximadamente 1:5.000 recém-nascidos vivos[3]. Estima-se no Brasil a prevalência de doenças como a fenilcetonúria, variando entre 1:12.000 e 1:15.000; a doença da urina de xarope de bordo, com prevalência de 1:43.000; e a deficiência de biotinidade, em cerca de 1:125.000[2].

Com o desenvolvimento de novas técnicas laboratoriais, como a cromatografia, a eletroforese de proteínas e a tecnologia do DNA, possibilitou-se a detecção das causas moleculares dos erros inatos, favorecendo a descoberta de novas doenças[1,2,3].

CLASSIFICAÇÃO E QUADRO CLÍNICO

Os EIM são doenças causadas pela falta de atividade de enzimas específicas ou defeitos no transporte de proteínas que afetam diretamente o metabolismo, podendo prejudicar o crescimento e o desenvolvimento de crianças e o desempenho normal de adultos em qualquer idade.

Eles podem se manifestar em qualquer idade, desde o período embrionário até a idade adulta, e podem ser causa de abortos de repetição, malformações cerebrais e convulsões intrauterinas ou na sala de parto.

No período neonatal podem ser a causa de distúrbios metabólicos precoces como hipoglicemia, acidose metabólica e icterícia.

Em qualquer idade pode ocorrer perda de aquisições, convulsões de difícil controle, distúrbios metabólicos e fraqueza muscular. Alguns EIMs têm tratamento efetivo por meio de terapia de reposição enzimática, terapia nutricional específica e suplementação de vitaminas; por essa razão, o diagnóstico deve ser precoce.

Os EIMs podem ser classificados de diferentes maneiras, em razão de sua grande variabilidade. A classificação fisiopatológica divide os EIM em três grupos[4]:

Grupo I – EIM que Provocam Intoxicação

São os que determinam distúrbios do metabolismo intermediário e, por bloquearem um determinado ponto da via metabólica, ocasionam o acúmulo de compostos proximais ao bloqueio. Assim, as manifestações clínicas nesse grupo são decorrentes de uma intoxicação aguda ou crônica pelo acúmulo dos metabólitos.

As características principais desse grupo são:

- existência de intervalos livres de sintomas;
- relação com a ingestão alimentar;
- aparecimento em qualquer período da vida, de forma aguda ou crônica, com melhora total ou parcial das manifestações nesse intervalo;
- descompensação clínica aguda associada a situações de estresse metabólico, como ingestão de alimentos tóxicos, febre, infecção, estresse cirúrgico ou que leve a catabolismo proteico.

As manifestações clínicas de intoxicação aguda e recorrente ou de intoxicação crônica e progressiva estão resumidas na Tabela 58.1.

TABELA 58.1 ***Manifestações clínicas dos EIM por defeito no metabolismo intermediário.***

Manifestações clínicas de intoxicação aguda em todas as faixas de idade	
▪ Insuficiência hepática	▪ Icterícia
▪ Hepatomegalia	▪ Vômitos
▪ Hipo ou hiperglicemia	▪ Desidratação
▪ Acidose metabólica	▪ Alcalose respiratória
▪ Hiperamonemia	▪ Cetose
▪ Odor anormal	▪ Letargia, coma
▪ Apneia	▪ Complicações tromboembólicas
Manifestações clínicas de intoxicação crônica em todas as faixas de idade	
▪ Atraso progressivo do DNPM*	▪ Distúrbio do comportamento
▪ Retardo de crescimento	▪ Hipo ou hipertonia
▪ Macro ou microcefalia	▪ Epilepsia de difícil controle
▪ Alterações oculares	

* DNPM: desenvolvimento neuropsicomotor.
Fonte: adaptada de Martins AM. Erros inatos do metabolismo: condução diagnóstica. Centro de Referência em Erros Inatos do Metabolismo. 7° Congresso Nacional de Pediatria. Região Norte – Manaus. Disponível em: http://www.igeim.org.br/downloads/ErrosInatosMetabolismo.pdf.

Os recém-nascidos (RN) nascem em boas condições clínicas, mas nas primeiras horas ou dias de vida começam a apresentar dificuldade para se alimentar, vômitos, letargia, sonolência, irritabilidade, alteração de tônus muscular, crises epilépticas, apneia, taquipneia e sinais de disfunção hepática, cardiológica, renal, hormonal e odor anormal na urina.

Nos quadros crônicos progressivos, os pacientes podem apresentar encefalopatia evolutiva, com atraso inicial e ou involução nas aquisições do desenvolvimento motor e cognitivo, associados a macro ou microcefalia, acidente vascular encefálico, síndromes epilépticas, piramidais, extrapiramidais, cerebelares ou psiquiátricas.

As doenças que fazem parte desse grupo são:

- defeitos do metabolismo de aminoácidos, como fenilcetonúria, doença do xarope de bordo, homocistinúria e tirosinemia;
- defeitos do metabolismo dos ácidos orgânicos, como acidúrias metilmalônica, propiônica e isovalérica;
- defeitos do ciclo da ureia, como a eficiência da ornitina transcarbamilase, da arginase (hiperargininemia), da argininosuccinica sintetase (citrulinemia)
- intolerância aos açúcares, como galactosemia e intolerância à frutose;
- intoxicações por metais, como a doença de Wilson, Menkes e hemocromatose[4].

Gupo II – EIM que Alteram a Produção de Energia

São os que envolvem o metabolismo intermediário e afetam a produção ou a utilização da energia por órgãos ou tecidos como fígado, cérebro, sistema musculoesquelético ou miocárdio. Englobam os defeitos de energia mitocondrial e citoplasmáticos.

Os defeitos da energia mitocondrial incluem as acidemias láticas congênitas (defeitos no transportador de piruvato, piruvato-carboxilase, piruvato-desidrogenase e do ciclo de Krebs) e os defeitos de cadeia respiratória, da oxidação de ácidos graxos e de corpos cetônicos.

Os defeitos de energia citoplasmática são defeitos na glicólise, no metabolismo do glicogênio e na gliconeogênese, hiperinsulinismo, distúrbio do metabolismo da creatina e distúrbios da pentose-fosfato.

As manifestações clínicas das enfermidades por deficiências na produção ou utilização de energia estão resumidas na Tabela 58.2.

TABELA 58.2 ***Manifestações clínicas dos EIM por deficiências na produção ou utilização de energia.***

Manifestações clínicas em todas as faixas de idade	
▪ Déficit de crescimento	▪ Cardiomiopatia e insuficiência cardíaca
▪ Alterações oculares	▪ Surdez
▪ Hepatomegalia e hepatopatia	▪ Alterações renais
▪ Hiper ou hipoglicemia	▪ Hiperlacticemia
▪ Acidente vascular encefálico	▪ Malformação cerebral
▪ Hipotonia	▪ Miopatia
▪ Convulsões	▪ Morte súbita
▪ Abortos de repetição	

Fonte: adaptada de Martins AM. Erros inatos do metabolismo: condução diagnóstica. Centro de Referência em Erros Inatos do Metabolismo. 7° Congresso Nacional de Pediatria. Região Norte – Manaus. Disponível em: http://www.igeim.org.br/downloads/ErrosInatosMetabolismo.pdf.

Algumas dessas doenças, como os defeitos de cadeia respiratória, a acidemia lática e os defeitos da via pentose-fosfato, podem alterar o desenvolvimento fetal levando a quadros dismórficos e malformativos, principalmente cerebrais. Seus portadores podem apresentar sintomas de encefalopatia aguda já nas primeiras horas de vida. As manifestações clínicas incluem hipoglicemia, hipotonia, insuficiência cardíaca por miocardiopatia, surdez neurossensorial, acidose lática e síndrome de morte súbita (defeitos da betaoxidação de ácidos graxos).

Nas formas crônicas, as manifestações são caracterizadas por graus variados de encefalopatia, incluindo queda no desempenho escolar com evolução para quadro neurodegenerativo grave. Nos adultos, encontram-se manifestações neuropsiquiátricas, ataxia e sinais extrapiramidais[2,4,5].

Grupo III – EIM que Envolvem Moléculas Complexas

Fazem parte desse grupo os distúrbios que envolvem organelas celulares, incluindo defeitos na síntese ou na degradação de macromoléculas complexas. As manifestações de evolução crônica, evolutivas e permanentes não estão relacionadas à ingestão alimentar.

Integram esse grupo as doenças de depósito lissossômico, os distúrbios dos peroxissomos, os defeitos de transporte intracelular e de processamento, como a deficiência de alfatripsina, distúrbios congênitos da glicosilação e os defeitos na síntese do colesterol.

Ocorre involução no desenvolvimento neuropsicomotor, distúrbios psiquiátricos, síndromes epilépticas e medulares, neuropatias periféricas, parkinsonismo, sinais cerebelares, paralisia ocular supranuclear e surdez neurossensorial. O início pode ocorrer desde o período neonatal precoce até a vida adulta, associado a manifestações neurológicas importantes, displasia esquelética, achados dismórficos de caráter estático ou progressivo, discrasias sanguíneas, hepatoesplenomegalia e alterações oculares.

As doenças de depósito lisossômico são caracterizadas por acúmulo de substância catabolizada em grande quantidade nos linfócitos circulantes, nos fibroblastos, no fígado, no baço, na conjuntiva, na medula óssea e na mucosa intestinal. Elas são classificadas em:

- mucopolissacaridoses (MPS), nas quais a deficiência enzimática nos lisossomos leva ao acumulo de glicosaminoglicanos, antes conhecidos por mucopolissacárides, nome que deu origem à enfermidade. Existem sete tipos de MPS atualmente descritas, classificadas de acordo com o tipo de enzima deficiente na célula. Todos os tipos de MPS, menos o tipo II, são herdados de maneira autossômica recessiva, enquanto o tipo II (síndrome de Hunter) tem padrão de herança ligado ao cromossomo X;
- esfingolipidoses, caracterizadas por defeito no catabolismo dos lipídeos contendo esfingosina, como as gangliosidoses (entre elas, as doenças de Sandhoff e de Tay-Sachs), a doen-

ça de Gaucher, a doença de Niemann-Pick, a síndrome de Farber e a doença de Fabry. Muitas dessas doenças afetam o desenvolvimento fetal e os RN apresentam hidropsia fetal, desvios fenotípicos e síndromes malformativas[2,4].

DIAGNÓSTICO

Aventar a hipótese de EIM é difícil em razão do enorme número de doenças de grande complexidade e pela variedade de sintomas clínicos. Além disso, apresentam sintomatologia inespecífica, ou seja, sintomas que podem sugerir outras causas mais frequentes, como infecções congênitas ou adquiridas, síndromes colestáticas e síndromes neurológicas progressivas. O início dos sintomas pode ser muito precoce (horas, dias ou semanas de vida), dependendo da intensidade da deficiência enzimática do EIM. Em outros pacientes, os sintomas podem manifestar-se em idades posteriores, desencadeados por estresse metabólico. Pode ocorrer o óbito ou a recuperação, marcada por crises episódicas, entre as quais o paciente permanece assintomático. Alguns dados sugestivos de EIM devem ser ainda considerados: história familiar positiva, consanguinidade, irmãos falecidos no período neonatal sem causa bem definida[5,6].

A detecção precoce dos EIM tem adquirido extraordinário desenvolvimento nos últimos anos, por meio do diagnóstico pré-natal e neonatal precoce. Técnicas realizadas no período pré-natal, como a amniocentese e a biópsia de vilo corial, podem ser utilizadas para diagnóstico inicial dos diversos EIM[5,6]. No período neonatal, os testes de triagem para alguns EIM têm sido considerados essenciais à saúde pública. Esses testes não são de diagnóstico definitivo, porém, estratificam todos os RNs considerados normais em grupos que podem ou não apresentar uma doença congênita. São realizados em papel-filtro, colhidos nas primeiras 48-72 horas de vida, e podem detectar EIM. Contudo, em nosso País, a maioria dos EIM ainda não foi incluída nesse programa[7].

Além da fenilcetonúria, do hipotireoidismo congênito, da anemia falciforme e outras hemoglobinopatias, da fibrose cística, da deficiência da biotinidase e da hiperplasia adrenal congênita, cuja pesquisa sistemática é prevista no PNTN – Programa Nacional de Triagem Neonatal no Estado de São Paulo, outras doenças podem ser incluídas na triagem neonatal. Alguns países possuem programa de triagem neonatal para detecção de galactosemia, leucinose (doença da urina com odor de xarope de bordo), acidúria glutárica tipo I, deficiência de glicose-6-fosfato desidrogenase e defeitos da betaoxidação mitocondrial de ácidos graxos.

De acordo com as características da doença e a presença de hepatomegalia, acidose metabólica, hipoglicemia ou outros sintomas, aliadas à história familiar, pode-se determinar o grupo ao qual a doença pertence e iniciar o diagnóstico.

Inicialmente, deve-se solicitar triagem sanguínea e urinária para EIM (Tabela 58.3), sempre com período de jejum variável conforme a idade (Tabela 58.4).

Essas triagens são indicadas nos grupos I e II e na suspeita de EIM sem grupo definido. Quando a suspeita é do grupo III, a investigação pode incluir exames subsidiários como radiografia, ressonância magnética cerebral, dosagens de metabólitos urinários específicos, dosagem de atividade enzimática, entre outros[3].

TABELA 58.3 ***Investigação diagnóstica inicial de EIM.***

Exames de sangue	Gasometria venosa Sódio, potássio e cloro Glicemia Lactato Piruvato Amônia Ácido úrico Hemograma Enzimas hepáticas (TGO, TGP, δGT) Colesterol total e frações Triglicérides Creatininoquinase (CK) Aldolase Desidrognase lática	Calcular "*anion gap*" $(Na^+ + K^+) - (HCO_3^- + Cl^-)$
Exames de urina	Urina tipo I	pH, cor, odor, substâncias redutoras, glicosúria, cetonúria
	Triagem de EIM	Cromatografia de aminoácidos e açúcares

Fonte: adaptada de Martins AM. Erros inatos do metabolismo: condução diagnóstica. Centro de Referência em Erros Inatos do Metabolismo. 7° Congresso Nacional de Pediatria. Região Norte – Manaus. Disponível em: http://www.igeim.org.br/downloads/ErrosInatosMetabolismo.pdf.

TABELA 58.4 ***Tempo de jejum para o perfil de aminoacidopatias e acilcarnitinas em papel-filtro.***

Recém-nascido	3 a 4 h
28 dias a 6 meses	3 a 4 h
6 meses a 2 anos	3 a 4 h
2 a 6 anos	6 horas
Maior de 6 anos	8 horas

Fonte: APAE de São Paulo. Disponível em: http://www.apaesp.org.br/OQueFazemos/ParaAPrevencaoDaDeficienciaIntelectual/Paginas/Investiga%C3%A7%C3%A3o-para-Erros-Inatos-do-Metabolismo.aspx.

A análise dos exames iniciais determina a necessidade de exames subsequentes para se chegar ao diagnóstico, como dosagem de ácidos orgânicos e cromatografia de aminoácidos. A dosagem de ácidos orgânicos na urina tem-se mostrado extremamente útil no diagnóstico das doenças mitocondriais. Espectrometria de massa na triagem seletiva, quando um paciente tem suspeita de um EIM intermediário (proteína ou açúcar) ou de deficiência de energia (defeito de β-oxidação de ácidos graxos), tem sido utilizada no mundo todo, principalmente até os três meses de vida ou em vigência de descompensação metabólica[2,8].

O teste da espectrometria de massas em gota de sangue no papel-filtro pode ser empregado em pacientes com suspeita de EIM após o período neonatal. A coleta de sangue em papel-filtro em condições adequadas deve ser sangue total, sem heparina ou EDTA, colhido do calcanhar (bebês) ou de punção venosa (se criança ou adulto). O início da crise metabólica é o melhor momento para o diagnóstico. Jejum prolongado pode dificultar o diagnóstico. O jejum adequado para a idade deve ser respeitado (Tabela 58.4).

Quando houver suspeitar de EIM como causa de óbito, devem ser coletadas também amostras de sangue e urina para testes confirmatórios, pois os habituais procedimentos de necropsia não permitem o diagnóstico dos EIM[8].

Desse modo, associar dados clínicos com o resultado de testes indiretos, bem como dosagem sanguínea de substância acumulada e identificação de metabólitos na urina, é de grande importância para se definir o diagnóstico e iniciar o mais precocemente o tratamento específico e adequado.

O diagnóstico e o tratamento das doenças que cursam com hipoglicemia são apresentados no capítulo 57 – Hipoglicemias.

TRATAMENTO

O tratamento de pacientes com EIM deve acompanhar a investigação etiológica. Os EIM dos grupos I e II podem ocasionar descompensações, com quadros clínicos que requerem atendimento emergencial. Nos EIM do grupo III, por apresentarem quadro clínico progressivo, não apresentam descompensações agudas. Medidas em caráter emergencial devem manter as necessidades fisiológicas e restaurar a estabilidade bioquímica.

Em várias situações é importante iniciar medidas de suporte ventilatório, remoção de metabólitos acumulados, suspensão temporária de alimentação e prevenção do catabolismo, inicialmente com hidratação e oferta calórica parenteral, até que seja obtido diagnóstico que implique medidas específicas, ou ainda em casos em que se suspeite de determinado diagnóstico e as medidas iniciais não possam ser postergadas diante da gravidade da situação[9,10,11].

Como medidas gerais, deve-se:

- manter hidratação, administrando fluidos em quantidade suficiente para manter boa circulação e permitindo débito urinário eficiente que auxilie na excreção de metabólitos;
- evitar jejum prolongado, já que, em situação de oferta insuficiente, ocorre catabolismo proteico com elevação de substâncias que podem funcionar como tóxicas;
- corrigir a hipoglicemia o mais precocemente possível, por exemplo, em pacientes com galactosemia (ver Capítulo 57 – Hipoglicemias);
- evitar o uso de lactato em situações de acidose lática;
- monitorar eletrólitos e gasometria para corrigir eventuais distúrbios.

No tratamento específico dos EIM, o ideal é efetuar um adequado controle dos metabólitos tóxicos e iniciar estimulação enzimática e correção do substrato deficiente.

Medidas emergenciais podem ser necessárias:

- diálise deve ser considerada rapidamente em caso de hiperamonemia ou acidemias láticas excessivas. A diálise tem sido indicada nos seguintes EIM: leucinose, acidemia propiônica, isovalérica e algumas acidemias láticas graves;

- benzoato de sódio (250 mg/kg/dia) e fenilacetato de sódio (250 mg/kg/dia) devem ser utilizados nos distúrbios do ciclo de ureia, para facilitar a excreção de amônia por vias alternativas. Além da restrição proteica que está indicada em todos os distúrbios do ciclo da ureia, a citrulina (0,17 g/kg/dia) pode ser utilizada em casos de deficiência da carbomil-fosfato-sintetase e da ornitina transcarbamilase. A arginina está indicada em caso de deficiência da argininosuccinato sintetase e liase, na dose de 3 mmol/kg/dia);
- deve ser utilizada a L-carnitina, na dose de 50 a 100 mg/kg/dia, em três tomadas, em acidemias orgânicas, nos distúrbios dos ácidos graxos e nas deficiências primárias e ou secundárias da carnitina[10];
- em casos de acidose com pancitopenia, associadas à elevação da amônia, devem ser consideradas as hipóteses de acidemia metilmalônica, propiônica ou isovalérica; diante dessa situação, devem ser prescritas rapidamente, além da L-carnitina, a vitamina B12 (para metilmalônica) e a biotina (para a propiônica);
- em pacientes com gliconegoses e distúrbios da oxidação dos ácidos graxos, a hipoglicemia deve ser prevenida com dietas frequentes. Em crianças maiores, com glicogenose tipo I, pode ser utilizado amido de milho (2 g/kg, a cada 6 horas);
- é necessário o controle regular dos aminoácidos, que em alguns casos podem diminuir muito, provocando aumento do catabolismo ou lesões de pele que simulem a deficiência de zinco, no caso de deficiência da isoleucina[12,13];
- diante de pacientes com crises epilépticas sem etiologia definida nos primeiros 18 meses de vida, a hipótese de um EIM deve ser considerada e tratada para minimizar seus danos, como a suplementação de biotina na deficiência de biotinidase, de piridoxina nas deficiências de piridoxina e de ácido folínico nas deficiências de ácido folínico[10,11].

Outros procedimentos estão sendo utilizados em doenças específicas com relativo sucesso, como o transplante de medula óssea para alguns tipos de mucopolissacaridoses.

A terapia gênica pode modificar o prognóstico dos pacientes portadores de EIM[8]. A terapêutica de reposição enzimática para algumas doenças de depósito lisossômico, como a mucopolissacarridose I, a doença de Gaucher e a doença de Fabry, já é uma realidade bem-sucedida.

O diagnóstico, tratamento e seguimento dos EIM é uma situação de alta complexidade, que envolve uma vasta equipe multiprofissional de saúde composta por médicos de diversas especialidades, como geneticistas, pediatras, intensivistas, neonatologistas e neurologistas, e profissionais das áreas de enfermagem, fisioterapia, fonoaudiologia, psicologia e nutrologia.

REFERÊNCIAS

1. Araújo APQC. Doenças metabólicas com manifestações psiquiátricas. Rev Psiq Clin. 2004;31(6):285-9.
2. Martins AM. Inborn errors of metabolism: a clinical overview. São Paulo Med J 1999;117(6):251-65.
3. Saudubray JM, Charpentier C. Clinical Phenotypes: diagnosis/algorithms. Em: Scriver CR, Beaudet AL, Sly WS, Valle D, editors. The metabolic e molecular bases of inherited disease. 8th ed. New York:McGraw-Hill; 2001. p. 1327-403.
4. Saudubray JM, Sedel F, Walter JH. Clinical approach to treatable inborn metabolic diseases: an introduction. Inherit Metab Dis. 2006;29(2-3):261-74.
5. van Spronsen FJ, Smit GPA, Erwich JJHM. Inherited metabolic diseases and pregnancy. BJOG. 2005;112(1):2-11.
6. Feferbaum R, Diament AJ, Ramos JLA. Considerações sobre os erros inatos do metabolismo em recém-nascidos. Em: Vaz FAC, editor. Problemas neurológicos do recém-nascido. São Paulo: Sarvier; 1985. p. 99-149.
7. de Carvalho TM, dos Santos HP, dos Santos IC, Vargas PR, Pedrosa J. Newborn screening: a national public health programme in Brazil. J Inherit Metab Dis 2007;30(4):615.
8. Burton B. Inborn errors of metabolism in infancy: a guide to diagnosis. Pediatrics 1998;102(6):1-9. Disponível em: http://pediatrics.aappublications.org/content/102/6/e69.

9. Sanseverino MTV, Wajner M, Giugliani R. Aplicação de um protocolo clínico-laboratorial para a identificação de erros inatos do metabolismo em crianças gravemente enfermas. J Pediatr. (Rio J.). 2000;76(5): 375-82.

10. Leonard JV, Morris AA. Diagnosis and early management of inborn erors of metabolism presenting around the time of birth. Acta Paediatr. 2006;95(1): 6-14.

11. Ogier de Baulny H. Management and emergency treatments of neonates with a suspicion of inborn errors of metabolism. Semin Neonatol. 2002;7(1): 17-26.

12. Bhattacharya K. Dietary dilemmas in the management of glycogen storage disease type I. J Inherit Metab Dis.2011;34(3):621-9.

13. Casella EB, Rivero MEJ, Mercado MRM, Vieira MA, Marques-Dias MJ, Vaz FAC. Lesões de pele do tipo acrodermatite enteropática em duas crianças com doença da urina de xarope do bordo An Bras Dermatol. 2007;82(2):159-62.

Índice Remissivo

A

Abdome
  agudo, 1189
    hemorrágico, 1666
  exame do, 830
Abetalipoproteinemia, 949
Aborto, 1639
Abscesso
  cerebral, 338
  faríngeo, 1374
  peritonsilar, 633, 637
  pulmonar, 544
  retrofaríngeo, 633, 637
  tonsilar, 637
Abstinência, tolerância e delírio, 1721–1732
  prevenção e tratamento, 1726
    delírio, 1730
    prognóstico, 1730
    retirada
      do benzodiazepínico, 1729
      do opioide, 1729
  psicofarmacologia da tolerância, dependência e abstinência de medicamentos, 1722
  quadro clínico e diagnóstico, 1725
  síndrome de abstinência em crianças, 1724
Acesso para as vias aéreas, 1901–1909
  avaliação do paciente, 1903
  bloqueadores neuromusculares, 1906
  considerações anatômicas, 1901
  equipamentos, 1904
  fixação do tubo endotraqueal, 1904
  intubação traqueal (IT)
    complicações da, 1907
    efeitos fisiológicos da, 1902
  medicamentos, 1905
  pré-oxigenação, 1904
  preparo do paciente e técnica, 1906
    cricotireoidostomia, 1908
    intubação, 1906
    posicionamento, 1906
    via aérea difícil, 1908
  sequência rápida de intubação (SRI), 1903
    indicação da, 1903
Acesso vascular, vias de, 83, 1889–1900
  acesso venoso, 1890
    cateteres, 1891
    colocação de cateter central através da punção de veias superficiais, 1892
    em condições de exceção, 1899
    periférico, 1890
    profundo, 1890
    punção de veias profundas, 1892
    veia
      dissecção, 1895
      femoral, 1895
      jugular interna, 1893
      subclávia, 1894
      umbilical, 1897
Acetilcolina, 1734
Acidentes por animais peçonhentos, 1517–1539
  botrópicos, 1519
    alterações sistêmicas, 1520
    exames complementares, 1521
    mecanismo de ação dos venenos, 1519
    quadro clínico, 1519
    suporte, 1521
    tratamento, 1521
  crotálico, 1522
    exames complementares, 1524
    mecanismos de ação do veneno, 1522
    quadro clínico, 1523

suporte, 1524
tratamento específico, 1524
elapídico, 1524
mecanismos de ação do veneno, 1524
quadro clínico, 1525
tratamento específico, 1525
tratamento geral, 1525
escorpionismo, 1525
epidemiologia, 1525
exames complementares, 1526
mecanismos de ação do veneno, 1525
quadro clínico, 1526
tratamento, 1526
himenópteros, 1533
epidemiologia, 1534
exames complementares, 1535
mecanismo de ação do veneno, 1534
laquéticos, 1522
ofídicos, 1518
como diferenciar uma serpente peçonhenta de uma não peçonhenta, 1518
por aranhas, 1527
epidemiologia, 1527
Latrodectus, 1531
Lonomia, 1532
Loxosceles, 1528
Phoneutria, 1527
soroterapia, 1536
apresentação e conservação, 1536
dosagem, 1536
reações à soroterapia, 1536
teste de sensibilidade ao soro, 1536
tratamento das reações à soroterapia, 1537
vias de administração, 1536
Acidente vascular cerebral, 1419
Acidente vascular encefálico em crianças, 929–943
aspectos epidemiológicos, 930
definições, 929
diagnóstico diferencial, 936
dissecção arterial cervicocefálica, 933
e anemia falciforme, 932
e condições pró-trombóticas, 934
e doença
cardíaca, 931
de Moyamoya, 933
etiologia e fatores de risco, 930
exames subsidiários, 937
hemorrágico, 934
manifestações clínicas, 935
métodos diagnósticos por imagem, 936
no período perinatal, 931
tratamento, 938
trombólise, 940
uso de anticoagulantes, 939
Acidose
láctica, 1189
metabólica, 1087
respiratória, 1096
Ácido valproico, 813
Acondrogênese, 138
Adenosina, 245, 317
Adenovírus, 1189, 1195, 1366
Admissão em cuidados intensivos. *Consulte* Cuidados intensivos, critérios de admissão, alta e readmissão não planejada
Adrenalina, 81, 86, 245, 428, 579
e corticosteroides inalatórios em combinação, 579
efeitos, 430
intratraqueal, 262
intravenosa, 262
Aerossolterapia, 481
Afogamento, 1541–1557
atendimento da vítima de, 1549
abordagem hospitalar, 1551
classificação da gravidade do afogamento e seu tratamento avançado, 1549
complicações no curso do tratamento, 1554
suporte avançado de vida no local, 1549
cadeia de sobrevivência: da prevenção ao hospital, 1546
prevenção, 1546
suporte de vida, 1548
definição e terminologia, 1545
em piscinas, 1544
epidemiologia, 1542
e trauma medular, 1544
fisiopatologia, 1545
prognóstico e escalas de gravidade, 1555
vídeos educativos para prevenção de, 1555
Agenesia renal bilateral, 138
Agonistas beta-2 adrenérgicos, 431, 555
Alcalose
metabólica, 1089
respiratória, 1096
Alfentanil, 1694
Alta em cuidados intensivos. *Consulte* Cuidados intensivos, critérios de admissão, alta e readmissão não planejada
Alterações
cardiovasculares, 84

da temperatura, 85
gastrintestinais, 85
neurológicas, 85
respiratórias, 84
Aminoácidos, 1838, 1851
Aminoglicosídeos, 81
Aminosteroides, 1738
Amiodarona, 245, 246, 248, 307, 317
Amiotrofias espinhais, 946
Ampicilina, 81
Anafilaxia, 419–439, 637
abordagem sistemática, 427
causas de (gatilhos), 422
com bradicardia, 424
com diagnóstico, 425
diferencial, 426
laboratorial, 426
definição, 419
epidemiologia, 420
e síncope, 425
hipotensão, 424
manejo pós-alta, 433
confirmação dos gatilhos e prevenção de recorrências, 434
educação e treinamento, 433
seguimento ambulatorial, 435
manifestações clínicas, 423
mecanismo de ação, 421
prolongada e bifásica, 424
refratária, 432
tratamento, 432
intubação traqueal, 432
vasopressores intravenosos, 433
tratamento, 427
adrenalina, 428
da hipotensão e choque, 431
do desconforto respiratório, 431
medicações de segunda linha, 431
agonistas beta-2 adrenérgicos, 431
anti-histamínicos H1, 431
anti-histamínicos H2, 432
glicocorticoides, 432
posicionamento do paciente, 431
Analgesia e sedação, 220, 1677–1719
adaptação à ventilação artificial, 1715
alfentanil, 1694
analgesia
espinhal com opioides, 1699
local e regional, 1698
analgésicos, 1688
antagonistas de opioides, 1696
barbitúricos, 1707
buprenorfina, 1695
cetamina, 1704
clonidina, 1707
codeína, 1696
dexmedetomidina, 1696
diazepam, 1702
etomidato, 1709
fentanil, 1693
flumazenil, 1702
haloperidol, 1709
hidrato de cloral, 1703
hipertensão intracraniana, 1713
insuficiência respiratória, 1715
intervenções não farmacológicas, 1716
intubação traqueal, 1712
lorazepam, 1702
meperidina, 1692
metadona, 1695
midazolam, 1700
morfina, 1691
nalbufina, 1695
objetivos e resposta ao estresse, 1678
opioides, 1689
óxido nitroso, 1697
propofol, 1705
remifentanil, 1695
sedativos, 1700
sulfentanil, 1694
tolerância, abstinência e dependência física, 1710
definições, 1710
sinais clínicos e sintomas de abstinência, 1710
tratamento, 1711
tramadol, 1695
Analgésicos, 907, 1688
Anéis vasculares, 1939
Anel supravalvular mitral, 336
Anemia, 197, 220, 336, 1407–1424
aplástica, 1808
avaliação do paciente anêmico, 1407
laboratorial inicial, 1409
causas de anemia aguda, 1412
classificação morfológica, 1410
complicações agudas na doença falciforme, 1416
crise
aplástica, 1415, 1422
de sequestro esplênico agudo, 1415
dolorosa, 1416
de Fanconi, 1808

deficiência de glicose-6-fosfato desidrogenase, 1414
definição, 1407
doença febril aguda, 1417
em pacientes internados em UTI pediátrica, 1410
esferocitose hereditária (em crise hemolítica aguda), 1415
etiologia, 1407
eventos neurológicos agudos e AVC, 1419
exame físico, 1409
falciforme
e acidente vascular encefálico, 932
hemolítica autoimune (AHAI), 1412
mecanismos compensatórios de, 201
perda sanguínea aguda, 1412
perniciosa, 949
preparo pré-operatório em pacientes com doença falciforme, 1423
priapismo, 1421
sequestro esplênico agudo (SEA), 1421
síndrome hemolítico-urêmica, 1416
síndrome torácica aguda (STA), 1420
Anencefalia, 138
Anestésicos inalatórios, 565
Angiografia cerebral, 974
Animais peçonhentos. *Consulte* Acidentes por animais peçonhentos
Anomalia de Ebstein, 307, 335
Antagonistas de opioides, 1696
Antiarrítmicos, 307
Antibióticos, 580
uso racional de, 1201–1216
abordagem do paciente que não responde adequadamente aos antimicrobianos, 1210
antibioticoterapia empírica inicial, 1203
descalonamento, 1208
passagem dos antimicrobianos para a via oral, 1209
programas de vigilância e uso racional de antimicrobianos, 1214
tratamento definitivo, 1207
Antibioticoterapia. *Consulte* Antibióticos: uso racional de
empírica inicial, 1184
Anticoagulantes, 939
Anticolinérgicos, 556, 579
Anticolinesterases, 1745
Antidepressivos tricíclicos, 307
Anti-histamínicos, 431, 432
Antimicrobianos, 272, 1209
programas de vigilância e uso racional de, 1214
Aorta, coarctação de, 393
Apendicite aguda, 1665
Aplasia pura de série vermelha de Blackfan-Diamond, 1808
Apneia, 581, 663
Arco aórtico, 336
Arritmias cardíacas, 225, 227, 305–324, 1505
abordagem diagnóstica, 308
diagnóstico clínico e laboratorial, 307
etiologia, 306
principais distúrbios, 308
bloqueio atrioventricular
de grau avançado, 311
de primeiro grau, 310
de segundo grau, 310
de terceiro grau (ou total), 311
bradiarritmias e bloqueios atrioventriculares, 309
bradicardia sinusal, 309
extrassístoles, 308
taquiarritmias, 313
fibrilação atrial, 319
flutter atrial, 319
taquicardia
atrial, 316
juncional, 318
sinusal, 313
supraventricular, 313
ventricular, 320
Torsades de Pointes, 322
artéria pulmonar
perfuração, 227
ruptura, 227
Artrite
idiopática juvenil sistêmica, 1443
reumatoide juvenil e outras doenças reumatológicas, 1367
Artrogripose múltipla congênita, 947
Assistência circulatória, 1791
Atelectrauma, 791
Atelosteogenese, 138
Atenção a saúde neonatal, 47–57
ao recém-nascido grave ou potencialmente grave, 47
diretrizes e objetivos, 47
organização dos leitos, 48
Atenolol, 317
Atracúrio, 81
Atresia(s)
das vias biliares, 1672
de esôfago, 1667, 1945
duodenais, 1670
ileais, 1670
jejunais, 1670

pulmonar, 335
com CIV, 381
com septo interventricular íntegro, 382
tricúspide, 335, 378
classificação, 379
defeitos associados, 378
Atropina, 74, 81, 86, 245, 246
Autorregulação cerebral, 911

B

Balonete, ruptura do, 227
Banco de leite humano, 1848
Barbitúricos, 1707
Barotrauma, 787
Benzilisoquinolina, 1739
Benzodiazepínico, 1729
Beribéri cardíaco, 1884
Betabloqueadores, 307, 403
Bicarbonato de sódio, 81, 86, 244, 245
Bioética em terapia intensiva, 115–134
princípios, 116
autonomia, 116
beneficência, 117
justiça, 118
tomada de decisões, o processo de, 121
Biomarcadores, 926
Biópsia
endomiocárdica, 415
transbrônquica, 1943
Biotrauma, 793
Bloqueadores neuromusculares, 907
Bloqueio
muscular, 203, 564
neuromuscular, 1733–1749
bloqueadores neuromusculares
despolarizantes, 1736
efeitos adversos, 1745
indicações, 1740
monitoração, 1743
não despolarizantes, 1738
reversão, 1744
sustentado (ABNMs), 1741
tipos e classes de, 1734
tratamento, 1741
uso prolongado, 1745
Bloqueios atrioventriculares, 309
congênitos, 307
de grau avançado, 311
de primeiro grau, 310
de segundo grau, 310
de terceiro grau (ou total), 311
Boletim de Silverman-Anderson, 467
Bomba de ECMO, 750
Botulismo, 951
Bradiarritmias, 309
Bradicardia sinusal, 309
Broncodisplasia pulmonar, 794
Broncoespasmo, 225
Broncoscopia, 641
flexível, 1942
rígida, 1942
Bronquiolite viral aguda, 569–585
complicações, 581
apneia, 581
fisioterapia respiratória, 582
heliox, 582
imunoprofilaxia, 583
insuficiência respiratória aguda, 581
medidas de controle de infecção, 583
prevenção, 583
surfactante exógeno, 582
ventilação mecânica convencional, 582
VOAF e ECMO, 582
definição, 569
diagnóstico, 574
diagnóstico diferencial, 575
estudos
de imagem, 576
laboratoriais, 575
manifestações clínicas e curso clínico típico, 574
teste viral, 575
epidemiologia, 570
fatores de risco, 572
microbiologia e patógenos, 570
metapneumovírus humano, 570
rinovírus, 571
vírus sincicial respiratório, 570
patogênese, 573
predisposição genética, 573
tratamento, 576
gravidade, 576
terapêutica
de apoio, 578
medicamentosa, 578
Buprenorfina, 1695

C

Cálcio, 244, 245, 1847
reposição de, 271
Calcitonina, 1059

Canal arterial
persistência, 389
Canalopatias, 962
Cânula(s)
nasal, 477
de alto fluxo, 501
orofaríngea ou de Guedel, 476
vasculares, 749
Capacidade residual funcional, 449
Captopril, 404
Carboidratos, 1847, 1850, 1852, 1878
metabolismo de, 1866, 1869
Cardiomiopatia(s), 397–418, 1189
arritmogênica ventricular direita, 413
definição, 413
epidemiologia, 413
etiologia, 413
exames subsidiários, 414
biópsia endomiocárdica, 415
ecocardiograma, 415
eletrocardiograma, 415
ressonância magnética cardíaca, 415
quadro clínico, 414
tratamento, 415
definição, 397
desfibrilador interno automático, 408
ablação com alcoolização septal, 408
miectomia, 408
dilatada, 398
classificação da insuficiência cardíaca, 399
dados epidemiológicos, 398
definição, 398
fisiopatologia, 398
eosinofílica, 410
exames subsidiários, 400
ecocardiograma, 412
eletrocardiograma, 412
monitoração com Holter, 412
prognóstico, 402
raio X de tórax, 415
hipertrófica, 307, 404
definição, 404
exames subsidiários, 406
cateterismo cardíaco, 407
ECG, 406
ecocardiograma, 406
exame de Holter, 407
fisiopatologia, 405
quadro clínico, 405
inotrópicos, 402
betabloqueadores, 403
digoxina, 402
diuréticos, 403
vasodilatadores, 403
novas terapêuticas, 403
células-tronco, 404
levosimendana, 403
nesiritide, 403
transplante cardíaco, 404
quadro clínico, 399
raio X de tórax, 411
restritiva, 409
definição, 409
epidemiologia, 409
etiologia, 409
exames subsidiários, 411
fibrose endomiocárdica e cardiomiopatia eosinofílica (endocardite de Löffler), 410
fisiopatologia, 411
genética, 409
história natural, 409
idiopática, 410
outras doenças infiltrativas e de depósito, 410
tratamento, 402
Cardiopatias congênitas, 307, 367–396
avaliação clínica, 368
cianose isolada, 370
cianóticas, tratamento cirúrgico, 344
classificação de acordo com as bases fisiopatológicas dos defeitos, 369
conduta nos pacientes cianóticos, 370
doença cardíaca acianótica com fluxo sanguíneo pulmonar aumentado e/ou congestão, 387
coarctação de aorta, 393
condução clínica, 388
defeito
do septo atrial, 387
do septo atrioventricular, 388
do septo ventricular, 387
fístula A-V sistêmica, 390
janela aortopulmonar, 389
obstrução de fluxo de saída ventricular, 391
estenose aórtica, 391
obstrução venosa pulmonar, 391
Cor triatriatum clássico, 391
persistência do canal arterial, 389
doença cardíaca cianótica com fluxo sanguíneo pulmonar aumentado, 373
atresia tricúspide, 378

drenagem anômala total de veias pulmonares, 375
quadro clínico, 377
síndrome do coração esquerdo hipoplásico, 377
transposição dos grandes vasos da base, 373
tronco arterial comum, 374
doença cardíaca cianótica com fluxo sanguíneo pulmonar reduzido, 379
atresia pulmonar
com CIV, 381
com septo interventricular íntegro, 382
doença de Ebstein, 383
estenose pulmonar valvar crítica, 384
insuficiência cardíaca, 385
quadro clínico, 380
tetralogia de Fallot, 379
epidemiologia, 368
etiologia, 367
peculiaridades do período neonatal, 368
princípios gerais de conduta nos pacientes com insuficiência cardíaca, 385
Carvão ativado, 81
Carvedilol, 404
Cateter
de artéria pulmonar, 225
enovelamento do, 227
de três vias, 1894
duplo lúmen, 1894
nasal, 477, 2000
Cateterismo
cardíaco, 404
terapêutico, 343
Cáusticos, 1945
Caxumba (parotidite epidêmica), 1271
Cefotaxime, 81
Ceftriaxone, 81
Células-tronco, 404
Cetamina, 74, 81, 558, 1704
Cetoacidose diabética (CAD), 1103
Choque
cardiogênico, 197, 289–303, 1791
alterações fisiológicas, 289
definição, 290
etiologia, 290
fisiopatologia, 292
manifestações clínicas, 291
no recém-nascido, 290
patogênese, 293
tamponamento cardíaco, 291
tratamento, 294
controle da pós-carga, 298
dobutamina, 297
dopamina, 296
epinefrina, 297
fenilefrina, 297
levosimendana, 297
manejo da pré-carga, 294
milrinona, 297
norepinefrina, 297
oxigênio, 294
suporte respiratório, 299
terapêutica inotrópica e vasopressora, 295
vasopressina, 298
distributivo, 197
frio, 1225
hipovolêmico, 197
obstrutivo, 197
quente, 1225
séptico, 197, 265–280, 307
acesso vascular, 269
antimicrobianos, 272
definições, 267
diagnóstico, 266
em neonatologia, 273
aspectos laboratoriais, 276
choque frio, 277
choque quente, 278
conceito, 273
ecocardiografia funcional, 276
etiologia, 273
fisiopatologia, 275
inotrópicos, 278
suporte respiratório, 278
tratamento, 277
ventilação oscilatória de alta frequência, 278
ventilação pulmonar mecânica convencional, 278
fisiopatologia, 265
medicações vasodilatadoras, 271
monitoração, 267
oferta de oxigênio, 269
reposição de glicose e cálcio, 271
síndrome do choque tóxico, 273
tratamento, 269, 273
tóxico, 1235–1238
Ciclodextrinas, 1745
Cirurgia de Blalock-Taussig, 344
Citomegalovírus, 1195, 1798
Clindamicina, 81
Clonidina, 1707
Cloreto de potássio, 81

Cloro, 1847
Coagulação
  intravascular disseminada (CIVD), 1394
Coarctação
  da aorta, 336
Cocaína, 307
Codeína, 1696
Colagenoses, 626
Coma barbitúrico, 906
Coma em pediatria, 819–855
  anatomia e definição, 820
  avaliação
    do nível de consciência, 831
    do tronco encefálico, 832
      avaliação do padrão respiratório, 837
      avaliação dos reflexos pupilares (II e III pares cranianos) e do reflexo cílio-espinhal, 832
      manobra oculoencefálica, 834
      manobra oculovestibular, 835
      movimentos oculares anormais, 835
      reflexo cílio-espinhal, 834
      reflexo de bocejar, 839
    inicial, 825
  diagnóstico diferencial, 841
  doppler transcraniano, 850
  eletroencefalograma, 850
  epidemiologia, 819
  estrutural, 841
    herniação infratentorial, 846
    lesões infratentoriais, 845
    lesões supratentoriais que causam coma, 842
  etiologia, 824
  exame
    físico, 829
    neurológico, 831
  fluxo sanguíneo cerebral, 851
  medidas da pressão intracraniana (PIC) e da pressão de perfusão cerebral (PPC), 850
  metabólico, 846
  monitoração neurofisiológica do paciente em coma, 850
  monitorização invasiva e não invasiva do paciente em coma, 850
  plasticidade do cérebro em movimento, 822
  princípios terapêuticos na abordagem do paciente em coma, 851
Combitube, 603
Complicações da ventilação pulmonar mecânica, 783–804
  clínicas, 786
    broncodisplasia pulmonar, 794
    cardíacas, 799
    desnutrição, 799
    lesão pulmonar induzida pela ventilação mecânica, 786
    PEEP intrínseca (autoPEEP), 799
    pneumonia associada à VPM (PAV), 796
    sinusite, 798
    toxicidade pelo oxigênio e fibrose pulmonar, 793
  gastrintestinais, 800
    hemorragias, 800
    não hemorrágicas, 801
  neurológicas, 801
  relacionadas
    à intubação, à extubação e ao mau funcionamento do tubo ou traqueostomia, 783
    à operação do aparelho de ventilação mecânica, 786
  renais, 801
Comunicação de más notícias, 121–134
  aspectos éticos, 122
  definições, 122
  estratégias para, 129
    abordagem Spikes, 129
  fatores
    que facilitam a, 127
    que limitam a, 124
  ruídos, 124
  temores dos profissionais de saúde quanto às repercussões da, 126
Condições pró-trombóticas, 934
  e acidente vascular encefálico, 934
Condrodistrofia miotônica (síndrome de Schwartz-Jampel), 957
Condução cardíaca, 227
Conexão venosa pulmonar anômala, 336
Convulsão, 220
  profilaxia, 907
Coração univentricular, 335
Corticoides, 816, 1155
  uso no TCE, 907
Corticosteroides, 502, 555
  inalatórios
    e adrenalina em combinação, 579
    e sistêmicos, 579
  terapêutica com, 272
Cor triatriatum, 336
Craniectomia descompressiva, 906
Craniofaringiomas, 875
Cricotireoidostomia, 1908
Cricotireoidotomia por punção percutânea, 606
Crise

adrenérgica, 353
aplástica, 1422
hipertensiva
definição e classificação, 352
medicações mais utilizadas, 360
Crises hipoxêmicas, 325–345
considerações clínicas, 335
abordagem e tratamento da crise de hipóxia, 342
cateterismo terapêutico, 343
cirurgia de Blalock-Taussig, 344
complicações devido à hipóxia, 338
prevenção da crise de hipóxia, 338
dificuldades respiratória de causa cardíaca e não cardíaca, 334
estados de hipoperfusão, 335
fatores que alteram o transporte normal de oxigênio, 327
anormalidades
na difusão, 329
no fluxo sanguíneo pulmonar, 332
diminuição da quantidade de oxigênio no ar inspirado, 327
hipoventilação, 328
transporte de oxigênio, 329
modificações químicas na hipóxia, 325
mecanismos de adaptação, 327
nível de pressão do oxigênio e hipóxia, 326
pressão de oxigênio venosa, 326
tratamento cirúrgico das cardiopatias congênitas cianóticas, 344
Critérios de admissão, alta e readmissão não planejada em cuidadosd intensivos. *Consulte* Cuidados intensivos, critérios de admissão, alta e readmissão não planejada
Crupe ou laringotraqueíte, 1938
Cuidados de enfermagem. *Consulte* Enfermagem na UTI pediátrica
Cuidados intensivos, critérios de admissão, alta e readmissão não planejada, 13–20
critérios de alta, 17
modelo de diagnóstico, 14
distúrbios, 14
cardiovasculares, 14
endócrinos ou metabólicos, 15
gastrintestinais, 15
hematológicos ou oncológicos, 16
neurológicos, 15
renais, 16
distúrbios respiratórios, 14
intervenções cirúrgicas, 16
outras situações clínicas, 16
tecnologia intensiva especial, necessidade de, 16
modelo de objetivo, 17
eletrocardiograma, 17
exame físico, achados do, 17
radiografia, ultrassonografia e tomografia computadorizada, 17
sinais vitais, 17
valores laboratoriais, 17
modelo de priorização, 13
readmissão não planejada, 19
Cuidados paliativos, 135–149
em neonatologia, 135
definição, 136
planejamento, 139
quando iniciar, 137
recomendações, 139
em pediatria, 141
avaliação, 146
dimensionamento, 144
finalidades, 143
indicações, 143
influência mútua dos serviços de terapia intensiva e de, 142
objetivos, 142

D

Débito cardíaco, 648
Débito urinário, 210
Defeito
do septo
atrial, 387
atrioventricular, 388
ventricular, 387
Deficiência de alfa-1 antitripsina, 621
Deficiência de vitamina B1, 949
Deglutição
dificuldades da criança com disfunção de, 2037
fases da, 2035, 2036
videoendoscopia da, 2037
videofluoroscopia da, 2037
Delírio. *Consulte* Abstinência, tolerância e delírio
Dermatomiosite, 961
juvenil (DMJ), 1446
Derrame pleural, 537, 1958
Descompressão
abdominal cirúrgica, 1818
com cateter percutâneo, 1818
Desconforto respiratório. *Consulte* Síndrome do desconforto respiratório agudo
Desenvolvimento renal, 1007

Desfibrilador, 408
Desmame da ventilação pulmonar mecânica, 769–782
 definições, 769
 extubação não planejada, 779
 índices preditivos de sucesso/falha da extubação, 777
 teste de respiração espontânea (TRE), 772
Desnutrição, 799, 1772
Dexametasona, 81
Dexmedetomidina, 1696
Diabetes *mellitus*, 949, 1101–1125
 após o transplante, 1765
 cetoacidose diabética (CAD), 1103
  distúrbios eletrolíticos, 1105
  tratamento, 1109
   complicações, 1114
 com insuficiência renal crônica, 1122
 diagnóstico, 1108
 do recém-nascido, 1123
 etiologia, 1101
 fisiologia da insulina e dos hormônios contrarreguladores, 1102
 formas de coma associadas ao, 1120
Diagrama de Lund-Browder, 1492
Diálise peritoneal, 1324, 1929
Diazepam, 81, 812, 1702
Diazóxido, 1155
Difteria, 637, 951
Difusão, anormalidades na, 329
Digestão e absorção
 das proteínas, 1827
 de nutrientes, 1826
 dos carboidratos, 1826
 dos lipídios, 1827
Digoxina, 81, 307, 317, 402, 404
Diltiazem, 317
Dióxido de carbono, 898
 reatividade ao, 913
Diretriz do manejo agudo do TCE grave da criança e do adolescente, 903
Disautonomia familiar ou síndrome de Riley-Day, 948
Discinesia ciliar, 618
Disfagia, 2039
Disfunção
 cardiovascular, 1771
 diafragmática, 795
 endotelial, 355
 hepática. *Consulte* Suporte nutricional e metabólico na sepse, na disfunção renal e hepática
 mitocondrial, 197
 neurológica grave, 336
 primária do enxerto hepático, 1780
 pulmonar, 1771
 renal, 1773, 1802
  suporte nutricional e metabólico. *Consulte* Suporte nutricional e metabólico na sepse, na disfunção renal e hepática
Disfunção de múltiplos órgãos e sistemas, 281–287
 critérios, 283
 epidemiologia, 284
 evolução clínica, 285
 fisiopatologia, 284
 prognóstico, 286
 tratamento, 286
Disfunção renal aguda e sua farmacologia, 1315–1328
 avaliação clínico-fisiopatológica e laboratorial, 1319
  abordagem terapêutica, 1320
  ajuste de medicações, 1323
  farmacoterapia, 1322
  métodos de terapêutica de substituição renal, 1324
  terapêutica de substituição renal (TSR), 1323
Disjunção ureteropiélica, 1616
Disóxia, 195
 e lactato, 196
 e saturação venosa central de oxigênio, 196
Displasia
 arritmogênica ventricular direita, 413
 broncopulmonar, 1880
 tanatofórica, 138
Dissecção arterial cervicocefálica, 933
Distrofia
 miotônica (doença de Steinert), 956
 muscular, 954
  de Becker (DMB), 956
  de Duchenne (DMD), 954
Distúrbios
 cardiovasculares, 14, 1347
 da junção neuromuscular, 952
 da utilização e metabolismo lipídico, 958
 de difusão, 463
 de hemostasia, 1460
 do equilíbrio acidobásico, 1083–1100
  abordagem, 1087
  acidose
   metabólica, 1087
   respiratória, 1096
  alcalose metabólica, 1089
   cloreto resistente, 1095
   cloreto responsivo, 1095
  alcalose respiratória, 1096
  aspectos químicos e fisiológicos, 1083
  distúrbios mistos, 1097

modelo de Stewart, 1097
sistemas tampões, 1085
do metabolismo do cálcio, 1056
hipercalcemia, 1067
hipocalcemia, 1059
metabolismo do cálcio, 1056
papel da calcitonina, 1059
papel da vitamina D, 1058
papel do paratormônio (PTH), 1057
do metabolismo do fósforo, 1073
hiperfosfatemia, 1075
hipofosfatemia, 1074
metabolismo do fósforo, 1073
do metabolismo do magnésio, 1076
hipermagnesemia, 1080
hipomagnesemia, 1076
do metabolismo do potássio, 1041
fisiologia, 1041
hiperpotassemia, 1047
hipopotassemia, 1043
do metabolismo do sódio, 1019
balanço do sódio, 1023
fisiologia do sódio e da água, 1019
hipernatremia, 1035
hiponatremia, 1024
com volemia clinicamente normal, 1029
hipervolêmicas, 1028
manifestações clínicas, 1030
endócrinos ou metabólicos, 15
gastrintestinais, 15, 1772
hematológicos e oncológicos, 16
metabólicos hereditários, 1146
miotônicos, 962
na glicogenólise e glicólise – glicogenoses, 958
neurológicos, 15
renais, 16
respiratórios, 14, 1347
Diuréticos, 403
DNAse humana recombinante por aerossol, 580
Doação de órgãos e tecidos, 976
avaliação do potencial doador, 979
contraindicações, 977
e morte encefálica. *Consulte* Morte encefálica e doação de órgãos e tecidos
manutenção do doador de órgãos e tecidos, 979
post mortem, 978
Doador
cadáver, 1773
cirurgia do, 1774
seleção do, 1773
Dobutamina, 81, 296, 297
Doença
autoimune, 1809
cardíaca
acianótica, 387
cianótica, 373
e acidente vascular encefálico, 931
de Behçet, 626
de Chagas, 163
de Ebstein, 383
de Hirschsprung, 1671
de Kawasaki, 1361–1377, 1448
artrite reumatoide juvenil e outras doenças reumatológicas, 1367
casos
incompletos, 1364
refratários, 1368
complicações, 1369
diagnóstico diferencial, 1364
etiopatogenia e epidemiologia, 1361
quadro
clínico, 1362
laboratorial, 1363
reação a medicações, 1367
terapêuticas alternativas, 1368
tratamento, 1367
de Lyme, 307
de Moyamoya, 933
e acidente vascular encefálico, 933
de Steinert, 956
de von Willebrand, 1393
do enxerto contra o hospedeiro, 163
do nó sinusal congênita, 307
falciforme, 622, 1415, 1416
preparo pré-operatório em paciente com, 1423
febril aguda, 1417
hemolítica perinatal, 1141
invasiva por H. influenzae tipo B, 1268
linfoproliferativa pós-transplante, 1764
maligna, 1807
meningocócica, 1270
monogênica, 368
neoplásica, 1183
neuromuscular e indícios preditivos de complicações anestésica, 1658
por Mycobacterium Bovis atenuada vacinal (BCGite disseminada), 1194
vascular do enxerto, 1801
Doença pulmonar crônica, 613
bronquiolite obliterante, 616
diagnóstico, 617
quadro clínico, 617

- tratamento, 618
- colagenoses, 626
  - lúpus eritematoso juvenil, 627
- deficiência de alfa-1 antitripsina, 621
  - diagnóstico, 621
  - quadro clínico, 621
  - tratamento, 622
- discinesia ciliar, 618
  - diagnóstico laboratorial, 620
  - manifestações clínicas, 619
- falciforme, 622
  - hipertensão pulmonar, 623
  - síndrome torácica aguda, 622
- fibrose cística, 613
- vasculite, 624
  - diagnóstico, 625
  - doença de Behçet, 626
  - granulomatose de Wegener, 624
  - poliangeíte microscópica, 625
  - púrpura de Henoch-Schonlein, 625
  - síndrome de Churg-Strauss, 625
  - síndrome de Goodpasture, 625

Doenças neuromusculares, 945–966
- canalopatias: distúrbios miotônicos e paralisias periódicas, 962
- condrodistrofia miotônica (síndrome de Schwartz-Jampel), 957
- dermatomiosite, 961
- distrofia
  - miotônica (doença de Steinert), 956
  - muscular, 954
    - de Becker (DMB), 956
    - de Duchenne (DMD), 954
    - tipo cinturas, 956
- distúrbios
  - da junção neuromuscular, 952
    - miastenia gravis, 952
  - da utilização e metabolismo lipídico, 958
  - miotônicos, 962
  - na glicogenólise e glicólise – glicogenoses, 958
- doença de Steinert, 956
- hipermagnesemia, 954
- hipertermia maligna, 964
- intoxicações por metais pesados, 951
  - arsênico, 951
  - chumbo, 951
  - mercúrio, 952
- mioglobinúria, 960
- miopatias
  - congênitas, 957
  - inflamatórias, 960
  - inflamatórias associadas à infecção, 961
    - miosite causada por influenza, 961
    - miosite causada por triquinose, 962
    - miosite por toxoplasmose, 962
  - metabólicas, 958
  - mitocrondiais, 959
- miotonias
  - de mecanismo desconhecido, 963
  - do canal
    - de cloro, 963
    - de sódio sem paralisia periódica, 963
- mutações no canal de sódio ou de cálcio que causam paralisias periódicas, 962
  - paralisia periódica
    - hipercalêmica, 962
    - hipocalêmica, 964
- neuropatias
  - inflamatórias, 950
    - polirradiculoneuropatia inflamatória desmielinizante aguda ou síndrome de Guillain-Barré, 950
    - síndrome de Guillain-Barré ou polirradiculoneuropatia inflamatória desmielinizante aguda, 950
  - tóxicas, 951
    - botulismo, 951
    - difteria, 951
    - induzida por drogas, 951
- paralisias periódicas, 962
- polimiosite, 961
- que afetam o corno anterior da medula, 946
  - amiotrofias espinhais, 946
  - artrogripose múltipla congênita, 947
  - mielite transversa, 947
  - neuropatias crônicas, 948
  - neuropatias metabólicas, 948
  - neuropatias periféricas, 948
  - neuropatias sensitivas hereditárias, 948
    - disautonomia familiar ou síndrome de Riley-Day, 948
    - síndrome de Riley-Day ou disautonomia familiar, 948
  - paralisia facial, 948
  - paralisias obstétricas, 948
  - poliomielite, 947
  - traumatismos raquimedulares, 948
- síndromes
  - de Lambert-Eaton, 954
  - de Schwartz-Jampel, 957
  - miastênicas congênitas, 954
  - neuroléptica maligna, 964

Dofetilide, 307
Dopamina, 81, 296
Doppler transcraniano, 850, 925, 974, 1575
Doutrina de Monro-Kellie, 911
Drenagem
  pericárdica, 1917
  pleural, 1912
    classificação, 1912
    definição, 1912
    indicações, 1913
    procedimento, 1914
    tipos de drenos e local de drenagem, 1913
Drenagem LCR, 906

E

ECG, 406
ECMO, 565
ECMO e VOAF, 582
Ecocardiografia, 1969–1982
  avaliação
    de volemia, 1977
    do pericárdio, 1979
  modalidades, 1972
Ecocardiograma, 406, 415, 523
Ecografia, 1965
Edema
  angioneurótico, 637
  cerebral, 900, 1344
  citotóxico, 901
  hidrostático, 901
  intersticial, 901
  osmótico, 901
  pulmonar, 353
  vasogênico, 901
EEG, 974
Eletrocardiografia, 210
Eletrocardiograma, 17, 412, 415
  normal, 305
Eletroconvulsoterapia, 817
Eletroencefalograma, 850, 922
  contínuo, 1578
Eletrólitos, 1879
  necessidades na terapia de manutenção, 1015
Embolia gasosa, 227
Embolia pulmonar. *Consulte* Tromboses pulmonares e embolia pulmonar
Embolização cerebral, 338
Emergências
  hipertensivas, 347–365
    ativação do sistema renina-angiotensina-aldosterona, 355
    avaliação clínica, laboratorial e por imagem, 356
    crise adrenérgica, 353
    definição e classificação, 352
    edema pulmonar, 353
    estresse oxidativo e disfunção endotelial, 355
    etiologia, 348
    fisiopatogênese, 355
    hipertensão arterial na criança, 347
    influência da elevação da pressão arterial, 355
    insuficiência cardíaca, 353
    lesão renal secundária à hipertensão acelerada e maligna, 354
    medicações mais utilizadas, 360
      para uso intravenoso, 360
      para uso oral, 363
    síndromes neurológicas, 352
      encefalopatia hipertensiva, 352
      síndrome da encefalopatia posterior reversível, 352
    tratamento, 356
  reumatológicas, 1443
    artrite idiopática juvenil sistêmica (AIJ sistêmica), 1443
    dermatomiosite juvenil (DMJ), 1446
    doença de Kawasaki, 1448
    febre reumática (FR), 1452
    lúpus eritematoso sistêmico pediátrico, 1444
    síndrome de ativação macrofágica (SAM), 1451
    síndrome do anticorpo antifosfolípide (SAF), 1450
    vasculites, 1447
      púrpura de Henoch Schönlein, 1447
    vasculites (outras), 1450
Enalapril, 404
Encefalite(s)
  herpética, 1253
  virais, 1252
Encefalopatia
  hepática, 1344
  hipertensiva, 352
  outras causas, 1189
  pelo HIV, 1189
Endocardite, 307
  bacteriana subaguda, 338
  de Löffler, 410
Endoscopia do aparelho respiratório e digestivo, 1935–1949
  anéis vasculares, 1939
  atresia de esôfago, 1945
  corpos estranhos, 1941

do trato gastrointestinal, 1941
do trato respiratório, 1942
estenoses laringotraqueais, 1935
falhas de extubação, 1939
fístula traqueoesofágica, 1945
gastrostomia, 1945
granulomas de traqueia e brônquios, 1940
hemorragia digestiva
alta, 1946
baixa, 1948
obscura, 1948
ingestão de cáusticos, 1945
laringomalácia, 1937
laringotraqueíte ou crupe, 1938
malformações e anomalias craniofaciais, 1939
papilomas de laringe e traqueia, 1940
requisitos e limitações, 1942
biópsias transbrônquicas, 1943
broncoscopia
flexível, 1942
rígida, 1942
lavado broncoalveolar, 1943
traqueomalácia, 1938
traqueostomia, 1944
traumas, 1939
Enfermagem na UTI pediátrica, 1985–2013
atendimento das necessidades ventilatórias do paciente, 2004
intubação intratraqueal, 2004
avaliação
da demanda de cuidados de enfermagem, 1988
escore de atividades de enfermagem, 1990
intervenção clínica de enfermagem, 1991
cânulas para vias aéreas artificiais, 2004
de traqueostomia, 2004
intratraqueais, 2004
nasofaríngeas, 2004
orofaríngeas, 2004
paciente com doença neuromuscular, 2026
principais aspectos em cuidados intensivos pediátricos neonatais, 1991
segurança do paciente, 1986
padrões para a prática conforme a American Association of Critical Care Nurses, 1986
sistema cardiovascular, 1996
sistema pulmonar, 1999
sistema respiratório, 1999
capacete ou halo, 2000
cateter nasal, 2000
máscara de oxigênio e máscara tipo Venturi, 2001
oxitenda, 2001
ventilação não invasiva, 2001
suporte ventilatório, 2002
trauma
de crânio, 2025
raquimedular, 2025
umidificação durante a assistência respiratória, 2005
características "desejadas" dos umidificadores, 2007
contraindicação, 2007
trocadores de calor e umidade, 2006
umidificador aquecido, 2006
ventilação pulmonar mecânica
ajustes, 2004
indicações, 2002
modos de, 2002
pressão positiva contínua nas vias aéreas, 2003
ventilação assistida/controlada, 2003
ventilação com alta frequência, 2003
ventilação com suporte de pressão, 2003
ventilação controlada, 2002
ventilação mandatória intermitente, 2003
Ventilação mandatória intermitente sincronizada, 2003
objetivos
clínicos, 2002
fisiológicos, 2002
paciente em processo de desmame da, 2026
Enterocolite necrosante, 1351–1359, 1673
abordagem cirúrgica, 1354
administração de pré e probióticos, 1357
alimentação enteral mínima, 1355
corticoide antenatal, 1356
epidemiologia e fisiopatologia, 1351
fatores de risco, 1354
fechamento do canal arterial, 1356
prevenção, 1355
quadro clínico e laboratorial, 1351
suplementação de aminoácidos, 1356
tratamento, 1354
Enteropatia perdedora de proteínas, 1883
Enterovírus, 1366
Epidermólise bolhosa, 1809
Epiglotite, 633
Epinefrina, 243, 245, 248, 296, 297, 1155
Epinefrina racêmica, 81
Erros
inatos do metabolismo, 336, 1159
classificação e quadro clínico, 1159
diagnóstico, 1162
tratamento, 1163

medicamentosos, 158
Escala
de coma de Glasgow, 1563
modificada para crianças, 1993
de Comfort-Behavior, 1497, 1682, 1997
de Hartwig, 1684
de Ramsay, 1683
de resposta pediátrica, 1992
de Richmond, 1683
face, legs, activity, cry, consolability revised (FLACCr), 1995
neonatal infant pain scale (NIPS), 1996
Riker, 1684
Escarlatina, 1364
Escore(s), 59–71
de disfunção orgânica, 65
de Finnegan, 1711, 1726
de gravidade em UTI neonatal, 65
de Mallampati, 1903
prognósticos de mortalidade, 60
Escorpionismo, 1525
Esferocitose
hereditária, 1415
em crise hemolítica aguda, 1415
Esmolol, 317
Espectroscopia, 212
com luz infravermelha, 924
Espironolactona, 404
Espirosfera, 4
Esquema antimicrobiano, 1202
Estado de mal asmático, 549–567, 1742
avaliação da gravidade da crise, 553
gasometria, 553
radiografia de tórax, 553
conceito e classificação da crise, 549
fisiopatologia, 550
tratamentos, 554
de primeira linha, 554
agonistas b2-adrenérgicos, 555
corticosteroides, 555
oxigênio, 554
de resgate, 559
anestésicos inalatórios, 565
bloqueadores neuromusculares, 564
desmame, 565
ECMO, 565
estratégia protetora, 561
heliox, 565
indicações, 559
intubação traqueal, 560
monitoração, 564
parâmetros ventilatórios, 561
sedação, 564
ventilação pulmonar mecânica, 559
de segunda linha, 556
anticolinérgicos, 556
cetamina, 558
sulfato de magnésio, 557
terbutalina, 557
ventilação não invasiva
com pressão positiva, 558
Estado de mal epiléptico, 807–818
abordagem inicial e etiologia, 810
classificação, 808
coma medicamentoso, 815
corticoides, 816
dieta, 817
eletroconvulsoterapia, 817
hipotermia, 817
imunomodulação, 816
isofluorano, 815
ketamina, 815
lacosamida, 816
midazolam, 815
neurocirurgia, 817
pentobarbital, 815
piridoxina, 816
propofol, 815
topiramato, 815
complicações sistêmicas, 809
definição, 807
fisiopatologia, 808
terapia emergencial inicial, 811
diazepam, 812
lorazepam, 812
midazolam, 812
terapia urgente de controle, 812
ácido valproico, 813
estado de mal epiléptico refratário, 814
fenitoína, 812
fenobarbital, 813
levetiracetam, 814
Estenose
aórtica, 391
grave, 336
mitral, 336
pulmonar
crítica, 335
grave, 335
valvar crítica, 384
subaórtica, 307
subglótica, 637

Estenoses
duodenais, 1670
laringotraqueais, 1935
Estresse oxidativo e disfunção endotelial, 355
Estruturas supraglóticas, 445
Etomidato, 74, 1709
Exame de Holter, 407
Exantema extenso, 1189
Extração reduzida, 220
Extrassístoles, 308
Extubação
complicações, 783
evolução temporal, 9
falhas, 1939
índices preditivos de sucesso/falha da, 777
não planejada, 779

F

Falência
renal, 1189
respiratória, 220
Farmácia clínica, 2059–2070
farmacoterapia em pediatria, 2061
absorção, 2062
excreção, 2065
metabolismo, 2064
transporte e distribuição, 2063
farmacovigilância em pediatria, 2065
erros de medicação, 2066
reconciliação medicamentosa, 2066
validação de medicamentos, 2067
medicamentos de alta vigilância em pediatria, 2067
monitoramento dos regimes terapêuticos em pediatria, 2067
Farmacodermias, 1469–1485
diagnóstico diferencial, 1480, 1483
etiologia, 1471, 1483
fisiopatologia, 1469
imunoglobulina, 1482
manifestações
clínicas, 1471, 1483
sistêmicas, 1472
patogênese, 1470, 1482
prognóstico, 1484
pustulose exantemática generalizada aguda, 1482
síndrome de Stevens-Johnson (SSJ) e necrólise epidérmica tóxica (NET), 1470
tratamento, 1480, 1483
Farmacoterapia, 159, 243
Farmacovigilância, 156
Febre, 220, 307, 1183
maculosa brasileira, 1367
reumática (FR), 1452
Fenilefrina, 296, 297
Fenitoína, 81, 812
Fenobarbital, 81, 813
Fentanil, 1693
Fentanyl, 81
Fibrilação atrial, 319
Fibrinogênio, 1385
Fibrocondrogênese, 138
Fibroscópios, 592
Fibrose
cística, 613, 1880
endomiocárdica, 410
pulmonar, 793
Fios-guia para troca de cânula e intubação às cegas, 598
Fisiologia
renal, 1281–1313
alça de Henle, 1299
anatomia funcional, 1282
aparelho justaglomerular, 1286
filtração glomerular, 1286
avaliação do ritmo de, 1288
homeostase, hemodinâmica e disfunção renal em situações críticas, 1309
mecanismo
contracorrente multiplicador, 1307
de acidificação urinária, 1305
néfron, 1283
reabsorção e secreção tubular, 1291
regulação das arteríolas aferentes e eferentes, 1286
túbulo contorcido proximal, 1291
túbulo distal e ducto coletor, 1300
vascularização, 1282
Fisiologia cerebral, técnicas para monitoração da, 917
Fisioterapia e reabilitação, 2015–2030
alterações
cardiocirculatórias, 2020
gastrintestinais, 2024
pulmonares, 2021
aspectos psicológicos, 2024
complicações musculoesqueléticas, 2018
imobilidade e repouso no leito, 2016
nutrição, 2018
trombose venosa, 2023
úlceras de pressão, 2023
Fisioterapia respiratória, 481, 582
Fístula
A-V sistêmica, 390

da veia cefálica com a artéria braquial, 1899
traqueoesofágica, 1945
Flecainide, 317
Fluido-responsividade, 222
Fluidoterapia, 220
na desidratação grave, 1013
no recém-nascido com base em suas necessidades hídricas, 1008
Flumazenil, 81, 1702
Flutter atrial, 319
Fluxo sanguíneo
cerebral, 851, 925
regulação do, 898
pulmonar
anormalidades no, 332
aumentado, 373
e/ou congestão em doença cardíaca acianótica, 387
Fonoaudiologia, 2031–2043
avaliação
clínica, 2035
instrumental, 2035
deglutição
dificuldades da criança com disfunção de, 2037
videoendoscopia da, 2037
videofluoroscopia da, 2037
disfagia, 2038
fases da deglutição, 2035
histórico, 2031
indicação de via alternativa de alimentação e desconexão laringotraqueal, 2042
sistema sensório-motor oral, 2033
anatomia e fisiologia das funções alimentares, 2034
coordenação sucção/deglutição/respiração, 2033
desenvolvimento da sucção e deglutição, 2033
condições clínicas, 2038
condições motoras, 2038
habilidades orais, 2038
interação nas refeições, 2038
variáveis que influenciam no desenvolvimento, 2038
"teste da linguinha", 2032
"teste da orelhinha", 2032
tratamento, 2039
refluxo gastroesofágico e a alimentação, 2040
ritmo sucção/deglutição, 2041
sensibilidade e respostas orais, 2041
Formação do médico intensivista pediátrico, 167–173
avaliação do Médico Residente, 171
cenário atual da Formação do, 172
duração da área de atuação, 175
programa mínimo exigido para a, 168
recursos de ensino, 169
Fósforo, 1847
Fraturas, 1610
Frutose, 1149
Intolerância à, 1149
Função
cardíaca, 649
pulmonar, 649
Fungos, 1799
Furosemida, 81, 404

G

Galactosemia, 1149
Gás carbônico, pressão arterial de, 664
Gases arteriais, 523
análise dos, 471
Gasometria, 553
Gastroenterite, 1189
Gastroenterocolite aguda, 1190
Gastrosquise, 1671, 1820
Gastrostomia, 1945
Gerenciamento de riscos e segurança, 151–166
análise da raiz causal, 153, 155
classificação Seis Sigmas, 165
erros medicamentosos, 158
farmacoterapia, 159
farmacovigilância, 156
fundamentos, 153
hemovigilância, 162
importância, 164
leis e normas, 155
nomenclatura e definições, 154
tecnovigilância, 160
classificação da remoção de produtos, 161
Glicocorticoides, 432
Glicogênio, 1149
deficiências da síntese de, 1149
Glicogenólise, 958
Glicogenoses, 958, 1146
Glicólise, 958
Glicose, 81, 245, 246, 1153, 1837
controle e oferta nutricional, 907
reposição de, 271
Glucagon, 1155
Gluconato, 245
Gluconato de cálcio, 81, 86
Granulomas de traqueia e brônquios, 1940
Granulomatose de Wegener, 624

H

Haloperidol, 1709
Heliox, 565, 582
Hemácias
  concentrados de, transporte de oxigênio, 1458
  transfusão de concentrado de, 200
Hemocomponentes e hemoderivados, uso de, 1455–1467
  concentrados de hemácias: transporte de oxigênio, 1458
  distúrbios de hemostasia, 1460
  hemocomponentes modificados, 1457
  hemoderivados, 1466
  procedimentos hemoterápicos, 1464
  reações transfusionais, 1462
Hemocultura, 540
Hemoderivados. *Consulte* Hemocomponentes e hemoderivados, uso de
Hemodiálise, 1931
Hemofilia A, 1391
Hemofilia B (doença de Christmas), 1394
Hemoglobinopatias, 1809
Hemólise crônica, 1415
Hemorragia, 220
  alveolar difusa (DAH), 1435
  digestiva
    alta, 1946
    baixa, 1948
    obscura, 1948
  gastrintestinal, 800
  intracraniana, 1189
  pulmonar. *Consulte* Síndrome de aspiração de mecônio, hemorragia pulmonar e hipertensão pulmonar persistente do recém-nascido
    no período neonatal, 528
Hemotórax, 227
Hemotransfusão, 163
Hemovigilância, 162
Heparina, 81
Hepatite, 1189
Hepatite B, 162
Hepatite C, 163
Hepatotoxicidade, 1189
Hérnia
  diafragmática congênita, 522, 1668
  inguinal encarcerada, 1665
Herniação
  infratentorial, 846
  uncal, 844
Herpes-vírus 1 e 2, 1195
Hidranencefalia, 138
Hidratação, recomendações de, em crianças hospitalizadas, 1016
Hidrato de cloral, 1703
Hidroclorotiazida, 404
Hiperamoninemia, 1144
Hipercalcemia, 1067
Hipercalemia, 1927
Hiperfosfatemia, 1075
Hiperinsulinismo, 1140
Hipermagnesemia, 954, 1080
Hipernatremia, 1035
  euvolêmica, 1035
  hipervolêmica, 1035
  hipovolêmica, 1037
Hiperpotassemia, 1047
Hipertensão
  arterial, 1802
    na criança, 347
    sistêmica
      classificação, 348
      definição, 348
  intra-abdominal, 225, 1743
  intracraniana, 1713, 1743
  pulmonar, 623. *Consulte* Síndrome de aspiração de mecônio, hemorragia pulmonar e hipertensão pulmonar persistente do recém-nascido
    e displasia broncopulmonar, 522
    persistente do RN, 520
Hipertensão intracraniana, 897–910, 1344
  anatomia e fisiologia, 897
  dióxido de carbono, 898
  pressão de perfusão cerebral e autorregulação, 898
    Causas de aumento na pressão intracraniana, 900
    edema cerebral, 900
    edema citotóxico, 901
    edema hidrostático, 901
    edema intersticial, 901
    edema osmótico, 901
    edema vasogênico, 901
  quadro clínico, 901
  regulação do fluxo sanguíneo cerebral, 898
  síndromes de herniação, 901
  tratamento, 902
    coma barbitúrico, 906
    controle da glicose e oferta nutricional, 907
    controle de temperatura, 905
    drenagem LCR, 906
    indicações de colocação de cateter para mensurar PIC, 903
    limiar terapêutico da PIC, 904

limiar terapêutico da PPC, 904
neuroimagem, 904
neuromonitorização avançada, 904
profilaxia de convulsões, 907
realização de craniectomia descompressiva, 906
terapia hiperosmolar, 905
uso da hiperventilação para redução da PIC, 906
uso de analgésicos, sedativos e bloqueadores neuromusculares, 907
uso de corticoides no TCE, 907
Hipertermia maligna, 1751–1757
apresentação clínica, 1753
sinais, 1753
diagnóstico, 1754
epidemiologia, 1751
fisiopatologia, 1752
genética, 1751
causas mais frequentes, 1752
tratamento, 1755
Hiperventilação, 461
uso de, para redução da PIC, 906
Hipocalcemia, 1059
Hipocondrogênese, 138
Hipofosfatemia, 1074, 1879
Hipoglicemiantes, 1145
Hipoglicemia(s), 1127–1157
cetótica da infância, 1146
definição, 1137
diagnóstico diferencial, 1139
etiologia, 1139
homeostasia, 1134
controle hormonal do metabolismo da glicose, 1131
substrato exógeno, 1127
vias metabólicas, 1129
induzida por anticorpos estimuladores antirreceptor insulínico, 1145
lesão neurológica hipoglicêmica, 1136
manifestações clínicas, 1138
neonatal
associada a outros problemas, 1140
prolongada, 1140
transitória, 1139
persistente, 1140
quadro clínico, 1139
roteiro diagnóstico da, 1151
tratamento, 1152
Hipomagnesemia, 1076
Hiponatremia, 1024
adquirida durante a hospitalização, 1027
com volemia clinicamente normal, 1029
hipovolêmicas, 1026
Hipoperfusão
causas de, 336
estados de, 335
Hipopotassemia, 1043
Hipotensão, 424
Hipotermia, 220, 307, 817
previna a, 673
terapêutica pós-PCR extra-hospitalar, 1743
Hipotireoidismo, 1030
Hipoventilação, 328
Hipovolemia, 220, 336
Hipoxemia, 197
Hipóxia, 195, 220
abordagem e tratamento, 342
complicações, 338
mecanismos de adaptação, 327
modificações bioquímicas, 325
nível de pressão de oxigênio e, 326
prevenção, 338
HIV/AIDS, 163
Holoprosencefalia, 138
Hormônios contrarreguladores, 1102

I

Iatrogenia, 197
Ibutilide, 307
Íleo meconial, 1670
Implante de stent
na via de saída do ventrículo direito, 343
no canal arterial, 343
Imunidade inata, 1221
Imunodeficiências congênitas, 1809
Imunomodulação, 816
Imunoparalisia, 1169–1180
manejo médico, 1176
modelo da síndrome do catabolismo com inflamação-imunossupressão persistente, 1174
terapêuticas imunomoduladoras, 1176
Imunossupressão, 1796
Inalação com solução salina hipertônica a 3%, 580
Incubadora, 480
índice biespectral, 1578
índice biespectral cerebral, 918
Infarto pulmonar, 227
Infecções, 227, 1797
bacterianas, 1191
bacterianas e fúngicas, 1779
por enterovírus, adenovírus, vírus Epstein-Barr (EBV), 1366

por fungos, 1197
por micobactérias, 1189
virais, 1195, 1779
Infecções do sistema nervoso central, 1239–1256
corticoterapia, 1250
meningites bacterianas, 1239
meningoencefalite tuberculosa, 1252
quadro clínico, 1243
quimioprofilaxia, 1251
tratamento, 1247
Infecções intra-hospitalares (IHs), 1257–1277
epidemiologia, 1258
densidade de incidência de IH (‰), 1262
fatores de risco associados à aquisição das infecções hospitalares, 1259
frequência das IHs, 1258
índices, 1261
localização das infecções e microrganismos envolvidos, 1258
prevenção, 1261
principais medidas para a prevenção das infecções hospitalares, 1263
taxa
de doentes com IH, 1262
de infecção hospitalar, 1262
de letalidade associada à infecção hospitalar, 1262
vigilância das infecções hospitalares, 1261
Infecções na criança imunodeprimida e com síndrome da imunodeficiência adquirida, 1181–1199
alterações imunitárias e risco de infecções, 1182
infecções em crianças submetidas a transplantes de órgãos sólidos e de células tronco hematopoiéticas, 1185
infecções em pacientes com imunodeficiências primárias, 1182
antibioticoterapia empírica inicial, 1184
febre e neutropenia em crianças com doenças neoplásicas, 1183
organismos causadores de infecção, 1183
Inflamação-imunossupressão persistente, 1174
Influenza, 1189, 1196, 1271
Inibidores da fosfodiesterase, 524
Inotrópicos, 201, 220, 402
Instabilidade hemodinâmica, 666
Insuficiência
cardíaca, 220, 353, 385
classificação, 399
princípios gerais de conduta nos pacientes com, 385
suporte nutricional e metabólico. *Consulte* Suporte nutricional e metabólico na insuficiência cardíaca
renal, 1504
avançada, 1028
crônica, 1122
respiratória, 1190, 1715
aguda, 1962
estabilização e cuidados de suporte ao RN em, 673
suporte nutricional e metabólico. *Consulte* Suporte nutricional e metabólico na insuficiência respiratória
suprarrenal, 336, 1026
tricúspide, 335
Insuficiência hepática aguda, 1339–1350
causas de óbito, 1349
coagulopatia, 1346
conceito, 1339
conduta, 1343
dieta, fluidos e eletrólitos, 1343
disfunção renal, 1346
distúrbios
cardiovasculares, 1347
respiratórios, 1347
distúrbios hidroeletrolítico e acidobásico, 1348
etiologia, 1340
exames laboratoriais, 1342
hipoglicemia, 1348
infecções, 1347
medidas gerais, 1343
monitoração do paciente, 1343
patogenia, 1341
prevenção e tratamento das complicações, 1344
prognóstico, 1349
quadro
clínico, 1341
histológico, 1341
terapêuticas de suporte hepático, 1348
testes bioquímicos, 1342
transplante com doador vivo, 1349
transplante hepático auxiliar e transplante de hepatócitos, 1348
Insuficiência respiratória aguda, 443–485, 581
avaliação da criança em, 475
avaliação e diagnóstico, 466
avaliação fisiológica e laboratorial, 470
análise dos gases arteriais, 471
avaliação das trocas gasosas em nível tissular, consumo e extração de oxigênio, 474
cálculo de shunt, 473

da ventilação alveolar, 474
índice de oxigenação, 473
oxigenação, shunt e desequilíbrio V/Q, 471
boletim de Silverman-Anderson, 467
consumo e aproveitamento, 465
definição, 443
desequilíbrio ventilação/perfusão (V/Q), efeito shunt e efeito espaço morto, 460
efeito espaço morto, 461
efeitos da mudança da FiO_2 sobre a relação V/Q, 461
efeito shunt, 461
hiperventilação, 461
distúrbios de difusão, 463
efeitos da hipoxemia, 468
entrega de oxigênio, 464
fatores predisponentes, 444
fisiopatologia, 459
incidência, 444
propriedades mecânicas do sistema respiratório, 451
circulação pulmonar, 455
complacência, 451
efeito combinado da resistência e da complacência, 452
resistência das vias aéreas à entrada e saída de ar, 451
volumes e capacidades pulmonares, 454
Shunt ou derivação, 462
tipos, 458
tratamento da, 475
dispositivos de manutenção das vias aéreas, 476
via aérea nasofaríngea, 476
via aérea orofaríngea, 476
oxigenação e ventilação, 477
dispositivos, 477
fontes de oxigênio, 477
incubadora, 480
não responsiva às medidas iniciais, 481
outras formas de ofertar, 480
sistemas de alto fluxo, 478
tendas, 479
permeabilização das vias aéreas, 476
Insulina, 81
fisiologia, 1102
Interações cardiorrespiratórias, 183–191
efeitos da ventilação na função ventricular direita, 184
influência da ventilação na função cardíaca, 183
interações mecânicas coração-pulmão, 184
tônus autonômico, 184
Intoxicação(ões), 951
agudas, 1509
abordagem do paciente intoxicado, 1511
aumento da eliminação do toxicante já absorvido, 1514
indicação de terapia intensiva, 1513
prevenção da absorção do toxicante, 1511
principais toxicantes e seus antídotos, 1513
síndromes tóxicas, 1510
por metais pesados, 951
Intubação intratraqueal, 432, 560, 591, 1712, 1906, 2004
complicações, 783
história no mundo, 3
medicamentos utilizados na sequência rápida de, 1905
por fibra óptica através de máscara laríngea, 601
retrógrada, 605
Invaginação intestinal, 1666
Isofluorano, 815

J

Janela aortopulmonar, 389

K

Ketamina, 815

L

Lacosamida, 816
Laringe e estruturas subglóticas, 445
Laringomalácia, 1937
Laringoscopia, 591
Laringoscópio de fibra óptica, 591
Laringotraqueíte ou crupe, 1938
Lavado broncoalveolar, 1943
Leptospirose, 1367
Leucemia
mieloide aguda, 1808
mieloide crônica, 1808
Levetiracetam, 814
Levosimendan, 296, 297, 403, 404
Lidocaína, 74, 81, 245, 246, 248, 317
Linfomas, 1189, 1808
Lipídeos, 1847, 1850, 1852
Lipídios, 1837, 1879
Líquido pleural
análise, 539
análise microbiológica do, 539
Lorazepam, 1702
Losartan, 404
Lúpus eritematoso
juvenil, 627
sistêmico pediátrico, 1444

M

Magnésio, 245, 1847
Malácia da via aérea, 637
Malária, 163
Mal asmático. *Consulte* Estado de mal asmático
Mal epilético. *Consulte* Estado de mal epiléptico
Manobra
  oculoencefálica, 834
  oculovestibular, 835
Máscara
  de oxigênio, 2001
  de reinalação parcial, 478
  não reinalante, 478
  Venturi, 479, 2001
Máscara laríngea, 599
  Pro Seal, 601
Material
  para ambulâncias, 86
  para maca de transporte, 86
  para parada cardiorrespiratória e intubação traqueal, 86
Medicações
  agonistas β2, 578
  vasoativas, 270
  vasodilatadoras, 271
Meningite
  bacteriana, 1189, 1239
  por criptococo, 1189
  viral, 1252
Meningoencefalite tuberculosa, 1252
Meperidina, 1692
Meropenem, 81
Metabolismo. *Consulte* Erros: inatos do metabolismo
Metadona, 1695
Metais pesados, intoxicação por, 951
Metapneumovírus humano, 570
Metilprednisolona, 81
Metoprolol, 317
Miastenia
  gravis, 952
    autoimune, 953
    juvenil, 952
Micobactérias, 1192
  não tuberculosas, 1193
Microangiopatia trombótica, 1329–1338
  púrpura trombocitopênica trombótica, 1336
  síndrome hemolítico-urêmica (SHU), 1329
    associada à diarreia, 1330
    SHU associada à desregulação do sistema complemento, 1333
    SHU secundária à pneumococo, 1332
    SHU secundária à *Shigella dysenteriae* tipo 1, 1332
Microdiálise cerebral, 926
Micronutrientes, 1854
Midazolam, 74, 81, 812, 815, 1700
Miectomia, 408
Mielite transversa, 947
Milrinona, 296, 297
Miocardiopatia por antraciclinas, 1435
Miocardites, 307
Mioglobinúria, 960
Miopatias
  congênitas, 957
  inflamatórias, 960
    associadas à infecção, 961
  metabólicas, 958
  mitocrondiais, 959
Miosite
  por influenza, 961
  por toxoplasmose, 962
  por triquinose, 962
Miotonias
  de mecanismo desconhecido, 963
  do canal de cloro, 963
  do canal de sódio sem paralisia periódica, 963
Monitoração, 564
  com Holter, 412
  invasiva e não invasiva do paciente em coma, 850
  neurofisiológica do paciente em coma, 850
Monitoração da mecânica respiratória na ventilação pulmonar mecânica, 753–767
  curvas
    de pressão-tempo, 755
    de volume-tempo, 754
    fluxo-tempo, 759
    fluxo-volume, 760
    pressão-volume, 764
  formas de onda no aparelho de VPM, 753
  medida
    da mecânica respiratória por meio da equação do movimento de gases, 753
    do índice de estresse durante a ventilação com fluxo constante, 766
Monitoração hemodinâmica
  invasiva, 215–232
    cateter de artéria pulmonar, 225
    fluido-responsividade, 222
    limitações, 224
    pressão arterial invasiva, 221
    pressão venosa central, 215
    saturação venosa central, 218

variação da pressão de pulso, 223
não invasiva, 207–214
débito urinário, 210
eletrocardiografia, 210
espectroscopia, 212
pressão arterial, 208
método automático, 209
método manual, 209
pulsos centrais e periféricos, 208
transcutânea
de gás carbônico, 212
de oxigênio, 211
videomicroscopia, 213
temperatura, 209
Monitorização cerebral, 911–928
aurorregulação cerebral, 911
biomarcadores, 926
doutrina de Monro-Kellie, 911
espectroscopia com luz infravermelha, 924
exame neurológico na UTI, 916
fluxo sanguíneo cerebral, 925
formas de onda da pressão intracraniana e análise, 921
índice biespectral cerebral, 918
isquemia, 914
lesão
cerebral traumática, 915
primária e secundária, 914
microdiálise cerebral, 926
multimodal, 927
oximetria do bulbo da jugular interna, 919
pressão intracraniana, 920
reatividade ao dióxido de carbono, 913
resposta hemodinâmica e metabólica à lesão neurológica, 913
técnicas para monitoração da fisiologia cerebral, 917
tensão de oxigênio do tecido cerebral, 924
ultrassonografia com Doppler transcraniano, 925
Morfina, 81, 1691
Mortalidade por causas externas, 1621
Morte encefálica e doação de órgãos e tecidos, 967–999
aspectos
éticos, 976
legais, 975
diagnóstico, 968
condições que simulam morte encefálica, 971
exames complementares, 973
doação de órgãos e tecidos, 976
avaliação do potencial doador, 979
contraindicações, 977
manutenção do doador de órgãos e tecidos, 979
post mortem, 978
fundamentação legal, 985
roteiro frente a um potencial doador de tecidos, 980
Movimentos oculares anormais, 835
Mucoviscidose (fibrose cística), 1880
Musculatura diafragmática, 1960
Mutações no canal de sódio ou de cálcio que causam paralisias periódicas, 962

N

Nalbufina, 1695
Naloxona, 245
Naloxone, 81
Necessidades hidroeletrolíticas, 1007
distribuição de líquidos ao longo do desenvolvimento da criança, 1012
cálculo da osmolaridade plasmática, 1012
fluidoterapia na desidratação grave, 1013
hidratação em crianças hospitalizadas, 1016
hiponatremia em crianças hospitalizadas, 1015
situações que ameaçam a nosmolaridade plasmática, 1012
fases de desenvolvimento renal e distribuição de líquidos no recém-nascido, 1007
adaptação renal do recém-nascido, 1009
fluidoterapia, 1008
no recém-nascido com base em suas necessidades hídricas, 1008
Necrólise epidérmica tóxica (NET), 1470
Nefropatia pelo HIV, 1189
Negligência, 1628
Nesiritide, 403, 404
Neurocirurgia, 817
Neuroimagem, 904
Neuromonitorização avançada, 904
Neuropatia(s)
crônicas, 948
hereditárias sensitivo-motoras na infância, 949
metabólicas, 948
periféricas, 948
sensitivas hereditárias, 948
tóxicas, 951
urêmica, 949
Neutropenia, 1183
Nifedipina, 1155
Nitroprussiato de sódio, 81
Noradrenalina, 81
Norepinefrina, 296, 297
Nutrição
enteral, 1828
parenteral, 1832

O

Obstrução
- à ejeção ventricular esquerda, 336
- ao influxo ventricular esquerdo, 336
- de fluxo de saída ventricular, 391
- venosa pulmonar, 391

Obstrução de vias aéreas superiores, 631–644
- aspiração de corpo estranho, 639
- avaliação, 632
  - clínica da gravidade, 635
  - laboratorial, 635
- broncoscopia, 641
- causas congênitas de, 631
- diagnóstico, 635
- erros mais comuns, 639
- etiologia, 631
- evolução, 642
- exame físico, 639
- fisiopatologia, 633
- investigação, 640
- manejo, 641
- radiografia de tórax, 640
- tratamento, 637

Octreotide, 1155

Oferta de micronutrientes, 1839

Omissão do cuidar
- formas de apresentação da, 1628

Onfaloceles, 1672

Opioide(s), 1689
- características, 1690
- mais utilizados em recém-nascidos, 1690
- retirada do, 1729

Organofosforados, 307

Osmolaridade plasmática
- cálculo, 1012

Osteogênese imperfecta, 138

Oxacilina, 81

Óxido
- nítrico, 524
- nitroso, 1697

Oxigenação, 477, 608, 647, 648
- avaliação, 471
- de membrana extracorpórea, 503
- índice, 473

Oxigênio, 554
- ATP e energia, 194
- avaliação das trocas gasosas em nível tissular, 474
- cinética do, e respiração tecidual, 746
- consumo de, 474, 747
- conteúdo, 747
  - arterial de, 194
- diminuição da quantidade de, no nar inspirado, 327
- disóxia, 195
  - e lactato, 196
  - e saturação venosa central de oxigênio, 196
- dispositivos utilizados para a oferta de, 477
- entrega, 464
- extração, 474
- fatores que alteram o transporte normal de, 327
- fontes de, 477
- fornecimento de, na falência ventilatória, 647
- fração inspirada de, 664
- hipóxia, 195
- oferta de, 269
- pressão arterial de, 664
- relação entre pressão arterial e fração inspirada de, 665
- saturação de pulso de, 666
- toxicidade pelo, 793
- transporte e consumo, 193–206
  - adequação da saturação arterial, 202
  - consumo, 195
    - redução do, 203
    - sistêmico, 203
  - correlação entre saturação venosa central e lactato, 198
  - débito, 195
  - demanda, 195
  - extração, 195
  - fluidos, 200
  - intervenções terapêuticas, 199
  - oferta e demanda, adequação de, 196
  - transporte, 195, 329
    - e disfunção mitocondrial, 204
- trocas de, 647

Oxigenoterapia, 220

Oximetria, 919

Oxímetro, 676
- fatores que influenciam a leitura do, 212

Oxitenda, 2001

P

Padrão respiratório, avaliação do, 837

Pancreatectomia, 1156

Pancreatite, 1189, 1440

Papilomas de laringe e traqueia, 1940

Parada
- cardíaca
  - fases da, 235
  - sem pulso, algoritmo, 244

cardiorrespiratória, algoritmo, 238
Paralisia
de Dejerine-Klumpke, 948
de Erb-Duchenne, 948
facial, 948
periférica, 948
periódica, 962
hipercalêmica, 962
hipocalêmica, 964, 1044
Paratormônio (PTH), 1057
Parede torácica, lesões da, 1961
Parotidite epidêmica (caxumba), 1271
Parvovírus, 1196
PCP, 1189
PEEP intrínseca (autoPEEP), 799
Pentobarbital, 815
Piridoxina, 816
Pneumatoceles, 545
Pneumocistose, 1799
Pneumonia
associada à VPM (PAV), 796
bacteriana, 1189
e sepse, 521
Pneumonia grave, 535–548
abscesso pulmonar, 544
derrame pleural, 537
agentes etiológicos, 538
avaliação radiológica, 538
fisiopatologia, 538
quadro clínico, 538
tratamento, 540
etiologia, 536
necrosante, 541
pneumatoceles, 545
pneumotórax, 545
Pneumonite
por CMV, 1189
viral, 1189
Pneumopericárdio, 336
Pneumotórax, 227, 336, 545, 1957
Poliangeíte microscópica, 625
Policitemia, 336
Polidipsia primária, 1029
Polimiosite, 961
Poliomielite, 947
Polirradiculoneuropatia inflamatória desmielinizante aguda, 950
Politrauma, 1559–1568
circulação e controle das hemorragias, 1562
estado neurológico e escala de coma de Glasgow, 1563
exame físico, 1563
exposição e ambiente, 1563
Politraumatismo na criança, 1606
Porfiria aguda intermitente, 949
Potencial evocado de tronco cerebral, 974
Prebióticos, 1851
Pressão
arterial, 208
de oxigênio, 664
em meninas, de acordo com idade e o percentil de estatura, 348
em meninos, de acordo com idade e o percentil de estatura, 349
influência da elevação da, 355
invasiva, 221
controlada, 701
de perfusão cerebral, 850
de perfusão cerebral e autorregulação, 898
expiratória final positiva, 498
intra-abdominal, 1816
intracardíaca, 226
intracraniana, 850, 920
causas de aumento na, 900
formas de onda da, 921
intravesical, 1815
venosa central, 215
Pré, trans e pós-operatórios, 1649–1675
aspectos intraoperatórios, 1662
atendimento da criança grave no pré-operatório, 1657
avaliação
da função renal e hepática, 1658
das condições hematológicas e previsão de provimentos hemoterápicos, 1660
hemodinâmica, 1657
nutricional, 1657
respiratória, 1658
doença neuromuscular e indícios preditivos de complicações anestésica, 1658
preparo pré-operatório: jejum, enteroclismas, cateterização urinária, 1662
profilaxia
da lesão de mucosa relacionada ao estresse, 1659
e tratamento do tromboembolismo venoso, 1660
infecciosa, 1658
sedação, analgesia e delírio, 1661
atendimento pós-operatório, 1663

analgesia, 1664
conduta nas complicações pós-operatórias, 1665
controles laboratoriais, 1664
expansores plasmáticos, 1665
medidas
auxiliares de suporte respiratório, 1663
de descompressão gastrintestinal e reposição das perdas, 1663
criança grave no pré, intra e pós-operatório, 1650
acesso venoso central, 1650
monitoramento, 1650
Priapismo, 1421
Probióticos, 1851
Procainamida, 245
Prolapso de valva mitral, 307
Propafenona, 317
Propofol, 74, 81, 815, 1705
Propranolol, 317
Proteínas, 1847, 1849, 1878
plasmáticas, 1859, 1864
características e limitações das, 1866
Psicologia, 2045–2058
atendimento das necessidades
básicas do paciente, 2055
da equipe multiprofissional, 2056
serviço de saúde mental em uma UTI pediátrica, 2049
acompanhamento psicológico individual diário de pacientes e familiares que permanecem como acompanhantes na UTI pediátrica, 2052
ambulatório de luto, 2054
atendimento específico aos pacientes da UTI, 2053
atendimento inicial ao paciente e sua família quando da sua chegada à UTI, 2052
buscando a humanização do serviço, 2049
encaminhamento de acompanhantes ao serviço de ouvidoria, 2054
gerar possibilidade de relativizar normas hospitalares, 2055
humanização no atendimento em UTI pediátrica, 2050
investimento no Programa Família Participante, 2052
oficinas temáticas para os acompanhantes familiares, 2053
parceria com outros setores do hospital, 2054
reuniões de "pais da UTI", 2053
valorização do elemento lúdico na UTI, 2053
visitas religiosas quando a pedido dos familiares, 2054
Pulsos centrais e periféricos, 208
Punção
de veias profundas, 1892
e drenagem pleural, 1911
pericárdica, 1917
pleural, 1911
Punção arterial, 227
Púrpura
de Henoch-Schönlein, 625, 1447
trombocitopênica
idiopática (PTI), 1388
trombótica (PTT), 1336, 1389
pustulose exantemática generalizada aguda, 1482

Q

Queimaduras e choque elétrico, 1489–1508
avaliação inicial, 1491
acesso venoso, 1493
fisiopatologia, 1489
aspectos imunológicos das queimaduras, 1491
do edema, 1490
lesão inalatória, 1499
diagnóstico, 1500
fisiopatologia, 1499
tratamento, 1501
queimaduras elétricas, 1503
características clínicas, 1504
tratamento, 1506
tratamento, 1493
analgesia, 1496
monitoração, 1498
procedimentos cirúrgicos, 1495
profilaxia da úlcera de Curling, 1497
ressuscitação hídrica, 1493
suporte nutricional, 1495
Quilotórax, 1884
Quinidina, 307

R

Rabdomiólise, 1189, 1504
Reabilitação. *Consulte* Fisioterapia e reabilitação
Reação hemolítica tardia, 162
Readmissão não planejada em cuidados intensivos. *Consulte* Cuidados intensivos, critérios de admissão, alta e readmissão não planejada
Reanimação
fluxograma de, 257
massagem cardíaca, 260
medicações, 261
passos iniciais, 257
ventilação, 258

preparo para a, 253
Reanimação neonatal
equipamento necessário para, 254
fatores de risco, 254
fluxograma, 263
Recém-nascido
atendimento ao, na sala de parto, 253–264
avaliação do RN após o nascimento, 255
fluxograma de reanimação, 257
massagem cardíaca, 260
medicações, 261
passos iniciais, 257
ventilação, 258
preparo para a reanimação, 253
desenvolvimento renal, 1007
diabetes *mellitus* no, 1123
distribuição de líquidos, 1007
Remifentanil, 1695
Reposição renal terapêutica, 272
Respiração
nasal, 445
tecidual e cinética do oxigênio, 746
Ressonância nuclear magnética, 1575
cardíaca, 415
Ressuscitação cardiopulmonar, 233–251
Ressuscitação volêmica, indicação, 1818
Retirada gradual da ventilação pulmonar mecânica. *Consulte* Extubação
Ribavirina, 580
Rinovírus, 571
Riscos e segurança. *Consulte* Gerenciamento de riscos e segurança
Rocurônio, 74, 81
Rubéola, 1271

S

Sala de parto, cuidados na, 673
Salbutamol inalatório, 81
Sarampo, 1271, 1366
Sarcoma de Kaposi, 1189
Saturação venosa
aumentada, 220
central, 218
reduzida, 220
Sedação, 203, 220, 564
e analgesia. *Consulte* Analgesia e sedação
Sedativos, 907
Segurança. *Consulte* Gerenciamento de riscos e segurança
Sepse, 220, 307, 336, 521, 1189, 1217
definição, 1217
epidemiologia, 1219
imunidade inata, 1221
neonatal, 1228
resposta, 1222
do hospedeiro, 1221
suporte nutricional e metabólico. *Consulte* Suporte nutricional e metabólico na sepse, na disfunção renal e hepática
Sequestro esplênico, 1387
agudo, 1415, 1421
Shunt ou derivação, 462
avaliação, 471
cálculo, 473
Sífilis, 163
Sinais vitais, 17
Síndrome compartimental adbominal, 1813–1822
definições, 1813
e gastrosquise, 1820
envolvimento de múltiplos órgãos e sistemas, 1817
fisiopatologia, 1816
incidência e fatores de risco, 1814
órgãos intra-abdominais, 1816
pressão intra-abdominal (PIA)
efeitos da, 1816
técnicas para medida da, 1815
prevenção, 1817
prognóstico, 1821
sistema
cardiovascular, 1816
nervoso central, 1817
respiratório, 1816
técnicas para medida da pressão intra-abdominal (PIA)
pressão intravesical, 1815
tratamento, 1817
Síndrome de aspiração de mecônio, hemorragia pulmonar e hipertensão pulmonar persistente do recém-nascido, 519–533
fatores
antenatais, 530
pós-natais, 530
fisiopatologia da hipertensão pulmonar persistente do RN, 520
diagnóstico, 522
exames, 522
fisiologia das alterações cardiovasculares, 520
manejo, 523
Síndrome de desconforto respiratório do recém-nascido, 507–518
complicações, 516

diagnóstico, 511
oxigenoterapia e assistência respiratória, 512
patogênese e fisiopatologia, 508
patologia, 510
prevenção, 516
prognóstico, 516
quadro clínico, 510
surfactante exógeno, 514
critérios de indicação, 514
cuidados com o paciente, 515
dose de tratamento, 514
tratamento, 512
Síndrome do desconforto respiratório agudo, 487–506
cânula nasal de alto fluxo, 501
etiologia/fatores de risco, 489
incidência, 489
modo de ventilação, 499
monitoração do paciente, 504
nova definição de Berlim, 487
oxigenação de membrana extracorpórea, 503
oxigenoterapia, 496
patogênese, 489
pressão expiratória final positiva, 498
prevenção e diagnóstico de infecção secundária, 503
princípios da mecânica do sistema respiratório, 493
terapêutica
de posicionamento, 503
medicamentosa, 502
corticosteroides, 502
óxido nítrico e outros vasodilatadores, 502
surfactante exógeno, 502
tratamento, 495
ventilação
não convencional, 500
não invasiva com pressão positiva, 501
pulmonar mecânica, 497
volume corrente, 497
Síndrome(s)
da encefalopatia posterior reversível (PRES), 352, 1440
da imunodeficiência adquirida. *Consulte* Infecções na criança imunodeprimida e com síndrome da imunodeficiência adquirida
da realimentação, 1881
de abstinência em crianças, 1724
de ativação macrofágica (SAM), 1451
de Beckwith-Wieddemann, 1145
de choque tóxico estreptocócico ou estafilocócico, 1366
de Churg-Strauss, 625
de Fournier, 1439
de Goodpasture, 625
de Guillain-Barré, 950
de herniação, 901
de Lambert-Eaton, 954
de Lev-Lenègre, 307
de lise tumoral (SLT), 1436
clínica, 1438
fatores de risco, 1438
laboratorial, 1437
de Lown-Ganong-Levine, 307
de Meckel-Gruber, 138
de Munchausen, 1623, 1630
de Neu-Laxova, 138
de polidactilia, 138
de pterígio múltiplo letal, 138
de Riley-Day ou disautonomia familiar, 948
de Schwartz-Jampel, 957
de secreção inapropriada do hormônio antidiurético (SIHAD), 1029
de Stevens-Johnson (SSJ), 1189, 1470
de Taussig-Bing, 335
de veia cava superior, 1433
de Wolf-Parkinson-White, 307
do ácido retinoico, 1441
do anticorpo antifosfolípide (SAF), 1450
do bebê sacudido, 1626
do catabolismo, 1174
do choque tóxico, 273, 1235–1238, 1366
estafilocócico, 1235
estreptocócico, 1236
fisiopatologia, 1235
prognóstico, 1238
tratamento, 1238
do coração esquerdo hipoplásico, 336, 377
do desconforto respiratório agudo, 1742
do mediastino superior, 1433
do QT curto, 307
do QT longo, 307
hemofagocítica linfo-histiocitose, 1399–1406
achados
clínicos e laboratoriais, 1402
histopatológicos, 1403
diagnóstico, 1403
etiopatogenia, 1400
genética de LHHF primária, 1399
imunodeficiências primárias associadas à LHH, 1400
tratamento, 1404
hemolítico-urêmica, 1329, 1416
inflamatórias, 282
miastênicas congênitas, 954

mielodisplásica, 1808
neurológicas, 352
perdedora de sal cerebral (SPS), 1026
torácica aguda, 622
torácica aguda (STA), 1420
tóxica, 1510
Síndromes hemorrágicas, 1379–1397
abordagem inicial, 1386
avaliação
clínica, 1383
laboratorial, 1383
contagem sanguínea e esfregaço sanguíneo, 1384
D-Dímero, 1386
distúrbios
de plaquetas, 1386
vasculares, 1386
estudos de mistura, 1385
fase vascular, 1379
fibrinogênio, 1385
hemostasia, 1379
particularidades na hemostasia do recém-nascido, 1383
plaquetas, 1380
contagem de, 1384
processo de coagulação, 1380
regulação da coagulação sanguínea, 1382
solubilidade do coágulo, 1385
tempo
de protrombina (TP), 1385
de sangramento (TS), 1384
de trombina (TT), 1385
de tromboplastina parcial ativado (TTPa), 1385
trombocitopenia, 1387
coagulação intravascular disseminada (CIVD), 1394
doença de von Willebrand, 1393
hemofilia A, 1391
hemofilia B (doença de Christmas), 1394
púrpura trombocitopênica
idiopática (PTI), 1388
trombótica (PTT), 1389
sequestro esplênico, 1387
trombocitopatia, 1389
trombocitose, 1390
Sinusite, 798
Sirenomielia, 138
Sódio, 1847
Sotalol, 307, 317
Succinilcolina, 74, 81
Sulfato, 245
Sulfato de magnésio, 557
Sulfentanil, 1694
Suporte
básico de vida, 236
respiratório, 278, 299
vital avançado, 241
Suporte hemodinâmico, 83
avaliar a necessidade de, 674
Suporte nutricional e metabólico em neonatologia, 1845–1856
metas do suporte nutricional, 1845
necessidades nutricionais para recém-nascidos pré-termo (RNPT) e recém-nascidos de muito baixo peso (RNMBP), 1845
nutrição enteral mínima, 1846
aditivos do leite humano, 1849
avaliação nutricional e controles laboratoriais durante a nutrição enteral, 1851
banco de leite humano, 1848
características e composição
do leite materno, 1847
cálcio, fósforo e magnésio, 1847
carboidratos, 1847
lipídeos, 1847
proteínas, 1847
sódio e cloro, 1847
fórmulas para prematuros, 1849
leite de mães de prematuros, 1848
nutrição parenteral, 1851
características das fórmulas para RNPT, 1851
controles clínicos e laboratoriais durante a, 1854
Suporte nutricional e metabólico em pediatria e cirurgia pediátrica, 1825–1843
mecanismos digestivos, 1826
digestão
e absorção das proteínas, 1827
e absorção de nutrientes, 1826
e absorção dos carboidratos, 1826
e absorção dos lipídios, 1827
nutrição enteral, 1828
classificação das dietas enterais, 1829
critérios para a escolha da dieta, 1828
dieta enteral artesanal, 1830
dietas enterais industrializadas, 1830
módulos de alimentação, 1830
monitoração e complicações, 1832
técnicas de administração, 1832
vias de acesso, 1831
nutrição parenteral, 1832
aminoácidos, 1838
avaliação nutricional e metabólica, 1833
cálculo das necessidades nutricionais, 1834

complicações, 1840
glicose, 1837
lipídios, 1837
oferta de energia, 1836
oferta de micronutrientes, 1839
via de acesso, 1833
Suporte nutricional e metabólico na insuficiência cardíaca, 1882
situações específicas que requerem manejo nutricional, 1883
beribéri cardíaco, 1884
enteropatia perdedora de proteínas, 1883
quilotórax, 1884
uso de L-carnitina como adjuvante no tratamento de miocardiopatia, 1884
suporte nutricional antes da cirurgia cardíaca, 1882
suporte nutricional no pós-operatório de cirurgia cardíaca, 1883
Suporte nutricional e metabólico na insuficiência respiratória, 1875
efeito termogênico da dieta, 1875
eletrólitos, 1879
hipofosfatemia, 1879
interações entre a desnutrição e a insuficiência respiratória, 1876
macronutrientes, 1878
carboidratos, 1878
lipídios, 1879
proteínas, 1878
micronutrientes, 1880
quociente respiratório, 1875
retirada do suporte ventilatório, 1876
situações específicas, 1880
displasia broncopulmonar, 1880
fibrose cística (mucoviscidose), 1880
neonatos em ECMO (sistema de oxigenação extracorpórea por membrana), 1881
síndrome da realimentação, 1881
uso de nutrientes específicos na síndrome do desconforto respiratório agudo (SDRA), 1881
suporte nutricional, 1876
complicações gastrointestinais da nutrição enteral, 1878
dietas enterais, 1877
efeitos dos macronutrientes sobre a função respiratória, 1876
modo de infusão da dieta, 1877
oferta de energia, 1878
Suporte nutricional e metabólico na sepse, na disfunção renal e hepática, 1857–1873
suporte nutricional e metabólico na sepse, 1857
alterações hormonais, 1857
monitoramento nutricional e metabólico, 1864
balanço nitrogenado, 1864
glicemia, 1865
proteínas plasmáticas, 1864
triglicérides plasmáticos, 1864
nutrição enteral, 1862
dietas, 1862
posição da extremidade da sonda de nutrição enteral, 1863
técnica de administração, 1863
proteínas plasmáticas, 1859
terapêutica nutricional e metabólica, 1860
oferta de eletrólitos, 1861
oferta de micronutrientes, 1861
oferta energética, 1860
oferta hídrica, 1860
oferta proteica, 1861
suporte nutricional na disfunção hepática, 1868
alterações metabólicas, 1869
metabolismo de carboidratos, 1869
metabolismo lipídico, 1869
metabolismo proteico, 1869
orientações práticas, 1871
terapêutica nutricional e metabólica, 1869
oferta calórica, 1870
oferta lipídica, 1870
oferta proteica, 1870
suplementação de vitaminas, minerais e oligoelementos, 1870
transplante hepático, 1871
suporte nutricional na disfunção renal, 1866
suporte nutricional na insuficiência renal
alterações metabólicas, 1866
metabolismo de carboidratos, 1866
metabolismo lipídico, 1867
metabolismo proteico, 1866
micronutrientes, 1867
orientações práticas, 1868
terapêutica nutricional e metabólica, 1867
oferta de aminoácidos, 1867
oferta de energia, 1867
Suporte vital extracorpóreo, 743–752
circuito e componentes, 748
aquecedor, 751
bomba de ECMO, 750
oxigenadores de membrana, 750
tubos, 750
classificação, 744
venoarterial, 744
venovenoso, 744

complicações, 751
fisiologia, 745
cinética do oxigênio e respiração tecidual, 746
consumo de oxigênio, 747
conteúdo de oxigênio, 747
fisiopatologia do pulmão de membrana, 746
troca gasosa
no oxigenador, 745
pulmonar, 745
indicações, 748
cânulas vasculares, 749
neonatologia, 748
pediatria, 748
Surfactante, 524
exógeno, 514, 582
tipos de, 515

T

Talassemia, 307
Taquiarritmias, 313
Taquicardia, 307
atrial, 316
de supraventricular, 313
fluxograma de abordagem, 323
juncional, 318
sinusal, 313
ventricular, 320
Tecido
cerebral, tensão de oxigênio do, 924
de sustentação pulmonar, 446
Tecnologia intensiva especial, necessidade de, 16
Tecnovigilância, 160
Telemedicina, 107–113
base de dados, 108
definições e conceitos, 109
nos cuidados intensivos, 110
relações interpessoais por meio da, 111
Tenda(s), 479
capacete ou halo, 479
facial ou de Hudson, 479
oxitenda, 479
Terapia
hiperosmolar, 905
intensiva, história, 7
Terapia renal substitutiva, 1921–1934
classificação, 1925
epidemiologia, 1923
fisiopatologia, 1924
lesão renal aguda, causas de, 1925
tratamento, 1926
da hipercalemia, 1927
diálise peritoneal, 1929
hemodiálise, 1931
interrupção do procedimento dialítico, 1932
modalidades dialíticas, 1929
prescrição inicial, 1931
procedimentos contínuos, 1932
Terbutalina, 557
Terbutalina IV, 81
Teste
de respiração espontânea (TRE), 772
evidências da aplicação do teste em neonatologia e em pediatria, 773
viral, 575
Tetralogia de Fallot, 379
Tiopental, 74, 81
Tolerância. *Consulte* Abstinência, tolerância e delírio
Tomografia computadorizada, 17, 539, 1573
Topiramato, 815
Torsades de Pointes, 322
Toxoplasmose, 1798
do SNC, 1189
Tramadol, 1695
Transfusão sanguínea, 220
Transplante cardíaco, 404, 1789–1805
complicações, 1797
citomegalovírus, 1798
fungos, 1799
infecção, 1797
pneumocistose, 1799
toxoplasmose, 1798
contraindicação, 1790
disfunção renal, 1802
doença vascular do enxerto, 1801
hipertensão arterial, 1802
indicação, 1789
particularidades no manejo pré-transplante, 1791
aspectos cirúrgicos, 1794
assistência circulatória, 1791
choque cardiogênico, 1791
imunossupressão, 1796
pacientes sensibilizados, 1792
técnica
cirúrgica, 1794
de implante, 1795
de retirada, 1795
receptor (avaliação), 1791
rejeição, 1799
tumores, 1802
Transplante de células-tronco hematopoéticas, 1807–1812

autólogo, 1809
complicações, 1810
doenças autoimunes, 1809
doenças "benignas", 1808
anemia
aplástica, 1808
de Fanconi, 1808
aplasia pura de série vermelha de Blackfan-Diamond, 1808
epidermólise bolhosa, 1809
erros inatos do metabolismo, 1809
esquema de tratamento básico, 1810
fontes de células-tronco hematopoéticas, 1810
hemoglobinopatias, 1809
imunodeficiências congênitas, 1809
indicações de transplantes de medula óssea na infância, 1807
doenças malignas, 1807
leucemia
mieloide aguda, 1808
mieloide crônica, 1808
linfomas, 1808
síndrome mielodisplásica, 1808
tumores sólidos (outros), 1808
Transplante hepático, 1769–1787
aspectos
cirúrgicos, 1773
pré-operatórios, 1771
bipartido, 1775
casuística e resultados, 1782
complicações
neurológicas, 1771
técnicas, 1780
biliares, 1781
disfunção primária do enxerto hepático, 1780
vasculares, 1780
contraindicações, 1771
crescimento e desenvolvimento, 1781
desnutrição, 1772
disfunção
cardiovascular, 1771, 1772
pulmonar, 1771
renal, 1773
distúrbios gastrintestinais, 1772
doador cadáver
cirurgia do, 1774
seleção do, 1773
imunosupressão
complicações tardias da, 1778
indução da, 1776
no longo prazo, 1777
indicações, 1769
intervivos, 1776
prevenção e tratamento das infecções, 1779
infecções bacterianas e fúngicas, 1779
infecções virais, 1779
receptor, cirurgia do, técnica convencional, 1774
reduzido, 1775
rejeição, 1776
Transplante renal, 1759–1767
complicações, 1762
cirúrgicas, 1762
clínicas, 1763
diabetes após o transplante, 1765
doença linfoproliferativa pós-transplante, 1764
cuidados
intraoperatórios, 1760
pós-operatórios imediatos, 1761
doador, aspectos cirúrgicos relacionados ao, 1760
prognóstico evolutivo, 1765
Transplante(s), 1185
com doador Transplante com doador vivo, 1349
de células-tronco hematopoiéticas, 1186
de hepatócitos, 1348
de órgãos sólidos, 1185
hepático, 1348
auxiliar, 1348
Transporte do paciente de alto risco, 73–92
aéreo, 87
voos em altitude elevada, adaptação fisiológica para, 77
cuidados, 82
episódios adversos, 83
equipe(s)
de habilidades necessárias, 74
especializadas, 75
não especializadas, 75
estrutura básica, 76
fase
de estabilização pós-transferência, 85
de transferência, 82
acesso vascular, 83
alterações, 84
cuidados, 82
episódios adversos, 83
suporte hemodinâmico, 83
preparatória, 80
cuidados, 80
itens importantes, 79
material, 85
para ambulâncias, 86
para maca de transporte, 86

para parada cardiorrespiratória e intubação traqueal, 86
neonatal, 86
ambulâncias, 87
medicina neonatal, 86
situações especiais, 88
transporte aéreo, 87
normas para veículos de atendimento pré-hospitalar, 101
normatização na área da urgência-emergência na fase pré-hospitalar, 94
organização do sistema integrado de, 74
regulamentação do atendimento pré-hospitalar, 93
transporte inter-hospitalar, 105
veículos, tipos de, 76
ambulância, 77
avião, 77
helicóptero, 77
Traqueíte, 637
Traqueíte bacteriana, 633
Traqueomalácia, 1938
Traqueostomia, 1944
complicações, 783
por punção percutânea, 607
Trauma
da bexiga, 1616
de crânio, 2025
de pênis, 1619
de uretra, 1617
do ureter, 1616
genital, 1618
intencional: maus tratos, 1621–1645
aborto legal, 1639
acompanhamento, 1639
atendimento
abrangência do, 1640
diagnóstico, 1624
roteiro de, 1640
causas, 1622
classificação, 1623
autoagressão, 1623
extrafamiliar, 1623
violência doméstica ou intrafamiliar, 1623
diagnóstico diferencial, 1628
encaminhamento, 1640
exames complementares, 1627
formas
de apresentação da omissão do cuidar, 1628
e diagnóstico das situações de violência na infância e adolescência, 1622
mortalidade por causas externas, 1621
negligência
como forma de violência doméstica, 1629
ou omissão do cuidar, 1628
prevenção e tratamento dos agravos resultantes da violência sexual, 1635
provas forenses, 1637
providências policiais e judiciais, 1641
síndrome
de Munchausen, 1630
do bebê sacudido, 1626
violência
doméstica, 1623
sexual, 1633
raquimedular, 2025
renal, 1613
Traumatismo(s)
abdominal, 1597–1604
algoritmos, 1599
condutas básicas, 1598
esplênico, 1598
gastrointestinal, 1603
hepático, 1601
lesões duodeno-pancreáticas, 1603
tratamento, 1600
cranioencefálico e raquimedular na infância, 1569–1592
anatomia e fisiologia, 1569
apresentação clínica, 1573
complicações, 1585
fisiopatologia, 1570
lesões intracranianas, 1571
difusas, 1571
focais, 1571
monitorização neurológica, 1575
da pressão intracraniana, 1575
eletroencefalograma contínuo, 1578
índice biespectral, 1578
pressão parcial de oxigênio tissular cerebral, 1578
saturação de oxigênio venoso de bulbo da jugular, 1577
perspectivas futuras
biomarcadores, 1586
microdiálise, 1586
progesterona, 1587
tipos de lesão, 1570
fraturas de crânio, 1570
lesões extracranianas, 1570
tratamento, 1579
trauma raquimedular em crianças, 1587
geniturinário, 1613–1620

disjunção ureteropiélica, 1616
trauma
da bexiga, 1616
de pênis, 1619
de uretra, 1617
do ureter, 1616
genital, 1618
renal, 1613
ortopédico, 1605–1612
fraturas nas crianças, 1610
politraumatismo na criança, 1606
raquimedulares, 948
torácico, 1593–1596
avaliação clínica e medidas terapêuticas gerais, 1593
ferimentos torácicos penetrantes, 1594
no recém-nascido, 1593
trauma fechado, 1595
Triglicérides plasmáticos, 1864
Triploidia, 138
Trissomias, 138, 522
Troca gasosa
no oxigenador, 745
pulmonar, 745
Trombocitopenia, 227, 1387
Trombólise, 940
Tromboses pulmonares e embolia pulmonar, 1425–1431
diagnóstico, 1427
fisiopatologia, 1426
tratamento, 1429
cirúrgico, 1430
Trombose venosa, 227, 2023
Tronco arterial comum, 374
Tuberculose, 1189, 1272
Tubo laríngeo, 602
Tumores cerebrais, 857–895
classificação e estadiamento, 857
diagnóstico, 864
diferencial das neoplasias cerebrais, 889
epidemiologia e etiologia, 858
fetais e neonatais, 890
principais tipos no sistema nervoso central, 870
craniofaringiomas, 875
ependimomas, 885
meningiomas, 888
tumores
da pineal, 884
do plexo coroide, 887
embrionários, 878
primitivos neuroectodérmicos, 877
prognóstico, 869
sinais e sintomas gerais, 861
tratamento, 867

U

Úlcera de Curling, 1497
Ultrassonografia, 17, 539, 925, 1969
de tórax, 1951–1968
ampliação da ecografia no traumatismo grave, 1965
consolidação pulmonar, 1956
derrame pleural, 1958
desconforto respiratório neonatal e outras condições neonatais específicas, 1962
desvantagens/limitações, 1966
embolia pulmonar, 1957
indicações, 1955
insuficiência respiratória aguda, 1962
lesões
congênitas, 1964
mediastinais, 1963
massas pulmonares, 1965
monitoração da resposta aos tratamentos em pacientes graves, 1966
musculatura diafragmática, 1960
parede torácica, lesões da, 1961
pneumotórax, 1957
princípios básicos da ultrassonografia geral e aplicada ao tórax, 1953
realização de técnicas/procedimentos, 1964
recrutamento alveolar, 1966
Umidade
absoluta, 713
ponto de orvalho, 713
relativa, 713
Umidificação, 481
em ventilação pulmonar mecânica, 713
Umidificador(s)
aquecidos, 715
com circuito com fio aquecido, 716
Urgência hipertensiva, 354
Urgências oncológicas, 1433–1442
hemorragia alveolar difusa (DAH), 1435
lesão pulmonar aguda relacionada à transfusão (TRALI), 1436
miocardiopatia por antraciclinas, 1435
pancreatite, 1440
síndrome
da encefalopatia posterior reversível (PRES), 1440

de Fournier, 1439
de lise tumoral (SLT), 1436
de veia cava superior e síndrome do mediastino superior, 1433
do ácido retinoico, 1441
UTI pediátrica
área física, 21, 24
características ambientais, 29
dependências, 24
localização, 24
recomendações da Anvisa sobre a, 25
comunicação de más notícias, 121
aspectos éticos da, 122
definições, 122
estratégias para a, 129
abordagem Spikes, 129
fatores que facilitam a, 127
ruídos, 124
temores dos profissionais de saúde quanto às, 126
enfermagem na. *Consulte* Enfermagem na UTI pediátrica
equipamentos, 21
escolha dos, 23
materiais descartáveis, escolha de, 23
planejamento, 22
histórico, 3–11
recursos humanos, 21
equipe multiprofissional, 30
requisitos mínimos para funcionamento de, 33

V

Vancomicina, 81
Variação da pressão de pulso, 223
Varicela disseminada, 1189
Varicela-zóster, 1272
Vasculite, 624, 1447
Vasodilatadores, 201, 403
óxido nítrico e outros, 502
Vasopressina, 296, 298
Vasopressores intravenosos, 433
Vecurônio, 74
Veia
dissecção, 1895
femoral, 1895
jugular interna, 1893
subclávia, 1894
umbilical, 1897
Ventilação, 477, 608
assistida/controlada, 2003
com alta frequência, 2003
com bolsa-válvula-máscara, 482
com pressão de suporte, 710
com suporte de pressão, 2003
controlada, 2002
de alta frequência, 500
direta do alvéolo proximal, 723
espontânea, 225, 700
mandatória, 700
intermitente, 707, 2003
sincronizada, 708, 2003
mecânica, 220
convencional e ventilação não invasiva, 483
modos de, 702
não convencional, 500
não invasiva com pressão positiva, 501, 558, 661
Ventilação alveolar
avaliação da, 474
direta: ventilação direta do alvéolo proximal, 723
Ventilação de alta frequência, 721–742
controle das trocas gasosas na HFOV, 726
desmame da HFOV, 733
diretrizes de HFOV em Pediatria, 731
evidência
clínica no período neonatal, 734
em Pediatria, 728
modalidades, 723
monitorização durante a HFOV, 734
no recém-nascido, 736
tipos de aparelhos de ventilação mecânica de VAF, 726
transporte de gás durante a, 722
difusão molecular, 723
dispersão longitudinal (Taylor), 723
mecanismo de pêndulo, 723
mistura cardiogênica, 723
perfis de velocidade assimétrica, 723
ventilação alveolar direta (bulk flow) – ventilação direta do alvéolo proximal, 723
Ventilação pulmonar mecânica, 497, 559, 582
compllicações. *Consulte* Complicações da ventilação pulmonar mecânica
desmame. *Consulte* Desmame da ventilação pulmonar mecânica
disfunção diafragmática induzida pelo aparelho de, 795
esquema prático, 2005
história
no Brasil, 7
no mundo, 3

indicações de, na UTI, 701
modos convencionais de, 702
vantagens e desvantagens, 2003
monitoração da mecânica respiratória. *Consulte* Monitoração da mecânica respiratória na ventilação pulmonar mecânica
umidificação em, 713
Ventilação pulmonar mecânica convencional em neonatologia, 671–692
estabilização e cuidados de suporte ao RN em insuficiência respiratória, 673
afastar processo infeccioso, 674
avaliar a necessidade de suporte hemodinâmico, 674
cuidados na sala de parto, 673
previna a hipotermia, 673
fatores associados com o aparecimento de lesão pulmonar, 672
monitoração, 674
limites dos gases sanguíneos esperados no período neonatal, 676
oxímetro de pulso, 676
ventilação invasiva, 679
ventilação não invasiva, 677
Ventilação pulmonar mecânica convencional em pediatria, 693–720
alvo, 699
complacência, 695
constante de tempo, 695
equação motriz, 696
espontâneo, 703
esquema de controle do aparelho de VPM, 700
expiração (linha de base), 700
indicações de ventilação pulmonar mecânica na UTI, 701
modo(s)
controlado e assistido/controlado (A/C), 704
convencionais de VPM, 702
de ventilação, 702
IMV, 707
nariz artificial, 716
ponto de orvalho, 713
pressão controlada versus pressão limitada, 701
resistência, 695
sensibilidade, 705
tempo de resposta de disparo, 707
término (ciclagem), 700
umidade
absoluta, 713
relativa, 713
umidificadores aquecidos, 715, 716
umificação em ventilação pulmonar mecânica, 713
variável
de controle, 697
de disparo (trigger), 698
de fase, 698
ventilação mandatória
intermitente sincronizada, 708
versus ventilação espontânea, 700
Ventilação pulmonar mecânica não invasiva, 645–669
aplicações clínicas, 650
complicações, 666
débito cardíaco, 648
determinantes das trocas de oxigênio, 647
efeitos fisiológicos, 648
equipamentos
desenvolvidos para a, 653
desenvolvidos para a VPM invasiva que possibilitam a VNI, 656
necessários, 652
fatores-chave para o sucesso da, 666
fatores de risco, 663
fatores preditivos relacionados ao sucesso ou falha da, 663
fisiopatologia, 647
fisioterapia respiratória, 663
fornecimento de aerossol durante a, 662
função
cardíaca, 649
pulmonar, 649
hemoglobina, 648
indicação e contraindicação, 650
indicadores de falha, 664
desconforto respiratório, 666
fração inspirada de oxigênio, 664
frequência respiratória, 665
instabilidade hemodinâmica, 666
pH, 665
pressão arterial
de gás carbônico, 664
de oxigênio, 664
rebaixamento do nível de consciência, 666
relação entre pressão arterial e fração inspirada de oxigênio, 665
saturação de pulso de oxigênio, 666
início da ventilação não invasiva, 660
onde pode ser realizada, com pressão positiva, 651
oxigenação, 647, 648
posicionamento do paciente, 650

protocolo para a ventilação não invasiva com pressão positiva (VNIPP), 661
terminologia, 645
umidificação, 661
utilização hospitalar, 650
Verapamil, 317
Via aérea difícil, 587–612
dispositivos, 591
coadjuvantes na laringoscopia e intubação, 591
cobra PLA (perilaryngeal airway), 602
combitube, 603
fibroscópios, 592
fios-guia para troca de cânula e intubação às cegas, 598
infraglóticos em Pediatria, 604
cricotireoidotomia por punção percutânea, 606
intubação retrógrada, 605
oxigenação e ventilação, 608
traqueostomia por punção percutânea, 607
intubação por fibra óptica através de máscara laríngea, 601
laringoscópios de fibra óptica, 591
máscara
laríngea, 599, 601
supraglóticos, 599
tubo laríngeo, 602
videolaringoscópios, 594
escolha do dispositivo para, 609
exame clínico, 589
investigação complementar, 589
peculiaridades, 589
previsibilidade, 588
reconhecimento da, 591
Vias aéreas
acesso para as. *Consulte* Acesso para as vias aéreas
dispositivos de manutenção das, 476
nasofaríngeas, 476
orofaríngeas, 476
permeabilização, 476
superiores, obstrução. *Consulte* Obstrução de vias aéreas superiores
Videolaringoscópios, 594
Videomicroscopia, 213
Violência
doméstica, 1623
negligência como forma de, 1629
roteiro de atendimento às vítimas de, 1641
sexual, 1633
prevenção e tratamento dos agravos resultantes da, 1635
Vírus
da varicela-zóster, 1197
Epstein-Barr, 1196, 1366, 1799
parainfluenza, 1189
sincicial respiratório, 570, 1196
Vitamina B1, deficiência de, 949
Vitamina D, 1058
Vitaminas, 1853
VOAF e ECMO, 582
Volume pulmonar, 447
Volutrauma, 789
VRS, 1189

X

Xilocaína, 86

Impressão e acabamento:

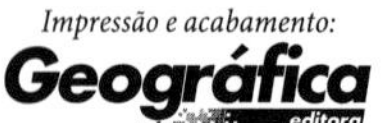